Guide pratique infirmier

Chez le même éditeur

Guide de thérapeutique, par L. Perlemuter, G. Perlemuter. 2024, 12e édition, 2584 pages.

Dictionnaire médical de l'infirmière, par J. Quevauvilliers, L. Perlemuter, G. Perlemuter. 2009, 8e édition, 1224 pages.

L'essentiel des PATHO - Pour l'infirmière par spécialité, par L. Rousseau-Pitard, G. Perlemuter, L. Perlemuter, 2023, 552 pages.

Dictionnaire médical de poche, par I. Marroun, T. Sené, J. Quevauvilliers, 2018, 3e édition, 720 pages.

Guide du calcul de doses et de débits médicamenteux, par D. Rispail, A. Viaux, F. Horn, V. Simon. 2024, 5e édition, 240 pages.

Diagnostics infirmiers 2024-2026 Définitions et classification par la NANDA. Traduction française par l'AFEDI et l'ACQSI. 2024, 800 pages.

Guide infirmier des examens de laboratoire, par R. Caquet. 2021 3e édition, 368 pages.

Guide pratique infirmier

7e édition
revue et augmentée

Léon Perlemuter
Professeur émérite

Gabriel Perlemuter
Professeur des universités – Praticien hospitalier
CHU Bicêtre – Université Paris-Sud/Paris-Saclay
Hôpital Antoine-Béclère, Clamart

Avec la collaboration de

Laurence Pitard
Cadre de Santé, infirmière
Hôpital Antoine-Béclère, Clamart

ELSEVIER
MASSON

ELSEVIER

Elsevier Masson SAS, 65, rue Camille-Desmoulins, 92442 Issy-les-Moulineaux cedex, France

Guide pratique infirmier de Gabriel Perlemuter et Léon Perlemuter.

ISBN : 978-2-294-78005-9
e-ISBN : 978-2-294-78046-2

Les bases de données SEMP et VIDAL ont été utilisées pour la mise à jour de cet ouvrage avec leur accord.
Nous les en remercions.

Les indications et posologies de tous les médicaments cités dans ce livre ont été recommandées dans la littérature médicale et concordent avec la pratique de la communauté médicale. Elles peuvent, dans certains cas particuliers, différer des normes définies par les procédures d'AMM. De plus, les protocoles thérapeutiques pouvant évoluer dans le temps, il est recommandé au lecteur de se référer en cas de besoin aux notices des médicaments, aux publications les concernant et à l'Agence du médicament. L'auteur et l'éditeur ne sauraient être tenus pour responsables des prescriptions de chaque médecin.

SOMMAIRE GÉNÉRAL

À mon père,
le professeur Léon Perlemuter, qui a transmis son savoir
à des générations de médecins.
Pédagogue et visionnaire, il avait imaginé
et conçu le *Guide pratique infirmier.*
Nous en avons publié ensemble 5 éditions.
Papa nous a quittés le 9 février 2017.
Cette nouvelle édition est la deuxième que j'ai réalisée sans lui.

À ma mère,
pour toute l'aide qu'elle nous a apportée
dans les éditions précédentes.
Gabriel

AVANT-PROPOS A LA 7e ÉDITION

Cette 7e édition du *Guide pratique infirmier* confirme le succès de cet ouvrage ainsi que la justesse de notre approche. Ce succès montre le besoin pour les infirmières et infirmiers ainsi que pour les étudiant(e)s en IFSI d'un outil fiable, facile à manier et répondant à la pratique quotidienne. L'infirmier(e) a vu ses responsabilités croître avec le temps. Celui où l'essentiel des gestes était fait « sous la responsabilité directe du médecin » est révolu et les études en IFSI insistent justement sur ce point. Le patient occupe le centre des attentions. La structure de l'ouvrage par spécialités offre l'avantage de se rapprocher de la réalité professionnelle et de la pratique, indispensables pour une prise en charge optimale des patients, quelle que soit la spécialité. Les infirmier(e)s auront accès plus facilement aux maladies des patients et retrouveront les spécialités des services hospitaliers. L'infirmier(e) diplômé(e) d'État (IDE) est devenu(e) autonome et souvent le recours. L'IDE et l'étudiant(e) en soins infirmiers doivent connaître la pathologie du patient dont ils ou elles sont amené(e)s à s'occuper, ainsi que les médicaments administrés.

C'est la raison pour laquelle nous avons consacré à chaque maladie trois fiches : fiche maladie, fiche infirmière et fiche pharmacologie. Lorsque nécessaire, nous avons également introduit après la fiche infirmière, une quatrième fiche : la fiche technique. Toutes les fiches ont été revues et mises à jour et de nouvelles fiches ont été ajoutées dans cette septième édition.

La fiche maladie comprend une définition, les causes et les mécanismes, les signes cliniques et les examens complémentaires ainsi que le traitement et le pronostic. Les pathologies sont rédigées de façon concise et pratique. De nouvelles rubriques ont été ajoutées ou refaites.

La fiche infirmière, bien mise en valeur, comporte des conseils sur la réalisation d'examens ou la mise en route du traitement, la surveillance, l'évolution de la maladie, la tolérance au traitement, l'éducation et les conseils au patient et à sa famille.

La fiche technique contient la description et la signification d'un geste, d'un soin, d'un appareil qui implique la participation de l'IDE. Cette fiche peut concerner une ou plusieurs pathologies.

La fiche pharmacologie est complète. Elle comporte les médicaments utilisés, leurs propriétés et leurs modalités d'administration et de surveillance. Elle a été entièrement mise à jour et permet à l'IDE de connaître la posologie ainsi que l'ensemble des propriétés et les effets indésirables des médicaments dispensés.

Au début de chaque spécialité, un sommaire facilite les recherches. Le sommaire général et une liste d'abréviations en tête d'ouvrage rendent la consultation aisée. Un index et des annexes indispensables en fin d'ouvrage permettent de retrouver rapidement l'information recherchée.

Outre leurs compétences, les auteurs sont des habitués du travail de l'équipe infirmière. Ainsi conçu, le *Guide pratique infirmier* répond aux besoins quotidiens de l'IDE et permet une prise en charge optimale des patients. Les infirmier(e)s libéraux(ales) y trouveront un précieux recours et les étudiant(e)s en soins infirmiers un remarquable outil de travail.
Enfin, nous avons voulu que le livre soit maniable, raison pour laquelle le format de poche a été conservé.

Gabriel Perlemuter

LISTE DES COLLABORATEURS PAR SPÉCIALITÉ

CARDIOLOGIE

Jérémie Abtan, chef de clinique – assistant en cardiologie, hôpital Bichat – Claude-Bernard, Paris.

Julien Pineau, cardiologue, rythmologue, Lyon.

DERMATOLOGIE

Maud Bergis, dermatologue, ancienne chef de clinique des hôpitaux de Paris, ancienne attachée à l'hôpital Saint-Louis, Paris.

Fabrice Ribeaudeau, dermatologue, Le Mans.

ENDOCRINOLOGIE

Muriel Bourgeon, praticien hospitalier, hôpital Antoine-Béclère, Clamart et hôpital de Bicêtre, le Kremlin-Bicêtre.

Jean-Louis Thomas, ancien chef de clinique – assistant, praticien attaché à l'hôpital Henri-Mondor, Créteil.

GASTROENTÉROLOGIE – HÉPATOLOGIE

Amandine Lebrun, chef de clinique-assistant, service d'hépato-gastroentérologie, hôpital Antoine-Béclère, Clamart.

Gabriel Perlemuter, professeur des universités, praticien hospitalier, université Paris-Sud, hôpital Antoine-Béclère, hépato-gastroentérologie, Clamart.

Bruno Huguenin, ancien chef de clinique – assistant, praticien hospitalier, service de gastroentérologie, groupe hospitalier Sud Réunion, Saint-Pierre, La Réunion.

GYNÉCOLOGIE – OBSTÉTRIQUE

Manon Renaudin, interne en gynécologie obstétrique, CH U de Bordeaux.

Betty Lauratet-Huguenin, ancien chef de clinique – assistant, des hôpitaux de Paris, service de chirurgie gynécologique et pathologie mammaire, groupe hospitalier de la Pitié-Salpétrière, Paris.

Marie-Solange Haralambo, cadre de soins, service de chirurgie gynécologique et pathologie mammaire, groupe hospitalier de la Pitié-Salpêtrière, Paris.

HÉMATOLOGIE – ONCOLOGIE

Téreza Coman, praticien assistant spécialiste, Gustave Roussy Cancer Campus, Villejuif.

Bernard Hoerni, professeur de cancérologie, département de médecine, institut Bergonié, Bordeaux.

Houchingue Eghbali, médecin retraité de l'Institut Bergonié à Bordeaux en service de médecine hématologie, ex-chef de service à l'hôpital de jour.

Alain Ravaud, professeur de cancérologie, service de radiothérapie-cancérologie, hôpital Saint-André, Bordeaux.

Anne Mortureux, infirmière générale, institut Bergonié, Bordeaux.

INTOXICATIONS

François Brivet, ancien praticien hospitalier et chef du service de réanimation médicale polyvalente, hôpital Antoine-Béclère, Clamart.

Frédéric Jacobs, praticien hospitalier, service de réanimation médicale polyvalente, hôpital Antoine-Béclère, Clamart.

MALADIES INFECTIEUSES

Benjamin Wyplosz, MD-PhD, praticien hospitalier, service des maladies infectieuses et tropicales, hôpital de Bicêtre, Le Kremlin-Bicêtre.

NÉPHROLOGIE

Olivier Thaunat, ancien interne des hôpitaux de Paris, néphrologue, hôpital Henri-Mondor, Créteil.

Latifa Akroum et l'équipe infirmière du service de néphrologie, hôpital Foch, Suresnes.

NEUROLOGIE

Céline Talamon, praticien hospitalier en neurologie, service de médecine interne immunologie, hôpital Antoine-Béclère, Clamart.

Emilie Guettard, chef de clinique-assistant, médecine physique et de réadaptation, hôpital Lariboisière, Paris.

Hans-Martin Schneble, interne des hôpitaux.

OPHTALMOLOGIE

Florence Ribeaudeau-Saindelle, ophtalmologiste, Le Mans.

ORL – STOMATOLOGIE

Benoît Theoleyre, ORL et chirurgie cervicofaciale, hôpital européen, Marseille.

PÉDIATRIE

Francis Perreaux, pédiatre, Centre pédiatrique des Côtes, Les Loges-en-Josas.

Fabrice Lesage, praticien hospitalier, service de réanimation pédiatrique polyvalente, hôpital Necker – Enfants malades, Paris.

PHARMACOLOGIE

Elodie Barbier, pharmacien adjoint, clinique Alleray-Labrouste, Paris.

Charlotte Ménage-Anjuère, interne en pharmacie, hôpital Foch, Suresnes.

Marie Guinhut, Service de gastroentérologie, hôpital Beaujon, Paris.

Axelle Lucas, praticien hospitalier, service des urgences médico-chirurgical, hôpital Antoine-Béclère, Clamart.

PNEUMOLOGIE

David Montani, professeur des universités, praticien hospitalier, service de pneumologie et soins intensifs thoraciques, hôpital de Bicêtre, Kremlin-Bicêtre.
Julien Caliez, interne DES de pneumologie, service de pneumologie et soins intensifs thoraciques, hôpital de Bicêtre, Kremlin-Bicêtre.

PSYCHIATRIE

Cédric Lemogne, service de psychiatrie de l'adulte et du sujet âgé, hôpitaux universitaires Paris-Ouest, Inserm U894, université Paris-Descartes.
Virginie Bulot, interne, service de psychiatrie, hôpital André-Mignot, Le Chesnay.

RHUMATOLOGIE – ORTHOPÉDIE

André Cohen de Lara, ancien chef de clinique-assistant des hôpitaux de Paris.

UROLOGIE

Christophe Aimeras, praticien hospitalier, centre hospitalier de Versailles, attaché – service d'urologie, groupe hospitalier Pitié-Salpêtrière, Paris.

MODE D'EMPLOI

FICHE MALADIE

Chaque pathologie fait l'objet d'une présentation détaillée

Les maladies sont regroupées en 17 spécialités médicales

Tous les éléments utiles à la compréhension de la pathologie et à la prise en charge du patient

SYNDROME CORONARIEN CHRONIQUE

FICHE MALADIE

DÉFINITION

Le syndrome coronarien est considéré comme stable lorsque le patient est asymptomatique ou lorsque les symptômes (essentiellement l'angor) sont stables sur une longue période.

CAUSES ET MÉCANISMES

due à l'athérosclérose. L'athérosclérose est liée à l'accumulation de lipides (graisses) dans les parois artérielles, d'où la formation de plaques d'athérome qui rétrécissent la paroi des vaisseaux. Lorsque les artères coronaires sont le siège de sténose, le cœur reçoit moins d'oxygène : c'est l'ischémie myocardique.

Il y a deux solutions possibles :

• les plaques d'athérome entraînent une sténose sans se rompre : les douleurs thoraciques surviennent à l'effort, c'est l'angor stable ou syndrome coronarien chronique ;

• les plaques se rompent en formant un thrombus qui réduit l'artère : les douleurs surviennent au repos : c'est le syndrome coronarien aigu (*cf.* p. 21).

• Les facteurs favorisant l'athérosclérose sont le surpoids, la sédentarité, le tabac, l'HTA, le diabète et l'hypercholestérolémie.

À distance de ces événements aigus, le patient peut être parfaitement asymptomatique. Il persiste néanmoins une atteinte coronarienne et tout l'enjeu est de stabiliser voire faire régresser cette atteinte pour éviter la récidive et de nouveaux dégâts myocardiques.

DIAGNOSTIC

On parle de syndrome coronarien chronique à distance d'un infarctus ou d'un angor instable. En pratique, celle-ci se manifeste pour des symptômes d'angine de poitrine survenant à l'effort. Il s'agit donc d'une douleur thoracique, classiquement rétrosternale, constrictive avec irradiation aux membres supérieurs, en particulier le gauche, à la mâchoire et/ou dans le dos. Celle-ci s'estompe en quelques secondes à l'arrêt de l'effort. La maladie exclut donc de fait toute douleur de repos. Il existe des situations cliniques plus atypiques où la douleur thoracique est remplacée par une dyspnée d'effort ou plus classiquement une « block-pnée », c'est-à-dire un essoufflement d'installation très brutale à l'effort, obligeant le patient à stopper son activité.

TRAITEMENT

MÉDICAMENTS

Le traitement de base du coronarien comprend quasiment toujours au moins une trithérapie (sauf contre-indication) :

• Antiagrégants plaquettaires : *ASPIRINE* et/ou **clopidogrel** ou apparentés. L'aspirine est donnée à petites doses : 75 mg suffisent souvent pour avoir une action sur les plaquettes.

• β-bloquants : ils permettent de diminuer la fréquence cardiaque, de diminuer la force de contraction du cœur et ainsi de baisser la consommation en oxygène du myocarde.

• Statines : ce sont des hypocholestérolémiant puissants. Ils sont indispensables.

• Auxquels le médecin peut ajouter :

– inhibiteur de l'enzyme de conversion ou antagonistes des récepteurs de l'angiotensine II (ARA II) : systématique en cas de dysfonction ventriculaire gauche, à discuter dans le cas contraire ;

– anti-ischémique : en cas de persistance d'un angor à l'effort, le médecin peut prescrire d'autres classes d'anti-ischémiques comme les dérivés nitrés, le *CORVASAL*, ou les activateurs des canaux potassiques.

CONTRÔLE DES FACTEURS DE RISQUE

Il est capital et commence toujours par une modification des comportements du patient.

FICHE INFIRMIÈRE

Conduite à tenir : rôle propre et rôle sur prescription

FICHE INFIRMIÈRE

EXAMENS

Biologie

- Standard : ionogramme, numération, coagulation.
- Bilan lipidique : il comporte cholestérol total, LDL-cholestérol (« mauvais cholestérol »), HDL-cholestérol (« bon cholestérol ») triglycérides.
- Hémoglobine glyquée (HbA1c) : elle permet de déterminer l'équilibre du diabète sur 3 derniers mois.
- Glycémie à jeun.
- Bilan hépatique et CPK (si myalgies) en cas de traitement par statines et selon la prescription médicale.

Électrocardiogramme

C'est un examen capital en cardiologie. C'est sur cet examen simple que reposent la plupart des diagnostics. Il doit donc être réalisé de façon rigoureuse pour permettre une interprétation fiable (*cf.* Fiche technique, p. 5).

Épreuve d'effort

Elle consiste à enregistrer l'ECG pendant un effort pour rechercher des modifications électriques. On utilise un vélo ou un tapis roulant. Elle est prescrite devant une douleur thoracique pour affirmer ou infirmer l'origine coronarienne ou pour le suivi d'un coronarien déjà connu.

Échographie

Elle permet d'analyser les mouvements du ventricule gauche et de rechercher une pathologie associée.

Scanner coronaire

Il permet d'analyser la morphologie des artères coronaires et de dépister une éventuelle sténose serrée. L'examen comporte de nombreux faux positifs mais est excellent afin d'éliminer une maladie coronaire.

Coronarographie

C'est l'examen clé de cette maladie. Il permet une analyse morphologique plus précise que le scanner coronaire et peut être couplé avec une analyse fonctionnelle. En cas de sténose athéromateuse, une angioplastie coronaire avec mise en place d'une endoprothèse ou *stent* visant à recalibrer l'artère coupable peut être réalisée dans le même temps.

SURVEILLANCE DU TRAITEMENT

SOINS – TRAITEMENT

pendant le séjour hospitalier, il est important d'expliquer au malade l'effet recherché de chacun des médicaments. Beaucoup trop de patients ne suivent pas leur prescription à domicile. Une éducation renforcée lors du séjour hospitalier peut améliorer l'observance.

Il existe de multiples molécules dans chacune des classes habituellement prescrites chez le coronarien. Toutes ont des dosages et des modes d'administration différents. Il faut donc se reporter strictement à la prescription médicale.

EFFETS INDÉSIRABLES

Antiagrégants

Le principal effet secondaire est hémorragique. Il faudra notamment détecter au plus tôt une déglobulisation par saignement digestif (hématémèse, méléna, rectorragies).

β-bloquants

Ils doivent en général permettre d'atteindre une fréquence cardiaque de repos à 60/min et une fréquence d'effort qui ne dépasse pas 110/min. En diminuant la fréquence cardiaque, la pression artérielle et la force de contraction du muscle cardiaque, ils peuvent diminuer la capacité d'effort.

IEC (inhibiteurs de l'enzyme de conversion)

L'effet secondaire principal est la toux qui peut être invalidante.

FICHE TECHNIQUE

Description d'un geste ou d'un soin particulier

- Noter la PA et la fréquence cardiaque, l'heure de la prise et le côté (droit ou gauche) sur la feuille de surveillance.
- Recommencer la même manœuvre à l'autre bras.

En cas de difficulté, on peut approcher la PAS en prenant le pouls radial tout en dégonflant le brassard. Lorsque le brassard est suffisamment gonflé, le pouls n'est pas perçu (le sang ne peut plus passer). La pression pour laquelle le pouls réapparaît est la PAS.

FICHE TECHNIQUE

HOLTER TENSIONNEL OU MAPA (MESURE AMBULATOIRE DE LA PRESSION ARTÉRIELLE)

Définition

Le Holter tensionnel est une méthode d'enregistrement ambulatoire sur 24 heures de la pression artérielle afin de diagnostiquer une hypertension artérielle ou de surveiller une hy-pertension artérielle connue (au cours du jour et de la nuit).

Il s'appelle aussi MAPA = Mesure ambulatoire de pression artérielle.

L'examen permet d'apprécier la variabilité tensionnelle sur 24 h et d'éliminer les « pseudo-HTA » engendrées par un stress lors d'une visite médicale (phénomène lié à la « peur de blouse blanche » par exemple), Il permet aussi d'identifier des hypotensions chez les patients suivant un traitement anti hypertenseur.

Sa finalité est ensuite d'adapter le traitement le plus adéquat au patient hypertendu.

Méthode

L'instauration du Holter tensionnel consiste à positionner un brassard pneumatique autour du bras, le relier à un tensiomètre automatique qui enregistre les pressions systoliques et diastoliques ainsi que la fréquence cardiaque au moyen d'une mémoire flash (carte mémoire).

Ce dispositif se porte à la ceinture du patient.

La programmation de la fréquence des prises de pression est précise :

- toutes les 15 minutes toute la journée ;
- toutes les 30 minutes pendant la nuit.

Tout au long de l'examen, le patient doit vivre normalement.

Il notera sur un carnet de suivi :

- l'ensemble de ses activités (repas, effort physique, lever, coucher) ;
- l'heure de chaque activité ;
- l'heure de prise de médicaments éventuels.

Au bout de 24 heures, la carte mémoire et le carnet de suivi sont remis au médecin pour être analysés par un logiciel informatique et restituer les résultats de l'examen au cardiologue et au médecin traitant.

Conseils

Demander au patient s'il est allergique au sparadrap.

Il n'est pas nécessaire d'être à jeun.

Le port de cet appareillage biomédical interdit au patient de prendre des douches ou des bains pendant l'examen.

Le patient pourra toutefois se laver au lavabo.

FICHE PHARMACOLOGIE

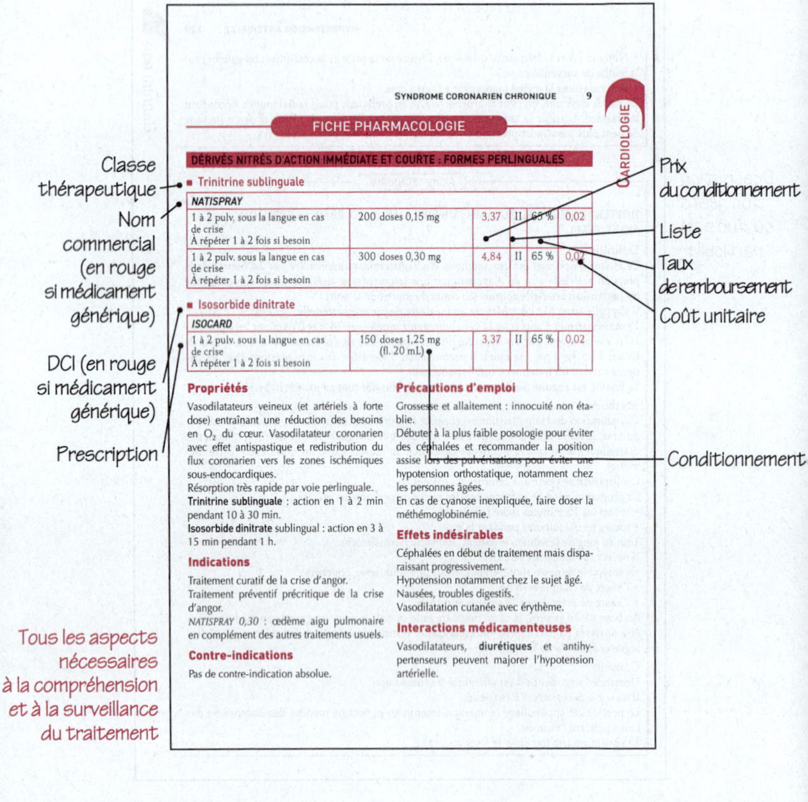

FICHE PHARMACOLOGIE

DÉRIVÉS NITRÉS D'ACTION IMMÉDIATE ET COURTE : FORMES PERLINGUALES

■ Trinitrine sublinguale

NATISPRAY					
1 à 2 pulv. sous la langue en cas de crise À répéter 1 à 2 fois si besoin	200 doses 0,15 mg	3,37	II	65 %	0,02
1 à 2 pulv. sous la langue en cas de crise À répéter 1 à 2 fois si besoin	300 doses 0,30 mg	4,84	II	65 %	0,02

■ Isosorbide dinitrate

ISOCARD					
1 à 2 pulv. sous la langue en cas de crise À répéter 1 à 2 fois si besoin	150 doses 1,25 mg (fl. 20 mL)	3,37	II	65 %	0,02

Propriétés

Vasodilatateurs veineux (et artériels à forte dose) entraînant une réduction des besoins en O_2 du cœur. Vasodilatateur coronarien avec effet antispastique et redistribution du flux coronarien vers les zones ischémiques sous-endocardiques.
Résorption très rapide par voie perlinguale.
Trinitrine sublinguale : action en 1 à 2 min pendant 10 à 30 min.
Isosorbide dinitrate sublingual : action en 3 à 15 min pendant 1 h.

Indications

Traitement curatif de la crise d'angor.
Traitement préventif précritique de la crise d'angor.
NATISPRAY 0,30 : œdème aigu pulmonaire en complément des autres traitements usuels.

Contre-indications

Pas de contre-indication absolue.

Précautions d'emploi

Grossesse et allaitement : innocuité non établie.
Débuter à la plus faible posologie pour éviter des céphalées et recommander la position assise lors des pulvérisations pour éviter une hypotension orthostatique, notamment chez les personnes âgées.
En cas de cyanose inexpliquée, faire doser la méthémoglobinémie.

Effets indésirables

Céphalées en début de traitement mais disparaissant progressivement.
Hypotension notamment chez le sujet âgé.
Nausées, troubles digestifs.
Vasodilatation cutanée avec érythème.

Interactions médicamenteuses

Vasodilatateurs, **diurétiques** et antihypertenseurs peuvent majorer l'hypotension artérielle.

À PROPOS DES MÉDICAMENTS

Le tableau du médicament comporte :

• la classe des médicaments : ici inhibiteurs de la pompe à protons ;

• les dénominations communes internationales (DCI) : **oméprazole, lansoprazole.** L'écriture en rouge d'oméprazole signifie que cette DCI existe sous forme de générique.

• Les noms commerciaux : ici *MOPRAL, LANZOR, OGAST* L'écriture en rouge de MOPRAL signifie que le médicament est un générique ou référent de l'oméprazole.

Pour chaque médicament, 5 indications sont systématiquement fournies :

1) **La prescription :** posologie, durée d'administration, modes d'administration si nécessaire.

2) **Le nombre d'unités dans le conditionnement** (ex. : nombre de comprimés par boîte, nombre de gouttes dans un flacon).

3) **Le conditionnement** (ou présentation) : comprimés, gélules, gouttes, ampoules, etc.

4) **La quantité de produit actif** contenue dans chaque unité est indiquée. Il est essentiel dans une prescription de tenir compte de cette valeur (µg, mg, etc.) non seulement pour la posologie mais pour la quantité d'unités (boîtes, ampoules) nécessaires pour la durée de la prescription.

5) Le prix total du conditionnement permet une comparaison rapide des coûts des médicaments (à présentation égale). Quand le médicament n'est pas remboursé : « NR ». Quand il est délivré uniquement par les hôpitaux : « HOP ».

6) **La liste** sur laquelle est inscrit le médicament.

7) **Le taux de remboursement.**

8) **Le coût unitaire** est le rapport entre le prix total et le nombre d'unités dans le conditionnement (ex : nombre de comprimés).

Pour compare le coût des médicaments entre eux, il faut évidemment tenir compte :

– *du coût du traitement par jour* qui varie en fonction du nombre d'unités prescrites. Il suffit de multiplier le coût unitaire par le nombre d'unités ;

– de la quantité de produit contenue dans l'unité.

Attention : le nombre d'unités par jour et la quantité de produit contenue sont encore plus importants à prendre en compte lorsque des médicaments de même DCI sont comparés entre eux.

FICHE PHARMACOLOGIE

DÉRIVÉS NITRÉS D'ACTION IMMÉDIATE ET COURTE : FORMES PERLINGUALES

■ Trinitrine sublinguale

NATISPRAY					
1 à 2 pulv. sous la langue en cas de crise À répéter 1 à 2 fois si besoin	200 doses 0,15 mg	3,37	II	65 %	0,02
1 à 2 pulv. sous la langue en cas de crise À répéter 1 à 2 fois si besoin	300 doses 0,30 mg	4,84	II	65 %	0,02

■ Isosorbide dinitrate

ISOCARD					
1 à 2 pulv. sous la langue en cas de crise À répéter 1 à 2 fois si besoin	150 doses 1,25 mg (fl. 20 mL)	3,37	II	65 %	0,02

Propriétés

Vasodilatateurs veineux (et artériels à forte dose) entraînant une réduction des besoins en O_2 du cœur. Vasodilatateur coronarien avec effet antispastique et redistribution du flux coronarien vers les zones ischémiques sous-endocardiques.
Résorption très rapide par voie perlinguale.
Trinitrine sublinguale : action en 1 à 2 min pendant 10 à 30 min.
Isosorbide dinitrate sublingual : action en 3 à 15 min pendant 1 h.

Indications

Traitement curatif de la crise d'angor.
Traitement préventif précritique de la crise d'angor.
NATISPRAY 0,30 : œdème aigu pulmonaire en complément des autres traitements usuels.

Contre-indications

Pas de contre-indication absolue.

Précautions d'emploi

Grossesse et allaitement : innocuité non établie.
Débuter à la plus faible posologie pour éviter des céphalées et recommander la position assise lors des pulvérisations pour éviter une hypotension orthostatique, notamment chez les personnes âgées.
En cas de cyanose inexpliquée, faire doser la méthémoglobinémie.

Effets indésirables

Céphalées en début de traitement mais disparaissant progressivement.
Hypotension notamment chez le sujet âgé.
Nausées, troubles digestifs.
Vasodilatation cutanée avec érythème.

Interactions médicamenteuses

Vasodilatateurs, **diurétiques** et antihypertenseurs peuvent majorer l'hypotension artérielle.

MODE D'EMPLOI

EXEMPLE DE SOMMAIRE PAR SPÉCIALITÉ

PARTIE 1

CARDIOLOGIE

Pathologie : FICHE MALADIE + FICHE INFIRMIÈRE

Médicaments : FICHE PHARMACOLOGIE

FICHE TECHNIQUE

ABRÉVIATIONS

A

AACH Anticorps antichimériques humains
AASAL Anti-arthrosique symptomatique d'action lente
Ac Anticorps
ACE Antigène carcinoembryonnaire
ACFA Arythmie complète par fibrillation Auriculaire
ADH Alcool déshydrogénase hépatique
ADR Algodystrophie réflexe
AFP Alpha-fœtoprotéine
AINS Anti-inflammatoire non stéroïdien
AIT Accident ischémique transitoire
AMM Autorisation de mise sur le marché
amp Ampoule
Anti-RAC Anti-récepteur de l'acétylcholine
ASE Aide sociale à l'enfance
ASP Abdomen sans préparation
AVC Accident vasculaire cérébral
AVK Antivitamine K

B

BAAR Bacille acido-alcoolo-résistant
BAV Bloc auriculo-ventriculaire
BAV Baisse de l'acuité visuelle
BK Bacille de Koch
BMR Bactérie multirésistante
BOM Biopsie ostéomédullaire
BPCO Bronchopneumopathie chronique obstructive
BPTM Buccopharyngectomie transmandibulaire
BUD Bilan urodynamique
buv Buvable
BZD Benzodiazépine

C

c-mes. Cuiller-mesure
cac Cuillère à café = 5mL
caps. Capsules
CCA Chondrocalcinose articulaire
CCR Cancer colorectal
CDAI Crohn Disease Activity Index
CEE Choc électrique externe
CGR Concentré de globules rouges
CHC Carcinome hépatocellulaire
CLIN Comité de lutte contre les infections nosocomiales
CMV Cytomégalovirus
CIVD Coagulation intravasculaire disséminée
CO Monoxyde de carbone
cp. Comprimé
CPRE Cholangiopancréatographie rétrograde endoscopique
CRCM Centre de ressources et compétences pour la mucoviscidose
CRP Protéine-C-réactive

D

DDB Dilatation des bronches
DEP Débit expiratoire de pointe
DMLA Dégénérescence maculaire liée à l'âge
DMO Densitométrie osseuse
DSA Défibrillateur semi-automatique

E

EBV Epstein Barr Virus
ECBC Examen cytobactériologique des crachats
ECG Électrocardiogramme
ECT Électroconvulsivothérapie
EDME État de mal épileptique
EEG Électroencéphalogramme
EFR Explorations fonctionnelles respiratoires
EFS Établissement français du sang
EG Éthylène glycol
EI Endocardite infectieuse
EN Échelle numérique
ENG Électronystagmogramme
EODG Endoscopie œsogastroduodénale
EOH Équipe opérationnelle d'hygiène
ERFA Appareil respiratoire filtrant
ESV Extrasystole ventriculaire
ETO Échographie trans-œsophagienne

ETT Échographie cardiaque transthoracique
EVA Échelle visuelle analogique
EVS Échelle verbale simple

F

FAV Fistule artéro-veineuse
FC Fréquence cardiaque
FCV Frottis cervico-vaginal
FLR Fiessinger-Leroy-Reiter
FV Fibrillation ventriculaire

G

GAFA Glaucome aigu par fermeture de l'angle
GCAO Glaucome chronique à angle ouvert
gél. Gélule
GEM Glomérulonéphrite extra-membraneuse
GGT ou γ-GT Gamma glutamyl-transpeptidase
GH Growth Hormone
GMR Germe multirésistant
GNA Glomérulonéphrite aiguë
GNMP Glomérulonéphrite membrano-proliférative
GMR Germe multirésistant
gtte Goutte
Gy Gray

H

h Heure
HbCO Carboxyhémoglobine
HBPM Héparine de bas poids moléculaire
HD Hémodialyse
HDT Hospitalisation à la demande d'un tiers
HNF Héparine non fractionnée
HNPCC Hereditary non polyposis colorectal cancer
HO Hospitalisation d'office
HSF Hyalinose segmentaire et focale
HTA Hypertension artérielle

I

IA Insuffisance aortique
IAO Infirmière d'accueil et d'orientation
IC Insuffisance cardiaque
IDR Intradermoréaction à la tuberculine
IEC Inhibiteur de l'enzyme de conversion
IM Insuffisance mitrale
IMAO Inhibiteur de la mono-amine oxydase
IMC Indice de masse coporelle
IN Inhibiteur nucléosidique
INN Inhibiteur non nucléosidique
INR International Normalized Ratio
IP Inhibiteur de protéase
IPP Inhibiteur de la pompe à protons
IRA Insuffisance rénale aiguë
IRC Insuffisance rénale chronique
IRCT Insuffisance rénale chronique terminale
ISRS Inhibiteurs sélectifs de recapture de la sérotonine
IVD Injection intraveineuse directe

K

KPS Kératite ponctuée superficielle
KTC Cathéter veineux central

L

LCR Liquide céphalo-rachidien
LCP Lymphome cérébral primitif
LEAD Lupus érythémateux aigu disséminé
LGM Glomérulopathie à lésion glomérulaire minime
LPG Lymphadénopathie généralisée persistance
LT Laryngectomie totale

M

MAPA Mesure ambulatoire de pression artérielle
MAV Malformation artérioveineuse
MCE Massage cardiaque externe
MIBG Méta-iodobenzylguanidine
min Minute
MNI Mononucléose infectieuse
MST Maladie sexuellement transmissible
MTX Méthotexate

N

NCB Névralgie cervico-brachiale
NFS Numération formule sanguine

O

OACR Occlusion de l'artère centrale de la rétine
OAP Œdème aigu du poumon

OHB Oxygénothérapie hyperbare
OMA Otite moyenne
OPP Ordonnance de placement provisoire
OVCR Occlusion de la veine centrale de la rétine

P

PA Pression artérielle
PAC Port-à-cathéter
PAD Pression artérielle diastolique
PAI Projet d'accueil individualisé
PAN Périartérite noueuse
PAS Pression artérielle systolique
PASH Périarthrite scapulo-humérale
PBH Ponction-biopsie hépatique
PCA Pompe d'analgésie autocontrôlée
PCI Pression de clôture
PDT Photothérapie dynamique
PEP Pression positive expiratoire
PHC Psychose hallucinatoire chronique
PIO Pression intraoculaire
PKE Phakoémulsification
PL ponction lombaire
PLT Pharyngolaryngectomie totale
PMI Protection maternelle et infantile
pomm. Pommade
pdre Poudre
PPR Photocoagulation panrétinienne
PPR Pseudo-polyarthrite rhizomélique
PRl Prolactine
PS Ponction sternale
PSA Antigène spécifique de la prostate
PTH Parathormone
PUS Perforations ulcère saignement

R

RA Rétrécissement aortique
RAI Recherche d'agglutinines irrégulières
RETV Résection endoscopique de tumeur de vessie
RGO Reflux gastro-œsophagien

S

s Seconde
SC Sous-cutanée
SEP Sclérose en plaques
SEV Système implantable endoveineux
SH Sulfamides hypoglycémiants
SHA Solution hydro-alcoolique
SIEV Système implantable endoveineux
SIO Sphincter inférieur de l'œsophage
SLA Sclérose amyotrophique latérale
SMZ Sulfaméthoxazole
SNP Système nerveux périphérique
SPID Syndrome polyalgique idiopathique diffus
SRAA Système rénine-angiotensinealdostérone
SSPI Salle de soins post-interventionnelle
STH Somathormone
sup. Suppositoire

T

TCA Temps de céphaline activateur
TCM Triglycérides à chaîne moyenne
THS Traitement hormonal substitutif
TLD Tenue légère de décontamination
TMP Triméthoprime
TNM Tumor Node Metastases
TOC Troubles obsessionnels compulsifs
TOGD Transit œsogastroduodénale
TOM Tenue outre-mer
TP Taux de prothrombine
TS Tentative de suicide
TV Tachycardie ventriculaire
TZD Thiazolidinediones

U

UIV Urographie intraveineuse
USIC Unité de soins intensifs cardiaques
UU Usage unique

V

VADS Voies aérodigestives supérieures
VGM Volume globulaire moyen
VHB Virus de l'hépatite B
VHC Virus de l'hépatite C
VIH Virus de l'immunodéficience humaine
Vit. Vitamine
VNI Ventilation non invasive
VPPB Vertige paroxystique positionnel bénin
VS Vitesse de rédimentation
VZV Virus varicelle-zona

W

WPW Wolff Parkinson White

PARTIE 1

CARDIOLOGIE

SYNDROME CORONARIEN CHRONIQUE

FICHE MALADIE

DÉFINITION

Le syndrome coronarien est considéré comme stable lorsque le patient est asymptomatique ou lorsque les symptômes (essentiellement l'angor) sont stables sur une longue période.

CAUSES ET MÉCANISMES

L'atteinte coronarienne est essentiellement due à l'athérosclérose. L'athérosclérose est liée à l'accumulation de lipides (graisses) dans les parois artérielles, d'où la formation de plaques d'athérome qui rétrécissent la paroi des vaisseaux. Lorsque les artères coronaires sont le siège de sténose, le cœur reçoit moins d'oxygène : c'est l'ischémie myocardique.

Il y a deux solutions possibles :

• les plaques d'athérome entraînent une sténose sans se rompre : les douleurs thoraciques surviennent à l'effort, c'est l'angor stable ou syndrome coronarien chronique ;

• les plaques se rompent en formant un thrombus qui réduit l'artère : les douleurs surviennent au repos : c'est le syndrome coronarien aigu (*cf.* p. 21).

• Les facteurs favorisant l'athérosclérose sont le surpoids, la sédentarité, le tabac, l'HTA, le diabète et l'hypercholestérolémie.

À distance de ces événements aigus, le patient peut être parfaitement asymptomatique. Il persiste néanmoins une atteinte coronarienne et tout l'enjeu est de stabiliser voire faire régresser cette atteinte pour éviter la récidive et de nouveaux dégâts myocardiques.

DIAGNOSTIC

On parle de syndrome coronarien chronique à distance d'un infarctus ou d'un angor instable. En pratique, celle-ci se manifeste pour des symptômes d'angine de poitrine survenant à l'effort. Il s'agit donc d'une douleur thoracique, classiquement rétrosternale, constrictive avec irradiation aux membres supérieurs, en particulier le gauche, à la mâchoire et/ou dans le dos. Celle-ci s'estompe en quelques secondes à l'arrêt de l'effort. La maladie exclut donc de fait toute douleur de repos. Il existe des situations cliniques plus atypiques où la douleur thoracique est remplacée par une dyspnée d'effort ou plus classiquement une « blockpnée », c'est-à-dire un essoufflement d'installation très brutale à l'effort, obligeant le patient à stopper son activité.

TRAITEMENT

MÉDICAMENTS

Le traitement de base du coronarien comprend quasiment toujours au moins une trithérapie (sauf contre-indication) :

• Antiagrégants plaquettaires : *ASPIRINE* et/ou **clopidogrel** ou apparentés. L'aspirine est donnée à petites doses : 75 mg suffisent souvent pour avoir une action sur les plaquettes.

• β-bloquants : ils permettent de diminuer la fréquence cardiaque, de diminuer la force de contraction du cœur et ainsi de baisser la consommation en oxygène du myocarde.

• Statines : ce sont des hypocholestérolémiant puissants. Ils sont indispensables.

• Auxquels le médecin peut ajouter :
  – inhibiteur de l'enzyme de conversion ou antagonistes des récepteurs de l'angiotensine II (ARA II) : systématique en cas de dysfonction ventriculaire gauche, à discuter dans le cas contraire ;
  – anti-ischémique : en cas de persistance d'un angor à l'effort, le médecin peut prescrire d'autres classes d'anti-ischémiques comme les dérivés nitrés, le *CORVASAL*, ou les activateurs des canaux potassiques.

CONTRÔLE DES FACTEURS DE RISQUE

Il est capital et commence toujours par une modification des comportements du patient.

FICHE INFIRMIÈRE

EXAMENS

Biologie

- Standard : ionogramme, numération, coagulation.
- Bilan lipidique : il comporte cholestérol total, LDL-cholestérol (« mauvais cholestérol »), HDL-cholestérol (« bon cholestérol »), triglycérides.
- Hémoglobine glyquée (HbA1c) : elle permet de déterminer l'équilibre du diabète sur les 3 derniers mois.
- Glycémie à jeun.
- Bilan hépatique et CPK (si myalgies) en cas de traitement par statines et selon la prescription médicale.

Électrocardiogramme

C'est un examen capital en cardiologie. C'est sur cet examen simple que reposent la plupart des diagnostics. Il doit donc être réalisé de façon rigoureuse pour permettre une interprétation fiable (*cf.* Fiche technique, p. 5).

Épreuve d'effort

Elle consiste à enregistrer l'ECG pendant un effort pour rechercher des modifications électriques. On utilise un vélo ou un tapis roulant. Elle est prescrite devant une douleur thoracique pour affirmer ou infirmer l'origine coronarienne ou pour le suivi d'un coronarien déjà connu.

Échographie

Elle permet d'analyser les mouvements du ventricule gauche et de rechercher une pathologie associée.

Scanner coronaire

Il permet d'analyser la morphologie des artères coronaires et de dépister une éventuelle sténose serrée. L'examen comporte de nombreux faux positifs mais est excellent afin d'éliminer une maladie coronaire.

Coronarographie

C'est l'examen clé de cette maladie. Il permet une analyse morphologique plus précise que le scanner coronaire et peut être couplé avec une analyse fonctionnelle. En cas de sténose athéromateuse, une angioplastie coronaire avec mise en place d'une endoprothèse ou *stent* visant à recalibrer l'artère coupable peut être réalisée dans le même temps.

SURVEILLANCE DU TRAITEMENT

SOINS – TRAITEMENT

Administration des médicaments : pendant le séjour hospitalier, il est important d'expliquer au malade l'effet recherché de chacun des médicaments. Beaucoup trop de patients ne suivent pas leur prescription à domicile. Une éducation renforcée lors du séjour hospitalier peut améliorer l'observance.

Il existe de multiples molécules dans chacune des classes habituellement prescrites chez le coronarien. Toutes ont des dosages et des modes d'administration différents. Il faut donc se reporter strictement à la prescription médicale.

EFFETS INDÉSIRABLES

Antiagrégants

Le principal effet secondaire est hémorragique. Il faudra notamment détecter au plus tôt une déglobulisation par saignement digestif (hématémèse, méléna, rectorragies).

β-bloquants

Ils doivent en général permettre d'atteindre une fréquence cardiaque de repos à 60/min et une fréquence d'effort qui ne dépasse pas 110/min. En diminuant la fréquence cardiaque, la pression artérielle et la force de contraction du muscle cardiaque, ils peuvent diminuer la capacité d'effort.

IEC (inhibiteurs de l'enzyme de conversion)

L'effet secondaire principal est la toux qui peut être invalidante.

ARA II (antagoniste des récepteurs de l'angiotensine II)

On les utilise lorsque les IEC sont mal tolérés ou insuffisants, voire en première intention.

Statines

Elles peuvent provoquer des rhabdomyolyses (atteinte musculaire), pouvant conduire à l'arrêt du traitement.

ÉDUCATION ET CONSEILS

L'éducation est capitale avec, avant tout, le contrôle des facteurs de risque classiques.

LE SURPOIDS ET L'OBÉSITÉ

Le surpoids et l'obésité favorisent par l'intermédiaire d'une HTA, d'un diabète et d'une dyslipidémie l'athérosclérose. Des règles hygiéno-diététiques sont indispensables : régime hypocalorique, activité physique. L'activité physique n'est pas synonyme de sport. Il peut s'agir de marche à pied régulière, de prendre les escaliers au lieu de l'ascenseur. 130 minutes de marche quotidienne sont recommandées.

Tabagisme

Le tabac est un facteur de risque cardiovasculaire majeur. Le patient doit savoir qu'il n'est jamais trop tard pour arrêter de fumer. Quels que soient son âge ou l'étendue de l'atteinte coronarienne, il bénéficie toujours de l'arrêt du tabac. Il peut se faire aider s'il le désire par un médecin spécialisé (tabacologue) ou par une psychologue. Il existe des consultations spécialisées dans la plupart des hôpitaux.

HTA

Chez le coronarien, le contrôle tensionnel doit être encore plus strict que chez le patient sans antécédent cardiovasculaire (cf Hypertension artérielle, p. 119).

Dyslipidémies

L'athérome est directement favorisé par un excès de LDL-cholestérol dans le sang (« mauvais cholestérol »). Il faut donc abaisser son taux. Pour ce faire, les médicaments, surtout les statines, sont très efficaces. Cependant, ils ne seront administrés que dans le cadre d'un régime équilibré. En collaboration avec la diététicienne, il faut apprendre au patient à modifier son alimentation, privilégier les fruits et légumes et limiter les graisses, surtout d'origine animale. De plus, un régime adapté aide à diminuer l'obésité, autre facteur de risque cardiovasculaire.

Diabète

L'amélioration de l'équilibre du diabète passe par une prise en charge multidisciplinaire impliquant l'endocrinologue, la diététicienne et les infirmières, souvent au cours d'une courte hospitalisation.

Les autres facteurs de risque que sont l'âge, le sexe masculin et l'hérédité sont dits constitutionnels et ne peuvent évidemment pas être modifiés.

> Un patient coronarien stable peut être parfaitement asymptomatique avec un traitement bien conduit. Il faut absolument contrôler les facteurs de risque pour éviter la progression de la maladie.

FICHE TECHNIQUE

ÉLECTROCARDIOGRAMME

Sujet en décubitus dorsal.

Assurer le contact électrode-peau (rasage éventuel du torse).

Position des électrodes :

- Bras gauche : électrode jaune.
- Jambe gauche : électrode verte (« le soleil sur la prairie » : jaune sur vert).
- Bras droit : électrode rouge.
- Jambe droite : électrode noire (« le rouge et le noir » ou « le feu sur la braise »).

- Précordiales :
  – V1 : 4e espace intercostal D, le long du bord droit du sternum ;
  – V2 : 4e espace intercostal G le long du bord G du sternum ;
  – V3 : entre V2 et V4 ;
  – V4 : 5e espace intercostal G : ligne médioclaviculaire ;
  – V5 : 5e espace intercostal G : ligne axillaire antérieure ;
  – V6 : 5e espace intercostal G : ligne axillaire moyenne.
- Selon la prescription, dérivations droites (V3R, V4R) et V7, V8, V9.
  – V7 : 5e espace intercostal G : ligne axillaire postérieure ;
  – V8 : 5e espace intercostal G : sous la pointe de l'omoplate ;
  – V9 : 5e espace intercostal G : à mi-distance entre V8 et les épineuses postérieures ;
  – V3R : symétrique de V3 par rapport à la ligne médiane ;
  – V4R : symétrique de V4 par rapport à la ligne médiane.
- Mettre le filtre.
- Vitesse de déroulement : 25 mm/s.
- Enregistrer le tracé après avoir vérifié l'étalonnage 10 mm = 1 mV.

FICHE TECHNIQUE

ECG D'EFFORT

Définition

L'électrocardiogramme d'effort est un examen réalisé sous la surveillance d'un médecin qui peut être assisté d'une infirmière et qui consiste à identifier une insuffisance coronarienne, qui se démasque à l'effort.

Il est également indiqué pour évaluer la quantité d'effort physique conseillée dans le cadre d'une insuffisance coronarienne diagnostiquée, ou suite à une intervention à cœur ouvert.

Méthode

Il est indispensable de s'assurer au préalable que la salle d'examen est bien équipée d'un chariot d'urgence complet, et d'un défibrillateur semi-automatique (DSA) testé, conforme et fonctionnel.

Un ECG de repos est en premier lieu réalisé (cf. fiche technique de l'ECG).

L'infirmière applique l'ensemble des électrodes nécessaire au test sur le patient :

- 6 électrodes au niveau du thorax ;
- 4 électrodes au niveau du dos.

Le patient conserve les électrodes tout au long du test afin d'enregistrer l'effort cardiaque réalisé, surveiller la fréquence cardiaque et le tracé d'électrocardiogramme.

La pression artérielle est relevée au moyen d'un tensiomètre électronique (type dynamap) toutes les 2 minutes.

Le patient produit ce test sur un tapis de marche roulant ou bien sur un vélo ergonomique. Le programme prévoit sur une durée de 20 à 30 minutes une succession de paliers d'effort physique de 2 à 3 minutes et croissants de 30 watts chacun jusqu'à atteindre la fréquence cardiaque maximale recommandée selon l'âge du patient et son état de santé.

Les résultats de l'examen :

- L'épreuve d'effort est négative si le patient a réalisé le test sans anomalie.
- L'épreuve d'effort est positive si l'ECG montre des troubles. Dans ce cas, des compléments d'investigation seront indiqués par le médecin qui parallèlement prescrira un traitement adapté.

L'épreuve d'effort est non concluante si le patient n'a pas réalisé le test jusqu'au terme du programme prévu. Cela nécessitera des explorations complémentaires car la suspicion de maladie coronarienne s'avère dans ce cas relativement forte.

Conseils

Conseiller au patient pour cet examen de :

- prévoir une tenue de sport et des chaussures de sport confortables ;
- ne pas fumer avant le test ;
- manger deux heures avant l'examen ;
- indiquer au médecin les traitements pris au quotidien.

Au cours de l'examen, le patient exprimera instantanément la survenue de toute douleur, palpitations cardiaques ou gêne respiratoire.

FICHE TECHNIQUE

SCINTIGRAPHIE CARDIAQUE

Définition

Examen qui permet d'explorer de façon fonctionnelle la vascularisation du muscle cardiaque. La scintigraphie est généralement couplée à une épreuve d'effort ou à une épreuve médicamenteuse. Pour réaliser cet examen, le patient doit être disponible pendant 4 à 5 h.

Déroulement de l'examen

La scintigraphie cardiaque se déroule en 3 phases :

- une épreuve d'effort réalisée sur vélo avec enregistrement d'un ECG, sous la surveillance d'un cardiologue. Lorsque l'effort maximal est atteint, le médecin injecte un traceur radioactif et le patient doit maintenir cette intensité maximale après l'injection pendant 1 minute ;
- suite à cette première épreuve, le patient attend 20 à 30 minutes avant la réalisation d'images du cœur par gamma caméra : le patient est installé en décubitus ventral (s'il s'agit d'un homme) ou en décubitus dorsal (s'il s'agit d'une femme) et l'appareil tourne autour du patient pendant environ 15 minutes pour l'enregistrement des images ;
- selon les résultats, le cardiologue peut demander la réalisation d'un nouvel enregistrement qui se réalisera 2 à 4 h après une nouvelle injection de traceur radioactif, patient installé dans la même position que précédemment. Cet enregistrement durera 8 minutes.

Préparation du patient avant l'examen

- Ne pas être à jeun. Prendre un petit-déjeuner léger sans thé, ni café, ni chocolat, ni banane.
- Prévoir une tenue adaptée pour réaliser l'épreuve d'effort.
- Signaler au médecin si le patient est asthmatique, et pour les patientes, signaler si une grossesse ou un allaitement est en cours, ou bien s'il y a un retard de règles.

Surveillance et conseils pendant et après l'examen

- Demander au patient de signaler tout symptôme ressenti pendant et après l'examen.
- Conseiller au patient de boire de l'eau dans les 3 heures qui suivent l'examen pour éliminer le produit radioactif.
- Pour les femmes qui allaitent : expliquer d'arrêter d'allaiter pendant 24 h. Elles devront tirer le lait puis le jeter pendant cette durée en raison de la radioactivité du produit utilisé.

FICHE TECHNIQUE

SCANNER CORONAIRE

Définition

Il s'agit d'un scanner, synchronisé avec le rythme cardiaque, dont l'objectif est l'analyse morphologique des artères coronaires.

Déroulement de l'examen

Il s'agit d'un scanner classique avec injection de produit de contraste iodé mais celui-ci doit être couplé avec un électrocardiogramme afin d'analyser au mieux les coronaires en fonction du rythme cardiaque :

- Le cardiologue peut être amené à administrer un traitement ralentisseur (en pratique souvent des bêtabloquants) pour permettre une meilleure définition des images de scanner.
- La durée de l'examen est de 5 à 10 minutes.

Préparation et conseil au patient

Ne pas être à jeun.

Surveillance et conseil avant l'examen

S'assurer de l'absence d'allergie au produit de contraste iodé. Perfuser le patient en vue de l'injection.

Résultats attendus de l'examen

Les résultats sont disponibles après interprétation du radiologue ou du cardiologue en quelques minutes.

Il s'agit d'un examen morphologique, c'est-à-dire qu'il permet de mesurer le degré de sténose (rétrécissement) d'une artère coronaire mais en aucun cas son retentissement fonctionnel sur le cœur.

Il existe de nombreux faux positifs de l'examen, en particulier chez les patients âgés ou avec de nombreuses calcifications des coronaires. En pratique, c'est un excellent examen pour éliminer la maladie coronaire s'il s'avère négatif.

FICHE PHARMACOLOGIE

DÉRIVÉS NITRÉS D'ACTION IMMÉDIATE ET COURTE : FORMES PERLINGUALES

Trinitrine sublinguale

NATISPRAY					
1 à 2 pulv. sous la langue en cas de crise À répéter 1 à 2 fois si besoin	200 doses 0,15 mg	3,37	II	65 %	0,02
1 à 2 pulv. sous la langue en cas de crise À répéter 1 à 2 fois si besoin	300 doses 0,30 mg	4,84	II	65 %	0,02

Isosorbide dinitrate

ISOCARD					
1 à 2 pulv. sous la langue en cas de crise À répéter 1 à 2 fois si besoin	150 doses 1,25 mg (fl. 20 mL)	3,37	II	65 %	0,02

Propriétés

Vasodilatateurs veineux (et artériels à forte dose) entraînant une réduction des besoins en O_2 du cœur. Vasodilatateur coronarien avec effet antispastique et redistribution du flux coronarien vers les zones ischémiques sous-endocardiques.
Résorption très rapide par voie perlinguale.
Trinitrine sublinguale : action en 1 à 2 min pendant 10 à 30 min.
Isosorbide dinitrate sublingual : action en 3 à 15 min pendant 1 h.

Indications

Traitement curatif de la crise d'angor.
Traitement préventif précritique de la crise d'angor.
NATISPRAY 0,30 : œdème aigu pulmonaire en complément des autres traitements usuels.

Contre-indications

Pas de contre-indication absolue.

Précautions d'emploi

Grossesse et allaitement : innocuité non établie.
Débuter à la plus faible posologie pour éviter des céphalées et recommander la position assise lors des pulvérisations pour éviter une hypotension orthostatique, notamment chez les personnes âgées.
En cas de cyanose inexpliquée, faire doser la méthémoglobinémie.

Effets indésirables

Céphalées en début de traitement mais disparaissant progressivement.
Hypotension notamment chez le sujet âgé.
Nausées, troubles digestifs.
Vasodilatation cutanée avec érythème.

Interactions médicamenteuses

Vasodilatateurs, **diurétiques** et antihypertenseurs peuvent majorer l'hypotension artérielle.

DÉRIVÉS NITRÉS D'ACTION PROLONGÉE

Dérivés nitrés d'action prolongée : formes orales

■ Isosorbide dinitrate

RISORDAN					
10 à 80 mg/j en 2 à 3 prises à avaler sans croquer ni sucer	60 cp. séc. 20 mg	4,00	II	65 %	0,07

Propriétés

Vasodilatateur veineux entraînant une réduction des besoins en O_2 du cœur. Vasodilatateur coronaire avec effet antispastique et redistribution du flux coronaire vers les zones ischémiques sous-endocardiques.

Action en 30 à 60 min et demie vie de 4 à 5 h.

Indications

Traitement de fond préventif des crises d'angor.

Traitement de l'insuffisance cardiaque gauche ou globale (en association aux autres thérapeutiques usuelles).

Contre-indications

Pas de contre-indication absolue.

Précautions d'emploi

La posologie efficace devra être atteinte progressivement en raison des risques d'hypotension artérielle et de céphalées intenses chez certains sujets.

La posologie quotidienne doit être adaptée à l'efficacité et à la tolérance du patient.

Ne pas arrêter brutalement en cas de traitement prolongé et à fortes doses.

Utiliser avec prudence en cas de cardiomyopathie obstructive (majoration du gradient intraventriculaire).

En cas de cyanose inexpliquée, faire doser la méthémoglobinémie.

Grossesse et allaitement : innocuité non établie.

Effets indésirables

Céphalées en début de traitement mais disparaissant progressivement.

Hypotension notamment chez le sujet âgé. Nausées, troubles digestifs.

Vasodilatation cutanée avec érythème. Possibilité d'épuisement thérapeutique.

Interactions médicamenteuses

Vasodilatateurs, **diurétiques** et **antihypertenseurs**, peuvent majorer l'hypotension artérielle.

Dérivés nitrés d'action prolongée : dispositifs transdermiques

■ Trinitrine percutanée

NITRIDERM TTS					
1 patch à coller sur la paroi latérale du thorax de 8 h à 20 h pour couvrir la journée ou de 20 h à 8 h pour couvrir la nuit	30 pch. 5 mg 30 pch. 10 mg 30 pch. 15 mg	11,90 12,95 14,01	II II II	65 % 65 % 65 %	0,40 0,43 0,47

Propriétés

Vasodilatateurs veineux (et artériels à fortes doses) entraînant une réduction des besoins en O_2 du cœur. Vasodilatateur coronarien avec effet antispastique et redistribution du flux coronarien vers les zones ischémiques sous-endocardiques. Résorption percutanée avec passage transdermique à vitesse constante.

Indications

Traitement de fond préventif des crises d'angor.

Contre-indications

Hypersensibilité aux **dérivés nitrés.** Cardiomyopathie obstructive. Hypertension intracrânienne.

Précautions d'emploi

Devant la possibilité d'atténuation de l'effet thérapeutique en cas d'administration continue de **trinitrine transdermique,** il est recommandé de retirer le système pendant 12 h si un traitement antiangineux est associé.
La posologie efficace doit être atteinte progressivement en raison des risques d'hypotension artérielle et de céphalées intenses chez certains sujets.
Ne pas arrêter brutalement en cas de traitement prolongé et à fortes doses.
Enlever le système adhésif avant de réaliser un choc électrique externe.
En cas de cyanose inexpliquée, faire doser la méthémoglobinémie.
Grossesse et allaitement : innocuité non établie.

Effets indésirables

Réactions cutanées allergiques très rares.
Céphalées en début de traitement mais disparaissant progressivement.
Hypotension notamment chez le sujet âgé.
Nausées, troubles digestifs.
Vasodilatation cutanée avec érythème.
Possibilité d'épuisement thérapeutique.

Interactions médicamenteuses

Vasodilatateurs, **diurétiques** et antihypertenseurs peuvent majorer l'hypotension artérielle.

MOLECULES APPARENTEES AUX DERIVES NITRES

■ Molsidomine ©

CORVASAL					
Angor d'effort stable : ½ à 1 cp. à 2 mg x 3/j pendant les repas Angor d'effort sévère ou angor spontané ou angor sévère rebelle : 1 cp. à 4 mg x 3/j	30 cp. séc. 2 mg 90 cp. séc. 2 mg 30 cp. 4 mg	3,72 9,95 6,00	I I I	65 % 65 % 65 %	0,12 0,11 0,20

Propriétés

Propriétés voisines de celles des dérivés nitrés d'action prolongée. Dénués d'effet dépresseur sur la contractilité, la conduction et la fréquence cardiaques. Dénués d'effet d'accoutumance significatif. Effet antiagrégant plaquettaire *in vitro.*

Indications

Traitement de fond préventif des crises d'angor de tout type.

Contre-indications

Hypotension artérielle sévère avec état de choc.

Précautions d'emploi

Grossesse et allaitement : innocuité non établie.
Débuter le traitement à faibles doses puis augmenter progressivement surtout chez les sujets âgés, insuffisants hépatiques, hypotendus, hypovolémiques ou traités par autres vasodilatateurs.

Effets indésirables

Céphalées et baisse tensionnelle modérées en début de traitement mais rapidement régressives. Exceptionnellement : hypotension orthostatique, troubles digestifs, vertiges, prurit.

Interactions médicamenteuses

Majoration de l'hypotension avec les autres traitements vasodilatateurs.
La substitution par un **dérivé nitré** est plus logique que leur association en raison des propriétés voisines de ces 2 classes.

■ Nicorandil ©

IKOREL					
À augmenter progressivement : 5 mg x 2/j pdt 1 sem. puis 10 à 20 mg x 2/j	30 cp. séc. 10 mg 30 cp. 20 mg	4,35 6,44	I I	65 % 65 %	0,14 0,21

Propriétés

Propriétés voisines de celles des **dérivés nitrés** d'action prolongée. Activateur des canaux potassiques. Effet coronarodilatateur et antispastique sans phénomène de vol coronarien ni de dépression de la contractilité ni d'échappement thérapeutique.

Indications

Traitement préventif des crises d'angor d'effort.

Contre-indications

Hypersensibilité au produit, hypotension artérielle, état de choc cardiogénique.

Précautions d'emploi

Grossesse et allaitement : innocuité non établie.

Éviter ou utiliser avec prudence chez les sujets hypovolémiques ou avec une pression artérielle systolique < 100 mmHg.

Débuter toujours à doses progressives à cause des céphalées fréquentes.

Effets indésirables

Céphalées fréquentes mais transitoires. Rarement vertiges, troubles digestifs, palpitations, flush facial, hypotension et/ou tachycardie, aphtoses ou ulcérations buccales.

Interactions médicamenteuses

Potentialisation de l'effet hypotenseur des **bêtabloquants**, des **inhibiteurs calciques** et des **antidépresseurs tricycliques.**

Ne pas associer aux **dérivés nitrés** et apparentés.

AUTRE ANTIANGINEUX

■ Ivabradine ©

PROCORALAN					
Traitement de la maladie coronarienne : 5 mg x 2/j à augmenter si besoin après 1 mois à 7,5 mg x 2/j Traitement de l'insuffisance cardiaque chronique : 5 mg x 2/j à augmenter si besoin après 15 j à 7,5 mg x 2/j	56 cp. 5 mg 100 cp. 5 mg 56 cp. 7,5 mg 100 cp. 7,5 mg	14,62 HOP 14,62 HOP	I I I I	65 % 65 % 	0,26 0,26

Propriétés

Diminue la fréquence cardiaque par inhibition sélective du courant pacemaker au niveau du nœud sinusal.

Indications

Traitement symptomatique de l'angor stable chronique chez les patients en rythme sinusal :

- avec une contre-indication ou intolérance aux **bêtabloquants ;**
- ou en association aux **bêtabloquants** chez des patients insuffisamment contrôlés par un bêtabloquant à dose optimale et dont la FC reste > 60/min.

Traitement de l'insuffisance cardiaque chronique de classe II à IV NYHA avec dysfonction systolique chez des patients en rythme sinusal dont la FC est ≥ 75/min en association au traitement standard avec **bêtabloquant** ou en cas de contre-indication à un **bêtabloquant.**

Contre-indications

Hypersensibilité à **l'ivabradine.**

Bradycardie < 50/min, choc cardiogénique, hypotension artérielle < 90/50 mmHg.

IDM aigu, angor instable, BAV 3, IC instable.
Grossesse, allaitement.
Déficit en lactase, malabsorption du glucose ou du galactose.

Précautions d'emploi

Utilisation déconseillée en cas d'arythmie, de BAV 2 de bradycardie < 60/min, d'AVC récent.

Effets indésirables

Bradycardie, élévation uricémie et éosinophilie.
BAV 1, extrasystoles ventriculaires et supraventriculaires, palpitations.
Diarrhée, céphalées, vertiges, dyspnée.
Phosphènes.

Interactions médicamenteuses

Association fortement déconseillée avec **inhibiteurs calciques** bradycardisants tels que **vérapamil** et **diltiazem**.
Éviter l'association avec des molécules allongeant l'intervalle QT.

■ Trimétazidine

VASTAREL					
1 cp. x 3/j 60 gttes buv./j en 3 prises aux repas	60 cp. 20 mg 1200 gttes fl. 60 mL 20 mg/mL		II II	NR NR	
1 cp. matin et soir	60 cp. 35 mg à libération modifiée		II	NR	

Propriétés

Effet anti-ischémique cellulaire.

Indications

Traitement prophylactique d'appoint des crises d'angine de poitrine.
Traitement d'appoint des atteintes vasculaires chorio-rétiniennes.
Traitement d'appoint des vertiges d'origine vasculaire, vertiges de Ménière, acouphènes.

Contre-indications

Aucune.

Précautions d'emploi

Aucune.

Effets indésirables

Pas d'effets indésirables connus.

Interactions médicamenteuses

Aucune.

BÊTABLOQUANTS CARDIOSÉLECTIFS

Bêtabloquants cardiosélectifs avec activité sympathique intrinsèque (ASI)

■ Acébutolol ©

SECTRAL					
Angor et troubles du rythme : 400 à 800 mg/j en 3 prises/j de préférence Infarctus : 200 mg matin et soir HTA : 400 mg/j en 1 prise le matin ou 200 mg matin et soir Forme LP Angor : 1 cp./j le matin Ne pas croquer ni broyer	30 cp. séc. 200 mg 90 cp. séc. 200 mg 30 cp. séc. 400 mg 90 cp. séc. 400 mg 1 mL sol. buv. 40 mg/mL 28 cp. LP 500 mg	4,76 13,39 5,99 17,86 15,81 15,86	I I I I I I	65 % 65 % 65 % 65 % 65 % 65 %	0,16 0,15 0,20 0,20 15,81 0,57

■ Céliprolol ©

CÉLECTOL					
HTA et angor : 1 cp. le matin à jeun/j. Max 3 cp./j	28 cp. séc. 200 mg 84 cp. séc. 200 mg	5,60 16,67	I I	65 % 65 %	0,20 0,20

Les bêtabloquants utilisés dans l'insuffisance cardiaque sont traités dans le chapitre Insuffisance cardiaque.

Bêtabloquants cardiosélectifs sans ASI

■ Métoprolol ©

LOPRESSOR					
HTA : 1 cp. 200 mg le matin ou 1 cp. 100 mg matin et soir/j, ne pas croquer Infarctus : dès J1, 50 mg/6 h pdt 48 h puis 200 mg/j en 2 ou 3 prises en dose d'entretien Angor : 50 à 100 mg/j en 1 ou 2 prises/j Troubles du rythme : 100 à 200 mg/j en 2 à 3 prises/j Migraine : 100 à 200 mg/j Éréthisme cardiaque : 100 mg/j	30 cp. séc. 100 mg 90 cp. séc. 100 mg 30 cp. séc. LP 200 mg 90 cp. séc. LP 200 mg	2,06 5,22 6,24 17,66	I I I I	65 % 65 % 65 % 65 %	0,07 0,06 0,21 0,20
METOPROLOL					
Idem *LOPRESSOR*	30 cp. 50 mg	1,31	I	65 %	0,04

■ Bisoprolol ©

DETENSIEL					
HTA : 10 mg/j le matin voire 20 mg si HTA sévère Angor : 10 mg/j en 1 prise voire 20 mg si angor sévère	30 cp. 10 mg 90 cp. 10 mg	5,02 14,17	I I	65 % 65 %	0,17 0,16

■ Bétaxolol ©

KERLONE					
HTA et angor : 20 mg/j en 1 prise	28 cp. séc. 20 mg 84 cp. séc. 20 mg	4,65 13,74	I I	65 % 65 %	0,17 0,16

■ Aténolol ©

TÉNORMINE					
HTA : 100 mg/j le matin Angor et troubles du rythme : 100 à 200 mg/j Infarctus phase aiguë : en relais de la forme IV, 50 mg *per os* 15 min après l'inj. renouvelés 12 h après À partir de H24 : 100 mg/j *per os* en 1 prise/j Réduire la posologie de 50 % environ si insuffisance rénale sévère	30 cp. séc. 50 mg 90 cp. séc. 50 mg 30 cp. séc. 100 mg 90 cp. séc. 100 mg	3,09 8,36 5,19 14,66	I I I I	65 % 65 % 65 % 65 %	0,10 0,09 0,17 0,16
Inj. IV lente sous contrôle tensionnel et ECG Infarctus phase aiguë : 5 à 10 mg (1 mg/min) à injecter très précocement avant H12 puis relais *per os*	5 amp. 5 mg/10 mL	HOP	I		

■ Nébivolol ©

NÉBILOX					
HTA : 5 mg/j Insuffisance cardiaque chronique : posologie initiale progressive 1,25 mg/j 1re sem., puis 2,5 et 5 mg/j les 2e et 3e sem. (max 10 mg/j en une prise)	30 cp. quadriséc. 5 mg 90 cp. quadriséc. 5 mg	5,99 17,86	I I	65 % 65 %	0,20 0,20

Esmolol ©

BREVIBLOC					
Tachycardie sinusale, ventriculaire et supraventriculaire En périopératoire en cas d'HTA, de tachycardie atriale, ventriculaire, de flutter ou de fibrillation atriale Voie parentérale (uniquement chez l'A.) : – posologie d'attaque : 500 µg/kg/min en 1 min – posologie d'entretien : 12,5 à 200 µg/kg/min x 1 Durée de traitement max : 24 h En peropératoire : – posologie d'attaque : 80 000 µg/adm. en 15 à 30 s – posologie d'entretien : 150 à 300 µg/kg/min Lors du réveil anesthésique : – posologie d'attaque : 500 µg/kg/min en 4 min max – posologie d'entretien : 300 µg/kg/min En postopératoire : – posologie d'attaque : 500 µg/kg/min en 1 min – posologie d'entretien : 50 à 300 µg/kg/min	1 poche pour perf. 10 mg/mL (250 mL) 5 fl. 100 mg/10 mL	HOP HOP	I I		
ESMOCARD					
Idem *BREVIBLOC*	1 fl. 2 500 mg/10 mL	HOP	I		

BÊTABLOQUANTS NON CARDIOSÉLECTIFS

Bêtabloquants non cardiosélectifs sans ASI

Propranolol ©

PROPRANOLOL					
HTA, angor, cardiomyopathie obstructive : 2 cp. x 2/j en moyenne Infarctus : 1 cp. x 4/j pdt 2 à 3 j à instituer entre J5 et J21 après l'épisode aigu, puis 2 cp. x 2/j Troubles du rythme, hyperthyroïdie : 1 à 2 cp./j Migraines, algie de la face, tremblements : 1 à 3 cp./j Tachycardie, palpitations émotionnelles : 1 cp. 60 min avant la situation stressante	150 cp. séc. 40 mg 30 gél. LP 80 mg 90 gél. LP 80 mg 30 gél. LP 160 mg 90 gél. LP 160 mg	1,65 3,36 9,14 5,40 15,27	I I I I I	65 % 65 % 65 % 65 % 65 %	0,03 0,11 0,10 0,18 0,17

Nadolol

CORGARD					
HTA, angor : 1 cp./j le matin Troubles du rythme, hyperthyroïdie : ½ à 1 cp./j le matin Cardiomyopathie obstructive : 1 à 4 cp./j en 1 ou plusieurs prises Réduire la posologie en cas d'insuffisance rénale en espaçant les prises	28 cp. séc. 80 mg	9,05	I	65 %	0,32

Timolol

TIMACOR					
HTA : 10 à 30 mg/j en 1 à 3 prises Angor : 15 à 45 mg/j Traitement au long cours après infarctus : 10 mg x 2/j	30 cp. séc. 10 mg	3,87	I	65 %	0,13

Tertatolol

ARTEX					
HTA : 1 cp./j le matin Si insuffisance hépatique : ½ cp./j	30 cp. séc. 5 mg	9,97	I	65 %	0,33

Sotalol ©

SOTALEX					
Prévention des récidives des tachycardies supraventriculaires et ventriculaires : initialement 80 mg/j, puis 160 à 320 mg/j en moyenne en 2 prises Posologie à diminuer en cas d'insuffisance rénale	30 cp. séc. 80 mg 30 cp. séc. 160 mg	2,43 4,23	I I	65 % 65 %	0,08 0,14

Labétalol

TRANDATE					
HTA : 400 à 800 mg/j en 2 prises	30 cp. séc. 200 mg 180 cp. séc. 200 mg	4,99 28,09	I I	65 % 65 %	0,17 0,16
Urgence hypertensive : 1 mg/kg en IV en 1 min à répéter si besoin après 10 min puis relais *per os* : 200 à 400 mg/6 h, ou par perfusion IV : 0,1 à 0,3 mg/kg/h selon sévérité de l'HTA	5 amp. 100 mg/20 mL	HOP	I		

Bêtabloquants non cardiosélectifs avec ASI

Pindolol

VISKEN					
HTA : 15 mg/j en moyenne en 1 à 3 prises/j Dose maximale par prise : 30 mg Dose maximale par jour : 60 mg Angor : 15 mg/j en moyenne en 1 à 3 prises/j Troubles du rythme : 5 à 15 mg/j Hyperthyroïdie, cardiomyopathie obstructive : 5 à 15 mg/j en 1 à 3 prises/j	90 cp. séc. 5 mg	6,67	I	65 %	0,07
VISKEN-QUINZE					
HTA et angor : 1 cp./j le matin	30 cp. séc. 15 mg 90 cp. séc. 15 mg	8,91 25,29	I I	65 % 65 %	0,30 0,28

Propriétés

Antagonistes compétitifs et spécifiques des catécholamines au niveau des récepteurs β-adrénergiques.

DIFFÉRENTS BÊTABLOQUANTS

- On distingue les β-**bloquants** :
  – cardiosélectifs : blocage préférentiel des récepteurs β_1-cardiaques et respect relatif des récepteurs β_2-extracardiaques (muscles lisses bronchiques et vasculaires). Toutefois, la cardiosélectivité n'est pas absolue et ces β-**bloquants** peuvent provoquer des crises d'asthme à fortes doses ;
  – non cardiosélectifs : blocage des récepteurs β_1-cardiaques et des récepteurs β_2-extracardiaques responsables d'une broncho-constriction, d'une vasoconstriction, d'une augmentation des sécrétions et du péristaltisme digestifs et de perturbations métaboliques.
- On distingue aussi les β-**bloquants** par :
  – leur activité sympathomimétique intrinsèque (ASI) ou non. La présence d'une ASI entraîne une bradycardie moindre au repos, moins d'effets broncho- ou vasoconstricteurs, moins de perturbations métaboliques. Les β-**bloquants** avec ASI sont inefficaces dans la migraine ;
  – leur effet stabilisant de membrane ou non : pas de traduction clinique.
- On distingue aussi les β-**bloquants** :
  – liposolubles : métabolisme hépatique, contre-indiqués en cas d'insuffisance hépatocellulaire sévère. Effets indésirables centraux : cauchemars, insomnies, syndrome dépressif ;
  – hydrosolubles : élimination rénale, posologie à adapter, voire contre-indication en cas d'insuffisance rénale sévère. Pas d'effet central ;
  – mixtes : métabolisme hépatique et élimination rénale.
- Propriétés supplémentaires propres à certains β-**bloquants** :
  – *CÉLECTOL* : activité β_2-agoniste, effet α_2-bloquant faible ;
  – *TRANDATE* : effet α_1-bloquant postsynaptique modéré au niveau des vaisseaux ;
  – *SOTALEX* : effet antiarythmique supplémentaire de classe III ;
  – *NÉBILOX* : antagonistes sélectifs et compétitifs des récepteurs β_1-cardiaques et propriétés vasodilatatrices modérées.
  – **esmolol** : effet antiarythmique de classe II. Court délai/durée d'action : utilisation sur de courtes périodes uniquement notamment en périopératoire.

Propriétés des β-bloquants

DCI	CARDIO-SÉLECTIVITÉ	ASI	ÉLIMINATION	PROPRIÉTÉS PARTICULIÈRES SUPPLÉMENTAIRES
Acébutolol	Oui	Oui, modérée	Hép/Rén	
Céliprolol	Oui	Oui, modérée	Hép/Rén	Activité β_2-agoniste. Effet α_2-bloquant faible
Métoprolol	Oui	Non	Hép	
Aténolol	Oui, bonne	Non	Rén	
Nébivolol	Oui, très bonne	Non	Rén	Propriété vasodilatatrice
Bisoprolol	Oui, très bonne	Non	Rén	
Bétaxolol	Oui, bonne	Non	Rén	
Pindolol	Non	Oui, importante	Hép/Rén	
Propranolol	Non	Oui, assez importante	Hép	
Nadolol	Non	Non	Rén	
Timolol	Non	Non	Rén	
Tertatolol	Non	Non	Rén	
Sotalol	Non	Non	Rén	Antiarythmique de classe III
Labétalol	Non	Non	Hép/Rén	α_1-bloquant post-synaptique
Carvédilol	Oui	Non	Rén	Activité α-bloquante supplémentaire
Esmolol	Oui	Non	Rén	Antiarythmique de classe II

EFFETS CLINIQUES

Effets cardiovasculaires : réduction de la fréquence cardiaque, ralentissement de la conduction atrioventriculaire, réduction de la contractilité myocardique, réduction du débit cardiaque, réduction de la consommation d'oxygène du myocarde au repos et à l'effort, effet antihypertenseur.

Effets extracardiaques provoqués surtout par les β-**bloquants non cardiosélectifs** : bronchoconstriction, vasoconstriction, hypoglycémie, freinage de la sécrétion de rénine, diminution de la production d'humeur aqueuse, augmentation des sécrétions et du péristaltisme digestifs, perturbations métaboliques avec augmentation des triglycérides et diminution du rapport HDL cholestérol/cholestérol total.

Indications

- Hypertension artérielle (HTA).
- Prophylaxie des crises d'angor d'effort.
- Angor instable/IDM ST-.
- Infarctus du myocarde ST+ à la phase aiguë.
- Traitement au long cours après infarctus (réduction des récidives ischémiques et de la mortalité essentiellement par mort subite).
- Insuffisance cardiaque chronique **(carvédilol, métoprolol, bisoprolol, nébivolol).** ***Cf.*** **Insuffisance cardiaque.**
- Traitement et prévention des tachycardies sinusales ou jonctionnelles, d'une cadence ventriculaire élevée dans les fibrillations et les flutters atriaux.
- Traitement et prévention de certains troubles du rythme ventriculaire (extrasystolie ventriculaire, tachycardies ventriculaires).
- Signes fonctionnels des cardiomyopathies hypertrophiques et obstructives.
- Manifestations cardiovasculaires des hyperthyroïdies.
- Traitement de fond des migraines, algies faciales et tremblements essentiels.

• Prévention primaire (grades II et III) et secondaire (tous grades) de l'hémorragie digestive par rupture de varices œsophagiennes (**non cardiosélectifs : propranolol** et **nadolol**).
• Algodystrophies, trac (**propranolol**).

Contre-indications

Asthme et bronchopneumopathies chroniques obstructives (BPCO) sévères.
Insuffisance cardiaque décompensée, choc cardiogénique.
Angor de Prinzmetal pur.
BAV des 2e et 3e degrés non appareillés.
Maladie du sinus (y compris bloc sino-atrial).
Bradycardies importantes (FC < 45-50/min).
Syndrome de Raynaud et troubles artériels périphériques dans leurs formes sévères.
Phéochromocytome non traité.
Hypotension artérielle ou orthostatique.

Précautions d'emploi

Ne jamais interrompre brutalement le traitement chez les angineux : risques de troubles du rythme graves, d'infarctus du myocarde et de mort subite. Idem dans l'HTA.
Utiliser avec prudence en cas d'asthme ou de BPCO modérés : préférer un cardiosélectif. Utiliser avec prudence en cas de BAV de 1er degré. Surveillance de l'ECG.
En cas de troubles artériels périphériques, privilégier un cardiosélectif avec ASI pour ne pas aggraver les troubles.
En cas de phéochromocytome, associer toujours un **α-bloquant** pour éviter une crise hypertensive.
Chez le sujet âgé : respect absolu des contre-indications et surveillance étroite.
Chez le sujet diabétique : les signes annonçant une hypoglycémie, comme les palpitations et les sueurs, peuvent être masqués ; préférer un cardiosélectif et renforcer les contrôles glycémiques au début.
Utiliser avec prudence en cas d'antécédent de choc anaphylactique.
En cas d'insuffisance rénale ou hépatique : privilégier un **β-bloquant** non éliminé par l'organe insuffisant ou réduire la posologie.
En cas d'anesthésie générale : une prémédication d'**atropine** peut être utile. On ne doit plus systématiquement arrêter un **β-bloquant** avant une anesthésie. Il a été montré une réduction de la mortalité périopératoire quand on maintient un traitement β-bloquant.
Grossesse : les **β-bloquants** peuvent être prescrits si besoin. Pas d'effet tératogène connu. Surveiller le nouveau-né les 5 premiers j (glycémie, fréquence cardiaque, état respiratoire).
Allaitement : passage dans le lait maternel. À éviter sauf le **propranolol** (passage très faible).
Esmolol : utiliser sous surveillance tensionnelle et ECG.

Effets indésirables

Fréquents : asthénie, refroidissement des extrémités, bradycardie modérée asymptomatique, troubles digestifs, impuissance dose-dépendante.
Rares mais imposant l'arrêt du traitement : bradycardie sévère symptomatique, chute tensionnelle, ralentissement de la conduction atrioventriculaire ou aggravation d'un BAV existant, insuffisance cardiaque, crise d'asthme, hypoglycémie, syndrome de Raynaud, aggravation d'une claudication intermittente existante, éruptions cutanées parfois psoriasiformes.
Divers : cauchemars (1 %), sécheresse lacrymale, aggravation du pronostic des chocs anaphylactiques, apparition d'anticorps antinucléaires mais exceptionnellement accompagnés d'un syndrome lupique cédant à l'arrêt du traitement, pneumopathies immunoallergiques exceptionnelles.

Interactions médicamenteuses

Associations déconseillées :
• **amiodarone** (*CORDARONE*) ;
• **inhibiteurs calciques** à tropisme cardiaque (**diltiazem, vérapamil**) en cas d'altération de la fonction ventriculaire gauche pour esmolol.
Associations nécessitant des précautions d'emploi :
• anesthésiques volatils halogénés ;

• **inhibiteurs calciques : diltiazem, vérapamil** ; risque de bradycardie excessive. Avec les **dihydropyridines**, le risque est l'addition des effets inotropes négatifs des produits ;
• **antiarythmique de classe Ia** : surveillance clinique et ECG nécessaire ;
• **baclofène** (*LIORÉSAL*) : surveillance de la pression artérielle ;
• insuline et **sulfamides hypoglycémiants** : masquage des symptômes de l'hypoglycémie surtout au début de l'association ; prévenir le malade et renforcer la surveillance glycémique ;
• **lidocaïne** (*XYLOCARD, XYLOCAÏNE*) : décrit pour le **propranolol, métoprolol** et **nadolol** ;
• produits de contraste iodés : réduction sous **bêtabloquants** des réactions cardiovasculaires de compensation en cas de choc allergique aux produits iodés ;
• **AINS, antidépresseurs tricycliques, antipsychotiques, corticoïdes, méfloquine** (*LARIAM*) ;
• **cimétidine** et inducteurs enzymatiques : à utiliser prudemment avec les **β-bloquants** liposolubles.

SYNDROME CORONARIEN AIGU

SYNDROME CORODNARIEN AIGU SANS ÉLÉVATION DDU SEGMENT ST

FICHE MALADIE

DÉFINITION

L'angor, ou angine de poitrine, est une douleur thoracique correspondant à une ischémie myocardique. Le diagnostic est clinique. On parle de syndrome coronarien aigu (ex-angor instable) en cas de déstabilisation d'un syndrome coronarien chronique ou en cas de première manifestation des symptômes.

CAUSES ET MÉCANISMES

Lorsqu'il existe une sténose, c'est-à-dire un rétrécissement, assez serrée sur une artère coronaire, une partie du cœur manque d'oxygène : c'est l'ischémie myocardique. Cette ischémie se traduit sur l'ECG par des modifications de la repolarisation (segment ST et ondes T négatives). Cliniquement, elle entraîne une douleur thoracique bien caractéristique, l'angor.
L'angor instable (premier événement ou modification des symptômes) traduit une évolution sur le réseau coronarien et constitue donc une urgence.

DIAGNOSTIC

SIGNES CLINIQUES

Douleur d'angor : constrictive, rétro-sternale en barre, irradiant dans le cou et les mâchoires et parfois vers le bras gauche. Elle est soulagée par la **trinitrine**.
On dit qu'il est instable dans plusieurs situations. Lorsque la douleur survient pour la première fois (*de novo*) ou lorsqu'elle survient au repos (de repos) ou bien encore lorsqu'il s'agit de douleurs anciennes qui se majorent (crescendo).

EXAMENS COMPLÉMENTAIRES

▶ ECG

Pendant la crise, on enregistre des troubles de la repolarisation : onde T négatives ou sousdécalage du segment ST dans au moins deux dérivations concordantes. À distance de la douleur, un ECG normal n'élimine pas le diagnostic.

▶ **Biologie**

Le dosage de la troponine est capital. Il s'agit d'une enzyme (protéine) contenue uniquement dans les cellules cardiaques. La présence dans le sang signifie qu'il existe une lyse (destruction) des cellules cardiaques. Une troponine élevée affirme l'origine cardiaque des douleurs et représente un facteur de gravité supplémentaire.

TRAITEMENT

Dans une unité de soins intensifs cardiaques (USIC) si la troponine est élevée, sinon dans un service de cardiologie classique.

• Systématiquement : trithérapie antithrombotique, *ASPIRINE*, **clopidogrel** *(PLAVIX)* et **héparine de bas poids moléculaire.**

• En fonction de la tolérance : **β-bloquant,** dérivés nitrés.

• Parfois, on ajoute un antiagrégant plaquettaire puissant : Anti-GpIIb/IIIa.

Très rapidement : coronarographie pour évaluer l'état coronarien et éventuellement traiter la lésion responsable par angioplastie (*cf.* Fiche technique, p. 23).

Lorsque les lésions ne se prêtent pas à un traitement par angioplastie, c'est-à-dire à une dilatation des artères coronaires avec la mise en place d'une prothèse *(stent)* (lésions multiples ou trop longues), il faut envisager un pontage. C'est une chirurgie cardiaque permettant d'amener du sang au myocarde en « courtcircuitant » la zone rétrécie par un pont entre l'aorte et l'artère coronaire.

PRONOSTIC

Le degré de gravité est variable. Lorsque la troponine n'est pas élevée, il n'y a pas d'atteinte irréversible du myocarde. Une coronarographie permettra de traiter la lésion responsable et de ne laisser aucune séquelle. Dans d'autres cas, l'angor instable correspond à un état de « pré-infarctus » avec une troponine élevée et des destructions myocardiques irréversibles.

FICHE INFIRMIÈRE

EXAMENS

• Électrocardiogramme 17 dérivations (les 12 classiques et V3R, V4R, V7, V8, V9).

• Bilan biologique complet : ionogramme, numération-formule sanguine, TP-TCA, enzymes cardiaques (troponine, myoglobine, CPK), CRP.

SURVEILLANCE DU TRAITEMENT

SOINS – TRAITEMENT

• Repos au lit strict.

• Pose d'une voie veineuse de bon calibre (au moins 18 gauges : vert) avec 500 mL de sérum physiologique par 24 h plus les ions selon la prescription.

• Installation du scope, du tensiomètre automatique et de l'oxymètre de pouls.

• Antiagrégants :
– *ASPÉGIC*, 250 à 500 mg IVD ;
– *PLAVIX*, 300 ou 600 mg *per os* ;
– *PRASUGREL* : 60 mg *per os* ;
– *TICAGRELOR* : 180 mg *per os*

• **Héparine** selon la prescription, en **général héparine de bas poids moléculaire** (HBPM) à dose efficace (par exemple, **enoxaparine** SC 0,1 mg/kg/12 h ou fondaparinux 2,5 mg).

• **β-bloquant** en l'absence de contreindication (insuffisance cardiaque, bradycardie).

• Dérivé nitré : par exemple, *LÉNITRAL* au pousse-seringue électrique.

• Anti-GPIIb/IIIa (*AGRASTAT, INTEGRILIN* et *RÉOPRO*) : ce sont des antiagrégants très puissants administrés par voie IV à la seringue électrique. Ils sont en général prescrits lorsque la troponine est élevée.

SURVEILLANCE CLINIQUE

• Interrogatoire : une reprise de la douleur, une dyspnée doit être immédiatement signalée.

▶

• Pression artérielle et fréquence cardiaque : elles permettent d'apprécier la tolérance et l'efficacité du traitement β-**bloquant**.

• Avec les traitements antithrombotiques puissants qui sont mis en route, on doit rechercher et signaler tous les saignements, qu'ils soient bénins comme les gingivorragies ou potentiellement graves comme les rectorragies.

• En cas d'hospitalisation en USIC : surveillance scopique continue.

SURVEILLANCE BIOLOGIQUE

Numération, ionogramme, troponine, TCA, selon prescription.

EFFICACITÉ DU TRAITEMENT

Le traitement devra entraîner la disparition complète des douleurs et permettre de stabiliser les plaques d'athérome en attendant la coronarographie dans les meilleures conditions.

> L'angor instable est une urgence. Il s'agit d'éviter à tout prix l'évolution vers l'infarctus et les séquelles irréversibles.

FICHE TECHNIQUE

CORONAROGRAPHIE

C'est un examen permettant, par cathétérisme artériel, d'injecter un produit de contraste (iode) dans les artères coronaires. On peut ainsi déceler les sténoses et les plaques d'athérome. Elle se pratique en salle de cathétérisme sous anesthésie locale par un médecin spécialisé. Une ponction artérielle permet d'introduire un guide qui remonte par l'aorte jusqu'aux artères coronaires (soit l'artère radiale soit l'artère fémorale).

En cas de sténose coronaire, on peut réaliser dans le même temps une angioplastie (dilatation) coronaire. Un ballonnet monté sur le guide jusqu'à l'artère coronaire atteinte est gonflé à l'endroit de la sténose. Il permet en quelque sorte d'élargir le passage. On met ensuite en place un *stent* (sorte de long ressort métallique) pour éviter la reformation de la sténose. Elle peut être pratiquée en urgence extrême en cas d'infarctus ou un peu à distance des symptômes en cas d'angor instable.

La veille

• Vérification du dossier médical et des examens biologiques (notamment ionogramme avec créatininémie et bilan de coagulation).

• Recherche d'un terrain allergique, notamment à l'iode, qui devra être signalé au médecin.

• Rasage strict de la zone inguinale des deux côtés. Le rasage devra descendre jusqu'à mi-cuisse et remonter au-dessus du nombril.

• Douche bétadinée si pas d'allergie à l'iode ; sinon, préparation à l'*HIBISCRUB* et traitement préventif oral.

• À jeun à partir de minuit.

Le jour même

• Perfusion avec un garde-veine selon la prescription.

• Seconde douche bétadinée, préparation locale.

Au retour

• Prendre les constantes.

• Faire un ECG.

• S'assurer de l'absence de douleur thoracique.

Tout événement anormal (douleur, pâleur, baisse tensionnelle, etc.) doit être signalé sans retard au médecin.

Le patient doit impérativement garder le membre inférieur tendu pour éviter la constitution d'un hématome au point de ponction en cas de coronarographie par voie fémorale. Les mouvements sont en général autorisés 6 h après le geste (les habitudes peuvent varier d'un service à l'autre).
Le pansement compressif est enlevé le lendemain. Il faut s'assurer de l'absence d'hématome profond (zone indurée très douloureuse) ; néanmoins, il existe souvent une ecchymose au point de ponction, sans gravité.
La sortie est autorisée après ablation du pansement.

FICHE PHARMACOLOGIE

DÉRIVÉS NITRÉS : FORME INJECTABLE

Isosorbide dinitrate ©

RISORDAN			
Angor instable : 2 à 5 mg/h par paliers progressifs en perf. IV continue à la seringue électrique Œdème aigu du poumon sévère : inj. IV directe de 2 mg max en 2 min. Relais par une perf. IV continue ou par voie orale	50 amp. 10 mL = 10 mg	HOP	I

Propriétés

Vasodilatateur veineux (et artériel à fortes doses) entraînant une réduction des besoins en O_2 du cœur. Vasodilatateur coronarien avec effet antispastique et redistribution du flux coronarien vers les zones ischémiques sous-endocardiques.

Indications

Angor instable.
Insuffisance ventriculaire gauche en particulier à la phase aiguë de l'infarctus du myocarde.
Œdème aigu du poumon cardiogénique.
Prévention de l'ischémie myocardique lors des interventions coronariennes.
Levée d'un spasme artériel coronarien par voie intracoronarienne.

Contre-indications

Hypotension artérielle sévère non corrigée (valeur systolique < 100 mmHg).
Collapsus circulatoire.

Précautions d'emploi

Perfuser à débit continu en augmentant par paliers progressifs jusqu'à la posologie efficace.
Posologie quotidienne ajustée selon l'efficacité et la tolérance du patient (hypotension artérielle, céphalées).
Contrôler la pression artérielle systémique et la pression capillaire pulmonaire si voie centrale.
En cas de cyanose inexpliquée, faire doser la méthémoglobinémie.

Effets indésirables

Céphalées, hypotension artérielle, vasodilatation cutanée transitoire avec érythème, troubles digestifs.

Interactions médicamenteuses

Majoration de l'hypotension avec les **antihypertenseurs**, les autres vasodilatateurs, les **diurétiques**.

INHIBITEURS DIRECTS DU FACTEUR XA (MALADIE VEINEUSE)

Fondaparinux sodique

ARIXTRA					
Syndrome coronarien aigu avec ou sans décalage du segment ST ou traitement préventif de la maladie thromboembolique veineuse à débuter 6 h après la fin de la chirurgie (en l'absence de saignement actif) : 2,5 mg en 1 inj. SC/j Traitement curatif de la TVP, l'EP stable : 7,5 mg en 1 inj. SC/j pdt 5 à 10 j (si poids < 50 kg : 5 mg, si poids > 100 kg : 10 mg)	2 ser. 2,5 mg/0,5 mL 7 ser. 2,5 mg/0,5 mL 10 ser. 2,5 mg/0,5 mL	9,92 34,50 HOP	I I I	65 % 65 %	4,96 4,93

Les autres indications de ce médicament sont proposées dans le chapitre **Inhibiteurs directs du facteur Xa (maladie veineuse)**.

Propriétés

Pentasaccharide inhibiteur synthétique et sélectif du facteur X activé (Xa) ; en se liant à l'antithrombine III (ATIII), il potentialise l'inhibition naturelle du facteur Xa par l'ATIII, ce qui interrompt la cascade de la coagulation.

Indications

À la dose de 2,5 mg/j, traitement du syndrome coronarien aigu :

• angor instable ou infarctus du myocarde sans sus décalage du segment ST chez les adultes pour lesquels une prise en charge par une stratégie invasive (intervention coronaire percutanée) en urgence (< 120 min) n'est pas indiquée ;

• infarctus du myocarde avec sus-décalage du segment ST chez les adultes soit pris en charge par un traitement thrombolytique soit ne relevant initialement d'aucune technique de reperfusion.

Contre-indications

Hypersensibilité au **fondaparinux**. Saignement actif.
Endocardite bactérienne aiguë.
Insuffisance rénale sévère (clairance de la créatinine < 20 mL/min).
Déconseillé chez les moins de 17 ans et pendant la grossesse et l'allaitement.

Précautions d'emploi

Insuffisance rénale : contre-indiqué si clairance de la créatinine < 20 mL/min. Adaptation de la dose à 1,5 mg/j si clairance entre 20 et 30 mL/min.

Effets indésirables

Anémie.
Épistaxis, hémoptysie, hématurie, saignement intracrânien.
Purpura, troubles de la coagulation.
Céphalée, confusion, anxiété, vertige.
Dyspnée, toux.
Nausées, vomissements, gastrite, élévation des transaminases.
Rash, prurit.

Interactions médicamenteuses

Précaution si association avec des médicaments susceptibles d'augmenter le risque hémorragique (fibrinolytiques, **anti-GPIIbIIIa, HNF, HBPM, AINS, antiagrégants plaquettaires**).
Relais avec un autre anticoagulant :

• avec **HNF** ou **HBPM** : 1re injection 24 h après l'arrêt du **fondaparinux** ;

• avec **AVK** : poursuivre le **fondaparinux** jusqu'à obtention de l'INR cible.

Rivaroxaban

XARELTO					
– Prévention de l'AVC et de l'embolie systémique en cas de fibrillation atriale non valvulaire à risque : 15 à 20 mg/j en fonction du risque hémorragique – Traitement et prévention des récidives de thrombose veineuse profonde et d'embolie pulmonaire : 20 mg/j – Prévention des thomboses veineuses profondes post-chirurgie pour prothèse de hanche ou de genou : 10 mg/j	14 cp. 15 mg 28 cp. 15 mg 100 cp. 15 mg 28 cp. 20 mg 100 cp. 20 mg	29,60 57,63 HOP 57,63 HOP	I I I I I	65 % 65 % 65 %	2,11 2,06 2,06

Les autres indications de ce médicament sont proposées dans le chapitre **Inhibiteur direct du facteur Xa (maladie veineuse)**.

Apixaban

ELIQUIS					
– Prévention de l'AVC et de l'embolie systémique en cas de fibrillation atriale non valvulaire à risque : 2,5 à 5 mg x 2/j en fonction du risque hémorragique – Prévention des thomboses veineuses profondes post-chirurgie pour prothèse de hanche ou de genou : 2,5 mg x 2/j	10 cp. 2,5 mg 20 cp. 2,5 mg 60 cp. 2,5 mg 60 cp. 5 mg	10,94 21,94 63,70 63,70	I I I I	65 % 65 % 65 % 65 %	1,09 1,10 1,06 1,06

Les autres indications de ce médicament sont proposées dans le chapitre **Inhibiteur direct du facteur Xa (maladie veineuse)**.

Propriétés

Inhibiteurs sélectifs du facteur Xa.

La biodisponibilité de l'**apixaban** est de l'ordre de 50 % alors que celle du **rivaroxaban** est comprise entre 80 et 100 % ; les concentrations maximales sont atteintes en 2 à 4 h.

La prise alimentaire n'a pas d'influence sur les paramètres pharmacocinétiques ; l'**apixaban** et le **rivaroxaban** peuvent donc être pris pendant comme en dehors des repas.

Indications

Prévention des accidents vasculaires cérébraux (AVC) et des embolies systémiques chez les patients adultes atteints de fibrillation atriale non valvulaire et présentant un ou plusieurs facteur(s) de risque tel(s) que : antécédent d'AVC ou d'AIT, âge ≥ 75 ans ; HTA, diabète ; insuffisance cardiaque symptomatique classe NYHA ≥ II.

Contre-indications

Hypersensibilité respectivement au **ravi-roxaban** ou à **l'apixaban**.

Saignement évolutif cliniquement significatif.

Pathologie hépatique associée à un trouble de l'hémostase.

Grossesse et allaitement.

Précautions d'emploi

Surveillance étroite pour la recherche de signes hémorragiques.

Effets indésirables

Les effets indésirables observés sont à remettre dans le contexte post-chirurgical du traitement puisqu'il est parfois difficile d'en déterminer la cause exacte.

Les effets indésirables observés sont les suivants : anémies, hémorragies, confusions et nausées. Parfois, augmentation des transaminases.

Interactions médicamenteuses

L'association de *XARELTO* ou d'*ELIQUIS* avec les inhibiteurs/inducteurs puissants du CYP3A4 et/ou de la P-gp n'est pas recommandée. Les médicaments concernés sont les **antifongiques azolés** et les **inhibiteurs de la protéase** du VIH. Tout traitement concomitant avec un autre **anticoagulant** et/ou un **AINS** justifie une vigilance particulière en raison du risque de saignement accru.

INHIBITEUR DIRECT DE LA THROMBINE (ANTI-IIA) (MALADIE VEINEUSE)					
PRADAXA					
– Prévention de l'AVC et de l'embolie systémique en cas de fibrillation atriale non valvulaire à risque : 110 à 150 mg x 2/j en fonction du risque hémorragique – Prévention des thomboses veineuses profondes post-chirurgie pour prothèse de hanche ou de genou : 75 à 110 mg/j (en une prise)	10 gél. 110 mg 30 gél. 110 mg 60 gél. 110 mg 60 gél. 150 mg	10,57 31,61 61,63 61,63	I I I I	65 % 65 % 65 % 65 %	1,06 1,05 1,03 1,03

Les autres indications de ce médicament sont proposées dans le chapitre **Inhibiteur direct de la thrombine (anti-IIa) (maladie veineuse)** *cf.* p. 82.

Propriétés

Inhibiteur direct, puissant et réversible de la thrombine qui joue un rôle majeur dans la formation du thrombus.

Indications

Prévention de l'AVC et de l'embolie systémique chez les patients adultes présentant une fibrillation atriale non valvulaire associée à un ou plusieurs des facteurs de risque suivants :

- antécédent d'AVC, d'accident ischémique transitoire ou d'embolie systémique ;
- FEVG < 40 % ;
- insuffisance cardiaque symptomatique, classe NYHA ≥ II ;
- âge ≥ 75 ans.
- âge ≥ 65 ans associé à l'une des affections suivantes : diabète, coronaropathie ou HTA.

Contre-indications

Hypersensibilité au dabigatran étexilate.

Trouble de la coagulation.

Insuffisance rénale sévère (clairance de la créatinine < 20 mL/min).

Saignement évolutif, lésion organique susceptible de saigner.

Insuffisance hépatique sévère.

Traitement par **quinidine.**

Grossesse et allaitement : déconseillé.

Effets indésirables

Anémie, thrombopénie, hémorragie.

Augmentation des ASAT, des ALAT, de la bilirubine.

Réaction allergique.

Interactions médicamenteuses

Augmentation du risque de saignement si association à d'autres anticoagulants **(HNF, warfarine, thrombolytiques, antiagrégants plaquettaires).**

INFARCTUS DU MYOCARDE

(OU SYNDROME CORONARIEN AIGU AVEC SUS-DÉCALAGE DU ST)

FICHE MALADIE

DÉFINITION

L'infarctus du myocarde est une nécrose ischémique d'une partie du myocarde (muscle cardiaque), presque toujours à la suite de la thrombose d'une artère coronaire.

CAUSES ET MÉCANISMES

L'infarctus est causé par l'occlusion complète d'une artère coronaire par un thrombus formé à la surface d'une plaque d'athérome rompue. Le myocarde dépendant de cette artère n'est plus vascularisé : c'est l'ischémie myocardique et l'atteinte est irréversible en l'absence de traitement.

DIAGNOSTIC

SIGNES CLINIQUES

L'infarctus est révélé par une douleur thoracique coronarienne typique, rétrosternale constrictive, irradiant dans les bras ou vers les mâchoires, non modifiée par la respiration. Cette douleur est résistante aux dérivés nitrés et est associée à un sus-décalage du segment ST supérieur à 2 mm dans 2 dérivations électrocardiographiques contiguës (*cf.* figure).

Ces deux conditions étant réunies, il n'y a pas besoin de confirmation biologique.

> L'infarctus est une urgence. Dès que le diagnostic est suspecté, il faut immédiatement prévenir le médecin en restant à côté du patient car des complications, y compris mortelles, peuvent survenir à tout moment.

L'infarctus du myocarde est pris en charge en USIC et le transport est assuré par le Samu.

TRAITEMENT

Il vise à désocclure au plus vite l'artère atteinte. Chaque minute compte. On doit recourir à l'angioplastie en urgence, idéalementdans les 8 premières heures, qui consiste à désobstruer mécaniquement l'artère occluse au moyen d'un ballonnet au cours d'une coronarographie. La prise en charge préhospitalière est assurée par le Samu.

Si l'angioplastie n'est pas disponible, on a recours à la thrombolyse qui vise à dissoudre le thrombus par injection IV d'un activateur du plasminogène (*cf.* Fiche technique, p. 29). Cette thrombolyse est réalisée par le Samu, la décision dépendant de la disponibilité de l'angioplastie.

PRONOSTIC

On estime qu'un patient sur deux décède avant l'arrivée des secours (mort subite). Lorsqu'il est pris en charge en milieu hospitalier, la mortalité à 1 mois est de 5 %. Le pronostic est parfois encore plus sombre, notamment en cas de choc cardiogénique révélant un IDM étendu avec une mortalité à 1 mois atteignant 80 %.

Infarctus aigu

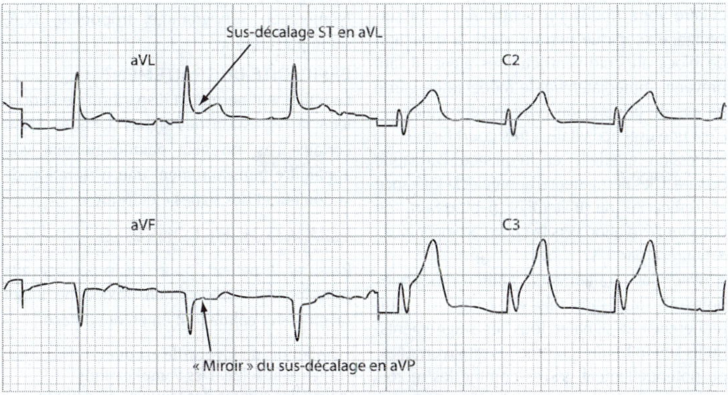

FICHE INFIRMIÈRE

EXAMENS

- Électrocardiogramme 17 dérivations (les 12 classiques et V3R, V4R, V7, V8, V9).
- Bilan biologique complet : ionogramme, numération-formule sanguine, TP-TCA.
- Enzymes cardiaques (troponine, myoglobine, CPK) sur un tube sec (à bouchon rouge en général), CRP.
- Échographie cardiaque transthoracique (ETT).

SURVEILLANCE DU TRAITEMENT

SOINS – TRAITEMENT

- Repos au lit strict.
- Pose de 2 voies veineuses de bon calibre (cathéter vert ou gris) avec 500 mL de G5 % par 24 h + les ions selon la prescription.
- Installation du scope, du tensiomètre automatique et de l'oxymètre de pouls. Vérifier la présence dans l'unité du chariot d'urgence comprenant un défibrillateur fonctionnel (si le patient est en USIC, le chariot d'urgence doit être toujours prêt).
- Administration rapide des traitements prescrits. La thérapeutique suivante est donnée à titre indicatif. Il est important de bien connaître les différentes classes thérapeutiques utilisées et leur mode d'administration dans l'urgence :
  - Antiagrégants : *ASPÉGIC* 250 à 500 mg IV et *PLAVIX* 600 mg *per os* ou *TICAGRELOR* 180 mg *per os* ou *PRASUGREL* 60 mg *per os*.
  - Anticoagulant : **héparine** selon la prescription, en général héparine non fractionnée 500 UI/kg à la seringue électrique.
  - **β-bloquant**, initialement IV puis relais *per os* : par exemple, *TÉNORMINE* 5 mg IV en l'absence de contre-indication (insuffisance cardiaque, bradycardie).
  - Antalgiques (souvent **morphine**) et anxiolytiques.

SURVEILLANCE

La surveillance doit être particulièrement stricte, aux soins intensifs, débutée dès l'arrivée du patient et poursuivie après revascularisation. Les complications surviennent essentiellement dans les 24 premières heures.

Clinique

- Interrogatoire : une reprise de la douleur, une dyspnée doivent être immédiatement signalées.
- Surveillance continue du rythme cardiaque au scope pour détecter la survenue de troubles ▶

du rythme ventriculaires, tachycardie ventriculaire voire fibrillation ventriculaire. La surveillance scopique permet aussi la détection de blocs auriculo-ventriculaires aigus. Il faut prévenir immédiatement le médecin de garde en cas de troubles du rythme ventriculaires : c'est une urgence vitale à très court terme.

- Pression artérielle et fréquence cardiaque horaire. Elles permettent d'apprécier la tolérance et l'efficacité du traitement **β-bloquant**, de détecter l'évolution vers le choc cardiogénique.
- Diurèse par 4 h.
- Avec les traitements antithrombotiques puissants qui sont mis en route, on doit rechercher et signaler tous les saignements, qu'ils soient bénins comme les gingivorragies, ou potentiellement graves comme les rectorragies. Après une angioplastie en urgence, on doit particulièrement surveiller le point de ponction fémoral ou radial (hématomes).

▶ Biologique

Numération, ionogramme, troponine, TCA, selon prescription.

EFFICACITÉ DU TRAITEMENT

Le traitement permet la disparition de la douleur, la régression des signes à l'ECG. Dans certains cas, on peut paradoxalement voir apparaître transitoirement une majoration de la douleur et des signes électriques.

ÉDUCATION ET CONSEILS

Rassurer le patient, pour qui le passage aux soins intensifs est forcément anxiogène. Il faut savoir rester calme tout en étant efficace.

L'infarctus du myocarde est une urgence absolue. Des complications mortelles comme des troubles du rythme ventriculaires ou un choc cardiogénique peuvent survenir à tout moment.

FICHE TECHNIQUE

THROMBOLYSE

Les thrombolytiques sont des traitements visant à détruire le caillot dans l'artère coronaire et, ainsi, à reperméabiliser la zone infarcie. Ils doivent être administrés le plus précocement possible après le début de la douleur en l'absence de possibilité d'angioplastie primaire en urgence. C'est la raison pour laquelle ils sont souvent débutés par le Samu en attendant un transfert vers un centre disposant de la coronarographie. La thrombolyse est mise en route en cas de douleur thoracique évoluant depuis plus de 30 min avec sus-décalage du segment ST dans 2 dérivations concordantes.

***ACTILYSE* (altéplase)**

Il est le plus utilisé.

- Préparation du produit : le principe actif et le solvant sont fournis à part. Il existe des flacons de 50 mg avec 50 mL de solvant qu'il faut mélanger sans faire mousser avant injection.
- Bolus d'héparine IV de 5 000 UI.
- Administration : 1,5 mg/kg au total. Débuter par 15 mg IVL puis passer le reste à la seringue électrique sur 90 min.

Surveillance

- Signes hémorragiques : jusqu'à 10 % de saignements mineurs (épistaxis, gingivorragies, etc.) et 4 % de saignements graves (hémorragies digestives voire intracrâniennes).
- Signes ischémiques : douleurs et signes électriques. Même après désocclusion, l'artère peut se ré-occlure.

FICHE PHARMACOLOGIE

THROMBOLYTIQUES

■ Altéplase

ACTILYSE					
IDM vu avant H6 : schéma accéléré 90 min : – 15 mg en bolus IV en 1 à 2 min – puis 0,75 mg/kg en perf. IV de 30 min sans dépasser 50 mg – puis 0,5 mg/kg en perf. IV de 60 min sans dépasser 35 mg IDM vu entre H6 et H12 : schéma 3 h : – 10 mg en bolus IV en 1 à 2 min – puis 50 mg en perf. IV sur 1 h – puis 10 mg en perf. IV de 30 min jusqu'à la dose maximale de 100 mg en 3 h Embolie pulmonaire aiguë massive : 10 mg en bolus IV en 1 à 2 min, puis 90 mg en perf. IV sur 2 h	1 fl. pdre 10 mg + fl. solv. 10 mL 1 fl. pdre 20 mg + fl. solv. 20 mL 1 fl. pdre 50 mg + fl. solv. 50 mL	HOP HOP HOP	I I I		

NB : Reconstituer le produit avec le solvant, mélanger sans agiter ni faire mousser et injecter dans les 30 min.

■ Urokinase

ACTOSOLV					
Posologie modérée : 2 000 UI/kg/h pdt 24 h et au-delà Posologie forte : 4 000 à 5 000 UI/kg/h pdt 12 h	1 fl. pdre 100 000 UI 1 fl. pdre 600 000 UI	HOP HOP	I I		

■ Ténectéplase

METALYSE					
IDM vu avant H6 : dose adaptée au poids sans dépasser 10 000 unités (50 mg) en un bolus IV unique de 10 s	1 fl. pdre 10 000 UI	HOP	I		

Propriétés

Activation du système fibrinolytique physiologique en transformant le plasminogène inactif en plasmine active.

L'action protéolytique de la plasmine va s'exercer sur la fibrine du caillot pour le dissoudre et sur le fibrinogène circulant. L'efficacité est d'autant plus grande que le caillot est récent.

Indications

Infarctus du myocarde à la phase aiguë au mieux avant la 6e h du début de la douleur (**altéplase, ténectéplase**).

Embolie pulmonaire aiguë massive avec instabilité hémodynamique (**altéplase, urokinase**).

Désobstruction des shunts artério-veineux chez les malades hémodialysés, thrombose de prothèse valvulaire cardiaque, occlusion artérielle et veineuse par thrombus récent en cas de traitement endovasculaire, restauration de perméabilité de cathéters endovasculaires (**urokinase**).

Accident vasculaire cérébral ischémique vu dans les 3 premières h après le début des symptômes neurologiques (**altéplase**).

Contre-indications

ABSOLUES

Pathologie intracrânienne connue (néoplasie, anévrisme), antécédent d'hémorragie cérébrale, chirurgie intracrânienne récente, chirurgie médullaire ou oculaire récente < 3 mois, traumatisme crânien ou cervical, HTA sévère non contrôlée (> 180/110 mmHg), accident vasculaire ischémique cérébral < 6 mois, hémorragie extériorisée viscérale, intervention chirurgicale < 10 j, altérations constitutionnelles ou acquises de l'hémostase, biopsie hépatique ou rénale ou aortographie par voie lombaire < 15 j, implantation de prothèse en *Dacron* < 2 mois, suspicion de dissection aortique.

RELATIVES

Âge > 70 ans, hypertension artérielle modérée, ulcère digestif ou cirrhose ne saignant pas, rétinopathie diabétique sévère, massage cardiaque, atteinte hépatocellulaire ou rénale sévère, endocardite, péricardite, traumatisme récent peu important, pancréatite aiguë.

Grossesse : contre-indiqués pendant toute la durée de la grossesse.

Allaitement : contre-indiqué.

Précautions d'emploi

À administrer en milieu médicalisé spécialisé avec des moyens de surveillance et de réanimation adéquats (Samu, en phase préhospitalière, unités de réanimation).

Évaluer pour chaque patient le rapport bénéfice/risque hémorragique surtout en cas de contre-indications relatives.

Les injections intramusculaires et ponctions artérielles non compressibles sont contre-indiquées en cours de traitement.

Si traitement par **AVK** ou **héparine** au préalable, arrêter puis compenser ou neutraliser le déficit.

Surveillance du traitement : *cf.* Encadré, p. 32.

Traitement associé : **aspirine** et **héparine standard** sont associées avec des protocoles précis.

Effets indésirables

Risque hémorragique :

- hémorragies mineures (5 à 10 %) : gingivorragies, épistaxis, saignements aux points de ponction, hématomes cutanés ;
- hémorragies majeures (4 à 5 %) : intracrâniennes (0,5 %), artérielles périphériques, digestives, urogénitales, rétropéritonéales.

Interactions médicamenteuses

Risque hémorragique accru en cas de traitement anticoagulant oral ou injectable ou antiagrégant plaquettaire associé.

Ne pas mélanger à d'autres substances médicamenteuses dans le flacon ni dans une perfusion.

TRAITEMENT D'UNE HÉMORRAGIE GRAVE NON CONTRÔLÉE

Arrêt du traitement thrombolytique, de l'**aspirisssne** et de l'**héparine.**

Compression prolongée des abords vasculaires.

Traitement antifibrinolytique : **acide tranexamique** en IV lente (*cf.* **Hémostatiques généraux en cardiologie**).

Neutralisation de l'**héparine** circulante par la **protamine**.

Correction des anomalies par transfusion selon les besoins (fibrinogène, plasma frais congelé, culots globulaires).

SURVEILLANCE DU TRAITEMENT THROMBOLYTIQUE

Elle comprend :

- la surveillance de l'efficacité du traitement avec l'apparition de critères de reperméabilisation coronaire : l'incidence de la reperméabilisation coronaire est de 50 à 75 % dans les 3 premières h selon le **thrombolytique** utilisé ;
- la surveillance de la tolérance du traitement.

1. Clinique : disparition de la douleur angineuse. En cas de récidive angineuse (= réocclusion dans 15 % des cas), une coronarographie est réalisée pour pratiquer une angioplastie de sauvetage.
2. ECG : diminution voire disparition du sus-décalage du segment ST. Arythmies ventriculaires de reperfusion (extrasystoles ventriculaires, tachycardie ventriculaire, rythme idioventriculaire accéléré). Troubles conductifs. ECG pendant la perfusion, à la fin de la perfusion puis toutes les 4 h pendant 24 h.
3. Biologie : CPK avec fraction CPKMB, myoglobine, troponine. Le pic de CPK est plus précoce (< 4e h) qu'en cas d'IDM d'évolution spontanée. NFS, plaquettes, TP, TCA, fibrinogène/6 h pendant 24 h.
4. Surveillance de la tolérance : surveillance des points de ponction, signes hémorragiques latents ou patents.

Échocardiographie + doppler pour évaluer la fonction systolique VG au décours de la perfusion et éliminer un épanchement péricardique.

ANTIAGRÉGANTS PLAQUETTAIRES

Acide acétylsalicylique

ASPÉGIC					
Cf. posologie quotidienne recommandée dans « INDICATIONS »	20 sach. N. 100 mg 20 sach. E. 250 mg	1,49 1,55		65 % 65 %	0,07 0,08
KARDÉGIC					
Cf. posologie quotidienne recommandée dans « INDICATIONS »	30 sach. 75 mg 30 sach. 160 mg 30 sach. 300 mg	1,62 1,62 1,62		65 % 65 % 65 %	0,05 0,05 0,05
Phase aiguë des syndromes coronariens aigus : 1 inj. unique de 250 ou 500 mg en IVD le plus rapidement possible, en dose de charge	20 fl. 500 mg/5 mL	HOP			
RESITUNE					
Cp. gastrorésistants Pathologie cardiovasculaire, IDM, angor, pontage coronarien : A. > 16 ans et sujet âgé : 75 à 150 mg en 1 prise/j Accident ischémique dont AVC : A. > 16 ans et sujet âgé : 75 à 300 mg en 1 prise/j	30 cp. 75 mg 90 cp. 75 mg 30 cp. 100 mg 90 cp. 100 mg	1,70 HOP 1,70 4,43		65 % 65 % 65 %	0,06 0,06 0,05

Propriétés

Inhibition irréversible de la cyclo-oxygénase plaquettaire entraînant une absence de synthèse de thromboxane A2, activateur plaquettaire et vasoconstricteur.

Indications

- Traitement de l'IDM à la phase aiguë, thrombolysé ou non (160 à 325 mg).
- Prévention secondaire post-IDM (160 à 325 mg/j).
- Angor stable et angor instable (160 à 325/j).
- Prévention des occlusions coronariennes après pontage (325 mg/j ou plus), angioplasties ou stents (160 à 325 mg/j).
- Prévention des récidives d'accident ischémique cérébral (75 à 1 300 mg/j).
- Prothèse valvulaire mécanique en association avec un traitement par **AVK** (100 mg/j).
- Fibrillation atriale (325 mg/j).
- Chirurgie carotidienne (80 à 650 mg/j).

Contre-indications

Lésion hémorragique évolutive. Hypersensibilité. Grossesse : **aspirine** à dose antalgique contre-indiquée au 3e trimestre, déconseillée avant. Allaitement : contre-indiqué.

Précautions d'emploi

Prudence si insuffisance hépatique ou rénale. **Clopidogrel** : pas de surveillance hématologique.

Effets indésirables

Hématome, épistaxis, hémorragie gastro-intestinale, diarrhées, douleurs abdominales, dyspepsie.

Interactions médicamenteuses

- Substances ayant des propriétés antiagrégantes plaquettaires : **AINS**, clopidogrel, tirofiban, eptifibatide, iloprost.
- Médicaments à risque de saignement.
- Uricosuriques (probénécide), méthotrexate (> 20 mg/sem).

■ Clopidogrel ©

PLAVIX					
Initiation : 300 mg en dose de charge sur évènement aigu Entretien : 75 mg/j	30 cp. 75 mg 50 cp. 75 mg 30 cp. 300 mg	 HOP HOP	I I I	NR	

■ Prasugrel ©

EFIENT					
Posologie initiale : 60 mg en 1 prise unique Posologie d'entretien : 5 à 10 mg/j	30 cp. 10 mg 90 cp. 10 mg	31,53 HOP	I I	65 %	1,05

■ Ticagrélor

BRILIQUE					
Posologie initiale : 180 mg en 1 prise unique Posologie d'entretien : 90 mg x 2/j	60 cp. 90 mg 100 cp. 90 mg	56,98 HOP	I	65 %	0,95

Propriétés

Prodrogues dont l'un des métabolites est un inhibiteur de l'agrégation plaquettaire. Le métabolite actif inhibe de façon sélective la fixation de l'adénosine diphosphate (ADP) à son récepteur plaquettaire P2Y12 et, par conséquent, inhibe l'agrégation plaquettaire.

Clopidogrel et **prasugrel** : effets irréversibles. **Ticagrélor** : effet réversibles.

Indications

Traitement de référence chez les patients souffrant d'une artérite chronique oblitérante des membres inférieurs.
Prévention des accidents ischémiques chez les patients adultes ayant un syndrome coronarien aigu.
Prévention des complications thrombotiques artérielles après un premier accident ischémique cérébral lié à l'athérosclérose.
En association avec l'**acide acétylsalicylique** : prévention des événements athérothrombotiques chez les patients adultes ayant un syndrome coronarien aigu (angor instable, infarctus du myocarde avec ou sans sus-décalage du segment ST), incluant les patients traités médicalement et ceux traités par une intervention coronarienne percutanée primaire ou retardée ou un pontage aortocoronarien.

Contre-indications

- Hypersensibilité à la substance active ou à l'un des excipients.
- Insuffisance hépatique (modérée à sévère pour ticagrélor et sévère – classe C de Child-Pugh pour prasugrel).
- Lésion hémorragique évolutive.
– Prasugrel : antécédent d'AVC ou d'accident ischémique.

Précautions d'emploi

En raison du risque hémorragique, à utiliser avec prudence chez les patients ayant subi une intervention chirurgicale, un traumatisme, un ulcère ou une hémorragie digestives récents.
Une surveillance cardiologique, rénale et respiratoire est recommandée pour le **ticagrélor** en particulier chez les patients à risque.
En cas d'intervention chirurgicale programmée, le traitement doit être interrompu au moins 7 j avant l'intervention.

Effets indésirables

Hémorragiques : épistaxis, hématome, hémorragie gastro-intestinale.
Gastro-intestinaux : diarrhée, dyspepsie, douleurs.
Hématologiques : anémie, neutropénie sévère, voire agranulocytose, purpura thrombocytopénique thrombotique.
Troubles hépatiques.
Prasugrel : éruption cutanée.
Ticagrélor : dyspnée.

■ Cangrélor

KENGREXAL					
Posologie initiale : 30 µg/kg/adm en IV. bolus Posologie d'entretien : 4 µg/kg/min en perf., max 4 h	10 fl. 50 mg/10 mL	HOP	I		

Propriétés

Antagoniste direct du récepteur plaquettaire P2Y12 qui bloque l'activation et l'agrégation plaquettaires induites par l'adénosine-diphosphate.

Indications

En association avec l'**acide acétylsalicylique** : réduction des événements cardiovasculaires thrombotiques chez les adultes atteints de coronaropathie bénéficiant d'une intervention coronarienne percutanée, n'ayant pas reçu d'inhibiteur oral des récepteurs P2Y12 avant cette intervention et chez qui la voie orale d'un tel traitement n'est ni faisable, ni souhaitable.

Contre-indications

- Saignement actif ou risque accru de saignement.
- Antécédents d'AVC ou d'attaque ischémique transitoire.

Précautions d'emploi

Surveillance hématologique.
Prudence en cas insuffisance rénale chronique.

Effets indésirables

Hématome, ecchymose, écoulement au site de ponction, hémorragie, dyspnée.

Interactions médicamenteuses

• En cas de co-administration avec le **clopidogrel**, ce dernier n'a pas l'effet inhibiteur attendu sur les plaquettes sanguines. L'administration de 600 mg de **clopidogrel** immédiatement après l'arrêt de la perfusion de **cangrélor** apporte l'effet pharmacodynamique complet attendu.

• Le **prasugrel** peut être administré en même temps que le **cangrélor**. Les patients peuvent passer du **cangrélor** au **prasugrel** quand ce dernier est administré immédiatement après l'arrêt de la perfusion du **cangrélor** ou jusqu'à une heure avant, et au plus 30 min avant la fin de la perfusion du **cangrélor** afin de limiter la récupération de la réactivité des plaquettes sanguines. Les patients peuvent passer du **cangrélor** au **ticagrélor** sans que l'effet antiplaquettaire n'en soit affecté.

■ Acide acétysalicylique + clopidogrel

DUOPLAVIN					
1 cp./j	30 cp. 75 mg/75 mg	9,76	I	65 %	0,33

INHIBITEURS DES RÉCEPTEURS GPIIBIIIA PLAQUETTAIRES

■ Eptifibatide ©

INTÉGRILIN			
180 mg/kg en bolus IV suivi d'une perf. continue de 2 mg/kg/min pdt 72 h max sans intervention coronarienne percutanée et 96 h max si intervention coronarienne percutanée	1 fl. 10 mL pour inj. 2 mg/mL 1 fl. 100 mL pour perf. 0,75 mg/mL	HOP HOP	I I

■ Tirofiban ©

AGRASTAT			
Débuter une perf. IV de 0,4 µg/kg/min pdt 30 min, puis vitesse d'entretien à 0,1 µg/kg/min Administration simultanée d'**héparine non fractionnée** : bolus IV de 5 000 UI au début du traitement puis 1 000 UI/h pour avoir un ratio TCA à 2 Durée min du traitement : 48 h, durée max : 108 h	1 poche 50 mL pour perf. (250 µg/mL) 1 poche 250 mL pour perf. (50 µg/mL)	HOP HOP	I I

Propriétés

Ces médicaments vont inhiber l'agrégation plaquettaire en empêchant la liaison des ligands (fibrinogène, facteur Willebrand) aux récepteurs GPIIbIIIa.

La posologie retenue permet :

• un blocage prolongé et important de plus de 80 % des récepteurs GPIIbIIIa ;

• une inhibition de l'agrégation plaquettaire *in vitro* en réponse à l'ADP ;

• un temps de saignement > 30 min.

Indications

INTÉGRILIN : prévention d'un IDM précoce après angor instable ou IDM sans onde Q de moins de 24 h.
AGRASAT : prévention d'un IDM précoce après angor instable ou IDM sans onde Q dont le dernier épisode de douleurs thoraciques est survenu au cours des 12 h précédentes et s'accompagne de modifications ECG et/ou d'une élévation des enzymes cardiaques.

Contre-indications

Hypersensibilité connue au produit ou à l'un de ses composants ou à la papaïne.
Hémorragie interne.
Antécédent d'accident vasculaire cérébral dans les 2 ans précédents.
Chirurgie ou traumatisme intracrâniens ou intrarachidiens dans les 2 derniers mois.
Chirurgie majeure < 2 mois.
Tumeur, malformation ou anévrisme artério-veineux intracrânien.
Anomalie de la coagulation, thrombopénie préexistante, hypertension non contrôlée, vascularite, rétinopathie florissante, insuffisance hépatique ou rénale sévère.
Grossesse, **allaitement** : aucune étude.

Précautions d'emploi

Accroissement du risque hémorragique nécessitant une administration en milieu spécialisé (soins intensifs).

- Administration simultanée d'**héparine** et d'**aspirine** :
  - **aspirine** : 300 mg/j *per os* ;
  - **héparine** : la posologie doit être adaptée au poids du patient et au TCA.
- Prévention du risque hémorragique :
  - surveillance stricte du point de ponction de l'artère fémorale où est positionné le désilet ; surveillance régulière des pouls distaux ;
  - arrêt de l'**héparine** au moins 4 h avant le retrait de désilet puis compression soigneuse du point de ponction jusqu'à obtention d'une hémostase stable puis mise en place d'un pansement compressif ;
  - surveillance des sites potentiellement hémorragiques : points de ponction, espace rétropéritonéal, tube digestif ;
  - NFS, TCA, TP avant traitement ;
  - hémoglobine, hématocrite à 12 h puis 24 h après injection du bolus.
- Surveillance régulière ECG et paramètres vitaux.
- Rétablissement de la fonction plaquettaire :
  - en cas d'hémorragie non contrôlée ou de chirurgie en urgence, il faut pratiquer un temps de saignement (méthode d'Ivy). Si TS > 12 min, nécessité de transfusion de 10 U plaquettaires permettant de rétablir une fonction plaquettaire pratiquement normale ;
  - en cas de thrombopénie : numération plaquettaire avant traitement puis 2 à 4 h après bolus puis 24 h après.
- Si thrombopénie vraie et vérifiée < 100 000/mm^3 : arrêt des traitements et dosage quotidien jusqu'au retour à la normale.
- Si plaquettes < 60 000/mm^3 : arrêt **héparine** et **aspirine** en plus de l'arrêt du traitement.
- Si plaquettes < 50 000/mm^3 : transfusion de plaquettes.
- Réadministration apparemment possible avec une même efficacité et une bonne tolérance.
- Néphropathies et maladies vasculaires périphériques : bénéfice diminué.

Effets indésirables

Saignements, thrombopénie : *cf.* Précautions d'emploi.

Réactions allergiques encore jamais observées en traitement unique mais possibles, pouvant aller jusqu'au choc anaphylactique.

Prurit, rash, œdème de Quincke.

Hypotension, troubles digestifs, bradycardie, fièvre.

Interactions médicamenteuses

Héparine, anticoagulants oraux, thrombolytiques, autres agents antiplaquettaires, dextrans de faible poids moléculaire majorent le risque de saignement.

AGRASAT : incompatible avec le **diazépam.**

Cibles plaquettes des différents antiagrégants

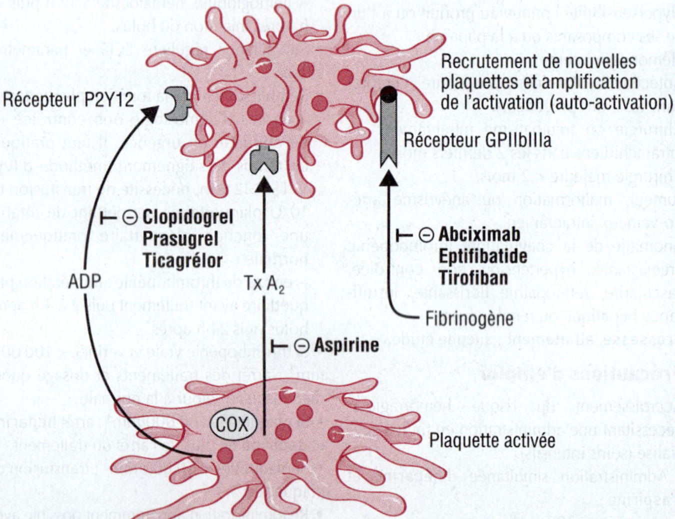

- L'**abciximab**, l'**eptifibatide** et le **tirofiban** bloquent la liaison GPIIbIIIa/fibrinogène.
- L'**aspirine** inhibe la synthèse de la thromboxane A_2 (Tx A_2) par la cyclo-oxygénase (COX).
- Le **clopidogrel**, le **prasugrel** et le **ticagrélor** inhibent la fixation de l'ADP à son récepteur plaquettaire P2Y12.

Illustration de Carole Fumat

INSUFFISANCE CARDIAQUE CHRONIQUE

FICHE MALADIE

DÉFINITION

L'insuffisance cardiaque (IC) se définit comme l'incapacité du cœur à adapter son débit aux besoins de l'organisme. Elle constitue l'aboutissement de la majorité des cardiopathies, au premier rang desquelles la cardiopathie ischémique. En France, il existe au moins 500 000 insuffisants cardiaques, essentiellement des personnes âgées.

CAUSES ET MÉCANISMES

La cardiopathie ischémique (après un infarctus) est la principale cause d'insuffisance cardiaque. Viennent ensuite les cardiopathies valvulaires et les anomalies primitives du muscle cardiaque comme les cardiopathies dilatées à coronaires saines (CMD), ou les cardiopathies hypertrophiques (CMH).

En cas d'insuffisance cardiaque, l'organisme met en route des mécanismes d'adaptation comme la tachycardie ou l'activation des systèmes neuro-hormonaux (système rénineangiotensine-aldostérone) pour maintenir une perfusion tissulaire suffisante. Les traitements modernes visent à diminuer la suractivation de ces mécanismes.

DIAGNOSTIC

SIGNES CLINIQUES

On distingue les signes d'insuffisance cardiaque gauche et les signes d'insuffisance cardiaque droite ; lorsque les deux sont réunis, on parle d'insuffisance cardiaque globale.

▶ Insuffisance cardiaque gauche

Dyspnée (essoufflement) à l'effort. Il existe une classification, dite de la NYHA, qui classe les patients en 4 stades en fonction de l'intensité de leur dyspnée. Plus le stade est élevé, plus l'insuffisance cardiaque est sévère. À l'auscultation pulmonaire, on retrouve des crépitants.

▶ Insuffisance cardiaque droite

Turgescence jugulaire (gonflement des veines du cou), œdèmes des membres inférieurs qui sont mous, déclives, prenant le godet. Hépatomégalie avec hépatalgies.

EXAMENS COMPLÉMENTAIRES

- Bilan biologique classique avec BNP/NT-proBNP.
- Radiographie pulmonaire : elle permet de rechercher des signes de surcharges, voire d'œdème aigu du poumon.
- Échographie cardiaque transthoracique : c'est un examen capital qui permet d'apprécier la sévérité de l'insuffisance cardiaque (calcul de la fraction d'éjection, par exemple), de rechercher une cause.
- Épreuve d'effort avec calcul de la VO_2 max.
- Éventuellement IRM cardiaque, coronographie.

TRAITEMENT

Le traitement vise à ralentir la progression de l'insuffisance cardiaque. On doit traiter la cause lorsque c'est possible (par exemple, revascularisation dans une cardiopathie ischémique).

RÈGLES HYGIÉNO-DIÉTÉTIQUES

- Régime peu salé.
- Restriction hydrique dans les formes évoluées.
- Pratique physique régulière (marche).

MÉDICAMENTS

▶ Diurétiques

Ils luttent contre la rétention hydro-sodée en augmentant l'élimination du sel et de l'eau par le rein. Ils sont prescrits à la dose minimale efficace.

▶ Inhibiteurs de l'enzyme de conversion (IEC)

Ils diminuent l'activité du système rénineangiotensine-aldostérone. Ils diminuent la pression artérielle et luttent aussi contre la rétention hydro-sodée.

▶ Antagonistes des récepteurs de l'angiotensine II (ARA II)

Ils ont les mêmes propriétés que les IEC mais entraînent moins d'effets indésirables.

▶ β-bloquants

Ils ne peuvent être prescrits que chez l'insuffisant cardiaque stable à distance d'un épisode de décompensation. Ils diminuent la fréquence cardiaque, font baisser la pression artérielle et préviennent l'apparition de troubles du rythme ventriculaires.

▶ Inhibiteurs du cotransporteur sodium-glucose 2 (iSGLT2)

L'inhibition du SGLT2 augmente l'excrétion urinaire du sodium et du glucose. Par ce mécanisme, les iSGTL2 diminuent la pression artérielle et améliorent la fonction cardiaque.

TRANSPLANTATION

Le traitement de dernier recours reste la transplantation cardiaque, qui ne peut être proposée qu'à des patients de moins de 65 ans après un très lourd bilan.

PRONOSTIC

Malgré les progrès thérapeutiques, l'insuffisance cardiaque reste une maladie grave avec une mortalité importante dans l'année suivant la première hospitalisation.

FICHE INFIRMIÈRE

EXAMENS

- ECG, radiographie thoracique.
- Bilan sanguin standard : ionogramme, numération-formule, TP-TCA.
- BNP (peptide natriurétique de type B), qui est marqueur d'insuffisance cardiaque. Lorsqu'il est normal, le diagnostic d'insuffisance cardiaque est très peu probable. Prélèvement sur un tube de 5 mL EDTA (souvent bouchon violet).
- Ionogramme urinaire : au mieuxsur les urines de 24 h qui sont recueillies par le patient.
- Assister le médecin lors d'une échographie transthoracique (*cf.* Fiche technique, p. 42).

SURVEILLANCE DU TRAITEMENT

Expliquer les règles hygiéno-diététiques. Administration des traitements prescrits :

- **IEC et ARA II** : administration *per os* en 1 à 2 prises/j. On débute à faible dose et on augmente progressivement les doses en fonction de la tolérance. Il faut surveiller la PA, surtout au début. Effets indésirables à rechercher :
  - hypotension artérielle dont le premier signe est l'hypotension orthostatique ;
  - aggravation d'une insuffisance rénale et tendance à l'hyperkaliémie, surtout en cas d'association avec d'autres médicaments ;
  - toux sèche, parfois incessante, qui peut nécessiter l'arrêt du traitement (seulement pour les IEC).
- **Diurétiques** : administration *per os* en 1 prise/j. On distingue les hypokaliémiants (qui font baisser le potassium) comme le *LASILIX* ou le BURINEX, et les hyperkaliémiants comme l'*ALDACTONE*. Ils sont souvent prescrits en association. On administre la dose minimale efficace. Effets indésirables à rechercher :
  - déshydratation (surveillance de la diurèse des 24 h, du poids et recherche d'une hypotension orthostatique) ;
  - dyskaliémie (hyper-ou hypokaliémie, en fonction du diurétique utilisé).
- **β-bloquants :** *cf.* Fiche technique, p. 42.

La surveillance de l'insuffisant cardiaque est essentiellement clinique.

Il faut relever et noter tous les jours :

- le poids du matin à la même heure ;
- la diurèse des 24 h que le malade devra recueillir à l'aide d'un urinal pour les hommes ou d'un bassin pour les femmes ;
- les constantes usuelles que sont la fréquence cardiaque, lafréquencerespiratoire et la pression artérielle.

On surveille aussi l'ionogramme sanguin et urinaire.

ÉDUCATION ET CONSEILS

Règles hygiéno-diététiques : régime hyposodé (4 à 6 g de sel par jour). Le patient ne doit pas rajouter de sel à table, éviter les charcuteries, les fruits de mer et proscrire les plats cuisinés. Cette éducation se fait en collaboration avec la diététicienne. En hospitalisation, on peut être amené à prescrire un régime désodé strict ▶

avec 1 à 2 g de sel par jour uniquement. C'est un régime très contraignant n'autorisant que certains aliments et qui ne peut être suivi sur le long terme.
L'insuffisance cardiaque est une maladie chronique qui affecte profondément la vie du patient et de son entourage.

L'insuffisance cardiaque est l'aboutissement de la plupart des maladies cardiaques.
C'est une maladie chronique évoluant par poussées pouvant mettre enjeu le pronostic vital.

FICHE TECHNIQUE

ÉCHOGRAPHIE TRANSTHORACIQUE

Principe

L'échographie permet de visualiser à l'aide d'un faisceau ultrasonore les structures cardiaques (les oreillettes, les ventricules, le péricarde et les valves). Le Doppler apprécie la vitesse des flux sanguins au travers des valves. C'est un examen capital en cardiologie, notamment pour la détection des valvulopathies. Il peut être pratiqué au lit du malade.

Déroulement de l'examen

- Le patient a mangé normalement. Il n'y a pas de préparation spéciale avant l'examen.
- Il est torse nu. Il se tourne initialement sur le côté gauche.
- Coller les électrodes sur le haut du torse pour le monitorage ECG.
- Le médecin promène la sonde à différents endroits du torse du malade pour visualiser le cœur sous différents angles. Il utilise un gel aqueux pour faciliter la transmission des ultrasons.
- À la fin de l'examen, aider le patient à essuyer le gel résiduel.

Le médecin peut éventuellement demander l'injection de médicaments pendant l'examen pour visualiser la réponse du cœur, le malade devra dans ce cas être perfusé.

FICHE TECHNIQUE

INTRODUCTION DU TRAITEMENT β-BLOQUANT CHEZ L'INSUFFISANT CARDIAQUE

Seuls quelques β-bloquants sont autorisés dans l'insuffisance cardiaque ; les plus courants sont le *CARDENSIEL* (**bisoprolol**), le *KREDEX* (**carvédilol**).
Ils sont institués sous surveillance médicale à distance d'un épisode de décompensation.

Avant la prise

Recueil des constantes : fréquence cardiaque, pression artérielle, fréquence respiratoire. Enregistrement d'un ECG 12 dérivations qui doit être montré au médecin.

Administration de la dose prescrite

En général *CARDENSIEL* 1,25 mg ou *KREDEX* 3,125 mg.

Surveillance pendant 4 h

- Chaque heure : noter sur la feuille de surveillance la fréquence cardiaque et la pression artérielle.
- Noter et signaler tout événement anormal comme l'apparition d'une dyspnée (essoufflement).
- À la 4e heure, enregistrer un ECG.

Les doses pourront ensuite être augmentées très progressivement tous les 15 jours en con-sultation. Il faudra atteindre la dose maximale tolérée.

FICHE PHARMACOLOGIE

INHIBITEURS DE L'ENZYME DE CONVERSION (IEC)

■ Bénazépril ©

BENAZEPRIL					
5 à 10 mg/j en 1 prise (max : 20 mg)	30 cp. séc. 10 mg		I	NR	

■ Captopril ©

CAPTOPRIL					
25 à 100 mg/j en 2 à 3 prises en dehors des repas (max : 150 mg)	30 cp. quadriséc. 25 mg 90 cp. quadriséc. 25 mg 30 cp. séc. 50 mg 90 cp. séc. 50 mg	3,64 10,53 3,64 10,53	I I I I	65 % 65 % 65 % 65 %	0,12 0,12 0,12 0,12
NOYADA					
E. 0,1 mg/kg/prise x 3/j E. insuffisant rénal, N. 0,05 mg/kg/prise x 3/j A. idem *CAPTOPRIL* Personne âgée : posologie initiale 6,25 mg x 2/j à adapter ensuite IR terminale : 6,25 mg/j max	1 fl. 100 mL (5 mg/5 mL) 1 fl. 100 mL (25 mg/5 mL)	HOP HOP	I I		

■ Énalapril ©

RENITEC					
5 à 20 mg/j en 1 à 2 prises (max : 80 mg dans l'HTA)	28 cp. 5 mg 28 cp. 20 mg	2,62 3,42	I I	65 % 65 %	0,09 0,12

■ Fosinopril ©

FOSINOPRIL					
10 à 20 mg/j en 1 prise	30 cp. séc. 10 mg 90 cp. séc. 10 mg 30 cp. séc. 20 mg 90 cp. séc. 20 mg	3,64 10,53 3,64 10,53	I I I I	65 % 65 % 65 % 65 %	0,12 0,12 0,12 0,12

■ Lisinopril ©

ZESTRIL					
Posologie initiale : 5-10 mg/j en 1 prise Posologie d'entretien : 20-80 mg/j en 1 prise	28 cp. séc. 5 mg 28 cp. séc. 20 mg	3,18 4,95	I I	65 % 65 %	0,11 0,18

■ Périndopril ©

COVERSYL					
2,5 à 10 mg/j en 1 prise en dehors des repas NB : attention dosages génériques ≠ *COVERSYL* Équivalences : *COVERSYL* 2,5 mg → périndopril 2 mg *COVERSYL* 5 mg → périndopril 4 mg *COVERSYL* 10 mg → périndopril 8 mg	30 cp. séc. 2,5 mg 90 cp. séc. 2,5 mg 30 cp. séc. 5 mg 90 cp. séc. 5 mg 30 cp. séc. 10 mg 90 cp. séc. 10 mg	3,64 10,53 3,64 10,53 3,64 10,53	I I I I I I	65 % 65 % 65 % 65 % 65 % 65 %	0,12 0,12 0,12 0,12 0,12 0,12

■ Quinapril ©

ACUITEL					
5 à 20 mg/j en 1 à 2 prises (max : 40 mg)	28 cp. séc. 5 mg 90 cp. séc. 5 mg 28 cp. séc. 20 mg 90 cp. séc. 20 mg	2,31 6,39 3,42 10,53	I I I I	65 % 65 % 65 % 65 %	0,08 0,07 0,12 0,12

■ Ramipril ©

TRIATEC					
2,5 à 5 mg/j en 1 prise (max : 10 mg)	30 cp. 1,25 mg 30 cp. séc. 2,5 mg 90 cp. séc. 2,5 mg 30 cp. séc. 5 mg 90 cp. séc. 5 mg 30 cp. séc. 10 mg 90 cp. séc. 10 mg	4,73 5,29 15,65 5,29 15,76 5,29 15,76	I I I I I I I	65 % 65 % 65 % 65 % 65 % 65 % 65 %	0,16 0,18 0,17 0,18 0,18 0,18 0,18

■ Trandolapril ©

ODRIK					
2 mg/j en 1 prise (max : 4 mg)	30 gél. 2 mg 90 gél. 2 mg 30 gél. 4 mg 90 gél. 4 mg	3,64 10,53 5,97 17,58	I I I I	65 % 65 % 65 % 65 %	0,12 0,12 0,20 0,20

■ Zofénopril ©

ZOFÉNIL					
7,5 à 60 mg/j en 1 prise	30 cp. 7,5 mg 30 cp. 15 mg 90 cp. 15 mg 30 cp. 30 mg 90 cp. 30 mg 30 cp. 60 mg	8,78 8,78 26,23 5,29 15,76 8,83	I I I I I I	65 % 65 % 65 % 65 % 65 % 65 %	0,29 0,29 0,29 0,18 0,18 0,29

Propriétés

Inhibition de la kinininase II (enzyme responsable de la conversion d'angiotensine I en angiotensine II et de la dégradation de la bradykinine). Action inhibitrice sur les systèmes rénine-angiotensine-aldostérone (SRAA) circulants et tissulaires. Augmentation de la bradykinine et des prostaglandines vasodilatatrices. Diminution de la stimulation sympathique.

Action hémodynamique (vasodilatation artérielle et veineuse) et neurohormonale avec effet structural (action antiproliférative sur les cellules musculaires cardiaques et vasculaires).

Dans l'HTA : néphroprotection chez le diabétique, régression de l'hypertrophie ventriculaire gauche et association synergique avec les diurétiques.

Élimination par voie rénale sauf **trandolapril** (33 % rénale et 66 % hépatique) et **fosinopril** (50 % rénale et 50 % hépatique).

Absorption du **captopril** et du **perindopril** diminuée de 30 % par l'alimentation.

Indications

Hypertension artérielle : tous les **inhibiteurs de l'enzyme de conversion** et les associations avec l'**hydrochlorothiazide** (après l'échec d'une monothérapie).

Insuffisance cardiaque : captopril, énalapril, fosinopril, lisinopril, perindopril, quinapril, ramipril.

Post-infarctus : captopril, lisinopril, ramipril, trandolapril.

Il semble toutefois que l'effet dans l'insuffisance cardiaque et le post-infarctus soit un effet de classe (non lié au type d'inhibiteur de l'enzyme de conversion).

Contre-indications

Grossesse : accidents néonataux (surtout 2e et 3e trim.).

Allaitement : passage dans le lait maternel (très faible).

Allergie.

Sténose bilatérale des artères rénales.

Hémodialyse avec membranes à haute perméabilité (polyacrylonitrile) : risque de réaction anaphylactoïde.

Associations avec l'hydrochlorothiazide :

- ClCr < 30 mL/min ;
- allergie aux **sulfamides** ;
- insuffisance hépatique sévère ;
- hypokaliémie et hyponatrémie réfractaires ;
- hyperuricémie symptomatique.

Précautions d'emploi

Insuffisance rénale : adapter la posologie à la clairance de la créatinine (surveillance stricte de la fonction rénale). Schématiquement :

- ClCr ≥ 70 mL/min : posologie moyenne ;
- ClCr ≥ 30 mL/min : 1/2 de la posologie moyenne ;
- ClCr ≥ 10 mL/min : 1/8 à 1/4 de la posologie moyenne ;
- ClCr ≤ 10 mL/min : 2,5 mg de *REMTEC* ou 2 mg de *COVERSYL* le jour de la dialyse ou 0,5 mg/j d'*ODRIR*.

Pas d'adaptation à la ClCr avec le **fosinopril.**

Insuffisance cardiaque, sujet âgé, pression artérielle initialement basse : débuter àfaible posologie (1/8 à 1/4 de la posologie moyenne) et augmenter progressivement sous surveillance stricte.

Déplétion hydrosodée : diminuer, voire interrompre transitoirement les diurétiques.

HTA réno-vasculaire : utilisation prudente, en général avant une revascularisation.

Effets indésirables

Hypotension artérielle brutale (surtout effet de 1re dose et en cas d'insuffisance cardiaque ou d'hypovolémie).

Hypotension orthostatique.

Toux sèche (10 à 20 %).

Hyperkaliémie (effet antialdostérone).

Insuffisance rénale (favorisée par l'hypovolémie et les **AINS**) (rechercher une sténose bilatérale des artères rénales ++).

Troubles digestifs banals : diarrhée, nausées, gastralgies, douleurs abdominales.

Céphalées, crampes musculaires, asthénie. Réactions d'hypersensibilité (nécessitent l'arrêt du traitement) : rash cutané, flush, urticaire, œdème de Quincke (< 1/1 000).

Spécifiques au **captopril** (du fait d'un groupement thiol) : agueusie, leucopénie et thrombopénie (surtout en cas de connectivites ou de traitement par immunosuppresseurs), protéinurie et syndrome néphrotique (glomérulonéphrite extramembraneuse).

Interactions médicamenteuses

Diurétiques : risque d'insuffisance rénale avec les **thiazidiques** et les **diurétiques de l'anse**, et d'hyperkaliémie avec les **épargneurs de potassium** et les **ARA II**.

Apports potassiques : sous stricte surveillance. **AINS** : association contre-indiquée.

Autres **antihypertenseurs** : majoration du risque d'hypotension.

Héparine : majoration du risque d'hyperkaliémie.

Lithium : majoration de la lithémie.

Immunosuppresseurs : association contreindiquée avec le *CAPTOPRIL*.

Association déconseillée avec les **antidépresseurs** imipraminiques et les **antipsychotiques**.

BÊTABLOQUANTS DANS L'INSUFFISANCE CARDIAQUE

■ Carvédilol ©

KREDEX					
Dose test de 3,125 mg puis augmentation progressive jusqu'à la dose maximale tolérée par le patient Dose cible 25 mg x 2/j si poids < 85 kg et 50 mg x 2/j si poids > 85 kg À prendre au moment des repas	28 cp. séc. 6,25 mg 28 cp. séc. 12,5 mg 28 cp. séc. 25 mg	4,23 4,23 4,23	I I I	65 % 65 % 65 %	0,15 0,15 0,15

■ Bisoprolol ©

CARDENSIEL					
Dose initiale 1,25 mg x 1/j Dose cible 10 mg x 1/j	30 cp. 1,25 mg 90 cp. 1,25 mg 30 cp. séc. 2,5 mg 90 cp. séc. 2,5 mg 30 cp. séc. 3,75 mg 30 cp. séc. 5 mg 30 cp. séc. 7,5 mg 30 cp. séc. 10 mg	5,02 14,17 5,02 14,17 5,02 3,48 5,02 5,02	I I I I I I I I	65 % 65 % 65 % 65 % 65 % 65 % 65 % 65 %	0,17 0,16 0,17 0,16 0,17 0,12 0,17 0,17

■ Métoprolol

SELOZOK LP					
Dose initiale 23,75 mg x 1/j Dose cible 190 mg x 1/j	28 cp. 23,75 mg 28 cp. 95 mg 28 cp. 190 mg	16,34 16,34 16,34	I I I	65 % 65 % 65 %	0,58 0,58 0,58

■ Nébivolol ©

NÉBILOX					
Dose initiale 1,25 mg x 1/j Dose cible 10 mg x 1/j	30 cp. quadriséc. 5 mg 90 cp. quadriséc. 5 mg	5,99 17,86	I I	65 % 65 %	0,20 0,20

Propriétés

β-bloquants cardiosélectifs sans activité sympathomimétique intrinsèque mais avec effet stabilisant de membrane. Propriétés antioxydantes et vasodilatatrices. Dans l'insuffisance cardiaque, augmentation de la fraction d'éjection et diminution de la mortalité.

Le **carvédilol** a une activité alpha-bloquante supplémentaire.

Indications

Traitement de l'insuffisance cardiaque chronique symptomatique de classe NYHA II, III ou IV chez les patients euvolémiques, à distance de poussées en association avec le traitement conventionnel (**diurétiques, inhibiteurs de l'enzyme de conversion**).

Contre-indications

Grossesse, allaitement.

Insuffisance cardiaque en phase instable et choc cardiogénique.

Dysfonction sinusale et BAV de haut degré non appareillé.

Hypotension.

Hypersensibilité au **bêtabloquant.**

Asthme, BPCO.

Artériopathie oblitérante sévère des membres inférieurs et phénomène de Raynaud.

Insuffisance hépatique sévère.

Précautions d'emploi

Traitement instauré en milieu hospitalier : dose test (avec examen clinique toutes les heures pendant 4 h et ECG à la 4e h) en l'absence d'intolérance (fréquence cardiaque < 50/min, pression artérielle systolique < 85 mmHg, apparition de signes congestifs).

Augmentation très progressive par paliers d'au moins 15 j sous surveillance médicale stricte. Posologie augmentée jusqu'à la dose maximale tolérée par le patient.

Réduire la dose ou interrompre le traitement en cas d'intolérance.

Diminution des doses chez le sujet âgé.

Surveillance de la fonction rénale, particulièrement en cas de PA limite, d'atteinte vasculaire diffuse ou d'insuffisance rénale préexistante.

Diabétiques : les **β-bloquants** peuvent masquer les signes d'hypoglycémie et en augmenter la sévérité.

Angor de Prinzmetal : risque de déclenchement de crises d'angor.

Psoriasis : risque d'aggravation.

ATCD de thrombopénie sévère : utilisation déconseillée.

Effets indésirables

Hypotension, signes congestifs d'insuffisance cardiaque, choc, bradycardie, troubles conductifs.

Altération de la fonction rénale.

Bronchospasme.

Thrombopénie.

Autres : augmentation de la sensibilité aux allergènes et de la gravité des réactions anaphylactiques, réduction de la sécrétion lacrymale, étourdissements, troubles de conscience, crises convulsives (surdosage), diarrhée, vomissements, hyperglycémie.

Interactions médicamenteuses

Associations contre-indiquées : médicaments inotropes négatifs, **antiarythmiques de classe Ia** et **Ic, clonidine** et **cimétidine** (inhibiteur enzymatique).

Médicaments chronotropes et dromotropes négatifs.

Médicaments hypotenseurs.

Inducteurs enzymatiques.

Digoxine : majoration de la digoxinémie.

ŒDÈME AIGU DU POUMON

FICHE MALADIE

DÉFINITION

L'œdème aigu du poumon (OAP) est une inondation des alvéoles pulmonaires secondaire à un passage de liquide plasmatique à travers la membrane alvéolo-capillaire. Cette extravasation est due à une augmentation brutale de la pression dans les capillaires pulmonaires.

L'inondation des alvéoles provoque une insuffisance respiratoire aiguë qui se traduit cliniquement par une dyspnée.

CAUSES ET MÉCANISMES

L'augmentation brutale des pressions dans les capillaires pulmonaires est en général due à une dysfonction ventriculaire gauche aiguë. La dysfonction ventriculaire gauche peut être due à un problème du muscle en lui-même (infarctus aigu, cardiopathie dilatée) ou à un obstacle à l'éjection (rétrécissement aortique, poussée hypertensive).

L'OAP est souvent initié par un facteur déclenchant comme un écart de régime, un trouble du rythme atrial (arythmie complète par fibrillation auriculaire), une infection bronchique.

DIAGNOSTIC

SIGNES CLINIQUES

Le diagnostic d'OAP est avant tout clinique. Il est évoqué devant une détresse respiratoire aiguë survenant au repos, avec sensation d'étouffement malgré la position assise, polypnée (respiration rapide) superficielle, grésillement laryngé et toux incessante ramenant une expectoration mousseuse, typiquement rose saumonée. L'auscultation pulmonaire retrouve alors la présence de râles crépitants, en général dans les deux champs pulmonaires. La pression artérielle est élevée avec des chiffres de systolique souvent supérieurs à 160 mmHg.

EXAMENS COMPLÉMENTAIRES

Le diagnostic peut être confirmé par la radiographie thoracique qui retrouve des opacités floconneuses des deux champs pulmonaires. On réalise systématiquement un bilan biologique et un ECG pour un bilan étiologique minimal.

TRAITEMENT

Au mieux, en unité de soins intensifs :

- Oxygénothérapie pour maintenir une saturation supérieure à 92 %. De plus en plus, on a recours à la CPAP qui permet d'obtenir une pression positive expiratoire (*cf.* Fiche technique, p. 50).
- Diurétiques IV : furosémide (*LASILIX*), par exemple. Ils permettent d'éliminer la surcharge hydrosodée qui a provoqué l'OAP.
- Dérivés nitrés à la seringue électrique : ce sont de puissants vasodilatateurs veineux. Ils diminuent la précharge et facilitent ainsi le travail du cœur. Ils agissent rapidement.
- Anticoagulation préventive voire curative en cas de suspicion d'embolie pulmonaire.

Sans oublier le traitement d'un éventuel facteur déclenchant : on prescrira par exemple un antihypertenseur en cas de poussée hypertensive.

PRONOSTIC

Lorsque le traitement est mis en route à temps, l'évolution est rapidement favorable. Le pronostic dépend ensuite de la cardiopathie sous-jacente. Il sera très défavorable en cas d'OAP sur cardiopathie ischémique évoluée sans facteur déclenchant retrouvé. A *contrario,* l'évolution d'un OAP sur cardiopathie hypertensive après un écart de régime évident est en général très simple.

FICHE INFIRMIÈRE

EXAMENS

• Biologique : ionogramme sanguin et urinaire, numération-formule sanguine, TP-TCA, auxquels le médecin ajoute souvent :
  – enzymes cardiaques (troponine) : prélèvement sur un tube sec de 5 mL (souvent à bouchon rouge) ;
  – D-dimères : prélèvement sur un tube de 5 mL citraté (souvent à bouchon bleu clair).
• ECG, radiographie thoracique.

En USIC (unité de soins intensifs cardiaques), le médecin réalise souvent une échographie cardiaque de débrouillage.

SURVEILLANCE DU TRAITEMENT

SOINS – TRAITEMENT

Au mieux, en USIC.

Mise en condition du patient

• Position demi-assise : le patient trouve de lui-même la position qui lui convient. Ne pas le forcer à s'allonger.
• Pose d'une voie veineuse de bon calibre : au moins vert (18 gauges). Le médecin prescrit le plus souvent du G5 % car il ne faut pas apporter de sel pendant un OAP. Ne pas oublier d'ajouter le potassium dans la perfusion s'il est prescrit, sa concentration sanguine (kaliémie) peut chuter rapidement sous diurétiques.
• Installation du scope, du tensiomètre automatique et de l'oxymètre de pouls.
• Dispositif de recueil des urines : sonde urinaire chez la femme ; un *Penilex* suffit souvent chez l'homme.
• Oxygénothérapie : 15 L/min au masque sauf prescription contraire (attention aux pathologies respiratoires et cardiaques intriquées).
• Mise en place de la CPAP selon la prescription (*cf.* Fiche technique, p. 50).

Administration sans tarder des traitements prescrits

Diurétiques, furosémide

Par exemple, *LASILIX* 80 mg en IVD. L'injection pourra se faire en IVD jusqu'à des posologies de 120 mg. À renouveler en fonction de la diurèse ou systématiquement selon la prescription. Le *LASILIX* est sensible à la lumière : en cas d'administration IV à la seringue électrique (IVSE) utiliser des seringues opaques.

Dérivés nitrés

Par exemple, *RISORDAN* IVSE. Remplir une seringue de 50 mL avec 5 ampoules de *RISORDAN* (10 mg par 10 mL). Adapter ensuite la vitesse en fonction de la prescription. Pour 1 mg/h, la vitesse sera de 1 ; pour 2 mg/h, de 2. La prescription inclut souvent un protocole permettant de modifier la vitesse de perfusion en fonction de la pression artérielle.

Anticoagulant

Par exemple, HBPM SC.

Surveillance

• En USIC, surveillance scopique continue.
• Les paramètres cliniques suivants seront notés sur la feuille de surveillance :
  – Saturation capillaire : adapter le débit d'oxygène pour obtenir une saturation supérieure à 92 %.
  – Diurèse horaire : les diurétiques sont souvent prescrits en fonction de la diurèse. On peut atteindre des diurèses supérieures à 4 L/24 h.
  – Pression artérielle : sa mesure permet d'adapter le débit de perfusion des dérivés nitrés.
  – Fréquence cardiaque.
• Biologie : la kaliémie (potassium dans le sang) est surveillée régulièrement. En effet, les diurétiques la font baisser rapidement, favorisant ainsi les troubles du rythme.
• Gaz du sang, en fonction de la prescription.

EFFICACITÉ DU TRAITEMENT

Avec l'administration de dérivés nitrés, la tension baisse rapidement ; les diurétiques permettent d'accélérer la diurèse ou bout de 20 min lorsqu'ils sont administrés en IV.

La dyspnée régresse rapidement et on peut baisser le débit d'oxygène.

EFFETS INDÉSIRABLES

Diurétiques

Le principal effet secondaire est l'hypokaliémie que l'on compense par apport potassique IV.

Attention ! L'apport de potassium ne peut pas être supérieur à 1 g/h même sur une voie centrale.

Les diurétiques peuvent aussi entraîner des déshydratations et, plus rarement, une ototoxicité (surtout en cas d'injection IVD de doses supérieures à 120 mg de *LASILIX* ou 3 mg de *BUKINEX*).

Dérivés nitrés

Chutes tensionnelles nécessitant une surveillance stricte de la PA et une adaptation des vitesses de perfusion ; céphalées.

L'OAP est une détresse respiratoire aiguë dont le traitement est bien établi. Le pronostic dépend essentiellement de la cardiopathie sous-jacente.

FICHE TECHNIQUE

CPAP (*CONTINUOUS POSITIVE AIRWAY PRESSURE*)

Cette technique relativement simple d'utilisation permet d'augmenter les pressions intrathoraciques et donc de favoriser les échanges gazeux au niveau des capillaires pulmonaires. Elle nécessite peu de matériel et peut donc être utilisée en préhospitalier ou dans les services d'urgence.

Elle nécessite une coopération du patient et exige donc un état de conscience normale.

Matériel

- Masque facial et harnais pour le fixer.
- Valve de Boussignac.
- Manomètre pour apprécier la pression appliquée.
- Source d'O_2 (murale ou bouteille).

Mise en place

- Choix d'un masque adapté au patient et gonflement du boudin pour assurer l'étanchéité.
- Explication de la technique au malade. Sa collaboration est nécessaire. Il pourra au début avoir l'impression d'une majoration de sa gêne respiratoire.
- Ouvrir l'oxygène à un débit suffisant (exemple 8 L). Positionner le masque sur la bouche et le nez du malade.
- Fixer le harnais et le masque pour éliminer toute fuite.
- Adapter le débit d'O_2 pour obtenir la pression positive expiratoire (PEP) prescrite (entre 3 et 8 généralement).

Surveillance

- Vérifier l'absence de fuite. Le masque ne devra pas être trop serré pour de pas blesser.
- Noter les constantes usuelles que sont la fréquence respiratoire, la saturation capillaire ($SatO_2$), la fréquence cardiaque et la pression artérielle.
- Vérifier l'autonomie en O_2 en cas d'alimentation par bouteille.

La CPAP pourra être relayée en USIC ou en réanimation par une vraie ventilation non invasive (VNI) avec un respirateur artificiel.

CHOC CARDIOGÉNIQUE

FICHE MALADIE

DÉFINITION

L'état de choc est une défaillance du système cardiocirculatoire qui devient incapable de délivrer l'oxygène et les nutriments essentiels aux tissus et aux organes. On dit qu'il est cardiogénique lorsque sa cause prédominante est une atteinte cardiaque.

CAUSES ET MÉCANISMES

La baisse du débit cardiaque entraîne une souffrance des organes. Au début, des mécanismes de compensation comme la vasoconstriction permettent d'envoyer le sang préférentiellement dans les organes dit nobles que sont le cerveau, le foie et les reins. Rapidement, ces mécanismes peuvent être dépassés, entraînant un mauvais fonctionnement des organes et une aggravation du choc. Ce cercle vicieux peut rapidement conduire au décès.

La cause la plus fréquente de choc cardiogénique est l'infarctus du myocarde soit en phase aiguë, soit à distance. Le choc peut aussi compliquer toute cardiopathie évoluée. Dans d'autres cas, il peut être dû à un trouble du rythme (tachycardie ventriculaire), à une atteinte valvulaire aiguë (fuite mitrale ou aortique) ou encore à une embolie pulmonaire massive.

DIAGNOSTIC

L'état de choc cardiogénique est une urgence vitale, dont le diagnostic est clinique. Le médecin doit être prévenu dès que le diagnostic est suspecté.

Le patient est agité, anxieux, en sueur et confus. Au maximum apparaissent des troubles de la conscience. La peau est froide, avec des marbrures (stries bleutées visibles au niveau des genoux). Le pouls est rapide, filant (difficile à percevoir).

Devant ce tableau, le diagnostic est posé lorsque la pression artérielle systolique est inférieure ou égale à 80 mmHg, plus souvent imprenable au brassard. On recherche des signes de défaillance cardiaque gauche (dyspnée et crépitants pulmonaires) et/ou droite (œdèmes des membres inférieurs, turgescence jugulaire avec reflux et hépatomégalie).

L'oligoanurie est constante. Lorsqu'elle est quantifiable, la diurèse horaire est inférieure à 20 mL.

TRAITEMENT

TRAITEMENT SYMPTOMATIQUE

En USIC ou en réanimation :

- Oxygène fort débit.
- Remplissage vasculaire par sérum physiologique.
- **Dobutamine** à la seringue électrique qui permet d'augmenter la contractilité du cœur.
- Diurétiques en cas de surcharge ventriculaire gauche associée. Ils peuvent faciliter le travail du cœur droit en diminuant l'excès de sel et d'eau contenu dans le secteur veineux.

TRAITEMENT ÉTIOLOGIQUE

Parallèlement, il faut entreprendre le traitement étiologique : revascularisation d'un infarctus aigu (coronarographie) ou réduction d'une tachycardie ventriculaire (choc électrique).

PRONOSTIC

Le pronostic reste redoutable. Il dépend de la précocité de la mise en route du traitement mais surtout de la possibilité de traiter la cause du choc.

FICHE INFIRMIÈRE

EXAMENS

- Électrocardiogramme 17 dérivations (les 12 classiques et V3R, V4R, V7, V8, V9).
- Radiographie thoracique. Prévenir les manipulateurs pour qu'ils viennent réaliser le cliché en urgence au lit.
- Bilan biologique complet :
  - Ionogramme sanguin, numérationformule sanguine, TP-TCA, CRP, bilan hépatique.
  - Enzymes cardiaques (troponine, myoglobine, CPK), prélèvement sur un tube sec de 5 mL (souvent à bouchon rouge).
  - Groupage ABO, Rhésus : prélèvement sur un tube de 5 mL EDTA (souvent à bouchon violet).
  - Recherche d'anticorps anti-érythocytaires (RAI) : prélèvement sur un tube sec de 7 mL (souvent à bouchon rouge).
- Échographie cardiaque transthoracique (ETT) de débrouillage réalisée par le cardiologue ou le réanimateur au lit du patient.

SURVEILLANCE DU TRAITEMENT

SOINS – TRAITEMENT

Hospitalisation en USIC ou en réanimation médicale.

Lorsque le choc est diagnostiqué dans un service d'hospitalisation classique ou aux urgences, il faut organiser rapidement le transfert sous surveillance médicale. Rassembler ou faire rassembler le dossier médical, brancher le scope voire le défibrillateur portatif.

Mise en condition du patient

- Repos au lit strict.
- Pose de 2 voies veineuses de bon calibre, au moins 18 gauges (vert) avec 500 mL de G5 % par 24 h et les ions selon la prescription. Une voie centrale sera souvent posée.
- Installation du scope, du tensiomètre automatique et de l'oxymètre de pouls. Vérifier la présence dans l'unité du chariot d'urgence comprenant un défibrillateur fonctionnel.
- Dispositif de recueil des urines : sonde urinaire chez la femme ; un *Penilex* suffit souvent chez l'homme.

Administration rapide des traitements prescrits

- **Dobutamine** : IVSE (*cf.* Fiche technique, p. 53).
- Diurétiques : *LASILIX*, par exemple, en IVD ou en IVSE selon la prescription. À renouveler en fonction de la diurèse ou systématiquement selon la prescription. Le *LASILIX* est sensible à la lumière : en cas d'administration IVSE, utiliser des seringues opaques.

Traitement étiologique

Préparation rapide pour une coronarographie lorsqu'un mécanisme ischémique aigu est évoqué. Bilan préopératoire minimal et préparation pour le bloc opératoire en cas d'insuffisance valvulaire aiguë.

SURVEILLANCE

La surveillance doit être particulièrement stricte :

- Toutes les heures : noter sur la feuille de surveillance la PA et la FC.
- Recueil de la diurèse horaire et cumulée.
- Une baisse de pression artérielle, l'apparition de troubles de la conscience, une diminution de la diurèse horaire, doivent être immédiatement signalées au médecin.
- Surveillance scopique continue. Des alarmes sont réglées pour sonner en cas de troubles du rythme.
- Surveillance biologique en fonction de la prescription.

EFFICACITÉ DU TRAITEMENT

La mise en route du traitement, notamment des amines, doit permettre de faire remonter la PA au-dessus de 80 mmHg. L'efficacité du traitement se juge sur la reprise de la diurèse qui est un critère fondamental de sortie du choc.

En cas d'inefficacité, on peut avoir recours à d'autres amines types **dopamine** voire **adrénaline**.

ÉDUCATION ET CONSEILS

Rassurer le patient sans céder à la panique. Faire sortir la famille de la chambre lorsqu'elle est présente.

Le choc cardiogénique est une urgence vitale. Le pronostic dépend essentiellement de la possibilité de traiter la cause du choc.

FICHE TECHNIQUE

PERFUSION DE DOBUTAMINE

La dobutamine renforce la contractilité cardiaque tout en jouant peu sur la fréquence cardiaque et les résistances périphériques. Elle est utilisée dans les chocs cardiogéniques et les épisodes de bas débit. Son usage est réservé aux soins intensifs et aux services de cardiologie disposant d'une surveillance scopique.

La prescription se fait en microgrammes par kilogramme et par minute (µg/kg/min). On dispose d'ampoule de 20 mL contenant 250 mg de dobutamine. L'administration ne peut se faire qu'en IV à la seringue électrique (IVSE).

Préparation

Prélever le contenu de l'ampoule (soit 20 mL contenant 250 mg de produit) dans une seringue de 50 mL. Compléter la seringue avec 30 mL de G5 %. Ne jamais utiliser de solutés alcalins.

La plupart des services disposent de tableaux indiquant, en fonction du poids et de la prescription en µg/kg/min, la vitesse de perfusion.

S'assurer du poids du patient.

Branchement

S'assurer du bon fonctionnement de la voie veineuse sur laquelle on va brancher la dobutamine. En effet, il suffit d'un arrêt de 2 min de la perfusion pour mettre le patient en danger.

Vérifier que la seringue électrique est fonctionnelle (batterie, etc.).

Après avoir purgé la tubulure avec la dobutamine, adapter la vitesse de perfusion de la seringue électrique au poids et à la prescription en suivant le tableau.

Surveillance

Le patient est scopé. On vérifie la présence à proximité d'un défibrillateur fonctionnel. La pression artérielle, la fréquence cardiaque et la diurèse sont notées sur une feuille de surveillance. Signaler sans retard au médecin une tachycardie, une baisse de tension ou une baisse de la diurèse. Il pourra ainsi au mieux adapter les vitesses de perfusion.

Les changements de seringue devront être particulièrement rigoureux. Préparer une nouvelle seringue dès la pré-alarme.

Effets indésirables

Tachycardie sinusale et hyperexcitabilité ventriculaire (favorise les tachycardies ventriculaires). Déstabilisation d'un angor.

Épuisement de l'efficacité au bout de 48 à 72 h, imposant une augmentation des doses.

FICHE PHARMACOLOGIE

TONICARDIAQUES INHIBITEURS DES PHOSPHODIESTÉRASES

■ Milrinone ©

COROTROPE				
Bolus de 50 mg/kg en 10 min puis perfusion de 0,375 à 0,750 mg/kg/min en IVSE sans dépasser une dose totale de 1,13 mg/kg/24h Dilution dans du sérum glucosé isotonique Conservation de 15 à 25 °C	10 amp. 10 mg/10 mL	HOP	I	

■ Énoximone

PERFANE				
Bolus de 0,5 à 1 mg/kg (vitesse < 12,5 mg/min) éventuellement répété toutes les 30 min sans dépasser 3 mg/kg puis perfusion de 5 à 20 mg/kg/min en IVSE Dilution dans du sérum salé isotonique Conservation à température < 20 °C	10 amp. 100 mg/20 mL	HOP	I	

Propriétés

Substances augmentant l'AMPc intracellulaire en diminuant son hydrolyse par la phosphodiestérase III (pas d'action sur les récepteurs adrénergiques). Effets inotrope positif et vasodilatateur. Augmentation du débit cardiaque avec diminution de la pression capillaire pulmonaire, de la pression atriale droite et des résistances périphériques. Faible augmentation de la fréquence cardiaque. Pas d'augmentation de la consommation myocardique en oxygène.
Pas de phénomène d'échappement thérapeutique.
Demi-vie : **milrinone** (2 à 3 h), et **énoximone** (4 à 6 h).
Élimination urinaire.

Indications

Traitement à court terme de l'insuffisance cardiaque aiguë congestive, en association ou à la place de la **dobutamine**, notamment en cas d'épuisement de son effet.

Contre-indications

Grossesse, allaitement, enfants : innocuité non démontrée (pas d'effet tératogène rapporté).
Hypersensibilité à ces produits.
Troubles du rythme supraventriculaire non contrôlés et troubles du rythme ventriculaire graves.
Obstacles à l'éjection ventriculaire (rétrécissement aortique, cardiopathie obstructive).
Anévrisme ventriculaire.
Hypotension, collapsus.
Hypovolémie non corrigée.
Insuffisance rénale.

Précautions d'emploi

Utilisation sous surveillance scopique, tensionnelle, ECG, de la diurèse et éventuellement hémodynamique (Swan-Ganz) et biologique (ionogramme sanguin, fonction rénale, bilan hépatique et numération plaquettaire).
Défibrillateur à proximité.
Adaptation de la posologie à la fonction

rénale. Milrinone : réduire la posologie si clairance < 30 mL/min.
Ne pas utiliser de matériel en verre (cristallisation).

Effets indésirables

Choc anaphylactique aux sulfites.
Troubles du rythme ventriculaire et supraventriculaire.
Hypotension.
Céphalées, diminution du goût et de l'odorat, tremblements.
Thrombopénie, fièvre, frissons.
Douleurs des extrémités.
Nausées, vomissements, diarrhée, élévation des transaminases (réversible à la diminution ou à l'arrêt du traitement).

Interactions médicamenteuses

Énoximone : incompatibilité avec les solutés glucosés (cristallisation).
Pas d'incompatibilité médicamenteuse mise en évidence.

TONICARDIAQUES SYMPATHOMIMÉTIQUES

■ Dobutamine ©

DOBUTAMINE			
Posologie de 5 à 20 µg/kg/min en IVSE à adapter à la réponse clinique	10 amp. 250 mg/20 mL	HOP	I	

Propriétés

Amine sympathomimétique ayant des propriétés α_1-, β_2- et surtout (β_1-adrénergiques à l'origine de l'effet inotrope positif. Élévation du débit cardiaque avec réduction des pressions de remplissage ventriculaire (pression capillaire) et des résistances vasculaires systémiques et pulmonaires. Élévation modérée de la fréquence cardiaque (discret effet chronotrope positif) et de la consommation myocardique en oxygène. Accélération de la conduction atrioventriculaire. Peu d'effet sur la pression artérielle.
Délai d'action de 1 à 2 min, demi-vie de 2 min et élimination urinaire rapide.

Indications

Syndrome de bas débit cardiaque (en postopératoire de chirurgie cardiaque, infarctus du myocarde, embolie pulmonaire grave, valvulopathies et cardiomyopathies dilatées décompensées, sepsis graves à pression de remplissage élevée, modification de la précharge associée à de hauts niveaux de PEEP, troubles de conduction hissiens).
Exploration fonctionnelle cardiologique (notamment couplée à l'échocardiographie).

Contre-indications

Allergie (contient des sulfites).
Obstacle à l'éjection ou au remplissage ventriculaire (rétrécissement aortique, cardiomyopathie obstructive, tamponnade).
Troubles du rythme ventriculaire graves.

Précautions d'emploi

Grossesse : aucun effet tératogène décrit.
Correction d'une hypovolémie, des troubles hydroélectrolytiques et acido-basiques.
Utilisation sous surveillance scopique, tensionnelle, ECG, de la diurèse et hémodynamique (Swan-Ganz), défibrillateur à proximité.
Chez les patients en fibrillation atriale, une imprégnation digitalique préalable est recommandée.
Utilisation possible au cours de l'infarctus du myocarde à la phase aiguë malgré le risque d'augmentation de la consommation myocardique en oxygène (posologie adaptée de façon à prévenir une accélération du rythme cardiaque et une élévation tensionnelle).
Réduire ou suspendre temporairement la perfusion en cas de tachycardie importante, d'hypertension, d'angor et de troubles du rythme ventriculaire.

Traitement à arrêter progressivement.
Surveillance étroite chez l'enfant : élévation de la pression artérielle et de la fréquence cardiaque plus importante que chez l'adulte et parfois augmentation de la pression capillaire.

Effets indésirables

Tachycardie excessive et déstabilisation angineuse chez le coronarien.
Hypertension.
Troubles du rythme ventriculaire.
Épuisement d'effet lors d'administration > 3 j, conduisant à l'augmentation des doses.
Nausées, céphalées, dyspnée.
Réactions allergiques : rash cutané, fièvre, éosinophilie, bronchospasme.
Choc anaphylactique aux sulfites.

Interactions médicamenteuses

Incompatibilité avec les solutés alcalins.
Bêtabloquants (antagonisme).
Vasodilatateurs : potentialisation de leurs effets.

■ Dopamine ©

DOPAMINE					
Posologie de 3 à 20 µg/kg/min en IVSE à adapter à la réponse clinique Incompatibilité avec les solutés alcalins	50 amp. 50 mg/10 mL 50 amp. 200 mg/5 mL	HOP HOP	I I		

Propriétés

Amine sympathomimétique dont les propriétés dépendent de la dose :
• dopaminergiques (< 5 µg/kg/min) : vasodilatation coronaire, mésentérique et surtout rénale entraînant une augmentation du débit sanguin, de la filtration glomérulaire, de la diurèse et de la natriurèse ;
• β_1-adrénergiques (5 à 15 µg/kg/min) : puissant effet inotrope positif responsable de l'élévation du débit cardiaque. Chute des résistances périphériques. Élévation modérée de la pression artérielle et de la fréquence cardiaque ;
• β-adrénergiques (> 15 µg/kg/min) : tachycardie, élévation des résistances périphériques (vasoconstriction), augmentation de la pression artérielle, de la consommation myocardique en oxygène et diminution de la diurèse.
Délai d'action de 2 à 4 min, demi-vie de 2 min et élimination urinaire rapide.

Indications

Correction des troubles hémodynamiques de l'état de choc (cardiogénique, septique, traumatique, hypovolémique après restauration de la volémie).
Syndrome de bas débit cardiaque.

Contre-indications

Grossesse et allaitement.
Allergie aux sulfites.
Phéochromocytome.
Troubles du rythme ventriculaire graves.

Précautions d'emploi

Correction d'une hypovolémie, des troubles hydroélectrolytiques et acido-basiques.
Utilisation sous surveillance scopique, tensionnelle, ECG, de la diurèse et hémodynamique (Swan-Ganz), défibrillateur à proximité.
Arrêter progressivement le traitement.
Réduire ou suspendre temporairement le traitement en cas de tachycardie importante, d'hypertension, d'angor et de troubles du rythme ventriculaire.
Artérite des membres inférieurs : posologie initiale faible et augmentation très progressive.
Utilisation déconseillée à la phase aiguë d'un infarctus du myocarde (risque de vasoconstriction, de troubles du rythme ventriculaire et de majoration de l'ischémie).

Effets indésirables

Tachycardie et crise d'angor, hypertension.
Troubles du rythme ventriculaire.
Épuisement d'effet lors d'administration > 3 j conduisant à l'augmentation des doses.
Choc anaphylactique aux sulfites.

Interactions médicamenteuses

Antidépresseurs imipraminiques : hypertension et troubles du rythme ventriculaire.
Anesthésiques volatils halogénés : utilisation déconseillée (risque accru d'arythmies ventriculaires).

IMAO non sélectifs : grande prudence, doses 10 fois moindres (risque d'hypertension).

■ Adrénaline (ou épinéphrine) ©

ADRÉNALINE					
Arrêt cardiaque : 1 à 3 mg en IVD à renouveler toutes les 3-5 min en cas d'inefficacité (utilisation possible en intratrachéal : 3 à 5 mg à diluer dans 5 à 10 mL de sérum physiologique suivi de 3 insufflations au masque) Choc rebelle : 1 à 10 mg/h en IVSE idéalement sur voie centrale Choc anaphylactique : 0,25 à 0,5 mg en IV, IM ou SC éventuellement renouvelée, associée aux corticoïdes et au remplissage Adaptation posologique chez l'enfant (*cf.* Précautions d'emploi) Ne pas mélanger avec d'autres solutés injectables et incompatibilité avec les solutés alcalins	10 ser. prér. 0,1 mg/mL 10 amp. 0,25 mg/mL 10 amp. 1 mg/mL		I I I	NR NR NR	
EPIPEN					
Traitement d'urgence du choc anaphylactique sévère dû aux piqures d'insectes ou alimentaires En auto-injection IM : E. 15-30 kg : 150 µg x 1 E. ≥ 30 kg : 300 µg x 1 A. 300 µg à renouveler si besoin Le patient doit consulter un médecin après administration pour bénéficier d'une surveillance médicale voire d'un traitement complémentaire	2 stylos prér. 0,15 mg/0,3 mL 2 stylos prér. 0,3 mg/0,3 mL	69,28 69,28	I I	65 % 65 %	34,64 34,64

EMERADE					
Traitement d'urgence du choc anaphylactique : – provoqué par des allergènes présents dans les aliments, les médicaments, les piqûres ou les morsures d'insectes et d'autres allergènes – induit par l'effort – idiopathique En inj. IM dans la partie externe de la cuisse A. et adolescents entre 30 et 60 kg : 300 µg/adm. à renouveler si besoin A. > 60 kg : 300 à 500 µg/adm. à renouveler si besoin	2 stylos prér. 0,3 mg 2 stylos prér. 0,5 mg	60,55 62,33	I I	65 % 65 %	30,27 31,17
ANAPEN					
Traitement d'urgence des symptômes du choc anaphylactique – provoqué par les cacahuètes ou par d'autres aliments, médicaments, morsure ou piqûre d'insectes, autres allergènes – idiopathique – induit par un exercice physique Posologies : idem *EPIPEN*	2 ser. prér. 0,15 mg/ 0,3 mL 2 ser. prér. 0,3 mg/ 0,3 mL 2 ser. prér. 0,5 mg/ 0,3 mL	62,33 62,33 62,33	I I I	65 % 65 % 65 %	31,17 31,17 31,17

Adrénaline Laboratoire Aguettant 0,1 mg/mL et 1 mg/mL sans sulfites

■ Noradrénaline (ou norépinéphrine) ©

NORADRENALINE TARTRATE					
Hémorragie digestive : voie gastro-entérale La noradrénaline est ajoutée au sérum glacé du lavage gastrique : 8 à 16 mg/adm. Collapsus et hypotension artérielle Posologie initiale : 0,1 à 0,3 µg/kg/min Posologie d'entretien : 3 à 5 µg/kg/min À diluer avant administration	12 fl. 50 mL 0,5 mg/mL 12 fl. 50 mL 1 mg/mL 12 amp. 8 mL 2 mg/mL	HOP HOP HOP	I I I		

Propriétés

Amine sympathomimétique aux propriétés :

- β-adrénergiques : vasoconstriction avec élévation de la pression artérielle et des résistances artérielles périphériques ;
- β_2-adrénergiques : bronchodilatation ;
- β_1-adrénergiques : effets inotrope positif puissant, chronotrope et bathmotrope positifs.

Augmentation du débit cardiaque. Rôle favorisant la reprise d'une activité cardiaque en cas d'asystolie. Inhibition de la libération des médiateurs de l'allergie et de l'inflammation. Résorption rapide par voie sublinguale (destruction par voie orale). Délai d'action IV de 3/5 min, durée d'action de quelques dizaines de min.

Indications

Arrêt cardiaque.
Choc anaphylactique.
Autres détresses cardiocirculatoires : infectieuses, hémorragiques (après rétablissement de la volémie), etc.
Réactions allergiques sévères (œdèmes de Quincke, etc.) et état de mal asthmatique.
Les kits auto-injectables doivent être impérativement prescrits aux sujets susceptibles de faire un choc anaphylactique.

Contre-indications

Aucune contre-indication absolue dans le choc anaphylactique et l'arrêt cardiaque.
Allergie aux sulfites (kits auto-injectables).
Association contre-indiquée avec la spartéine (syncope).
Insuffisance coronarienne non contrôlée.
Troubles du rythme ventriculaire graves.
Hypertension artérielle sévère.
Obstacle à l'éjection ventriculaire.
Hyperthyroïdie.
Diabète.

Précautions d'emploi

Conservation à l'abri de la lumière à température ambiante pour l'**adrénaline** injectable et entre + 2 et + 8 °C pour les kits autoinjectables (mais stabilité conservée plusieurs semaines à température ambiante). L'**adrénaline** est normalement incolore et devient rose lorsqu'elle est oxydée.

Utilisation sous surveillance scopique, tensionnelle, ECG, de la diurèse et hémodynamique (Swan-Ganz).
Choc anaphylactique : adaptation de la posologie à l'âge :

- enfant > 12 ans : 0,25 à 0,50 mg ;
- enfant > 6 ans : 0,25 mg ;
- enfant > 2 ans : 0,01 à 0,20 mg ;
- enfant < 2 ans : 0,01 mg/kg.

Diluer les ampoules à 2 mg/mL obligatoirement avant inj. IV de préférence dans du glucose isotonique.

Effets indésirables

Réactions anaphylactiques : choc, bronchospasme (kits auto-injectables).
Tachycardie excessive et déstabilisation angineuse chez le coronarien.
Hypertension.
Troubles du rythme ventriculaire.
Hypertension pulmonaire majeure et œdème aigu du poumon consécutif à la vasoconstriction.

Interactions médicamenteuses

Antidépresseurs imipraminiques : hypertension et troubles du rythme ventriculaire.
Anesthésiques volatils halogénés : utilisation déconseillée du fait du risque accru d'arythmies ventriculaires.
IMAO non sélectifs : grande prudence, doses 10 fois moindres (risque d'hypertension).
Dérivés de l'ergot de seigle : potentialisation de l'effet vasoconstricteur.

ARRÊT CARDIOCIRCULATOIRE

FICHE MALADIE

DÉFINITION

L'arrêt cardiocirculatoire est défini par l'interruption brutalede laventilation etde lacirculation.

Il se traduit par un état de mort apparente et est confirmé par l'abolition des pouls fémoraux et carotidiens. C'est une urgence absolue ou chaque seconde est importante.

CAUSES ET MÉCANISME

Seul l'électrocardiogramme permet d'établir le mécanisme de l'arrêt. Il peut révéler :

• une fibrillation ventriculaire (FV) : le tracé est complètement anarchique ;

• une tachycardie ventriculaire rapide (TV) : le tracé est régulier, rapide, les QRS sont larges ;

• une asystolie : le tracé est plat, sans QRS visibles ;

• une dissociation électromagnétique : le tracé est apparemment normal mais le cœur ne se contracte plus.

L'arrêt survient le plus souvent au décours d'un infarctus, d'une insuffisance respiratoire aiguë (état de mal asthmatique) ou d'une intoxication.

DIAGNOSTIC

Le patient est brutalement inconscient, totalement inerte.

Le premier réflexe est de rechercher un pouls fémoral ou carotidien. L'absence de pouls signe le diagnostic.

Il n'y a plus de respiration organisée ; au début, il peut persister des *gasps* (saccades respiratoires inorganisées).

Ce n'est qu'après branchement de l'ECG ou du scope qu'on pourra connaître exactement la cause de l'arrêt et débuter un traitement adapté.

TRAITEMENT

Dès le diagnostic confirmé par l'absence de pouls, il faut débuter sans retard une séquence d'événements stéréotypée :

• Le premier réflexe est de prévenir les médecins. Tous les services disposent de procédures d'urgence (téléphone rouge, numéros spéciaux). Il est capital de les consulter dès la prise de fonction dans un service. En extrahospitalier, faire prévenir le 15 (Samu) par une autre personne.

En présence d'un seul secouriste, il faut réaliser les séquences suivantes :

• Donner un violent coup de poing sternal qui permet dans certains cas une reprise de l'activité cardiaque.

Tachycardie ventriculaire (TV)

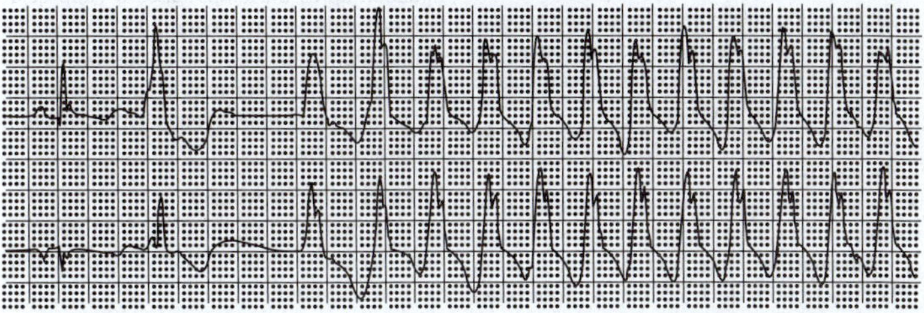

Fibrillation ventriculaire (FV)

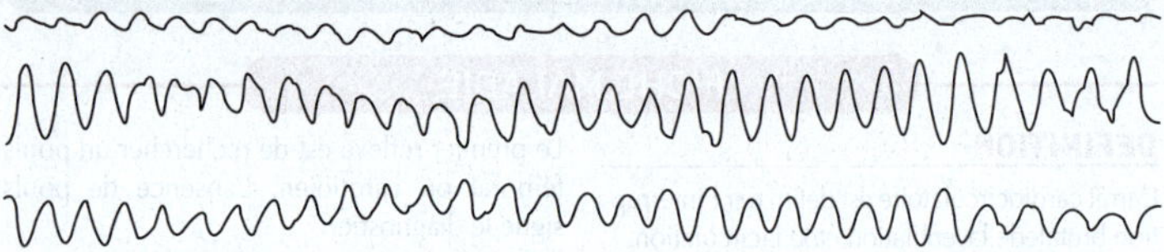

- Débuter le massage cardiaque externe (C).
- Libérer les voies aériennes (A, Airway).
- Ventilation par bouche à bouche (B, breath)

En présence de deux secouristes, le 1er réalise les compressions thoraciques et le 2nd libère les voies aériennes et fait respirer + défibrillation.

PRONOSTIC

Même en cas de mise en route très rapide d'une réanimation efficace, les chances de récupération sont inférieures à 20 %. On estime qu'après 3 min d'anoxie (absence d'oxygène), les dégâts cérébraux sont irréversibles.

FICHE INFIRMIÈRE

EXAMENS

Aucun examen ne doit venir perturber la séquence des manœuvres de réanimation. Seul le branchement du scope du défibrillateur a un intérêt diagnostique et thérapeutique.

SURVEILLANCE DU TRAITEMENT

SOINS – TRAITEMENT

- Donner l'alerte.
- Débuter le massage cardiaque externe et la ventilation (*cf.* Fiche technique, p. 62).
- Dès l'arrivée de renfort, il faut, tout en poursuivant le massage et la ventilation :
  - brancher ou faire brancher le scope du défibrillateur. Une infirmière expérimentée est autorisée lorsqu'elle en a les compétences à délivrer un choc électrique externe lorsqu'elle reconnaît un trouble du rythme ventriculaire au décours d'un arrêt cardiaque ;
  - poser une voie veineuse périphérique s'il n'y en a pas.
- Administrer les traitements indiqués par le médecin :
  - **Adrénaline** : injection IV directe selon la prescription, de 1 à 5 mg. À renouveler. En cas de reprise d'un rythme cardiaque, le relais peut être pris en IVSE (IV à la seringue électrique).
  - **Chlorure de calcium** : injection IVL.
  - *XYLOCAÏNE* : injection IVD avec relais en IVSE.

Toutes les minutes, on arrête quelques secondes le massage pour contrôler le pouls fémoral ou carotidien et détecter ainsi une reprise d'une activité cardiaque efficace.

EFFICACITÉ DU TRAITEMENT

Au mieux, la réanimation permet de récupérer une activité cardiaque efficace et le transfert en unité de réanimation. Le pronostic à long terme dépend initialement de la durée de l'arrêt (séquelles neurologiques).

Dans le cas contraire, il faut arrêter la réanimation après un temps laissé à l'appréciation du médecin (en général 20 à 30 min). La réanimation peut être bien plus prolongée (supérieure à 1 h) lorsque le sujet est jeune, en cas d'hypothermie ou en cas d'intoxication médicamenteuse.

EFFETS INDÉSIRABLES

Le MCE peut se compliquer de fractures costales, d'enfoncement sternal voire de contusion myocardique.

L'intubation et la ventilation peuvent se compliquer d'inhalation de liquide gastrique, de fractures dentaires.

Après la chirurgie, le traitement de fond est assuré par les **antivitamines K** (AVK). Ils permettent une anticoagulation sur le long terme par prise de comprimés 1 fois/j. Des traitements percutanés, en particulier pour le rétrécissement aortique, peuvent être indiqués lorsque les patients sont jugés inopérables (transcatheter aortic valve implantation, TAVI).

PRONOSTIC

Lorsque la valvulopathie est isolée, le traitement chirurgical permet un traitement efficace. Bien que la chirurgie cardiaque reste une chirurgie lourde, la mortalité est largement inférieure à 5 %.

En revanche, lorsque l'atteinte valvulaire complique une autre pathologie, le pronostic est beaucoup plus péjoratif (par exemple, les insuffisances mitrales au cours des infarctus antérieurs).

FICHE INFIRMIÈRE

EXAMENS

INR

Prélèvement sur un tube de 5 mL citraté (souvent à bouchon bleu clair). Sa valeur est normalement reproductible d'un laboratoire à l'autre.

Bilan préopératoire

Le médecin prescrit en général :

- Bilan standard : ionogramme sanguin, NFS-plaquettes, TP-TCA, CRP. ECG, radiographie thoracique.
- Bilan prétransfusionnel : groupage sanguin ABO-Rhésus, RAI (recherche d'agglutinines irrégulières). Sérologie VIH, hépatites avec l'accord du patient.
- Bilan infectieux comprenant systématiquement un examen stomatologique. Lorsqu'il faut réaliser un geste d'extraction dentaire, on n'oubliera pas l'antibioprophylaxie.

Lorsque le sujet a plus de 40 ans, on réalise systématiquement une coronarographie et un Doppler des troncs supra-aortiques.

SURVEILLANCE DU TRAITEMENT

SOINS – TRAITEMENT

Avant lachirurgie, l'IDE réalise le bilan préopératoire. Avant le départ au bloc, el le assure avec les aides-soignants lapréparationqui comprend une douche bétadinée, un rasage complet.

Après la chirurgie, elle fait les pansements de sternotomie. Il n'est pas rare que le malade sorte de réanimation avec un boîtier de stimulation cardiaque externe. Il faut vérifier régulièrement les seuils de stimulation lorsque le malade est dépendant. Les électrodes épicardiques seront retirées par le médecin.

Après la chirurgie, l'anticoagulation est assurée par l'héparine non fractionnée (HNF) administrée en IV à la seringue électrique (IVSE).

Le relais est rapidement pris par **AVK** (*cf.* Fiche technique, p. 65). Tant que l'INR n'est pas dans la fourchette thérapeutique, on poursuit l'HNF à dose efficace. Les **AVK** seront ensuite poursuivis à vie.

SURVEILLANCE

Standard

Fréquence cardiaque, pression artérielle, température, qui sont notées sur la feuille de surveillance.

Biologique

L'efficacité de l'héparine se surveille par le TCA ou l'héparinémie, celle des AVK par l'INR. On contrôle la régression du syndrome inflammatoire biologique en postopératoire (NFS-plaquettes, CRP).

Locale

À chaque pansement, vérifier l'absence de signes inflammatoires locaux (rougeurs, chaleur, sensibilité, écoulement). Après quelques jours, on s'assure de la stabilité du sternum. Les agrafes seront retirées en deux temps entre 8 et 10 jours.

▶

ÉDUCATION ET CONSEILS

La chirurgie cardiaque permet aux patients de retrouver une vie quasi normale, avec uniquement la contrainte de la prise d'anticoagulant à vie pour ceux qui ont une prothèse mécanique.

Le séjour en rééducation cardiaque post-opératoire doit être mis à profit pour éduquer le patient. Il est capital qu'il comprenne le fonctionnement des anticoagulants. Il faut aussi le sensibiliser au risque d'endocardite infectieuse.

FICHE TECHNIQUE

ÉDUCATION D'UN PATIENT TRAITÉ PAR ANTIVITAMINE K

L'éducation est capitale dans ce traitement chronique. Le patient sera amené au bout de quelques mois à gérer seul son traitement. Il doit parfaitement connaître les points suivants.

Relation dose-INR

L'INR normal chez quelqu'un qui ne reçoit pas de traitement est de 1.

Un changement de dose n'aura de répercussion sur l'INR que quelques jours plus tard. Par exemple, avec le *PRÉVISCAN*, il faut au moins 48 h avant que l'INR ne commence à s'élever après la prise du premier comprimé.

INR cible

- Un patient qui a une valve mécanique mitrale devra avoir un INR entre 3 et 4,5.
- Un patient qui a une valve mécanique aortique devra avoir un INR entre 2 et 3.
- Un patient qui a une valve biologique et une fibrillation atriale devra avoir un INR entre 2 et 3.

Prise du traitement et surveillance

Le patient prend son comprimé toujours à la même heure, en général le soir.

Les contrôles se font par prise de sang le matin. Les résultats sont transmis au médecin traitant le jour même. L'INR doit être surveillé au moins une fois par mois. Cependant, au début du traitement ou lorsque l'INR est difficile à équilibrer, il n'est pas rare d'avoir à effectuer des contrôles toutes les semaines, voire toutes les 72 h.

Le patient dispose d'un carnet sur lequel il reporte tous les résultats de ces contrôles et les adaptations de dose effectuées.

Ajustement des doses

La règle est de ne jamais changer son traitement tout seul. Toutefois, de nombreux patients traités depuis des années gèrent seuls les adaptations de doses.

- En cas d'INR trop faible, on augmente la dose d'un quart de comprimé.
- En cas d'INR trop élevé, on diminue la dose d'un quart de comprimé.
- En cas de surdosage important (INR supérieur à 6), on saute une prise et on contrôle tous les jours l'INR pour savoir quand reprendre les AVK.

Précautions, interdictions et interactions

Le patient doit indiquer à chaque médecin qu'il prend un traitement par AVK.

Les aliments riches en vitamine K (choux, abats) sont à éviter car ils diminuent l'efficacité du traitement.

En cas de saignement anormal ou d'hématome spontané, faire faire immédiatement une prise de sang pour contrôle de l'INR et consulter un médecin.

Les anti-inflammatoires ont des interactions avec les AVK et sont donc à éviter.

Les injections IM, les infiltrations sont contre-indiquées à cause du risque d'hématome.

ENDOCARDITE INFECTIEUSE

FICHE MALADIE

DÉFINITION

L'endocardite infectieuse (EI) est la conséquence d'une greffe, le plus souvent bactérienne, sur l'endocarde. Elle se traduit par des lésions ulcéro-végétantes des valves. Elle peut survenir sur valves natives ou sur prothèse.

CAUSES ET MÉCANISMES

Lors d'une septicémie, les bactéries diffusent dans la circulation à partir d'une porte d'entrée. Elles peuvent se greffer sur l'endocarde lésé par une fuite ou sur une valve mécanique. Des micro-abcès se forment, rendant difficile l'accès des cellules immunitaires et des antibiotiques. L'infection se développe et des végétations (masse contenant des bactéries, cellules sanguines et de l'inflammation) se forment.

L'infection peut détruire plus ou moins rapidement la valve et conduire à l'insuffisance cardiaque. Des emboles septiques peuvent migrer vers le cerveau, les membres ou les reins.

DIAGNOSTIC

SIGNES CLINIQUES

Ce diagnostic doit être évoqué devant tout malade présentant une fièvre et un souffle cardiaque.

EXAMENS COMPLÉMENTAIRES

Le diagnostic est confirmé par :

• l'imagerie (échographie transthoracique et, surtout, échographie trans-œsophagienne) qui permet de visualiser la fuite valvulaire et, éventuellement, les végétations ;

• les hémocultures, qui identifient le germe responsable.

On recherche les complications que sont l'insuffisance cardiaque et les embolies septiques.

Il faut s'attacher à rechercher une porte d'entrée à l'aide de tous les examens cliniques ou paracliniques nécessaires (abcès dentaire, brèche cutanée, chirurgie récente, cathéter périphérique ou central).

TRAITEMENT

Le traitement curatif repose sur les antibiotiques IV pendant une durée de 6 à 8 semaines. L'antibiothérapie est adaptée au germe si celui-ci est retrouvé. On traite bien évidemment la porte d'entrée (extraction dentaire, ablation d'un cathéter infecté, etc.).

En cas d'insuffisance cardiaque, on met en route un traitement symptomatique par diurétiques. En cas de destruction valvulaire importante, la chirurgie cardiaque est nécessaire pour remplacer la valve.

Le traitement préventif doit être institué chez tous les malades à haut risque (patients porteurs de prothèse valvulaire ou atteints de cardiopathies congénitales) devant subir des soins dentaires ou une intervention chirurgicale.

PRONOSTIC

Le pronostic reste grave, avec une mortalité hospitalière initiale proche de 20 %. Il est pire encore dans les endocardites survenant sur prothèse.

FICHE INFIRMIÈRE

EXAMENS

- Bilan biologique standard : ionogramme sanguin, créatininémie, TP-TCA.
- CRP et NFS-plaquettes à la recherche d'un syndrome inflammatoire.
- Hémocultures : avant antibiothérapie. À prélever au mieux lors des pics thermiques par séries de 3. Il n'est par rare de devoir réaliser une dizaine d'hémocultures avant d'isoler le germe. Il existe des flacons aérobies (qui permettent aux bactéries ayant besoin d'oxygène de se développer) et des flacons anaérobies (pour les bactéries qui n'ont pas besoin d'oxygène).
- Dosages sériques des antibiotiques : on dose des taux résiduels par prélèvement juste avant l'injection et des taux « pics » par prélèvement 1 h après injection. Le taux résiduel permet de vérifier l'absence de surdosage et le taux « pic » permet d'apprécier l'efficacité des antibiotiques dose-dépendants. Le prélèvement est réalisé sur un tube hépariné.
- Radiographie thoracique, ECG.
- Échographie transthoracique et échographie trans-œsophagienne (*cf.* Fiche technique, p. 68).
- Recherche d'une porte d'entrée et bilan d'extension. Le médecin peut prescrire tout ou partie de ces examens : scanner cérébral et thoracique, scintigraphie pulmonaire, échographie abdominale, examen ORL.

SURVEILLANCE DU TRAITEMENT

SOINS – TRAITEMENT

En service de cardiologie, voire en USIC si l'endocardite infectieuse se complique d'insuffisance cardiaque.

Après 15 jours de bi-antibiothérapie IV hospitalière, on tente souvent de poursuivre les soins dans une structure de soins de suite ou en hospitalisation à domicile.

Administration des antibiotiques selon la prescription :

- Les **β-lactamines** (**amoxicilline**, **oxacilline**, **tazocilline**…) s'administrent en 3 à 6 prises par 24 h IV, diluées dans des poches de 50 ou 100 mL.
- Les aminosides (**gentamicine**, **amikacine**, etc.) s'administrent en 1 ou 2 fois par 24 h. Ils peuvent être toxiques pour le rein. On surveille l'absence de surdosage en déterminant le taux résiduel (TR).
- La **vancomycine** est très utilisée car elle reste active sur les staphylocoques résistant aux autres antibiotiques. On l'administre souvent en perfusion continue à la seringue électrique sur 24 h. On surveille son efficacité en dosant la vancomycinémie.

Traitement de la porte d'entrée si elle est retrouvée : soins locaux après ablation d'un cathéter infecté, pansements et détersion d'une plaie cutanée, etc.

TRAITEMENT PRÉVENTIF

Il repose sur l'antibioprophylaxie (administration d'antibiotique de manière préventive) et le strict respect des procédures d'asepsie.

L'antibioprophylaxie est instituée avant les soins dentaires (même un détartrage) ou les interventions chirurgicales. Elle est administrée *per os* ou IV en fonction du risque du patient et du geste. Pour qu'aucun patient à risque n'échappe au traitement préventif, il faut que le malade lui-même connaisse les procédures et qu'il se signale à tous les intervenants médicaux. Les soins donnés aux malades à risque d'endocardite infectieuse nécessitent un respect encore plus strict que d'habitude des procédures d'asepsie.

SURVEILLANCE

Clinique

- Prise de température 3 fois/j.
- Fréquence cardiaque, pression artérielle.
- Recherche de signe d'insuffisance cardiaque.

Paraclinique

- CRP, NFS, ionogramme sanguin, créatininémie.
- Hémocultures.
- Dosages sériques des antibiotiques.
- Échographies répétées, au besoin transœsophagiennes.

EFFICACITÉ DU TRAITEMENT

Elle se juge sur l'obtention d'une apyrexie stable et prolongée, régression du syndrome inflammatoire biologique, négativation des hémocultures, stabilisation des lésions en échographie trans-œsophagienne, stérilisation de la porte d'entrée.

En fait, le critère le plus fiable de guérison est l'absence de rechute à l'arrêt du traitement.

EFFETS INDÉSIRABLES

L'antibiothérapie IV prolongée pose le problème des voies d'abord périphériques. Il faut dès le départ s'attacher à préserver le capital veineux. On est souvent obligé de poser une voie veineuse centrale pour continuer à administrer les antibiotiques.

Les aminosides (**gentamicine**, **amikacine**, etc.), souvent employés pour leur pouvoir bactéricide, sont toxiques pour le rein, essentiellement en cas de surdosage. On surveille donc la fonction rénale et la concentration sanguine de ces antibiotiques.

ÉDUCATION ET CONSEILS

Le traitement préventif est primordial pour éviter l'apparition des endocardites infectieuses. Le patient porteur d'une prothèse valvulaire ou d'une cardiopathie congénitale doit connaître la nécessité de l'antibioprophylaxie. Il doit montrer sa carte de porteur de prothèse lorsqu'il va chez le dentiste ou avant de subir une intervention, même minime.

Lorsque le diagnostic d'endocardite infectieuse est confirmé, un soutien psychologique doit être institué. Le patient rentre dans un traitement qui le maintiendra sur une longue période à l'hôpital. Il faut expliquer les modalités et les raisons de l'antibiothérapie et tenter de rassurer un maximum l'entourage.

Le traitement préventif est capital pour éviter la survenue d'endocardites infectieuses chez les porteurs de prothèse valvulaire.

FICHE TECHNIQUE

ÉCHOGRAPHIE TRANS-ŒSOPHAGIENNE

L'échographie trans-œsophagienne (ETO) permet de positionner la sonde d'échographie dans l'œsophage, juste derrière l'oreillette gauche. On visualise ainsi très bien la valve mitrale et des structures comme l'auricule qui ne sont pas vues en échographie transthoracique classique.

Avant l'examen

- Vérifier la bonne stérilisation de la sonde œsophagienne. Chaque service dispose de protocoles validés. La traçabilité est capitale.
- Le patient doit être à jeun depuis au moins 4 h.
- En cas d'antécédents de maladie œsophagienne (cancer, diverticule, varices, etc.), le signaler au médecin.
- Pose d'une voie veineuse périphérique avec garde-veine en fonction de la prescription.

Déroulement

- Retrait des dentiers, faux palais.
- Anesthésie du palais et de la gorge à l'aide de *XYLOCAÏNE* en spray ou en gel.
- Introduction de la sonde. Le patient doit déglutir lorsqu'il sent la sonde au fond de la gorge. Le passage de la sonde active les réflexes nauséeux, ce qui rend l'examen souvent mal supporté. Néanmoins, il n'est pas douloureux.
- Rappeler au patient plusieurs fois pendant l'examen qu'il doit respirer calmement par le nez et laisser couler sa salive hors de sa bouche sans chercher à l'avaler.

Le médecin enregistre l'examen sur une cassette ou un CD-rom.

Après l'examen

Après retrait de la sonde, se conformer strictement aux procédures de stérilisation en notant notamment le nom des différents intervenants (médecin, IDE, patient).
Il est interdit de boire et manger avant 4 h. Avant la reprise alimentaire, tester la déglutition avec un peu d'eau.

PÉRICARDITE

FICHE MALADIE

DÉFINITION

La péricardite est une inflammation des feuillets du péricarde. On distingue la péricardite aiguë (la plus courante) et la péricardite chronique.

CAUSES ET MÉCANISMES

La péricardite aiguë est le plus souvent virale ou idiopathique (on ne retrouve pas de cause). Plus rarement, elle peut être due à une néoplasie, une maladie de système (lupus, polyarthrite rhumatoïde), ou secondaire à un infarctus.

DIAGNOSTIC

SIGNES CLINIQUES

La péricardite se traduit par une douleur thoracique constrictive. Elle se distingue de la douleur d'origine coronarienne par son caractère prolongé, son augmentation à l'inspiration profonde.
Dans lecas d'une péricardite virale ou idiopathique, elle est souvent accompagnée d'une légère fièvre et précédée d'un syndrome grippal.
À l'auscultation, le médecin peut entendre un frottement péricardique qui correspond au frottement des deux feuillets péricardiques l'un sur l'autre.

EXAMENS COMPLÉMENTAIRES

▶ **ECG**

Il permet essentiellement d'élimer un infarctus ou un angor instable.

▶ **Radiographie de thorax**

Dans les épanchements abondants, la silhouette cardiaque est augmentée de volume avec un aspect « en sabot » ou « en carafe ».

▶ **Échographie transthoracique (ETT)**

Il s'agit d'un examen capital. Il visualise parfaitement un épanchement péricardique. À noter que toutes les péricardites ne s'accompagnent pas d'épanchement (péricardites sèches). Il permet de dépister une évolution vers la tamponnade.

▶ **Biologie**

On recherche un syndrome inflammatoire. On dose le plus souvent les enzymes myocardiques pour dépister une myocardite associée et éliminer un syndrome coronarien aigu. Si fièvre : hémocultures.

DIAGNOSTIC DIFFÉRENTIEL

Il est capital d'éliminer les autres causes de douleurs thoraciques que sont les syndromes coronaires aigus, les dissections aortiques ou les embolies pulmonaires.

TRAITEMENT

Il repose sur le repos et les antiinflammatoires (essentiellement l'*ASPIRINE*) dans les péricardites aiguës virales ou idiopathiques. Dans les péricardites chroniques, le traitement est celui de la cause (corticoïdes pour une maladie de système, chimiothérapie ou chirurgie dans un cancer).

PRONOSTIC

Dans les péricardites virales ou idiopathiques, l'évolution est le plus souvent favorable. Elles évoluent exceptionnellement vers la tamponnade (*cf.* Tamponnade, p. 71). La principale complication est alors la récidive, qui survient dans 20 à 30 % des cas.

Pour les autres péricardites, le pronostic dépend essentiellement de la maladie causale (néoplasie, lupus).

FICHE INFIRMIÈRE

EXAMENS

- Électrocardiogramme 17 dérivations (les 12 classiques et V3R, V4R, V7, V8, V9).
- Bilan biologique : ionogramme sanguin, numération-formule sanguine, TP-TCA, CRP, bilan hépatique ; enzymes cardiaques (troponine, myoglobine, CPK), prélèvement sur un tube sec de 5 mL (souvent bouchon rouge).
- Radiographie thoracique.
- Échographie cardiaque transthoracique (ETT) de débrouillage, réalisée par le cardiologue au lit du malade.

SURVEILLANCE DU TRAITEMENT

SOINS – TRAITEMENT

L'hospitalisation n'est pas toujours nécessaire dans les péricardites aiguës bénignes non compliquées :

- Repos (arrêt de travail).
- *ASPIRINE* à dose anti-inflammatoire : 1 g 3 fois/j *per os* pendant 1 semaine puis doses décroissantes pour une durée totale de 3 semaines.

Dans les péricardites néoplasiques ou secondaires, l'hospitalisation est nécessaire pour bilan étiologique et, le plus souvent, un traitement évacuateur par ponction ou drainage chirurgical (*cf.* Tamponnade, p. 71).

La surveillance est :

- clinique : fréquence cardiaque, pression artérielle. Une accélération de la fréquence cardiaque ou une chute tensionnelle font craindre une évolution vers la tamponnade (*cf.* Tamponnade, p. 71). Il faut alors avertir sans tarder le médecin. La douleur et la fièvre régressent en général en quelques jours ;
- biologique : réalisation d'un cycle enzymatique pour vérifier l'absence d'évolution vers la myocardite ;
- échographique : on contrôle souvent la disparition de l'épanchement péricardique à 1 mois s'il existait au début.

EFFETS INDÉSIRABLES

L'*ASPIRINE*, comme tous les AINS, a une gastrotoxicité. En cas d'antécédents d'ulcère, on peut associer un traitement préventif par IPP (inhibiteur de la pompe à protons, de type *MOPRAL*).

> La péricardite aiguë virale est une pathologie le plus souvent bénigne ; elle ne doit pas être confondue avec une autre douleur thoracique (infarctus, embolie pulmonaire) qui réclame un traitement urgent.

TAMPONNADE

FICHE MALADIE

DÉFINITION

La tamponnade est définie par une augmentation de la pression intrapéricardique due à un épanchement liquidien qui comprime les cavités cardiaques.

CAUSES ET MÉCANISMES

Le sac péricardique n'étant que peu extensible, la présence de liquide en son sein provoque une compression des cavités cardiaques. Il en résulte une gêne au retour veineux et au remplissage des ventricules. Lorsque la pression intrapéricardique devient supérieure à la pression intracardiaque, la pompe est désamorcée et le patient décède dans un tableau de dissociation électromécanique.

La tamponnade est le plus souvent néoplasique. Elle peut aussi compliquer un hémopéricarde comme dans les traumatismes thoraciques, après une chirurgie cardiaque ou dans certaines dissections aortiques.

DIAGNOSTIC

SIGNES CLINIQUES

Dyspnée d'effort et de repos majorée par le décubitus dorsal.

À l'examen, on retrouve des signes témoignant de pressions droites élevées : turgescence jugulaire avec reflux hépatojugulaire. On peut mettre en évidence une baisse de la pression artérielle à l'inspiration (pouls paradoxal). Ce signe s'explique par l'augmentation du retour veineux en inspiration qui augmente le volume des cavités cardiaques droites. Celles-ci compriment le ventricule gauche et la pression baisse.

Au maximum, il existe un état de choc qui évolue vers une dissociation électromécanique si l'on ne fait rien.

EXAMENS COMPLÉMENTAIRES

▶ ECG

Il permet essentiellement d'éliminer un autre diagnostic (infarctus du myocarde étendu au ventricule droit). On peut voir des signes non spécifiques, comme un microvoltage ou une alternance électrique.

▶ Bilan biologique

Il est nécessaire avant tout drainage chirurgical. Il permet d'apporter des arguments étiologiques et d'éliminer un diagnostic différentiel.

▶ Échographie cardiaque

C'est l'examen principal qui affirme la présence de l'épanchement, permet de quantifier son abondance. Il permet de retrouver des signes de prétamponnade avant que la clinique soit évocatrice.

TRAITEMENT

Le traitement repose sur l'évacuation de l'épanchement péricardique compressif. Cette évacuation peut être réalisée par voie chirurgicale ou par voie percutanée. On réserve en général la voie percutanée aux situations où la chirurgie n'est pas possible : urgence immédiate ou absence d'équipe chirurgicale. En effet, l'évacuation chirurgicale permet de réaliser des biopsies péricardiques à visée étiologique (néoplasie, tuberculose, etc.). De plus, le chirurgien peut réaliser dans le même temps une fenêtre pleuropéricardique (communication entre plèvre et péricarde) qui empêche l'épanchement de se reconstituer pendant quelques semaines.

En attendant l'évacuation, on assure un bon remplissage en perfusant des macromolécules ou du sérum salé.

À terme, le traitement est avant tout étiologique (traitement d'un cancer).

PRONOSTIC

Une tamponnade non drainée peut entraîner rapidement la mort par désamorçage de la pompe cardiaque. Une fois le drainage effectué, le pronostic dépend essentiellement de l'étiologie. Une tamponnade postchirurgicale est de bon pronostic si la cause peut être traitée. À l'inverse, une tamponnade néoplasique complique souvent un cancer métastasé de mauvais pronostic.

FICHE INFIRMIÈRE

EXAMENS

- Électrocardiogramme 17 dérivations (les 12 classiques et V3R, V4R, V7, V8, V9).
- Bilan biologique : ionogramme sanguin, numération-formule sanguine, TP-TCA, CRP, bilan hépatique ; enzymes cardiaques (troponine, myoglobine, CPK), prélèvement sur un tube sec de 5 mL (souvent bouchon rouge) ; groupage ABO-Rhésus ; recherche d'anticorps anti-érythocytaires (RAI).
- Radiographie thoracique.
- Échographie cardiaque réalisée au lit par le cardiologue : elle ne demande pas de préparation particulière.

SURVEILLANCE DU TRAITEMENT

SOINS – TRAITEMENT

Au mieux en USIC (unité de soins intensifs cardiaque).

Mise en condition du patient

- Position semi-assise : le patient trouve de lui-même la position qui lui convient. Ne pas le forcer à s'allonger.
- Pose de 2 voies veineuses de bon calibre : au moins vert (18 G). Le médecin prescrit le plus souvent un remplissage soit par des macromolécules (type *VOLUVEN* ou *PLASMION*) ou du sérum salé.
- Installation du scope, du tensiomètre automatique et de l'oxymètre de pouls.
- Dispositif de recueil des urines : sonde urinaire chez la femme, un Penilex suffit souvent chez l'homme.
- Oxygénothérapie : 15 L au masque sauf prescription contraire (attention aux pathologies respiratoires et cardiaques intriquées).

Drainage péricardique

Par voie percutanée

Réalisé par le cardiologue ou le réanimateur en extrême urgence, il nécessite une bonne coopération de l'IDE. Il faut préparer la région sousxiphoïdienne avec un protocole bétadiné, habiller le médecin de façon chirurgicale. Il existe des kits de drainage déjà préparés, comprenant une aiguille de ponction, un drain et un sac de recueil. On prélève en général du liquide d'épanchement pour analyses bactériologique, biochimique et cytologique (recherche de cellules néoplasiques).

Par voie chirurgicale

Préparer le patient comme pour une chirurgie thoracique. S'assurer que le bilan biologique est complet, notamment le bilan prétransfusionnel (2 groupages, RAI datant de moins de 72 h). Laisser le patient à jeun. Le drainage est, là aussi, souvent réalisé par voie sousxiphoïdienne. Parfois, on peut recourir à une sternotomie.

SURVEILLANCE

La surveillance doit être particulièrement stricte :

- Toutes les heures, il faut noter sur la feuille de surveillance la PA, la FC.
- On recueille la diurèse horaire et cumulée.
- Une baisse de tension, l'apparition de troubles de la conscience, une diminution de la diurèse horaire doivent être immédiatement signalées au médecin.
- Après drainage, il faut surveiller le débit horaire du sac de drainage. Une augmentation rapide indique souvent une complication grave (reprise du saignement) qui doit être prise en charge immédiatement.

►

EFFICACITÉ DU TRAITEMENT

Après drainage, l'effet hémodynamique est presque immédiat. La pression diminue rapidement, permettant une amélioration du remplissage. L'absence d'amélioration fait craindre une pathologie associée de très mauvais pronostic (dissection aortique, saignement actif postchirurgical).

> La tamponnade est une urgence qui complique le plus souvent les épanchements péricardiques néoplasiques. Le traitement repose sur le drainage rapide.

THROMBOSE VEINEUSE PROFONDE

FICHE MALADIE

DÉFINITION

Ce que l'on dénomme communément une phlébite est en fait une thrombose veineuse profonde. C'est l'occlusion d'une veine profonde par un thrombus (caillot). La phlébite touche le plus souvent les membres inférieurs.

CAUSES ET MÉCANISMES

La phlébite est favorisée par :

- une stase veineuse. Lorsqu'un malade doit garder la jambe allongée après une chirurgie ou lorsqu'il ne peut bouger à cause d'une maladie neurologique (hémiplégie) ;
- une altération de l'endothélium (revêtement interne de la veine). Après une procédure invasive (cathétérisme veineux) ;
- des facteurs activant la coagulation : cancer, problèmes hématologiques ou constitutionnels.

Une fois le thrombus formé, il peut se fractionner et envoyer une partie vers les poumons, provoquant ainsi une embolie pulmonaire.

Lorsque la veine est totalement occluse par le thrombus, sur le long terme, le sang stagne en amont, provoquant ainsi la maladie post-thrombotique.

DIAGNOSTIC

SIGNES CLINIQUES

Douleur du mollet, spontanée ou provoquée par la palpation, et œdème unilatéral du membre.

EXAMENS COMPLÉMENTAIRES

L'écho-Doppler veineux permet de voir le caillot et de le localiser.

Les D-dimères sont des produits de la dégradation du caillot : lorsqu'ils sont absents, on peut éliminer une phlébite.

Il faut systématiquement rechercher des signes d'embolie pulmonaire, principale complication aiguë de la phlébite.

On recherche aussi à l'examen clinique une cause à la phlébite, comme un cancer.

TRAITEMENT

PRÉVENTIF

Il permet d'éviter la survenue de la phlébite dans la majorité des cas. Dans tous les cas, on demande un lever précoce (postopératoire, post-partum) et, si nécessaire, une contention veineuse avant le lever. Le traitement médicamenteux est prescrit en cas de facteur favorisant. Le traitement préventif de référence est l'**HBPM** (héparine de bas poids moléculaire) à dose préventive. D'autres anticoagulants peuvent être utilisés en cas d'intolérance aux **HBPM** : les inhibiteurs du facteur Xa par voie SC (**fondaparinux**, *ARIXTRA*) ou orale (**rivaroxaban**, *XARELTO*) et les inhibiteurs de la thrombine (**dabigatran**, *PRADAXA*) par voie orale.

CURATIF

Lorsque la phlébite est déjà présente, on privilégie d'emblée un traitement par anticoagulants oraux directs ou AOD (**rivaroxaban**,

XARELTO, ou **dabigatran**, *PRADAXA*). On y associe un lever précoce et une contention veineuse. On peut également proposer une héparine de bas poids moléculaire (HBPM) à dose curative, relayée précocement par un AOD ou par les antivitamines K (AVK). Ils seront poursuivis au moins 3 mois. Les AOD ont l'avantage de ne pas nécessiter de surveillance de l'INR.

PRONOSTIC

La phlébite peut être compliquée d'embolie pulmonaire dans 30 % des cas. Dans le cas contraire, l'évolution est favorable sous traitement avec disparition de la douleur et de l'œdème.

L'évolution à distance peut se compliquer d'une maladie post-thrombotique responsable d'œdèmes des membres inférieurs, d'une dermite ocre avec fragilisation cutanée et survenue d'ulcères veineux.

FICHE INFIRMIÈRE

EXAMENS

Biologie

- Numération-formule sanguine, plaquettes, ionogramme sanguin créatininémie, TP-TCA, groupe, Rhésus, RAI. Le médecin peut demander un bilan plus complet à la recherche d'une particularité favorisant la thrombose (déficit en protéine C, mutation du facteur V de Leyden).
- D-dimères : ils se dosent à partir d'un prélèvement veineux sur un tube citraté (souvent à bouchon bleu clair).

ECG, radiographie thoracique

Pour rechercher des signes en faveur d'une embolie pulmonaire.

Écho-Doppler

Sa réalisation s'apparente à celle d'une échographie. Un médecin promène une sonde de Doppler sur la jambe du malade. La propagation du faisceau ultrasonore est facilitée par l'application d'un gel. Cet examen ne nécessite pas de préparation particulière.

SURVEILLANCE DU TRAITEMENT

SOINS – TRAITEMENT

Préventif

HBPM à faible dose : une injection SC par jour. Ce traitement est associé à des mesures non médicamenteuses toutes aussi importantes qu'il ne faut pas négliger, comme le lever précoce ou la mobilisation passive associée à des massages drainants. Les HBPM peuvent entraîner une thrombopénie ; il faut donc surveiller régulièrement la numération plaquettaire.

Curatif

En l'absence d'embolie pulmonaire associée, le traitement de la phlébite ne nécessite pas forcément d'hospitalisation. Il peut être conduit en ambulatoire.

- Repos au lit jusqu'à ce que le traitement soit institué.
- Anticoagulant oral direct (AOD) ou le plus souvent en 2 injections SC par jour (*cf.* Fiche technique, p. 74).
- Confection de bas de contention : pour ce faire, on relève les mesures du membre inférieur à la cheville, au genou et au mollet. Le médecin réalise ensuite une ordonnance pour que le malade ou ses proches puissent acheter des bas adaptés en pharmacie.
- Si traitement par HBPM, relais précoce par AOD ou AVK (par voie orale), permettant l'arrêt des injections SC au bout de quelques jours. Les AOD ont l'avantage de ne pas nécessiter de surveillance de l'INR. L'INR cible pour les AVK dans la phlébite est entre 2 et 3.

SURVEILLANCE

- Des signes locaux : œdème, douleur, coloration. Leur régression est un signe d'efficacité du traitement.
- Des signes généraux : fréquence cardiaque, fréquence respiratoire, pression artérielle, douleur thoracique.
- Du traitement anticoagulant : tout saignement doit être signalé au médecin. Il peut s'agir d'un surdosage en héparine ou d'une complication (thrombopénie) en cas de risque

particulier de thrombopénie sous HBPM. Une numération plaquettaire est prescrite si nécessaire. L'efficacité des **HBPM** est évaluée par le dosage de l'activité de l'anti-Xa : prélèvement sur un tube citraté (souvent à bouchon bleu clair) ; les AVK nécessitent une surveillance de l'INR : prélèvement sur un tube citraté (souvent à bouchon bleu clair).

ÉDUCATION ET CONSEILS

En cas d'identification d'un facteur favorisant, celui-ci doit être contrôlé. Ainsi, un fumeur devra arrêter le tabac, au besoin avec une aide médicale. Une femme prenant une pilule œstroprogestative devra probablement changer de mode de contraception.

Un patient qui a déjà présenté une phlébite est à risque de récidive. Il devra particulièrement suivre les mesures de prévention. En cas de station assise prolongée, comme lors d'un voyage en avion, se lever fréquemment, faire des mouvements avec les chevilles et masser les mollets.

> La phlébite est une pathologie fréquente dont le traitement est bien établi. L'évolution est en général favorable mais on redoute toujours la complication par une embolie pulmonaire.

FICHE TECHNIQUE

TRAITEMENT PAR HBPM

Les HBPM (héparines de bas poids moléculaire) ont l'avantage d'avoir une demi-vie plus longue que l'héparine standard. La surveillance biologique est moins stricte que dans les traitements avec HNF (héparine non fractionnée). Le risque hémorragique et la fréquence des thrombopénies sont aussi plus faibles. Elles sont utilisées dans le traitement de la phlébite mais aussi de l'embolie pulmonaire non compliquée.

Les différentes molécules disponibles (*LOVENOX*, **énoxaparine** ; *INNOHEP*, **tinzaparine** ; *FRAXIPARINE*, **nadroparine**, etc.) sont présentées en seringue prête à l'injection.

Avant injection

Vérifier la prescription : nom du produit, quantité à injecter, rythme des injections. Nom du patient.

Le traitement préventif est injecté en 1 fois par 24 h. Le traitement curatif en 1 à 2 fois par 24 h en fonction des molécules.

Préparer le matériel nécessaire sur un plateau ou un chariot.

Injection

- Le patient est allongé sur le lit. On choisit la région d'injection, sur la face antérieure de l'abdomen ou sur les cuisses.
- Désinfecter la région d'injection à l'alcool. Pincer la peau entre le pouce et l'index.
- Planter l'aiguille perpendiculairement au maximum, tout en maintenant la peau pincée.
- Injecter lentement la quantité désirée tout en maintenant le pli cutané.
- Retirer l'aiguille puis relâcher la peau.
- Vérifier l'absence de saignement puis nettoyer la peau.
- Ne pas mettre de pansement.

Surveillance

Clinique : vérifier l'absence d'hématome ou de douleur au point d'injection ; signaler tout saignement extériorisé.

Biologique : en cas de traitement préventif, on ne surveille pas biologiquement l'efficacité. En cas de traitement curatif, on surveille parfois (sujet âgé insuffisant rénal) l'activité anti-Xa qui doit être comprise entre 0,5 et 1.

On surveille, seulement en cas de risque particulier, la numération plaquettaire 2 fois par semaine.

Contre indications

- Hémorragies actives.
- Antécédents de thrombopénie à l'héparine.
- Insuffisance rénale sévère.

FICHE PHARMACOLOGIE

HÉPARINES DE BAS POIDS MOLÉCULAIRE (HBPM)

Dalteparine sodique

FRAGMINE					
Prévention risque modéré : 2 500 UI anti-Xa/0,2 mL en 1 SC. 1re inj. 2 h avant l'intervention puis 1 inj./j Prévention risque élevé : 2 500 UI en 1 SC 2 h avant l'intervention à renouveler 12 h plus tard puis 5 000 UI/j en 1 inj. SC les jours suivants Prévention au cours de l'hémodialyse : < 4 h : 5 000 UI en 1 inj. intravasculaire au début de la dialyse > 4 h : 30-35 UI/kg en 1 intravasculaire au début puis 10-15 UI/kg/h ensuite Traitement curatif des TVP : 200 UI/kg en 1 SC pdt 1 mois puis 150 UI/kg en 1 SC de M2 à M6 Max : 18 000 UI/j	2 ser. 2 500 UI anti-Xa/ 0,2 mL	5,10	I	65 %	2,55
	6 ser. 2 500 UI anti-Xa/ 0,2 mL	15,17	I	65 %	2,53
	10 ser. 2 500 UI anti-Xa/ 0,2 mL	HOP	I		
	2 ser. 5 000 UI anti-Xa/ 0,2 mL	10,13	I	65 %	5,07
	6 ser. 5 000 UI anti-Xa/ 0,2 mL	30,19	I	65 %	5,03
	10 ser. 5 000 UI anti-Xa/ 0,2 mL	50,03	I	65 %	5,00
	2 ser. 7 500 UI anti-Xa/ 0,75 mL	10,12	I	65 %	5,06
	10 ser. 7 500 UI anti-Xa/ 0,75 mL	50,03	I	65 %	5,00
	2 ser. 10 000 UI anti-Xa/1 mL	12,49	I	65 %	6,24
	10 ser. 10 000 UI anti-Xa/1 mL	61,78	I	65 %	6,18
	5 ser. 10 000 UI anti-Xa/0,4 mL	31,09	I	65 %	6,22
	5 ser. 12 500 UI anti-Xa/0,5 mL	44,76	I	65 %	8,95
	5 ser. 15 000 UI anti-Xa/0,6 mL	33,58	I	65 %	6,72
	5 ser. 18 000 UI anti-Xa/0,72 mL	36,51	I	65 %	7,30

▪ Nadroparine calcique

FRAXIPARINE					
Prévention risque modéré : 0,3 mL/j en 1 SC. 1re inj. 2 h avant l'intervention puis 1 inj./j Prévention risque élevé : 38 Ul/kg en 1 SC 12 h avant l'intervention et 12 h après, puis 1 fois/j jusqu'à J3 inclus, puis 57 Ul/kg/j à partir de J4 postopératoire Prévention au cours de l'hémodialyse : < 4 h : 65 Ul/kg en 1 inj. intravasculaire au début de la dialyse Traitement curatif des TVP : 85 UI anti-Xa/kg/12 h en SC, soit 0,1 mL/10 kg de poids/12 h (= 2 inj./j) Traitement curatif de l'angor instable et IDM sans onde Q : 86 UI anti-Xa/kg/12 h en SC (= 2 inj./j) associée à l'aspirine	10 ser. 1 900 UI anti-Xa/0,2 mL	HOP	I		
	10 ser. 2 850 UI anti-Xa/0,3 mL	30,89	I	65 %	3,09
	10 ser. 3 800 UI anti-Xa/0,4 mL	40,93	I	65 %	4,09
	2 ser. 5 700 UI anti-Xa/0,6 mL	12,39	I	65 %	6,20
	10 ser. 5 700 UI anti-Xa/0,6 mL	61,25	I	65 %	6,12
	2 ser. 7 600 UI anti-Xa/0,8 mL	13,12	I	65 %	6,56
	10 ser. 7 600 UI anti-Xa/0,8 mL	64,86	I	65 %	6,49
	2 ser. 9 500 UI anti-Xa/1 mL	13,12	I	65 %	6,56
	10 ser. 9 500 UI anti-Xa/1 mL	64,86	I	65 %	6,49
FRAXODI					
Traitement curatif des TVP : 171 UI anti-Xa/kg en une seule inj./j, soit 0,1 mL/10 kg de poids x 1/j	2 ser. 11 400 UI anti-Xa/0,6 mL	22,35	I	65 %	11,18
	10 ser. 11 400 UI anti-Xa/0,6 mL	110,33	I	65 %	11,03
	2 ser. 15 200 UI anti-Xa/0,8 mL	27,11	I	65 %	13,56
	10 ser. 15 200 UI anti-Xa/0,8 mL	133,90	I	65 %	13,39
	10 ser. 19 000 UI anti-Xa/1 mL	129,50	I	65 %	12,95

NB : Les prix ne sont comparables qu'en fonction du nombre d'unités anti-Xa.

■ Énoxaparine sodique ©

LOVENOX					
1 mg = 0,01 mL = 100 UI anti-Xa Prévention risque modéré : 2 000 UI/j en 1 SC 1re inj. 2 h avant l'intervention Prévention risque élevé : 4 000 UI/j en 1 SC 1re inj. 12 h avant l'intervention Puis 1 inj. SC/j Hémodialyse rénale : 50 à 100 UI/kg en 1 inj. dans la ligne artérielle en début de dialyse Traitement curatif des TVP, EP, angor instable (en association avec aspirine) : 100 UI/kg/12 h, soit 100 UI anti-Xa/kg/12 h en SC (= 2 inj./j) IDM en phase aigüe : 3 000 UI en IV bolus puis 100 UI/kg x 2/j en SC à commencer 15 min après le bolus ou 30 UI/kg en IV bolus 1 seule fois (voir en fonction des thérapeutiques associées)	2 ser. 2 000 UI anti-Xa/ 0,2 mL	4,55	I	65 %	2,28
	6 ser. 2 000 UI anti-Xa/ 0,2 mL	13,41	I	65 %	2,23
	2 ser. 4 000 UI anti-Xa/ 0,4 mL	8,97	I	65 %	4,49
	6 ser. 4 000 UI anti-Xa/ 0,4 mL	26,79	I	65 %	4,47
	2 ser. 6 000 UI anti-Xa/ 0,6 mL	10,33	I	65 %	5,16
	10 ser. 6 000 UI anti-Xa/ 0,6 mL	51,09	I	65 %	5,11
	2 ser. 8 000 UI anti-Xa/ 0,8 mL	11,56	I	65 %	5,78
	10 ser. 8 000 UI anti-Xa/ 0,8 mL	57,14	I	65 %	5,71
	10 ser. 10 000 UI anti-Xa/ 1 mL	70,98	I	65 %	7,10
	1 ser. 30 000 UI anti-Xa/ 3 mL	HOP	I		

■ Tinzaparine sodique

INNOHEP					
Traitement préventif 1 mL = 10 000 UI anti-Xa Prévention risque modéré : 2 500 UI anti-Xa/j en 1 SC. 1re inj. 2 h avant l'intervention Prévention risque élevé : 4 500 UI anti-Xa/j en 1 SC. 1re inj. 12 h avant l'intervention puis 3 500-4 500 UI/j pdt 10 j Prévention au cours de l'hémodialyse : < 4 h : 2 500-4 500 UI en 1 inj. intravasculaire au début de la dialyse	2 ser. 2 500 UI anti-Xa/ 0,25 mL	4,59	I	65 %	2,30
	6 ser. 2 500 UI anti-Xa/ 0,25 mL	13,56	I	65 %	2,26
	10 ser. 2 500 UI anti-Xa/ 0,25 mL	22,57	I	65 %	2,26
	2 ser. 3 500 UI anti-Xa/ 0,35 mL	6,82	I	65 %	3,41
	6 ser. 3 500 UI anti-Xa/ 0,35 mL	20,33	I	65 %	3,39
	10 ser. 3 500 UI anti-Xa/ 0,35 mL	33,76	I	65 %	3,38
	2 ser. 4 500 UI anti-Xa/ 0,45 mL	9,07	I	65 %	4,53
	6 ser. 4 500 UI anti-Xa/ 0,45 mL	27,08	I	65 %	4,51
	10 ser. 4 500 UI anti-Xa/ 0,45 mL	44,86	I	65 %	4,49
Traitement curatif 1 mL = 20 000 UI anti-Xa Traitement curatif des TVP, EP : 175 UI anti-Xa/kg/24 h en 1 inj. SC/j	2 ser. 10 000 UI anti-Xa/ 0,5 mL	20,12	I	65 %	10,06
	10 ser. 10 000 UI anti-Xa/ 0,5 mL	99,43	I	65 %	9,94
	2 ser. 14 000 UI anti-Xa/ 0,7 mL	25,00	I	65 %	12,50
	10 ser. 14 000 UI anti-Xa/ 0,7 mL	123,45	I	65 %	12,34
	2 ser. 18 000 UI anti-Xa/ 0,9 mL	30,01	I	65 %	15,01
	10 ser. 18 000 UI anti-Xa/ 0,9 mL	148,41	I	65 %	14,84

Propriétés

Les **HBPM** sont le résultat du fractionnement des chaînes polysaccharidiques de l'héparine naturelle. Elles sont caractérisées par une activité anti-Xa élevée et une faible activité anti-IIa ou antithrombinique. Elles n'allongent pas le temps de saignement ni le TCA.

Avantages par rapport à l'**héparine standard** :
- moindre risque hémorragique,
- moindre fréquence des thrombopénies,
- demi-vie environ 2 fois plus longue,
- surveillance biologique limitée.

Indications

Traitement prophylactique de la maladie veineuse thromboembolique en médecine et en chirurgie, à risque modéré et à risque élevé (toutes sauf **nadroparine** et **tinzaparine** traitement curatif).

Traitement curatif des thromboses veineuses profondes constituées (toutes sauf **tinzaparine** traitement préventif).

Prévention de la coagulation dans le circuit extracorporel au cours de l'hémodialyse (**énoxaparine**, **tinzaparine** traitement préventif, **nadroparine**, **daltéparine**). Traitement curatif de l'embolie pulmonaire non compliquée (**énoxaparine**, **tinzaparine** traitement curatif).

Traitement de l'angor instable et de l'infarctus du myocarde sans onde Q à la phase aiguë en association avec l'**aspirine** (**daltéparine**, **nadroparine**, **énoxaparine**).

Contre-indications

Idem **héparines standards non fractionnées.**

Administration par voie intramusculaire.

Insuffisance rénale sévère (ClCr < 30 mL/min) en cas d'utilisation à doses curatives.

Précautions d'emploi

Ne pas administrer par voie IM.

Prudence en cas de rachianesthésie ou d'anesthésie péridurale, d'insuffisance hépatique ou rénale, d'antécédents ulcéreux, de maladies vasculaires de la choriorétine.

Surveillance de l'activité anti-Xa

- *Traitement préventif* : surveillance inutile.
- *Traitement curatif* : surveillance utile uniquement en cas de risque de surdosage : insuffisance rénale légère à modérée (ClCr entre 30 et 60 mL/min), poids extrême (maigreur, obésité), hémorragie inexpliquée. Évaluation de l'activité anti-Xa par une prise de sang réalisée 4 h après la 3e inj. en cas de traitement avec 2 inj. par jour ou 4 h après la 2e inj. en cas traitement avec une seule injection par jour et à répéter seulement si besoin (activité anti-Xa souhaitée = 0,5 à 1 UI/mL). Pour *INNOHEP* et *FRAXODI*, l'activité anti-Xa doit être entre 0,8 et 1,5 UI/mL.

En cas d'hémodialyse, ajuster les doses si l'activité anti-Xa est < 0,4 ou > 1,2.

Durée du traitement :

- Angor instable et IDM sans onde Q : 6 j jusqu'à stabilisation clinique.
- Traitement curatif des TVP, EP : ne doit pas excéder 10 j, délai d'équilibration du traitement AVK inclus.
- Traitement préventif : à maintenir jusqu'à déambulation active et complète du patient, associé à la contention élastique des membres inférieurs. Le plus souvent, ne doit pas excéder 10 j.

Traitement thrombolytique associé

Si un traitement thrombolytique s'avère nécessaire, il est recommandé d'interrompre le traitement par **HBPM**, étant donné l'absence de données cliniques sur l'administration conjointe.

Surveillance de la numération plaquettaire

Dans tous les cas (traitement préventif ou curatif ou hémodialyse) : à pratiquer avant traitement puis 2 fois/sem.

Grossesse : absence d'AMM mais aucun effet tératogène démontré chez les patientes enceintes ayant reçu des **HBPM**.

Allaitement : pas de contre-indication.

Effets indésirables

Manifestations hémorragiques rares (2 à 4 %).
Thrombopénie : la prévention repose sur l'interrogatoire avant la prescription, sur la surveillance régulière de la numération plaquettaire et sur l'arrêt du traitement idéalement avant le 10e j.
Petits hématomes au point d'injection.
Rarement : nécrose cutanée au point d'injection, manifestations allergiques cutanées ou générales.
Élévation transitoire des transaminases, rares cas d'hyperkaliémie réversible, rares cas d'hyperéosinophilie réversible.

Interactions médicamenteuses

Idem **héparines standards non fractionnées.**

INHIBITEURS DIRECTS DU FACTEUR XA (MALADIE THROMBOEMBOLIQUE ARTÉRIELLE)

■ Rivaroxaban

XARELTO					
Cf. Posologie	30 cp. 10 mg	57,23	I	65 %	1,91
	100 cp. 10 mg	HOP	I		
	28 cp. 15 mg	53,44	I	65 %	1,91
	100 cp. 15 mg	HOP	I		
	28 cp. 20 mg	53,44	I	65 %	1,91
	100 cp. 20 mg	HOP	I		

■ Apixaban

ELIQUIS					
Cf. Posologie	10 cp. 2,5 mg	9,95	I	65 %	0,99
	20 cp. 2,5 mg	19,83	I	65 %	0,99
	60 cp. 2,5 mg	58,95	I	65 %	0,98
	60 cp. 5 mg	58,95	I	65 %	0,98
	100 cp. 5 mg	HOP	I		

Propriétés

Inhibiteurs sélectifs du facteur Xa.

La biodisponibilité de l'**apixaban** est de l'ordre de 50 % alors que celle du **rivaroxaban** est comprise entre 80 et 100 % ; les concentrations maximales sont atteintes en 2 à 4 h.

La prise alimentaire n'a pas d'influence sur les paramètres pharmacocinétiques ; l'**apixaban** et le **rivaroxaban** peuvent donc être pris pendant comme en dehors des repas.

Indications

Prévention des évènements thromboemboliques veineux chez l'adulte dans un contexte post-chirurgical pour prothèse totale de hanche (PTH) ou de genou (PTG).

Traitement préventif ou curatif des thromboses veineuses profondes et des embolies pulmonaires chez l'adulte.

Prévention des accidents vasculaires cérébraux (AVC) et des embolies systémiques chez les patients adultes atteints de fibrillation atriale non valvulaire et présentant un ou plusieurs facteur(s) de risque.

Contre-indications

Hypersensibilité respectivement au **rivaroxaban** ou à l'**apixaban**.

Saignement évolutif cliniquement significatif.

Pathologie hépatique associée à un trouble de l'hémostase.

Grossesse et allaitement.

Précautions d'emploi

Surveillance étroite pour la recherche de signes hémorragiques.

Effets indésirables

Les effets indésirables observés sont à remettre dans le contexte post-chirurgical du traitement puisqu'il est parfois difficile d'en déterminer la cause exacte.

Les effets indésirables observés sont les suivants : anémies, hémorragies, confusions et nausées. Parfois, augmentation des transaminases.

Interactions médicamenteuses

L'association de *XARELTO* ou d'*ELIQUIS* avec les inhibiteurs/inducteurs puissants du CYP3A4 et/ou de la P-gp n'est pas recommandée. Les médicaments concernés sont les **antifongiques azolés** et les **inhibiteurs de la protéase** du VIH. Tout traitement concomitant avec un autre **anticoagulant** et/ou un **AINS** justifie une vigilance particulière en raison du risque de saignement accru.

INHIBITEUR DIRECT DU FACTEUR XA INJECTABLE

▪ Fondaparinux sodique

ARIXTRA					
Syndrome coronarien aigu avec ou sans décalage du segment ST ou traitement préventif de la maladie thromboembolique veineuse à débuter 6 h après la fin de la chirurgie (en l'absence de saignement actif) : 2,5 mg en 1 inj. SC/j Traitement curatif de la TVP, l'EP stable : 7,5 mg en 1 inj. SC/j pdt 5 à 10 j (si poids < 50 kg : 5 mg, si poids > 100 kg : 10 mg)	2 ser. 2,5 mg/0,5 mL 7 ser. 2,5 mg/0,5 mL 10 ser. 2,5 mg/0,5 mL 2 ser. 5 mg/0,4 mL 10 ser. 5 mg/0,4 mL 2 ser. 7,5 mg/0,6 mL 10 ser. 7,5 mg/0,6 mL 2 ser. 10 mg/0,8 mL 10 ser. 10 mg/0,8 mL	9,00 31,32 HOP 19,51 96,36 24,89 122,96 24,89 122,96	I I I I I I I I I	65 % 65 % 65 % 65 % 65 % 65 % 65 % 65 %	4,50 4,47 9,76 9,64 12,44 12,30 12,44 12,30

Propriétés

Pentasaccharide inhibiteur synthétique et sélectif du facteur X activé (Xa) ; en se liant à l'antithrombine III (ATIII), il potentialise l'inhibition naturelle du facteur Xa par l'ATIII, ce qui interrompt la cascade de la coagulation.

Indications

À la dose de 2,5 mg/j :

- traitement du syndrome coronarien aigu :
  - angor instable ou infarctus du myocarde sans sus décalage du segment ST chez les adultes pour lesquels une prise en charge par une stratégie invasive (intervention coronarienne percutanée) en urgence (< 120 min) n'est pas indiquée,
  - infarctus du myocarde avec sus-décalage du segment ST chez les adultes soit pris en charge par un traitement thrombolytique soit ne relevant initialement d'aucune technique de reperfusion. ;
- prévention des événements thromboemboliques veineux :
  - en chirurgie orthopédique majeure du membre inférieur de l'adulte, telle que fracture de hanche, prothèse de hanche ou chirurgie majeure du genou,
  - en chirurgie abdominale chez les patients jugés à haut risque de complications thromboemboliques, tels que les patients soumis à une chirurgie abdominale pour cancer,
  - chez l'adulte à haut risque d'événements thromboemboliques veineux, alité pour une affection médicale aiguë telle que insuffisance cardiaque et/ou trouble respiratoire aigu, et/ou maladie infectieuse ou inflammatoire aiguë.,
  - traitement de la thrombose veineuse superficielle spontanée aiguë symptomatique des membres inférieurs de l'adulte sans thrombose veineuse profonde associée.

À des doses comprises entre 5 et 10 mg/j : traitement des thromboses veineuses profondes et des embolies pulmonaires aiguës de l'adulte, à l'exclusion des patients hémodynamiquement instables ou nécessitant une thrombolyse.

Contre-indications

Hypersensibilité au **fondaparinux**.
Saignement actif.
Endocardite bactérienne aiguë.
Insuffisance rénale sévère (ClCr < 20 mL/min).
Déconseillé chez les moins de 17 ans et pendant la grossesse et l'allaitement.

Précautions d'emploi

Insuffisance rénale (ClCr entre 20 et 30 mL/min) : adaptation de la dose à 1,5 mg/j.
Si facteurs de risque hémorragique, un traitement anticoagulant concomitant par voie orale doit être initié dès que possible et généralement dans les 72 h.

Effets indésirables

Anémie.
Épistaxis, hémoptysie, hématurie, saignement intracrânien.
Purpura, troubles de la coagulation.
Céphalée, confusion, anxiété, vertige.
Nausées, vomissements, gastrite, élévation des transaminases.

Interactions médicamenteuses

Précaution si association avec des médicaments susceptibles d'augmenter le risque hémorragique (fibrinolytiques, **anti-GPIIbIIIa**, **HNF**, **HBPM**, **AINS**, **antiagrégants plaquettaires**).
Relais avec un autre anticoagulant :

- avec **HNF** ou **HBPM** : 1re injection 24 h après l'arrêt du **fondaparinux** ;
- avec **AVK** : poursuivre le **fondaparinux** jusqu'à obtention de l'INR cible.

INHIBITEUR DIRECT DE LA THROMBINE (ANTI-IIA) (MALADIE VEINEUSE)

■ Dabigatran étexilate

PRADAXA					
– Prévention de l'AVC et de l'embolie systémique en cas de fibrillation atriale non valvulaire à risque : 110 à 150 mg x 2/j en fonction du risque hémorragique – Prévention des thomboses veineuses profondes post-chirurgie pour prothèse de hanche ou de genou : 75 à 110 mg/j (en une prise)	10 gél. 75 mg 30 gél. 75 mg 60 gél. 75 mg 10 gél. 110 mg 30 gél. 110 mg 60 gél. 110 mg 60 gél 150 mg	9,66 28,82 57,23 9,66 28,82 57,23 57,23	I I I I I I	65 % 65 % 65 % 65 % 65 % 65 % 65 %	0,97 0,96 0,95 0,97 0,96 0,95 0,95

Les autres indications de ce médicament sont proposées dans le chapitre **Inhibiteur direct de la thrombine (anti-IIa) (maladie thromboembolique artérielle)** *cf.* p. 27.

Propriétés

Inhibiteur direct, puissant et réversible de la thrombine qui joue un rôle majeur dans la formation du thrombus.

Indications

Prévention primaire des évènements thromboemboliques veineux chez les patients adultes ayant bénéficié d'une chirurgie programmée du genou ou d'une prothèse totale de hanche.

Contre-indications

Hypersensibilité au **dabigatran étexilate**.
Trouble de la coagulation.
Insuffisance rénale sévère (clairance de la créatinine < 20 mL/min).
Saignement évolutif, lésion organique susceptible de saigner.
Insuffisance hépatique sévère.
Traitement par **quinidine**.
Grossesse et allaitement : déconseillé.

Effets indésirables

Anémie, thrombopénie, hémorragie.
Augmentation des ASAT, des ALAT, de la bilirubine.
Réaction allergique.

Interactions médicamenteuses

Augmentation du risque de saignement si association à d'autres anticoagulants (**HNF, warfarine, thrombolytiques, antiagrégants plaquettaires**).

EMBOLIE PULMONAIRE

FICHE MALADIE

DÉFINITION

L'embolie pulmonaire correspond à l'obstruction d'une ou plusieurs artères pulmonaires par un embole. Dans l'immense majorité des cas, il s'agit d'un thrombus (caillot) en provenance de la circulation veineuse ou du cœur droit.

CAUSES ET MÉCANISMES

Lorsqu'une artère ou la branche d'une artère pulmonaire est occluse, les échanges gazeux dans le territoire de cette artère ne peuvent plus se dérouler correctement. De plus, la présence du caillot induit une surcharge de pression en amont (sur le ventricule droit), ce qui peut provoquer une insuffisance ventriculaire droite aiguë.

On comprend aisément qu'une petite embolie pulmonaire (occlusion d'une branche distale) pourra passer inaperçue alors qu'une embolie massive (bilatérale) pourra être très grave. Elle entraînera au maximum un désamorçage ventriculaire gauche et l'arrêt cardiaque.

DIAGNOSTIC

SIGNES CLINIQUES

L'embolie pulmonaire reste un diagnostic très difficile qui peut prendre toutes les formes cliniques. La première étape est d'abord de penser à l'embolie pulmonaire. Le diagnostic doit être évoqué devant une dyspnée (essoufflement), une douleur thoracique ou, plus rarement, une hémoptysie, voire un malaise. L'examen apporte peu d'éléments ; il faut néanmoins rechercher systématiquement des signes de phlébite. En raison de la difficulté de diagnostic clinique, seuls les examens complémentaires peuvent affirmer l'embolie pulmonaire.

Il faut aussi rechercher des signes de gravité que sont l'insuffisance cardiaque, l'hypotension artérielle ou la syncope.

EXAMENS COMPLÉMENTAIRES

- ECG.
- Gaz du sang artériel pour rechercher une hypoxie, une hypocapnie.
- Biologie usuelle, troponine.
- D-dimères. Leur négativité permet d'éliminer le diagnostic. En revanche, leur positivité ne permet pas de porter le diagnostic.
- Angioscanner pulmonaire : examen de référence à réaliser en première intention, ce scanner particulier nécessite l'injection d'iode par voie veineuse. Il permet de visualiser directement le thrombus dans les artères pulmonaires.
- Scintigraphie pulmonaire de ventilationperfusion : elle permet, par l'injection d'un marqueur radioactif dans les veines, de visualiser la circulation pulmonaire. Parallèlement, on visualise la répartition de l'air dans les poumons en faisant respirer un gaz lui aussi marqué. Les zones qui sont ventilées sans être perfusées représentent les zones d'embolies pulmonaires. On utilise souvent la scintigraphie si le scanner est contre-indiqué (insuffisance rénale).

TRAITEMENT

Il repose sur les anticoagulants.

Dès la découverte de l'embolie pulmonaire : HBPM (héparine de bas poids moléculaire) ou HNF (héparines non fractionnées). On peut également proposer d'emblée un anticoagulant oral direct (AOD) qui ne nécessite pas de surveillance de l'INR.

À J1, en cas de traitement par HNF ou HBPM, on prend précocement le relais par anticoagulant oral direct (AOD) en première intention (AVK si contre-indication).

Une embolie pulmonaire grave est prise en charge en USIC ou en USIP.

Dans les embolies pulmonaires massives mal tolérées, on peut avoir recours à la thrombolyse voire à l'embolectomie chirurgicale.

La durée du traitement est de 3 à 6 mois en fonction de la cause. Si le facteur favorisant persiste, le traitement est parfois prolongé.

PRONOSTIC

Le pronostic est très variable. Il dépend essentiellement de la taille de l'embolie et de la présence ou non d'une pathologie sousjacente. Une petite embolie chez un insuffisant cardiaque grave sera très mal tolérée. On estime que l'embolie pulmonaire est responsable de 10 000 morts par an en France.

FICHE INFIRMIÈRE

EXAMENS

- ECG.
- Bilan biologique standard : NFS, ionogramme sanguin, bilan de coagulation (TP/INR-TCA), troponine.
- D-dimères : prélèvement sur un tube citraté (souvent à bouchon bleu clair). Lorsqu'ils sont négatifs, ils permettent d'éliminer presque à coup sûr le diagnostic d'embolie pulmonaire.
- Gaz du sang : *cf.* Fiche technique, p. 85.
- Angioscanner pulmonaire : perfusion avec garde-veine pour pouvoir injecter l'iode. S'assurer de l'absence d'allergie à l'iode. Laisser le malade à jeun. Vérifier la présence d'un chiffre de créatinine dans le dossier.
- Seulement si l'angioscanner pulmonaire ne peut être réalisé : scintigraphie pulmonaire de ventilation et de perfusion ; cet examen nécessite la pose d'une perfusion avec garde-veine pour pouvoir injecter le produit marqué. Les traceurs radioactifs utilisés ne sont pas toxiques pour le rein et sont exceptionnellement allergisants. Elle n'est donc pas contre-indiquée chez l'insuffisant rénal.

SURVEILLANCE DU TRAITEMENT

SOINS – TRAITEMENT

Hospitalisation

- En soins intensifs cardiologiques ou pneumologiques en cas d'embolie pulmonaire grave, sinon dans un service classique.
- Repos au lit. En cas de phlébite associée, le repos au lit devra être particulièrement strict. En effet, c'est au mouvement et surtout au lever que le caillot a le plus de probabilité de se détacher et de migrer vers les poumons en provoquant une nouvelle embolie pulmonaire.
- Voie veineuse de bon calibre avec garde-veine.
- Oxygène à la sonde nasale ou au masque à adapter en fonction de la saturation et de l'état respiratoire antérieur.

Anticoagulants

- Héparine :
  – soit **HBPM** : par exemple, *INNOHEP*. Une injection SC par 24 h (*cf.* Fiche technique, *chapitre* Phlébite, p. 74) ;
  – soit HNF : héparine non fractionnée au pousse-seringue selon la prescription. L'efficacité de l'héparine se juge par le TCA ou l'héparinémie : prélèvement sur un tube citraté (souvent à bouchon bleu clair). Un contrôle devra être effectué 4 à 6 h après la mise en route de l'héparine puis 4 a 6 h après chaque changement de dose.
- Relais précoce par AOD, souvent dès le premier jour.
- Antalgiques.

SURVEILLANCE

Clinique

Pression artérielle, fréquence cardiaque, fréquence respiratoire, oxymètre de pouls. Ces paramètres sont notés sur la feuille de surveillance.

Paraclinique

L'HNF se surveille sur le TCA et l'héparinémie, les HBPM sur l'activité anti-Xa et les AVK sur l'INR.

EFFETS INDÉSIRABLES

Les effets indésirables des traitements anticoagulants sont essentiellement hémorragiques. Ils surviennent surtout en cas de surdosage. Il faut donc les surveiller cliniquement (saignements extériorisés) et biologiquement. Toutes les héparines (HNF et HBPM) peuvent provoquer des thrombopénies (baisse des plaquettes) par toxicité. On réalise donc une numération plaquettaire une fois par semaine pendant la durée du traitement par héparine.

ÉDUCATION ET CONSEILS

Après la phase aiguë, on débute un traitement par anticoagulant oral direct (AOD). Les AOD ont l'avantage, par rapport aux AVK, de ne pas nécessiter de surveillance de leur efficacité par INR.

> L'embolie pulmonaire est un diagnostic difficile. Elle peut être très grave lorsqu'elle est massive ou lorsqu'elle survient chez un patient insuffisant cardiaque ou pulmonaire.

FICHE TECHNIQUE

GAZ DU SANG

But

C'est une ponction à but diagnostique qui permet d'étudier la composition gazeuse du sang artériel. Elle est particulièrement utile dans l'étude des maladies pulmonaires.

Matériel

- Crème anesthésiante souvent présentée sous forme de patch (à poser au moins 1 h avant la ponction) ; en dehors du contexte de l'urgence, évidemment.
- Seringue à usage unique de 3 mL héparinée montée d'une aiguille sécurisée.
- Petite bande d'*Élastoplast* ou autre adhésif fort pour le pansement compressif.
- Gants stériles
- Antiseptique fort

Ponction

Un test d'Allen est réalisé avant la ponction de l'artère radiale : on comprime les deux artères (radiale et cubitale) afin de bloquer l'apport artériel quelques secondes. Lorsque la main est devenue pâle, l'artère cubitale est relâchée. Si la main se recolore, cela signifie qu'en cas de lésion de l'artère radiale après le geste, l'artère cubitale est capable d'assurer seule la vascularisation de la main.

- Se laver les mains.
- Préparer le matériel.
- Réaliser l'asepsie de la zone à ponctionner.
- Mettre les gants stériles.
- Repérer l'artère radiale à 2 doigts et en tendant le poignet. Percevoir l'artère avec ses 2 doigts et ponctionner obliquement à 45°, la pointe de l'aiguille face au courant artériel.
- Ponctionner progressivement jusqu'à l'apparition de sang rouge dans la seringue.
- Prélever au moins 2 mL de sang.
- Après le retrait de l'aiguille, comprimer immédiatement l'artère pendant 5 min (utiliser une compresse stérile). Avec l'autre main, planter l'aiguille dans le morceau de caoutchouc prévu à cet effet.
- Après la compression, confectionner un compressif avec de l'*Élastoplast*.
- Remplir soigneusement le bon en indiquant notamment les conditions du prélèvement (malade sous O_2 ou non, ainsi que le débit d'oxygène éventuel).
- La seringue doit être adressée au laboratoire dans les plus brefs délais.

FICHE PHARMACOLOGIE

HÉPARINES NON FRACTIONNÉES

■ Héparine sodique

HÉPARINE CHOAY					
Traitement curatif des thromboses veineuses ou artérielles : à adapter au poids, à la pathologie sous-jacente et aux TCA : 20 UI/kg/j en perfusion IV continue à la seringue électrique Parfois bolus initial de 50 UI/kg en IVD Traitement préventif des accidents thromboemboliques artériels en cas de circulation extracorporelle ou extrarénale : à adapter au poids, à la pathologie sous-jacente et aux TCA	1 fl. 25 000 UI/5 mL 5 fl. 25 000 UI/5 mL	5,08 HOP	I I	65 %	5,08

■ Héparine calcique

CALCIPARINE					
Traitement curatif (TVP, EP, IDM, angor instable) à adapter au poids, à la pathologie sous-jacente et aux TCA : 500 UI/kg/24 h en 2 ou 3 inj. SC/j Traitement préventif en cas d'intervention chirurgicale : 5 000 UI en une inj. SC 2 h avant l'intervention puis 5 000 UI toutes le 12 h pdt au moins 10 j après l'intervention Traitement préventif de la thromboembolie : 5 000 UI x 2/j (risque modéré) ou x 3/j (risque élevé) Surveillance plaquettes utile et surveillance TCA inutile	2 ser. prér. 5 000 UI/ 0,2 mL	2,63	I	65 %	1,32
	10 ser. prér. 5 000 UI/ 0,2 mL	HOP	I		
	2 ser. prér. 7 500 UI/ 0,3 mL	3,18	I	65 %	1,59
	10 ser. prér. 7 500 UI/ 0,3 mL	HOP	I		
	2 amp. 12 500 UI/ 0,5 mL + 2 ser.	6,11	I	65 %	3,06
	50 amp. 12 500 UI/ 0,5 ml + ser.	HOP	I		
	2 amp. 20 000 UI/ 0,8 mL + 2 ser.	7,56	I	65 %	3,78
	50 amp. 20 000 UI/ 0,8 mL	HOP	I		
	50 amp. 25 000 UI/ 1 mL	HOP	I		

Propriétés

Polysaccharide sulfaté naturel extrait de l'intestin de porc. La fixation de l'héparine sur l'antithrombine augmente fortement l'activation naturelle de l'inhibiteur vis-à-vis de la thrombine, du facteur Xa et de tous les facteurs activés de la coagulation. Il en résulte un effet anticoagulant puissant qui dépend de la concentration d'**héparine**, de la concentration de l'antithrombine et de celles des facteurs de coagulation.

Indications

Traitement curatif de la maladie veineuse thromboembolique déclarée (thrombose veineuse, embolie pulmonaire).
Phase aiguë de l'infarctus du myocarde avec ou sans onde Q, de l'angor instable.
Traitement curatif des embolies artérielles extracérébrales.
Traitement curatif de certains cas de coagulopathie.

Prévention des accidents thromboemboliques artériels en cas de cardiopathie emboligène, de thérapeutique endovasculaire et de chirurgie vasculaire artérielle (voie intraveineuse).
Héparinisation des circuits de perfusion dans la circulation extracorporelle et dans l'épuration extrarénale.
Indication particulière à l'héparine standard sous-cutanée : prévention des accidents thromboemboliques veineux en milieu chirurgical ou chez des patients alités présentant une affection médicale aiguë (indication réservée à l'insuffisance rénale sévère : ClCr < 30 mL/min, comme alternative aux **HBPM**).

Contre-indications

Antécédent de thrombopénie grave de type II (*cf.* Thrombopénie induite par l'héparine [TIH]) et/ou hypersensibilité vraie à l'**héparine** (très rare).
Manifestations ou tendances hémorragiques liées à des troubles de l'hémostase, à l'exception des CIVD non liées à l'**héparine**.
Lésion organique susceptible de saigner (ex : ulcère digestif récent).
Endocardite infectieuse aiguë en dehors de celles survenant sur valve mécanique.
Période postopératoire après chirurgie du cerveau et de la moelle épinière.
Accident vasculaire cérébral hémorragique.
Dissection aortique, péricardite liquidienne.

Précautions d'emploi

Pratiquer TCA, NFS, plaquettes avant traitement.
Dès que le traitement est mis en route, la surveillance biologique est quotidienne.

> On peut utiliser en fonction des cas :
> • le temps de céphaline activé (TCA) qui doit se situer entre 1,5 et 3 fois le témoin ;
> • l'héparinémie qui doit se situer entre 0,2 et 0,6 UI/mL. À préférer en réanimation et en cas de syndrome inflammatoire important.

En cas de perfusion IV continue : 1er contrôle biologique à effectuer 6 h après le début de la perfusion et 4 à 6 h après chaque modification posologique, et à n'importe quel moment 1 fois/j.
Le prélèvement est réalisé dans une veine périphérique à distance des cathéters de perfusion, et rapidement acheminé au laboratoire.
En cas d'injections SC, 1er contrôle biologique à effectuer exactement entre les 2 premières injections et autre prélèvement après tout changement de dose.
Les injections SC se font dans l'abdomen ou à la face antérieure des cuisses, au mieux en décubitus ; l'aiguille doit être perpendiculaire au pli cutané formé par l'opérateur et maintenu pendant toute l'injection.

> La numération plaquettaire doit être contrôlée 2 fois/sem. pendant 21 j.

Le relais de l'héparine par les **anticoagulants oraux (AVK)** doit se faire dès que possible, de façon à ce que la durée totale de l'héparinothérapie n'excède pas 7 à 10 j. *Cf.* Modalités de prescription des AVK.
Éviter toute effraction vasculaire hormis les injections IV et SC strictes.
Utiliser avec prudence en cas d'insuffisance hépatique ou rénale, d'HTA sévère et chez les sujets âgés.
Grossesse : l'**héparine** ne traverse pas la barrière placentaire et peut donc être utilisée prudemment pendant toute la grossesse. Surveiller les risques hémorragiques utéroplacentaires. Traitement à arrêter si possible avant une anesthésie péridurale.
Allaitement : il n'est pas contre-indiqué (pas de passage dans le lait maternel).

Effets indésirables

Manifestations hémorragiques (5 à 7 %).
Thrombopénies de type I précoces (avant J5) : les plus fréquentes, souvent modérées (> 100 000/mm^3), spontanément résolutives et ne nécessitant pas l'arrêt du traitement.
Thrombopénies de type II (TIH ; *cf.* Thrombopénie induite par l'héparine) sévères mais très rares, tardives (entre J6 et J25) avec thromboses artérielles et/ou veineuses fréquentes : arrêt impératif de l'**héparine**, surveillance rapprochée et relais par **AVK**.

Rarement : nécrose cutanée au point d'injection, hyperéosinophilie, ostéoporose (traitement > 6 mois), alopécie, réactions allergiques cutanées, élévation des transaminases, priapisme, hypoaldostéronisme avec hyperkaliémie.

Interactions médicamenteuses

Associations déconseillées : **AINS**, dextran 40 IV, **aspirine** et **salicylés** à dose antalgique : augmentation du risque hémorragique.

Associations avec précautions d'emploi (surveillance biologique renforcée) : **aspirine** à dose antiagrégante, ticlopidine, **clopidogrel**, **anti-GPIIbIIIa**, **thrombolytiques**, **AVK**, **corticoïdes généraux**.

Association incompatible dans les flacons de perfusion avec de nombreux antibiotiques.

ANTIVITAMINES K – DÉRIVÉS COUMARINIQUES

■ Warfarine

COUMADINE					
Dose initiale : 5 mg/j en 1 seule prise/j à adapter ensuite selon la zone thérapeutique choisie	20 cp. séc. 2 mg 30 cp. séc. 5 mg	1,55 4,87	I I	65 % 65 %	0,08 0,16

■ Acénocoumarol

SINTROM					
Dose initiale : 4 mg/j en 2 prises/j à adapter ensuite selon la zone thérapeutique choisie	30 cp. quadrisec. 4 mg	1,98	I	65 %	0,07
MINISINTROM					
À adapter à l'objectif d'INR	20 cp. 1 mg	1,17	I	65 %	0,06

DÉRIVÉ DE L'INDANEDIONE

■ Fluindione

PRÉVISCAN					
Dose initiale : 20 mg/j en 1 seule prise/j à adapter ensuite selon la zone thérapeutique choisie	30 cp. séc. 20 mg	2,66	I	65 %	0,09

Propriétés

Anticoagulants actifs par voie orale qui inhibent la synthèse hépatique des formes actives des facteurs de la coagulation II, VII, X, IX ainsi que la synthèse des protéines C et S en entrant en compétition avec la vitamine K. Résorption digestive complète, fixation importante à l'albumine plasmatique, catabolisme hépatique, élimination urinaire.

	Délai d'action	Durée d'action
COUMADINE	Lent 2 à 3 j	4 à 5 j
SINTROM *MINISINTROM*	Semi-lent 1 à 2 j	2 à 4 j
PRÉVISCAN	Semi-lent 1 à 2 j	2 j

Indications

- Indications où la zone thérapeutique préconisée en INR est entre 2 et 3 :
  - traitement des thromboses veineuses profondes et embolies pulmonaires ;
  - prévention des embolies systémiques en cas de fibrillation atriale, IDM compliqué d'anévrisme, cardiomyopathie dilatée avec altération de la fonction VG, cardiopathie valvulaire (rétrécissement mitral serré avec oreillette gauche dilatée), prothèse valvulaire biologique (3 premiers mois postopératoires) ;
  - prothèse valvulaire mécanique aortique de 2e génération sans facteur de risque embolique type fibrillation atriale, dysfonction ventriculaire gauche, antécédent thromboembolique.
- Indications où la zone thérapeutique préconisée en INR est entre 3 et 4,5 :
  - prothèse valvulaire mécanique mitrale ;
  - prothèse valvulaire mécanique aortique de 1re génération ou avec facteur de risque embolique type fibrillation atriale, dysfonction ventriculaire gauche, antécédent thromboembolique ;
  - embolies systémiques récidivantes.

Remarque : la fluindione ne doit plus être prescrite en 1re intention du fait de ses effets indésirables immunoallergiques.

Contre-indications

Allergie connue aux produits.
Syndromes hémorragiques et lésions susceptibles de saigner.
Ulcère gastroduodénal récent ou évolutif, varices œsophagiennes.
HTA maligne (valeur diastolique > 120 mmHg).
Intervention neurochirurgicale ou oculaire récente.
Insuffisance rénale ou insuffisance hépatique sévères.
Accident vasculaire cérébral récent (sauf en cas d'embolie).
Péricardite liquidienne.
Certaines associations médicamenteuses : **aspirine** à forte dose, **miconazole**.
Grossesse : contre-indication pendant toute la durée de la grossesse.
Allaitement : contre-indiqué.

Précautions d'emploi

En raison du délai d'action, les **antivitamines K** ne constituent pas un traitement d'attaque. Modalités de prescription des **AVK** (bilan préalable, introduction du traitement, adaptation de la posologie et surveillance) : *cf.* Tableau.

> La posologie doit être adaptée et la surveillance accrue :
> - en cas d'insuffisance hépatique,
> - en cas d'insuffisance rénale,
> - en cas d'hypoprotidémie,
> - chez le sujet âgé,
> - au cours de tout événement pathologique intercurrent.

En cas d'intervention chirurgicale ou d'extraction dentaire, la modification du traitement anticoagulant doit être examinée au cas par cas auprès d'un avis spécialisé :

- chirurgie programmée : arrêter l'**AVK** 4 j avant l'intervention et relais par **héparine de bas poids moléculaire** à doses curatives ;
- chirurgie en urgence : utiliser PPSB (effet immédiat) et **vitamine K** (action retardée mais prolongée) pour ramener INR < 2.

L'arrêt d'un traitement par **AVK** doit être progressif.
Contre-indication de toute injection et/ou ponction par voie intramusculaire ou intra-articulaire.

Effets indésirables

Manifestations hémorragiques de gravité variable qui peuvent être un signe de surdosage ou révéler une lésion organique. Fréquence : 2 à 4 % quand INR entre 2 et 3, et 10 à 15 % quand INR entre 3 et 4,5.
Propres aux **dérivés coumariniques** troubles gastro-intestinaux (nausées, vomissements, diarrhée) ; éruptions cutanées allergiques (urticaire, prurit) réversibles à l'arrêt du traitement.
Propres aux **dérivés de l'indanedione** : éruptions cutanées, fièvre, arthralgies, leucopénie

réversibles à l'arrêt du traitement ; manifestations immunoallergiques avec insuffisance rénale aiguë et/ou hépatique ou médullaire imposant l'arrêt du traitement ; exceptionnellement hépatite cytolytique.

Interactions médicamenteuses

Associations contre-indiquées : **aspirine** à forte dose, **miconazole**, **millepertuis.**

Associations déconseillées : **aspirine** aux doses antalgiques ou antipyrétiques (entre 500 mg et 3 g/j) et aux doses antiagrégantes (de 50 à 375 mg/j), **AINS**, **fluorouracile.**

Ces associations entrainent une augmentation du risque hémorragique.Associations faisant l'objet de précautions d'emploi :

- *potentialisation des effets des AVK (augmentation du risque hémorragique)* :
  – *augmentation de la résorption digestive* : ralentisseur du transit,
  – *déplacement des* **AVK** *des sites de fixation protéique* : **antibiotiques sufamides**, **sulfamides hypoglycémiants**, **fénofibrate**, **phénytoïne**, **miconazole**,
  – *diminution du catabolisme des* **AVK** : **disulfirame**, **allopurinol**, **miconazole**, **métronidazole**, *cimétidine*,
  – *diminution de l'élimination rénale* : **probénécide**,
  – *diminution de synthèse des facteurs vitamine K-dépendants* : **quinidine**, **quinine**, **paracétamol**, **amiodarone**,
  – *diminution de synthèse de vitamine K* : **cyclines**, **antibiotiques sulfamides**,
  – *augmentation du catabolisme de la vitamine K* : **hormones thyroïdiennes** ;
- *diminution des effets des* **AVK** *:*
  – *diminution de la résorption digestive* : **antiacides**, **pansements digestifs**, colestyramine, charbon activé, **laxatifs**,
  – *augmentation du catabolisme par inducteurs enzymatiques* : rifampicine, **barbituriques**, phénytoïne, carbamazépine, alcoolisme chronique,
  – *augmentation de synthèse des facteurs vitamines K-dépendants* : vitamine K, œstrogènes.

Interactions

Aliments riches en **vitamine K** : choux, brocolis, céréales, choucroute, carottes, crudités, abats : ces aliments ne sont pas interdits mais il faut éviter les changements d'alimentation brusques.

HÉMOSTATIQUES GÉNÉRAUX EN CARDIOLOGIE – ANTIDOTES DES TRAITEMENTS THROMBOLYTIQUES

■ Acide tranexamique ©

EXACYL					
Surdosage en thrombolytique : 2 à 4 g/24 h à répartir en 2 à 3 adm./j Forme injectable à administrer en IVL	20 cp. 500 mg 5 amp. inj. 500 mg/5 mL 5 amp. sol. buv. 1 g/10 mL	2,79 7,39 2,13	I I I	65 % 65 % 65 %	0,14 1,48 0,43

Propriétés

Action antifibrinolytique par inhibition de la plasmine.

Indications

En cardiologie : traitement d'urgence des hémorragies majeures liées à un surdosage en **thrombolytique** (*cf.* chapitre correspondant).

Contre-indications

Manifestations thromboemboliques, états fibrinolytiques réactionnels à une CIVD, insuffisance rénale grave, hématurie macroscopique.

Grossesse et allaitement : utilisation déconseillée.

Précautions d'emploi

Diminuer la posologie en cas d'insuffisance rénale.
Injections IV à pratiquer très lentement. Ne pas utiliser la voie IM.

Effets indésirables

Rarement vertiges, nausées, vomissements, lipothymies, éruption cutanée allergique.

Interactions médicamenteuses

Urokinase, noradrénaline, benzylpénicillines, **tétracyclines, dipyridamole**, diazépam.

ANTIDOTE DES TRAITEMENTS HÉPARINIQUES

■ Protamine sulfate

PROTAMINE CHOAY					
100 UAH (unités antihéparine) en inj. IV lente neutralisent 100 UI d'héparine standard, 50 à 60 UI anti-Xa de *FRAXIPARINE* ou de *FRAGMINE*	1 fl. 10 000 UAH/10 mL 1 mL = 1 000 UAH	30,03	I	65 %	30,03

Propriétés

Antidote de l'**héparine** d'action immédiate en IV.

Indications

Neutralisation instantanée de l'action anticoagulante de l'**héparine** en cas de surdosage par exemple.

Contre-indications

Aucune. Une allergie alimentaire au poisson peut faire prévoir une intolérance à la **protamine**.

Précautions d'emploi

Pratiquer un temps de thrombine pour s'assurer d'une bonne neutralisation de l'**héparine** par la **protamine** : il doit être normalisé.

La persistance du syndrome hémorragique peut être un signe de surdosage en protamine qui possède une activité anticoagulante propre.

Effets indésirables

Rarement hypotension, bradycardie, hypertension pulmonaire aiguë.

Interactions médicamenteuses

Aucune.

ANTIDOTES DES TRAITEMENTS PAR ANTIVITAMINES K

■ Vitamine K

VITAMINE K1 ROCHE					
Surdosage en AVK avec INR > 6 et sans hémorragie sévère : 0,5 mg en perfusion IV continue sur 20 à 30 min Si INR 10 et sans hémorragie sévère : 1 mg en perfusion IV continue sur 20 à 30 min Surdosage en AVK avec hémorragie sévère : 10 à 20 mg en perfusion IV continue de 1 h en association au **PPSB**	5 amp. 2 mg/0,2 mL 5 amp. 10 mg/1 mL	4,99		NR 65 %	1,00

Propriétés

Cofacteur indispensable à la synthèse hépatique des facteurs de la coagulation II, VII, IX, X, protéines C et S.

Indications

En cardiologie : hypoprothrombinémie induite par les **anticoagulants oraux antivitamines K**.

Cholestase : hypoprothrombinémie induite par la carence en vitamine K liée à la cholestase.

Correction d'une hypoprothrombinémie liée à une cholestase : 20 mg IV.

Contre-indications

Antécédent d'allergie à la **vitamine K**.

Précautions d'emploi

Ne pas utiliser la voie IM pour corriger un traitement antivitamine K : utiliser la voie IV.

Ne pas utiliser une ampoule avec un contenu devenu trouble.

Grossesse et **allaitement** : risques non connus.

Effets indésirables

Voie IV : risque faible de réactions anaphylactiques.

Interactions médicamenteuses

L'administration de **vitamine K** à un patient sous **AVK** le rend réfractaire aux **AVK** pendant 8 j environ.

Complexe prothrombique humain (PPSB)

CONFIDEX					
Cf. Posologie	1 fl. pdre + solv. 250 UI de FIX (25 UI/mL)	HOP	I		
	1 fl. pdre + solv. 500 UI de FIX (25 UI/mL)	HOP	I		
	1 fl. pdre + solv. 1 000 UI de FIX (25 UI/mL)	HOP	I		

Propriétés

Concentrés de 4 facteurs de coagulation humains (facteurs II, VII, IX et X) + 2 autres substances actives (protéines S et C) pour *CONFIDEX*.

Indications

Traitement des saignements et prophylaxie périopératoire des accidents hémorragiques lors d'un déficit :

- acquis en facteurs de coagulation du complexe prothrombique quand une correction urgente est requise (ex : **traitement par antivitamine K ou surdosage**) ;
- congénital en l'un des facteurs vitamine K-dépendants, lorsqu'un facteur de coagulation spécifique pur n'est pas disponible.

Posologie

Posologies nécessaires pour normaliser l'INR (≤ 1,2) :

INR initial	2,0-2,5	2,5-3,0	3,0-3,5	> 3,5
Posologie (mL/kg)	0,9-1,3	1,3-1,6	1,6-1,9	> 1,9

Les posologies sont toujours calculées sur la base des concentrations de facteur IX.
Dose unique max : 3 000 UI de FIX.
Durée de l'effet : 6 à 8 h (ou 4 à 6 h si administration de **vitamine K** simultanément).

Contre-indications

Hypersensibilité connue à l'un des composants.
Antécédent de thrombocytopénie induite par l'héparine (type II).
Risque de thrombose, angor, infarctus récent du myocarde, sauf si le pronostic vital est engagé.
En cas de coagulation intravasculaire disséminée, l'administration ne doit être faite qu'après la fin de la phase de consommation.

Précautions d'emploi

Vaccination contre les hépatites A et B pour les patients recevant régulièrement du **PPSB**.
Contiennent du sodium.

Effets indésirables

Possibilité non exclue de transmissions d'infections, notamment du virus de l'hépatite A et du parvovirus.
Rares : réactions d'hypersensibilité, CIVD, accident thromboembolique, thrombopénie induite par l'héparine (type II), apparition d'anticorps contre un ou plusieurs facteurs du complexe.

Interactions médicamenteuses

Neutralise l'effet des **antivitamines K**.

ARYTHMIE COMPLÈTE PAR FIBRILLATION ATRIALE

FICHE MALADIE

DÉFINITION

La fibrillation atriale (anciennement appelée fibrillation auriculaire) est une tachycardie supraventriculaire caractérisée par une activité atriale rapide et désorganisée.
Le diagnostic se fait sur l'ECG par :
• la disparition des ondes P (reflet, on le rappelle, de l'activité atriale) qui sont remplacées par une trémulation de la ligne de base ;
• des QRS (reflet de l'activité ventriculaire) irréguliers.

CAUSES ET MÉCANISMES

L'arythmie complète par fibrillation atriale (ACFA) peut survenir chez des sujets avec un cœur apparemment sain, on dit alors qu'elle est primitive ; mais, le plus souvent, on la retrouve chez des sujets atteints de cardiopathie (valvulaire, ischémique, hypertrophique, etc.). Elle peut être favorisée par des troubles ioniques (hypokaliémie) ou métaboliques (hyperthyroïdie).

DIAGNOSTIC

SIGNES CLINIQUES

▶ À l'interrogatoire

La fibrillation atriale est ressentie par le patient sous forme de palpitations. Cependant, elle est souvent asymptomatique, surtout lorsqu'elle est chronique. De ce fait, elle peut passer inaperçue et n'être révélée que par des complications dont les deux principales sont :
• l'accident thromboembolique (en particulier accident vasculaire cérébral). L'oreillette ne se contractant plus, il peut se former à l'intérieur un caillot qui pourra migrer vers le cerveau ou vers les membres. Ce risque est important à partir de 24 h d'arythmie. Il est majoré en cas de cardiopathie, notamment lorsque l'oreillette est dilatée ;
• l'insuffisance cardiaque (d'autant plus que le cœur est déjà malade). Les oreillettes ne se contractent plus et que les ventricules battent rapidement et irrégulièrement.

▶ À l'examen

Le pouls est irrégulier, de même que les bruits du cœur à l'auscultation. Il faut rechercher des complications et des facteurs favorisants.

EXAMENS COMPLÉMENTAIRES

▶ ECG

C'est l'examen capital permettant de poser le diagnostic (*cf.* figure, p. 97). Les ondes P ont disparu, il existe à la place une trémulation (tremblement) de la ligne de base. Les QRS sont irréguliers.

▶ Échographie

Elle permet de rechercher une cardiopathie.

▶ Échographie trans-œsophagienne

Elle a pour but de rechercher un thrombus intracardiaque avant toute tentative de réduction (*cf.* Fiche technique, p. 67)

▶ Biologie

On recherche une cause (hypokaliémie, hyperthyroïdie, etc.), une contre-indication au traitement.

TRAITEMENT

Le traitement anticoagulant est presque systématique. Il est capital pour éviter les embolies, principales complications de la fibrillation atriale.
Pour le traitement de la fibrillation atriale proprement dite, il existe deux possibilités :
• soit laisser le patient en fibrillation atriale en ralentissant le rythme ;
• soit tenter de restaurer le rythme sinusal (le rythme « normal ») par CEE (choc électrique externe) ou par *CORDARONE* après s'être assuré de l'absence de thrombus intracardiaque à l'échographie trans-œsophagienne.
En cas de réduction, il faut ensuite maintenir le rythme sinusal par un traitement antiarythmique au long cours.

Arythmie complète par fibrillation atriale

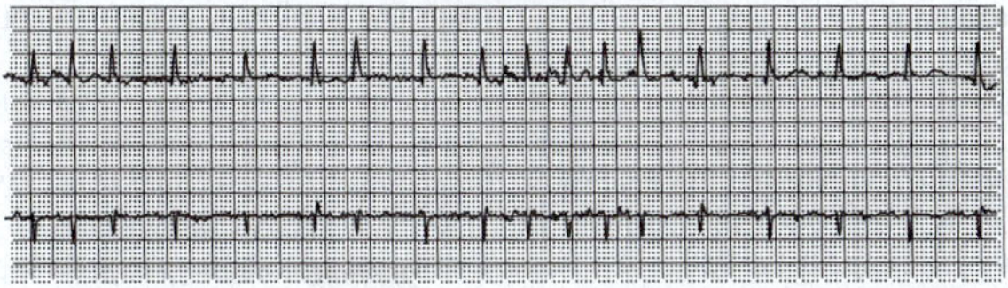

Traitement anticoagulant

• En cas d'arythmie complète par fibrillation atriale (ACFA) non valvulaire, on évalue par le score CHA_2DS_2-VASC le risque thrombotique. Le score inclut la fonction cardiaque, la pression artérielle, l'âge, la présence d'un diabète, d'un accident vasculaire, d'une maladie vasculaire et le sexe. En fonction du score, on introduit ou non un traitement anticoagulant par AOD. Les AVK sont réservés aux contre-indications aux AOD.

• En cas d'ACFA valvulaire, les AVK restent le traitement de référence.

Traitement ralentisseur

Lorsque la fibrillation atriale est mal tolérée initialement, on peut ralentir la fréquence par de la digoxine IVD. Le relais est ensuite pris soit par de la digoxine *per os*, soit par d'autres traitements comme les β-bloquants ou les inhibiteurs calciques.

En cas de tentative de réduction de l'arythmie

• CEE (choc électrique externe) : *cf.* Fiche technique, p. 114.

• *CORDARONE* : c'est un antiarythmique un peu à part qui peut être utilisé aussi bien initialement pour réduire la fibrillation atriale qu'au long cours pour éviter la récidive. Elle a en plus l'intérêt de ne pas diminuer la contractilité du cœur, on peut donc l'utiliser chez les malades ayant une cardiopathie. Malheureusement, on recense de nombreux effets indésirables, notamment thyroïdiens. On évite de l'utiliser lorsque le patient est jeune et on surveille régulièrement le bilan thyroïdien (TSH). Elle peut s'administrer par voie IV ou *per os* en comprimés. Il faut attendre plusieurs jours pour que l'efficacité soit complète. On dit alors que le patient est imprégné en *CORDARONE*. Le médecin prescrit souvent une dose de charge en donnant 6 à 8 cp./j initialement.

• *Antiarythmique* : une fois le retour en rythme sinusal obtenu, on utilise des antiarythmiques pour le maintenir. Il en existe plusieurs classes ayant des propriétés différentes. Les plus connus sont la *FLÉCAÎNE*, le *RYTHMOL* et la *CORDARONE*. Tous ces traitements s'administrent par voie orale au long cours.

FICHE INFIRMIÈRE

EXAMENS

• ECG.

• Radiographie thoracique.

• Biologie : ionogramme sanguin, NFS, TPINR, TCA, TSH, groupe, Rhésus, RAI.

SURVEILLANCE DU TRAITEMENT

SOINS – TRAITEMENT

En aigu, une fibrillation atriale rapide peut très rapidement provoquer une insuffisance cardiaque grave (OAP). Il faut donc surveiller fréquemment les constantes (FC, PA, diurèse) et rechercher les signes de mauvaise tolérance comme la dyspnée. Cette surveillance peut nécessiter un transfert en soins intensifs.

À l'inverse, une fibrillation atriale chronique est souvent parfaitement tolérée. La surveillance est alors essentiellement biologique. Le patient réalise une fois par mois une prise de sang pour dosage de l'INR, qui doit en général être compris entre 2 et 3 (*cf.* Fiche technique, chapitre Valvulopathies, p. 65).

EFFICACITÉ DU TRAITEMENT

Anticoagulant

L'efficacité de l'héparine doit être contrôlée par mesure du TCA ou de l'héparinémie à partir d'un prélèvement veineux (souvent à bouchon bleu). En général, on cherche à atteindre un TCA entre 2 et 3 fois le témoin ou une héparinémie entre 0,3 et 0,6.

L'efficacité des AVK se juge sur l'INR qui nécessite aussi une prise de sang. Il doit être compris entre 2 et 3.

Ralentisseur

Le but est d'obtenir une fréquence cardiaque suffisamment lente pour permettre un bon remplissage des ventricules (en général, inférieure à 120/min).

ÉDUCATION ET CONSEILS

Il faut rassurer le patient, pour qui le mot arythmie a souvent une connotation très péjorative. Des millions de personnes vivent avec une fibrillation atriale et sont souvent parfaitement asymptomatiques.

L'éducation au traitement AVK est primordiale, la majorité des accidents thromboemboliques survenant sous AVK sont dus à un mauvais équilibre du traitement (*cf.* Fiche technique, *chapitre* Valvulopathies, p. 65).

En cas de traitement par *CORDARONE*, il faut informer le patient des effets indésirables. Ainsi prévenu, il pourra consulter son médecin en cas d'apparition de symptômes. Il devra éviter au maximum l'exposition au soleil, car la *CORDARONE* provoque parfois une photosensibilité.

> La prévention des complications thromboemboliques par un traitement anticoagulant bien conduit est capitale.

FICHE PHARMACOLOGIE

ANTIARYTHMIQUES – ANTIARYTHMIQUES – MECANISMES ET CLASSIFICATION

RAPPELS ÉLECTROPHYSIOLOGIQUES

LES DIFFÉRENTS TYPES CELLULAIRES

On distingue 2 types de cellules cardiaques :

- fibres à réponse rapide (cellules atriales, ventriculaires et du système His-Purkinje) : potentiel de repos fortement négatif et potentiel d'action classique en 5 phases ;
- fibres à réponse lente (cellules du nœud sinusal et du nœud atrioventriculaire) : potentiel de repos faiblement négatif et potentiel d'action particulier.

LES 5 PHASES DU POTENTIEL D'ACTION

Phase 0 : dépolarisation (courant sodique entrant).

Phase 1 : repolarisation rapide initiale (courant chlore entrant).

Phase 2 : plateau du potentiel d'action (courant calcique entrant).

Phase 3 : repolarisation terminale (courant potassique sortant).

Phase 4 : phase de repos.

Les cellules à réponse lente ont un potentiel d'action différent avec une phase 0 correspondant à un courant calcico-sodique entrant et une phase 4, sous influence sympathique, présentant une dépolarisation spontanée à l'origine de l'activité *pace-maker.*

CLASSIFICATION DES ANTIARYTHMIQUES

CLASSIFICATION DE VAUGHAN-WILLIAMS*

- Classe I : inhibiteurs des canaux sodiques.
- Classe II : β-**bloquants.**
- Classe III : bloqueurs de l'influx potassique.
- Classe IV : **inhibiteurs calciques.**

En fait, les **antiarythmiques** ne sont pas des substances pures : l'**amiodarone** est un **antiarythmique** de classe I, II, III et IV.

* Classification of anti-arrhythmic drugs. In : Symposium on Cardiac Arrhythmias, AB ASTRA 1970.

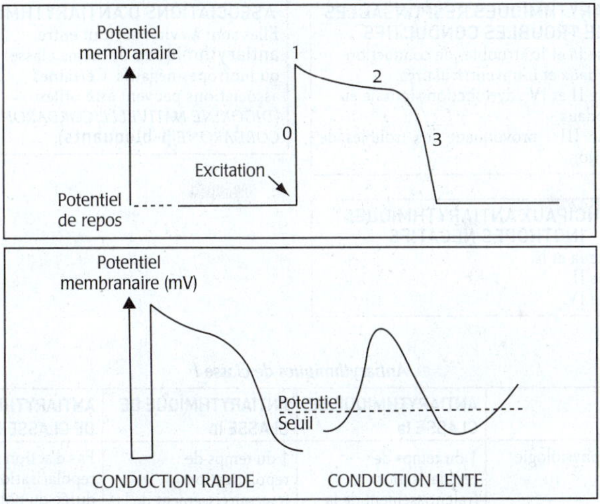

MÉCANISMES D'ACTION

ANTIARYTHMIQUES DE CLASSE I

Ils agissent au niveau de la phase 0 en diminuant l'influx entrant de sodium (effet stabilisant de membrane), ce qui a pour effet d'augmenter la durée du QRS. Leur action s'exerce surtout sur les fibres à réponse rapide. On différencie trois sous-classes selon leur action sur la repolarisation (voir Tableau, p. 100) :

- classe Ia : **hydroquinidine** (*SÉRÉCOR*), **disopyramide** (*RYTHMODAN*) ;
- classe Ib : **lidocaïne** (*XYLOCARD*) ;
- classe Ic : **cibenzoline** (*EXACOR*), **propafénone** (*RYTHMOL*), **flécaïnide** (*FLÉCAJNE*).

ANTIARYTHMIQUES DE CLASSE II

Les β-**bloquants** agissent sur la phase IV en diminuant la dépolarisation spontanée. Ils sont donc essentiellement actifs sur les fibres à réponse lente.

ANTIARYTHMIQUES DE CLASSE III

Il s'agit de l'**amiodarone** et du **sotalol**. Leur action porte sur la phase 3 : augmentation du temps de repolarisation et de la durée du potentiel d'action, mais aucun n'est pur.

ANTIARYTHMIQUES DE CLASSE IV

Les **inhibiteurs calciques** agissent sur la phase 2 des fibres rapides (diminution de l'entrée de calcium) et la phase 0 des fibres lentes.

ANTIARYTHMIQUES RESPONSABLES D'EFFET PROARYTHMIQUE

- Classe Ia et Ic : extrasystoles, tachycardie et fibrillation ventriculaire, torsades de pointes, flutter 1/1.
- Classe III (la *CORDARONE* présente peu ou pas d'effet arythmogène) : extrasystoles, tachycardie et fibrillation ventriculaire, torsades de pointes.

ANTIARYTHMIQUES RESPONSABLES DE TORSADES DE POINTES

- Classe Ia : **quinidiniques** +++ et disopyramide.
- Classe III.
- Classe II et IV par leur effet bradycardisant.

ANTIARYTHMIQUES RESPONSABLES DE TROUBLES CONDUCTIFS

- Classe Ia et Ic : troubles de conduction infranodaux et intraventriculaires.
- Classe II et IV : dysfonction sinusale et BAV nodaux.
- Classe III : provoquent des troubles de conduction.

ASSOCIATIONS D'ANTIARYTHMIQUES

Elles sont à éviter surtout entre **antiarythmiques** de même classe ou inotropes négatifs. Certaines associations peuvent être utiles (*DIGOXINE NATIVELLE/CORDARONE*, *CORDARONE*/**β-bloquants**).

PRINCIPAUX ANTIARYTHMIQUES INOTROPES NÉGATIFS

- Classe Ia et Ic.
- Classe II.
- Classe IV.

Antiarythmiques de classe I

	ANTIARYTHMIQUE DE CLASSE Ia	ANTIARYTHMIQUE DE CLASSE Ib	ANTIARYTHMIQUE DE CLASSE Ic
Électrophysiologie	↑ du temps de repolarisation (ralentissement de la phase 3) et ↑ de la durée du potentiel d'action	↑ du temps de repolarisation (raccourcissement de la phase 3) et ↓ de la durée du potentiel d'action	Pas d'action sur la repolarisation et la durée du potentiel d'action
Effet inotrope négatif	Marqué	Très faible	Marqué
ECG	↑ PR ↑ QRS ↑ QT	↑ QRS → ou ↓ QT	↑ PR ↑ QRS → QT
Effets indésirables	BSA Bloc intraventriculaire BAV infranodal Torsades de pointe	Peu de troubles conductifs	BSA Bloc intraventriculaire BAV infranodal

Antiarythmiques de classes II, III et IV

	ANTIARYTHMIQUE DE CLASSE II	ANTIARYTHMIQUE DE CLASSE III	ANTIARYTHMIQUE DE CLASSE IV
ECG	↓ Fréquence cardiaque ↑ PR → QRS → QT	↓ Fréquence cardiaque → PR → QRS ↑ QTc Aplatissement de l'onde T et onde u	↓ Fréquence cardiaque ↑ PR → QRS
Effet inotrope négatif	Marqué	Non	Marqué
Effets indésirables	BSA BAV nodal	BSA Torsades de pointes	BSA BAV

Choix du traitement médical antiarythmique en fonction du trouble du rythme

FIBRILLATION ATRIALE :

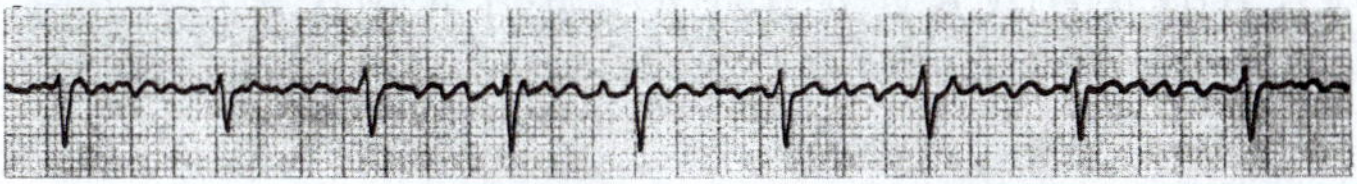

	1re intention	2e intention
Réduction	*CORDARONE, MULTAQ*	*FLÉCAÏNE, RYTHMOL, SOTALEX*
Entretien (fonction du terrain et du mécanisme de la fibrillation)	*FLÉCAÏNE, RYTHMOL, SOTALEX, MULTAQ*	*CORDARONE*

FLUTTER ATRIAL :

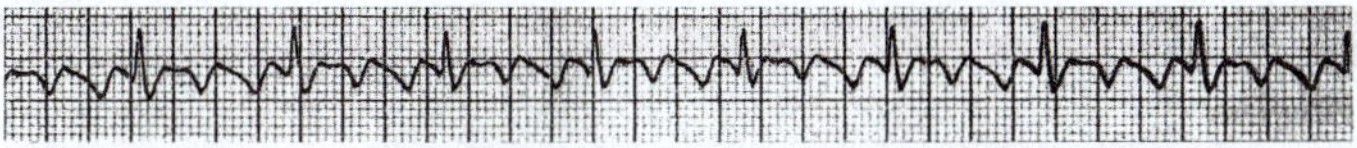

	1re intention	2e intention
Réduction	*CORDARONE*	
Entretien	*SÉRÉCOR, RYTHMODAN, FLÉCAÏNE*	*CORDARONE*, **bêtabloquants**

TACHYSYSTOLIE ATRIALE :

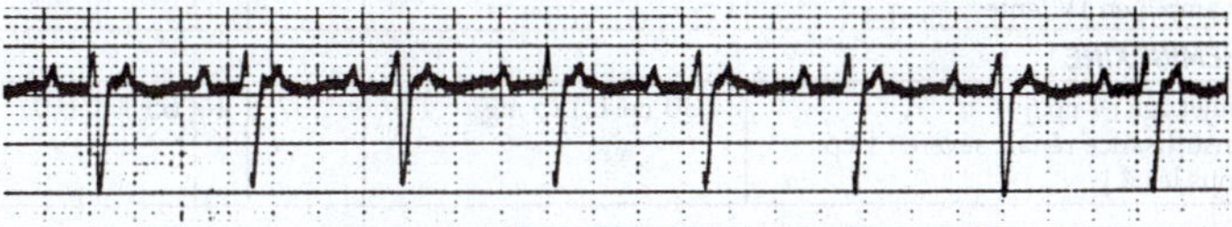

	1re intention	2e intention
Réduction	*CORDARONE*	
Entretien	*SÉRÉCOR, RYTHMODAN, FLÉCAÏNE*	*CORDARONE*, **bêtabloquants**

TACHYCARDIE JONCTIONNELLE :

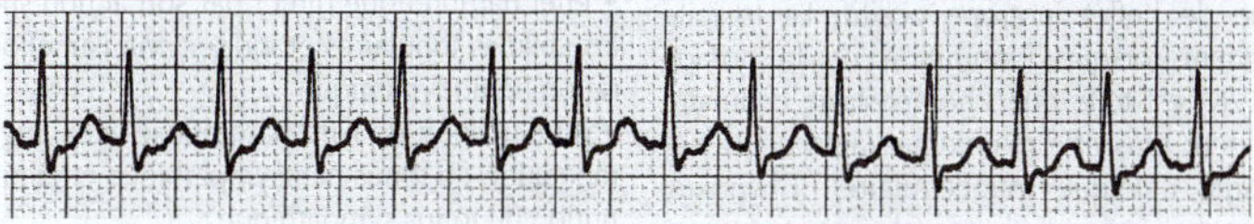

	1re intention	2e intention
Réduction	*STRIADYNE*	*ISOPTINE*
Entretien	*FLÉCAÏNE, RYTHMOL*	*ISOPTINE* en l'absence de voie accessoire

TACHYCARDIE VENTRICULAIRE :

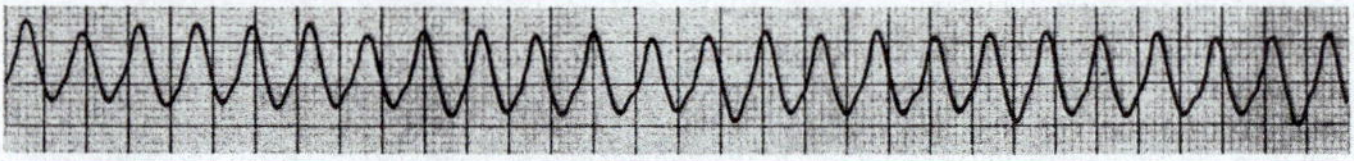

	1re intention	2e intention
Réduction	*CORDARONE*	*XYLOCARD*
Entretien (dépend de la cardiopathie causale et de la fonction ventriculaire gauche)	Cardiopathie ischémique : *TÉNORMINE* et/ou *CORDARONE* Cardiopathie dilatée : *CORDARONE* Cardiopathie hypertrophique : *TÉNORMINE* ou *ISOPTINE* ± *CORDARONE* ou *RYTHMODAN* Prolapsus valvulaire mitral : *TÉNORMINE* Dysplasie du ventricule droit : *SOTALEX*	

DIGITALIQUES

Digoxine

DIGOXINE					
1 cp./j Soluté buvable utilisé chez l'enfant : dose initiale de 7 à 15 mg/kg puis 7 à 15 mg/kg/j en 2 ou 3 prises	30 cp. séc. 0,25 mg 100 mL sol. buv. en gttes 5 µg/0,1 mL + pipette	1,97 1,77	I I	65 % 65 %	0,07 0,02
Forme injectable pour adulte : 1 à 2 amp./j en attaque puis 1/2 à 1 amp./j en IV lente	6 amp. sol. inj. IV 0,5 mg/2 mL	5,64	I	65 %	0,94
HEMIGOXINE					
Sujet âgé : 1 cp./j Insuffisance rénale sévère : 1 cp. tous les 2 j	30 cp. 0,125 mg	1,97	I	65 %	0,07

Propriétés

Hétéroside d'origine végétale.

Les **digitaliques** inhibent la pompe Na^+/K^+, l'extrusion du Na^+ étant compensée par l'échangeur Na^+/Ca^{2+}. Il en résulte une augmentation du calcium intracellulaire à l'origine de l'effet inotrope positif. La toxicité survient lorsque l'inhibition de la pompe Na^+/K^+ est telle que l'homéostasie cellulaire ne peut plus être maintenue (acidose et surcharge calcique intracellulaire). L'hypoxie, l'hypokaliémie et l'hypercalcémie favorisent leur toxicité.

Les différents effets thérapeutiques des **digitaliques** sont :

- effet inotrope positif ;
- effet chronotrope négatif ;
- effet dromotrope négatif ;
- effet bathmotrope positif ;
- effet vasculaire : vasoconstrictions artérielle et veineuse chez le sujet sain et vasodilatation chez le sujet en insuffisance cardiaque ;
- effet natriurétique direct par son action sur les cellules tubulaires et indirect via l'amélioration hémodynamique ;
- modification de l'arc baroréflexe avec augmentation du tonus parasympathique et diminution du tonus sympathique ;
- effet variable sur la consommation myocardique en oxygène.

La liposolubilité, liée au nombre de radicaux OH, conditionne les propriétés pharmacocinétiques des **digitaliques**.

L'absorption digestive est d'environ 70 %. L'élimination est rénale (90 %) sous forme non transformée et hépatique (10 %). La liaison aux protéines plasmatiques est faible, d'où un début d'action rapide (1 à 2 h *per os* ; 10 à 30 min IV). La demi-vie est de 36 h et l'équilibre obtenu à partir du 6e j. La digoxinémie ne doit donc être vérifiée qu'après ce délai.

Indications

Troubles du rythme supraventriculaire : ralentissement ou réduction de la fibrillation atriale ou du flutter atrial.
Insuffisance cardiaque.

Contre-indications

Dysfonction sinusale et troubles de conduction de haut degré non appareillés. Hyperexcitabilité ventriculaire (tachycardie et fibrillation ventriculaires).
Syndrome de Wolff-Parkinson-White.
Cardiopathies obstructives (rétrécissement aortique, cardiopathie hypertrophique).
Cardioversion électrique.
Temporaires : hypokaliémie non corrigée.
Sels de calcium IV.

> Arrêt de la **digoxine** depuis au moins 3 j avant un choc électrique externe.

Précautions d'emploi

Grossesse : on peut prescrire la **digoxine** en surveillant les taux sériques, notamment au 3e trimestre.
Allaitement : risque non connu mais très faible passage dans le lait maternel.
Surveillance clinique et ECG stricte en début de traitement, d'autant plus que la fonction ventriculaire gauche est altérée.
Réduire la posologie de la **digoxine** de moitié en cas d'insuffisance rénale ou chez le sujet âgé (baisse physiologique de la fonction rénale, masse musculaire plus faible, troubles fréquents de la kaliémie et de la magnésémie).
Diminuer la posologie chez l'insuffisant respiratoire avec hypoxie.
Réduire la posologie en cas d'hypothyroïdie.
Correction et prévention d'une hypokaliémie.
Pas de dose de charge en cas d'insuffisance rénale, chez le sujet âgé, en cas de dysthyroïdie et en cas d'insuffisance cardiaque évoluée.
Les **digitaliques** doivent être évités à la phase aiguë d'un infarctus du myocarde.

Effets indésirables

Troubles du rythme ventriculaire liés à une hypersensibilité ou un surdosage (nécessitent l'arrêt du traitement).
Troubles de conduction et dysfonction sinusale.
Manifestations allergiques (exceptionnelles) cutanées et purpura thrombocytopénique.
Gynécomastie (très rare).
Troubles digestifs : anorexie, nausées, vomissements, diarrhées (premiers signes de surdosage).
Troubles neurosensoriels : céphalées, vertiges, coloration en jaune de la vision et confusion (surdosage).

Interactions médicamenteuses

Association contre-indiquée avec le calcium intraveineux et surveillance en cas d'utilisation de **calcium** *per os* associé ou non de la **vitamine D**.
Contre-indication du **millepertuis** (inducteur enzymatique)
Midodrine déconseillée (sympathomimétique alpha).
Précaution d'emploi avec les médicaments bradycardisants (notamment **bêtabloquants**, **amiodarone**, **vérapamil**), la **carbamazépine**, la **colestyramine**, l'**érythromycine**, les médicaments hypokaliémiants, l'**itraconazole**, le **ritonavir**, les topiques gastro-intestinaux.

SURVEILLANCE D'UN PATIENT SOUS DIGOXINE

- Clinique

Rythme et fréquence cardiaque.
- Signes d'efficacité.
- Signes de surdosage : troubles digestifs et neurosensoriels, bradycardie, accélération paradoxale de la fréquence cardiaque et arythmies.

- ECG

Signes d'imprégnation digitalique :
- diminution de la fréquence cardiaque,
- augmentation de l'espace PR qui reste < 0,24 s,
- raccourcissement de l'espace QT,
- sous-décalage cupuliforme du segment ST,
- onde U.

Signes de surdosage :
- troubles du rythme à tous les étages (tachysystolie atriale +++),
- troubles de conduction.

- Biologique
- Ionogramme sanguin, urée, créatinine.
- Taux sériques.

TAUX SANGUINS (DIGOXINÉMIE)

Par microméthode.
Prélèvement fait à l'équilibre, c'est-à-dire à la fin de la 1re sem., au moins 8 h après la dernière prise.
Digoxinémie : taux thérapeutiques entre 0,8 et 1,5 ng/mL chez l'adulte. Digoxinémie entre 2 et 3 ng/mL chez le nourrisson < 2 ans et entre 1 et 2 ng/mL au-dessus de 2 ans.
Il faut signaler l'importante susceptibilité individuelle et la faible marge thérapeutique.

ANTIARYTHMIQUES DE CLASSE IA

Hydroquinidine chlorhydrate

SÉRÉCOR LP					
1 gél. x 2/j (max 4/j)	60 gél. LP 300 mg	15,51	I	30 %	0,26

Disopyramide

RYTHMODAN					
Forme simple : 1 gél. x 3 ou 4/j (traitement d'attaque : jusqu'à 600 mg/j)	40 gél. 100 mg	3,71	I	30 %	0,09
Forme LP : 1 cp. x 2/j (500 mg/j)	20 cp. séc. LP 250 mg	6,58	I	30 %	0,33

Propriétés

• **Quinidiniques : antiarythmiques de classe Ia** actifs surtout à l'étage supraventriculaire. Faible effet atropinique. Résorption digestive à 70 %, efficacité obtenue en 2 h pour une durée de 6 à 8 h (12 h pour les formes LP). Métabolisation hépatique et élimination urinaire.

Taux plasmatiques efficaces : 2 à 5 mg/mL.

• **Disopyramide : antiarythmique de classe Ia** ayant des propriétés anticholinergiques. Ralentissement de la conduction antérograde et rétrograde des voies accessoires rendant son utilisation possible en cas de syndrome de Wolff-Parkinson-White.

Absorption orale rapide pour une durée de 6 à 8 h (12 h pour les formes LP). Action IV en 5 à 10 min pendant 2 h. Faible métabolisation hépatique et éliminations urinaire et fécale. Passage transplacentaire et dans le lait maternel.

Indications

Traitement curatif et prévention des récidives des troubles du rythme ventriculaire en l'absence de dysfonction cardiaque et/ou de coronaropathie.

Prévention des récidives des tachycardies supraventriculaires en l'absence de dysfonction cardiaque.

Prévention des chocs cardiaques électriques chez les patients porteurs de défibrillateur implantable.

Contre-indications

Grossesse et **allaitement** : innocuité non établie.

Hypersensibilité.

Dysfonction sinusale et troubles de conduction de haut degré non appareillés.

QT long et antécédents de torsades de pointes.

Insuffisance cardiaque non contrôlée.

Troubles du rythme de l'intoxication digitalique (**quinidiniques**).

Risque de glaucome par fermeture de l'angle et de rétention urinaire par obstacle urétroprostatique (**disopyramide**).

Relative : myasthénie (**quinidiniques**).

Précautions d'emploi

Surveillance de la kaliémie et de la glycémie.

Insuffisance cardiaque.

Surveillance ECG : arrêt du traitement en cas d'allongement du PR > 0,24 s, QT > 0,40 s et QRS > 25 % ou de troubles du rythme ventriculaire.

Le sous-décalage en cupule du segment ST et l'aplatissement de l'onde T sont des signes normaux d'imprégnation quinidinique.

• **Quinidiniques** :

– dose test à la recherche d'un effet idiosyncrasique (examen clinique et ECG 4 à 6 h après puis 1/j) ;

– utiliser avec prudence en cas d'insuffisance rénale, de risque de glaucome par fermeture de l'angle ou de rétention urinaire.

• **Disopyramide** : réduire la posologie de 50 % chez le sujet âgé, de 50 à 75 % en cas d'insuffisance rénale (forme injectable : 1 mg/ kg en 1 h) et de 25 % en cas d'insuffisance hépatique. Chez l'enfant, adaptation au poids et à l'âge (formes LP contre-indiquées).

Arythmie complète par fibrillation atriale

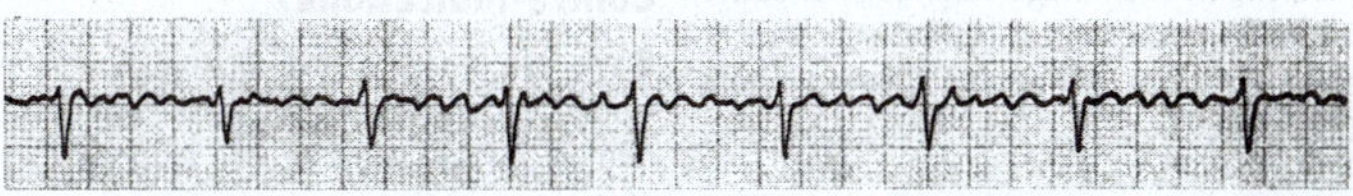

Effets indésirables

Insuffisance cardiaque, choc cardiogénique. Troubles de conduction, allongement du QT et torsades de pointes, effets proarythmiques (troubles du rythme ventriculaire et flutter 1/1) (rares avec le **disopyramide**).

Troubles digestifs (fréquents avec les **quinidiniques**) : diarrhée, nausées, vomissements.

Quinidiniques

• Effets idiosyncrasiques (imposent l'arrêt définitif du traitement) : rash cutané, crise d'asthme, fièvre, hypotension, purpura thrombopénique, anémie hémolytique, BAV, allongement du QT, torsades de pointes, troubles du rythme ventriculaire, syncope et arrêt cardiocirculatoire.

• Cinchonisme (surdosage) : vertiges, diplopie, photophobie, bourdonnement d'oreille, hypoacousie.

• Atteinte hépatique immunoallergique fébrile (rare).

• Aggravation d'une myasthénie.

Disopyramide

• Effets atropiniques : bouche sèche, constipation, hypertension intra-oculaire, troubles de l'accommodation, diplopie, dysurie, rétention d'urine et parfois accélération de la fréquence cardiaque.

• Risque d'hypoglycémie chez les sujets âgés, dénutris, diabétiques et insuffisants rénaux.

Interactions médicamenteuses

Association contre-indiquée avec les médicaments donnant des torsades de pointes.

Association aux autres **antiarythmiques**.

Médicaments chronotropes, dromotropes et inotropes négatifs.

Médicaments hypokaliémants.

Inducteurs enzymatiques.

Quinidiniques :

• **alcalinisants urinaires** : diminution de l'élimination et risque de surdosage ;

• magnésium : majoration des taux sériques ;

• **digoxine** : augmentation de la digoxinémie ;

• *CORDARONE* : majoration de la quinidinémie ;

• **antivitamines K** : risque de surdosage.

Disopyramide : médicaments anticholinergiques (*cf.* **Atropine**).

ANTIARYTHMIQUE DE CLASSE IB

■ Lidocaïne

XYLOCARD					
Bolus 2 % en IVD de 1 à 1,5 mg/kg en 2 min	10 amp. 5 mL 20 mg/mL	HOP	II		
Perf. 5 % de 1,5 à 4 mg/min en IVSE en relais du bolus	10 fl. 20 mL 50 mg/mL	HOP	II		

Propriétés

Antiarythmique de la classe Ib agissant préférentiellement à l'étage ventriculaire. Faible effet inotrope négatif et hypotenseur. Inactivation hépatique. Action immédiate et durant 20 à 30 min.

Indications

Prévention et traitement des récidives des troubles du rythme ventriculaire menaçant le pronostic vital, notamment à la phase aiguë de l'infarctus du myocarde.

Contre-indications

Grossesse : pas d'effet tératogène mis en évidence dans les études épidémiologiques humaines mais faiblesse des études expérimentales animales.

Antécédents neuropsychiques graves, notamment convulsifs, allergie, troubles hépatiques graves.

Choc cardiogénique, troubles de conduction de haut degré non appareillés.

Précautions d'emploi

Insuffisance cardiaque ou hépatique ou traitement par β-**bloquants** ou **cimétidine** : réduire les doses de 50 %.

XYLOCARD PERFUSION 5 % : jamais en IVD.

Effets indésirables

Réactions allergiques (exceptionnelles) : cutanées, œdème laryngé, choc anaphylactique.

Surdosage : agitation, délire, syndrome confusionnel, paresthésies des extrémités et des lèvres, puis dépression respiratoire, troubles du rythme et de conduction, collapsus cardiovasculaire, crises convulsives et coma. Le traitement est symptomatique.

Interactions médicamenteuses

Autres **antiarythmiques, β-bloquants et cimétidine.**

ANTIARYTHMIQUES DE CLASSE IC

■ Flécaïnide ©

FLÉCAÏNE					
1 cp. x 2/j (max 300 mg/j) Forme injectable : bolus de 1 à 2 mg/kg en au moins 10 min, éventuellement complété d'une dose de 0,02 mg/kg/min pdt 1 h puis 0,003 mg/kg/min en IVSE Dilution dans du sérum glucosé	30 cp. séc. 100 mg 5 amp. 10 mg/mL	6,49 HOP	I I	30 %	0,22
Forme LP 1 prise/j Tachycardies supraventriculaires : 100 mg/j Tachycardies ventriculaires : 200 mg/j Posologie max : 300 mg/j	30 gél. LP 50 mg 30 gél. LP 100 mg 30 gél. LP 150 mg 30 gél. LP 200 mg	10,53 10,53 10,53 10,53	I I I I	30 % 30 % 30 % 30 %	0,35 0,35 0,35 0,35

■ Propafénone ©

RYTHMOL					
1 cp. x 2 ou 3/j	30 cp. séc. 300 mg	6,72	I	30 %	0,22

■ Cibenzoline

EXACOR					
1 cp. x 2 ou 3/j (max 3/j)	30 cp. séc. 130 mg	11,92	I	65 %	0,40

Propriétés

Antiarythmiques actifs à tous les étages présentant un effet inotrope négatif. Ralentissement de la conduction antérograde et rétrograde des voies accessoires. La **propafénone** présente de plus un effet β-bloquant.

Flécaïnide : résorption digestive importante. Pic plasmatique obtenu en 2 à 3 h par voie orale et 10 min en IV. Demi-vie de 14 h. Métabolisation hépatique et élimination urinaire (à 40 % sous forme inchangée). Taux plasmatiques efficaces : 0,2 à 1 mg/mL.

Propafénone : résorption digestive complète. Concentration maximale obtenue au bout de 3 h et demi-vie de 4 h. Élimination biliaire et urinaire (métabolites actifs et inactifs). Taux plasmatiques efficaces : 0,3 à 0,7 mg/mL.

Cibenzoline : résorption digestive quasi complète avec un pic d'efficacité obtenu en 2 h. Demi-vie plasmatique de 7 h. Métabolisation hépatique et élimination urinaire (60 % sous forme inchangée).

Indications

Traitement et prévention des récidives de troubles du rythme ventriculaire en l'absence de dysfonction cardiaque et/ou de coronaropathie.
Prévention des récidives des tachycardies supraventriculaires en l'absence de dysfonction cardiaque.
Prévention des chocs cardiaques électriques inopinés chez les patients porteurs de défibrillateur implantable (**flécaïnide**, **propafénone**).

Contre-indications

Dysfonction sinusale et troubles de conduction de haut degré non appareillés. Insuffisance cardiaque sévère.
Cardiopathie ischémique (extension de l'étude CAST).
Hypersensibilité.
Relatives (**propafénone**) : intoxication digitalique, insuffisance hépatique ou rénale grave, hypotension artérielle, BPCO sévère.

Précautions d'emploi

Grossesse et **allaitement** : utilisation déconseillée surtout les 3 premiers mois.
Cardiopathie ischémique : l'étude CAST a montré une surmortalité (globale et rythmique) du traitement préventif des arythmies ventriculaires non menaçantes par la *FLÉCAÏNE* en cas d'altération modérée à moyenne de la fraction d'éjection (précaution étendue aux autres **antiarythmiques de classe Ic**).
Insuffisance cardiaque : réduire la posologie.
Surveillance ECG : arrêt du traitement en cas d'augmentation du PR > 0,24 s, QRS > 25 %, ou de troubles du rythme ventriculaire.
Surveillance de la kaliémie et correction d'une hypomagnésémie.
Posologie adaptée à la fonction rénale et chez le sujet âgé :

- **flécaïnide** : diminuer la posologie de moitié en cas de ClCr < 20 mL/min ;
- **propafénone** : réduire la posologie de moitié ;
- **cibenzoline** : 3 mg/kg/j en 2 prises *per os* (ClCr entre 20 et 40 mL/min) et 2,5 mg/kg/j en 2 prises *per os* (ClCr entre 10 et 20 mL/min).

Effets indésirables

Insuffisance cardiaque, choc cardiogénique.
Bradycardie et troubles de conduction.
Effets proarythmiques : troubles du rythme ventriculaire et flutter 1/1.
Troubles digestifs.
Troubles neuro-sensoriels à fortes doses (vertiges, tremblements, lipothymies, troubles visuels et céphalées).
Propafénone : troubles du goût, réactions cutanées allergiques.
Cibenzoline : hypoglycémie en cas de surdosage (surtout chez le sujet âgé, dénutri et insuffisant rénal).
Surdosage : traitement symptomatique et lactate de sodium molaire (**cibenzoline**).

Interactions médicamenteuses

Autres **antiarythmiques**.
Médicaments donnant des torsades de pointes.
Médicaments inotropes, dromotropes et chronotropes négatifs.
AVK : augmentation de l'effet anticoagulant.

ANTIARYTHMIQUES DE CLASSE II

Cf. **Bêtabloquants.**

ANTIARYTHMIQUES DE CLASSE III

■ Amiodarone ©

CORDARONE					
Per os : Traitement d'attaque : 3 cp./j (jusqu'à 5 dans certains cas exceptionnels) pdt 8 à 10 j Traitement d'entretien : 1/2 à 2 cp./j IV : troubles du rythme Traitement d'attaque : 5 mg/kg en IVSE sur 20 min à 2 h, renouvelables x 2 à 3/24 h Traitement d'entretien : 10 à 20 mg/kg/j (moyenne de 600 à 800 mg/24 h) idéalement sur une voie veineuse centrale Arrêt cardiorespiratoire Posologie usuelle : 5 mg/kg/adm. Posologie cumulée : 2,5 mg/kg/adm.	30 cp. séc. 200 mg 6 amp. 150 mg/3 mL	9,61 HOP	I I	65 %	0,32

Propriétés

Puissant antiarythmique de classe III mais aussi I, II et IV.

Diminution de l'automatisme sinusal, de la conduction sino-atriale et atrioventriculaire sans modification de la conduction intraventriculaire. L'effet bradycardisant est modéré.

Augmentation des périodes réfractaires et diminution de l'excitabilité myocardique aux étages atrial, nodal et ventriculaire.

Ralentissement de la conduction et allongement des périodes réfractaires dans les voies accessoires atrioventriculaires.

Diminution de la consommation myocardique en oxygène et effet vasodilatateur coronarien.

Effet inotrope négatif négligeable.

Action rapide par voie IV (effet maximal en 15 à 20 min) mais de courte durée (1 à 4 h).

Par voie orale, résorption moyenne de 50 % avec effet maximal en 3 à 7 h, l'activité thérapeutique n'étant obtenue qu'au bout d'au moins une semaine.

Forte affinité tissulaire (importante accumulation) et demi-vie longue (20 à 100 j).

Élimination biliaire et fécale se poursuivant plusieurs mois après l'arrêt du traitement.

Chaque comprimé contient 75 mg d'iode (300 fois les besoins journaliers en iode).

Signes d'« imprégnation à la *CORDARONE* » : allongement du QT, onde T bifide, onde U (et bradycardie sinusale, discrète augmentation du PR sans allongement du QRS).

Indications

Per os, ce médicament est indiqué dans la prévention des récidives :

• des tachycardies ventriculaires menaçant le pronostic vital : le traitement doit être instauré en milieu hospitalier sous monitorage ;

• des tachycardies ventriculaires documentées symptomatiques et invalidantes ;

• des tachycardies supraventriculaires documentées lorsque la nécessité d'un traitement est établie en cas de résistance ou de contre-indication aux autres thérapeutiques ;

• des fibrillations ventriculaires.

Ce médicament est indiqué dans le traitement des tachycardies supraventriculaires : ralentissement ou réduction de la fibrillation atriale ou du flutter atrial.

Par voie IV, ce médicament est indiqué dans les troubles du rythme graves lorsque la voie orale n'est pas adaptée, notamment dans :
- les tachycardies du syndrome de Wolff-Parkinson-White ;
- les troubles du rythme atrial, avec rythme ventriculaire rapide ;
- les troubles du rythme ventriculaire documentés symptomatiques et invalidants.

Ce médicament est également indiqué dans la réanimation cardiorespiratoire en cas d'arrêt cardiaque lié à une fibrillation ventriculaire résistante aux chocs électriques externes.

Contre-indications

Grossesse et **allaitement** : manifestations cardiaques et hypothyroïdie chez le fœtus ou le nouveau-né (passage dans le lait maternel).
Bradycardie, dysfonction sinusale et troubles conductifs de haut degré non appareillés.
Hyperthyroïdie : contre-indication formelle.
Allergie à l'iode.
Hypotension et collapsus (forme injectable).

Précautions d'emploi

Bilan préthérapeutique : ECG, ionogramme sanguin, bilan thyroïdien et radiographie pulmonaire.
Correction d'une hypokaliémie.
Antécédents personnels ou familiaux de dysthyroïdie.
Exposition solaire ou aux ultraviolets.
Insuffisance respiratoire sévère (forme injectable).
Voie intraveineuse : dilution uniquement dans du sérum glucosé. Relais *per os* précoce après une période de chevauchement.

Effets indésirables

Voie IV : hypotension, veinite, flush, aggravation d'une insuffisance respiratoire sévère.
Cardiaques : bradycardie, bloc sino-atrial, BAV ; les effets proarythmiques sont très rares.
Oculaires : dépôts cornéens (constants) et sans conséquence thérapeutique (réversibles à l'arrêt du traitement), halos colorés.
Cutanés : photosensibilisation, pigmentation cutanée grise.
Thyroïdiens :
- hormonémie thyroïdienne dissociée (sans dysthyroïdie) : élévation de la T4, T3 normale ou basse, TSH normale ;
- hypothyroïdie : possibilité de poursuivre la *CORDARONE* si elle est indispensable ;
- hyperthyroïdie : arrêt impératif de l'**amiodarone**.

Hépatiques : élévation isolée et modérée des transaminases, exceptionnellement hépatite aiguë.
Troubles digestifs bénins.
Très rares : neuropathie périphérique sensitivo-motrice et/ou myopathie, pneumopathie interstitielle diffuse dose-dépendante (arrêt impératif du fait du risque de fibrose pulmonaire irréversible).

Interactions médicamenteuses

Association contre-indiquée avec les médicaments donnant des torsades de pointes (*cf.* Torsades de pointes).
Médicaments chronotropes et dromotropes négatifs (majoration du risque de bradycardie et de troubles conductifs).
Digitaliques : augmentation de la digoxinémie de 50 %.
Quinidiniques : augmentation de la quinidinémie de 33 % (association non recommandée).
Médicaments hypokaliémants.
Antivitamines K (potentialisation de l'effet anticoagulant).
Antithyroïdiens.
Phénytoïne : augmentation des taux plasmatiques.
Anesthésiques généraux.

■ Dronédarone ©

MULTAQ				
Antécédent de fibrillation atriale ou fibrillation atriale actuelle, non permanente, pour prévenir les récidives ou ralentir la conduction : 400 mg x 2/j pdt un repas	60 cp. 400 mg 100 cp. 400 mg	HOP	I I	NR

Propriétés

Antiarythmique de classe III (inhibiteur des courants potassiques prolongeant le potentiel d'action et les périodes réfractaires), IV (inhibiteur des courants calciques), Ib (inhibiteur des courants sodiques) et II (antagoniste adrénergique non compétitif).
Diminution de la fréquence cardiaque ; prolongement de la longueur du cycle de Wenckebach et des intervalles AH, PQ, QT sans effet marqué ou avec une augmentation faible de l'intervalle QTc, et sans changement sur les intervalles HV et QRS.

Indications

Antécédent de fibrillation atriale (FA) ou FA actuelle non permanente, afin de prévenir les récidives ou de ralentir la fréquence cardiaque.

Contre-indications

- Grossesse, allaitement.
- Hypersensibilité.
- BAV des 2e et 3e degrés ou maladie du sinus (à l'exception des patients appareillés avec un stimulateur cardiaque en activité).
- Bradycardie < 50.
- Conditions hémodynamiques instables incluant les patients avec des symptômes d'insuffisance cardiaque au repos ou lors d'un effort minime (correspondant aux patients de classe IV NYHA et de classe III NYHA instables).
- Intervalle QTc ≥ 500 ms.
- Insuffisance hépatique sévère.
- Insuffisance rénale sévère (ClCr < 30 mL/min).

Précautions d'emploi

Ne pas prendre avec du jus de pamplemousse : augmentation de l'exposition à la **dronédarone**.
Risque d'aggravation d'une insuffisance cardiaque.
Des hépatites graves mettant en jeu le pronostic vital ont été rapportées : effectuer un bilan hépatique avant le début du traitement puis tous les mois pendant 3 mois puis tous les 3 mois ; arrêter le traitement si les ALAT sont ≥ 3 fois la valeur limite supérieure de la normale.
Risque d'élévation de la créatininémie ne devant pas forcément faire arrêter le traitement.
Corriger toute carence en potassium ou en magnésium (effet arythmogène).
Effet arythmogène : un allongement modéré de l'intervalle QTc Bazett (environ 10 ms), liée à une prolongation de la repolarisation.
Allongement du risque d'hyperkaliémie chez les patients diabétiques ou ayant une fonction rénale altérée.

Effets indésirables

- Neurologiques : dysgeusie.
- Cardiaques : insuffisance cardiaque congestive, bardycardie.
- Hépatogastroentérologiques : hépatites fulminantes. Effectuer un bilan hépatique avant le début du traitement puis tous les mois pendant 3 mois puis tous les 3 mois ; arrêter le traitement si les ALAT sont ≥ 3 fois la valeur limite supérieure de la normale. Diarrhée, nausées, vomissements, douleurs abdominales, dyspepsie.
- Cutanées : rash, érythème.
- Asthénie.

Interactions médicamenteuses

Risque de torsades de pointes :

- ne pas associer à : **phénothiazines, antidépresseurs tricycliques, érythromycine, antiarythmiques de classe I et III** ;
- la coadministration de β-**bloquants** ou de **digoxine** doit être réalisée avec précaution.

Risque d'augmentation de l'exposition à la dronédarone avec : **kétoconazole, itraconazole, clarithromycine, télithromycine, érythromycine, inhibiteurs calciques (diltiazem, vérapamil, nifédipine).**

Risque de diminution de l'exposition aux médicaments suivants : **rifampicine, phénobarbital, carbamazépine, phénytoïne.**

■ Sotalol ©

SOTALEX					
Per os : dose initiale de 80 mg en 1 ou 2 prises/j puis augmentation progressive entre 160 et 320 mg en 2 prises/j (max : 640 mg/j)	30 cp. séc. 80 mg 30 cp. séc. 160 mg	2,43 4,23	I I	65 % 65 %	0,08 0,14

Propriétés

Bêtabloquant non cardiosélectif dépourvu d'activité sympathomimétique intrinsèque, possédant des propriétés de classe III. Effet globalement inotrope négatif. Prolonge la durée des périodes réfractaires des voies accessoires dans le sens antérograde et rétrograde. Diminution de la pression artérielle systolique et diastolique chez l'hypertendu. Biodisponibilité de 90 % (diminuée si prise lors des repas). Pic atteint en 2,5 à 4 h. Demivie de 10 à 20 h. Pas de métabolisation et élimination urinaire. Important passage transplacentaire et dans le lait maternel.

Indications

Prévention des récidives des tachycardies ventriculaires menaçant le pronostic vital, des tachycardies ventriculaires symptomatiques et invalidantes en l'absence d'insuffisance cardiaque non contrôlée, des tachycardies supraventriculaires documentées en l'absence d'insuffisance cardiaque non contrôlée.

Contre-indications

Hypersensibilité.
Bradycardie, dysfonction sinusale et troubles de conduction de haut degré non appareillés.
QT long et antécédents de torsades de pointes.
Insuffisance cardiaque non contrôlée.
Hypotension artérielle, choc cardiogénique.
Angor de Prinzmetal.
Asthme, BPCO sévère.
Phénomène de Raynaud et artériopathie sévère des membres inférieurs.
Phéochromocytome non traité.
Insuffisance rénale (ClCr < 10 mL/min)..
Acidose métabolique.

Précautions d'emploi

Grossesse et **allaitement** : utilisation déconseillée. Absence d'effet tératogène mais risque de bradycardie, de détresse respiratoire et d'hypoglycémie chez le fœtus et le nouveau-né.

Ne jamais interrompre brutalement.

Surveillance de l'équilibre hydroélectrolytique et acido-basique.

Débuter à faible posologie (40 mg x 2/j) puis augmenter progressivement, particulièrement chez le sujet âgé.

Adaptation de la posologie à la ClCr : > 60 mL/min : dose usuelle, entre 30 et 60 mL/min : demi-dose, et entre 10 et 30 mL/min : quart de dose.

Diabétiques : les β-**bloquants** peuvent masquer les signes d'hypoglycémie et en augmenter la sévérité.

Effets indésirables

Troubles de conduction, effets proarythmiques (troubles du rythme ventriculaire et torsades de pointes).

Insuffisance cardiaque, choc cardiogénique.

Manifestation de Raynaud et aggravation d'une artérite.
Aggravation d'un psoriasis.
Troubles digestifs, fatigue, vertiges, asthénie, dépression, insomnie, impuissance.
Hypoglycémie en cas de surdosage.
Crise d'asthme.

Interactions médicamenteuses

Associations contre-indiquées : médicaments donnant des torsades de pointes, médicaments inotropes, chronotropes et dromotropes négatifs.
Associations déconseillées ou à surveiller : **antiarythmiques**, **antihypertenseurs**, médicaments hypokaliémants, anesthésiques généraux surtout dépresseurs myocardiques (anesthésiques volatils halogénés), **hypoglycémiants oraux** et insuline.
Lidocaïne : majoration de la lidocaïnémie.
Digitaliques.
Produits de contraste iodés : moins bonne réponse à l'**adrénaline** en cas de choc anaphylactique.

ANTIARYTHMIQUE DE CLASSE IV

■ Vérapamil

ISOPTINE					
1 à 2 cp. x 3/j aux repas	75 cp. 40 mg	3,14	I	65 %	0,04
2 à 3 gél. x 2/j aux repas	30 gél. 120 mg 90 gél. 120 mg	2,82 7,91	I I	65 % 65 %	0,09 0,09
1 cp./j en 1 prise matinale pour la forme LP	30 co. séc. LP 240 mg 90 cp. séc. LP 240 mg	5,14 14,54	I I	65 % 65 %	0,17 0,16
1 amp. en IV sur 3 min à renouveler éventuellement 10 min après en cas d'échec	5 amp. 5 mg/2 mL		I	NR	

Propriétés

Inhibiteur des canaux calciques ayant un effet antiarythmique de classe IV. Effet inotrope négatif marqué et vasodilatateur artériel. Diminution de la consommation myocardique en oxygène et effet vasodilatateur coronarien. Facilitation de la conduction antérograde dans les voies accessoires. Métabolisation hépatique avec intense effet de premier passage. Demi-vie (prise unique) 3 à 7 h (formes simples) et 11 h (formes LP).

Indications

Forme 40 mg : traitement de l'angor sous toutes ses formes, traitement et prévention des tachycardies paroxystiques supraventriculaires.
Forme 120 mg : traitement de l'angor sous toutes ses formes, traitement et prévention des tachycardies paroxystiques supraventriculaires, HTA, prévention secondaire de l'IDM en cas de contre-indication à un **bêtabloquant** et en l'absence d'insuffisance cardiaque.
Forme 240 LP : HTA, traitement de l'angor stable.
Forme IV : tachycardies jonctionnelles paroxystiques, certains troubles du rythme ventriculaire.

Contre-indications

Hypersensibilité, hypotension.
Dysfonction sinusale et troubles de conduction de haut degré non appareillés.
Insuffisance cardiaque non contrôlée.
Infarctus du myocarde à la phase aiguë.
Troubles du rythme supraventriculaire sur Wolff-Parkinson-White (sauf crise de tachycardie jonctionnelle).

Précautions d'emploi

Grossesse : pas de fœtotoxicité observée.

Enfant : 5 mg/kg (forme simple), innocuité non établie pour les formes LP.

Sujet âgé : réduire la posologie de 30 à 50 %.

Insuffisance hépatique : réduire la posologie de 80 %.

Infarctus du myocarde : ne commencer le traitement que 7 à 15 j après.

Effets indésirables

Bradycardie et troubles de conduction.

Effet arythmogène paradoxal dans la fibrillation atriale sur Wolff-Parkinson-White.

Insuffisance cardiaque, hypotension.

Œdème des membres inférieurs, constipation parfois opiniâtre, gastralgies, nervosité, asthénie transitoire, réactions allergiques, gynécomastie.

Surdosage : traitement symptomatique et *ISUPREL*.

Interactions médicamenteuses

Association contre-indiquée avec le **dantrolène** IV.

Association déconseillée avec les autres **antiarythmiques**, les médicaments inotropes, dromotropes et chronotropes négatifs.

Antihypertenseurs et **baclofène**.

Antidépresseurs imipraminiques, **antipsychotiques**.

Digoxine (majoration de la digoxinémie), **carbamazépine** (augmentation de la tégrétolémie), **ciclosporine** (majoration des taux circulants), **midazolam** (diminution de son métabolisme hépatique et majoration de la sédation).

STIMULATION ATRIALE

VOIE ŒSOPHAGIENNE

C'est une méthode d'exploration semi-invasive non sanglante utilisable au lit du patient, qui est à visée diagnostique ou thérapeutique.

- Patient *a jeun* et perfusé.
- Introduction d'une sonde souple et fine par voie nasale après une anesthésie locale soigneuse.
- L'électrode est reliée à un appareil ECG pour la détection (tracés œsophagien et de surface simultanés) ou à un générateur pour la stimulation.
- La sonde est positionnée de façon à obtenir un signal atrial isodiphasique (électrode monopolaire) ou d'amplitude maximale (électrode bipolaire).

VOIE ENDOCAVITAIRE

C'est une technique invasive.

- Patient *a jeun* et perfusé.
- Stimulation de l'oreillette droite à l'aide d'une sonde introduite par voie veineuse fémorale.
- Sous amplificateur de brillance.
- En salle de cathétérisme.

PRINCIPALES INDICATIONS DE LA VOIE ŒSOPHAGIENNE

- *Diagnostiques (= enregistrement)*
  - – Certaines tachycardies à complexes fins.
  - – Tachycardies à complexes larges bien tolérées (éliminer une tachycardie ventriculaire).
  - – Démasquer certains syndromes de Wolff-Parkinson-White.
  - – Étude de la fonction sinusale et de la conduction nodale.
- *Thérapeutiques (= stimulation)*
  - – Réduction du flutter atrial.
  - – Réduction des tachycardies jonctionnelles.
  - – Plus difficilement, réduction des tachysystolies atriales.

Comparaison voie œsophagienne/voie endocavitaire

	VOIE ŒSOPHAGIENNE	VOIE ENDOCAVITAIRE
Anesthésie	Locale (nasale)	Locale (fémorale)
Tolérance	Plus ou moins bonne (parfois douloureuse ++)	Bonne (peu ou pas douloureuse)
Complications	Quasi nulles	Locales (ponction veineuse fémorale), générales liées aux sondes et à l'alitement post-examen
Efficacité	60 à 80 % à la 24e h	Modérément plus efficace (80 %)

ABLATION PAR RADIOFRÉQUENCE

ECG : flutter atrial

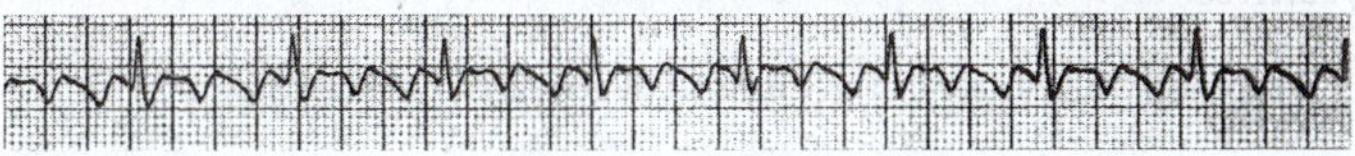

PRINCIPE

C'est actuellement la méthode de choix utilisée en rythmologie interventionnelle.

Son mécanisme d'action repose sur l'ablation d'une zone arythmogène par échauffement tissulaire en utilisant des courants de haute fréquence. Les lésions tissulaires aiguës évoluent vers une fibrose cicatricielle bien limitée qui respecte l'architecture tissulaire.

La radiofréquence n'induit pas d'excitation des cellules musculaires, évitant les contractions algiques et la nécessité d'une anesthésie générale. Elle produit des lésions de petite taille peu délabrantes et ne provoque pas de barotraumatisme.

TECHNIQUE

Réalisée par des équipes entraînées, elle requiert un générateur, une salle de cathétérisme et des cathéters spéciaux. Ces derniers sont introduits par voie veineuse fémorale et éventuellement artérielle sous traitement anticoagulant efficace. L'ablation est réalisée après repérage soigneux de la zone arythmogène (cartographie).

INDICATIONS

Les critères d'éligibilité pour chacune de ces indications ne sont pas détaillés.

Tachycardies jonctionnelles.

Tachysystolie atriale.

Flutter atrial.

Fibrillation atriale.

Ablation de la jonction atrioventriculaire.

Tachycardies ventriculaires.

COMPLICATIONS

Actuellement le taux de complication est faible. Il est de 1,5 % dans l'expérience française, avec un taux de mortalité de 0,04 %.

COMPLICATIONS LOCALES FÉMORALES

Hématome.

Faux anévrisme.

Fistule artério-veineuse.

Dissection.

Phlébite.

Ischémie aiguë de membre.

COMPLICATIONS GÉNÉRALES LIÉES AU CATHÉTÉRISME

Embolie pulmonaire.

Accident vasculaire cérébral.

Tamponnade.
Traumatisme valvulaire.
Atteinte coronaire.

COMPLICATIONS SECONDAIRES À L'ABLATION

BAV pouvant nécessiter la mise en place d'un stimulateur cardiaque.
Troubles du rythme ventriculaire.

FICHE TECHNIQUE

CHOC ELECTRIQUE EXTERNE

Le choc électrique externe (ou CEE, ou cardioversion) est une régularisation du cœur par une onde électrique de forte puissance. Il s'agit d'un acte médical qui se pratique sous anesthésie générale de courte durée (3 à 4 min).

- En programmé : ACFA.
- En urgence : TV ou FV.

À l'arrivée

- Vérifier :
  - Anticoagulation efficace depuis 1 mois (INR entre 2 et 3), sinon ETO.
  - Kaliémie normale.
  - Arrêt de la **digoxine** depuis au moins 3 jours.
  - Consultation anesthésique datant de plus de 48 h.
- Bilan sanguin (ionogramme, INR, TCA, NFS, groupe-Rhésus et RAI).
- Radiographie thoracique.
- ECG pour confirmer l'arythmie.
- Rasage du thorax pour les hommes.

Le jour du choc

- À jeun à partir de minuit.
- Pose d'une voie veineuse périphérique à partir de minuit.
- Vérification du dossier médical.
- Vérifier que l'INR est entre 2 et 3 (en l'absence de valve mécanique) et que la kaliémie est dans les valeurs de la normale.

Au retour

- ECG.
- Surveillance des constantes (FC, PA, conscience).
- *BIAFINE* si brûlure cutanée sous les patchs.
- Sortie le lendemain (ou le jour même) selon les services.

FICHE PHARMACOLOGIE

CHOC ÉLECTRIQUE EXTERNE (CEE)

PRÉPARATION

En dehors de l'urgence, le choc électrique externe s'effectue en présence d'un cardiologue et d'un anesthésiste :

- en USIC ;
- patient à jeun ;
- monitorage cardiaque et tensionnel et de la saturation artérielle en oxygène par oxymètre de pouls ;
- voie veineuse périphérique de bon calibre ;
- bilan sanguin du jour (ionogramme sanguin, urée, créatinine, TP, TCA) ;
- arrêt des **digitaliques** (*DIGOXINE NATIVELLE*) depuis au moins 3 j.
- sous traitement anticoagulant efficace ;
- vérification de l'absence d'autres contre-indication à la cardioversion.

DÉROULEMENT

- Anesthésie générale brève (*PROPOFOL*) avec ventilation au masque en oxygène pur.
- Électrodes de taille suffisante appliquées fermement et complètement sur la peau par l'intermédiaire d'un gel conducteur.

Une électrode est placée en position médiosternale, l'autre en position latérale gauche ou postérieure (pas de différence significative d'efficacité) ; chez la femme on évitera la région mammaire.

- Défibrillateur réglé en position synchrone.
- Opérateurs et assistants éloignés du lit.
- Le 1er choc est effectué à 150 joules dans la fibrillation atriale et 100 joules pour un flutter.

En cas d'échec du 1er choc, on effectue jusqu'à 2 autres chocs de 300-360 joules, éventuellement en modifiant la position des électrodes.

On vérifie attentivement en post-choc immédiat la présence d'un pouls et le rythme obtenu.

RÉSULTATS

Le taux de succès dans la fibrillation atriale est de 80 à 90 %. Il est d'autant plus important qu'elle est récente et est amélioré par une imprégnation par la *CORDARONE*.

CONTRE-INDICATIONS À LA CARDIOVERSION

- Digitalisation (risque d'arythmie ventriculaire).
- Traitement anticoagulant insuffisant.
- Hypokaliémie.
- Thrombus intra-atrial gauche.
- Accident embolique systémique récent.
- État infectieux ou inflammatoire récent ou en poussée.
- Chirurgie cardiothoracique récente.
- BAV de haut degré et dysfonction sinusale sévère non appareillés.

COMPLICATIONS DE LA CARDIOVERSION

- Arythmies de régularisation (extrasystoles et fibrillation ventriculaires).
- Troubles de la repolarisation transitoires (sans signification).
- Altération myocardique (élévation de la troponine).
- Embolies systémiques dites de régularisation.
- BAV.
- Sidération myocardique transitoire avec risque d'œdème aigu pulmonaire.

BLOC AURICULO-VENTRICULAIRE

FICHE MALADIE

DÉFINITION

Les blocs auriculo-ventriculaires (BAV) désignent l'ensemble des troubles de conduction affectant l'influx électrique du cœur entre les oreillettes et les ventricules. Il existe différents niveaux de gravité suivant que le courant est simplement ralenti ou complètement coupé.

CAUSES ET MÉCANISMES

BAV aigu, souvent réversible : intoxication médicamenteuse, infarctus du myocarde, après chirurgie cardiaque.

BAV chronique : dégénérescence des faisceaux de conduction chez la personne âgée.

DIAGNOSTIC

SIGNES CLINIQUES

Le BAV est souvent asymptomatique et découvert à l'occasion d'un ECG systématique. Lorsqu'il est symptomatique, il peut se traduire par :

- une perte de connaissance brutale, brève avec reprise rapide de la conscience, souvent traumatisante. Cette syncope est liée à un BAV paroxystique (brutal) par absence de contraction ventriculaire qui entraîne une anoxie cérébrale ;
- des signes d'insuffisance cardiaque en cas de cardiopathie sous-jacente.

À l'examen, on note une bradycardie.

EXAMENS COMPLÉMENTAIRES

L'ECG permet d'affirmer le diagnostic lorsque le BAV est permanent.

Il existe trois degrés de BAV, classés en fonction de leur gravité :

- BAV 1 : ralentissement de l'influx électrique (espace PR à l'ECG trop long).
- BAV 2 : blocage paroxystique de l'influx électrique (au moins une onde P non suivie de QRS).
- BAV 3 : dissociation complète entre les oreillettes et les ventricules.

L'ECG peut être normal dans un BAV paroxystique. Dans ce cas, un Holter-ECG est nécessaire.

TRAITEMENT

- Arrêt des traitements pouvant aggraver le BAV : médicaments bradycardisants (β-bloquants, inhibiteurs calciques, **digoxine**).
- BAV 1 : pas de traitement.
- BAV 2 et 3 : stimulateur cardiaque (pacemaker).

PRONOSTIC

Il est bon en cas de BAV 1, mais peut aller jusqu'à la mort subite dans les BAV 3.

FICHE INFIRMIÈRE

EXAMENS

Les examens suivants peuvent être prescrits par le médecin :

- ECG : il permet de faire le diagnostic en cas de BAV chronique, de préciser les causes du BAV.
- Holter : c'est l'enregistrement de l'ECG pendant 24 h grâce à des électrodes et un boîtier que le patient porte sur lui. Il permet de détecter un BAV paroxystique.
- Biologie : ionogramme, glycémie, TP/TCA, numération, CRP, groupe, Rhésus, RAI. Permet de rechercher un facteur favorisant et de faire le bilan avant la pose du stimulateur (bilan de coagulation, recherche d'un syndrome inflammatoire, d'un diabète).
- Radiographie thoracique.
- Échographie cardiaque.

L'exploration électrophysiologique endocavitaire (souvent dénommée His, car elle permet ►

d'enregistrer le potentiel hissien, c'est-à-dire des « fils électriques cardiaques ») est un examen invasif qui consiste à monter une sonde de mesure dans les cavités cardiaques droites, souvent par ponction veineuse fémorale. Cet examen permet de localiser précisément le bloc sur les « voies électriques » du cœur et d'évaluer le risque d'aggravation en BAV 3.

ÉDUCATION ET CONSEILS

Après pose d'un pacemaker

L'appareil permet une vie quasi normale.

Ce qui est interdit :

- l'IRM. Prévenir tous les professionnels de santé de la présence du pacemaker ;
- certaines professions particulières (champ magnétique très puissant) ;
- les chocs violents ou répétés sur le boîtier (boxe).

Les portiques de détection de métaux (aéroports, magasins) ne risquent pas de dérégler le pacemaker. Toutefois, ils peuvent sonner au passage du porteur : il faut donc se faire connaître des contrôleurs et montrer sa carte de porteur de stimulateur.

Ce qui ne pose aucun problème : tous les appareils électroménagers (télévision, microondes).

Le boîtier a une durée de vie limitée, entre 5 et 7 ans ; on le change lorsqu'il est déchargé.

> Le BAV 1 est fréquent et souvent sans conséquence. Les BAV 3 nécessitent en général la mise en place d'un stimulateur cardiaque.

FICHE TECHNIQUE

HOLTER-ECG DES 24 H

Le Holter permet de recueillir l'activité cardiaque pendant 24 h grâce à des électrodes posées sur le thorax du patient et reliées à un boîtier que le patient porte sur lui pendant la durée de l'enregistrement. Il est capital pour enregistrer les phénomènes paroxystiques (qui apparaissent et disparaissent brutalement).

Pose

- Préparation du thorax. Chez l'homme, un rasage localisé est souvent nécessaire.
- Pose des électrodes. On colle en général 4 électrodes. Il est capital que celles-ci soient bien fixées pour limiter au maximum les parasites.
- Vérification du dispositif d'enregistrement (cassette classique ou carte numérique).
- Mise en route de l'enregistrement.

Conseils

- Le patient devra garder le boîtier d'enregistrement avec lui pendant les 24 h. Il ne devra pas prendre de douche pendant ce délai. Il mènera une vie la plus normale possible pendant l'enregistrement.
- On lui remet une fiche sur laquelle il devra marquer heure par heure tous les événements particuliers (palpitations, grande fatigue, efforts intenses). Le médecin pourra ensuite relier les symptômes aux tracés enregistrés.

Retrait

- Après 24 h, retrait des électrodes et du boîtier.
- Vérifier que l'enregistrement a bien eu lieu.

FICHE TECHNIQUE

POSE D'UN PACEMAKER

La pose consiste à introduire par voie veineuse une ou plusieurs sondes positionnées dans les cavités droites du cœur. Elles sont connectées à un boîtier positionné dans le creux sous-claviculaire. Le pacemaker sert à pallier un rythme trop lent.
Ce geste est réalisé sous anesthésie locale.

La veille
- Vérification du dossier médical et des examens biologiques.
- Vérifier l'absence de syndrome infectieux ; ECBU s'il y a doute.
- À jeun à partir de minuit.
- Douche avec un savon antiseptique.
- Dépilation du thorax et des aisselles.

Le jour même
- Pose d'une perfusion du côté opposé au site d'implantation du pacemaker.
- Seconde douche avec un savon antiseptique, préparation locale.
- Si anticoagulant : arrêt 4 h avant le geste.

Au retour
- ECG.
- Radiographie au lit afin de vérifier la position des sondes et l'absence de pneumothorax.
- Reprise de l'héparine selon prescription.

À la sortie
- Ablation des fils à J10 en externe.
- Remise du carnet de surveillance et rendez-vous de consultation à 1 mois ou à 3 mois pour réglage.

FICHE PHARMACOLOGIE

STIMULATEURS CARDIAQUES

DISPOSITIFS IMPLANTABLES ACTUELLEMENT UTILISÉS

Ils ont des fonctions :
- de stimulation cardiaque ;
- de défibrillation cardiaque ;
- de resynchronisation cardiaque.

Ces fonctions peuvent être seules ou associées entre elles si besoin, au sein du même dispositif implantable.

PRINCIPALES PATHOLOGIES RELEVANT D'UN STIMULATEUR CARDIAQUE IMPLANTABLE

Cf. Bradycardies – Troubles de conduction.
- Dysfonction sinusale.
- Bloc atrioventriculaire de haut degré.

MODALITÉS

Anesthésie locale. Abord de la veine sous-clavière (droite).
Mise en place des sondes de stimulation dans les cavités droites (dans le ventricule droit pour un système mono-chambre, dans le ventricule droit et l'oreillette droite pour un système double chambre). Un dispositif triple-chambre est un système de stimulation double chambre associée à une troisième sonde dite de **resynchronisation**, mise en place au contact du ventricule gauche.
Implantation du boîtier de stimulation sous la peau en région pectorale. Il contient les programmes et les paramètres de surveillance du rythme cardiaque adaptés au patient.

EDUCATION ET CONSEILS

L'ensemble du personnel médical et paramédical se retrouve souvent sur le lieu de l'arrêt. Il peut y avoir beaucoup de personnes dans une pièce. Chacun devra s'astreindre à une tâche pour que les prescriptions soient exécutées au plus vite. Le stress et l'excitation, même s'ils sont légitimes, n'arrangent rien. Il faut garder son calme.

La meilleure solution pour être efficace au cours d'un arrêt est d'avoir consulté au préalable tous les protocoles d'urgence et d'avoir répété les gestes qui seront demandés. Enfin, l'arrêt constitue une situation à part où, pour répondre à l'urgence absolue, les règles habituelles (comme par exemple l'asepsie) peuvent être assouplies.

L'arrêt cardiaque est l'urgence ultime. Il faut garder son calme prévenir au plus vite le médecin et suivre ensuite ses prescriptions orales sans se perdre en gestes inutiles.

FICHE TECHNIQUE

MASSAGE CARDIAQUE EXTERNE ET VENTILATION AU MASQUE

Le massage cardiaque externe (MCE) et la ventilation doivent être pratiqués en attendant l'arrivée du médecin si celui-ci n'est pas présent. Ils permettent de maintenir une oxygénation tissulaire minimale en attendant le rétablissement d'une activité cardiaque efficace.

- Installer le patient sur un plan dur (glisser une planche prévue à cet effet qui se trouve sur les chariots de réanimation sous le malade).
- Se placer à côté du malade, à genoux s'il est à terre, debout s'il est dans son lit. Le thorax du patient ne doit pas être plus haut que la taille de l'opérateur.
- Placer la paume d'une main sur le tiers inférieur du sternum ; l'autre main est posée dessus, les doigts en crochet.
- Appuyer avec force mais sans à-coups sur le sternum. Le rythme de compression doit être de 100 à 120 compressions thoraciques/min. Le sternum doit s'enfoncer de 3 à 4 cm. Le temps de relaxation doit être égal au temps de compression.

Parallèlement au MCE, il faut pratiquer une ventilation au masque (le bouche à bouche ne se conçoit qu'en l'absence de celui-ci, ce qui ne devrait jamais arriver en milieu hospitalier).

- Libérer les voies aériennes (retirer les dentiers ou les débris alimentaires éventuels).
- Mettre la tête en hyperextension pour faciliter le passage de l'air dans le larynx.
- Brancher le masque au ballon et le ballon sur l'oxygène (mural ou bouteille) qui sera ouvert au maximum.
- Maintenir d'une main le masque contre la bouche et le nez. Les doigts crochètent la mandibule par en dessous tandis que le pouce maintient le masque par au-dessus.
- Pratiquer avec l'autre main les insufflations, en pressant sur le ballon à intervalles réguliers. Elles doivent se faire à 20/min sans brutalité. Le thorax se soulève à chaque insufflation.

Si deux personnes réaniment, l'une masse, tandis que l'autre ventile. Si l'on est seul, pratiquer 2 insufflations pour 15 compressions.

VALVULOPATHIES

FICHE MALADIE

DÉFINITION

Il s'agit d'une atteinte d'une valve cardiaque. Les valves cardiaques (aortique, mitrale, pulmonaire et tricuspide) peuvent être le siège d'une sténose (rétrécissement) ou d'une fuite (insuffisance). En cas de sténose, comme par exemple le rétrécissement aortique où la valve aortique ne s'ouvre pas bien, il existe un obstacle à l'éjection du sang. En cas de fuite, comme par exemple l'insuffisance mitrale où la valve mitrale ne ferme plus bien, le sang reflux dans l'oreillette gauche, entraînant un surcroît de travail pour le cœur.

CAUSES ET MÉCANISMES

Les quatre valves peuvent être le siège soit d'une sténose, soit d'un rétrécissement. On ne parlera ici que des trois plus fréquentes, le rétrécissement aortique (RA), l'insuffisance aortique (IA) et l'insuffisance mitrale (IM).

• Le rétrécissement aortique est une maladie du sujet âgé. La valve aortique dégénère en se calcifiant. Elle s'ouvre mal en systole et ne laisse qu'un petit orifice pour le passage du sang. Le ventricule doit lutter contre cet obstacle et se fatigue.

• L'insuffisance aortique peut être aiguë, comme dans les endocardites infectieuses où la déchirure d'une valvule se fait brutalement, ou se constituer progressivement. Lorsqu'elle est aiguë, elle peut très rapidement entraîner une insuffisance cardiaque grave du fait de l'importance de la fuite.

• L'insuffisance mitrale peut elle aussi être aiguë (infarctus, endocardite, etc.) ou chronique (dilatation de l'anneau, prolapsus, etc.). Elle résulte soit d'une atteinte d'un des deux feuillets, soit d'une dilatation de l'anneau.

DIAGNOSTIC

SIGNES CLINIQUES

À l'auscultation, les valvulopathies se traduisent par des souffles cardiaques. Chaque atteinte valvulaire peut être reconnue à l'auscultation. Dans le rétrécissement aortique, par exemple, il y a un souffle systolique au foyer aortique.

Les atteintes valvulaires chroniques sont souvent découvertes lors d'une auscultation systématique qui est réalisée à chaque consultation. Au contraire, dans les atteintes aiguës, on a des signes cliniques essentiellement d'insuffisance cardiaque.

EXAMENS COMPLÉMENTAIRES

L'échographie est l'examen capital dans le diagnostic des valvulopathies. L'échographie transthoracique est parfois complétée par un examen trans-œsophagien, essentiellement pour bien apprécier la valve mitrale. On peut ainsi déterminer le mécanisme de l'atteinte valvulaire, son retentissement sur le myocarde et décider du meilleur moment pour opérer.

Avant la chirurgie, il faudra réaliser un bilan préopératoire complet comprenant une coronarographie et une recherche de foyer infectieux.

TRAITEMENT

Le traitement curatif des valvulopathies repose sur la chirurgie cardiaque. Elle permet soit de remplacer complètement la valve soit de tenter une réparation, comme dans les insuffisances mitrales. Lorsqu'on remplace totalement la valve, on peut mettre en place soit une valve mécanique qui nécessite une anticoagulation à vie, soit une valve biologique avec laquelle on peut se passer d'anticoagulant mais qui a l'inconvénient de s'user au bout de 10 à 15 ans.

Le boîtier de stimulation délivre de faibles impulsions électriques.

Le plus souvent, couverture antibiotique anti-staphylococcique pendant 12 à 24 h.

CARACTÉRISATION DES STIMULATEURS CARDIAQUES

Elle comporte actuellement 4 à 5 lettres :

- 1re lettre : cavité entraînée (A : oreillette, V : ventricule, D : oreillette et ventricule) ;
- 2e lettre : cavité détectée (A : oreillette, V : ventricule, D : oreillette et ventricule) ;
- 3e lettre : effet de la détection (I : inhibition, T : déclenchement de stimulation, D : inhibition et déclenchement) ;
- 4e lettre : asservissement (R) ;
- 5e lettre : capacités antitachycardiques.

CHOIX DU TYPE DE STIMULATEUR CARDIAQUE

Il est fonction :

- de l'indication initiale ;
- de la persistance d'une réponse chronotrope ;
- de l'association à des troubles du rythme supraventriculaire ;
- des pathologies associées ;
- de l'état général et l'activité.

En cas d'incompétence chronotrope, il est préférable d'implanter un pacemaker pouvant s'accélérer à l'effort : VVIR, DDD, etc.

DYSFONCTION SINUSALE

- Isolée : AAI.
- Associée à des troubles conductifs ou nécessité de traitement chronotrope ou dromotrope négatif :
  - DDD en l'absence de troubles du rythme supraventriculaire ;
  - DDI ou DDD avec possibilité de repli en cas de troubles du rythme supraventriculaire.

TROUBLES DE CONDUCTION

- Rythme sinusal : DDD ou VDD.
- En ACFA : VVI.

(Les indications sont posées en milieu spécialisé.)

COMPLICATIONS

- Précoces
  - Hémothorax, pneumothorax.
  - Tamponnade.
  - Hématome de loge.
  - Infection.
  - Déplacement des sondes.
  - Thrombose veineuse du membre supérieur.
- Tardives
  - Dysfonction.
  - Usure des piles du boîtier.
  - Endocardite sur sonde.
  - Syndrome du « pacemaker » (asynchronisme atrioventriculaire).

HYPERTENSION ARTÉRIELLE

FICHE MALADIE

DÉFINITION

L'hypertension artérielle (HTA) de l'adulte est définie par une pression artérielle systolique (PAS) égale ou supérieure à 140 mmHg et/ou une pression artérielle diastolique (PAD) égale ou supérieure à 90 mmHg au cabinet médical.

En pratique, il faut 2 mesures à chaque consultation sur au moins 2 consultations différentes par le même opérateur avec un brassard adapté. C'est le caractère permanent qui définit l'hypertension artérielle. Des automesures tensionnelles sont préconisées pour confirmer le diagnostic.

Mesures en position assise après 5 min de repos	PAs (mmHg) et/ou	PAd (mmHg)
PA optimale	< 120	< 80
PA normale	120-129	80-84
PA normale haute	130-139	85-89
HTA légère (grade I)	140-159	90-99
HTA modérée (grade II)	160-179	100-109
HTA sévère (grade III)	≥ 180	≥ 110
HTA systolique isolée	≥ 140 et	< 90

CAUSES ET MÉCANISMES

La régulation de la pression artérielle met en jeu des mécanismes complexes faisant intervenir le cœur, les vaisseaux, le rein et des systèmes neuro-hormonaux comme le système rénine-angiotensine-aldostérone.

L'hypertension artérielle peut apparaître sans que l'on retrouve de cause ; on parle alors d'HTA essentielle, c'est le cas le plus fréquent (90 %).

Dans d'autres cas, c'est une autre maladie qui provoque l'HTA. Il peut s'agir, entre autres, d'une atteinte rénale primitive (HTA rénovasculaire), d'une tumeur sécrétrice d'hormone (tumeur bénigne surrénalienne) ou bien d'un obstacle à l'éjection du sang dans l'aorte (coarctation aortique). On parle alors d'HTA secondaire.

DIAGNOSTIC

SIGNES CLINIQUES

L'HTA est le plus souvent asymptomatique. On la détecte donc lors d'une prise de tension systématique qui doit être effectuée à chaque consultation médicale (médecine du travail, médecine préventive, etc.). Parfois, elle peut se traduire par des signes aspécifiques : céphalées, acouphènes (sifflement d'oreille), phosphènes (« mouches » devant les yeux). Aussi n'est-il pas rare de ne la détecter qu'au stade des complications :

- cardiovasculaires : athérosclérose, insuffisance cardiaque, troubles du rythme, accidents vasculaires cérébraux transitoires ou constitués ;
- rénales : insuffisance rénale ;
- ophtalmologiques : baisse de l'acuité visuelle par atteinte de la rétine (rétinopathie).

EXAMENS COMPLÉMENTAIRES

- ECG 12 dérivations.
- Radiographie thoracique.
- Bilan biologique : ionogramme sanguin et urinaire, numération-formule sanguine, plaquettes, glycémie à jeun, bilan lipidique. Examens auxquels le médecin peut ajouter des examens plus spécifiques, surtout en cas de suspicion d'HTA secondaire :
- morphologiques : échographie cardiaque, échographie rénale, Doppler des artères rénales, fond d'œil, scanner abdominal ;
- biologiques : dosages hormonaux dans le sang et sur les urines de 24 h ;
- étiologique : même si elle est peu fréquente, il faut systématiquement rechercher des signes en faveur d'une HTA secondaire comme : une insuffisance rénale préexistante, une prise de médicament ou de drogues, une tumeur surrénalienne.

TRAITEMENT

Les traitements médicamenteux sont systématiquement associés à des mesures hygiénodiététiques.

Ils visent à rétablir des chiffres tensionnels normaux. Les objectifs seront d'autant plus stricts que le sujet est jeune ou qu'il existe une pathologie associée. Ainsi, chez le sujet de plus de 80 ans, on tolère souvent une PAS à 160 mmHg, alors qu'on cherche à ne pas dépasser les 120 mmHg chez l'insuffisant cardiaque chronique.

Il existe de multiples classes d'antihypertenseurs. Les plus utilisés en pratique courante sont :

- **IEC** (inhibiteurs de l'enzyme de conversion) : *TRIATEC, COVERSYL, ZESTRIL, RENITEC,* etc., très utiles chez l'insuffisant cardiaque ou rénal ;
- **ARA II** (antagoniste des récepteurs de l'angiotensine II) : *APROVEL, TAREG, COZAAR,* etc. ;
- **inhibiteurs de la rénine** : RASILEZ. Il s'agit d'une nouvelle classe utlisée en cas d'intolérance ou d'inefficacité des IEC et ARA II.
- **diurétiques** : *LASILIX, ESIDREX, AL-DACTONE* ;
- **inhibiteurs calciques** : *LOXEN, ADALATE,* etc., souvent bien tolérés chez le sujet âgé ;
- **β-bloquants** : *TÉNORMINE, SECTRAL, DETENSIEL,* etc., systématique chez le coronarien ;
- **antihypertenseurs centraux** : *CATAPRESSAN, EUPRESSYL.*

Ces classes peuvent être associées dans un même comprimé (*CO-RENITEC, HYZAAR,* etc.) pour limiter le nombre de prises.

En première intention, on associe deux classes à faible dose.

En cas d'HTA secondaire, il faut bien évidemment traiter la cause.

PRONOSTIC

L'HTA chronique est un facteur de risque important de survenue des accidents vasculaires cérébraux, des cardiopathies hypertensives ou ischémiques et des insuffisances rénales. Le traitement bien conduit permet de réduire de façon très importante le risque de leur survenue.

FICHE INFIRMIÈRE

EXAMENS

- Noter le poids, la PA aux 2 bras (*cf.* Fiche technique, p. 122), la fréquence cardiaque, la diurèse des 24 h.
- On réalise systématiquement une bandelette urinaire à la recherche d'une protéinurie, d'une hématurie, d'une glycosurie. La bandelette est un examen simple, peu coûteux, qui apporte beaucoup de renseignements. Elle permet par immersion dans l'urine une appréciation semi-quantitative de nombreux paramètres.
- ECG, radiographie thoracique.
- Examens biologiques selon la prescription.

SURVEILLANCE DU TRAITEMENT

SOINS – TRAITEMENT

On expliquera leur but au malade et on surveillera l'apparition d'éventuels effets indésirables.

▶ IEC

- Administration *per os* en 1 à 2 prises/j. On débute à faible dose (par exemple, 1,25 mg de *TRIATEC* matin et soir) et on augmente progressivement les doses en fonction de la tolérance. Il faut surveiller la PA, surtout au début.
- Effets indésirables à rechercher :
  - hypotension artérielle, dont le premier signe est l'hypotension orthostatique ;
  - aggravation d'une insuffisance rénale et tendance à l'hyperkaliémie, surtout en cas d'association avec d'autres médicaments ;
  - toux sèche, parfois incessante, qui peut nécessiter l'arrêt du traitement.

▶ ARA II

Administration *per os* en 1 prise/j. Ils ont les mêmes effets que les IEC mais présentent l'avantage de ne pas provoquer de toux.

▶ β-bloquants

- Administration *per os,* généralement en 2 prises/j. Ils diminuent la PA, la FC et la force de contraction du cœur. Il faut donc surveiller ces paramètres à l'introduction du traitement.
- Effets indésirables à rechercher :
  - bradycardie excessive ;

▶

- troubles de conduction intracardiaque ;
- poussée d'insuffisance cardiaque ;
- bronchospasme (qui se présente cliniquement comme un asthme).

Diurétiques

- Administration *per os* en 1 prise/j. On distingue les **hypokaliémiants** (qui font baisser le potassium) comme le *LASILIX* ou le *BURINEX*, et les hyperkaiiémiants comme l'*ALDACTONE*. Ils sont souvent prescrits en association.
- Effets indésirables à rechercher :
  - déshydratation (surveillance de la diurèse des 24 h, du poids et recherche d'une hypotension orthostatique) ;
  - dyskaliémie (hyper- ou hypokaliémie, en fonction du diurétique utilisé).

EFFICACITÉ DU TRAITEMENT

Elle se juge en consultation par la prise de la PA. Le traitement doit permettre d'atteindre les objectifs tensionnels. On peut aussi prescrire un Holter tensionnel (surveillance de la PA pendant 24 h par un appareil automatique). Il permet de connaître la PA tout au long de la journée et de ne pas la surestimer sur une seule mesure. En effet, la PA en présence du personnel médical est souvent surestimée (effet « blouse blanche » dû au stress de la consultation).

ÉDUCATION ET CONSEILS

L'éducation est capitale. Le traitement chronique de l'HTA débute toujours par des mesures hygiéno-diététiques :

- Restriction sodée : il faut limiter l'apport sodé à 6 g/j (alors que l'apport peut être de 15 à 20 g dans l'alimentation actuelle). Le patient ne doit pas rajouter de sel à table, éviter les charcuteries, les fruits de mer et proscrire les plats cuisinés. Cette éducation se fait en collaboration avec la diététicienne.
- Réduction de l'excès de poids et pratique d'une activité physique régulière.
- Arrêt du tabac et réduction de la consommation d'alcool.
- Contrôle des autres facteurs de risque cardiovasculaires que sont les dyslipidémies et le diabète.

Le patient doit savoir qu'il ne tirera bénéfice du traitement qu'en cas de baisse durable des chiffres tensionnels. L'observance doit donc se poursuivre sur le long terme.

> L'HTA est une pathologie très fréquente qui augmente le risque d'AVC, de pathologies cardiaques ou rénales. Des traitements efficaces existent, associant médicaments et mesures hygiéno-diététiques.

FICHE TECHNIQUE

MESURE DE LA PRESSION ARTÉRIELLE

Il existe des tensiomètres automatiques fiables ; néanmoins, il reste indispensable de savoir déterminer la pression artérielle (PA) avec un brassard et un stéthoscope.

Chez un patient au repos depuis 5 min au moins, dans un endroit calme :

- Mettre en place le brassard, qui doit être bien ajusté au bras du patient. Un brassard trop petit surestime la PA, un brassard trop grand la sous-estime.
- Maintenir le bras au niveau du cœur pendant toute la mesure.
- Repérer le trajet de l'artère humérale en cherchant le pouls au pli du coude (à la partie interne). Poser le stéthoscope à cet endroit. Il doit être bien stable.
- Gonfler le brassard jusqu'à 220 mmHg et le dégonfler très doucement en auscultant l'artère.
- Noter le premier bruit perçu qui correspond à la PA systolique (maximale) : PAS.
- Recommencer la mesure en partant 20 mmHg au-dessus de la PAS pour affiner les chiffres.
- Le dernier bruit perçu correspond à la tension minimale : PA diastolique (minimale) : PAD.

• Noter la PA et la fréquence cardiaque, l'heure de la prise et le côté (droit ou gauche) sur la feuille de surveillance.
• Recommencer la même manœuvre à l'autre bras.
En cas de difficulté, on peut approcher la PAS en prenant le pouls radial tout en dégonflant le brassard. Lorsque le brassard est suffisamment gonflé, le pouls n'est pas perçu (le sang ne peut plus passer). La pression pour laquelle le pouls réapparaît est la PAS.

FICHE TECHNIQUE

HOLTER TENSIONNEL OU MAPA (MESURE AMBULATOIRE DE LA PRESSION ARTÉRIELLE)

Définition

Le Holter tensionnel est une méthode d'enregistrement ambulatoire sur 24 heures de la pression artérielle afin de diagnostiquer une hypertension artérielle ou de surveiller une hy-pertension artérielle connue (au cours du jour et de la nuit).
Il s'appelle aussi MAPA = Mesure ambulatoire de pression artérielle.
L'examen permet d'apprécier la variabilité tensionnelle sur 24 h et d'éliminer les « pseudo-HTA » engendrées par un stress lors d'une visite médicale (phénomène lié à la « peur de blouse blanche » par exemple), Il permet aussi d'identifier des hypotensions chez les patients suivant un traitement anti hypertenseur.
Sa finalité est ensuite d'adapter le traitement le plus adéquat au patient hypertendu.

Méthode

L'instauration du Holter tensionnel consiste à positionner un brassard pneumatique autour du bras, le relier à un tensiomètre automatique qui enregistre les pressions systoliques et diastoliques ainsi que la fréquence cardiaque au moyen d'une mémoire flash (carte mémoire).
Ce dispositif se porte à la ceinture du patient.
La programmation de la fréquence des prises de pression est précise :
• toutes les 15 minutes toute la journée ;
• toutes les 30 minutes pendant la nuit.
Tout au long de l'examen, le patient doit vivre normalement.
Il notera sur un carnet de suivi :
• l'ensemble de ses activités (repas, effort physique, lever, coucher) ;
• l'heure de chaque activité ;
• l'heure de prise de médicaments éventuels.
Au bout de 24 heures, la carte mémoire et le carnet de suivi sont remis au médecin pour être analysés par un logiciel informatique et restituer les résultats de l'examen au cardiologue et au médecin traitant.

Conseils

Demander au patient s'il est allergique au sparadrap.
Il n'est pas nécessaire d'être à jeun.
Le port de cet appareillage biomédical interdit au patient de prendre des douches ou des bains pendant l'examen.
Le patient pourra toutefois se laver au lavabo.

FICHE TECHNIQUE

AUTO-MESURE TENSIONNELLE

Définition

En raison des variabilités de la mesure tensionnelle en présence du médecin, dues à l'effet « blouse blanche » qui augmente artificiellement la pression artérielle, afin d'affirmer une hypertension artérielle et mettre en place un traitement adapté, on propose la réalisation d'un relevé d'automesures par le patient lui-même.

Méthode

1. **La règle des 3 mesures :**
   – La pression artérielle est mesurée 3 fois le matin au début du petit-déjeuner avant toute prise de médicaments et 3 fois le soir avant le coucher (avec un intervalle de 2 minutes entre chaque mesure) ;
   – Pendant 3 jours consécutifs.
2. **Modalités de mesure de la tension :** en position assise, après 5 minutes de repos.
3. **Remplir le relevé d'auto-mesures tensionnelles**

	Jour 1		***Jour 2***		***Jour 3***	
			Matin			
	Systolique	**Diastolique**	**Systolique**	**Diastolique**	**Systolique**	**Diastolique**
Mesure 1						
Mesure 2						
Mesure 3						
			Soir			
Mesure 1						
Mesure 2						
Mesure 3						

4. **Résultats**

Moyenne systolique : Somme des mesures systoliques puis diviser par 18
Moyenne diastolique : Somme des mesures diastoliques puis diviser par 18

FICHE PHARMACOLOGIE

INHIBITEURS CALCIQUES NON DIHYDROPYRIDINES

■ **Diltiazem ©**

TILDIEM					
Angors (stable, d'effort, spontané, de Prinzmetal) : 1 cp. x 3/j (max : 360 mg/j)	30 cp. 60 mg	1,99	I	65 %	0,07
Prévention de l'ischémie myocardique en périopératoire chez des coronariens lors d'une chirurgie non cardiaque sous anesthésie générale : inj. en IVD sur 2 min de 0,15 mg/kg 30 min avant l'induction, puis perf. IV continue de 0,2 à 0,3 mg/ kg/h Crise de tachycardie jonctionnelle : 0,25 mg à 0,3 mg/kg en IVD sur 2 min	20 amp. 25 mg (pdre pour sol. inj. IV) 20 amp. 100 mg (pdre pour sol. inj. IV)	HOP HOP	I I		
BI-TILDIEM LP					
Angor stable ou d'effort : 1 cp. 90 mg x 2/j	28 cp. LP 90 mg 50 cp. LP 90 mg 100 cp. LP 90 mg	4,19 HOP HOP	I I I	65 %	0,15
Angor d'effort ou spontané : 1 cp. 120 mg x 2/j	28 cp. LP 120 mg 50 cp. LP 120 mg 100 cp. LP 120 mg	4,19 HOP HOP	I I I	65 %	0,15
MONO-TILDIEM					
HTA, angor stable : 1 gél. 200 ou 300 mg/j à heure fixe Ne pas ouvrir ni croquer	28 gél. LP 200 mg 50 gél. LP 200 mg 84 gél. LP 200 mg 28 gél. 300 mg 50 gél. 300 mg 84 gél. 300 mg	4,95 HOP 14,72 4,95 HOP 14,72	I I I I I I	65 % 65 % 65 % 65 %	0,18 0,18 0,18 0,18

■ **Vérapamil ©**

ISOPTINE					
Angor et tachycardie supraventriculaire : 1 à 2 cp. x 3/j	75 cp. 40 mg	3,14	I	65 %	0,04
1 gél. x 2/j	30 gél. 120 mg 90 gél. 120 mg	2,82 7,91	I I	65 % 65 %	0,09 0,09
HTA : 1 cp. LP le matin	30 cp. séc. LP 240 mg 90 cp. séc. LP 240 mg	5,14 14,54	I I	65 % 65 %	0,17 0,16

Propriétés

Diltiazem : inhibiteur calcique sélectif du canal calcique lent au niveau de la fibre musculaire myocardique et de la fibre musculaire lisse des vaisseaux.

• Effets inotrope négatif et bradycardisant modérés.

• Effet antiarythmique au niveau jonctionnel.

• Effet antiangineux en augmentant le débit coronaire par diminution des résistances.

• Effet antispastique coronaire.

Vérapamil : *cf.* **Antiarythmique de classe IV.**

Indications

HTA : **diltiazem** formes LP 200 ou 300 mg, **vérapamil** formes 120 mg et LP 240 mg.

Traitement préventif des crises d'angine de poitrine :

• angor stable, d'effort, spontané, Prinzmetal : **diltiazem** formes 60 mg ;

• angor stable, angor d'effort : **diltiazem** formes LP 90 ou 120 mg.

Prévention de l'ischémie myocardique au cours de l'anesthésie générale de patients coronariens pour interventions non cardiaques, pendant les périodes péri- et post-opératoire chez des malades recevant antérieurement un traitement oral antiangineux : **diltiazem** injectable 25 et 100 mg.

Traitement de la crise de tachycardie jonctionnelle paroxystique : **diltiazem** injectable 25 mg.

Contre-indications

Diltiazem (toutes formes) : dysfonctionnement sinusal, BAV de degrés II et III non appareillés, insuffisance ventriculaire gauche avec signes congestifs.

En plus pour *MONO-TILDIEM LP 300* : bradycardie sévère ≤ 40/min.

En plus pour **diltiazem** forme injectable : fibrillations ou flutters atriaux avec syndromes de préexcitation ventriculaire surtout si la période réfractaire de la voie accessoire est courte ; hypotension artérielle avec hypovolémie et/ou insuffisance cardiaque, choc cardiogénique, association à la *CORDARONE*.

Grossesse, allaitement.

Précautions d'emploi

Diltiazem

• Utiliser prudemment et surveiller en cas de bradycardie ou de BAV du 1er degré.

• Pas de précaution en cas de bloc de branche isolé.

• Respecter les contre-indications et les précautions d'emploi et surveiller attentivement (fréquence cardiaque, ECG) chez les sujets âgés, insuffisants rénaux ou hépatiques.

Effets indésirables

Diltiazem

• Les plus fréquents : bradycardie sinusale, bloc sino-atrial, bloc atrioventriculaire, œdèmes des membres inférieurs, érythèmes simples, urticaires localisées, rarement érythèmes desquamatifs ± fébriles réversibles.

• Rares et transitoires : asthénie, somnolence, céphalées, insomnie, vertiges, troubles digestifs (dyspepsie, constipation, diarrhée), élévation des transaminases.

Exceptionnelles hépatites cliniques.

Interactions médicamenteuses

Diltiazem

• Associations contre-indiquées : **dantrolène** IV.

• Associations déconseillées : **esmolol, antiarythmiques.**

• Associations avec précautions d'emploi : **α_1-bloquants, amiodarone, β-bloquants, ciclosporine, carbamazépine, midazolam IV, rifampicine, baclofène, imipraminiques, corticoïdes, antipsychotiques.**

INHIBITEURS CALCIQUES DIHYDROPYRIDINES

■ Nifédipine ©

NIFEDIPINE LP					
1 à 2 cp. x 1/j	30 cp. LP 30 mg 90 cp. LP 30 mg	5,29 15,76	I I	65 % 65 %	0,18 0,18

■ Amlodipine ©

AMLOR					
HTA et angors (stable, d'effort, spontané, de Prinzmetal) : 5 mg/j puis jusqu'à 10 mg/j en 1 seule prise le matin	30 gél. 5 mg 90 gél. 5 mg 30 gél. 10 mg 90 gél. 10 mg	3,69 10,13 3,69 10,13	I I I I	65 % 65 % 65 % 65 %	0,12 0,11 0,12 0,11

■ Nicardipine ©

LOXEN					
HTA : 1 cp. x 3/j avant chaque repas. Max : 90 mg/j	30 cp. séc. 20 mg 90 cp. séc. 20 mg	3,74 10,29	I I	65 % 65 %	0,12 0,11
HTA : 1 gél. matin et soir avant les repas	60 gél. LP 50 mg 180 gél. LP 50 mg	11,35 32,18	I I	65 % 65 %	0,19 0,18
Forme injectable réservée à l'urgence hypertensive : – effet rapide : 2,5 mg en IVD à renouveler après 10 min si besoin jusqu'à une dose cumulée de 10 mg – effet progressif : 8 à 15 mg/h en perf. IV sur 30 min – dans les 2 cas, relais si besoin par perf. IV continue : 2 à 4 mg/h avec adaptation des doses par paliers de 0,5 mg/h. Relais possible par voie orale	5 amp. 10 mg/10 mL	HOP	I		

■ Félodipine ©

FLODIL LP					
HTA, angor stable : 5 mg/j puis jusqu'à 10 mg/j en 1 seule prise le matin Posologie réduite à 5 mg/j chez le sujet âgé et l'insuffisant hépatique sévère	30 cp. LP 5 mg 90 cp. LP 5 mg	5,87 16,18	I I	65 % 65 %	0,20 0,18

■ Isradipine

ICAZ LP					
HTA : 5 mg/j en 1 prise le matin Commencer à 2,5 mg/j chez le sujet âgé, l'insuffisant rénal ou hépatique	30 gél. LP 2,5 mg 90 gél. LP 2,5 mg 30 gél. LP 5 mg 90 gél. LP 5 mg	11,05 31,32 14,56 41,21	I I I I	65 % 65 % 65 % 65 %	0,37 0,35 0,49 0,46

■ Nitrendipine ©

NITRENDIPINE					
HTA : 20 mg/j en 1 prise Commencer à 10 mg/j chez le sujet âgé et l'insuffisant hépatique	30 cp. 10 mg 30 cp. 20 mg 90 cp. 20 mg	5,15 8,97 25,46	I I I	65 % 65 % 65 %	0,17 0,30 0,28

■ Lercanidipine ©

LERCAN					
HTA : 1 cp. le matin	30 cp. 10 mg 90 cp. 10 mg 30 cp. 20 mg 90 cp. 20 mg	4,79 14,19 4,79 14,19	I I I I	65 % 65 % 65 % 65 %	0,16 0,16 0,16 0,16

■ Manidipine ©

IPERTEN					
Posologie initiale : 10 mg/j pdt 2 à 4 sem. puis 20 mg/j si besoin	30 cp. 10 mg 90 cp. 10 mg 30 cp. 20 mg 90 cp. 20 mg	5,87 17,51 5,87 17,51	I I I I	65 % 65 % 65 % 65 %	0,20 0,19 0,20 0,19

■ Clévidipine

CLEVIPREX					
A. réduction rapide de la pression artérielle dans un contexte périopératoire Posologie initiale : 2 mg/h Si non-réponse ou réponse partielle : 4 mg/h Posologie d'entretien : 2 à 6 mg/h Max : 32 mg/h pdt 72 h sans dépasser 500 mg/j le 1er j de traitement	10 fl. 0,5 mg/mL	HOP	I		

Propriétés

Inhibiteurs calciques sélectifs du canal calcique lent de la famille des dihydropyridines. Action prédominante au niveau vasculaire avec un effet vasodilatateur artériel (périphérique et coronaire) très puissant supérieur à celui des non dihydropyridines.

Diminution de la pression artérielle par diminution des résistances périphériques totales.
Augmentation des apports en O_2 au myocarde normal et ischémique.
Effet antispastique coronaire.
Pas d'effet inotrope négatif notable *in vivo* mais existe *in vitro*.
Pas d'effet bradycardisant.

Durée d'action des différents produits

Nifédipine (LP 20 mg)	12 h
Nifédipine (LP 30 mg)	24 h
Nicardipine (cp. 20 mg)	8 h
Nicardipine (LP 50 mg)	12 h
Amlodipine, félodipine, isradipine	24 h
Nitrendipine	12 à 24 h
Clévidipine	≈15 min (délai d'action ≈1 min)

Indications

Hypertension artérielle (tous).
Prévention des crises d'angine de poitrine :
• angor stable : *NIFEDIPINE LP, AMLOR, FLODIL LP* ;
• angor spontané, angor de Prinzmetal : *AMLOR*.
Poussée hypertensive en milieu médical et en période postopératoire : *LOXEN* injectable.

Contre-indications

Hypersensibilité aux dihydropyridines.
IDM de moins de 1 mois, angor instable : *NIFEDIPINE LP, LOXEN* 20 mg.
Chez l'enfant en l'absence de données cliniques : *ICAZ LP, AMLOR, FLODIL LP*.
Dysfonctionnement du métabolisme lipidique, pancréatite, syndrome néphrotique, sténose vasculaire et valvulopathie : *CLEVIPREX*.
Grossesse et **allaitement**.

Précautions d'emploi

Des données récentes indiquent que les formes à libération immédiate peuvent s'accompagner à fortes posologies d'un risque accru d'événements coronariens graves chez des patients coronariens.
Nifédipine : utiliser avec prudence en cas d'hypovolémie, de collapsus, de choc cardiogénique, de dysfonctionnement sinusal, d'anomalie de la conduction. À administrer avec précaution en cas d'insuffisance hépatique.
Nicardipine injectable : associer un **β-bloquant** chez les coronariens.
Amlodipine : à utiliser prudemment chez l'insuffisant hépatique. En cas d'asthénie, d'anorexie, de nausées tenaces, doser les enzymes hépatiques ; en cas d'augmentation ou d'ictère, arrêter le traitement.
Isradipine : à utiliser prudemment en cas de dysfonctionnement sinusal non appareillé.
Réduire la posologie chez le sujet âgé et l'insuffisant hépatique.

Effets indésirables

Effets communs :
• bouffées vasomotrices, céphalées (apparition en début de traitement puis atténuation) ;
• œdèmes des chevilles et/ou de la face (dose-dépendants) ;

• plus rarement : tachycardie, palpitations, éruptions prurigineuses eczématiformes ou urticariennes, asthénie, sensations vertigineuses, troubles du sommeil, dyspepsie, nausées, gastralgies. Chez les coronariens, douleurs angineuses très rares mais imposant l'arrêt du traitement (vol coronarien). Risque d'élargissement gingival sur une gingivite/parodontite (hygiène buccale soigneuse).

Effets spécifiques :

• **amlodipine** : crampes musculaires, paresthésies, tremblements, dyspnée, dysgueusie, atteinte hépatique exceptionnelle réversible ;

• **nifédipine** : atteinte hépatique exceptionnelle réversible ;

• **nitrendipine** : polyurie transitoire ;

• **clévidipine** : polyurie et troubles cardiovasculaires.

Interactions médicamenteuses

Associations déconseillées : **dantrolène IV, ciclosporine.**

Associations avec précautions : α_1**-bloquants, baclofène, cimétidine, itraconazole, phénytoïne, rifampicine, vasodilatateurs.**

Associations à prendre en compte : imipraminiques, **corticoïdes, antipsychotiques.**

Association synergique et bénéfique avec les **β-bloquants** mais surveillance clinique renforcée avec la **clévidipine.**

ANTIHYPERTENSEURS – ANTIHYPERTENSEURS VASODILATATEURS

Alpha-1-bloquants

■ Prazosine

ALPRESS LP					
Posologie initiale : 2,5 mg/j en 1 prise Posologie d'entretien : 2,5-10 mg/j en 1 prise Posologie max : 20 mg/j en 1 prise	30 cp. LP 2,5 mg 90 cp. LP 2,5 mg 30 cp. LP 5 mg 90 cp. LP 5 mg	8,81 24,99 14,90 42,16	I I I I	65 % 65 % 65 % 65 %	0,29 0,28 0,50 0,47

■ Urapidil ©

EUPRESSYL					
HTA : 120 mg/j en 2 prises/j (max 180 mg/j) Sujet âgé : débuter à 60 mg/j en 2 prises/j Urgence hypertensive : inj. IV de 25 mg en 20 s à renouveler 5 min après si besoin. Si résultat insuffisant après 5 min : nouvelle inj. IV de 50 mg en 20 s puis traitement d'entretien en perf. IV ou à la seringue électrique de 9 à 30 mg/h pdt 7 j max Pour la perf. IV, ajouter 5 amp. de 50 mg dans 500 mL de solution ; pour la seringue électrique, ajouter 2 amp. de 50 mg dans 50 mL de solution	30 gél. LP 30 mg 30 gél. LP 60 mg 5 amp. 25 mg/5 mL 5 amp. 50 mg/10 mL	3,58 6,90 HOP HOP	I I I I	65 % 65 %	0,12 0,23

ANTIHYPERTENSEURS D'ACTION CENTRALE

■ Clonidine

CATAPRESSAN					
HTA : 1 à 4 cp./j en moyenne en 2 prises/j La posologie d'entretien doit être atteinte progressivement (max : 7 cp./j)	30 cp. séc. 0,15 mg	3,43	II	65 %	0,11
Urgence hypertensive : 3 à 4 amp./j en moyenne en IM ou perf. IV En inj. IM : 1 amp. 1 mL à répéter toutes les 4 h en fonction de la clinique puis relais *per os* En perf. IV : 4 amp. dans 500 mL de G5 % (= 1,2 mg/mL), débuter à 1,2 mg/min, max 7,2 mg/ min, puis diminution des doses ou relais *per os* En inj. IV : 1 amp. 1 mL dans 10 mL de sérum physiologique à injecter en 10 min, à répéter toutes les 4 h si besoin	10 amp. 0,15 mg/mL	HOP	II		

■ Méthyldopa

ALDOMET					
HTA : débuter à 250 mg x 2 ou 3/j pdt 48 h puis augmentation progressive (de préférence le soir) toutes les 48 h pour atteindre 750 mg à 1,5 g/j (max : 3 g/j)	30 cp. 250 mg 30 cp. 500 mg	3,01 5,08	I I	65 % 65 %	0,10 0,17

■ Moxonidine ©

PHYSIOTENS					
HTA : 0,2 mg/j en 1 prise le matin (max : 0,4 mg en 1 ou 2 prises/j)	30 cp. 0,2 mg 90 cp. 0,2 mg 30 cp. 0,4 mg 90 cp. 0,4 mg	7,86 22,31 6,05 17,13	I I I I	65 % 65 % 65 % 65 %	0,26 0,25 0,20 0,19

■ Rilménidine ©

HYPERIUM					
HTA : 1 cp./j en 1 prise le matin (max : 1 cp. x 2/j)	30 cp. 1 mg 90 cp. 1 mg 100 cp. 1 mg	6,46 18,30 HOP	I I I	30 % 30 %	0,22 0,20

Propriétés

Antihypertenseurs d'action centrale : effet α_2-sympathomimétique sur les centres bulbaires entraînant une diminution du tonus sympathique périphérique et de la pression artérielle systolique et diastolique. Le tonus vagal est augmenté, entraînant une bradycardie modérée.

HYPERIUM et *PHYSIOTENS* sont des agonistes sélectifs des récepteurs imidazoliniques I1 centraux entraînant une baisse du tonus sympathique périphérique et donc de la pression artérielle ; ils ont une affinité moindre pour les récepteurs α_2-adrénergiques centraux, ce qui permet une meilleure tolérance (moins de somnolence et de sécheresse buccale).

Indications

Formes orales : hypertension artérielle.
CATAPRESSAN INJECTABLE : traitement d'attaque des urgences hypertensives.

Contre-indications

État dépressif grave.
Allergie au produit.
ALDOMET : antécédents d'hépatite médicamenteuse ou de maladie hépatique évolutive ; anémie hémolytique.
HYPERIUM et *PHYSIOTENS* : insuffisance rénale sévère.

Précautions d'emploi

- Administrer à doses progressives.
- Diminuer la posologie en cas d'insuffisance rénale.
- Ne pas interrompre brutalement surtout à forte posologie.
- Utiliser avec prudence chez les sujets âgés et chez les conducteurs de véhicules.
- *ALDOMET* : contrôle régulier du bilan hématologique, du bilan hépatique et de la tolérance clinique.

Grossesse :
- autorisés : *CATAPRESSAN, ALDOMET* ;
- déconseillés : *PHYSIOTENS, HYPERIUM*.

Allaitement :
- autorisés : *CATAPRESSAN, ALDOMET* ;
- déconseillés : *PHYSIOTENS, HYPERIUM*.

Effets indésirables

COMMUNS

- Digestifs : sécheresse de la bouche, constipation plus fréquente que diarrhée, gastralgies, nausées.
- Cardiaques : palpitations, hypotension orthostatique, bradycardie.
- Neuropsychiques : baisse de la libido, somnolence, asthénie, anxiété, syndromes dépressifs, insomnie (*HYPERIUM*), extrémités froides, paresthésies des extrémités.
- Psychiatriques : possibilité de majoration de troubles dépressifs.
- Cutanés : prurit, éruptions cutanées, rashs.
- Rétention hydrosodée transitoire (œdèmes).

Syndrome de sevrage à l'arrêt brutal du traitement surtout à forte dose (essentiellement avec *CATAPRESSAN*) : rebond hypertensif, tachycardie, tremblements.

SPÉCIFIQUES À *ALDOMET*

- Neurologiques : syndrome parkinsonien, paralysie faciale, mouvements choréoathétosiques.
- Psychiques : cauchemars, perturbation de l'acuité mentale, états psychotiques ou dépressifs transitoires et réversibles.
- Cardiovasculaires : aggravation d'un angor.
- Digestifs : colite, langue saburrale ou noire, pancréatite, inflammation des glandes salivaires.
- Hépatiques : hépatites aiguës cytolytiques, hépatite chronique active, ictère fébrile ou non (rarement cholestatique), nécrose hépatocellulaire parfois mortelle.
- Hématologiques : test de Coombs positif, anémie hémolytique, aplasie médullaire, leucopénie, granulopénie, thrombopénie ; présence d'anticorps antinucléaires, de cellules LE et du facteur rhumatoïde.
- Allergiques : fièvre, syndrome lupique, myocardite, péricardite.
- Dermatologiques : réaction eczémateuse, lichénoïde, nécrose épidermique toxique.
- Divers : gynécomastie, galactorrhée, impuissance, congestion nasale, arthralgies, myalgies.

Interactions médicamenteuses

- Associations déconseillées : **IMAO** non sélectifs, **antidépresseurs** imipraminiques, **miansérine**, alcool, sympatholytiques alpha. Médicaments hépatotoxiques avec *ALDOMET*.
- Associations avec précaution : **AINS**, **baclofène**, **β-bloquants**, **corticoïdes**, **antipsychotiques**, **lithium**, **lévodopa**.

ANTAGONISTES DES RÉCEPTEURS DE L'ANGIOTENSINE II

■ Losartan ©

COZAAR					
HTA essentielle : 50 mg x 1/j jusqu'à 100 mg x 1/j max Insuffisance cardiaque chronique (intolérance aux IEC) : 12,5 mg x 1/j puis posologie doublée chaque semaine si besoin jusqu'à 150 mg x 1/j max Atteinte rénale chez patient diabétique hypertendu avec protéinurie : 50 mg x 1/j puis 100 mg x 1/j si besoin 1 mois après le début du traitement Réduction du risque d'AVC chez patient hypertendu avec IVG : 50 mg x 1/j puis ajout faible dose d'hydrochlorothiazide et/ou augmentation à 100 mg x 1/j si besoin En cas d'hypovolémie (traitement par diurétique forte dose) : 25 mg x 1/j	28 cp. séc. 50 mg 90 cp. séc. 50 mg 28 cp. 100 mg 90 cp. 100 mg	3,42 10,53 3,42 10,53	I I I I	65 % 65 % 65 % 65 %	0,12 0,12 0,12 0,12

■ Valsartan ©

TAREG					
HTA : 20-80 mg/j en 1 prise	30 cp. séc. 40 mg 90 cp. séc. 40 mg 30 cp. 80 mg 90 cp. 80 mg 30 cp. 160 mg 90 cp. 160 mg 1 sol. buv. 160 mL 3 mg/mL	5,29 15,76 5,29 15,76 5,29 15,76 5,02	I I I I I I I	65 % 65 % 65 % 65 % 65 % 65 % 65 %	0,18 0,18 0,18 0,18 0,18 0,18 5,02

■ Irbésartan ©

APROVEL					
HTA : 1 cp./j en 1 prise	30 cp. pell. 75 mg	5,29	I	65 %	0,18
	56 cp. pell. 75 mg	HOP	I		
	90 cp. pell. 75 mg	15,76	I	65 %	0,18
	30 cp. pell. 150 mg	5,29	I	65 %	0,18
	56 cp. pell. 150 mg	HOP	I		
	90 cp. pell. 150 mg	15,76	I	65 %	0,18
	30 cp. pell. 300 mg	5,29	I	65 %	0,18
	56 cp. pell. 300 mg	HOP	I		
	90 cp. pell. 300 mg	15,76	I	65 %	0,18

■ Candésartan ©

ATACAND					
HTA : 4 à 16 mg/j en 1 prise/j Insuffisance cardiaque : 4 à 32 mg/j en 1 prise/j	30 cp. séc. 4 mg 90 cp. séc. 4 mg 30 cp. séc. 8 mg 90 cp. séc. 8 mg 30 cp. séc. 16 mg 90 cp. séc. 16 mg	5,29 15,76 5,29 15,76 5,29 15,76	I I I I I I	65 % 65 % 65 % 65 % 65 % 65 %	0,18 0,18 0,18 0,18 0,18 0,18

■ Telmisartan ©

MICARDIS					
HTA : 20 à 80 mg/j en 1 prise/j Prévention cardiovasculaire : réduction de la morbidité cardiovasculaire chez les patients présentant : – une maladie cardiovasculaire athérothrombotique connue (antécédents de coronaropathie, d'accident vasculaire cérébral, ou d'artériopathie périphérique) ou – un diabète de type 2 avec une atteinte d'organe cible documentée Posologie usuelle : 80 mg/j en 1 prise	30 cp. 40 mg 90 cp. 40 mg 30 cp. 80 mg 90 cp. 80 mg	5,29 15,76 5,29 15,76	I I I I	65 % 65 % 65 % 65 %	0,18 0,18 0,18 0,18

■ Olmésartan

OLMETEC					
HTA : 10 à 40 mg/j en 1 prise/j	30 cp. 10 mg 90 cp. 10 mg 30 cp. 20 mg 90 cp. 20 mg 30 cp. 40 mg 90 cp. 40 mg		I I I I I I	NR NR NR NR NR NR	

Propriétés

Antagoniste sélectif du récepteur AT1 de l'angiotensine II.
Effet hypotenseur.
Régression de l'hypertrophie ventriculaire gauche.
Vasodilatation coronaire.
Protection rénale chez le diabétique.
Réduction de la prolifération intimale.
Absence d'élévation de la bradykinine, contrairement aux **IEC**, ce qui entraîne une absence théorique de toux et d'œdème angioneurotique.

Indications

Hypertension artérielle essentielle.
Post-IDM récent (12 h à 10 j) en cas d'intolérance aux **IEC** chez des patients cliniquement stables présentant une dysfonction ventriculaire gauche asymptomatique et/ou des signes cliniques ou radiologiques d'insuffisance ventriculaire gauche.
Réduction de la morbi-mortalité cardiovasculaire chez des patients hypertendus avec hypertrophie ventriculaire gauche.
Traitement de l'insuffisance rénale chez les patients hypertendus et diabétiques de type 2 avec protéinurie.
Traitement de l'insuffisance cardiaque de classe II à IV NYHA avec dysfonction systolique ventriculaire gauche (FEVG ≤40 %) en cas d'intolérance aux **IEC** ou en association avec un **IEC** chez des patients restant symptomatiques sous **IEC**.

Contre-indications

Allergie au produit.
Sténose bilatérale des artères rénales ou sténose sur rein unique.
Insuffisance hépatique sévère, cirrhose biliaire et cholestase (en particulier *TAREG*).
Grossesse et **allaitement**.

Précautions d'emploi

Chez les sujets âgés et les insuffisants rénaux : pas de réduction de la posologie mais surveillance renforcée de la kaliémie et de la créatininémie.
Réduire la posologie en cas d'insuffisance hépatique.

Effets indésirables

Hypotension orthostatique dose-dépendante.
Détérioration de la fonction rénale (réversible à l'arrêt du traitement) surtout en cas de déplétion hydrosodée préalable (**diurétique**, régime désodé, diarrhées, vomissements). Hyperkaliémie, baisse de l'uricémie et augmentation modérée de l'acide urique urinaire.
Céphalées, vertiges.
À noter de rares cas d'entéropathies graves avec l'**olmésartan** seul ou en association fixe.

Interactions médicamenteuses

Associations possibles avec précaution :
- **diurétiques épargneurs de potassium** : surveillance de la kaliémie et la fonction rénale ; *cf.* Insuffisance cardiaque gauche chronique, p. 40 ;
- **lithium** : augmentation de la lithémie ;
- insuline, **sulfamides hypoglycémiants** : hypoglycémie ;
- **AINS**, **corticoïdes** : diminution de l'effet ;
- **antidépresseurs tricycliques**, **antipsychotiques** : hypotension artérielle ;
- autres **antihypertenseurs**.

ANTIHYPERTENSEURS : ASSOCIATIONS – DE DIURÉTIQUES

■ Amiloride + furosémide

LOGIRÈNE					
Insuffisance cardiaque congestive : 1 cp./j le matin (max 2 cp./j)	30 cp. séc. 5 mg/40 mg	5,15	I	65 %	0,17

Pour la pharmacologie, se référer aux différentes DCI.

■ Altizide + spironolactone ©

ALDACTAZINE					
HTA : 1/2 à 1 cp./j Œdèmes de cause rénale ou cardiaque : 3 à 4 cp./j en attaque puis 1 à 2 cp./j en entretien Œdèmes de cause hépatique : 4 à 6 cp./j en attaque puis 1 à 2 cp./j en entretien	30 cp. séc. 15 mg/25 mg 90 cp. séc. 15 mg/25 mg	2,88 7,69	II II	65 % 65 %	0,10 0,09

Pour la pharmacologie, se référer aux différentes DCI.

■ Triamtérène + hydrochlorothiazide

PRESTOLE					
HTA : 1 gél./j le matin	30 gél. 50 mg/25 mg	4,79	II	65 %	0,16

Pour la pharmacologie, se référer aux différentes DCI.

■ Amiloride + hydrochlorothiazide ©

AMILORIDE/HYDROCHLOROTHIAZIDE					
HTA : 1/2 cp./j le matin Œdèmes d'origine cardiaque : débuter à 1 ou 2 cp./j puis réduire la dose pour le traitement d'entretien Ascite cirrhotique : débuter entre 1/2 et 1 cp./j puis traitement d'entretien (max : 2 cp./j)	30 cp. séc. 5 mg/50 mg	2,35		65 %	0,08
	90 cp. séc. 5 mg/50 mg	6,10	I	65 %	0,07

Pour la pharmacologie, se référer aux différentes DCI.

IEC + DIURÉTIQUE THIAZIDIQUE OU APPARENTÉ

■ Quinapril + hydrochlorothiazide ©

ACUILIX					
HTA : 1 cp./j en 1 prise Insuffisant rénal léger à modéré : 0,5 cp./j	28 cp. séc. 20 mg/ 12,5 mg 90 cp. séc. 20 mg/ 12,5 mg	3,42 10,53	I I	65 % 65 %	0,12 0,12

Pour la pharmacologie, se référer aux différentes DCI.

■ Captopril + hydrochlorothiazide ©

CAPTOPRIL/HYDROCHLOROTHIAZIDE					
HTA : 1 cp./j en 1 prise le matin Insuffisance rénale modérée ou sujet âgé : débuter à 1/2 cp./j Peut être pris en 2 prises quotidiennes si nécessaire	28 cp. séc. 50 mg/25 mg 84 cp. séc. 50 mg/25 mg	3,42 9,83	I I	65 % 65 %	0,12 0,12w

Pour la pharmacologie, se référer aux différentes DCI.

■ Énalapril + hydrochlorothiazide ©

CO-RENITEC					
HTA : 1 cp./j en 1 prise Insuffisance rénale modérée ou sujet âgé : débuter à 1/2 cp./j	28 cp. 20 mg/12,5 mg 90 cp. 20 mg/12,5 mg	3,42 10,53	I I	65 % 65 %	0,12 0,12

Pour la pharmacologie, se référer aux différentes DCI.

■ Fosinopril + hydrochlorothiazide ©

FOSINOPRIL/HYDROCHLOROTHIAZIDE					
HTA : 1 cp./j en 1 prise	30 cp. séc. 20 mg/ 12,5 mg 90 cp. séc. 20 mg/ 12,5 mg	3,64 10,53	I I	65 % 65 %	

Pour la pharmacologie, se référer aux différentes DCI.

■ Lisinopril + hydrochlorothiazide ©

ZESTORETIC					
HTA : 1 cp./j en 1 prise à heure régulière Insuffisance rénale modérée : débuter à 1/2 cp./j	30 cp. séc. 20 mg/ 12,5 mg 90 cp. séc. 20 mg/ 12,5 mg	5,29 15,76	I I	65 % 65 %	0,18 0,18

Pour la pharmacologie, se référer aux différentes DCI.

Périndopril + indapamide ©

PRETERAX					
HTA : 1 cp./j (AMM en 1re intention) en 1 prise, de préférence le matin, à jeun NB : attention dosages génériques ≠ *PRETERAX* Équivalence : *PRETERAX* 2,5 mg/0,625 mg → périndopril/indapamide 2 mg/0,625 mg	30 cp. 2,5 mg/0,625 mg 90 cp. 2,5 mg/0,625 mg	3,64 10,53	I I	65 % 65 %	0,12 0,12
BIPRETERAX					
HTA : 1 cp./j en 1 prise, de préférence le matin, à jeun NB : attention dosages génériques ≠ *BIPRETERAX* Équivalence : *BIPRETERAX* 5 mg/1,25 mg → périndopril/indapamide 4 mg/1,25 mg Pas de générique pour la forme 10 mg/2,5 mg	30 cp. 5 mg/1,25 mg 90 cp. 5 mg/1,25 mg 30 cp. 10 mg/2,5 mg 90 cp. 10 mg/2,5 mg	3,64 10,53 5,97 17,58	I I I I	65 % 65 % 65 % 65 %	0,12 0,12 0,20 0,20

Pour la pharmacologie, se référer aux différentes DCI.

Ramipril + hydrochlorothiazide ©

COTRIATEC					
HTA : 1 cp./j en 1 prise	30 cp. 5 mg/12,5 mg	5,29	I	65 %	0,18

Pour la pharmacologie, se référer aux différentes DCI.

Zofénopril + hydrochlorothiazide

ZOFENILDUO					
HTA : 1 cp./j en 1 prise pendant ou en dehors des repas	30 cp. 30 mg/12,5 mg 90 cp. 30 mg/12,5 mg		I I	NR NR	

Pour la pharmacologie, se référer aux différentes DCI.

Périndopril tert-butylamine + indapamide ©

PERINDOPRIL/INDAPAMIDE					
1 cp./j en une prise, de préférence le matin, avant le repas	30 cp. 2 mg/0,625 mg 90 cp. 2 mg/0,625 mg 30 cp. 4 mg/1,25 mg 90 cp. 4 mg/1,25 mg	3,64 10,53 3,64 10,53	I I I I	65 % 65 % 65 % 65 %	0,12 0,12 0,12 0,12

Pour la pharmacologie, se référer aux différentes DCI.

ARA II + DIURÉTIQUE THIAZIDIQUE

■ Losartan + hydrochlorothiazide ©

HYZAAR					
HTA : 1 cp./j en 1 prise (max 2 cp./j en 1 prise)	28 cp. 50 mg/12,5 mg	3,42	I	65 %	0,12
	90 cp. 50 mg/12,5 mg	10,53	I	65 %	0,12
FORTZAAR					
HTA : 1 cp./j en 1 prise	28 cp. 100 mg/12,5 mg	3,42	I	65 %	0,12
	90 cp. 100 mg/12,5 mg	10,53	I	65 %	0,12
	28 cp. 100 mg/25 mg	3,42	I	65 %	0,12
	90 cp. 100 mg/25 mg	10,53	I	65 %	0,12

Pour la pharmacologie, se référer aux différentes DCI.

■ Valsartan + hydrochlorothiazide ©

COTAREG					
HTA : 1 cp./j en 1 prise	30 cp. 80 mg/12,5 mg	5,29	I	65 %	0,18
	90 cp. 80 mg/12,5 mg	15,76	I	65 %	0,18
	30 cp. 160 mg/12,5 mg	5,29	I	65 %	0,18
	90 cp. 160 mg/12,5 mg	15,76	I	65 %	0,18
	30 cp. 160 mg/25 mg	5,29	I	65 %	0,18
	90 cp. 160 mg/25 mg	15,76	I	65 %	0,18

Pour la pharmacologie, se référer aux différentes DCI.

■ Telmisartan + hydrochlorothiazide ©

MICARDISPLUS					
HTA : 1 cp./j en 1 prise	30 cp. 40 mg/12,5 mg	5,29	I	65 %	0,18
	90 cp. 40 mg/12,5 mg	15,76	I	65 %	0,18
	30 cp. 80 mg/12,5 mg	5,29	I	65 %	0,18
	90 cp. 80 mg/12,5 mg	15,76	I	65 %	0,18
	30 cp. 80 mg/25 mg	5,29	I	65 %	0,18
	90 cp. 80 mg/25 mg	15,76	I	65 %	0,18

Pour la pharmacologie, se référer aux différentes DCI.

■ Candésartan + hydrochlorothiazide ©

COKENZEN					
HTA : 1 cp./j en 1 prise	30 cp. séc. 8 mg/12,5 mg	5,29	I	65 %	0,18
	90 cp. séc. 8 mg/12,5 mg	15,76	I	65 %	0,18
	30 cp. séc. 16 mg/ 12,5 mg	5,29	I	65 %	0,18
	90 cp. séc. 16 mg/ 12,5 mg	15,76	I	65 %	0,18

Pour la pharmacologie, se référer aux différentes DCI.

■ Olmesartan + hydrochlorothiazide

ALTEISDUO					
HTA : 1 cp./j en 1 prise	30 cp. 20 mg/12,5 mg		I	NR	
	30 cp. 20 mg/25 mg		I	NR	
	30 cp. 40 mg/12,5 mg		I	NR	
	90 cp. 40 mg/12,5 mg		I	NR	
	30 cp. 40 mg/25 mg		I	NR	

Pour la pharmacologie, se référer aux différentes DCI.

■ Irbésartan + hydrochlorothiazide ©

COAPROVEL					
HTA : 1 cp./j en 1 prise	30 cp. 150 mg/12,5 mg	5,29	I	65 %	0,18
	56 cp. 150 mg/12,5 mg	HOP	I		
	90 cp. 150 mg/12,5 mg	15,76	I	65 %	0,18
	30 cp. 300 mg/12,5 mg	5,29	I	65 %	0,18
	56 cp. 300 mg/12,5 mg	HOP	I		
	90 cp. 300 mg/12,5 mg	15,76	I	65 %	0,18
	30 cp. 300 mg/25 mg	5,29	I	65 %	0,18
	56 cp. 300 mg/25 mg	HOP	I		
	90 cp. 300 mg/25 mg	15,76	I	65 %	0,18

Pour la pharmacologie, se référer aux différentes DCI.

ARA II + INHIBITEUR CALCIQUE

■ Valsartan + amlodipine ©

EXFORGE					
HTA : 1 cp./j en 1 prise	30 cp. 80 mg/5 mg	11,34	I	65 %	0,38
	90 cp. 80 mg/5 mg	32,15	I	65 %	0,36
	30 cp. 160 mg/5 mg	12,95	I	65 %	0,43
	90 cp. 5 mg/160 mg	36,66	I	65 %	0,41
	30 cp. 10 mg/160 mg	12,95	I	65 %	0,43
	90 cp. 10 mg/160 mg	36,66	I	65 %	0,41

Pour la pharmacologie, se référer aux différentes DCI.

■ Telmisartan + amlodipine ©

TWYNSTA					
HTA : 1 cp./j en 1 prise	30 cp. 40 mg/5 mg	8,15	I	65 %	0,27
	90 cp. 40 mg/5 mg	24,35	I	65 %	0,27
	30 cp. 40 mg/10 mg	8,15	I	65 %	0,27
	90 cp. 40 mg/10 mg	24,35	I	65 %	0,27
	30 cp. 80 mg/5 mg	8,15	I	65 %	0,27
	90 cp. 80 mg/5 mg	24,35	I	65 %	0,27
	30 cp. 80 mg/10 mg	8,15	I	65 %	0,27
	90 cp. 80 mg/10 mg	24,35	I	65 %	0,27

Pour la pharmacologie, se référer aux différentes DCI.

Olmésartan + amlodipine

SEVIKAR					
HTA : 1 cp./j en 1 prise	30 cp. 20 mg/5 mg 90 cp. 20 mg/5 mg 30 cp. 40 mg/5 mg 90 cp. 40 mg/5 mg 30 cp. 40 mg/10 mg 90 cp. 40 mg/10 mg		I I I I I I	NR NR NR NR NR NR	

Pour la pharmacologie, se référer aux différentes DCI.

ARA II + INHIBITEUR CALCIQUE + DIURÉTIQUE THIAZIDIQUE

Valsartan + amlodipine + hydrochlorothiazide

EXFORGE HCT					
1 cp./j le matin	30 cp. 160 mg/5 mg/12,5 mg		I	NR	
	30 cp. 160 mg/5 mg/25 mg		I	NR	
	30 cp. 160 mg/10 mg/12,5 mg		I	NR	
	90 160 mg/10 mg/12,5 mg	HOP	I	NR	
	30 160 mg/10 mg/25 mg		I	NR	

Pour la pharmacologie, se référer aux différentes DCI.

BÊTABLOQUANTS + DIURÉTIQUES

Timolol + amiloride + hydrochlorothiazide

MODUCREN					
HTA : 1 cp./j en 1 prise le matin	30 cp. 10 mg/2,5 mg/25 mg	4,51	I	65 %	0,15

Pour la pharmacologie, se référer aux différentes DCI.

Aténolol + chlortalidone

TENORETIC					
HTA : 1 cp./j en 1 prise le matin	30 cp. 50 mg/12,5 mg	5,33	I	65 %	0,18
	90 cp. 50 mg/12,5 mg	15,09	I	65 %	0,17

Pour la pharmacologie, se référer aux différentes DCI.

Nébivolol + hydrochlorothiazide ©

CONEBILOX					
HTA : 1 cp./j en 1 prise au même moment de la journée	30 cp. 5 mg/12,5 mg	8,08	I	65 %	0,27
	90 cp. 5 mg/12,5 mg	22,94	I	65 %	0,25
	30 cp. 5 mg/25 mg	8,08	I	65 %	0,27
	90 cp. 5 mg/25 mg	22,94	I	65 %	0,25

Pour la pharmacologie, se référer aux différentes DCI.

BÊTABLOQUANTS + INHIBITEURS CALCIQUES

■ Aténolol + nifédipine ©

ATENOLOL/NIFEDIPINE					
HTA : 1 gél./j (max 2 gél./j)	30 gél. 50 mg/20 mg 90 gél. 50 mg/20 mg	6,57 18,62	I I	65 % 65 %	0,22 0,21

Pour la pharmacologie, se référer aux différentes DCI.

■ Métoprolol (succinate de) + félodipine

LOGIMAX					
En 1 prise, le matin HTA : 1 cp./j (max : 2 cp./j) Sujets âgés et insuffisants hépatiques : 1 cp./j	30 cp. LP 47,5 mg/5 mg 90 cp. LP 47,5 mg/5 mg	15,63 44,21	I I	65 % 65 %	0,52 0,49

47,5 mg de succinate de métoprolol sont équivalents en efficacité antihypertensive à 100 mg de **tartrate de métoprolol** (*LOPRESSOR*)
Pour la pharmacologie, se référer aux différentes DCI.

DIURÉTIQUE + RÉSERPINE

■ Bendroflúméthiazide + réserpine

TENSIONORME					
HTA : 1 (en 1 prise le matin) à 3 cp./j (à répartir entre le matin et le soir)	24 cp. séc. 2,5 mg/ 0,1 mg	1,74	II	65 %	0,07

Pour la pharmacologie, se référer aux différentes DCI.

IEC + INHIBITEURS CALCIQUES

■ Périndopril + amolodipine ©

COVERAM					
HTA : 1 cp./j de préférence le matin, avant le repas	30 cp. 5 mg/5 mg 90 cp. 5 mg/5 mg 30 cp. 5 mg/10 mg 90 cp. 5 mg/10 mg 30 cp. 10 mg/5 mg 90 cp. 10 mg/5 mg 30 cp. 10 mg/10 mg 90 cp. 10 mg/10 mg	6,39 18,09 6,39 18,09 8,67 24,59 8,67 24,59	I I I I I I I I	65 % 65 % 65 % 65 % 65 % 65 % 65 % 65 %	0,21 0,20 0,21 0,20 0,29 0,27 0,29 0,27

Pour la pharmacologie, se référer aux différentes DCI.

■ Trandolapril + vérapamil

TARKA LP					
HTA : 1 cp./j en 1 prise le matin	30 cp. 2 mg/180 mg 90 cp. 2 mg/180 mg 30 cp. 2 mg/240 mg 90 cp. 2 mg/240 mg 30 cp. 4 mg/240 mg 90 cp. 4 mg/240 mg	8,78 26,23 8,78 26,23 8,78 26,23	I I I I I I	65 % 65 % 65 % 65 % 65 % 65 %	0,29 0,29 0,29 0,29 0,29 0,29

Pour la pharmacologie, se référer aux différentes DCI.

▪ Énalapril + lercanidipine ©

ZANEXTRA					
HTA : 1 cp. /j le matin, au moins 15 min avant le repas	30 cp. 20 mg/10 mg 90 cp. 20 mg/10 mg 30 cp. 20 mg/20 mg 90 cp. 20 mg/20 mg	5,97 16,89 5,97 16,89	I I I I	65 % 65 % 65 % 65 %	0,20 0,19 0,20 0,19

Pour la pharmacologie, se référer aux différentes DCI.

INHIBITEUR CALCIQUE + STATINE

▪ Amlodipine + atorvastatine

CADUET					
Prévention des accidents cardiovasculaires en cas d'HTA associée à plusieurs facteurs de risque : 1 cp./j à tout moment de la journée, pendant ou en dehors des repas	30 cp. 5 mg/10 mg 90 cp. 5 mg/10 mg 30 cp. 10 mg/10 mg 90 cp. 10 mg/10 mg	9,83 29,34 9,83 29,34	I I I I	65 % 65 % 65 % 65 %	0,33 0,33 0,33 0,33

Pour la pharmacologie, se référer aux différentes DCI.

INHIBITEUR CALCIQUE + DIURÉTIQUE

▪ Amlodipine + indapamide

NATRIXAM					
HTA : 1 cp./j À dapter si insuffisance hépatique légère à modérée Contre-indiqué en cas d'insuffisance hépatique sévère	30 cp. LM 5 mg/1,5 mg 90 cp. LM 5 mg/1,5 mg 30 cp. LM 10 mg/1,5 mg 90 cp. LM 10 mg/1,5 mg	8,15 23,14 8,15 23,14	I I I I	65 % 65 % 65 % 65 %	0,27 0,26 0,27 0,26

Pour la pharmacologie, se référer aux différentes DCI.

PARTIE 2

DERMATOLOGIE

ACNÉ

FICHE MALADIE

DÉFINITION

L'acné est une affection très fréquente, touchant préférentiellement le visage et le dos des adolescents. Le plus souvent, elle évolue spontanément vers la guérison, parfois après plusieurs années d'évolution. Le seul risque est celui de l'évolution cicatricielle locale dans les formes graves (visage « grêlé »).
Elle peut persister à l'âge adulte.

CAUSES ET MÉCANISMES

L'acné affecte le follicule pilo-sébacé (la racine du poil et la glande sébacée attenante), sur lequel vont intervenir plusieurs facteurs :

- Génétique : transmission héréditaire sur un mode mal éclairci.
- Sécrétion : le sébum est le « fuel de l'inflammation de l'acné ». Il se modifie.
- Facteurs hormonaux : essentiellement les androgènes, chez l'homme comme chez la femme.
- Facteurs bactériens : en particulier *Propionibacterium acnes,* retrouvé en abondance dans le follicule pilo-sébacé.
- Facteurs inducteurs ou aggravants (à toujours rechercher) :
  - Certains médicaments (corticoïdes par voie générale ou dermocorticoïdes, vitamine B12, androgènes, contraceptifs à activité androgénique, *RIMIFON, DI-HYDAN,* barbituriques, etc.).
  - Certaines professions exposées (goudron, chlore, etc.).
  - Rebond après une exposition solaire.
  - Pathologie endocrinienne (hypercorticisme ou hypercortisolisme, tumeurs virilisantes) très rare.

DIAGNOSTIC

Il est clinique.
L'acné associe, à des degrés variables :

- les comédons ouverts : sébum et kératine s'accumulent dans un follicule pilo-sébacé ouvert sur l'extérieur ; ce sont les points noirs ;
- les comédons fermés : sébum et kératine s'accumulent dans un follicule pilo-sébacé fermé ; ce sont les microkystes, ou points blancs ; ces 2 types de lésions forment l'acné rétentionnelle ;
- les papules, élevures rouges, traduisant l'inflammation autour de ce follicule obstrué ;
- les pustules, traduisant la destruction puriforme du follicule pilo-sébacé ;
- les nodules, très inflammatoires, pouvant laisser une cicatrice inesthétique ; ils sont développés à partir de kystes profonds, inflammatoires et rompus dans le derme. Ces 3 types de lésions forment l'acné inflammatoire.

L'acné débutante se limite aux comédons et aux microkystes. L'acné juvénile est dite « polymorphe » car elle associe ces diverses lésions rétentionnelles et inflammatoires. L'atteinte du visage est prédominante et peut s'accompagner de lésions du dos, des épaules et de la région présternale.

TRAITEMENT

L'acné doit être traitée pour éviter :

- un retentissement psychologique, parfois majeur ;
- la constitution de cicatrices inesthétiques.

Le traitement a trois cibles :

- Agir sur la composante rétentionnelle en vidant les comédons et en empêchant leur formation :
  - par des nettoyages de peau avec extraction mécanique des kystes et des comédons ;
  - associés à la **vitamine A** acide locale (*LO-CACID, EFFEDERM*).
- Agir sur la composante inflammatoire :
  - par une action locale en utilisant le **peroxyde de benzoyle** (*CUTACNYL, ECLARAN*) ou un **antibiotique** (*ERYFLUID, DALACINE T TOPIC*) ;
  - par une **antibiothérapie générale** : cyclines à faibles doses en cures prolongées (*GRANUDOXY, TOLEXINE, TÉTRALYSAL*).

• Un gel associant vitamine A acide locale et **peroxyde de benzoyle** (*ÉPIDUO GEL*) agit sur les 2 composantes de l'acné.

• Réduire la séborrhée. Un traitement antiandrogénique est utilisable seulement chez la femme et en l'absence de contre-indications : **acétate de cyprotérone** (*ANDROCUR*). Il sera prescrit par le gynécologue.

Schématiquement, on utilise la **vitamine A** acide locale ou dans les acnés débutantes rétentionnelles comédogènes. Dans les acnés polymorphes, on l'associe :

• soit au **peroxyde de benzoyle** (*CUTACNYL, ELARAN*) ou dans l'association déjà prête : *EPIDUO GEL* ;

• soit à un antibiotique local (*ERYFLUID, ERYTHROGEL*) ou dans l'association déjà prête : *ERYLIK GEL* ;

• soit à une antibiothérapie générale (cyclines).

Le **gluconate de zinc** peut avoir une efficacité modérée sur la composante inflammatoire de l'acné.

Dans les formes sévères et rebelles aux traitements cités, on utilise des dérivés synthétiques de la **vitamine A** (*CURACNE, PROCUTA*), de lafamille des rétinoïdes de synthèse (isotrétinoïne), avec de très bons résultats.

PRONOSTIC

L'évolution se fait par poussées à partir de la puberté jusqu'à 25-30 ans, où l'acné disparaît habituellement. Il existe des formes tardives surtout chez la femme adulte, des formes graves par leur intensité, leur évolution cicatricielle et leur retentissement psychologique qui nécessitent l'isotrétinoïne. Les cicatrices peuvent être améliorées par des traitements laser ou des peelings moyens.

FICHE INFIRMIÈRE

ÉDUCATION ET CONSEILS

L'acné est le résultat d'une hypersensibilité des récepteurs des glandes sébacées, génétiquement déterminée, aux androgènes circulants et à divers autres stimuli (soleil, stress et tabac, notamment).

L'acné dure 3 à 5 ans et doit être traitée en cas de retentissement sur la vie du patient.

Les traitements sont longs, n'ont pas d'effets visibles immédiatement mais après un délai d'un à deux mois.

Le début du traitement peut être marqué par une exacerbation des lésions, par des irritations dues aux traitements ; il faudra limiter ces effets indésirables transitoires en espaçant les applications des traitements et en utilisant un hydratant adapté.

Le traitement doit être poursuivi longtemps, jusqu'à disparition complète et durable des lésions rétentionnelles (kystes et comédons).

Les kystes fermés ne doivent pas être manipulés mais traités soit par les thérapeutiques prescrites soit par un nettoyage de peau dermatologique associé ; la manipulation peut laisser des cicatrices définitives.

Le soleil, le « stress » et le tabac sont trois facteurs aggravant l'acné par stimulation des glandes sébacées ; le rôle de l'alimentation n'est pas clairement démontré ; seul le lait pourrait aggraver les lésions.
Le traitement majeur de l'acné par isotrétinoïne oral (*ROACCUTANE, CURACNÉ, PROCUTA* et *CONTRACNE*) est réservé aux acnés sévères et ayant résisté à un traitement bien conduit.
Ce traitement nécessite une contraception efficace, légalement obligatoire, quel que soit l'âge de la patiente et une prise de sang mensuelle (test de grossesse : BHCG plasmatiques).

FICHE PHARMACOLOGIE

ANTIACNÉIQUES LOCAUX

Dérivés de la vitamine A

■ **Trétinoïne (ou vitamine A acide)**

EFFEDERM					
Acné : 1 appl. le soir après la toilette sur une peau bien sèche pdt plusieurs sem. en attaque puis x 2 à 3/sem. en entretien	30 g (cr. 0,05 %)	2,37	I	30 %	0,08
RETACNYL					
Idem *EFFEDERM*	30 g (cr. 0,025 %)		I	NR	

■ **Adapalène ©**

DIFFERINE					
Acné : 1 appl. le soir après la toilette sur une peau bien sèche pdt plusieurs sem.	30 g (cr. 0,1 %) 30 g (gel 0,1 %)	3,80 3,80	I I	30 % 30 %	0,13 0,13

Propriétés

La **trétinoïne** favorise l'élimination des kystes ouverts et fermés et prévient leur formation. L'**adapalène** possède de plus une activité anti-inflammatoire.

Indications

- Acné à prédominance rétentionnelle.
- Troubles de la kératinisation.
- Prévention et traitement de l'héliodermie.

Précautions d'emploi

Tester la sensibilité individuelle en début de traitement par une touche d'essai sur une petite partie du visage, espacer les applications en cas d'irritation.

Commencer par des faibles concentrations chez les sujets à peau fragile (roux, blonds, peau fine) et en cas d'association avec d'autres topiques irritants (**peroxyde de benzoyle, érythromycine**).

Appliquer avec prudence autour des yeux, des narines et de la bouche.

Ne pas s'exposer au soleil (photosensibilisation).

Grossesse : ne pas utiliser pendant la grossesse. Donner une contraception aux femmes en âge de procréer.

Effets indésirables

Des signes d'irritation à type d'érythème, de cuisson et de desquamation peuvent survenir en début de traitement, ils doivent faire espacer les applications (1 soir sur 2 ou 3) ; ces signes sont transitoires.

Une poussée d'acné est possible en début de traitement.

Les effets indésirables de l'**adapalène** sont moins intenses pour une efficacité qui semble identique.

Interactions médicamenteuses

Inactivation par le **peroxyde de benzoyle**. Ne pas associer avec **isotrétinoïne** (risque d'irritation +++).

■ Isotrétinoïine locale

ROACCUTANE					
Acné : 1 à 2 appl./j environ 15 min après la toilette pdt 3 mois en moyenne	30 g (gel 0,05 %)		I	NR	

Propriétés

L'**isotrétinoïne locale** a la même action que la **trétinoïne** dont elle est dérivée. Son efficacité semble identique à celle de la **trétinoïne** pour un prix nettement supérieur.

Indications

Acné rétentionnelle.

Précautions d'emploi

Tester la sensibilité individuelle en début de traitement par une touche d'essai sur une petite partie du visage, espacer les applications en cas d'irritation. Appliquer avec prudence autour des yeux, des narines et de la bouche. Ne pas s'exposer au soleil (photosensibilisation).

Grossesse : ne pas utiliser pendant la grossesse. Donner une contraception aux femmes en âge de procréer.

Effets indésirables

Une irritation et une poussée de l'acné peuvent se voir en début de traitement ; ces effets sont transitoires et doivent faire espacer les applications.

Peroxyde de benzoyle

■ Peroxyde de benzoyle ©

CUTACNYL					
Acné mixte : 1 à 2 appl./j après la toilette sur peau sèche	40 g (gel 2,5 %) 40 g (gel 5 %) 40 g (gel 10 %)	2,07 2,14 2,14	II II II	30 % 30 % 30 %	0,05 0,05 0,05
CURASPOTAQUA					
2 appl./j après la toilette Patienter 1 à 5 min puis rincer	100 g (gel 5 %)			NR	

Propriétés

Anti-inflammatoire, antibactérien et un peu kératolytique.

Indications

Acné polymorphe avec prédominance inflammatoire.

Contre-indications

Hypersensibilité aux peroxydes (eau oxygénée).

Précautions d'emploi

Commencer par des faibles concentrations pour les peaux fragiles avec une touche d'essai (*cf.* **trétinoïne**). Espacer les applications en cas d'irritation. Appliquer avec prudence autour des yeux, des narines et de la bouche.

Pas d'exposition solaire (photosensibilisation).

Décoloration des textiles (literie, vêtements).

Pas de contre-indication pendant la grossesse.

Effets indésirables

Irritation imposant un espacement des applications. Photosensibilisation.

Interactions médicamenteuses

Le **peroxyde de benzoyle** inactive la **trétinoïne** et l'**érythromycine**.

Dérivé de la vitamine A + peroxyde de benzoyle

■ Adapalène + peroxyde de benzoyle

EPIDUO					
1 appl./j le soir sur peau sèche et nettoyée	1 fl. gel 30 g (0,1 %/ 2.5 %)		I	NR	
	1 fl. gel 45 g (0,1 %/ 2,5 %)		I	NR	
	1 fl. gel 30 g (0,3 %/ 2,5 %)		I	NR	
	1 fl. gel pompe doseuse 45 g (0,3 %/2,5 %)		I	NR	

Propriétés

L'adapalène (dérivé de la vitamine A) est un modulateur puissant de la différenciation cellulaire et de la kératinisation. Il possède des propriétés antiinflammatoires. Le peroxyde de benzoyle a une activité antimicrobienne en particulier sur *P. acnes*. Il a des propriétés exfoliantes, kératolytiques et sébostatiques.

Indications

Acné avec comédons, papules et pustules.

Contre-indications

Hypersensibilité, grossesse, allaitement.

Effets indésirables

Irritation cutanée, cédant en général avec la poursuite du traitement.

Antibiotiques

■ Érythromycine percutanée

ERYFLUID					
Acné inflammatoire : sur toutes les lésions inflammatoires x 1 à 2/j pdt plusieurs sem.	30 mL (lotion 4 %) 100 mL (lotion 4 %)	1,77 4,14	I I	15 % 15 %	0,06 0,04
ÉRYTHROGEL					
Idem *ERYFLUID*	30 g (gel 4 %)	2,23	I	15 %	0,07
ERYTHROMYCINE					
Idem *ERYFLUID*	100 mL (sol. appl. cut. 4 %)	3,94	I	15 %	0,04

■ Érythromycine + trétinoïne

ERYLIK					
Idem *ERYFLUID*	30 g (gel 4 %/0,025 %)		I	NR	

■ Clindamycine percutanée

ZINDACLINE					
x 1/j pdt 12 sem. sur les surfaces atteintes	30 g (gel 1 %)		I	NR	

■ Acide azélaïque

FINACEA					
x 2/j sur peau sèche et nettoyée pdt plusieurs sem.	30 g (tube 15 %)		I	NR	

Propriétés

Antibiotiques locaux de la famille des macrolides et des lincosamides agissant sur *Propionibacterium acnes* et ayant une action anti-inflammatoire dans l'acné.

Indications

Acné inflammatoire.

Précautions d'emploi

Éviter l'application à proximité des yeux et de la bouche.

Utiliser la **clindamycine** avec prudence en cas d'antécédent de colite pseudo-membraneuse.

Grossesse : innocuité de la **clindamycine** non démontrée.

Allaitement : innocuité de la **clindamycine** non démontrée.

Effets indésirables

Signes d'irritation transitoires.

Risque non exclu de colite pseudo-membraneuse avec la **clindamycine**.

Interactions médicamenteuses

Inactivation par le **peroxyde de benzoyle**.

Dérivé de la vitamine A + antibiotique

■ Trétinoïne + clindamycine

ZANEA					
Gel percutané Traitement topique de l'acné vulgaire en présence de comédons, de papules et de pustules chez des patients de 12 ans et plus Max : 1 appl./j pdt 12 sem.	1 tube 30 g (10 mg/ 0,25 mg/g)		I	0 %	

Propriétés

La **clindamycine** a une activité *in vitro* contre *Propionibacterium acnes*, un des facteurs physiopathologiques qui influencent le développement de l'acné vulgaire. Elle a également un effet anti-inflammatoire sur les lésions de l'acné vulgaire.

La **trétinoïne** topique a des effets comédolytiques et anti-inflammatoires.

La **trétinoïne** a un effet synergique sur la pénétration de la **clindamycine**. Ainsi, cette association cible plusieurs facteurs pathogènes : la kératinisation folliculaire anormale, la prolifération de *P. acnes*, l'inflammation et la production excessive de sébum.

Ivermectine

■ Ivermectine

SOOLANTRA				
A. 1 appl./j pdt 4 mois à répéter si besoin Appliquer uniquement sur le visage Interrompre le traitement si pas d'amélioration après 3 mois	30 g (cr. 10 mg/g)		II	NR

Propriétés

Activité anti-inflammatoire.

Indications

Traitement topique des lésions inflammatoires de la rosacée chez l'adulte.

Contre-indications

Allaitement.

Effets indésirables

Troubles dermatologiques : irritations de la peau, sensation de brûlure, prurit, sécheresse cutanée.

Interactions médicamenteuses

L'**ivermectine** étant principalement métabolisée par le CYP3A4, la prudence est recommandée en cas d'administration concomitante avec de puissants inhibiteurs de ce CYP (**antiviraux** ou **antifongiques azolés**) car l'exposition plasmatique à l'**ivermectine** peut être significativement augmentée.

ANTIACNÉIQUES GÉNÉRAUX

Dérivés de la vitamine A

■ Isotrétinoïne ©

ISOTRETINOINE					
Réservé aux acnés sévères ou résistantes aux traitements bien conduits : 0,5 à 1 mg/kg/j en 1 à 2 prises/j aux repas jusqu'à une dose cumulée de 120 à 150 mg/kg en 16 à 24 sem.	30 caps. molles 5 mg 30 caps. molles 10 mg 30 caps. molles 20 mg 30 caps. molles 40 mg	6,31 10,62 18,37 32,93	I I I I	65 % 65 % 65 % 65 %	0,21 0,35 0,61 1,10

Propriétés

Dérivé de la vitamine A, l'**isotrétinoïne** est antiséborrhéique, kératolytique et dans une moindre mesure anti-inflammatoire.

Indications

D'emblée dans les acnés sévères à risque cicatriciel élevé (nodulo-kystique, conglobata) ; en 2e intention dans les acnés résistantes ou récidivantes après des traitements majeurs bien conduits.

Hidrosadénite suppurée à un stade peu avancé.

Folliculite disséquante du cuir chevelu.

Contre-indications

Grossesse et **allaitement.**

Femmes en âge de procréer sans contraception efficace.

Dyslipidémie, hypervitaminose A, insuffisances hépatique ou rénale.

Précautions d'emploi

Contraception efficace chez la femme en période d'activité génitale, débutée 1 mois avant le début du traitement et poursuivie 1 mois après la fin du traitement.

Accord de soins et de contraception signé par la patiente ; évaluation mensuelle de l'observance de la contraception et de la compréhension par la patiente des risques d'une grossesse sous **isotrétinoïne**. Réalisation avant le traitement puis de façon mensuelle d'un test qualitatif plasmatique de grossesse. Surveillance avant et pendant le traitement (à 1 mois puis tous les 3 mois) des transaminases, des triglycérides et du cholestérol total. Pas de port de lentilles de contact.

Effets indésirables

Tératogénicité +++.

> La contraception et la réalisation d'un test qualitatif plasmatique de grossesse sont obligatoires pour toutes les femmes traitées par **isotrétinoïne.**

Cutanéo-muqueux : chéilite, xérose, sécheresse buccale, desquamation palmo-plantaire, érythème facial, chute de cheveux, fragilité des ongles, poussée transitoire de l'acné dans le 1er mois.

Osseux : douleurs osseuses, arthralgies, hyperostoses, soudure prématurée des cartilages de conjugaison chez l'enfant.

Ophtalmologiques : sécheresse oculaire, intolérance au port des lentilles cornéennes, conjonctivite, opacités cornéennes, myopie.

Divers : myalgies, céphalées par hypertension intracrânienne, élévation des phosphatases alcalines et des transaminases, hépatites, élévation du cholestérol total et des triglycérides.

Interactions médicamenteuses

Les **tétracyclines** sont contre-indiquées en raison du risque d'hypertension intracrânienne. Association avec la **phénytoïne** à surveiller.

Dérivés du zinc

■ Zinc (ou gluconate de zinc)

GRANIONS DE ZINC					
Acné inflammatoire : 2 amp. = 30 mg x 1/j à distance des repas, pdt 3 mois puis 15 mg/j en entretien Avec un grand verre d'eau à distance des repas	30 amp. buv. (2 mL) 15 mg	3,49	I	15 %	0,12
EFFIZINC					
Idem *GRANIONS DE ZINC*	30 gél. 15 mg 60 gél. 15 mg	3,75 6,71	I I	30 % 30 %	0,12 0,11
OLIGOSOL					
1 à 3 amp./j de préférence le matin à jeun et 15 min avant un repas ou le soir au coucher Garder sous la langue 1 à 2 min avant d'avaler	28 amp. (67,4 µg/2 mL)			NR	
OLIGOSTIM					
1 à 2 cp./j sous la langue De préférence le matin à jeun ou à distance des repas	40 cp. subling. (32 µg)			NR	

Propriétés

Agit sur la composante inflammatoire de l'acné par un mécanisme mal connu.

Indications

Acné inflammatoire.
Acrodermatite entéropathique.

Effets indésirables

Gastralgies spontanément résolutives, surtout avec le sulfate de zinc.

Précautions d'emploi

Prendre à distance des repas et d'autres médicaments éventuellement associés.
Anémie sidéroblastique par carence en cuivre si traitement prolongé à forte dose.

Interactions médicamenteuses

Possibilité de chélation intestinale du **zinc** par les aliments riches en acide phytique (pain complet, maïs, soja, etc.).
Associations déconseillées : **cyclines**, **antiacides**, **calcium**, **fer** (chélation).

Antiandrogène

■ **Cyprotérone acétate + éthinylestradiol ©**

DIANE 35					
1 cp./j pdt 21 j puis pause thérapeutique de 7 j et reprise	63 cp. 2 mg/0,035 mg		I	0 %	

Propriétés

Effets synergiques antiandrogénique (cyprotérone) et antigonadotrope (éthinylestradiol).

Indications

Traitement de l'acné modérée à sévère liée à une sensibilité aux androgènes (associée ou non à une séborrhée) et/ou de l'hirsutisme, chez les femmes en âge de procréer.

Contre-indications

Maladie thromboembolique, pathologie cardiaque ou hépatique, troubles de la coagulation ou cardiovasculaires, diabète, cancer gynécologique (ovaire, sein, utérus).

Précautions d'emploi

L'utilisation de ce médicament est associée à un risque thromboembolique veineux et artériel.

Il convient donc de l'utiliser avec précaution en particulier en cas de facteur de risque associé tel que l'âge, le tabagisme, l'obésité, l'immobilisation prolongée ou en cas d'intervention chirurgicale.

Effets indésirables

Des effets indésirables nerveux tel que céphalées, accident vasculaire cérébral, migraines, céphalées, vertiges, exacerbation d'une comitialité ont été rapportés mais restent rares ou exceptionnels.

Interactions médicamenteuses

Contre-indiqués : **millepertuis, contraceptif oral.**
Déconseillés : **lamotrigine, topiramate, inhibiteurs de protéase**, nelfinavir.

ÉRYSIPÈLE

FICHE MALADIE

DÉFINITION

L'érysipèle est une dermatose bactérienne aiguë atteignant le derme et l'hypoderme (dermo-hypodermite bactérienne), siégeant le plus souvent aux membres inférieurs et réalisant classiquement l'aspect d'une grosse jambe rouge aiguë fébrile. Certains érysipèles moins fréquents siègent au visage. Il est le plus souvent unilatéral.

CAUSES ET MÉCANISMES

L'érysipèle est toujours d'origine bactérienne, le plus souvent dû à un streptocoque β-hémolytique du groupe A. Toutefois, d'autres bactéries peuvent être à l'origine d'un érysipèle (streptocoques d'un autre groupe, staphylocoques, bactéries Gram⁻, anaérobies).

Il existe fréquemment une porte d'entrée cutanée (intertrigo inter-orteil, ulcère de jambe, plaie traumatique) et un terrain favorisant (insuffisance veino-lymphatique des membres inférieurs, obésité, diabète).

DIAGNOSTIC

Il est clinique.

Le début est brutal, avec une fièvre élevée à 39 °C à 40 °C avec des frissons qui accompagnent un placard cutané inflammatoire caractérisé par une rougeur et un œdème bien limités et une douleur à la palpation. La présence de décollements bulleux superficiels est possible et ne constitue pas un facteur de gravité. Une lymphangite et des adénopathies régionales inflammatoires sont fréquentes. La porte d'entrée cutanée doit être cherchée.

TRAITEMENT

Il peut s'envisager en ambulatoire, en l'absence de critères de gravité, chez un patient pouvant être facilement surveillé par l'entourage. Il repose alors sur une antibiothérapie orale type **amoxicilline** 3 g/j ou **pyostacine** 500 mg 2 g/j pendant 7 jours, avec application des « mesures associées » et prévention des récidives.

Dans le cas contraire, le patient est hospitalisé.

MISE EN CONDITION DU PATIENT

- Hospitalisation en milieu médical.
- Repos au lit.
- Mise en place d'un arceau pour éviter le contact douloureux de la peau avec les draps.
- Voie veineuse périphérique.
- Dessiner au marqueur les contours de l'inflammation cutanée.

ANTIBIOTHÉRAPIE

▶ Forme typique

En première intention :

- Amoxicilline per os 3 g/j.
- En cas d'allergie, pristinamycine 2 g/j pendant 7 jours.

▶ Doute sur l'origine streptococcique

Dans les cas où l'érysipèle ne réalise pas la forme typique (grosse jambe rouge aiguë fébrile), l'origine streptococcique peut être remise en cause et une autre antibiothérapie doit être prescrite. Les situations principales sont : sujet jeune, maladie générale notamment diabète avec mal perforant plantaire, ulcère de jambe, morsure animale.

En cas de doute sur l'origine streptococcique : **amoxicilline + acide clavulanique,** (*AUGMENTIN*), 1 g IVL 3 fois/j et relais *per os* à la même dose pour une durée totale de 3 semaines.

MESURES ASSOCIÉES

- Traitement de la porte d'entrée cutanée : soins d'ulcères, de plaies, d'intertrigo inter-orteil. Par exemple : En cas d'intertrigo inter-orteils : *AMYCOR* crème entre tous les orteils des deux pieds 1 fois/j pendant 3 semaines. *FUCIDINE* pommade ou *IALUSET PLUS* crème sur une plaie ou un ulcère.
- Repos, le plus possible.
- Anticoagulation préventive s'il existe des facteurs de risque de thrombose veineuse associés. Par exemple : *LOVENOX* 0,2 mL ou 0,4 mL SC 1 fois/j jusqu'à amélioration des signes inflammatoires et reprise normale de la marche.
- Vaccination antitétanique à jour.
- Antalgiques contre la douleur.
- Déconseiller les anti-inflammatoires.

Le traitement de l'érysipèle de la face est identique, à l'exception de l'anticoagulation préventive qui est obligatoire dans certaines localisations seulement.

PRONOSTIC

L'évolution est habituellement favorable sous traitement en 10 jours. La récidive est la complication la plus fréquente (persistance de facteurs favorisants locaux comme une insuffisance veineuse, un lymphœdème ou un ulcère de jambe).

PRÉVENTION DES RÉCIDIVES

Traitement d'une porte d'entrée, hygiène rigoureuse, traitement énergique de l'insuffisance veineuse et lymphatique par contention des membres inférieurs, drainages lymphatiques. Une antibiothérapie au long cours est parfois nécessaire : par exemple, **pénicilline V**, 2 à 4 millions d'unités en 2 prises ou macrolides si allergies.

FICHE INFIRMIÈRE

EXAMENS

Biologie standard comportant notamment NFS-plaquettes, VS, CRP, hémocultures et prélèvement bactériologique d'une porte d'entrée cutanée.

SURVEILLANCE DU TRAITEMENT

SOINS – TRAITEMENT

- Dessiner les limites de l'inflammation à l'aide d'un marqueur pour la surveillance.
- Pose d'une voie veineuse périphérique pour perfusion d'antibiotiques actifs sur le streptocoque (type penicilline), toujours après avoir interrogé le patient sur l'existence ou non d'une allergie à la **pénicilline.**
- Héparine de bas poids moléculaire SC si prescrite.
- Port de gants lors des soins et de la préparation des perfusions de pénicilline.
- Soins locaux de la porte d'entrée (*BISEPTINE* sur une plaie cutanée, *FONX* crème sur un intertrigo inter-orteils).
- Vaccination antitétanique à vérifier.

EFFICACITÉ DU TRAITEMENT

- Apyrexie en 48 à 72 h, diminution des douleurs et de l'inflammation en plusieurs jours.
- Diminution de l'érythème par rapport au trait du marqueur.

EFFETS INDÉSIRABLES

Surveiller la voie veineuse (douleur, inflammation, dépistage d'une lymphangite), dépister une allergie aux antibiotiques (urticaire, œdème de Quincke voire choc), évaluer la douleur et la tolérance de la fièvre. Prise de la pression artérielle, du pouls et de la température 3 fois/j.

Il faut dépister l'évolution vers une forme nécrosante (fasciite nécrosante) en repérant les signes de gravité suivants :

- Signes généraux : fièvre > 39 °C persistante, confusion, hypothermie, hypotension artérielle, oligoanurie.
- Signes locaux : douleur très intense, extension rapide de l'inflammation (œdème, érythème), induration diffuse, cyanose et/ou nécrose cutanée, lividités, crépitation, hypoesthésie cutanée.

ÉDUCATION ET CONSEILS

Il est fondamental de prévenir la récidive de l'érysipèle ; pour cela, il faut expliquer au patient de :

- bien suivre le traitement prescrit en insistant sur la durée de l'antibiothérapie d'au moins 15 jours ;
- prendre en charge l'insuffisance veineuse et/ou lymphatique par des drainages des membres inférieurs, le port d'une contention veineuse adaptée du matin jusqu'au soir, la marche régulière, le repos jambes surélevées, la perte de poids ;
- apprendre au patient la pose d'une contention veineuse ;
- prendre en charge un ulcère de jambe ;
- avoir une hygiène rigoureuse des pieds et des jambes ;
- traiter rapidement une nouvelle porte d'entrée cutanée.
- suivre le traitement antibiotique au long cours, s'il est prescrit en raison d'une récidive de l'erysipèle homolatérale ou controlatérale.

FICHE TECHNIQUE

ERYSIPÈLE : SOINS DES PIEDS

Définition

La prévention d'un érysipèle fait appel à une bonne hygiène corporelle et au bon usage des antiseptiques topiques car la moindre effraction cutanée peut être une porte d'entrée au streptocoque responsable de dermatoses infectieuses graves.

Toute plaie cutanée même de petite taille doit être soigneusement nettoyée.

Méthode et conseils

À propos des plaies :

Attention aux antiseptiques utilisés : le choix d'un bon antiseptique est important car il peut être irritant et hypersensibilisant pour la peau et les muqueuses. Le médecin préfère en général prescrire l'utilisation de la **chlorhexidine** (savon antiseptique non iodé) ou la *BÉTADINE SCRUB* (savon antiseptique iodé si le patient n'est pas allergique).

L'hygiène des pieds doit être quotidienne :

- laver les pieds et les espaces interdigitaux à l'eau tiède avec un savon doux ;
- bien rincer et sécher par tamponnement ;
- en dehors de tout contexte infectieux, réaliser un bain de pieds une fois par semaine pendant 5 à 7 minutes maximum. Il est important de ne pas dépasser cette durée pour éviter le ramollissement et la sécheresse cutanée qui prédisposeraient à la survenue de lésions ;
- couper les ongles au carré. Ils ne doivent pas dépasser le bord de l'orteil ni être trop courts (pour éviter les ongles incarnés) ;
- hydrater la surface des pieds chaque jour avec une crème nourrissante dépourvue de lanoline (car allergisante), sans en mettre entre les orteils pour éviter de créer un environnement humide propice aux mycoses ;
- préférer des bas en coton blanc non serrés pour éviter macération et problèmes circulatoires ;

• si les pieds tendent à transpirer ou à être malodorants facilement : un antiseptique et un antitranspirant spécifique peuvent être indiqués pour prévenir les moiteurs et les échauffements ;
• changer régulièrement de chaussures en fonction des activités est fortement recommandé quotidiennement ;
• le choix d'une chaussure doit tenir compte de la morphologie du pied pour éviter toute blessure ou problème circulatoire ;
• éviter sparadraps autocollants et sprays déodorants qui abîment la peau ;
• Ne pas marcher pieds nus pour éviter toute blessure ;
• éviter toute source de chaleur telles que bain brûlant, bouillotte et radiateurs ;
• bien observer l'ensemble du pied, à l'aide d'un miroir et signaler sans attendre l'apparition d'une rougeur, d'un œdème, d'une fissure, d'une lésion, d'un écoulement, au pédicure, au podologue ou au médecin traitant.

FICHE PHARMACOLOGIE

ANTIBIOTIQUES LOCAUX

■ **Mupirocine ©**

MUPIDERM					
Impétigo et dermatoses impétiginisées 2 à 3 appl./j pdt 5 à 10 j	15 g (pom. 2 %)	4,09	I	30 %	0,27

■ **Acide fusidique ©**

FUCIDINE					
Infections cutanées bactériennes Éradication du portage dans les staphylococcies cutanées récidivantes 1 à 2 appl./j pdt 1 sem.	15 g (cr. 2 %) 15 g (pom. 2 %)		I I	NR NR	

Propriétés

Antibiotiques à usage local, ayant une action antistaphylococcique et sur de nombreux autres germes en raison des concentrations élevées (bactéricides) obtenues *in situ*.

Indications

Traitement des dermatoses cutanées infectieuses (impétigo, folliculite bactérienne, etc.). *FUCIDINE* : éradication du portage nasal de staphylocoque doré dans les staphylococcies récidivantes.

Contre-indications

Hypersensibilité à l'un des constituants.
Application sur les yeux, et sur les seins chez la femme qui allaite.
Ne pas utiliser *MUPIDERM* sur la muqueuse nasale (*BACTROBAN* est réservé pour cette indication en milieu hospitalier).

Précautions d'emploi

Risques d'émergence de souches résistantes.
Ne pas utiliser la **mupirocine** sur de grandes surfaces (< 20 %).

Sulfadiazine argentique

FLAMMAZINE					
1 appl./j	50 g (cr. 1 %) 500 g (cr. 1 %)	2,96 HOP	I I	15 %	0,06

Sulfadiazine argentique + nitrate de cérium

FLAMMACÉRIUM					
1 appl./j pdt 1 sem. puis tous les 2-3 j	500 g (cr. 1 % stérile)	HOP	I		

Propriétés

Sulfadiazine : sulfamide bactériostatique.
Argent : pouvoir bactéricide.

Microbiologie

Gram– tels que *Pseudomonas aeruginosa, Aerobacter aerogenes, Klebsiella pneumoniae. Staphylococcus aureus.*

Indications

FLAMMAZINE : infections cutanées bactériennes, plaies infectées et brûlures.
FLAMMACÉRIUM : brûlures étendues avec lésions profondes.

Contre-indications

Sensibilisation connue aux sulfamides.
Nouveau-né, prématuré, fin de gestation (3e trim.), allaitement (risque d'ictère nucléaire du nouveau-né).

Précautions d'emploi

Déficit en G6PD : risque d'hémolyse.

Interactions médicamenteuses

AVK : déséquilibre de l'INR (augmentation).

Chlortétracycline

AUREOMYCINE					
1 appl. x 2 à 3/j pdt 8 j	15 g (pom. 3 %)		I	NR	

Propriétés

Antibactérien de la famille des cyclines, actif notamment sur staphylocoque et streptocoque.

Indications

Infections de la peau en traitement local d'appoint en association ou non à une antibiothérapie par voie orale.

Contre-indications

Infection mammaire en cas d'allaitement.

Précautions d'emploi

Éviter l'exposition solaire pendant la durée du traitement.
Traitement non adapté si lésions suintantes, macérées ou sur les plis.

Effets indésirables

Réactions cutanées allergiques locales.

FURONCLES

FICHE MALADIE

DÉFINITION, CAUSES ET MÉCANISMES

▶ Folliculites

Les folliculites, ou inflammation des follicules des poils, sont le plus souvent superficielles et banales. Dues au staphylocoque doré, elles se caractérisent par des pustules centrées par un poil. Il existe d'autres germes responsables de folliculites (bacille pyocyanique, dermatophytes et *Candida*, etc.), et des folliculites non infectieuses (accidents médicamenteux, acné où l'infection est secondaire, maladie de Behçet, etc.).

▶ Furoncles

Les furoncles sont des folliculites profondes à staphylocoque doré. Ils atteignent électivement l'adolescent et l'adulte jeune. Ils sont favorisés par le diabète.

▶ Anthrax

L'anthrax est un agglomérat de furoncles, réalisant un placard inflammatoire avec des signes généraux fréquents.

DIAGNOSTIC

Le furoncle se manifeste par l'apparition d'un nodule rouge, chaud et douloureux, centré par un orifice pilaire qui laisse sourdre du pus et par lequel s'élimine le bourbillon jaunâtre correspondant à la nécrose de tout le follicule pilo-sébacé.

Le furoncle est unique ou multiple et siège surtout sur les zones de frottement : cuisses, plis inguinaux, fesses, épaules et dos.

Le diagnostic est clinique et ne nécessite aucun examen complémentaire, sauf en cas d'indication à un traitement général où un prélèvement bactériologique local est indiqué pour adapter l'antibiotique aux résultats de l'antibiogramme.

TRAITEMENT

TRAITEMENT LOCAL

- Ne pas manipuler.
- Antisepsie locale, par exemple **chlorhexidine** (*BISEPTINE, DIASEPTYL,* etc.) sur les lésions 1 à 2 fois/j et pansement, ou douche quotidienne avec un antiseptique (*CYTÉAL, SEPTIVON*) puis application d'un antibiotique local (*FUCIDINE* pommade ou *MUPIDERM* pommade) puis protéger par un pansement.
- Hygiène correcte fondamentale, avec lavages des mains pluriquotidiens lors des situations de la vie courante et après chaque pansement, ongles coupés court.
- Antibiothérapie locale dans les gîtes réservoirs de staphylocoque (narines, anus, conduits auditifs externes, ombilic) 2 fois/j pendant 1 semaine en cas de furonculose avec *MUPIDERM* après prélèvements bactériologiques du patient.

TRAITEMENT GÉNÉRAL

- En présence de fièvre, l'hospitalisation s'impose.
- Il est indiqué en cas de furoncles multiples, de furoncle médio-facial, de terrain débilité, ou en cas de furonculose ; on choisit un antibiotique anti-staphylocoque doré, *PYOSTACINE* 50 mg/kg/j.
- En cas de furonculose, on recherchera un diabète associé, une prise de corticoïdes au long court et tout autre traitement immunosuppresseur, un contage familial, un déficit immunitaire (sida), une atopie, une carence martiale.
- Arrêt de travail en cas de travail au contact des aliments.
- Port de vêtements amples.

PRONOSTIC

L'évolution est favorable sous traitement antiseptique local et antibiotique par voie générale. La manipulation d'un furoncle favorise la diffusion de l'infection et peut aboutir, au visage, à la redoutable et gravissime staphylococcie maligne de la face ; il faut donc insister sur le fait que l'on ne doit jamais manipuler (tripoter, tenter d'extraire le bourbillon central) un furoncle du visage.

Les furoncles peuvent récidiver pendant plusieurs mois ou années, on parle alors de furonculose chronique.

FICHE INFIRMIÈRE

EXAMENS

Prélèvement bactériologique d'une pustule : *cf.* Fiche technique, ci-dessous.

ÉDUCATION ET CONSEILS EN CAS DE FURONCULOSE CHRONIQUE

Les furoncles sont des infections bactériennes profondes des follicules des poils.

De nombreux facteurs favorisent leur survenue, notamment les frottements répétés et le manque d'hygiène, on insistera sur :

- le port de sous-vêtements et de vêtements amples, plutôt en coton ;
- les ongles doivent être coupés court, et les lavages des mains pluriquotidiens ;
- la réalisation d'une douche quotidienne avec un savon antiseptique ;
- la non-manipulation des furoncles.

Les furoncles récidivent volontiers ; il faut alors rechercher un diabète, un terrain atopique, un traitement immunosuppresseur, un déficit immunitaire (notamment acquis : infection par le VIH), une carence en fer et un portage chronique du germe (staphylocoque doré) dans certains gîtes réservoirs qui sont principalement les fosses nasales mais également les conduits auditifs externes, les plis axillaires, l'ombilic, l'anus, les régions rétroauriculaires et les cicatrices d'anciens furoncles.

S'il existe de la fièvre au cours de l'évolution, une hospitalisation est justifiée devant le risque de dissémination par voie sanguine de l'infection.

On fera préciser au patient s'il prend déjà des médicaments et s'il existe des cas semblables dans sa famille ou dans son entourage.

FICHE TECHNIQUE

PRÉLÈVEMENT BACTÉRIOLOGIQUE D'UNE PUSTULE

Ce prélèvement est effectué avant une éventuelle antibiothérapie et est indiqué devant l'apparition de pustules, qu'elles soient folliculaires ou non folliculaires (non centrées par un poil); il peut, selon les suspicions cliniques, être demandé à la recherche de champignons (*Candida* ou dermatophyte).

Matériel

- Aiguille SC stérile.
- Seringue stérile 2 mL.
- Bon de demande d'examen bactériologique.
- Étiquettes au nom du patient.

Réalisation

- Expliquer au patient l'intérêt et le déroulement de l'examen.
- Installer le patient confortablement.
- Se laver les mains.
- Adapter stérilement l'aiguille sur la seringue.
- Prélever le contenu d'une pustule sans *toucher peau alentour,* en perçant une pustule avec l'aiguille et en aspirant le contenu avec la seringue.
- Ne pas désadapter l'aiguille de la seringue.

►

• Désinfecter la lésion.
• Identifier le prélèvement.
• Remplir le bon de laboratoire en précisant l'identité du patient, le service d'origine, le lieu, la nature, la date et l'heure des prélèvements, ainsi que le traitement reçu par le patient, *et surtout que l'aiguille reste en place en raison de la nature du prélèvement* (l'essentiel du matériel à examiner étant dans l'aiguille et non pas dans la seringue).
• Acheminer sans délai le prélèvement au laboratoire de bactériologie.

Transmissions

Noter la réalisation du prélèvement sur le dossier de soins du patient.
Les résultats sont obtenus en 1 h pour l'examen direct, en 24 h pour la culture et l'identification et en 48 h pour l'antibiogramme.

MYCOSES CUTANÉES ET MUQUEUSES

CANDIDOSES

FICHE MALADIE

DÉFINITION

Les candidoses sont des infections cutanées ou muqueuses provoquées par des champignons levuriformes du genre *Candida,* dont l'espèce *albicans* est responsable de la plupart des manifestations pathologiques chez l'homme.

CAUSES ET MÉCANISMES

Candida albicans est quasiment la seule espèce pathogène en dermatologie ; il est normalement présent dans le tube digestif, sur les muqueuses et sur la peau altérée ; il n'est pas présent sur la peau saine. *Candida albicans* peut se multiplier et devenir pathogène, c'est-à-dire provoquer une maladie que l'on nomme candidose, sous l'influence de différents facteurs locaux ou généraux.

Les facteurs favorisant le développement de *Candida albicans* sont :

• Locaux :
– Macération, humidité (occlusion, transpiration, obésité, contacts répétés avec l'eau, conditions souvent réunies dans les plis cutanés).
– Irritations chroniques (prothèse dentaire), pH acide.
– Sécheresse buccale (syndrome sec, médicaments anticholinergiques, séquelles de radiothérapie).
• Généraux :
– Immunosuppression congénitale ou acquise (médicaments, VIH).
– Grossesse, diabète.
– Âges extrêmes de la vie.
– Médicaments (antibiotiques à large spectre, œstroprogestatifs, corticoïdes, immunodépresseurs).

DIAGNOSTIC

SIGNES CLINIQUES

▶ Candidoses muqueuses

• Buccale et péribuccale :
– Muguet : atteinte diffuse de la cavité buccale, qui est érythémateuse, douloureuse et recouverte de dépôts blancs crémeux « lait caillé », surtout chez le nourrisson.
– Glossite : atteinte de la langue qui est rouge, dépapillée, sèche et douloureuse.
– Perlèche : érythème fissuraire des coins de la bouche avec des pustulettes à la périphérie du placard erythémateux.
• Anale : la candidose est une des causes les plus fréquentes de prurit anal. Une anite

douloureuse peut l'accompagner. Elle s'associe souvent à un foyer digestif.

• Vulvo-vaginale : cause fréquente de prurit vulvaire avec érythème, œdème, dépôts blanchâtres et pustulettes périphéques. Parfois est associée une vaginite douloureuse responsable de leucorrhées (à différentier d'une simple vulvite irritative, d'une dermatite séborrhéique ou d'un psoriasis vulvaires). Elle s'associe souvent aussi à un foyer digestif.

• Génitale masculine : atteinte du gland, parfois du prépuce (balanite ± posthite), qui est rouge vernissé et recouvert d'un enduit blanchâtre ; une urétrite est parfois associée. Il faut toujours rechercher un diabète.

Les atteintes des muqueuses génitales peuvent se transmettre sexuellement mais surviennent le plus souvent sans contage sexuel, par contamination depuis le tube digestif.

▶ Candidoses cutanées

Elles touchent essentiellement les plis :

• Grands plis : nappes érythémateuses humides, recouvertes d'un enduit blanchâtre, symétriques de part et d'autre du fond du pli où l'atteinte est maximale, à limites périphériques émiettées, avec semis de pustulettes ; les plis interfessier, sous-mammaires, inguinaux et axillaires peuvent être atteints, surtout chez le vieillard, l'obèse, le diabétique.

• Petits plis : interdigitaux des mains, notamment chez la ménagère (rôle favorisant de l'humidité); inter-orteils.

▶ Candidose unguéale (onyxis)

La région périunguéale est d'abord atteinte : c'est le périonyxis. Un léger décollement grisâtre apparaît sur les bords latéraux ou à la racine de l'ongle (atteinte proximale), lequel peut être atteint ensuite dans son ensemble.

▶ Folliculites

Surtout chez l'héroïnomane, se traduisant essentiellement par des pustules du cuir chevelu.

EXAMENS COMPLÉMENTAIRES

• Le prélèvement mycologique, à l'écouvillon sur les lésions suintantes, par grattage et prélèvement d'un fragment d'ongle pour les atteintes unguéales, est pratiqué avant tout traitement.

• L'examen direct montre la présence de spores et, surtout, de filaments ou pseudofilaments signant le caractère pathogène du *Candida*.

• La culture sur milieu de Sabouraud pousse en 24 à 48 h et précise le genre *Candida* et le nombre de colonies ; l'espèce de *Candida* en cause (*aibicans,* en pratique) est déterminée secondairement.

> Sur les muqueuses, il faut rappeler que la présence de *Candida* est normale ; la culture est donc à interpréter en fonction de la clinique et il doit exister de nombreuses colonies pour conclure à une présence pathogène.

TRAITEMENT

• Le préalable indispensable est la recherche d'une cause favorisante avec, si possible, son exclusion.

• Les candidoses des plis seront traitées localement par un imidazolé local éventuellement accompagné du lavage avec 1 savon antiseptique (*CYTÉAL*) pendant 5 jours.

• Les candidoses buccales nécessitent un traitement oral : *FUNGIZONE* suspension buvable à avaler après un gargarisme, qui ainsi stérilise la bouche et le tube digestif.

• Les candidoses cutanées, unguéales et muqueuses superficielles sont traitées localement par un imidazolées appliqué une fois par jour (*LOMEXIN, FONX*) :
  – ovules gynécologiques en cas de vaginite ;
  – découpage de toute la tablette unguéale décollée et séchage du lit de l'ongle puis vernis antimycosique (*LOCÉRYL*) ou antifongique oral prolongé en cas d'atteinte de la matrice.

• Lorsque plusieurs ongles sont atteints, le traitement antifongique (terbinafine) doit être pris par voie orale pendant 4 à 6 mois le temps que tout l'ongle repousse.

• Les candidoses viscérales septicémiques ou cutanées étendues ou résistantes aux traitements locaux sont traitées par les antifongiques par voie intraveineuse.

PRONOSTIC

• Sous traitement, l'évolution est le plus souvent favorable.

• L'existence de récidives doit faire rechercher, outre une cause favorisante, un foyer méconnu non traité, en particulier digestif.

• Certaines candidoses sont chroniques sur certains terrains.

• Dans d'autres conditions, les levures du genre *Candida* peuvent donner des septicémies avec localisations viscérales (endocarde, surtout sur prothèse valvulaire, cerveau, rétine, méninges, etc.) surtout chez les immunodéprimés, les héroïnomanes.

FICHE INFIRMIÈRE

PRATIQUE INFIRMIÈRE DEVANT UNE CANDIDOSE BUCCALE

EXAMENS

Prélèvement mycologique de la cavité buccale à l'écouvillon stérile à apporter sans délai au laboratoire pour examen direct, culture et identification.

SURVEILLANCE DU TRAITEMENT

OBJECTIFS

• Supprimer les facteurs favorisant la prolifération locale de *Candida albicans* (correction d'un diabète, prothèse dentaire, sécheresse buccale, médicaments – notamment antibiothérapie).

• Traiter l'infection locale et le probable foyer digestif associé.

TRAITEMENTS – SOINS

▶ Éradication des facteurs favorisants

• Équilibre d'un diabète.

• Arrêt d'un traitement favorisant si possible.

• Brossage et rinçage d'une prothèse dentaire dans de l'eau bicarbonatée (**bicarbonate de sodium**).

▶ Traitement de la muqueuse buccale

• Bains de bouche avec *ELUDRIL* 3 à 4 fois/j ou avec du **bicarbonate de sodium** pour augmenter le pH endobuccal (1 cuillère à café dans un verre d'eau).

• *FUNGIZONE* suspension buvable, 2 cuillères à café 2 fois/j, à distance des repas et à laisser au contact de la muqueuse buccale quelques minutes avant d'avaler. Le traitement sera de 15 à 21 jours pour stériliser le tube digestif.

FICHE TECHNIQUE

MYCOSES : PRÉLÈVEMENTS MUQUEUX

Définition

La recherche de *Candida albicans* au niveau des muqueuses doit être réalisée avant l'instauration de tout traitement antifongique ou bien à distance de celui-ci, s'il est préalablement débuté. Dans ce dernier cas, il sera réalisé après une fenêtre thérapeutique de 4 semaines.

Il permet d'identifier précisément le germe en cause par examen direct et d'une culture.

La qualité du prélèvement conditionnera les résultats mycologiques.

Le respect des conditions rigoureuses d'aseptie lors du prélèvement est incontournable pour la fiabilité des résultats.

Méthode

La méthode prévoit de se munir d'un plateau propre et décontaminé et de 2 écouvillons (l'un pour l'examen direct et l'autre pour la mise en culture).

• Gants non stériles à usage unique.

▶

• Si besoin un masque.
• Sachet double poches pour acheminer l'examen au laboratoire avec la feuille d'examen.
• Étiquettes du patient.
• Feuille de demande d'examen dûment remplie.
• Se laver les mains.
• Enfiler les gants.
• Sortir l'écouvillon de son emballage en le saisissant par le bouchon à l'extrémité de la tige sans la toucher.
• Réaliser le prélèvement très précisément sur la zone de la lésion.
• Replacer l'écouvillon dans son étui d'origine sans contact avec l'extérieur de l'emballage.
• Étiqueter le prélèvement, indiquer la date et l'heure du prélèvement.
• Décontaminer le plateau.
• Éliminer les gants.
• Se laver les mains.
• Acheminer le prélèvement au laboratoire sans délai.
• Noter la réalisation de l'examen dans le dossier de soin du patient.

Sur les muqueuses buccales et péri-buccales, le prélèvement s'effectue directement au niveau de la lésion.
Pour les mycoses vaginales, un prélèvement cervico-vaginal est réalisé par le gynécologue. La patiente est installée en position gynécologique, le médecin introduit un spéculum dans le vagin et prélève les pertes vaginales à l'aide d'un écouvillon au niveau du col et du vagin. Ce prélèvement est indolore, il est recommandé de ne pas réaliser de toilette vaginale avant le prélèvement afin de ne pas négativer les résultats.
Chez l'homme, le prélèvement se fera au niveau du méat urinaire et des lésions, en position assise ou semi-assise, de préférence le matin avant la miction.
Dans le cadre d'une mycose anale : l'écouvillonnage sera réalisé au niveau de la marge anale sans pénétration rectale.

Conseils

Pour éviter la récidive de mycose vaginale :
• éviter les endroits chauds tels que jacuzzi et piscine ;
• préférer les douches aux bains ;
• éviter savons ou gels douche parfumés ;
• préférer un savon ou gel doux gynécologique ;
• utiliser des préservatifs.

DERMATOPHYTIES

FICHE MALADIE

DÉFINITION

Les dermatophyties sont des dermatoses dues à des champignons, les dermatophytes, qui se développent exclusivement dans la couche cornée (peau, poils et ongles) donc jamais sur les muqueuses.

CAUSES ET MÉCANISMES

La contamination est :
• soit interhumaine (espèces anthropophiles) par contact :
– direct (petites épidémies familiales ou scolaires) ;

– indirect (linge, sols des douches, piscines) ;
• soit animale (espèces zoophiles) : chat, cheval, etc. ;
• soit à partir du sol (espèces géophiles).

DIAGNOSTIC

SIGNES CLINIQUES

▶ Peau glabre

Le dermatophyte réalise une plaque, unique ou multiple, prurigineuse, ronde ou ovalaire, d'un à plusieurs centimètres de diamètre, avec une bordure rouge, vésiculeuse, extensive, parfaitement limitée et un centre plus pâle, érythémato-squameux, parfois quasi normal (lésion circinée).

▶ Plis

• Au pli inguinal : l'aspect est celui d'une dermatophytie de la peau glabre, avec un placard érythémateux qui débute dans le pli et qui a sur la cuisse une bordure nette, vésiculeuse, extensive, et un aspect de guérison centrale.

• Au pli inter-orteils, c'est l'intertrigo dermatophytique : desquamation blanche et sèche des derniers espaces inter-orteils, puis macération blanche et fissure au fond du pli douloureuse. Une atteinte unguéale distale est fréquemment associée. Puis, peuvent survenir des lésions érythémato-squameuse des bords latéraux des orteils, de la plante, des faces latérales et du dos du pied, c'est le « pied d'athlète ».

▶ Atteinte des poils et des cheveux (teignes)

• Les teignes tondantes affectent les enfants et réalisent des plaques d'alopécie de taille variable sur lesquelles les cheveux sont cassés court. Le cuir chevelu est squameux. Elles peuvent guérir spontanément à la puberté. La repousse est constante.

• Les teignes suppurées, ou kérions (dermatophytes d'origine animale), sont plus rares ; il s'agit de folliculites dermatophytiques du cuir chevelu qui réalisent un ou plusieurs placards suppurés, croûteux, épais, bien limités, de plusieurs centimètres de diamètre, indolores, sans fièvre, ni adénopathies. Les cheveux s'extraient sans résistance. Ces teignes peuvent, en l'absence de traitement, laisser une alopécie cicatricielle.

• Le favus s'observe surtout chez des patients originaires d'Afrique du Nord. Il réalise le « godet favique », lésion cupuliforme jaunâtre d'un centimètre de diamètre. L'évolution chronique aboutit à une alopécie cicatricielle.

• Teignes de la barbe : c'est le sycosis dermatophytique, dont l'aspect se rapproche de celui du kérion.

▶ Atteinte des ongles

Elle est souvent associée à un intertrigo, en particulier des espaces inter-orteils. Elle réalise une atteinte du bord libre ou distal de l'ongle, soulevé par un épaississement jaunâtre qui progresse vers la matrice de l'ongle, lequel devient brun jaune (onyxis); puis l'ongle est totalement envahi et devient friable. La peau périunguéale est respectée, il n'y a pas de périonyxis (contrairement aux candidoses).

EXAMENS COMPLÉMENTAIRES

Prélèvement mycologique par grattage à la curette et recueil de squames en périphérie des lésions sèches, à l'écouvillon pour les lésions suintantes, par découpage d'un fragment d'ongle le plus proximal possible pour les lésions unguéales, avec prélèvements de cheveux pour les teignes.

Examen direct révélant la présence de filaments mycéliens et culture sur milieu de Sabouraud poussant en 3 semaines.

TRAITEMENT

Il est toujours général en cas de teignes et souvent général en cas d'atteinte unguéale.

TRAITEMENT LOCAL

Les imidazolés sont efficaces sur les dermatophytes de la peau glabre ; la récidive est toutefois fréquente par recontamination. On utilise des crèmes ou sprays pour la peau glabre et des vernis pour les ongles.

TRAITEMENT GÉNÉRAL

• **Griséofulvine,** 20 mg/kg/j pendant 1 à 2 mois dans les teignes, voire 3 à 6 mois en cas d'atteinte unguéale.
• *LAMISIL*, 1 cp./j pendant plusieurs mois, dans les atteintes unguéales.

PRONOSTIC

L'évolution est favorable sous traitement.
Sans traitement, l'extension est progressive, pouvant aboutir à la destruction des cheveux et des ongles dans ces localisations.

FICHE INFIRMIÈRE

Cf. Fiche infirmière du *chapitre* Intertrigo, p. 178.

FICHE TECHNIQUE

DERMATOPHYTIE : PRÉLÈVEMENTS CUTANÉS

Définition

La recherche du champignon responsable d'une dermatophytie doit être réalisée avant l'instauration de tout traitement antifongique ou bien à distance de celui-ci s'il est préalablement débuté. Dans ce dernier cas, il sera réalisé après une fenêtre thérapeutique de 4 semaines.
Il permet d'identifier précisément le germe en cause par examen direct et d'une culture.
La qualité du prélèvement conditionnera les résultats mycologiques.
Le respect des conditions rigoureuses d'aseptie lors du prélèvement est incontournable pour la fiabilité des résultats.
L'examen direct de prélèvement révèle le germe (filament mycélien) sur lame et lamelle après adjonction de gouttes de potasse et passage à la flamme.
La mise en culture de l'échantillon présentera des colonies au bout de 10 à 20 jours.

Méthode

La méthode prévoit de se munir d'un plateau propre et décontaminé.
Si la lésion est sèche : prévoir une « curette – mousse » stérile pour l'obtention de squames de la lésion.
Si la lésion est suintante : prévoir 2 écouvillons stériles.
Pour une lésion sur un ongle : prévoir un coupe-ongle stérile.
Dans le cadre de teignes : le prélèvement de cheveux nécessitera une petite boite stérile pour réserver le prélèvement.

• Gants non stériles à usage unique.
• Si besoin un masque.
• Sachet double poches pour acheminer l'examen au laboratoire avec la feuille d'examen.
• Étiquettes du patient.
• Feuille de demande d'examen dûment remplie.
• Se laver les mains.
• Enfiler les gants.

Sur une lésion sèche : racler la lésion à l'aide de la curette et mettre stérilement les squames dans un petit pot stérile prévu à cet effet.
Sur une lésion suintante : sortir l'écouvillon de son emballage en le saisissant par le bouchon à l'extrémité de la tige sans la toucher.

Replacer l'écouvillon dans son étui d'origine sans contact avec l'extérieur de l'emballage.
- Étiqueter le prélèvement, indiquer la date et l'heure du prélèvement.
- Décontaminer le plateau.
- Éliminer les gants.
- Se laver les mains.
- Acheminer le prélèvement au laboratoire sans délai.
- Noter la réalisation de l'examen dans le dossier de soin du patient.

Conseils

Pour les teignes, des mesures d'accompagnement prévoient de :
- compléter une déclaration obligatoire ;
- traiter l'animal contaminateur par le vétérinaire si le champignon est zoophile ;
- procéder à l'éviction scolaire de l'enfant atteint si le germe est anthropophile et ne prévoir la reprise de la scolarité qu'après l'obtention de prélèvements négatifs.

PITYRIASIS VERSICOLOR

FICHE MALADIE

DÉFINITION

Le pityriasis versicolor est une mycose cutanée superficielle très fréquente, sans gravité, volontiers récidivante.

CAUSES ET MÉCANISMES

La maladie est due à la prolifération de *Malassezia furfur,* champignon saprophyte de la peau ; elle se développe essentiellement l'été, favorisée par la chaleur, l'humidité, la macération, les huiles solaires, et est maximum dans les régions séborrhéiques du corps.

DIAGNOSTIC

SIGNES CLINIQUES

De petites taches, de coloration variée, jaune chamois, brunes ou blanches achromiques (pityriasis achromiant), rondes, ovalaires, bien limitées, sont recouvertes de petites squames (« pityriasis »), se détachant d'un seul bloc « en copeau ».

Elles siègent sur les régions sternale et interscapulaire, plus dispersées à la base du cou, aux membres supérieurs (régions séborrhéiques). Elles ne sont pas habituellement prurigineuses.

EXAMENS COMPLÉMENTAIRES

- L'examen à la lumière de Wood montre une fluorescence jaune verdâtre.
- Une bande adhésive transparente (*Scotch-Test*) appliquée sur une tache colle les champignons, visibles immédiatement à l'examen, sur verre au microscope, sous forme de « grappes de raisin ».
- La culture mycologique sur huile, rarement nécessaire en pratique, confirme le diagnostic.

TRAITEMENT

La place est actuellement à une thérapeutique locale permettant de traiter l'ensemble du tégument (*KÉTODERM* monodose), savon à faire mousser et à laisser agir 5 minutes et renouveler 15 jours plus tard.

Dans les formes extensives et rebelles, on peut utiliser une cure brève (10 j) de *SPORANOX.*

Le *LAMISIL* est inefficace.

PRONOSTIC

Les récidives saisonnières sont habituelles.

FICHE PHARMACOLOGIE

ANTIFONGIQUES LOCAUX

Azolés

■ Bifonazole

AMYCOR					
Mycoses cutanées et muqueuses à dermatophytes et à *Candida*, érythrasma, pityriasis versicolor : 1 appl./j pdt 2 à 3 sem.	15 g (cr. 1 %) 15 g (fl. pdre 1 %)	3,62 3,62	I I	30 % 30 %	0,24 0,24

■ Oxiconazole

FONX					
Idem *AMYCOR*	15 g (cr. 1 %)	2,94	I	30 %	0,20

■ Fenticonazole ©

LOMEXIN					
1 à 2 appl./j pdt 2 à 4 sem.	15 g (cr. 2 %)	1,96	I	30 %	0,13
	30 g (cr. 2 %)			NR	

■ Omoconazole

FONGAMIL					
1 appl./j	20 g (pdre pour appl. locale 1 %)		I	NR	

■ Miconazole

DAKTARIN					
A. et E. > 2 ans : 2,5 mL x 4/j après les repas pdt 7 à 15 j	40 g (gel buccal) 2 %	4,12	I	65 %	0,10
N. > 4 mois : 1,25 mL x 4/j après les repas pdt 7 à 15 j	80 g (gel buccal) 2 %	7,26	I	65 %	0,09
LORAMYC					
Mycoses oropharyngées : 1 cp. mucoadhésif x 1/j pdt 7 à 14 j le matin après brossage des dents	14 cp. buccogingivaux mucoadhésifs 50 mg	64,69	I	65 %	4,62

■ Isoconazole

FAZOL					
1 à 2 appl. pdt 2 à 4 sem. jusqu'à disparition complète des lésions	30 g (cr. 2 %) 30 g (fl. émuls. 2 %)	3,53 3,37	I I	30 % 30 %	0,12 0,11

■ Sertaconazole

MONAZOL					
1 appl./j pdt 21 j dans les indications dermatologiques et 8 j dans les indications gynécologiques	15 g (cr. 2 %) 30 g (cr. 2 %)	2,68		30 % NR	0,18

■ Éconazole ©

PEVARYL					
2 à 3 appl./j pdt 2 à 4 sem.	30 g (cr. 1 %) 30 mL (fl. émuls. 1 %) 30 g (fl. pdre 1 %) 30 g (fl. sol. 1 %)	3,70 3,85 5,19 4,32		30 % 30 % 30 % 30 %	0,12 0,13 0,17 0,14

■ Tioconazole

TROSYD					
1 à 2 appl./j pdt 2 à 6 sem.	30 g (cr. 1 %)	2,74	I	30 %	0,09

■ Kétoconazole ©

KÉTODERM					
Dermite séborrhéique : 2 sach./sem. pdt 1 mois en attaque puis 1 sach. tous les 8 à 15 j en entretien 1 à 2 appl./j pdt 2 à 6 sem.	8 sach.-dose 6 g (gel moussant 2 %) 15 g (cr. 2 %)	5,05 2,96	I I	30 % 30 %	0,63 0,20
KETOCONAZOLE					
Pityriasis versicolor, A. et E. > 12 ans : 1 tube en cure unique	20 g (gel en récipient unidose) 2 %	2,17	I	30 %	0,11

■ Éconazole + triamcinolone

PEVISONE					
1 appl. x 2/j pdt 1 sem. (max 8 j)	10 g (cr.)		I	NR	

Propriétés

Les imidazolés sont des antifongiques à large spectre, ayant une puissante action contre les *Candida*, les dermatophytes, *Malassezia furfur* (agent du *pityriasis versicolor,* également impliqué dans la dermite séborrhéique et le pityriasis capitis), *Corynebacterium minutissimum,* ils sont également bactéricides sur les germes Gram+.

Indications

Mycoses cutanées et muqueuses à *Candida* et à dermatophytes.
Pityriasis versicolor.
Dermite séborrhéique.
Érythrasma.

Contre-indications

Hypersensibilité à l'un des constituants.

Précautions d'emploi

Grossesse : ne pas utiliser au cours du 1er trimestre **kétoconazole, bifonazole, tioconazole** et **omoconazole**.
Éviter tout contact avec les yeux et proscrire les solutions alcoolisées chez le nourrisson et sur les muqueuses.

TROSYD : l'excipient huileux peut détériorer le latex.

Effets indésirables

Irritation locale lors d'une utilisation prolongée ; rares eczémas de contact.

Kératolytique

■ **Bifonazole + urée**

AMYCOR ONYCHOSET					
1 appl./j avec pansement occlusif pdt 24 h jusqu'à élimination de l'ongle pathologique Commencer par baigner l'ongle 10 min dans l'eau chaude et éliminer la partie ramollie à l'aide du grattoir	10 g (pom. + 20 pansements) 1 %/40 %	20,54	I	30 %	2,05

Propriétés

Association d'un imidazolé et d'un kératolytique, l'urée, ayant une affinité particulière pour l'ongle pathologique qu'elle détruit.

Indications

Onychomycoses.

Contre-indications

Hypersensibilité connue à l'un des composants.

Précautions d'emploi

Grossesse : ne pas utiliser au cours du 1er trimestre.
Association à un traitement oral en cas d'atteinte matricielle.
Protection de la peau périunguéale par un vernis incolore.

Effets indésirables

Possibles irritations locales périunguéales dues au kératolytique ; rares eczématisations de contact.

Pyridone

■ **Ciclopirox olamine**

MYCOSTER					
Dermatite séborrhéique légère à modérée du visage – Traitement d'attaque : 2 appl./j pdt 2 à 4 sem. – Traitement d'entretien : 1 appl./j pdt 28 j Mycoses cutanées à dermatophytes, *Candida* et pityriasis versicolor : 2 appl./j pdt 21 j Onychomycoses à dermatophytes : 1 appl./j jusqu'à guérison	30 g (cr 1 %)	2,72		30 %	0,09
Mycoses cutanées à dermatophytes, *Candida* et pityriasis versicolor : 2 appl./j pdt 21 j	30 mL (sol. alcool. 1 %)	3,58		30 %	0,12

Onychomycoses à dermatophytes : 1 appl./j jusqu'à guérison Onychomycoses (vernis) : 1 appl./j jusqu'à la guérison clinique et mycologique (max 6 mois) Dermite séborrhéique du cuir chevelu à *Pityrosporum* A. et E. 1 appl. (1 à 2 bouchons) 1 à 2/sem. pdt 4 sem. (max 16 sem.)	3 mL (sol. filmogène 8 % + pinceau) 60 mL (shampooing 10 mg/g)	6,64 4,88		30 % 30 %	2,21 0,08
Intertrigos des orteils à dermatophytes 1 appl./j pdt 4 sem.	1 fl. pdre 1 % (30 g)	3,58		30 %	3,58
ONYTEC					
Traitement de l'onychomycose légère à modérée à dermatophytes ou autres champignons sensibles au ciclopirox, sans atteinte de la matrice unguéale A. 1 appl./j pdt 6 (ongles des mains) ou 9 mois max (ongles des pieds)	1 fl. 80 mg/g	14,89		30 %	14,89
SEBIPROX					
Dermite séborrhéique du cuir chevelu 1 appl. x 2 à 3/sem. (max 4 sem.)	100 mL (shampooing 1,5 %)	5,53		30 %	0,06

Propriétés

Antifongique actif sur les *Candida,* les dermatophytes, *Malassezia furfur,* et les bactéries Gram+ et Gram–.

Indications

Mycoses à *Candida* et à dermatophytes, pityriasis versicolor.

Contre-indications

Hypersensibilité connue à l'un des composants.

Précautions d'emploi

Grossesse : utilisation déconseillée.

Éviter tout contact avec les yeux et proscrire les solutions alcoolisées chez le nourrisson et sur les muqueuses.

Vernis : enlever le film avec un dissolvant 1 fois/sem.

Effets indésirables

Possibles irritations locales ; rares eczématisations de contact.

Divers

■ Terbinafine ©

LAMISIL local					
1 à 2 appl./j pdt 1 à 2 sem.	15 mL (fl. sol. pulv. 1 %) 15 g (cr. 1 %)	4,17 3,33	II II	30 % 30 %	0,28
LAMISILDERMGEL					
1 appl./j pdt 1 sem.	15 g (gel 1 %)	4,17	II	30 %	0,28

LAMISILATE MONODOSE					
A. intertrigos interdigitoplantaires ou pied d'athlète 1 seule appl. sur les 2 pieds Laisser sécher 1 à 2 min jusqu'à formation d'un film Attendre 24 h avant de se laver	4 g (sol. appl. cut. 1 %)		II	NR	
LAMISILATE					
A. et E. > 12 ans : 1 appl./j pdt 1 sem.	7.5 g (cr. 1 %)			NR	

■ Amorolfine ©

LOCERYL					
Onychomycoses sans atteinte matricielle 1 à 2 appl./sem. jusqu'à la guérison clinique et mycologique (max 9 mois)	2,5 mL (sol. filmogène 5 %) + 1 spatule	11,45		30 %	4,58

Propriétés

Antifongique actif sur les *Candida,* les dermatophytes et les moisissures.

Indications

Mycoses cutanées et muqueuses, onychomycoses à *Candida* et à dermatophytes.

Contre-indications

Hypersensibilité connue à l'un des composants.

Précautions d'emploi

Grossesse et **allaitement** : à éviter.
Ne pas utiliser chez l'enfant.
Onychomycose : associer un traitement par voie générale en cas d'atteinte matricielle.
LOCERYL : utiliser un dissolvant avant chaque nouvelle application de la solution filmogène. Des vernis à ongles cosmétiques peuvent être appliqués au moins 10 min après celle du vernis.
La durée du traitement est en général de 6 mois pour les ongles des mains et 9 mois pour les ongles des pieds.
Ne pas utiliser de savon à pH acide (pH favorisant la multiplication du *Candida*).

Effets indésirables

Possible sensation de brûlure en début de traitement, transitoire, cédant habituellement avec la poursuite du traitement.

Lithium

■ Lithium gluconate

LITHIODERM					
Dermite séborrhéique du visage : 1 appl. matin et soir pdt 2 mois	1 tube gel 8 % (30 g)	8,20	II	30 %	8,20

Propriétés

Actions antifongique et anti-inflammatoire.

Précautions d'emploi

Éviter de s'exposer à des températures extrêmes.

Effets indésirables

Rares manifestations allergiques.

ANTIFONGIQUE ORAL

■ Terbinafine ©

LAMISIL					
1 cp./j au cours d'un repas	14 cp. séc. 250 mg 28 cp. séc. 250 mg	11,35 22,64	I I	65 % 65 %	0,81 0,81

Propriétés

Antifongique à large spectre, appartenant à la classe des allylamines. Active sur les dermatophytes et sur les levures (*Candida, Malassezia*). Elle empêche la biosynthèse de l'ergostérol, constituant essentiel de la membrane cellulaire du champignon.

Indications

Onychomycoses, dermatophyties et candidoses cutanées (lorsque traitement local impossible du fait de l'étendue des lésions ou de la résistance aux traitements antifongiques habituels).

(Inefficace dans le pityriasis versicolor et les candidoses vaginales.)

Contre-indications

- Maladie hépatique chronique ou active.
- Insuffisance rénale sévère.

Précautions d'emploi

Grossesse et allaitement : déconseillé.

Bilan hépatique avant et 4 à 6 sem. après l'instauration du traitement.

Consulter immédiatement un médecin en cas de survenue des symptômes suivants : nausées, diminution de l'appétit, fatigue, vomissements, douleurs de l'hypocondre droit, fièvre, angine ou autre infection, atteinte cutanée rapidement extensive, disséminée ou touchant les muqueuses, prurit, asthénie importante, ictère, urines foncées ou selles décolorées.

Effets indésirables

- Rash cutané.
- Troubles de la vision.
- Arthralgie, myalgie.
- Dysgueusie.
- Cytolyse hépatique.

INTERTRIGO

FICHE MALADIE

GÉNÉRALITÉS

DÉFINITION

L'intertrigo est une dermatose superficielle et érythémateuse d'un ou de plusieurs plis (plis inguinaux, plis axillaires, espaces inter-orteils, etc.), ayant de nombreuses causes.

CAUSES ET MÉCANISMES

Certains facteurs favorisants sont communs à de nombreux intertrigos, notamment la macération locale et les frottements des plis.

Un intertrigo peut être dû à :

• une candidose : intertrigo suintant, avec érythème et fissures du fond du pli et pustules en périphérie ; diabète (++), obésité et antibiothérapie ;

• une dermatophytie : intertrigo érythématosquameux avec bordure active vésiculeuse et fissure au fond du pli ;

• un psoriasis : intertrigo érythémateux très bien limité ; squameuse souvent ;

• un eczéma : intertrigo suintant, vésiculeux et prurigineux ;
• une infection bactérienne : staphylocoques, streptocoques et pyocyanique sont responsables d'intertrigos macérés. *Corynebacterium minutissimum* est responsable de l'érythrasma.

ÉRYTHRASMA

DÉFINITION

L'érythrasma est une infection cutanée superficielle chronique, bénigne, due à une bactérie, *Corynebacterium minutissimum*.

La contagiosité est faible, souvent indirecte (vêtements de corps, etc.).

DIAGNOSTIC

SIGNES CLINIQUES

L'érythrasma réalise une plaque localisée, de façon uni-ou bilatérale, à la face supéro-interne des cuisses et dans les plis inguinaux, brune ou bistre, à contours nets, arrondis. La peau y est finement squameuse, non prurigineuse.

L'atteinte des aisselles est possible.

L'évolution est chronique, marquée par un étalement lent des plaques, sans tendance spontanée à la guérison.

EXAMENS COMPLÉMENTAIRES

• L'examen en lumière de Wood montre une fluorescence rouge orangé très caractéristique, « corail ».
• L'examen bactériologique direct montre la présence d'une bactérie Gram+.

TRAITEMENT

Le traitement local employé seul peut être suivi de récidives. On utilise un dérivé **imidazolé**, ou l'**érythromycine** locale (*ERYFLUID*); séchage des plis, port de vêtements amples sont associés.

Le traitement général repose sur une antibiothérapie (**érythromycine**).

MALADIE DE HAILEY-HAILEY (PEMPHIGUS CHRONIQUE BÉNIN FAMILIAL)

Cette maladie héréditaire se caractérise par l'apparition à l'âge adulte d'intertrigos fissurés (rhagades) d'évolution chronique.

FICHE INFIRMIÈRE

PRATIQUE INFIRMIÈRE DEVANT UN INTERTRIGO MYCOSIQUE

EXAMENS

Des prélèvements bactériologiques et mycologiques des plis sont effectués avant le début de toute thérapeutique, puis les soins sont commencés.

SURVEILLANCE DU TRAITEMENT

SOINS – TRAITEMENT

• Préparer le matériel nécessaire au soin.
• Effectuer le soin : *cf.* Fiche technique, p. 179.

EFFICACITÉ DU TRAITEMENT

Régression de l'intertrigo.

EFFETS INDÉSIRABLES

Recherche de signes d'irritation liés à l'utilisation d'antifongiques.

ÉDUCATION ET CONSEILS

• Hygiène rigoureuse avec toilette quotidienne des plis, rinçage à la douche et séchage minutieux à l'aide du sèche-cheveux.
• Conseils diététiques pour perdre du poids ►

et limiter les frottements et la macération des grands plis.

• Pour l'atteinte inter-orteils, laver à au moins 30 °C le linge au contact des pieds (chaussettes, tapis de bain, serviettes de toilette), poudrer les chaussures avec un antifongique 2 fois/semaine pendant 1 mois.

• Porter des vêtements amples.

• Supprimer les facteurs favorisants généraux (antibiotiques, s'ils sont inutiles).

FICHE TECHNIQUE

INTERTRIGO MYCOSIQUE

Soins de pieds

• Nettoyage des pieds avec 1 savon antiseptique (*CYTÉAL*, *SEPTIVON*) pendant 1 semaine.

• Séchage à l'aide du sèche-cheveux.

• Appliquer l'antifongique en crème entre tous les orteils des deux pieds.

• Placer une compresse roulée entre tous les orteils à leur extrémité distale, pour permettre au fond du pli inter-orteils d'être bien aéré.

• Faire ces soins tous les jours.

Soins des autres plis atteints

• Antisepsie des plis à l'aide de compresses non stériles imbibées de chlorhexidine aqueuse ; si les plis sont très suintants, on utilisera du nitrate d'argent aqueux 1 %, après avis du médecin, pour son caractère asséchant ; les autres colorants aqueux (éosine, fluorescéine, bleu de Milian) n'ont pas de vertu antiseptique majeure.

• Sécher les plis avec des compresses puis avec le sèche-cheveux.

• Laisser en place une compresse sèche dépliée dans les plis.

• L'application d'antifongiques de type *AMYCOR* poudre ou *PÉVARYL* lait, ne sera effectuée qu'en cas d'intertrigo mycosique prouvé par les prélèvements ou, dans ce cas précis, effectuée d'emblée devant la présence de pustulettes permettant de suspecter la présence de *Candida albicans*.

• Mettre un vêtement propre.

Les soins seront effectués 2 fois/j en cas d'intertrigo très suintant.

La durée du traitement sera d'au moins 15 jours.

DERMATOSES PARASITAIRES

GALE HUMAINE

FICHE MALADIE

DÉFINITION

La gale, ou scabiose, est une parasitose cutanée due à un acarien, *Sarcoptes scabiei hominis*.

CAUSES ET MÉCANISMES

La contamination est le plus souvent directe, interhumaine, par contacts intimes (mère/enfant, enfants/enfants, rapports sexuels, etc.); la contamination indirecte, par la literie ou les vêtements, est de plus en plus fréquente.

La gale est une affection fréquente et cosmopolite.

AGENT PATHOGÈNE DE LA GALE

La femelle sarcopte adulte mesure environ 300 µm ; elle pénètre dans les couches superficielles de l'épiderme où elle creuse un sillon dans lequel elle pond un à deux œufs par jour ; les larves naissent en quatre à cinq jours, gagnent la surface de la peau où elles deviennent adultes ; le mâle sarcopte, plus petit (200 µm), reste à la surface de la peau, féconde une femelle puis meurt.

DIAGNOSTIC

PRURIT

Le prurit est le signe fondamental :

- Il est très intense, féroce, maximum le soir.
- Il s'accompagne de lésions spécifiques et de lésions secondaires.

LÉSIONS SPÉCIFIQUES

▶ Sillons

Stries de quelques millimètres de longueur, grisâtres, mieux visibles à la loupe après coloration à l'encre de Chine ; ce sont les lésions initiales, elles correspondent au trajet de la femelle sarcopte dans l'épiderme. Elles siègent surtout aux faces latérales des doigts et à la face antérieure des poignets.

▶ Vésicules perlées

Petites élevures transparentes de la taille d'une tête d'épingle, isolées ou situées à l'extrémité d'un sillon.

▶ Nodules scabieux

Élevures fermes de couleur rouge sombre, très prurigineuses, pouvant persister longtemps après traitement ; ils correspondent à une réaction inflammatoire contre le parasite ; ils siègent préférentiellement dans les plis axillaires, sur les fesses et les organes génitaux externes.

LÉSIONS SECONDAIRES

- Lésions de grattage, avec phénomènes d'usure des ongles, témoins de l'importance du prurit.
- Chancres scabieux : papulo-nodules érythémateux, croûteux et excoriés du fourreau de la verge, du gland et du scrotum.
- Lésions urticariennes.
- Eczéma.
- Impétigo.
- Lichénification.

LOCALISATION DES LÉSIONS ET DU PRURIT

Elle est un élément fondamental du diagnostic : faces latérales des doigts, face antérieure des poignets, aisselles, mamelons, ombilic, pubis, organes génitaux externes, fesses et face antéro-interne des cuisses.

FORMES CLINIQUES

▶ Sujets à hygiène correcte

Ces lésions peuvent être minimes voire absentes ; deux signes sont alors importants à considérer :

- le prurit intense à recrudescence vespérale ;
- le caractère familial du prurit.

▶ Gale du nourrisson

Des lésions vésiculo-pustuleuses palmoplantaires et des sillons palmo-plantaires s'associent aux signes décrits précédemment. Une atteinte du visage et du cuir chevelu est également possible.

▶ Gale norvégienne

Cette forme croûteuse, généralisée, avec atteinte unguéale, peu prurigineuse, survient chez des sujets immunodéprimés. Il s'agit d'une forme extrêmement contagieuse en raison du très grand nombre de sarcoptes, très superficiels, dans l'épiderme du patient ; on a rapporté la contamination de tout un service de dermatologie, de l'aide soignante au chef de service, à partir d'un patient atteint de gale norvégienne.

EXAMENS COMPLÉMENTAIRES

La mise en évidence du sarcopte adulte ou de ses œufs est possible après effraction d'un sillon ou d'une vésicule perlée avec une lame de bistouri, raclage, étalement sur lame du matériel recueilli et observation au microscope optique.

LE DIAGNOSTIC DE GALE EST CLINIQUE

Il repose sur :

- L'existence d'un prurit, de localisation antérieure, à recrudescence nocturne et à caractère familial.
- La topographie évocatrice des lésions.
- La mise en évidence des sillons.
- Le succès de la thérapeutique, qui est souvent un véritable test diagnostique.
- Un prélèvement parasitologique peut être demandé : il est peu productif et, en pratique, souvent faussement négatif.

TRAITEMENT

MOYENS

• **Ivermectine** (*STROMECTOL*) ; 200 µg/kg en 1 prise orale associé à un traitement local si les lésions sont nombreuses. À renouveler 8 jours plus tard.

• **Benzoate de benzyle** (*ASCABIOL* lotion 10 %). C'est le traitement le plus utilisé et le moins cher. Les effets indésirables sont essentiellement locaux, avec irritation et eczéma. Les effets généraux neurologiques sont à type de convulsions (rares). À renouveler 8 jours plus tard.

> Les effets indésirables généraux de ces traitements n'apparaissent que lors du non-respect des temps d'application chez le nourrisson et l'enfant, ou en cas d'application sur une peau lésée, ou lors d'une ingestion accidentelle.

• **Pyréthrines** (*SPRÉGAL* aérosol). Les effets indésirables sont minimes ; la tolérance est très bonne, mais l'efficacité probablement inférieure au **benzoate de benzyle**. À renouveler 8 jours plus tard.

A-PAR aérosol est utilisé pour traiter la literie et les textiles fragiles.

• **Perméthrines** (*TOPISCAB* 5 % crème) nouveau traitement local depuis 2016, s'applique le soir pendant au moins 8 h. À renouveler 8 jours plus tard.

INDICATIONS

• Le traitement doit être appliqué de manière simultanée à tous les sujets contacts et à toute la famille, même chez les sujets apparemment indemnes ; ces mesures indispensables doivent être expliquées au patient et à son entourage.

• Une hospitalisation courte s'impose chez les sujets vivant dans des conditions sociales défavorables, ou dans les formes très profuses ou surinfectées ou eczématisées.

• Dans les formes surinfectées, commencer les soins par des bains antiseptiques (*SEPTIVON*) éventuellement associés à une antibiothérapie générale (pénicilline ou macrolide) pendant environ 48 h avant le traitement antiscabieux.

• Dans les formes eczématisées, on conseillera l'utilisation de dermocorticoïdes après le traitement antiscabieux pendant 5 à 10 jours.

• On conseillera la prise d'un **antihistaminique** (sédatif (*ATARAX*) ou non sédatif (*XYZALL*)).

• Les ongles du patient seront coupés court et brossés avec un antiseptique.

• Chez le nourrisson, on effectue un seul badigeon d'*ASCABIOL* rincé au bout de quelques heures de contact.

• Chez l'enfant de moins de 2 ans et la femme enceinte, on limitera les temps d'application de l'*ASCABIOL* à 12 h.

PRÉVENTION DE LA CONTAMINATION

Éviction scolaire jusqu'à guérison clinique des enfants atteints ; pas d'éviction pour les sujets contacts.

On conseillera l'isolement du patient en chambre seule et des mesures de prévention élémentaires telles que le port de gants afin d'éviter la contamination du personnel soignant, surtout dans les cas de gales profuses. Désinfection du linge et de la literie (lavage à 30 °C, pulvérisation *A-PAR aérolsol*.

PRONOSTIC

En l'absence de traitement, la gale évolue de façon chronique, indéfiniment.

Les complications sont essentiellement des surinfections cutanées à type d'impétigo, favorisées par le grattage ou une eczématisation des lésions. Un impétigo du corps, surtout lorsqu'il est prurigineux, doit faire suspecter une gale sous-jacente.

Après traitement correct, le prurit ne disparaît progressivement qu'en 2 à 4 semaines (*il faut en informer le patient, +++*).

Si le prurit persiste au-delà de ce délai, il peut s'agir ;

• d'une irritation due au traitement parfois appliqué de manière répétée à la propre initiative du patient ;

• d'une réinfestation en raison d'un traitement mal conduit ;

• d'une réinfestation à partir d'un sujet contact non traité ;

DERMATOLOGIE

• de nodules scabieux qui peuvent persister plusieurs semaines après traitement et guérison de la gale ; ils sont source de prurit ; ils disparaissent progressivement, spontanément ou après une corticothérapie locale ;

• d'une acarophobie, responsable d'un prurit d'origine psychogène, sans lésions spécifiques.

FICHE INFIRMIÈRE

SURVEILLANCE DU TRAITEMENT

Gale humaine adulte en hospitalisation : *cf.* Fiche technique, p. 182.

FICHE TECHNIQUE

TRAITEMENT D'UNE GALE HUMAINE ADULTE IMPÉTIGINISÉE ET ECZÉMATISÉE

J0 – Le soir

Bain tiède antiseptique prolongé :

• *SEPTIVON*, 2 bouchons pour 10 litres d'eau.

• Savonnage.

• Surveillance du patient à l'entrée dans le bain, car il existe un risque de choc chez les sujets n'ayant pas pris de bain depuis longtemps.

À la sortie du bain, sur la peau bien rincée sèche :

• Un badigeon d'*ASCABIOL* lotion 10 %, appliquée sur tout le corps en 1 à 2 couches, avec 1 pinceau plat, sans oublier les organes génitaux externes et les plantes des pieds, mais en respectant le visage et le cuir chevelu.

• Second badigeon 10 min après.

Vêtements propres pour la nuit, après séchage des badigeons.

J1 – Le matin

Pas de toilette le matin ; en cas de lavage des mains, le patient doit en informer l'équipe soignante pour nouvelle application d'*ASCABIOL*.

J1 – Le soir

Au bout de 24 h, laver le patient pour bien éliminer le produit.

Une nouvelle application peut être indiquée une semaine plus tard.

Désinfection du linge

Linge de corps, linge de toilette et literie seront désinfectés soit par lavage en machine à 60 °C pour ce qui peut l'être, soit par poudrage du linge avec *A-PAR* aérosol dans un sac-poubelle fermé pendant 48 h.

Traitement de l'entourage

On interrogera le patient pour connaître l'existence de sujets contacts qui devront être traités simultanément.

On signalera le cas auprès de l'assistante sociale.

PÉDICULOSES

FICHE MALADIE

DÉFINITION

Les pédiculoses sont des parasitoses exclusivement humaines. Il en existe trois types :

• la pédiculose du cuir chevelu due à *Pediculus humanus capitis* ;

• la pédiculose du corps due à *Pediculus humanus corporis* ;

• la phtiriase pubienne due à *Phtirius inguinalis*.

CAUSES ET MÉCANISMES

La prolifération des poux est favorisée par la promiscuité.

PÉDICULOSE DU CUIR CHEVELU

La plus fréquente, elle sévit habituellement chez l'enfant sur un mode épidémique en milieu scolaire, mais peut survenir à tout âge et dans tous les milieux. La transmission est strictement interhumaine, le plus souvent directement par contact ou, plus rarement, indirectement par l'intermédiaire des peignes, brosses à cheveux, chapeaux, etc.

PÉDICULOSE CORPORELLE

Elle affecte les sujets vivant dans des conditions d'hygiène très défectueuses. Les poux de corps ne se déplacent sur la peau que pour s'alimenter ; ils se réfugient dans les vêtements notamment dans les coutures où s'effectue la ponte des œufs, et où il faut les chercher.

Les poux de corps transmettent le typhus.

PHTIRIASE PUBIENNE

Transmise directement lors des rapports sexuels, il s'agit d'une infection sexuellement transmissible (IST).

AGENTS PATHOGÈNES

Les poux sont des insectes hématophages qui parasitent exclusivement l'espèce humaine et vivent sur le système pileux ou dans les vêtements :

• Pediculus h. capitis : long de 3,5 mm et de forme allongée, il parasite les cheveux.

• Pediculus h. corporis : long de 4,5 mm et de forme allongée, il parasite les vêtements.

• Phtirius inguinalis, plus communément dénommé « morpion ». Plus petit que les Pediculus, il mesure 1 à 2 mm de long, il est de forme trapue « en crabe » et il parasite les poils pubiens.

Les lentes, ou œufs des poux, sont fixées aux cheveux ou aux vêtements par un manchon qui les rend très adhérentes à leur support. Les lentes éclosent en 8 jours et maturent en une quinzaine de jours.

DIAGNOSTIC

PÉDICULOSE DU CUIR CHEVELU

Prurit plutôt localisé en occipital avec extension à la nuque et derrière les oreilles.

La mise en évidence de nombreuses lentes (+++), petits sacs ovalaires blanc gris fermement attachés aux cheveux, affirme le diagnostic ; les poux adultes sont rares, inférieurs à 10.

Un impétigo du cuir chevelu est possible, associé ou non à des adénopathies cervicales notamment postérieures.

Tout impétigo du cuir chevelu est associé à une pédiculose sous-jacente jusqu'à preuve du contraire.

On peut aussi observer des lésions de grattage et des piqûres sur la nuque.

PÉDICULOSE DU CORPS

Prurit, lésions de grattage et surinfections siègent le plus souvent à la partie haute du dos et peuvent prendre un aspect « en pèlerine ». Les poux et les lentes sont à rechercher dans les vêtements.

PHTIRIASE INGUINALE

Prurit, excoriations, papules urticariennes notamment périombilicales, rares « taches bleues » (macules bleu-gris localisées à la partie basse de l'abdomen et aux fesses). Lentes sur les poils pubiens et adultes à la racine des tiges pilaires sont à rechercher à la loupe. D'autres poils peuvent être atteints : dans les creux axillaires, sur la poitrine chez l'homme ; enfin, les poils du nez, les poils des oreilles, la barbe, les cils et les sourcils peuvent héberger des parasites.

TRAITEMENT

PÉDICULOSE DU CUIR CHEVELU

On utilise les molécules qui empêchent la respiration des poux et lentes. Deux applications de 10 minutes sont nécessaires à une semaine d'intervalle.

• À base d'huile de coco (*Apaisyl Poux, Paranix, etc.*)
• À base de diméticone (*Itax, Altopou,* etc.)
• Les cheveux seront peignés soigneusement de la racine vers la pointe avec un peigne fin (dont l'espace entre les dents est inférieur au diamètre des lentes) trempé dans de l'eau vinaigrée pour retirer les lentes.
• Literie, bonnets, écharpes, brosses et peignes seront soigneusement lavés à température élevée (> 55 °C) ou enfermés dans un sacpoubelle 48 h avec *A-PAR* spray.
• L'usage de répulsifs n'est pas recommandé.
• Pas d'éviction scolaire légale. En revanche, les élèves au contact d'un sujet contaminé seront tous prévenus, examinés et, si nécessaire, traités immédiatement afin de rompre la chaîne de contamination.

PÉDICULOSE CORPORELLE

• Bain antiseptique et savonnage.
• Dermocorticoïdes sur les lésions.
• Désinfection du linge (+++) en lavant au minimum à 55 °C, soit en machine, soit dans un grand sac pendant 48 h avec *A-PAR* spray.
• Antibiothérapie générale si surinfection.

PHTIRIASE PUBIENNE

• **Malathion** en application locale 12 h.
• Renouveler le lendemain et à une semaine.
• Enlever les lentes à la pince ou raser les poils (solution la plus simple et la plus efficace).
• Désinfection du linge comme précédemment décrit.
• Recherche et traitement des partenaires sexuels.
• Recherche d'une autre maladie sexuellement transmissible associée.
• Dans les formes compliquées de surinfection : soins antiseptiques locaux et discussion d'une antibiothérapie générale (*cf.* Gale humaine, p. 179).

PRONOSTIC

Il est favorable au prix d'un traitement minutieux ; malheureusement, en pratique, il est souvent non ou mal fait par les parents des enfants atteints.

FICHE INFIRMIÈRE

SURVEILLANCE DU TRAITEMENT

SOINS – TRAITEMENTS

On utilise les nouvelles molécules qui agissent mécaniquement en bouchant les orifices respiratoires des poux et des lentes. Certains produits contiennent aussi des molécules qui dissolvent la spulamine (la « colle » entre la lente et le cheveu) et facilitent donc l'élimination des lentes lors du passage du peigne.

• Exemple 1 : *Duo LP Pro* : appliquer sur cheveux secs, masser pendant 3 minutes, peigner les cheveux au peigne fin et laisser agir toute la nuit et shampoing le lendemain matin. Repasser le peigne fin dans les cheveux pour éliminer les lentes et poux morts.

• Exemple 2: *Poux Apaisyl* : appliquer sur cheveux secs, laisser agir 15 minutes puis mouiller, faire mousser et rincer. Passer le peigne fin dans les cheveux pour éliminer les lentes et poux morts.

Modalité d'administration dans le cadre d'une phtiriase pubienne :

• Le patient portera un slip préalablement poudré avec *Aphtiria* (Lindane) pendant 12 heures.

• Il fera de même le lendemain puis une semaine après ce premier traitement.

• Le retrait des lentes se fera à la pince ou plus simplement par rasage.

EFFICACITÉ DU TRAITEMENT

• Bien vérifier l'état du cuir chevelu à J2 et à J12 suivant le premier traitement.

• Le dépistage de toute lente persistante nécessitera obligatoirement le renouvellement du traitement.

• La minutie avec laquelle le traitement est réalisé conditionne très nettement le délai de guérison.

ÉDUCATION ET CONSEILS

Pour les pédiculoses du cuir chevelu : l'entourage doit être dépisté. Le peigne fin favorise l'élentage. Le linge doit être lavé à 55 °C ou désinfecté.

Concernant les collectivités telles que crèches et écoles : les parents doivent prévenir la contamination afin de surveiller l'ensemble des enfants et d'administrer les traitements nécessaires. Il n'y a pas de recommandation relative à l'éviction scolaire dans ce cas.

Dans le cas de pthiriase pubienne : La recherche et le traitement des partenaires sexuels seront très importants. La recherche d'IST (infections sexuellement transmissibles) sera aussi recommandée.

Dans tous les cas, concernant le nettoyage du linge : enfermer l'ensemble du linge (vêtements, bonnet, taie d'oreiller, draps, couvertures, etc.) dans un sac préalablement pulvérisé d'un spray anti-pédiculeux tel que *A-PAR Spray* pendant 48 h, sinon laver le linge idéalement à plus de 55 °C (ébullition).

FICHE PHARMACOLOGIE

ANTISCABIEUX – TRAITEMENT *PER OS*

■ Ivermectine ©

STROMECTOL					
Traitement oral de la gale humaine : 200 µg/kg en 1 prise unique À renouveler si nécessaire : – après 4 sem. – après 2 sem. si examen parasitologique positif ou nouvelles lésions spécifiques	4 cp. 3 mg 20 cp. 3 mg	13,12	II II	65 % NR	3,28

Propriétés

Antiparasitaire dérivé des avermectines présentant une affinité importante pour les canaux chlorure glutamate-dépendants présents dans les cellules musculaires et nerveuses des invertébrés.

Pharmacocinétique

Usage *per os,* excellente absorption digestive, métabolisation mal connue, excrétion biliaire, faible passage transplacentaire.

Indications

- Gale humaine.
- Anguillose gastro-intestinale.
- Microfilarémie à *Wucheria bancrofti.*

Contre-indications

Hypersensibilité à l'un des composants.

Précautions d'emploi

Grossesse et allaitement.
Sécurité non établie si poids < 15 kg.

Interactions médicamenteuses

Aucune.

TRAITEMENTS LOCAUX ET DE L'ENVIRONNEMENT

Antiscabieux non pyréthrynoïde

■ Benzoate de benzyle

ASCABIOL				
Gale : appliquer avec une compresse sur tout le corps sauf le visage et les muqueuses en 2 couches successives à 10-15 min d'intervalle puis laver après 24 h Changer les draps avant et après le traitement + linge propre (vêtements, serviette) après la douche 2 appl. à 8 j d'intervalle	125 mL (fl. sol. 10 %)	12,11	65 %	0,10

Propriétés

Antiparasitaire actif sur les acariens dont les sarcoptes de la gale ; également actif sur les poux et les aoûtats.

Indications

Gale et aoûtats.

Précautions d'emploi

Grossesse et nourrisson : ne pas appliquer pendant plus de 12 h.

Déparasiter les vêtements et la literie avec *A-PAR aérosol.*

Ne pas avaler ni appliquer sur le visage, les yeux et les muqueuses.

Traitement simultané de tous les sujets contacts. Ne pas laisser à la portée des enfants.

Effets indésirables

Irritation locale, surtout si eczématisation.

Possible eczématisation.
Convulsion en cas de non-respect des précautions d'emploi.

Antiscabieux pyréthrynoïdes

■ Perméthrine

TOPISCAB					
Traitement de la gale sarcoptique Appl. à J1 et J8 : respecter au moins 7 j et pas plus de 14 j entre les 2 appl. N. 2 mois – 1 an : 3,75 g/appl. = ½ noisette N. > 1 an et E. < 5 ans : 7,5 g/appl. = 1 noisette E. 6-12 ans : 15 g/appl. = ½ tube A. et E. > 12 ans : 30 g/appl. = 1 tube	30 g tube (cr. 5 %)	16,38		65 %	0,55

Propriétés

La **perméthrine** est un pyréthrinoïde synthétique agissant contre les acariens par contact et ingestion.

Indications

Traitement de la gale due à l'infestation par *S. scabiei* chez les adultes et les enfants âgés de 2 mois et plus.

Précautions d'emploi

Pas de contact avec les yeux et les muqueuses. Veiller à ce que la peau soit bien hydratée : utilisation de crèmes hydratantes et de bains à base d'huile.

Effets indésirables

Troubles dermatologiques : paresthésies, sensation de brûlure, prurit, éruption, sécheresse cutanée.

■ Néopynamine = tétraméthrine + sumithrine

A-PAR					
Complément de traitement de la gale, des poux, des puces et punaises, pour le linge et la literie	152 g (aérosol)			0 %	

Propriétés

Insecticide. Dérivé synthétique des pyréthrines.

Indications

Infestation par : sarcopte de la gale, pou de tête, pou de corps, pou de pubis (morpion), punaise.

Précautions d'emploi

Les articles textiles désinfectés avec A-PAR sont réutilisables dans les heures suivant la pulvérisation, la literie après 12 h.

> La pulvérisation ne doit pas être effectuée par un sujet asthmatique ou en sa présence.

Aérer la pièce.

PITYRIASIS ROSÉ DE GIBERT

FICHE MALADIE

DÉFINITION

Dermatose infectieuse, d'origine probablement virale, qui survient entre 10 et 35 ans le plus souvent.

CAUSES ET MÉCANISMES

Le pityriasis rosé de Gibert (PRG) survient par petites épidémies au printemps et à l'automne. Le mécanisme de contagion est inconnu.

DIAGNOSTIC

L'éruption débute par le médaillon initial : une lésion arrondie érythémateuse et maculeuse ou papuleuse de 2 à 10 cm.

Deux à 20 jours après le macaron initial, des plaques apparaissent sur le tronc et la racine des membres. Ces plaques sont arrondies, érythémateuses et squameuses, de petite taille. Leur nombre est très variable d'un patient à l'autre.

Dans le dos, les plaques sont réparties en sapin de Noël.

Signes d'accompagnement : prurit ou asthénie, dont l'intensité est très variable d'un patient à l'autre.

ÉVOLUTION

L'éruption dure longtemps : les plaques apparaissent pendant 3 semaines, stagnent pendant 3 semaines et disparaissent en 3 semaines.

TRAITEMENT

Le traitement est symptomatique.

Les dermocorticoïdes sont peu efficaces mais peuvent diminuer le prurit.

Les anti- histaminiques peuvent aussi diminuer le prurit.

Des antibiotiques, les macrolides, peuvent raccourcir la durée de l'éruption : Erythromycine : 1 g par jour, pendant 10 jours.

FICHE INFIRMIÈRE

ÉDUCATION ET CONSEILS

Le pityriasis Rosé de Gibert est une dermatose infectieuse qui se manifeste au printemps et à l'automne par une éruption de petites plaques érythémato-squameuses qui prédomine sur le tronc et la racine des membres.

Elle survient plutôt chez le sujet jeune et s'accompagne d'un prurit et/ou d'une asthénie.

L'éruption est longue, elle dure 9 semaines.

SURVEILLANCE DU TRAITEMENT

Le traitement est uniquement symptomatique : repos pour l'asthénie, anti histaminiques et parfois dermocorticoïdes pour le prurit. Les macrolides pourraient raccourcir la durée de l'éruption : 1 g d'érythromycine pendant 10 jours.

PSORIASIS

FICHE MALADIE

DÉFINITION

Le psoriasis est une dermatose érythémato-squameuse en plaques bien limitées, d'évolution chronique, très fréquente, caractérisée par :

• une inflammation du derme responsable de l'érythème ;

• un renouvellement accéléré de l'épiderme, qui se fait en 2 jours au lieu de 21 jours pour l'épiderme normal, et est responsable des squames.

CAUSES ET MÉCANISMES

Les causes sont multiples :

• Un facteur génétique est probable compte tenu de la fréquence des formes familiales et de l'association préférentielle à certains groupes HLA.

• Les poussées sont souvent déclenchées par un stress ou un choc affectif.

• De nombreux médicaments favorisent les poussées (anti-inflammatoires non stéroïdiens, β-bloquants, IEC, corticoïdes iodés, lithium, etc.).

• L'alcool et le surpoids sont des cofacteurs aggravants et gênant les traitements systémiques.

• Enfin, des traumatismes locaux peuvent provoquer des lésions de psoriasis (phénomène de Koebner).

Les sujets infectés par le VIH font des formes profuses de psoriasis.

Le psoriasis touche 2 % de la population occidentale ; la fréquence est la même chez l'homme et chez la femme. Certaines ethnies sont moins fréquemment atteintes : les Noirs, les Asiatiques et les Indiens d'Amérique.

DIAGNOSTIC

Il est clinique : le psoriasis peut prendre de multiples formes, atteindre diverses parties du corps de manière isolée ou simultanée, et possède une évolution chronique capricieuse. Il est commun de dire qu'il existe autant de formes cliniques de psoriasis que de sujets psoriasiques.

FORME CLASSIQUE

Il s'agit du psoriasis vulgaire.

▶ Lésions

Les lésions sont caractérisées par :

• leur bordure bien limitée ;

• leur aspect érythémato-squameux ; les squames nacrées plus ou moins épaisses masquent l'érythème sous-jacent, révélé par le grattage à la curette qui laisse sourdre une rosée sanglante ;

• leur taille variable allant de quelques millimètres (lésion en goutte) à plusieurs centimètres, réalisant des placards ;

• leur topographie : *faces d'extension des coudes et des genoux*, région lombaire, ombilic, cuir chevelu, de façon *symétrique*.

L'état général est conservé ; un prurit est présent dans plus de 50 % des cas.

On recherchera à l'interrogatoire des cas de psoriasis dans la famille et des facteurs déclenchants, notamment psychologiques.

▶ Formes cliniques

• Atteinte du cuir chevelu : elle est très fréquente, allant d'un simple état pelliculaire à des plaques érythémato-squameuses pouvant engainer tout le cuir chevelu avec un débord sur la peau, réalisant une atteinte dite « en casque » ; *il n'y a pas d'alopécie*.

• Atteinte unguéale :

– Soulèvement du bord libre par une accumulation de squames sèches (hyperkératose sous-unguéale et onycholyse).

– Dépressions punctiformes du lit, réalisant l'ongle en « dé à coudre ».

– Périonyxis indolore.

• Atteinte des muqueuses :

– Génitale masculine : lésion arrondie, bien limitée, rouge vernissé sans squames, sur le gland.

– Buccale : langue géographique qui dure toute la vie.

• Atteinte des paumes et des plantes : elle est fréquente, réalisant une kératodermie bilatérale et symétrique, prédominant aux zones de frottement.

• Atteinte des plis : la caractéristique principale de l'atteinte des plis, ou intertrigo psoriasique, est l'absence de squames ; les plaques érythémateuses sont symétriques et bien limitées.

FORMES COMPLIQUÉES

Érythrodermie

Il s'agit d'une atteinte de tout le tégument, sans intervalle de peau saine, s'accompagnant d'une altération de l'état général et de fièvre. L'hospitalisation s'impose pour faire les soins, prévenir les complications infectieuses et la déshydratation inhérentes à toute atteinte cutanée généralisée.

Psoriasis pustuleux

Les pustules apparaissent sur fond érythémateux ; l'atteinte est soit généralisée, érythrodermique, avec une grande altération de l'état général et une fièvre à 40 °C, soit plus localisée, annulaire en médaillons disséminés sur le tégument, soit palmo-plantaire. Les pustules sont aseptiques.

Rhumatisme psoriasique

L'atteinte articulaire peut précéder l'atteinte cutanée (*cf.* Rhumatisme psoriasique, *spécialité* Rhumatologie); le rhumatisme touche le plus souvent les articulations périphériques, avec arthrites, notamment des interphalangiennes distales des doigts et des orteils, bilatérales et asymétriques ; il existe des formes axiales touchant le rachis.

TRAITEMENTS

Ils sont nombreux, tant locaux que généraux, et sont tous des traitements suspensifs, c'est-à-dire qu'ils ne permettent pas de débarrasser définitivement le patient de la maladie.

Les traitements sontsouvent longs, entraînant volontiers un défaut de compliance. Il est important de bien expliquer que le psoriasis est une maladie chronique, récidivante, de bien expliquer le type de traitement utilisé et que ce dernier ne pourra pas faire disparaître définitivement la maladie.

TRAITEMENTS LOCAUX

Ils sont utilisés chaque fois que cela est possible, c'est-à-dire lorsque la surface cutanée atteinte n'est pas trop importante et est compatible avec l'application de topiques 1 à 2 fois/j sans exposer le patient à des effets indésirables généraux par pénétration et diffusion systémique des produits appliqués.

Kératolytiques

La **vaseline salicylée** – dont le pourcentage peut varier classiquement de 5 à 20 %, en fonction de la quantité d'acide salicylique mélangé à la vaseline – est utilisée quelques jours dans le but de décaper les plaques de psoriasis, avant de prendre le relais par une autre thérapeutique. Elle ne s'utilise pas chez le nourrisson et seulement sur de petites surfaces chez l'enfant ; on utilise de forts pourcentages (20 %, parfois plus) sur les plaques très épaisses ou dans certaines localisations (cuir chevelu, paumes et plantes).

Il existe des associations de vaseline salicylée à 30 % et de dermocorticoïdes appliquées 1 fois par jour : *DIPROSALIC* pommade et lotion pour les plaques épaisses du corps et du cuir chevelu.

Réducteurs

Les goudrons sont utilisés dans le but de réduire les états très squameux ; on distingue :

• les goudrons de bois, ou **huile de cade** dans une lotion (*CADITAR* lotion) ou dans de nombreux shampooings : *ITEM ALPHACADE*, etc. ;

• les **goudrons de houille**, ou coaltar, actuellement interdits dans les préparations locales en raison d'un risque carcinogène potentiel.

Dermocorticoïdes

Ils sont une des armes thérapeutiques essentielles dans le traitement ambulatoire des psoriasis limités, après décapage avec un kératolytique ou un réducteur. On utilise :

• une lotion pour le cuir chevelu ;

• une crème de niveau II pour le visage et les plis ;

• une crème ou une pommade de niveau III pour le corps ;

• une pommade ou une crème de niveau IV pour les paumes et les plantes, souvent sous occlusion de 12 h la nuit.

Les dermocorticoïdes sont répartis en quatre classes suivant leur puissance d'action : la classe IV désigne les dermocorticoïdes les plus puissants. L'intensité de l'activité d'un dermocorticoïde peut être renforcée par la forme galénique : une pommade augmente l'absorption cutanée du produit et donc renforce son action par rapport à une crème.

▶ Vitamine D

Le **calcipotriol**, ou *DAIVONEX* crème, est une alternative intéressante aux dermocorticoïdes de classe II. On dispose aussi d'*APSOR* et *SILKIS,* plus récents. Ils sont de moins en moins utilisés au profit de l'association de calcipotriol et d'un dermocorticoïde de classe III : *DAIVOBET* pommade. *DAIVOBET* **pommade** ou **gel** (tubes de 60 g) est le traitement local le plus utilisé du psoriasis. Il est très efficace et bien toléré. On ne peut pas appliquer plus d'1 tube et demi par semaine (100 g) donc il n'est pas utilisable sur le psoriasis étendu.

La **méchloréthamine**, ou *CARYOLYSINE*, est utilisée en milieu hospitalier seulement pour les psoriasis graves. Il est très peu utilisé car très irritant et mal toléré. Son efficacité est modérée. On l'applique 2 à 3 fois par semaine maximum.

▶ Rétinoïde local

Le **tazarotène** (*ZORAC*) est indiqué dans le psoriasis en plaques. *ZORAC* est très irritant donc mal toléré.

TRAITEMENTS GÉNÉRAUX

On n'utilise pas de corticothérapie générale, responsable de rebond redoutable à l'arrêt (érythrodermie, psoriasis pustuleux).

▶ PUVAthérapie

Elle est utilisée pour les psoriasis étendus, volontiers les psoriasis en goutte. Il s'agit d'un traitement astreignant qui oblige le patient à se rendre 3 fois par semaine au début du traitement chez un dermatologue, à prendre les mesures de protection contre le rayonnement lumineux dès la prise des comprimés de psoralène. Le principe de la PUVAthérapie est d'administrer *per os* au patient un médicament photosensibilisant (psoralène) et d'exposer le patient aux rayons ultraviolets A. L'irradiation se passe dans une cabine.

Il existe des variantes de cette technique : irradiation localisée à une petite surface cutanée (PUVAthérapie des mains ou des pieds), irradiation avec des UVB (UVB TLO1, à spectre étroit), application du psoralène sur la peau au cours d'un bain (balnéopuvathérapie). Les UVB TLO1 sont à une longueur d'onde de 311 nm qui est spécifique du psoriasis (et du vitiligo). Les UVB à spectre plus large sont moins efficaces que la PUVAthérapie et n'ont pas d'intérêt dans le psoriasis (contrairement à l'eczéma).

▶ Rétinoïdes oraux

Ils sont un excellent traitement des psoriasis invalidants, étendus, mais possèdent de nombreux effets indésirables et sont tératogènes. Chez la femme en âge de procréer, on le prescrit suivant le programme de prévention de la grossesse. Ils dessèchent les lèvres. Environ 25 mg/jour pendant 3 à 6 mois.

▶ RéPUVAthérapie

C'est l'association du *SORIATANE,* à doses plus faibles que lorsqu'il est utilisé seul, et de la PUVAthérapie.

▶ Méthotrexate

Il est réservé aux formes graves résistantes, après échec ou contre-indication de tous les traitements précédents (sauf chez la femme en âge de procréer où on le propose avant le *SORIATANE*). Il est utilisé *per os* ou par voie IM, 1 fois par semaine, avec contrôle de la numération sanguine et surveillance hépatique le premier mois, 1 fois par semaine.

▶ Ciclosporine

C'est, avec le *MÉTHOTREXATE,* le second traitement majeur des psoriasis très graves résistants à tous les traitements. La **ciclosporine** s'utilise *per os* en prises quotidiennes sous stricte surveillance de la pression artérielle et de la fonction rénale ; prescription initiale hospitalière.

▶ Apremilast

C'est un immunosuppresseur qu'on utilise dans les psoriasis en plaques, de forme modérée à sévère.

Biothérapies

Les biothérapies sont réservés aux psoriasis résistant à tous les autres traitements y compris photothérapie, **ciclosporine, méthotrexate**. Elles sont coûteuses et s'administrent par voie sous-cutanée ou en IV (*REMICADE, ENBREL, STELARA, HUMIRA*, etc.).

TRAITEMENTS ADJUVANTS

Le repos, le soleil, les cures thermales et la prise en charge psychologique sont des mesures générales pouvant aider un traitement spécifique à agir ; elles peuvent être suffisantes dans certains psoriasis peu invalidants.

> L'hydratation quotidienne est fondamentale (émollients type *EXCIPIAL LIPOLOTION, DEXERYL* Cold Cream, etc.).

AU TOTAL

Le traitement doit être adapté à chaque patient et est essentiellement fonction du retentissement du psoriasis sur la vie du patient :

- un psoriasis peu étendu mais atteignant les zones visibles de la peau chez une jeune femme (visage, dos des mains) peut être vécu très difficilement et doit être considéré comme un psoriasis « grave » ;
- au contraire, un psoriasis diffus sur des zones cachées chez un homme âgé peut être vécu sans aucune demande thérapeutique et sera considéré comme un psoriasis « bénin ».

Dans tous les cas, il est fondamental d'expliquer la maladie et les traitements envisageables au patient.

PRONOSTIC

L'évolution est chronique ; des lésions localisées peuvent persister indéfiniment, subir des poussées imprévisibles, parfois secondaires à un médicament (β-bloquants), un choc psychoaffectif, ou régresser à l'occasion d'une exposition solaire. Après un blanchiment complet des lésions par un traitement local ou général, il est impossible de dire si le patient refera ou non une poussée de psoriasis, et s'il en refait une, quelles en seront l'intensité et la localisation.

Trois formes sont graves, mettant parfois en jeu le pronostic vital : les érythrodermies, les formes pustuleuses diffuses, le rhumatisme psoriasique. Les 2 premiers nécessitent une hospitalisation.

FICHE INFIRMIÈRE

ÉDUCATION ET CONSEILS

Le psoriasis est une maladie chronique, qui évolue par poussées tout au long de la vie. Les poussées peuvent être déclenchées ou favorisées par des stress, des chocs affectifs, des infections, des médicaments.

Il existe à l'évidence un terrain génétique du psoriasis, si l'on en juge par le nombre de cas familiaux.

Les traitements sont purement suspensifs : ils ne débarrassent pas le patient définitivement de son psoriasis ; la peau même saine en apparence « garde » en elle tout pour déclencher une poussée de psoriasis.

Les traitements sont nombreux et doivent être adaptés à chaque cas ; ils permettent de blanchir le psoriasis, c'est-à-dire de faire disparaître les lésions.

Il est impossible de prévoir l'évolution de la maladie et de dire si le patient, une fois blanchi, refera une poussée, quand et avec quelle intensité. Le psoriasis peut être associé à des troubles métaboliques (HTA, diabète, surpoids, hypertriglycéridémie, etc.) et un syndrôme dépressif.

Le psoriasis n'est pas contagieux.

> La gravité d'un psoriasis ne se juge pas sur le pourcentage de surface corporelle atteinte mais sur la manière dont il est vécu par le patient (par exemple, un psoriasis localisé uniquement sur le dos des mains pourra être extrêmement mal vécu chez une boulangère et nécessiter un traitement lourd).

FICHE TECHNIQUE

PSORIASIS : PHOTOTHÉRAPIE

Définition

La photothérapie dite également PUVAthérapie (Psoralène + UVA) est indiquée chez les patients atteints de psoriasis étendu. Ce traitement est contraignant car il nécessite de suivre 3 séances d'UV par semaine chez le dermatologue en début de traitement.

Il s'accompagne également de précautions indispensables à respecter.

Les UV utilisés sont des UVA. Ils sont dans certaines indications associés à des UVB.

Méthode

Le patient doit prendre avant chaque séance un photosensibilisant *per os,* le **psoralène** qui a pour but d'augmenter l'action des UVA.

Le suivi du patient doit être bien tracé : à ce titre, le patient possèdera un carnet de photothérapie mentionnant chaque séance, la quantité d'UV reçue en Joules/cm^2 et une fiche de bon usage du psoralène avec la dose et l'horaire de prise à respecter avant chaque séance.

Toute modification cutanée sera signalée au dermatologue.

Le port de lunettes de protection est obligatoire : le patient portera des lunettes de protection dès la prise de psoralène et jusqu'à la tombée du jour.

Lors de chaque séance le patient portera des lunettes spécifiques opaques pour protéger les yeux des irradiations d'UV.

Il sera recommandé de porter un slip pendant la séance pour protéger les organes génitaux.

Les mamelons seront également préservés des irradiations par un écran solaire.

Avant toute séance, ne rien appliquer sur la peau (pas d'émollient).

Après chaque séance il faudra en revanche bien hydrater la peau (crème *LIPIKAR*) et en cas d'ensoleillement on utilisera un écran solaire total.

Les séances se réalisent en cabine, il est donc nécessaire de bien informer le patient sur leur déroulement de la séance, le rassurer surtout s'il est claustrophobe.

FICHE PHARMACOLOGIE

VITAMINE D LOCALE

■ Calcipotriol

DAIVONEX					
Psoriasis en plaques du corps Traitement d'attaque : 2 appl./j Traitement d'entretien : 1 à 2 appl./j Max 100 g/sem.	120 g (pom. 50 µg/g) 120 g (cr. 50 µg/g)	28,23 28,23	II II	65 % 65 %	0,24 0,24

■ Calcipotriol + corticoïde ©

DAIVOBET					
Cuir chevelu : 1 appl./j pdt 4 sem. Autres zones : 8 sem. Doit rester sur la peau pdt la nuit ou la journée Max 15 g/j	60 g (pom. 50 µg/ 0,5 mg/g) 60 g (gel 50 µg/ 0,5 mg/g)	30,74 30,74	I I	65 % 65 %	0,51 0,51

ENSTILAR					
Psoriasis en plaques du corps et cuir chevelu Traitement d'attaque : 1 appl./j pdt 4 sem. Traitement d'entretien : x 2/sem. et espacer l'appl. de 2 à 3 j Max 15 g/j	1 fl. 60 g (mousse 50 µg/0,5 mg/g) 2 fl. 60 g (mousse 50 µg/0,5 mg/g)	35,67 70,94	I I	65 % 65 %	35,67 35,47

XAMIOL					
Psoriasis en plaques du cuir chevelu 1 appl./j pdt 4 sem. Max 15 g/j	60 g (gel 50 µg/ 0,5 mg/g)	30,74	I	65 %	0,51

■ Calcitriol

SILKIS					
Psoriasis en plaques du corps 2 appl./j, max 6 sem. Max 30 g/j	100 g (pom. 3 µg/g)	24,02	I	30 %	0,24

Propriétés

Dérivé de la vitamine D, il inhibe la prolifération des kératinocytes et stimule leur différenciation ; il est peu résorbé par voie percutanée et ne présente pas de risque d'hypercalcémie dans les conditions normales d'utilisation. Son efficacité semble comparable à celle des **dermocorticoïdes de classe III.**

Indications

Psoriasis en plaques, atteignant moins de 40 % de la surface corporelle.
Psoriasis du cuir chevelu.

Contre-indications

Grossesse et allaitement.
Hypercalcémies.
Si association avec un **dermocorticoide** : tout type d'infection ou atteinte cutanée.

Précautions d'emploi

Ne pas dépasser 30 g/j ni 35 % de la surface cutanée. Si utilisé sur le cuir chevelu, une quantité entre 1 et 4 g/j est suffisante (4 g = 1 càc).

Effets indésirables

Irritation locale et lésions eczématiformes, risque d'hypercalcémie, réversibles à l'arrêt du traitement, en cas de surdosage.

RÉTINOÏDE ORAL

■ Acitrétine

SORIATANE					
Troubles de la kératinisation : < 20 mg/j (max 50 mg/j) Psoriasis : 0,5 à 1 mg/kg/j (max 35 mg/j) Au cours d'un repas	30 gél. 10 mg 30 gél. 25 mg	22,00 47,02	I I	65 % 65 %	0,73 1,57

■ Alitrétinoïne ©

TOCTINO					
30 mg/j (10 mg/j si effets indésirables) pdt 12 à 14 sem. Au cours d'un repas	30 caps. 10 mg 30 caps. 30 mg	332,36 332,36	I I	65 % 65 %	11,08 11,08

Propriétés

Dérivés de synthèse de la vitamine A, réduit la prolifération cellulaire et la kératinisation de l'épiderme.

Indications

Acitrétine :
– psoriasis sévères : érythrodermique, pustuleux, rhumatisme psoriasique, kératodermie palmoplantaire, psoriasis résistant aux autres traitements classiques,
– troubles de la kératinisation : ichtyoses héréditaires, kératodermies palmoplantaires, maladie de Darier, pityriasis rubra pilaire,
– dermatoses inflammatoires : lichen plan.
Alitrétinoïne : eczéma chronique sévère des mains, ne répondant pas au traitement par **dermocorticoïdes** puissants (avec signes d'hyperkératose prédominants).

Contre-indications

Femmes en âge de procréer sans contraception efficace.
Dyslipidémie, hypervitaminose A, insuffisance hépatique ou rénale.
Grossesse et **allaitement** : contre-indication absolue. Voir Précautions d'emploi.

Précautions d'emploi

Contraception efficace obligatoire chez la femme en période d'activité génitale, débutée 1 mois avant le début du traitement et poursuivie 2 ans après la fin du traitement par **acitrétine**, 1 mois après la fin du traitement par **alitrétinoïne**.
Contrôle avant le début du traitement et surveillance régulière des enzymes hépatiques et des lipides sanguins pendant toute la durée du traitement.
Recherche d'anomalies osseuses lors des traitements prolongés.

Effets indésirables

Tératogénicité +++.
Cutanéo-muqueux : chéilite, xérose, sécheresse buccale, desquamation palmo-plantaire, érythème facial, chute de cheveux, fragilité des ongles.
Osseux : douleurs osseuses, arthralgies, hyperostoses, soudure prématurée des cartilages de conjugaison chez l'enfant.
Ophtalmologiques : sécheresse oculaire, intolérance au port des lentilles cornéennes, conjonctivite, opacité cornéenne, myopie.
Divers : myalgies, céphalées par hypertension intracrânienne, élévation des phosphatases alcalines et des transaminases, hépatites, élévation du cholestérol total et des triglycérides.

Interactions médicamenteuses

Les **tétracyclines** sont contre-indiquées en association en raison du risque d'hypertension intracrânienne, association avec la **phénytoïne** à surveiller. Attention aux contraceptifs progestatifs microdosés en raison du risque de leur inefficacité contraceptive, il faut utiliser un œstroprogestatif.

PHOTOTHÉRAPIES UVA-UVB

Les différents types de photothérapie

PUVATHÉRAPIE

La PUVAthérapie (psoralène + UVA) est l'inhibition de la division cellulaire par un psoralène sous l'action des ultra-violets A.

BALNÉOPUVATHÉRAPIE

Le psoralène se trouve dans la baignoire et il n'y a donc pas de prise orale du médicament ; intérêt chez les sujets insuffisants hépatiques ou rénaux, notamment les patients éthyliques chroniques ; ce traitement nécessite une baignoire. Les doses d'UVA sont moindres qu'avec la PUVAthérapie classique.

PUVATHÉRAPIE LOCALE

Essentiellement pour les atteintes palmo-plantaires du psoriasis ; intérêt pour les dermites irritatives et de contact des mains.

Elle s'effectue grâce à des lampes de petite taille n'irradiant que les pieds et les mains, après ingestion d'un psoralène.

ASSOCIATION RÉTINOÏDES + PUVATHÉRAPIE = REPUVATHÉRAPIE

SORIATANE associé à la PUVAthérapie indiquée dans le psoriasis.

PHOTOTHÉRAPIES UVB

Il n'y a pas de prise de psoralènes dans ce type de photothérapie ; les UVB sont à spectres larges ou à spectre étroit (lampe TL 01). Indications dans le psoriasis, les eczémas, le vitiligo notamment. Ces photothérapies n'ont pas les contre-indications liées au psoralène (insuffisances hépato-cellulaire et rénale, grossesse), et seraient, pour les UVB à spectre étroit, moins carcinogènes que celles utilisant les UVA.

PHOTOTHÉRAPIES UVA + UVB

En 1re intention chez un patient atopique si une photothérapie est indiquée.

Phototypes selon Fitzpatrick

Phototype I : roux, coup de soleil (= brûlure), ne bronze pas.

Phototype II : peau blanche, coup de soleil (= brûlure), bronze un peu.

Phototype III : peau blanche, ne brûle pas ou peu au soleil, bronze.

Phototype IV : peau mate, ne brûle pas, bronze.

Phototype V : peau marron.

Phototype VI : peau noire.

PRÉCAUTIONS À PRENDRE POUR UN TRAITEMENT PAR PHOTOTHÉRAPIE

- Remettre une fiche au patient mentionnant la quantité de psoralène et l'horaire de la prise par rapport à l'irradiation pour une PUVA.
- Remettre un carnet de photothérapie mentionnant le nombre de séances et la quantité d'UV reçue (J/cm²).
- Protection oculaire dès la prise du psoralène, pendant la séance et jusqu'à la tombée du jour avec des lunettes adéquates (absorption à 330 nm, ex : *Orma* UVX *Essilor* incolores) pour une PUVA.
- Protection des organes génitaux externes pendant la séance (port d'un slip type string si lésions fessières) et les mamelons avec 1 écran solaire.
- Signaler au dermatologue toute modification cutanée (rougeurs, démangeaisons, etc.).
- Signaler toute prise médicamenteuse tout au long de la photothérapie.
- Ne rien appliquer sur la peau avant les irradiations UV sauf protocole particulier.
- Hydrater la peau après chaque séance (ex : *LIPIKAR*) et appliquer un écran solaire si ensoleillement (ex : écran indice 50+).

EXEMPLE DE PROTOCOLE UVB TL01 POUR UN PSORIASIS POUR UN SUJET DE PHOTOTYPE II À III

- Débuter à 0,2 J/cm², augmenter de 0,1 à 0,2 J/cm² à chaque séance sauf problème jusqu'à 1,7 J/cm² à raison de 2 à 3 séances/sem. jusqu'au blanchiment du psoriasis et arrêt (durée totale habituelle de 15 à 30 séances (2 à 3 mois).
- Entente préalable auprès de la caisse d'assurance-maladie.

PSORALÈNE PAR VOIE ORALE

■ 8-méthoxsalène

MÉLADININE					
PUVAthérapie : 0,6 mg/kg ou 25 mg/m², 2 à 3 h avant l'irradiation UVA, au cours d'un repas	30 cp. 10 mg	8,39	I	65 %	0,28

PSORALÈNE PAR VOIE LOCALE

8-méthoxsalène

MÉLADININE					
MÉLADININE faible PUVAthérapies localisées p. ex. dans le vitiligo : application homogène de la solution 2 h avant l'irradiation UVA	24 mL (sol. alcool. 0,1 %)	9,42	I	65 %	0,39
MÉLADININE forte BalnéoPUVAthérapie : 2 fl. pour une baignoire de 160 L	24 mL (sol. alcool. 0,75 %)	10,66	I	65 %	0,44

Propriétés

Les psoralènes sont toujours utilisés en association avec une photothérapie. Ils s'intercalent dans l'ADN et, uniquement sous l'action des UVA, provoquent des liaisons des bases pyrimidiques bloquant ainsi la division cellulaire.

Les indications, contre-indications, précautions d'emploi et effets indésirables se superposent donc à ceux de la PUVAthérapie.

Indications

Psoriasis > 40 % de la surface corporelle +++.
Parapsoriasis et mycosis fongoïde, lichen plan, mastocytoses, lymphome T, eczémas notamment dermatite atopique, vitiligo, pelade, prurit chronique et prurigos, photodermatoses (lucite estivale bénigne).

Contre-indications

Absolues : **Grossesse. Allaitement.** Antécédents de mélanome. Syndrome des nævi atypiques familial. Nævomatose basocellulaire, maladies de la réparation de l'ADN. Lupus systémique, dermatomyosite.

Relatives majeures : âge < 10 ans. Antécédent de carcinome cutané épithélial (baso- et spinocellulaire). Antécédent d'exposition à l'arsenic ou aux radiations ionisantes. Kératoses actiniques, traitement immunosuppresseur, porphyries, insuffisance cardiaque.

Relatives mineures : âge < 16 ans ; cataracte, maladies bulleuses auto-immunes ; insuffisances hépatique ou rénale (intérêt de la balnéoPUVAthérapie), phototype I, photosensibilité.

Précautions d'emploi

Une contraception efficace est nécessaire en âge de procréer.

Bilan préthérapeutique comprenant : examen cutané complet (antécédents, phototype, degré d'héliodermie, nævi, kératoses actiniques), examen cardiovasculaire, consultation ophtalmologique, bilan biologique (fonction rénale, bilan hépatique).

Protection des yeux, du scrotum et des mamelons pendant la séance de PUVA.

Quantités d'UV reçus précisément notées à chaque séance en Joules par cm^2.

Respecter un intervalle d'au moins 48 h entre 2 séances de luminothérapie.

Effets indésirables

Cancers cutanés épithéliaux et probable augmentation de l'incidence du mélanome, justifiant de ne pas dépasser 100 à 200 séances de PUVAthérapie au cours d'une vie, soit 1 500 J/cm^2. Ce risque justifie une surveillance dermatologique clinique annuelle à vie.

Photosensibilisation, déclenchement rarissime d'une dermatose photosensible (dermatite actinique, lupus érythémateux, pemphigus, pemphigoïde bulleuse). Vieillissement cutané précoce.

Cataracte (chez les sujets âgés et les atopiques, pour des doses importantes).

Interactions médicamenteuses

Ne jamais associer un médicament photosensibilisant (phénotiazines, **amiodarone, cyclines, vitamine A acide, quinolones, sulfamides,** nombreux antihypertenseurs).

ECZÉMAS

FICHE MALADIE

DÉFINITION

L'eczéma est une dermatose prurigineuse, érythémateuse squameuse et microvésiculeuse en placards, volontiers diffuse. On distingue :

• l'eczéma de contact et l'eczéma atopique, principalement ;

CAUSES ET MÉCANISMES

ECZÉMA DE CONTACT

▶ Mécanismes

L'eczéma de contact est une allergie dite de contact : l'agent allergisant est appliqué sur la peau, il pénètre par voie percutanée et sensibilise les lymphocytes T locaux ; lors de la réapplication du même agent sensibilisant, des semaines ou des années après, il se produit en 24 à 48 h une réaction allergique locale médiée par les lymphocytes T précédemment sensibilisés et aboutissant aux lésions cliniques d'eczéma. La réaction allergique peut se généraliser par diffusion des lymphocytes sensibilisés.

▶ Particularités cliniques

La topographie des lésions est évocatrice (par exemple, un eczéma des paupières oriente vers un contact cosmétique : fard à paupières ou vernis à ongles); elle dessine, au moins au début, la zone de contact. L'eczéma peut s'étendre et diffuser à distance de la zone initialement atteinte ; ainsi, un eczéma de contact partant de la jambe gauche peut donner des lésions d'eczéma sur le tronc, sur le visage, etc.

L'eczéma peut survenir des années après le premier contact allergisant, mais l'accident aigu survient 1 à 2 jours après le contact déclenchant.

On s'efforcera par l'interrogatoire, souvent difficile, répété, très « policier », de mettre à jour le facteur contact déclenchant (cosmétiques, profession, vêtements, médicaments topiques, loisirs).

▶ Évolution

Elle est favorable en cas d'identification et d'éviction de l'allergène responsable. Attention aux allergies croisées et aux nombreux produits susceptibles de contenir l'allergène suspecté ; par exemple, en cas d'allergie au nickel, on peut développer un eczéma de contact à tous les produits contenant du nickel : bijoux, alliages, boutons de jeans, etc.

Il faut remettre au patient une liste exhaustive de tout ce qui peut contenir l'allergène responsable de son eczéma de contact.

En cas de non-identification de l'agent sensibilisant, l'évolution est rythmée par le contact avec l'allergène.

▶ Examens complémentaires

Ils reposent sur les tests épicutanés ; une batterie standard et les produits autres suspectés lors de l'interrogatoire sont déposés sur des patchs et maintenus dans le dos, au contact de la peau, par un *Élastoplaste,* pendant 48 h, avec lecture des résultats par un dermatologue. Les tests sont posés à distance de toute poussée d'eczéma et de toute corticothérapie locale. Les résultats sont cotés de « Négatif » à « ++++ » (4+). Les antihistaminiques doivent être arrêtés depuis une semaine.

> Les principaux responsables d'eczéma de contact sont : le nickel (bijoux, boutons de jeans), le chrome (colorants, textiles, eau de Javel, ciment), les amines en *PARA* (teintures de cheveux, révélateurs photographiques, caoutchouc), antibiotiques locaux, *PARFENAC*, colophane contenue dans les sparadraps, etc.

ECZÉMA ATOPIQUE

Il est aussi dénommé eczéma constitutionnel ou dermatite atopique. Cette dermatose s'intègre dans un tableau déterminé génétiquement — le terrain atopique —, qui prédispose à l'apparition de manifestations allergiques : eczéma, asthme, rhume des foins et conjonctivite. Une classe particulière d'immunoglobulines intervient dans l'atopie, les immunoglobulines E.

▶ Clinique

• Chez le nourrisson, l'eczéma apparaît vers l'âge de 3 mois sur les zones convexes : les joues et le front, en plaques d'eczéma aigu respectant le nez.
• Cet eczéma subit des poussées surtout lors de la diversification et guérit souvent vers l'âge de 2 ans.
• Après l'âge de 2 ans, l'eczéma siège surtout aux plis de flexion des membres ; il guérit souvent à la puberté.
• L'eczéma de l'adulte est rare, de topographie mixte (plis et visage), souvent sec, lichénifié ; il s'agit de l'évolution chronique.

▶ Évolution

L'évolution est chronique avec des poussées déclenchées par différents facteurs (psychologiques – stress –, climatiques, etc.) ; il n'existe pas de traitement autre que symptomatique. L'évolution de l'eczéma est le plus souvent spontanément favorable vers l'âge de 2 ans, et dans presque tous les cas avant la puberté.

▶ Risque de complications infectieuses

Impétigo (+++), grave pustulose de Kaposi-Juliusberg en cas d'herpès dans l'entourage ; fréquence importante des urticaires chez les sujets atopiques.

ECZÉMA NUMMULAIRE

Plaques érythémato-vésiculeuses, arrondies en « pièce de monnaie », prédominant aux membres inférieurs. Il évoque avant tout un eczéma atopique ou un foyer infectieux à distance (ORL ou dentaire).

ECZÉMA CRAQUELÉ

Plaques érythémato-squameuses, sèches et craquelées, siégeant sur les faces d'extension des membres des sujets âgés.

DIAGNOSTIC

Il est clinique.

L'eczéma, quelle que soit sa cause, se caractérise par des placards rouges, prurigineux, à contours mal limités, émiettés.

On décrit classiquement quatre phases successives :
• Phase érythémateuse, marquée par l'apparition d'une plaque rouge, granitée en surface, parfois œdémateuse, notamment dans les zones lâches (paupières).
• Phase vésiculeuse, marquée par l'existence de vésicules claires sur fond érythémateux ; quelquefois, il existe de véritables bulles.
• Phase de suintement, due à la rupture des vésicules, laissant s'écouler une sérosité claire et aboutissant à la formation de croûtes.
• Phase de desquamation, précédant la guérison.

La succession de ces différentes phases est en fait théorique et, le plus souvent, des lésions de différentes phases sont associées au même moment au sein d'un même placard d'eczéma.

TRAITEMENT

TRAITEMENT LOCAL DE LA POUSSÉE

• Émollients à volonté : par exemple, cérat de Galien.
• Application de dermocorticoïdes, de classe II ou III le plus souvent, avec arrêt progressif.
• **Tacrolimus** topique (*PROTOPIC*), après l'âge de 2 ans.

TRAITEMENT DE FOND

▶ Eczéma de contact

Il n'y a pas de désensibilisation possible ; l'exclusion définitive du contact est impérative.

▶ Eczéma atopique

Il n'y a pas de traitement de fond spécifique de l'eczéma atopique, pourtant la sécheresse cutanée (xérose) observée entre les poussées est un facteur de prurit et de rechute. La peau de l'atopique doit être « graissée » (savons doux, gels surgras ou huiles lavantes, émollients quotidiens). Les cures thermales et le changement de climat peuvent être utiles. Il faut éviter le contact avec les animaux (chats, chiens), les moquettes et les tapis. Il faut également éviter le contact avec le virus herpès et traiter rapidement tout herpès déclaré dans l'entourage. Il n'y a pas de régime alimentaire d'exclusion à suivre de façon systématique, et les désensibilisations sont inutiles (contrairement à l'asthme). Il ne faut pas méconnaître une sensibilisation de contact, fréquente chez l'atopique, et savoir demander des tests épicutanés.

Les vaccinations doivent être faites, même si elles peuvent entraîner une exacerbation de la maladie cutanée. Les contrôles de BCG doivent être faits en dehors des poussées (il existe un risque de résultat faussement négatif si le test est fait en pleine poussée).

TRAITEMENT GÉNÉRAL

- Antihistaminiques H_1 si troubles du sommeil pour leur effet sédatif.
- Cures thermales utiles.
- Une antibiothérapie générale est indiquée assez largement s'il existe une surinfection de l'eczéma.
- Ultraviolets (photothérapie UVA + UVB) et ciclosporine dans les formes sévères, résistantes aux autres traitements, à rechutes fréquentes.
- Dans les formes sévères de dermatite atopique, on peut proposer un immunosuppresseur (ciclosporine) ou une biothérapie (dupilumab).

PRONOSTIC

- L'eczéma peut se surinfecter et se compliquer d'impétigo, c'est une complication classique de l'eczéma atopique de l'enfant ; l'impétigo expose alors le patient à toutes les complications des infections bactériennes cutanées.
- L'eczéma atopique peut se compliquer d'un redoutable syndrome de Kaposi-Juliusberg en cas de contact avec le virus herpès.
- L'eczéma peut se généraliser et évoluer vers une érythrodermie.
- L'eczéma peut se lichénifier, après une évolution chronique et un grattage répété, c'est-à-dire devenir épais avec des striations évoquant un lichen ; les lichénifications sont elles-mêmes prurigineuses. Leur traitement est long, par dermocorticoïdes.

FICHE INFIRMIÈRE

SURVEILLANCE DU TRAITEMENT

SOINS – TRAITEMENT

Premier temps

- Application de dermocorticoïdes de classe III (*DIPROSONE* pommade) sur le corps avec les gants non stériles 1 fois/j, et application de dermocorticoïdes de classe II (*TRIDÉSONIT*) sur le visage 1 fois/j.
- Sur les lésions très suintantes, on peut appliquer du **nitrate d'argent** solution aqueuse à 1 %, 1 fois/j avant les dermocorticoïdes.
- Antihistaminiques HT *per os* en l'absence de contre-indication.

Second temps

- Après quelques jours, les lésions s'améliorent ; on prend le relais des dermocorticoïdes par le cérat *CODEXIAL*, produit émollient.
- Dermocorticoïdes sur le visage et sur le corps un jour sur deux en alternance avec le cérat pour la durée prescrite.

EFFICACITÉ DU TRAITEMENT

Noter les soins faits et la quantité de dermocorticoïdes utilisée par semaine ou mois en grammes (1 tube = 15 ou 30 g).

Noter l'évolution de l'état cutané et le retentissement du prurit (insomnie, lésions de grattage, échelle de quantification du prurit).

ÉDUCATION ET CONSEILS AU PATIENT ATTEINT DE DERMATITE ATOPIQUE

La dermatite atopique, ou eczéma atopique, est une dermatose chronique qui évolue par poussées entrecoupées de rémissions.

La maladie s'améliore classiquement avec l'âge, mais il existe des formes allant jusqu'à l'âge adulte.

RECOMMANDATIONS GÉNÉRALES

- Éviter tout contact avec les sujets ayant un herpès en raison du risque de survenue d'une pustulose de Kaposi-Juliusberg.

• Éviter les climats secs et froids, en effet les atopiques vont mieux quand il fait chaud et humide.

• Éviter le contact avec la laine ; mettre des sous-vêtements en coton à manches longues.

• Il n'y a pas de régime alimentaire particulier en dehors des très rares cas ou un aliment (lait, œufs, poissons) est manifestement responsable de la survenue des poussées d'eczéma.

• En cas de responsabilité prouvée d'allergènes acariens, une désinfection peut être proposée contre les acariens.

LUTTE CONTRE LA SÉCHERESSE CUTANÉE

• La lutte contre la xérose cutanée est fondamentale, elle est un moyen de prévenir les poussées d'eczéma, elle doit être permanente, quotidienne. En effet, une des caractéristiques de la peau de l'atopique est d'être sèche.

• Les émollients (*EXCIPIAL LIPOLOTION,* Cold Cream, cérat *CODEXIAL,* après l'âge de 3 ans, glycérolé d'amidon, etc.) sont à appliquer tous les jours sur la peau encore un peu humide, à la sortie du bain.

TRAITEMENT DES POUSSÉES

• Il fait obligatoirement appel aux dermocorticoïdes et, maintenant, au *PROTOPIC,* après l'âge de 2 ans.

• Les corticoïdes locaux, prescrits par le dermatologue suivant des règles précises, ne seront pas dommageables pour l'enfant.

• Il faut appliquer scrupuleusement la prescription.

• Un traitement dermocorticoïde ne doit pas être interrompu de manière intempestive.

• Le dermatologue doit être à nouveau consulté en cours de traitement pour réadapter la prescription si besoin.

• Le traitement des poussées doit lutter contre le prurit en utilisant les antihistaminiques Hi.

• En cas de surinfection de la peau on prescrira des bains antiseptiques et des antibiotiques *per os,* le plus souvent un macrolide.

FICHE PHARMACOLOGIE

ÉMOLLIENTS

Liste non exhaustive, nombreuses spécialités, ne sont citées que les plus fréquemment utilisées par le dermatologue.	
LIPIKAR *ATODERM PP* *TOPIALYSE* *EXOMEGA* *EMULSION COLD CREAM AVÈNE* *XÉMOSE CRÈME URIAGE* *TOPICREM ULTRAHYDRATANT* *CERAT DE GALIEN* (préparation) Glycérol 15 %, vaseline 8 %, paraffine 2 % 250 g (remboursable dans les indications atopie, ichtyoses, psoriasis, brûlures superficielles) Préparations magistrales (mention obligatoire sur l'ordonnance pour le remboursement : « Prescription à but thérapeutique en l'absence de spécialités équivalentes »), ex : glycérolé d'amidon 40 g *EXCIPIAL LIPOLOTION* QSP 400 g	Appliquer quotidiennement de préférence après la toilette sur une peau un peu humide

Indications : hydratation de la peau, dans la dermatite atopique, les xéroses et les ichtyoses, le psoriasis.

DERMOCORTICOÏDES DE CLASSE IV

Clobétasol propionate ©

DERMOVAL					
Indications préférentielles : lichen, psoriasis et lupus érythémateux discoïde, cicatrices hypertrophiques 1 à 2 appl./j pdt 2 sem. Décroissance toujours progressive	20 mL (gel 0,05 %) 15 g (cr. 0,05 %)	2,44 2,01	I I	65 % 65 %	0,12 0,13
CLARELUX					
A. et E. > 12 ans : 1 à 2 appl./j pdt 2 sem. Décroissance toujours progressive	10 g (cr. 500 µg/g)	1,34	I	65 %	0,13
A. et E. > 2 ans : 2 appl./j Max : ½ fl./sem. (50 g)	100 g (mousse 500 µg/g)	8,42	I	65 %	0,08
CLOBEX					
Traitement topique du psoriasis modéré du cuir chevelu chez l'adulte A. 1 appl./j pdt 4 sem. sur cuir chevelu sec (½ càs = 7,5 mL) Max 40 g/sem. Poser sans couvrir pdt 15 min puis rincer et/ou laver les cheveux	125 mL shampooing (0,05 %)	12,62	I	65 %	0,10

Bétaméthasone dipropionate + propylène glycol

DIPROLÈNE					
Idem *DERMOVAL*	15 g (pom. 0,05 %)	1,77	I	65 %	0,12

DERMOCORTICOÏDES DE CLASSE III

Bétaméthasone valérate

BETNEVAL					
Indications préférentielles : eczéma, dermatite atopique 1 à 2 appl./j Décroissance toujours progressive	30 g (cr. 0,1 %) 30 g (pom. 0,1 %) 15 g (lotion 0,1 %)	2,14 2,11 1,64	I I I	65 % 65 % 65 %	0,07 0,07 0,11
BETESIL					
1 emplâtre/j Max : 6/j avec intervalle d'au moins 30 min Max : 30 j de traitement	8 emplâtres 2,25 mg	18,67	I	65 %	2,33

Bétaméthasone dipropionate ©

DIPROSONE					
Indications préférentielles : eczéma, dermatite atopique, lichen 1 à 2 appl./j Décroissance toujours progressive	30 g (cr. 0,05 %) 30 g (pom. 0,05 %) 30 mL (lotion 0,05 %)	1,98 2,87 2,87	I I I	65 % 65 % 65 %	0,07 0,10 0,10

■ Diflucortolone valérate

NÉRISONE					
Idem *DIPROSONE* Cr. : lésions aiguës suintantes et régions pileuses Pom. : lésions sèches	30 g (cr. 0,1 %) 30 g (pom. 0,1 %)	2.56 2.56	I I	65 % 65 %	0,09 0,09
NÉRISONE GRAS					
Idem *DIPROSONE* Pom. anhydre : lésions très sèches	30 g (pom. 0,1 %)	2,56	I	65 %	0,09

■ Fluticasone

FLIXOVATE					
Indications préférentielles : eczéma, dermatite atopique, lichen N. dès 3 mois : 1 appl./j E. dès 1 an : 1 à 2 appl./j Max 4 sem. Décroissance toujours progressive	30 g (pom. 0,005 %) 30 g (cr. 0,05 %)	3,12 3,12	I I	65 % 65 %	0,10 0,10

■ Hydrocortisone acéponate

EFFICORT LIPOPHILE					
Indications préférentielles : eczéma, dermatite atopique, lichen Lésions squameuses et sèches, ainsi que subaiguës et chroniques 1 à 2 appl./j Arrêt progressif du traitement	30 g (cr. 0,127 %)	2,46	I	65 %	0,08
EFFICORT HYDROPHILE					
Indications préférentielles : eczéma, dermatite atopique, lichen Lésions aiguës et suintantes 1 à 2 appl./j Arrêt progressif du traitement	30 g (cr. 0,127 %)	2,46	I	65 %	0,08

■ Hydrocortisone butyrate

LOCOÏD					
Indications préférentielles : eczéma, dermatite atopique 1 à 2 appl./j Décroissance toujours progressive	30 g (cr. 0,1 %) 30 g (pom. 0,1 %) 30 mL (lotion 0,1 %) 30 g (émuls. fluide sans alcool 0,1 %) 30 g (cr. épaisse 0,1 %)	2,60 2,60 2,60 2,60 2,60	I I I I I	65 % 65 % 65 % 65 % 65 %	0,09 0,09 0,09 0,09 0,09

■ Difluprednate

EPITOPIC					
Indications préférentielles : eczéma, dermatite atopique, lichen 1 à 2 appl./j Décroissance toujours progressive	15 g (cr. 0,05 %)	1,62	I	65 %	0,11

DERMOCORTICOÏDES DE CLASSE II

Désonide

LOCAPRED					
Indications préférentielles : eczéma, dermatite atopique 1 à 2 appl./j Décroissance toujours progressive	15 g (cr. 0,1 %)	1,87	I	65 %	0,12
LOCATOP					
Indications préférentielles : eczéma, lichen, dermatite atopique 1 à 2 appl./j Décroissance toujours progressive	30 g (cr. 0,1 %)	2,25	I	65 %	0,07
TRIDÉSONIT					
Idem *LOCAPRED*	30 g (cr. 0,05 %)	1,87	I	65 %	0,06

DERMOCORTICOÏDES DE CLASSE I

Hydrocortisone ©

DERMOFENAC DEMANGEAISONS					
Dermocorticoïde d'activité faible Piqûres (insecte, ortie), coups de soleil localisés 2 appl./j pdt 3 j	15 g (cr. 1 %)		I	NR	
CORTAPAISYL					
Idem *DERMOFENAC DEMANGEAISONS*	15 g (cr. 0,5 %)			NR	

Inutiles au dermatologue

Propriétés

Anti-inflammatoire, immunosuppressive et antimitotique.

Les **dermocorticoïdes** possèdent une structure de base commune et diffèrent par certains radicaux.

Il existe 4 classes de **dermocorticoïdes** définies en fonction de l'intensité de leur activité.

- Classe IV : la plus puissante.
- Classe III : la plus utilisée.
- Classe II : utilisée principalement sur le visage et chez le nouveau-né, le nourrisson et l'enfant.
- Classe I : très peu utile en pratique.

Après application d'un **dermocorticoïde**, la couche cornée sert de réservoir et assure un passage continu et prolongé de la molécule dans le derme. Les facteurs influençant le passage de la barrière cutanée sont :

- la puissance du **dermocorticoïde** (de IV, classe la plus puissante à I, classe la moins puissante) ;

• l'excipient (pommade plus grasse que crème, réalise une occlusion qui favorise la pénétration du principe actif) ;
• la surface et l'état de la peau traitée (une peau lésée par un eczéma par exemple laisse plus facilement pénétrer un topique) ;
• l'épaisseur de la peau (paupières et scrotum sont les régions du tégument les moins épaisses et laissent facilement pénétrer les topiques, paumes et plantes sont au contraire les régions les plus épaisses du tégument et laissent moins bien pénétrer les principes actifs) ;
• une occlusion naturelle, par exemple au niveau des plis, ou volontaire par un pansement, favorise la pénétration cutanée du topique appliqué.

Le phénomène de tachyphylaxie est à connaître : la répétition des applications entraîne une diminution de l'efficacité du **dermocorticoïde** sans en diminuer les effets indésirables ; il est inutile, sauf cas particulier (peau suintante par exemple dans un eczéma aigu), d'appliquer un **dermocorticoïde** plus de 2 fois/j.

Indications

Elles sont multiples :
• eczémas de contact et atopiques ;
• lichénifications, lichen plan ;
• lupus érythémateux chronique ;
• psoriasis ;
• toxidermies ;
• pelade ;
• dysidrose ;
• chéloïdes ;
• prurigos non parasitaires.

Contre-indications

Dermatoses infectieuses : bactériennes (impétigo), virales (herpès, zona), parasitaires (gale), mycosiques (dermatophyties, candidoses).

Acné.
Rosacée.
Érythème fessier du nourrisson.

Précautions d'emploi

Choisir la classe du **dermocorticoïde** en fonction de la pathologie, de la quantité de surface à traiter, de la localisation (peau très fine des paupières ou peau très épaisse de la plante des pieds), de l'âge du patient (peau fine des enfants), de l'excipient (pommade, crème, gel ou lotion).

Décroître le nombre des applications lentement pour éviter l'effet rebond.

Le nombre de tubes doit être précisé sur l'ordonnance afin qu'il ne puisse pas y avoir d'autoprescription.

Informer le patient des risques de la corticothérapie en cas de non-respect de l'ordonnance.

Associer un **antiseptique** à appliquer avant le **dermocorticoïde** en cas de dermatose surinfectée.

Proscrire les associations **dermocorticoïde** – antibiotique et **dermocorticoïde – antifongique.**

Effets indésirables

Locaux : atrophie cutanée avec fragilité cutanée et visualisation des vaisseaux du derme, retard de cicatrisation, anomalies de la pigmentation, hypertrichose, lésions acnéiformes, dermite péri-orale, granulome glutéal sur le siège des nourrissons, possible allergie de contact à l'excipient, effet rebond à l'arrêt, souvent intempestif, du traitement.

Généraux : ils sont rares et se rencontrent lors d'applications répétées, sur de grandes surfaces, de **dermocorticoïdes** puissants. Ce sont ceux de la corticothérapie générale.

PRESCRIPTION

• Pas de prescription d'un dermocorticoïde sans un diagnostic précis. En cas de doute diagnostique, il faut effectuer un prélèvement bactériologique ou mycologique ou réaliser une biopsie cutanée puis traiter selon l'hypothèse diagnostique la plus probable (dermocorticoïde seul ou antibiotique local seul ou antifongique local seul en premier).
• Choix de la classe en fonction de la localisation de la dermatose et de l'âge du patient :
– classe I réservée aux lésions épaisses (plaque d'eczéma lichénifié) et aux localisations où la peau est épaisse (paumes et plantes) ;
– classe II pour la plupart des lésions du tronc (chez l'adulte) ;
– classe III sur le visage et chez l'enfant.
• Choix de la forme galénique en fonction de la dermatose et de sa localisation :
– lotions dans les plis et sur le cuir chevelu ;
– pommades sur les lésions épaisses (plaques de psoriasis, eczéma lichénifié) et dans les localisations où la peau est épaisse (paumes et plantes) ;
– crèmes sur des lésions du tronc, du visage et sur des lésions suintantes (eczéma aigu).
• Préciser sur l'ordonnance :
– 1 à 2 appl./j en attaque ; la durée du traitement d'attaque. Le traitement ne doit jamais être interrompu brutalement en raison du risque d'un effet rebond (reprise évolutive brutale de la dermatose) ;
– le mode de décroissance. Ex : 1 appl. 1 soir/2 pendant 2 sem. puis 2 appl./sem. pendant 2 sem. ;
– le nombre de tubes à délivrer par le pharmacien et la contenance de ces tubes (ex : *DIPROSONE* crème, 2 tubes de 30 g).
• Informer le patient :
– du caractère personnel de son traitement ;
– du possible effet rebond en cas de non-décroissance progressive (très fréquent en pratique +++) ;
– de l'inutilité d'appliquer le **dermocorticoïde** plus de 1 à 2 fois/j.
• Appliquer un antiseptique avant le dermocorticoïde en cas de lésions surinfectées.
• Proscrire les associations :
– **Dermocorticoïde** + antibiotique ;
– **Dermocorticoïde + antifongique.**

URTICAIRE – ŒDÈME DE QUINCKE

FICHE MALADIE

DÉFINITION

L'urticaire est une maladie fréquente, faite de papules fugaces, érythémateuses, œdémateuses et prurigineuses.
L'œdème de Quincke, ou angio-œdème, est une atteinte profonde de l'hypoderme, non prurigineuse, donnant une sensation de tension sous-cutanée. Lorsque l'angio-œdème atteint les muqueuses, notamment laryngées, il existe un risque d'asphyxie.

CAUSES ET MÉCANISMES

MÉCANISMES

L'urticaire et l'angio-œdème sont dus à la libération d'une substance vasoactive, par des cellules (les mastocytes) sous l'influence de différents mécanismes :

• mécanismes immunologiques faisant intervenir des anticorps de classe IgE après ingestion d'un aliment ou d'un médicament ;

• mécanismes non immunologiques par ingestion d'aliments riches en histamine ou d'aliments histamino-libérateurs, ou par stimulation par des agents physiques (chaud, froid, soleil, vibrations, etc.).

CAUSES D'URTICAIRE

Dans l'immense majorité des cas, l'urticaire est de cause inconnue.

▶ Médicaments

De nombreux médicaments peuvent être incriminés ; les premières lésions apparaissent dans les minutes ou dans les heures qui suivent la prise du médicament responsable. Il faut savoir que le patient peut avoir pris ce médicament pendant de nombreuses années sans n'avoir jamais eu aucun problème. Les antibiotiques de la famille des **pénicillines,** l'*ASPIRINE* et les autres **anti-inflammatoires non stéroïdiens,** les **produits de contraste iodés,** sont les agents le plus souvent responsables d'urticaire. À part les **inhibiteurs de l'enzyme de conversion** responsables d'angioœdème chronique, les médicaments sont plus souvent responsables d'urticaire aiguë et non chronique.

▶ Aliments

Aliments contenant des moisissures (pain, bière, fromages, choucroute), conserves, noix, blanc d'œuf, crustacés, poissons, fraises, bananes, tomates, etc.

En cas de suspicion d'urticaire chronique d'origine alimentaire et médicamenteuse dont on n'arrive pas à faire la preuve avec certitude, il faut demander au patient de noter minutieusement sur un cahier tous les aliments pris dans la journée, pendant et en dehors des repas, tous les médicaments pris, ceux prescrits par le médecin, ceux pris en automédication et le nombre de crises d'urticaire ainsi que leur horaire de survenue, ceci sur 3 ou 4 semaines.

▶ Infections

• Virales : hépatites, mononucléose infectieuse, etc.

• Parasitaires : vers ronds intestinaux, bilharziose, distomatose, hydatidose, anisakiase, toxocarose.

• Bactériennes : foyers ORL, urinaires et dentaires principalement.

▶ Facteurs contacts

Les urticaires de contact sont rares et surviennent souvent chez un sujet ayant un terrain atopique. On peut citer dans cette catégorie les piqûres d'ortie et de méduse et les urticaires au latex, actuellement très préoccupantes dans le milieu médical.

▶ Facteurs physiques

Dermographisme

Caractérisé par la survenue d'une urticaire lors du grattage de la peau, par exemple avec la pointe d'un marteau à réflexe ; les lésions sont rouges, œdémateuses et prurigineuses, apparaissent en quelques minutes et reproduisent le trajet du frottement.

Urticaire cholinergique

Forme fréquente, caractérisée par la survenue de petites papules blanches ou rouges sur les zones d'hypersudation du corps, lors de l'effort, d'une émotion ou d'un stress.

Urticaire retardée à la pression

Forme rare, caractérisée par la survenue élective de lésions urticariennes sur les zones de pression du corps, notamment les paumes et les plantes, les fesses après une station assise prolongée ou encore l'épaule après le port d'une charge lourde, plusieurs heures après la pression.

Urticaire au froid

Caractérisée par la survenue d'une urticaire sur une zone cutanée ou muqueuse en contact avec le froid, par exemple œdème de la muqueuse buccale lors de l'ingestion d'une glace ; parfois, il s'agit d'une urticaire généralisée réflexe au froid due à l'abaissement de la température interne, par exemple lors d'une baignade en eau froide.

Urticaire à l'eau

Forme caractérisée par la survenue d'une urticaire quelques minutes après un contact avec de l'eau quelle que soit sa température ; il faut différencier cette urticaire d'une urticaire au froid ou au chaud.

Urticaire au chaud

Forme rare, caractérisée par la survenue d'une urticaire après contact avec un objet chaud.

Urticaire solaire

Forme exceptionnelle, caractérisée par la survenue en zone photo-exposée d'une urticaire dans les minutes qui suivent une exposition solaire.

▶ Piqûres d'hyménoptères

Guêpes, frelons, abeilles ; risque de choc anaphylactique, surtout si les piqûres sont multiples, cervico-faciales ou intravasculaires chez un sujet déjà sensibilisé.

▶ Maladies générales

Des lésions d'urticaire peuvent être présentes dans de nombreuses maladies générales et peuvent en être le mode de révélation. Ces lésions d'urticaire sont volontiers :

- fixes – c'est-à-dire qu'elles n'ont pas le caractère fugace des lésions d'urticaire banale ;
- bilatérales et symétriques ;
- associées à de la fièvre, à des douleurs articulaires et à des anomalies biologiques notamment à un syndrome inflammatoire.

Il s'agit des vascularites, du lupus érythémateux systémique, de la maladie de Still, de cancers notamment les hémopathies, des dysglobulinémies (myélome), de l'hyperthyroïdie.

▶ Facteurs génétiques

L'œdème angio-neurotique héréditaire est une affection rare, autosomique dominante, due à un déficit en inhibiteur de la C1-estérase, et caractérisée par la survenue d'angio-œdèmes récidivants exposant à un risque d'asphyxie en cas de localisation pharyngo-laryngée.

▶ Facteurs psychiques

Ils sont souvent importants et peuvent intervenir dans le déclenchement ou l'aggravation des poussées d'urticaire.

Dans la majorité des cas, notamment d'urticaire chronique, aucune cause n'est mise en évidence. On parle alors d'urticaire idiopathique, même si le rôle de facteurs physiques déclenchants est le plus vraisemblable.

DIAGNOSTIC

- Papules œdémateuses de taille variable (de quelques millimètres à plusieurs centimètres), à contours nets, prurigineuses.
- Placards œdémateux.
- Œdème sans modification visible de la peau, surtout marqué aux endroits lâches (paupières, lèvres, langue).
- Les lésions papuleuses sont rouges, rosées, avec un aspect plus clair au centre pour les grandes lésions, enfin typiquement blanches dans l'urticaire cholinergique.

Les formes sont variables : les lésions peuvent se grouper en anneau, en arceau, etc.

La topographie est variable, de localisée à généralisée ; lorsque les lésions surviennent aux points de pression, cette localisation est évocatrice d'une urticaire physique à la pression. Les lésions sont *fugaces,* c'est-à-dire qu'elles changent de place au fil des heures ; une urticaire fixe (qui ne bouge pas) est évocatrice d'urticaire systémique.

Il convient de rechercher des signes d'atteinte muqueuse, facteur de gravité dans l'urticaire, en particulier :

- des signes d'atteinte pharyngée se manifestant par une dysphagie ;
- des signes d'atteinte laryngée se manifestant par une dyspnée.

Des signes peuvent être associés à l'atteinte cutanéo-muqueuse (douleurs articulaires, fièvre, etc.), orientant vers certaines causes.

TRAITEMENT

Il faut toujours supprimer le facteur déclenchant lorsqu'il est identifié : suppression définitive d'un aliment ou d'un médicament, traitement d'une parasitose intestinale ou d'une infection dentaire, etc.

Il faut remettre au patient une liste des aliments riche en histamine et des aliments entraînant une libération d'histamine sans

mécanisme allergique en cas d'urticaire chronique de cause inconnue. Il faut savoir qu'il existe de la pénicilline dans certains aliments, notamment dans le lait, qu'il existe des dérivés de l'aspirine dans la banane, etc.
Le traitement de l'urticaire aiguë et de l'urticaire chronique repose sur les **antihistaminiques** H_1.

TRAITEMENT DE LA CRISE AIGUË

▶ En l'absence de signes de gravité

Antihistaminique H_1 par voie orale.
En cas de crise invalidante, ne cédant pas sous traitement oral, une hospitalisation courte peut être proposée pour réaliser des perfusions de *POLARAMINE*.
Les corticoïdes par voie générale, orale ou injectable, sont inutiles.

▶ En présence de signes de gravité

En cas d'œdème de Quincke (atteinte muqueuse de la langue, du pharynx ou du larynx) le traitement est une urgence et le patient doit être hospitalisé. Les corticoïdes sont très efficaces.
La survenue d'un choc anaphylactique impose une réanimation médicale en extrême urgence ; le traitement repose sur l'administration d'**adrénaline** IV à la seringue électrique en continu.

TRAITEMENT DE L'URTICAIRE CHRONIQUE

Il repose sur les antihistaminiques H_1 au long cours ; par exemple *KESTIN, AERIUS* ou *XYZALL* 1 cp./j pendant au moins 2 mois.
En cas d'urticaire cholinergique, les **antihistaminiquesanticholinergiques** tels que *POLARAMINE* ou *ATARAX* sont plus efficaces.
Seules l'urticaire retardée à la pression et les vascularites urticariennes peuvent relever de la corticothérapie par voie générale.
L'œdème angio-neurotique héréditaire se traite par les androgènes (*DANATROL*). L'hospitalisation peut être nécessaire pour perfusion de C1 inhibiteur purifié.

PRONOSTIC

Favorable dans la majorité des cas, l'évolution peut être chronique. Les lésions disparaissent parfois en 2 ans.
L'évolution peut être dramatique en cas de localisation pharyngée ou de choc anaphylactique.

FICHE INFIRMIÈRE

PRATIQUE INFIRMIÈRE DEVANT UN ŒDÈME DE QUINCKE PHARYNGÉ

RECONNAÎTRE LES SIGNES DE GRAVITÉ

- Œdème de la langue.
- Dysphagie, stagnation de la salive dans la cavité buccale.
- Grande angoisse.
- Dyspnée, patient assis cherchant l'air, voire cyanose, sueurs.

SURVEILLANCE DU TRAITEMENT

SOINS – TRAITEMENT

En urgence, faire appeler le médecin ou le réanimateur en cas de signes de choc.
Sans attendre l'arrivée du médecin :
- Asseoir le patient.
- **Adrénaline** 0,1 % : 0,25 mg SC, renouvelable ; voie sublinguale possible.
- Pose d'une voie veineuse.
- Injecter 1 amp. de *SOLU-MÉDROL* 20 mg en IV direct (il ne faut pas utiliser le *SOLU-DÉCADRON* qui contient des sulfites pouvant entraîner une réaction anaphylactique).
- *POLARAMINE* IV.

EFFICACITÉ DU TRAITEMENT

L'œdème diminue rapidement dans les secondes ou les minutes qui suivent l'injection d'**adrénaline** ; les signes d'intolérance régressent (dyspnée, cyanose).

▶

En l'absence d'amélioration rapide, une intubation est nécessaire ; si celle-ci est impossible, une trachéotomie s'impose.

EFFETS INDÉSIRABLES

Une poussée hypertensive est possible après injection d'**adrénaline**.

ÉDUCATION ET CONSEILS

• Connaître et éviter les facteurs déclenchants.

• Avoir sur soi écrite la liste des allergènes déclenchant la réaction anaphylactique (médicaments, aliments).

• Avoir sur soi une seringue d'**adrénaline** (*ANAHELP*) pour auto-injection SC.

FICHE PHARMACOLOGIE

ANTIHISTAMINIQUES H1 – PEU SÉDATIFS

■ Loratadine ©

LORATADINE					
Rhinites, urticaire chronique idiopathique : 1 cp./j en 1 prise	7 cp. 10 mg 15 cp. 10 mg	2,37	II	NR 30 %	

■ Desloratadine ©

AERIUS					
1 cp./j en 1 prise	15 cp. 5 mg 30 cp. 5 mg	1,89 3,46	II II	30 % 65 %	0,13 0,12
E. 1-5 ans : 2,5 mL x 1/j E. 6-11 ans : 5 mL x 1/j A. ou E. > 12 ans : 10 mL x 1/j	1 fl. 150 mL (0,5 mg/mL)	2,23	II	30 %	2,23

■ Ébastine ©

KESTINLYO					
Urticaires : 1 lyoc x 1/j Rhinites allergiques : 1 à 2 lyocs x 1/j	30 lyocs 10 mg	4,01	II	30 %	0,13
KESTIN					
Urticaires : 1 cp. x 1/j Rhinites allergiques : 1 à 2 cp. x 1/j	15 cp. 10 mg 30 cp. 10 mg	3,03 5,75	II II	30 % 30 %	0,20 0,19

■ Cétirizine ©

ZYRTEC					
Rhinites allergiques, conjonctivites allergiques, urticaire A., E. > 12 ans : 20 gttes x 1/j E. 6-12 ans : 10 gttes x 2/j E. 2-6 ans : 5 gttes x 2/j	1 fl. 15 mL (gttes 0,5 mg) 10 mg/mL	2,56	II	30 %	2,56

CETIRIZINE					
A., E. > 12 ans : 1 cp. x 1/j E. 6-12 ans : ½ cp. x 2/j	7 cp. séc. 10 mg 15 cp. séc. 10 mg 60 cp. séc. 10 mg 7 cp. à sucer 10 mg	 2,22 HOP	 II II	NR 30 % NR	 0,15

■ **Lévocétirizine ©**

XYZALL					
A. et E. > 6 ans : 1 cp./j À adapter chez l'insuffisant rénal en fonction de la clairance : 30-60 mL/min : 1 cp./2 j 15-30 mL/min : 1 cp./3 j	14 cp. 5 mg 28 cp. 5 mg	2,28 4,21	II II	30 % 30 %	0,16 0,15

■ **Méquitazine**

PRIMALAN					
Rhinites, urticaire chronique idiopathique : 10 mg/j en 1 (le soir) à 2 prises A. et E. > 2 ans < 40 kg : 1 c-mes. 2,5 mL (1,25 mg) par 5 kg de poids corporel, en 1 à 2 prises/j > 40 kg : 8 c-mes. en 1 à 2 prises/j	14 cp. séc. 5 mg 14 cp. séc. 10 mg 24 c-mes. 1,25 mg (fl. 60 mL) 50 c.-mes. 1,25 mg (fl. 125 mL)	2,05 3,06 1,40 2,28	I I I I	30 % 30 % 30 % 30 %	0,15 0,22 0,06 0,05

■ **Fexofénadine ©**

TELFAST					
Rhinite allergique saisonnière > 12 ans : 1 cp. 120 mg/j Prurit de l'urticaire chronique ≥ 12 ans : 1 cp. 180 mg/j	15 cp. 120 mg 15 cp. 180 mg	2,43 2,43	II II	30 % 30 %	0,16 0,16

■ **Rupatadine ©**

WYSTAMM					
Rhinite allergique et urticaire chronique idiopathique A. et E. > 12 ans : 10 mg/j en 1 prise	30 cp. 10 mg	4,84	II	30 %	0,16

■ **Bilastine ©**

INORIAL					
Rhinite allergique et urticaire A. et E. > 12 ans : 20 mg/j en 1 prise en dehors des repas	10 cp. 20 mg 30 cp. 20 mg	1,61 4,16	II II	30 % 30 %	0,16 0,14

ANTIHISTAMINIQUES H1 - SÉDATIFS

■ Dexchlorphéniramine

POLARAMINE					
A. : 1 cp. x 3 à 4/j E > 6 ans : ½ cp. x 2 à 3/j avec un intervalle ≥ 4 h	20 cp. séc. 2 mg			NR	
1 à 2 amp./j en SC, IM ou IV	5 amp. 1 mL (5 mg)			NR	

■ Hydroxyzine ©

ATARAX					
Prurit : dose initiale de 25 mg (12,5 mL de sirop) puis 25 mg x 3 à 4/j le soir au coucher	30 cp. séc. 25 mg	1,80	I	65 %	0,06
	200 mL fl.	1,92	I	65 %	0,01

ANTIHISTAMINIQUES H1 - PHÉNOTHIAZINE

■ Prométhazine

PHÉNERGAN					
Urticaire aiguë : 1 amp. à renouveler 1 fois si besoin IM profonde à privilégier IVL dilution d'une amp. au 1/10e (2,5 mg/mL) et perf. de 2,5 mg/min	5 amp. 2 mL = 50 mg (2,5 %)		I	NR	

Propriétés

Les **antihistaminiques H1** agissent en bloquant les effets de l'histamine sur les vaisseaux, les bronches et le tube digestif.

Indications

– Rhinite allergique avec action sur les symptômes oculaires associés.
– Dermatoses allergiques (urticaires, réactions locales dues à des piqûres d'insectes).
– Traitement symptomatique adjuvant des dermatoses prurigineuses (eczéma).

Contre-indications

Allongement de l'espace QT.
Pour les produits anticholinergiques : obstacle prostatique, sujets à risque de glaucome aigu (avis ophtalmologique).
Grossesse : déconseillés. *POLARAMINE* : autorisée aux 1er et 2e trimestres.
Allaitement : tous déconseillés.
Chez l'enfant :
– < 2 ans : **cétirizine** sol. buv. (rhinites infectieuses le plus souvent),
– < 6 ans : **cétirizine** cp.,
– < 12 ans : **fexofénadine**, **desloratadine**, **ébastine** et **loratadine**.

Précautions d'emploi

Chez les conducteurs de véhicules, baisse de la vigilance avec les produits sédatifs.

Effets indésirables

Rares troubles digestifs et céphalées.
Somnolence avec les produits sédatifs.
Méquitazine : effets anticholinergiques à type de sécheresses buccale et oculaire, de constipation, de glaucome aigu et de rétention d'urine.

Interactions médicamenteuses

Cétirizine : aucune.

Antihistaminiques H1 sédatifs : majoration des effets sédatifs avec l'alcool et d'autres médicaments sédatifs comme les **benzodiazépines.**

Antihistaminiques H1 anticholinergiques : prendre en compte l'association avec d'autres médicaments anticholinergiques tels que les **antidépresseurs tricycliques**, certains **antiparkinsoniens**, certains **antispasmodiques** et les **antipsychotiques.**

Ébastine : **macrolides** et **imidazolés** (troubles du rythme).

Fexofénadine et **ébastine** : médicaments entraînant des torsades de pointes.

ANTISEPTIQUES – RÉCAPITULATIF ET ACTIVITÉ PRÉFÉRENTIELLE

Iode *BÉTADINE*	Antiseptique à large spectre bactéricide et fongicide
Chlore *AMUKINE, DAKIN COOPER*	Antiseptique bactéricide, fongicide après un temps de contact prolongé, virucide notamment sur le VIH
Carbanilide *SEPTIVON*	Antiseptiques bactériostatiques sur les Gram+ (bactéricides si utilisés non dilués)
Amidines *HEXOMÉDINE SOLUTION, GEL, TRANSCUTANÉE*	Antiseptiques actifs sur les bactéries Gram+
Alcool éthylique *ALCOOL MODIFIÉ GIFRER 70°*	Antiseptique bactéricide à 70°, fongicide et virulicide
Chlorhexidine *SEPTÉAL, DIASEPTYL, HIBISCRUB, DOSISEPTINE, HIBIDIL* **Chlorhexidine + hexamidine + chlorocrésol** *CYTÉAL* **Chlorhexidine + chlorure de benzalkonium** *DERMOBACTER, MERCRYL, MERCRYLSPRAY* **Chlorhexidine + chlorure de benzalkonium + alcool benzylique** *BISEPTINE*	Antiseptique bactériostatique (puis bactéricide après un temps de contact de 10 min), essentiellement sur les germes Gram+, fongistatique sur *Candida albicans* Très utilisés en pratique dermatologique
Oxydants *EAU OXYGÉNÉE*	Antiseptiques bactériostatiques (faibles sauf pour le permanganate de potassium)
Colorants *ÉOSINE AQUEUSE*	Antiseptiques en solution alcoolique, bactériostatiques sur les bactéries Gram+ et à un moindre degré sur les Gram– Très asséchants
Ammoniums quaternaires *STERLANE*	Antiseptiques bactéricides sur les bactéries Gram+, faiblement fongistatiques

ANTISEPTIQUES

■ Povidone ©

BÉTADINE DERMIQUE					
Antisepsie de la peau Traitement d'appoint des dermatoses infectieuses Lavage des plaies	125 mL (sol. aqueuse 10 %)	1,83		30 %	0,01
	500 mL (sol. alcool. 10 %)			NR	
	50 unidoses de 10 mL (sol. alcool. 10 %)	HOP			
	10 unidoses 10 %			NR	
BÉTADINE					
Antisepsie de la peau Traitement d'appoint des dermatoses infectieuses	30 g (gel 10 %) 100 g (gel 10 %)	HOP		NR	
Antisepsie des plaies et brûlures superficielles	6 compr. imprégnées 350 mg			NR	
	50 compr. imprégnées 350 mg	HOP			
Antisepsie de la cavité buccale	125 mL (fl.)			NR	
	10 unidoses 10 mL (sol. 10 %)	HOP			
Antisepsie vaginale	8 ovules 250 mg			NR	
Antisepsie vaginale et génitale externe	125 mL (fl.)			NR	
	500 mL (fl. 5 %)	HOP			
	10 unidoses 10 mL (10 %)			NR	
Antisepsie cutanée périoculaire et conjonctivale en chirurgie ophtalmique	20 fl. 20 mL sol. irrig. ocul. 5 %	HOP			
BÉTADINE ALCOOLIQUE					
Réservée à l'antisepsie du champ opératoire	125 mL (fl. 5 %)			NR	
	500 mL (fl. 5 %)	HOP			
	40 unidoses 10 mL (5 %)	HOP			
	10 unidoses 10 mL (5 %)			NR	
	6 compresses 200 mg			NR	
BÉTADINE SCRUB					
Toilette des mains Lavage des plaies (dilué au 1/3)	125 mL (sol. Moussante 4 %)	1,67		30 %	0,01
	500 mL (sol. moussante 4 %)	HOP			
	10 doses 10 mL (4 %)			NR	
	50 doses 10 mL (4 %)	HOP			
BÉTADINE TULLE					
Plaies ou brûlures	5 pans. méd. 10 x 10 cm (10 %)			NR	
	10 pans. méd. 10 x 10 cm (10 %)			NR	

Propriétés

Antiseptique à large spectre bactéricide et fongicide.

Contre-indications

Antécédent d'allergie à l'iode.
Association aux dérivés mercuriels (ulcérations).
Nouveau-né < 1 mois.
Pathologie thyroïdienne.

Précautions d'emploi

Ne pas utiliser de façon prolongée (irritation, retard à la cicatrisation), ni sur des surfaces étendues (surcharge iodée et hypothyroïdie), notamment chez la femme enceinte et le jeune enfant.

Effets indésirables

Irritation, retard à la cicatrisation, coloration brune des téguments et des textiles, surcharge iodée et hypothyroïdie.

Interactions médicamenteuses

Provoque des ulcérations quand association aux dérivés mercuriels.
Inactivation par le **thiosulfate de sodium.**

■ Hypochlorite de sodium

AMUKINE					
Antisepsie de la peau et des muqueuses dans une fl. opaque aux UV de sol. aqueuse Antisepsie des plaies et brûlures (Stabilité 36 mois à l'abri de la lumière et à une température < 30 °C)	250 mL 0,06 %			NR	
DAKIN COOPER STABILISÉ					
Antisepsie de la peau et des muqueuses Antisepsie des plaies et brûlures (Stabilité 30 mois à l'abri de la lumière et à une température < 30 °C)	60 mL (sol. aq. 0,5 %) 250 mL (sol. aq. 0,5 %) 500 mL (sol. aq. 0,5 %) 125 mL (sol. aq. 0,5 %)	2,66		NR 30 % NR NR	0,01

Propriétés

Antiseptique bactéricide, fongicide après un temps de contact prolongé, virucide notamment sur le VIH.

Effets indésirables

Dermite irritative caustique si utilisation sous occlusion.

Interactions médicamenteuses

Éviter l'utilisation d'autres **antiseptiques** (inactivation par les dérivés mercuriels).

■ Carbanilides ©

SEPTIVON					
Antisepsie de la peau et des muqueuses Bains (3 bouchons dans 2 L d'eau) Nettoyage et antisepsie des mains	250 mL (sol. moussante 1,5 %) 500 mL (sol. moussante 1,5 %)	2,10		15 % NR	0,01

Propriétés

Antiseptiques bactériostatiques sur les bactéries Gram+ (bactéricides si utilisés non dilués).

Contre-indications

Hypersensibilité au triclocarban.
Nourrisson < 6 mois, pour la crème 2 %.

Précautions d'emploi

Ne pas chauffer car risque de production de métabolites toxiques pouvant entraîner une méthémoglobinémie.

Bien rincer et utiliser très dilué chez l'enfant (importante résorption percutanée). Ne pas mettre en contact avec l'œil.
Ne pas associer à d'autres **antiseptiques.**

Effets indésirables

Rares réactions allergiques ou par photosensibilisation.

■ Amidines ©

HEXOMÉDINE					
Antisepsie de la peau et des muqueuses	45 mL (sol. alcool. 1 ‰)			NR	
	250 mL (sol. alcool. 1 ‰)			NR	
Traitement d'appoint des dermatoses infectieuses	75 mL (fl. pour pulv. cutanée)			NR	
Traitement d'appoint des dermatoses infectieuses non suintantes	30 g (gel 1 ‰)			NR	
HEXOMÉDINE TRANSCUTANÉE					
Traitement d'appoint des dermatoses infectieuses Périonyxis bactérien (bains de doigt de quelques min)	45 mL (sol. alcool. 1,5 ‰)			NR	

Propriétés

Antiseptiques actifs sur les bactéries Gram+.

Contre-indications

Hypersensibilité connue aux diamidines.

Précautions d'emploi

Ne pas utiliser pour l'antisepsie avant un geste chirurgical car son délai d'action est trop long.

Ne pas appliquer la solution transcutanée sur les plaies ni sur les muqueuses, ni sous pansement (risque de nécrose).

Effets indésirables

Rares phénomènes de sensibilisation cutanée.

Interactions médicamenteuses

Ne pas utiliser d'autres **antiseptiques** interférences possibles (antagonisme/inactivation).

■ Alcool éthylique

ALCOOL MODIFIÉ 70°					
Antisepsie de la peau saine Désinfection du petit matériel chirurgical après son nettoyage	125 mL (fl.)			NR	
	250 mL (fl.)			NR	
	500 mL (fl.)			NR	

Propriétés

Antiseptique bactéricide à 70°, fongicide et virucide.
L'alcool à 90° est réputé moins efficace.

Contre-indications

Application sur les yeux, les muqueuses et les plaies.

Effets indésirables

Asséchant et irritant.

■ Chlorhexidine ©

SEPTÉAL					
Antisepsie des plaies et brûlures Antisepsie de la peau	250 mL (sol. alcool. 0,5 %)	2,57		15 %	0,01
DIASEPTYL					
Antisepsie des plaies et brûlures Antisepsie de la peau	75 mL (sol. 0,5 %) 125 mL (sol. 0,5 %)	 2,80		NR 15 %	 0,02
HIBISCRUB					
Antisepsie de la peau Lavages des mains	125 mL (sol. moussante 4 %) 500 mL (sol. moussante 4 %)			NR NR	
HIBIDIL					
Antisepsie de la peau et des muqueuses Antisepsie des plaies	25 unidoses (15 mL de sol. aqueuse 0,05 %) 240 unidoses (15 mL de sol. aqueuse 0,05 %)	 HOP		NR	
DOSISEPTINE					
Antisepsie des plaies superficielles	10 unidoses 5 mL 0,05 % 20 unidoses 5 mL 0,05 % 30 unidoses 45 mL 0,05 % 30 unidoses 100 mL 0,05 % 50 mL fl. pressurisé 0,05 %	 1,96 HOP HOP 		NR 15 % NR	 0,10

■ Chlorhexidine + hexamidine + chlorocrésol

CYTÉAL					
Antisepsie des plaies et brûlures Antisepsie de la peau et des muqueuses	250 mL (sol. moussante 0,1 %) 500 mL (sol. moussante 0,1 %)	2,65		15 % NR	0,01

Propriétés

Antiseptique bactériostatique (puis bactéricide après un temps de contact de 10 min), actif essentiellement sur les germes Gram+ et fongistatique sur *Candida albicans*.

Contre-indications

Hypersensibilité connue à la **chlorhexidine**.
Association avec les savons (inactivation).
Ne pas mettre en contact avec le cerveau, les méninges et l'oreille moyenne.

Précautions d'emploi

Conserver à l'abri de la lumière.
Rincer après application (pour les solutions moussantes).
Ne pas utiliser pour les lavages d'oreille.

Effets indésirables

Rares eczémas de contact.
Risque d'effets systémiques si application sur de grandes surfaces ou sous occlusion, notamment chez l'enfant.

Interactions médicamenteuses

Ne pas utiliser d'autres **antiseptiques** interférences possibles (antagonisme/inactivation) ou des savons.

■ Chlorhexidine + chlorure de benzalkonium

DERMOBACTER					
Antisepsie de la peau (solution pure) et des muqueuses (solution diluée)	300 mL (sol.) 125 mL (sol.)	3,17 1,51		15 % 15 %	0,01 0,01
MERCRYL					
Antisepsie de la peau (solution pure) et des muqueuses (solution diluée)	125 mL (sol. non moussante) 300 mL (sol. moussante) 1000 mL (sol. moussante)			NR NR NR	
MERCRYLSPRAY					
Antisepsie de la peau	50 mL (sol.)			NR	

■ Chlorhexidine + chlorure de benzalkonium + alcool benzylique ©

BISEPTINE					
Antisepsie des plaies, dermatoses infectieuses sensibles, antisepsie du champ opératoire	100 mL (fl. pulv.) 250 mL 500 mL 40 mL	2,11 1,99 HOP HOP		30 % 30 %	0,02 0,01
BISEPTINESPRAID					
Antisepsie des plaies superficielles	50 mL (fl. pulv.) 125 mL			NR NR	

Propriétés

Bactéricide, fongicide, actif sur les germes Gram+ et Gram– et sur *Candida albicans*.

Contre-indications

Hypersensibilité connue à l'un des constituants.
Application sur les muqueuses.

Précautions d'emploi

Pas d'emploi successif avec des savons ou d'autres antiseptiques non cationiques.

Effets indésirables

Allergies de contact et anaphylaxie.

Interactions médicamenteuses

Ne pas utiliser d'autres antiseptiques en raison des interférences possibles (antagonisme/inactivation) ou des savons.

■ Oxydants

EAU OXYGÉNÉE GILBERT					
Antisepsie des petites plaies superficielles	120 mL (fl. de sol. 10 vol.) 250 mL (fl. de sol. 10 vol.) 10 unidoses 10 mL (10 vol.) 60 unidoses 10 mL (10 vol.)	 HOP		NR NR NR	

Propriétés

Antiseptiques bactériostatiques (faibles sauf pour le permanganate de potassium).

Contre-indications

Hypersensibilité connue au produit.
Association à l'eau oxygénée et au nitrate d'argent pour le permanganate de potassium.
Contact avec les yeux.

Effets indésirables

Assèchement de la peau.
Le permanganate de potassium est très salissant et peut entraîner des brûlures en cas d'erreur de dilution.

Interactions médicamenteuses

Association à l'eau oxygénée et au nitrate d'argent pour le permanganate de potassium.

■ Colorants

ÉOSINE AQUEUSE GILBERT					
Traitement d'appoint de l'érythème fessier du nourrisson	10 unidoses 2 mL (2 %) 60 unidoses 2 mL (2 %) 60 unidoses 5 mL (2 %)	 HOP HOP	II	NR	

Propriétés

Antiseptiques bactériostatiques sur les bactéries Gram+ et à un moindre degré sur les Gram–. Très asséchant.

Précautions d'emploi

Contamination très rapide de l'éosine aqueuse.

Effets indésirables

Photosensibilisation avec l'éosine.
Très salissant.

■ Ammoniums quaternaires ©

STERLANE					
Traitement d'appoint des dermatoses infectieuses Antisepsie des plaies	125 mL (sol. 0,5 %) 350 mL (sol. 0,5 %)		II II	NR NR	

Propriétés

Antiseptiques bactéricides sur les bactéries Gram+, faiblement fongistatiques.

Contre-indications

Hypersensibilité aux produits.
Contact avec les muqueuses génitales et oculaires.
Association avec les savons (inactivation).
Contact avec le cerveau, les méninges et l'oreille moyenne.

Effets indésirables

Dermites irritatives, eczémas de contact.
Effets systémiques possibles si utilisation sur de grandes surfaces, sous occlusion, notamment chez le nourrisson.
Effets caustiques si utilisation sous occlusion.

Interactions médicamenteuses

Ne pas utiliser d'autres **antiseptiques** : interférences possibles (antagonisme/inactivation).

■ **Cuivre sulfate**

DERMOCUIVRE					
Dermite irritative Érythème fessier	25 g (pom.) 100 g (pom.)		II	NR NR	

Propriétés

Antiseptique bactéricide sur les germes Gram+ et fongistatique sur *Candida albicans*. Bien toléré chez le nourrisson.

Contre-indications

Hypersensibilité à l'un des composants.

Effets indésirables

Rares eczémas de contact.

■ **Chlorhexidine + éthanol**

CHLORHEXIDINE ALCOOLIQUE GILBERT HEALTHCARE					
Antisepsie de la peau saine avant et après acte de petite chirurgie	125 mL sol. incolore 0,5 % 250 mL sol. incolore 0,5 % 500 mL 0,5 %	HOP HOP HOP			

■ **Chlorhexidine + alcool isopropylique**

CHLORHEXIDINE DIGLUCONATE/ALCOOL ISOPROPYLIQUE GILBERT HEALTHCARE					
Désinfecter la peau avant une intervention médicale invasive	125 mL (2 g/70 mL) 250 mL (2 g/70 mL) 500 mL (2 g/70 mL)	HOP HOP HOP			

INFECTIONS SEXUELLEMENT TRANSMISSIBLES

FICHE MALADIE

DÉFINITION

Les infections sexuellement transmissibles (IST)[1] sont des maladies infectieuses transmises par voie sexuelle, localisées ou généralisées. L'infection par le VIH et l'hépatite B sont envisagées dans d'autres chapitres (*cf.* Sida *et* Hépatites virales).

SYPHILIS

DÉFINITION, CAUSES ET MÉCANISMES

Maladie infectieuse, due à un tréponème (*Treponema pallidum*) transmis par voie sexuelle, évoluant en plusieurs phases. Le diagnostic précoce et le traitement simple doivent permettre d'éviter les redoutables complications cardiaques et neurologiques de la phase tertiaire.

DIAGNOSTIC

SIGNES CLINIQUES

▶ Phase primaire

Elle est marquée, après une incubation de 3 semaines, par l'apparition d'une ulcération : le chancre.

Le chancre est une ulcération indolore, superficielle, à fond propre, indurée, unique, de siège génital le plus souvent : gland, sillon balano-prépucial chez l'homme, vulve ou col de l'utérus, passant alors volontiers inaperçu, chez la femme ; il s'accompagne d'un ganglion inguinal unilatéral (« le préfet de l'aine »).

En l'absence de traitement, l'évolution se fait vers la cicatrisation du chancre, en règle sans cicatrice, vers la disparition de l'adénopathie, et le passage à la phase secondaire.

▶ Phase secondaire

Elle fait suite à une syphilis primaire non traitée et se caractérise par l'apparition de signes cutanés et muqueux, inconstamment associés à des signes généraux (adénopathies, fièvre, etc.). Les signes dermatologiques de la syphilis secondaire sont au premier plan du tableau clinique et sont très polymorphes : ils peuvent mimer quasiment toutes les maladies dermatologiques, d'où le surnom de « grande simulatrice » donné à la syphilis secondaire. Ce polymorphisme clinique justifie la prescription quasi systématique en hospitalisation d'une sérologie TPHA et VDRL.

Signes cutanés et muqueux de la 1re floraison

• La roséole syphilitique est un érythème maculeux ressemblant à celui de la rubéole, fait de petites macules disséminées, rosées, à la limite de la visibilité, non prurigineuses.

• Les plaques muqueuses sont des érosions ou ulcérations buccales et génitales indolores et extrêmement contagieuses.

• Une alopécie en clairière, non cicatricielle et transitoire, peut se voir.

Signes cutanés et muqueux de la 2e floraison

Ces signes sont extrêmement polymorphes et peuvent ressembler à presque toutes les maladies dermatologiques existantes ; cependant, des éléments sont évocateurs : éléments papuleux, lenticulaires, rouge cuivré avec collerette désquamative en périphérie, non prurigineux, avec atteinte des paumes et des plantes, ce sont les syphilides secondaires. Ces lésions sont contagieuses.

▶ Phase latente

Elle peut durer plusieurs années et être marquée par une absence de signes cliniques et une positivité des sérologies syphilitiques. Elle fait suite à une syphilis primaire ou secondaire non traitée et précède une possible phase tertiaire.

▶ Phase tertiaire (10 % des syphilis)

C'est le stade ultime de la maladie, émaillé de complications graves cardiaques, aortiques et neurologiques. Elle ne devrait plus être observée si le diagnostic était fait précocement.

• Atteinte cardiaque et aortique : insuffisance de la valve aortique, dilatation de l'aorte ascendante aboutissant à un anévrysme.

• Atteinte neurologique : démence avec paralysie générale, méningite, tabès, etc.

• Manifestations ophtalmologiques : uvéite, signe d'Argyll-Robertson, rétinite.

• Manifestations cutanées et muqueuses : ce sont les gommes syphilitiques, lésions aseptiques. profondes, indolores et ulcérées, cutanées et muqueuses.

EXAMENS COMPLÉMENTAIRES

▶ Prélèvement bactériologique

Il doit se faire au laboratoire sur le chancre et sur les lésions ulcérées de syphilis secondaire pour examen direct au microscope à fond noir à la recherche des tréponèmes, pâles, mobiles.

▶ Sérologies

Le TPHA et le VDRL sont systématiques. Leur positivité dépend de la phase clinique de la

1. « Infections sexuellement transmissibles » (IST) remplace officiellement l'ancienne dénomination « Maladies sexuellement transmissibles » (MST).

syphilis : ils peuvent être négatifs à la phase primaire si l'on est trop proche du début de la maladie, il convient de répéter les sérologies ; lors des phases ultérieures, TPHA et VDRL sont positifs, sauf le VDRL qui peut être négatif à la phase tertiaire.

Les autres sérologies, FTA et FTA IgM seront demandées au cas par cas.

TRAITEMENT

Il est obligatoire.

Il repose sur la **pénicilline G** en injection IM (*EXTENCILLINE* 2,4 millions d'unités). Les alternatives sont la doxycycline per os 200 mg/j pendant 14 jours ou la ceftriaxone : 1 g/j pendant 8 à 10 jours.

Dans la phase tertiaire, on prendra soin lors du traitement par **pénicilline** de prévenir la réaction d'Herxheimer (fièvre, choc) par une corticothérapie générale.

On associera à toutes ces mesures la recherche et le traitement du ou des partenaires sexuels et la recherche d'autres infections sexuellement transmissibles.

On surveillera l'évolution des sérologies syphilitiques qui doivent décroître après le traitement.

PRONOSTIC

Il est favorable si le traitement est précoce. Se souvenir que les phases précoces « disparaissent seules » en l'absence de traitement pour laisser place aux redoutables complications des phases tardives.

GONOCOCCIE

DÉFINITION, CAUSES ET MÉCANISMES

La gonococcie, ou urétrite à gonocoque, est l'infection sexuellement transmissible la plus fréquente. Elle est due à une bactérie Gram⁻, le gonocoque.

DIAGNOSTIC

SIGNES CLINIQUES

La gonococcie est responsable d'une urétrite, s'accompagnant :

- chez l'homme, d'un écoulement purulent jaunâtre et de brûlures mictionnelles ;
- chez la femme, d'une vulvo-vaginite, d'une cervicite ; en fait, l'infection est le plus souvent latente, passant facilement inaperçue et se révélant lors d'une complication.

L'urétrite peut être la porte d'entrée d'une infection plus étendue et se compliquer :

- chez l'homme, d'une orchi-épididymite avec risque de stérilité, d'une prostatite et d'un rétrécissement de l'urètre ;
- chez la femme, d'une salpingite avec risque de stérilité tubaire, d'une péritonite, d'une périhépatite ;
- chez les deux sexes, d'une septicémie à gonocoque avec dissémination du germe notamment à la peau, réalisant des pustules sur fond érythémateux, en petit nombre, siégeant surtout aux extrémités (mains, pieds), et aux articulations, réalisant une mono-, oligo-ou polyarthrite des genoux, des chevilles, des poignets et des doigts.

EXAMENS COMPLÉMENTAIRES

Mise en évidence du germe par prélèvement local urétral — au mieux directement au laboratoire en raison de la fragilité du gonocoque — pour étude immédiate par examen direct, puis culture avec identification et antibiogramme. On pratique également une PCR pour gonocoque.

Hémocultures en cas de signes de septicémie, prélèvement bactériologique des pustules cutanées, ponction d'un épanchement articulaire.

RECHERCHE SYSTÉMATIQUE D'UNE AUTRE INFECTION SEXUELLEMENT TRANSMISSIBLE ASSOCIÉE

Notamment d'une urétrite non gonococcique ; TPHA, VDRL systématiques, sérologies de l'hépatite B et VIH proposées.

TRAITEMENT

Il repose sur une antibiothérapie, le plus souvent « minute »: une injection IM de *ROCÉPHINE* **ceftriaxone** 500 mg. Ce traitement permet de diffuser dans les éventuelles localisations pharyngées et anales possiblement associées à l'urétrite et de détruire les gonocoques éventuellement résistants à la **pénicilline**.

On traitera systématiquement une urétrite à Chlamydia associée, qu'on ait réussi à en faire la preuve ou non, par cyclines pendant 7 jours, **doxycycline** 200 mg/j en 2 prises *per os* pendant 7 jours.

Les rapports sexuels seront évités ou protégés jusqu'à la guérison authentifiée par le dermatologue.

Un contrôle clinique et un nouveau prélèvement bactériologique urétral seront effectués à une semaine pour vérifier la guérison.

On recherchera et on traitera le ou les partenaires sexuels du patient.

On rappellera les conseils de prévention vis-à-vis des IST.

PRONOSTIC

L'évolution est favorable sous traitement.

L'urétrite peut être la porte d'entrée d'une infection plus étendue et se compliquer : *cf.* Signes cliniques, p. 223.

URÉTRITES NON GONOCOCCIQUES

DÉFINITION, CAUSES ET MÉCANISMES

Les urétrites non gonococciques sont des urétrites sexuellement transmissibles dues à d'autres micro-organismes que le gonocoque : *Chlamydia* (*Chlamydia trachomatis*), mycoplasmes (*Ureaplasma urealyticum* et *Mycoplasma genitalum* dont les rôles pathogènes sont discutés), *Trichomonas,* etc.

DIAGNOSTIC

SIGNES CLINIQUES

Chlamydia trachomatis est responsable d'une urétrite moins bruyante, notamment chez l'homme, que l'urétrite à gonocoque et souvent asymptomatique, passant inaperçue ; ce caractère peu bruyant et sournois de l'infection à *Chlamydia* expliquelafréquence des complications. Les mycoplasmes peuvent être responsables d'urétrites chez l'homme (*Ureaplasma urealyticum*).

EXAMENS COMPLÉMENTAIRES

Le diagnostic repose sur la mise en évidence des bactéries à partir de prélèvements urétraux profonds qui doivent ramener des cellules urétrales : examen direct des frottis et cultures sur milieux spéciaux. Les sérologies doivent être faites à 15 jours d'intervalle et sont peu rentables (le plus souvent négatives) dans les urétrites non compliquées. Une PCR pour *Chlamydia* peut être pratiquée.

TRAITEMENT

Il repose sur une antibiothérapie par **azithromycine :** 1 g en une prise orale ou *DOXYCYCLINE* 200 mg/j pendant 7 jours.

Il comprend le dépistage et le traitement du ou des partenaires sexuels et le dépistage et le traitement des autres IST.

On rappellera les conseils de prévention visàvis des IST.

PRONOSTIC

Le caractère peu symptomatique de l'urétrite à *Chlamydia trachomatis* explique la fréquence des complications en cas de nontraitement précoce :

- Orchi-épididymite avec risque de stérilité et prostatite chez l'homme.
- Salpingite (+++) avec risque de stérilité tubaire (70 % des stérilités tubaires sont dues à des infections génitales à *Chlamydia*) et péritonite chez la femme.
- Syndrome de Fiessinger-Leroy-Reiter, associant urétrite, conjonctivite et arthrites ; il

s'agit d'un syndrome réactionnel à une infection génitale ou à une infection digestive, survenant chez des sujets prédisposés (HLA B27). Il peut s'accompagner de signes cutanés ressemblant à ceux du psoriasis et de lésions muqueuses à type de balanite érosive.

CHANCRE MOU

DÉFINITION, CAUSES ET MÉCANISMES

Le chancre mou est une maladie sexuellement transmise due à une bactérie Gram$^-$, *Haemophilus ducreyi*.

DIAGNOSTIC

L'incubation est courte et la clinique dominée par l'apparition d'un chancre douloureux, non induré (mou), à fond sale, volontiers multiple, localisé au gland ou au prépuce chez l'homme. Le chancre s'accompagne d'une adénopathie satellite unilatérale, très inflammatoire, pouvant se fistuliser à la peau.
Le diagnostic de certitude est difficile et repose sur la mise en évidence à l'examen direct et en culture du germe après prélèvement bactériologique de l'ulcération et/ou du ganglion.

TRAITEMENT

Le traitement repose entre autres sur l'antibiothérapie par *AZITHROMYCINE* 1 g *per os* en I dose unique ou *CEFTRIAXONE* 250 mg en IM en 1 dose unique ; on associe le dépistage et le traitement du ou des partenaires sexuels et le dépistage et le traitement des autres IST possiblement associées, ainsi que les rappels de prévention.

PRONOSTIC

Il est favorable sous traitement.

FICHE INFIRMIÈRE

ÉDUCATION ET CONSEILS

Expliquer au patient qu'une IST peut en cacher une autre.
Un dépistage des autres IST est donc indispensable devant toute IST diagnostiquée. Prévenir de la gravité de certaines IST :
• condylomes par infection à papilloma virus responsables de cancers du col de l'utérus ;
• hépatite B ;
• VIH responsable du sida ;
• *Chlamydia trachomatis*, 1re cause de stérilité tubaire.
Expliquer la nécessité :
• de précautions en cas de rapports sexuels « à risques » par le port du préservatif ;
• de rapports sexuels protégés pendant la durée du traitement ;
• des contrôles clinique et bactériologique ou sérologique des traitements ;
• de rechercher et traiter le ou les partenaires sexuels.

FICHE TECHNIQUE

PRÉLÈVEMENT URÉTRAL

Définition

Les prélèvements urétraux sont pratiqués pour distinguer les différents types d'infections urétrales. Dans la plupart des cas, l'examen clinique suffit cependant à les distinguer. Pour ▶

le réaliser, il faut se munir de 2 écouvillons stériles, de lames pour y déposer le prélèvement, d'un plateau propre et décontaminé et de gants non stériles.

Méthode

Informer le patient sur les modes préalables de prélèvement : il ne doit pas uriner pendant les 4 heures précédant le prélèvement. Il est conseillé de boire beaucoup la veille. Le patient est prélevé debout ou bien allongé sur une table d'examen.

Décalotter le gland si possible complètement. Observer attentivement le prépuce et le gland pour rechercher toute ulcération et vésicules.

Se laver les mains avant l'examen et mettre les gants.

Deux cas peuvent se présenter :

• *Il existe un écoulement purulent :* recueil de cet écoulement sur l'écouvillon éventuellement en massant l'urètre pour activer l'écoulement : placer le pouce sur la face inférieure de la verge et tout en maintenant une pression modérée, remonter sur 5 cm d'un mouvement lent (2 à 3 secondes). Répéter 3 à 5 fois le massage jusqu'à ce que du pus apparaisse au méat.

• *Il n'y a pas ou peu d'écoulement :* maintenir le sexe d'une main, de l'autre enfoncer l'écouvillon humidifié de 0,5 à 1 centimètre, le tourner une fois sur lui-même si possible puis retirer délicatement, pour ne pas laisser le bout de coton dans l'urètre. C'est un prélèvement très douloureux, surtout en présence d'une infection, il est donc recommandé de le faire avec soin pour ne pas être obligé de recommencer.

L'écoulement est recueilli sur 3 à 4 lames pour être ensuite analysé à l'examen direct par colorations.

Se laver les mains à l'issu du prélèvement, éliminer les déchets et décontaminer le plateau.

Étiqueter le prélèvement au nom du patient, joindre la demande d'examen et l'acheminer sans délai au laboratoire.

DERMATOSES VIRALES VERRUES ET CONDYLOMES

FICHE MALADIE

DÉFINITION, CAUSES ET MÉCANISMES

Les verrues et les condylomes sont des lésions cutanées et muqueuses bénignes épidermiques, associant à des degrés divers végétations et hyperkératose. Ils sont dus à des virus du groupe papillomavirus (HPV), dont il existe plus de 70 types différents.

▶ Verrues

Elles sont fréquentes chez l'enfant. Leur survenue est favorisée par les contacts en atmosphère humide, notamment par la fréquentation des piscines. Leur extension est favorisée par les microtraumatismes responsables d'une auto-inoculation.

▶ Condylomes

Ce sont des lésions le plus souvent sexuellement transmises (il existe des contaminations manu-portées à partir de verrues vulgaires des doigts).

> Chez la femme, devant des condylomes génitaux ou anaux, un examen gynécologique au spéculum avec réalisation d'un frottis cervical est indispensable afin de dépister les lésions du col de l'utérus, pouvant évoluer vers des dysplasies et un cancer du col de l'utérus. Le risque dépend du type de virus transmis.

DIAGNOSTIC

Il est clinique.

SIGNES CLINIQUES

▶ Verrues vulgaires

Elles sont les plus fréquentes. Elles réalisent de petits nodules secs, cornés, jaunâtres ou grisâtres, de taille variable, de surface irrégulière, volontiers végétantes. Elles siègent aux membres, en particulier en regard des zones d'extension des articulations.

▶ Verrues plantaires

Elles sont de deux types :

- myrmécies : elles siègent aux points d'appui plantaires où elles réalisent de petites lésions grisâtres, rugueuses, limitées par un sillon périphérique et volontiers douloureuses ;
- mosaïques : elles sont plus superficielles, plus étendues formées par de multiples verrues côte à côte.

Le grattage des verrues laisse apparaître une zone translucide bien limitée, marquée par des ponctuations noires permettant de faire la différence avec un durillon ou un cor. Les points noirs sont les vaisseaux qui nourrissent la verrue.

▶ Verrues planes

Elles siègent volontiers sur le visage, les avant-bras et les mains. Ce sont des petites papules plates, lisses, de la couleur de la peau normale ou jaunâtres, volontiers multiples.

▶ Condylomes

Ce sont des végétations vénériennes transmises au cours des rapports sexuels ; ce sont de petites masses aplaties transversalement en « crête de coq », grenues ou végétantes. Leur siège est habituellement génital et/ou anal. Il faut retenir que ces lésions transmises sexuellement peuvent donner chez la femme des dysplasies du col évoluant vers des cancers du col de l'utérus.

EXAMENS COMPLÉMENTAIRES

La biologie moléculaire permet de typer les HPV et de leur donner un numéro (actuellement plus de 70 types différents). Ceci a un intérêt en recherche clinique car certains types d'HPV (HPV16, 18, 33, 35) sont plus fréquemment associés à l'apparition de cancers surtout pour les lésions du col de l'utérus et pour l'épidermodysplasie verruciforme (HPV5 et 8).

TRAITEMENT

VERRUES

L'évolution imprévisible des verrues rend l'interprétation des résultats thérapeutiques difficile ; la *possible régression spontanée* des verrues permet de comprendre la quantité de remèdes décrits comme pouvant guérir les verrues.

Il n'existe pas de médicament spécifique contre les papillomavirus ; le traitement repose sur la destruction des cellules infectées par le virus. Cette destruction s'effectue le plus souvent avec le froid, c'est la cryothérapie. Un coton monté sur un petit bâton de bois est trempé dans l'azote liquide puis appliqué sur la verrue jusqu'à en obtenir le blanchiment complet ; 3 fois de suite (3 cycles congélationdécongélation). Le bâtonnet utilisé pour un patient est jeté après utilisation. On utilise maintenant plus volontiers le *CRYAC,* spray d'azote liquide.

La cryothérapie est douloureuse. Elle provoque des cicatrices si les applications d'azote ont été trop longues ou trop appuyées. Elle est efficace sur des verrues peu épaisses, et doit être faite chez l'enfant après 1 heure d'application de crème *EMLA* sous occlusion pour limiter la douleur.

On peut aussi réaliser un décapage chimique par des vernis ou pommades contenant de l'acide salicylique et/ou de l'acide lactique. On les applique tous les soirs sur la ou les verrues jusqu'à disparition des lésions en protégeant la peau périlésionnelle avec un vernis incolore.

Le traitement des verrues épaisses comprend toujours un premier temps de décapage manuel (avec une lame de bistouri, idéalement) avant l'application d'azote pour aller plus en profondeur.

La chirurgie (électrocoagulation, laser CO_2) est nécessaire quand les verrues résistent à tout traitement.

CONDYLOMES ACUMINÉS

Les condylomes génitaux sont traités soit par topique (**podophyline** (*CONDYLINE*) ou **imiquimod** (*ALDARA*) appliqué 3 fois par semaine), soit, le plus souvent, par azote liquide ou électrocoagulation ou laser CO_2 sous anesthésie locale.

Le patient sera revu régulièrement, jusqu'à guérison complète. On s'aide d'acide acétique 5 % en application locale pour dépister les lésions peu ou pas visibles ; en effet, l'acide acétique fait blanchir les condylomes.

PRONOSTIC

- Guérison spontanée ou sous traitement pour les verrues.
- Dépistage des autres IST et dépistage du cancer du col de l'utérus en cas de condylomes.
- Pronostic réservé pour l'épidermodysplasie verruciforme lors de l'apparition de cancers cutanés.

FICHE INFIRMIÈRE

ÉDUCATION ET CONSEILS

Les verrues sont virales et sont donc une maladie infectieuse, donc contagieuse : autocontagieuse pour soi — il ne faut donc pas « tripoter » les verrues — et contagieuse pour les autres.

L'évolution peut être spontanément favorable, en l'absence d'immunodépression.

Il n'existe pas de vaccin, pas de traitement préventif et pas de traitement spécifique du virus.

Lorsque la verrue est superficielle (sur le dos des mains, par exemple), elle est habituellement facilement accessible à une technique de destruction simple (azote liquide).

Lorsque la verrue est épaisse, plus enchâssée dans l'épiderme (verrue plantaire), l'azote liquide et le décapage au bistouri des verrues est habituellement efficace. Il devra être répété toutes les 4 à 6 semaines jusqu'à disparition des verrues. L'application régulière d'un agent kératolytique pour diminuer le volume de la ou des verrues est une alternative moins douloureuse à l'azote liquide. La chirurgie ou le laser CO_2 doivent être utilisés en dernier recours.

FICHE PHARMACOLOGIE

KÉRATOLYTIQUES – ACIDE SALICYLIQUE – FORMES RÉSERVÉES AUX VERRUES

■ Acide salicylique en association

DUOFILM					
16,7 % d'ac. salicylique + 16,7 % d'ac. lactique Verrues vulgaires de la main et plantaires : 1 appl./j le soir pdt 6 sem. Protéger la peau périlésionnelle avec un vernis incolore *VERLIM* 3 ou vernis à ongles du commerce Tous les 2-3 j, ramollir préalablement la lésion au cours d'un bain ou gratter la peau blanchie avec une lime à ongles jetable sans faire saigner	1 fl. 15 mL			NR	
VERRUFILM					
Idem *DUOFILM* + verrues « mosaïques » Pdt 8 sem.	1 fl. 14 mL			NR	
KÉRAFILM					
1,5 g d'ac. salicylique + 1,5 g d'ac. lactique Verrues, cors, durillons et œil-de-perdrix 1 appl. matin et soir Protéger la peau périlésionnelle avec un vernis incolore *VERLIM 3* ou vernis à ongles du commerce	1 fl. 10 mL + 6 rondelles protect. + appl.			NR	
TRANSVERCID					
Verrues vulgaires multiples et/ou de grande taille 1 appl./j le soir Tremper préalablement dans de l'eau tiède puis frotter légèrement la verrue avec une lime douce Max 1 mois	10 disp. 6 mm (3,62 mg) 8 disp. 12 mm (14,54 mg)			NR NR	
FEUILLE DE SAULE					
Cors, durillons 1 emplâtre/j pdt 3 à 5 j	5 emplâtres durillons 9 emplâtres cors 1 emplâtre à découper coricide 5 x 6 cm			NR NR NR	
POMMADE M.O. COCHON					
Verrues, cors, durillons, yeux-de-perdrix 1 appl. le soir après un bain chaud et couvrir d'un pansement la nuit	10 g (pom. 50 %)			NR	
SANITOS					
1 à 2 appl./j Cor, durillons, yeux-de-perdrix : 5 à 6 j Verrues : 2 sem.	fl. 5 mL sol. 11 %			NR	

Propriétés

Kératolytiques.

Indications

Verrues vulgaires, cors, durillons.

Contre-indications

Grossesse : pas d'**acide salicylique** au cours du 3e trimestre. Hypersensibilité aux salicylés, application sur les muqueuses, dans les plis et sur les dermatoses suintantes.

Hypersensibilité aux salicylés, application sur les muqueuses, dans les plis et sur les dermatoses suintantes.

Précautions d'emploi

Arrêt pendant quelques jours si douleurs, saignement.
Ne pas utiliser des produits trop puissants chez le diabétique et l'artéritique.

POMMADE KÉRATOLYTIQUE

■ Acide salicylique + vaseline

VASELINE SALICYLÉE					
Dermatoses squameuses et hyperkératosiques (psoriasis, lichénifications, kératodermies palmoplantaires, verrues vulgaires) : % fonction de l'épaisseur des lésions	1 tube (prép. magistrale)			NR	

POMMADE KÉRATOLYTIQUE + CORTICOÏDE

■ Acide salicylique + bétaméthasone

DIPROSALIC					
Indication préférentielle : lichen 1 à 2 appl./j pdt 1 à 2 sem. puis 1 appl./j Dégression progressive	30 g pom.	2,69	I	65 %	0,09

LOTION KÉRATOLYTIQUE + CORTICOÏDE

■ Acide salicylique + bétaméthasone

DIPROSALIC					
Indications préférentielles : affections du cuir chevelu, des régions pileuses et des plis 1 à 2 appl./j pdt 1 à 2 sem. puis 1 appl./j Dégression progressive	30 g (sol. alcool. 2 %)	2,69	I	65 %	0,09

Propriétés

L'**acide salicylique** est un kératolytique utilisé pour le décapage des dermatoses hyperkératosiques telles que le psoriasis, les kératodermies palmo-plantaires, les ichtyoses, les verrues vulgaires.

L'association à un **dermocorticoïde** a un intérêt lorsqu'une composante inflammatoire est associée (psoriasis, eczéma lichénifié).

Indications

Cf. Propriétés.

Contre-indications

Grossesse : pas d'acide salicylique au cours du 3e trimestre.

Acide salicylique : hypersensibilité aux salicylés, application sur les muqueuses, dans les plis et sur les dermatoses suintantes.

Précautions d'emploi

Ne pas appliquer sur des surfaces étendues chez l'enfant.

Ne pas utiliser de façon prolongée car risque d'irritation locale (prendre le relais par une lotion corticoïde type *DIPROSONE*).

ANTIMITOTIQUES LOCAUX

Fluorouracile

EFUDIX					
Kératoses préépithéliomateuses, maladie de Bowen, érythroplasie de Queyrat et condylomes génitaux : 1 à 2 appl./j pdt 3 à 4 sem.	20 g (cr. 5 %) 40 g (cr. 5 %)	22,16 44,03	I I	65 % 65 %	1,11 1,10
TOLAK					
Kératose actinique non hyperkératosique et non hypertrophique : 1 appl./j pdt 4 sem.	20 g (cr. 40 mg/g)	30,04	I	15 %	1,50

Propriétés

Antimitotiques.

Indications

Kératoses actiniques étendues pour lesquelles une cryothérapie n'est pas envisageable +++, maladie de Bowen, kérato-acanthome, certains carcinomes basocellulaires et certains condylomes génitaux.

Contre-indications

Grossesse et allaitement.

Hypersensibilité connue au produit.

Précautions d'emploi

Éviter tout contact avec les yeux et les muqueuses ; se laver les mains après l'application.

L'évolution normale des lésions sous traitement est une nécrose avec possible perte de substance puis réépidermisation, dont il faut bien prévenir le patient.

Effets indésirables

Érythème, érosion, ulcération, nécrose.

Risque de majoration des effets du produit en cas d'exposition solaire.

Podophyllotoxine

CONDYLINE					
Condylomes anogénitaux : 2 appl./j pdt 3 j consécutifs, peut être répété chaque semaine pendant un max de 5 sem. successives	3,5 mL (sol. avec 6 applicateurs)	17,09	I	65 %	4,88

Propriétés

Antimitotique cytolytique d'origine végétale (extrait de la résine de podophylline).

Indications

Condylomes ano-génitaux pour lesquels une cryothérapie n'est pas envisageable ; à réserver à l'homme car le produit peut facilement couler et entraîner des brûlures chez la femme (préférer l'utilisation d'une préparation de podophylline 25 % dans la vaseline chez la femme) ; surface traitable < 4 cm^2.

Contre-indications

Grossesse et allaitement.

Utilisation en intravaginal et chez l'enfant.

Précautions d'emploi

Appliquer avec précautions en utilisant l'applicateur sélectivement sur les lésions et laisser sécher en évitant tout écoulement du produit.
Se laver les mains après application.
Rincer à grande eau en cas de contact oculaire.

Effets indésirables

Érythème, douleur, possible ulcération, œdème, balanoposthite.

■ Méthyl aminolévulinate

METVIXIA					
Kératoses : A. 1 appl. 3 h avant photothérapie x 1 max, à renouveler si nécessaire en respectant 3 mois de délai Carcinome basocellulaire : A. 1 appl. 3 h avant photothérapie, x 2 max avec délai de 3 mois entre les 2 appl. Maladie de Bowen : A. 1 appl. 3 h avant photothérapie, x 2 max avec délai de 3 mois entre les 2 appl.	2 g (cr. 168 mg/g)	179,65	I	65 %	89,82

Propriétés

Après application topique de l'**aminolévulinate de méthyle**, les porphyrines s'accumulent au niveau des lésions cutanées traitées, de façon intracellulaire. L'activation par la lumière (photothérapie) des porphyrines accumulées entraîne une réaction photochimique et par conséquent une phototoxicité pour les cellules cibles exposées à la lumière.

Indications

Kératoses actiniques fines ou non hyperkératosiques et non pigmentées du visage et du cuir chevelu.
Carcinome basocellulaire superficiel non récidivant du tronc, des membres et du cou. Les lésions doivent être préalablement confirmées par biopsie.
Carcinomes intraépidermiques (maladie de Bowen) non pigmentés, lorsque la chirurgie est impossible, chez les sujets immunocompétents. Les lésions doivent être préalablement confirmées par biopsie et le contrôle de la guérison effectué.

Contre-indications

Porphyrie.
Carcinome basocellulaire sclérodermiforme ou nodulaire.
Bowen muqueux.

Précautions d'emploi

Ne doit être administré que par un médecin, une infirmière ou un autre professionnel de santé formé à l'utilisation d'un traitement photodynamique de ce médicament.

Effets indésirables

Troubles dermatologiques fréquents ou très fréquents au niveau de la zone d'application : douleur, inconfort, sensation de chaleur, brûlure ou piqûre, érythème, prurit, œdème, desquamation, cloques, saignement cutané, kératose, ulcération, infection cutanée, érosion.

Imiquimod

ALDARA					
3 à 5 appl./sem. au coucher : contact de 6 à 10 h Jusqu'à disparition Max 16 sem.	12 sach. cr. 5 %	50,53	I	65 %	4,21
BASCELLEX					
1 sach./appl. x 3/sem. au coucher pdt 4 sem. : contact de 8 h Max 16 sem.	12 sach. cr. 50 mg/g		I	NR	
ZYCLARA					
1 appl./j (2 sach. max) avant le coucher en 2 cycles de traitement de 2 sem. séparés d'un cycle de 2 sem. sans traitement Laisser en contact avec la peau pdt 8 h	28 sach. cr. 3,75 %	51,88	I	15 %	1,85

Propriétés

Cytokine immunomodulatrice.
Induction de synthèse d'interféron alpha par les cellules immunitaires répondeuses.

Indications

ALADA, BASCELLEX, ZYCLARA : traitement local des kératoses actiniques cliniquement typiques, non hyperkératosiques, non hypertrophiques, visibles ou palpables, du visage ou du cuir chevelu dégarni.
Uniquement *ALDARA* :
– traitement des petits carcinomes basocellulaires superficiels. ;
– traitement local des verrues génitales et périanales externes de l'adulte (condylomes).

Contre-indications

Hypersensibilité à l'un des composants.

Précautions d'emploi

- Applications déconseillées sur les lésions du prépuce chez les patients non circoncis.
- Verrues génitales ou anales internes : pas d'étude d'évaluation.
- Pas d'occlusion par pansement.
- Pas d'application sur peau lésée (ex : après cryothérapie).
- Enlever la crème avant un rapport sexuel (elle fragilise les moyens contraceptifs locaux).
- Grossesse et allaitement : aucune information disponible.

Effets indésirables

Réactions cutanées locales.

Interactions médicamenteuses

Non étudiées avec les **immunosuppresseurs** : prudence chez les greffés.

CANCERS CUTANÉS

MÉLANOME CUTANÉ

FICHE MALADIE

DÉFINITION

Le mélanome est une tumeur maligne développée à partir des mélanocytes.

> La malignité peut être une des plus agressives de tous les cancers.
> Le traitement à une phase initiale de l'évolution peut guérir le patient.

CAUSES ET MÉCANISMES

On retient la notion de sujets à risque de mélanome cutané :

- Antécédent familial de mélanome.
- Phototype 1, 2 (peau claire, bronzant mal).
- Expositions solaires surtout dans l'enfance.
- Existence de nombreux nævi (plus de 50).
- Nævi dysplasiques et nævi congénitaux de grande taille.

Le mélanome cutané survient dans 80 % des cas en peau saine et dans seulement 20 % des cas sur un nævus préexistant.

DIAGNOSTIC

SIGNES CLINIQUES

On distingue trois principaux aspects cliniques.

▶ Mélanome de Dubreuilh

Il s'agit de la forme la moins grave ; elle touche le sujet âgé. Un placard pigmenté, volontiers au visage, s'étend très lentement : la malignité y est alors purement locale. Après une dizaine d'années, un nodule peut se constituer, c'est le signe d'une invasion en profondeur.

▶ Mélanome à extension superficielle

Il peut être confondu avec un nævus (ou « grain de beauté ») alors que certains caractères cliniques devraient inquiéter : évolutivité avec modifications récentes, irrégularité des bords, polychromie de la lésion (*cf. ABÉCÉDAIRE* page 235). Le stade de la malignité locale est beaucoup plus court dans ce type de mélanome que dans le mélanome de Dubreuilh, avant l'envahissement en profondeur de la prolifération mélanocytaire.

▶ Mélanome nodulaire d'emblée

Forme la plus grave (invasive d'emblée en profondeur avec métastases précoces), elle survient à tout âge. Le mélanome forme un nodule noir de croissance rapide, devenant bourgeonnant et hémorragique ; le pronostic est sombre.

▶ Autres formes

Il existe d'autres formes de mélanome cutané : les formes acrales atteignant les extrémités et les formes achromiques, ces dernières étant de redoutables pièges pour le diagnostic car le mélanome a perdu sa caractéristique essentielle qui est sa pigmentation.

EXAMENS COMPLÉMENTAIRES

L'exérèse de toute lésion soupçonnée d'être un mélanome s'impose pour un examen anatomopathologique.

TRAITEMENT

Il est chirurgical. Une fois le diagnostic confirmé, une reprise chirurgicale systématique, avec marges d'exérèse, et un bilan d'extension en fonction du stade du mélanome, sont entrepris :

- Cliniquement : recherche d'un second mélanome cutané, d'adénopathies, de métastases (cutanées, pulmonaires, hépatiques, cérébrales, etc.).
- Par imagerie : radiographie pulmonaire, échographie ganglionnaire des aires de drainage, biologie et échographie hépatiques, scanner cérébral et thoraco-abdominal.

Pour les mélanomes dont le Breslow est > 1,5 mm, on propose une étude du ganglion sentinelle.

En cas de métastases, les nouveaux traitements ciblées ont beaucoup amélioré le pronostic. La recherche d'une mutation (BRAF V600) est un préalable à toute décision thérapeutique. La stratégie du traitement dépend ou non de sa présence. On utilise alors soit un anti-BRAF/anti-MEK soit une immunothérapie qui a pour but de rendre les cellules tumorales du mélanome à nouveau sensibles aux lymphocytes T dirigés contre elles.

Les principales molécules sont : **Nivolumab,** anticorps anti-PD1 (*OPDIVO*), **Ipilimumab**, anticorps anti-CTLA4 (*YERVOY*) et **prembrolizumab,** anticorps anti-PD1 (*KEYYRUDA*).

On les utilise en monothérapie ou associées entre elles et la survie à 2 ans des malades avec un mélanome métastasé est passée de 10 % à 80 % environ.

PRONOSTIC

Moins le mélanome s'enfonce dans le derme, moins il est épais, plus le pronostic est favorable : c'est l'indice de Breslow qui mesure l'épaisseur de la tumeur. Au-delà de 0,75 mm, le pronostic est réservé et d'autant plus mauvais que l'on s'éloigne de ce chiffre.

L'indice de Breslow conditionne les marges d'exérèse à 1, 2 voire 3 cm autour de la cicatrice.

Les éléments de surveillance concernent :

- le dépistage de métastases par des examens cliniques et complémentaires répétés ;
- le dépistage et la prévention de la survenue d'un second mélanome ;
- la surveillance de la tolérance des éventuels traitements entrepris.

> L'exérèse chirurgicale large de la lésion initiale est le véritable traitement du mélanome cutané ; ce traitement peut guérir le patient à condition que le mélanome soit à un stade précoce, c'est-à-dire qu'il ait été diagnostiqué tôt.
> Avec l'arrivée des immunothérapies, de nouveaux protocoles thérapeutiques sont à l'étude pour les mélanomes métastatiques et les résultats sont très encourageants. Cela n'enlève rien l'importance que revêtent la prévention et les campagnes d'information et de dépistage du mélanome cutané.

FICHE INFIRMIÈRE

ÉDUCATION ET CONSEILS

Il est fondamental de dépister le plus tôt possible le mélanome cutané en raison de son agressivité et de la possibilité d'une guérison par une exérèse précoce.

- Se reconnaître sujet à risque ou non de mélanome cutané :
  - Antécédents familiaux de mélanome.
  - Phototype clair (1, 2): peau claire ne bronzant pas ou peu, au prix de coups de soleil.
  - Nombreux nævi (> 50), de grande taille, irréguliers.
  - Nævi dysplasiques et congénitaux. Le mélanome survient dans 80 % des cas en peau saine et dans seulement 20 % des cas sur un nævus préexistant.
  - Expositions solaires répétées (UV naturels et/ou artificiels), coups de soleil dans l'enfance.
- Connaître les signes d'alerte devant une lésion cutanée d'apparition récente ou devant un nævus existant : c'est l'« abécédaire » (*cf.* ci-dessous). Une autre théorie, complémentaire de la précédente, est celle du « vilain petit canard » c'est-à-dire une lésion apparaissant d'emblée différente parmi un ensemble d'autres lésions homogènes entre elles.

ABÉCÉDAIRE DES SIGNES D'ALERTE

A – L'asymétrie du dessin.
B – La bordure est normalement nette, l'apparition d'un caractère déchiqueté, irrégulier, en « carte de géographie », doit inquiéter.
C – La couleur est normalement homogène, brun plus ou moins foncé. L'apparition d'une polychromie est hautement suspecte et doit faire prendre un avis spécialisé. Se rappeler qu'un mélanome peut être achromique, c'est-à-dire non pigmenté, couleur de la peau normale ; un mélanome peut également être érythémateux (coloration rouge).
D – diamètre supérieur à 6 mm.
E – extension de la lésion ou Évolutivité (c'est-à-dire toute modification de la lésion).

FICHE TECHNIQUE

EXERÈSE D'UNE TUMEUR CUTANÉE

Méthode

L'intervention se déroule sous anesthésie locale avec **xylocaïne adrénalinée** ou non ou sous anesthésie générale selon l'importance du geste.

L'exérèse est réalisée par le dermatologue ou le chirurgien et sera analysée ensuite en anatomopathologie.

La suture de la peau suite à l'exérèse peut se faire de 4 façons différentes :

- Par suture simple.
- Par lambeau : une palette de peau est prélevée au voisinage de la lésion et déplacée pour couvrir la perte de substance.
- Par greffe de peau : une pastille de peau est entièrement prélevée souvent derrière l'oreille ou au-dessus de la clavicule, parfois sur le scalp, le bras ou la cuisse, puis appliquée sur la perte de substance.
- Par cicatrisation dirigée : par l'application d'un pansement gras qui fera bourgeonner le fond de la perte de substance pour combler la perte de substance. Cette technique nécessite le renouvellement de nombreux pansements (parfois plusieurs semaines) et peut laisser, une cicatrice peu esthétique.

Bien surveiller le risque hémorragique, évaluer la douleur, surveiller la tolérance hémodynamique du patient et son état de conscience tout au long de l'exérèse.

Conseils

Ne pas prendre d'aspirine dans les 10 jours qui précèdent l'intervention.

Sous anesthésie locale : il est parfois souhaitable de bien déjeuner le matin de l'intervention. Demandez confirmation au chirurgien (sous anesthésie générale, il faut toujours rester à jeun). Prévoir une consultation postopératoire pour l'ablation éventuelle des fils.

Sur le visage, les pansements sont souvent importants, très visibles et peuvent gêner la vie sociale. Évaluer la douleur : souvent légère, elle cède rapidement sous **antalgiques** de pallier 1. Un œdème peut apparaître et s'accompagner d'une **ecchymose** qui peut descendre de la région opérée vers les zones sous-jacentes. Il disparaît spontanément en quelques jours.

Préférer les douches aux bains.

L'ablation des fils est prévue selon le site entre 5 et 15 jours.

Le patient sera ensuite revu par le chirurgien afin de communiquer les résultats d'anatomopathologie et évaluer les suites opératoires.

Recommander de masser la cicatrice un mois après l'intervention pour limiter les adhérences et l'assouplir.

FICHE PHARMACOLOGIE

ANTI-CTLA-4

■ **Ipilimumab**

YERVOY					
Perfusion IV de 30 min En monothérapie : 3 mg/kg toutes les 3 sem. pdt 9 sem. (soit 4 doses) En association avec le **nivolumab** *Mélanome* : 3 mg/kg toutes les 3 sem. pour les 4 premières doses avec 1 mg/kg de **nivolumab**, puis 240 mg/2 sem. ou 480 mg/4 sem. *Cancer bronchique non à petites cellules* : 1 mg/kg toutes les 3 sem. pour les 4 premières doses avec 3 mg/kg de **nivolumab**, puis 240 mg/2 sem. ou 480 mg/4 sem. *Mésothéliome pleural malin non résécable* : 1 mg/kg/6 sem. avec 360 mg/3 sem. de **nivolumab**	1 fl. 50 mg (10 mL)	HOP	I		

Propriétés

L'antigène 4 des lymphocytes T cytotoxiques (CTLA-4) est un régulateur négatif de l'activation des cellules T.

L'**ipilimumab** est un potentialisateur des cellules T qui bloque spécifiquement le signal inhibiteur du CTLA-4, conduisant à une activation des cellules T, à leur prolifération, et l'infiltration des tumeurs par les lymphocytes, aboutissant à la mort des cellules tumorales.

Le mécanisme d'action de l'**ipilimumab** est indirect, en activant la réponse immunitaire *via* les cellules T.

Indications

Traitement du mélanome avancé (non résécable ou métastatique) chez les patients adultes ayant déjà reçu un traitement.

Cancer du rein : dans les formes avancées de pronostic intermédiaire/défavorable, en association avec le **nivolumab**.

Cancer bronchique non à petites cellules : 1re ligne en association avec le **nivolumab** et à 2 cycles de chimiothérapie à base de **sels de platine** si pas de mutation de l'EGFR ni translocation ALK.

Mésothéliome pleural malin non résécable : en 1re intention en association avec le **nivolumab**.

Cancer colorectal avec déficience du système de réparation des mésappariements de l'ADN ou instabilité microsatellitaire élevée après une association à une chimiothérapie à base de fluoropyrimidine.

Carcinome épidermoïde de l'œsophage non résécable, récurrent ou métastatique dont les cellules tumorales expriment PDL-1 ≥ 1 % : en 1re ligne en association avec le **nivolumab**.

Contre-indications

Hypersensibilité connue au produit.

Précautions d'emploi

Bilan hépatique et thyroïdien avant traitement.

Surveillance biologique, hépatique, surrénalienne, gastro-intestinale, dermatologique, thyroïdienne et neurologique pendant le traitement.

Déconseillé en cas de grossesse ou allaitement.

Effets indésirables

Confusion, troubles psychocomportementaux, dépression, ataxie, myoclonie, neuropathie périphérique, réactions cutanées, troubles de la vision, hémorragie gastro-intestinale, colite, insuffisance hépatique, hépatite, hypothyroïdie, troubles cardiovasculaires (fibrillation, hypotension, arythmie), dépression respiratoire.

Anémie, neutropénie, lymphopénie, thrombopénie, augmentation des enzymes hépatiques et pancréatiques, perturbation du bilan thyroïdien et surrénalien, hypokaliémie, hyponatrémie.

Asthénie, céphalées, tremblements, vertiges, douleurs musculaires, diarrhées, vomissements, nausées, douleurs abdominales, reflux, amaigrissement, bouffées de chaleur, dyspnée, toux.

Interactions médicamenteuses

Corticostéroïdes : interférence avec le mécanisme d'action de l'**ipilimumab**. À éviter pendant le traitement mais peuvent être utilisés après.

Anticoagulants : majoration du risque hémorragique notamment gastro-intestinal. Surveillance étroite recommandée.

CARCINOME BASOCELLULAIRE

FICHE MALADIE

DÉFINITION

Il s'agit d'une tumeur épithéliale maligne de la peau, épargnant les muqueuses, lentement extensive, à malignité purement locale mais pouvant entraîner de grands délabrements.

CAUSES ET MÉCANISMES

Plusieurs facteurs favorisant leur survenue sont connus :

• Expositions solaires, importance de la dose cumulée d'ultraviolets reçus.

• Radiations ionisantes.

• Grand âge et sujet blanc.

• Préexistence de lésions cutanées dites *précancéreuses*, en particulier les kératoses actiniques (toutefois, celles-ci se transforment surtout en carcinome épidermoïde ou spinocellulaire): petites plaques rouges sèches fréquemment squameuses sur les surfaces exposées à la lumière (visage, crâne des chauves et dos des mains).

• Thérapeutiques arsénicales.

DIAGNOSTIC

La lésion clinique élémentaire est la « perle », petite papule translucide de 1 à 5 mm de diamètre, opaline, ferme, parfois parcourue de télangiectasies ; elle est unique ou, le plus souvent, retrouvée à la périphérie du carcinome basocellulaire, formant une bordure perlée.

La biopsie cutanée s'impose : l'histologie est caractéristique.

TRAITEMENT

Le traitement doit être précoce ; l'exérèse chirurgicale complète de la lésion est le traitement de choix, associée ou non à une réparation plastique.

PRONOSTIC

• Évolution spontanée : elle est lentement extensive en surface, avec invasion tardive en profondeur, pouvant entraîner des délabrements importants.

• Sous traitement : elle est favorable.

• Des récidives locales, parfois mutilantes, sont le fait de traitements mal conduits n'ayant pas entraîné une disparition complète de la tumeur.

FICHE INFIRMIÈRE

ÉDUCATION ET CONSEILS

Ces cancers cutanés sont directement liés à la quantité de soleil reçu au cours d'une vie et sont dus aux ultraviolets A et B sur une peau claire prédisposée se défendant mal contre le soleil.

Ces cancers surviennent le plus souvent sur les zones exposées (visage, crâne, cou, nuque, mains, avant-bras, jambes).

Le risque d'en faire plusieurs est élevé et deux éléments préventifs sont indispensables :

- une protection solaire efficace (vêtements, écrans solaires d'indice 50+) ;
- une surveillance dermatologique régulière 1 à 2 fois par an.

FICHE TECHNIQUE

BIOPSIE CUTANÉE

Définition

La biopsie cutanée est réalisée par un dermatologue et consiste à prélever sous anesthésie locale un fragment de peau d'au moins 3 mm à l'aide d'un punch ou d'un bistouri mécanique afin d'être analysé.

Le punch est un emporte-pièce muni d'une lame cylindrique qui permet l'obtention d'une carotte de peau.

Sitôt réalisée, le fragment obtenu est placé dans un fixateur choisi en fonction de l'examen à réaliser.

Méthode

L'infirmière prépare le matériel, le place sur une table à instruments et règle l'éclairage de la salle.

Matériel d'anesthésie : seringue montée d'une aiguille contenant de la lidocaïne à 1 % adrénalinée ou non en fonction du site à biopsier, compresses stériles et antiseptique.

Matériel de biopsie : compresses stériles, antiseptique, gants stériles, champ opératoire fenêtré, un biopsy-punch de taille souhaitée par le médecin (4 mm le plus couramment), ou un bistouri n° 11, une paire de ciseaux, une pince à griffe, du fil à peau, un porte-aiguille et une pince à hémostase.

Pansement, flacon contenant le fixateur.

Étiquettes du patient, demande d'examen dûment remplie.

S'assurer qu'un chariot d'urgence se trouve à proximité pour pallier toute urgence.

Vérifier l'identité du patient, le rassurer, lui expliquer le déroulement de l'examen.

L'installer confortablement, dégager la zone à biopsier, réaliser l'aseptie cutanée et placer le champ fenêtré sur la zone à prélever.

Interroger le patient pour dépister toute contre-indication à l'anesthésie.

L'infirmière sert le médecin tout au long de l'examen et veille à la tolérance du patient.

Réaliser le pansement à l'issue du prélèvement après que l'hémostase est faite.

Aider le patient à s'habiller doucement pour éviter tout malaise.

Acheminer les prélèvements au laboratoire dûment étiquetés et associés à la demande d'examen.

Noter l'examen dans le dossier de soins du patient.

Éliminer les déchets.

Se laver les mains.

FICHE PHARMACOLOGIE

INHIBITEUR DE LA VOIE HEDGEHOG

■ **Vismodégib**

ERIVEDGE					
1 gél./j	28 gél. 150 mg	3 835,03	I	100 %	136,97

Propriétés

Le **vismodégib** est une petite molécule inhibitrice de la voie Hedgehog, administrée par voie orale. Cette voie entraîne la transcription de gènes impliqués dans la prolifération, la survie et la différenciation cellulaire.

Indications

Traitement des patients adultes atteints de carcinome basocellulaire :
• métastatique symptomatique ;
• localement avancé pour lequel la chirurgie ou la radiothérapie ne sont pas appropriées.

Contre-indications

Ayant montré une tératogénicité chez l'animal, *ERIVEDGE* est contre-indiqué chez la femme enceinte, allaitante ou en âge de procréer en l'absence de contraception efficace.
En raison de l'absence d'études, ce médicament est contre-indiqué chez les patients de moins de 18 ans.
Hypersensibilité au produit ou à l'un des excipients.

Précautions d'emploi

Femme en âge de procréer : test de grossesse, contraception chimique et mécanique.
La sécurité, l'efficacité et la tolérance du médicament n'ayant pas été établies chez les patients insuffisants hépatiques ou insuffisants rénaux chroniques, une surveillance étroite est recommandée en cas d'administration chez ce type de patient.

Effets indésirables

Effets indésirables cliniques, fréquents ou très fréquents, de gravité mineure à modérée :
• troubles de l'état général : perte de poids, douleur, asthénie ;
• troubles du système nerveux : dysgueusie, agueusie ;
• troubles cutanés : alopécie, prurit, rash ;
• troubles musculosquelettiques : spasmes musculaires, arthralgies, myalgies ;
• troubles gastro-intestinaux : diarrhées, constipation, vomissements, douleurs abdominales ;
• perte d'appétit ;
• aménorrhée.

Interactions médicamenteuses

Les études pharmacocinétiques montrent que le **vismodégib** est un substrat de la pompe d'efflux P-gp et que les enzymes métabolisant le médicament sont les CYP2C9 et CYP3A4 : il est donc sensible à leurs inhibiteurs (augmentation de son efficacité) et à leurs inducteurs (diminution de son efficacité).
Il peut également diminuer l'efficacité des stéroïdes contraceptifs.

■ **Sonidégib**

ODOMZO					
Posologie usuelle : 1 gél./j ou tous les 2 j.	30 gél. 200 mg	4 258,13	I	100 %	141,94

Propriétés

Inhibiteur de la voie de signalisation Hedgehog biodisponible oralement.

Indications

Adultes présentant un carcinome basocellulaire localement avancé qui ne relève pas d'une chirurgie curative ou d'une radiothérapie.

DERMATOLOGIE

Contre-indications

Grossesse, allaitement, contraception efficace nécessaire pour les femmes en âge de procréer.

Précautions d'emploi

Surveillance biologique, rénale et de l'état musculaire.

Effets indésirables

Fatigue, douleur, dysgueusie, céphalées, alopécie, prurit, rash, douleurs musculosquelettiques, spasmes, myalgie, augmentation des CPK, nausées, vomissements, diarrhée, constipation, dyspepsie, reflux, perte de poids, diminution de l'appétit, déshydratation, aménorrhée.

Interactions médicamenteuses

Métabolisé par le CYP3A4 : il est donc sensible à leurs inhibiteurs (augmentation de son efficacité) et à leurs inducteurs (diminution de son efficacité).

CARCINOME SPINOCELLULAIRE

FICHE MALADIE

DÉFINITION

Ce cancer cutané épidermoïde est plus rare que le carcinome basocellulaire mais plus grave, en raison de son potentiel métastatique ; il peut atteindre les muqueuses.

CAUSES ET MÉCANISMES

Les facteurs favorisants sont superposables à ceux des carcinomes basocellulaires, mais des facteurs supplémentaires sont à noter :

- Il succède le plus souvent à une kératose actinique.
- Dégénérescence maligne de cicatrices anciennes (brûlures), de plaies chroniques (ulcères de jambe).
- Dégénérescence d'une maladie de Bowen.

DIAGNOSTIC

Bourgeonnant, le plus souvent on retrouve un nodule, ulcéré, saignant au contact ; parfois, il s'agit d'une lésion épaisse, kératosique (cornée).

La biopsie s'impose au moindre doute.

TRAITEMENT

L'exérèse chirurgicale est le traitement de choix, suivie ou non de réparation plastique, et associée si besoin à un curage ganglionnaire.

La chimiothérapie est indiquée dans les formes métastatiques.

Le traitement des lésions précancéreuses des kératoses actiniques (*cf.* p. 238) par azote liquide, *EFUDIX* ou *ALDARA* permet d'éviter l'apparition des nombreux carcinomes.

PRONOSTIC

L'évolution est celle d'une tumeur maligne avec extension locale, puis régionale (adénopathies) et enfin générale (métastases à distance).

FICHE INFIRMIÈRE

ÉDUCATION ET CONSEILS

Cf. Carcinome basocellulaire, p. 238.

MALADIES BULLEUSES : PEMPHIGOÏDE BULLEUSE

FICHE MALADIE

DÉFINITION

La pemphigoïde bulleuse est une dermatose bulleuse auto-immune du sujet âgé.

CAUSES ET MÉCANISMES

Les bulles sont dues à un clivage dermoépidermique provoqué par le dépôt d'anticorps fabriqués par le patient. Les causes de la survenue de tels anticorps chez les patients sont inconnues. Certains médicaments (diurétiques antialdostérone et antipsychotiques) pourraient être en cause.

DIAGNOSTIC

SIGNES CLINIQUES

Le début est rapide, marqué par un prurit d'abord isolé puis rapidement associé à des placards eczématiformes, urticariens et bulleux : les bulles sont claires, tendues, de taille variable, souvent grosses, reposant sur une base érythémateuse. L'atteinte muqueuse est possible mais rare.

EXAMENS COMPLÉMENTAIRES

- La numération sanguine montre une hyperéosinophilie.
- La biopsie cutanée doit porter sur la périphérie d'une bulle récente ; l'image histologique est celle d'une bulle sous-épidermique par clivage de la jonction dermoépidermique, à toit épidermique intact, avec un infiltrat dermique riche en éosinophiles.
- L'immunofluorescence directe, réalisée à partir d'une biopsie en peau péribulleuse, montre des dépôts linéaires à la jonction dermo-épidermique, d'IgG et de complément.
- L'immunofluorescence indirecte révèle souvent la présence d'anticorps anti-membrane basale.

TRAITEMENT

Il repose le plus souvent sur la corticothérapie locale (DERMOVAL), associée à des soins antiseptiques locaux.

Un traitement immunosuppresseur (**méthotrexate**) est parfois associé à but d'épargne cortisonique ou dans les formes rebelles.

PRONOSTIC

L'évolution se fait par poussées en l'absence de traitement, avec risques de déshydratation et d'infection.

La corticothérapie locale permet de suspendre l'évolution de la maladie, tout en réduisant le risque de complications d'une corticothérapie générale chez le sujet âgé.

FICHE INFIRMIÈRE

EXAMENS

- Pose d'une voie veineuse si elle est prescrite pour réhydratation parentérale, et éventuelle antibiothérapie. Cette voie veineuse est posée en peau saine en dehors des lésions bulleuses.
- Biologie standard prélevée, éventuels hémocultures et prélèvement bactériologique d'une bulle avant antibiothérapie.

SURVEILLANCE DU TRAITEMENT

SOINS – TRAITEMENT

- Compter et percer les bulles et noter tous les jours le nombre de bulles sur la feuille de surveillance.
- Appliquer le *DERMOVAL* crème (selon le nombre de bulles initiales : de 10 à 30 g/j, soit 1 à 3 tubes) en une fois, corps entier sauf visage, y compris donc sur les zones saines.

▶

• Héparine de bas poids moléculaire SC si prescrite.
• Stimuler l'alimentation, l'hydratation et la mobilisation.
• Température, signes de déshydratation, pression artérielle et pouls, 2 fois/j.
• Échelle de douleur lors de la réalisation des soins.
• Prévention des escarres.
• Localement, surveiller la surinfection cutanée, notamment des érosions post-bulleuses, atrophie cutanée, purpura capillaire.

EFFICACITÉ DU TRAITEMENT

Disparition du prurit, des zones érythémateuses et urticariennes, non-apparition de nouvelles bulles.

EFFETS INDÉSIRABLES

Dépister les effets indésirables qui sont ceux d'une corticothérapie générale (*cf.* Corticothérapie par voie générale) car on utilise de grosses doses de cortisone locale.

ULCÈRES DE JAMBE

FICHE MALADIE

DÉFINITION

Les ulcères de jambe sont des pertes de substance cutanée, de profondeur variable, pouvant atteindre l'os.

CAUSES ET MÉCANISMES

Il s'agit de troubles trophiques, dus à des difficultés circulatoires, locales, artérielles ou veineuses :

• Origine veineuse, dans un contexte d'insuffisance veineuse chronique :
– ulcère variqueux ;
– ulcère postphlébitique.
• Origine artérielle, dans un contexte d'artérite des membres inférieurs.

D'autres causes sont plus rares :

• Traumatiques, infectieuses (streptocoques, staphylocoques).
• Ulcère des vascularites nécrosantes, débutant par une plaque de purpura infiltré.
• Angiodermite nécrotique, variété particulièrement douloureuse d'ulcères de jambe d'origine artériolaire, due à une hypertension artérielle et un diabète, chez unefemmeâgée.
• Escarres de décubitus et maux perforants plantaires (pertes de substance cutanée, particulières par leur siège en regard des zones d'appui).

DIAGNOSTIC

SIGNES CLINIQUES

Un certain nombre d'éléments cliniques caractérisent un ulcère et permettent de suspecter son origine veineuse ou artérielle, ou — souvent en pratique — son origine mixte, artérielle et veineuse.

▶ **Siège**

• Volontiers malléolaire, le plus souvent au tiers inférieur de jambe dans les insuffisances veineuses.
• Haut situés en plein mollet, suspendus, ou sur le pied, dans les artérites.

▶ **Taille**

• Grande pour les ulcères veineux.
• Petite pour les ulcères artériels.

▶ **Profondeur**

Les ulcères artériels sont très creusants, au contraire des ulcères veineux.

▶ **Aspect des bords**

• Réguliers pour l'ulcère veineux.
• Déchiquetés, irréguliers pour l'ulcère artériel.

▶ **Aspect du fond**

• Jaune fibrineux.
• Vert suintant.
• Atone ou bourgeonnant.
• Rouge sec.
• Noir nécrotique.

Nombre d'ulcères

- Unique (veineux) ou multiples (artériels).
- Uni-ou bilatéral.

Signes locaux associés

Signes d'insuffisance veineuse :

- varices ;
- œdèmes ;
- dermite ocre ;
- botte scléreuse ;
- atrophie blanche.

Signes d'artérite :

- douleurs à la marche, douleurs de décubitus ;
- pâleur et froideur de la peau ;
- disparition des pouls ;
- allongement du temps de recoloration cutanée.

Signes généraux associés

Insuffisance veineuse :

- surcharge pondérale ;
- antécédents de phlébite.

Artérite :

- facteurs de risque cardiovasculaire : tabac, hypertension artérielle, diabète, dyslipidémie ;
- insuffisance coronarienne, accident vasculaire cérébral.

EXAMENS COMPLÉMENTAIRES

- Biologie standard à la recherche d'une anomalie pouvant entretenir ou aggraver les ulcères, et à la recherche de facteurs de risque cardiovasculaire :
  - NFS-plaquettes, à la recherche d'une anémie, d'une polyglobulie, d'une grande hyperleucocytose au cours de certaines leucémies.
  - Électrophorèse des protéines plasmatiques, à la recherche d'une hypoprotidémie ou, au contraire, d'une hyperprotidémie, par exemple dans le myélome par augmentation des gammaglobulines.
  - Glycémie à jeun, cholestérol total et triglycérides, uricémie.
- Imagerie, à la recherche d'une participation veineuse et/ou artérielle, et en préopératoire :
  - Écho-Doppler veineux des membres inférieurs avec étude des réseaux veineux superficiel et profond et des perforantes.
  - Écho-Doppler artériel des membres inférieurs.
  - Et éventuellement artériographie des membres inférieurs et aortographie, dans l'optique d'une thérapeutique chirurgicale.
- Bactériologie locale : elle n'est en aucun cas systématique et sera réalisée quand il existe des signes objectifs de « surinfection » de l'ulcère (un ulcère cutané est en effet normalement colonisé par de nombreuses bactéries).
- Retentissement de l'atteinte vasculaire en cas d'artérite :
  - ECG.
  - Fond d'œil.
- Urée, créatininémie, protéinurie et cytologie urinaire.

TRAITEMENT

Il est local et général.

TRAITEMENT LOCAL

Le but essentiel des soins d'une plaie chronique, principalement de jambe, quelle que soit sa cause, est de favoriser la cicatrisation. Les pansements actuellement disponibles permettent le maintien de la plaie en milieu humide, indispensable à la cicatrisation, en tentant de contrôler l'exsudat, d'éliminer les tissus nécrosés, de contrôler la surinfection, de favoriser le bourgeonnement, de ne pas altérer la peau péri-ulcéreuse et de ne pas adhérer à la plaie. Ils ne sont pas douloureux et n'entravent pas l'épidermisation. C'est pour agir sur ces différents paramètres que le choix de tel ou tel pansement est important.

Les trois temps de la cicatrisation, parfois intriqués pour une même plaie, doivent être connus. Il s'agit :

- de la détersion ;
- du bourgeonnement ;
- de l'épidermisation.

Détersion

La détersion est l'élimination des tissus nécrotiques et de la fibrine, étape souvent douloureuse, nécessitant une antalgie, classiquement locale par application de **lidocaïne** (*XYLOCAÏNE* visqueuse) sur la plaie. Celle-ci est recouverte d'une compresse pendant 30 min. à 1 h. Un traitement antalgique par voie générale pouvant aller jusqu'à 1 amp. de 1 cg de **morphine** SC est parfois nécessaire.

La détersion est le plus souvent mécanique, à la curette, voire au bistouri en réalisant des scarifications.
Elle est complétée par une détersion chimique (*ÉLASE* ou *FLAMMAZINE* crème à laisser 24 h ; *HYDROGEL* ou *PURILON* avec pansement secondaire (hydrocolloïde fin) à laisser 48 h), en protégeant la peau péri-ulcéreuse, avec une pâte à l'eau par exemple.

▶ Bourgeonnement

Souvent intriqué avec la poursuite de la détersion, il vise à ramener le fond de l'ulcère au niveau des plans épidermiques voisins.
Les pansements utilisables à ce stade sont les **pansements** gras (**vaseline**, *JELONET*, etc.), les hydrocolloïdes et les **hydrocellulaires**. Les pansements peuvent être changés tous les 3 à 4 jours.

- En cas de plaie atone on utilise le pansement Urgostart.
- En cas de plaie exsudative, on utilisera des alginates qui absorbent l'exsudat : Urgosorb, Seasorb, etc.
- En cas de plaie surinfectée on utilisera quelques jours des pansements au charbon actif (Actisorb plus).

▶ Épidermisation

On utilise des pansements gras, des hydrocolloïdes ou des hydrocellulaires.
Dans tous les cas, il faut également veiller à l'état de la peau péri-ulcéreuse qui doit être hydratée à chaque pansement par une Cold Cream par exemple. En cas d'eczématisation, un traitement par dermocorticoïdes sera entrepris et des tests épicutanés réalisés.

TRAITEMENT GÉNÉRAL

Son but est de traiter le fond de la maladie, c'est-à-dire le trouble circulatoire sous-jacent responsable de l'ulcère.
On traitera également un facteur favorisant le développement de l'ulcère, comme une anémie ou une hypoprotidémie.

▶ Traitement de l'insuffisance veineuse

- Surélévation des membres inférieurs, le plus souvent possible dans la journée et toute la nuit en surélevant les pieds du lit (aux pieds et non pas à la tête : il faut bien l'expliquer au patient).
- Port indispensable d'une compression veineuse, en expliquant au patient les modalités de la pose.
- *Veinotoniques type GINKOR FORT, VEINAMITOL, DAFLON.*
- Prévention antitétanique à jour.
- Chirurgie éventuelle, après avis du chirurgien vasculaire, après échographie-Doppler veineux superficiel et profond avec études des communicantes, et seulement après que l'ulcère veineux a cicatrisé.

▶ Traitement de l'artérite

- Antalgiques lors des pansements.
- Vaccination antitétanique à jour.
- Antiagrégants plaquettaires *per os* (aspirine).
- Correction des facteurs de risque cardiovasculaire avec priorité à l'équilibre parfait d'un diabète, d'une hypertension et à l'arrêt du tabac.
- Le seul traitement réellement efficace est un geste chirurgical de revascularisation par un chirurgien vasculaire après aorto-artériographie ; ce traitement n'est envisageable qu'en cas d'atteinte vasculaire artérielle proximale.

PRONOSTIC

L'évolution est volontiers chronique et persistante, la mauvaise trophicité locale ne permettant pas toujours une cicatrisation définitive. Certaines complications peuvent survenir :

- La surinfection est marquée par une fièvre, une lymphangite, une adénopathie inguinale douloureuse.
- Un ulcère peut être la porte d'entrée d'un érysipèle.
- Les prélèvements bactériologiques avant tout traitement antibiotique sont impératifs.
- Un tétanos peut avoir un ulcère comme porte d'entrée, ce qui impose une mise à jour de la vaccination antitétanique chez tout sujet ayant un ulcère de jambe.
- Une hémorragie peut survenir, en particulier dans les ulcères variqueux.
- Un eczéma est fréquent autour de la zone ulcérée.
- Une dégénérescence maligne (carcinome spinocellulaire) peut intervenir dans le cas d'un ulcère chronique évoluant depuis de nombreuses années ; un bourgeonnement exubérant doit faire pratiquer une biopsie.

FICHE INFIRMIÈRE

PRATIQUE INFIRMIÈRE DEVANT UN ULCÈRE VEINEUX

EXAMENS

Éventuel écouvillonnage de la plaie, uniquement si une porte d'entrée pour une infection est suspectée : non systématique (+++).

SURVEILLANCE DU TRAITEMENT

SOINS – TRAITEMENTS

- Changement du pansement : *cf.* Fiche technique, p. 247.
- Échelle de douleur avant et après le pansement.
- Surveillance :
  - de l'aspect de l'ulcère : bourgeonnement excessif, atonie, nécrose, extension, surinfection (couleur verte et odeur caractérisent une infection par un pyocyanique), écoulement ;
  - du moral, de l'état nutritionnel, de la mobilité du patient.

EFFICACITÉ DU TRAITEMENT

- Diminution de la douleur.
- Évolution favorable de la plaie (ne coule plus, absence d'odeur, détersion, bourgeonnement et épidermisation).
- Mobilisation du patient.

EFFETS INDÉSIRABLES

État de la peau péri-ulcéreuse : intolérance au pansement, eczéma ; signes d'infection (*cf.* Érysipèle, p. 158).

ÉDUCATION ET CONSEILS AU PATIENT ATTEINT D'ULCÈRE VEINEUX

Sont à éviter :

- La station debout prolongée.
- Le port de sous-vêtements et de vêtements trop serrés.
- Le surpoids.
- Le chauffage par le sol.

Sont à conseiller :

- Surélever les pieds du lit de quelques centimètres à l'aide de cales (expliquer au malade qu'il faut avoir les membres inférieurs plus hauts que la cage thoracique).
- Pratiquer la natation, la marche.
- Bain ou douche tiède (la chaleur entraîne une vasodilatation).
- Aspersion d'eau froide en remontant du pied à la cuisse.
- Réduire l'excès pondéral (rendez-vous avec une diététicienne).
- Le port d'une contention ou compression veineuse est *indispensable*.

LES DIFFÉRENTES CONTENTIONS EN PRATIQUE

Il s'agit de bas à varices, dont il convient d'adapter la force de contention à la pathologie du patient :

- *Force 1* : insuffisance veineuse fonctionnelle (station debout prolongée, avion, etc.).
- *Force 2* : varices.
- *Force 3* : antécédent de phlébite ou phlébite évolutive lors de la reprise de la marche.
- *Force 4* : lymphœdème.

Il peut s'agir de collants.

Les bandes à varices sont indiquées en cas d'ulcère de jambe : par exemple, bande *DUPRAFLEX* grade 3 ou 4 étalonnée correspondant à une contention forte.

La contention veineuse doit être installée le matin avant le lever, en position allongée (si le patient s'est levé, il devra s'allonger les jambes surélevées pendant 10 min avant la pose de la contention). Elle doit être portée tous les jours. Elle ne sera enlevée que le soir au coucher.

FICHE TECHNIQUE

PANSEMENT D'UN ULCÈRE VEINEUX

- Ouvrir délicatement le pansement, en imbibant les compresses de sérum physiologique ou en s'aidant d'un bain antiseptique tiède.
- Installer confortablement la patiente au fauteuil, jambe surélevée sur un tabouret recouvert d'une protection jetable.
- *XYLOCAÏNE* visqueuse recouverte d'une compresse à laisser une demi-heure.
- Rincer l'ulcère et sa périphérie au sérum physiologique.
- Effectuer une détersion manuelle avec la curette et, si besoin, le bistouri, en partant des berges vers le centre afin de libérer la bordure de l'ulcère et permettre sa réépithélialisation.
- Nettoyer à nouveau au sérum physiologique.
- Sécher.
- Appliquer l'*ALOPLASTINE* en couche épaisse pour protéger la peau péri-ulcéreuse ou application d'un dermocorticoïde en cas d'eczéma péri-ulcéreux.
- Utiliser le pansement choisi en concertation avec le médecin : par exemple, un hydrogel recouvert d'un tulle hydrocolloïde fin de type *DUODERM EXTRA-MINCE* ou *COMFEEL PLUS*, favorisant la détersion, changé toutes les 48 h.
- Maintenir le tout par des compresses stériles non tissées et une bande type Nylex ou Velpeau.
- Mettre en place la bande de contention et installer une surélévation de la jambe.

FICHE PHARMACOLOGIE

BAS ET BANDES DE COMPRESSION VEINEUSE

Bas et bandes de compression veineuse

Bandes (systématiques si pansement)
Indiquées en cas d'ulcères de jambe.
DUPRAFLEX, étalonnées, largeur 10 cm, longueur 3 m.
Prescrire 2 paires.
Grade 1-2 : faible à moyen.
Grade 3-4 : moyen à fort.
Bas
Jarret (+++), mi-cuisse ou collant.
1 = insuffisance veineuse fonctionnelle.
2 = existence de varices.
3 = phlébite antérieure ou évolutive.
4 = lymphœdème.

PANSEMENTS ABSORBANTS

Hydrocolloïdes		
COMFEEL PLUS et *PLUS TRANSPARENT*, *DUODERM PÂTE*, *DUODERM E*, et *DUODERM EXTRA MINCE*, *ALGOPLAQUE*	Indications : tous les stades de la cicatrisation. Laisser au moins 48 h en place. Existent en mince (contrôle visuel), épais (plus absorbants) et bordés (utiles dans les zones de friction).	LPPR*
Hydrocellulaires et mousses		
ALLEVYN non adhésif et *MEPILEX*, *TIELLE* et *TIELLE S*, *COMBIDERM* et *COMBIDERM* non adhésif *BIATAIN* et *BIATAIN* non adhésif, sacrum, talon, *BIATAIN SILICONE*	Indications : idem hydrocolloïdes, plus absorbants et mieux tolérés. En pratique : escarres +++, macération, ulcères de jambe. Interactions avec H_2O_2 et *DAKIN*.	LPPR
Hydrogels		
DUODERM HYDROGEL, *PURILON*, *NU-GEL*, *INTRASITE*	Indications : détersion et bourgeonnement des plaies sèches +++.	LPPR
Alginates		
URGOSORB (association avec un hydrocolloïde), *ALGOSTÉRIL*, *MELGISORB PLUS*	Indications : détersion, plaie hémorragique, plaie infectée, suintement +++. Contiennent tous des CMC (carboxyméthylcellulose), sauf *ALGOSTÉRIL*.	LPPR pour les plaques
Hydrofibres		
AQUACEL	Indications : plaie suintante +++, c'est le plus absorbant des pansements.	LPPR
Charbons		
CARBONET	Indication : limite la prolifération bactérienne. Pansement peu absorbant, mal toléré si mal humidifié, nécessite un pansement secondaire (américain, film).	LPPR
Acide hyalorunique		
IALUSET : compresses et crème	Plutôt en phase de bourgeonnement et d'épidermisation.	

* Liste des produits et prestations remboursables = tarif de base sécurité sociale remboursé et opposable pour les pansements

PANSEMENTS D'INTERFACE (NON ABSORBANTS)

Gras		
JELONET, ADAPTIC, PHYSIOTULLE (+ hydrocolloïde)	Ne contient pas de baume du Pérou, très allergisant Indications : tous les stades de la cicatrisation	LPPR sauf *JELONET*
Siliconés		
MEPITEL	Indications : épidermolyses, dermabrasion	LPPR

Pansements argentiques			
ACTISORB AG+	10,5 x 10,5 10,5 x 19	boîtes de 12	Absorption et drainage des germes et des exsudats de la plaie Activité *in vitro* anti-bactéries Gram+ et Gram− Diminuent les odeurs Indications : plaies infectées ou à risque d'infection, plaies fortement exsudatives Précautions : contre-indication en cas de sensibilité connue à l'argent, en pansement secondaire sous tulle *ADAPTIC* p. ex. pour *ACTISORB AG+*
AQUACEL AG	2,5 x 40 10 x 12 13,5 x 15 15 x 20 16 x 30	boîte de 16 boîte de 16 boîte de 16 boîte de 10 boîte de 10	
	Modèles hospitaliers : 4 x 20 4 × 30	boîte de 10 boîte de 10	
BIATAIN AG	10 × 12 15 × 15	boîte de 16 boîte de 10	

Exemples de pansements utilisés correspondant à une pratique de soin quotidienne des plaies de jambes		
AQUACEL	10 × 12	boîte de 16
MEPITEL	7,5 × 10	boîte de 10
ADAPTIC	7,6 × 7,6 et 7,6 × 20,3	boîte de 10
COMFEEL PLUS	10 × 10	boîte de 16
COMFEEL PLUS TRANSPARENT	10 × 10	boîte de 16
ALLEVYN non adhésif	10 × 10	boîte de 10
ALGOSTÉRIL	10 × 10	boîte de 10
PHYSIOTULLE	10 × 10	boîte de 10
ACTISORB +25	10,5 × 10,5 et 10,5 × 19	boîte de 12
BIATAIN ARGENT non adhésif	10 × 12	boîte de 16

FILMS

Polyuréthanes		
OPSITE POST OP, OPSITE FLEXIFLIX et *OPSITE FLEXIGRID, TEGADERM*	Indications : épidermisation, post-chirurgie cutanée, brûlures superficielles	LPPR
Matrice à effet antiprotéases		
PROMOGRAN	Indications : toutes plaies chroniques À renouveler /72 h	NR

NOUVELLES CLASSES

Pansements biologiques inertes		
INTEGRA	Matrice collagène + silicone Indications : brûlures graves, du 3e degré, après excision lorsqu'une autogreffe adéquate ou de taille suffisante ne peut être effectuée, pertes de substance cutanée totale, après excision, lorsqu'une autogreffe adéquate ne peut être effectuée et quand l'expansion cutanée n'est pas recommandée ou acceptée par le patient (notamment lors de séquelles de brûlures ou de rétraction)	
URGOSTART	Pansements absorbants pour la prise en charge immédiate des plaies exsudatives Traitement de l'ulcère de jambe veineux ou mixte à prédominance veineuse, en phase de bourgeonnement (traitement séquentiel)	LPPR

ESCARRES

FICHE MALADIE

DÉFINITION

Ulcération due à une nécrose tissulaire d'origine ischémique formant une croûte noirâtre intéressant la peau, le tissu sous-cutané et, parfois, le muscle sous-jacent.

CAUSES ET MÉCANISMES

Le mécanisme essentiel est la compression ischémique des vaisseaux entre l'os sous-jacent à la peau et un point de pression extérieur. Les zones les plus touchées sont les talons, les régions trochantériennes et la région sacrée. Le facteur prédisposant est, avant tout, l'immobilisation prolongée. L'obésité, la dénutrition et l'insuffisance sphinctérienne sont des facteurs aggravants.

DIAGNOSTIC

Au début, simple érythème d'un point de pression, puis apparition rapide de l'ulcération et de la nécrose gagnant en profondeur. Quatre stades successifs peuvent être décrits :

- stade 1 : érythème ;
- stade 2: phlyctène évoluant vers l'ulcération ;
- stade 3 : nécrose de la peau et des tissus sous-cutanés ;
- stade 4: évolution en profondeur de la nécrose jusqu'à l'os.

TRAITEMENT

TRAITEMENT PRÉVENTIF

Le traitement préventif est essentiel :

- changements fréquents de position, mise au fauteuil, kinésithérapie ;
- massages prolongés (5 min) des points d'appui avec un émollient ;
- régime hypercalorique et hyperprotidique, réhydratation.

Utilisation d'un matériel particulier :

- matelas à eau ou pneumatique ;
- lits fluidisés ;
- pansements de type *COMFEEL* sur les zones de pression.

TRAITEMENT CURATIF

Il est long, difficile, et n'est pas toujours couronné de succès. Le but du traitement est de déterger la plaque nécrotique afin de permettre la cicatrisation par bourgeonnement de la périphérie de l'escarre.

Le traitement va consister en la détersion des tissus nécrosés à la curette ou au bistouri, ou par utilisation d'enzymes protéolytiques.

L'utilisation de pansements hydrocolloïdes (*DUODERM, COMFEEL, TIELLE, MEPILEX*) ou hydrocellulaires favorise le bourgeonnement ou Urgostart si l'escarre est atone.

FICHE INFIRMIÈRE

EXAMENS

La prévention d'escarres s'effectue systématiquement chez tous les sujets ayant une perte transitoire ou définitive de l'autonomie.

SURVEILLANCE DU TRAITEMENT

SOINS – TRAITEMENT

▶ Changements de position

Ils doivent être effectués toutes les 2 à 3 h ; le patient doit être installé au fauteuil quand cela est possible ; la kinésithérapie motrice doit être quotidienne.

Il faut indiquer au patient les mouvements à faire pour varier les positions.

▶ Massages

Les massages des points d'appui ont pour but de rétablir et d'activer la circulation sanguine aux points de pression ; ils doivent être suffisamment longs pour être efficaces (au moins 5 min). Ils sont réalisés lors des changes et ▶

des changements de position, sur une peau propre, à mains nues. On utilise des pommades du type *CÉRAT* ou *BIAFINE* ; on évitera l'alcool qui irrite la peau et modifie les conditions d'équilibre de la flore cutanée.

D'autres techniques de massages utilisent des glaçons et un sèche-cheveux, dans le but de réaliser alternativement une vasoconstriction puis une vasodilatation ; on alterne glaçons et sèche-cheveux 4 à 5 fois ; cette technique est à proscrire lorsqu'il existe une perte de sensibilité car il existe un risque de brûlure.

ÉDUCATION ET CONSEILS

Une éducation systématique doit être envisagée pour tous les patients à mobilité réduite permanente et pour lesquels le risque d'escarre est constant.

Il s'agit d'aider les patients, quel que soit leur niveau d'autonomie à acquérir ou à conserver les compétences nécessaires pour gérer au mieux leur vie avec leur maladie chronique. Cette éducation thérapeutique comprend des activités conçues pour rendre les patients conscients et informés de leur maladie ainsi que de l'organisation des procédures et des stratégies médicales et soignantes qui les concernent. Une démarche de ce type doit demeurer applicable à tous les publics pour lesquels le risque d'escarre est chronique, y compris les personnes âgées dépendantes.

La démarche éducative consiste à :

• adapter l'éducation en fonction de la connaissance du patient et de l'identification de facteurs facilitant et limitant l'acquisition de compétences (diagnostic éducatif) ;

• négocier et se mettre d'accord avec le patient sur les compétences qui lui sont les plus utiles à acquérir en intégrant les éléments suivant chaque fois que nécessaire : les facteurs de risque d'escarre spécifiques au patient, l'autosurveillance cutanée aux points d'appui, la mobilisation et les changements de position, l'hydratation et l'alimentation, l'hygiène de la peau, l'élimination urinaire et/ou fécale, l'habillement, l'adaptation à l'environnement, la prise en charge de la douleur et la participation aux soins de plaies ;

• proposer au patient et éventuellement à son entourage des applications pratiques concernant les mesures de prévention et le traitement de l'escarre ;

• évaluer les réussites et les difficultés de mise en œuvre au quotidien.

FICHE TECHNIQUE

ESCARRES : PRÉVENTION ET TRAITEMENT

Définition

L'infirmière comme tout autre professionnel de santé doit systématiquement évaluer et identifier les facteurs de risques d'altération cutanée du patient dès son entrée. C'est le début d'une démarche de prévention avant de déployer les soins qui éviteront la survenue d'escarre. Chez un patient porteur d'escarres, les soins curatifs seront réalisés selon un protocole issu de consensus pluridisciplinaires et institutionnels.

Méthode

Les mesures de prévention sont :

• Identifier les facteurs de risque à partir d'échelle d'identification des risques : échelle de Braden, échelle de Norton ou échelle de Waterloo.

• Diminuer la pression en évitant les appuis prolongés. Le changement de position doit se faire toutes les 2 à 3 heures, en évitant les effets de cisaillement et de frottement.

• Utiliser les supports conçus dans la prévention d'escarres : matelas à mémoire de formes, matelas à air fluidisé, coussins de siège, talonnières.

▶ • Observer l'état cutané du patient avec minutie et régularité, particulièrement sur les zones à risques (sacrum, trochanter, talons, omoplates, etc.).
• Maintenir une bonne hygiène corporelle, éviter toute macération.
• Assurer un bon équilibre nutritionnel, évaluer le risque et le degré de dénutrition, solliciter si besoin la diététicienne et respecter les goûts du patient.
• Favoriser la participation du patient et son entourage par l'information et l'éducation.
Les traitements des escarres répondent à une prise en charge pluridisciplinaire, l'implication des soignants dans le respect des protocoles et l'adhésion du patient et son entourage.
• L'érythème : changer de position toutes les 2 à 3 heures pour éviter les pressions et appliquer un film hydrocolloïde transparent.
• La plaie : nettoyer la plaie et son pourtour au sérum physiologique, il ne faut surtout pas l'assécher (donc pas d'antiseptique).
• La phlyctène : évacuer le contenu de la phlyctène après l'avoir percée de façon à laisser le segment de peau en guise de protection et recouvrir d'un pansement hydrocolloïde ou pansement gras.
• L'escarre constitué : la détersion est indispensable sur les nécroses et plaies fibrineuses. Celle-ci peut être mécanique à condition qu'elle ne soit ni sanglante, ni douloureuse. Plus simplement, elle peut être aidée avec un pansement alginate ou hydrogel.
• Recouvrir ensuite la plaie d'un pansement adapté de façon à maintenir un milieu local favorable à la cicatrisation : par exemple, une plaie anfractueuse nécessitera un hydrocolloïde en pâte ou en poudre ou bien un pansement hydrocellulaire ; une plaie exsudative ou hémorragique nécessitera un pansement alginate ; une plaie bourgeonnante nécessitera un pansement gras ou hydrocolloïde ; une plaie malodorante nécessitera un pansement au charbon, etc.
• Le VAC-thérapie (Vacuum *Assisted Closure*) dite aussi TPN (technique de pression négative) est une technique assistée qui a montré de réels effets très positifs sur la cicatrisation des plaies et des escarres. Son mode d'action consiste à appliquer une pression négative par un appareil spécifique au niveau de la plaie grâce à une structure spongieuse qui va ainsi éliminer les exsudats, faciliter la croissance d'un tissu de granulation, rapprocher les berges, améliorer la vascularisation dermique et favoriser un environnement humide propice à la cicatrisation. Cette méthode est de plus en plus déployée car son efficacité concourt aussi à optimiser plus rapidement la guérison de l'escarre. Elle fait diminuer la durée de séjour des patients. Un relais de prise en charge de la VAC-thérapie peut être assuré au domicile des patients si nécessaire.

PARTIE 3

ENDOCRINOLOGIE

HYPERTHYROÏDIE

FICHE MALADIE

DÉFINITION

Les hyperthyroïdies, ou thyrotoxicoses, ont une symptomatologie commune résultant de l'hyperproduction des hormones thyroïdiennes : thyroxine (T4) et triiodothyronine (T3).

CAUSES ET MÉCANISMES

Plusieurs mécanismes peuvent entraîner un hyperfonctionnement de la glande thyroïde. Parmi les causes les plus fréquentes :

- la maladie de Basedow, affection auto-immune au cours de laquelle l'organisme produit des anticorps qui ont la capacité de se fixer sur les récepteurs thyroïdiens de la TSH et de les stimuler de façon non régulée ;
- l'adénome toxique, tumeur bénigne unique et localisée de la thyroïde, qui échappe au contrôle de l'hypophyse et produit en excès les hormones thyroïdiennes, mettant au repos le tissu sain ;
- le goitre multi-hétéronodulaire toxique, hypertrophie diffuse et souvent ancienne de la thyroïde, au sein de laquelle s'individualisent plusieurs nodules, dont certains sont non fonctionnels, les autres devenant toxiques ;
- l'hyperthyroïdie induite par l'**iode**, au cours de laquelle l'hyperfonctionnement thyroïdien est la conséquence d'un apport d'iode excessif ; les produits le plus souvent en cause sont les produits iodés de contraste utilisés en radiologie et les médicaments iodés, au premier rang desquels figure l'**amiodarone** (*CORDARONE*).

DIAGNOSTIC

SIGNES CLINIQUES

Comme toutes les maladies thyroïdiennes, l'hyperthyroïdie est plus fréquente chez la femme que chez l'homme.

▶ Syndrome de thyrotoxicose

Le syndrome de thyrotoxicose est commun à toutes les hyperthyroïdies ; il associe avec une fréquence et une intensité variables selon les patients et la durée d'évolution :

- une baisse de l'état général avec asthénie et amaigrissement contrastant avec un appétit conservé ou même augmenté ;
- une hypersudation avec thermophobie et une polyurie responsable d'une soif exagérée ;
- une tachycardie avec palpitations et dyspnée, s'accentuant à l'effort ;
- des troubles digestifs : accélération du transit ou véritable diarrhée ;
- des troubles neuropsychiques : hypernervosité, irritabilité, humeur labile, insomnie et tremblements fins des extrémités ;
- des troubles musculaires : faiblesse prédominant au niveau des ceintures expliquant la difficulté à monter les escaliers ou à se relever de la position accroupie et s'accompagnant parfois de myalgies et d'une fonte musculaire.

▶ Palpation du cou

La palpation du cou permet souvent de découvrir un goitre dont les caractéristiques dépendent en général de l'étiologie :

- diffus, homogène, élastique et vasculaire (soufflant à l'auscultation) au cours de la maladie de Basedow ;
- uni-nodulaire en cas d'adénome toxique ;
- diffus et bosselé en raison de la présence de plusieurs nodules dans les goitres multi-hétéronodulaires toxiques.

▶ Signes oculaires

Les signes oculaires sont caractéristiques de la maladie de Basedow : ils ne sont pas dus à l'excès d'hormones thyroïdiennes mais également d'origine auto-immune. L'ophtalmopathie basedowienne, présente dans 40 % des cas, associe de façon variable : rétraction de la paupière supérieure, protusion des globes oculaires (exophtalmie), hyperhémie conjonctivale et œdème palpébral. Elle peut se compliquer de troubles oculomoteurs responsables de diplopie et de troubles trophiques de la cornée lorsque l'exophtalmie empêche la fermeture des yeux.

EXAMENS COMPLÉMENTAIRES

• Le bilan thyroïdien confirme le diagnostic en montrant une élévation des taux plasmatiques de la T4 et de la T3 libres et un effondrement de la TSH.

• La présence d'auto-anticorps thyroïdiens et notamment d'anticorps anti-récepteurs de la TSH (Trak) permet d'affirmer le diagnostic de maladie de Basedow.

• L'échographie précise la morphologie de la thyroïde : goitre diffus et vasculaire dans la maladie de Basedow, nodule solide isolé révélateur de l'adénome toxique, thyroïde hypertrophiée et hétérogène truffée de multiples nodules du goitre multi-hétéronodulaire toxique.

• La scintigraphie thyroïdienne à l'iode radioactif 123 n'est réalisée que si le goitre est nodulaire ou si on envisage un traitement par l'iode radioactif : l'adénome toxique se présente sous la forme d'une plage arrondie hyperfixante alors que le parenchyme périnodulaire ne fixe pas ; le goitre multinodulaire toxique donne une image en damier ; le goitre de la maladie de Basedow fixe l'iode de façon homogène et importante ; dans l'hyperthyroïdie induite, la glande thyroïde ne fixe pas l'iode (scintigraphie blanche).

TRAITEMENT

Le traitement symptomatique consiste à administrer un anxiolytique et un β-bloquant (*AVLOCARDYL* de préférence car non cardiosélectif), qui s'opposent aux effets des hormones thyroïdiennes.

Les antithyroïdiens (*NÉO-MERCAZOLE*, **propylthiouracile**, *BASDÈNE*) bloquent la synthèse des hormones thyroïdiennes ; ils sont prescrits en première intention pendant au moins 12 mois dans la maladie de Basedow.

Le traitement chirurgical est préférable dans les hyperthyroïdies nodulaires : lobectomie en cas d'adénome toxique, thyroïdectomie subtotale en cas de goitre multinodulaire toxique. Il peut également être choisi pour traiter la maladie de Basedow, notamment après échec des antithyroïdiens de synthèse chez le sujet jeune.

Le traitement par iode radioactif consiste à administrer une dose de 3 à 4 millicuries d'iode 131. Il est indiqué lorsque le goitre est homogène ou encore en cas de goitre nodulaire inopérable ou chez le sujet âgé.

PRONOSTIC

Les complications s'observent dans les formes sévères diagnostiquées tardivement, chez le sujet âgé ou fragile. Il peut s'agir de complications cardiaques (troubles du rythme, insuffisance cardiaque, insuffisance coronarienne), psychiatriques (agitation, syndrome confusionnel, délire), musculaires (myopathie avec amyotrophie). La crise aiguë thyrotoxique due à la libération massive et brutale des hormones thyroïdiennes est rare, mais dramatique.

L'ophtalmopathie grave survient dans 1 % des cas de maladie de Basedow, et relève d'une prise en charge spécialisée.

FICHE INFIRMIÈRE

EXAMENS

L'efficacité du traitement est progressive et le premier bilan hormonal de contrôle ne doit pas être réalisé avant 6 semaines.

SURVEILLANCE DU TRAITEMENT

SOINS – TRAITEMENT

Les dérivés imidazolés peuvent être pris en une seule prise quotidienne, mais il est préférable d'administrer le **propylthiouracile** en 2 ou 3 fois dans la journée.

La grossesse et l'allaitement ne sont pas des contre-indications absolues des antithyroïdiens de synthèse, mais ils doivent être utilisés à la dose la plus faible possible, et en fonction du trimestre de grossesse.

EFFICACITÉ DU TRAITEMENT

L'efficacité du traitement se juge d'abord cliniquement sur la régression des signes de thyrotoxicose, puis sur le dosage de la T4 libre et de la TSH.

EFFETS INDÉSIRABLES

• Le traitement par les antithyroïdiens de synthèse impose la réalisation d'une NFS tous les 10 à 15 jours pendant les 2 premiers mois de traitement, puis tous les 2 mois, pour dépister une neutropénie. En dessous de 1 500 leucocytes/mm^3, le traitement doit être interrompu.

• Les antithyroïdiens de synthèse peuvent engendrer des réactions de type allergique : arthralgies, réactions fébriles et éruption urticarienne ; elles peuvent être transitoires ; dans le cas contraire, on peut changer de produit car il n'y a pas d'allergie croisée entre le **carbimazole** et les deux autres antithyroïdiens.

• Le traitement par l'iode radioactif peut être suivi par une exacerbation transitoire de la thyrotoxicose et, dans la maladie de Basedow, des signes oculaires.

• Après traitement chirurgical, il faut savoir dépister les complications postopératoires : hémorragie, hypocalcémie par hypoparathyroïdie (transitoire ou définitive) et paralysie récurrentielle.

• Après chirurgie ou iode radioactif, il faut savoir dépister l'hypothyroïdie.

ÉDUCATION ET CONSEILS

Le repos doit être conseillé dans les premières semaines du traitement de toute hyperthyroïdie.

Chez la femme ayant des antécédents d'hyperthyroïdie, un bilan thyroïdien doit être conseillé lorsqu'une grossesse est programmée.

La polyphagie de l'hyperthyroïdie peut persister après traitement ; un régime doit être prescrit pour éviter une prise de poids excessive.

FICHE TECHNIQUE

MALADIE DE BASEDOW : SOIN DES YEUX

Méthode et conseils

Interroger et écouter le patient sur la perception de sa maladie, le handicap qu'elle entraîne, l'intensité et la fréquence des douleurs, ses difficultés dans la vie quotidienne liées au problème visuel engendré par la maladie.

• Conseiller le port de lunettes équipées de verres fumés (lunettes de soleil), l'intérêt est triple : elles évitent d'être ébloui par la lumière, elles protègent du vent (irritant et asséchant), elles permettent de camoufler la protusion des yeux du regard d'autrui.

• Utiliser un, voire deux oreillers pour dormir : la position surélevée de la tête permettra de ne pas majorer l'œdème palpébral.

• Réduire la consommation de sel et de sucre pour éviter la rétention d'eau. ▶

• Contre la sécheresse oculaire, le médecin pourra prescrire un onguent ou des larmes artificielles pour hydrater l'œil.
• Ne pas utiliser de gouttes pour « blanchir » les yeux. Elles pourraient masquer un symptôme de vasodilatation.
• Ne pas masquer l'œil exorbité comme un « œil de pirate » car le couvre-œil provoque une pression inconfortable sur le pourtour de l'œil.

FICHE PHARMACOLOGIE

ANTITHYROÏDIENS DE SYNTHÈSE

Benzylthiouracile

BASDÈNE					
Traitement d'attaque : 9 à 12 cp./j Traitement d'entretien : 2 à 4 cp./j	50 cp. 25 mg	2,92	I	65 %	0,06

Carbimazole

NÉO-MERCAZOLE					
Traitement d'attaque : 40 à 60 mg/j Traitement d'entretien : 10 à 15 mg/j à atteindre progressivement	50 cp. 5 mg 30 cp. 20 mg	2,88 3,48	I I	65 % 65 %	0,06 0,12

Propylthiouracile

PROPYLEX					
Traitement d'attaque : 6 à 9 cp./j Traitement d'entretien : 1 à 4 cp./j	30 cp. 50 mg 90 cp. 50 mg	7,21 21,52	I I	65 % 65 %	0,24 0,24

Thiamazole

THYROZOL					
A. Posologie initiale : 10-40 mg/j Posologie d'entretien : – si association avec *LÉVOTHYROX* : 5-20 mg/j en 1 prise le matin – si monothérapie : 2,5-10 mg/j en 1 prise le matin E. Posologie initiale : 0,5 mg/kg/j de 2-3/j Posologie d'entretien à adapter en 1 prise et sans dépasser 40 mg/j	30 cp. séc. 5 mg 30 cp. séc. 10 mg 30 cp. séc. 20 mg	1,86 3,15 3,48	I I I	65 % 65 % 65 %	0,06 0,11 0,12

Propriétés

Les thiourés (**benzylthiouracile**) et les imidazoles (**carbimazole, thiamazole**) bloquent l'activité de la thyroïde en inhibant l'organification de l'iode et la transformation des iodotyrosines en iodothyronines. Le **propylthiouracile** (PTU) inhibe en outre la conversion périphérique de la T4 en T3.

Indications

Hyperthyroïdies diffuses.
Préparation à la thyroïdectomie de toutes les hyperthyroïdies.

Contre-indications

Cancers thyroïdiens différenciés.
Hémopathies préexistantes.
Insuffisance hépatique.

Précautions d'emploi

• **Grossesse**
Les **ATS** traversent la barrière placentaire. Il n'y a pas de contre-indication absolue mais le traitement par **ATS** doit être prescrit à la dose la plus faible possible et sous surveillance (*cf.* Hyperthyroïdies – Formes particulières).
Avant la 7e sem., il faut prescrire le **propylthiouracile** car il y a un risque d'aplasie du cuir chevelu chez l'enfant avec le **carbimazole**.
• **Allaitement** : contre-indiqué car les **ATS** sont excrétés dans le lait.

Effets indésirables

LEUCONEUTROPÉNIE MODÉRÉE

Une leucopénie entre 3 500 et 4 000/mm^3 et une neutropénie = 1 500/mm^3 sont fréquentes au cours de l'hyperthyroïdie : elles ne contre-indiquent pas les **ATS**. La surveillance rapprochée de la NFS permet de s'assurer de sa normalisation spontanée. L'arrêt s'impose si les PNN sont < 1 200/mm^3.
L'agranulocytose, rare mais grave, est de mécanisme immunoallergique (0,5 % des cas).
L'allergie au **carbimazole** n'est pas forcément croisée avec une allergie au PTU.
Surveillance de la NFS tous les 10 j pendant 2 mois puis tous les mois et si fièvre, angine ou toute autre infection.
L'aplasie médullaire est exceptionnelle.

ACCIDENTS DIGESTIFS

Nausées, vomissements et épigastralgies.
Toxicité hépatique : le **carbimazole** peut entraîner un ictère cholestatique pur ; le **PTU** peut provoquer une cytolyse.

RÉACTIONS CUTANÉES

Rash érythémateux, urticaire, arthralgies et myalgies.

AUGMENTATION DU VOLUME DU GOITRE

Cette manifestation se rencontre lors de traitements prolongés sans surveillance ou en cas de surdosage par les **ATS**. Il existe toujours une hypothyroïdie associée. Cet inconvénient est évité par l'adjonction de **L-thyroxine.**

IODE

■ Iode

LUGOL FORT (SOLUTION DE)					
60 à 90 gttes/j en 3 prises (20 gttes avant chaque repas dans un peu de lait pour le goût) Le traitement ne doit pas dépasser quelques semaines	1 fl. (iodure métalloïdique 5 g + iodure de potassium 10 g + eau distillée QSP 10 mL)			NR	

Propriétés

L'iode est indispensable à la synthèse des hormones thyroïdiennes. L'apport souhaitable est de 250 à 300 mg/j.

En excès, l'iode bloque les mécanismes d'élaboration des hormones thyroïdiennes. Il est accumulé massivement dans la glande thyroïde puis est lentement éliminé dans les urines en plusieurs semaines ou mois.

Indications

Goitre endémique : prévention et traitement. L'administration d'**iode** à titre préventif se fait par iodation du sel de cuisine, ou de l'eau de boisson, ou plus rarement du pain. Ce traitement est réalisé à l'échelon national.

Hyperthyroïdie : l'**iode** est un traitement efficace des hyperthyroïdies diffuses (maladie de Basedow).

Il n'est utilisé qu'en cas de contre-indication des **antithyroïdiens de synthèse** et dans le but de préparer le patient à la chirurgie.

Il y a un phénomène d'échappement qui se traduit par la réapparition d'une hyperthyroïdie.

Contre-indications

Allergie à l'iode : des accidents graves peuvent survenir : œdème de Quincke, rashs généralisés.

Grossesse.

Contre-indication formelle : blocage de la thyroïde fœtale.

Effets indésirables

Iodisme : goût métallique de la salive, troubles digestifs, éruptions cutanées acnéiformes.

Allergie à l'iode.

Hypothyroïdies par blocage thyroïdien.

Hyperthyroïdies (effet Wolff-Chaïkoff).

TRAITEMENT D'UNE CRISE AIGUË THYROTOXIQUE

- Hospitalisation en réanimation.
- Nursing.
- Refroidissement progressif en cas d'hyperthermie.
- Traitement du collapsus : amines vasopressives.
- **ATS** par voie digestive intensive (sonde gastrique) : **propylthiouracile** (80 à 100 mg).
- Iodure de sodium IV : 250 mg toutes les 6 h.
- **β-bloquants** à forte dose : **propranolol** 160 mg/j.
- **Corticoïdes** : 1 mg/kg/j.

IODE ET MÉDICAMENTS

Les besoins en iode de l'organisme sont de 250 mg/j environ, chez l'adulte. Les apports iodés (eau et aliments) couvrent ces besoins. Lorsque les apports iodés augmentent, la production des hormones thyroïdiennes s'accroît jusqu'à une valeur limite, puis elle diminue par blocage de l'organification des iodures. Il s'agit de l'effet Wolff-Chaïkoff ; il est en général transitoire, d'où l'action limitée dans le temps du soluté iodo-ioduré dit de *LUGOL*, autrefois utilisé dans le traitement de la maladie de Basedow. L'augmentation des apports iodés, réalisée notamment par la prescription de médicament iodés ou l'administration de produits iodés de contraste (voir tableaux peut conduire à deux situations pathologiques opposées :

- chez certains sujets, notamment en cas d'anomalie mineure de la synthèse des hormones thyroïdiennes ou d'existence d'une thyroïdite sous-jacente, il n'y a pas d'échappement à l'effet Wolff-Chaïkoff et une hypothyroïdie s'installe ;
- à l'inverse, d'autres sujets développent une hyperthyroïdie soit parce qu'ils sont porteurs d'un goitre ancien, remanié, en général multinodulaire, comportant des nodules fonctionnels qui s'activent en raison de l'apport accru d'iode, soit parce que l'apport d'iode entraîne sur une glande antérieurement saine

la libération subite de la réserve hormonale contenue dans les vésicules thyroïdiennes (thyroïdite iodée).

Ces dysthyroïdies induites par l'iode sont en général transitoires ; leur durée dépend de la quantité du produit iodé administré et de sa vitesse d'élimination. Elle va de quelques jours (produit à base d'érythrosine) à plusieurs mois.

Des recommandations relatives à l'utilisation des produits de contraste iodés ont été émises par la Société française d'endocrinologie et la Société de radiologie, à l'usage des radiologues.

Chez le nouveau-né prématuré et de petit poids : éviter autant que possible l'administration de produits de contraste iodés, ou utiliser la dose la plus faible possible (risque d'hypothyroïdie).

Chez l'adulte, il y a contre-indication absolue en cas d'hyperthyroïdie non traitée (risque d'aggravation), ou si le patient doit bénéficier d'une scintigraphie thyroïdienne ou d'une administration thérapeutique d'iode radioactif. Les contre-indications relatives sont les suivantes :

- goitre nodulaire (notamment chez les sujets âgés ou cardiaques) ;
- thyroïdite auto-immune ;
- maladie de Basedow en rémission (pas de contre-indication en cours de traitement par les **ATS**) ;
- antécédents d'hyperthyroïdie par surcharge iodée.

Les dysthyroïdies (hyperthyroïdie ou hypothyroïdie) secondaires à une surcharge iodée les plus fréquentes sont dues à l'**amiodarone** (*CORDARONE*). Alors que les besoins quotidiens en iode sont environ de 0,2 mg/j, un comprimé en apporte environ 9 mg. De plus l'**amiodarone** a une demi-vie d'élimination longue d'environ 10 j.

Produits les plus riches en iode

MÉDICAMENT	UNITÉ	CONTENU (µg)	PRODUIT IODÉ	SPÉCIALITÉ
BÉTADINE	Solution, pansements 10 g p. 100 g	100 000	**Polyvidone iodée**	Dermatologie
CORDARONE	cp.	80 000	**Amiodarone**	Cardiologie
COLCHIMAX	cp.	14 300	**Iodure de tiémonium**	Rhumatologie

Les besoins moyens en iode d'un adulte étant de 200 à 250 µg/j, un seul comprimé de *CORDARONE* apporte près de 400 fois la dose quotidienne !

Produits de contraste iodés

TRI-IODÉS SOLUBLES URO-ANGIOGRAPHIQUES	
TÉLÉBRIX	
TÉLÉBRIX 30 MEGLUMINE	
TÉLÉBRIX 12 SODIUM	
TRI-IODÉS HYDROSOLUBLES NON IONIQUES NEUROLOGIQUES, VASCULAIRES, UROLOGIQUES	
IOMÉRON	

IOPAMIRON (200, 200, 370)	
IVÉPAQUE	
OMNIPAQUE (180, 240, 300, 350)	
OPTIJECT	
OPTIRAY (300, 350)	
ULTRAVIST (300, 370)	
VISIPAQUE (270, 320)	
XENETIX (250, 300, 350)	
HEXA-IODÉS URO-ANGIOGRAPHIQUES	
HEXABRIX	
AUTRES PRODUITS DE CONTRASTE IODÉS	
LIPIODOL	Lymphographie
TÉLÉBRIX GASTRO	Gastro-entérologie
TÉLÉBRIX HYSTERO	Gynécologie

HYPOTHYROÏDIE

FICHE MALADIE

DÉFINITION

L'hypothyroïdie est l'ensemble des manifestations résultant de l'insuffisance de sécrétion des hormones thyroïdiennes : thyroxine (T4) et triiodothyronine (T3).

CAUSES ET MÉCANISMES

Il existe deux variétés d'hypothyroïdie :

• L'hypothyroïdie primitive est la plus fréquente et prédomine chez la femme ; elle est due à une atteinte de la glande thyroïde, dont les causes sont nombreuses :

– destruction d'origine immunologique du parenchyme thyroïdien : il s'agit des thyroïdites auto-immunes, qui peuvent s'accompagner d'une hypertrophie de la thyroïde en raison d'une infitration lymphoplasmocytaire (thyroïdite d'Hashimoto) ou évoluer vers l'atrophie glandulaire (myxœdème d'involution) ;

– destruction thérapeutique de la thyroïde soit après administration d'iode radioactif pour traiter une hyperthyroïdie, soit après thyroïdectomie pour un goitre, quelle qu'en soit la nature ;

– hypothyroïdies iatrogènes par administration d'un médicament bloquant la synthèse des hormones thyroïdiennes : antithyroïdien de synthèse (lorsque la thyroxine n'est pas prescrite simultanément), médicament iodé (notamment *CORDARONE,* qui peut induire aussi une hyperthyroïdie), traitement par le **lithium**.

• L'hypothyroïdie secondaire est plus rare et survient dans le cadre d'une insuffisance antéhypophysaire ou hypothalamique : la thyroïde est indemne, mais au repos en l'absence de stimulation par la TSH secrétée par l'hypophyse.

DIAGNOSTIC

SIGNES CLINIQUES

• L'atteinte de l'état général est constante associant asthénie, apathie, ralentissement psychomoteur, troubles de la mémoire, prise de poids contrastant avec une diminution de l'appétit.

• La peau et le tissu sous-cutané sont infiltrés par une substance mucoïde responsable du tableau de myxœdème. Il explique l'aspect bouffi et cireux du visage avec effacement des rides et des plis et épaississement des lèvres et l'aspect boudiné des doigts. La peau est froide et sèche.

• Les troubles des phanères se traduisent par une dépilation touchant la queue des sourcils, le pubis et les aisselles, une chute des cheveux et des ongles secs et cassants.

• L'infiltration myxœdémateuse touche aussi les muqueuses, expliquant la raucité de la voix (cordes vocales), l'hypoacousie (oreille interne), la macroglossie (langue) et les ronflements nocturnes (nasopharynx).

• Les signes cardiovasculaires sont constitués par une bradycardie et, dans les formes évoluées, par une cardiomégalie due à l'infiltration mucoïde du péricarde.

• Les signes neuromusculaires sont essentiellement : paresthésies des extrémités et crampes musculaires.

• La constipation et les signes génitaux (troubles des règles chez la femme et impuissance chez l'homme) complètent le tableau.

• La palpation du cou donne des résultats variables : thyroïde non palpable dans le myxœdème d'involution, goitre hétérogène, ferme et élastique dans la maladie d'Hashimoto au début.

EXAMENS COMPLÉMENTAIRES

• Le dosage de la TSH ultrasensible doit être réalisé en première intention. Il permet de dépister une hypothyroïdie et savoir s'il s'agit d'une hypothyroïdie primitive (TSH élevée) ou secondaire (TSH normale ou abaissée). Dans l'hypothyroïdie primitive, on peut voir au début de la maladie un tableau biologique compensé avec T4, T3 normales et TSH augmentée.

• Le diagnostic est confirmé par la baisse du taux plasmatique des hormones thyroïdiennes (T4 libre). Le dosage de la T3 libre est peu utile.

• La présence d'auto-anticorps antithyroïdiens (anti-thyroperoxydase et/ou antithyroglobuline) permet d'affirmer l'origine auto-immune de l'hypothyroïdie.

• L'échographie précise la morphologie de la thyroïde ; dans les thyroïdites, le parenchyme glandulaire est vascularisé, hétérogène et souvent nodulaire.

TRAITEMENT

Le traitement fait appel à l'hormonothérapie substitutive par la **L-thyroxine** (*LÉVOTHYROX, L-THYROXINE*) qui est prescrite à doses progressivement croissantes ; la dose d'entretien est en général comprise entre 75 et 150 µg/j. Le traitement doit être poursuivi à vie, sauf dans les hypothyroïdies médicamenteuses qui guérissent après arrêt de la médication en cause.

Chez le sujet à risque cardiovasculaire, on associe en général un **β-bloquant** lors de l'instauration du traitement.

PRONOSTIC

L'insuffisance cardiaque ou coronarienne, l'anémie et la dépression sont des complications fréquentes dans les formes évoluées, notamment chez les sujets âgés et fragiles. Le coma myxœdémateux est une complication rare mais gravissime des formes diagnostiquées tardivement.

FICHE INFIRMIÈRE

EXAMENS

L'efficacité du traitement est progressive en raison de la longue demi-vie de la thyroxine ; le premier bilan hormonal de contrôle ne doit pas être réalisé avant 6 semaines.

SURVEILLANCE DU TRAITEMENT

SOINS – TRAITEMENT

Le traitement substitutif doit être administré le matin à jeun à distance des traitements qui diminuent l'absorption de la thyroxine (pansements gastriques, carbonate de calcium).

Lorsque l'hypothyroïdie est ancienne, chez les patients âgés, coronariens ou anémiques, on doit commencer par une faible dose de **L-thyroxine** (25 µg/j) et l'augmenter progressivement par paliers de 4 à 6 semaines.

En cas d'hypothyroïdie secondaire, survenant dans le cadre d'une insuffisance hypophysaire, le traitement du déficit corticotrope par l'**hydrocortisone** doit précéder le traitement par **L-thyroxine**.

EFFICACITÉ DU TRAITEMENT

L'efficacité du traitement se juge d'abord cliniquement sur la régression de signes d'hypothyroïdie puis sur la normalisation de la T4 libre et de la TSH. Une fois l'équilibre thérapeutique atteint, un contrôle biologique annuel suffit.

EFFETS INDÉSIRABLES

La mise en route du traitement peut révéler une coronaropathie latente chez les sujets âgés ou à risque, d'où la nécessité d'une surveillance clinique (pouls, PA, 2 fois/j) et électrocardiographique.

ÉDUCATION ET CONSEILS

Il faut prévenir les patients que le traitement substitutif doit être pris régulièrement à vie (excepté en cas d'hypothyroïdie induite par l'iode).

Les doses doivent être souvent augmentées au cours de la grossesse.

FICHE PHARMACOLOGIE

HORMONES THYROÏDIENNES

■ Lévothyroxine sodique ©

LÉVOTHYROX					
En 1 seule prise le matin à jeun A adapter au résultat du dosage de TSH (après 6-8 sem. de prise à posologie constante) et à la clinique Posologies usuelles A. : 100 à 150 µg/j E. : 100 à 150 µg/j/m² de surface corporelle	30 cp. séc. 25 µg	0,73	II	65 %	0,02
	90 cp. séc. 25 µg	1,59	II	65 %	0,02
	30 cp. séc. 50 µg	1,13	II	65 %	0,04
	90 cp. séc. 50 µg	2,76	II	65 %	0,03
	30 cp. séc. 75 µg	1,55	II	65 %	0,05
	90 cp. séc. 75 µg	4,00	II	65 %	0,04
	30 cp. séc. 88 µg	1,76	II	65 %	0,06
	90 cp. séc. 88 µg	4,60	II	65 %	0,05
	30 cp. séc. 100 µg	1,96	II	65 %	0,07
	90 cp. séc. 100 µg	5,19	II	65 %	0,06
	30 cp. séc. 112 µg	2,16	II	65 %	0,07
	90 cp. séc. 112 µg	5,80	II	65 %	0,06
	30 cp. séc. 125 µg	2,36	II	65 %	0,08
	90 cp. séc. 125 µg	6,44	II	65 %	0,07
	30 cp. séc. 137 µg	2,56	II	65 %	0,09
	90 cp. séc. 137 µg	7,08	II	65 %	0,08

	30 cp. séc. 150 µg	2,77	II	65 %	0,09
	90 cp. séc. 150 µg	7,74	II	65 %	0,09
	30 cp. séc. 175 µg	3,16	II	65 %	0,11
	90 cp. séc. 175 µg	8,99	II	65 %	0,10
	30 cp. séc. 200 µg	3,57	II	65 %	0,12
	90 cp. séc. 200 µg	10,28	II	65 %	0,11
L THYROXINE SERB					
Posologie sol. buv. : idem *LEVOTHYROX*	1 sol. buv. 15 mL 450 gttes (1 gtte = 5 µg)	4,34	II	65 %	4,34
Seule forme injectable disponible (voie IM ou IV) Conserver à + 4°C	6 amp. 1 mL (0,2 mg/mL)	HOP	II		
THYROFIX					
En 1 prise le matin à jeun *Goitre euthyroïdien* A. 75 à 200 µg/j en 1 prise pdt 6 à 24 mois *Hypothyroïdie* Posologie initiale : A. 25 à 50 µg/j Sujet âgé : 12,5 µg/j E. (forme congénitale) : 10 à 15 µg/j E. (forme acquise) : 12,5 à 50 µg/j Posologie usuelle : A. 100 à 200 µg/j E. 100 à 150 µg/m^2/j *Hyperthyroïdie* A. 50 à 100 µg/j *Carcinome thyroïdien* A. 150 à 300 µg/j	100 cp. 13 µg	1,32	II	65 %	0,01
	30 cp. 25 µg	0,66	II	65 %	0,02
	100 cp. 25 µg	1,44	II	65 %	0,01
	30 cp. 50 µg	0,98	II	65 %	0,03
	100 cp. 50 µg	2,45	II	65 %	0,02
	100 cp. 62 µg	2,90	II	65 %	0,03
	30 cp. 75 µg	1,33	II	65 %	0,04
	100 cp. 75 µg	3,51	II	65 %	0,04
	100 cp. 88 µg	4,13	II	65 %	0,04
	30 cp. 100 µg	1,67	II	65 %	0,06
	100 cp. 100 µg	4,56	II	65 %	0,05
	100 cp. 112 µg	5,17	II	65 %	0,05
	100 cp. 125 µg	5,82	II	65 %	0,06
	100 cp. 137 µg	6,31	II	65 %	0,06
	100 cp. 150 µg	6,99	II	65 %	0,07
	100 cp. 175 µg	8,13	II	65 %	0,08
	100 cp. 200 µg	9.28	II	65 %	0,09
TCAPS					
En 1 prise le matin à jeun *Traitement curatif ou préventif de rechute du goître euthyroïdien* A. 75 à 200 µg/j pdt 6 à 24 mois *Traitement substitutif de l'hypothyroïdie* Posologie initiale A. 25 à 50 µg/j E. > 6 ans : 13 à 50 µg/j Posologie usuelle A. et E. > 6 ans : 100 à 150 µg/j *Carcinome thyroïdien* A. 150 à 300 µg/j	30 caps. molles 13 µg		II	NR	
	30 caps. molles 25 µg		II	NR	
	30 caps. molles 50 µg		II	NR	
	30 caps. molles 75 µg		II	NR	
	30 caps. molles 88 µg		II	NR	
	30 caps. molles 100 µg		II	NR	
	30 caps. molles 112 µg		II	NR	
	30 caps. molles 125 µg		II	NR	
	30 caps. molles 137 µg		II	NR	
	30 caps. molles 150 µg		II	NR	
	30 caps. molles 175 µg		II	NR	
	30 caps. molles 200 µg		II	NR	
TSOLUDOSE					
Idem *THYROFIX*	30 unidoses 13 µg		II	NR	
	30 unidoses 25 µg		II	NR	
	30 unidoses 50 µg		II	NR	
	30 unidoses 75 µg		II	NR	
	30 unidoses 88 µg		II	NR	
	30 unidoses 100 µg		II	NR	

	30 unidoses 112 µg 30 unidoses 125 µg 30 unidoses 137 µg 30 unidoses 150 µg 30 unidoses 175 µg 30 unidoses 200 µg		II II II II II II	NR NR NR NR NR NR	

■ Liothyronine sodique

CYNOMEL					
Hypothyroïdie non traitée : posologie initiale est de ¼ ou ½ cp. à adapter de façon hebdomadaire	30 cp. 25 µg	4,49	II	65 %	0,15

■ Liothyronine sodique + lévothyroxine sodique

EUTHYRAL					
À n'utiliser que dans des cas très particuliers (comas thyroïdiens)	50 cp. 100 µg T4L + 20 µg T3L	2,46	II	15 %	0,05

Propriétés

L'hormone active est la T3 mais l'hormone de remplacement utilisée est la T4. Elle est de durée plus longue (8 j), convertie en T3 dans l'organisme.

Absorption digestive rapide. Biodisponibilité : 50 %. Passage intact dans la circulation. Durée d'action : 1 sem.

Action sur la croissance et le développement, la calorigenèse, le système cardiovasculaire, le métabolisme de la cellule, et l'inhibition de la sécrétion de TSH.

La fraction libre représente la forme active. La T4L ne passe pas la barrière placentaire, mais est retrouvée dans le lait maternel.

La tri-iodothyronine ou liothyronine (T3L) a une diffusion tissulaire rapide et une durée d'action de 48 h.

Contre-indications

Hyperthyroïdie, cardiopathie décompensée non hypothyroïdienne, troubles du rythme.

Précautions d'emploi

Sujet âgé : instauration très progressive du traitement.

Sujet coronarien : instauration du traitement sous surveillance clinique et ECG + **β-bloquants**.

Il doit être commencé à doses faibles par paliers de 8 à 15 j.

En cas de panhypopituitarisme, le traitement de l'insuffisance corticotrope doit primer.

Grossesse : le traitement peut être prescrit pendant toute la durée de la grossesse.

Effets indésirables

Aggravation d'une cardiopathie (angor, infarctus du myocarde, troubles du rythme).

Apparition de signes d'hyperthyroïdie (surdosage) : insomnie, excitabilité, tachycardie, céphalées, sueurs, amaigrissement, diarrhée, tremblements.

Interactions médicamenteuses

Aux doses substitutives habituelles, les **hormones thyroïdiennes** n'ont pas d'interactions médicamenteuses. Ce n'est qu'en cas de surdosage qu'apparaissent les effets.

Seuls les patients sous **anticoagulants** doivent être surveillés plus étroitement au début du traitement par **hormones thyroïdiennes**.

Les **sels de fer**, les **pansements gastriques**, les **inhibiteurs de la pompe à protons** et la **colestyramine** diminuent l'absorption digestive de la **lévothyroxine** et doivent donc être administrés à distance.

Hypothyroïdies de l'enfant : *cf.* Hypothyroïdies de l'enfant (pédiatrie).

GOITRES

FICHE MALADIE

DÉFINITION

Sous le terme de goitre, on regroupe toute hypertrophie diffuse ou localisée de la thyroïde, quel que soit l'état de fonctionnement de la glande.

CAUSES ET MÉCANISMES

Le goitre n'est qu'un signe clinique commun à plusieurs affections thyroïdiennes. Plusieurs mécanismes peuvent engendrer un goitre :

- une carence en iode dans l'alimentation, qui fait obstacle à la formation des hormones thyroïdiennes ;
- la prise d'un médicament bloquant la synthèse des hormones thyroïdiennes (antithyroïdiens de synthèse, **lithium**) ;
- un déficit congénital de l'hormonosynthèse thyroïdienne ;
- une thyroïdite, c'est-à-dire un processus inflammatoire ayant pour siège la thyroïde, qu'il soit auto-immun ou infectieux ;
- un processus tumoral, qui peut être bénin (adénome) ou malin (carcinome).

DIAGNOSTIC

SIGNES CLINIQUES

Le goitre survient, comme toutes les affections thyroïdiennes, 8 fois sur 10 chez une femme. On retrouve assez souvent des antécédents familiaux.

Il est parfois visible mais c'est la palpation qui permet de le diagnostiquer (la thyroïde normale n'est pas palpable). La palpation se fait en se plaçant derrière le patient en lui demandant d'avaler (la thyroïde est mobile à la déglutition). Elle permet de déterminer la topographie de l'hypertrophie glandulaire (diffuse, localisée à un lobe ou à une partie d'un lobe), sa consistance (molle, ferme, dure), sa mobilité par rapport à la peau et la sensibilité éventuelle.

Il est important de rechercher des adénopathies cervicales, ainsi que des signes de compression trachéale (dyspnée), œsophagienne (dysphagie) et vasculaire en cas de goitre plongeant dans le thorax (circulation veineuse préthoracique).

EXAMENS COMPLÉMENTAIRES

- Le bilan hormonal (dosage de la T4 libre et de la TSH) permet d'apprécier l'état du fonctionnement de la thyroïde, en sachant qu'il peut être normal (euthyroïdie), insuffisant (hypothyroïdie) ou exagéré (hyperthyroïdie).
- L'échographie, réalisée par un opérateur entraîné et disposant d'un matériel performant, est l'examen clé pour préciser la morphologie de la thyroïde. Elle renseigne sur la taille et la structure du goitre, et le caractère homogène ou hétérogène du parenchyme glandulaire. Elle visualise les nodules, permet d'apprécier leur échogénicité : anéchogènes pour les nodules remplis de liquide (kystes) ou échogènes pour les nodules solides. L'échographie visualise aussi les calcifications et les adénopathies cervicales, et indique le degré de vascularisation du goitre.
- La scintigraphie thyroïdienne à l'iode 123 ne se justifie que s'il existe une hyperthyroïdie. Elle permet de distinguer les nodules hyperfixants, ou chauds, qui captent l'iode des nodules hypofixants, ou froids, qui ne le fixent pas.
- La cytoponction à l'aiguille fine, réalisée de préférence sous échographie lorsque le diamètre des nodules dépasse 1 cm, permet un examen cytologique à la recherche de cellules suspectes.

TRAITEMENT

Il dépend de l'étiologie :

- Le goitre simple survient chez l'adolescente ou la femme jeune. Bien que le bilan thyroïdien soit normal, il traduit un trouble latent de la synthèse thyroïdienne et peut être traité par la **L-thyroxine** (*LÉVOTHYROX, L-THYROXINE*) à une dose freinant la TSH.

• Les goitres nodulaires toxiques et les cancers thyroïdiens sont chirurgicaux (*cf.* Hyperthyroïdie, p. 257 et Cancers thyroïdiens, p. 270).

• Le goitre de la thyroïdite auto-immune d'Hashimoto, qui s'accompagne d'une hypothyroïdie, est également traité par la **L-thyroxine**. Il peut être chirurgical s'il comporte des nodules de diamètre supérieur à 3 cm, qui ont tendance à augmenter de volume.

• Les goitres multinodulaires euthyroïdiens sont chirurgicaux, quand ils sont volumineux, inesthétiques ou compressifs. Un traitement par **L-thyroxine** est instauré en postopératoire.

PRONOSTIC

Il varie selon la nature du goitre. Les goitres anciens peuvent devenir compressifs ou plongeants ou se compliquer d'une hyperthyroïdie, notamment lors d'un apport iodé excessif médicamenteux.

FICHE INFIRMIÈRE

EXAMENS

L'échographie doit être demandée en premier, car c'est l'examen le plus utile dans la démarche diagnostique que l'on complète d'un dosage de TSH.

SURVEILLANCE DU TRAITEMENT

SOINS – TRAITEMENT

Lorsqu'un traitement médical par **L-thyroxine** est prescrit, il doit être administré le matin à jeun à distance des traitements qui diminuent l'absorption de la thyroxine (pansements gastriques, carbonate de calcium).

EFFICACITÉ DU TRAITEMENT

La surveillance à long terme des goitres non opérés se fait cliniquement (mesure du tour du cou) et par l'échographie thyroïdienne.

EFFETS INDÉSIRABLES, RISQUES CHIRURGICAUX

Après traitement chirurgical, il faut savoir dépister les complications postopératoires : hémorragie, hypocalcémie par hypoparathyroïdie (transitoire ou définitive) et paralysie récurrentielle.

Il faut savoir dépister les signes de surdosage par la **L-thyroxine** (nervosité, insomnie, palpitations).

ÉDUCATION ET CONSEILS

Les goitres diffus, notamment le goitre simple, ont tendance à augmenter de volume au cours de la grossesse, ce qui nécessite l'augmentation des doses de L-thyroxine ; il faut conseiller à la patiente de consulter dès le début de la grossesse.

CANCERS THYROÏDIENS

FICHE MALADIE

DÉFINITION

Relativement rares, les cancers thyroïdiens ont une traduction clinique et un pronostic qui dépend du type histologique, qui permet de distinguer trois grands types de cancers :

• les cancers différenciés (vésiculaires, papillaires) qui se développent à partir des cellules principales de la thyroïde et gardent la capacité d'être stimulés par la TSH, de fixer l'iode et de sécréter la thyroglobuline, protéine de stockage des hormones dans la thyroïde ;

• le cancer médullaire à stroma amyloïde de la thyroïde, développé à partir des cellules C de la thyroïde, productrices de calcitonine.

CAUSES ET MÉCANISMES

Les cancers thyroïdiens sont plus fréquents chez la femme et surviennent avec prédilection entre 40 et 60 ans. Les cancers différenciés ne sont pas rares chez l'enfant et l'adolescent. Les cancers anaplasiques apparaissent surtout après 60 ans.

La radiothérapie cervicale ou l'irradiation dans l'enfance est reconnue comme une cause favorisante (incidence accrue des cancers thyroïdiens en Ukraine après la catastrophe de Tchernobyl).

Le cancer médullaire se distingue des autres cancers thyroïdiens par la fréquence des formes familiales et son association à d'autres tumeurs endocrines (adénome parathyroïdien, phéochromocytome) dans le cadre d'une néoplasie endocrinienne multiple (NEM de type 2).

DIAGNOSTIC

SIGNES CLINIQUES

Les cancers différenciés sont habituellement nodulaires, se présentant sous la forme d'un nodule isolé ou d'un goitre multinodulaire ; ils peuvent être diagnostiqués à l'occasion de la découverte d'une adénopathie cervicale ou encore d'une métastase à distance (pulmonaire ou osseuse, le plus souvent). Ils sont parfois découverts au cours de l'examen anatomopathologique peropératoire d'un goitre ancien.

Le cancer anaplasique se manifeste le plus souvent par une volumineuse masse cervicale diffuse, mal limitée, augmentant rapidement de volume et responsable de signes compressifs (dyspnée, dysphagie, circulation veineuse collatérale préthoracique).

Le cancer médullaire se présente le plus souvent sous la forme d'un nodule isolé, dur, douloureux à la palpation et s'accompagnant d'adénopathies cervicales. La présence d'une diarrhée motrice et de bouffées vasomotrices, dues à la sécrétion de calcitonine, est inconstante.

EXAMENS COMPLÉMENTAIRES

- L'échographie thyroïdienne précise la morphologie thyroïdienne ; les nodules cancéreux sont solides et en général hypo-échogènes, mal limités et vascularisés ; la présence de microcalcifications est évocatrice d'un cancer papillaire ; l'échographie visualise aussi les adénopathies non perçues cliniquement.
- La cytoponction à l'aiguille fine échoguidée conduit au diagnostic lorsqu'elle rapporte des cellules malignes.
- La cervicotomie exploratrice avant exérèse chirurgicale et l'examen histologique extemporané permettent un diagnostic de certitude. L'examen anatomopathologique de la pièce opératoire précise la taille de la lésion, son type histologique, son degré de différenciation et recherche une effraction de la capsule du nodule et/ou un envahissement vasculaire.
- De nouvelles techniques permettent la résection thyroïdienne par voie endobuccale.
- La biologie n'a de valeur diagnostique que pour le cancer médullaire de la thyroïde : ce cancer est caractérisé par une augmentation de l'antigène carcinoembryonnaire (ACE) et de la calcitonine plasmatique. On recherche également une mutation du proto-oncogène (RET) qui facilite le dépistage des formes familiales.
- Le dosage de la thyroglobuline et la scintigraphie « corps entier » à l'iode après injection de TSH humaine recombinante (*THYROGEN*) n'ont pas d'intérêt diagnostique, mais sont essentiels pour la surveillance postopératoire des cancers différenciés.

TRAITEMENT

TRAITEMENT DES CANCERS DIFFÉRENCIÉS (EN DEHORS DU MICROCANCER)

Il se réalise en trois temps successifs.

- L'exérèse chirurgicale (thyroïdectomie) est d'emblée totale en cas de goitre multinodulaire ; en cas de nodule isolé, on commence par une lobo-isthmectomie emportant le nodule avec exploration ganglionnaire homolatérale ; si l'examen histologique confirme le caractère malin du nodule, on procède à une thyroïdectomie totale et si les ganglions sont envahis, à un curage ganglionnaire, complété par l'exploration ganglionnaire controlatérale.
- Une injection IV de 100 mCi d'iode 131 est effectuée un mois après la chirurgie afin de détruire le tissu thyroïdien résiduel.

• Le traitement substitutif et freinateur par la **L-thyroxine** (*LÉVOTHYROX, L-THYROXÎNE*) est ensuite institué à une dose maintenant la TSH en dessous des valeurs normales (en général de l'ordre de 150 µg/j).

TRAITEMENT DU CANCER ANAPLASIQUE

Il est chirurgical lorsque l'état du patient et l'extension tumorale le permettent : il est complété par une radiothérapie externe ou une chimiothérapie.

TRAITEMENT DU CANCER MÉDULLAIRE

Il est également chirurgical, après dépistage et traitement d'un éventuel phéochromocytome associé. Au stade de métastase, on propose un traitement par inhibiteur de tyrosine kinase. Dans les formes familiales, la thyroïdectomie totale préventive s'impose chez tout sujet porteur de la mutation, ou, en l'absence de mutation, dès que la calcitonine est élevée.

PRONOSTIC

Il dépend de plusieurs facteurs, dont :

• l'âge du patient (il est moins bon au-delà de 45 ans) ;

• le type histologique et le degré de différenciation : les cancers différenciés ont le meilleur pronostic (le cancer papillaire meilleur que le cancer vésiculaire) ; le cancer anaplasique a très mauvais pronostic ;

• du degré d'envahissement : les lésions encapsulées ont meilleur pronostic que celles qui s'accompagnent d'une effraction capsulaire et d'un envahissement vasculaire ; les microcancers, dont la taille ne dépasse pas 1 cm ont un bon pronostic ;

• le degré d'extension : le pronostic est moins bon avec la découverte d'adénopathies et de métastases à distance (osseuses, pulmonaires, hépatiques ou cérébrales).

FICHE INFIRMIÈRE

EXAMENS

Lorsqu'on demande une scintigraphie à l'iode, il faut s'assurer que le patient ne prend pas de médicament à base d'iode et n'a pas eu récemment d'examen radiologique avec injection d'un produit de contraste iodé.

SURVEILLANCE DU TRAITEMENT

SOINS – TRAITEMENT

La **L-thyroxine** doit être administrée le matin à jeun à distance des traitements qui diminuent l'absorption de la thyroxine (pansements gastriques, carbonate de calcium).

EFFICACITÉ DU TRAITEMENT

▶ Dans les cancers différenciés

L'efficacité du traitement freinateur par la L-thyroxine est jugée par le dosage de la TSH ultrasensible, qui doit rester en dessous de la valeur inférieure de la normale, au voisinage de 0,01 mUI/L.

Dans les cancers autres que les microcancers, on réalise à 6 mois une scintigraphie en administrant 5 mCi d'iode 131 après stimulation par la TSH humaine recombinante (*THYROGEN*) pour vérifier l'absence de tissu thyroïdien résiduel ; s'il est présent, on le détruit par une nouvelle administration de 100 mCi d'iode 131.

La surveillance peut alors s'effectuer par le dosage de la thyroglobuline plasmatique, marqueur du tissu thyroïdien sécrétant : une récidive est suspectée lorsque son taux s'élève au-delà de 0,5 ng/mL sous traitement hormonal freinateur ; elle est certaine quand la valeur atteint 2 ng/mL après stimulation par la TSH humaine recombinante ; dans ces conditions, une scintigraphie « corps entier » est indiquée pour localiser la récidive, qui sera traitée par une nouvelle administration de radio-iode.

▶ Dans le cancer médullaire

Le taux de la calcitonine de base ou après stimulation par la pentagastrine et le taux de chromogranine A permettent de juger de la totalité du geste chirurgical et de dépister une récidive locale ou à distance.

EFFETS INDÉSIRABLES, RISQUES CHIRURGICAUX

Après traitement chirurgical, il faut savoir dépister les complications postopératoires : hémorragie, hypocalcémie par hypoparathyroïdie (transitoire ou définitive) et paralysie récurrentielle.

Après administration d'une forte dose d'iode radioactif, des douleurs cervicales peuvent survenir ; elles sont liées à l'inflammation secondaire à la destruction du tissu thyroïdien et nécessitent parfois une corticothérapie transitoire.

Les fortes doses de L-thyroxine à visée freinatrice peuvent générer des troubles cardiovasculaires (tachycardie, angor) et entraîner à terme une ostéoporose.

En cas de métastases multiples non opérables et nécessitant des administrations répétées d'iode 131, il y a risque de leucémie lorsque la dose cumulée atteint 600 à 800 mCi.

ÉDUCATION ET CONSEILS

Il est important de dire au patient de prendre régulièrement chaque jour le traitement hormonal et d'éviter, autant que faire se peut, les apports d'iode à visée thérapeutique ou diagnostique, qui peuvent gêner le dépistage et le traitement d'une éventuelle récidive.

HYPERPARATHYROÏDIE PRIMITIVE

FICHE MALADIE

DÉFINITION

C'est une affection due à l'hyperfonctionnement d'une ou de plusieurs glande(s) parathyroïde(s), qui se traduit par une sécrétion exagérée de l'hormone parathyroïdienne, ou parathormone (PTH), hormone clé du métabolisme phosphocalcique.

CAUSES ET MÉCANISMES

La cause principale de l'hyperparathyroïdie est l'adénome parathyroïdien, tumeur bénigne qui apparaît dans l'une des quatre parathyroïdes, les autres glandes étant par voie de conséquence mises au repos.

L'hyperplasie des parathyroïdes est moins fréquente : il s'agit de l'hyperfonctionnement des quatre parathyroïdes ; elle survient dans le cadre d'une néoplasie endocrinienne multiple (NEM de type 1 ou 2).

DIAGNOSTIC

SIGNES CLINIQUES

Ils sont tardifs et assez rarement révélateurs :

- asthénie, associée à des signes digestifs (anorexie, nausée, constipation) ;
- troubles urinaires : syndrome polyuropolydipsique, lithiase rénale calcique ;
- manifestations osseuses : douleurs, déminéralisation et fractures ; les tuméfactions osseuses sont devenues exceptionnelles.

EXAMENS COMPLÉMENTAIRES

- Le diagnostic est presque toujours porté à l'occasion de la découverte, lors d'un examen biologique systématique, d'une hypercalcémie associée à une hypophosphorémie.
- Il existe une hypercalciurie et une hyperphosphaturie.
- Les phosphatases alcalines élevées témoignent de l'accélération du remodelage osseux.
- Le diagnostic est confirmé par l'augmentation du taux plasmatique de la PTH ou une PTH « anormalement » normale.
- Deux examens sont utiles pour localiser les lésions parathyroïdiennes :
  – l'échographie cervicale ;
  – la scintigraphie au MIBI ou, au mieux, à la choline qui se fixe électivement sur les parathyroïdes.

TRAITEMENT

Il est avant tout chirurgical.

Le traitement médical s'impose en urgence lorsque la calcémie atteint 3,5 mmol/L ; il fait appel au **furosémide** (*LASILIX*) et aux bisphosphonates (*ARÉDIA, CLASTOBAN*) associés au furosémide en cas d'hypercalcémie maligne.

PRONOSTIC

À terme, l'hyperparathyroïdie non traitée conduit à l'insuffisance rénale et à l'ostéoporose. La survenue d'une pancréatite calcifiante est possible. Les crises aiguës hypercalcémiques peuvent émailler l'évolution : souvent déclenchées par une déshydratation, elles se manifestent par une obnubilation pouvant aboutir au coma.

FICHE INFIRMIÈRE

EXAMENS

La scintigraphie est contre indiquée chez la femme enceinte et ne nécessite pas d'être à jeun pour l'examen.

SURVEILLANCE DU TRAITEMENT

SOINS – TRAITEMENT

En cas d'hypercalcémie sévère, le traitement par biphosphonates est administré en perfusion IV unique ou répétée pendant 2 à 4 jours. La perfusion doit durer au moins 2 h et le patient doit être correctement hydraté. La dose doit être réduite chez l'insuffisant rénal.

EFFICACITÉ DU TRAITEMENT

Elle s'apprécie à l'aide du bilan phosphocalcique.

EFFETS INDÉSIRABLES

Dans les suites opératoires immédiates de la chirurgie, il faut surveiller la survenue d'une hypoparathyroïdie, souvent transitoire, par sidération des parathyroïdes restées en place. Elle se manifeste par l'apparition de paresthésies, voire d'une crise de tétanie, et nécessite l'administration de calcium.

ÉDUCATION ET CONSEILS

En cas d'hyperparathyroïdie, il faut prévenir le patient que certains médicaments peuvent aggraver l'hypercalcémie (**vitamines A et D, diurétiques thiazidiques, lithium**).

FICHE PHARMACOLOGIE

AGENTS ANTIPARATHYROÏDIENS

■ Cinacalcet ©

MIMPARA					
Hyperparathyroïdie secondaire Posologie initiale : 30 mg x 1/j au cours du repas Adaptation des doses toutes les 2 à 4 sem. Max 180 mg/j Objectif = PTH intacte plasmatique : 150-300 pg/mL *Cancer parathyroïdien* Posologie initiale : 30 mg x 2/j puis augmentation toutes les 2 à 4 sem. jusqu'à 90 mg x 2/j pour atteindre une calcémie ≤ à la limite supérieure de la normale	28 cp. 30 mg 28 cp. 60 mg 28 cp. 90 mg	131,43 241,97 362,38	I I I	65 % 65 % 65 %	4,69 8,64 12,94

Propriétés

Agent calcimimétique qui diminue directement le taux de parathormone (PTH) en augmentant la sensibilité du récepteur au calcium extracellulaire. La diminution du taux de PTH est associée à une réduction concomitante de la calcémie.

Indications

Hyperparathyroïdie secondaire chez les patients atteints d'insuffisance rénale chronique terminale.
Hypercalcémie chez les patients atteints de cancer de la parathyroïde.
Peut être utilisé dans le cadre d'un traitement comportant des chélateurs du phosphate et/ou des **analogues de la vitamine D** selon les besoins.

Contre-indications

Hypersensibilité au **cinacalcet**, âge < 18 ans, allaitement.

Déconseillé pendant la grossesse.

Effets indésirables

Réaction d'hypersensibilité.
Anorexie, nausées, vomissements, dyspepsie.
Rash, myalgie, asthénie, hypocalcémie, diminution du taux de testostérone.
Vertige, paresthésies, crise convulsive.

Interactions médicamenteuses

Le **cinacalcet** est en partie métabolisé par le CYP3A4, donc un ajustement de sa posologie est nécessaire si un inhibiteur (**kétoconazole, voriconazole, ritonavir,** etc.) ou un inducteur (**rifampicine**) du CYP3A4 est administré de façon concomitante.
Le **cinacalcet** est un inhibiteur puissant du CYP2A6, d'où la nécessité d'adapter la posologie des médicaments métabolisés par le CYP2D6 (**flécaïnide, propafénone, métoprolol, clomipramine,** etc.).

ENDOCRINOLOGIE

■ Ételcalcétide

PARSABIV					
Posologie initiale : 5 mg/prise x 3/sem. pdt 4 sem. Posologie d'entretien : 2,5 à 15 mg/prise x 3/sem.	1 fl. 2,5 mg/0,5 mL 6 fl. 2,5 mg/0,5 mL 1 fl. 5 mg/1 mL 6 fl. 5 mg/1 mL 1 fl. 10 mg/2 mL 6 fl. 10 mg/2mL	HOP HOP HOP HOP HOP HOP	I I I I I I		

Propriétés

Agent calcimimétique qui induit une diminution de la sécrétion de PTH en se liant au récepteur sensible au calcium et en l'activant. La diminution du taux de PTH est associée à une réduction concomitante des taux sériques de calcium et de phosphate.

Indications

Traitement de l'hyperparathyroïdie secondaire chez les patients adultes hémodialysés atteints d'insuffisance rénale chronique.

Contre-indications

Hypersensibilité, âge < 18 ans.

Précautions d'emploi

Surveillance étroite de la calcémie afin d'éviter les effets indésirables possibles liés à l'hypocalcémie tels que des troubles cardiovasculaires (arythmie, allongement de l'intervalle QT, aggravation d'une insuffisance cardiaque) ou des convulsions.

Effets indésirables

- Troubles nerveux : céphalées, paresthésies.
- Troubles musculo-squelettiques : contractures musculaires, myalgies.
- Troubles gastro-intestinaux : nausées, vomissements, diarrhées.

• Troubles cardiovasculaires : hypotension, allongement de l'intervalle QT, aggravation d'une insuffisance cardiaque.

Interactions médicamenteuses

Éviter l'administration concomitante de médicaments diminuant la calcémie.

HYPOPARATHYROÏDIE

FICHE MALADIE

DÉFINITION

Il s'agit des manifestations liées à l'insuffisance de sécrétion de la parathormone (PTH).

CAUSES ET MÉCANISMES

Le déficit en PTH peut être d'origine traumatique (ablation ou nécrose vasculaire des parathyroïdes à la suite d'une thyroïdectomie), congénitale (absence de développement des parathyroïdes), auto-immune (présence d'auto-anticorps anti-parathyroïdes) ou sans cause apparente (hypoparathyroïdie idiopathique).

Il faut distinguer ces causes de la pseudohypoparathyroïdie qui résulte de l'absence de réceptivité à la PTH et s'accompagne d'anomalies morphologiques.

DIAGNOSTIC

SIGNES CLINIQUES

Ils sont en rapport avec l'hypocalcémie :

• La crise de tétanie est un état aigu d'hyperexcitabilité neuromusculaire se manifestant par des paresthésies qui débutent aux extrémités et à la région péribuccale, se propageant aux membres et à la face et s'accompagnant de fasciculations musculaires puis de contractures (main d'accoucheur, spasme carpo-pédal).

• À l'état chronique, l'hyperexcitabilité neuromusculaire est retrouvée à l'examen clinique (signe de Chvostek et signe de Trousseau).

• Les troubles psychiques ne sont pas spécifiques : syndrome asthénodépressif, névrose.

• Des troubles trophiques touchant la peau, les ongles et les dents sont parfois présents, ainsi qu'une cataracte.

EXAMENS COMPLÉMENTAIRES

• L'hypocalcémie est constante, portant essentiellement sur la fraction ionisée.

• Elle s'accompagne d'une hyperphosphorémie.

• La PTH est en général basse, sauf dans la pseudo-hypoparathyroïdie où elle est élevée.

TRAITEMENT

Il repose sur l'administration d'un dérivé de la vitamine D3 (ou colécalciférol) : **calcifédiol** (*dédpogyl*), **alfacalcidol** (*un-alpha*) ou calcitriol (*pocaltpol*).

On y associe du calcium *per os* (ou par voie IV en cas de crise de tétanie).

PRONOSTIC

Les complications sont rares mais, en l'absence de traitement, on peut observer une insuffisance cardiaque et des troubles neurologiques. Un spasme laryngé peut survenir chez le nourrisson.

FICHE PHARMACOLOGIE

VITAMINE D – MÉTABOLITES

■ Alfacalcidol

UN-ALFA					
Ostéomalacie, hypoparathyroïde : 1 à 6 mg/kg/j Ostéomalacie rénale : 1 à 2 mg/j E : 0,05 mg/g/j	30 caps. 0,25 µg	4,75	I	65 %	0,16
	30 caps. 0,5 µg	7,68	I	65 %	0,26
	30 caps. 1	10,64	I	65 %	0,35
	10 fl. sol. inj. IV 1 µg/0,5 mL	HOP	I		
	1 fl. sol. buv. 2 µg/1 mL (10 mL)	7,03	I	65 %	7,03
	10 fl. sol. inj. IV 2 µg/mL	HOP	I		

Propriétés

Précurseur de synthèse du métabolite actif de la vitamine D déjà hydroxylé en 1-α et court-circuitant ainsi la phase rénale de métabolisation de la vitamine D. Ses propriétés sont celles du 1-25(OH)$_2$ colécalciférol (calcitriol). Sa conversion est complète en 12 h et sa demi-vie d'élimination plasmatique de 24 h.

Indications

Ostéomalacie.
Traitement de la carence en vitamine D. Prévention des troubles calciques de la corticothérapie et des **anticonvulsivants**.
Prévention de la carence en vitamine D dans l'insuffisance rénale (voir aussi Hypoparathyroïdie).

Contre-indications

Grossesse : possible, ne pas dépasser 2 à 3 gttes/j.
Allaitement : possible ; tenir compte du passage dans le lait.

Précautions d'emploi

Cf. DÉDROGYL.

Effets indésirables

Cf. DÉDROGYL.

Interactions médicamenteuses

Cf. DÉDROGYL.

■ Calcitriol (ou 1,25(OH)$_2$ vitamine D3)

ROCALTROL					
Ostéomalacie vitamino-résistante : 2 à 4 caps./j	30 caps. 0,25 µg	6,78	I	65 %	0,23

Propriétés

Métabolite actif naturel de la vitamine D. Au niveau de l'intestin, augmente l'absorption du calcium et du phosphore.
Au niveau de l'os, augmente la résorption ostéoclastique, conjointement à la parathormone, permettant la minéralisation du tissu ostéoïde.
Au niveau du rein, augmente la réabsorption tubulaire du phosphore, et peut-être du calcium.

Indications

Ostéomalacies vitamino-résistantes (et rachitismes).
Ostéodystrophie rénale.
Hypoparathyroïdie.
Pseudo-hypoparathyroïdie.

Contre-indications

Grossesse et **allaitement**.
Lithiase calcique avec hypercalciurie.
Hyperparathyroïdie primaire.

États connus d'hypersensibilité à la **vitamine D.**
Hypercalcémies.

Précautions d'emploi

Surveillance régulière de la calcémie et de la phosphorémie, hebdomadaire en début de traitement ; et de la calciurie en l'absence d'insuffisance rénale.
Dosage mensuel de la créatinine, du magnésium, des phosphatases alcalines sériques.

Effets indésirables

Risque d'hypercalcémie, d'hyperphosphorémie entraînant des précipitations calciques dans les tissus mous.

Interactions médicamenteuses

Cf. DÉDROGYL, plus :
- **magnésium,** risque d'hypermagnésémie ;
- **digoxine,** risque d'arythmie ;
- **colestyramine,** risque de diminution de l'absorption intestinale du **calcitriol.**

FICHE INFIRMIÈRE

EXAMENS

Devant toute crise de tétanie, il est conseillé de faire un prélèvement sanguin pour détermination de la calcémie, avant d'administrer du calcium.

SURVEILLANCE DU TRAITEMENT

SOINS – TRAITEMENT

Les dérivés de la vitamine D sont administrés en une seule prise quotidienne.

EFFICACITÉ DU TRAITEMENT

Elle s'apprécie sur le dosage de la calcémie et celui de la phosphorémie réalisés de façon hebdomadaire au début du traitement.

EFFETS INDÉSIRABLES

Il faut éviter la survenue d'un surdosage par la vitamine D, qui peut être responsable d'une hypercalcémie, d'une hypercalciurie (avec risque de lithiase urinaire) et d'une insuffisance rénale, d'où l'intérêt de doser également la créatinine plasmatique et le calcium urinaire des 24 h au cours de la surveillance. En cas de résistance à la vitamine D, il faut rechercher une hypomagnésémie et la compenser.

ÉDUCATION ET CONSEILS

Les femmes doivent être prévenues de la nécessité fréquente d'une diminution des doses du traitement vitaminique lors de la grossesse et de l'allaitement.

HYPERCORTISOLISME, (SYNDROME DE CUSHING)

FICHE MALADIE

DÉFINITION

L'hypercortisolisme regroupe l'ensemble des manifestations cliniques, métaboliques et endocriniennes secondaires à l'hypersécrétion non freinable du cortisol par les surrénales. Cette définition exclut le syndrome de Cushing iatrogène lié à une corticothérapie prolongée à fortes doses.

CAUSES ET MÉCANISMES

Il y a deux variétés d'hypercortisolismes :
- les hypercortisolismes ACTH-dépendants caractérisés par la stimulation excessive d'ACTH, eux-mêmes divisés en deux étiologies :
  - la maladie de Cushing, cause la plus fréquente, qui correspond à une hyperplasie

bilatérale des surrénales, secondaire à la production excessive d'ACTH par un adénome hypophysaire corticotrope ;

– les syndromes de Cushing paranéoplasiques, au cours desquels l'hyperplasie bilatérale des surrénales est due à la sécrétion ectopique d'ACTH par une tumeur maligne (le plus souvent pulmonaire ou pancréatique) ;

• les hypercortisolismes par tumeur sécrétante de la corticosurrénale s'accompagnant d'une baisse de l'ACTH ; il peut s'agir d'un adénome bénin, d'un corticosurrénalome malin ou d'une hyperplasie nodulaire bilatérale des surrénales.

DIAGNOSTIC

SIGNES CLINIQUES

Le tableau clinique s'installe progressivement et comporte :

• des modifications morphologiques : obésité facio-tronculaire avec visage arrondi en pleine lune, accumulation des graisses à la partie postérieure du cou (« bosse de bison »), abdomen distendu en besace ; cette fausse obésité contraste avec l'aspect grêle des membres secondaire à l'amyotrophie qui prédomine aux racines (épaules et cuisses) ;

• des signes cutanés : érythrose du visage, atrophie cutanée (peau amincie très fragile), acné, séborrhée, hypertrichose, présence d'hématomes, d'ecchymoses et de vergetures pourpres ;

• une hypertension artérielle et un risque accru d'accidents thromboemboliques ;

• des troubles psychiques : insomnie, anxiété, syndrome dépressif, bouffées d'excitation ;

• une ostéoporose responsable de douleurs osseuses et facilitant à long terme la survenue de fractures ;

• des troubles gonadiques : impuissance par baisse de la libido chez l'homme, troubles du cycle menstruel chez la femme.

EXAMENS COMPLÉMENTAIRES

• Le bilan biologique standard peut découvrir un diabète, une polyglobulie et une hypokaliémie (cette dernière est évocatrice d'une étiologie néoplasique).

• Le diagnostic est porté sur le dosage du cortisol plasmatique ou salivaire qui est élevé de façon constante au cours de la journée (rupture du rythme circadien), et s'accompagne d'une augmentation du cortisol libre urinaire.

• L'augmentation des androgènes surrénaliens (DHEA notamment) et des minéralocorticoïdes témoigne d'une étiologie néoplasique (corticosurrénalome malin, syndrome paranéoplasique).

• L'ACTH est augmentée dans les syndromes de Cushing ACTH-dépendants et diminuée dans les tumeurs surrénaliennes.

• Les tests de freinage à la **dexaméthasone** confirment le diagnostic lorsqu'ils sont négatifs ; le test de freinage fort à la dexaméthasone et les tests de stimulation (à la CRH, à la *METOPIRONE* ou à la **desmopressine**) sont réalisés en cas de syndrome de Cushing ACTH-dépendant pour faire la différence entre maladie de Cushing et syndrome paranéoplasique.

• L'imagerie des surrénales est indispensable : la tomodensitométrie (scanner) est utilisée pour visualiser les surrénales ; elle met en évidence une hyperplasie bilatérale dans les syndromes ACTH-dépendants ou permet de découvrir une tumeur corticosurrénalienne.

• Dans la maladie de Cushing, l'IRM de l'hypophyse permet de rechercher un adénome.

TRAITEMENT

Le traitement médical fait appel aux anticortisoliques de synthèse : **Op'DDD** ou **mitotane** (*LYSODREN*), **kétoconazole** (*NIZORAL*), *métyrapone* (*METOPIRONE*) ; il est utilisé pour préparer à la chirurgie, après échec des autres traitements et dans l'hypercortisolisme malin (corticosurrénalome malin, syndrome paranéoplasique).

La chirurgie consiste en une surrénalectomie uni- ou bilatérale dans les tumeurs surrénaliennes et, dans la maladie de Cushing, à l'ablation trans-sphénoïdale de l'adénome corticotrope.

La radiothérapie conventionnelle ou focalisée après repérage stéréotaxique (*gamma-knife*) est parfois utilisée dans le traitement de la maladie de Cushing.

PRONOSTIC

Non traité, l'hypercortisolisme expose aux complications cardiovasculaires, du diabète, d'une ostéoporose et à un risque de psychose. Les causes malignes ont un très mauvais pronostic.

FICHE INFIRMIÈRE

EXAMENS

- Pour doser le cortisol salivaire, on recueille la salive dans un tube ou à l'aide d'une tige en coton placée sous la langue pendant 1 à 2 min et on envoie le prélèvement au laboratoire à température ambiante. Ce test n'est pas remboursé par l'Assurance maladie
- Le dosage du cortisol libre urinaire nécessite un recueil complet des urines de 24 h.
- La détermination du cycle nycthéméral du cortisol s'établit en faisant un prélèvement sanguin à 8, 12, 16, 20 et 24 h. Le dosage du cortisol à minuit est discriminatif pour le diagnostic : une cortisolémie < 1,8 μg/l (50 mmol/l) élimine un hypercortisolisme et à l'inverse un taux de cortisol à minuit > 7,2 μg/l (200 mmol/l) est en faveur d'un hypercortisolisme.
- Les tubes destinés au dosage de l'ACTH doivent être placés dans la glace.
- Les tests de freinage (minute ou standard) à la **dexaméthasone** sont indispensables au diagnostic positif (*cf.* Fiche technique, p. 281), mais ils peuvent être faussés par les œstrogènes (contraceptifs oraux, **tamoxifène, raloxifène** et grossesse) ou par la prise de **rifampicine** et d'antiépileptiques (**phénobarbital, phénytoïne, carbamazépine**).
- Le test de freinage fort à la **dexaméthasone** (cf. Fiche technique, p. 281) et le test à la **desmopressine** (cf. Fiche technique, p. 281) peuvent être demandés pour le diagnostic étiologique.
- On peut également recourir aux tests à la CRH (*cf.* Fiche technique, *chapitre* Insuffisance surrénale chronique, p. 289) et à la *METOPIRONE* (*cf.* Fiche technique, *chapitre* Insuffisance surrénale chronique, p. 290).

SURVEILLANCE DU TRAITEMENT

SOINS – TRAITEMENT

La prescription d'un anticortisolique nécessite d'y associer assez rapidement l'**hydrocortisone**.

EFFICACITÉ DU TRAITEMENT

Elle est jugée sur l'évolution clinique et le dosage du cortisol.

EFFETS INDÉSIRABLES

Les anticortisoliques sont tous responsables d'interactions médicamenteuses. L'**Op'DDD** ou **mitotane** (*LYSODREN*) est un inducteur enzymatique qui diminue l'efficacité des antivitaminiques K et des sulfamides hypoglycémiants.

Après traitement chirurgical, il ya risque d'insuffisance surrénale, soit en raison de l'apparition d'une insuffisance hypophysaire après ablation d'un adénome corticotrope responsable d'une maladie de Cushing, soit par sidération de la surrénale controlatérale après surrénalectomie unilatérale pour corticosurrénalome bénin.

ÉDUCATION ET CONSEILS

Les conseils diététiques donnés aux patients sous corticothérapie à visée antiinflammatoire s'appliquent aux patients tant que l'hypercortisolisme persiste : régime pauvre en sel et en glucides et riche en protéines et potassium.

FICHE TECHNIQUE

TESTS DE FREINAGE À LA DEXAMÉTHASONE

Test de freinage minute

Indication : Test réalisé en ambulatoire pour le dépistage d'un syndrome de Cushing.

Réalisation :

- Administrer 1 mg de dexaméthasone (2 cp. de *DECTANCYL*) à 23 h 00.
- Dosage du cortisol plasmatique le lendemain matin à 8 h.

Interprétation : Le test est positif et permet d'éliminer un hypercortisolisme lorsque le taux est inférieur à 1,8 µg/L (50 nmol/L).

Test de freinage standard (ou faible)

Indication : Test réalisé en milieu hospitalier pour confirmer le diagnostic de syndrome de Cushing.

Réalisation :

- Jour 0 : dosage du cortisol libre urinaire des 24 h.
- Jour 1 : dosage du cortisol et de l'ACTH plasmatiques à 8 h puis administration de 2 mg de dexaméthasone en 4 prises (1 cp. de *DECTANCYL* à 8, 12, 18 et 24 h).
- Jour 2 : administration de dexaméthasone comme le jour précédent et recueil des urines pour dosage du cortisol libre urinaire.
- Jour 3 : dosage du cortisol et de l'ACTH plasmatiques à 8 h.

Interprétation : Le test est positif et permet d'éliminer un hypercortisolisme lorsque le taux du cortisol plasmatique à J3 est inférieur à 1,8 µg/L (50 nmol/L) et le cortisol libre urinaire à J2 inférieur à 1 µg/24 h (28 nmol/24 h).

Test de freinage fort

Indication : Hypercortisolisme ACTH-dépendant, pour faire la différence entre maladie de Cushing et syndrome paranéoplasique.

Réalisation :

- Jour 0 : dosage du cortisol libre urinaire des 24 h.
- Jour 1 : dosage du cortisol et de l'ACTH plasmatiques à 8 h puis administration de 8 mg de dexaméthasone en 4 prises (4 cp. de *DECTANCYL* à 8, 12, 18 et 24 h).
- Jour 2 : administration de dexaméthasone comme le jour précédent et recueil des urines pour dosage du cortisol libre urinaire.
- Jour 3 : dosage du cortisol et de l'ACTH plasmatiques à 8 h.

Interprétation : Dans la maladie de Cushing, les taux du cortisol et de l'ACTH baissent d'au moins 50 %. Les taux restent inchangés dans les syndromes paranéoplasiques.

FICHE TECHNIQUE

TEST DE STIMULATION À LA DESMOPRESSINE : TEST AU MINIRIN

Indications

Hypercortisolisme ACTH-dépendant, pour faire la différence entre maladie de Cushing et syndrome paranéoplasique.

Réalisation

En milieu hospitalier, sous surveillance médicale, chez un patient à jeun et allongé :

- Dosage du cortisol et de l'ACTH plasmatiques le matin à 30 min d'intervalle.
- Immédiatement après (T0), injection IVL (pendant 3 min) de 10 µg de **desmopressine** (2 ampoules et demie de *MINIRIN*).
- Dosage du cortisol et de l'ACTH plasmatiques à T + 15, 30, 45 et 60 min.

Précautions

• Surveillance du pouls et de la PA toutes les 15 min, ECG récent.
• Limiter les apports hydriques à 1 litre le jour du test (la desmopressine est un analogue de l'hormone antidiurétique).
• Avoir à portée de la main un dérivé nitré et un antihypertenseur.

Effets indésirables

• Nausées, céphalées, crampes abdominales et bouffées vasomotrices.
• Aggravation d'un glaucome.
• Crise d'angor, poussée tensionnelle, bradycardie.

Contre-indications

• Sujets âgés de plus de 75 ans.
• Hypertension artérielle, coronaropathie, insuffisance cardiaque.
• Artérite des membres inférieurs, antécédents d'accident vasculaire cérébral.
• Glaucome.
• Grossesse.

Interprétation

• Une augmentation du cortisol de plus de 20 % et de l'ACTH de plus de 35 % oriente plutôt vers une maladie de Cushing.
• L'absence de réponse est en faveur d'un syndrome de Cushing paranéoplasique.

FICHE PHARMACOLOGIE

ANTICORTISOLIQUES

■ Mitotane (ou OP'DDD)

LYSODREN					
Dose initiale : 2 à 3 g/j à augmenter progressivement si besoin Débuter à 4 à 6 g/j en cas de syndrome de Cushing sévère et adapter secondairement la dose	100 cp. 500 mg	HOP	I		

Propriétés

Dérivé du DDT, c'est un bloqueur enzymatique de la synthèse du cortisol ; il possède également une activité antitumorale (action cytotoxique pour le cortex surrénalien).

Indications

Syndrome de Cushing.

Précautions d'emploi

Doses progressives avec surveillance du taux plasmatique, quand c'est possible (ne pas dépasser 20 mg/L).

Associer systématiquement, immédiatement ou au bout de quelques jours, à un traitement par hydrocortisone.

Effets indésirables

Ils sont nombreux, parmi les plus fréquents :
• troubles digestifs : nausées, diarrhée, vomissements, élévation des enzymes hépatiques (GGT, ASAT, ALAT) ;
• troubles métaboliques : hypercholestérolémie, hypertriglycéridémie ;
• troubles neurologiques : paresthésies, vertiges, somnolence, confusion, polynévrite, etc. ;
• rashs cutanés.

Il existe un risque d'insuffisance surrénale aiguë à partir du 15e j de traitement qui nécessite de débuter une hormonothérapie substitutive par **hydrocortisone** voire **fludrocortisone** en cas de traitement prolongé ou à fortes doses.

Interactions médicamenteuses

L'association à la spironolactone est contre-indiquée (elle bloque l'action du mitotane).

En raison de l'effet inducteur enzymatique : nécessité d'augmenter les doses d'**antivitamines K**, les doses substitutives d'hydrocortisone (une asthénie soulagée par une majoration des doses d'hydrocortisone signe le sous-dosage de ce traitement), risque d'efficacité moindre de la contraception œstroprogestative.

■ Métyrapone

METYRAPONE					
Dose habituelle entre 250 mg et 6 g/j	50 caps. 250 mg	258,31	I	65 %	

Propriétés

Bloqueur enzymatique de la synthèse du cortisol et de l'aldostérone.

Indications

Syndromes de Cushing tumoraux.
Exploration de l'axe hypophyso-surrénalien (test à la **métyrapone**).

Précautions d'emploi

Doses à adapter en fonction de la cortisolémie.

Effets indésirables

Risque à long terme d'HTA ou d'insuffisance surrénalienne (associer à l'**hydrocortisone**).
Troubles digestifs : nausées, vomissements, douleurs abdominales.
Troubles neurologiques : céphalées, vertiges.
Allergies cutanées.

Interactions médicamenteuses

Phénytoïne, fosphénytoïne.

■ Kétoconazole

KETOCONAZOLE					
A. et E. > 12 ans Posologie initiale : – phase I : 400 à 600 mg/j en 2 à 3 prises – phase II : 800 à 1 200 mg/j en 2 à 3 prises Posologie d'entretien : 400 à 1 200 mg/j en 2 à 3 prises Max : 1 200 mg/j	60 cp. 200 mg	613,26	I	65 %	10,22

Propriétés

Inhibiteur de la stéroïdogenèse : puissant inhibiteur de la synthèse du cortisol résultant de sa capacité à inhiber plusieurs enzymes CYP dans les glandes surrénales.

Indications

Traitement du syndrome de Cushing endogène.

Contre-indications

Maladie aiguë ou chronique du foie.
Grossesse et allaitement.
Prolongation congénitale ou acquise de l'intervalle QT.

Précautions d'emploi

Contrôles de la fonction hépatique, surrénalienne et de l'intervalle QTc avant et pendant le traitement.

Attention aux traitements concomitants en raison des propriétés fortement inhibitrices du **kétoconazole** envers le CYP450 (*cf.* Interactions médicamenteuses).

Effets indésirables

Troubles dermatologiques : éruption cutanée, prurit.
Troubles gastro-intestinaux : nausées, douleurs abdominales, vomissements, diarrhées.
Augmentation des enzymes hépatiques.
Insuffisance surrénalienne.

Interactions médicamenteuses

Le **kétoconazole** est un inhibiteur puissant du CYP450 ; il est donc sujet à de très nombreuses interactions médicamenteuses.

Contre-indications :

- **antiarythmiques : quinidine, dronédarone ;**
- **anticoagulant : dabigatran ;**
- **antimigraineux : dérivés de l'ergot de seigle ;**
- **anticancéreux : irinotécan ;**
- **antipsychotique : quétiapine ;**
- **antirétroviraux** : saquinavir ;
- **diurétiques : éplérénone ;**
- **immunosuppresseurs : évérolimus, sirolimus ;**
- **statines : simvastatine, atorvastatine ;**
- **antigoutteux : colchicine.**

Une surveillance accrue et des contrôles minutieux sont recommandés pour tous les autres médicaments métabolisés par le CYP450.

HYPERALDOSTÉRONISME

FICHE MALADIE

DÉFINITION

L'hyperaldostéronisme résulte de l'hypersécrétion par la glande surrénale de l'aldostérone, hormone régulant le métabolisme du sodium et du potassium.
L'excès d'aldostérone est responsable de la rétention du sodium et de l'élimination exagérée du potassium dans les urines.

CAUSES ET MÉCANISMES

Il y a deux variétés d'hyperaldostéronisme :

- l'hyperaldostéronisme primaire, ou syndrome de Conn, dû à la production excessive d'aldostérone par une tumeur surrénalienne (qui est presque toujours un adénome bénin) ou, plus rarement, par une hyperplasie bilatérale des surrénales ;
- l'hyperaldostéronisme secondaire qui est le résultat de l'augmentation de la production de l'aldostérone par la rénine, le plus souvent en réponse à une hypovolémie secondaire à une cirrhose, une insuffisance cardiaque décompensée, un syndrome néphrotique, un traitement diurétique ou une sténose de l'artère rénale.

DIAGNOSTIC

SIGNES CLINIQUES

Le syndrome de Conn se manifeste par une hypertension artérielle associée à des signes musculaires (faiblesse et crampes musculaires, accès de pseudo-paralysie, signe de Chvostek traduisant l'hyperexcitabilité musculaire) et à un syndrome polyuropolydipsique.

EXAMENS COMPLÉMENTAIRES

- L'ionogramme montre une hypokaliémie et une alcalose métabolique. Il existe une augmentation de la kaliurèse.
- Le diagnostic repose sur le dosage conjoint de l'aldostérone et de la rénine plasmatiques en décubitus et en orthostatisme. Le syndrome de Conn se traduit par une aldostérone élevée et une rénine effondrée non stimulable par l'orthostatisme. Dans l'hyperaldostéronisme secondaire, l'aldostérone et la rénine sont augmentées.

• L'imagerie (scanner avec injection d'iode) IRM est demandée pour visualiser la surrénale à la recherche d'un adénome.

TRAITEMENT

Le traitement de l'adénome relève de la chirurgie.

Le traitement médical repose sur les substances anti-aldostérone, notamment la **spironolactone** (*ALDACTONE*), indiquée dans les hyperaldostéronismes secondaires et dans les hyperplasies ou encore dans l'attente de l'exérèse chirurgicale d'un adénome.

PRONOSTIC

L'hyperaldostéronisme non traité expose aux complications de l'hypertension artérielle et de l'hypokaliémie.

FICHE INFIRMIÈRE

EXAMENS

Le dosage de la rénine et de l'aldostérone est réalisé une semaine après un régime normalement salé (6 g/j de NaCl) et après recharge en potassium (3 à 4 g/j).

Certains antihypertenseurs peuvent fausser les dosages et doivent être arrêtés : la **spironolactone** 6 semaines avant, les inhibiteurs de l'enzyme de conversion ou des récepteurs de l'angiotensine, les diurétiques et les vasodilatateurs 2 semaines avant, les **β-bloquants** 1 semaine avant. Ils peuvent être remplacés par les inhibiteurs calciques ou la **prazosine** (*MINIPRESS*).

SURVEILLANCE DU TRAITEMENT

EFFICACITÉ DU TRAITEMENT

L'efficacité est jugée sur la baisse de la pression artérielle et la normalisation de la kaliémie.

EFFETS INDÉSIRABLES

À forte dose, le traitement par la **spironolactone** peut causer des effets indésirables : asthénie, troubles gastro-intestinaux, impuissance et gynécomastie chez l'homme, troubles des règles chez la femme.

FICHE TECHNIQUE

HYPERALDOSTÉRONISME : PRÉLÈVEMENT RÉNINE ALDOSTÉRONE

En prévision de l'examen biologique, l'infirmière interrogera au préalable le patient sur le traitement qu'il prend quotidiennement pour identifier des médicaments susceptibles d'interagir sur l'examen et de fausser les résultats. Les médicaments à arrêter 1 à 6 semaines avant l'examen sur avis médical sont les suivants : les **inhibiteurs de l'enzyme de conversion** (IEC), les **antagonistes du récepteur de l'angiotensine II** (ARA-II), les **bêtabloquants** et les **diurétiques**.

Il sera important d'expliquer à l'avance le déroulement du prélèvement et sa durée (compter environ 2 h 30) afin de permettre au patient de prendre les dispositions nécessaires dans son emploi du temps pour réaliser l'examen dans les meilleures conditions.

Le dosage de la rénine et de l'aldostérone se réalise une semaine après un régime normosodé (comportant un apport en sel de 6 g par jour) et après une recharge en potassium de 3 à 4 g par jour. La kaliémie doit être normalisée et sera vérifiée par un ionogramme sanguin. Il permet de rechercher un hyperaldostéronisme primaire (adénome de Conn, hyperplasie bilatérale des surrénales) ou secondaire.

Méthode

Préparation du matériel : l'infirmière prévoit un plateau décontaminé, un garrot, deux aiguilles à prélèvement sécurisées, deux corps de pompe, des compresses non stériles, deux petits pansements, deux paires de gants non stériles à usage unique, un tube de prélèvement sec et un tube contenant de l'EDTA, les étiquettes du patient en vérifiant son identité, la demande d'examen dûment complétée, un antiseptique et un flacon de solution hydroalcoolique pour respecter les règles d'asepsie.

Le prélèvement se réalise en plusieurs temps :

- Le patient doit rester couché pendant 1 heure en décubitus dorsal strict. Après cette première heure, l'infirmière réalise un premier prélèvement sanguin sur un tube sec pour doser la rénine et sur un tube EDTA pour l'aldostérone.
- Ensuite le patient se lève et doit rester 1 heure en position debout à se promener. Au terme de cette heure, l'infirmière réalise un second prélèvement sanguin sur un tube sec pour la rénine et sur un tube EDTA pour l'aldostérone.

À l'issue de cet examen, l'acheminement des tubes doit se réaliser dans les plus courts délais : le tube sec dédié au dosage de la rénine doit rester à température ambiante et le tout doit parvenir au laboratoire en moins de 2 heures pour assurer la qualité des résultats.

Les normes sont :

- Rénine : position couchée 3 à 16 pg/mL ; position debout 3 à 33 pg/mL ;
- Aldostérone : position couchée 15 à 150 pg/ mL ; position debout 35 à 350 pg/mL.

Variante ambulatoire

Le jour du test, à l'arrivée du patient, prélever rénine et aldostérone (debout) puis allonger le patient pendant 1 heure puis prélever rénine et aldostérone (couché).

INSUFFISANCE SURRÉNALE

INSUFFISANCE SURRÉNALE LENTE OU CHRONIQUE

FICHE MALADIE

DÉFINITION

Les insuffisances surrénales, ou hypocorticismes, correspondent à la diminution du fonctionnement des glandes corticosurrénales. Elles peuvent mettre en jeu le pronostic vital et nécessitent une éducation du patient.

CAUSES ET MÉCANISMES

On distingue deux grandes variétés d'insuffisance surrénale :

- l'insuffisance surrénale secondaire, ou insuffisance corticotrope, d'origine hypothalamique ou hypophysaire (*cf.* Insuffisance antéhypophysaire, p. 303) ; l'insuffisance corticotrope iatrogène secondaire à la corticothérapie prolongée entre dans ce cadre ;
- l'insuffisance surrénale primitive, ou maladie d'Addison, due à une atteinte des corticosurrénales ; trois causes principales sont responsables de la destruction progressive des surrénales : la tuberculose (diagnostic porté longtemps après l'épisode initial), la rétraction corticale auto-immune et la leucodystrophie (maladie génétique liée au chromosome X).

DIAGNOSTIC

SIGNES CLINIQUES

Le tableau, d'apparition progressive, associe cinq signes cliniques :

- l'asthénie globale, qui est de caractère organique (s'aggravant au cours de la journée et à l'effort) ;
- l'amaigrissement associé à des signes de déshydratation ;
- les troubles digestifs ;
- les troubles de la pigmentation, qui orientent vers la cause de l'insuffisance surrénale : la mélanodermie est caractéristique de l'insuffisance primitive ; il s'agit d'une pigmentation diffuse prédominant sur les zones découvertes, les zones de frottement et les cicatrices. Au contraire, l'insuffisance surrénale secondaire est associée à une dépigmentation responsable de la pâleur des téguments.

EXAMENS COMPLÉMENTAIRES

- Le bilan biologique standard découvre souvent une anémie, une tendance à l'hypoglycémie et des troubles ioniques (hyponatrémie et hyperkaliémie).
- Le dosage des hormones corticosurrénaliennes est l'examen primordial. La baisse du cortisol plasmatique ou salivaire dosé à 8 h est commune à toutes les insuffisances surrénales.

Le dosage basal de cortisol plasmatique est indicatif pour certaines valeurs :

- si cortisolémie (7-8) > 1,8 µg/l (500 nmol/l), le diagnostic d'insuffisance surrénalienne est peu probable,
- si cortisolémie < 0,5 µg (138 nmol/l), le diagnostic d'insuffisance surrénalienne est très probable
- si cortisolémie dans la zone grise comprise entre 0,5 et 1,8 (138-500 nmol/l), il faut alors réaliser les tests de stimulation.

La diminution de l'aldostérone plasmatique associée à celle de la rénine ne s'observe que dans l'insuffisance primitive.

- Le dosage de l'ACTH oriente le diagnostic étiologique : elle est diminuée dans les insuffisances secondaires ; elle augmente dans la maladie d'Addison.
- Les tests dynamiques de stimulation (test au *SYNACTHÈNE IMMÉDIAT*, test à la CRH, test à la *METOPIRONE*, *cf.* Fiches techniques, p. 289) sont négatifs, permettant de confirmer l'insuffisance surrénale.

TRAITEMENT

L'**hydrocortisone** est prescrite dans tous les cas à une dose quotidienne de 20 à 30 mg/j, le plus souvent en 2 prises (matin et midi).

La **fludrocortisone** est administrée à une dose de 20 à 50 µg/j, uniquement dans l'insuffisance primitive pour compenser l'insuffisance en aldostérone.

PRONOSTIC

La complication à redouter est l'insuffisance surrénale aiguë (*cf.* chapitre correspondant, p. 290).

FICHE INFIRMIÈRE

EXAMENS

- Pour doser le cortisol salivaire, on recueille la salive dans un tube ou à l'aide d'une tige en coton placée sous la langue pendant 1 à 2 min et on envoie le prélèvement au laboratoire à température ambiante. Ce test n'est pas remboursé par l'Assurance maladie.
- Le dosage du cortisol libre urinaire nécessite un recueil complet des urines de 24 h.
- La détermination du cycle nycthéméral du cortisol s'établit en faisant un prélèvement sanguin à8, 12,16,20 et 24 h. Ledosage du cortisol à minuit est discriminatif pour le diagnostic : une cortisolémie < 1,8 µg/l (500 nmol/l) élimine un hypercortisolisme et à l'inverse un taux de cortisol à minuit > 7,2 µg/l (200 nmol/l) est en faveur d'un hypercortisolisme.
- Les tubes destinés au dosage de l'ACTH doivent être placés dans la glace.

Le dosage de la rénine et de l'aldostérone est réalisé une semaine après un régime normalement salé (6 g/j de NaCl) et après recharge en ▸

potassium (3 à 4 g/j). Certains antihypertenseurs peuvent fausser les dosages et doivent être arrêtés : la **spironolactone** 6 semaines avant, les inhibiteurs de l'enzyme de conversion ou des récepteurs de l'angiotensine, les diurétiques et les vasodilatateurs 2 semaines avant, les β-**bloquants** 1 semaine avant. Ils peuvent être remplacés par les inhibiteurs calciques ou la **prazosine** (*MINIPRESS*).

SURVEILLANCE DU TRAITEMENT

SOINS – TRAITEMENT

L'**hydrocortisone** est administrée en général en 2 prises quotidiennes (le matin et le midi), car la prise le soir est souvent responsable d'insomnie.

Il est des règles à respecter pour éviter l'insuffisance corticotrope lors de l'arrêt de la corticothérapie à visée inflammatoire (*cf.* encadré ci-dessous).

CE QU'IL FAUT SAVOIR ET FAIRE À L'ARRÊT DE LA CORTICOTHÉRAPIE

Connaître l'équivalence de dose entre le corticoïde et l'**hydrocortisone**. Par exemple : 5 mg de prednisone (*CORTANCYL*) ou de **prednisolone** (*SOLUPRED*) sont équivalents à 20 mg d'**hydrocortisone**.

Considérer que tout patient traité par une dose supérieure à 5 mg de **prednisone** (ou équivalent) pendant plus de 3 semaines comme possiblement insuffisant surrénalien à l'arrêt de la corticothérapie.

Savoir qu'à l'arrêt de la corticothérapie, la réponse au stress peut être insuffisante pendant plusieurs mois, même si le cortisol plasmatique à 8 h est normal.

Diminuer progressivement les doses jusqu'à la dose de 5 mg de **prednisone**.

Quand cette dose est atteinte, la remplacer par 20 mg d'**hydrocortisone** en une prise unique le matin.

Si elle est bien tolérée, passer à 10 mg d'**hydrocortisone** le matin (dose à augmenter en cas d'affection intercurrente, de stress, d'intervention chirurgicale, etc.).

Deux mois après, faire un dosage du cortisol plasmatique le matin 24 h après la prise d'**hydrocortisone** :

- si le résultat est inférieur à 10 µg/dL (270 nmol/L), il faut reprendre 10 mg d'**hydrocortisone** et recommencer l'opération 2 mois plus tard ;
- si le résultat est supérieur à 10 µg/dL (270 nmol/L), il faut réaliser un test au *SYNACTHÈNE IMMÉDIAT* (*cf.* Fiche technique). Si la rtéponse est positive, l'**hydrocortisone** peut être arrêtée ; si elle est négative, il faut reprendre l'hydrocortisone.

EFFICACITÉ DU TRAITEMENT

Elle s'apprécie essentiellement sur la clinique et l'onogramme. Les dosages hormonaux ne sont pas utiles.

EFFETS INDÉSIRABLES

Il faut savoir reconnaître et éviter la survenue d'une décompensation aiguë (*cf. Insuffisance surrénale aiguë*, p. 290).

ÉDUCATION ET CONSEILS

Le régime doit être normalement salé et sucré ; en aucun cas on ne doit appliquer au patient traité pour insuffisance surrénale les règles diététiques qui s'appliquent lors des traitements par les corticoïdes de synthèse à visée anti-inflammatoire.

Le patient doit être prévenu de la nécessité d'augmenter lui-même les doses d'**hydrocortisone** en les multipliant par 2 ou 3 dès qu'il est atteint d'une maladie intercurrente (infection fébrile), soumis à une agression physique (fracture, etc.) ou psychique, ou encore avant une intervention chirurgicale ou un accouchement. En cas de vomissements, il est indispensable de passer à la voie parentérale (**hémisuccinate d'hydrocortisone**).

Le patient doit constamment porter sur lui une carte d'insuffisant surrénal portant mention du traitement prescrit, des coordonnées de son médecin et de la conduite à tenir pour éviter une insuffisance aiguë en situation d'urgence (accident sur la voie publique, par exemple).

FICHE TECHNIQUE

TEST AU SYNACTHÈNE ORDINAIRE IMMÉDIAT

Indications

• Dépistage de l'insuffisance surrénale.
• Diagnostic d'un bloc enzymatique congénital de la stéroïdogenèse surrénalienne.

Réalisation

• Injection à T0 d'une ampoule de *SYNACTHÈNE IMMÉDIAT* : 250 µg : *SYNACTHÈNE ORDINAIRE*.
• Dosage du cortisol (et pour le diagnostic d'un bloc, de la 17-hydroxyprogestérone et du 21-désoxycortisol) à T0 et à T + 60 min.

Précaution

Si le sujet est sous **hydrocortisone**, celui-ci doit être arrêté la veille à 16 h 00. Le test doit être réalisé à 8 h du matin avant la prise de l'hydrocortisone, qui sera donnée en fin de test. Le test doit être réalisé avant 9 h 30.

Interprétation

Le test est positif et élimine une insuffisance surrénale si le cortisol à T + 60 min est supérieur à 18 µg/dL (500 nmol/L).

FICHE TECHNIQUE

TEST À LA CRH

Indications

• Diagnostic d'une insuffisance surrénale secondaire (corticotrope).
• Diagnostic étiologique d'un hypercorticisme ACTH-dépendant (pour différencier une maladie de Cushing d'un syndrome paranéoplasique).

Réalisation

• Dosage du cortisol et de l'ACTH plasmatiques le matin à 8 h au temps T – 15 (7 h 45 ou 8 h 00 pour éliminer les variations liées au stress) et T0 min (8 h 00 ou 8 h 15).
• Injection IVL à T0 d'une ampoule de 100 µg de CRH humain (*STIMU ACTH*) au bras opposé à celui des prélèvements.
• Dosage du cortisol et de l'ACTH plasmatiques à T + 15, 30, 45, 60, 90 et 120 min.

Précautions

Si le sujet est sous hydrocortisone, celui-ci doit être arrêté la veille à 16 h 00. Le test doit être réalisé avant la prise de l'hydrocortisone, qui sera donnée en fin de test. L'examen est contre indiqué pendant la grossesse.

Interprétation

• Le test est positif si l'ACTH augmente d'au moins 50 % (en général à T +30 min) et le cortisol d'au moins 20 %, en général à T +60 min avec un taux supérieur à 20 µg/dL (551 nmol/L).
• Dans les hypercortisolismes, le test est positif en cas de maladie de Cushing et négatif dans les syndromes paranéoplasiques.

ENDOCRINOLOGIE

FICHE TECHNIQUE

TEST À LA *METOPIRONE* : TEST LONG

Indications

- Diagnostic d'une insuffisance surrénale secondaire (corticotrope).
- Diagnostic étiologique d'un hypercorticisme ACTH-dépendant (pour différencier une maladie de Cushing d'un syndrome paranéoplasique).

Réalisation

- Administration de 4,5 g de *METOPIRONE* pendant 24 h, soit 3 gélules à 250 mg toutes les 4 h.
- Dosage du cortisol, du 11-désoxycortisol (composé S) et de l'ACTH à 8 h le premier jour (avant la première prise) et le lendemain (4 h après la dernière prise).

Précautions

- Réalisation du test au cours d'une hospitalisation de 24 h.
- Prise de la tension et du pouls toutes les 4 h après chaque prise médicamenteuse.

Effets indésirables

Risque de décompensation surrénalienne (chute tensionnelle, vomissements, douleurs abdominales). Il faut alors faire le prélèvement sanguin, arrêter la prise de *METOPIRONE* et injecter en IM une ampoule de 100 mg d'hémisuccinate d'**hydrocortisone.**

Interprétation

Après la prise de *METOPIRONE,* le cortisol doit être inférieur à 5 µg/dL (138 nmol/L) et le composé S supérieur à 10 µg/dL (200 nmol/L).

INSUFFISANCE SURRÉNALE AIGUË

FICHE MALADIE

DÉFINITION

L'insuffisance surrénale aiguë résulte d'une faillite sécrétoire des surrénales d'apparition brutale. C'est une urgence médicale mettant en jeu le pronostic vital et nécessitant un traitement d'urgence.

CAUSES ET MÉCANISMES

L'insuffisance surrénale aiguë peut survenir dans trois circonstances :

- soit par décompensation d'une insuffisance chronique connue, à l'occasion d'une circonstance déclenchante : infection (grippe), maladie intercurrente, stress physique ou psychique, sans augmentation des doses du traitement substitutif, ou encore à la suite de son arrêt intempestif ; elle peut aussi révéler une insuffisance méconnue ;
- soit par destruction brutale de la surrénale : thrombose des veines surrénales, hématome surrénalien chez un patient sous anticoagulant, nécrose hémorragique des surrénales au cours d'une septicémie à germes Gram négatif, ou encore par nécrose de l'hypophyse survenant à la suite d'un accouchement hémorragique (syndrome de Sheehan) ;
- soit au décours de la chirurgie de la surrénale ou de l'hypophyse, et, surtout, au cours ou au décours d'une corticothérapie prolongée par diminution trop rapide des doses ou à l'occasion d'une affection intercurrente à la fin ou après le sevrage.

DIAGNOSTIC

SIGNES CLINIQUES

Le tableau est dramatique, associant un collapsus cardiovasculaire, des troubles digestifs sévères (vomissements incoercibles, diarrhée profuse, douleurs abdominales), troubles neurologiques (agitation et convulsions ou adynamie avec prostration évoluant vers le coma) et des signes de déshydratation.

EXAMENS COMPLÉMENTAIRES

- Le ionogramme est très perturbé : hyponatrémie, hypochlorémie, hyperkaliemie.
- Les modifications de l'ECG (allongement de QRS, onde T ample et pointue) exposent au risque de mort subite.
- On réalise un prélèvement sanguin pour dosages hormonaux, mais on n'attend pas les résultats pour traiter le patient.

TRAITEMENT

Le traitement curatif repose sur l'administration parentérale d'**hémisuccinate d'hydrocortisone** et éventuellement d'acétate de **désoxycortone** (*SYNCORTYL*), associée à la réhydratation (perfusion de sérum glucosé et salé) et, si besoin, au remplissage vasculaire (macromolécules).

Il est complété par le traitement de la cause de la décompensation et par les mesures préventives destinées à éviter les récidives.

PRONOSTIC

En l'absence de diagnostic et de traitement, le pronostic vital est mis en jeu.

FICHE INFIRMIÈRE

EXAMENS

L'urgence est au traitement. On réalise seulement un prélèvement sanguin pour confirmation rétrospective du diagnostic.

SURVEILLANCE DU TRAITEMENT

SOINS – TRAITEMENT

Dès que le diagnostic est évoqué, il faut immédiatement administrer en urgence 100 mg d'**hémisuccinate d'hydrocortisone** IV et poser une perfusion.

La voie veineuse doit être de bon calibre et, en cas de choc ou de trouble de la conscience, il faut mettre en place un scope, une mesure de la pression centrale, une sonde urinaire et une sonde gastrique. Les mesures de nursing sont également appliquées (matelas anti-escarres, réchauffement, oxygénothérapie, humidification des muqueuses, prévention des thromboses veineuses).

EFFICACITÉ DU TRAITEMENT

La surveillance doit être :

- clinique : pression artérielle, diurèse, température, état de conscience, disparition des signes digestifs ;
- biologique : ionogramme sanguin et urinaire, créatinine, répétés toutes les 2 h dans les 6 premières heures.
- électrocardiographique.

EFFETS INDÉSIRABLES

- Craindre la persistance de l'hyperkaliémie, notamment en cas d'insuffisance rénale.
- Éviter le surdosage prolongé en **hydrocortisone** lorsque le patient s'améliore.
- Ne pas méconnaître l'affection qui a causé la décompensation et qui peut être responsable de l'absence d'amélioration de l'état du patient ou de son aggravation.

ÉDUCATION ET CONSEILS

Elle est indispensable pour éviter les récidives (*cf.* Insuffisance surrénale chronique, p. 286).

FICHE PHARMACOLOGIE

HORMONES SURRÉNALIENNES – GLUCOCORTICOÏDES

■ Hydrocortisone Endocrinologie

HYDROCORTISONE ROUSSEL					
À répartir entre matin, midi et 16 h A. 20 à 40 mg/j E. 12 à 20 mg/m²/j	25 cp. 10 mg 50 cp. 10 mg	2,40 HOP	I I	65 %	0,10
HYDROCORTISONE UPJOHN					
IM ou IV A. 100 à 200 mg à renouveler si besoin N. et E. jusqu'à 5 mg/kg/adm.	1 amp. 100 mg/2 mL 10 amp. 500 mg/5 mL	2,02 HOP	I I	65 %	2,02

Propriétés

Hormones physiologiques ayant une action glucocorticoïde prédominante et une action minéralocorticoïde modérée (inférieure à celle de l'aldostérone).

Indications

Insuffisance surrénalienne aiguë.
Insuffisance surrénalienne chronique (d'origine surrénalienne ou hypophysaire).
Hyperplasie congénitale des surrénales.

Contre-indications

Aucune dans ces indications.

Effets indésirables

Aucun à dose physiologique substitutive.
En cas de surdosage : signes d'hypercorticisme, HTA, hypokaliémie, diabète, ralentissement de la croissance.

Interactions médicamenteuses

Catabolisme augmenté par les inducteurs enzymatiques (**barbituriques, primidone, rifampicine, phénytoïne**).
Se méfier de l'hypokaliémie liée à un surdosage en cas de coprescription avec **macrolides, antiarythmiques** donnant des torsades de pointes, **digitaliques.**
Prudence si autres médicaments hypokaliémiants (**diurétiques, amphotéricine B**).

MINÉRALOCORTICOÏDE

■ Fludrocortisone (acétate)

FLUCORTAC					
En période aiguë d'insuffisance surrénalienne : 100 à 200 µg/j En période d'insuffisance surrénalienne chronique : 50 à 200 µg/j Exceptionnellement : 300 µg/j	60 cp. séc. 50 µg	86,94	I	65 %	1,45

Propriétés

Hormone à action minéralocorticoïde identique à celle de l'aldostérone : rétention de sodium, élimination de potassium, par action au niveau du tube distal du néphron.

Indications

Insuffisance corticosurrénale, en association avec un glucocorticoïde.
Hypotension orthostatique neurogène en cas d'échec et en complément des mesures non médicamenteuses.

Contre-indications

Hypersensibilité.

Précautions d'emploi

Associer un régime normosodé.
La posologie doit être ajustée en fonction de la pression artérielle, de la kaliémie, de la natrémie et de l'activité de la rénine plasmatique.

Effets indésirables

Pas d'effet indésirable aux doses physiologiques.
Surdosage : hypokaliémie, rétention hydrosodée, hypertension artérielle.

Interactions médicamenteuses

Catabolisme augmenté par les inducteurs enzymatiques (**barbituriques, primidone, rifampicine, phénytoïne**).
Se méfier de l'hypokaliémie liée à un surdosage en cas de coprescription avec **macrolides, antiarythmiques** donnant des torsades de pointes, **digitaliques**. Prudence si autres médicaments hypokaliémiants (**diurétiques, amphotéricine B**).

PHÉOCHROMOCYTOME

FICHE MALADIE

DÉFINITION

Le phéochromocytome est une tumeur de la médullosurrénale, qui sécrète en quantité excessive les catécholamines (adrénaline et noradrénaline).

CAUSES ET MÉCANISMES

Le phéochromocytome est une tumeur développée aux dépens du tissu chromaffine de la médullosurrénale dans 85 % des cas. Dans 15 % des cas, il est extrasurrénalien, développé à partir de reliquats embryonnaires de ce tissu situés le long de l'aorte, le paragangliome. Il s'agit d'une tumeur bénigne dans 90 % des cas. Dans 10 % des cas, il est bilatéral.
Il existe des formes familiales au cours desquelles le phéochromocytome peut être associé à d'autres tumeurs endocriniennes (adénome parathyroïdien, carcinome médullaire de la thyroïde), dans le cadre d'une néoplasie endocrinienne multiple (NEM de type 2).

DIAGNOSTIC

SIGNES CLINIQUES

L'hypertension artérielle est présente dans 85 % des cas. Il peut s'agir d'une hypertension permanente, qui permet d'évoquer le diagnostic lorsqu'elle s'accompagne de sueurs, de céphalées et de palpitations. Plus caractéristique mais moins fréquente est l'hypertension artérielle paroxystique ; elle est déclenchée par un traumatisme, un effort, une intervention chirurgicale, la prise d'un médicament (**β-bloquant**) ou de certains aliments (fromages fermentés), débute brutalement et s'accompagne de douleurs ascendantes, d'une pâleur importante et d'une tachycardie. Il existe des formes atypiques, révélées par des signes trompeurs : hypotension orthostatique, céphalée migraineuse, syndrome fébrile avec baisse de l'état général, diarrhée, tableau pseudo-hyperthyroïdien (tachycardie, tremblements, hypernervosité, amaigrissement, thermophobie et hypersudation), trouble de la glycorégulation, etc.

EXAMENS COMPLÉMENTAIRES

- Le diagnostic repose sur le dosage des métabolites des catécholamines ; métabolites méthoxylés ou métanéphrines (métadrénaline + normétadrénaline) dans les urines et le sang.
- La chromogranine A est élevée.
- La visualisation de la tumeur fait appel au scanner, à l'IRM et à la scintigraphie à la méta-iodo-benzylguanidine (MIBG).

TRAITEMENT

Le traitement du phéochromocytome est chirurgical. L'intervention doit être réalisée après une préparation médicale (**β-bloquant**, *TRANDATE,* ou inhibiteur calcique) par une équipe anesthésique et chirurgicale familiarisée avec les problèmes délicats que pose l'affection avant, pendant et même après l'intervention.

PRONOSTIC

Le choc adrénergique est une complication redoutable du phéochromocytome : il est dû à la libération massive de catécholamines par la tumeur, provoquée par un traumatisme, une exploration radiologique, une intervention chirurgicale, un accouchement. Il commence par une hypertension sévère, à laquelle succède un collapsus cardiovasculaire majeur avec pression artérielle imprenable, tachycardie extrême, sueurs profuses et anurie.

FICHE INFIRMIÈRE

EXAMENS

• Lors d'une crise paroxystique, il faut avoir le réflexe de faire un prélèvement sanguin qui permettra de doser les catécholamines.

• Le recueil des urines pour le dosage des métabolites des catécholamines doit se faire sur la totalité des urines de 24 h, dans un bocal dans lequel on a placé au préalable 10 mL d'acide chlorhydrique pur.

• Pour éviter les causes d'erreur, le régime alimentaire doit exclure dans les 3 jours précédents certains aliments (café, thé, chocolat, vanille, banane) et il faut interrompre les médicaments qui peuvent interférer avec les dosages : **β-bloquants**, antihypertenseurs centraux (*ALDOMET, CATAPRESSAN*), phénothiazines (*LARGACTIL, NOZINAN*), IMAO (*MOCLAMINE*), L-dopa (MODOPAR).

• La scintigraphie à la MIBG nécessite l'administration préalable de *LUGOL* pour saturer la thyroïde.

• Les examens invasifs tels que les angiographies sont proscrits car ils font courir un risque au malade.

SURVEILLANCE DU TRAITEMENT

SOINS – TRAITEMENT

Le patient doit être soigneusement préparé à la chirurgie : il doit être au repos, mis en confiance, car tout stress peut être préjudiciable.

EFFICACITÉ DU TRAITEMENT

Elle se fait sur la surveillance de l'évolution clinique (PA, pouls) et sur les dosages hormonaux.

EFFETS INDÉSIRABLES

Le patient doit être très soigneusement et constamment surveillé avant l'intervention et dans les 3 jours qui la suivent, afin d'éviter la survenue d'une hypertension paroxystique, d'un choc adrénalique ou d'une complication cardiovasculaire (infarctus du myocarde, trouble du rythme), qui peuvent mettre en jeu le pronostic vital.

ÉDUCATION ET CONSEILS

Dans l'attente de l'intervention chirurgicale, il est bon de déconseiller aux patients toutes les situations qui peuvent déclencher une libération brutale des catécholamines et, par voie de conséquence, un accident paroxystique : effort de toux ou défécation, effort physique brusque, émotion, consommation de certains aliments (fromages fermentés, cuisine chinoise, agrumes), ainsi que la prise de sympathomimétiques (*ACTIFED, EFFORTIL, HEPT A MYL,* **dihydroergotamine**) et d'antidépresseurs tricycliques (*ANAFRANIL,* etc.).

FICHE TECHNIQUE

PHÉOCHROMOCYTOME : PRÉLÈVEMENT CATÉCHOLAMINES URINAIRES

Il est nécessaire d'interroger le patient au préalable afin de dépister les médicaments qui pourraient interférer sur la qualité des résultats de l'examen :

- les psychotropes (IMAO, tricycliques), l'absorption massive d'alcool augmentent les valeurs ;
- la clonidine, l'a-méthyldopa les diminuent ;
- les β-bloquants ont peu d'effet sur les valeurs de repos ;
- ne jamais arrêter un β-bloquant ou la clonidine dans les jours qui précèdent les prélèvements pour éviter l'élévation temporaire des catécholamines simultanée du rebond tensionnel. Pour éviter des résultats faussement élevés, il faut également recommander au patient :
- un repos de 24 heures : éviter les efforts musculaires, le stress, etc. ;
- ainsi que la suppression de certains aliments 48 heures avant le prélèvement : ne pas absorber de vanille, de thé, de café, de banane, de chocolat et de nicotine.

Méthode

Le dosage des catécholamines urinaires se réalise sur un prélèvement d'urines acidifiées recueillies pendant 24 heures, si possible 3 jours de suite.

La noradrénaline et l'adrénaline s'oxydent spontanément avec l'oxygène dissous en noradénochrome et en adrénochrome. Pour éviter cette auto-oxydation, l'urine du patient nécessitera donc d'être conservée en milieu acide : pour acidifier les urines, on utilisera chaque jour un pot réservé au prélèvement d'urines contenant 10 mL d'une solution d'acide chlorhydrique concentré à 6 N.

Les prélèvements doivent être acheminés le plus rapidement possible au laboratoire où ils seront conditionnés et éventuellement congelés si le dosage doit être différé ou transféré.

La méthode de dosage la plus spécifique et performante pour déterminer les résultats utilise la chromatographie liquide haute performance couplée à la détection électrochimique (HPLC-ED). Elle est préférée à toutes les autres méthodes (fluorimétrie, spectrophotométrie, dosage radio-enzymatique).

ACROMÉGALIE

FICHE MALADIE

DÉFINITION

L'acromégalie est la conséquence d'une hypersécrétion permanente et non freinable de l'hormone de croissance (GH, *Growth Hormone*, ou STH, somathormone).

CAUSES ET MÉCANISMES

L'affection est due à un adénome (tumeur bénigne) développé aux dépens des cellules somatotropes de l'hypophyse.

La symptomatologie est directement sous la dépendance de la GH, qui stimule la croissance des os longs. Avant la puberté, la GH en excès provoque une accélération de la croissance des os longs tant que les cartilages de conjugaison ne sont pas soudés, et, chez l'adulte, un épaississement des os courts et plats, responsable de la déformation des extrémités. La GH sécrétée en excès augmente aussi la taille et le poids des organes contenant du tissu conjonctif.

DIAGNOSTIC

SIGNES CLINIQUES

Le syndrome dysmorphique est d'évolution très progressive et régresse rarement ; il est acquis (photos antérieures normales). Les mains et les pieds sont épaissis, ce qui oblige à un changement de taille des bagues et de pointure des chaussures. La dysmorphie du visage se traduit par un prognathisme, l'écartement des dents et la saillie des arcades sourcilières et des pommettes ; le tableau est complété par un syndrome du canal carpien, des arthropathies et une cyphose. La peau est épaissie. Lorsque l'affection se déclare avant la puberté, le syndrome dysmorphique s'accompagne d'une grande taille, réalisant le tableau d'acromégalo-gigantisme.

Le syndrome tumoral est commun aux adénomes hypophysaires : il peut se limiter à des céphalées frontales inconstantes. Il faut toujours contrôler le champ visuel, car la tumeur peut comprimer le chiasma optique et entraîner une amputation du champ visuel sur les côtés (hémianopsie bitemporale).

Il s'y associe souvent une hypertension artérielle et une insuffisance cardiaque, un diabète de type 2, des troubles des règles chez la femme, une impuissance ou une baisse de la libido chez l'homme. Une hyperprolactinémie existe dans 15 % des cas.

EXAMENS COMPLÉMENTAIRES

- Le diagnostic est affirmé par l'augmentation du taux plasmatique de la GH (0,4 µg/l (1,2 nmol/l)), non freinable au cours de l'épreuve d'hyperglycémie provoquée par voie orale et surtout par le dosage de l'IGF-1 (*Insulin-like Growth Factor 1* ou somatomédine C), médiateur de l'action de GH et qui est également élevé.
- L'IRM permet de visualiser l'adénome hypophysaire et d'en préciser les caractéristiques.

TRAITEMENT

Le traitement chirurgical s'impose en première intention : il consiste à enlever l'adénome somatotrope par voie transsphénoïdale. Le traitement médical est indiqué en postopératoire lorsque la chirurgie n'a pas normalisé le taux de la GH. Il fait appel aux analogues de la somatostatine qui inhibent la sécrétion de la GH : **octréotide** (*SANDOSTATINE* LP) ou **lanréotide** (*SOMATULINE* LP) ou à un antagoniste de la GH, le **pegvisomant** (*SOMAVERT*). La radiothérapie ciblée hypophysaire est utilisée en cas de contre-indication ou en complément de la chirurgie.

PRONOSTIC

Il est sévère en l'absence de traitement ou lorsque la sécrétion de GH n'est pas normalisée, en raison de la survenue d'une insuffisance cardiaque résistante au traitement, des complications du diabète, d'un rhumatisme acromégalique et d'un risque accru de néoplasies (cancer colique, notamment).

FICHE INFIRMIÈRE

EXAMENS

- Le dosage plasmatique de base de la GH, répété plusieurs fois dans la journée, a plus de valeur diagnostique qu'un dosage seul.
- Le dosage d'IGF-1 est l'examen le plus sensible pour le diagnostic d'acromégalie. Sa concentration doit être appréciée selon les normes établies en fonction de l'âge.
- L'hyperglycémie provoquée par voie orale peut être complémentaire.

SURVEILLANCE DU TRAITEMENT

SOINS – TRAITEMENT

Les formes retard des analogues de la somatostatine sont prescrites à raison d'une injection toutes les 4 semaines. L'**octréotide** (*SANDOSTATINE* LP) s'administre en injection profonde dans le muscle fessier ; le **lanréotide** (*SOMATULINE* LP) s'injecte par voie SC profonde dans la fesse en introduisant l'aiguille perpendiculairement sur toute sa longueur.

Le **pegvisomant** (*SOMAVERT*) est administré en une injection SC quotidienne.

EFFICACITÉ DU TRAITEMENT

Elle se juge sur l'évolution clinique et sur la biologie, la guérison étant définie par la normalisation de l'IGF-1 et une GH inférieure à 1 µg/L sous hyperglycémie provoquée par voie orale.

EFFETS INDÉSIRABLES

Après ablation d'un adénome somatotrope, les suites opératoires peuvent être émaillées :

- d'un syndrome polyuro-polydipsique transitoire (sidération de la posthypophyse), exceptionnellement définitif, d'où la nécessité de surveiller la diurèse ;
- d'une insuffisance hypophysaire, le déficit corticotrope étant le premier à se manifester (baisse tensionnelle).

Les analogues de la somatostatine ont souvent des effets indésirables digestifs transitoires : diarrhée, douleurs abdominales et nausées survenantaprès l'injection. Ilspeuventengendrer à terme une lithiase biliaire, d'où la nécessité d'un contrôle échographique au cours du traitement.

ENDOCRINOLOGIE

FICHE TECHNIQUE

TEST D'HYPERGLYCÉMIE PROVOQUÉE PAR VOIE ORALE

Indication

Diagnostic de l'acromégalie en mettant à profit la disparition du freinage de la sécrétion de GH lorsque la glycémie s'élève.

Réalisation

- Administration en moins de 5 min à T0 de 250 mL d'une solution à 30 % de glucose (soit au total 75 g de glucose).
- Prélèvements veineux pour dosage de la glycémie et de la GH à T – 15, 0, 30, 60, 90, 120, 150 et 180 min.

Effets indésirables

Nausées, vomissement et malaise vagal.

Interprétation

- Chez le sujet normal, la GH est inférieure à 1 µg/L au cours du test.
- Chez l'acromégale, la GH reste élevée ou parfois s'élève paradoxalement au cours du test.

FICHE PHARMACOLOGIE

INHIBITEURS DE LA SOMATHORMONE (GH) – ANALOGUES DE LA SOMATOSTATINE

■ Octréotide ©

SANDOSTATINE					
Ruptures de varices œsophagiennes : 25 µg/h à la seringue électrique pdt 5 j	6 amp. 50 µg/mL 6 amp. 100 µg/mL 6 amp. 500 µg/mL	32,17 59,25 279,05	I I I	100 % 100 % 100 %	5,36 9,88 46,51
SANDOSTATINE LP					
1 inj. IM profonde toutes les 4 sem. en commençant par 20 mg, puis 20 mg pour la 2e et la 3e inj. Ajustement ultérieur selon les taux de GH et d'IGF1	1 fl. 10 mg + ser. 2,5 mL 1 fl. 20 mg + ser. 2,5 mL 1 fl. 30 mg + ser. 2,5 mL	418,19 491,14 564,13	I I I	100 % 100 % 100 %	418,19 491,14 564,13

SIROCTID					
Acromégalie : Posologie initiale : 50 à 100 µg x 2 à 3/j Posologie d'entretien : 300 µg x 3/j *Traitement préventif des complications lors de chirurgie pancréatique :* 100 µg 1 h avant l'intervention, puis 100 µg x3/j pdt 7 j *Traitement des symptômes associés aux tumeurs endocrines gastro-entéro-pancréatiques :* Posologie initiale : 50 µg x 1-2/j Posologie d'entretien : 100 à 200 µg x 3/j *Rupture de varices œsophagiennes :* idem *SANDOSTATINE*	6 ser. prér. 50 µg/1 mL 6 ser. prér. 100 µg/1 mL 6 ser. prér. 500 µg/1 mL	28,28 51,99 244,43	I I I	100 % 100 % 100 %	4,71 8,67 40,74

■ Lanréotide ©

SOMATULINE LP					
1 inj. SC profonde toutes les 4 sem.	1 ser. 60 mg 1 ser. 90 mg 1 ser. 120 mg	810,39 947,33 1 084,16	I	100 % 100 % 100 %	810,39 947,33 1 084,16

■ Pasiréotide

SIGNIFOR					
Maladie de Cushing chez les patients inopérables ou en cas d'échec de la chirurgie 0,6 mg x 2/j en SC Posologie pouvant varier de 0,3 à 0,9 mg/prise en fonction de la clinique *Acromégalie chez les patients adultes pour lesquels la chirurgie n'est pas envisageable ou n'a pas été curative et qui sont insuffisamment contrôlés par un autre analogue de la somatostatine* Voie IM Posologie initiale : 40 mg x 1/mois Posologie d'entretien à adapter Max : 60 mg x 1/mois En cas d'insuffisanace hépatique modérée : Posologie initiale : 20 mg x 1/mois Max : 40 mg x 1/mois	60 amp. 0,3 mg/1 mL 6 amp. 0,6 mg/1 mL 60 amp. 0,6 mg/1 mL 60 amp. 0,9 mg/1 mL 1 ser. prér. 10 mg 1 ser. prér. 20 mg 1 ser. prér. 30 mg 1 ser. prér. 40 mg 1 ser. prér. 60 mg	3 284,71 393,16 3 634,91 3 985,12 2 781,46 2 781,46 2 781,46 2 781,46 2 781,46	I I I I I I I	100 % 100 % 100 % 100 % 100 % 100 % 100 %	54,75 65,53 60,58 66,42 2 781,46 2 781,46 2 781,46 2 781,46 2 781,46

Propriétés

Les **analogues de la somatostatine (octréotide, lanréotide, pasiréotide)** ont une action similaire à la somatostatine : comme elle, ils se fixent sur les récepteurs des cellules somatotropes et ils inhibent la sécrétion de l'hormone de croissance. Ils peuvent réduire la taille de la tumeur.

Ils inhibent la sécrétion de somathormone, **l'octréotide** se fixe sur les récepteurs hypophysaires des cellules sécrétant l'hormone de croissance. Il inhibe également mais dans une moindre mesure les sécrétions de TSH et de prolactine.

Actifs également sur les sites somatostatinosensibles du tube digestif, les **analogues de la somatostatine** inhibent les sécrétions endocrines pancréatiques (insuline, glucagon, amyline) et les sécrétions digestives (gastrine, cholécystokinine, VIP, sérotonine).

Octréotide et **lanréotide** sont présentés sous des formes à libération prolongée, qui permettent une durée d'action de plusieurs semaines.

Le **pasiréotide** présente une affinité différente des deux autres pour les récepteurs à la somatostatine, il n'a donc pas les mêmes indications.

Indications

Acromégalie : lorsque la sécrétion d'hormone de croissance n'est pas normalisée après chirurgie et/ou radiothérapie ou en cas de macroadénomes expansifs ou invasifs, non opérables.

Adénomes thyréotropes primitifs : lorsque la sécrétion n'est pas normalisée après chirurgie ou radiothérapie ou chez les patients ne relevant pas d'un traitement chirurgical ou radiothérapique.

Autres adénomes hypophysaires (indications exceptionnelles non reconnues par l'AMM) ; adénomes gonadotropes, adénomes corticotropes (au cours du syndrome de Nelson), adénomes non fonctionnels notamment en cas de troubles visuels liés à une compression des voies optiques avant la chirurgie, avant ou après la radiothérapie ou lorsqu'aucun geste thérapeutique n'est possible ou efficace.

Indications digestives :

- traitement des tumeurs digestives endocrines ;
- rupture des varices œsophagiennes (**octréotide**, forme d'action rapide) ;
- prévention et traitement des fistules pancréatiques.

Maladie de Cushing : chez les patients adultes inopérables ou en cas d'échec de la chirurgie.

Contre-indications

Grossesse et **allaitement.**

Pasiréotide : insuffisance hépatique sévère. La grossesse et l'allaitement sont déconseillées mais non contre-indiquées pour ce médicament.

Précautions d'emploi

Le diabète de type 2 peut être aggravé par l'administration des **analogues de la somatostatine ;** au contraire, ils diminuent les besoins en insuline du diabétique de type 1.

Effets indésirables

Troubles digestifs mineurs (nausées, vomissements) et possible altération de l'état général (anémie, asthénie, céphalées) essentiellement les 3 à 6 premiers mois.

Le principal effet indésirable est la survenue d'une lithiase vésiculaire qui se complique exceptionnellement. Une échographie de surveillance avant l'instauration du traitement est indiquée en cas de traitement prolongé. La pertinence de la surveillance échographique sous traitement se discute.

Élévation de la glycémie (compensée par l'amélioration de l'insulinorésistance sous traitement).

Le **pasiréotide** entraîne fréquemment des élévations des enzymes hépato-biliaires et pancréatiques ainsi que des troubles cardiovasculaires tels qu'hypotension artérielle ou bradycardie. Une surveillance clinique étroite est donc recommandée en début de traitement surtout en cas d'association à des médicaments présentant les mêmes propriétés.

INHIBITEURS DE LA SOMATHORMONE (GH) – ANTAGONISTE DES RÉCEPTEURS DE LA SOMATROPINE

■ Pegvisomant

SOMAVERT					
1 inj. SC de 10 mg/j avec augmentation toutes les 4 à 6 sem. par paliers de 5 mg Max 30 mg/j	30 fl. 10 mg + solv.	1 709,97	I	100 %	57,00
	30 fl. 15 mg + solv.	2 526,33	I	100 %	84,21
	1 fl. 20 mg + solv.	120,62	I	100 %	120,62
	30 fl. 20 mg + solv.	3 323,93	I	100 %	110,80

Propriétés

Le **pegvisomant** est le seul antagoniste des récepteurs de la GH : c'est un analogue de la GH, génétiquement modifié, qui se fixe sur les récepteurs périphériques de cette dernière et en bloque l'activité. Il entraîne une baisse sélective de la production d'IGF1.

Indications

Traitement de l'acromégalie chez les patients ayant une réponse insuffisante à la chirurgie et/ou la radiothérapie, chez lesquels les **analogues de la somatostatine** ont été mal tolérés ou insuffisamment efficaces pour normaliser le taux circulant de l'IGF1.

Contre-indications

Grossesse et **allaitement**.

Précautions d'emploi

Une réduction des doses d'**antidiabétiques oraux** ou d'insuline est parfois nécessaire chez les patients sous **pegvisomant** (augmentation de la sensibilité à l'insuline).
Risque d'augmentation du volume tumoral (surveillance par l'imagerie hypophysaire et le champ visuel).
Surveillance des transaminases toutes les 4 à 6 sem. pendant les 6 premiers mois de traitement.

Effets indésirables

Réaction au point d'injection, sudation, céphalées, asthénie.
Développement d'anticorps anti-hormone de croissance dont la signification est inconnue.
Diarrhée, constipation, nausées, vomissements, météorisme abdominal, dyspepsie, flatulence, bouche sèche, sialorrhée, troubles dentaires.
Syndrome grippal, asthénie, ecchymose ou hémorragie au point d'injection, œdèmes des membres inférieurs.
Myalgies, arthralgies, arthrite.
Vertiges, tremblements, hypoesthésie, dysgueusie.
Sudation, prurit, rash, peau sèche.
Troubles du sommeil, troubles de l'humeur, augmentation de la libido, troubles mnésiques.
Prise de poids, hyperglycémie (rarement hypoglycémie), hypercholestérolémie (rarement hypertriglycéridémie), faim.
Dyspnée, troubles visuels.
Hématurie, protéinurie, insuffisance rénale.
Hypertension artérielle.
Thrombopénie, leucopénie, leucocytose.
Hépatites médicamenteuses exceptionnelles.

Interactions médicamenteuses

Surveiller et éventuellement diminuer la posologie de l'insuline ou d'**hypoglycémiants oraux**.

HYPERPROLACTINÉMIES

FICHE MALADIE

DÉFINITION

L'hyperprolactinémie est l'augmentation du taux circulant de la prolactine (PRL). Cette hormone sécrétée par les cellules lactotropes de l'hypophyse a pour rôle de provoquer et de maintenir la lactation après l'accouchement. Sécrétée en excès, la PRL perturbe le fonctionnement des gonades.

CAUSES ET MÉCANISMES

Trois mécanismes peuvent entraîner une sécrétion excessive de la PRL :

- une hyperplasie des cellules lactotropes pouvant constituer une tumeur bénigne ; l'adénome à PRL ou prolactinome ; il existe des adénomes mixtes secrétant la GH et la PRL (15 % des cas d'acromégalie) ;
- la prise d'un médicament hyperprolactinémiantagissantsoiten levant l'inhibition hypothalamique normale de la PRL (substances antidopaminergiques : antipsychotiques, antidépresseurs tricycliques, alphaméthyldopa) ou stimulant directement sa sécrétion (œstrogènes contenus dans les pilules contraceptives) ;
- la sécrétion excessive de la TRH, hormone hypothalamique qui stimule à la fois la sécrétion de la TSH et de la PRL : il s'agit essentiellement des hyperprolactinémies dites fonctionnelles survenant au cours de l'hypothyroïdie primitive.

DIAGNOSTIC

SIGNES CLINIQUES

- Chez la femme : troubles des règles évoluant vers aménorrhée et galactorrhée (écoulement mamelonnaire lactescent spontané ou provoqué).
- Chez l'homme : impuissance et gynécomastie.
- Dans les deux sexes : lorsque l'hyperprolactinémie est dû à un adénome hypophysaire, on peut observer, comme dans toute tumeur hypophysaire, des céphalées et des troubles du champ visuel.

EXAMENS COMPLÉMENTAIRES

Le diagnostic est porté sur l'augmentation du taux plasmatique de la PRL (largement au-dessus de 30 ng/mL).

L'IRM est indispensable pour rechercher un prolactinome. Lorsque son diamètre est inférieur ou égal à 10 mm, on parle de microadénome ; au-delà de 10 mm, il s'agit d'un macroadénome.

TRAITEMENT

Le traitement médical fait appel aux agonistes dopaminergiques, qui inhibent la sécrétion de la PRL et réduisent dans 70 % des cas le volume de l'adénome. On a le choix entre quatre molécules : la **bromocriptine** (*PARLODEL*), le **quinagolide** (*NORPROLAC*), le **lisuride** (*AROLAC*) et la **cabergoline** (*DOSTINEX*). Le traitement est prescrit en première intention dans les microadénomes ou en cas d'hyperprolactinémie résiduelle après chirurgie. Le *DOSTINEX* est préférentiellement utilisé du fait de son effet antitumoral. La chirurgie peut être proposée pour les microadénomes, en cas de non-réponse au traitement médical de contre-indication.

PRONOSTIC

Il dépend du volume de l'adénome, qui peut provoquer une compression chiasmatique.

FICHE INFIRMIÈRE

EXAMENS

- Le dosage de la prolactine doit se faire le matin entre 8 h et 10 h. Le stress élève la sécrétion de prolactine, c'est pourquoi on conseille de faire le prélèvement 15 min après la pose d'un cathéter.
- Le test à la TRH et les autres tests dynamiques (métoclopramide, dompéridone, etc.) n'ont plus d'intérêt pour le diagnostic.
- Si l'IRM est normale, il faut se méfier d'un artéfact de dosage de la prolactine par présence d'une macroprolactine. Dans ce cas il n'y a pas d'hyperprolactinémie pathologique.

SURVEILLANCE DU TRAITEMENT

SOINS – TRAITEMENT

Les agonistes dopaminergiques s'administrent par voie orale. La **bromocriptine** et le **lisuride** s'administrent en 2 ou 3 prises/j, le **quinagolide** en une seule prise quotidienne et la **cabergoline** en une prise hebdomadaire ; pour les 3 premiers produits, on débute par des doses faibles qu'on augmente progressivement sur 3 à 6 jours, pour favoriser la tolérance.

EFFICACITÉ DU TRAITEMENT

L'efficacité thérapeutique est établie à court terme sur la clinique par retour des menstruations et des ovulations. Le contrôle biologique permet de moduler les doses du traitement avec pour but la normalisation du taux de la prolactine ; à 6 et 12 mois, l'IRM montre parfois la diminution du volume de l'adénome.

Lorsqu'une grossesse a été induite par le traitement antiprolactinique chez une femme porteuse d'un adénome, le dosage de la PRL a peu d'utilité ; deux cas se présentent :

- s'il s'agit d'un microadénome, le traitement est interrompu dès le diagnostic de grossesse ; il n'y pas de surveillance paraclinique systématique, mais seulement si des signes cliniques apparaissent ;
- s'il s'agit d'un macroadénome, le traitement est poursuivi ; on demande un examen du champ visuel tous les mois et on réalise une IRM dès qu'apparaissent des céphalées ou des troubles visuels.

EFFETS INDÉSIRABLES

Des effets indésirables sont fréquents, surtout au début du traitement médical : céphalées, nausées, vomissements, douleurs abdominales, impressions vertigineuses, somnolence, hypotension orthostatique. Ils disparaissent ou s'atténuent parfois lors de la poursuite du traitement.

Pendant la grossesse, l'effet stimulant des œstrogènes augmente la taille des macroadénomes et il y a risque de compression chiasmatique.

Après exérèse d'un macroadénome, les suites opératoires peuvent être émaillées :

- d'un syndrome polyuro-polydipsique transitoire (sidération de la posthypophyse), exceptionnellement définitif ; d'où la nécessité de surveiller la diurèse ;
- d'une insuffisance hypophysaire, le déficit corticotrope étant le premier à se manifester (baisse tensionnelle).

ÉDUCATION ET CONSEILS

Chez la femme traitée par un agoniste dopaminergique ne désirant pas de grossesse, la mise en route d'une contraception orale s'impose ; on évite les œstroprogestatifs et on choisit une contraception par progestatif seul, ou encore les méthodes mécaniques (stérilet, préservatif).

L'allaitement n'est pas contre-indiqué, en cas de microadénome à PRL.

FICHE PHARMACOLOGIE

ANTIPROLACTINIQUES

■ Bromocriptine ©

PARLODEL					
Posologie progressive : ½ cp. le 1er j puis 1 cp. le 2e j puis augmentation progressive par paliers de 1 cp. tous les 2 j Traitement prolongé Max : 40 mg/j	30 cp. 2,5 mg 30 gél. 5 mg 30 gél. 10 mg	3,58 5,53 9,98	I I I	65 % 65 % 65 %	0,12 0,18 0,33

■ Quinagolide

NORPROLAC					
Posologie progressive : 25 µg pdt 3 j, puis 50 µg pdt 3 j, puis 75 µg jusqu'à la fin du 1er mois de traitement Max : 300 mg/j	6 cp. (3 à 25 µg + 3 à 50 µg) 30 cp. 75 µg 30 cp. 150 µg	5,39 25,36 45,81	I I I	65 % 65 % 65 %	0,90 0,85 1,53

■ **Cabergoline ©**

DOSTINEX					
Commencer par 0,5 mg/sem Augmenter la dose par paliers de 0,5 mg en fonction de la prolactinémie mesurée 4 sem. après l'instauration du traitement	8 cp. 0,5 mg	23,92	I	65 %	2,99

Propriétés

Agonistes dopaminergiques réduisant la sécrétion hypophysaire de prolactine.

Indications

Hyperpolactinémie idiopathique.
Prolactinomes.
Inhibition de la montée laiteuse pour **bromocriptine** (*PARLODEL*).

Contre-indications

Toxémie gravidique et hypertension du post-partum (contre-indication formelle.
Insuffisance coronaire.
L'**allaitement** n'est pas possible sous traitement
Traitements par les **antipsychotiques** (sauf **clozapine**).

Précautions d'emploi

Administrer avec prudence en cas de troubles psychiatriques, troubles confusionnels, délires, syndromes d'excitation psychomotrice.
Surveillance de la pression artérielle.

Effets indésirables

Troubles digestifs : nausées, vomissements, constipation.
Troubles neurologiques : céphalées, vertiges, dyskinésies, malaise général.
Hypotension.

Interactions médicamenteuses

Antagonisme avec les **antipsychotiques** et les **antiémétiques.**
Dérivés de l'ergot de seigle et sympathomimétiques : risque de vasoconstriction et de poussées hypertensives.
Macrolides (sauf **spiramycine**) : risque d'augmentation des taux plasmatiques du dopaminergique.

INSUFFISANCE ANTÉHYPOPHYSAIRE HYPOPITUITARISME

FICHE MALADIE

DÉFINITION

On réunit sous le terme d'insuffisance antéhypophysaire, ou encore d'hypopituitarisme, les tableaux cliniques qui résultent de l'insuffisance de la sécrétion d'une ou plusieurs hormones produites par l'antéhypophyse.

CAUSES ET MÉCANISMES

Deux mécanismes principaux peuvent conduire à une insuffisance antéhypophysaire :
• une atteinte directe de l'hypophyse. Les causes pouvant conduire à la destruction de l'hypophyse sont variées : tumorales (adénomes hypophysaires), inflammatoires

(hypophysites), vasculaires (nécrose hypophysaire) ou traumatiques (chirurgie et radiothérapie hypophysaire) ;
- une atteinte suprahypophysaire touchant l'hypothalamus, organe qui commande toutes les fonctions hypophysaires. Il s'agit en général d'une tumeur (craniopharyngiome, gliome) ou d'une infiltration granulomateuse dans le cadre d'une maladie de système (sarcoïdose, histiocytose X, tuberculose).

DIAGNOSTIC

SIGNES CLINIQUES

Chez l'enfant, le tableau est dominé par un nanisme et l'absence de développement pubertaire.

Chez l'adulte, le tableau clinique complet associe :
- une asthénie avec tendance à l'amaigrissement et à l'hypoglycémie, hypothermie et ralentissement psychomoteur ;
- une pâleur cutanée avec peau fine, sèche, lisse et dépilée, associée à des troubles des phanères (cheveux fins et ongles cassants) ;
- une régression des caractères sexuels (dépilation pubienne et atrophie des organes génitaux externes) avec troubles de règles chez la femme et impuissance chez l'homme.

EXAMENS COMPLÉMENTAIRES

Le bilan biologique standard montre une anémie, une hyponatrémie et une hypoglycémie.

Le bilan endocrinien a pour but d'explorer tous les secteurs hormonaux de l'hypophyse :
- L'insuffisance thyréotrope se manifeste par une diminution des hormones thyroïdiennes (T4 et T3 libres) et de la TSH ultrasensible.
- L'insuffisance gonadotrope se traduit par la diminution des hormones gonadiques (testostérone chez l'homme, œstradiol et progestérone chez la femme) et l'absence de stimulation des gonadotrophines (LH et FSH) au cours du test à la LH-RH.
- L'insuffisance corticotrope est responsable de la diminution du cortisol plasmatique et du cortisol libre urinaire ainsi que la négativité des tests de stimulation : test à la CRH, test à la *METOPIRONE*, hypoglycémie insulinique.
- L'insuffisance somatotrope est objectivée par l'absence d'élévation de l'hormone de croissance (GH) au cours des tests de stimulation (test à la GHRH et hypoglycémie insulinique).
- Le taux de la prolactine peut être normal ou élevé (adénome à prolactine ou insuffisance d'origine hypothalamique).

L'IRM est indispensable pour visualiser la région hypothalamo-hypophysaire à la recherche d'une étiologie.

TRAITEMENT

Il s'agit d'un traitement substitutif à vie destiné à compenser toutes les fonctions hypophysaires déficitaires :
- l'insuffisance thyréotrope par la **thyroxine** (*LÉVOTHYROX, L-THYROXINE*) ;
- l'insuffisance corticotrope par l'**hydrocortisone** ;
- l'insuffisance somatotrope par l'hormone de croissance humaine recombinante (*GENOTONORM, SAIZEN, NORDITROPINE, MAXOMAT, UMATROPE, ZOMACTON*) ;
- l'insuffisance gonadotrope par les gonadotrophines (FSH, LH) afin d'induire la spermatogenèse ou l'ovulation s'il y a désir d'une descendance ; dans le cas contraire, on prescrit de la **testostérone** chez l'homme et un traitement œstroprogestatif chez la femme.

PRONOSTIC

Le pronostic dépend de l'étiologie ; la complication à redouter est le coma hypophysaire, coma calme, avec hypothermie, collapsus, hypoglycémie et hyponatrémie sévère.

FICHE INFIRMIÈRE

EXAMENS

Plusieurs tests de stimulation peuvent être mis en œuvre pour diagnostiquer une insuffisance antéhypophysaire :

- le test à la LH-RH (*cf.* Fiche technique, p. 305) permet d'explorer la fonction gonadotrope ; le test à la GHRH explore la fonction somatotrope (*cf.* Fiche technique, p. 306) ;
- le test à la CRH (*cf.* Fiche technique, *chapitre* Insuffisance surrénale chronique, p. 289) et le test à la *METOPIRONE* (*cf.* Fiche technique, *chapitre* Insuffisance surrénale chronique, p. 290) explorent la fonction corticotrope.
- On peut cependant simplifier les tests diagnostiques rechercher une insuffisance antéhypophysaire en réalisant les dosages de :
  - T_4 libre, T_3 libre, TSH,
  - IGF-1,
  - Testostérone totale (homme), Estradiol (femme), FSH, LH,
  - Hypoglycémie insulinique avec dosage de GH et de cortisol à chaque temps (T15, T30, T45, T60, T90 et T120 min.)

SURVEILLANCE DU TRAITEMENT

SOINS – TRAITEMENT

- Il est indispensable de compenser d'abord le déficit corticotrope par l'**hydrocortisone**, qui est administrée le plus souvent en 2 prises/j (matin et midi).
- Le déficit thyréotrope est compensé par l'administration de **L-thyroxine** (*LÉVOTHYROX, L-THYROXINE*) en une prise le matin à jeun.
- Le déficit gonadotrope est traité (*cf.* Hypogonadismes masculins, p. 314, Hypogonadismes féminins, p. 315).
- Le déficit somatotrope se fait par autoinjection de GH par voie SC à l'aide d'un stylo.

EFFICACITÉ DU TRAITEMENT

Elle se fait presque uniquement sur l'évolution clinique. Mis à part le dosage de la T4, les dosages hormonaux ne sont pas utiles.

Chez l'enfant dont l'insuffisance antéhypophysaire survient avant la puberté, on suit la courbe de croissance, le développement pubertaire et l'âge osseux.

EFFETS INDÉSIRABLES

On évitera les surdosages sur les signes spécifiques à chaque secteur hypophysaire et la survenue d'une décompensation à l'occasion d'une affection intercurrente, d'une agression physique ou psychique (*cf.* Insuffisance surrénale chronique, p. 286).

ÉDUCATION ET CONSEILS

Ce sont ceux donnés aux patients en cas de traitement d'une hypothyroïdie, p. 257, d'un hypogonadisme, p. 314 et d'une insuffisance surrénale chronique, p. 286 (*cf.* chapitres correspondants).

FICHE TECHNIQUE

TEST À LA LH-RH (OU À LA GnRH) : FONCTION GONADOTROPE

Indication

Exploration de la fonction gonadotrope.

Réalisation

- Injection IV à T0 de 100 p.g de LH-RH (2 ampoules de *SHMU LH*).
- Dosage de la FSH et de la LH (et éventuellement de la sous-unité alpha) à T – 15, T0 et T + 15, 30, 60, 90 et 120 min.

Précautions

• Chez la femme ayant des cycles menstruels, le test doit être réalisé en première partie de cycle.
• Les traitements hormonaux (contraceptifs, œstrogènes et progestatifs) doivent être arrêtés depuis au moins 1 mois.

Interprétation

• Le test normal se manifeste par un pic de FSH (2) à 60 min et de LH (3 à 4) à 30 min.
• Le test est négatif dans les insuffisances gonadotropes, mais ne permet pas de distinguer l'origine hypophysaire ou hypothalamique du déficit.

FICHE TECHNIQUE

TEST À LA GnRH : INSUFFISANCE SOMATOTROPE

Indication

Diagnostic d'une insuffisance somatotrope.

Réalisation

• Administration IV rapide au temps T0 de GnRH (*STIMU GH*) à raison de 1 µg/kg, le sujet étant à jeun.
• Prélèvement veineux pour dosage de la GH à T – 15, T0 et T +15, 30 et 60 min.
• Le test peut être couplé à l'arginine (perfusion sur 30 min de 0,5 g/kg, sans dépasser 30 g) avec prélèvements veineux supplémentaires à 90 et 120 min.

Précaution

Le test doit être effectué après correction des autres déficits hypophysaires.

Effets indésirables

Flush, trouble du goût et de l'odorat.

Interprétation

Une réponse inférieure à 10 mU/L (3,3 µg/L) permet d'affirmer l'existence d'un déficit somatotrope.

FICHE TECHNIQUE

TEST D'HYPOGLYCÉMIE INSULINIQUE

Principes

L'hypoglycémie secondaire à l'injection d'insuline stimule la production hypothalamique de *Corticotropin releasing Hormone* (CRH) et donc hypophysaire d'ACTH, puis surrénalienne de cortisol.
Elle stimule également la production hypophysaire de GH (mécanisme probablement adrénergique, stimulant la GnRH puis la GH).

Indications

Test de référence pour la recherche d'une :
• Insuffisance corticotrope (non indiqué si cortisol de base à 8 h inférieur à 5 µg/dl (138 nmol/l)
• Insuffisance somatotrope

Interprétation

Valable seulement si survenue d'une hypoglycémie suffisante ≤ 2,2 mmol/l (0,4 g/l)

Fonction corticosurrénalienne

Réponse normale si le cortisol dépasse 20 µg/dl (551 nmol/l) (pic habituellement entre T45 et T120 min)

Fonction somatotrope

Réponse normale quand le pic de GH dépasse 20 mU/l (6,6 µg/l) (dosage IRMA avec préparation utilisant la GH recombinante comme étalon) (JO 13/03/03). Attention : vérifier la correspondance des mU en µg pour chaque trousse de dosage.

Le déficit sévère en GH est défini par une réponse inférieure à 10 mU/l (3,3 µg/l).

Compte tenu du fait que les méthodes de dosage de la GH ne sont à l'heure actuelle pas standardisées, il est souhaitable que les résultats soient exprimés en Unités internationales.

Contre-indications

Patient âgé de plus de 70 ans
Cardiopathie ischémique
Insuffisance cérébrovasculaire
Épilepsie
Grossesse
Précautions

Pas de prise d'hydrocortisone la veille dès 16 h 00 pour l'exploration de l'axe corticotrope (donner l'hydrocortisone dès la fin du test).

Pour l'exploration de l'axe somatotrope seul, l'hydrocortisone peut être donnée avant le test.

Garder les tubes pour le dosage d'ACTH dans la glace.

Réalisation

Patient à jeun depuis minuit

- Dosage de base au temps T – 15 min. et T0 :
  - glycémie (pas de temps T – 15) ;
  - cortisol ;
  - ACTH ;
  - GH
- Au temps T0, injection intraveineuse de 0,1 U/kg d'insuline rapide pour un enfant, 0,15 pour un adulte, injection de 0,20 u/kg en cas d'acromégalie ou obèse avec IMC > 27. Le but est d'obtenir une glycémie < 0,40 g/l (2,2 mmol/l) ou < 50 % de la glycémie de base.
- dosage de :
  - glycémie ;
  - cortisol ;
  - ACTH ;
  - GH ;
  - aux temps : T15, 30, 45, 60, 90 et 120 min.
- Surveillance :
  - à chaque temps : glycémie capillaire, conscience, existence d'effets secondaires ;
  - si malaise :
  - prélèvement de glycémie veineuse, cortisolémie, GH ;
  - injection intraveineuse de glucosé à 30 % ;
  - poursuite du test ;
  - si persistance de l'hypoglycémie, injection intramusculaire d'une ampoule de glucagon (*GLUCAGEN*).

ENDOCRINOLOGIE

Effets indésirables

Le principal est la survenue d'une hypoglycémie symptomatique associant des signes adrénergiques (sueur, pâleur, tremblements, tachycardie, etc.) voire des signes de neuroglycopénie (asthénie, sensation de faim, troubles de l'attention, diplopie, perte de connaissance, etc.).

FICHE PHARMACOLOGIE

HORMONE DE CROISSANCE

Somatropine

NORDITROPINE FLEXPRO					
Retard de croissance lié à un déficit somatotrope chez l'enfant : 25 à 35 µg/kg/j Retard de croissance lié à un syndrome de Turner : 50 µg/kg/j Retard de croissance chez les enfants nés petits pour l'âge gestationnel : 35 µg/kg/j Retard de croissance chez les enfants prépubères lié à une insuffisance rénale chronique : 50 µg/kg/j Déficit en hormone de croissance en rapport avec un syndrome hypothalamo-hypophysaire connu chez l'adulte : 0,1 à 0,3 mg/j	1 stylo prér. 5 mg/1,5 mL 1 stylo prér. 10 mg/1,5 mL 1 stylo prér. 15 mg/1,5 mL	125,20 249,01 372,60	I I I	100 % 100 % 100 %	125,20 249,01 372,60
NUTROPINAQ					
Idem *NORDITROPINE FLEXPRO*	1 cart. 10 mg/2 mL 3 cart. 10 mg/2 mL	218,56 644,99	I I	100 % 100 %	218,56 215,00
SAIZEN					
Retard de croissance lié à un déficit somatotrope chez l'enfant : 0,7 à 1 mg/m²/j Retard de croissance lié à un syndrome de Turner et retard de croissance chez les enfants prépubères lié à une insuffisance rénale chronique : 1,4 mg/m²/j Retard de croissance chez les enfants nés petits pour l'âge gestationnel : 35 µg/kg/j Déficit en hormone de croissance en rapport avec un syndrome hypothalamo-hypophysaire connu chez l'adulte : 0,15 à 0,3 mg/j	1 cart. 5,83 mg/mL 1 cart. 8 mg/mL	150,03 496,20	I I	100 % 100 %	150,03 496,20

UMATROPE					
Idem *SAIZEN*	1 amp. 6 mg/3 mL 1 amp. 12 mg/3 mL 1 amp. 24 mg/3 mL	150,03 298,45 591,53	I I I	100 % 100 % 100 %	150,03 298,45 591,53
ZOMACTON					
Idem *SAIZEN*	1 fl. pdre + amp. solv. 10 mg/mL	252,22	I	100 %	252,22
GENOTONORM					
Idem *SAIZEN*	1 cart. inj. 5,3 mg/mL 1 cart. inj. 12 mg/mL 1 stylo inj. 5,3 mg/mL 5 stylos inj. 5,3 mg/mL 1 stylo inj. 12 mg/mL 5 stylos inj. 12 mg/mL	131,91 296,80 131,91 646,07 296,80 1 418,56	I I I I I I	100 % 100 % 100 % 100 % 100 % 100 %	131,91 296,80 131,91 129,21 296,80 283,71
GENOTONORM MINIQUICK					
Idem *SAIZEN*	7 inj. pdre et solv. 0,6 mg 7 inj. pdre et solv. 0,8 mg 7 inj. pdre et solv. 1 mg 7 inj. pdre et solv. 1,2 mg 7 inj. pdre et solv. 1,4 mg 7 inj. pdre et solv. 1,6 mg 7 inj. pdre et solv. 1,8 mg 7 inj. pdre et solv. 2 mg	104,74 139,33 173,89 208,30 242,72 277,12 311,53 345,95	I I I I I I I I	100 % 100 % 100 % 100 % 100 % 100 % 100 % 100 %	14,96 19,90 24,84 29,76 34,67 39,59 44,50 49,42
OMNITROPE					
Idem *SAIZEN*	1 cart. inj. 5 mg/1,5 mL 5 cart. inj.5 mg/1,5 mL 10 cart. inj. 5 mg/1,5 mL 1 cart. inj. 10 mg/1,5 mL 5 cart. inj. 10 mg/1,5 mL 10 cart. inj. 10 mg/1,5 mL 1 cart. inj. 15 mg/1,5 mL 5 cart. inj. 15 mg/1,5 mL 10 cart. inj. 15 mg/1,5 mL	109,53 541,57 1 048,12 217,81 1 048,12 2 061,26 325,82 1 554,68 3 028,17	I I I I I I I I I	100 % 100 % 100 % 100 % 100 % 100 % 100 % 100 % 100 %	109,53 108,31 104,81 217,81 209,62 206,13 325,82 310,94 302,82

Propriétés

Hormone de croissance humaine recombinante.

Indications

Retard de croissance lié à un déficit somatotrope chez l'enfant.

Retard de croissance lié à un syndrome de Turner.

Retard de croissance intra-utérin avec une taille < -2,5 DS.

Retard de croissance chez les enfants prépubères lié à une insuffisance rénale chronique.

Déficit en hormone de croissance en rapport

ENDOCRINOLOGIE

avec un syndrome hypothalamohypophysaire connu chez l'adulte.

Contre-indications

Processus tumoral connu et évolutif.
Épiphyses soudées chez l'enfant.
État critique aigu dû aux complications d'une intervention chirurgicale à cœur ouvert.
État critique aigu dû aux complications d'une intervention chirurgicale abdominale.
Insuffisance respiratoire aiguë.
Grossesse, allaitement.

Effets indésirables

Effet lipodystrophique local et réactions au point d'injection.
Rétention hydrosodée responsable d'œdèmes, myalgies, arthralgies et paresthésies, surtout en cas de surdosage.
Hyperglycémie.
Augmentation de la conversion de T4 en T3.
Élévation des phosphatases alcalines.
Élévation du taux sérique des acides gras non estérifiés.

Précautions d'emploi

Optimiser la corticothérapie de substitution avant l'introduction du traitement (risque de décompenser une insuffisance corticotrope).
La **somatropine** risque d'entraîner un état de résistance à l'insuline chez le diabétique. Surveillance de la glycémie conseillée.
Surveillance accrue de la T4 et de la T3 au début du traitement.

Interactions médicamenteuses

L'administration de **glucocorticoïdes** risque d'inhiber l'effet de la **somatropine** sur la croissance.
Augmentation de la clairance des médicaments métabolisés par le CYP (**corticoïdes, stéroïdes sexuels, anticonvulsivants** et **ciclosporine**).

DIABÈTE INSIPIDE

FICHE MALADIE

DÉFINITION

Le diabète insipide définit l'élimination abondante et non contrôlable d'urines diluées ; il est dû à l'incapacité du rein à concentrer les urines en raison d'un déficit en hormone antidiurétique (ADH) sécrétée par la posthypophyse.

CAUSES ET MÉCANISMES

Il existe trois grandes variétés de diabète insipide :

- le diabète insipide central, dû à une sécrétion insuffisante ou absente de l'ADH par la posthypophyse, dont la cause peut être congénitale (apparition dans l'enfance, prédisposition familiale) ou acquise, secondaire à la destruction de la posthypophyse par un processus tumoral (gliome, craniopharyngiome), inflammatoire (hypophysite), granulomateux (sarcoïdose, histiocytose X) ou traumatique (chirurgie, traumatisme crânien) ;
- le diabète insipide néphrogénique, par insensibilité du tubule rénal à l'ADH ;
- le diabète insipide transitoire de la grossesse.

DIAGNOSTIC

SIGNES CLINIQUES

Le signe révélateur est l'apparition d'un syndrome polyuro-polydipsique caractérisé par une polyurie pouvant atteindre ou dépasser 8 L/j, compensée par une prise hydrique équivalente, le patient buvant jour et nuit.

Le diabète insipide doit être distingué de la potomanie qui est un trouble du comportement se traduisant par une prise de liquides excessive, la polyurie étant secondaire.

EXAMENS COMPLÉMENTAIRES

- Le bilan biologique est normal ; on constate dans les urines une baisse de la densité (< 1 005) et de l'osmolalité (< 200 mOsmol/kg).
- Le test de restriction hydrique réalisé en milieu hospitalier est indispensable : dans le diabète insipide, malgré l'absence de prise hydrique, les urines restent abondantes et diluées (densité et osmolalité basse).
- Le test de restriction hydrique, véritable test de stimulation endogène de l'hormone antidiurétique, permet de tester le pouvoir de concentration du rein et de distinguer entre diabète insipide et potomanie. Il se poursuit par l'injection de **desmopressine** (*MINIRIN*) afin de faire la différence entre diabète insipide central et diabète insipide néphrogénique.
- Dosage de l'ADH (dosage difficile) : l'ADH est absente dans le diabète insipide.

TRAITEMENT

La **desmopressine** (*MINIRIN*), analogue de synthèse de l'ADH, est le seul traitement du diabète insipide central. Il peut s'administrer par voie orale, nasale ou parentérale.

PRONOSTIC

Il dépend de l'étiologie. Il faut savoir qu'un diabète insipide peut révéler une tumeur de la région hypothalamo-hypophysaire.

ENDOCRINOLOGIE

FICHE INFIRMIÈRE

EXAMENS

- Le dosage de l'hormone antidiurétique (ADH) dans le plasma est délicat ; dès le prélèvement, il faut placer le tube dans la glace et le centrifuger.
- Le test de restriction hydrique (*cf* Fiche technique, p. 312) est indispensable dans l'enquête d'un syndrome polyuro-polydipsique. Il doit être réalisé au cours d'une hospitalisation.

SURVEILLANCE DU TRAITEMENT

SOINS – TRAITEMENT

La **desmopressine** (*MINIRIN*) s'administre en 3 prises quotidiennes par voie orale (comprimé à 0,1 mg) ou en 1ou2 prises quotidiennes par voie nasale à l'aide d'un flacon pulvérisateur (spray nasal) ou d'un cathéter gradué (instillation nasale). En postopératoire, on utilise lavoie parentérale (1 ou 2 injections/j SC, IVL ou IM).

En cas d'insuffisance hypophysaire globale (anté– et posthypophysaire), il faut d'abord traiter l'insuffisance corticotrope par l'**hydrocortisone** avant de commencer le traitement du diabète insipide.

EFFICACITÉ DU TRAITEMENT

L'efficacité s'apprécie essentiellement sur le volume de la diurèse et la quantité de boissons ingérée par jour. La mesure de l'osmolalité et du sodium sanguins et urinaires peut être utile.

EFFETS INDÉSIRABLES

- La **desmopressine** peut provoquer des céphalées, des crampes abdominales et des bouffées vasomotrices, lorsqu'elle est prescrite à forte dose.
- L'administration parentérale doit se faire avec prudence chez les sujets atteints d'affections cardiovasculaires (hypertension, angor).

• Il faut savoir éviter un surdosage, se manifestant par une intoxication par l'eau avec hémodilution et hyponatrémie. S'il apparaît, il se traite par le **furosémide** (*LASILIX*).

ÉDUCATION ET CONSEILS

Il faut apprendre au patient à moduler les doses de **desmopressine** ou la fréquence d'administration en fonction de la diurèse.

FICHE TECHNIQUE

TEST DE RESTRICTION HYDRIQUE

Indication

Diagnostic étiologique des syndromes polyuro-polydipsiques.

Réalisation

• Après avoir vidé sa vessie, le patient doit s'abstenir de toute boisson à partir de 8 h du matin jusqu'à 16 h si possible.
• Recueillir les urines jusqu'à la fin du test et, pour tous les échantillons, mesurer le volume, la densité, l'osmolalité, le taux du sodium et du potassium et calculer la diurèse horaire.
• Prélever un échantillon de sang à 8, 10, 12, 14 et 16 h pour détermination de l'osmolalité, de la créatininémie et de l'ionogramme. L'ADH est dosée sur le premier et le dernier prélèvement.
• Examen clinique horaire avec pesée, prise du pouls, mesure de la pression artérielle et recherche de signes de déshydratation (pli cutané, soif, sécheresse des muqueuses).
• Le test est arrêté si le poids diminue de plus de 4 %, la pression systolique baisse en dessous de 90 mmHg et si des signes de déshydratation apparaissent, ou encore si l'osmolalité reste inférieure à 30 mOsm/kg durant 2 h de suite.
• Sinon, le test est poursuivi jusqu'à son terme.
• On réalise à la fin de l'épreuve un test à la **desmopressine** : injection SC de 2 µg (une demi-ampoule de *MINIRIN*) et on mesure toutes les 30 min jusqu'à 2 h des paramètres cliniques (volume urinaire, pouls, pression artérielle et poids) et biologiques sanguins et urinaires (osmolalité, ionogramme, créatinine).

Précautions

Le test doit être réalisé au cours d'une hospitalisation sous surveillance médicale.
Il est contre-indiqué en cas de natrémie supérieure à 150 mmol/L, ou de déshydratation.

Interprétation

Dans le diabète insipide, le test est mal toléré (baisse de pression artérielle, accélération de la fréquence cardiaque, diminution du poids et apparition de signes de déshydratation) et doit être arrêté avant son terme, la diurèse ne diminue pas, les urines restent hypotoniques (osmolalité urinaire < 300 mOsm/kg) et l'osmolalité plasmatique s'élève.

Le test à la **desmopressine** permet de différencier entre diabète insipide central (amélioration des anomalies cliniques et biologiques) et diabète insipide néphrogénique (pas d'amélioration).

Dans la potomanie, le test de restriction est bien toléré, la diurèse diminue (moins de 0,5 mL par heure), les urines se concentrent (osmolalité > 600 mOsm/kg) et l'osmolalité plasmatique reste normale (< 300 mOsm/kg).

FICHE PHARMACOLOGIE

ANTIDIURÉTIQUES

■ Desmopressine

MINIRIN SPRAY					
A. 1 dose/j en respectant un intervalle de 12 h, soit 10-20 µg/j (0,1-0,2 mL) E. 5-10 µg/j (0,05-0,1 mL)	1 fl. pulvérisateur 2,5 mL + embout nasal de 25 doses sol. endonasale 10 µg (= 0,1 mL)	18,94	II	65 %	18,94
MINIRIN					
Sol. inj. Diabète insipide aigu : A. 1-4 µg E. 0,4-1 µg N. 0,2-0,4 µg Étude du pouvoir de concentration du rein dans le diagnostic de diabète insipide	10 amp. 4 µg/1 mL	HOP	II		
MINIRINMELT					
Traitement au long cours du diabète insipide par voie orale : 100 à 600 µg/j en moyenne	30 lyocs 60 µg 100 lyocs 60 µg 30 lyocs 120 µg 100 lyocs 120 µg 30 lyocs 240 µg	18,00 59,42 35,81 118,44 71,22	II II II II II	65 % 65 % 65 % 65 % 65 %	0,60 0,59 1,19 1,18 2,37

Propriétés

La **desmopressine** est un analogue de l'hormone antidiurétique naturelle ou arginine-vasopressine : elle augmente le pouvoir de concentration du rein en favorisant la réabsorption de l'eau.
La **desmopressine** entraîne également une augmentation du facteur VIII et du facteur de Willebrand, ce qui explique son action hémostatique dans certaines hémopathies.
Elle a une action spécifique de mécanisme mal expliqué dans l'énurésie.

Indications

Diabète insipide d'origine centrale par lésion post-hypophysaire ou hypothalamique.
Étude du pouvoir de concentration du rein.
Énurésie nocturne isolée.

Contre-indications

Aucune en cas de déficit de l'hormone.

Précautions d'emploi

Chez les sujets atteints d'HTA ou d'une insuffisance coronarienne, l'administration de l'hormone antidiurétique doit être particulièrement surveillée.

Effets indésirables

L'excès d'hormone antidiurétique peut entraîner une intoxication par l'eau (augmentation rapide du poids, céphalées, nausées, vomissements, troubles de la conscience) et une hyponatrémie.

Interactions médicamenteuses

Médicament agissant sur la sécrétion d'ADH : **carbamazépine.**
Médicaments potentialisant l'action antidiurétique : **sulfamides hypoglycémiants.**

HYPOGONADISMES

HYPOGONADISMES MASCULINS

FICHE MALADIE

DÉFINITION

On dénomme hypogonadisme masculin toute altération du fonctionnement testiculaire, portant sur la fonction endocrine (sécrétion de testostérone) et/ou sur la fonction exocrine (formation de spermatozoïdes).

CAUSES ET MÉCANISMES

Il y a trois grandes catégories d'hypogonadismes masculins :

- les hypogonadismes secondaires qui sont dus à une insuffisance hypothalamo-hypophysaire (ou insuffisance gonadotrope) ; elle peut être isolée ou s'accompagner d'autres déficits hormonaux, dans le cadre d'une insuffisance antéhypophysaire ou en rapport avec une anomalie génétique ;
- les hypogonadismes primitifs (syndrome de Klinefelter déficit enzymatique portant sur la synthèse de la testostérone, insensibilité des tissus à la testostérone) ;
- les hypogonadismes acquis, apparaissant après une infection (oreillons), un traumatisme ou une irradiation des testicules.

DIAGNOSTIC

SIGNES CLINIQUES

Le tableau clinique dépend du caractère congénital ou acquis de l'hypogonanisme et du moment de sa survenue :

- s'il existe avant la naissance, il peut être responsable d'une ambiguïté sexuelle : micropénis, cryptorchidie, hypospadias ;
- s'il débute avant la puberté, il se manifeste par un impubérisme avec grande taille (sauf s'il existe une insuffisance hypophysaire portant sur la GH et/ou la TSH), pilosité pubienne peu fournie, organes génitaux externes infantiles et parfois gynécomastie ;
- si le déficit est acquis et survient après la puberté, il est responsable d'une impuissance par baisse de la libido, de la régression des caractères sexuels (diminution de la pilosité et de la taille des testicules) et d'une stérilité.

EXAMENS COMPLÉMENTAIRES

- Dans tous les cas, la testostérone plasmatique est basse.
- Le dosage des gonadotrophines (LH et FSH) permet de préciser le niveau de l'atteinte ; elles sont élevées dans les hypogonadismes primitifs ; elles sont basses et non stimulables lors du test à la LHRH dans les hypogonadismes par insuffisance gonadotrope.
- Le dosage des autres hormones hypophysaires, la détermination du caryotype et de l'âge osseux sont utiles pour faire le diagnostic étiologique.

TRAITEMENT

La **testostérone,** administrée par voie IM (*ANDROTARDYL*), est utilisée après la puberté pour pallier le déficit en hormone mâle.

Dans les insuffisances gonadotropes, on induit la puberté et la spermatogenèse par les gonadotrophines sous forme extractive (*GONADOTROPHINE CHORIONIQUE, MENOPUR*) ou sous forme recombinante (*GONAL-F, PUREGON*) ou encore par l'administration pulsée de LH-RH (*LUTRELEF, STIMU-LH*), à l'aide d'une pompe.

La cryptorchidie idiopathique est également traitée par les gonadotrophines administrées avant la fin de la deuxième année. En cas d'échec, les testicules sont abaissés chirurgicalement.

PRONOSTIC

Il dépend de l'étiologie, notamment pour ce qui concerne la possibilité de procréer.

FICHE INFIRMIÈRE

EXAMENS

Le test à la LH-RH était un test utilisé dans le bilan diagnostique des hypogonadismes (*cf.* Fiche technique, Test à la LH-RH (ou à la GnRH) *chapitre* Insuffisance antéhypophysaire, p. 305). Les dosages de FSH, LH et testostérone totale suffisent actuellement pour porter le diagnostic.

SURVEILLANCE DU TRAITEMENT

SOINS – TRAITEMENT

La **testostérone** injectable est constituée d'une solution huileuse : l'injection doit suivre immédiatement le remplissage de la seringue et être réalisée en IM profonde.

EFFICACITÉ DU TRAITEMENT

Elle s'apprécie par la clinique, sur le dosage de la testostérone pour la fonction endocrine testiculaire et sur le spermogramme pour la fonction exocrine.

EFFETS INDÉSIRABLES

Le traitement par la **testostérone** nécessite un contrôle de la prostate chez l'homme de plus de 50 ans.

ÉDUCATION ET CONSEILS

Il faut mettre en garde les patients, notamment les sportifs, du risque de dopage par la **testostérone**.

HYPOGONADISMES FÉMININS

FICHE MALADIE

DÉFINITION

On entend par hypogonadisme féminin toute altération pathologique se traduisant par une insuffisance du fonctionnement ovarien survenant chez la femme après la puberté et avant la ménopause.

CAUSES ET MÉCANISMES

Il y a deux grandes catégories d'hypogonadismes féminins :

• les hypogonadismes secondaires, qui sont dus à une insuffisance hypothalamo-hypophysaire (ou insuffisance gonadotrope) ; ils peuvent être isolés ou s'accompagner d'autres déficits hormonaux, dans le cadre d'une insuffisance antéhypophysaire ;

• les hypogonadismes primitifs, par atteinte ovarienne, dénommés insuffisances ovariennes primitives. Elles peuvent être congénitales (syndrome de Turner), auto-immunes (présence d'auto-anticorps anti-ovaire), iatrogènes (chimiothérapie anticancéreuse) ou dues à une insensibilité aux gonadotrophines (ovaires résistants aux gonadotrophines).

DIAGNOSTIC

SIGNES CLINIQUES

Les hypogonadismes existant à la naissance (congénitaux) ou apparaissant avant la puberté (prépubertaires) se traduisent par l'absence de développement pubertaire (impubérisme).

L'aménorrhée (absence de règles) est le signe clinique commun à tous les hypogonadismes.

Dans le syndrome de Turner et en cas d'insuffisance hypophysaire prépubertaire, l'hypogonadisme s'accompagne d'une petite taille.

L'existence de bouffées de chaleur constitue un tableau de ménopause précoce et oriente alors vers une atteinte primitive de l'ovaire.

La stérilité est la conséquence logique des hypogonadismes.

EXAMENS COMPLÉMENTAIRES

• Le taux plasmatique des hormones ovariennes (œstradiol et progestérone) est bas.

• Le dosage des gonadotrophines est essentiel pour déterminer la nature de l'hypogonadisme : elles sont élevées dans les insuffisances ovariennes primitives ; basses et ne répondant pas à la stimulation par la LH-RH, dans les hypogonadismes secondaires.

• L'exploration des autres fonctions hypophysaires (dosage de la prolactine notamment), l'imagerie hypophysaire et le caryotype et la détermination de l'âge osseux sont utiles pour porter le diagnostic étiologique.

TRAITEMENT

Il dépend de l'étiologie et du désir ou non de grossesse :

• Le traitement hormonal substitutif œstroprogestatif est indiqué lorsqu'il n'y a pas désir de grossesse.

• Dans le cas contraire, on a recours dans les hypogonadismes secondaires aux inducteurs de l'ovulation : gonadotrophines sous forme extractive (*GONADOTROPHINES CHORIONIQUES, FOSTIMON, MENOPUR*) ou sous forme recombinante (*OVITRELLE, LUVERIS, GONAL-F, PUREGON*), ou encore par l'administration pulsée de LH-RH (*LUTRELEF, STIMU-LH*) à l'aide d'une pompe. En cas d'échec ou dans les hypogonadismes primitifs, il faut s'adresser aux techniques de la procréation médicalement assistée.

PRONOSTIC

Il dépend de la cause et de l'âge de survenue. La stérilité est la règle générale dans les insuffisances ovariennes primitives.

FICHE INFIRMIÈRE

EXAMENS

Le test à la LH-RH était le test essentiel dans le bilan diagnostique des hypogonadismes (*cf* Fiche technique, *chapitre* Insuffisance antéhypophysaire, p. 305).

L'interprétation des dosages plasmatiques de base de FSH, LH, œstradiol et progestérone suffisent actuellement pour porter le diagnostic.

SURVEILLANCE DU TRAITEMENT

SOINS – TRAITEMENT

Lorsque le traitement hormonal substitutif est choisi, il s'agit de reproduire le cycle hormonal de la femme en administrant un œstrogène (**œstradiol** en comprimé, en gel ou en patch) de façon cyclique (21 jours sur 28) et en y associant la **progestérone** naturelle ou un progestatif de synthèse à partir du 10e ou 12e jour (traitement séquentiel).

L'induction de l'ovulation par les gonadotrophines consiste à administrer par voie parentérale d'abord la FSH (*FOSTIMON, MENOPUR*, PUREGON) de façon à favoriser la maturation d'un follicule ovarien puis la L8H (*LUVERIS, GONAL-F, OVITRELLE*) pour induire l'ovulation.

EFFICACITÉ DU TRAITEMENT

Elle est jugée sur la clinique en fonction du tableau initial : apparition des signes pubertaires, des cycles menstruels, d'une ovulation.

EFFETS INDÉSIRABLES

Le traitement inducteur de l'ovulation doit être surveillé de façon très rigoureuse par l'échographie ovarienne et le dosage de l'œstradiol plasmatique pour éviter un syndrome d'hyperstimulation ovarienne.

Le traitement œstroprogestatif nécessite une surveillance gynécologique et mammaire. Il est contre-indiqué en cas d'antécédents thromboemboliques et de cancer du sein.

FICHE PHARMACOLOGIE

ANDROGÈNES

■ Testostérone

ANDROGEL					
À appliquer sur une peau propre, sèche et saine, sur les épaules, et les bras Posologie initiale : 40,5 mg (2 pressions)/j le matin pendant 2 j Posologie usuelle : 20,25 mg (1 pression) à 81 mg (4 pressions)/j le matin	60 doses gel 16,2 mg/g		I	NR	
FORTIGEL					
3 à 4 g de gel/j le matin	120 doses gel 2 %		I	NR	
ANDROTARDYL					
1 amp. en IM très lente toutes les 2 à 4 sem.	1 inj. 250 mg/1 mL	6,12	I	65 %	6,12
NEBIDO					
Voie IM 1 000 mg/adm. toutes les 6 à 14 sem.	1 fl. 1 000 mg/4 mL		I	NR	

■ Androstanolone

ANDRACTIM					
Une dose de 5 g de gel/j assure une testostéronémie de 2 à 4 ng/mL Dose habituelle : 5 à 10 g/j Prescription initiale réservée aux spécialistes en endocrinologie, urologie, gynécologie ou dermatologie Renouvellement non restreint	16 doses de gel pour appl. locale	21,00	I	15 %	1,31

Propriétés

La testostérone et son métabolite actif, l'androstanolone, provoquent le développement chez l'homme des organes génitaux et le développement et le maintien des caractères sexuels secondaires masculins (morphologie : voix, muscles, pilosité, comportement). Ils stimulent la libido. La testostérone n'entraîne pas le développement testiculaire.

Indications

Testostérone : hypogonadisme masculin confirmé par déficit en testostérone, primitif d'origine testiculaire (congénital ou acquis) ou d'origine hypothalamo-hypophysaire.
ANDRACTIM en appl. locale : gynécomastie.

Contre-indications

Insuffisances cardiaque, rénale ou hépatique sévères.
Tumeur hépatique ou antécédent, hypercalcémie sur tumeur maligne.
Chez l'homme : cancer de la prostate ou du sein, adénome de la prostate.
Chez la femme : seule l'**androstanolone** en appl. locale est autorisée dans le lichen vulvaire.

Précautions d'emploi

Chez le sportif : produits inscrits sur la liste des produits dopants.
Posologie adaptée par mesure de la testostéronémie.

Effets indésirables

Irritabilité, prise de poids, acné, alopécie, prurit.
Rétention hydrosodée, hypercalcémie.
Polyglobulie.
Gynécomastie, perturbation de la libido, augmentation des antigènes prostatiques (PSA).
ANDROTARDYL : tests de la fonction hépatique anormaux, ictère.

Interactions médicamenteuses

Antivitamine K : augmentation du risque hémorragique (INR à surveiller).
ACTH ou **corticoïdes** : augmentation d'apparition d'œdèmes.

DIABÈTE DE TYPE 1 (INSULINODÉPENDANT)

FICHE MALADIE

DÉFINITION

Le diabète de type 1 résulte de la destruction des cellules β du pancréas endocrine, aboutissant à une carence absolue en insuline.

CAUSES ET MÉCANISMES

Le diabète de type 1 représente 10 % des diabètes et apparaît essentiellement chez le sujet jeune.
La destruction des cellules pancréatiques est due le plus souvent à un processus autoimmunitaire qui se traduit par l'apparition dans le sang d'auto-anticorps.
La carence en insuline ne se manifeste que lorsque plus de 90 % des cellules insulinosécrétrices sont détruites, d'où l'existence d'une phase cliniquement silencieuse avant le diagnostic.
Il existe quelques cas de diabète par carence en insuline qui ne sont pas d'origine auto-immune. Les facteurs qui président à l'apparition du diabète de type 1 sont à la fois génétiques (antécédents familiaux dans 5 à 10% des cas, gènes du système HLA prédisposants) et environnementaux, dont la responsabilité n'est pas totalement établie (allaitement du nourrisson au lait de vache, infections virales, traumatismes).

DIAGNOSTIC

SIGNES CLINIQUES

Le diabète de type 1 survient chez un sujet jeune, de moins de 40 ans dans 80 % des cas. Il apparaît en général de façon brutale. Les cas d'apparition progressive sont beaucoup plus rares, ceux découverts de façon systématiques exceptionnels. La symptomatologie fonctionnelle est bruyante, associant trois signes cardinaux :

- polyurie d'au moins 3 à 4 L/j, diurne et nocturne ;
- polydipsie en rapport avec une soif permanente ;
- amaigrissement de plusieurs kilogrammes associé à une asthénie.

L'état général est paradoxalement peu altéré avec un appétit conservé et l'examen clinique est pratiquement normal.

EXAMENS COMPLÉMENTAIRES

Le diagnostic est immédiat grâce à deux gestes :

- la mise en évidence à l'aide d'un lecteur de glycémie de l'hyperglycémie sur le sang capillaire prélevé au bout du doigt à l'aide d'une bandelette ;
- la découverte d'une glycosurie, souvent associé à une cétonurie, à l'aide d'une bandelette semi-quantitative (*KÉTO-DIABUR TEST 5000* ou *KÉTO-DIASTIX*).

Les anticorps anti-IA2 et anti-ZnT8 et anti-GAD/glutamate décarboxylase sont positifs.

La surveillance du traitement se fait par les mesures pluriquotidiennes de la glycémie capillaire pré-et postprandiale dans le cadre de l'autocontrôle glycémique et par le dosage tous les 3 ou 4 mois de l'hémoglobine glyquée (HbA1c).

TRAITEMENT

OBJECTIFS GLYCÉMIQUES

Les objectifs glycémiques doivent être fixés individuellement pour chaque patient en fonction de l'âge et du risque de complications à long terme :

- chez le diabétique jeune, les glycémies préprandiales doivent être comprises entre 0,8 et 1,2 g/L, les glycémies postprandiales entre 1,4 et 1,8 g/L et l'HbA1c voisine de 6,5 % ;
- chez le sujet âgé, on tolère des glycémies plus élevées, de l'ordre de 1,8 g/L avant les repas et une HbA1c comprise entre 7,5 et 8 % ;
- chez la femme enceinte, l'équilibre doit être plus strict, avec des glycémies à jeun inférieures à 0,90 g/L et postprandiales inférieures à 1,20 g/L.

RÉGIME

Le régime du diabétique doit éviter les variations importantes de la glycémie grâce à une alimentation régulière avec répartition adaptée des hydrates de carbone au cours de la journée.

INSULINE

L'insuline est le moyen principal du traitement du diabète de type 1. Le traitement repose sur l'insulinothérapie optimisée qui sépare l'apport continu, dit « basal », et les apports supplémentaires au moment des repas, dits « bolus ».

On dispose de plusieurs types d'insuline : insuline humaine obtenue par génie génétique ou analogues de l'insuline qu'on distingue, selon la durée d'action, en insulines rapides, ultrarapides, intermédiaires ou lentes. Il existe des mélanges insuline ultrarapide + insuline intermédiaire (NPH) prêts à l'emploi (« prémix »). Le schéma d'insulinothérapie, qui définit le nombre d'injections quotidiennes (deux, trois ou quatre), est choisi en fonction des objectifs glycémiques sur plusieurs critères : âge, existence ou risque de complications dégénératives, capacité du diabétique à se prendre en charge. Le schéma le plus utilisé est le « basal-bolus » avec une insuline lente pour couvrir 24 h et des injections d'insuline ultrarapide pour couvrir les repas. Les schémas à 2 injections quotidiennes ne sont utilisés que chez les diabétiques ayant de petits besoins en insuline, âgés ou ayant une vie régulière.

Pour administrer l'insuline, on a recours aux pompes à insuline ou aux stylos préremplis jetables ou aux stylos rechargeables à l'aide de cartouches de 3 mL, qui ont remplacé les seringues à insuline jetables graduées en unités. L'autosurveillance consiste à la mesure 3 ou 4 fois/j par le diabétique de sa glycémie : elle peut se faire à l'aide d'un capteur collé sur la peau. La glycémie est alors lue par un smartphone ou une télécommande qu'on approche du capteur. La glycémie peut aussi être évaluée au bout du doigt ; le patient peut ainsi adapter ses doses d'insuline en tenant compte également de son alimentation et de son activité physique.

PRONOSTIC

• À court et moyen terme, le traitement par insuline doit permettre d'éviter la survenue d'hypoglycémies sévères ou trop fréquentes et d'épisodes de cétoacidose.

• À long terme, le bon équilibre du diabète permet d'éviter l'apparition des complications de la microangiopathie.

FICHE INFIRMIÈRE

EXAMENS

MESURE DE LA GLYCÉMIE CAPILLAIRE

▶ Par auto-piqueur

L'appareil auto-piqueur permet de prélever à l'aide d'une aiguille (lancette) une microgoutte de sang au bout du doigt, en évitant autant que faire se peut le pouce et l'index et en réglant pour chaque patient la profondeur de la piqûre en fonction de l'épaisseur et de la qualité de la peau. Il faut choisir les lancettes les plus fines possible et les changer systématiquement après chaque piqûre ; le prélèvement se fait après lavage des mains au savon, sans utiliser de solution hydroalcoolique.

Le lecteur portable de glycémie permet d'afficher le résultat après introduction d'une bandelette réactive adaptée à chaque lecteur. Tous les lecteurs disponibles sur le marché français ont été testés par les autorités sanitaires et donnent des résultats avec une précision des plus ou moins 15 % (valeurs comprises entre 1,6 et 2,4 pour une glycémie de 2 g/L).

Il est souhaitable de comparer 2 à 3 fois par an le résultat d'une glycémie capillaire avec celui d'un dosage réalisé au laboratoire.

Des solutions ou des bandelettes d'étalonnage permettent un contrôle de qualité des lecteurs de glycémie.

Il existe d'autres systèmes de mesure de la glycémie n'utilisant pas de lancette. Il s'agit du capteur *FreeStyle* Libre (Abbott).

▶ Par capteur percutané

Le capteur percutané permet de mesurer le taux de glucose sans piqûre. Il s'agit d'un capteur posé à l'arrière du bras que le patient scanne à l'aide d'un lecteur ou de son smartphone dans lequel une application dédiée aura été téléchargée. Le capteur mesure la glycémie interstitielle en continu. On peut ainsi la connaître à tout instant en scannant le capteur. Le capteur permet également d'avoir un profil de la glycémie sur 24 heures. L'application permet d'évaluer l'hémoglobine glyquée (HbA1c) par smartphone.

Le capteur d'une taille équivalente à une pièce de deux euros se pose sans douleur par le patient (ou si besoin avec l'aide d'un tiers) et peut même être scanné à travers les vêtements. Le capteur doit être renouvelé tous les 10 à 14 jours en décollant doucement le bord adhésif permettant ensuite de détacher le capteur en un seul geste.

SURVEILLANCE DU TRAITEMENT

SOINS – TRAITEMENT

▶ Technique d'injection

Les injections d'insuline se font dans différents territoires : cuisses, fesses, abdomen et bras. Il faut garder le même territoire pour un moment donné de la journée mais changer de quelques centimètres le point de l'injection pour éviter la survenue de lipodystrophies qui perturbent la résorption de l'insuline.

Le coton et l'alcool ne sont pas indispensables : une peau propre suffit.

L'injection se fait perpendiculairement à la peau avec une aiguille de 4, 5 ou 8 mm sans faire de pli. L'aiguille doit être changée à chaque injection.

La plupart des stylos injecteurs, qu'ils soient rechargeables ou jetables, ont une capacité de 300 unités ; ils permettent de programmer la dose à injecter. Chaque stylo doit être utilisé pour un seul patient.

▶

Les insulines en suspension (insuline NPH notamment) nécessitent une agitation du stylo (ou du flacon) en le retournant au moins 10 fois de haut en bas avant l'injection.

Moment des injections

Les analogues rapides de l'insuline (*HUMALOG, NOVORAPID, APIDRA*) ou les mélanges qui les contiennent doivent être injectés immédiatement avant les repas.

Les insulines d'action prolongée (intermédiaire ou lente) peuvent s'administrer à distance des repas, souvent le soir à 22 h ou au coucher.

Adaptation des doses d'insuline

Elle doit se faire en fonction de trois facteurs : les résultats des glycémies capillaires durant les jours précédents, la quantité de glucides ingérés et l'activité physique prévisionnelle. L'adaptation des doses en fonction des glycémies capillaires doit tenir compte des objectifs fixés individuellement au patient. Idéalement, chez le sujet jeune, il faut pratiquer la double adaptation :

- L'adaptation rétrospective consiste à prendre en compte les résultats des jours précédents, en modifiant la dose d'insuline d'action prolongée injectée le soir en fonction des valeurs du matin, celle de l'insuline rapide du matin en fonction des valeurs de la matinée et de midi, celle de la rapide de midi en fonction des valeurs de l'après-midi et du soir avant le dîner ; la progression des doses d'insuline peut être faite de 2 en 2 unités pour chacune des injections jusqu'à atteindre l'objectif glycémique.
- L'adaptation instantanée a pour objet de tenir compte de la valeur de la glycémie juste avant l'injection en ajoutant ou en diminuant la dose de quelques unités selon que la glycémie est élevée ou basse.

Pompe externe à insuline

Les pompes, désormais miniaturisées, sont souvent portées à la ceinture ou collées à la peau. L'insuline est contenue dans un réservoir ; elle est administrée à l'aide d'un cathéter se terminant par une aiguille qu'on implante dans le tissu sous-cutané de l'abdomen. L'avantage des pompes collées est l'absence de cathéter. Le réservoir et le cathéter sont changés 2 à 3 fois par semaine.

L'insuline utilisée dans les pompes est l'insuline ultrarapide (*HUMALOG, NOVORAPID*). Les nouvelles pompes à insulines dites pompes « patchs » (*OMNIPOD*) n'ont pas de cathéter et se changent entièrement tous les 3 jours. Il s'agit de pompes jetables qui sont recyclées. Le patient utilise une commande (le pod) pour injecter ses bolus d'insuline aux repas. Dans les dispositifs « à boucle fermée », la pompe à insuline est reliée au capteur par Bluetooth, et ajuste automatiquement l'insuline base et les bolus à injecter en fonction des glucides ingérés, comme un pancréas artificiel.

EFFICACITÉ DU TRAITEMENT

Les objectifs glycémiques fixés au patient s'apprécient grâce aux glycémies capillaires, dont les résultats doivent être inscrits dans un carnet ou autre support qui indiquera chaque jour le moment du contrôle (matin, midi, soir, avant ou après le repas), ainsi que les doses d'insuline réalisées et les éventuels événements inhabituels (hypoglycémie, repas ou effort physique plus importants).

Le dosage trimestriel de l'hémoglobine glyquée A1c vérifie l'équilibre sur le long terme.

EFFETS INDÉSIRABLES

- Il faut éviter la survenue d'hypoglycémies trop fréquentes, ce qui se fait par l'adaptation des doses en fonction de la glycémie instantanée, de l'alimentation et de l'activité prévue. En cas d'hypoglycémies nocturnes répétées, il convient d'obtenir une glycémie au réveil inférieure ou égale à 1,6 g/L.
- Il convient de savoir prévenir une décompensation acido-cétosique en recherchant l'acétone sur les urines et le sang devant l'apparition d'une polyuro-polydipsie ou une glycémie supérieure à 3,0 g/L.
- L'existence de lipodystrophies doit être systématiquement recherchée en examinant les zones d'injection ; elles sont responsables d'une résorption aléatoire de l'insuline.
- La prise de poids est souvent la rançon de l'insulinothérapie ; elle ne doit pas dépasser 4 kg.

ÉDUCATION ET CONSEILS

Le rôle de l'infirmière est capital pour éduquer le diabétique insulinodépendant, lui faire accepter sa maladie et obtenir sa collaboration dans la prise en charge de sa maladie. Elle exerce un rôle de conseil et de contrôle à tous les niveaux :

• autosurveillance : technique de la mesure des glycémies capillaires, régularité des mesures, détermination des valeurs postprandiales, tenu du carnet ;

• vérification de la technique des injections, du respect de la rotation des sites d'injection et des délais entre les injections et les repas ;

• adaptation des doses d'insuline en fonction des glycémies, de l'activité physique et des prises alimentaires ;

• gestion des déchets de santé : collecteur de déchets ;

• prévention des hypoglycémies (cf Hypoglycémie du diabétique, p. 352) et des décompensations cétoacidosiques (cf Acidocétose diabétique, p. 356) ;

• surveillance des pieds (cf Pied diabétique, p. 350) et du poids.

L'infirmière doit rester en contact avec les autres membres de l'équipe multidisciplinaire qui prend en charge le diabétique (médecin, ophtalmologiste, diététicienne, podologue).

Durée d'action des insulines

TYPE D'INSULINE	VOIE	DÉLAI D'ACTION	PIC D'ACTION	FIN D'ACTION
Insuline humaine rapide	Intraveineuse	Immédiat	10 min	20 min
	Intramusculaire	10 min	30 min	2 h
	Sous-cutanée	15 à 20 min	2 à 4 h	6 h
Insuline humaine intermédiaire à la protamine (NPH)	Sous-cutanée	60 à 90 min	4 à 8 h	12 à 18 h
Analogue d'action rapide	Sous-cutanée	10 à 15 min	1 à 2 h	4 h
Analogue d'action prolongée	Sous-cutanée	60 à 90 min	4 à 8 h	20 à 24 h

FICHE TECHNIQUE

CONSERVATION DE L'INSULINE

Le stylo (ou le flacon) d'insuline en cours d'utilisation ne doit pas être obligatoirement conservé au réfrigérateur. L'insuline est stable à 25 °C pendant plusieurs mois. Elle doit toujours être administrée à température ambiante pour éviter les injections douloureuses et limiter la variabilité de sa résorption par le tissu sous-cutané.

Les réserves d'insuline (cartouches, stylos jetables ou flacons) doivent être conservées au réfrigérateur.

L'insuline craint plus le gel que la chaleur : elle est dégradée par la congélation ; elle ne doit pas voyager au contact de la glace, dans une glacière ou dans la soute d'un avion. Au sport d'hiver, elle doit être transportée dans une poche intérieure.

L'insuline ne doit pas être exposée à la lumière ou à de très fortes températures.

FICHE TECHNIQUE

UTILISATION DU STYLO À INSULINE

- Changer l'aiguille à chaque injection.
- Agiter le stylo par retournement au moins 10 fois avant l'injection d'une insuline en suspension (NPH).
- Ne pas purger obligatoirement l'aiguille après chaque injection, mais seulement lorsqu'on change de cartouche.
- Maintenir l'aiguille dans la peau pendant au moins 5 secondes (en comptant jusqu'à 10) avant de la retirer, afin de laisser à l'insuline le temps de s'écouler.
- Ne pas laisser l'aiguille en place après l'injection afin d'éviter l'apparition de bulles d'air dans la cartouche.
- En cas de stylo rechargeable, avoir toujours un stylo (ou des seringues) de secours.

FICHE TECHNIQUE

INSULINOTHÉRAPIE INTENSIVE

Elle consiste à reproduire le plus exactement l'insulino-sécrétion physiologique en assurant une insulinémie basale la plus stable possible durant 24 h et trois pics d'insulinémie au moment de chacun des trois repas.

Elle est hautement souhaitable chez le diabétique jeune pour assurer un équilibre glycémique satisfaisant (hémoglobine glyquée A1c < 7 %) et prévenir les complications.

Elle est réalisée grâce à des schémas, qualifiés par les diabétologues de « basal prandial » ou encore « basal-bolus », ou par pompe :

Pompe à insuline

Elle permet de délivrer en continu 24 h sur 24 de l'insuline rapide ou un analogue ultrarapide, à des débits éventuellement variables pendant le jour et la nuit et des bolus préprandiaux juste avant les repas.

Dispositif à boucle fermée

Il s'agit d'une communication automatique entre la pompe et le capteur de glycémie. La pompe ajuste automatiquement l'insuline basale et calcule les bolus à injecter lorsque le patient lui indique la quantité de glucides ingérés.

Technique à 4 ou 5 inj./j

Un analogue ultrarapide de l'insuline (*APIDRA, HUMALOG* ou *NOVORAPID*) est injecté 5 à 10 min avant les repas et n'a pas besoin d'être pris à heure régulière. Un analogue lent de l'insuline (*LANTUS, ABASAGLAR*) est injecté à un moment quelconque de la journée, mais toujours le même. On peut utiliser un autre analogue lent (*LEVEMIR*), mais ce dernier ayant une durée d'action inférieure à 24 h, on est souvent amené à faire 2 injections à 12 h d'intervalle (une le matin et une le soir) ; ce schéma à 5 inj. est parfois nécessaire lorsque les besoins de base en insuline sont très différents le jour et la nuit.

Technique à 3 inj./j

Cette technique rend un peu plus difficile l'adaptation des doses, mais elle est possible chez les diabétiques dont la vie est régulière. On s'adresse aux mélanges d'analogues ultrarapides + NPH (*NOVOMIX* ou *HUMALOG MIX*) injectés avant chacun des 3 repas (dans ce cas on choisit les mélanges à fort pourcentage d'analogue rapide) ou 2 fois/j (matin et soir) en ▶

y associant un analogue ultrarapide (*NOVORAPID* ou *HUMALOG*) avant le repas de midi. La NPH administrée ainsi en 2 ou 3 fois assure les besoins de base et l'analogue apporte avant chaque repas les besoins prandiaux.
Exemples de schémas à 3 inj. :
- *NOVOMIX 30* le matin et le soir, *NOVORAPID* a midi ;
- *HUMALOG MIX 50* matin, midi et soir ;
- *NOVOMIX 70* le matin, *NOVOMIX 50* midi et le soir.

FICHE TECHNIQUE

TECHNIQUE À 2 INJECTIONS PAR JOUR

Cette technique est réservée à des situations particulières : malade n'acceptant que des contraintes minimales, lorsque les injections ne peuvent être faites que par une tierce personne matin et soir. Ce schéma permet rarement d'obtenir une HbA1c < 7 %. On choisit alors un mélange d'analogue ultrarapide + NPH (*NOVOMIX 30, HUMALOG MIX 25*), en sachant qu'avec ces derniers, il est parfois difficile d'obtenir une glycémie acceptable à midi, en raison de la courte durée d'action des analogues rapides. D'une manière générale, on injecte 2/3 de la dose quotidienne le matin et 1/3 le soir.

FICHE TECHNIQUE

QUE FAIRE LORSQU'UN DIABÉTIQUE INSULINODÉPENDANT DOIT RESTER À JEUN ?

- Examen de courte durée en début de matinée : retarder l'injection d'insuline qui sera faite après le petit déjeuner pris dès la fin de l'examen en prévoyant une perfusion de glucose.
- Examen prolongé ou réalisé en fin de matinée :
  – l'insuline basale doit toujours être faite et le patient perfusé avec un glucose G 10 %. L'insuline rapide sera faite au moment de la prise alimentaire.

FICHE TECHNIQUE

MISE EN PLACE D'UNE POMPE À INSULINE « PATCH » SANS CATHÉTER

- Remplir la seringue d'insuline et l'injecter dans la pompe à insuline.
- Laisser la pompe patch se purger et s'armer.
- Choisir un emplacement en évitant de se trouver à moins de 2,5 cm de l'ancien endroit, à 5 cm du nombril, et pas sur un grain de beauté, une cicatrice ou un tatouage, où l'absorption d'insuline pourrait être réduite. Éviter aussi tout endroit qui risque d'entraîner un frottement (ceinture).
- Bras et jambes : placer la pompe verticalement ou en l'inclinant légèrement.
- Dos, abdomen ou fesses : placer la pompe horizontalement ou en l'inclinant légèrement.
- Nettoyer l'endroit puis le laisser sécher.
- Coller la pompe.
- Activer la pompe avec la télécommande.
- Certaines pompes patch recommandent d'éteindre et de rallumer la télécommande après validation de la bonne pose de la pompe patch.

FICHE PHARMACOLOGIE

INSULINES INTERMÉDIAIRES NPH PURES

Insuline NPH biogénétique

INSULATARD					
Insuline d'action intermédiaire injectable par voie SC x 1 ou 2/j Début d'action : 1 h 30 Fin d'action : 24 h	1 fl. 10 mL 100 UI/mL (1 000 UI)	15,06	II	65 %	15,06
INSULATARD FLEXPEN	5 stylos 3 mL 100 UI/mL (300 UI)	34,63	II	65 %	6,93
INSULATARD PENFILL	5 cart. 3 mL 100 UI/mL (300 UI)	29,54	II	65 %	5,91
UMULINE NPH					
Insuline d'action intermédiaire injectable par voie SC x 1 ou 2/j Début d'action : 1 h 30 Fin d'action : 16 à 18 h	1 fl. 10 mL 100 UI/mL (1 000 UI) 5 cart. 3 mL 100 UI/mL (300 UI)	17,50 29,54	II II	65 % 65 %	17,50 5,91
UMULINE NPH KWIKPEN	5 stylos 3 mL 100 UI/mL (300 UI)	33,70	II	65 %	6,74

MÉLANGES ANALOGUE ULTRARAPIDE EN SOLUTION ET ANALOGUE PROTAMINE EN SUSPENSION

Insuline lispro

HUMALOG MIX					
HUMALOG MIX25 Mélange d'insuline d'action **lispro** ultrarapide en solution (25 %) et de **lispro** protamine en suspension (75 %)	5 cart. 3 mL 100 UI/mL (300 UI)	29,54	II	65 %	5,91
HUMALOG MIX25 KWIKPEN	5 stylos 3 mL 100 UI/mL (300 UI)	34,63	II	65 %	6,93
HUMALOG MIX50 Mélange d'insuline d'action lispro ultrarapide en solution (50 %) et de lispro protamine en suspension (50 %)	5 cart. 3 mL 100 UI/mL (300 UI)	29,54	II	65 %	5,91
HUMALOG MIX50 KWIKPEN	5 stylos 3 mL 100 UI/mL (300 UI)	34,63	II	65 %	6,93

Insuline analogue asparte

NOVOMIX					
NOVOMIX 30 FLEXPEN Mélange d'insuline asparte ultrarapide en solution (30 %) et d'asparte protamine en suspension (70 %)	5 stylos 3 mL 100 UI/mL (300 UI)	34,63	II	65 %	6,93

ENDOCRINOLOGIE

NOVOMIX					
NOVOMIX 30 PENFILL	5 cart. 3 mL 100 UI/mL	29,54	II	65 %	5,91
NOVOMIX 50 FLEXPEN Mélange d'insuline asparte ultrarapide en solution (50 %) et d'asparte protamine en suspension (50 %)	5 stylos 3 mL 100 UI/mL (300 UI)	34,63	II	65 %	6,93

MÉLANGES D'INSULINE RAPIDE EN SOLUTION ET NPH EN SUSPENSION

■ Mélanges d'insulines humaines biogénétiques

UMULINE PROFIL					
UMULINE PROFIL 30 Mélange contenant 30 % d'**insuline rapide** et 70 % de **NPH**	1 fl. 10 mL 100 UI/mL (1 000 UI) 5 cart. 3 mL 100 UI/mL (300 UI)	17,50 29,54	II II	65 % 65 %	17,50 5,91
UMULINE PROFIL 30 PEN	5 stylos 3 mL 100 UI/mL (300 UI)	33,70	II	65 %	6,74
MIXTARD 30					
Mélange contenant 30 % d'**insuline rapide** et 70 % de **NPH**	1 fl. 10 mL 100 UI/mL (1 000 UI)	14,08	II	65 %	14,08

ANALOGUES LENTS DE L'INSULINE

■ Insuline détémir

LEVEMIR					
Analogue d'insuline d'action prolongée, à utiliser comme insuline basale en 1 à 2 inj./j *LEVEMIR FLEXPEN*	5 stylos 3 mL 100 UI/mL (300 UI)	49,26	II	65 %	9,85
LEVEMIR PENFILL	5 cart. 3 mL 100 UI/mL (300 UI)	49,26	II	65 %	9,85

■ Insuline glargine

LANTUS					
Analogue d'insuline d'action prolongée, à utiliser comme insuline basale en 1 inj./j	1 fl. 10 mL 100 UI/mL (1 000 UI) 5 cart. 3 mL 100 UI/mL (1 500 UI)	25,85 38,29	II II	65 % 65 %	25,85 7,66
LANTUS SOLOSTAR					
Idem *LANTUS*	5 stylos 3 mL 100 UI/mL (1 500 UI)	38,29	II	65 %	7,66
ABASAGLAR					
Biosimilaire de *LANTUS*	5 cart. 3 mL 100 UI/mL (1 500 UI) 5 stylos 3 mL 100 UI/mL (1 500 UI)	37,22 37,22	II II	65 % 65 %	7,44 7,44

TOUJEO					
Formulation à libération prolongée Schéma posologique à adapter en fonction de l'individu Une seule prise quotidienne Peut être pris jusqu'à 3 h suivant l'horaire habituel de prise	3 stylos prér. 1,5 mL 300 UI/mL	37,15	II	65 %	12,38

■ Insuline dégludec

TRESIBA					
Diabète de l'enfant à partir de 1 an, l'adulte et la personne âgée Insuline d'action prolongée, à utiliser comme insuline basale en 1 inj./j	5 cart. 3 mL 100 UI/mL 3 stylos 3 mL 200 UI/mL	49,26 58,91	II II	65 % 65 %	9,85 19,64

Propriétés

L'**insuline dégludec** se lie spécifiquement au récepteur de l'insuline humaine et a donc les mêmes effets pharmacologiques que l'insuline humaine.
Durée d'action > 42 h.
État d'équilibre atteint au bout de 2 à 3 j d'administration.
Biotransformation similaire à celle de l'insuline humaine.

Les **analogues lents de l'insuline** injectés par voie sous-cutanée sont libérés régulièrement sans pic ; ils sont utilisés comme insuline basale :
- dans l'insulinothérapie optimisée dite fonctionnelle en association, avec un bolus d'**analogue ultrarapide** avant chaque repas (diabète de type 1 ou diabète insulinorequérant) ;
- en association avec des hypoglycémiants oraux dans le diabète de type 2.

ANALOGUES ULTRARAPIDES DE L'INSULINE

■ Insuline analogue lispro

HUMALOG					
Analogue de l'insuline humaine pouvant être injectée par toutes les voies (IV, IM, SC) et administrée par pompe à insuline externe Dose dépendant des besoins – début d'action rapide (à injecter dans les 15 min précédant le repas) – pic d'action : 45 à 70 min – durée moins prolongée que l'insuline habituelle par voie SC : 2 à 5 h *HUMALOG JUNIOR KWIKPEN*	1 fl. 10 mL 100 UI/mL (1 000 UI) 5 cart. 3 mL 100 UI/mL (300 UI) 5 stylos prér. 3 mL 200 UI/mL (600 UI)	15,82 26,69 31,28	II II II	65 % 65 % 65 %	15,82 5,34 6,24
HUMALOG KWIKPEN	5 stylos jetables 3 mL 100 UI/mL (300 UI)	31,28	II	65 %	6,24

LYUMJEV					
Analogue de l'insuline humaine pouvant être injectée par toutes les voies (IV, IM, SC) et administrée par pompe à insuline externe – début d'action rapide (à injecter au début du repas) – pic d'action : 60 à 180 min – durée moins prolongée que l'insuline habituelle par voie SC : 5 h *LYUMJEV JUNIOR KWIKPEN LYUMJEV KWIKPEN*	1 fl. 100 UI/mL 5 cart. 100 UI/mL 5 stylos 100 UI/mL 5 stylos 200 UI/mL	15,82 26,69 31,28 68,21	II II II II	65 % 65 % 65 % 65 %	15,82 5,34 6,24 13,64

Insuline analogue aspart

NOVORAPID					
Analogue de l'insuline humaine pouvant être injectée par toutes les voies (IV, IM, SC) et administrée par pompe à insuline externe Dose dépendant des besoins – début d'action rapide (10 à 15 min) – pic d'action : 40 à 80 min – durée moins prolongée que l'insuline habituelle par voie SC : 2 à 5 h	1 fl. 10 mL 100 UI/mL (1 000 UI)	14,97	II	65 %	14,97
NOVORAPID FLEXPEN	5 stylos jetables 3 mL 100 UI/mL (300 UI)	23,84	II	65 %	4,77
NOVORAPID PENFILL	5 cart. 3 mL 100 UI/mL (300 UI)	20,34	II	65 %	4,07
NOVORAPID PUMPCART	5 cart. 1,6 mL 100 UI/mL (1600 UI)	19,41	II	65 %	3,88
FIASP					
Insuline asparte d'action rapide à administrer par voie SC avant le début de chaque repas (et jusqu'à 20 min après) – délai d'action : 5 à 10 min – pic d'action : 1 à 3 h – durée d'action : 3 à 5 h	1 fl. 10 mL 100 UI/mL (1 000 UI)	15,82	II	65 %	15,82
FIASP PUMPCART	5 cart. 1,6 mL 100 UI/mL (1 600 UI)	20,51	II	65 %	4,10
FIASP FLEXTOUCH	5 stylos jetables 3 mL 100 UI/mL (300 UI)	31,28	II	65 %	6,26
FIASP PENFILL	5 cart. 3 mL 100 UI/mL (300 UI)	26,69	II	65 %	5,34

Insuline analogue glulisine

APIDRA					
Analogue de l'insuline humaine pouvant être injectée par toutes les voies (IV, IM, SC) et administrée par pompe à insuline externe Dose dépendant des besoins – début d'action rapide (10 à 15 min) – pic d'action : 40 à 80 min – durée moins prolongée que l'insuline habituelle par voie SC : 2 à 5 h	1 fl. 10 mL 100 UI/mL (1 000 UI)	17,50	II	65 %	17,50
APIDRA OPTICLIK	5 stylos jetables 3 mL 100 UI/mL (300 UI)	29,54	II	65 %	5,91
APIDRA SOLOSTAR	5 stylos jetables 3 mL 100 UI/mL (300 UI)	33,70	II	65 %	6,74

INSULINES RAPIDES

Insuline humaine recombinante

ACTRAPID					
Insuline soluble à injecter en IV, IM ou SC 20 à 30 min avant le repas Dose dépendant des besoins Pic d'action de la 2e à la 4e h Fin d'action vers la 6e-8e h	1 fl. 10 mL 100 UI/mL (1 000 UI)	15,93	II	65 %	15,93
ACTRAPID PENFILL	5 cart. 3 mL 100 UI/mL (1 500 UI)	29,54	II	65 %	5,91
UMULINE RAPIDE					
Insuline à injecter en IV, IM ou SC 20 à 30 min avant le repas Dose dépendant des besoins Pic d'action de la 2e à la 4e h Fin d'action vers la 6e-8e h	1 fl. 10 mL 100 UI/mL (1 000 UI)	17,50	II	65 %	17,50
Insuline soluble : cartouche pour stylo *Humapen*, pouvant être injectée en IV, IM ou SC Dose dépendant des besoins	5 cart. 3 mL 100 UI/mL (300 UI) pour stylos *Humapen*	29,54	II	65 %	5,91
INSUMAN					
INSUMAN IMPL Destiné aux pompes implantables d'insuline	1 fl. 10 mL 400 UI/mL (4 000 UI)	HOP	II		

Attention : les prix ne sont comparables qu'en fonction du nombre d'unités d'insuline contenues dans les flacons ou cartouches.

ENDOCRINOLOGIE

BANDELETTES URINAIRES

BANDELETTES	CARACTÉRISTIQUES	NB ET PRIX
KÉTO-DIASTIX	Bandelettes réactives pour détermination semi-quantitative de la glycosurie et de la cétonurie	50 = 8,63 € NR
KÉTO-DIABUR TEST 5000	Bandelettes réactives pour la détermination semi-quantitative de la glycosurie jusqu'à 50 g/L et la détection de l'acétone dans l'urine	50 = 8,23 € NR
COMBUR 7 TEST	Bandelettes réactives pour la détermination semi-quantitative de la densité urinaire du pH, des leucocytes, nitrites, protéines, glucose et corps cétoniques	100 = 19 € NR

LECTEURS

- Les bandelettes d'autosurveillance glycémique sont prises en charge sans restriction à 100 % pour le diabète de type 1. Pour le diabète de type 2 traité par insulinosécréteurs, elles sont depuis l'arrêté du 25 février 2011 remboursées à hauteur de 200 bandelettes/an, à l'exception des patients chez lesquels une insulinothérapie est prévue à court ou moyen terme.
- Dans tous les cas, 1 lecteur de glycémie est pris en charge tous les 4 ans chez l'adulte, 2 lecteurs tous les 4 ans chez l'enfant et l'adolescent de moins de 18 ans. Les lecteurs sont en fait garantis au minimum 4 ans.
- Un kit d'autosurveillance glycémique (1 lecteur de glycémie + au minimum 10 bandelettes d'autocontrôle de la glycémie + 1 autopiqueur + au minimum 10 lancettes pour autopiqueur, non réutilisables, stériles) est remboursé une seule fois pour un patient, lors de l'initiation de l'autosurveillance glycémique. Un lecteur seul est ensuite prescrit lors du renouvellement.

LECTEURS	CARACTÉRISTIQUES	LOGICIELS	BANDELETTES	VITESSE DE LECTURE (s)
ACCU-CHEK GUIDE	Permet l'analyse avec une petite goutte de sang (0,6 µL), système très précis, capable de reconnaître automatiquement les bandelettes périmées.		Accu-Chek Guide	5
CONTOUR XT	Technologie No coding. Insertion des objectifs glycémiques personnels. Résumé hebdomadaire. Rappel d'alerte sonore. Moyennes sur 7, 14 et 30 j.	Glucofacts Deluxe	Contour NEXT	5
CONTOUR NEXT ONE	Technologie No coding. Messages textuels. Fonction autolog. Création d'un journal électronique. Alertes hypo/hyperglycémie.	Glucofacts Deluxe	Contour NEXT	5

LECTEURS	CARACTÉRISTIQUES	LOGICIELS	BANDELETTES	VITESSE DE LECTURE (s)
ONE TOUCH VERIO REFLECT	Indicateurs d'objectifs. Code couleur. Messages automatiques d'information. Informations progrès. Mémoire de 500 tests. Branchement ordinateur via câble USB.	One Touch	One Touch Verio	5
FREESTYLE PAPILLON VISION	Sans calibration. Microgoutte de sang : 0,3 µL. Très grands chiffres pour une visibilité optimale.		FreeStyle Papillon Easy	4
FREESTYLE OPTIUM NEO	Sans calibration. Moyenne sur 7, 14 et 30 j. Rétroéclairage de l'écran. Permet également de mesurer l'acétonémie.		Freestyle Optium pour la mesure de la glycémie FreeStyle Optium ß-cétone pour la mesure de l'acétonémie	

AUTOPIQUEURS POUR PRÉLÈVEMENT DE SANG CAPILLAIRE

Prix = 12,76 €

Le remboursement est assuré pour : une attribution par an chez l'adulte et deux attributions par an chez l'enfant de moins de 18 ans.

NOM	CARACTÉRISTIQUES
ACCU-CHEK FASTCLIX	11 positions de réglage de profondeur de la piqûre Existe en 2 versions : mini ou classique
GLUCOJECT DUAL	Système d'atténuation de la douleur 7 positions de réglage de profondeur de la piqûre 3 puissances de propulsion
ONE TOUCH DELICA	7 positions de réglage de profondeur de la piqûre Contrôle précis de la trajectoire pour une pénétration rapide et rectiligne Vibrations contrôlées pour une piqûre nette et en douceur
ACCU-CHEK SAFE-T-PRO	3 positions de réglage de profondeur de la piqûre Usage unique

LANCETTES

200 lancettes non réutilisables stériles pour autopiqueur : 15,20 €.

NOM	DIAMÈTRE (mm)	AUTOPIQUEUR COMPATIBLES
ACCU-CHEK FASTCLIX	0,40	Barillets *FASTCLIX*
BD MICRO-FINE +	0,20	La plupart des autopiqueurs
FREESTYLE PAPILLON	0,50	*FREESTYLE*
ONE TOUCH DELICA PLUS	0,30	*ONE TOUCH DELICA*
UNILET CONFORT	0,40	*AUTOLET IMPRESSION*

CAPTEURS DE GLUCOSE

CAPTEUR	APPLICATION	GLUCOMÈTRE	CONNEXION POMPE À INSULINE	REMBOURSE-MENT
FREESTYLE LIBRE 2	LibreLink LibreView	Freestyle Libre 2	Non	– Pompe externe ou ≥ 3 inj. insuline/j – > 1 inj. insuline/j et HbA1c > 8 %
DEXCOM ONE	Dexcom One App Dexcom Clarity	Non	Non	Pompe externe ou ≥ 3 inj. insuline/j
DEXCOM G6	Dexcom G6 Dexcom Clarity Dexcom Follow	Non	Oui	DT1, âge ≥ 2 ans ayant ≥ 1 critère parmi les suivants : – HbA1c ≥ 8 % – hypoglycémies sévères ayant conduit à des interventions médicales en urgence – besoin d'un support à distance pour la gestion du diabète par leur entourage proche
MEDTRONIC GUARDIAN 4	CareLink MiniMed Mobile	Non	Oui	

DIABÈTE DE TYPE 2

FICHE MALADIE

DÉFINITION

Le diabète de type 2 est une affection métabolique complexe due à la résistance tissulaire à l'action de l'insuline et à un défaut relatif de la sécrétion d'insuline, évoluant vers un épuisement insulinosécrétoire progressif.

C'est de loin le diabète le plus fréquent. On estime que le nombre de diabétiques de type 2 est d'environ 3 millions en France. Son incidence augmente de 3 % par an.

CAUSES ET MÉCANISMES

Le diabète de type 2 est classiquement dénommé diabète de la maturité parce qu'il est diagnostiqué le plus souvent vers la quarantaine, mais il peut survenir à tout âge.

Il survient chez des sujets génétiquement prédisposés : le risque pour un enfant de développer un diabète de type 2 est de 30 % lorsqu'un des parents est diabétique, de 50 % lorsque les deux le sont.

Son apparition est néanmoins fortement influencée par des facteurs liés au mode de vie, à savoir la consommation excessive de graisses saturées et de sucres raffinés et la sédentarité, dont la résultante est l'obésité avec répartition abdominale des graisses.

La découverte du diabète est souvent précédée par une phase silencieuse au cours de laquelle existent déjà des altérations du métabolisme glucido-lipidique secondaires à l'insulinorésistance. Le diabète de type 2 est presque toujours associé à des anomalies lipidiques et vasculaires (dysfonctionnement endothélial et prédisposition à la thrombose) responsables d'une athérosclérose sévère et précoce et d'une augmentation du risque cardiovasculaire. Il fait partie du syndrome métabolique défini par des troubles du métabolisme glucidique secondaires à l'insulinorésistance, une dyslipidémie (élévation des triglycérides et baisse du cholestérol-HDL), une obésité androïde et une hypertension artérielle.

SYNDROME MÉTABOLIQUE – SYNDROME D'INSULINO-RÉSISTANCE

- Obésité tronculaire :
  – *Tour de taille* ≥ 94 cm (homme) ou ≥ 80 cm (femme).
- Au moins 2 des paramètres suivants :
  – *Triglycérides* ≥ 1,50 g/L [1,7 mmol/L] ou hypertriglycéridémie traitée ;
  – *HDL-cholesterol* < 0,40 g/L [1,0 mmol/L] (homme) ou < 0,50 g/L [1,3 mmol/L] (femmes) ou hypercholestérolémie traitée ;
  – *pression artérielle* systolique ≥ 130 mmHg ou diastolique ≥ 85 mmHg ou HTA traitée ;
  – *glycémie* ≥ 1,0 g/L [5,6 mmol/L] ou diabète de type II traité.
- (Consensus. International diabetes federation www.idf.org/webdata/docs/Metabolic_syndrome_definition.pdf)

DIAGNOSTIC

SIGNES CLINIQUES

Il s'agit d'une maladie d'installation progressive et insidieuse, dont le diagnostic est souvent fait à l'occasion d'un examen systématique ou encore lors d'une complication. Plusieurs éléments cliniques doivent faire rechercher un diabète de type 2 :

- l'existence d'antécédents familiaux de diabète ou de maladies cardiovasculaires ;
- une surcharge pondérale définie par un indice de masse corporel (rapport poids/taille2 avec poids en kg et taille en m) supérieur ou égal à 27 ;
- une répartition préférentiellement abdominale des graisses, caractérisée par un tour de taille supérieur à 102 cm chez l'homme et supérieur à 88 cm chez la femme ;
- la présence d'une hypertension artérielle.

EXAMENS COMPLÉMENTAIRES

Le diagnostic se fait en demandant une glycémie à jeun. Le diagnostic est porté si la glycémie à jeun est supérieure à 1,26 g/L

(7 mmol/L) à deux reprises ou si la glycémie postprandiale atteint 2 g/L (11 mmol/L).

Le bilan lipidique est très souvent perturbé ; les anomalies les plus fréquentes sont l'hypertriglycéridémie et la baisse du cholestérol-HDL.

Il faut réaliser d'emblée la recherche de complications qui peuvent être présentes au moment du diagnostic en demandant un dosage de la créatininémie, une recherche de la microalbuminurie, un fond d'œil et éventuellement des explorations cardiovasculaires.

TRAITEMENT

OBJECTIFS DU TRAITEMENT

Objectifs glycémiques

Ils doivent être fixés individuellement pour chaque patient en fonction de l'âge et du risque de complications à long terme :

- Chez le diabétique jeune, les glycémies préprandiales doivent être inférieures à 1,4 g/L, les glycémies postprandiales inférieures à 1,8 g/L et l'HbA1c inférieure à 7 %.
- Chez le sujet âgé, on tolère des glycémies ne dépassant pas 1,8 g/l avant les repas et une HbA1c voisine de 8 %.

Objectifs lipidiques

- Triglycérides inférieurs à 1,5 g/L.
- Cholestérol-HDL supérieur à 0,35 g/L chez l'homme et 0,40 g/L chez la femme.
- Cholestérol-LDL inférieur à 1,0 g/L voire à 0,70 g/L ou 0,55 g/L en fonction du niveau de risque.

Objectifs tensionnels

La pression artérielle systolique ne doit pas dépasser 130 mmHg et la diastolique 80 mmHg.

DIÉTÉTIQUE

Le régime doit être personnalisé et prescrit après une enquête diététique ; il sera modérément hypocalorique, apportant 50 % de glucides et 30 % de lipides environ. On conseillera la réduction de l'alcool et des graisses insaturées (viandes, charcuteries, fromages) pour privilégier les acides gras insaturés (huiles végétales, poisson) et des légumes et fruits qui apportent fibres et vitamines.

ACTIVITÉ PHYSIQUE

Elle doit être régulière et adaptée à l'âge et aux possibilités du patient. Quand c'est possible, il faut conseiller un exercice suffisant tous les 2 jours en privilégiant les sports d'endurance : 30 min de jogging, 1 h de vélo ou 2 h de marche. Obtenir une activité physique et sportive de 30 minutes par jour est déjà un excellent objectif. Le patient peut s'aider d'un podomètre ou d'une application sur son smartphone pour s'autoévaluer au quotidien.

Chez le sujet de plus de 50 ans, une épreuve d'effort est souhaitable au préalable pour dépister une ischémie myocardique silencieuse.

HYPOGLYCÉMIANTS ORAUX

On a recours aux médicaments lorsque les mesures hygiéno-diététiques sont insuffisantes pour atteindre les objectifs glycémiques. On a tendance à prescrire d'abord les médicaments qui luttent contre l'insulinorésistance puis, dans un second temps, ceux qui stimulent l'insulinosécrétion. L'évolution habituelle au cours du temps oblige à une escalade qui aboutit rapidement à une bi- puis une trithérapie.

Metformine

La **metformine** a une action antihyperglycémiante, due à l'augmentation de la sensibilité à l'insuline des tissus cibles.

Elle s'administre en 2 ou 3 prises quotidiennes pendant ou après les repas à des posologies variables (*STAGID*, *GLUCOPHAGE*).

Elle ne crée jamais d'hypoglycémie, ni de prise de poids. Ces inconvénients sont la possibilité de troubles digestifs (nausées, crampes abdominales, diarrhée motrice), surtout si elle est administrée avant les repas, et le risque d'acidose lactique en cas d'insuffisance rénale.

Sulfamides hypoglycémiants

Les sulfamides hypoglycémiants sont utilisés de longue date ; ils stimulent la sécrétion de l'insuline en se fixant sur un récepteur spécifique de la cellule β du pancréas. On les utilise de moins en moins.

Les molécules se distinguent par leur durée d'action : courte (*GLIBÉNÈSE*), moyenne (*DAONIL*) ou longue (*AMAREL*, *DIAMICRON*). Les sulfamides ont une élimination rénale et sont contre-indiqués dans l'insuffisance rénale. Ils peuvent entraîner une prise de poids de quelques kilogrammes et parfois des hypoglycémies, notamment chez le sujet âgé.

▶ Glinides

Ils ont le même mode d'action que les sulfamides, mais ils agissent plus vite, plus brièvement et n'ont pas d'élimination rénale. Ils s'administrent avant chaque repas et ne sont pas contre-indiqués chez l'insuffisant rénal. Un seul glinide est disponible en France (*NOVONORM*).

▶ Inhibiteurs de l'α-glucosidase

Ils diminuent la digestion des sucres et sont intéressants pour diminuer les glycémies postprandiales. Ils doivent être administrés au début de chaque repas (*GLUCOR, DIASTABOL*). Leur effet est modeste mais ils ont peu d'effets indésirables, à l'exception des flatulences, souvent gênantes, qui s'expliquent par la fermentation des sucres non digérés par les bactéries du côlon.

▶ Agonistes ou analogues du GPL-1 et inhibiteurs de la DDP-4 (incrétines)

Les analogues du GPL-1 sont particulièrement efficaces en cas de surpoids ou d'obésité, même en l'absence de diabète (liraglutide, sémaglutide).

Ces molécules amplifient la sécrétion de l'insuline, inhibent celle du glucagon et diminuent la prise alimentaire. Elles sont particulièrement utiles chez les patients en surpoids ou obèses. Elles peuvent entraîner des nausées et une sensation de satiété.

L'effet incrétine désigne l'amplification de l'action de l'insuline grâce à l'action d'autres hormones, notamment le GLP-1. La sécrétion de GLP-1 est diminuée chez le patient diabétique de type II. On peut donc proposer d'introduire un traitement par un agoniste du GLP-1 ou par un inhibiteur de l'enzyme qui dégrade le GLP-1 (les dipeptidyl-peptidases ou DPP4).

▶ Glifozines : inhibiteurs de SGLT-2 (iSGTL-2)

Ces molécules inhibent la réabsorption du glucose par le rein et permettent donc de diminuer la glycémie. Elles entraînent également une augmentation de la natriurèse et sont donc efficaces dans l'insuffisance cardiaque (dapagliflozine, empagliflozine).

INSULINE

Le recours temporaire à l'insuline chez le diabétique de type 2 se fait dans certaines situations : grossesse, intervention chirurgicale, prescription d'une corticothérapie, etc.

L'insulinothérapie peut être définitive soit parce qu'il existe une contre-indication aux traitements oraux, en cas d'insuffisance rénale le plus souvent, ou parce que la sécrétion insulinique est épuisée (on dit que le diabète est devenu insulino-requérant).

Reste le cas du diabétique de type 2 sans contre-indication absolue aux traitements oraux, mais mal équilibré par des doses maximales. Dans ce cas, l'insulinothérapie n'est indiquée que si les règles hygiéno-diététiques sont respectées par le patient car on risque de rentrer dans le cercle vicieux prise de poids/aggravation de l'insulinorésistance/augmentation des doses d'insuline. On commence alors à prescrire une injection d'insuline d'action prolongée le soir au coucher (*bed time*) en maintenant le traitement oral.

AUTRES TRAITEMENTS

La normalisation de la pression artérielle et du bilan lipidique fait partie du traitement du diabète de type 2 (*cf.* Macroangiopathie diabétique, p. 343).

PRONOSTIC

À court et moyen terme, le traitement doit permettre d'éviter la survenue de complications aiguës, en particulier du coma hyperosmolaire (sujets âgés).

À long terme, le bon équilibre du diabète permet d'éviter l'apparition des complications de la microangiopathie et de la macroangiopathie.

FICHE INFIRMIÈRE

EXAMENS

Réalisation des glycémies capillaires (*cf.* Diabète de type 1, p. 318).

SURVEILLANCE DU TRAITEMENT

SOINS – TRAITEMENT

Il est important de respecter pour chaque hypoglycémiant le moment des prises médicamenteuses :

- le matin en une seule prise pour *AMAREL, DIAMICRON LM* ;
- avant chacun des 3 repas pour les glinides (NOVONORM) et les inhibiteurs de l'α-glucosidase (*DIASTABOL, GLUCOR*) ;
- pendant ou après les repas pour la **metformine** (*STAGID, GLUCOPHAGE*).

L'augmentation progressive des doses est souhaitable pour éviter soit les hypoglycémies (sulfamides, glinides), soit les effets indésirables digestifs (**metformine**, inhibiteurs de l'α-glucosidase).

EFFICACITÉ DU TRAITEMENT

- Les objectifs glycémiques fixés au patient s'apprécient grâce aux glycémies capillaires, dont les résultats doivent être inscrits dans un carnet. Les autocontrôles sont beaucoup moins fréquents dans le diabète de type 2 que dans le diabète de type 1. On peut se contenter ici de 3 à 4 contrôles hebdomadaires, en faisant varier l'horaire dans la journée (matin, midi ou soir) et par rapport aux repas (pré– et postprandial).
- Le dosage trimestriel de l'hémoglobine glyquée A1c vérifie l'équilibre sur le long terme.
- Le poids et la pression artérielle doivent être mesurés de façon régulière.
- Il ne faut pas négliger de suivre les paramètres lipidiques 1 ou 2 fois par an.

EFFETS INDÉSIRABLES

- On doit prendre en compte le risque d'hypoglycémie sous sulfamides : retard de la prise si le patient doit être à jeun ou effectuer un effort physique inhabituel.
- Avant tout acte chirurgical, qu'il soit réalisé sous anesthésie générale ou locorégionale, il faut suspendre le traitement par **metformine** la veille et le matin de l'intervention et la reprendre après reprise de l'alimentation, en l'absence de complications postopératoires.
- En cas d'examen radiologique avec un produit de contraste iodé, arrêter la **metformine** 48 h auparavant et la réintroduire le 3e jour après l'examen, après avoir vérifié que la fonction rénale est normale.

ÉDUCATION ET CONSEILS

Le rôle de l'infirmière est capital pour éduquer le diabétique de type 2, lui faire accepter sa maladie et obtenir sa collaboration dans la prise en charge de sa maladie. Elle exerce un rôle de conseil et de contrôle à tous les niveaux :

- autosurveillance : technique de la mesure des glycémies capillaires, l'intérêt des mesures, détermination des valeurs postprandiales, tenu du carnet ;
- respect des mesures hygiéno-diététiques (suivi du régime, régularité de l'activité physique) ;
- utilisation du capteur cutané et interprétation des résultats ;
- pesée régulière et surveillance de la pression artérielle (intérêt de l'automesure tensionnelle) ;
- chez le sujet âgé : prévention des hypoglycémies et de la déshydratation, cause fréquente du coma hyperosmolaire ;
- surveillance des pieds (*cf.* Pied diabétique, p. 350).

L'infirmière doit rester en contact avec les autres membres de l'équipe multidisciplinaire qui prend en charge le diabétique (médecin, diététicienne, podologue).

FICHE PHARMACOLOGIE

ANTIDIABÉTIQUES ORAUX – BIGUANIDES

■ **Metformine** ©

GLUCOPHAGE					
GLUCOPHAGE 500 (390 mg **metformine**) 2 à 3 cp./j au moment du repas	30 cp. 500 mg 90 cp. 500 mg	1,89 4,76	I I	65 % 65 %	0,06 0,05
GLUCOPHAGE 850 (663 mg **metformine**) 2 à 3 cp./j à administrer aux repas pour diminuer les effets indésirables	30 cp. 850 mg 90 cp. 850 mg	2,64 7,32	I I	65 % 65 %	0,09 0,08
GLUCOPHAGE 1 000 (780 mg **metformine**) 2 à 3 cp./j Max : 3 cp./j	30 cp. 1 000 mg 90 cp. 1 000 mg	2,64 7,32	I I	65 % 65 %	0,09 0,08
STAGID					
280 mg metformine 1 à 3 cp./j aux repas	30 cp. 700 mg 100 cp. 700 mg	2,26 5,98	I I	65 % 65 %	0,08 0,06
GLIMEZIT					
500 ou 1 000 mg x 2 ou 3/j per ou postprandial	28 cp. efferv. 1 000 g	1,95	I	65 %	0,07

Propriétés

La **metformine** abaisse la glycémie du diabétique, sans provoquer d'hypoglycémie, car elle n'agit pas sur la sécrétion d'insuline, mais elle en potentialise l'action.
Elle diminue la néoglucogenèse et la glycogénolyse et par voie de conséquence la production de glucose par le foie.

Indications

Diabète de type 2 (surtout en cas de surpoids).

Contre-indications

Grossesse, allaitement.
Diabète de type 1, si donnée seule.
Insuffisance rénale sévère, insuffisance cardiaque, infarctus du myocarde en phase aiguë, insuffisance hépatique.

Précautions d'emploi

Contrôler la créatininémie régulièrement, surtout chez le sujet âgé.

Prendre les comprimés au cours ou à la fin des repas pour minimiser les effets indésirables digestifs.
Arrêter le traitement la veille de l'administration de produits de contraste iodés et reprendre le traitement 48 h après l'examen, après avoir vérifié la créatinine sanguine.

Effets indésirables

Acidose lactique à laquelle il faut penser si le malade se plaint d'une fatigue avec crampes musculaires. Il faut alors interrompre immédiatement le traitement et demander d'urgence un ionogramme sanguin avec dosage des lactates. L'acidose lactique survient chez des sujets âgés avec fonctionnement rénal déficient.
Troubles digestifs : nausées, vomissements, diarrhée, douleurs abdominales. La prise de **metformine** est la 1re cause de diarrhée chez le diabétique.

Interactions médicamenteuses

Alcool : risque majoré d'acidose lactique.

ENDOCRINOLOGIE

ANTIDIABÉTIQUES ORAUX – SULFAMIDES HYPOGLYCÉMIANTS

■ Glibenclamide ©

DAONIL					
2 à 3 cp./j à prescrire aux repas La posologie maximale de 3 cp./j doit être atteinte progressivement et non dépassée	20 cp. 5 mg 100 cp. 5 mg	1,87 7,14	I I	65 % 65 %	0,09 0,07

■ Glipizide ©

OZIDIA					
Forme LP Prise unique le matin Max 20 mg	30 cp. 10 mg	10,11	I	65 %	0,34

■ Gliclazide ©

DIAMICRON					
Cp. à libération modifiée 30 à 120 mg/j en une prise au petit-déjeuner	30 cp. 60 mg 90 cp. 60 mg 100 cp. 60 mg	2,92 8,22 HOP	I I I	65 % 65 %	0,10 0,09
GLICLAZIDE					
Cp. à libération modifiée 30 à 120 mg/j en une prise au petit-déjeuner	30 cp. LM 30 mg 60 cp. LM 30 mg 180 cp. LM 30 mg	3,98 7,36 22,03	I I I	65 % 65 % 65 %	0,13 0,12 0,12
Cp. à libération classique Posologie usuelle : 1 cp.x2/j Max : 4 cp./j en 2 prises	20 cp. 80 mg 60 cp. 80 mg	2,78 7,36	I I	65 % 65 %	0,14

■ Glimépiride ©

AMAREL					
Sulfamide ayant une action puissante tout en maintenant des taux d'insulinémie modérée mais prolongée Dose à adapter en fonction du patient : en moyenne 2 à 4 mg/j en une seule prise le matin	30 cp. 1 mg 90 cp. 1 mg 30 cp. 2 mg 90 cp. 2 mg 30 cp. 3 mg 90 cp. 3 mg 30 cp. 4 mg 90 cp. 4 mg	2,65 6,99 4,11 11,43 5,10 15,17 5,10 15,17	I I I I I I I I	65 % 65 % 65 % 65 % 65 % 65 % 65 % 65 %	0,09 0,08 0,14 0,13 0,17 0,17 0,17 0,17

PHARMACOLOGIE

Propriétés

Tous les **sulfamides hypoglycémiants (SH)** stimulent la sécrétion d'insuline en se fixant sur des récepteurs spécifiques au niveau de la cellule b-langerhansienne. Une dose maximale de **SH** peut, sur un pancréas encore répondeur, faire sécréter jusqu'à 30 UI d'insuline par 24 h.

Peuvent être associés à la **metformine** et aux glitazones (non disponibles en France).

On distingue les sulfamides :

- à durée d'action courte (**glipizide**) à prescrire à chaque repas ;

• à durée d'action moyenne (**glibenclamide**, **gliclazide** à libération classique) prescrire à chaque repas ;
• à durée d'action longue (**glimépiride** [OZIDIA], **gliclazide** à libération modifiée [DIAMICRON]), à pendre en 1 prise le matin.

Indications

Diabète de type 2 après échec des mesures hygiénodiététiques.

Contre-indications

Grossesse, allaitement.
Diabète de type 1 ; insuffisance rénale, hépatique sévère.

Précautions d'emploi

Le traitement doit être instauré de façon progressive.
Autocontrôle de la glycémie capillaire souhaitable (surtout entre les repas et à jeun) car les hypoglycémies peuvent être sévères (surtout avec les produits d'action prolongée).
Il est inutile d'associer 2 **sulfamides** ou 1 **sulfamide** et un **glinide**.

Effets indésirables

Le principal danger des **sulfamides** est l'hypoglycémie par surdosage, entraînant une hyperinsulinémie absolue ou relative :
• surdosage ou absence de catabolisme lors d'une insuffisance rénale ;
• apport insuffisant en hydrates de carbone ;
• activité physique intense ;
• potentialisation médicamenteuse.
Chez les malades âgés, ces hypoglycémies peuvent être durables. Il faut alors installer une perfusion de sérum glucosé à 10 % et ne pas se contenter de « resucrer » le malade avec un ou deux verres de jus de fruits.
Les autres inconvénients des **sulfamides hypoglycémiants** sont très rares avec les produits actuels : accidents allergiques cutanés, leucogranulopénies, thrombopénies.
L'atteinte hépatique est en revanche possible et constitue une contre-indication à la prescription.

Interactions médicamenteuses

Potentialisent l'action : coumariniques, **anti-inflammatoires non stéroïdiens, β-bloquants, miconazole**, **éconazole**. Alcool.
Diminuent l'action : **corticoïdes**, progestatifs macrodosés, **salbutamol**.

ENDOCRINOLOGIE

ANTIDIABÉTIQUES ORAUX – INHIBITEURS DES α-GLUCOSIDASES

■ Acarbose ©

GLUCOR					
2 à 3 cp./j aux repas Commencer par 3 cp. à 50 mg Si nécessaire, passer progressivement à 3 x 100 mg	90 cp. 50 mg	10,20	I	65 %	0,11

Propriétés

Les **inhibiteurs des α-glucosidases** agissent dans la lumière intestinale en inhibant de façon compétitive et sélective les enzymes qui dégradent les disaccharides en sucres simples. Administrés avant les repas, ils réduisent l'hyperglycémie postprandiale.

Indications

Diabète de type 2.

Contre-indications

Pathologie digestive.

Insuffisance rénale sévère.

Effets indésirables

Flatulences, douleurs digestives, selles molles, voire diarrhées, surtout en début de traitement. De rares cas d'élévation de transaminases ont été relevés pour des doses dépassant 600 mg/j.

ANTIDIABÉTIQUES ORAUX – ASSOCIATIONS D'ANTIDIABÉTIQUES

Metformine + glibenclamide

GLUCOVANCE					
1 à 6 cp./j en 1 à 3 prises Augmentation progressive des doses	30 cp. pell. 500 mg/ 2,5 mg 30 cp. pell. 500 mg/ 5 mg		I I	NR NR	

Metformine + sitagliptine

JANUMET					
1 cp. x 2/j À corréler aux posologies du traitement antérieur	50 cp. 1 000 mg/50 mg 60 cp. 1 000 mg/50 mg	HOP 25,88	I I	 30 %	

Metformine + vildagliptine ©

EUCREAS					
1 cp. x 2/j À corréler aux posologies du traitement antérieur	60 cp. 1 000 mg/50 mg 60 cp. 1 000 mg/50 mg	16,75 16,75	I I	15 % 15 %	0,28

Metformine + saxagliptine

KOMBOGLYZE					
1 cp. x 2/j À corréler aux posologies du traitement antérieur	60 cp. 1 000 mg/2,5 mg	25,88	I	15 %	0,43

Metformine + dapagliflozine

XIGDUO					
1 cp. x 2/j À corréler aux posologies du traitement antérieur et à la fonction rénale	60 cp. 1 000 mg/5 mg	38,29	I	65 %	0,64

Metformine + empagliflozine

SYNJARDY					
1 cp. x 2/j À corréler aux posologies du traitement antérieur et à la fonction rénale	60 cp. 1 000 mg/12,5 mg 60 cp. 1 000 mg/5 mg	38,29 38,29	I I	65 % 65 %	0,64 0,64

Propriétés

GLUCOVANCE : association d'un **biguanide** et d'un **sulfamide hypoglycémiant.**

JANUMET, EUCREAS et *KOMBOGLYZE* : association d'un **biguanide** et d'une **incrétine.**

XIGDUO : association d'un **biguanide** et d'un **inhibiteur de la réabsorption du glucose.**

Indications

GLUCOVANCE : traitement du diabète non insulinodépendant de l'adulte en substitution d'une bithérapie par **metformine et glibenclamide** chez des patients dont l'équilibre glycémique est stable et bien contrôlé.

JANUMET, EUCREAS, KOMBOGLYZE, XIGDUO : diabète de type 2 insuffisamment contrôlé par la **metformine** en monothérapie. Se référer à chaque DCI pour la pharmacologie.

XIGDUO est également indiqué en association avec d'autres médicaments pour le traitement du diabète chez les patients insuffisamment contrôlés par la **metformine** et ces médicaments.

ANTIDIABÉTIQUES ORAUX – GLINIDE

■ Répaglinide ©

NOVONORM					
1 cp. à administrer avant chacun des 3 repas	90 cp. 0,5 mg	6,91	I	65 %	0,08
	270 cp. 0,5 mg	19,59	I	65 %	0,07
	90 cp. 1 mg	6,91	I	65 %	0,08
	270 cp. 1 mg	19,59	I	65 %	0,07
	90 cp. 2 mg	6,91	I	65 %	0,08
	270 cp. 2 mg	19,59	I	65 %	0,07

Propriétés

Hypoglycémiant oral. Le **répaglinide** ferme les canaux potassiques ATP-dépendants de la membrane des cellules bêta en se fixant sur une protéine cible différente de celle des **sulfamides.**

Chez des patients diabétiques de type 2, la réponse insulinosécrétrice au repas survient 30 min après la prise d'une dose orale de **répaglinide**. La concentration plasmatique diminue ensuite rapidement et le **répaglinide** est éliminé en 4 à 6 h. La demi-vie d'élimination plasmatique est de 1 h environ.

L'action insulinosécrétrice est donc plus rapide et moins durable que celle des **sulfamides.**

Indications

Idem **sulfamides hypoglycémiants**.

Le **répaglinide** est surtout indiqué en cas de pics hyperglycémiques postprandiaux avec des glycémies assez basses avant les repas. Il est aussi indiqué en cas de repas très irréguliers puisqu'il peut être pris au moment des repas et que son action est rapide.

Peut être associé à la **metformine** mais pas aux **sulfamides.**

Le **répaglinide** est éliminé par la bile et non par les reins (il n'est donc pas contre-indiqué en cas d'insuffisance rénale).

Contre-indications

Allergie au produit.
Diabète de type 1.
Insuffisance hépatique sévère.

Précautions d'emploi

Prendre le produit au moment du repas. Ne pas le prendre en cas de saut d'un repas.

Effets indésirables

Idem **sulfamides hypoglycémiants.**

Les hypoglycémies sont en rapport avec une dose trop forte, un repas non pris, un exercice physique intense.

Interactions médicamenteuses

L'association à la **rifampicine**, au **kétoconazole**, à l'**itraconazole** et au **fluconazole** est contre-indiquée.

ANTIDIABÉTIQUES ET TRAITEMENT DE L'OBÉSITÉ : AGONISTES DU GLP-1

■ Exénatide

BYETTA					
2 inj. SC/j 5 µg x 2/j en SC pdt 1 mois, avant éventuellement d'augmenter la dose à 10 µg x 2/j	60 doses 1,2 mL (5 µg) pour cart. en stylo inj. prér.	78,54	I	65 %	1,31
	60 doses 2,4 mL (10 µg) pour cart. en stylo inj. prér.	78,54	I	65 %	1,31

Liraglutide

VICTOZA					
1 inj. SC/j Initiation du traitement à 0,6 mg/j pour obtenir une meilleure tolérance gastro-intestinale Augmentation ensuite à 1,2 mg/j puis, si besoin, à 1,8 mg/j max avec 1 sem. d'intervalle min	2 stylo inj. prér. 3 mL (6 mg/mL)	87,49	I	65 %	43,74
SAXENDA					
Obésité avec IMC ≥ 30 kg/m² Surpoids avec IMC ≥ 27 kg/m² et < 30 kg/m² + comorbidités (HTA, dyslipidémie, prédiabète ou diabète, apnée du sommeil) Débuter à 0,6 mg/j en SC pendant 1 sem. puis augmentation progressive de 0,6 mg/sem. jusqu'à 3 mg/j obtenu à la 5e sem.	3 stylos 6 mg/mL		I	NR	

Dulaglutide

TRULICITY					
Diabète de type 2 En monothérapie : 0,75 mg x 1/sem. En association : 1,5 mg x 1/sem.	4 stylos 0,75 mg	80,12	I	65 %	20,03
	4 stylos 1,5 mg	80,12	I	65 %	20,03
	4 stylos 3 mg	80,12	I	65 %	20,03
	4 stylos 4,5 mg	80,12	I	65 %	20,03

Liraglutide + insuline dégludec

XULTOPHY					
Traitement du diabète de type 2 en association avec des **antidiabétiques oraux** Voie SC Posologie exprimée en UI d'insuline Posologie initiale : 10 UI x 1/j Posologie d'entretien à adapter Max : 50 UI x 1/j	5 stylos prér. 3,6 mg + 100 UI/mL	178,90	I	65 %	35,78

Sémaglutide

OZEMPIC					
Posologie initiale : 0,25 mg x 1/sem. pendant 4 sem.	4 doses 0,25 mg en stylo prér. 1,5 mL	76,58	I	30 %	19,15
Posologie d'entretien 0,5 mg x 1/sem.	4 doses 0,5 mg en stylo prér. 1,5 mL	76,58	I	30 %	19,15
Max : 1 mg x 1/sem.	4 doses 1 mg en stylo prér. 1,5 mL	76,58	I	30 %	19,15

WEGOVY					
Obésité avec IMC ≥ 40 kg/m^2 + ≥ 1 facteur de comorbidité (HTA, dyslipidémie, maladie cardiovasculaire, apnée du sommeil) Augmentation progressive sur 16 sem. : S1-S4 : 0,25 mg/sem. S5-S8 : 0,5 mg/sem. S9-S12 : 1 mg/sem. S13-S16 : 1,7 mg/sem. Puis dose d'entretien : 2,4 mg/sem.	4 stylos prér 0,25 mg 4 stylos prér. 0,5 mg 4 stylos prér. 1 mg 4 stylos prér. 1,7 mg 4 stylos prér. 2,4 mg	HOP HOP HOP HOP HOP	I I I I I		

Propriétés

Incrétinomimétiques analogues du *Glucagon-Like Peptide-1* (GLP-1). Ils exercent donc plusieurs actions hypoglycémiantes comme le GLP-1 dont la concentration est diminuée en cas de diabète de type 2 : augmentation de la sécrétion d'insuline ; inhibition de la sécrétion de glucagon ; ralentissement de la vidange gastrique, diminuant ainsi le taux d'absorption intestinale du glucose.

L'action de l'**exénatide** est très courte, avec une demi- vie de 3 h ; il doit être administré 2 fois/j.

Le **liraglutide** est acylé, ce qui lui confère une cinétique plus favorable (demi-vie : 13 h) et 1 inj. SC/j suffit.

Le **dulaglutide** a une cinétique beaucoup plus longue, ce qui permet de ne réaliser qu'une inj./sem.

Ils permettent un bon contrôle des glycémies postprandiales. Ils entraînent généralement une perte de poids (environ 2 kg).

Indications

Traitement du diabète de type 2 en association à la **metformine** et/ou un **sulfamide hypoglycémiant** chez les sujets n'ayant pas obtenu un contrôle glycémique adéquat aux doses maximales tolérées de ces traitements.

Contre-indications

Diabète de type 1.
Allergie à la substance active ou un excipient.
Grossesse ou projet de grossesse.
Antécédent de pancréatite.
Relative : insuffisance rénale terminale et modérée.

Précautions d'emploi

Augmenter progressivement la posologie afin d'améliorer la tolérance.

Envisager l'arrêt du traitement si l'augmentation à la dose supérieure n'est pas tolérée pendant 2 sem. consécutives.

Envisager l'adaptation de la dose d'un **sulfamide hypoglycémiant** prescrit en association, pour diminuer le risque d'hypoglycémie.

En cas de maladie thyroïdienne préexistante, possible apparition d'un goitre.

Ne pas prescrire en cas d'allaitement.

Effets indésirables

Nausées. Vomissements. Diarrhée.
Diminution de l'appétit.
Insomnie.
Hypoglycémie en cas d'association à un **sulfamide hypoglycémiant.**
Pancréatite aiguë nécessitant l'arrêt du médicament. Lithiase biliaire.
Insuffisance rénale en cas de déshydratation.
Goitre.

Interactions médicamenteuses

Surveillance rapprochée de l'INR en début de traitement et lors de l'augmentation de dose.

Prise d'antibiotiques au moins 1 h avant l'injection.

ANTIDIABÉTIQUES ORAUX – INHIBITEURS DE LA DPP-4

■ Sitagliptine

JANUVIA					
100 mg/j en 1 prise Diminution de posologie à 50 mg/j à envisager en cas d'association à d'autres antidiabétiques	30 cp. 50 mg 50 cp. 50 mg 30 cp. 100 mg 50 cp. 100 mg	17,51 HOP 17,51 HOP	I I I I	30 % 30 %	

■ Vildagliptine ©

GALVUS					
1 à 2 cp./j en 1 ou 2 prises	30 cp. 50 mg 60 cp. 50 mg 90 cp. 50 mg	8,41 16,75 HOP	I I I	15 % 15 %	0,28 0,28

■ Saxagliptine

ONGLYZA					
1 cp./j	30 cp. 5 mg	25,88	I	65 %	0,86

Propriétés

Le GLP-1 est inhibé par une enzyme : la dipeptidyl-peptidase-4 (DPP-4). La **sitagliptine**, la **vildagliptine** et la **saxagliptine**, inhibiteurs de la DPP-4, favorisent donc l'effet GLP-1 endogène.

Indications

Traitement du diabète de type 2 en association à la **metformine** et/ou un **sulfamide hypoglycémiant** chez les sujets n'ayant pas obtenu un contrôle glycémique adéquat aux doses maximales tolérées de ces traitements.

GALVUS bénéficie d'une extension d'indication pour le traitement en monothérapie du diabète de type 2 lorsque les règles hygiéno-diététiques ne suffisent pas et que l'association avec la **metformine** n'est pas possible.

Contre-indications

Diabète de type 1.

Allergie à la substance active ou un excipient.

Grossesse.

Relative : insuffisance rénale terminale et modérée.

Précautions d'emploi

Envisager l'adaptation de la dose d'un **sulfamide hypoglycémiant** prescrit en association, pour diminuer le risque d'hypoglycémie.

Effets indésirables

Nausées. Vomissements. Diarrhée.

Diminution de l'appétit.

Hypoglycémie en cas d'association à un **sulfamide hypoglycémiant.**

De rares cas de pancréatites aiguës ont été décrits et imposent l'arrêt du médicament.

La **sitagliptine** augmenterait les infections des voies aériennes supérieures.

Interactions médicamenteuses

Surveillance rapprochée de l'INR en début de traitement et lors de l'augmentation de dose.

MICROANGIOPATHIE DIABÉTIQUE

FICHE MALADIE

DÉFINITION

Le terme microangiopathie diabétique recouvre l'ensemble des complications vasculaires spécifiques du diabète (de type 1 et de type 2), dues à l'atteinte des petits vaisseaux. Il s'agit de la rétinopathie, de la néphropathie et de la neuropathie.

CAUSES ET MÉCANISMES

Les lésions de la microangiopathie siègent sur les capillaires ; elles comportent un épaississement de la membrane basale et une prolifération des cellules endothéliales.

Ces modifications s'accompagnent de perturbations hémodynamiques du flux sanguin à l'intérieur des capillaires, entraînant une ischémie (perte de l'apport en oxygène) au niveau des organes irrigués.

Il existe également une tendance à la thrombose due à plusieurs facteurs : moindre capacité des globules rouges à se déformer, augmentation de certains facteurs de la coagulation (fibrinogène notamment) et hyperagrégabilité plaquettaire.

Il est prouvé que la survenue et l'évolutivité des lésions de la microangiopathie diabétique sont directement corrélées à la durée du diabète et au mauvais équilibre glycémique. L'âge (plus de 50 ans), l'hypertension artérielle et les perturbations lipidiques sont des facteurs aggravants.

RÉTINOPATHIE DIABÉTIQUE

Cf. spécialité Ophtalmologie, p. 1236.

NÉPHROPATHIE DIABÉTIQUE

DIAGNOSTIC

Le diabète s'attaque au glomérule, d'où le nom de glomérulopathie donnée à l'atteinte spécifique du rein chez le diabétique.

Elle est détectée par trois gestes :

• la surveillance régulière de la pression artérielle ;

• la recherche d'une albuminurie ; on parle de microalbuminurie lorsque le taux est compris entre 30 et 300 mg/24 h ; la mesure doit être répétée et n'a de valeur qu'en dehors de toute infection urinaire ou déséquilibre aigu du diabète ;

• l'évaluation de la filtration glomérulaire par le calcul de la clairance de la créatinine.

• La néphropathie diabétique évolue en plusieurs stades :

• stade infraclinique : augmentation de la taille des reins et de la filtration glomérulaire sans anomalie clinico-biologique (pas d'HTA, ni d'albuminurie) ;

• néphropathie débutante (ou *incipiens*) : existence d'une microalbuminurie et pression artérielle ayant tendance à augmenter bien qu'encore normale ;

• néphropathie patente : albuminurie supérieure à 300 mg/24 h, HTA (< 140/90 mmHg), diminution de la filtration glomérulaire (clairance < 60 mL/min) ;

• néphropathie terminale : HTA sévère, clairance < 10 mL/min.

TRAITEMENT

Au stade de néphropathie débutante, trois mesures s'imposent :

• équilibration optimisée du diabète avec obtention d'une hémoglobine glyquée A1c voisine de 7 % ;

• restriction des apports protéiques (0,8 à 1,0 g/kg de poids) ;

• prescription d'un inhibiteur de l'enzyme de conversion (IEC) ou d'un inhibiteur de récepteurs de l'angiotensine II (ARA II/sartan).

Au stade de la néphropathie, on ajoute aux mesures précédentes :

• la restriction sodée (4 à 5 g/j) ;

• la normalisation tensionnelle, en associant plusieurs antihypertenseurs (introduction des antagonistes calciques et des diurétiques de l'anse).

Au stade de néphropathie terminale, on a recours à la dialyse rénale ou à la transplantation rénale.

PRONOSTIC

En France, 20 % des dialysés sont des diabétiques et environ 70 % des diabétiques dialysés sont des diabétiques insulinodépendants. La néphropathie diabétique augmente le risque cardiovasculaire (la microalbuminurie est un bon marqueur du risque cardiovasculaire).

Les infections urinaires, fréquentes chez le diabétique et souvent latentes, peuvent aggraver l'atteinte rénale due à la néphropathie.

NEUROPATHIE DIABÉTIQUE

DIAGNOSTIC

SIGNES CLINIQUES

La neuropathie diabétique atteint surtout les diabétiques âgés de plus de 50 ans et/ou dont la maladie évolue depuis plus de 20 ans. Elle réalise des tableaux cliniques variés.

La forme la plus fréquente est la polyneuropathie sensitivo-motrice distale symétrique : elle se manifeste par des paresthésies (fourmillements, démangeaisons, etc.) débutant à l'extrémité distale des membres inférieurs et remontant vers les segments proximaux ; elle peut s'accompagner de douleurs à recrudescence nocturne, intéresser les membres supérieurs et être associée à une atteinte motrice avec amyotrophie. L'examen neurologique montre une abolition des réflexes et des troubles de la sensibilité superficielle (test du monofilament) et de la sensibilité profonde (test du diapason).

Il existe des mononeuropathies par atteinte d'un nerf isolé ; les plus fréquentes touchent les nerfs oculomoteurs (diplopie) ou le nerf crural (cruralgie avec abolition du réflexe rotulien et amyotrophie du quadriceps).

La neuropathie végétative peut engendrer des troubles divers : anhidrose des extrémités ou crises sudorales, hypotension orthostatique, troubles du rythme, gastroparésie (« paralysie » de l'estomac), diarrhée ou constipation, impuissance, éjaculation rétrograde.

EXAMENS COMPLÉMENTAIRES

L'électromyogramme des membres inférieurs montre un ralentissement de la vitesse de conduction nerveuse et une diminution de l'amplitude des potentiels d'action des nerfs touchés.

Dans la neuropathie végétative, l'enregistrement ECG met en évidence la variation de la fréquence cardiaque lors de la respiration profonde ou du passage de la position couchée à l'orthostatisme.

TRAITEMENT

Il repose sur l'obtention d'un équilibre glycémique aussi parfait que possible.

En cas de neuropathie douloureuse, le traitement est symptomatique : on prescrit d'abord un antalgique banal et, si ce n'est pas suffisant, soit un antidépresseur tricyclique (*LAROXYL, EFFEXOR*), ou le *CYMBALTA* autre classe d'antidépresseur soit un antiépileptique (*TÉGRÉTOL, NEURONTIN, LYRICA*).

PRONOSTIC

La neuropathie diabétique est aggravée par l'alcoolisme chronique et la dénutrition (carence en vitamines du groupe B).

La neuropathie favorise l'apparition de troubles trophiques des membres inférieurs (*cf.* Pied diabétique, p. 349).

FICHE INFIRMIÈRE

EXAMENS

• Le dosage de la microalbuminurie se fait soit sur la diurèse des 24 h, soit sur la diurèse nocturne, soit sur la miction du matin. En dépistage, elle se fait sur un échantillon avec mesure de la créatinurie.

• La clairance de la créatinine peut être évaluée par la formule MORD à partir de la créatininémie, de l'âge et du poids où l'on peut utiliser la mesure du débit de filtration gromélulaire.

• L'angiographie rétinienne est contreindiquée en cas d'allergie à la fluorescéine.

SURVEILLANCE DU TRAITEMENT

SOINS – TRAITEMENT

• La présence d'une microangiopathie nécessite un strict contrôle glycémique grâce à un traitement intensif.

• La **metformine** est contre-indiquée quand la clairance de la créatinine devient inférieure à 40 mL/min et < 60 mL/min la posologie doit être adaptée.

• Les glinides, contrairement aux sulfamides, ne s'éliminent pas par le rein et peuvent être prescrits en cas d'insuffisance rénale.

EFFICACITÉ DU TRAITEMENT

Chez le diabétique atteint de microangiopathie, les objectifs tensionnels sont 140/80 mmHg au plus, et les objectifs glycémiques sont les suivants :

• glycémie à jeun < 1,4 g/L ;
• glycémie postprandiale < 1,8 g/L ;
• hémoglobine glyquée < 7 %.

La microalbuminurie rend compte de l'atteinte rénale lorsqu'il n'y a pas d'infection ni de déséquilibre glycémique important.

EFFETS INDÉSIRABLES

Après une période de déséquilibre, l'amélioration des chiffres glycémiques peut causer une aggravation transitoire de la rétinopathie et de la neuropathie. Il faut donc parfois diminuer progressivement les glycémies.

Après panphotocoagulation de la rétine, on peut observer une réduction du champ visual périphérique et une gêne à la vision crépusculaire, ainsi parfois qu'une baisse de l'acuité visuelle, le plus souvent transitoire.

ÉDUCATION ET CONSEILS

La présence d'une microangiopathie est l'occasion de renforcer la motivation du patient et l'observance thérapeutique, afin d'atteindre les objectifs glycémiques et tensionnels.

En cas de rétinopathie évoluée, il faut conseiller au patient d'éviter les efforts (toux, défécation, éternuement, etc.) qui augmentent brutalement la pression intraoculaire et risquent de favoriser une hémorragie du vitré. En cas de néphropathie, les conseils diététiques (régime pauvre en protéines et en sel) doivent être réitérés.

En cas de neuropathie, les soins relatifs à l'hygiène des pieds doivent être expliqués au diabétique (*cf.* Pied diabétique, p. 349).

MACROANGIOPATHIE DIABÉTIQUE

FICHE MALADIE

DÉFINITION

Sous le terme macroangiopathie diabétique, on désigne l'atteinte des artères de gros et moyen calibre, caractérisée par une athérosclérose qui, chez le diabétique, est plus précoce et plus sévère que chez le non-diabétique. Elle se traduit par des sténoses et des oblitérations artérielles. Elle est le plus important facteur de mortalité du diabétique.

CAUSES ET MÉCANISMES

La macroangiopathie s'observe dans les deux types de diabète : d'une part chez le diabétique de type 2 avec surcharge pondérale androïde (augmentation de la graisse abdominale) et hyperinsulinisme et, d'autre part, dans les deux types de diabète lorsqu'ils sont compliqués d'une néphropathie.

L'hyperglycémie n'est pas le seul facteur responsable de la macroangiopathie. D'autres facteurs interviennent, notamment les troubles lipidiques (augmentation des triglycérides et du cholestérol-LDL), l'hypertension artérielle et les facteurs favorisant la thrombose (augmentation de l'agrégabilité plaquettaire et de certains facteurs de la coagulation, diminution de la fibrinolyse).

Le tabagisme joue un rôle aggravant.

DIAGNOSTIC

SIGNES CLINIQUES

Les tableaux cliniques sont ceux de l'athérosclérose, avec quelques particularités, notamment une survenue plus précoce et une sévérité plus grande que chez le sujet non diabétique.

▶ Coronaropathie

Malgré l'importance des lésions anatomiques, la symptomatologie classique de l'insuffisance coronarienne est rare : la douleur classique de l'angor est souvent absente ou atypique ; on parle d'ischémie myocardique silencieuse.

La mort subite ou la survenue d'un infarctus du myocarde sont souvent révélatrices de l'atteinte coronarienne ; l'infarctus est aussi souvent indolore, mais rarement asymptomatique ; il faut y penser devant une dyspnée d'effort, des troubles digestifs, une asthénie, une baisse de la pression artérielle, etc.

▶ Hypertension artérielle

Elle est plus fréquente et plus grave chez le diabétique. Elle doit être prise en compte dès que la systolique dépasse 140 mmHg et la diastolique 85 mmHg.

▶ Accidents vasculaires cérébraux

Ils sont rarement hémorragiques mais de nature ischémique par ischémie cérébrale. Ils sont parfois dus à une sténose des artères du cou.

▶ Insuffisance cardiaque

L'insuffisance cardiaque se manifeste de façon habituelle par une dyspnée et des œdèmes des membres inférieurs ; elle peut se compliquer d'un œdème pulmonaire ; elle peut être secondaire à l'atteinte coronarienne (cardiopathie ischémique), à l'hypertension (cardiopathie hypertensive) ou encore à une atteinte spécifique du myocarde (myocardiopathie diabétique).

▶ Artérite des membres inférieurs

Elle peut se traduire par une claudication intermittente avec douleur à la marche, dont la topographie dépend des artères touchées. Elle est cependant souvent indolore, en raison de son association à la neuropathie, mais peut aussi se manifester par une douleur nocturne. Elle peut être révélée par un trouble trophique secondaire à un traumatisme minime, pouvant évoluer vers la gangrène par nécrose ischémique.

EXAMENS COMPLÉMENTAIRES

- L'électrocardiogramme doit être réalisé au moins une fois par an chez le diabétique de plus de 50 ans.
- L'épreuve d'effort permet de dépister l'ischémie silencieuse et d'apprécier la sévérité de l'atteinte coronarienne. Elle doit être réalisée chez le diabétique non insulinodépendant de plus de 60 ans ou ayant un diabète depuis plus de 10 ans, et chez le diabétique insulinodépendant de plus de 45 ans et traité depuis plus de 15 ans, si au moins 2 facteurs de risque parmi les suivants sont présents : tabagisme, obésité, HTA, hyperlipidémie, microalbuminurie, antécédents cardiovasculaires dans la parenté du 1er degré.
- La scintigraphie myocardique est utile lorsque l'épreuve d'effort n'est pas possible.
- L'échocardiographie bidimensionnelle renseigne sur les capacités hémodynamiques du myocarde en cas d'insuffisance cardiaque ou après un infarctus.
- L'écho-Doppler est l'examen de choix pour préciser la topographie et l'importance des lésions des artères des membres inférieurs et des artères à visée cérébrale.

• La coronarographie se justifie en cas d'anomalies de l'ECG de repos ou d'effort.
• Une artériographie des membres inférieurs est indiquée lorsqu'on envisage une chirurgie de revascularisation.

TRAITEMENT

TRAITEMENT PRÉVENTIF

Il est indispensable pour éviter ou retarder la survenue (prévention primaire) ou la récidive (prévention secondaire) des manifestations cliniques ; il fait appel à une approche multifactorielle.

▶ Mesures hygiéno-diététiques

Elles reposent sur une modification des habitudes de vie :
• arrêt du tabagisme ;
• activité physique régulière adaptée à chaque patient ;
• régime hypocalorique en cas d'obésité, modération de l'apport lipidique avec réduction de l'alcool, des graisses saturées et consommation suffisante d'acides gras poly-insaturés (poissons) et de légumes sources d'antioxydants et de fibres.

▶ Contrôle glycémique

L'étude prospective UKPDS a montré que l'obtention de la réduction de 1 % de l'hémoglobine glyquée A1c réduisait de 28 % sur 8 ans le risque cardiovasculaire du diabétique.

▶ Traitement des troubles lipidiques d'une dyslipidémie

Les études de prévention primaire (avant l'apparition du premier épisode) ou secondaire (après un premier épisode) conduites avec les statines ont montré une réduction notable du risque coronarien. Chez le diabétique de type 2, en présence d'une atteinte rénale (clairance de la créatinine < 60 mL/min) ou de deux facteurs de risque, l'objectif du traitement est de maintenir le taux du LDL-cholestérol < 0,55 g/L. On utilise les statines pour obtenir cet objectif thérapeutique.

▶ Traitement de l'hypertension artérielle

Le traitement antihypertenseur du diabétique de type 2 réduit la morbidité et la mortalité cardiovasculaires avec un bénéfice supérieur à celui observé chez le non-diabétique. L'objectif est l'obtention d'une systolique entre 135 et 140 mmHg et une diastolique entre 75 et 80 mmHg. L'association de plusieurs antihypertenseurs est presque toujours nécessaire pour atteindre cet objectif. On donne d'abord la préférence à un inhibiteur de l'enzyme de conversion (IEC) ou à un inhibiteur des récepteurs de l'angiotensine II (sartan), auxquels on ajoute si nécessaire un diurétique et/ou, en cas de cardiopathie ischémique, un antagoniste calcique ou un **β-bloquant**.

▶ Antiagrégants plaquettaires

Chez tout diabétique ayant fait un accident ischémique, une réduction d'environ 25 % du risque de récidive est obtenue par la prescription d'un antiagrégant plaquettaire : **aspirine** à une dose de 125 à 250 mg/j, ou **clopidogrel** (*PLAVIX*).

TRAITEMENT CURATIF

À côté du traitement préventif, les complications de la macroangiopathie diabétique doivent être traitées de façon spécifique :
• angioplastie transluminale ou pontage en cas de sténose serrée sur les coronaires, visualisées sur la coronarographie ;
• traitement par IEC ou ARA II et **β-bloquants** ± diurétiques en cas d'insuffisance cardiaque ;
• chirurgie de revascularisation en cas d'atteinte obstructive des artères du cou ou des membres inférieurs.

PRONOSTIC

L'existence d'une macroangiopathie est un important facteur de gravité du diabète :

- 70 % des diabétiques meurent d'une complication cardiovasculaire et 50 % d'une ischémie myocardique (infarctus, mort subite).
- Le taux de décès cardiovasculaire est 3 fois plus élevé que chez le non-diabétique.
- L'HTA associée au diabète de type 2 majore considérablement le risque de survenue d'une néphropathie diabétique et d'un accident vasculaire cérébral.
- L'existence d'une artérite aggrave les lésions trophiques du pied dues à la neuropathie diabétique (*cf.* Pied diabétique, p. 349).

FICHE INFIRMIÈRE

EXAMENS

Ne pas oublier d'arrêter la **metformine** 48 h avant la réalisation d'une coronarographie ou d'une angiographie, et ne la reprendre que 48 h après l'examen.

SURVEILLANCE DU TRAITEMENT

SOINS – TRAITEMENT

Le diabète est une maladie chronique qui oblige le patient à prendre chaque jour de nombreux médicaments : l'infirmière a un rôle majeur dans le respect de l'observance thérapeutique. Il faut respecter les modalités de prescription (nombre des prises quotidiennes, heure d'administration par rapport au repas). Les traitements doivent être poursuivis même en cas de disparition de symptômes et il est dangereux d'arrêter brutalement les antihypertenseurs et les antiangoreux.

EFFICACITÉ DU TRAITEMENT

La surveillance clinique consiste à suivre régulièrement l'évolution du poids, de la pression artérielle et de la fréquence cardiaque, à rechercher les signes évocateurs de la macroangiopathie diabétique : dyspnée, claudication intermittente, œdèmes des membres inférieurs…

La surveillance de l'équilibre glycémique est assurée par la mesure des glycémies capillaires dans le cadre de l'autosurveillance et par le dosage trimestriel de l'hémoglobine glyquée A1c.

La surveillance biologique doit aussi comprendre le bilan lipidique, l'ionogramme et le dosage de la créatininémie.

La surveillance comporte également un examen cardiologique avec ECG à une fréquence fixée pour chaque patient en fonction de la sévérité des atteintes cardiovasculaires.

EFFETS INDÉSIRABLES

Il faut connaître les effets des traitements suivis par les patients, notamment :

- l'hypotension orthostatique qui peut être due aux antihypertenseurs, mais aussi à l'existence d'une neuropathie végétative ;
- l'hyperkaliémie causée par certains IEC, les sartans ou les diurétiques anti-aldostérone ;
- les œdèmes des membres inférieurs engendrés par les inhibiteurs calciques ;
- le risque de méconnaissance d'une hypoglycémie, l'apparition d'une insuffisance cardiaque ou l'aggravation d'une artérite sous **β-bloquant** non sélectif ;
- la possibilité d'une apparition d'une insuffisance rénale sous IEC en cas d'hypovolémie ou de sténose de l'artère rénale ;
- la toux provoquée par les IEC ;
- l'impuissance favorisée par les antihypertenseurs ;
- les crampes musculaires pouvant annoncer une rhabdomyolyse chez les sujets traités par une statine ou un fibrate (intérêt du dosage de la CPK).

ÉDUCATION ET CONSEILS

En collaboration avec les autres membres de l'équipe soignante, l'infirmière doit participer à l'éducation thérapeutique du patient dans les domaines suivants :

- savoir-faire technique de l'autosurveillance glycémique et de l'automesure de la pression artérielle et de l'injection d'insuline ;
- modalités d'administration des traitements ;
- respect des mesures hygiéno-diététiques : arrêt du tabac, équilibre alimentaire et activité physique régulière.

FACTEURS DE RISQUE DE MACROANGIOPATHIE CHEZ LE DIABÉTIQUE

- *Âge* : 50 ans ou plus chez l'homme, 60 ans ou plus chez la femme.
- *Tabagisme* : en cours ou arrêté depuis moins de 3 ans.
- *Hypertension artérielle* : permanente, même si la pression artérielle est normalisée sous traitement.
- *Obésité* : BMI > 30 ; tour de taille > 102 cm chez l'homme, > 88 cm chez la femme.
- *Paramètres lipidiques : triglycérides* > 1,50 g/L, LDL-cholestérol > 1,60 g/L, HDL-cholestérol < 0,40 g/L.
- *Insuffisance rénale* : clairance de la créatinine < 60 mL/min.
- *Microalbuminurie : > 30 mg/24 h.*
- *Antécédents familiaux de maladie coronarienne précoce* : infarctus du myocarde ou mort subite avant 55 ans chez le père ou un parent au 1er degré de sexe masculin et avant 65 ans chez la mère ou un parent de 1er degré de sexe féminin.

ENDOCRINOLOGIE

PIED DIABÉTIQUE

FICHE MALADIE

DÉFINITION

On regroupe sous ce terme les lésions trophiques du pied, survenant chez le diabétique à la faveur des complications neurologiques et vasculaires. Elles exposent au risque d'amputation, qui doit être évitée grâce à une prise en charge multidisciplinaire.

CAUSES ET MÉCANISMES

La survenue d'une plaie du pied chez le diabétique résulte en général de la conjonction de plusieurs facteurs, intrinsèques ou extrinsèques.

FACTEURS INTRINSÈQUES

Ils sont liés au diabète et favorisés par le mauvais équilibre glycémique :

- la neuropathie est le facteur principal : elle agit par le biais d'une diminution de la sudation responsable de sécheresse de la peau et d'hyperkératose, par les troubles de la sensibilité superficielle (tactile, thermique et douloureuse) et profonde, ou par une atteinte ostéoarticulaire favorisant les déformations du pied (orteils en griffe, pied creux, avant-pied plat) ;
- la présence d'une angiopathie est un facteur aggravant, qu'il s'agisse de l'atteinte des gros vaisseaux (macroangiopathie) ou des capillaires distaux (microangiopathie) ; elle est responsable d'une diminution du débit sanguin ;
- la survenue d'une infection crée un cercle vicieux ; elle est favorisée par l'altération des fonctions leucocytaires.

FACTEURS EXTRINSÈQUES

- La plupart des plaies du pied ont une origine traumatique : chaussure trop serrée ou blessante, ongle incarné, geste de pédicure agressif, etc.

- Le manque d'hygiène favorise la macération, les fissurations et les surinfections.
- Les mycoses interdigitales sont responsables de fissurations.

DIAGNOSTIC

SIGNES CLINIQUES

▶ Au stade initial

Les lésions se limitent à une peau sèche qui présente des fissurations (notamment au bord externe du talon et à la plante des pieds) et des épaississements localisés (hyperkératose) au niveau des zones d'appui (têtes métatarsiennes, talon, pulpe des orteils quand ils sont déformés en griffe). Il existe une neuropathie avec perte de la sensibilité objectivée par la perte de sensation au monofilament de Nylon.

▶ À un stade plus avancé

Une plaie apparaît, dont l'aspect le plus caractéristique est le mal perforant : ulcération suintante apparaissant au sein d'une zone d'hyper-kératose, localisée au niveau d'une zone d'appui, soit au niveau des têtes métatarsiennes (mal perforant plantaire), soit à l'extrémité des orteils en griffe (mal perforant pulpaire).

▶ À un stade très évolué

Une ostéoarthropathie, ou pied cubique de Charcot, se constitue, due à une atteinte osseuse avec luxation de l'articulation tarso-métatarsienne et fractures spontanées du tarse.

EXAMENS COMPLÉMENTAIRES

Il faut rechercher deux facteurs de gravité :

- la présence d'une ostéite :
  - elle est affirmée cliniquement par la mise en évidence d'un contact osseux lorsqu'on explore la plaie à l'aide d'un stylet métallique à pointe mousse stérile ;
  - elle peut être visualisée avec un retard de 2 semaines par la radiographie du pied centrée sur la lésion ;
  - elle doit entraîner un prélèvement bactériologique profond pour isoler un germe et étudier sa sensibilité aux antibiotiques (antibiogramme) ;
- une artérite sous-jacente :
  - elle est suspectée par l'abolition des pouls distaux ou l'aspect nécrotique de la peau, mais la douleur est souvent absente en raison de la neuropathie associée ;
  - elle est affirmée par l'écho-Doppler artériel des membres inférieurs, complété par une artériographie si on envisage un geste de revascularisation.

TRAITEMENT

La prise en charge du pied diabétique est multidisciplinaire, impliquant diabétologues, infirmières, podologues, pédicures et chirurgiens vasculaires ou orthopédiques.

▶ Avant l'apparition d'une plaie

Le traitement est essentiellement préventif :

- port de semelles orthopédiques ou de chaussures thérapeutiques de série ;
- soins quotidiens avec application matin et soir d'une crème hydratante pour les pieds ;
- éviter de marcher pieds nus et de porter des chaussures sans chaussettes ;
- soins de pédicure et de podologie, avec prise en charge par la CPAM pour certains patients diabétiques, les grades 2 et 3 (*cf.* ci-dessous).

▶ Plaie constituée

Traitement de la plaie constituée :

- nettoyage et débridement de la plaie (soins quotidiens) ;
- mise en décharge de la plaie à chaque fois que le patient pose le pied à terre par le port d'une chaussure spéciale dite de décharge, d'un plâtre ou encore par l'utilisation de béquilles ou d'un fauteuil roulant ;
- antibiothérapie en cas d'écoulement purulent ou de plaie inflammatoire : on commence par prescrire l'association **amoxycilline + acide clavulanique** (*AUGMENTIN*) ou, en cas d'allergie à la **pénicilline**, la **pristinamycine** (*PYOSTACINE*). On adapte ultérieurement le traitement en fonction du résultat de l'antibiogramme ;

Dans tous les cas, il convient d'obtenir un équilibre glycémique satisfaisant en optimisant le traitement du diabète.

En présence d'une artérite, il faut étudier au préalable l'éventualité d'un geste de revascularisation par pontage ou angioplastie.

PRONOSTIC

On définit plusieurs niveaux de gravité, qui conditionnent le risque de lésion et la prise en charge du diabétique :

• Grade 0 : examen du pied strictement normal, risquefaible ne nécessitant que l'examen annuel des pieds.

• Grade 1 : existence d'une neuropathie avec hypoesthésie, 5 à 10 % de risque, examen des pieds à chaque consultation et éducation du patient.

• Grade 2 : neuropathie associée àune déformation du pied ou à la présence d'une artérite, risque de 25 %, soins de podologie tous les 2 mois et, si nécessaire, prescription de semelles orthopédiques et/ou de chaussures pour pieds sensibles.

• Grade 3 : antécédent d'amputation ou d'ulcération du pied ayant duré plus de 3 mois, risque de 50 %, adresser le patient à une équipe spécialisée.

Les plaies chroniques du pied chez le diabétique exposent au risque d'amputation, qu'il faut éviter par un traitement adapté et patient, en sachant que la cicatrisation est longue à obtenir ; la survenue d'une infection et la présence d'une artérite assombrissent le pronostic.

FICHE INFIRMIÈRE

EXAMENS

Le prélèvement bactériologique se fait à l'aide d'une curette ou avec une seringue en profondeur, après désinfection des bords de la plaie par un antiseptique.

SURVEILLANCE DU TRAITEMENT

SOINS – TRAITEMENT

Traitement local d'une plaie du pied :

• Nettoyer la plaie avec du sérum physiologique.

• Retirer largement toute l'hyperkératose et les tissus dévitalisés entourant l'ulcération à l'aide d'un scalpel ou d'une curette.

• Appliquer ensuite un pansement adapté à la plaie.

• Appliquer deux compresses sur la plaie et fermer le pansement à l'aide d'une bande (maintenu à l'aide de sparadrap ne touchant pas la peau).

• Lutter contre les œdèmes des membres inférieurs.

• Évaluer l'état nutritionnel.

Il faut éviter d'utiliser localement les antiseptiques, les antibiotiques et les produits irritants, allergisants ou les colorants.

EFFICACITÉ DU TRAITEMENT

• L'efficacité est jugée localement lors du renouvellement du pansement.

• La présence d'un exsudat malodorant et sale doit faire redouter une surinfection.

• L'apparition de bourgeons au sein de la lésion est le préalable à la cicatrisation.

• Il faut s'assurer auprès du patient que la mise en décharge de la plaie est assurée, sans laquelle la cicatrisation est impossible.

COMPLICATIONS

L'hospitalisation s'impose dans les circonstances suivantes :

• infection sévère ;

• patient isolé, fragilisé ;

• polypathologie.

ÉDUCATION ET CONSEILS

Le rôle de l'infirmière est capital pour prévenir la survenue ou la récidive d'une plaie du pied chez le patient diabétique.

• Il faut conseiller au diabétique de se laver les pieds chaque jour en évitant les bains de pieds prolongés et l'eau trop chaude ; ils doivent être séchés, surtout entre les orteils, pour éviter la macération.

• Les chaussures ne doivent être ni trop serrées, ni trop larges, en cuir souple afin d'éviter toute irritation locale ; les chaussures en caoutchouc favorisant la macération doivent être proscrites.

- Il faut interdire au patient de marcher les pieds nus et lui recommander de porter en toute occasion des chaussettes en coton.
- Les ongles doivent être entretenus en évitant les objets coupants et pointus et en privilégiant le meulage.
- Il convient d'assurer l'intégrité du revêtement cutané en conseillant l'utilisation d'une crème hydratante en cas de pieds secs.
- L'état des pieds doit être contrôlé : il faut surveiller l'apparition de fissures liées à la sécheresse cutanée, de cors et durillons et de lésions interdigitales (mycoses). Les coricides ne doivent pas être utilisés.
- En cas de mycose, ne pas oublier de traiter les chaussures et les chaussettes par un antimycosique en poudre ou en spray pour empêcher le réensemencement par les spores.
- Il faut conseiller le recours au pédicure-podologue, notamment lorsqu'existent des déformations et une hyperkératose aux points de pression du pied, en sachant que le forfait de soins podologiques prévoit un bilan initial et 4 séances de soins par an pour les grades 2 et 6 séances de soins pour les grades 3.
- Il faut prendre en compte les troubles de la sensibilité et éviter les sources de chaleur (évaluer avec la main la température de l'eau avant la toilette des pieds).

FICHE TECHNIQUE

QUEL PANSEMENT POUR UNE PLAIE DU PIED CHEZ LE PATIENT DIABÉTIQUE ?

- Sur les ulcérations fibrineuses, exsudatives, surinfectées ou hémorragiques : un pansement à base d'alginate (*ALGOSTERIL*), éventuellement recouvert par une compresse.
- Sur les lésions sèches sans exsudat ; un pansement gras (*ADAPTIC, JELONET,* etc.).
- Sur les lésions bourgeonnantes peu exsudatives : un pansement hydrocellulaire sans adhésif (*SIATAIN, AQUACEL FOAM*).
- Sur les lésions bourgeonnantes sèches : un pansement gras.
- Ne pas appliquer d'antiseptique sur une plaie chronique.

HYPOGLYCÉMIE DU DIABÉTIQUE

FICHE MALADIE

DÉFINITION

L'hypoglycémie est définie par l'abaissement du glucose sanguin en dessous d'un seuil compris entre 0,5 et 0,6 g/L (2,8 et 3,3 mmol/L). La traduction clinique dépend de l'importance de la diminution de la glycémie, mais elle est variable d'un sujet à l'autre ; on distingue :

- les hypoglycémies asymptomatiques, qui n'ont qu'une traduction biologique ;
- les hypoglycémies symptomatiques modérées, qui déclenchent des réactions permettant au patient de percevoir la baisse de la glycémie et de prendre les mesures qui permettent de la corriger ;
- les hypoglycémies symptomatiques sévères, qui nécessitent l'assistance d'une tierce personne.

CAUSES ET MÉCANISMES

L'hypoglycémie du diabétique est toujours due à un excès d'insuline circulante.

CAUSES COMMUNES AUX DEUX TYPES DE DIABÈTE

- Repas ou collation insuffisant, sauté ou pris tardivement par rapport à l'administration du traitement anti-hyperglycémiant.
- Exercice physique excessif ou non programmé avec mauvaise adaptation du traitement et/ou des apports glucidiques.

- Insuffisance rénale.
- Prise de médicaments favorisant les hypoglycémies.
- Prise d'alcool à jeun.

CAUSES PROPRES AU DIABÈTE TRAITÉ PAR L'INSULINE

- Excès d'insuline, le plus souvent dans le cadre d'une insulinothérapie intensive : augmentation trop rapide des doses, dose excessive d'insuline rapide.
- Résorption trop rapide de l'insuline : injection dans une zone de lipodystrophie ou dans une zone soumise à une activité excessive, bain chaud après l'injection.

CAUSE PROPRE AU DIABÈTE NON INSULINODÉPENDANT

- Utilisation d'un sulfamide hypoglycémiant puissant ou à longue durée d'action, surtout chez le sujet âgé et l'insuffisant rénal.

DIAGNOSTIC

SIGNES CLINIQUES

▶ Symptômes neurovégétatifs

Ils surviennent pour une valeur de la glycémie d'environ 0,6 g/L (3,3 mmol/L) et sont dus à la stimulation du système neurovégétatif. Les plus courants sont les sueurs, les palpitations avec tachycardie, les tremblements, la pâleur du visage et des extrémités, la sensation de faim impérieuse, l'anxiété et la nervosité.

▶ Symptômes neuroglucopéniques

Ils apparaissent pour un seuil glycémique plus bas, autour de 0,5 g/L (2,8 mmol/L) et traduisent la souffrance du système nerveux central. Il s'agit, selon les sujets, d'une sensation de malaise avec asthénie intense, d'une difficulté à se concentrer, de troubles visuels, de paresthésies des extrémités, de céphalées, de troubles du caractère, de l'humeur ou du comportement. Une baisse plus importante de la glycémie peut entraîner des troubles plus graves : manifestations psychiatriques, déficits neurologiques moteurs, convulsions et troubles de la conscience pouvant aller jusqu'au coma.

EXAMENS COMPLÉMENTAIRES

Il faut rapidement confirmer l'hypoglycémie en réalisant immédiatement une glycémie capillaire.

TRAITEMENT

TRAITEMENT CURATIF

Il repose sur le resucrage, c'est-à-dire sur l'administration de sucre ou d'un produit destiné à augmenter la glycémie :

- En l'absence de troubles de la conscience ou de troubles digestifs, le resucrage par voie orale suffit.
- En présence de troubles de la conscience modérés, il faut apporter du glucagon : soit une ampoule (*GLUCAGEN* 1 mg en IM ou en SC), soit par voie nasale (*BAQSIMI*). Un apport sucré doit suivre l'apport de glucagon. Le glucagon est inefficace lorsque les réserves hépatiques en glycogène sont épuisées, notamment après un effort physique intense ou pour corriger les hypoglycémies induites par l'alcool ou les sulfamides hypoglycémiants.
- En cas de coma, il faut administrer en IV 30 à 50 mL de sérum glucosé hypertonique à 30 %.

TRAITEMENT PRÉVENTIF

Il est essentiel chez le patient diabétique : il consiste à renforcer l'éducation et le suivi et parfois à modifier le traitement (nouveau schéma d'insulinothérapie, prescription d'un hypoglycémiant oral à vie courte).

PRONOSTIC

Les hypoglycémies du diabétique sont en général réversibles sans séquelles. Le seuil de tolérance est variable d'un sujet à l'autre, mais elles peuvent affecter la qualité de vie et engendrer anxiété ou angoisse. Elles sont parfois responsables d'une véritable phobie qui empêche toute possibilité de bon contrôle glycémique. Les hypoglycémies répétées sont parfois responsables d'une aggravation de la rétinopathie diabétique.

Les comas hypoglycémiques profonds, prolongés ou répétés peuvent engendrer des complications neurologiques ou psychiatriques chroniques, mais cette éventualité est rare. Il y a risque de détérioration cognitive, surtout chez les sujets âgés, ce qui explique que les objectifs glycémiques du diabétique sont moins stricts en gériatrie.

L'association hypoglycémie-ivresse alcoolique peut être catastrophique.

FICHE INFIRMIÈRE

EXAMENS

Le seul examen est la mesure rapide de la glycémie capillaire (*cf.* Diabète de type 1, p. 318).

SURVEILLANCE DU TRAITEMENT

SOINS – TRAITEMENT

Resucrage par voie orale

Il consiste à administrer immédiatement 15 g de sucre d'absorption rapide, à savoir : trois morceaux de sucre, deux barres de pâte de fruit, un verre de *Coca-Cola* ou de soda sucré, une boîte de jus de fruit ou une cuillerée de confiture ou de miel.

Il ne faut pas utiliser de fruit frais, de chocolat ou de jus de fruit frais.

Mesures à prendre chez le diabétique après le resucrage initial

En cas d'hypoglycémie induite par l'insuline, une collation (30 g de pain + 15 g de fromage ou trois biscuits secs) est parfois nécessaire pour éviter une rechute.

En cas d'hypoglycémie induite par les sulfamides, la surveillance de la glycémie capillaire doit être poursuivie dans les heures qui suivent. Si le sulfamide est à longue durée d'action (*AMAREL, DIAMICRON*), il est souhaitable de poser une perfusion de sérum glucosé à 10 %.

EFFICACITÉ DU TRAITEMENT

Le resucrage est en général suivi de la disparition immédiate des symptômes, confirmée par la normalisation de la glycémie capillaire.

Un coma hypoglycémique ne s'hospitalise que dans les cas suivants :

- hypoglycémie persistante au bout de 2 h malgré un resucrage correct ;
- présence de vomissements empêchant l'alimentation ;
- troubles neurologiques associés (déficit ou convulsions) ;
- tentative de suicide à l'insuline ;
- sujet âgé vivant seul.

EFFETS INDÉSIRABLES

Les effets indésirables du **glucagon** sont rares : nausées, vomissements, pâleur, asthénie.

En cas d'inefficacité, il ne faut pas hésiter à recourir à l'administration de glucose IV.

Après le resucrage initial, une nouvelle prise de sucre doit se faire uniquement d'après la glycémie capillaire en sachant que la sensation de malaise peut persister et conduire à un excès de resucrage.

ÉDUCATION ET CONSEILS

Chez le patient diabétique, le rôle de l'infirmière est primordial dans la prévention des récidives.

Il convient de renforcer l'éducation du patient en insistant sur l'obligation de :

- ne pas sauter ou retarder un repas ;
- prendre une collation au milieu de la matinée si les glycémies sont basses avant midi, ou au coucher si les glycémies au coucher sont inférieures à 1,5 g/L (8,2 mmol/L), supplémentaire en cas d'exercice physique ;
- adapter les doses d'insuline non seulement en fonction des glycémies mais aussi de l'alimentation et de l'activité physique prévues ;
- diminuer les doses d'insuline non seulement avant mais aussi après un effort physique important.

Les recommandations suivantes doivent être répétées au patient :

- avoir toujours dans la poche 3 morceaux de sucre ;
- faire un contrôle glycémique avant de prendre le volant ;
- avoir dans le bas du réfrigérateur une ampoule de *GLUCAGEN*, ou à température ambiante du *BAQSIMI*, et savoir les utiliser en cas d'urgence.

En cas d'hypoglycémies récidivantes, il faut renforcer les autocontrôles glycémiques et le suivi du patient en lui proposant, si c'est possible, des contacts téléphoniques.

Il faut dédramatiser les hypoglycémies, surtout chez le sujet jeune auquel on propose une insulinothérapie.

Si les hypoglycémies persistent malgré les mesures indiquées ci-dessus, il est souhaitable de conseiller au patient de revoir le médecin afin de modifier éventuellement le traitement.

FICHE PHARMACOLOGIE

HYPERGLYCÉMIANTS

■ Diazoxide

PROGLICEM					
Dose moyenne de 5 à 10 mg/kg/j, soit 350 à 500 mg pour l'adulte de poids moyen	100 gél. 25 mg 100 gél. 100 mg	HOP HOP	I I		

Propriétés

Médicament ayant une action hyperglycémiante essentiellement par inhibition de la libération pancréatique d'insuline et par action stimulante sur les catécholamines médullosurrénaliennes. Le **diazoxide** a aussi une action antihypertensive et inhibitrice sur les fibres musculaires lisses.

Indications

Hypoglycémies tumorales pancréatiques.
Hypoglycémies leucine-sensibles de l'enfant.

Précautions d'emploi

Mise en œuvre du traitement en milieu hospitalier.

Surveillance de la glycémie.

Effets indésirables

Rétention hydrosodée.

Hirsutisme souvent marqué aux fortes posologies, chez l'enfant.

Troubles digestifs.

Accidents allergiques.

Interactions médicamenteuses

Potentialisation de l'action hyperglycémiante par les **diurétiques**.
Augmentation des taux plasmatiques d'**AVK**.

■ Glucagon

GLUCAGEN					
1 amp. inj. à diluer dans le solvant : injecter immédiatement en IM Chez l'enfant : 0,5 mg	1 amp. 1 mg (solv. 1 mL)	16,22	I	65 %	16,22
GLUCAGEN KIT					
Idem *GLUCAGEN*	1 ser. prér. 1 mg/mL	19,90	I	65 %	19,90
BAQSIMI					
Poudre s'administrant par voie nasale uniquement	1 unidose 3 mg	58,95	I	65 %	58,95

Propriétés

Hormone hyperglycémiante par mobilisation immédiate des réserves de glucose hépatique. La néoglucogenèse et la glycogénolyse sont également accélérées.
Le **glucagon** a également une action lipolytique et éventuellement, à doses élevées, des actions chronotrope et inotrope positives.

Indications

Hypoglycémies : action rapide (3 à 10 min) et brève (20 à 30 min).

Contre-indications

Insuffisances hépatiques : le **glucagon** y est inactif.
Hypoglycémies alcooliques, insulinomes, glucagonomes.

Effets indésirables

À doses importantes (> 2 mg) : flush, nausées, vomissements. En cas de surdosage : risque d'hypokaliémie.

ACIDOCÉTOSE DIABÉTIQUE

FICHE MALADIE

DÉFINITION

L'acidocétose diabétique est définie par l'association de trois anomalies biologiques :

• une hyperglycémie supérieure à 2,5 g/L (13,8 mmol/L) ;

• la présence de corps cétoniques dans le sang et les urines ;

• une acidose se traduisant par une baisse du pH et des bicarbonates sanguins.

Il s'agit d'une urgence qui nécessite une prise en charge médicale en milieu hospitalier.

CAUSES ET MÉCANISMES

L'acidocétose diabétique est la conséquence d'une carence en insuline, qui entraîne les désordres métaboliques suivants :

• réduction de la captation tissulaire du glucose ;

• augmentation de la production hépatique du glucose à partir des substrats non glucidiques (néoglucogenèse) ;

• accroissement de la lipolyse (dégradation des graisses), responsable de la formation des corps cétoniques (acétoacétate, hydroxybutyrate et acétone) ;

• troubles ioniques : excès des ions H^+ en rapport avec la production des corps cétoniques, hyperkaliémie par sortie du potassium des cellules.

L'acidocétose s'observe presque uniquement dans le diabète de type 1, exceptionnellement dans le diabète de type 2.

Elle est révélatrice du diabète insulinodépendant dans 30 % des cas.

Chez le diabétique connu, sa fréquence a diminué en raison de l'éducation et de l'autosurveillance glycémique ; les causes les plus fréquentes sont :

• arrêt intempestif de l'insulinothérapie, soit volontaire (attitude d'abandon du patient) ou involontaire (mauvais fonctionnement d'un stylo ou d'une pompe à insuline) ;

• existence d'une affection intercurrente hyper-glycémiante : traumatisme, syndrome infectieux, hyperthyroïdie, hypercorticisme ;

• prise d'un médicament hyperglycémiant (bêtamimétique, corticoïde), sans augmentation compensatrice des doses d'insuline.

DIAGNOSTIC

SIGNES CLINIQUES

• Les signes dus à la carence en insuline sont constants : fatigue, soif, polyurie, amaigrissement.

• Les signes dus à la cétose sont précoces : nausées, douleurs abdominales, anorexie, crampes et odeur acétonique de l'haleine.

• Les signes dus à l'acidose apparaissent ensuite : dyspnée ample et bruyante (dite de Kussmaul), troubles de la conscience pouvant aller jusqu'au coma, hypothermie et déshydratation (pli cutané, sécheresse des muqueuses, hypotension artérielle).

EXAMENS COMPLÉMENTAIRES

• La glycémie est constamment élevée (3 à 8 g/L soit 16,5 à 44 mmol/L).

• Le diagnostic de cétose se fait sur les urines à l'aide de bandelettes semi-quantitatives ; il est désormais possible de quantifier la cétonémie sur le sang capillaire.

• Le degré d'acidose est évalué sur le sang veineux par la détermination du pH (< 7,3) et des bicarbonates (< 15 mEq/L).

• Les troubles ioniques sont constants et variables : le plus souvent, il existe une pseudohyponatrémie due à l'hyperglycémie et une pseudo-hyperkaliémie liée à l'acidose.

• La créatinine est modérément élevée, en raison de la déshydratation et de l'hypovolémie.

TRAITEMENT

TRAITEMENT CURATIF

L'hospitalisation s'impose en service spécialisé, en réanimation lorsque les troubles de la conscience sont présents (précoma ou coma). Un cathéter veineux doit être mis en place pour assurer la réhydratation, les apports ioniques et l'insulinothérapie.

▶ **Apports hydroélectrolytiques**

Le volume à perfuser est de 6 à 8 litres sur 24 h, dont la moitié sur les 8 premières heures, à adapter en fonction de l'âge, de l'état cardio-vasculaire, de l'osmolarité plasmatique et de la tolérance clinique. Il ne faut pas dépasser 1 litre par heure dans les 3 premières heures.

La quantité des ions administrés est fixée en fonction des bilans ioniques et de l'ECG. Les apports en sodium et potassium sont d'environ 8 à 12 g/24 h.

En général, dans les 3 premières heures, on perfuse du sérum salé physiologique à 9 pour 1 000. Ensuite, lorsque la glycémie atteint 2,5 g/L (13 mmol/L), on remplace le sérum salé par du glucosé à 10 %, additionné de NaCl (4 à 6 g/L) et de KCl (1 à 2 g/L).

Quand le patient a repris conscience et peut avaler sans problème, la réhydratation peut être poursuivie *per os* (bouillon de viande et de légumes + jus de fruit).

▶ **Insulinothérapie**

On utilise désormais les analogues rapides de l'insuline : **lispro** (*HUMALOG*) ou **aspart** (*NOVORAPID*).

La perfusion continue à la seringue électrique a remplacé les autres voies d'administration : au début, on fixe le débit à 0,15 unité/kg/h (environ 10 unités/h chez l'adulte). Ce débit est diminué lorsque la cétose a disparu mais il n'est pas arrêté.

Lorsque la glycémie est redevenue normale ou subnormale, on passe à la voie SC.

La surveillance de la glycémie capillaire doit se faire toutes les heures tant que l'insuline est administrée par voie IV.

TRAITEMENT ÉTIOLOGIQUE

Toute affection intercurrente responsable de la décompensation cétoacidosique doit être traitée. Par exemple, une antibiothérapie adaptée est prescrite en cas d'infection.

TRAITEMENT PRÉVENTIF

- En cas de diabète inaugural, il faut instaurer une insulinothérapie intensifiée en privilégiant un schéma à 3 ou 4 injections quotidiennes et en éduquant le patient.
- En cas de diabète antérieurement connu, on renforce l'insulinothérapie et on intensifie la surveillance glycémique et acétonurique.

PRONOSTIC

Il est en général favorable en 24 h sous traitement bien conduit.

L'évolution défavorable, voire fatale (4 % des cas), s'observe surtout chez les sujets âgés.

Il faut éviter les complications iatrogènes : surcharge hydrosodée en cas d'insuffisance cardiaque ou rénale.

FICHE INFIRMIÈRE

EXAMENS

Sur les urines, les bandelettes *KÉTO-DIABUR TEST 5000* ou *KÉTO-DIASTIX* permettent de déterminer le glucose urinaire et de rechercher les corps cétoniques ; l'évaluation se fait après 2 min par comparaison à une échelle colorimétrique.

La recherche des corps cétoniques peut se faire sur le sang capillaire à l'aide d'une électrode, *OPTIUM B-CÉTONE*, utilisable sur les lecteurs de glycémie *OPTIUM NEO*.

SURVEILLANCE DU TRAITEMENT

SOINS – TRAITEMENT

Perfusion continue d'insuline : *cf.* Fiche technique, p. 358.

En cas de coma, il faut poser une sonde vésicale, voire une sonde gastrique pour vidanger l'estomac, et mettre en œuvre les soins habituels de nursing (humidification des muqueuses, prévention des escarres et des thromboses veineuses).

EFFICACITÉ DU TRAITEMENT

- Surveillance clinique toutes les heures pendant les 8 premières heures, puis toutes les 2 h : état de conscience, pouls, pression artérielle, diurèse, etc.
- Détermination de la glycémie capillaire et recherche des corps cétoniques avec la même fréquence.

▶

• Monitoring de l'électrocardiogramme incluant la fréquence cardiaque et la pression artérielle.
• Ionogramme répété à 3, 6, 9, 12 et 24 h.

EFFETS INDÉSIRABLES

• Dépister une surcharge hydrosodée chez le sujet âgé (diurèse, fréquence cardiaque, pression artérielle).
• En cas d'aggravation de la conscience malgré l'amélioration des paramètres biologiques, penser à un œdème cérébral dû à la perfusion trop rapide.
• Ne pas arrêter l'insuline dès que la glycémie se normalise, afin d'éviter une récidive.

ÉDUCATION ET CONSEILS

Renforcer l'éducation du diabétique pour prévenir les récidives :
• intensifier l'autosurveillance (glycémie capillaire et recherche des corps cétoniques) ;
• en cas d'inappétence, maintenir l'apport de boissons glucidiques et ne pas arrêter les injections d'insuline ;
• faire des injections d'insuline rapide supplémentaires en cas de diabète déséquilibré (glycémie > 3 g/L, apparition d'acétone) ;
• consulter si le déséquilibre persiste.

FICHE TECHNIQUE

PERFUSION CONTINUE D'INSULINE À LA SERINGUE ÉLECTRIQUE

Préparation de la solution d'insuline à administrer en continu à l'aide de la seringue électrique : à partir d'un flacon de 10 mL, contenant 100 unités/mL d'un analogue rapide de l'insuline, prélever 6 mL (600 unités) qui sont dilués dans 60 mL de sérum physiologique. Un débit horaire de 1 mL permet de délivrer 10 unités d'insuline par heure.

Si on décide de maintenir le débit de l'insuline constant, il est parfois utile de disposer une perfusion en « Y » de glucosé à 10 %, dont on règle le débit à la demande de façon à maintenir la glycémie entre 1,5 et 2,5 g/L.

Cf. Insulines rapides et ultrarapides *chapitre* Diabète de type 1, pp. 325 et 327.

HYPERLIPIDÉMIES

FICHE MALADIE

DÉFINITION

Les hyperlipidémies (ou hyperlipoprotéinémies) sont des affections fréquentes caractérisées par l'augmentation permanente de la concentration plasmatique d'une lipoprotéine (forme circulante des graisses). Elles accélèrent le développement de l'athérosclérose et augmentent le risque de ses complications cardiovasculaires.

CAUSES ET MÉCANISMES

Trois mécanismes peuvent conduire à l'accumulation des lipoprotéines dans le plasma : un excès de leur production, un défaut de leur épuration par le foie, ou encore le déficit d'une enzyme impliquée dans leur métabolisme intravasculaire.

On distingue deux grandes variétés d'hyperlipidémies :
• les hyperlipidémies secondaires. On doit les évoquer en cas d'hyperlipidémie récente, en l'absence d'antécédent familial et en rechercher la cause : hypothyroïdie, diabète, alcoolisme, contraception orale ;
• les hyperlipidémies primaires. Elles sont dues à une ou plusieurs anomalies génétiques, qui peuvent être influencées par les facteurs environnementaux (alimentation).

La captation par les macrophages des lipoprotéines accumulées dans la circulation est à l'origine de la surcharge en lipides de la paroi vasculaire et des remaniements qui conduisent à la formation de la plaque d'athérome.

LES LIPOPROTÉINES

Les lipoprotéines sont des particules de taille et de densité variables, solubles dans le plasma et formées de lipides (cholestérol, triglycérides et phospholipides) liés à des protéines (les apolipoprotéines) ; il en existe quatre variétés principales.

▶ Chylomicrons

- Lipoprotéines de très grosse taille très riches en triglycérides.
- Elles sont synthétisées par l'intestin après les repas.
- >Elles assurent le transport des triglycérides vers les tissus puis le foie.

▶ VLDL (*Very Low Density Lipoproteins*)

- Lipoprotéines de grande taille, elles contiennent 80 % de triglycérides et 20 % de cholestérol.
- Elles sont produites par le foie à partir des chylomicrons.
- Elles assurent le transport des triglycérides dans le sang à distance des repas.

▶ LDL (*Low Density Lipoproteins*)

- Lipoprotéines de taille moyenne riches en cholestérol (le « mauvais cholestérol ») et en apolipoprotéine B.
- Elles proviennent des VLDL après appauvrissement en triglycérides.
- Elles assurent la distribution du cholestérol aux tissus.
- Elles sont responsables du dépôt du cholestérol dans les vaisseaux, donc du développement de l'athérome.

▶ HDL (*High Density Lipoproteins*)

- Lipoprotéines de petite taille riches en cholestérol (le « bon cholestérol ») et en apopolipoprotéine A1.
- Elles sont produites par le foie et l'intestin.
- Elles transportent le cholestérol des tissus vers le foie.
- Elles ont un rôle d'épuration du cholestérol, donc protecteur vis-à-vis du développement de l'athérome.

DIAGNOSTIC

SIGNES CLINIQUES

Le diagnostic est exceptionnellement porté sur la clinique. Mais un certain nombre de circonstances peuvent conduire au diagnostic d'hyperlipidémie :

- l'existence d'antécédents familiaux ;
- la survenue de complications : pancréatite aiguë, coronaropathie ischémique, accident vasculaire cérébral, artérite oblitérante des membres inférieurs ;
- la présence de dépôts lipidiques jaunâtres visibles à l'examen clinique sur la cornée (arc cornéen, ou gérontoxon), sur les paupières (xanthélasma), dans le derme (xanthomes plans ou tubéreux) ou sur les tendons (xanthomes tendineux).

EXAMENS COMPLÉMENTAIRES

Dans la presque totalité des cas, les hyperlipidémies sont diagnostiquées à l'occasion d'un bilan lipidique :

- Le bilan lipidique systématique de dépistage chez un sujet n'ayant aucun facteur de risque cardiovasculaire doit se limiter au dosage du cholestérol total et des triglycérides.
- L'exploration d'une anomalie lipidique est indiquée chez un sujet ayant des facteurs de risque ou chez lequel on a déjà mis en évidence une perturbation du bilan lipidique. Il est pratiqué à jeun et comporte :
  - un dosage du cholestérol total (CT) et des triglycérides (T) ;
  - un dosage du cholestérol-HDL (C-HDL) ;
  - un calcul du cholestérol-LDL à l'aide de la formule de Friedewald : C-LDL = CT – (CHDL + T/5), les valeurs étant exprimées en g/L et T étant inférieur à 4 g/L.

En fonction des résultats du bilan lipidique, on distingue :

- les hypercholestérolémies pures, caractérisées par un sérum clair, une élévation variable du cholestérol total (> 2 g/L ou 5,16 mmol/L), les triglycérides étant normaux ; les plus fréquentes sont liées à une élévation exclusive du cholestérol-LDL directement lié au risque athérogène ; les hypercholestérolémies avec augmentation exclusive du cholestérol-HDL sont plus rares et doivent être respectées ;

• les hypertriglycéridémies pures, qui se manifestent par un sérum trouble (opalescent voire lactescent), une élévation prépondérante des triglycérides (> 1,50 g/L ou 1,71 mmol/L), le cholestérol total étant normal ou légèrement élevé et le cholestérol-HDL souvent abaissé ;

• les hypertriglycéridémies mixtes, au cours desquelles le sérum est opalescent avec élévation conjointe du cholestérol et des triglycérides ; l'augmentation du cholestérol est due à celle du cholestérol-LDL, le cholestérol-HDL étant diminué.

TRAITEMENT

OBJECTIFS THÉRAPEUTIQUES

La prise en charge thérapeutique du patient dyslipidémique doit tenir compte des facteurs de risque cardiovasculaires.

ÉVALUATION DU RISQUE CARDIOVASCULAIRE

Le risque cardiovasculaire est évalué à partir de l'outil SCORE (*Systematic Coronary Risk Estimation*) qui estime le risque d'évènement cardiovasculaire fatal à 10 ans. Ce score est fonction de l'âge, du sexe, de la pression artérielle systolique, du cholestérol total, de la concentration en HDL-C et du tabagisme.

Il existe deux versions d'évaluation du risque établies à partir d'un calibrage par rapport aux statistiques de mortalité de chaque pays : une version pour les pays européens à faible risque, une autre pour les pays à risque élevé. La France se situe dans les pays à bas risque cardiovasculaire.

Quatre niveaux de risque de mortalité cardiovasculaire sont définis à 10 ans :

• risque faible : < 1 % ;

• risque modéré : entre 1 et 5 % ;

• risque élevé : entre 5 et 10 % ;

• risque très élevé : > 10 % :
  – maladie cardiovasculaire documentée,
  – diabète de type 2 ou de type 1 avec retentissement sur les organes cibles,
  – insuffisance rénale chronique modérée à sévère.

STRATÉGIE THÉRAPEUTIQUE EN FONCTION DU NIVEAU DE RISQUE CARDIOVASCULAIRE

• La cible thérapeutique reste le niveau de LDL-C selon la catégorie de risque :
  – risque modéré : LDL cible < 1,0 g/L ;
  – risque élevé : LDL cible < 0,70 g/L ;
  – risque très élevé : LDL cible < 0,55 g/L ou réduit de > 50 %.

• Le non HDL-C ou l'apoB deviennent une cible de 2e intention au LDL-C si celui-ci n'est pas mesurable.

• **Le traitement** comporte toujours :
  – la diététique hypocholestérolémiante ;
  – une activité physique régulière ;
  – la prise en charge des facteurs de risque associés : tabagisme, HTA, diabète de type 2, obésité.

• Le traitement médicamenteux sera débuté en cas de non atteinte du LDL cible après suivi des règles hygiéno-diététiques pendant 3 mois chez les patients à risque faible et modéré. Il sera prescrit d'emblée chez les patients à risque cardiovasculaire élevé ou très élevé. Les **statines** sont prescrites en 1re intention. Les autres **hypolipidémiants** sont utilisés en 2e intention.

MOYENS THÉRAPEUTIQUES

▶ Traitement diététique

C'est la première étape du traitement. Elle consiste à prescrire un régime personnalisé après enquête diététique. Dans tous les cas, le régime doit s'accompagner d'une reprise de l'activité physique.

Hypercholestérolémies

Le régime des hypercholestérolémies repose sur les principes suivants :

• Réduction de la consommation des lipides, qui ne doivent pas représenter plus de 35 % de la ration quotidienne.

• Limitation des apports en acides gras saturés (graisses d'origine animale) au profit des acides gras mono- et poly-insaturés, en privilégiant les acides gras poly-insaturés oméga-3 par la consommation 3 fois par semaine de poisson.

• Augmentation de la consommation de fibres et de substances antioxydantes présentes dans les produits céréaliers, les légumes et les fruits.
• Limitation des apports en cholestérol.

Hypertriglycéridémies

Le régime des hypertriglycéridémies repose sur l'étude de la sensibilité à l'alimentation, ce qui suppose de rechercher si l'élévation des triglycérides dépend des glucides, des graisses, de l'alcool ou de la surcharge pondérale. La prescription diététique est alors adaptée selon les cas : réduction des apports en sucres rapides ou en graisses animales, exclusion de l'alcool, régime hypocalorique.

▶ Traitements médicamenteux

Ils sont prescrits lorsque la diététique ne parvient pas à normaliser le profil lipidique.

Statines

• Ce sont des hypocholestérolémiants puissants qui agissent en inhibant l'HMG-coenzyme A réductase, enzyme intervenant dans la synthèse endogène du cholestérol.
• Elles ont d'autres effets, dits pleïotropes, sur l'endothélium vasculaire (vasodilatateur, antithrombogène, anti-inflammatoire), qui expliquent qu'elles réduisent à terme le risque cardiovasculaire, indépendamment de la baisse du cholestérol.
• Elles sont indiquées en première intention dans les hypercholestérolémies, lorsque le cholestérol-LDL est élevé.
• Leurs effets indésirables sont surtout musculaires (crampes et élévation des CPK), pouvant conduire à une rhabdomyolyse et rarement hépatiques (élévation des transaminases).

Fibrates

• Ils agissent en se fixant sur des récepteurs nucléaires et entraînent une diminution des triglycérides, une baisse de 20 à 30 % du cholestérol aux dépens du cholestérol-LDL et une augmentation du cholestérol-HDL.
• Ils sont indiqués dans les hypertriglycéridémies isolées et dans les hypercholestérolémies en cas d'intolérance aux statines.
• Leurs effets indésirables sont hépatiques (élévation des transaminases, lithiase biliaire) et musculaires. Ils ne doivent pas être associés aux statines (sauf exception, prise par un spécialiste et sous stricte surveillance).

Anticorps anti-PCSK9

Ils se lient à la PCSK9 et l'empêchent de se lier au récepteur des LDL et de le dégrader. Le nombre de récepteurs des LDL augmente et par la suite le LDL-cholestérol diminue. Le traitement est réservé aux hypercholestérolémies familiales mal contrôlées par les autres traitements.

Résines

• Elles abaissent de plus de 50 % le cholestérol en facilitant son excrétion sous forme d'acides biliaires. La **colestyramine** (*QUESTRAN*) est la seule résine disponible en France.
• Il est conseillé de les associer aux statines ou aux fibrates dans le traitement des hypercholestérolémies. Les résines sont les seuls hypolipidémiants pouvant être prescrits aux enfants atteints d'hypercholestérolémies familiales sévères.
• Les résines peuvent être responsables de troubles digestifs (constipation, météorisme) et d'une diminution de l'absorption intestinale des vitamines liposolubles (A, D, E et K). Elles interfèrent avec d'autres substances et sont maintenant peu utilisées.

Inhibiteurs de l'absorption intestinale du cholestérol

• Il s'agit de l'**ézétimibe** *(ÉZÉTROL)*, qui inhibe l'absorption digestive du cholestérol au niveau de la bordure en brosse de l'intestin grêle.
• Il est utilisé dans le traitement des hypercholestérolémies en seconde intention en association avec les statines.

Acides gras de type ω3 (oméga-3)

Pour les hypertriglycéridémies, les acides de type ω3 peuvent être ajoutés sous forme de capsule lorsque les règles diététiques sont insuffisantes.

PRONOSTIC

Les hypercholestérolémies non traitées sont grevées d'une lourde morbidité et mortalité cardiovasculaire par accident coronarien, accident vasculaire cérébral ou artérite des membres inférieurs. Les formes familiales sévères de l'hypercholestérolémie de type IIa sont responsables d'infarctus du myocarde avant l'âge de 20 ans.

Les hypertriglycéridémies sévères peuvent se compliquer d'une pancréatite aiguë lors des poussées.

DÉPISTAGE ET SURVEILLANCE BIOLOGIQUES D'UNE HYPERLIPIDÉMIE

1. Il n'y a pas lieu, chez un patient jeune (homme < 50 ans, femme avant la ménopause), sans dyslipidémie et sans facteur de risque, dont les résultats d'une première mesure, après 12 h de jeûne, du cholestérol total et des triglycérides sont normaux, de répéter ce dosage avant 5 ans.
2. Il n'y a pas lieu, chez un homme après 50 ans, sans facteur de risque et dont les résultats d'une première mesure, après 12 h de jeûne, du cholestérol total et des triglycérides sont normaux, de répéter ce dosage avant 3 ans.
3. Il n'y a pas lieu, chez une femme après la ménopause, sans facteur de risque et dont les résultats d'une première mesure, après 12 h de jeûne, du cholestérol total et des triglycérides sont normaux, de répéter ce dosage avant 3 ans.
4. Il n'y a pas lieu, chez les patients porteurs de facteurs de risque, suivant une thérapeutique hypolipidémiante hygiénodiététique et/ou médicamenteuse, de répéter les dosages plus d'une fois tous les 6 mois, une fois les valeurs cibles atteintes et stabilisées.
5. Il n'y a pas lieu, si une dyslipidémie est dépistée, de prescrire, dans le cadre de l'exploration d'une anomalie lipidique, d'autres examens que le dosage du cholestérol total, du cholestérol HDL (permettant le calcul du LDL cholestérol) et des triglycérides.

FICHE INFIRMIÈRE

EXAMENS

Le bilan lipidique doit être fait sur un prélèvement sanguin effectué après 12 h de jeûne complet et à distance de toute maladie aiguë (infection, infarctus du myocarde, opération chirurgicale).

SURVEILLANCE DU TRAITEMENT

SOINS – TRAITEMENT

En dehors des formes familiales, le traitement diététique seul doit être suivi pendant au moins 3 mois chez les patients ayant moins de 2 facteurs de risque, avant d'être déclaré insuffisamment efficace.

Les statines doivent être administrées le soir en une seule prise car la synthèse du cholestérol est maximale durant la nuit.

L'association d'une statine et d'un fibrate est en général déconseillée car elle augmente le risque de rhabdomyolyse.

EFFICACITÉ DU TRAITEMENT

L'efficacité du traitement est jugée sur le bilan lipidique (évaluation d'une anomalie lipidique) réalisé 1 à 2 mois après chaque ajustement thérapeutique, puis 1 fois par an après normalisation.

EFFETS INDÉSIRABLES

Un dosage des transaminases doit être demandé au moins 1 fois dans les 3 mois qui suivent l'instauration d'un traitement par statine ou fibrate puis 1 fois par an ; le traitement doit être arrêté lorsque leur taux dépasse 3 fois la limite supérieure de la normale.

La survenue de myalgies sous traitement par statine ou fibrate doit faire demander un dosage des CPK, en demandant au patient de ne pas effectuer d'effort physique important avant la prise de sang. Une élévation chronique et modérée des CPK n'est pas une contre-indication formelle au traitement.

Il est important de connaître les interactions médicamenteuses avec les hypolipidémiants : risque de rhabdomyolyse parfois mortelle lorsqu'on associe un fibrate (notamment le **gemfibrozil**) et une statine, nécessité d'adapter le traitement anticoagulant lorsqu'on prescrit un fibrate ou une statine, risque de rhabdomyolyse lorsque certaines statines sont administrées en même temps que la **ciclosporine**, le **vérapamil**, l'**érythromycine**, la **clarithromycine** et les antiprotéases.

ÉDUCATION ET CONSEILS

Il faut dire et répéter aux patients que le régime doit précéder la prescription d'un médicament et que ce dernier ne dispense en aucun cas de la poursuite de la diététique.

Il est indispensable de s'assurer du contrôle des facteurs de risque cardiovasculaire associés aux hyperlipidémies : arrêt du tabac, normalisation du poids et de la pression artérielle, bon équilibre du diabète.

FICHE PHARMACOLOGIE

HYPOLIPÉMIANTS – STATINES

■ Simvastatine ©

ZOCOR					
Posologie initiale usuelle : 10 à 20 mg/j en 1 prise le soir	28 cp. séc. 20 mg 84 cp. séc. 20 mg 28 cp. 40 mg 84 cp. 40 mg	3,71 10,74 3,71 10,74	I I I I	65 % 65 % 65 % 65 %	0,13 0,13 0,13 0,13
SIMVASTATINE					
Idem *ZOCOR*	28 cp. 10 mg 30 cp. 10 mg	3,06 3,26	I I	65 % 65 %	0,11 0,11

■ Pravastatine ©

PRAVASTATINE					
Dose recommandée : 10 à 40 mg x 1/j	28 cp. 10 mg 50 cp. 20 mg 84 cp. 20 mg 28 cp. 40 mg 50 cp. 40 mg 84 cp. 40 mg	3,93 HOP 11,45 3,93 HOP 11,45	I I I I I 	65 % 65 % 65 % 65 %	

■ Fluvastatine ©

LESCOL					
Posologie habituelle : 20 à 40 mg/j Dose max : 80 mg/j	30 cp. LP 80 mg 90 cp. LP 80 mg	4,13 12,10	I I	65 % 65 %	0,14 0,13
FLUVASTATINE					
Idem *LESCOL*	30 gél. 20 mg 90 gél. 20 mg 30 gél. 40 mg 90 gél. 40 mg	4,13 12,10 4,13 12,10	I I I I	65 % 65 % 65 % 65 %	0,14 0,13 0,14 0,13

■ Atorvastatine ©

TAHOR					
Posologie initiale : 10 mg/j à tout moment de la journée, à augmenter au bout de 4 sem. Max : 80 mg/j La dose de 10 mg peut être augmentée à 20 mg au bout de 4 sem.	28 cp. 10 mg 90 cp. 10 mg 28 cp. 20 mg 90 cp. 20 mg 28 cp. 40 mg 90 cp. 40 mg 28 cp. 80 mg 90 cp. 80 mg	4,65 14,72 4,65 14,72 4,65 14,72 4,65 14,72	I I I I I I I I	65 % 65 % 65 % 65 % 65 % 65 % 65 % 65 %	0,17 0,16 0,17 0,16 0,17 0,16 0,17 0,16

■ Atorvastatine + amlodipine

CADUET					
Prévention cardiovasculaire chez l'hypertendu sans maladie coronaire avec 3 facteurs de risque et cholestérol normal ou modérément élevé : 1 cp./j	30 cp. 5 mg/10 mg 90 cp. 5 mg/10 mg 30 cp. 10 mg/10 mg 90 cp. 10 mg/10 mg	9,83 29,34 9,83 29,34	I I I I	65 % 65 % 65 % 65 %	0,33 0,33 0,33 0,33

■ Rosuvastatine ©

CRESTOR					
Commencer le traitement à la dose de 5 ou 10 mg/j Max : 40 mg/j en 2 prises	30 cp. 5 mg 90 cp. 5 mg 30 cp. 10 mg 90 cp. 10 mg 30 cp. 20 mg 90 cp. 20 mg	6,34 18,90 6,34 18,90 6,34 18,90	I I I I I I	65 % 65 % 65 % 65 % 65 % 65 %	0,21 0,21 0,21 0,21 0,21 0,21

■ Pitavastatine

LIPPIZA					
A. et E. > 10 ans Posologie initiale : 1 mg/j Posologie d'entretien : 1 à 4 mg/j E. de 6 à 9 ans et A. insuffisants rénaux modérés à sévères Posologie initiale : 1 mg/j Posologie d'entretien : 1 à 2 mg/j	30 cp. 1 mg 30 cp. 2 mg 30 cp. 4 mg		I I I	NR NR NR	

Propriétés

Les **statines** bloquent l'étape initiale de la biosynthèse du cholestérol en inhibant l'HMG-CoA-réductase qui permet normalement cette réaction.

Les **statines** réduisent en moyenne le cholestérol total de 30 à 40 %, le LDL-C de 40 % et, les triglycérides de 20 %. Elles augmentent le HDL-C de 10 %.

Les **statines** de 2e génération (**atorvastatine**, **rosuvastatine**, **pitavastatine**) sont les plus puissantes ; elles réduisent modérément les triglycérides et élèvent de façon variable le HDL cholestérol.

Ce sont donc des produits qui agissent essentiellement dans les hypercholestérolémies pures ou mixtes.

Indications

Hypercholestérolémies pures (IIa) et mixtes (IIb et III). Prévention des événements cardiovasculaires chez des sujets à risque (sauf **pitavastatine**).

Contre-indications

Hypersensibilité aux **statines.**
Insuffisances hépatocellulaires.
Grossesse et **allaitement**.

Précautions d'emploi

Avant prescription : bilan hépatique (ASAT, ALAT et dosage des CPK seulement dans les situations à risque de rhabdomyolyse). Surveillance des transaminases dans les 2-3 mois suivant le début du traitement.

Les **statines** doivent être arrêtées si les transaminases sont > 3N sauf si l'élévation peut être rapportée à une stéatose ou une NASH (stéatopathie dysmétabolique : atteinte hépatique liée au syndrome métabolique) du sujet obèse ou en surpoids.

Dosage des CPK en cas de symptômes musculaires uniquement. Les **statines** doivent être arrêtées si les CPK sont > 10N.

Effets indésirables

Atteinte hépatique : surveillance des transaminases avant traitement et de façon régulière, notamment avec les fortes doses. Une élévation à 3 fois la normale doit faire arrêter le traitement.

Troubles musculaires : ils se manifestent par des crampes, des douleurs, des contractures musculaires. L'accident le plus sévère est une rhabdomyolyse. Le dosage de la CPK musculaire permet de dépister ces troubles. Le risque d'atteinte musculaire augmente en cas de traitement immunosuppresseur simultané (**ciclosporine**).

Troubles digestifs : nausées, douleurs abdominales, diarrhée.

Autres effets : céphalées, asthénie, syndrome dépressif ; réactions allergiques cutanées.

Interactions médicamenteuses

Fibrates : ils sont déconseillés car ils augmentent le risque de rhabdomyolyse lorsqu'ils sont associés aux **statines**. L'association est possible dans certains cas particuliers sous surveillance étroite.

Antivitamines K : augmentation de l'activité anticoagulante.

Ciclosporine : diminution du métabolisme des **statines.**

Digoxine : augmentation de 20 % de la digoxinémie.

Érythromycine : augmentation du risque musculaire.

Jus de pamplemousse : augmente les concentrations de **statines.**

ENDOCRINOLOGIE

HYPOLIPÉMIANTS – INHIBITEURS DE L'ABSORPTION INTESTINALE DU CHOLESTÉROL

■ Ézétimibe ©

EZETROL					
1 cp./j	28 cp. 10 mg	13,28	I	65 %	0,47
	50 cp. 10 mg	HOP	I		
	90 cp. 10 mg	40,25	I	65 %	0,45

■ Ézétimibe + simvastatine ©

INEGY					
1 cp./j 10/20 mg à 10/80 mg/j le soir	30 cp. 10 mg/20 mg	14,49	I	65 %	0,48
	90 cp. 10 mg/20 mg	41,01	I	65 %	0,46
	30 cp. 10 mg/40 mg	14,49	I	65 %	0,48
	90 cp. 10 mg/40 mg	41,01	I	65 %	0,46

■ Ézétimibe + atorvastatine

LIPTRUZET					
1 cp./j	30 cp. 10 mg/10 mg	24,49	I	65 %	0,82
	90 cp. 10 mg/10 mg	72,73	I	65 %	0,81
	30 cp. 10 mg/20 mg	24,49	I	65 %	0,82
	90 cp. 10 mg/20 mg	72,73	I	65 %	0,81
	30 cp. 10 mg/40 mg	24,49	I	65 %	0,82
	90 cp. 10 mg/40 mg	72,73	I	65 %	0,81
	30 cp. 10 mg/80 mg	24,49	I	65 %	0,82
	90 cp. 10 mg/80 mg	72,73	I	65 %	0,81

■ Ézétimibe + rosuvastatine

LIPOROSA					
Hypercholestérolémie essentielle (IIa) A. 1 gél./j Non recommandé chez sujet âgé car dose de rosuvastatine trop élevée Gél. contenant 1 cp. de rosuvastatine et 1 cp. d'ézétimibe	30 gél. 10 mg/10 mg 90 gél. 10 mg/10 mg 30 gél. 10 mg/20 mg 90 gél. 10 mg/20 mg	19,16 55,05 21,23 60,90	I I I I	65 % 65 % 65 % 65 %	0,64 0,61 0,71 0,68
SUVREZA					
Idem *LIPOROSA*	30 cp. 10 mg/10 mg 90 cp. 10 mg/10 mg 30 cp. 10 mg/20 mg 90 cp. 10 mg/20 mg	19,16 55,05 21,23 60,90	I I I I	65 % 65 % 65 % 65 %	0,64 0,61 0,71 0,68

Propriétés

L'**ézétimibe** est un hypolipémiant entraînant une inhibition sélective de l'absorption intestinale du cholestérol et des phytostérols apparentés. Il diminue d'environ 20 % le LDL cholestérol.

Les **statines** diminuent la synthèse hépatique du cholestérol (*cf.* **Statines**).

L'association des **statines avec l'ézétimibe** permet la diminution du cholestérol par deux mécanismes distincts.

Indications

Hypercholestérolémie primaire :

• en association avec une statine comme traitement adjuvant chez les patients répondant partiellement au traitement par **statine** seule ;

• en monothérapie en cas d'intolérance aux **statines.**

Hypercholestérolémie familiale homozygote : en association avec une **statine.**

Sitostérolémie homozygote : en traitement adjuvant au régime.

Contre-indications

Grossesse, allaitement.

Hypersensibilité à l'**ézétimibe**, allaitement, galactosémie congénitale, syndrome de malabsorption en glucose ou galactose, déficit en lactate.

Déconseillé en cas d'insuffisance hépatique modérée à sévère, chez l'enfant de moins de 10 ans et pendant la grossesse.

INEGY : mêmes contre-indications que la **simvastatine**. *SUVREZA* et *LIPOROSA* contre-indiqués en cas d'insuffisance rénale sévère.

Précautions d'emploi

Celles de la **simvastatine** pour *INEGY*.

SUVREZA et *LIPOROSA* non recommandés en cas d'insuffisance hépatique ou rénale modérée car posologie de **rosuvastatine** trop élevée.

Effets indésirables

Céphalées, douleurs abdominales, diarrhée, constipation.

Pancréatite, hépatite, cholécystite.

Rash cutané, thrombopénie.

Myopathie, rhabdomyolyse, élévation des CPK.

Effets indésirables de la **simvastatine** pour *INEGY*.

HYPOLIPÉMIANTS - RÉSINE

■ Colestyramine

QUESTRAN					
3 sach./j en moyenne : 1 à chaque repas, la posologie pouvant aller jusqu'à 24 g dans les hypercholestérolémies majeures	50 sach. 4 g à dissoudre	15,24	I	65 %	0,30

Propriétés

Résine échangeuse d'ions, fixant les acides biliaires et augmentant leur élimination fécale (en particulier le cholestérol transformé en acides cholique et chénodésoxycholique).

Indications

Hypercholestérolémie
Prurit lié à une cholestase.
Diarrhée liée à une résection iléale (pour chélater les acides biliaires).

Effets indésirables

Constipation fréquente, opiniâtre, pouvant dans les cas extrêmes réaliser une pseudo-occlusion.

Risque de malabsorption des vitamines A, D, E, K et de nombreux médicaments.

Précautions d'emploi

Traitement à posologie progressive, à administrer à distance des autres médications. Associer un traitement par lubrifiant digestif.
Grossesse : évaluer les risques : hypercholestérolémie majeure contre malabsorption des vitamines liposolubles.

Interactions médicamenteuses

Diminution de l'effet des **AVK** et des **hormones thyroïdiennes.**

HYPOLIPÉMIANTS -FIBRATES

■ Bézafibrate

BÉFIZAL					
Dose moyenne : 400 mg/j	90 cp. 200 mg	5,71	II	65 %	0,06
	30 cp. LP 400 mg	6,40	II	65 %	0,21
	90 cp. LP 400 mg	18,12	II	65 %	0,20

■ Ciprofibrate ©

LIPANOR					
1 gél./j	30 gél. 100 mg	3,40	II	65 %	0,11
CIPROFIBRATE					
1 gél./j	90 gél. 100 mg	9,27	II	65 %	0,10

■ Fénofibrate ©

LIPANTHYL					
LIPANTHYL MICRONISÉ : 2 à 4 gél./j en 2 à 3 prises	60 gél. 67 mg	3,69	II	65 %	0,06
	90 gél. 67 mg	5,11	II	65 %	0,06
	30 gél. 200 mg	5,51	II	65 %	0,18
	90 gél. 200 mg	16,43	II	65 %	0,18

LIPANTHYL à libération modifiée : 1 cp./j	30 cp. 145 mg 90 cp. 145 mg 30 cp. 160 mg 90 cp. 160 mg	5,51 15,61 5,51 16,43	II II II II	65 % 65 % 65 % 65 %	0,18 0,17 0,18 0,18
FENOFIBRATE					
Idem *LIPANTHYL MICRONISÉ* 1 gél./j	30 gél. 100 mg 30 gél. 300 mg 90 gél. 300 mg	1,54 3,81 10,50	II II II	65 % 65 % 65 %	0,05 0,13 0,12

■ **Gemfibrozil**

LIPUR					
1 cp./j à chaque repas	60 cp. 450 mg	9,86	II	65 %	0,16

Propriétés

Les **fibrates** agissent à la fois sur la synthèse du cholestérol (inhibition de l'HMG-CoA-réductase) et des TG. Ils réduisent ainsi le LDL-C de 25 % et les TG de 40-60 %. Le HDL-C augmente de 10-20 %.

Indications

Hyperlipidémies mixtes (IIa, III) et de type IV.
Hyperlipidémies de type IIa (moins efficaces que les **statines**).

Contre-indications

Grossesse et allaitement.

Précautions d'emploi

Surveillance du TP ou de l'INR avec les **anti-vitamines K**. Surveillance régulière de la créatinine et des transaminases.

Effets indésirables

Myalgies, et dans les cas extrêmes, rhabdomyolyse (effet dose-dépendant).
Effets hépatotoxiques : élévation des transaminases (10 à 20 %). Lithiase biliaire.
Nausées, asthénie, céphalées, vertiges.
Impuissance.
Allergies cutanées.

Interactions médicamenteuses

Ne pas associer aux **statines** car risque de potentialisation des effets indésirables hépatiques et musculaires.

HYPOLIPÉMIANTS – ACIDES GRAS OMÉGA-3

■ **Esters éthyliques d'acides gras oméga-3** ©

OMACOR					
1 à 4 caps./j	28 caps. 1 g			NR	

Propriétés

Préparation à base d'huile de chair de poisson, riche en acides gras oméga-3 polyinsaturés (acides ecosapentaénoïque et docosahexaénoïque).

Indications

Hyperlipidémies avec hypertriglycéridémie isolée ou prédominante (type IIb, III et IV).

Prévention des accidents cardiovasculaires chez des sujets prédisposés ou ayant déjà eu un infarctus du myocarde.

Précautions d'emploi

Traitements anticoagulants : surveillance.

Effets indésirables

Nausées, éructations.

VITAMINE E

■ **Alpha-tocophérol** ©

TOCO					
1 caps/j au petit-déjeuner	30 caps. 500 mg	2,69		65 %	0,09

Propriétés

L'**alpha-tocophérol** est une vitamine liposoluble comme les vitamines A, D et K. Son absorption *per os* est de 50 %.
Un syndrome de malabsorption peut causer une carence vitaminique.

Indications

Traitement des carences en vitamine E.

Effets indésirables

La **vitamine E** pourrait augmenter le risque d'accident vasculaire cérébral hémorragique et le risque de cancer de la prostate.

OBÉSITÉ

FICHE MALADIE

DÉFINITION

L'obésité est définie par un excès de masse grasse entraînant des conséquences néfastes pour la santé et mettant en cause le bien-être psychologique et social de l'individu.
L'augmentation de la prévalence et de la sévérité de l'obésité en fait un problème de santé publique dans les pays développés.

CAUSES ET MÉCANISMES

L'obésité est la conséquence du déséquilibre de la balance énergétique résultant d'un excès des apports alimentaires par rapport aux besoins de l'organisme.
Elle est d'origine multifactorielle et dépend à la fois de facteurs génétiques, environnementaux et comportementaux.

• Les facteurs alimentaires sont prépondérants : l'apport énergétique est souvent excessif, mais la ration calorique qui fait prendre du poids dépend d'un sujet à l'autre. Les lipides et la consommation d'alcool ont un rôle prédominant. Les troubles du comportement alimentaire (grignotage permanent ou prise alimentaires impulsives) favorisent la prise de poids.
• La sédentarité favorise l'obésité en réduisant la dépense énergétique et en diminuant la masse maigre.
• Les facteurs génétiques jouent un rôle non négligeable, comme le montrent les études portant sur les jumeaux et les familles d'obèses ; la prédisposition héréditaire fait intervenir plusieurs gènes, les cas d'obésité résultant de la mutation d'un seul gène étant exceptionnels.
• Les facteurs psychologiques, sociaux et culturels ont aussi leur part de responsabilité. À titre d'exemples, on citera les troubles dépressifs ou obsessionnels qui influencent les comportements alimentaires, la diminution de l'activité physique liée à l'urbanisation, au développement des transports et au travail sédentaire, l'augmentation de la température des logements qui diminue les dépenses caloriques, la consommation d'aliments préparés industriellement qui favorisent les apports en graisses animales et en sucres simples.

DIAGNOSTIC

SIGNES CLINIQUES

La détermination de l'indice de masse corporelle (IMC), ou indice de Quetelet, est indispensable au diagnostic. Il est déterminé à partir du poids (P) en kilogrammes et de la taille (T) en mètres ($IMC = P/T^2$). On parle de surpoids pour un IMC > 25 kg/m^2 et d'obésité pour une valeur supérieure à 30.

Relation entre le poids et l'IMC

POIDS	IMC (kg/m²)
Poids insuffisant	< 18
Poids normal	18-25
Surpoids	25-30
Obésité non morbide	30-40
Obésité morbide	> 40

Pour apprécier la masse grasse, on mesure le pli cutané au niveau du triceps ou de l'abdomen. La valeur trouvée est à interpréter en fonction de l'âge.

Il est important de déterminer la répartition des graisses, qui peut être androïde (prédominant au niveau de la partie supérieure du corps : abdomen, cou et épaules) ou gynoïde (prédominant au niveau des cuisses et des fesses) ; la répartition de type androïde est évaluée par la mesure du tour de taille à l'aide d'un mètre de couturière. Un tour de taille supérieur à 80 cm chez la femme et à 94 cm chez l'homme témoigne d'une augmentation du risque cardiovasculaire.

SYNDROME MÉTABOLIQUE – SYNDROME D'INSULINORÉSISTANCE (IDF [1])

- Obésité tronculaire :
- Tour de taille ≥ 94 cm (homme) ou ≥ 80 cm (femme).
- Au moins 2 des paramètres suivants :
- Triglycérides ≥ 1,50 g/L (1,7 mmol/L) ou hypertriglycéridémie traitée.
- HDL-cholesterol < 0,40 g/L (1,0 mmol/L) (homme) ou < 0,50 g/L (1,3 mmol/l) (femme) ou hypercholestérolémie traitée.
- Pression artérielle systolique ≥ 130 mmHg ou diastolique ≥ 85 mmHg ou HTA traitée.
- Glycémie ≥ 1,0 g/L (5,6 mmol/L) ou diabète de type 2 traité.

EXAMENS COMPLÉMENTAIRES

La mesure directe de la masse grasse par densitométrie n'est pas réalisée en pratique courante.

Les examens biologiques se limitent à un bilan lipidique, une glycémie à jeun et postprandiale et un dosage de l'uricémie.

Il n'existe pas de marqueur biologique spécifique de l'obésité.

TRAITEMENT

OBJECTIFS THÉRAPEUTIQUES

Le contrôle du poids est l'objectif primordial. Il doit être individualisé, tenant compte du mode de vie du patient, et réaliste. Il ne faut pas fixer comme objectif le retour au poids idéal, mais plutôt se donner comme objectif une perte de 5 à 15 % du poids initial, à obtenir en 3 à 4 mois et à maintenir sur le long terme.

Le traitement des facteurs de risque associés (dits facteurs de comorbidité) est également indispensable : normalisation de la pression artérielle, traitement d'une hyperlipidémie, équilibration du diabète.

MOYENS THÉRAPEUTIQUES

▶ Activité physique

Elle a l'avantage de favoriser la perte de poids en préservant la masse musculaire. Il ya deux approches possibles :

- L'approche classique, la meilleure quand elle est possible, consiste à préconiser la pratique régulière d'exercices suffisamment prolongés (3 séances de sport par semaine, par exemple).
- L'approche pragmatique, la plus souvent utilisée, est de conseiller une activité physique à l'occasion de tous les gestes de la vie courante : utiliser les escaliers plutôt que l'ascenseur, descendre du bus avant l'arrêt prévu, marcher plus et éviter de faire des courts trajets en voiture, jardiner, etc.

Dans tous les cas, l'activité physique doit être adaptée aux capacités du sujet.

▶ Diététique

Le rôle des diététicien(ne)s est de première importance dans la prise en charge de l'obésité.

Le préalable à la prescription d'un régime est l'enquête diététique qui doit évaluer les apports caloriques quotidiens par un interrogatoire, destiné à connaître le contenu quantitatif et qualitatif des repas, et en analysant les comportements alimentaires (grignotage, prise alimentaire en dehors des repas, prise compulsive de nourriture, période de boulimie alternant avec des périodes de jeûne).

La diminution des apports caloriques doit tenir compte des habitudes alimentaires et du résultat de l'enquête diététique, en évitant les régimes trop restrictifs et en proscrivant le jeûne complet prolongé qui est dangereux. On a le plus souvent recours aux régimes personnalisés peu restrictifs qui consistent à fixer des apports correspondant aux deux tiers de la dépense énergétique, ou encore à réduire de 15 à 30 % les apports alimentaires évalués par l'enquête (soit en pratique 1 400 à 2 200 kcal/j).

Les régimes plus draconiens ne font pas partie de la pratique courante en ambulatoire et ne s'appliquent que pendant de courtes durées et sous stricte surveillance médicale, qu'il s'agisse des régimes à bas niveau calorique (800 à 1 200 kcal/j) ou à très bas niveau calorique (< 800 kcal/j), dits « diètes protéiques » ; ils exposent à la dénutrition, à la diminution de la masse osseuse et des tissus musculaires et ne sont pas compatibles avec une activité physique normale.

▶ Médicaments agonistes GLP1

Il s'agit par exemple du sémaglutide ou du liraglutide. Ils permettent d'obtenir jusqu'à 20 % de perte de poids. Ils sont indiqués en cas d'IMC ≥ 30 kg/m^2 ou ≥ 27 kg/m^2 et < 30 kg/m^2 avec une comorbidité associée (diabète, HTA, etc.) associée au surpoids ou à l'obésité.

▶ Chirurgie bariatique

Elle augmente l'espérance de vie des patients lorsque l'indication est bien portée.

Elle est indiquée après échec d'une prise en charge médicalisée d'au moins un an :

- chez les patients avec IMC > 40 kg/m^2 ;
- chez les patients avec IMC > 35 kg/m^2 avec comorbidités (maladies cardiorespiratoires, ostéo-articulaires ou métaboliques).

Il en existe différents types :

- le court-circuit gastrique (réduction du volume gastrique et malabsorption) ou Bypass ;
- la gastroplastie verticale bandée (réduction du volume gastrique) ou « *sleeve gastrectomy* ».

▶ Autres moyens

Le soutien psychologique est nécessaire en cas de dépression ou de troubles de l'image de soi. Les thérapies cognitivo-comportementales sont parfois utiles pour faire respecter la diététique durablement.

PRONOSTIC

La morbidité est directement corrélée à l'importance de l'obésité. Les complications sont nombreuses :

- cardiovasculaires : insuffisance coronarienne, hypertension artérielle, accidents vasculaires cérébraux, accidents thromboemboliques veineux ;
- respiratoires : insuffisance respiratoire chronique, syndrome d'apnée du sommeil, hypertension artérielle pulmonaire ;
- ostéoarticulaires : gonarthrose, coxarthrose, nécrose de la tête fémorale, rachialgies, goutte ;
- métaboliques : hyperlipidémie, insulinorésistance avec diminution de la tolérance au glucose ou diabète de type 2, hyperuricémie ;
- endocriniennes : infertilité, dysovulation, aménorrhée, hyperandogénie chez la femme, hypogonadisme en cas d'obésité sévère chez l'homme ;
- hépatiques : stéatose non alcoolique du foie.

L'obésité augmente la fréquence de certains cancers (prostate, endomètre, côlon, etc.), des infections cutanées (mycose des plis) et des complications à l'occasion d'une opération chirurgicale ou d'un accouchement. Elle a aussi des conséquences psychosociales car elle retentit sur la qualité de vie et altère l'image du corps.

FICHE INFIRMIÈRE

EXAMENS

La pesée doit se faire le matin àjeun chezun patienten sous-vêtements, vessievide, à l'aide d'un pèse-personne adapté au degré de l'obésité.

Le périmètre abdominal est mesuré à mi-distance entre les dernières côtes et la crête iliaque.

SURVEILLANCE DU TRAITEMENT

SOINS – TRAITEMENT

L'infirmière atoute sa place au sein de l'équipe soignante qui prend en charge les obèses, en collaboration avec les médecins, les diététiciennes, les kinésithérapeutes et les psychologues ; elle doit veiller au respectdu régime et à la pratique régulière d'une activité physique régulière et maintenir dans la durée la motivation et l'équilibre psychologique du patient.

EFFICACITÉ DU TRAITEMENT

La surveillance du poids est primordiale, mais une pesée hebdomadaire est suffisante. Il faut savoir qu'après une perte de poids initiale assez rapide, le poids a tendance à se stabiliser.

EFFETS INDÉSIRABLES

Il faut éviter les régimes trop restrictifs ou les pertes de poids trop rapides qui exposent au risque de carences, de troubles du comportement alimentaire et, en cas d'échappement, aux reprises pondérales avec rebond.

Lors des régimes à niveau calorique bas et très bas, il faut surveiller la pression artérielle et la fréquence cardiaque et donner une supplémentation en vitamines et en calcium.

ÉDUCATION ET CONSEILS

Il faut à la fois convaincre les patients que l'obésité est une maladie qui peut conduire à de nombreuses complications et les dissuader de vouloir maigrir trop rapidement ou atteindre un poids idéal. Les amaigrissements de plus de 20 % ou le retour à un IMC inférieur à 25 kg/m² risquent en effet de mettre en danger l'équilibre psychologique et social du sujet. En revanche, une perte pondérale de 15 % est déjà bénéfique pour la santé.

Il faut s'assurer que les facteurs de comorbidité sont pris en charge et, lorsqu'il existe, lutter contre le tabagisme qui aggrave le pronostic cardiovasculaire et respiratoire.

FICHE PHARMACOLOGIE

ADJUVANT DE LA SURCHARGE PONDÉRALE

■ Orlistat ©

XÉNICAL				
1 gél. avant, pendant ou jusqu'à 1 h après chacun des principaux repas Si un repas est sauté ou ne contient pas de graisses, la prise d'*orlistat* doit être supprimée Des posologies supérieures à 120 mg x 3/j n'apportent pas de bénéfice supplémentaire	84 gél. 120 mg		I	NR

Propriétés

L'**orlistat** est un inhibiteur puissant, spécifique et d'action prolongée des lipases gastro-intestinales. Il forme dans la lumière de l'estomac et de l'intestin grêle une liaison covalente avec le site sérine actif des lipases gastriques et pancréatiques. L'enzyme ainsi inactivée ne peut plus hydrolyser les triglycérides alimentaires en acides gras libres et monoglycérides absorbables.

Indications

XÉNICAL : traitement de l'obésité (IMC ≥ 30 kg/m²) ou du surpoids (IMC ≥ 28 kg/m²) associé à des facteurs de risques.

Si un régime seul a précédemment permis une perte de poids d'au moins 2,5 kg en 4 sem. consécutives. Le traitement par **orlistat** doit être arrêté après 12 sem. si les patients n'ont pas perdu au moins 5 % du poids initial.

Contre-indications

Syndrome de malabsorption chronique.

Cholestase.

Allaitement (le passage dans le lait maternel n'est pas connu). Grossesse.

Hypersensibilité au principe actif ou à l'un des excipients.

Précautions d'emploi

Diminution de l'absorption des vitamines liposolubles (A, D, E, K). Maintien d'une alimentation riche en fruits et en légumes.

Si besoin, supplémentation multivitaminique à distance (2 h) de la prise d'**orlistat**.

Effets indésirables

• Gastro-intestinaux (+++)

Ils sont liés à l'activité de l'**orlistat** et témoignent de son efficacité. Pendant la 1re année de traitement, les effets très fréquents sont des traces de graisses au niveau anal (27 %), des gaz avec suintement (24 %), des selles impérieuses (22 %), des selles grasses/huileuses (20 %), des émissions de graisses (12 %), des selles abondantes (11 %), des incontinences fécales (8 %).

L'incidence des effets indésirables diminue lors de l'utilisation prolongée d'**orlistat**.

Les autres événements (plus rares) sont : douleur/gêne abdominale, flatulence, selles liquides, selles molles, douleur/gêne rectale, problèmes dentaires, problèmes gingivaux.

• Troubles respiratoires, thoraciques et médiastinaux : infection respiratoire haute, infection respiratoire basse, grippe.

• Système nerveux : céphalées.

• Troubles des organes de reproduction et des seins : règles irrégulières.

• Troubles psychiques : anxiété.

• Troubles généraux et accidents liés au site d'administration : asthénie.

• Troubles rénaux et urinaires : infection urinaire.

• Allergies : prurit, rash cutané, urticaire, angio-œdème et réaction anaphylactique, rares cas d'éruptions bulleuses.

> De très rares cas d'augmentation des transaminases et des phosphatases alcalines hépatiques, et d'exceptionnels cas d'hépatite potentiellement graves ont été rapportés.

Interactions médicamenteuses

L'association à l'**acarbose** est déconseillée.

Anorexigènes.

Anticoagulants : en traitement à long terme, une évaluation de l'INR doit être réalisée.

Vitamines et bêtacarotène : la diminution de l'absorption des vitamines **D, E** et du bêtacarotène doit être prise en compte.

Ciclosporine : diminution des taux plasmatiques.

DÉNUTRITION

FICHE MALADIE

DÉFINITION

La dénutrition est un état pathologique qui survient lorsque les apports protéinocaloriques ne suffisent plus à couvrir les besoins de l'organisme. Elle se traduit par un amaigrissement involontaire ayant des conséquences délétères. Elle est particulièrement fréquente chez les sujets hospitalisés et en milieu gériatrique (environ 8 % des sujets de plus de 80 ans vivant à domicile et 40 % de ceux qui sont en institution).

CAUSES ET MÉCANISMES

En pratique médicale, la dénutrition relève de mécanismes multiples souvent intriqués chez le même patient, qu'on peut classer en quatre catégories.

DÉFAUT DES APPORTS ALIMENTAIRES

- Réduction de la prise alimentaire en raison d'un défaut d'approvisionnement, d'une anorexie, d'un dégoût de la nourriture, d'un état dépressif ou d'une démence.
- Obstacle mécanique aux passages des aliments : trouble de la mastication ou de la déglutition, pathologie œsophagienne empêchant le passage des aliments.
- Maladies responsables de vomissements répétés ou d'une malabsorption intestinale (pancréatite, cirrhose, mucoviscidose, séquelles de la chirurgie digestive).

AUGMENTATION DES BESOINS CALORIQUES (SITUATIONS D'HYPERMÉTABOLISME)

- Situations d'agression aiguë : traumatismes multiples, interventions chirurgicales majeures, brûlures étendues, états infectieux sévères (choc septique).

MALADIES CACHECTISANTES CHRONIQUES

- Hyperthyroïdie, cancer ou hémopathie maligne, sida, insuffisance rénale, insuffisance respiratoire chronique, cirrhose.

AUGMENTATION DES PERTES EN PROTÉINES

- Diarrhée chronique (maladie de Crohn, rectocolite hémorragique).
- Syndrome néphrotique.

DIAGNOSTIC

SIGNES CLINIQUES

- La mesure de l'indice de masse corporelle (IMC) à partir du poids et de la taille est indispensable au diagnostic ; une dénutrition doit être évoquée pour un IMC < 18 kg/m^2.
- La perte de poids, surtout si elle est récente et rapide, est un bon moyen de diagnostic ; une diminution de 5 à 10 % par rapport au poids de forme signe une dénutrition modérée ; elle est sévère à partir de 10 %.
- L'inspection et la palpation des membres et de l'abdomen montrent une diminution des masses adipeuses et musculaires ; elles peuvent être quantifiées par la mesure de la circonférence du bras à l'aide d'un mètre ruban et du pli cutané tricipital à l'aide d'une pince.
- La présence d'œdèmes est un signe de gravité.
- L'apparition de troubles trophiques de carence est évocatrice : perlèches (exulcérations des commissures labiales), glossite, peau sèche, perte des cheveux, ongles cassants.
- Des index composites tels que le *Mini Nutritional Assessment – Short Form* (MNA-SF) (*cf.* encadré, p. 376) permettent de calculer un score clinique utile au dépistage de dénutrition.

Un patient obèse peut aussi être dénutri. Les examens complémentaires biologiques pourrait alors aider au diagnostic.

EXAMENS COMPLÉMENTAIRES

Trois marqueurs protéiques plasmatiques sont utiles pour le diagnostic :

- l'albumine : un taux inférieur à 30 g/L est le témoin d'une dénutrition sévère ;

• la préalbumine, ou transthyrétine : le taux normal est compris entre 0,25 et 0,35 g/L ; son dosage est surtout utile pour le suivi de la renutrition ;

• la protéine C réactive (CRP) : son augmentation témoigne d'un syndrome inflammatoire ; elle est corrélée à la résistance à la renutrition. Le dosage de certaines vitamines (folates, vitamines B12, A, D et E) est parfois demandé pour mettre en évidence des carences spécifiques.

TRAITEMENT

Le traitement est diététique, car il n'y a pas de médicaments de la dénutrition.

TRAITEMENT PRÉVENTIF

Il doit s'appliquer à tout sujet hospitalisé depuis plus d'une semaine pour une affection aiguë, chez les personnes âgées de plus de 70 ans ou en situation de précarité et chez les patients atteints d'une maladie chronique.

Il consiste à maintenir des apports caloriques et protéiques suffisants, en luttant contre les régimes abusivement restrictifs.

Il faut prévenir les carences en vitamines, en minéraux et en oligoéléments chez le sujet âgé, l'alcoolique, la femme enceinte et l'adolescente s'imposant des régimes trop restrictifs.

TRAITEMENT DE LA DÉNUTRITION AVÉRÉE

On a d'abord recours à la prescription d'un régime hypercalorique grâce à la prise de collations entre les repas, en s'aidant si nécessaire de compléments alimentaires hyperprotéinés. Lorsque ces mesures sont insuffisantes ou impossibles à mettre en œuvre, l'assistance nutritionnelle par nutrition entérale est nécessaire.

L'alimentation parentérale est le dernier recours, le plus souvent en complément d'apports oraux ou entéraux. Elle n'est exclusive qu'en cas de sténose digestive serrée ou de fistule gastro-intestinale.

PRONOSTIC

Les conséquences délétères de la dénutrition sont multiples :

• diminution de la masse musculaire responsable d'une diminution de l'activité physique et favorisant les chutes ;

• réduction de la masse osseuse qui augmente le risque de fractures ;

• détérioration du système immunitaire facilitant la survenue d'infections ;

• anémie diminuant l'oxygénation des tissus ;

• hyperglycémie avec insulinorésistance en dehors de tout diabète, par augmentation de la sécrétion des hormones catabolisantes (cortisol, adrénaline) ;

• pertes tissulaires (escarres) et retard de cicatrisation ;

• apparition ou aggravations detroubles neuropsychiatriques (dépression, démence).

Toutes ces conséquences expliquent la mortalité importante observée chez les sujets déjà fragilisés par l'âge, la maladie ou une intervention chirurgicale récente.

ENDOCRINOLOGIE

FICHE INFIRMIÈRE

EXAMENS

Le calcul de l'IMC (P/T^2) nécessite une mesure du poids (P, kg) et de la taille (T, m) appropriée à l'état du patient :

• le poids doit être mesuré chez un patient de préférence en sous-vêtements, vessie vide, par une méthode adaptée au degré d'autonomie (pèse-personne, chaise-balance ou système de pesée couplé au lève-personne) ;

• chez le patient de plus de 70 ans : la mesure de la taille est plus discutable en pratique gériatrique. Avec l'âge, les tassements vertébraux, l'amincissement des disques intervertébraux et l'accentuation de la cyphose dorsale sont responsables d'une diminution de la taille par rapport à celle atteinte à l'âge adulte. La distance talon-genou (dtG) est bien corrélée à la taille maximale atteinte et moins susceptible de varier au cours de la vie. À partir de la dtG, les formules de Chumlea permettent de calculer la taille :

- Taille (homme) = (2,02 × dtG cm) – (0,04 × âge) + 64,19
- Taille (femme) = (1,83 × dtG cm) – (0,24 × âge) + 84,88

SURVEILLANCE DU TRAITEMENT

SOINS – TRAITEMENT

La nutrition entérale se fait le plus souvent en site gastrique, à l'aide d'une sonde naso-gastrique si elle est prévue pour durer moins d'un mois, par gastrostomie perendoscopique pour des durées plus longues. Dans certains cas (pancréatite, ou après une opération de chirurgie viscérale), elle se fait en site jéjunal par sonde naso-jéjunale ou après jéjunostomie posée en peropératoire.

Afin de permettre la prise alimentaire durant la journée, la nutrition entérale de complément est réalisée la nuit.

Lors d'une renutrition, l'apport en vitamines et oligoéléments ne doit pas être oublié.

EFFICACITÉ DU TRAITEMENT

Elle se juge cliniquement sur l'évolution du poids (pesée du patient au moins 1 fois par semaine).

La surveillance biologique se fait en surveillant le taux plasmatique de la préalbumine, l'ionogramme, la phosphorémie et la magnésémie.

DÉPISTAGE CLINIQUE DE LA DÉNUTRITION PAR LE *MINI NUTRITIONAL ASSESSMENT – SHORT FORM* (MNA–SF) (D'APRÈS NESTLÉ NUTRITION SERVICES)

A. Le patient présente-t-il une perte d'appétit ? A-t-il mangé moins ces derniers mois par manque d'appétit, problèmes digestifs, difficulté de mastication ou de déglutition ?

0 : Anorexie sévère. 1 : Anorexie modérée. 2 : Pas d'anorexie.

B. Perte récente de poids ?

0 : Perte > 3 kg. 1 : Ne sait pas. 2 : Perte de poids entre 1 et 2 kg. 3 : Pas de perte de poids.

C. Motricité.

0 : Du lit au fauteuil. 1 : Autonome à l'intérieur. 2 : Sort du domicile.

D. Maladie aiguë ou stress psychologique lors des derniers trois mois ?

0 : Oui. 2 : Non.

E. Problèmes neuropsychologiques.

0 : Démence ou dépression sévère. 1 : Démence ou dépression modérée. 2 : Pas de problème psychologique.

F. Index de masse corporelle (IMC) = poids/(taille^2) en kg/m^2.

0 : IMC < 19. 1 : IMC de 19 à 20. 2 : IMC de 21 à 23. 3 : IMC > 23.

Score de dépistage :

- 12 à 14 : pas de dénutrition.
- ≤ 11 : possibilité de dénutrition.

EFFETS INDÉSIRABLES

Il est essentiel de prévenir, grâce à un nursing régulier, les infections et les complications du décubitus (accidents thromboemboliques, escarres, encombrement bronchique) qui aggraveraient la dénutrition.

ÉDUCATION ET CONSEILS

L'équipe soignante doit savoir dépister les sujets à risque de dénutrition et prendre les mesures préventives. Elle doit assurer le suivi du poids et vérifier la consommation des repas. En institution, il faut privilégier la convivialité au cours des repas.

En ambulatoire, il convient de donner des conseils pour éviter la monotonie de l'alimentation, enrichir les repas et lutter contre les régimes trop restrictifs.

Il faut savoir que les compléments alimentaires trouvés dans le commerce coûtent cher, que certains sont en partie remboursés par l'assurance-maladie, sauf chez la personne âgée.

En fin de vie, il faut éviter les excès de traitements et se contenter de mesures diététiques modestes conformément au souhait et au confort du patient.

PARTIE 4

GASTROENTÉROLOGIE HÉPATOLOGIE

CANCER DE L'ŒSOPHAGE

FICHE MALADIE

DÉFINITION

Il existe deux types histologiques de cancer de l'œsophage :

- l'adénocarcinome (50 %, dont l'incidence augmente avec l'obésité) ;
- le carcinome épidermoïde (50 %).

CAUSES ET MÉCANISMES

CARCINOME ÉPIDERMOÏDE

Le rôle dose-dépendant d'une intoxication alcoolo-tabagique est retrouvé dans 90 % des cas. Le mégaœsophage et un antécédent d'ingestion de caustique sont également des facteurs de risque.

ADÉNOCARCINOME

Il complique dans 10 à 15 % des cas l'évolution d'un endobrachyœsophage. Il est favorisé par l'obésité.

DIAGNOSTIC

SIGNES CLINIQUES

Ils sont parfois absents, en cas de découverte fortuite au cours d'une endoscopie.

- Dysphagie (gêne voire blocage à la déglutition) : ce symptôme est fréquent (90 %) mais tardif, d'aggravation rapide, concernant les aliments solides puis les liquides.
- Autres : douleur rétro-sternale, dysphonie par envahissement du nerf récurrent gauche, fausse route ou hémorragie digestive.

EXAMENS COMPLÉMENTAIRES

L'endoscopie œsophagienne est l'examen essentiel permettant le diagnostic macroscopique, topographique (distance par rapport aux arcades dentaires) et de certitude par la réalisation de biopsies pour examen anatomopathologique.

BILAN PRÉTHÉRAPEUTIQUE

Il comporte :

- Échographie abdominale.
- Scanner thoracoabdominal.
- Fibroscopie trachéobronchique : elle permet d'éliminer une extension muqueuse trachéobronchique ou une deuxième localisation ; moins indispensable en cas d'adénocarcinome du tiers inférieur.
- Examen ORL à la recherche d'une paralysie récurrentielle contre-indiquant la chirurgie (et recherche d'une lésion ORL synchrone).

S'il y a *absence de métastases* sur les examens précédents :

- Échoendoscopie : sauf si la tumeur est localement évoluée (sténose du tiers supérieur, envahissement trachéal).
- PET-scan à la recherche de métastases.
- Pan-endoscopie ORL sous anesthésie générale.

Bilan d'opérabilité :

- État nutritionnel (importance de l'amaigrissement, protidémie, albuminémie).
- Examen respiratoire (explorations fonctionnelles respiratoires, gaz du sang).
- Examen cardiovasculaire avec ECG et échographie.
- Bilan biologique hépatique.

TRAITEMENT

Il sera toujours discuté en réunion de concertation pluridisciplinaire (RCP) de cancérologie après réalisation d'un bilan préthérapeutique ayant permis de préciser le stade de la tumeur en fonction de sa taille, de la présence ou non d'adénopathies et/ou de métastases.

TRAITEMENT CURATIF

▶ Traitement chirurgical

Il concerne les patients opérables présentant une tumeur superficielle ou peu à moyennement étendue et sans métastases ganglionnaires à distance ou viscérales. La technique chirurgicale standard est l'œsophagectomie transthoracique subtotale avec curage ganglionnaire (médiastinal et coronaire stomachique) et plastie gastrique (estomac allongé et tubulisé dans le médiastin).

▶ Traitement médical

• Résection endoscopique par mucosectomie pour les cancers superficiels de moins de 3 cm de diamètre.

• L'association radiothérapie-chimiothérapie (RT-CT) concomitante concerne les patients présentant une tumeur moyennement étendue sans métastases à distance (obtenant les mêmes résultats que la chirurgie) ou peu étendue chez des patients inopérables. Dans certains cas, on peut réaliser une chimiothérapie néoadjuvante (en préopératoire afin d'améliorer les résultats de la chirurgie).

• La radiothérapie délivre une irradiation de 45 gray (Gy) au niveau de la tumeur et des aires ganglionnaires concernées à raison de 1,8 Gy par séance (correspondant à un « tir » de quelques minutes), 1 séance/j, 5 j/7, soit pendant 5 semaines. La réalisation du traitement nécessite une préparation par le radiothérapeute pour définir au mieux le champ d'irradiation.

• La chimiothérapie utilise l'association du **5-fluoro-uracile** (5-FU) et des **sels de platine** administrée sur 48 h toutes les 2 semaines. La perfusion est généralement réalisée sur une chambre implantable.

TRAITEMENT PALLIATIF

▶ Traitement endoscopique

Mise en place sous anesthésie générale d'une prothèse œsophagienne pour permettre au patient dysphagique de se réalimenter par voie orale, souvent préférée aux dilatations endoscopiques ou aux destructions de la tumeur par photocoagulation au laser.

Mise en place d'une gastrostomie percutanée si la tumeur est franchissable.

▶ Traitement chirurgical

En situation palliative, il se limite souvent à la gastro– ou jéjunostomie d'alimentation quand la tumeur n'est pas franchissable.

▶ Traitement médical

Chimiothérapie (**5-FU, Oxaliplatine**), éventuellement associée à une radiothérapie en l'absence de métastases à distance ou de fistule œsobronchique ; les soins palliatifs sont centrés essentiellement sur la sédation des douleurs et le maintien d'un état nutritionnel correct.

PRONOSTIC

Il est sombre : la survie est de 20 % à 5 ans après traitement à visée curative (réalisable dans 20 % des cas).

FICHE INFIRMIÈRE

EXAMENS

• Réalisation d'une endoscopie œsogastroduodénale (*cf.* Fiche technique, *chapitre* Reflux gastro-œsophagien, p. 385) et d'une fibroscopie bronchique (*cf.* Fiche technique, *chapitre* Cancer broncho-pulmonaire, *spécialité* Pneumologie, p. 1404).

• Réalisation d'une échoendoscopie haute : sonde d'échographie positionnée à l'extrémité d'un endoscope pour l'exploration échographique précise du tractus digestif supérieur et des organes adjacents (pancréas, arbre biliaire extra-hépatique, adénopathies) ; la durée de l'examen (environ 30 min), l'utilisation d'un appareil de gros diamètre et la nécessité d'une immobilité du patient en décubitus latéral gauche justifient une anesthésie générale systématique :

– patient préparé pour un examen sous anesthésie ;

– réalimentation environ 4 h après l'examen.

• Réalisation des examens radiologiques :

– le patient doit habituellement être à jeun dans les 5 h précédant l'examen ;

– vérifier l'absence d'allergie (nécessitant une prémédication), d'insuffisance rénale et l'arrêt d'un éventuel traitement par biguanides depuis 48 h.

SURVEILLANCE DU TRAITEMENT

SOINS – TRAITEMENT

Réalisation de la chimiothérapie selon procédure.
Administration du traitement antalgique :

- administration IV ou *per os*, continue ou à la demande, d'un antalgique de niveau I ou II ;
- administration IV, *per os* ou transdermique continue d'un antalgique de niveau III avec interposes selon prescription et besoin du patient.

EFFICACITÉ DU TRAITEMENT

En cas de traitement à visée curative, l'efficacité sera évaluée par la clinique (dysphagie, altération de l'état général) et les examens complémentaires (échographie abdominale, radiographie pulmonaire, fibroscopie œsogastroduodénale) à la recherche d'une récidive. En cas de traitement à visée palliative, s'assurer de l'efficacité du traitement antalgique (échelle EVA) et du traitement endoscopique sur la dysphagie.

EFFETS INDÉSIRABLES

Il faut gérer la toxicité de la radiothérapie et de la chimiothérapie (*cf.* Chimiothérapie, p. 605 et *cf.* Radiothérapie, p. 718, *spécialité* Hématologie-Oncologie).

En cas de traitement antalgique morphinique, surveiller la survenue éventuelle d'effets indésirables (constipation, nausées voire vomissements, confusion, surdosage marqué par une dépression respiratoire, myosis).

Vérifier l'absence de complications après un geste endoscopique (hémorragie digestive, perforation œsophagienne).

ÉDUCATION ET CONSEILS

Motiver le patient afin d'obtenir un sevrage de l'intoxication alcoolotabagique.

Expliquer au patient les modalités du traitement par radiochimiothérapie et ses effets indésirables.

Expliquer au patient les différentes classes de traitement antalgique pour permettre une sédation efficace des douleurs, le rassurer quant aux effets indésirables des morphiniques, souvent transitoires (en dehors de la constipation), et expliquer les moyens d'évaluation de la douleur (échelle EVA).

ŒSOPHAGITE CAUSTIQUE

FICHE MALADIE

DÉFINITION

L'œsophagite caustique est une brûlure de l'œsophage secondaire à l'ingestion volontaire ou accidentelle de produits caustiques. Par extension, les lésions caustiques gastriques ou duodénales seront traitées dans ce chapitre.

CAUSES ET MÉCANISMES

On distingue :

- deux types d'ingestion :
  - accidentelle (lésions souvent moins sévères car le caustique est immédiatement recraché) ;
  - volontaire à visée autolytique (lésions souvent plus graves car les quantités sont plus importantes) ;
- et trois types de caustiques :
  - les acides (acide chlorhydrique, *Harpic*) : ils provoquent des lésions étendues et peu profondes de l'estomac ;
  - les bases (ammoniac, soude, *Destop*) : elles lèsent principalement l'œsophage où les lésions sont plus profondes ;
  - les oxydants (eau de Javel) : seule la forme concentrée est caustique.

EXAMENS

SIGNES CLINIQUES

▶ Interrogatoire

Rechercher la nature, la quantité, l'heure d'ingestion du caustique et l'association à d'autres absorptions (alcool, médicaments).

Signes cliniques

Douleurs œsophagiennes, dysphagie, défense voire contracture abdominale (signes de perforation digestive), voire état de choc.

EXAMENS COMPLÉMENTAIRES

- Bilan préopératoire biologique.
- Radiographie thoracique et abdominale.
- Endoscopie œsogastroduodénale : réalisée entre la 6e et 24e h, elle permet un bilan lésionnel précis (érythème, ulcérations, nécrose) permettant d'adapter le traitement.

TRAITEMENT

Poser une voie veineuse périphérique, laisser le patient à jeun, soins de bouche, traitement antalgique, éventuellement traitement d'un état de choc.

> Éviter impérativement certains gestes : faire vomir, faire boire, faire absorber un antidote, mettre en place une sonde naso-gastrique avant l'endoscopie, tenter de neutraliser le pH.

Attitude thérapeutique en fonction de la sévérité des lésions (après endoscopie) :

- En cas de lésions superficielles : surveillance de quelques jours en milieu hospitalier, reprise alimentaire rapide, surveillance endoscopique ultérieure (risque de sténose).
- En cas de lésions profondes : nécessité d'une nutrition parentérale totale pendant plusieurs semaines voire une intervention chirurgicale initiale en cas de nécrose étendue ou de perforation (conduisant souvent à une œsophagectomie par *stripping* ± gastrectomie).

Ne pas oublier l'avis psychiatrique avant la sortie en cas de prise à visée suicidaire.

PRONOSTIC

- Immédiat : risque de perforation, hémorragie digestive, surinfection, état de choc.
- À moyen terme : risque de sténose œsophagienne nécessitant une ou plusieurs séances de dilatations endoscopiques de l'œsophage.
- À long terme : risque accru de survenue de cancer (œsophage et estomac) justifiant d'une surveillance endoscopique.

FICHE INFIRMIÈRE

EXAMENS

- Mettre en place une voie veineuse périphérique.
- Réaliser un bilan préopératoire : prélever un bilan biologique (NFS, plaquettes, ionogramme sanguin, urée et créatininémie, groupe sanguin, Rhésus (2 déterminations) et recherche d'agglutinines irrégulières), faire un électrocardiogramme, faire pratiquer le bilan radiologique.
- Assister le médecin endoscopique dans la réalisation d'une endoscopie œsogastroduodénale (*cf.* Fiche technique, *chapitre* Reflux gastro-œsophagien, p. 385).

SURVEILLANCE DU TRAITEMENT

Prise en charge d'un éventuel état de choc et administration d'un traitement antalgique en fonction des besoins du patient (échelle EVA). Vérifier l'absence de survenue de complications : prise régulière des constantes hémodynamiques, surveillance de la courbe thermique, surveillance de douleurs abdominales.

ÉDUCATION ET CONSEILS

Tenter de rassurer, écouter le patient, d'autant plus en cas d'acte à visée suicidaire.

Expliquer et faire respecter le jeûne.

Informer le patient sur le déroulement de l'examen endoscopique, sur la nécessité d'une surveillance endoscopique à moyen terme (recherche de sténose) et à long terme (cancérisation).

REFLUX GASTRO-ŒSOPHAGIEN ET ŒSOPHAGITE PEPTIQUE

FICHE MALADIE

DÉFINITION

Il s'agit du passage involontaire et sans effort de vomissement, à travers le cardia, du contenu gastrique vers l'œsophage. Ce phénomène, physiologique après les repas, peut devenir pathologique lorsqu'il est à l'origine de symptômes et/ou de lésions de l'œsophage (œsophagite peptique).

CAUSES ET MÉCANISMES

La survenue d'un reflux gastro-œsophagien (RGO) est favorisée par l'existence d'une hernie hiatale par glissement (ascension du cardia à travers l'orifice diaphragmatique), d'une diminution de la pression du sphincter inférieur de l'œsophage (SIO) par des facteurs alimentaires, médicamenteux (sur lesquels on peut agir, *cf.* Traitement, ci-après) ou hormonaux, et d'une augmentation de la pression abdominale (surcharge pondérale, ceinture, grossesse).

Un RGO pathologique peut, de manière imprévisible, être à l'origine d'une perte de substance de la muqueuse du bas œsophage (œsophagite peptique) d'intensité variable non corrélée à l'intensité des symptômes.

DIAGNOSTIC

SIGNES CLINIQUES

Le RGO est parfois totalement asymptomatique.

▶ Symptomatologie caractéristique

Le *pyrosis* est une douleur rétro-sternale ascendante, à type de brûlure, à point de départ épigastrique, perçue en période postprandiale et souvent lors de l'antéflexion du tronc ou en décubitus (syndrome postural). Il s'accompagne parfois de régurgitations de liquide acide dans la bouche.

▶ Autre symptomatologie atypique

- Digestive : dyspepsie à type de nausées, hoquet, éructations, hypersalivation, odynophagie, voire signes d'alarme tels qu'hémorragie (hématémèse, méléna, anémie par carence martiale), dysphagie.
- Extradigestive : asthme chronique, bronchite, bronchectasies, pneumonies, atélectasies, hémoptysies, fibrose pulmonaire, enrouement chronique, brûlures ou paresthésies pharyngés, pharyngite chronique, toux chronique postprandiale ou nocturne, laryngospasme, otalgies, douleurs cervicales, simulant une douleur angineuse.

EXAMENS COMPLÉMENTAIRES

▶ Endoscopie œsogastroduodénale (EOGD)

Souvent le premier et le seul examen complémentaire réalisé, elle est indiquée en cas de RGO atypique ou de RGO typique chez un patient de plus de 50 ans ou présentant des signes d'alarme (afin d'écarter les diagnostics différentiels, en particulier le cancer de l'œsophage) :

- affirme le RGO en cas d'œsophagite peptique, toutefois celle-ci n'est présente que dans 50 % des RGO ;
- évalue la sévérité de l'œsophagite (4 stades de la classification de Savary-Miller) ;
- dépiste les complications : sténose peptique plus ou moins serrée, parfois infranchissable, concentrique, endobrachyœsophage correspondant à une cicatrisation anormale de l'œsophagite ;
- dépiste une hernie hiatale.

▶ pH-métrie et impédancemètrie

- Principes :
  - pH-métrie : une sonde enregistrant le pH est introduite par voie nasale, jusqu'à la partie inférieure de l'œsophage ; réalisée

de préférence dans des conditions ambulatoires, la pH-métrie œsophagienne permet de mesurer sur une durée d'environ 24 h (parfois 3 h) l'exposition acide (pH < 4) de l'œsophage. Elle permet donc d'affirmer ou non la présence d'un RGO.

– Impédancemètrie : En plus de mesurer le pH, l'impédancemétrie permet d'objectiver la présence du contenu de l'estomac dans l'œsophage.

• Indications : symptomatologie atypique avec fibroscopie œsogastroduodénale normale, avant une intervention chirurgicale (pour confirmation si besoin, et mesure de la valeur de référence pour évaluation ultérieure), ou en cas de résistance au traitement médical.

▶ Autres examens complémentaires (rarement indiqués)

• Manométrie œsophagienne : elle mesure la pression de l'œsophage et du sphincter inférieur de l'œsophage dans les formes sévères, à rechutes fréquentes, ou résistantes au traitement médical, pour éliminer un trouble moteur de l'œsophage.

• Transit œsogastrique : l'indication est limitée à la recherche d'une sténose peptique œsophagienne et éventuellement avant une intervention chirurgicale antireflux.

TRAITEMENT

BUTS

Soulager les symptômes, cicatriser l'œsophagite, prévenir les récidives et les complications.

MOYENS

• Règles hygiéno-diététiques : arrêt du tabac et de l'alcool, éviter certains aliments (menthe, chocolat, graisses, épices), suppression du décubitus postprandial, surélévation de la tête du lit de 20 cm, éviter les vêtements serrant l'abdomen, éviter certains médicaments (théophylline, anticholinergiques, dérivés nitrés et inhibiteurs calciques).

• Alginates (*GAVISCON, TOPAAL*) : gel visqueux formant une barrière entre la muqueuse œsophagienne et le liquide gastrique acide. Souvent utilisé en automédication.

• Antisécrétoires : ils diminuent l'acidité du liquide gastrique ; les inhibiteurs de la pompes à protons (IPP, type oméprazole) sont les antisécrétoires les plus utilisés.

• Médicament prokinétique et renforçant le tonus du sphincter inférieur de l'œsophage (*PRIMPÉRAN*) : à prendre avant les repas, il favorise la vidange gastrique tout en augmentant le tonus du sphincter inférieur de l'œsophage. Le *PRIMPÉRAN* est un neuroleptique antipsychotique. Il doit être utilisé le moins longtemps possible.

• Chirurgie antireflux : consistant à recréer un dispositif antireflux. Elle est indiquée dans les RGO invalidants résistant au traitement médical.

INDICATIONS

Suivre les règles hygiéno-diététiques dans tous les cas.

• RGO typique sans signe d'alarme et âge < 50 ans : traitement à la demande par alginates ou IPP en cas de symptômes espacés (< 1/sem.), traitement par IPP pendant 4 semaines en cas de symptômes rapprochés et EOGD en cas de persistance des symptômes ou de récidive précoce.

• RGO atypique ou avec signes d'alarme et/ou âge > 50 ans : réaliser une EOGD qui conditionnera l'attitude thérapeutique. IPP pleine dose pendant 4 semaines en l'absence d'œsophagite ou en cas d'œsophagite de bas grade, IPP pleine dose pendant 8 semaines en cas d'œsophagite de haut grade avec EOGD de contrôle et doublement de la dose en l'absence de cicatrisation.

• Stratégie à long terme : en cas de récidives espacées, traitement intermittent ; en cas de récidives fréquentes, discuter un traitement d'entretien ou une chirurgie antireflux ; en cas d'échec du traitement médical bien conduit, vérifier le diagnostic et discuter la chirurgie.

PRONOSTIC

Dans l'immense majorité des cas, le RGO est une affection sans gravité marquée par des rechutes fréquentes à l'arrêt du traitement.

Les œsophagites sévères se caractérisent par des ulcérations superficielles étendues, confluentes ou circonférentielles, par un ou des ulcères de l'œsophage (ulcère de Barrett), ou par une sténose peptique. L'œsophagite sévère expose au risque d'hémorragie digestive (le plus souvent anémie ferriprive) et de sténose œsophagienne (sténose peptique). Ces complications sont parfois révélatrices du RGO.

L'endobrachyœsophage, correspondant à un mode de cicatrisation anormal de l'œsophagite aboutissant au remplacement de l'épithélium malpighien de l'œsophage par un épithélium métaplasique de type intestinal, expose au risque d'adénocarcinome de l'œsophage.

FICHE INFIRMIÈRE

EXAMENS

L'endoscopie œsogastroduodénale (EOGD, *cf.* Fiche technique, p. 385) est l'acte médical permettant l'exploration du tractus digestif supérieur (œsophage, estomac, jusqu'au 2e voire 3e duodénum).

SURVEILLANCE DU TRAITEMENT

Vérifier la sédation des douleurs sous traitement par alginates ou antisécrétoires ou la disparition des symptômes atypiques.

Vérifier l'absence de récidive, éventuellement sous couvert d'un traitement prokinétiques, d'un traitement antisécrétoire d'entretien, voire d'une chirurgie antireflux.

ÉDUCATION ET CONSEILS

Rassurer le patient sur la fréquence importante de la maladie et sur son caractère bénin dans la majorité des cas.

Expliquer ou rappeler les règles hygiénodiététiques et leur importance, en insistant sur l'arrêt du tabac et de l'alcool et les mesures posturales.

FICHE TECHNIQUE

ENDOSCOPIE ŒSOGASTRODUODÉNALE

Matériel

L'endoscopie œso-gastro-duodénale (gastroscopie) consiste en l'introduction d'un appareil vidéo de 1,20 m de long et 9 mm de diamètre dans le tube digestif par la bouche : le gastroscope. Schématiquement, le gastroscope comporte à son extrémité introduite dans le tube digestif une lumière froide de type LCD, transmise par fibre optique qui est associée à une mini-caméra. Cette caméra est reliée à l'autre extrémité à un écran-vidéo qui permet de visualiser l'intérieur du tube digestif. L'ensemble est souple et l'extrémité lumineuse (caméra) est articulée par deux molettes situées à l'extrémité de l'endoscope.

Préparation du malade

Idéalement, il faut pratiquer cet examen désagréable sous brève anesthésie générale. À défaut, on peut également le faire sous anesthésie locale. Le patient doit être à jeun depuis 6 h. Le patient doit être interrogé quant à la prise d'anticoagulants ou d'antiagrégants plaquettaires au cas où des biopsies ou des gestes endoscopiques devraient être pratiqués.

Il s'agit d'un examen indolore mais désagréable ; bien expliquer au patient le déroulement de l'examen et le rassurer permet d'obtenir sa nécessaire coopération.

Prémédication : anesthésie locale par un spray ou un gel de *XYLOCAÏNE*.

Déroulement de l'examen

Dans une salle d'endoscopie, le patient est en décubitus latéral gauche, le cale-dents en place.

L'endoscope est introduit doucement dans la bouche, est dirigé vers l'œsophage sous le contrôle de la vue, puis est poussé jusqu'au 2e duodénum sous le contrôle de la vue. L'exploration minutieuse s'effectue essentiellement au retrait.

En cours d'examen, la salive ne doit pas être avalée.
Durée : 5 à 10 min, voire plus en cas de situation délicate telle que l'hémostase d'une hémorragie digestive.
En cas d'anesthésie locale, le patient doit rester à jeun 30 min après l'examen (risque de fausse route).
L'appareil est stérilisé selon les recommandations officielles.

Incidents et accidents

Risque anesthésique, pneumopathies de déglutition, perforations (notamment de l'œsophage cervical). Le patient doit être calmé par des sédatifs et intubé en cas de troubles de la conscience ou d'« estomac plein » (comme au cours des hémorragies digestives). Le taux d'accident est de 0,05 % et de décès de l'ordre de 0,033 %.

FICHE PHARMACOLOGIE

ANTIREFLUX – ANTIÉMÉTIQUE

■ **Dompéridone ©**

DOMPERIDONE					
Reflux gastro-œsophagien et œsophagite, nausées, vomissements A. et E. > 12 ans 1 cp. x 3/j	20 cp. 10 mg	1,24	II	15 %	0,06

Propriétés

Antiémétique neuroleptique sans effet anticholinergique passant très faiblement la barrière hémato-encéphalique. Il augmente la vitesse de vidange de l'estomac et s'oppose au reflux duodéno-œsophagien. Il renforce le péristaltisme du tube digestif supérieur :
– augmentation du tonus du sphincter inférieur de l'œsophage ;
– inhibition de la relaxation du fundus gastrique et stimulation de l'activité motrice ;
– élargissement du pylore au moment de son ouverture ;
– augmentation de la fréquence, de l'amplitude et de la durée des contractions duodénales.

La **dompéridone** normalise les contractions anarchiques de la maladie des spasmes étagés de l'œsophage. Elle ne modifie pas les fonctions sécrétoires.

Contre-indications

Ne pas utiliser si la stimulation de la motricité gastro-intestinale présente un danger : hémorragie gastro-intestinale, obstruction mécanique, perforation digestive.
Dyskinésies tardives iatrogènes (**antipsychotiques**).

Précautions d'emploi

Attention aux effets indésirables cardiaques rares mais potentiellement graves : la **dompéridone** a été associée à un allongement de l'intervalle QT et à des torsades de pointes. Ce risque est augmenté principalement après 60 ans, à des doses > 30 mg/j, et en cas d'association à des inhibiteurs du CYP3A4 (cf. interactions médicamenteuses).
Insuffisance rénale : diminuer les doses de 30 à 50 % en cas d'utilisation prolongée.
Grossesse : aucune malformation rapportée.
Allaitement : passage dans le lait.

Effets indésirables

Syndrome extrapyramidal exceptionnel (1,4 cas par million) presque toujours en rapport avec un surdosage ou une perméabilité anormale de la barrière hémato-encéphalique (immaturité, lésion).

Rarement, à posologie élevée et prolongée : gynécomastie, troubles des règles.

Interactions médicamenteuses

L'association d'**anticholinergiques** est illogique car ils ont des effets opposés à la **dompéridone.**

Associations contre-indiquées :
- médicaments qui allongent l'intervalle QTc ;
- inhibiteurs puissants du CYP3A4.

Associations déconseillées : inhibiteurs modérés du CYP3A4.

Cf. aussi **métoclopramide.**

ANTIREFLUX – GEL ANTIREFLUX

■ Alginate de sodium + bicarbonate de sodium ©

GAVISCON					
1 à 2 sach. x 3/j après les repas et éventuellement au coucher	24 sach. 500 mg	2,02		15 %	0,08
2 à 3 càc. x 3/j après les repas et éventuellement au coucher	50 càc 250 mg (fl. 250 mL)	1,65		15 %	0,03

Propriétés

Formation d'un gel visqueux surnageant au-dessus du contenu gastrique. En cas de reflux, le gel régurgite en premier et forme une barrière évitant le contact entre la muqueuse œsophagienne et le liquide gastrique acide.

Indications

Pyrosis, reflux gastro-œsophagien, œsophagite par reflux.

Effets indésirables

Exceptionnels et liés à la présence d'aluminium : constipation, déplétion phosphorée.

Interactions médicamenteuses

Rares et liées à la présence d'aluminium : retard et/ou diminution de l'absorption des médicaments suivants : **furosémide, indométacine**, **bêtabloquants**, **hormones thyroïdiennes**, **fluoroquinolones**, **tétracyclines**, **digoxine**, **isoniazide**, **anticholinergiques**. Un délai de 2 h (si possible) doit être envisagé entre la prise de **gels antireflux** et de ces médicaments.

ŒSOPHAGITE À ÉOSINOPHILES

FICHE MALADIE

DÉFINITION

L'œsophagite à éosinophiles est caractérisée par une inflammation avec polynucléaires éosinophiles dans la muqueuse œsophagienne qui peut aboutir à une fibrose.

C'est la première cause de dysphagie du sujet jeune. Elle est plus fréquente chez les femmes et sa prévalence est en augmentation.

CAUSES ET MÉCANISMES

Il s'agit d'une réponse immunitaire anormale, identique à celle qu'on observe dans l'asthme ou la rhinite allergique, qui entraîne une inflammation de l'œsophage.

DIAGNOSTIC

SIGNES CLINIQUES

La manifestation clinique essentielle est la dysphagie pour les solides. Elle est intermittente et peut être associée à des épisodes d'impaction alimentaire. Celle-ci cède souvent spontanément. Exceptionnellement, elle peut entraîner une perforation.

Les symptômes associés peuvent être des intolérances alimentaires (alcool, aliments acides). Chez l'enfant, on peut observer des vomissements et des symptômes évoquant un reflux gastro-œsophagien.

EXAMENS COMPLÉMENTAIRES

Gastroscopie avec biopsies œsophagiennes

La gastroscopie peut montrer des anneaux concentriques avec à l'extrême un aspect pseudotrachéal de l'œsophage. Des piquetés blanchâtres correspondant à des microabcès à éosinophiles mais évocateurs d'une candidose sont possibles. Une sténose peut également être observée.

Les biopsies sont systématiques, même si l'aspect macroscopique est normal. Le diagnostic est porté si plus de 15 éosinophiles par champ à fort grossissement (environ 60 éosinophiles/mm^2) sont trouvés sur au moins une biopsie.

TRAITEMENT

Il repose sur des modifications alimentaires, un traitement médicamenteux, voire un traitement endoscopique.

RÉGIME D'ÉVICTION

On propose en première intention une éviction du gluten et des laitages.

Si ce traitement est insuffisant, on supprime également les légumineuses et les œufs.

Enfin, on peut également proposer l'éviction du soja, des fruits à coque, des poissons et des fruits de mer.

TRAITEMENT MÉDICAMENTEUX

- Les inhibiteurs de la pompe à protons (**oméprazole**) réduisent le reflux, la perméabilité épithéliale et ont un effet anti-inflammatoire.
- Corticothérapie locale : le **budésonide** sous forme orodispersible (*JORVEZA*) est utilisé.
- Anticorps anti-interleukines 4 et 13 : le **dupilumab** (*DUPIXENT*) est proposé en cas d'efficacité insuffisante de la corticothérapie locale.

TRAITEMENT ENDOSCOPIQUE

En cas de rétrécissement ou de sténose œsophagienne, on propose une dilatation endoscopique au ballonnet ou à la bougie. On l'associe au traitement médical.

FICHE INFIRMIÈRE

EXAMENS

La gastroscopie avec biopsies et examen anatomopathologique des biopsies permet de porter le diagnostic.

SURVEILLANCE DU TRAITEMENT

SOINS – TRAITEMENT

Le traitement repose sur les modifications alimentaires (gluten, laitages, puis si nécessaire légumineuses et œufs), les médicaments (inhibiteurs de la pompe à protons et corticoïdes dédiés à l'œsophage) et, en cas de sténose, une dilatation endoscopique.

EFFICACITÉ DU TRAITEMENT

L'observance thérapeutique est souvent médiocre dans l'œsophagite à éosinophiles ; le jeune âge, l'intermittence des symptômes et la croyance que le traitement est peu efficace participent à cette mauvaise observance. Il faut donc encourager le patient à son observance en le faisant participer à ses choix thérapeutiques. La réponse au traitement doit s'évaluer aussi bien cliniquement que sur les biopsies œsophagiennes.

ÉDUCATION ET CONSEILS

Il s'agit principalement d'encadrer le patient sans son régime d'éviction alimentaire : lait, blé/gluten puis, si nécessaire, œufs et légumineuses. Enfin, si malgré ces évictions les symptômes persistent, on peut également exclure les fruits à coque (oléagineux) et les fruits de mer. On peut donner au patient une liste détaillée des aliments à privilégier et à éviter. L'encadrement par une diététicienne peut aider. Le patient doit également être accompagné dans les réintroductions alimentaires.

CANCER DE L'ESTOMAC

FICHE MALADIE

DÉFINITION

Cette tumeur maligne correspond à un adénocarcinome dans 90 % des cas. L'incidence est en diminution en France, mais il reste au troisième rang des cancers digestifs. L'incidence est élevée au Japon.

L'âge moyen au diagnostic est de 65 ans.

CAUSES ET MÉCANISMES

FACTEURS DE RISQUE

On incrimine : une infection à *Helicobacter pylori,* une consommation excessive de sel ou de poissons fumés (nitrates).

AFFECTIONS PRÉDISPOSANTES

Gastrite atrophique (maladie de Biermer) ou hypertrophique (maladie de Ménétrier), gastrectomie partielle, syndrome HNPCC (*cf.* Cancer colorectal, p. 430), polypes adénomateux ou ulcère. La réalisation d'une surveillance endoscopique avec biopsies est recommandée.

DIAGNOSTIC

SIGNES CLINIQUES

Ils sont souvent tardifs : altération de l'état général, douleurs épigastriques, dyspepsie, ascite, complications (hémorragie digestive, perforation, intolérance alimentaire par sténose). L'examen est pauvre.

Ils sont parfois absents en cas de découverte fortuite au cours d'une endoscopie.

EXAMENS COMPLÉMENTAIRES

L'endoscopie œsophagienne est l'examen essentiel permettant le diagnostic macroscopique, topographique et de certitude par la réalisation de biopsies pour examen anatomopathologique.

BILAN PRÉTHÉRAPEUTIQUE

- Scanner thoraco-abdomino-pelvien : recherche de métastases ganglionnaires ou viscérales.
- Échoendoscopie haute : en cas de cancer superficiel, on peut pratiquer une mucosectomie.
- Bilan pré-anesthésique en fonction de la consultation d'anesthésie et du terrain :
  - état nutritionnel (importance de l'amaigrissement, protidémie, albuminémie) ;
  - examen cardiaque (ECG, échographie).
- Marqueurs tumoraux (ACE, CA 19-9).
- Cœlioscopie exploratrice : en cas de grosses tumeurs à l'extirpabilité douteuse, suspicion de métastases hépatiques ou de carcinose péritonéale.

TRAITEMENT

TRAITEMENT CURATIF

▶ Chirurgie

- Gastrectomie totale avec anastomose œsojéjunale en cas d'atteinte fundique.
- Gastrectomie subtotale (4/5e) avec anastomose gastrojéjunale en cas d'atteinte antropylorique.
- Curage ganglionnaire nécessitant parfois une splénectomie.

▶ Endoscopie

- Mucosectomie endoscopique ou dissection sous muqueuse en cas de cancer superficiel de l'estomac. Il s'agit de techniques d'endoscopie interventionnelle permettant une résection de tumeur localisée.

▶ Traitement complémentaire

Radiochimiothérapie concomitante postopératoire associant une irradiation de 45 grays et une chimiothérapie à base de **5-fluorouracile** et de **sels de platine** : elle est indiqué en cas de curage ganglionnaire insuffisant ou d'envahissement ganglionnaire ou de tumeur atteignant la séreuse.

▶ Traitements associés

- En cas de traitement chirurgical : administration d'un support nutritionnel pendant les 7 jours préopératoires *ORAL IMPACT®* (3 briquettes) quel que soit l'état nutritionnel du patient.
- En cas de gastrectomie totale : vitamine B12, 1 mg IM tous les 3 mois.

- En cas de splénectomie :
  – Vaccination : *PNEUMO 23* (rappel tous les 5 ans) ; *Haemophilus influenzae b* (rappel tous les 3 ans) ; méningococcique A + C (rappel tous les 3 ans) ; grippe (tous les ans).
  – Pénicilline V : *ORACILLINE* 1 cp. à 1 MUI 2 fois/j en 2 prises pendant au moins 2 ans.

TRAITEMENT PALLIATIF

- Chimiothérapie à base de **5-fluoro-uracile** et **sel de platine** ou **irinotécan** en cas de cancer non résécable et/ou métastatique si l'état du patient le permet.
- Radiothérapie, parfois à visée hémostatique ou antalgique, ou en cas de cancer non résécable ou patient inopérable.
- Traitement endoscopique : destruction par laser ou mise en place d'une prothèse dans les formes sténosantes.
- Des théraphies ciblées peuvent être proposées.

PRONOSTIC

Il est globalement mauvais, surtout en présence d'un envahissement ganglionnaire (20 % de survie à 5 ans contre 60 à 80 % en l'absence d'envahissement ganglionnaire).

FICHE INFIRMIÈRE

EXAMENS

- Réalisation d'une endoscopie œsogastroduodénale (*cf.* Fiche technique, *chapitre* Reflux gastro-œsophagien, p. 385).
- Réalisation d'une échoendoscopie haute (*cf.* Cancer de l'œsophage, p. 379) et d'un examen radiologique avec injection de produit de contraste.

SURVEILLANCE DU TRAITEMENT

SOINS – TRAITEMENT

Il s'agit principalement de prendre en charge le patient après la gastrectomie.

EFFICACITÉ DU TRAITEMENT

En cas de traitement à visée curative, l'efficacité sera évaluée par la clinique (douleur abdominale, altération de l'état général) et les examens complémentaires (échographie abdominale, radiographie thoracique, éventuellement endoscopie œsogastroduodénale, et marqueurs tumoraux tels qu'ACE et CA 19.9) à la recherche d'une récidive.

En cas de traitement à visée palliative, s'assurer de l'efficacité du traitement antalgique (échelle EVA) et du traitement endoscopique sur l'intolérance alimentaire.

EFFETS INDÉSIRABLES

▶ Complications de la chirurgie

Postopératoires : mortalité de l'ordre de 5 % et morbidité de 20 % avec des fistules anastomotiques et des abcès sous-phréniques.

À long terme :

- Diarrhée fréquente en cas de gastrectomie totale.
- Syndrome du petit estomac conduisant à un amaigrissement.
- *Dumping syndrome* (passage rapide du bol alimentaire) à type de malaise postprandial (malaise, palpitations, troubles digestifs).
- Carence en vitamine B12 (par déficit en facteur intrinsèque) en l'absence de supplémentation après gastrectomie totale.
- Complications des splénectomisés (infection) en l'absence de vaccination antipneumococcique et de traitement préventif par *OKACTLLÎNE*.

▶ Gestion de la toxicité de la radiothérapie et de la chimiothérapie

Cf. Chimiothérapie et *cf.* Radiothérapie, *spécialité* Hématologie-Oncologie.

▶ En cas de traitement antalgique morphinique

Surveiller la survenue éventuelle d'effets indésirables (constipation, nausées voire vomissements, confusion, surdosage marqué par une dépression respiratoire, myosis).

ÉDUCATION ET CONSEILS

Prise d'*ORACILLINE* et vaccination à jour après splénectomie ; injection trimestrielle de vitamine B12 après gastrectomie totale.

Conseils diététiques au patient gastrectomisé : repas fractionnés en 6 prises en mangeant lentement et en mâchant bien.

Dépistage de la famille vis-à-vis d'*Helicobacter pylori* et éradication en cas de présence.

FICHE TECHNIQUE

PRISE EN CHARGE D'UN PATIENT APRÈS GASTRECTOMIE

Jusqu'au réveil

- Décubitus dorsal, tête tournée.
- Perfusion fonctionnelle, sondage urinaire, sonde gastrique en déclive ou en aspiration douce.
- Surveillance des constantes hémodynamiques, de la conscience, de la diurèse et des pansements (hémorragie).

Entre le réveil et la reprise du transit

- Surveillance : pouls, PA, température toutes les 8 h ; diurèse/24 h et vérification de la bonne position de la sonde gastrique 1 fois/équipe.
- Faire respirer le patient en mobilisant le thorax et en maintenant la cicatrice.
- Lever le plus tôt possible.
- Surveiller la reprise du transit permettant l'arrêt de l'aspiration digestive et la reprise de l'alimentation.
- Faire les pansements selon le type de drainage : pour une lame, pansements quotidiens ; pour un redon, pansements plus espacés.
- Surveiller la plaie opératoire : dépister un hématome, un abcès (rougeur, douleur) vers le 6e jour ou un lâchage de suture ou une éviscération vers le 10e jour.
- Enlever les fils (1 sur 2 à J10 et le reste à J12) ou les agrafes (desserrer à J7 et enlever à J10).

ULCÈRE GASTRODUODÉNAL

FICHE MALADIE

DÉFINITION

L'ulcère gastroduodénal est une affection multifactorielle chronique, évoluant spontanément par poussées, caractérisées par la présence d'un cratère ulcéreux correspondant à une perte de substance profonde arrondie ou ovalaire, à bords nets, recouverte d'une fausse membrane jaunâtre amputant la musculeuse (distinguant l'ulcère vrai des abrasions, érosions et ulcérations, voire gastrite et bulbo-duodénite).

L'évolution actuelle, depuis les nouveaux traitements, se fait vers une maladie se réduisant à une poussée.

GASTROENTÉROLOGIE HÉPATOLOGIE

CAUSES ET MÉCANISMES

Helicobacter pylori est une bactérie présente dans l'estomac, qui joue un rôle majeur dans l'ulcèrogenèse (associée dans 95 % des cas à un ulcère duodénal et dans 85 % des cas à un ulcère gastrique).

L'ulcère gastroduodénal résulterait également d'un déséquilibre entre agression (sécrétion acide) et défense (mucus, vascularisation, réparation de la muqueuse) :

• Au cours de l'ulcère duodénal, le facteur agression prédomine par toxicité d'une hypersécrétion acide gastrique, surtout au niveau du bulbe où siègent souvent les lésions.

• Au cours de l'ulcère gastrique prédominent les anomalies de défense et de réparation de la muqueuse.

DIAGNOSTIC

SIGNES CLINIQUES

Il s'agit préférentiellement d'un homme âgé d'environ 45 ans présentant typiquement (que ce soit dans l'ulcère duodénal ou gastrique) : douleur à type de faim douloureuse ou crampe de siège épigastrique sans irradiation et d'intensité variable, pouvant évoluer par poussées (périodicité) de fréquence et de durée variable, et rythmée par les repas : postprandiale (1 à 4 h après le repas) et calmée par la prise alimentaire. La douleur peut être atypique ; parfois, l'ulcère est indolore, révélé par une complication (*cf.* Pronostic, ci-après).

EXAMENS COMPLÉMENTAIRES

▶ Endoscopie œsogastroduodénale

Elle permet le diagnostic en visualisant une perte de substance creusante recouverte d'un enduit fibrineux jaunâtre. Elle précise sa topographie, une complication associée, permet la réalisation de biopsies de l'ulcère gastrique (et non duodénal), compte tenu du risque de cancer ulcériforme. On biopsie également la muqueuse gastrique (antre et fundus) pour rechercher *Helicobacter pylori.*

▶ Recherche d'*Helicobacter pylori*

• Tests invasifs, à partir de biopsies gastriques : par examen anatomopathologique classique ou par test rapide à l'uréase (*CLOTEST,* méthode colorimétrique réalisable au cours de l'endoscopie permettant d'obtenir une réponse rapide, positive dans 75 % des cas en 20 min avec une sensibilité de 80 % et une spécificité de 95 %).

• Tests non invasifs : test respiratoire à l'urée marquée ou sérologie.

TRAITEMENT

MESURES HYGIÉNO-DIÉTÉTIQUES

Suppression du tabac et de l'alcool ; contre-indication des médicaments gastrotoxiques (*ASPIRINE, AINS*).

TRAITEMENT ANTI-ULCÉREUX

▶ En cas d'infection à *Helicobacter pylori*

Le traitement repose sur l'éradication de la bactérie. On utilise soit :

• une quadrithérapie de 10 jours associant bismuth, 2 antibiotiques et inhibiteur de la pompe à protons ;

• une quadrithérapie de 14 jours sans bismuth, avec 3 antibiotiques et inhibiteur de la pompe à protons.

Le contrôle de l'éradication d'*Helicobacter pylori* par un test respiratoire doit être systématique.

En cas d'ulcère gastrique, l'endoscopie de contrôle est systématique pour vérifier la cicatrisation car il existe un risque de cancer. On profite de cette endoscopie pour pratiquer des prélèvements visant à vérifier si Helicobacter pylori a bien été éradiqué.

▶ En l'absence d'infection à *Helicobacter pylori*

Le traitement repose sur les inhibiteurs de la pompe à protons pendant 4 à 6 semaines. Un traitement d'entretien peut être nécessaire chez le sujet âgé (> 65 ans), en cas d'antécédent d'ulcère ou en cas de prise de gastrotoxiques.

TRAITEMENT DE L'HÉMORRAGIE DIGESTIVE ULCÉREUSE

Cf. Hémorragie digestive haute, p. 487.

TRAITEMENT CHIRURGICAL

Il est réservé aux ulcères compliqués

• Hémorragie non contrôlée endoscopiquement : suture d'ulcère ou gastrectomie d'hémostase.

• Sténose : gastrectomie des deux tiers et anastomose gastrojéjunale ou dilatation endoscopique.

PRONOSTIC

En l'absence de traitement, l'évolution est chronique et cyclique, émaillée parfois de complications :

• Hémorragie digestive : dans environ 20 % des ulcères. Elle se traduit par une hématémèse, méléna, voire rectorragies, choc hémorragique, ou par une anémie chronique par carence martiale (hémorragie digestive occulte). La prise d'antiagrégants plaquettaires (*ASPIRINE*, *PLAVIX*), d'antiinflammatoires non stéroïdiens ou d'anticoagulants constitue un facteur favorisant.

• Perforation : elle correspond typiquement à un tableau de *péritonite*, tableau douloureux abdominal intense avec contracture associé à un tableau septique. La perforation a parfois lieu dans un organe de voisinage (foie, pancréas, péritoine) et réalise un ulcère perforé bouché de tableau moins aigu.

• Sténose pyloro-duodénale : elle est révélée par des vomissements postprandiaux. L'endoscopie retrouve une dilatation gastrique avec stase alimentaire et sténose plus ou moins franchissable. On peut alors s'aider d'un transit œsogastroduodénal (TOGD).

FICHE INFIRMIÈRE

EXAMENS

• Préparation à la réalisation d'une endoscopie œsogastroduodénale (*cf.* Fiche technique, *chapitre* Reflux gastro-œsophagien, p. 385).

• Préparation à la réalisation d'une radiographie de l'abdomen (ASP) avec clichés de face debout et des coupoles debout (à la recherche d'un croissant aérique interhépatodiaphragmatique correspondant à un pneumopéritoine témoignant d'une perforation digestive).

SURVEILLANCE DU TRAITEMENT

Vérifier l'absence de prise médicamenteuse gastrotoxique (*ASPIRINE*, *AINS*) et en aviser le médecin en cas de prise.

Conduite à tenir en cas d'hémorragie digestive : *cf.* Hémorragie digestive haute, p. 487.

Vérifier la sédation rapide des douleurs sous traitement et l'absence de récidive à l'arrêt du traitement ou pendant le traitement d'entretien.

ÉDUCATION ET CONSEILS

Expliquer au patient ce qu'est un ulcère (plaie de la muqueuse digestive), du rôle de l'hyperacidité gastrique et d'une infection à *Helicobacter pylori* et de l'interaction de facteurs extérieurs comme le tabac, l'alcool (qu'il est nécessaire d'arrêter) et la prise de gastrotoxiques (*ASPIRINE*, *AINS*).

Aucun régime particulier ne doit être préconisé.

Rassurer le patient vis-à-vis de la fibroscopie œsogastroduodénale en lui expliquant ses modalités.

Expliquer le traitement au patient :

• Règles hygiéno-diététiques : arrêt du tabac et de l'alcool, arrêt si possible des médicaments gastrotoxiques (*ASPIRINE*, *AINS*).

• Traitement médicamenteux : antisécrétoire (surtout les inhibiteurs de la pompe à protons) avec parfois des antibiotiques visant *Helicobacter pylori*.

Éduquer le patient vis-à-vis des principales complications possibles :

• Perforation intestinale se manifestant par une douleur abdominale violente, syncopale, souvent associée à des signes d'infection.

• Hémorragie digestive : à surveiller d'autant plus que le patient est sous traitement modifiant l'hémostase (anticoagulant ou antiagrégant plaquettaire) (*cf.* Hémorragie digestive haute, p. 487).

FICHE TECHNIQUE

VIDÉOCAPSULE

Définition

Il s'agit d'une technique non invasive dont le but est de visualiser l'intestin grêle. Elle utilise une caméra vidéoendoscopique miniaturisée à usage unique.

Le système est composé d'un objectif, d'une source lumineuse et d'un circuit électronique relié à distance par un système de radiofréquences. Ces dernières sont perçues par des capteurs contenus dans une ceinture que le patient porte au contact de l'abdomen et assurent l'enregistrement de l'examen sur un disque dur externe. On visualise *a posteriori*, sur un ordinateur, le parcours gastro-intestinal très détaillé de la capsule sur écran.

Il s'agit d'un examen à visée diagnostique sur l'intestin grêle.

On l'emploie pour mettre en évidence :

- des saignements digestifs chroniques inexpliqués ;
- des anémies inexpliquées :
- une surveillance de polyposes familiales :
- une recherche de lésions liées aux AINS.

Méthode

Rassurer le patient, cet examen est totalement indolore.

Etre à jeun depuis au moins 6 heures.

Le patient doit suivre un régime sans résidu 3 jours avant l'examen.

La veille de l'examen, le patient ingère une préparation colique identique à celle d'une coloscopie : coloPEG°, Fortrans° afin de rendre l'intestin parfaitement propre.

Prendre un dîner léger selon un régime hydrique : bouillon clair, infusion par exemple puis rester à jeun jusqu'à l'examen.

Les patients ayant un traitement de supplémentation en fer devront arrêter leur traitement 10 jours avant l'examen.

Le jour de l'examen, le patient doit porter des vêtements larges afin d'installer la ceinture contenant l'ensemble des capteurs autour de la taille. L'enregistreur est porté en bandoulière.

Saisir la vidéocapsule et l'approcher face à chaque électrode appliquée pour assurer une reconnaissance électronique. La capsule s'illumine.

Le patient avale ensuite la vidéocapsule lumineuse avec un grand verre d'eau.

Vérifier que l'enregistreur clignote au cours des 8 heures d'examen.

Le patient doit éviter tout effort physique.

Noter tout événement avec l'heure correspondant aux sensations inhabituelles.

Le patient peut ensuite sortir de l'hôpital, il reviendra 8 heures plus tard pour le retrait du dispositif.

Conseils

Le patient peut boire 2 heures après l'ingestion de la capsule et manger au bout de 4 heures.

L'enregistrement dure 8 heures.

L'élimination de la capsule se fait par voie naturelle dans les selles.

Elle est biodégradable.

FICHE PHARMACOLOGIE

INHIBITEURS DE LA POMPE À PROTONS

■ Oméprazole ©

MOPRAL					
Œsophagite évolutive, ulcère gastroduodénal évolutif : 1 gél. (20 mg)/j Éradication d'*Helicobacter pylori* : 1 gél. (20 mg) x 2/j pdt 7 j, en association avec des antibiotiques Traitement symptomatique du RGO (si échec des autres traitements) : 10 mg/j Traitement d'entretien des œsophagites grade III et IV : 1 gél. (10 ou 20 mg)/j Traitement préventif et curatif des lésions induites par les **AINS** : 1 gél. (20 mg)/j Syndrome de Zollinger-Ellison : jusqu'à 80 mg/j	14 gél. 10 mg 30 gél. 10 mg 7 gél. 20 mg 14 gél. 20 mg 30 gél. 20 mg 1 fl. 40 mg	2,72 5,43 1,52 2,72 5,43 HOP	II II II II II II	65 % 65 % 65 % 65 % 65 %	0,19 0,18 0,22 0,19 0,18

■ Lansoprazole ©

LANZOR					
Idem *MOPRAL* Pleine dose : 30 mg Demi-dose : 15 mg	30 gél. 15 mg 28 gél. 30 mg	5,43 5,07	II II	65 % 65 %	0,18 0,18
OGASTORO					
Idem *MOPRAL*	14 cp. orod. 15 mg 28 cp. orod. 15 mg 14 cp. orod. 30 mg 28 cp. orod. 30 mg	2,72 5,07 2,72 5,07	II II II II	65 % 65 % 65 % 65 %	0,19 0,18 0,19 0,18

■ Pantoprazole ©

INIPOMP					
Idem *MOPRAL*	28 cp. 20 mg 28 cp. 40 mg 1 fl. 40 mg (IV)	5,07 5,07 4,54	II II II	65 % 65 % 65 %	0,18 0,18 4,54

■ Rabéprazole ©

PARIET					
Idem *MOPRAL*	28 cp. 10 mg 14 cp. 20 mg 28 cp. 20 mg	6,25 3,27 6,25	II II II	65 % 65 % 65 %	0,22 0,23 0,22

Ésoméprazole ©

INEXIUM					
Idem *MOPRAL* Pleine dose : 40 mg Demi-dose : 20 mg	28 sach. 10 mg 7 cp. 20 mg 14 cp. 20 mg 28 cp. 20 mg 50 cp. 20 mg 14 cp. 40 mg 28 cp. 40 mg 50 cp. 40 mg 10 fl. 5 mL 40 mg	16,25 1,80 3,27 6,25 HOP 3,27 6,25 HOP HOP	II II II II II II II II II	65 % 65 % 65 % 65 % 65 % 65 %	0,58 0,26 0,23 0,22 0,23 0,22

Propriétés

Inhibiteur extrêmement puissant de la sécrétion acide gastrique par inhibition de la pompe à protons H^+ K^+ ATPase de la cellule pariétale gastrique. Efficacité supérieure aux autres **antiulcéreux.**

Indications

Œsophagite par reflux gastro-œsophagien (prouvée par endoscopie) : traitement d'attaque ; traitement d'entretien si stade III ou IV.
Traitement symptomatique du reflux gastro-œsophagien avec ou sans œsophagite, après échec du traitement de 1re intention (règles hygiéno-diététiques, alginates).
Ulcère gastrique et duodénal évolutif.
Éradication d'*Helicobacter pylori* en association avec des antibiotiques.
Traitement préventif et curatif des lésions gastroduodénales induites par les anti-inflammatoires non stéroïdiens.
Syndrome de Zollinger-Ellison.

Contre-indications

Allaitement.

Précautions d'emploi

Grossesse : l'utilisation de l'**oméprazole** au cours de la grossesse est autorisée. Toutefois la prescription de ce produit ne doit être envisagée que si nécessaire.
Ulcère gastrique : vérifier l'absence de malignité par biopsie avant de traiter.
Insuffisance hépatique : ne pas dépasser 20 mg/j d'**oméprazole,** 30 mg/j de **lansoprazole** et 40 mg/j de **pantoprazole.**

Effets indésirables

Rares (plus fréquents avec l'**oméprazole**) et réversibles à l'arrêt du traitement.
Digestifs : diarrhée, constipation, nausées, vomissements.
Cutanés : éruption, prurit, urticaire.
Neuropsychiques : céphalées, vertiges, confusion, agitation, hallucinations (sujets âgés).
Hématologiques : leucopénie, neutropénie, thrombopénie ; exceptionnellement anémie hémolytique et pancytopénie.
Hépatiques : élévation des transaminases.

Interactions médicamenteuses

Ces produits sont des inducteurs enzymatiques : ils peuvent en théorie diminuer l'efficacité de la **théophylline**, de l'**atazanavir** et des contraceptifs oraux (mais en pratique courante, l'effet sur la contraception est négligeable).
Diminution de l'efficacité du **clopidogrel** en cas d'association aux **inhibiteurs de la pompe à protons**, en particulier avec l'**oméprazole.** L'**ésoméprazole,** l'**oméprazole** et le **pantoprazole** sont en vente libre.

SELS DE BISMUTH

Bismuth (subcitrate)

PYLERA					
(+ **métronidazole** + tétracycline) 3 gél./prise x 4/j, après le repas pdt 10 j	120 gél. 140 mg/ 125 mg/125 mg	50,48	I	65 %	0,42

Propriétés

Bismuth : toxicité directe et indirecte sur *Helicobacter pylori*. Effet exact inconnu.
Métronidazole : antibiotique bactéricide et antiparasitaire de la classe des **nitro-imidazolés.**
Tétracycline : antibiotique bactériostatique de la classe des **tétracyclines.**

Indications

En association avec l'**oméprazole** (20 mg x 2/j) :
- éradication d'*Helicobacter pylori ;*
- prévention des récidives d'ulcères gastroduodénaux chez les patients ayant un ulcère actif ou un antécédent d'ulcère associés à *Helicobacter pylori*.

Contre-indications

Grossesse et allaitement.
Enfant < 12 ans.
Insuffisance rénale chronique.
Insuffisance hépatique.
Hypersensibilité à l'un des composants.

Précautions d'emploi

Effet antabuse (**métronidazole**) pendant et au moins 24 h après arrêt du traitement.
Photosensibilité (tétracycline).
Prudence chez le sujet âgé et le patient atteint de troubles du système nerveux central, de myasthénie ou d'anomalie sanguine.
Lactose + 96 mg de potassium par prise.

Effets indésirables

Troubles digestifs : dysgueusie, diarrhées, nausées, selles noires, anorexie, perte d'appétit, vomissements, douleurs abdominales, constipation, sécheresse buccale, flatulences.
Troubles neurologiques : céphalées, sensations vertigineuses, somnolence.
Autres : asthénie, infection vaginale, éruption cutanée, élévation des ASAT et ALAT, chromaturie.

> *PYLERA* fait l'objet d'un plan de gestion des risques de l'ANSM avec pour objectif de surveiller les effets indésirables neurologiques pouvant évoquer une encéphalopathie au bismuth. Il est important de ne pas dépasser 10 j de traitement. La survenue de signes neurologiques impose son arrêt immédiat.

Interactions médicamenteuses

Avec le métronidazole : alcool, **disulfirame**, antivitamine K (surdosage), **phénobarbital**, **phénytoïne**, **5-fluorouracile**, **ciclosporine**, **busulfan**, **lithium.**
Avec la tétracycline : méthoxyflurane (néphrotoxicité), **antivitamine K** (allongement du TP et du TCA), **antiacides**/supplémentation en Fe, Zn, Al, Ca/produits laitiers (absorption de la tétracycline diminuée), **rétinoïdes, atovaquone.**

TOPIQUE ANTIULCÉREUX

■ Sucralfate ©

KÉAL					
Traitement curatif d'un ulcère : 2 g x 2/j ou 1 g x 4/j Traitement d'entretien : 1 g x 2/j ou 2 g au coucher	30 cp. séc. 1 g 30 sach. 1 g 14 sach. 2 g			NR NR NR	

Propriétés

Le **sucralfate** est un **antiulcéreux** dépourvu d'activité antisécrétoire ou antiacide. Il s'agit d'un sel d'aluminium qui se fixe électivement sur les lésions des muqueuses œsophagienne, gastrique, duodénale et colique par une interaction entre les protéines de l'exsudat inflammatoire et le **sucralfate**. Cette interaction isole les lésions et favorise leur cicatrisation. De plus, le **sucralfate** inhibe les lésions induites par les **AINS** et l'**aspirine** sur la muqueuse gastroduodénale.

Indications

Traitement d'attaque et d'entretien de l'ulcère gastrique et duodénal.

GASTROENTÉROLOGIE HÉPATOLOGIE

Contre-indications

Grossesse : autorisée.
Allaitement : autorisé.

Précautions d'emploi

Insuffisance rénale chronique : risque d'accumulation tissulaire d'aluminium pouvant conduire à l'encéphalopathie en cas de traitement prolongé.
Hypophosphatémie (hyperparathyroïdie primitive, rachitisme dystrophique vitamino-résistant) : risque de déplétion phosphorée en cas de traitement prolongé.

Effets indésirables

Constipation liée à la présence d'aluminium. Très rarement : nausées, vomissements, sécheresse buccale, vertiges, rashs cutanés. Risque théorique de déplétion phosphorée par fixation d'aluminium sur les phosphates alimentaires en cas de traitement prolongé à forte dose.

Interactions médicamenteuses

Prendre le **sucralfate** à distance (2 h) des autres médicaments, notamment la **digoxine** et les **antivitamines K**.

ANTIHISTAMINIQUES H2

■ Cimétidine ©

CIMÉTIDINE				
800 mg au coucher (posologie à augmenter en cas de gastrinome)	60 cp. efferv. 200 mg	7,15	II	30 %

Propriétés

Antiulcéreux majeur réduisant la sécrétion acide gastrique par blocage des récepteurs H2 à l'histamine de la cellule pariétale. Efficacité inférieure aux **inhibiteurs de la pompe à protons**. Inhibition du métabolisme hépatique des autres médicaments (inhibition du cytochrome P450).

Indications

Ulcère duodénal, ulcère gastrique.
Syndrome de Zollinger-Ellison.

Contre-indications

Hypersensibilité à la **cimétidine**.

Précautions d'emploi

Grossesse : pas d'effet néfaste démontré.
Allaitement : déconseillé (passage dans le lait).
Ulcère gastrique : vérifier l'absence de malignité par biopsie avant de traiter.
Insuffisance rénale : diminuer la posologie :
- ClCr > 5 mL/min : posologie normale ;
- ClCr < 50 mL/min : 200 mg/6 h ;
- ClCr < 30 mL/min : 200 mg/8 h ;
- ClCr < 15 mL/min : 200 mg/12 h.

Effets indésirables

Diarrhée, myalgies, étourdissements, éruption cutanée, fièvre, élévation transitoire et réversible des transaminases, augmentation légère de la créatininémie.
Rares et réversibles : gynécomastie, galactorrhée, confusion (sujet âgé, insuffisance rénale), bradycardie sinusale, tachycardie, bloc atrio-ventriculaire, hépatite, néphrite interstitielle, pancréatite, leucopénies, agranulocytose (3 cas/million), thrombopénie, anémie aplasique.

Interactions médicamenteuses

Mécanisme : inhibition du cytochrome P450 hépatique. Risques de surdosage des produits suivants : **phénytoïne, antivitamines K, benzodiazépines (chlordiazépoxide, diazépam), β-bloquants (labétalol, métoprolol, propranolol, carvédilol), lidocaïne** (parentérale), **théophylline** et dérivés, **ciclosporine, carmustine, lidocaïne** (parentérale).
Incompatibilité physicochimique avec le **phénobarbital**.

TOPIQUES ANTIACIDES

Hydroxydes d'aluminium et de magnésium

MAALOX HYDROXYDE D'ALUMINIUM/HYDROXYDE DE MAGNESIUM					
1 à 2 cp. après chaque repas, avec ou sans sucre	40 cp. à croquer 60 cp. à croquer			NR NR	
1 sach. après chaque repas	20 sach. 15 mL			NR	
GELOX					
1 sach. après chaque repas	30 sach. 2,5 g	4,17		15 %	0,14
ROCGEL					
(sans magnésium) 1 sach. après chaque repas	24 sach.	3,37		15 %	0,14
POLYSILANE					
Idem *MAALOX HYDROXYDE D'ALUMINUM/HYDROXYDE DE SODIUM*	12 sach. 15 g			NR	
PHOSPHALUGEL					
1 à 2 sach. après chaque repas	26 sach. 12,38 g	3,09		15 %	0,12
XOLAAM					
1 à 2 cp. après chaque repas	40 cp. 400 mg	1,86		15 %	0,05

Propriétés

Antiacide : diminution de l'acidité gastrique par le pouvoir tampon et neutralisant.
Efficacité brève et suivie d'un rebond d'acidité ; absence d'action antisécrétoire.
Traitement uniquement symptomatique ne permettant pas aux ulcères de cicatriser.
Transparent aux rayons X.

Indications

Traitement symptomatique des douleurs liées aux affections œsogastroduodénales.

Contre-indications

Grossesse et **allaitement** autorisés.

Précautions d'emploi

Du fait de l'effet tampon propre des aliments, ne pas prendre les **antiacides** à proximité immédiate d'un repas.

Vérifier l'absence de lésion organique et de malignité avant de prescrire un traitement symptomatique.

Effets indésirables

Aluminium : risque d'encéphalopathie à l'aluminium en cas d'insuffisance rénale (à posologie élevée et prolongée) ; possibilité de déplétion phosphorée par captation des phosphates alimentaires (hydroxyde d'aluminium) ; effet constipant (phosphate d'aluminium).
Magnésium : effet laxatif.

Interactions médicamenteuses

Prendre les autres médicaments à distance (2 h) des **antiacides**.

DIARRHÉE

FICHE MALADIE

DÉFINITION

Émission quotidienne de selles trop abondantes (> 300 g/j) ; elles sont alors souvent trop nombreuses (> 3/j) et de consistance anormale (molles ou liquides).

On parle de diarrhée aiguë si elle évolue depuis moins de 14 jours et de diarrhée chronique au-delà d'un mois.

ÉPIDÉMIOLOGIE

La diarrhée aiguë représente, avec les vomissements et les douleurs abdominales, la deuxième cause de morbidité dans les pays développés. La mortalité concerne essentiellement les âges extrêmes (nourrissons et personnes âgées). Le coût économique en est important.

CAUSES ET MÉCANISMES – TABLEAUX CLINIQUES

On différencie plusieurs mécanismes de diarrhée (*cf.* tableau, p. 401).

PAR ACCÉLÉRATION DU TRANSIT : DIARRHÉE MOTRICE

Selles nombreuses (> 5/24 h) mais poids des selles < 500 g/j, d'allure hydrique avec résidus alimentaires du jour même ; horaire matinal et postprandial ; habituellement, pas de douleurs abdominales et état général toujours conservé ; le stress est un facteur aggravant ou déclenchant ; les ralentisseurs du transit sont efficaces (++) ; absence de diarrhée nocturne.

<u>*Étiologies*</u>

Causes endocriniennes (par exemple, hyperthyroïdie, syndrome carcinoïde), neurologiques (par exemple, vagotomie tronculaire ou sélective, neuropathie diabétique) et, surtout, le syndrome de l'intestin irritable (+++).

PAR AUGMENTATION DU POUVOIR OSMOTIQUE INTRA-LUMINAL : DIARRHÉE OSMOTIQUE

Selles d'allure hydrique voire acides et mousseuses, en nombre et volume variables en fonction de la prise de la charge osmotique ; d'horaire variable selon l'agent incriminé. Elle s'associe parfois à des douleurs abdominales, des borborygmes et gaz (++), mais l'état général est conservé, sans déshydratation ou troubles hydroélectrolytiques, *sauf chez le nourrisson.* L'éviction de l'agent incriminé est efficace.

<u>*Étiologies*</u>

Malabsorption spécifique des hydrates de carbone (par exemple, déficit en disaccharidases), laxatifs osmotiques, antiacides.

PAR MÉCANISME SÉCRÉTOIRE : DIARRHÉE SÉCRÉTOIRE

Parfois au décours d'une diarrhée aiguë infectieuse, selles hydriques, de volume > 500 mL/ j, et souvent >1 L/j ; nombre de selles variable selon volume et cause. Elle est souvent associée à des douleurs abdominales et flatulences ; hypokaliémie, acidose métabolique et déshydratation sont possibles.

<u>*Étiologies*</u>

Médicaments (laxatifs « irritants » type anthraquinones, biguanide, colchicine), lésions organiques coliques (adénome villeux hypersécrétant, cancer colorectal), infections (amibiase, salmonelle, CMV et HSV chez l'immunodéprimé), tumeurs endocrines.

PAR AUGMENTATION DES SÉCRÉTIONS DIGESTIVES HAUTES : DIARRHÉE VOLUMOGÉNIQUE

Selles hydriques, plus ou moins graisseuses, de volume modéré entre 500 et 1 000 mL/j, nombre de selles élevé ; épigastralgies et pyrosis fréquents.

<u>*Étiologie*</u>

Gastrinome (syndrome de Zollinger-Ellison).

DIARRHÉE PAR MALABSORPTION

Le tableau clinique est lié :

- à l'atteinte digestive : diarrhée chronique grasse ou hydrique, flatulence, douleurs abdominales postprandiales ;
- à la malabsorption protéino-énergétiques, vitaminiques et en oligo-éléments : altération de l'état général, œdème, anémie, aménorrhée, ostéomalacie, tétanie, syndrome hémorragique, glossite.

Étiologies
Trois origines sont possibles :
• intestinale : type maladie cœliaque, correspondant à une atrophie des villosités intestinales (diagnostic par biopsies duodénales au cours d'une endoscopie digestive haute) résultant d'une intolérance immunologique au gluten (présent dans le blé, l'orge, le seigle et l'avoine) et nécessitant un régime sans gluten ;
• pancréatique : insuffisance pancréatique exocrine au cours de la pancréatite chronique ;
• biliaire : insuffisance en sels biliaires (cholestase extra-ou intra-hépatiques).

DIARRHÉE LIÉE À UNE ENTÉROPATHIE EXSUDATIVE

Diarrhée liée à l'exsudation de mucus et/ou sang et/ou pus dans la lumière digestive secondaire aux lésions de la muqueuse intestinale. Les selles sont nombreuses, peu abondantes.
Étiologie
Maladie de Crohn et rectocolite hémorragique, entérocolite radique (*cf.* Maladie de Crohn, p. 410 et *cf.* Rectocolite hémorragique, p. 414).

Tableaux cliniques et étiopathogénie des différents types de diahrrée.

	MOTRICE	OSMOTIQUE	SÉCRÉTOIRE	ENTÉROPATHIE EXSUDATIVE	MALABSORPTION
Physio-pathologie	Accélération du transit	Augmentation du pouvoir osmotique intra-luminal	Augmentation des sécrétions intestinales	Lésion de la muqueuse intestinale	Atteinte intestinale, pancréatique ou biliaire perturbant l'absorption
Clinique	Selles nombreuses Poids <500 gj Etat général conservé Efficacité du jeûne et des ralentisseurs du transit	Volume variable État général conservé Parfois : douleurs abdominales, gaz Efficacité de l'éviction de l'agent incriminé	Volume > 500 mL/j Selles hydriques ± glairosanglantes Souvent : douleurs abdominales, déshydratation	Présence de sang, glaires, pus Retentissement sur l'état général	Signes cliniques de carence protéino-énergétique, vitaminique et en oligoéléments Diarrhée grasse
Étiologie	Troubles fonctionnels, endocriniens, neurologiques	Malabsorption spécifique des hydrates de carbone, laxatifs osmotiques	Laxatifs « irritants », adénome villeux hypersécrétant, cancer colorectal, infections intestinales, tumeurs endocrines	Maladie inflammatoire du côlon et/ou du grêle	Maladie cœliaque, pancréatite chronique, cholestase chronique

DIARRHÉE INFECTIEUSE

▶ Syndrome cholériforme (mécanisme sécrétoire)

Émission trop rapide de selles trop liquides, aqueuses, souvent accompagnées de vomissements (« gastro-entérite »).
• Mécanisme : entérotoxine adhérant à la surface intestinale, non altérée.
• Risque : déshydratatwion.
• Type : choléra, « turista ».

▶ Syndrome dysentériforme (mécanisme invasif)

Émission de selles glaireuses, mucosanglantes, parfois purulentes, associées à des coliques.
• Mécanisme : invasion bactérienne de la muqueuse iléocolique (« entérocolite »).

GASTROENTÉROLOGIE HÉPATOLOGIE

• Risque : foyers de suppuration péricolique, perforation, septicémie.
• Type : shigelle, amibiase, *Clostridium difficile* (post-antibiotique).

Toxi-infection alimentaire

Tableau de diarrhée collective. Individualisation d'un repas contaminant avec un délai plus ou moins court.
• Mécanisme : absorption d'aliments contaminés par certaines bactéries et par leur toxine.
• Type : salmonelle, staphylocoque.
• Déclaration obligatoire.

DIAGNOSTIC

SIGNES CLINIQUES

Interrogatoire

Ce temps essentiel précisera :
• les antécédents médicaux et chirurgicaux, personnels et familiaux, les prises médicamenteuses ;
• les caractéristiques de la diarrhée : date d'apparition, durée, aspect, fréquence et horaire des selles, facteur déclenchant ou améliorant ;
• les circonstances de survenue (voyage, absorption d'aliments suspects, diarrhée collective, prise médicamenteuse, postopératoire) ;
• les signes associés : altération de l'état général, douleurs abdominales, signes extradigestifs, etc.

Examen physique

• En cas de diarrhée aiguë, rechercher des signes de gravité, surtout aux âges extrêmes :
– signes de déshydratation : hypotension artérielle, tachycardie, soif, pli cutané ;
– signes d'infection sévère : hyper-ou hypothermie, oligurie, choc septique.
• Examen digestif :
– palpation de l'abdomen à la recherche d'une hépatomégalie, splénomégalie, masse abdominale, défense ;
– toucher rectal à la recherche d'une tumeur, d'une hémorragie digestive, d'un fécalome (fausse diarrhée du constipé).
• Examen des autres appareils : recherche d'un goitre, de signes de carence (œdème, pâleur, etc.), de signes neurologiques.

EXAMENS COMPLÉMENTAIRES

Examens biologiques

• Bilan sanguin (selon orientation) : NFS, ionogramme sanguin, urée, créatinine, vitesse de sédimentation, hémostase, protidémie, calcémie, TSH ou autres dosages hormonaux, hémoculture, sérologies (salmonelles, *Yersinia*, etc.).
• Examen des selles : coproculture, examen parasitologique des selles, recherche de *Clostridium difficile* et sa toxine, mesure de la quantité de graisses dans les selles ou stéatorrhée.

Examens morphologiques

• Endoscopie œsogastroduodénale avec biopsies duodénales : à la recherche notamment d'une atrophie villositaire.
• Iléocoloscopie : elle permet le diagnostic d'une atteinte tumorale (type cancer colorectal), inflammatoire (maladie de Crohn ou rectocolite hémorragique) ou infectieuse (type colite pseudomembraneuse), et la réalisation de biopsies étagées (y compris dans l'iléon terminal) à la recherche d'une pathologie microscopique.
• Vidéocapsule endoscopique : recherche d'anomalies de la paroi intestinale.
• Entéro-IRM : recherche d'anomalies de la paroi intestinale.

TRAITEMENT

TRAITEMENT DES DIARRHÉES AIGUËS

• Réhydratation hydroélectrolytique : utiliser la voie orale si possible (solution OMS, *Coca Cola*), et la voie parentérale en présence d'une déshydratation sévère ou de vomissements.
• Ralentisseurs du transit (type **lopéramide,** *IMODIUM*) : très efficaces, ils sont contreindiqués en cas de diarrhée invasive compte tenu du risque d'aggravation par pullulation microbienne intestinale.
• Antisécrétoires intestinaux type racécadotril pour une durée limitée.
• Traitements associés : antispasmodiques (type *SPASFON*), antiémétiques (type *PRIMPÉRAN*).

• Traitements spécifiques :
– antibiotiques type **fluoroquinolone** *(OFLOCET)* en cas de diarrhée invasive (colite pseudomembraneuse : **métronidazole**, *FLAGYL*, ou **vancomycine** *peros)* ou antiparasitaire.
– pour le choléra et les toxi-infections alimentaires : isolement du patient, désinfection du linge et des sanitaires, déclaration obligatoire.

TRAITEMENT DE LA DIARRHÉE CHRONIQUE

Outre les ralentisseurs du transit, il repose sur le traitement de la cause.

PRONOSTIC

Déshydratation ; bactériémie, septicémie, foyers septiques à distance (germes invasifs) ; choc ; mégacôlon toxique, voire perforation colique.

FICHE INFIRMIÈRE

EXAMENS

Mesure de la stéatorrhée

• Elle permet de quantifier le contenu en graisses des selles.
• Technique : prise orale d'une quantité précise de graisses (50 g de beurre) pendant 6 jours. Recueil des selles des 24 h pendant les 3 derniers jours : peser et transmettre les prélèvements au laboratoire.
• Attention ! Éviter de réaliser cet examen après une préparation pour coloscopie ou après un examen radiologique avec utilisation orale de produit de contraste.

Coproculture, examen parasitologique des selles

• Elle permet de rechercher la présence de bactéries pathogènes ou de parasites dans les selles.
• Technique : recueil des selles, parfois pendant plusieurs jours (recherche de parasites dont l'élimination dans les selles est cyclique), dans un pot stérile et étanche, pour le transmettre au laboratoire dans les meilleurs délais. Préciser si la recherche de *Clostridium difficile* et sa toxine est nécessaire.
• Attention ! Éviter de réaliser cet examen après une préparation pour coloscopie ou après un examen radiologique avec utilisation orale de produit de contraste.

SURVEILLANCE DU TRAITEMENT

SOINS – TRAITEMENT

• Prélever le bilan biologique prescrit.
• Mettre en place une voie veineuse périphérique avec un garde-veine (sérum glucosé 5 %) ou un soluté de remplissage selon prescription.
• Donner, en l'absence de vomissements, au minimum 2 L de boisson (boissons sucrées, bouillons salés).
• Isolement du patient si nécessaire.

EFFICACITÉ DU TRAITEMENT

Surveillance du transit : vérifier la normalisation de la quantité, de la consistance et de l'aspect des selles (éventuellement avec une fiche de surveillance remise au patient). Surveillance de l'état d'hydratation (soif, sécheresse des muqueuses) surtout pour les personnes sans autonomie quant à l'accès aux boissons (âges extrêmes, infirme moteur et/ou cérébral).

EFFETS INDÉSIRABLES

En cas de diarrhée aiguë d'allure invasive, il convient d'éviter la prise de ralentisseurs du transit qui peuvent aggraver la symptomatologie. Préférer dans ce cas un antidiarrhéique antisécrétoire type **racécadotril** (*TÎORFAN*).

ÉDUCATION ET CONSEILS

Diarrhées infectieuses

• Déclaration obligatoire des toxi-infections alimentaires.
• Insister auprès du patient sur la nécessité d'un apport hydrique oral satisfaisant (en l'absence de vomissements).

• Régime sans résidus et sans lactose à la phase aiguë ; les apports caloriques doivent être maintenus.

Au cours de la maladie cœliaque

Un régime strict sans gluten est le seul traitement efficace de la maladie. Il permet une amélioration rapide de la clinique (en quelques semaines) et plus lente des altérations histologiques. Le régime sera poursuivi à vie : un écart de régime aboutira à une récidive des symptômes et des anomalies histologiques. L'éducation est primordiale car il s'agit d'un régime contraignant (*cf.* tableau, p. 408) ; les aliments contenant du gluten (c'est-à-dire à base d'orge, de blé, de seigle et d'avoine) sont très nombreux.

FICHE TECHNIQUE

RECUEIL DES SELLES

Définition

Il existe plusieurs types d'examen nécessitant le recueil des selles, les deux plus courants sont la coproculture et l'examen parasitologique des selles.

Méthode

La coproculture permet la culture de micro-organismes à partir de matières fécales afin de rechercher des bactéries pathogènes dans les selles (ex : salmonelles, shigelles).

La coproculture

Elle doit être pratiquée :

• avant toute exploration radiologique du tube digestif comprenant un produit de contraste (transit oesogastroduodénal, lavement baryté) ;

• avant une coloscopie.

Vérifier la prescription médicale.

Expliquer au malade qu'il faut recueillir les selles dans un pot stérile et donc qu'il doit garder la main à l'extérieur du pot.

Si le malade est alité, on le mettra sur un bassin propre et décontaminé et on procèdera au recueil de selles. Dans ce cas, prévoir des gants à usage unique.

Étiqueter le pot après avoir vérifié l'identité du patient.

Mettre le pot et la demande d'examen dûment remplie dans un sachet.

Se laver les mains (lavage simple).

Transporter rapidement le prélèvement au laboratoire.

Si le transport est impossible, le conserver au réfrigérateur.

Noter le soin dans le dossier et récupérer les résultats.

L'examen parasitologique des selles

Il permet la recherche de parasites dans les selles.

La méthode est la même que celle de la coproculture.

Le recueil des selles doit se faire 3 jours de suite.

FICHE PHARMACOLOGIE

ANTIDIARRHÉIQUES - RÉHYDRATATION ORALE

■ Solutions de réhydratation orale

COCA-COLA (non light)					
Glucides : 110 g/L Sodium : 147 mg/L (6,4 mmol/L) Potassium : 508,3 mg/L (13 mmol/L) Calories : 440 kcal/L	Bout. 19 et 25 cL Bout. 1 et 1,5 L Canettes 33 cL			NR NR NR	
PRÉPARATION DE L'OMS					
Glucides : 20 g/L Sodium : 2,07 mg/L (90 mmol/L) Potassium : 977,5 mg/L (25 mmol/L) Bicarbonates : 30 mmol/L Calories : 80 kcal/L	QSP eau 1 L			NR	

Propriétés

Solutés de réhydratation.
L'avantage du *COCA-COLA* est sa disponibilité partout dans le monde et son conditionnement qui assure sa stérilité.
Le soluté de l'OMS, très riche en sel, peut parfois provoquer une hypernatrémie.

Indications

Réhydratation des diarrhées.

Le *COCA-COLA* permet d'éviter de boire l'eau du robinet dans les pays à risque de diarrhée du voyageur.

Précautions d'emploi

Le *COCA-COLA* non light, très riche en sucre, expose à des risques de déséquilibre d'un diabète sucré, mais le *COCA-COLA* light ne permet pas d'assurer une réhydratation correcte en cas de diarrhée.

ANTIDIARRHÉIQUES - ANTISÉCRÉTOIRES INTESTINAUX

■ Racécadotril ©

TIORFAN					
1 gél. x 3/j avant chaque repas	20 gél. 100 mg	6,17	II	30 %	0,31
N. 1-9 mois (< 9 kg) : 1 sach. x 4 le 1er j, puis 1 sach. x 3/j N. 9-30 mois (9-13 kg) : 2 sach. x 4 le 1er j, puis 2 sach. x 3/j	16 sach. 10 mg	6,55	I	30 %	0,41
E. 30 mois - 9 ans (13-27 kg) : 1 sach. x 4 le 1er j, puis 1 sach. x 3/j E. ≥ 9 ans (≥ 27 kg) : 2 sach. x 4 le 1er j, puis 2 sach. x 3/j	30 sach. 30 mg	6,17	I	30 %	0,21
TIORFANOR					
1 cp. x 2/j avant le repas	12 cp. 175 mg	4,63	II	30 %	0,39

GASTROENTÉROLOGIE HÉPATOLOGIE

Propriétés

Inhibiteur de l'enképhalinase, enzyme responsable de la dégradation des enképhalines endogènes qui régulent les échanges hydroélectrolytiques transmembranaires et la motricité intestinale (mais dont les rôles précis sont mal connus).

Antisécrétoire intestinal pur : diminue l'hypersécrétion intestinale induite par l'inflammation et la toxine cholérique sans avoir d'effet sur la sécrétion basale.

Absence d'action sur le système nerveux central.

Indications

Traitement symptomatique des diarrhées aiguës de l'adulte.

Contre-indications

Grossesse, allaitement : absence d'étude chez l'homme.

Précautions d'emploi

Ne pas poursuivre le traitement plus de 7 j.

ANTIDIARRHÉIQUES - RALENTISSEURS DU TRANSIT

■ Lopéramide ©

DIASTROLIB					
Diarrhée aiguë : 2 lyocs en 1 prise puis 1 lyoc après chaque selle liquide sans dépasser 6/j	20 lyocs 2 mg	2,08		30 %	0,10
LOPERAMIDE					
Diarrhée aiguë : 2 gél. ou cp. en 1 prise, puis 1 gél. ou cp. après chaque selle liquide sans dépasser 6/j	12 cp. orod. 2 mg 20 gél. 2 mg 30 gél. 2 mg	 2,08 HOP	 II II	NR 30 %	

Propriétés

Antidiarrhéique opiacé.

Le **sulfate d'atropine** présent dans la préparation a pour but d'éviter un abus.

Indications

Traitement symptomatique des diarrhées en association avec une réhydratation.

Contre-indications

Grossesse et **allaitement**.

Liées au **sulfate d'atropine** : glaucome par fermeture de l'angle et obstacle urétro-prostatique.

Précautions d'emploi

À éviter dans les syndromes dysentériques et en cas de diarrhée post-antibiothérapie : risque de stase bactérienne intestinale.

Effets indésirables

Nausées, vomissements, ballonnement, céphalées, sécheresse buccale, somnolence.

Interactions médicamenteuses

Potentialise les effets des dépresseurs du système nerveux central (alcool, **benzodiazépines,** etc.).

PURIFICATION DE L'EAU DE BOISSON

■ Complexe de chlorure de sodium et d'argent

MICROPUR					
1 cp. pour 10 L d'eau 1 cp. pour 1 L d'eau	40 cp. 100 cp.			NR NR	

■ Tosylchloramide sodium

HYDROCLONAZONE					
1 à 2 cp. pour 1 L d'eau	100 cp. 15 mg 1000 cp. 15 mg			NR NR	

Propriétés

Antisepsie pour la désinfection de l'eau de boisson.

Indications

Cf. Propriétés.

Précautions d'emploi

Filtrer préalablement l'eau si besoin (filtre à café) ; mettre 1 cp. dans l'eau ; agiter et laisser agir 1 à 2 h avant de consommer.

ANTIDIARRHÉIQUES - PROBIOTIQUES

■ Saccharomyces boulardii

ULTRA-LEVURE					
1 à 4 gél./j	20 gél. 50 mg 50 gél. 50 mg 10 gél. 200 mg 30 gél. 200 mg			NR NR NR NR	
1 sach. x 2/j	20 sach. 100 mg			NR	

■ Lactobacillus acidophilus

LACTEOL					
1 à 2 gél/j (max 3 à l'instauration)	10 gél. 340 mg 30 gél. 340 mg			NR NR	
1 à 2 sach./j (max 3 à l'instauration)	10 sach. 340 mg			NR	

Propriétés

Flore lévurique (*Saccharomyces boulardii)* : flore non pathogène, inhibant la croissance de *Clostridioides difficile* et de *Candida albicans* et stimulant le système immunitaire.

Flores bactériennes : proposées dans les diarrhées secondaires aux antibiotiques, liées à un déséquilibre de la flore intestinale ; favoriseraient la réimplantation de la flore saprophyte.

Fractions antigéniques : stimuleraient le système immunitaire.

Indications

Proposés dans la prévention des diarrhées secondaires aux antibiotiques.

Saccharomyces boulardii aurait une certaine efficacité à forte dose dans les colites pseudomembraneuses en rechute.

Précautions d'emploi

Ces produits contiennent des cellules vivantes et ne doivent pas être mélangés avec un liquide ou un aliment trop chaud ou trop froid, ou alcoolisé.

Interactions médicamenteuses

ULTRA-LEVURE ne peut être prescrit avec des **antifongiques** oraux ou systémiques.

L'action de ces produits n'a jamais été clairement démontrée et leur association systématique aux antibiotiques n'est pas justifiée.

ALIMENTS SANS GLUTEN – LISTE DES ALIMENTS AUTORISÉS ET INTERDITS

TYPES D'ALIMENTS	AUTORISÉS	INTERDITS
Céréales Féculents	Maïs, riz, soja, tapioca, millet, sarrazin et produits dérivés : farines sans gluten, pâtes sans gluten, semoule sans gluten, Corn-Flakes, Rice Krispies	Blé, orge, avoine, seigle et dérivés : farines, semoule, pâtes, chapelure
Viandes Charcuteries Œufs Poissons, crustacés	Viandes, volailles, abats, poissons, œufs frais, jambons (ces aliments doivent être frais ou congelés mais non cuisinés), poissons et œufs de poissons	Viandes et poissons cuisinés (conserves, traiteur, surgelés), charcuterie, chair à saucisse, beurre de poissons et de crustacés
Laitages	Lait entier, allégé, demi-écrémé, yaourts, fromage blanc, petits-suisses, fromages sans moisissures, crème fraîche	Flancs, crèmes et laits gélifiés du commerce ; glaces et sorbets du commerce, fromages à moisissures (bleu, roquefort), crème de gruyère (Vache qui rit)
Graisses Sauces	Beurre, huile, margarine, saindoux, végétaline, mayonnaise Bénédicta	Toutes les autres sauces du commerce
Crudités Légumes	Légumes frais ou secs, surgelés ou en conserve, non cuisinés, pommes de terre, chips, flocons de pomme de terre (Mousline, Maggi, Nestlé)	Légumes frais ou secs cuisinés du commerce, potages de légumes, sauce tomate du commerce, autres purées
Fruits	Tous les fruits frais, au sirop et surgelés, châtaignes, marrons glacés	Crème et purée de marrons du commerce, compotes de pommes du commerce, figues sèches
Produits sucrés	Sucre, miel, confitures, gelées pur fruit-pur sucre, chocolat Poulain, levure alsacienne Alsa, entremets et pâtisseries maison avec farine autorisée, crème Montblanc	Farines maltées type Ovomaltine, Banania, Ricoré, caramels, nougats, pâtes d'amande, pâtes de fruits, dragées, chewing-gum
Condiments Apéritifs	Épices en grains, fines herbes, cornichons, câpres, sel, noix de Cajou, cacahuètes	Épices en poudre, moutarde ordinaire du commerce
Boissons	Thé, café, Nescafé, Nesquick, mélanges chicorée, café, tous les sodas et eaux en bouteille	Bières, panachés, cidre

ALIMENTS SANS GLUTEN – SPÉCIALITÉS SANS GLUTEN VENDUES EN PHARMACIE

AGLUTELLA	
Pâtes (spaghetti et tagliatelle)	Boîte de 500 g
Pâtes (fusilli, rigatoni)	Boîte de 250 g
Gaufrettes à la vanille	Boîte de 150 g
Semoule	Paquet de 150 g
APROTEN	
Biscottes	Boîte de 240 g
Biscuits	Boîte de 180 g
Pâtes (anellini, rigatini, tagliatelle, penne, fusilli, spaghetti)	Boîte de 500 g
Farine pour gâteaux	Boîte de 300 g
Farine pour pâte à pain	Boîte de 250 g
DREI PAULY	
Pâtes (spaghetti)	Sachet de 500 g
Pâtes (spirales)	Sachet de 250 g
Farine pour gâteaux et pour pâte à pain	Boîte de 400 g
Cookies aux noisettes	Boîte de 100 g
Biscuits au muesli	Boîte de 150 g
Pain précuit	500 g
RIESAL	
Biscottes	Sachet de 200 g
Toasts	Sachet de 200 g
Coquillettes	Sachet de 250 g
Nouilles	Sachet de 200 g
Biscuits (vanille, chocolat ou citron)	Sachet de 200 g
Biscuits à la cuiller	Sachet de 150 g
Pain	Boîte de 350 g
Farine	Sachet de 500 g
Semoule	Sachet de 500 g

MALADIE DE CROHN

FICHE MALADIE

DÉFINITION

La maladie de Crohn est une maladie inflammatoire chronique intestinale, pouvant toucher n'importe quel segment de la bouche à l'anus, préférentiellement l'iléon terminal et/ ou le côlon proximal. Elle évolue par poussées.

CAUSES ET MÉCANISMES

De cause inconnue, faisant intervenir des facteurs génétiques et environnementaux, elle touche préférentiellement une population d'adultes jeunes avec une incidence de 6 pour 100 000 habitants. L'atteinte de la paroi digestive est profonde, expliquant la survenue fréquente d'abcès et fistules. L'étendue des lésions est variable, respectant des intervalles de muqueuse saine, avec atteinte anopérinéale possible (un tiers des cas).

DIAGNOSTIC

SIGNES CLINIQUES

Typiquement, il s'agit d'un tableau de douleurs abdominales associées à une diarrhée parfois glairo-sanglante et des manifestations générales (asthénie, amaigrissement). On observe parfois des signes extradigestifs (*cf.* Rectocolite hémorragique, p. 414). La forme anopérinéale s'exprime par des fissures, fistules ou abcès périnéaux. Un index de sévérité (CDAI), reposant sur des critères cliniques et biologiques, permet d'apprécier la gravité d'une poussée. En dehors des poussées, le patient est asymptomatique.

EXAMENS COMPLÉMENTAIRES

▶ **Endoscopiques**

La coloscopie permet de préciser la localisation (visualisation de la dernière anse grêle) et la sévérité de l'atteinte ; elle permet la réalisation de biopsies (granulome épidermoïde, présent dans un un tiers des cas, caractéristique de la maladie de Crohn). Enfin, elle permet le dépistage du cancer colorectal (*cf.* Fiche technique, *chapitre* Cancer colorectal, p. 430).

L'endoscopie œsogastroduodénale (*cf.* Fiche technique, *chapitre* Reflux gastroœsophagien, p. 385) sera réalisée en cas de signes d'appel cliniques.

▶ **Radiologiques**

La réalisation d'un scanner abdominopelvien et/ou d'une entéro-IRM permet d'apprécier l'étendue de l'atteinte grêlique, voire la présence de complications (abcès, fistules, sténoses).

▶ **Biologiques**

Syndrome inflammatoire (VS, CRP), anémie (Hb), hyperleucocytose, examen coproparasitologique des selles pour éliminer une cause infectieuse.

TRAITEMENT

MESURES GÉNÉRALES

Aucun régime n'est nécessaire, en dehors d'un régime sans résidus au cours des poussées, du jeûne dans les formes sévères ou d'un régime hypo-sodé et pauvre en sucres au cours des corticothérapies à une dose supérieure à 30 mg/j.

L'arrêt du tabac, dont l'utilisation augmente le risque de survenue de poussée, doit être encouragé.

Un traitement symptomatique (antispasmodique type *SPASFON*, 2 cp. 3 fois/j ; antalgiques) doit être associé au traitement spécifique.

L'utilisation d'une héparine de bas poids moléculaire (*LOVENOX*), en prévention des thromboses veineuses, est recommandée à titre systématique au cours des formes sévères.

TRAITEMENT MÉDICAL

▶ Au cours des poussées

• Anti-inflammatoires aminosalicylés (**salazopyrine** ou **5-ASA,** type **mésalazine,** *PENTASA)* par voie orale (3 à 4 g/j) dans les formes légères à modérées, ou par voie locale dans les formes basses.

• Corticoïdes (**prednisone**, *CORTANCYL, per os* ; **méthylprednisolone**, *solumédrol*, IV) : utilisés dans les formes modérées résistantes au **5-ASA** *(per os)* ou au cours des poussées sévères (IV) à forte dose, pendant environ 4 semaines avec décroissance progressive ultérieure (*cf.* Rectocolite hémorragique, p. 414). Le **budésonide** (*ENTOCORT*) est réservé aux formes iléocoliques droites. L'utilisation des corticoïdes locaux en lavements est possible dans les formes basses.

• Anticorps anti-TNFα : ce sont des anticorps qui diminuent le processus inflammatoire. On les introduit de plus en plus précocement : infliximab *(remicade)* ou **adalimumab** (*HUMIRA*).

• Anticorps anti-intégrine α4-β7 : traitement des poussées modérées à sévères non contrôlées malgré un traitement conventionnel (corticoïdes, immunosuppresseurs) et/ou les anticorps anti-TNFα : **vedolizumab** *(ENTYVIO)*.

• Anticorps anti-interleukine 12 et 23.

▶ À distance des poussées

Traitement préventif des récidives par un aminosalicylé (type **mésalazine,** *PENTASA)* pendant de nombreuses années, ou par un immunosuppresseur : **azathioprine** (*IMUREL*) ou **6-mercaptopurine** (*PURINÉTHOL*) pendant au moins 4 ans, au décours d'une intervention chirurgicale ou d'une poussée sévère corticodépendante ou en cas d'échec des 5-ASA, avec surveillance clinique et biologique (hématologique). Leur délai d'action est d'environ 3 à 6 mois.

TRAITEMENT CHIRURGICAL

Il doit être économe en raison du risque de récidive postopératoire sur un autre segment digestif.

▶ Au cours des poussées

Les indications sont restreintes aux complications (perforation, drainage d'abcès) ou aux formes résistantes à un traitement médical maximal bien conduit (rares). Le risque de stomie digestive est alors élevé.

▶ À distance des poussées

Résection (ou stricturoplastie) de sténoses digestives, mise à plat de fistules.

PRONOSTIC

▶ Au cours des poussées

Il est marqué par la survenue de complications : fistule à partir d'un segment digestif, abcès, perforation, septicémie.

▶ À moyen ou long terme

On peut craindre la survenue de sténose digestive, d'un cancer colorectal surtout en cas d'atteinte colique étendue et ancienne.

FICHE INFIRMIÈRE

EXAMENS

Prélever un bilan biologique comportant habituellement NFS, ionogramme sanguin, CRP, TP-TCA, groupe-Rhésus et recherche d'agglutinines irrégulières.

Réaliser les prélèvements à visée bactériologique en cas de fièvre.

Préparer le patient à la coloscopie : *cf.* Fiche technique, *chapitre* Cancer colorectal, p. 434.

SURVEILLANCE DU TRAITEMENT

SOINS – TRAITEMENT

Parallèlement au traitement systématique, estimer et satisfaire les besoins des traitements « à la demande » (type antalgiques, antispasmodiques, antidiarrhéiques).

EFFICACITÉ DU TRAITEMENT

Évaluer l'évolution de la symptomatologie sous traitement : douleurs (échelle de 0 à 10), ▶

diarrhée (au mieux par feuille de surveillance). Vérifier l'absence de récidive des symptômes lors de la décroissance thérapeutique.

Biologiquement : surveillance de la NFS, du ionogramme et de la CRP tous les 1 à 2 jours.

EFFETS INDÉSIRABLES

Cliniquement, surveiller la survenue de douleurs abdominales chez les patients sous 5-ASA ou **azathioprine** en raison du risque de pancréatite aiguë (confirmation par dosage de la lipase).

Une réaction d'hypersensibilité est fréquente lors de la perfusion d'**infliximab** (surveillance étroite : scope et *DYNAMAP)*.

Les effets indésirables des corticoïdes sont très nombreux (rétention sodée responsable d'une prise de poids, HTA, insuffisance cardiaque, infections, ulcère, troubles psychiques, hypokaliémie, décompensation de diabète, etc.) et d'autant plus qu'ils sont utilisés longtemps à des posologies élevées. Respecter une décroissance progressive à l'arrêt du traitement après une utilisation prolongée.

Surveillance biologique sous immunosuppresseurs en raison des risques hématologiques (leucopénie).

ÉDUCATION ET CONSEILS

Expliquer au patient ce qu'est une maladie de Crohn, dont la cause est inconnue, qui se manifeste par des poussées d'inflammation de l'intestin entrecoupées par des périodes de rémission complète plus ou moins longues. Il ne s'agit ni d'une maladie héréditaire ni d'une maladie infectieuse transmissible.

Aucun facteur déclenchant sur la survenue de poussées n'a été retrouvé de manière formelle en dehors de l'usage du tabac, dont l'arrêt ferme et définitif doit être encouragé. En revanche, aucun aliment ne doit être proscrit à titre systématique, aucun régime particulier n'est à suivre en dehors des poussées (régime d'épargne digestive) et des patients sous corticoïdes (régime hyposodé).

L'observance thérapeutique doit être conseillée, gage de son efficacité. Cependant, les effets indésirables usuels doivent être expliqués au patient, tout en le rassurant quant à leurs conséquences, minimisées par une surveillance clinique et biologique (surtout pour les immuno-suppresseurs) étroite.

Expliquer à la patiente les possibilités de mener normalement à terme une grossesse, sans risque supplémentaire de malformation, prématurité, stérilité ou risque de déclenchement de poussées. Programmer la grossesse en dehors d'une poussée ; préférer l'accouchement par césarienne seulement dans certains cas d'atteinte anopérinéale. Il n'y a pas de risque de transmission à l'enfant (seulement un risque relatif un peu augmenté par rapport à la population générale).

Sensibiliser le patient au risque du cancer colorectal en cas de maladie ancienne et étendue sur le côlon.

Les patients peuvent adhérer à l'Association François Aupetit qui regroupe les patients atteints de maladies inflammatoires coliques intestinales.

FICHE TECHNIQUE

ENTERO-IRM

Définition

Examen non invasif et non irradiant qui utilise la résonance magnétique (IRM) pour explorer l'intestin grêle préalablement opacifié. Il dure environ 30 minutes. Le résultat est généralement restitué au patient immédiatement après l'examen. C'est une technique de référence dans l'imagerie des MICI (maladies inflammatoires et chroniques de l'intestin).

Selon l'indication de l'entéro-IRM, l'opacification de l'intestin grêle peut se faire soit par voie orale (dans le cadre de maladie de Crohn) soit par entéroclyse, technique qui nécessite la pose d'une sonde sous contrôle scopique, positionnée dans l'angle de Treitz (dans le cadre de tumeur).

Indications

L'entéro-IRM est indiquée pour :

- diagnostiquer et suivre les maladies inflammatoires de l'intestin : la maladie de Crohn est la principale indication ;
- rechercher un saignement au niveau de l'intestin grêle dans le cadre d'un bilan d'anémie ;
- rechercher un obstacle ou une tumeur de l'intestin grêle ;
- rechercher des fistules digestives.

Contre-indications absolues

- Tout patient porteur de pacemaker, valves cardiaques, clips vasculaires neurochirurgicaux ferromagnétiques et corps étrangers intraoculaires.

Préparation du patient avant l'examen

<u>*La veille de l'examen*</u>

- Prévoir un dosage de créatinémie (résultat indispensable si l'injection de produit de contraste par voie IV s'avère nécessaire pendant l'examen).
- Le patient doit suivre un régime sans résidus 24 à 48 h avant l'examen.
- Être à jeun d'aliments solides depuis la veille de l'examen. En revanche, il est permis de boire (boissons sucrées autorisées) jusqu'à 6 h avant l'examen pour éviter les hypoglycémies notamment.

<u>*Le jour de l'examen*</u>

- Être à jeun strict 6 h avant l'examen.
- Poser un cathéter veineux périphérique obturé pour :
  - l'administration d'antispasmodique pour réduire le flou des images à réaliser lié au péristaltisme intestinal ;
  - l'administration de produit de contraste IV afin de mieux analyser les parois de l'intestin.
  - 45 minutes avant l'examen, le patient doit boire 1 litre à 1,5 litre de PEG (FORTRANS ou KLEAN-PREP, solutions utilisées pour la préparation des coloscopies) ou 1 litre de MANNITOL 6 %.
- Si l'examen est réalisé par entéroclyse : administrer 1 litre à 1,5 litre d'eau ou de PEG à l'aide d'un entéroclyseur avec un débit programmé entre 120 et 150 mL/min.

Conseils

- Rassurer le patient quant à l'IRM (tunnel qui peut être impressionnant notamment pour les patients claustrophobes, une prémédication peut être indiquée dans ce cas).
- Le patient ne doit porter aucun bijou, ni bouton ou fermeture éclaire.
- Le personnel soignant doit également s'assurer de ne porter aucun objet métallique avant d'entrer dans l'enceinte de l'IRM.

FICHE TECHNIQUE

RÉGIME SANS RÉSIDUS

Le régime sans résidus est dit strict dans le cadre d'une préparation du patient avant un examen endoscopique tel qu'une coloscopie.

Il ne doit comporter ni fibres, ni lactose. Seront donc supprimés tous les fruits, les légumes, le lait, les laitages et le pain, tout comme les viandes rouges.

Il existe aussi le régime sans résidus large, indiqué dans le cadre d'une maladie de Crohn par exemple, qui est moins restrictif. Les fibres sont exclues mais le pain et les laitages sont tolérés.

RECTOCOLITE HÉMORRAGIQUE

FICHE MALADIE

DÉFINITION

La rectocolite hémorragique est une atteinte inflammatoire de la muqueuse du rectum, s'étendant de manière continue plus ou moins haut vers le cæcum, évoluant par poussées et respectant l'intestin grêle.

CAUSES ET MÉCANISMES

La physiopathologie fait intervenir des facteurs génétiques et environnementaux ; elle atteint préférentiellement l'adulte jeune avec un second pic de fréquence à 60-80 ans. L'incidence est de l'ordre de 10 pour 100 000 habitants.

DIAGNOSTIC

SIGNES CLINIQUES

Au cours des poussées surviennent différents symptômes tels qu'une diarrhée glairosanglante (isolée dans les formes d'intensité minime), pouvant être associée à des douleurs abdominales et une asthénie (dans les formes d'intensité moyenne), voire à des signes généraux tels qu'hyperthermie, tachycardie (dans les formes graves).

On observe parfois des signes extradigestifs : articulaires, oculaires, cutanés ou hépatobiliaires.

En dehors des poussées, de survenue imprévisible (rarement, un facteur déclenchant, tel qu'un stress, une infection, est retrouvé), le patient est asymptomatique.

EXAMENS COMPLÉMENTAIRES

▶ Coloscopie

Elle permet le diagnostic (par mise en évidence des lésions inflammatoires rectocoliques et de l'aspect normal du grêle, par la réalisation de biopsies), le pronostic (intensité et étendue en aval des lésions) et le dépistage du cancer colorectal.

▶ Abdomen sans préparation

Il montre une dilatation colique en cas de colectasie, un pneumopéritoine en cas de perforation.

▶ Biologie

Syndrome inflammatoire (VS, CRP), anémie (NFS, Hb), examen coproparasitologique des selles pour éliminer une cause infectieuse.

TRAITEMENT

MESURES GÉNÉRALES

Aucun régime n'est nécessaire, en dehors d'un régime sans résidus au cours des poussées, du jeûne dans les formes sévères, ou d'un régime hypo-sodé et pauvre en sucres au cours des corticothérapies à une dose supérieure à 0,5 mg/kg/j.

Un traitement symptomatique (antispasmodique type *SPASFON*, 2 à 3 fois/j ; antalgiques ; ralentisseur du transit type **lopéramide,** *IMODIUM*, en l'absence de sténose) doit être associé au traitement spécifique.

L'utilisation d'une héparine de bas poids moléculaire (LOVENOX), en prévention des thromboses veineuses, est recommandée à titre systématique au cours des formes graves.

TRAITEMENT MÉDICAL

▶ Poussées minimes à modérées

Atteinte distale (en aval de l'angle colique gauche)

5-ASA type **mesalazine** (PENTASA), suppositoires ou lavements, 1 g/j pendant 14 à 28 jours. En cas d'échec, y associer 5-ASA *per os* ou corticoïdes locaux en lavement.

En cas d'inefficacité, il s'agit d'une forme distale dite réfractaire justifiant d'une corticothérapie orale à forte dose pendant 2 à 7 semaines. En cas de corticodépendance, le recours à l'**azathioprine**, IMUREL, ou la **mercaptopurine,** *PURINÉTHOL*, peut être indiqué.

<u>*Atteinte étendue (en amont de l'angle colique gauche)*</u>
5-ASA oral type **mesalazine** *(PENTASA)*, 3 à 4 g/j pendant 4 à 8 semaines, éventuellement associé à un traitement local.
En cas d'inefficacité, corticothérapie orale à la dose de 40 mg/j à 1 mg/kg/j d'équivalent **prednisone.** En cas de corticodépendance, le recours à un immunosuppresseur est indiqué.

▶ Poussées sévères (formes graves)

Corticothérapie par voie IV à forte dose avec réévaluation à J5. Poursuite du traitement par voie orale en cas de réponse. Anticorps anti-TNFα (**infliximab**, *REMICADE)*, anticorps anti-intégrine α4-β7 (**véclolizumab,** *ENTYVIO)*, anticorps anti-IL 12/23 (ustekinumab, *STELARA*). Les inhibiteurs de Janus kinase (anti-JAK) peuvent également être proposés. Chirurgie en dernier recours.

▶ En dehors des poussées

Traitement préventif des récidives soit par un aminosalicylé type *PENTASA* pendant de nombreuses années, ou par un immunosuppresseur (**azathioprine**, *IMUREL*, ou **6-mercaptopurine**, *PURINÉTHOL)* pendant au moins 4 ans pour les patients en rémission d'une poussée sévère, ne répondant pas ou ne tolérant pas les aminosalicylés. Il sera important de surveiller et favoriser l'observance.

> **DÉCROISSANCE DES CORTICOÏDES**
> Elle doit toujours être progressive. La diminution de la posologie se fera de 10 mg/10 j jusqu'à demi-dose puis de 5 mg/10 j jusqu'à l'arrêt complet. Lors d'une utilisation prolongée, on expose le patient à un risque d'insuffisance surrénale imposant un traitement substitutif par **hydrocortisone** (*cf.* Corticothérapie par voie générale).

TRAITEMENT CHIRURGICAL

▶ Indications

• En urgence : poussées graves ne répondant pas rapidement (3 à 5 jours) au traitement médical, complications.

▶ Modalités

Trois interventions peuvent être proposées :
• coloproctectomie totale suivie d'une anastomose iléo-anale avec réservoir ;
• colectomie totale suivie d'une anastomose iléo-rectale (nécessitant la surveillance ultérieure du rectum) ;
• coloproctectomie totale avec iléostomie définitive (rarement).

PRONOSTIC

À COURT TERME

Il est marqué par la survenue de complications, essentiellement au cours des poussées sévères, nécessitant une prise en charge chirurgicale : perforation colique, dilatation colique aiguë (également dénommée colectasie ou mégacôlon toxique) avec risque de perforation digestive, hémorragie digestive. Il peut aussi s'agir de septicémie.

À LONG TERME

En dehors des manifestations fonctionnelles liées à un défaut de contraction colique (atonie colique) ou à un rétrécissement du rectum (microrectie), le risque essentiel reste la survenue d'un cancer colorectal, d'autant plus que la maladie est ancienne, étendue sur tout le côlon (pancolite) et associée à des manifestations hépatobiliaires (cholangite sclérosante primitive), justifiant une surveillance endoscopique.

FICHE INFIRMIÈRE

EXAMENS

Prélever un bilan biologique, comportant habituellement NFS, ionogramme sanguin, CRP, TP-TCA, groupe-Rhésus et recherche d'agglutinines irrégulières. Réaliser les prélèvements à visée bactériologiques en cas de fièvre. S'assurer du bon déroulement de la préparation colique en vue d'une coloscopie : régime sans résidus strict 4 jours avant l'examen et ingestion d'une purge laxative de type *KLEAN-PREP* la veille de l'examen entre 16 h et minuit, puis rester à jeun jusqu'à l'examen (*cf.* Fiche technique, *chapitre* Cancer colorectal, p. 434).

SURVEILLANCE DU TRAITEMENT

SOINS – TRAITEMENT

Parallèlement au traitement systématique, estimer et satisfaire les besoins des traitements « à la demande » (antalgiques tels que **paracétamol,** antispasmodiques type *SPASFON*, antidiarrhéiques type lopéramide, *IMODIUM*).

EFFICACITÉ DU TRAITEMENT

Évaluer l'évolution de la symptomatologie sous traitement : douleurs (échelle de 0 à 10), diarrhée (au mieux par feuille de surveillance).
Vérifier l'absence de récidive des symptômes lors de la décroissance thérapeutique.
Biologiquement : surveillance de la NFS, du ionogramme sanguin et de la CRP tous les 1 à 2 jours.

EFFETS INDÉSIRABLES

Cliniquement, surveiller la survenue de douleurs abdominales chez les patients sous 5-ASA, *PENTASA,* ou **azathioprine,** *IMUREL,* en raison du risque de pancréatite aiguë (confirmation par dosage de la lipase).

Les effets indésirables des corticoïdes sont d'autant plus nombreux (rétention sodée responsable d'une prise de poids, HTA, insuffisance cardiaque, infections, ulcère, troubles psychiques, hypokaliémie, décompensation de diabète) qu'ils sont utilisés longtemps à des posologies élevées. Respecter une décroissance progressive à l'arrêt du traitement après une utilisation prolongée.

Surveillance biologique sous immunosuppresseurs en raison des risques hématologiques (leucopénie).

ÉDUCATION ET CONSEILS

Expliquer au patient ce qu'est une rectocolite hémorragique, dont la cause est inconnue, qui se manifeste par des poussées d'inflammation sur le rectum, voire le côlon, entrecoupées par des périodes de rémission complète plus ou moins longues. Il ne s'agit ni d'une maladie héréditaire ni d'une maladie infectieuse transmissible.

Aucun facteur déclenchant sur la survenue de poussées n'a été retrouvé. Aucun aliment ne doit être proscrit à titre systématique, aucun régime particulier n'est à suivre en dehors des poussées (régime d'épargne digestive) et des patients sous corticoïdes (éventuel régime hypo-sodé).

L'observance thérapeutique doit être conseillée, gage de l'efficacité. Cependant, les effets indésirables usuels doivent être expliqués au patient, tout en le rassurant quant à leurs conséquences, minimisées par une surveillance clinique et biologique (surtout pour les immunosuppresseurs) étroite.

Rassurer le patient sur les possibilités thérapeutiques allant jusqu'à la coloproctectomie totale permettant de guérir définitivement. Expliquer à la patiente les possibilités de mener normalement à terme une grossesse, sans risque supplémentaire de malformation, prématurité, stérilité ou risque de déclenchement de poussées. Programmer la grossesse en dehors d'une poussée. Il n'y a pas de risque de transmission à l'enfant (seulement un risque relatif un peu augmenté par rapport à la population générale).

Sensibiliser le patient au risque du cancer colorectal en cas de maladie ancienne et étendue sur le côlon.

Les patients peuvent adhérer à l'Association François Aupetit qui regroupe les patients atteints de maladies inflammatoires coliques intestinales.

FICHE PHARMACOLOGIE

ANTI-INFLAMMATOIRES COLIQUES – ACIDE AMINOSALYCILIQUE ET ANALOGUES

■ Mésalazine (ou acide 5-aminosalicylique ou 5-ASA)

PENTASA					
RCH (attaque) : 2 à 4 g/j en 3-4 prises Crohn (attaque) : 4 g/j en 4 prises RCH (entretien) : 0,75 à 1,5 g/j en 3 prises	100 cp. séc. 500 mg 60 cp. 1 g 120 sach. doses 1 g 60 sach. doses 2 g	30,78 36,67 73,32 73,32	II II II II	65 % 65 % 65 % 65 %	0,31 0,61 0,61 1,22
Crohn (entretien) : 2 g/j en 4 prises 1 sup. le soir au coucher 1 lavement au coucher	14 sup. 1 g 7 susp. rectales 1 g	20,68 21,47	II II	65 % 65 %	
ROWASA					
Idem *PENTASA*	90 cp. 250 mg 90 cp. 500 mg	14,88 30,78	II II	65 % 65 %	0,17 0,34
1 sup. x 2 à 3/j	15 sup. 500 mg 30 sup. 500 mg	7,91 15,79	II II	65 % 65 %	0,53 0,53
FIVASA					
RCH (attaque) : 4 à 8 cp. à 400 mg/j ou 2 à 4 cp. à 800 mg/j ou 2 à 3 sup./j RCH (entretien) : 2 à 4 cp. à 400 mg/j ou 1 à 2 cp. à 800 mg/j ou 1 sup. le soir au coucher Crohn (entretien) : 6 cp. à 400 mg/j ou 3 cp. à 800 mg/j	100 cp. 400 mg 90 cp. 800 mg 30 sup. 500 mg 30 sup. 1 g	27,66 49,46 15,01 33,19	II II II II	65 % 65 % 65 % 65 %	0,28 0,55 0,50

■ Olsalazine

DIPENTUM					
Traitement d'attaque : 3 à 4 cp. 500 mg/j ou 6 à 8 gél. 250 mg/j, soit 1,5 à 2 g, en 3 à 4 prises Possibilité d'augmenter jusqu'à 3 g/j Traitement d'entretien : 1 cp. ou 2 gél. x 2/j	100 gél. 250 mg 60 cp. 500 mg	31,66 37,90		65 % 65 %	0,32 0,63

Propriétés

La **mésalazine (5-ASA),** fraction active de la **sulfasalazine** (responsable de l'activité thérapeutique) a des actions immunosuppressives et anti-inflammatoires.

La libération digestive de la molécule active (pour les formes orales) est fonction de la spécialité :

- *PENTASA* : le **5-ASA**, encapsulé dans des microgranules enfermés dans un cp., diffuse à travers la membrane de ces granules sur toute la longueur de l'intestin, du duodénum au rectum ; 65 % de la dose est retrouvée dans le côlon ;
- *ROWASA* et *FIVASA* : cp. gastrorésistants libérant le **5-ASA** dans l'iléon terminal et le côlon ascendant ;

GASTROENTÉROLOGIE HÉPATOLOGIE

• *DIPENTUM* : 2 molécules de **5-ASA** sont reliées entre elles par un pont azoïque (comme dans la *SALAZOPYRINE*). Sous l'action des bactéries coliques, le pont azoïque est rompu et le **5-ASA** libéré : 95 % du produit arrive au niveau colique.

Indications

Voie orale

Rectocolite hémorragique : traitement d'attaque des poussées légères ou modérées ; traitement d'entretien : prévention des poussées évolutives.

Maladie de Crohn : traitement des poussées légères ou modérées ; prévention des poussées aiguës, pour les formes fréquemment récidivantes.

Voie rectale

Localisations rectales ou rectosigmoïdiennes des poussées légères ou modérées de rectocolite hémorragique.

Contre-indications

Allaitement.

Hypersensibilité à l'**aspirine** et aux salicylés.

Précautions d'emploi

Grossesse : les études effectuées chez l'animal n'ont pas mis en évidence d'effet tératogène de la **mésalazine** et un effet malformatif chez l'homme n'est pas attendu ; il n'existe pas actuellement de données suffisantes pour évaluer un effet malformatif ou fœtotoxique de la **mésalazine** lorsqu'elle est administrée pendant la grossesse. Le traitement par **mésalazine** sera poursuivi aux doses efficaces les plus faibles possibles, en évitant de dépasser 2 g/j.

Le métabolisme hépatique et l'élimination rénale imposent la prudence en cas d'insuffisance rénale ou hépatique.

Une intolérance à la **sulfasalazine** ne contre-indique pas l'emploi du **5-ASA** (en l'absence d'hypersensibilité aux salicylés), car elle traduit vraisemblablement une intolérance à la **sulfapyridine**, partie inactive de la molécule.

Des néphropathies (néphrite tubulo-interstitielles ou syndromes néphrotiques) ont été rapportées (exceptionnellement avec la forme rectale). L'hypovolémie serait favorisante et la réversibilité dépend de la durée du traitement. Un calcul de la clairance de la créatinine et une recherche de protéinurie doivent être pratiqués tous les 6 mois.

Rester en position allongée durant l'heure qui suit l'administration du lavement.

Effets indésirables

• Néphropathies (*cf.* Précautions d'emploi).

• Pneumopathies interstitielles (toux fébrile) régressent à l'arrêt du traitement.

Exceptionnellement : fibrose pulmonaire.

Voie orale : **olsalazine** (*DIPENTUM*) : diarrhée (25 %), prévenue par une augmentation progressive des doses, pouvant conduire à diminuer la posologie voire à arrêter le traitement.

Rarement et en début de traitement : céphalées, nausées, vomissements, vertiges ; exceptionnellement : pancréatite aiguë, péricardite, myocardite, leucopénie, alopécie.

Voie rectale : intolérance, douleurs abdominales.

Interactions médicamenteuses

Absence de données.

■ **Budésonide**

ENTOCORT					
Maladie de Crohn, hépatite auto-immune Traitement d'attaque : 9 mg en 1 prise le matin avant le petit-déjeuner pdt 8 sem., puis arrêt progressif du traitement Traitement d'entretien : en attente de l'efficacité du traitement immunosuppresseur : substitution de la prednisolone à une dose < 30 mg/j	45 gél. 3 mg 90 gél. 3 mg	42,66 84,91	I I	65 % 65 %	0,95 0,94
MIKICORT					
Maladie de Crohn Traitement d'attaque : 1 gél. x 3/j Colite collagène : traitement de la diarrhée	50 gél. 3 mg 90 gél. 3 mg 30 sach. 9 mg	47,36 84,91 84,91	I I I	65 % 65 % 65 %	0,95 0,94 2,83
JORVEZA					
Traitement d'induction : 1 mg matin et soir	30 cp. orod. 0,5 mg	322,08	I	65 %	3,58
Traitement d'entretien : 0,5 à 1 mg matin et soir	90 cp. orod. 1 mg	396,68	I	65 %	4,41

Propriétés

Glucocorticoïde dont les particularités sont :

• une résorption digestive au niveau de l'iléon et du côlon ascendant ;

• des métabolites hépatiques avec peu d'effet glucocorticoïde. Ainsi, le **budésonide** entraîne peu d'effet sur la cortisolémie (donc faible freinage surrénalien) et moins d'effets indésirables que la **prednisone** ;

• une efficacité sur l'inflammation colique.

Indications

Traitement d'attaque de la maladie de Crohn d'intensité légère à modérée affectant l'iléon et/ou le côlon ascendant.
Hépatite auto-immune.
JORVEZA : oesophagite à éosinophiles.

Contre-indications

Bien qu'il n'existe aucune contre-indication absolue pour une corticothérapie vitale, leest contre-indiqué dans les situations suivantes :

• tout état infectieux, certaines viroses évolutives (herpès, varicelle, zona) ;

• vaccins vivants ;

• états psychotiques non contrôlés par un traitement ;

• hypersensibilité aux différents constituants.

Précautions d'emploi

Grossesse et **allaitement** : pas d'effet tératogène des **corticoïdes** connu chez l'homme. Surveillance néonatale du nouveau-né rapprochée (poids, diurèse, glycémie).
En cas d'arrêt du traitement, il peut être utile de réduire progressivement la dose.

Effets indésirables

Rares (< 5 %) : aggravation d'une diarrhée ou de rectorragies.
Peuvent aussi être observés : crampes, tremblements, palpitations, nervosité, vision floue, réactions cutanées (éruption, prurit), troubles menstruels.
Les effets indésirables inhérents à toute corticothérapie peuvent être observés, mais sont beaucoup plus rares (5 à 15 %).

GASTROENTÉROLOGIE HÉPATOLOGIE

Interactions médicamenteuses

Éviter l'association avec des médicaments donnant des torsades de pointes : suinidiniques, **disopyramide, sotalol, amiodarone, antidépresseurs tricycliques,** sultopride, cisapride, **érythromycine** IV, et en général tous les médicaments pouvant provoquer une hypokaliémie.

■ Sulfasalazine

SALAZOPYRINE					
Traitement d'attaque : 4 à 6 g/j en 3 à 6 prises Traitement d'entretien : 1 g x 2/j	100 cp. 500 mg	9,46	I	65 %	0,09

Propriétés

Molécule unissant par un pont azoïque une molécule d'acide 5-aminosalicylique (partie active) et une molécule d'un **sulfamide (sulfapyridine)** qui sert de transporteur.
Après ingestion, la **sulfasalazine** est scindée par les bactéries de la flore colique en acide 5-aminosalicylique (absorbé à 30 %) et en **sulfapyridine** (absorbée presque totalement et métabolisée au niveau du foie).
L'acide 5-aminosalicylique a des actions immunosuppressives et anti-inflammatoires.

Indications

Rectocolite hémorragique (traitement d'attaque et d'entretien).
Maladie de Crohn colique (traitement d'attaque et d'entretien).
Polyarthrite rhumatoïde.

Contre-indications

Hypersensibilité aux **sulfamides** ou aux salicylés.
Déficit en G6PD.
Prématurés et nouveau-nés.

Précautions d'emploi

Grossesse : réduire les doses mais ne pas arrêter le traitement du fait du risque de poussée de la maladie.
Assurer une hydratation abondante.
Surveiller régulièrement la NFS et les urines (diurèse).
Réduire les doses en cas d'insuffisance hépatique ou rénale.

Effets indésirables

Troubles digestifs : nausées, anorexie (cédant avec la diminution des doses).
Troubles hématologiques : anémies hémolytiques immunoallergiques, neutropénies, thrombopénie, aplasie médullaire ; ces manifestations imposent l'arrêt du traitement. Il est nécessaire de surveiller la formule sanguine en cas de traitement prolongé.
Réactions d'hypersensibilité : éruption cutanée (rash, urticaire), syndrome de Lyell, fièvre, anaphylaxie, éosinophilie ; ces manifestations imposent l'arrêt du traitement.
Coloration possible des urines en brun pendant le traitement.
Rares : oligospermie chez l'homme, lentement réversible.

Interactions médicamenteuses

Potentialisation des **antivitamines K** et des **sulfamides hypoglycémiants.**
Absorption du produit augmentée en cas d'utilisation de **ralentisseur du transit.**
Diminution de l'absorption d'**acide folique.**
Diminution de la digoxinémie.

ANTICORPS ANTI-INTÉGRINE

■ Védolizumab

ENTYVIO					
300 mg en perf. IV puis à la sem. 2 et la sem. 6, puis toutes les 8 sem. Arrêt si pas de réponse à la sem. 10 (rectocolite) ou à la sem. 14 (maladie de Crohn)	2 ser. 108 mg 2 stylos 108 mg 1 fl. 300 mg	657,00 657,00 HOP	I I I	65 % 65 %	328,50 328,50

Propriétés

Anticorps qui se lie à un type d'intégrine spécifique de certains lymphocytes T. Il empêche ainsi sa liaison à une molécule d'adhérence cellulaire exprimée par les cellules endothéliales intestinales. La migration lymphocytaire, donc l'inflammation, diminue au niveau du tractus gastro-intestinal.

Indications

Traitement de la rectocolite hémorragique et de la maladie de Crohn modérées à sévères de l'adulte en cas de réponse insuffisante, de perte de réponse ou d'intolérance à un traitement conventionnel ou par **anti-TNF-α**.

Contre-indications

Hypersensibilité.

Infection active sévère.

Précautions d'emploi

Dépistage et traitement éventuel d'une tuberculose avant de débuter le traitement.

Délai d'action long : 10 à 14 sem.

Effets indésirables

Infection des voies aériennes, gastro-entérite.
Céphalées, paresthésie.
Hypertension.
Abcès ou fissure anale, nausée, hémorroïdes, constipation.
Éruption cutanée, prurit, sueurs nocturnes.
Douleurs musculaires et squelettiques.

Interactions médicamenteuses

Vaccins vivants non recommandés.

CONSTIPATION

FICHE MALADIE

DÉFINITION

La constipation est définie par un ralentissement du transit (< 3 selles par semaine) associé à une déshydratation excessive des selles (poids sec > 22 % du poids total).

CAUSES ET MÉCANISMES

Deux mécanismes peuvent être observés.

TROUBLES DE LA PROGRESSION : RALENTISSEMENT DU TRANSIT

• Par hyperactivité, paradoxalement (« hypersegmentation non propulsive »), correspondant à une hyperspamodicité freinant la progression des matières (par exemple, lors d'un syndrome de l'intestin irritable).

• Par hypoactivité motrice : côlon atone, manque de stimulants (faible activité physique, anorexie, hydratation insuffisante, déficit en fibres alimentaires).

• Trouble primitif (exceptionnel) ou secondaire (neurologique, médicamenteux, toxique, métabolique ou endocrinien).

• Par anomalie colique organique : sténose tumorale ou non tumorale, compression extrinsèque, pseudo-obstruction intestinale chronique.

TROUBLE DE L'ÉVACUATION : CONSTIPATION DISTALE OU TERMINALE

Impossibilité de vider le rectum (malgré des poussées répétées et manœuvres digitales), absence de sensation du besoin, existence de douleurs pelviennes mal expliquées pendant ou après la défécation :

• organique : sténose tumorale ou non tumorale, fissures et hémorroïdes compliquées ;

• organo-fonctionnelle : insuffisance de la poussée par déficience de la paroi abdominale ou des releveurs de l'anus ; hyposensibilité rectale avec ou sans mégarectum ; hypertonie anale et anisme ; hypertonie du muscle puborectal.

DIAGNOSTIC

INTERROGATOIRE

L'interrogatoire repose sur les éléments suivants :

• Nature des troubles couverts par le terme constipation :
  – fréquence des selles ;
  – consistance et aspect des selles ;
  – difficulté d'exonération ;
  – alternance diarrhée/constipation.

• Date d'apparition (récente ou ancienne) et circonstances de survenue.

• Antécédents :
  – médicaux : neurologique, endocrinien et métabolique de type diabète, amylose, syndrome paranéoplasique ;
  – chirurgicaux : chirurgie gynécologique, proctologique ou urinaire ;
  – obstétricaux : traumatisme périnéal.

• Condition de vie et hygiène alimentaire.

• Prise médicamenteuse +++ (notamment prise de laxatifs).

• Manifestations digestives associées : douleurs abdominopelviennes, rectorragies, etc.

• Dysfonction d'organe :
  – métabolique : polyphagie, polyurie-polydipsie, frileux, voix plus rauque ;
  – cutané : peau plus épaisse (sclérodermie) ;
  – psychiatrique : dépression ;
  – neurologique : tremblements (Parkinson), hémiplégie et parésie.

• Altération de l'état général.

EXAMEN

• Prise de la température.

• État général : poids (en cas de prise de poids, penser à une hypothyroïdie).

• Abdominal : signe d'occlusion, état de la paroi abdominale (avant et pendant la mise en tension), hernie, éventration, etc.

• Examen anorectopérinéal (en position genu-pectorale) :
  – inspection au repos et lors de la poussée de la marge anale ;
  – toucher rectal (recherche une sténose, évalue la tonicité du canal anal, la contraction volontaire et paradoxale, recherche de lésion tumorale, révèle une rectocèle) ;
  – anuscopie : recherche d'une lésion du canal anal.

• Examen gynécologique : recherche d'une masse anormale.

• Examen neurologique : « roue dentée » (Parkinson), polynévrite (diabète).

TRAITEMENT

MESURES HYGIÉNO-DIÉTÉTIQUES

• Repas pris lentement, au calme, à heures fixes, en mâchant bien, avec boissons abondantes, si possible riches en magnésium (eau *Hépar)* ; le régime doit comporter des aliments de ballast (pain complet, légumes verts, fruits). On peut éventuellement s'aider de fibres alimentaires.

• Défécation : à heures fixes, de préférence le matin après un grand verre d'eau froide.

• Activité physique régulière.

TRAITEMENTS MÉDICAMENTEUX

• Traitement de la maladie causale ou éviction d'un médicament ralentissant le transit.

• Laxatifs : de préférence non irritants, de type laxatifs osmotiques (**lactulose,** *DUPHALAC* ou *MOVICOL,* à dose progressivement croissante, en une prise matinale) ou laxatifs lubrifiants (**huile de paraffine,** *LANSOŸL*, 1 à 4 fois/j) ; les laxatifs irritants ne doivent pas être utilisés sauf pour de courte durée (risque de colopathie aux laxatifs, entraînant diarrhée et troubles hydroélectrolytiques).

• Laxatifs par voie rectale, type *ÉDUCTYL* 1 suppositoire/j ou *MICROLAX* 1 lavement/j, associés à une rééducation du réflexe exonérateur et une reconstitution de l'appareil musculaire d'exonération. En cas de fécalome, on peut proposer des lavements plus importants pour ramollir les selles, de type *NORMACOL* jusqu'à 4 à 5/j.

PRONOSTIC

Il est essentiellement fonctionnel, pouvant entraver la qualité de vie.

FICHE INFIRMIÈRE

SURVEILLANCE DU TRAITEMENT

Procéder aux lavements évacuateurs (*cf.* Fiche technique, ci-après).

Noter l'aspect et la quantité de selles exonérées sous traitement laxatif ; vérifier l'efficacité du lavement.

ÉDUCATION ET CONSEILS

Rassurer le patient sur le caractère bénin de la maladie.

Expliquer au patient l'importance du respect des règles hygiéno-diététiques, qu'il faudra rappeler au patient (cf. Fiche maladie, p. 421).

FICHE TECHNIQUE

LAVEMENTS

Injection par l'anus dans le canal anal, le rectum et le côlon distal d'une quantité variable de liquide.

Indications habituelles

Lavement évacuateur, préparation aux examens, lavements de 5-ASA ou corticoïde dans les maladies inflammatoires intestinales.

Matériel

Set de lavement à usage unique comprenant une poche de contenance de 2 litres montée sur une tubulure à clamp et dont l'embout distal correspond à une sonde rectale. alèse, vaseline, bassin, papier hygiénique, gants non stériles à usage unique.

Préparation du patient

Expliquer au patient le déroulement de l'examen. L'installer en décubitus latéral gauche et réaliser le soin à distance des repas.

Lavement

Remplir la poche d'eau tiède et l'accrocher à une potence au-dessus du lit. Purger la tubulure et la sonde préalablement lubrifiée et clamper.

Introduire la sonde en douceur de 4cm environ en direction de l'ombilic.

Déclamper le clamp afin de laisser la préparation s'écouler lentement (compter 1,5 litre en 15 minutes environ).

Vérifier l'absence de douleurs, veiller au risque de malaise vagal si le lavement s'écoule trop vite ou si la température est trop fraîche. Retirer doucement la canule et installer le patient sur le bassin avec une sonnette. Vérifier le résultat du lavement.

FICHE PHARMACOLOGIE

LAXATIFS OSMOTIQUES

Lactulose ©

DUPHALAC					
Constipation : 1 à 3 sach./j ou 15 mL x 1 à 3/j Encéphalopathie hépatique : 6 à 10 sach./j ou 30 mL x 1 à 3/j	20 sach. 10 g 400 sach. 10 g 200 mL (fl. + godet)	2,58 HOP 1,64		30 % 30 %	0,13 0,01

Lactitol

IMPORTAL					
Constipation : idem *DUPHALAC*	20 sach. 10 g	3,09		30 %	0,15

Sorbitol

SORBITOL					
Constipation : idem *DUPHALAC*	20 sach. 5 g			NR	

Macrogol ©

FORLAX					
E. 1 à 2 sach./j en 1 prise le matin A. 1 à 2 sach./j en 1 prise le matin	20 sach. 4 g 20 sach. 10 g			NR NR	
MOVICOL					
A. 1 à 2 sach./j en 1 prise le matin	20 sach.	3,24		30 %	0,16
MOVICOL ENFANTS					
E. 1 à 2 sach./j en 1 prise le matin	20 sach.	4,55		30 %	0,23
TRANSIPEG					
A. 1 à 2 sach. 5,9 g/j ou 2 à 4 sach. 2,95 g/j en 1 prise le matin	30 sach. 2,95 g 20 sach. 5,9 g 200 sach. 5,9 g	3,84 2,95 HOP		30 % 30 %	0,13 0,15

Magnésium hydroxyde

CHLORUMAGÈNE					
A. 1 càc/j le matin à jeun ou le soir au coucher	100 g (pdre susp. buv.)			NR	

Lactulose + paraffine liquide + vaseline

MELAXOSE					
1 à 3 c-mes. en 1 prise, le soir au coucher	30 c-mes. pâte orale 40 c-mes. pâte orale	3,97		30 % NR	0,13

Propriétés

Laxatifs osmotiques augmentant l'hydratation du bol fécal. Le **lactulose** et le **lactitol** sont hypoammoniémiants : ils abaissent le pH colique en étant hydrolysés et facilitent ainsi la diffusion de l'ammoniac sanguin dans la lumière intestinale.

Les **macrogols** sont des polymères linéaires sur lesquels sont retenues les molécules d'eau. Ils entraînent une augmentation du volume des liquides intestinaux.

Indications

Traitement symptomatique de la constipation.
Encéphalopathie hépatique pour le **lactulose** et le **lactitol**.

Contre-indications

Colites inflammatoires : rectocolite hémorragique, maladie de Crohn ; syndrome occlusif (ou subocclusif) ; douleurs abdominales d'origine indéterminée.
Régime sans galactose pour les **laxatifs antihyperammoniémiques** (**lactulose** et **lactitol**).
Intolérance au fructose pour le **sorbitol**.

Précautions d'emploi

Posologie à atteindre progressivement pour éviter un météorisme abdominal. L'efficacité est meilleure si le laxatif est pris en une seule prise (le matin ou le soir) car l'appel d'eau par effet osmotique est plus important. L'utilisation prolongée d'un laxatif est déconseillée et ne remplace pas les règles hygiéno-diététiques.

Effets indésirables

Météorisme abdominal, diarrhée (signe de surdosage).

LAXATIFS LUBRIFIANTS

■ Huile de paraffine (ou huile de vaseline)

LANSOYL					
Gel oral framboise 1 à 3 càs/j	15 càs 15 g (pot 225 g)			NR	
Gel oral framboise 1 à 3 doses/j	9 unidoses 15 g			NR	
Gel oral orange 1 à 3 càs/j	9 càs 15 g (pot 225 g)			NR	
Gel oral sans sucre 1 à 3 càs/j	15 càs 15 g (pot 215 g)			NR	
Gel oral sans sucre 1 à 3 doses/j	220 unidoses 15 g	HOP			
LUBENTYL					
2 càc/j	50 càc (pot 250 g)	2,07		15 %	0,04
HUILE DE PARAFFINE GILBERT					
1 à 3 càs/j	16 fl. 250 mL 33 fl. 500 mL			NR NR	

Propriétés

L'**huile de paraffine ou de vaseline** est un laxatif à action mécanique qui agit en lubrifiant le contenu du tube digestif et en ramollissant les selles.
Elle n'est pas absorbée et son apport calorique est donc nul.

Indications

Traitement symptomatique de la constipation.

Précautions d'emploi

Risque de réduction de l'absorption des vitamines liposolubles (A, D, E, K) en cas d'utilisation prolongée.
Risque de pneumopathie d'inhalation en cas de fausse route ou de régurgitations (sujets âgés alités) : paraffinome.

Effets indésirables

Suintement anal assez fréquent.
Irritation périanale plus rarement.

LAXATIFS DE LEST

Mucilages et fibres alimentaires

■ Gomme de sterculia

POLY-KARAYA					
3 sach./j, à avaler sans croquer avec un peu d'eau, au début des repas	30 sach.			NR	

■ Hémicellulose de psyllium ©

PSYLIA					
1 sach. x 1 à 3/j	20 sach. 3,6 g	2,53		30 %	0,13

Fibres diététiques : son, blé et orge

■ Ispaghul ©

SPAGULAX MUCILAGE PUR					
1 sach. avant ou après chacun des principaux repas, à absorber en doses fractionnées	20 sach.			NR	
3 càc avant ou après chacun des principaux repas	140 càc (boîte 700 g)			NR	

Propriétés

Polysaccharides ou fibres non digérés ayant des propriétés hydrophiles et agissant en quelques jours en hydratant le bol fécal.
L'augmentation du volume du bol fécal stimule le péristaltisme.

Indications

Traitement symptomatique de la constipation.

Contre-indications

Affections sténosantes du tube digestif.
Colites inflammatoires (rectocolite hémorragique, maladie de Crohn).
Syndrome douloureux abdominal d'étiologie indéterminée ; fécalome.

Précautions d'emploi

Boire abondamment à chaque prise pour éviter une stagnation du produit dans le tube digestif.
Ne pas croquer les granulés.
Ne pas absorber en position allongée.

Effets indésirables

Météorisme abdominal.
Risque d'accidents obstructifs en cas de prise sans eau des mucilages.

LAXATIFS STIMULANTS

■ Laxatifs anthraquinoniques (ou dérivés anthracéniques)

MODANE					
1 à 2 cp./j le soir	20 cp.			NR	

Laxatif salin : magnésie

LUBENTYL à la magnésie					
2 càc le matin à jeun ou à distance des repas	52 càc (pot 260 g)			NR	

Docusate de sodium

JAMYLÈNE					
2 à 6 cp./j en 1 ou 2 prises	40 cp. 50 mg			NR	

Bisacodyl ©

CONTALAX					
1 à 2 cp./j	30 cp.			NR	

Propriétés

Laxatifs stimulants augmentant la motricité colique et la sécrétion intestinale d'eau, d'électrolytes et de protéines. Les laxatifs salins agissent par effet osmotique en entraînant une hyperhydratation du contenu intestinal.

Indications

Traitement symptomatique de courte durée de la constipation.

Contre-indications

Grossesse ; allaitement ; âge < 15 ans.
Colite inflammatoire (rectocolite hémorragique et maladie de Crohn).
Syndrome occlusif ou subocclusif ; douleurs abdominales d'étiologie indéterminée.

Précautions d'emploi

Ne pas utiliser de façon prolongée.
L'utilisation au long cours de dérivés anthracéniques expose à la maladie des laxatifs.

Tous ces laxatifs exposent à un risque de dépendance avec besoin régulier d'augmenter les doses, souvent à l'insu du médecin.

Effets indésirables

Douleurs abdominales, diarrhée (signe de surdosage).
Troubles hydroélectrolytiques : alcalose hypokaliémique.
Mélanose colique, hyperpigmentation de la marge anale.

Interactions médicamenteuses

Contre-indiqué avec les médicaments hypokaliémiants :
- médicaments responsables de torsades de pointes : **amiodarone, sotalol, disopyramide, érythromycine** IV ;
- toxicité favorisée par l'hypokaliémie : **digitaliques ;**
- autres hypokaliémants : **amphotéricine B** (IV), **gluco-** et **minéralocorticoïdes, diurétiques hypokaliémiants.**

SPÉCIALITÉS CONTENANT DES DÉRIVÉS ANTHRACÉNIQUES
- *DRAGÉES FUCA*
- *GRAINS DE VALS*
- *MÉDIFLOR TISANE n° 7 CONSTIPATION*
- *PURSENNIDE*
- Tisanes *GRANDE CHARTREUSE, HERBESAN*

LAXATIFS PAR VOIE RECTALE

■ Bicarbonate de Na + tartrate acide de K

ÉDUCTYL					
1 sup./j	12 sup. adulte	1,62		30 %	0,14
1 sup./j	12 sup. enfant	1,62		30 %	0,14

■ Citrate et laurylsulfoacétate de sodium + sorbitol

MICROLAX					
1 microlavement/j	4 unidoses gel rectal 12 unidoses gel rectal 50 unidoses gel rectal	 HOP		NR NR	
MICROLAX BÉBÉ					
1 microlavement/j	4 unidoses gel rectal			NR	

■ Glycérine ©

CRISTAL					
1 sup./j pdt max 10 j	10 sup. N. 10 sup. E. 10 sup. A.			NR NR NR	

■ Docusate sodique

NORGALAX					
1 microlavement/j	6 unidoses gel rectal			NR	

■ Dihydrogénophosphate et hydrogénophosphate de sodium

NORMACOL LAVEMENT					
1 lavement 5 à 20 min avant le moment choisi pour l'exonération E. > 3 ans : 60 mL A. 130 mL	60 mL 130 mL	1,31 1,55		65 % 65 %	0,02 0,01

■ Bisacodyl

DULCOLAX					
1 sup./j, 30 min avant l'heure choisie pour l'évacuation intestinale	6 sup. 10 mg			NR	

Propriétés

Produits utilisés par voie rectale, ramollissant les matières fécales et provoquant l'évacuation du rectosigmoïde en déclenchant le réflexe de la défécation.

Indications

Traitement symptomatique occasionnel des constipations basses par dyschésie.

Contre-indications

Lésions locales : poussées hémorroïdaires, fissures anales, anites, rectites (rectocolite hémorragique et maladie de Crohn). Mégacôlon.

Effets indésirables

Un usage prolongé peut donner lieu à des sensations de brûlures anales et exceptionnellement à des rectites congestives.

Interactions médicamenteuses

Médicaments donnant des torsades de pointes, digitaliques, hypokaliémiants.

ENTÉROCINÉTIQUE

■ Prucalopride

RESOLOR				
Réservé à la femme 2 mg en une prise à n'importe quel moment de la journée, au cours ou en dehors des repas Réduire à 1 mg si > 65 ans, en cas d'insuffisance rénale sévère, et d'insuffisance hépatique sévère	28 cp. 1 mg 14 cp. 2 mg 28 cp. 2 mg		I I I	NR NR NR

Propriétés

Le **prucalopride** est un agoniste sélectif de haute affinité des récepteurs 5-HT4 de la sérotonine. Cette activation implique une action entérocinétique.

Biodisponibilité orale absolue > 90 % avec une absorption rapide (C_{max} atteinte en 2 à 3 h) non influencée par une prise alimentaire. La métabolisation est faible (15 %), élimination urinaire sous forme initiale à plus de 60 %.

Indications

Traitement symptomatique de la constipation chronique chez les femmes pour lesquelles les laxatifs n'ont pas eu les effets escomptés. En l'attente de données, *RESOLOR* n'est pas recommandé chez l'homme et avant l'âge de 18 ans.

Contre-indications

Hypersensibilité au **prucalopride** ou à l'un des excipients. Intolérance au lactose. Insuffisance rénale nécessitant une dialyse. Perforation ou obstruction intestinale quelle qu'en soit l'étiologie.

Les médicaments pouvant provoquer des torsades de pointe doivent être évités : **antiarythmiques de classe Ia (quinidiniques)** et **III (amiodarone), antipsychotiques, antidépresseurs, macrolides, fluoroquinolones**, imidazolés et triazolés.

Précautions d'emploi

L'excrétion rénale étant la principale voie d'élimination du **prucalopride**, la dose recommandée est de 1 mg/j chez l'insuffisant rénal sévère. En l'absence de données, cette même dose de 1 mg/j est recommandée chez l'insuffisant hépatique sévère malgré la faible probabilité de conséquences significatives. L'excipient majoritaire est le lactose, les patients intolérants ne doivent donc pas prendre ce médicament.

Effets indésirables

Nausées, diarrhée, douleurs abdominales, maux de tête, vertiges, vomissements, rectorragie, fatigue.

Interactions médicamenteuses

Le **prucalopride** ne présente que peu de risques d'interactions médicamenteuses. On note tout de même l'augmentation des taux plasmatiques de **prucalopride** en présence d'inhibiteurs puissants de la P-gp comme : le **kétoconazole**, le **vérapamil**, la **ciclosporine** A et la quinidine mais sans conséquence clinique *a priori*. Une attention particulière doit être portée en cas de prise de médicaments allongeant l'intervalle QT. L'utilisation d'analogues atropiniques peut réduire les effets du **prucalopride** par interaction pharmacodynamique.

CANCER COLORECTAL

FICHE MALADIE

DÉFINITION

L'incidence du cancer colorectal (CCR) en France se situe en troisième position, tous sexes confondus, représentant 36 000 nouveaux cas par an (après le sein et la prostate), en augmentation, responsable d'environ 15 000 décès par an. Le CCR atteint plus particulièrement la population de plus de 50 ans avec un pronostic de survie à 5 ans de 55 % seulement.

CAUSES ET MÉCANISMES

On distingue dans la population trois niveaux de risque vis-à-vis du CCR.

POPULATION À RISQUE MOYEN

Il s'agit de l'ensemble de la population de plus de 50 ans, ne présentant pas de facteur de risque élevé ou très élevé vis-à-vis du cancer colorectal. Le risque de développer un cancer colorectal avant 75 ans est de l'ordre de 3,5 %. Dans les pays occidentaux, 80 % des CCR sont des adénocarcinomes qui résultent de la transformation d'un polype adénomateux.

POPULATION À RISQUE ÉLEVÉ

- Antécédent personnel de polype adénomateux (surtout si taille > 1 cm, nombreux polypes, contingent villeux), de CCR ou de pancolite inflammatoire (rectocolite hémorragique ou Crohn) évoluant depuis longtemps.
- Antécédent familial au 1er degré d'adénome > 1 cm ou de CCR (risque avant 75 ans : 6 à 10 %).

À noter que 15 à 20 % des patients atteints de CCR ont eu un parent atteint. L'augmentation du risque de CCR en cas d'antécédent familial au 1er degré concerne surtout un âge au moment du diagnostic < 45 ans et/ou les deux parents atteints.

POPULATION À RISQUE TRÈS ÉLEVÉ

▶ Polypose adénomateuse familiale

Elle représente moins de 1 % des CCR ; elle correspond à une maladie héréditaire se traduisant par d'innombrables polypes adénomateux (souvent plus de 100) évoluant systématiquement et à court terme vers le CCR.

▶ Syndrome du cancer colique héréditaire sans polypose (HNPCC, ou syndrome de Lynch)

Au cours de ce syndrome, responsable de 1 à 2 % des CCR mais de 14 % des CCR survenant avant 50 ans, les gènes mutés appartiennent à la famille des gènes impliqués dans le système de réparation des mésappariements de l'ADN. Il est reconnaissable par des critères généalogiques et anamnestiques (critères d'Amsterdam II). La survenue de CCR chez un patient portant l'anomalie génétique est inéluctable.

DÉPISTAGE

Le dépistage est fonction du niveau de risque et du type de population.

POPULATION À RISQUE MOYEN

Le dépistage de masse s'adresse aux 12 millions de personnes en France sans facteur de risque de cancer colorectal, âgées entre 50 et 75 ans, présentant un risque moyen de développer la maladie. On utilise un test de recherche d'un saignement occulte dans les selles. La réalisation d'une coloscopie est indiquée quand ce test est positif. La pratique à grande échelle de ce dépistage tous les 2 ans pourrait faire diminuer la mortalité par cancer colorectal de la population soumise au dépistage de 15 à 20 %, à condition que le taux de participation soit élevé lors de la première campagne (plus de 50 %) et que ces sujets continuent à participer massivement aux campagnes successives et que la quasi-totalité des sujets avec un test positif aient une coloscopie.

POPULATION À RISQUE ÉLEVÉ

- Coloscopie de dépistage dès 45 ans ou 5 ans avant l'âge au diagnostic du cas index si antécédent familial au 1er degré de CCR avant 60 ans ou si 2 parents atteints quel que soit l'âge. Si la coloscopie est normale, le contrôle suivant se fait à 5 ans.

• En cas d'antécédent personnel de CCR ou de polype adénomateux > 1 cm ou d'adénome avec contingent villeux, faire une coloscopie à 3 ans. Si la coloscopie est normale, le contrôle suivant se fait à 5 ans.

• En cas d'antécédent de maladie inflammatoire colique intestinale : coloscopie tous les 2 ans en cas de pancolite après 15-20 ans d'évolution.

DIAGNOSTIC ET BILAN D'EXTENSION

SIGNES CLINIQUES

Le CCR peut être décelé à l'occasion d'une campagne de dépistage ; il est alors par définition asymptomatique.

Les signes cliniques évocateurs sont la modification récente du transit, une hématochésie (rectorragie, anémie, méléna), l'apparition de douleurs abdominales, une altération de l'état général ou la survenue d'une complication : occlusion intestinale aiguë, perforation tumorale (25 %) ou diastatique (75 %).

L'examen clinique peut retrouver une masse abdominale ou rectale, des métastases, une adénopathie sus-claviculaire gauche (ou ganglion de Troisier).

EXAMENS COMPLÉMENTAIRES

▶ Biologie

Bilan préopératoire (hémogramme, ionogramme, urée, créatinine, bilan de coagulation, groupe, Rhésus et recherche d'agglutinines irrégulières) ; le dosage du marqueur tumoral ACE (antigène carcinoembryonnaire) est optionnel, il va servir de valeur de référence pour le suivi mais n'est en aucun cas un test diagnostique.

▶ Coloscopie

Examen de référence pour le diagnostic de CCR, elle permet de localiser la lésion (et d'éventuelles autres lésions associées), d'en apprécier la taille, le caractère sténosant, et de faire des biopsies pour confirmation histologique (*cf.* Fiche technique, p. 434). Si elle est incomplète en préopératoire, il faut la prévoir dans les 3 à 6 mois postopératoires.

▶ Scanner thoraco-abdomino-pelvien

À la recherche de métastases.

▶ Pet-Scan

En cas de doute au scanner, à la recherche de métastases.

▶ Échoendoscopie rectale

C'est le meilleur examen pour les localisations rectales, permettant d'apprécier l'extension locorégionale de la tumeur.

▶ Opacification radiologique, type lavement baryté au scanner avec opacification

Seulement en cas d'occlusion aiguë, de coloscopie incomplète ou de problème de repérage.

TRAITEMENT

CHIRURGIE

Elle sera réalisée lorsque les conditions liées à la tumeur et au patient permettent un geste curatif avec un risque opératoire acceptable. Ce geste a pour but l'exérèse colique segmentaire de la tumeur primitive avec des marges de côlon sain (> 5 cm), l'ablation des différents relais ganglionnaires (un minimum de 8 à 12 ganglions est requis pour préciser correctement le statut ganglionnaire), voire la résection de métastases (surtout hépatiques, mais aussi pulmonaires et péritonéales). Quand la tumeur envahit les organes de voisinage, la résection se fait en bloc. L'intervention peut être réalisée par laparotomie médiane ou laparoscopie. Elle comportera toujours une exploration soigneuse de la cavité péritonéale et du foie.

En cas d'occlusion, une colostomie d'amont sera tout d'abord réalisée, suivie d'un geste chirurgical à visée curative dans un second temps. Cependant, selon les équipes et l'état général du patient, l'exérèse peut être faite en un temps.

En cas de perforation, on pratique une résection du côlon tumoral et de la zone perforée ; une colostomie temporaire est nécessaire.

Cas particuliers du cancer du rectum :

• Cancer du tiers supérieur : il faut sectionner le rectum 5 cm sous le bord inférieur de la tumeur en emportant le mésorectum correspondant.

• Cancers des tiers moyen et inférieur : respect d'une marge distale de 2 cm sur la pièce non fixée et excision de tout le mésorectum postérieur et latéral jusqu'à la paroi pelvienne ; si la marge distale de 2 cm ne peut être respectée, le geste chirurgical consistera alors en une amputation abdominopérinéale avec colostomie définitive.

PLACE DE LA CHIMIOTHÉRAPIE

La chimiothérapie adjuvante est actuellement indiquée pour diminuer significativement le risque de récidive des CCR (cancer N+) avec envahissement ganglionnaire opérés. Le schéma utilisé est dénommé FOLFOX 4 et utilise le **5-fluoro-uracile** (5-FU) en bolus et perfusion continue, potentialisé par l'**acide folinique,** associé à l'**oxaliplatine** *(ELOXATINE)* administré en 2 h en début de cure. Chaque cure dure 48 h et sera renouvelée tous les 14 jours pendant 6 mois.

La chimiothérapie palliative sera réalisée chez un patient ayant un cancer non résécable, en bon état général. Les produits actifs sont le **5-fluoro-uracile** (utilisable par voie IV et orale : **capécitabine,** *XELODA),* l'**oxaliplatine** (*ELOXATÎNE*) et l'**irinotécan** (*CAMPTO*).

PLACE DES THÉRAPIES CIBLÉES

On utlise une thérapie ciblée (anticorps monoclonaux dirigés contre des molécules intervenant dans le processus de croissance tumorale) en cas de cancer métastatique : anticorps anti-VEGF type **bévacuzimab** et anticorps anti-EGFR type **cetuximab** ou **panitumumab.**

PLACE DE LA RADIOTHÉRAPIE

La radiothérapie préopératoire diminue la fréquence des récidives locorégionales des cancers du rectum. Elle est indiquée dans les grosses tumeurs et/ou avec envahissement ganglionnaire (T3 ou T4 ; N+), voire dans les formes métastatiques potentiellement résécables. Elle délivre soit 45 Gy en 5 semaines (1,8 Gy par séance) soit 25 Gy en 5 jours (5 Gy par séance, 5 séances).

PLACE DE L'IMMUNOTHÉRAPIE

L'immunothérapie est utilisée en cas de métastases en fonction de la présence de mutations au niveau de l'ADN tumoral.

PRONOSTIC

Le facteur pronostique essentiel est établi par le stade TNM indiquant la profondeur de l'envahissement tumoral pariétal, la présence et le degré d'invasion ganglionnaire et la présence de métastases à distance.

Classifications des cancers colorectaux.

STADE UICC	TNM	EXTENSION TUMORALE
0	Tis N0 M0	Carcinome *in situ* (atteinte muqueuse sans extension à la sous-muqueuse à travers la *muscularis mucosæ*)
I	T1 N0 M0	Atteinte sous-muqueuse
I	T2 N0 M0	Atteinte musculeuse
IIA	T3 N0 M0	Atteinte sous-séreuse

STADE UICC	TNM	EXTENSION TUMORALE
IIB	T4 N0 M0	Atteinte séreuse (péritoine) et/ou envahissement des organes de voisinage sans métastases ganglionnaires
IIIA (T1, T2) ou B (T3, T4)	Tout T N1 M0	Atteinte de 1 à 3 ganglions régionaux
IIIC	Tout T N2 M0	Atteinte d'au moins 4 ganglions
IV	Tout T Tout N M1	Métastases (y compris atteinte ganglionnaire iliaque)

FICHE INFIRMIÈRE

EXAMENS

Coloscopie

Cet examen permet de visualiser (via une optique sur l'appareil ou sur un écran vidéo) le côlon à l'aide d'un endoscope souple (*cf.* Fiche technique, p. 434). Elle sera pratiquée à visée diagnostique (recherche d'un cancer) ou thérapeutique (polypectomie).

Échoendoscopie par voie basse

Cet examen permet de réaliser une échographie à l'intérieur du rectum (visualisation des parois du rectum et des organes adjacents) à l'aide d'un endoscope spécial muni d'une sonde d'échographie à son extrémité.

L'examen se fait sans anesthésie, 2 h après un lavement évacuateur (*NORMACOL*).

Le patient est installé en décubitus dorsal, un toucher rectal lubrifie le canal anal puis l'appareil est introduit et positionné dans le rectum. Un ballonnet autour de la sonde est alors rempli d'eau, placé au contact de la structure à explorer pour permettre une bonne transmission et réception des ultrasons. La visualisation de l'échographie s'effectue sur un écran en continu.

SURVEILLANCE DU TRAITEMENT

SOINS – TRAITEMENT

- Prélever le bilan biologique (bilan préopératoire).
- Programmer les examens préthérapeutiques (radiographie de thorax, échographie abdominale, voire scanner abdominopelvien ± thoracique).
- Préparer le patient pour le bloc opératoire.
- S'assurer du respect du régime sans résidus.
- Préparation à l'intervention chirurgicale ;
- Soins et appareillage des stomies digestives (*cf.* Fiche technique, p. 436).

EFFICACITÉ DU TRAITEMENT

Après traitement à visée curative, l'efficacité du traitement sera appréciée au cours de la surveillance. Elle aura pour but le diagnostic des récidives locorégionales et/ou métastatiques. Elle s'exerce, chez des patients capables de supporter une réintervention, selon le rythme suivant :

- Examen clinique tous les 3 mois les 2 premières années, puis tous les 6 mois pendant 3 ans.
- Échographie abdominale tous les 3 à 6 mois pendant les 3 premières années, puis annuelle pendant 2 ans.
- Cliché pulmonaire annuel jusqu'à 5 ans.

• Coloscopie à 3 ans, puis tous les 5 ans si elle est normale. Si la coloscopie initiale a découvert 3 adénomes ou plus, dont l'un présentant un contingent villeux, la surveillance sera effectuée à 1 an.
• La surveillance de l'ACE doit être réalisée en postopératoire puis est optionnelle.

EFFETS INDÉSIRABLES

L'utilisation de la chimiothérapie expose à la survenue d'éventuels effets indésirables tels que nausées, vomissements, mucite (inflammation de la bouche), diarrhée et toxicité hématologique (les traitements peuvent entraîner une baisse des globules blancs, des plaquettes et des globules rouges, nécessitant une surveillance par une prise de sang). Certains produits ont une toxicité spécifique :
• **oxaliplatine** : neurotoxicité cumulative ;
• **irinotécan** : diarrhée pouvant être très importante, chute de cheveux ;
• **capécitabine** (*XELODA*) : syndrome main-pied ;
• **cetuximab** : éruption cutanée acnéiforme ;
• **bévacuzimab** : HTA, saignement.

Par ailleurs, la radiothérapie est actuellement réalisée dans des conditions limitant au maximum les complications, notamment digestives.

ÉDUCATION ET CONSEILS

Encourager le patient à participer :
• au programme de dépistage dans la population à risque moyen ;
• aux consultations et examens de surveillance dans la population à risque élevé ou très élevé.

Expliquer au patient les modalités du traitement et ses principaux effets indésirables. Éducation vis-à-vis d'une stomie digestive (*cf.* Fiche technique, p. 436).

FICHE TECHNIQUE

COLOSCOPIE

Préparation du patient

• Expliquer au patient le principe de l'examen, le recours à une anesthésie générale pour éviter les douleurs, la nécessité d'une préparation optimale consistant en un régime sans résidus les 5 jours précédant l'examen et une purge la veille de l'examen.
• Régime sans résidus : limiter l'apport de fibres alimentaires qui augmentent les déchets fécaux ; il convient donc d'éviter les légumes secs ou verts, les fruits frais ou secs, les céréales, les fromages fermentés, les viandes en sauce. Les aliments permis sont : les produits laitiers, les viandes blanches, poissons, volailles non préparés en sauce, les féculents, le pain et biscotte, les produits sucrés et les corps gras. Par ailleurs, ne pas prendre du fer ou du charbon les 8 jours précédant l'examen.
• Préparation du côlon, ou purge : la veille de l'examen, le patient doit absorber un produit laxatif spécifiquement conçu pour rendre les parois du côlon parfaitement propres (condition indispensable pour garantir la qualité des résultats de la coloscopie). Il existe trois grandes familles de produits prescrits pour cette préparation : les produits à base de PEG (polyéthylène glycol), les produits à base de NaP (phosphate de sodium) et les produits à base de picosulfate de sodium et de citrate de magnésium. Voici les modalités d'emploi spécifiques de ces différents produits médicamenteux.
– Les produits à base de PEG (*KLEANPREP, FORTRANS, COLOPEG)* : 4 sachets à diluer dans 1 litre d'eau, soit un volume total de 4 litres de solution, à prendre en deux temps. Généralement, débuter les deux premiers litres en 2 heures la veille de l'examen à 16 h ; faire 1 heure de pause et boire les deux derniers litres en 2 heures également. Si l'examen est

programmé l'après-midi, il est recommandé de boire 3 litres de PEG la veille et prendre 1 à 2 litres le matin de la coloscopie (en moins de 2 heures) et en restant à jeun au moins 3 heures avant l'intervention.

– Les produits à base de phosphate de sodium :

- en solution (*FLEET PHOSPHO-SODA*) : deux flacons de 45 mL à prendre la veille de l'examen, à 10 h d'intervalle. Le second flacon doit être bu 6 heures avant l'examen. Pendant les 24 heures qui précédent la coloscopie, le patient doit suivre une diète hydrique : il faut être à jeun d'aliments solides et ne consommer que des boissons, bouillons, et infusions ;
- le protocole conseillé est le suivant : la veille de la coloscopie, à 8 h 00 et à la place du petit-déjeuner, le patient boit un verre entier de liquide clair, avale de suite le premier flacon de 45 mL suivi d'au moins 250 mL d'eau froide. À midi, à la place du déjeuner, le patient doit boire au moins 750 mL de liquides clairs et le soir, à la place du dîner il boit un verre entier de liquide clair, avale de suite le second flacon de 45 mL suivi d'au moins 250 mL d'eau froide. Il peut continuer de s'hydrater jusqu'à minuit. Si l'examen est programmé l'après-midi, seule une légère collation est autorisée lors du petit-déjeuner la veille de l'examen ;
- en comprimés (*COLOKIT*) : au total, 32 cp. sont à prendre selon la répartition suivante : la veille de l'examen, prendre 4 cp. avec 250 mL d'eau, 5 fois de suite et toutes les 15 minutes. Puis le jour de l'examen (il est conseillé de commencer à 4 heures du matin), prendre 4 cp. avec 250 mL d'eau toutes les 15 minutes 3 fois de suite (soit 12 cp.).

– Les produits à base de picosulfate de sodium et de citrate de magnésium *(CITRAFLEET, PICOPREP)* : au total 2 sachets de poudre à diluer à prendre à 6 h d'intervalle, chaque sachet est à diluer dans 150 mL d'eau. Le patient doit de plus boire 1,5 à 2 litres de liquides clairs (boissons, tisanes ou bouillons) entre ces deux prises. Il est par exemple conseillé de boire la première solution reconstituée à 20 h, commencer à s'hydrater de liquides clairs dès les premiers effets du produit et prendre le second sachet à 2 h du matin. Le patient doit être à jeun d'aliments solides à minuit et à jeun d'aliments liquides à 5 heures du matin.

• Bilan minimal avant l'examen : bilan d'hémostase (vérifier par ailleurs l'arrêt des anticoagulants et des antiagrégants plaquettaires) et carte de groupe.

• Pour les examens sous anesthésie générale, programmer la consultation d'anesthésie au moins 48 h avant l'examen, une éventuelle prémédication ou antibioprophylaxie selon prescription, et préparer le patient comme pour le bloc opératoire (casaque, pas de maquillage, prothèses dentaires enlevées, perfusé au bras droit).

Préparation du matériel

L'appareil est semblable au gastroscope. Les seules différences sont la longueur et le diamètre du coloscope qui sont plus importants.

Vérifier le coloscope (lumière, insufflation, aspiration), les accessoires (pinces à biopsie, anse diathermique) et autres consommables (gants, gel, pot à biopsie).

Déroulement de l'examen

• Patient installé en décubitus latéral gauche ou dorsal.

• Durée : environ 20 min.

• Toucher rectal avant l'introduction de l'appareil pour lubrifier le canal anal, détecter une lésion et apprécier la qualité de la préparation.

• Introduire l'appareil puis le diriger progressivement, sous le contrôle de la vue, jusqu'au bas-fond cæcal, voire dans la dernière anse iléale.

• Différents gestes thérapeutiques peuvent être réalisés, notamment la résection de polypes : la polypectomie consiste à saisir le polype par son pied comme au lasso grâce à une anse diathermique, un courant passant par l'anse va ensuite permettre la section et la coagulation du pied du polype qui pourra être récupéré pour analyse histologique.

Surveillance après l'examen

Le patient reste en salle de réveil quelques heures pour surveillance (pouls, pression artérielle, température, douleur abdominale) puis peut sortir s'il est accompagné. Selon le geste thérapeutique effectué, une hospitalisation jusqu'au lendemain peut être décidée par le médecin.

Complications

Elles sont estimées à 0,3 % (mortalité de l'ordre de 0,01 %) :

• Hémorragies : essentiellement en cas de polypectomie, immédiate ou différée (chute d'escarre), se manifestant par des rectorragies, d'éventuels signes de choc.

• Perforation : souvent liée à la présence de diverticules (++), d'une colite, d'antécédents de chirurgie abdominale, elle se manifeste par des douleurs abdominales, de la fièvre et un pneumopéritoine à la radiographie de l'abdomen.

Voir Fiche technique, *Échoendoscopie*, p. 454.

FICHE TECHNIQUE

SOINS ET APPAREILLAGE DES STOMIES DIGESTIVES

Objectif

Utiliser un appareil étanche, solide et discret, pour recueillir les selles tout en respectant le capital cutané, tout en permettant une activité physique normale.

Choix du matériel

Il se fait en fonction du type de stomie :

• Colostomie (selles plus ou moins moulées et gaz) : utiliser des poches non vidangeables avec filtre de dégazage et protecteur cutané, soit monobloc (poche et support solidaires) soit bibloc (poche détachable du support).

• Iléostomie (selles liquides et abondantes) : nécessité d'un matériel parfaitement étanche, vidangeable ; protecteur cutané indispensable. Elles sont monobloc ou bibloc.

Il existe différents diamètres à adapter aux dimensions de la stomie.

Technique de soins

• Matériel : poche et support, gants non stériles, savon de Marseille, compresses non stériles, protecteur cutané, sac poubelle.

• Technique : elle peut être réalisée seul à l'aide d'une glace ; soin non stérile. Ôter la poche usagée, vérifier le support et le changer si besoin, ôter les matières adhérentes à la stomie, nettoyer la peau péristomiale (eau et savon), sécher (+++), utiliser une pâte stomadhésive si la peau est irritée, ajuster le diamètre de la poche (monobloc) ou du support (bibloc) à celui de la stomie. Enfin, replacer stomie et poche.

FICHE PHARMACOLOGIE

SANG DANS LES SELLES (RECHERCHE DE)

■ **Test immunologique**

Test immunologique				
À commander sur https://espacepro.ameli.fr			NR	

Propriétés

Le test immunologique vise à déceler la présence de sang humain dans les selles.

Indications

Dépistage des polypes et cancers colorectaux chez les patients asymptomatiques entre 50 et 74 ans, tous les 2 ans.

Les patients ayant des facteurs de risque importants (antécédents familiaux, symptômes évocateurs) doivent être explorés par des techniques endoscopiques.

Ce test, réalisé par le patient à son domicile, consiste à prélever un échantillon de selles et à l'envoyer au laboratoire de biologie médicale dont l'adresse est indiquée sur l'enveloppe T fournie avec le test. Un mode d'emploi détaillé et illustré, remis avec le test, et une vidéo sont disponibles [1].
Le test immunologique est plus pratique d'utilisation qu'*HÉMOCCULT II* car il ne nécessite plus qu'un seul prélèvement de selles contre 6 précédemment. La technique de prélèvement est plus fiable et plus ergonomique. Elle limite la manipulation des selles. Il a une sensibilité supérieure et permet une meilleure détection des cancers et des lésions précancéreuses (polypes, adénomes). La lecture automatisée de ce test garantit une meilleure fiabilité.
Le laboratoire transmet le résultat du test au patient sous 15 j, avec copies au médecin traitant et à la structure en charge des dépistages dont dépend le patient. Les résultats sont également consultables, après inscription, sur le site www.resultat-depistage.fr.
Attention, il est essentiel d'indiquer la date à laquelle le test est réalisé, faute de quoi il ne peut pas être interprété. Il est également important de l'envoyer sous 24 h et donc, d'éviter de le poster les veilles de jours fériés.

[1] Le dépistage du cancer colorectal en pratique, *INCa*, 2017)

DIVERTICULOSE

FICHE MALADIE

DÉFINITIONS

Cette maladie acquise voit sa prévalence augmenter avec l'âge. Elle est l'affection organique colique la plus fréquente dans la population occidentale : 50 % à 80 ans.

▶ **Diverticule**

Hernie acquise de la muqueuse et de la sous-muqueuse à travers la musculeuse.

▶ **Diverticulose colique**

État asymptomatique caractérisé par la présence de diverticules sur la paroi du côlon en nombre très variable.

▶ **Diverticulite**

Inflammation ou infection aiguë d'un diverticule.

▸ Sigmoïdite diverticulaire

Diverticulite associée à des remaniements inflammatoires dans la graisse du mésosigmoïde.

CAUSES ET MÉCANISMES

Les topographies préférentielles sont sigmoïdienne (80-85 %) et colique gauche.

Les diverticules sont des hernies acquises de la muqueuse et de la sous-muqueuse à travers les couches musculaires.

DIAGNOSTIC

SIGNES CLINIQUES

Souvent asymptomatique.

Les circonstances du diagnostic peuvent être fortuites lors d'un examen radiologique ou endoscopique, en rapport avec des symptômes tels que douleur abdominale, troubles du transit (plus souvent témoins d'une colopathie fonctionnelle), ou en rapport avec la survenue de complications :

- Diverticulite (ou sigmoïdite diverticulaire) : elle associe des douleurs souvent localisées en fosse iliaque gauche, voire une défense avec toucher rectal douloureux, témoignant de signes d'irritation péritonéale, des troubles du transit à type de diarrhée et une hyperthermie. En l'absence de traitement, l'évolution peut se faire soit vers l'abcédation, la fistulisation et/ou la péritonite, soit vers une cicatrisation spontanée sur un mode sténosant.
- Hémorragie diverticulaire : elle se manifeste la plupart du temps sous la forme de rectorragies d'abondance variable, souvent favorisées et aggravées par la prise d'*ASPIRINE*, AINS ou anticoagulant. Elle correspond à l'érosion d'un vaisseau au niveau du collet diverticulaire.

EXAMENS COMPLÉMENTAIRES

▸ Biologie

Normale en dehors d'une complication ; hyperleucocytose en cas de complication infectieuse (hémocultures). Prélever groupe-Rhésus et recherche d'agglutinines irrégulières.

▸ Examen endoscopique

La coloscopie montre les orifices diverticulaires, en apprécie le nombre, la taille et la topographie. Elle permet d'exclure une autre pathologie à l'origine d'éventuels symptômes. Elle sera réalisée avec prudence compte tenu du risque de perforation.

▸ Examen radiologique

- Scanner abdominal : examen de référence pour le diagnostic de sigmoïdite diverticulaire, il montre un épaississement pariétal et des remaniements inflammatoires de la graisse péricolique.

DIVERTICULES DE L'INTESTIN GRÊLE

▸ Diverticule de Meckel

Localisation iléale, 60 à 80 cm en amont de la valvule de Bauhin, sur le bord antimésentérique.

Muqueuse intradiverticulaire soit iléal (45 % des cas) soit hétérotopique (gastrique, 85 %).

Vascularisé par une branche terminale de l'artère mésentérique supérieure.

Révélé par des complications (chez un sujet jeune) : saignement digestif, occlusion intestinale, pseudo-appendicite aiguë, péritonite généralisée, douleurs abdominales (ulcération), abcès, voire tumeurs (carcinoïde, adénocarcinome, lymphome).

Diagnostic :

- Entéroscanner.
- Laparotomie exploratrice.

Traitement : seulement si symptomatique, par exérèse chirurgicale.

▶ Diverticule du grêle proximal

Localisation souvent sur le bord interne du 2e duodénum.

Révélé fortuitement ou par malabsorption (colonisation bactérienne chronique du grêle) ou complications (hémorragie, perforation, occlusion, infection, atteinte biliopancréatique). Diagnostic radiologique, opératoire et endoscopique.

Traitement : en cas de complication, par exérèse chirurgicale ou électrocoagulation endoscopique si hémorragie.

TRAITEMENT

La diverticulose non compliquée ne nécessite pas de traitement particulier, en dehors d'un traitement purement symptomatique. Traitement de la sigmoïdite diverticulaire :

- Prise en charge en hospitalisation en milieu médico-chirurgical.
- Associe le jeun à une réhydratation hydroélectrolytique, une antibiothérapie par voie parentérale, un traitement antalgique et antispasmodique et, parfois, une prise en charge chirurgicale est indiquée en cas de complications et d'une résistance au traitement médical ; on discute également la chirurgie au cas par cas s'il s'agit d'une 2e poussée quel que soit l'âge ou dès la 1re poussée avant 50 ans et, enfin, après une poussée chez un patient immunodéprimé ou obèse chez qui une récidive pourrait être fatale.

FICHE INFIRMIÈRE

EXAMENS

La coloscopie sera pratiquée à distance. Si elle est impossible, on peut pratiquer un scanner du côlon (coloscanner) ou un lavement baryté qui consiste à injecter dans le rectum et le côlon, un produit opaque aux rayons X, la baryte ou un produit hydrosoluble, puis à prendre des clichés radiographiques en variant l'orientation des rayons. Même s'il est désagréable, l'examen n'est pas douloureux. Une sensation de ballonnement peut être ressentie, parfois des petits maux de ventre.

SURVEILLANCE DU TRAITEMENT

En cas de complication infectieuse, l'instauration d'un traitement médical doit conduire à la disparition des symptômes (retour à l'apyrexie, régularisation du transit, disparition des douleurs abdominales).

ÉDUCATION ET CONSEILS

Rassurer le patient âgé sur la banalité d'une diverticulose, tout en sachant reconnaître une éventuelle complication.

Informer le patient sur l'absence de traitement spécifique en cas de diverticulose non compliquée.

FICHE TECHNIQUE

COLO-SCANNER OU COLOSCOPIE VIRTUELLE

Définition

Le colo-scanner est un examen radiologique utilisant les rayons X, un produit de contraste et l'insufflation d'air ou de CO_2 pour obtenir une vision endoluminale du côlon. À partir d'un scanner et d'un logiciel spécifique, les images en coupes du côlon sont assemblées et ▶

éditées en 3 dimensions, donnant les résultats d'« une coloscopie virtuelle ». Cet examen est uniquement à visée diagnostique et est indiqué lorsque la coloscopie est contre-indiquée ou en cas de refus du patient, pour la recherche de polypes ou le dépistage de tumeurs à un stade précoce. Il dure environ 30 minutes.

Préparation du patient

La veille de l'examen

• Prévoir un dosage de créatinémie (résultat indispensable pour l'injection de produit de contraste iodé par voie IV).

• Le patient doit suivre la même préparation que pour une coloscopie : un régime sans résidus les 3 jours qui précèdent l'examen et l'absorption de produit laxatif spécifique pour coloscopie (cf. Fiche technique, p. 434).

Le jour de l'examen

• Être à jeun strict 3 h avant l'examen.
• Revêtir le patient d'une casaque à usage unique.
• Poser un cathéter veineux périphérique obturé pour :
– l'administration IV d'antispasmodique pour réduire le flou des images à réaliser lié au péristaltisme intestinal ;
– l'administration IV de produit de contraste iodé.
• Installer le patient en décubitus dorsal sur le lit du scanner.
• Poser une canule au niveau du rectum pour insuffler de l'air ou du CO_2 lors de l'examen.

Déroulement de l'examen

Le patient est allongé sur le dos sur la table d'examen qui se déplace au centre de l'anneau composant le scanner et émettant les rayons X. Le scanner est relié à un poste de travail informatique qui traite les données pour les émettre en 3D. Au cours de l'examen, il est demandé au patient de s'allonger d'abord sur le dos puis sur le ventre et/ou sur le côté afin de bien enregistrer toutes les données de l'abdomen et du bassin. Le patient peut communiquer avec l'équipe de radiologie tout au long de l'examen par le biais de microphones et haut-parleurs.

Conseils

Se montrer rassurant et disponible auprès du patient, être à son écoute et lui expliquer le déroulement de l'examen qui reste non invasif.

HÉMORROÏDES

FICHE MALADIE

DÉFINITION

On dénomme hémorroïdes ou, de préférence, maladie hémorroïdaire, les affections anales résultant de complications liées aux dilatations veineuses normales sous-muqueuses (hémorroïdes internes) ou sous-cutanées (hémorroïdes externes).

CAUSES ET MÉCANISMES

Les plexus hémorroïdaires sont des structures vasculaires normales. Les hémorroïdes résultent d'une hyperpression de ces plexus qui entourent le canal anal. Elles sont formées par la juxtaposition de petites logettes veineuses regroupées en nappe. Cette hypertrophie est due à l'altération du tissu fibroblastique de soutien des plexus qui devient trop lâche.

DIAGNOSTIC

Il est clinique : les symptômes sont principalement liés à l'extériorisation hémorroïdaire, entraînant celle de la muqueuse de la région sus-pectinéale.

Ce sont :

- des douleurs (aiguës et vives en cas de thrombose ; ou chroniques, liées au prolapsus) ou une gêne intermittente, voire un prurit ;
- la souillure du linge ;
- des rectorragies : sang rouge, sans caillot, enrobant mais non mêlé aux selles, survenant après la défécation ;
- une tuméfaction anale spontanée ou à l'effort.

THROMBOSE HÉMORROÏDAIRE

▶ Thrombose hémorroïdaire externe

La thrombose hémorroïdaire externe simple résulte de la formation d'un caillot de quelques millimètres à 2 centimètres. Elle s'accompagne d'un œdème de volume variable, non proportionnel à la taille du thrombus.

Cliniquement, la douleur a un début brutal, elle est intense et continue. Le patient a souvent perçu une tuméfaction douloureuse qui peut empêcher la position assise. La douleur n'est pas augmentée par la défécation.

À l'examen, la lésion est une tuméfaction bleuâtre très douloureuse à la palpation, siégeant à la limite inférieure de la zone cutanée lisse. Elle est souvent entourée d'un œdème qui peut être important.

En l'absence de traitement, la douleur se calme spontanément en 2 à 7 jours, la tuméfaction régresse et laisse place à une marisque.

▶ Thrombose hémorroïdaire interne

Elle est rare, se manifeste par une douleur vive et est perceptible au toucher rectal sous forme de petites masses sphériques douloureuses. La thrombose hémorroïdaire interne peut, très rarement, être prolabée à travers l'anus. C'est le prolapsus étranglé qu'il faut traiter d'urgence (réintégration, AINS, repos, puis hémorroïdectomie).

TRAITEMENT

TRAITEMENT MÉDICAL

- Mesures hygiéno-diététiques : éviter épices et alcool, éviter la constipation (laxatifs si nécessaire), voire la diarrhée, éviter le sédentarisme, hygiène locale.
- Médicaments (traitement de la crise, sans effet à long terme démontré) : veinotoniques, anti-inflammatoires généraux et locaux (type *TITANORÉÏNE* pommade ou suppositoire) antalgiques.

TRAITEMENT INSTRUMENTAL

Réalisé au cours de séances itératives en ambulatoire, sous anuscopie :

- Sclérothérapie : injection d'un produit sclérosant dans la sous-muqueuse au-dessus des hémorroïdes.
- Ligature élastique : strangulation d'un paquet hémorroïdaire par mise en place d'un élastique à sa base, entraînant une nécrose et une élimination de l'hémorroïde.
- Cryothérapie : destruction du paquet hémorroïdaire traité par application d'azote liquide.

TRAITEMENT CHIRURGICAL

Hémorroïdectomie selon la technique de Milligan et Morgan. Ce traitement concerne la thrombose hémorroïdaire interne extériorisée (urgence), les échecs des traitements instrumentaux et les hémorragies répétées et abondantes.

▶ Traitement de la thrombose hémorroïdaire externe

Le traitement de la thrombose hémorroïdaire externe récente et douloureuse est l'extraction du caillot sous anesthésie locale. L'anesthésie locale se fait par l'injection de *XYLOCAÏNE* sous et autour du caillot. L'incision se fait le long des plis radiés, suivie de l'excision des berges, pour éviter leur fermeture précoce, et de l'extraction du caillot, puis du nettoyage de la cavité à la curette.

En cas de thrombose œdémateuse, vue tardivement ou peu douloureuse, on a recours au traitement médical associant **paracétamol,** AINS par voie orale et application d'une pommade contenant des corticoïdes.

Traitement de la thrombose hémorroïdaire interne

Le thrombus peut être excisé si besoin, mais le traitement est le plus souvent médicamenteux par une pommade aux corticoïdes et des AINS *per os*.

FICHE INFIRMIÈRE

EXAMENS

Prélever un bilan biologique avec numération-plaquettes, temps de coagulation, groupe-Rhésus, recherche d'agglutinines irrégulières en cas de rectorragies importantes.

La réalisation des traitements instrumentaux se fera en ambulatoire, chez un patient détendu, non à jeun, installé sur une table d'examen en position genu-pectorale.

SURVEILLANCE DU TRAITEMENT

SOINS – TRAITEMENT

Administration d'un traitement antalgique selon prescription et à la demande.

EFFICACITÉ DU TRAITEMENT

Vérifier l'amélioration des symptômes sous traitement : sédation des douleurs, arrêt des rectorragies.

ÉDUCATION ET CONSEILS

On rassurera le patient sur la bénignité de la maladie hémorroïdaire.

Cependant, devant des symptômes tels que rectorragies, tuméfaction anale ou gêne/douleur anale, il est impératif de ne retenir le diagnostic de maladie hémorroïdaire, cause de loin la plus fréquente, qu'après avoir éliminé les autres causes, les tumeurs rectocoliques en particulier. Une coloscopie doit donc toujours être envisagée.

FICHE PHARMACOLOGIE

ANTIHÉMORROÏDAIRES LOCAUX – SANS ANESTHÉSIQUES NI CORTICOÏDES

Oxyde de zinc

TITANORÉÏNE			
1 à 2 sup./j après les selles	12 sup.	II	NR
1 à 2 appl./j après les selles	1 tube cr. 40 g	II	NR

AVEC ANESTHÉSIQUES, SANS CORTICOÏDES

Oxyde de zinc + lidocaïne

TITANORÉÏNE À LA LIDOCAÏNE				
1 à 2 appl./j après les selles	1 tube pom. 20 g		II	NR

Quinisocaïne + cétrimide

RECTOQUOTANE				
1 à 2 appl./j après les selles	1 tube pom. 20 g		II	NR

AVEC ANESTHÉSIQUES ET CORTICOÏDES

■ Prednisolone + cinchocaïne

DELIPROCT					
Sup. : 1 à 2 sup./j après les selles Pom. : 1 à 2 app./j en couche mince (3 ou 4 le 1er j)	6 sup. 1 tube pom. 30 g		I I	NR NR	

■ Fluocortolone + cinchocaïne

ULTRAPROCT					
Idem *DELIPROCT*	10 sup. 1 tube pom. 30 g		I I	NR NR	

Propriétés

Topiques antihémorroïdaires à action muco-protectrice, anti-inflammatoire (**corticoïdes**), antalgique et antiprurigineuse (anesthésiques).

Contre-indications

Allergie à l'un des constituants (**lidocaïne** surtout).

Indications

Traitement symptomatique des manifestations douloureuses et prurigineuses anales, en particulier dans la crise hémorroïdaire et les fissures.

Précautions d'emploi

Traitement de courte durée ne dispensant pas d'un traitement spécifique (mesures hygiéno-diététiques, traitement instrumental ou chirurgical).

Ne pas appliquer de **corticoïdes** en cas de lésion infectieuse locale (syphilis, tuberculose, etc.).

Effets indésirables

Réactions allergiques locales (anesthésiques surtout).

FISSURE ANALE

FICHE MALADIE

DÉFINITION

La fissure anale est une ulcération superficielle de la partie distale du canal anal.

CAUSES ET MÉCANISMES

Sa formation est favorisée par une hypertonie du sphincter interne entraînant la déchirure de la muqueuse au cours des efforts de défécation.

DIAGNOSTIC

Il est clinique.

À l'interrogatoire, elle se manifeste le plus souvent par une douleur qui se produit au passage de la selle. Elle peut être très vive. Elle peut disparaître pendant quelques minutes après la selle, puis réapparaître, réalisant un rythme à trois temps. Elle est due à la lésion et, surtout, à une *contraction anale involontaire* pouvant entraîner une constipation par crainte de l'exonération.

Il arrive que la douleur soit une simple gêne ou soit remplacée par un prurit. Une rectorragie est possible, avec ou sans douleur.

À l'examen, le déplissement des plis radiés de l'anus permet de voir la fissure en forme de « raquette » à bords nets, à peine surélevés dans les fissures récentes, à fond rouge. Au stade de fissure chronique, le bord s'épaissit en arrière pour former un capuchon mariscal. Le toucher rectal, même fait avec précautions, peut être très douloureux en raison de la contracture sphinctérienne réflexe et nécessiter une anesthésie locale.

Lafissure peut être infectée et se prolonger par un petit abcès inter-sphinctérien. Elle siège en général au pôle postérieur de l'anus ; parfois au pôle antérieur chez la femme.

Il conviendra de se méfier d'une fissure n'ayant pas les caractéristiques habituelles : toute fissure d'aspect inhabituel, indolore, de localisation latérale, remontant dans le canal anal au-dessus de la ligne pectinée, ou associée à une adénopathie inguinale, est suspecte. Elle doit faire pratiquer des prélèvements ou des explorations complémentaires visant à identifier une localisation anale de la maladie de Crohn, une affection vénérienne ou néoplasique, enfin une tuberculose.

TRAITEMENT

TRAITEMENT MÉDICAL (EN PREMIÈRE INTENTION)

Il comporte :

- le ramollissement des selles et la régularisation du transit ;
- la prescription d'antalgiques et de topiques locaux ;
- l'injection sous-fissuraire d'une petite quantité du mélange **quinine-urée** et *XYLOCAÏNE* peut apporter un soulagement rapide, à condition d'être techniquement bien faite.

L'utilisation de dérivés nitrés en applications répétées sur la marge anale ou l'injection de toxine botulique intrasphinctérienne sont en cours d'évaluation clinique.

TRAITEMENT CHIRURGICAL

Le traitement radical est chirurgical, sous anesthésie locorégionale ou générale. Il consiste en une sphinctérotomie interne pour supprimer l'hypertonie.

FICHE INFIRMIÈRE

EXAMENS

La réalisation des traitements instrumentaux se fera en ambulatoire, chez un patient détendu, non à jeun, installé sur une table d'examen en position genu-pectorale.

SURVEILLANCE DU TRAITEMENT

SOINS – TRAITEMENT

Administration d'un traitement antalgique et laxatif selon prescription et à la demande.

EFFICACITÉ DU TRAITEMENT

Vérifier la sédation des douleurs sous traitement.

ÉDUCATION ET CONSEILS

On rassurera le patient sur la bénignité de la maladie.

Cependant, il ne faudra pas omettre une autre pathologie sous-jacente en cas d'aspect inhabituel, et réaliser les examens nécessaires.

PANCRÉATITE

PANCRÉATITE AIGUË

FICHE MALADIE

DÉFINITION

Inflammation aiguë du pancréas, caractérisée par une douleur abdominale vive associée à une élévation des enzymes pancréatiques sanguines.

CAUSES ET MÉCANISMES

L'alcool et la lithiase biliaire représentent 80 % des causes de pancréatite aiguë. Parmi les 20 % restant, citons certains médicaments (par exemple : **furosémide**, *LASILIX* ; **mésalazine**, *PENTASA)*, les causes métaboliques (hypercalcémie, hypertriglycéridémie), obstructives (cancer du pancréas, ampullome vatérien) ou infectieuses (oreillons).

Quel que soit le mécanisme, on assiste à une activation des enzymes pancréatiques provoquant :

• au début, un œdème intrapancréatique avec infiltrat à polynucléaires et stéatonécrose péri-glandulaire ;

• quand l'inflammation progresse, on aboutit à une nécrose de la glande pancréatique, associée ou non à un foyer hémorragique.

Cet épanchement (tissu nécrosé ± sang + suc pancréatique) fuse en coulées dans l'abdomen jusqu'au pelvis, voire traverse le diaphragme pour envahir la plèvre ou le médiastin. Ces coulées peuvent régresser totalement, se collecter en pseudokystes, se fistuliser, éroder un vaisseau, s'infecter.

DIAGNOSTIC

SIGNES CLINIQUES

▶ **Douleur**

Elle est épigastrique, très intense, irradiant souvent dans le dos, induisant une position en chien de fusil, parfois accompagnée de nausées, vomissements, arrêt des gaz, voire de signes généraux dans les formes graves (agitation, anxiété, coma ; cyanose et polypnée ; choc avec extrémités froides, pouls filant, hypotension artérielle).

▶ **Examen clinique**

L'épigastre est sensible ; il y a un léger météorisme mais présence initiale des bruits intestinaux.

Secondairement, en cas de pancréatite sévère : iléus paralytique (disparition des bruits hydroaériques), masse épigastrique, ascite, épanchement pleural, syndrome de détresse respiratoire aiguë, hyperthermie, anurie.

On recherche des signes évoquant une étiologie : signes d'hépatopathie alcoolique, ictère, douleur biliaire.

EXAMENS COMPLÉMENTAIRES

▶ **Biologie**

• Marqueurs diagnostiques : élévation de la lipasémie > 3N.

• Marqueurs pronostiques : hyperleucocytose, hyperglycémie, hypocalcémie, augmentation des transaminases (surtout les ASAT), hypoxémie, élévation des paramètres de l'inflammation (CRP).

• Marqueurs étiologiques : élévation des transaminases (ALAT), de la bilirubine et des phosphatases alcalines ; hypertriglycéridémie ; hypercalcémie, γ-GT.

▶ **Imagerie**

• Échographie abdominale : elle est souvent difficile, car le pancréas est un organe profond et il existe souvent des interpositions gazeuses. Elle permet de rechercher une lithiase vésiculaire, cholédocienne, une dilatation des voies biliaires.

• Scanner abdominal : meilleur examen, il permet l'évaluation précise de la gravité, le dépistage d'éventuelles complications. Il doit

GASTROENTÉROLOGIE HÉPATOLOGIE

être réalisée entre la 72e et la 96e heure après le début des symptômes.

• Le bili-IRM et l'échoendoscopie permettent de rechercher une lithiase biliaire ou une tumeur lorsque les autres examens sont négatifs.

• La cholangio-pancréatographie rétrograde par voie endoscopique (CPRE) est réalisée dans un but thérapeutique pour extraire des calculs localisés dans le cholédoque.

TRAITEMENT

TRAITEMENT SYMPTOMATIQUE

• Suppression de toute alimentation orale (afin de réduire la sécrétion pancréatique).

• Hydratation parentérale.

• Antalgiques.

• Sonde naso-gastrique : en cas de vomissements ou de douleurs mal soulagées par les antalgiques.

Traitement des complications en cas de pancréatite grave

• Correction des désordres hydroélectrolytiques.

• Nutrition parentérale ou entérale à débuter aussitôt que possible (< 48 h).

• Remplissage vasculaire.

• Oxygénothérapie, voire ventilation artificielle en cas de détresse respiratoire.

• Drainage chirurgical des coulées surinfectées ou dérivation chirurgicale de pseudokystes.

TRAITEMENT ÉTIOLOGIQUE

▶ En cas de pancréatite lithiasique

Dans la majorité des cas, le calcul s'évacue spontanément.

Si le calcul est toujours présent, assurer la liberté de la voie biliaire principale par cholangiopancréatographie rétrograde endoscopique et sphinctérotomie endoscopique (section du sphincter d'Oddi pour permettre l'extraction lithiasique).

Réaliser secondairement une cholécystectomie pour éviter les récidives (tout geste chirurgical devra être réaliser à distance de la pancréatite aiguë).

▶ En cas de pancréatite alcoolique

Sevrage ferme et définitif des boissons alcoolisées pour éviter, d'une part, les récidives et, d'autre part, une pancréatite chronique.

PRONOSTIC

L'évolution dépend de la gravité :

• Mortalité nulle en cas de pancréatite aiguë œdémateuse, mais de 40 % en cas de pancréatite nécrotico-hémorragique.

• Évolution favorable avec disparition rapide des douleurs, normalisation du bilan biologique et restitution *ad integrum* en cas de pancréatite bénigne.

• Survenue de complications en cas de pancréatite nécrotico-hémorragique :

– complications précoces : collapsus cardiovasculaire, syndrome de détresse respiratoire aiguë, hypoglycémie, hypocalcémie, insuffisance rénale ;

– complications tardives : abcès ou infection des coulées de nécrose, destruction tissulaire (fistule, hémorragie), formation de pseudo-kystes.

FICHE INFIRMIÈRE

EXAMENS

Échoendoscopie par voie haute : *cf.* Cancer de l'œsophage, p. 379.

Cholangiopancréatographie rétrograde endoscopique : *cf.* Fiche technique, *chapitre* Lithiase biliaire, p. 458.

SURVEILLANCE DU TRAITEMENT

SOINS – TRAITEMENT

Mise en place d'une voie veineuse périphérique pour réhydratation (patient à jeun) et éventuellement d'une sonde d'oxygène et d'une sonde naso-gastrique (cf. Fiche technique, *chapitre* Hémorragie digestive haute, p. 490).

Si le jeun doit se prolonger (> 7 jours), une nutrition artificielle sera habituellement prescrite soit parentérale sur voie veineuse centrale, soit entérale sur sonde nasogastrique ou naso-jéjunale (mise en place en radiologie interventionnelle ou per-endoscopique).

Administrer le traitement antalgique selon les prescriptions et les besoins du patient.

EFFICACITE DU TRAITEMENT
S'assurer de l'efficacité du traitement antalgique (échelle EVA).
Vérifier l'absence de survenue de complications, telles qu'hémorragie digestive, détresse respiratoire, infection, hypoglycémie (surveillance des glycémies capillaires).

EFFETS INDESIRABLES
Vérifier le débit correct de perfusion, la voie veineuse centrale (débit, pansement) et éventuellement la bonne position de la sonde naso-gastrique ou jéjunale.
En cas de traitement antalgique morphinique, surveiller la survenue éventuelle d'effets indésirables (constipation, nausées voire vomissements, confusion, surdosage marqué par une dépression respiratoire, myosis).

ÉDUCATION ET CONSEILS

Expliquer au patient la nécessité de respecter le jeûne qui constitue la base du traitement. Motiver le patient afin d'obtenir un sevrage de l'intoxication alcoolique.

PANCRÉATITE CHRONIQUE

FICHE MALADIE

DÉFINITION

La pancréatite chronique est une inflammation progressive et continue donnant naissance à des altérations morphologiques (sclérose pancréatique plus ou moins calcifiée) et à une perte irréversible des fonctions pancréatiques exocrine et endocrine.

CAUSES ET MÉCANISMES

L'alcool est responsable de plus de 90 % des pancréatites chroniques dans nos pays ; la survenue d'une pancréatite chronique est liée à la durée (de l'ordre de 15-17 ans chez l'homme et 12 ans chez la femme) et à l'importance de la consommation d'alcool.
Autres causes :
• obstacle sur le canal pancréatique principal (pancréatite chronique obstructive) ;
• hypercalcémie (hyperparathyroïdie) ;
• pancréatite héréditaire ;
• malnutrition protéino-lipidique (pancréatite tropicale) : cause très fréquente dans les pays intertropicaux survenant chez les sujets jeunes.
On distingue deux types de pancréatite chronique :
• la *pancréatite chronique obstructive* : obstacle à l'écoulement du suc pancréatique provoquant une dilatation uniforme d'amont du canal de Wirsung, une atrophie et une fibrose du parenchyme (par exemple, ampullome, sténose oddienne, pancréas divisum) ;
• la *pancréatite chronique calcifiante* : formation de calculs dans les canaux pancréatiques.
La pancréatite chronique calcifiante (Occident) et la pancréatite tropicale (région équatoriale) en sont les deux principales formes.

DIAGNOSTIC

SIGNES CLINIQUES

La symptomatologie est marquée par la douleur dans un premier temps, puis par les signes en rapport avec une insuffisance pancréatique ou par des complications dans un second temps. Parfois, la pancréatite chronique se manifeste initialement par un accès de pancréatite aiguë. Il s'agit souvent d'hommes d'âge aux alentours de 40 ans.

▶ **Douleur**
Elle est souvent intense, épigastrique à irradiation dorsolombaire, calmée par l'antéflexion et par

l'*ASPIRINE* – mais le recours aux morphiniques est fréquent —, exacerbée par la position couchée et, surtout, par la prise d'alcool en quantité excessive ; d'une durée souvent supérieure à 24 h, évoluant par crises douloureuses.

▶ Amaigrissement

Il est fréquent mais inconstant, survenant par restriction alimentaire volontaire (à but antalgique) ou par maldigestion (et donc malabsorption) ou diabète insulinoprive.

▶ Ictère (25 % des cas)

Il est soit fugace (contemporain d'une poussée aiguë), soit prolongé, suggérant une compression par un faux kyste dans la tête du pancréas ou par engainement dans le tissu de sclérose pancréatique (du fait du rapport étroit entre tête du pancréas et cholédoque).

▶ Diarrhée graisseuse (stéatorrhée)

Elle est due à la malabsorption lipidique liée à l'insuffisance pancréatique exocrine.

▶ Examen clinique

L'examen clinique est relativement pauvre : sensibilité accrue au niveau de l'étage sus-ombilical de l'abdomen (épigastre, hypocondre gauche, sus-ombilicale droite) ; masse traduisant la présence d'un faux kyste ; stigmates d'alcoolisme chronique.

EXAMENS COMPLÉMENTAIRES

▶ Examens biologiques

- Lipase augmentée au moment des poussées.
- Cholestase (phosphatases alcalines, bilirubine) en cas d'atteinte de la voie biliaire principale ou en cas de lésions associées hépatiques chez l'alcoolique.
- Hyperglycémie.
- Stigmates biologiques de malabsorption : déficits protéiques, lipidiques et vitaminiques (baisse du temps de prothrombine par carence en vitamine K).
- Stigmates d'alcoolisme chronique.
- Stéatorrhée : dosage des graisses dans les selles après régime adapté.

▶ Examens morphologiques

- Échographie et scanner abdominal : modification de volume et de structure du pancréas, présence d'un faux kyste éventuellement compliqué, présence de calcifications, retentissement sur les voies biliaires et sur les vaisseaux (thrombose splénique, portale).
- Échoendoscopie pancréatique : elle visualise les remaniements pancréatiques du parenchyme et des canaux caractéristiques, mais l'examen est souvent rendu difficile du fait de la présence de calcifications. C'est l'examen essentiel pour la recherche d'un cancer de la tête du pancréas.
- Cholangio-pancréatographie par IRM (wirsungo-IRM) : elle permet la visualisation par méthode non invasive des anomalies des canaux pancréatiques.
- Cholangio-pancréatographie rétrograde endoscopique (*cf.* Fiche technique, *chapitre* Lithiase biliaire, p. 458) : elle retrouve les anomalies des canaux pancréatiques (irrégularités, dilatations et sténoses, calcul canalaire). On utilise la CPRE dans cette indication principalement pour mettre en place des prothèse biliaires en cas de compression par un pseudokyste du pancréas.

TRAITEMENT

TRAITEMENT MÉDICAL

- Antalgiques en cas de douleurs (jusqu'aux morphiniques parfois, mais il y a alors risque de toxicomanie ; alcoolisation splanchnique par voie percutanée).
- Administration d'enzymes pancréatiques (par exemple, *CRÉON*).
- Régime : apport calorique suffisant obtenu soit par supplémentation orale (type compléments nutritionnels) soit par nutrition entérale sur sonde naso-gastrique ou gastrostomie endoscopique percutanée.
- Insulinothérapie en cas de diabète.
- Traitement des poussées aiguës : *cf.* Pancréatite aiguë, p. 445.

TRAITEMENT ENDOSCOPIQUE

- Drainage des kystes par voie transdigestive.
- Sphinctérotomie endoscopique, associée parfois à la mise en place d'une prothèse dans le canal de Wirsung et/ou à une lithotripsie (destruction des calculs par ondes).

TRAITEMENT CHIRURGICAL

• Dérivation biliaire (anastomose cholédoco-jéjunale), digestive (gastroentérostomie), kystique (anastomose kysto-jéjunale).
• Dérivation du Wirsung, voire exérèse d'une portion du pancréas.

PRONOSTIC

ÉVOLUTION

Au début de la maladie, on assiste à la survenue fréquente de poussées de pancréatite aiguë.
Puis, après 5 à 10 ans d'évolution, les poussées s'espacent ; le risque de pseudokystes est important.
Après 10 ans d'évolution, survient :
• une insuffisance pancréatique exocrine : mauvaise digestion des aliments par réduction de la production de suc pancréatique, entraînant une malabsorption des nutriments ; responsable d'une diarrhée graisseuse (confirmation par dosage de la stéatorrhée) et d'un amaigrissement ;
• une insuffisance pancréatique endocrine, à un stade terminal, responsable d'un diabète insulinorequérant.

COMPLICATIONS

• Poussée de pancréatite aiguë (parfois le diagnostic différentiel est difficile à faire entre pancréatite chronique douloureuse et pancréatite aiguë œdémateuse).
• Pseudo-kyste compliqué. Ils sont de 2 types : pseudo-kystes nécrotiques (consécutifs à une pancréatite aiguë nécrotico-hémorragique) et pseudo-kystes rétentionnels (en amont des canaux obstrués) ; il y a risque d'hémorragie intrakystique, de surinfection, de compression des organes de voisinage (compression du cholédoque, compression gastroduodénale) ou de fistulisation responsable d'une ascite ou d'un épanchement pleural riche en enzymes pancréatiques.
• Thrombose des veines splénique et/ou porte (non seulement possible par compression mais également via un foyer local inflammatoire), responsable d'une hypertension portale segmentaire ou généralisée.
• Hémorragie digestive par ulcère duodénal, wirsungorragies, rupture de varices œsophagogastriques par hypertension portale segmentaire ou généralisée.

FICHE INFIRMIÈRE

EXAMENS

Dosage de graisses dans les selles (stéatorrhée) : il consiste à recueillir les selles sous régime adapté avec apport quantifié de graisses dans l'alimentation.
Réalisation d'une cholangio-pancréatographie rétrograde endoscopique (*cf.* Fiche technique, *chapitre* Lithiase biliaire, p. 458) ou d'une échoendoscopie haute (*cf.* Cancer de l'œsophage, p. 379).

SURVEILLANCE DU TRAITEMENT

SOINS – TRAITEMENT

• Administration d'un schéma insulinique selon les glycémies capillaires en cas de diabète insulinoprive.
• Administration d'un traitement antalgique selon les prescriptions et les besoins du patient.
• Administration d'une assistance nutritionnelle soit orale, de type compléments nutritionnels, soit entérale sur sonde naso-gastrique ou, parfois, si la nutrition est prévue pour un délai de plus d'un mois, gastrostomie percutanée endoscopique (sonde d'alimentation dans l'estomac passant à travers la paroi abdominale mise en place par voie endoscopique).

EFFICACITÉ DU TRAITEMENT

Vérifier la reprise du poids et la normalisation des selles (disparition de la diarrhée graisseuse) sous apport d'enzymes pancréatiques type *CRÉON*, plus ou moins associé à un support nutritionnel.

▶ Vérifier la parfaite sédation des douleurs sous traitement antalgique.

EFFETS INDÉSIRABLES

Surveillance étroite de la glycémie capillaire chez les patients sous insuline.

En cas de traitement antalgique morphinique, surveiller la survenue éventuelle d'effets indésirables (constipation, nausées voire vomissements, confusion, surdosage marqué par une dépression respiratoire, myosis).

ÉDUCATION ET CONSEILS

Motiver le patient afin d'obtenir un sevrage de l'intoxication alcoolotabagique.

Expliquer au patient les différentes classes de traitement antalgique pour permettre une sédation efficace des douleurs, le rassurer quant aux effets indésirables des morphiniques, souvent transitoires (en dehors de la constipation), et expliquer les moyens d'évaluation de la douleur (échelle EVA).

FICHE PHARMACOLOGIE

EXTRAITS PANCRÉATIQUES

■ Poudre de pancréas

CRÉON					
En 2 à 3 prises/j au cours des repas A. et E. > 10 ans : 75 000 à 100 000 UI/j E. 5-10 ans : 50 000 à 75 000 UI/j N. et E. < 5 ans : 2 500 UI/kg/repas max (posologie initiale N. 5 000 UI/repas) À adapter au degré de malabsorption	200 c-mes. 5 000 UI de lipase	23,25	I	65 %	0,12
	60 gél. 12 000 UI de lipase	9,64	I	65 %	0,16
	100 gél. 12 000 UI de lipase	HOP	I		
	120 gél. 12 000 UI de lipase	17,52	I	65 %	0,15
	60 gél. 25 000 UI de lipase	15,76	I	65 %	0,26
	60 gél. 35 000 UI de lipase	24,24	I	65 %	0,40
EUROBIOL					
6 gél. ou 8 à 12 c-mes. au cours des repas À adapter au degré de malabsorption	105 c-mes 12 500 UI de lipase	14,13	I	65 %	0,13
	100 gél. 12 500 UI de lipase	16,70	I	65 %	0,17
	100 gél. 25 000 UI de lipase	26,89	I	65 %	0,27
	50 gél. 40 000 UI de lipase	20,83	I	65 %	0,42

Propriétés

Extraits de pancréas apportant les activités enzymatiques pancréatiques nécessaires à la digestion (activités lipolytique, amylolytique et protéolytique). Les spécialités en gélules sont gastrorésistantes, évitant une destruction des enzymes par l'acidité gastrique.

Indications

Insuffisance pancréatique exocrine : pancréatite chronique, mucoviscidose, séquelles de gastrectomie et de pancréatectomie.

Précautions d'emploi

Risque de troubles digestifs chez les sujets ayant une hypersensibilité aux extraits pancréatiques.

Ouvrir les gélules en cas de gastrectomie.

2 à 3 mois de traitement sont nécessaires pour obtenir l'efficacité optimale. La posologie peut être exceptionnellement augmentée en cas de stéatorrhée rebelle ; un traitement antisécrétoire complémentaire peut être utile.

CANCER DU PANCRÉAS

FICHE MALADIE

DÉFINITION

Cette tumeur du pancréas correspond dans la très grande majorité des cas à un adénocarcinome (près de 90 % des tumeurs pancréatiques non endocrines) dont la présentation clinique est hétérogène en fonction de la localisation de la lésion.

Le cancer du pancréas représente, avec environ 3 500 nouveaux cas par an en France, 10 % des cancers digestifs, 2 % de tous les cancers et la 7e cause de décès par cancer en France.

Il touche plutôt les hommes (sex-ratio : 2/1) après 40 ans.

CAUSES ET MÉCANISMES

Il n'existe pas d'étiologie proprement reconnue, mais on distingue habituellement la pancréatite chronique et le tabac comme étant des facteurs de risque.

DIAGNOSTIC

SIGNES CLINIQUES

Les symptômes apparaissent souvent à un stade tardif, ce qui explique en partie le mauvais pronostic.

- Ictère : il concerne les localisations céphaliques (70 % des cas), par compression de la partie intrapancréatique de la voie biliaire principale ; souvent responsable d'un prurit. L'examen peut retrouver une grosse vésicule par dilatation de l'arbre biliaire.
- Douleur abdominale : habituellement elle est épigastrique à irradiation dorsale par envahissement des plexus nerveux cœliaques.
- Altération de l'état général, en raison d'une évolution souvent ancienne au moment du diagnostic, avec amaigrissement très fréquent. Cette altération est aggravé par l'existence d'un ictère.
- Autre : diarrhée, diabète, ascite par extension péritonéale (carcinose), palpation d'une masse épigastrique, d'une hépatomégalie tumorale, d'une adénopathie.

EXAMENS COMPLÉMENTAIRES

▶ Biologie

En cas de compression de la voie biliaire, le bilan hépatique sera perturbé avec apparition d'une cholestase ictérique ; le suivi de la maladie par le marqueur tumoral CA 19.9 est habituellement utilisé.

▶ Imagerie

À visée diagnostique et dans le cadre du bilan d'extension préthérapeutique :

- échographie abdominale : visualisation de la tumeur, des voies biliaires, d'une ascite, d'adénopathies ;
- scanner thoraco-abdomino-pelvien : il visualise la tumeur et permet d'évaluer l'extension loco-régionale et générale ;
- scanner cholangio-wirsungo-IRM : non systématique pour évaluer l'extension locorégionale.

Ce bilan sera complété, lorsque la lésion paraît résécable et si le patient est opérable, par :

- une échoendoscopie pancréatique qui visualise les petites tumeurs et l'extension locale et permet en outre la réalisation d'une ponction échoguidée ;
- un scanner thoracique à la recherche de métastases pulmonaires ;
- un bilan d'opérabilité orienté par les antécédents, l'examen clinique et la consultation

d'anesthésie : état nutritionnel, respiratoire et cardiaque.

▶ Confirmation anatomopathologique

La réalisation d'une biopsie est nécessaire pour confirmation histologique du diagnostic. En l'absence d'un abord percutané possible (volumineuse tumeur, métastases), il faudra aborder la tumeur par ponction à l'aiguille par voie transduodénale ou transgastrique sous repérage échoendoscopique.

TRAITEMENT

TRAITEMENT À VISÉE CURATIVE

Seule la chirurgie peut permettre la guérison. Elle s'adresse aux tumeurs apparemment extirpables (moins de 10 % des cas) chez les patients dont le terrain ne contre-indique pas l'intervention :

- laparotomie exploratrice (éventuellement précédée d'une cœlioscopie) sans exérèse en cas de métastases hépatiques, de carcinose péritonéale ou d'adénopathies tumorales à distance de la tumeur (cœliaques ou interaorticocaves), passées inaperçues aux examens précédents ;
- pancréatectomie partielle adaptée au siège de la tumeur (duodéno-pancréatectomie céphalique ou spléno-pancréatectomie caudal) avec curage ganglionnaire.

La chimiothérapie adjuvante repose sur **le 5-fluoro-uracile** et l'acide folinique sur le *GEMZAR*.

TRAITEMENT À VISÉE PALLIATIVE

▶ Traitement médical

- Traitement antalgique : on a recours habituellement aux antalgiques de classe II (**tramadol,** *TOPALGIC)* ou *IXPRIM* ou au morphiniques type *SKÉNAN LP* avec interdose d'*ACTISKENAN* ; la radiothérapie à visée antalgique peut être utilisée, de même que les infiltrations par de l'alcool des plexus nerveux péripancréatiques.
- Traitement du prurit : en attendant l'efficacité du drainage biliaire, on peut proposer un traitement chélateur des sels biliaires (**colestyramine**, *QUESTRAN*, 1 sachet 3 fois/j) associé à un antihistaminique H1 de type *POLARAMINE* jusqu'à 6 cp./j).
- Support nutritionnel par voie orale (compléments nutritionnels hypercaloriques de type *FORTIMEL*, parfois complétés par des extraits pancréatiques de type *CRÉON* 25 000 UI 3 fois/j) ou par voie entérale ou parentérale.
- Soutien psychologique : anxiolytiques et antidépresseurs peuvent être utiles.
- Chimiothérapie : utilisant habituellement le *GEMZAR,* elle augmente significativement la survie et le confort des patients métastatiques par rapport au traitement symptomatique. La radiochimiothérapie peut être proposée dans les tumeurs localement avancées.
- Thérapie ciblée : elle peut être proposée en fonction des mutations de l'ADN tumoral.

▶ Traitement endoscopique ou radiologique interventionnel

- En cas d'obstacle tumoral sur les voies biliaires, le drainage biliaire peut être assuré par la mise en place d'une prothèse biliaire par voie rétrograde endoscopique au cours d'une cholangio-pancréatographie rétrograde endoscopique (*cf.* Fiche technique, *chapitre* Lithiase biliaire, p. 458) ou par abord transpariétal sous contrôle radiologique.
- En cas d'obstacle tumoral duodénal, la vidange gastrique peut être assurée par la mise en place d'une prothèse duodénale par voie endoscopique ou sous contrôle radiologique.
- Complications : migration ou obstruction de prothèse, angiocholite.

▶ Traitement chirurgical

On peut pratiquer une anastomose chirurgicale biliodigestive (souvent cholédocojéjunale sur anse montée en « Y ») et gastrojéjunale sur anse en « Y ». Le choix entre la méthode chirurgicale ou endoscopique/radiologique se fera en fonction de l'état général du malade sachant que la méthode endoscopique est privilégiée.

PRONOSTIC

Il est redoutable, avec une médiane de survie tous stades confondus inférieure àlan et une survie à 5 ans nulle.

PRÉVENTION

Chez les sujets ayant plusieurs antécédents familiaux de cancer du pancréas, à des âges jeunes, on peut proposer un dépistage par IRM et/ou échoendoscopie.

FICHE INFIRMIÈRE

EXAMENS

Réalisation d'une échoendoscopie haute : *cf.* Cancer de l'œsophage, p. 379.

Réalisation des examens radiologiques : le patient doit habituellement être à jeun dans les 5 h précédant l'examen ; vérifier l'absence d'allergie (nécessitant une prémédication), d'insuffisance rénale et l'arrêt d'un éventuel traitement par biguanides depuis 48 h.

SURVEILLANCE DU TRAITEMENT

SOINS – TRAITEMENT

Réalisation de la chimiothérapie selon procédure.

Administration du traitement antalgique :

- administration IV ou *per os*, continue ou à la demande, d'un antalgique de niveau I ou II.
- administration IV, *per os* ou transdermique continue d'un antalgique de niveau III avec interdoses, selon prescription et besoin du patient.

EFFICACITÉ DU TRAITEMENT

En cas de traitement à visée curative, l'efficacité sera évaluée par la clinique tous les 3 mois puis de manière plus espacée (douleur, ascite, récidive, altération de l'état général) et les examens complémentaires (échographie abdominale, radiographie pulmonaire, voire dosage du CA 19.9) à la recherche d'une récidive.

En cas de traitement à visée palliative, s'assurer de l'efficacité du traitement antalgique (échelle EVA), du traitement endoscopique sur l'ictère ou l'intolérance alimentaire.

EFFETS INDÉSIRABLES

Gestion de la toxicité de la radiothérapie et de la chimiothérapie (*cf.* Chimiothérapie et *cf.* Radiothérapie, *spécialité* Hématologie-Oncologie).

En cas de traitement antalgique morphinique, surveiller la survenue éventuelle d'effets indésirables (constipation, nausées voire vomissements, confusion, surdosage marqué par une dépression respiratoire, myosis).

Vérifier l'absence de complications après un geste endoscopique ou de radiologie interventionnelle.

ÉDUCATION ET CONSEILS

Fractionner les repas chez un patient présentant une substénose duodénale ou porteur d'une prothèse duodénale.

Surveiller la réapparition d'un ictère (conjonctives jaunes, hypercoloration des urines, puis jaunissement cutané) plus ou moins associé à de la fièvre, témoignant d'une infection de la bile (angiocholite) et nécessitant une hospitalisation.

Maintenir un soutien psychologique compte tenu du pronostic souvent sombre à court terme.

FICHE TECHNIQUE

ÉCHOENDOSCOPIE

Matériel

Cet examen consiste en l'introduction d'une sonde d'échographie dans les cavités digestives (tube souple équipé de fibre de verre transmettant les images et la lumière). On utilise un gastroscope qui possède à son extrémité une sonde à ultrasons pour visualiser les organes. L'appareil utilisé s'appelle un échoendoscope.

Indications

Ses indications sont orientées dans le cadre de :

- calculs biliaires, tumeur gastrique, ou duodénale ;
- recherche d'une lésion pancréatique (calcul, tumeur, kyste) ;
- pour réaliser certaines ponctions.

Préparation du malade

La préparation est identique à la fibroscopie gastrique :

- patient à jeun depuis 6 h ;
- ayant eu une consultation d'anesthésie générale 48 h au préalable ;
- sans prothèses ;
- poser une voie d'abord à droite ;
- installé en décubitus latéral gauche.

L'examen se réalise en 30 minutes et nécessite une anesthésie générale.

Surveillance

À l'issue de l'examen, le patient est transféré en salle de réveil 1 à 2 h sous scope.

- La réalimentation sera possible ensuite.
- Les résultats seront communiqués le jour même.

FICHE TECHNIQUE

ÉCHOGRAPHIE ENDORECTALE

Matériel

Cet examen consiste en l'introduction d'un coloscope dans les cavités digestives basses (tube souple équipé de fibre de verre transmettant les images et la lumière qui possède à son extrémité une sonde à ultrasons pour visualiser les organes).

Indications

L'examen se réalise sans anesthésie générale, est indolore et dure 20 minutes.

Il est indiqué pour explorer des pathologies rectales, surveiller une tumeur, une fistule, un abcès, un polype.

Préparation du malade

La préparation est simple :

- patient ne nécessitant pas d'être à jeun ;
- réaliser préalablement des lavements évacuateurs : un la veille, un le matin de l'examen et un dernier lavement 2 h avant l'examen ;
- installer le patient en décubitus dorsal.

Le diagnostic est ici immédiat.

Conseils
L'infirmière a un rôle prépondérant pour expliquer tout le déroulement de l'examen, depuis la préparation jusqu'au suivi du patient *a posteriori*. Ceci s'inscrit dans la qualité de l'information donnée au patient et le rassure quant à sa prise en charge.

LITHIASE BILIAIRE

FICHE MALADIE

DÉFINITION

La lithiase vésiculaire est définie par la présence d'un ou de plusieurs calculs dans la vésicule biliaire.

CAUSES ET MÉCANISMES

Deux types de calculs sont incriminés :

• Calculs cholestéroliques (80 % des calculs biliaires en Occident) : le cholestérol, en quantité trop importante dans la bile (sursaturation), cristallise pourformer un *sludge* (sédiment macroscopiquement visible) puis, par agglomération progressive, des calculs. Facteurs de risque : âge, sexe féminin, origine ethnique, obésité, grossesse.

• Calculs pigmentaires (20 % des calculs) : soit noirs, composés de bilirubine non conjuguée en excès dans la bile (surtout en cas d'hémolyse), soit bruns, composés de bilirubine conjuguée hydrolysée par les bactéries en cas d'infection biliaire chronique par stase biliaire.

Asymptomatiques dans 80 % des cas, les calculs vésiculaires peuvent migrer dans les voies biliaires (canal cystique ou canal cholédoque) à l'origine d'une douleur typique : la colique hépatique. Les complications sont liées à une infection de la vésicule biliaire par enclavement d'un calcul dans le canal cystique (cholécystite), un blocage du calcul dans la voie biliaire principale responsable d'une infection de la voie biliaire (angiocholite) ou d'une obstruction du canal de Wirsung à l'origine d'une pancréatite aiguë. La lithiase vésiculaire est également incriminée dans la genèse du cancer vésiculaire (localisation cancéreuse rare) après au moins 20 ans d'évolution.

DIAGNOSTIC

SIGNES CLINIQUES

▶ **Dans les formes non compliquées**

La lithiase est le plus souvent asymptomatique. La mobilisation des calculs dans les voies biliaires (cystique ou cholédoque) est à l'origine d'une douleur caractéristique : la colique hépatique, à type de spasme brutal situé au niveau de l'hypocondre droit ou de l'épigastre, pendant quelques minutes ou quelques heures, irradiant vers l'épaule droite et inhibant la respiration. La palpation de l'hypocondre droit reproduit cette douleur (signe de Murphy).

▶ **Dans les formes compliquées**

• En cas de cholécystite : colique hépatique associée à de la fièvre. L'examen peut retrouver une défense sous-costale ou une grosse vésicule tendue.

• En cas d'angiocholite : colique hépatique puis fièvre puis ictère, dont la succession chronologique est un argument majeur en faveur du diagnostic.

• En cas de cancer de la vésicule biliaire : douleur de l'hypocondre droit et altération de l'état général avec parfois ictère.

EXAMENS COMPLÉMENTAIRES

▶ **Dans les formes non compliquées**

• Les examens biologiques sont normaux, sauf en cas de migration dans la voie biliaire principale (possible élévation des transaminases, phosphatases alcalines et bilirubine).

- La radiographie de l'abdomen permet de visualiser les calculs radio-opaques.
- L'échographie abdominale est l'examen réalisé en première intention, permettant de visualiser le ou les calculs dans plus de 90 % des cas et de vérifier l'absence de complications.
- L'échoendoscopie biliaire et la cholangio-IRM sont des examens de seconde intention, plus sensibles dans la détection des calculs vésiculaires et, surtout, des voies biliaires.

Dans les formes compliquées

- En cas de cholécystite :
  - Les examens biologiques retrouvent une hyperleucocytose à polynucléaires neutrophiles, les hémocultures peuvent isoler un germe. Le bilan hépatique est normal.
  - L'échographie abdominale confirme le diagnostic en montrant une vésicule aux parois épaissies, parfois dilatées, avec une lithiase vésiculaire.
- En cas d'angiocholite :
  - Le bilan biologique retrouve une hyperleucocytose à polynucléaires neutrophiles, les hémocultures peuvent isoler un germe. Le bilan hépatique montre une cholestase (élévation de la γ-GT et des phosphatases alcalines) souvent ictérique (élévation de la bilirubine), avec cytolyse souvent associée (élévation des transaminases). Une élévation transitoire de la lipasémie est très évocatrice du diagnostic.
  - L'échographie abdominale permet de visualiser aisément des arguments indirects du diagnostic (lithiase vésiculaire et dilatation de la voie biliaire principale). Elle visualise parfois (30 % des cas) un calcul dans la voie biliaire principale.
  - Échoendoscopie biliaire et cholangio-IRM : *cf.* Formes non compliquées, ci-après.
- En cas de cancer de la vésicule biliaire :
  - Le bilan biologique retrouve un syndrome inflammatoire biologique (élévation de la VS) et des perturbations du bilan hépatique en cas d'envahissement de la voie biliaire principale.
  - Bilan d'extension : l'échographie abdominale permet de préciser la localisation et l'extension locorégionale de la tumeur (extension au foie, adénopathies du hile hépatique). On complétera le bilan par la réalisation d'un scanner thoraco abdominal, voire pelvien, d'une cholangio-IRM et d'une écho-endoscopie avec ponction si besoin.

TRAITEMENT

LITHIASE VÉSICULAIRE NON COMPLIQUÉE

Elle ne doit être traitée que si elle est symptomatique.

Traitement de la colique hépatique

Il associe repos au lit, jeûne, antispasmodiques et antalgiques IV.

Traitement de la lithiase vésiculaire

La cholécystectomie par laparoscopie est l'intervention chirurgicale de référence en raison d'une moindre morbidité et d'un raccourcissement de la durée de l'hospitalisation. La dissection et la résection de la vésicule biliaire sont réalisées à l'aide d'instruments introduits dans la cavité abdominale via deux trocarts. L'intervention est guidée par une caméra miniaturisée introduite par un troisième orifice. Selon les équipes, l'exploration de la voie biliaire principale, pour en vérifier préalablement la liberté, sera réalisée soit par cholangiographie peropératoire avec extraction lithiasique soit par échoendoscopie biliaire préopératoire avec extraction lithiasique par cathétérisme rétrograde endoscopique de la voie biliaire.

Les contre-indications à la laparoscopie sont l'insuffisance respiratoire et les antécédents chirurgicaux sur le même site.

Dans de rares cas (5 %), la cholécystectomie se fera par laparotomie par voie sous-costale droite.

CHOLÉCYSTITE AIGUË LITHIASIQUE

Traitement de la colique hépatique

Cf. Lithiase vésiculaire non compliquée., *supra*.

Traitement de l'infection

Antibiothérapie après les prélèvements (hémoculture) ayant une bonne diffusion biliaire et adaptée aux germes habituellement incriminés, puis en fonction de l'antibiogramme ; en général : **amoxicilline + acide clavulanique** ou céphalosporine de 3e génération, débuté par voie IV puis relais *per os*.

Traitement de la lithiase vésiculaire

La cholécystectomie aura lieu selon les mêmes modalités qu'en cas de lithiase non compliquée. Certains proposent d'opérer rapidement alors que d'autres proposent quelques jours d'antibiotiques avant l'intervention.

ANGIOCHOLITE

Traitement de l'infection

Cf. ci-dessus.

Traitement de la lithiase de la voie biliaire

Cholangiographie rétrograde endoscopique associée à une sphinctérotomie endoscopique et extraction lithiasique, suivie d'une cholécystectomie souvent par voie cœlioscopique à froid (4 à 6 semaines après l'épisode aigu).

PRONOSTIC

Il est lié à la survenue de complications :

- Complications de la cholécystite aiguë lithiasique : abcès périvésiculaire, péritonite généralisée, fistule, cholécystite gangréneuse, emphysémateuse ou toxique.
- Complications de l'angiocholite : forme ictéro-urémigène (septicémie avec ictère et insuffisance rénale), empierrement cholédocien (> 10 calculs dans le cholédoque), pancréatite aiguë biliaire (*cf.* Pancréatite aiguë, p. 445).

FICHE INFIRMIÈRE

EXAMENS

Assister le médecin dans la réalisation de la cholangio-pancréatographie rétrograde endoscopique (CPRE) : *cf.* Fiche technique., ci-après.

SURVEILLANCE DU TRAITEMENT

SOINS – TRAITEMENT

Mettre en place une voie veineuse périphérique avec les perfusions prescrites, une sonde naso-gastrique en cas de vomissements ; injection des antibiotiques et des antalgiques selon prescription (sac de glace, éventuellement).

EFFICACITÉ DU TRAITEMENT

Retentissement général, température, constantes hémodynamiques, courbe de diurèse, ictère, coloration des urines.

On doit obtenir une sédation des douleurs, un déjaunissement et l'apyrexie.

EFFETS INDÉSIRABLES

Les complications de la cholangiopancréatographie rétrograde endoscopique sont favorisées par les gestes thérapeutiques tels que la sphinctérotomie endoscopique ; les plus fréquentes sont la pancréatite aiguë, l'angiocholite, l'hémorragie digestive, la perforation.

ÉDUCATION ET CONSEILS

Rassurer le patient en lui expliquant qu'il a des calculs dans la vésicule biliaire ou dans la voie biliaire principale, responsables d'une infection.

Expliquer au patient le déroulement d'une cholangio-pancréatographie rétrograde endoscopique, son but et ses complications.

Expliquer au patient la nécessité de réaliser une cholécystectomie.

FICHE TECHNIQUE

CHOLANGIO-PANCRÉATOGRAPHIE RÉTROGRADE ENDOSCOPIQUE

But

Examen à visée diagnostique et thérapeutique dans la prise en charge de certaines pathologies de la voie biliaire principale et/ou du canal de Wirsung. Après cathétérisme et opacification du canal cholédoque et/ou de Wirsung, on peut réaliser une sphinctérotomie endoscopique, extraire d'éventuels calculs avec une sonde spéciale (sonde de Dormia), mettre en place un drain naso-biliaire, une endoprothèse biliaire.

Préparation du malade

Examen sous anesthésie générale : malade à jeun depuis 12 h, consultation d'anesthésie si possible au moins 48 h avant l'examen, prémédication selon prescription de l'anesthésiste, bilan préopératoire (hémogramme, hémostase, carte de groupe, ECG, radiographie thoracique), explications données au patient.
Le patient est allongé en décubitus latéral droit sur une table de radiologie, perfusé au bras droit, revêtu d'une casaque.

Déroulement de l'examen

L'endoscope (duodénoscope, ayant la particularité d'avoir une vision latérale permettant de mieux voir la papille) est poussé sous contrôle de la vue jusqu'à la papille. Un cathéter est introduit dans les canaux biliaire et/ou pancréatique qu'on opacifie. On suit l'opacification des canaux sous contrôle scopique ; des clichés sont réalisés. En fonction des cas, certains gestes thérapeutiques peuvent être réalisés.
Au total, l'examen dure entre 30 min et 2 h.

Surveillance après l'examen

En salle de réveil : on surveille la température, la fréquence cardiaque, la PA, la survenue de douleurs, l'état de conscience.
Dans le service : administration d'antalgiques et antibiotiques selon les prescriptions ; réalimentation sur prescription médicale : souvent, réalimentation dès le lendemain en l'absence de douleur.

FICHE PHARMACOLOGIE

ANTISPASMODIQUES – NON ANTICHOLINERGIQUES

■ Phloroglucinol + triméthylphloroglucinol ©

SPASFON					
2 cp. x 3/j	30 cp. 80 mg	2,14		15 %	0,07
Traitement d'attaque : 2 lyocs x 3/j	10 lyocs 80 mg 5 lyocs 160 mg	1,43 1,43		15 % 15 %	0,14 0,29
1 sup. x 2 à 3/j	10 sup. 150 mg	2,18		15 %	0,22
1 à 3 amp./j en IM ou IV lente	6 amp. 40 mg	2,74		15 %	0,46

■ **Trimébutine ©**

DÉBRIDAT					
1 cp. x 3/j	30 cp. 100 mg 30 cp. 200 mg	3,50 5,20	II II	15 % 15 %	0,12 0,17

■ **Mébévérine ©**

DUSPATALIN					
1 gél. x 2 à 3/j	30 gél. 200 mg		II	NR	
MEBEVERINE					
100 à 200 mg x 3/j	30 gél. 100 mg 30 cp. 200 mg	1,71 2,65	II II	15 % 15 %	0,06 0,09

■ **Pinavérium bromure ©**

DICETEL					
1 cp. x 3 à 4/j	20 cp. 50 mg	3,30	II	15 %	0,16
1 cp. x 2/j	30 cp. 100 mg	4,59	II	15 %	0,15

■ **Alvérine ©**

MÉTÉOSPASMYL					
1 caps. x 2 à 3/j	20 caps. 30 caps. 40 caps.	2,62		15 % NR NR	0,13

Propriétés

Antispasmodiques non atropiniques (sans effet anticholinergique) agissant directement au niveau des fibres musculaires lisses du tube digestif, des voies biliaires et urinaires et du muscle utérin.

Indications

Colique hépatique ou néphrétique (**phloroglucinol** et **alvérine**).
Colopathie fonctionnelle ; traitement symptomatique des douleurs, des troubles du transit et de l'inconfort intestinal.
Phloroglucinol, alvérine et **mébévérine** : manifestations spasmodiques ou douloureuses d'origine utérine telles que dysménorrhées, tranchées du post-partum, menaces d'avortement, dystocies dynamiques.

Contre-indications

Exceptionnelle allergie à l'un de ces produits.
Trimébutine : E. < 24 mois.

Précautions d'emploi

Grossesse et **allaitement** : le **phloroglucinol** a été bien étudié et est autorisé. Les données sont insuffisantes pour les autres produits.
Pinavérium : prendre les comprimés en position debout, avec un verre d'eau sans les sucer ni les croquer.

Effets indésirables

Ils sont très rares.

Troubles digestifs mineurs.
Réactions cutanées allergiques (**phloroglucinol** et **trimébutine**).
Trimébutine : risque de lipothymies en cas d'injection IV trop rapide.

Interactions médicamenteuses

Morphiniques : annulation de l'effet antispasmodique.

ANTISPASMODIQUES – ANTICHOLINERGIQUE

■ Atropine sulfate

ATROPINE SULFATE					
0,25 à 0,50 mg x 2 à 3/j sans dépasser 2 mg/j	10 amp. 0,25 mg/mL 10 amp. 0,5 mg/1 mL 10 amp. 1 mg/1 mL 10 ser. 0,1 mg/mL 10 ser. prér. 0,2 mg/mL		I I I I I	NR NR NR NR NR	

Propriétés

Antispasmodiques anticholinergiques agissant au niveau des fibres musculaires lisses du tube digestif, des voies biliaires et urinaires.

Indications

Coliques hépatiques et néphrétiques (formes injectables).
Colopathie fonctionnelle ; traitement symptomatique des douleurs, des troubles du transit et de l'inconfort intestinal.
Manifestations spasmodiques ou douloureuses d'origine utérine : dysménorrhées, tranchées du post-partum.

Contre-indications

Risque de glaucome par fermeture de l'angle.
Risque de rétention urinaire par obstacle urétro-prostatique.

Précautions d'emploi

Grossesse : éviter par prudence, bien qu'aucun effet tératogène n'ait été rapporté.
Allaitement : déconseillé (passage dans le lait).
Utiliser avec prudence en cas d'insuffisance hépatique ou rénale, d'insuffisance coronarienne, de troubles du rythme, d'hyperthyroïdie, de bronchite chronique, d'hypertrophie prostatique et chez la personne âgée ou alitée (risque d'iléus paralytique).
Risque de troubles de l'accommodation pouvant perturber la vigilance et la conduite.

Effets indésirables

Ce sont principalement les effets atropiniques qui sont dose-dépendants : sécheresse buccale, troubles de l'accommodation, épaississement des sécrétions bronchiques, diminution des sécrétions lacrymales, constipation, rétention d'urine, tachycardie, palpitations, irritabilité et confusion mentale (personnes âgées).

Interactions médicamenteuses

Addition des effets anticholinergiques en cas d'administration concomitante d'autres substances atropiniques : **antiparkinsoniens anticholinergiques, antidépresseurs imipraminiques, antipsychotiques phénothiazines, certains antihistaminiques H1, disopyramide.**

HÉPATITE VIRALE

HÉPATITE VIRALE AIGUË

FICHE MALADIE

DÉFINITION

Inflammation et destruction hépatique aiguë liée à un virus.

CAUSES ET MÉCANISMES

On distingue plusieurs types d'hépatites en fonction du type de virus en cause : A (VHA), B (VHB), C (VHC), D ou delta (VHD ou virus delta) et E (VHE).

Les caractéristiques sont résumées dans le tableau ci-dessous.

Les hépatites

	VHA	VHB	VHC	VHE
Contamination	Oro-fécale	Sang et dérivés (transfusion, toxicomanie, tatouages, acupuncture, piercing) Sexuelle Mère-enfant	Sang et dérivés (transfusion, toxicomanie tatouages, acupuncture, piercing) Mère-enfant (coinfection VIH) Exceptionnellement sexuelle	Oro-fécale Viande de porc ou gibier peu ou pas assez cuit
Population	Principalement Afrique, Asie, Amérique du Sud, mais tous les pays sont touchés (voyageurs)	Afrique, Asie Toxicomanie, tatouage, piercing, partenaires sexuels multiples Transfusion ancienne	Toxicomanie, tatouage, piercing Transfusion	Inde, Amérique du Sud (voyageurs), Afrique du Nord, Turquie, Europe
Incubation (silencieuse)	2-4 semaines	2-6 mois	5-45 jours	4 semaines
Traitement de l'hépatite aiguë	Symptomatique	Symptomatique	Antiviraux oraux anti-VHC	Symptomatique
Hépatite fulminante	Oui	Oui	Exceptionnelle	Oui (femme enceinte)
Hépatite chronique	Non	Oui (10 %), surtout en cas de contamination dans l'enfance	Oui (70-80 %)	Exceptionnelle
Vaccin	Oui	Oui	Non	Non

GASTROENTÉROLOGIE HÉPATOLOGIE

DIAGNOSTIC

SIGNES CLINIQUES

Ils sont communs à toutes les hépatites.

Dans 80 à 90 % des cas, l'infection passe totalement inaperçue.

Dans les autres cas, on observe :

- une phase préictérique évoquant une grippe (asthénie, fièvre, anorexie, myalgies), qui dure 1 semaine environ ;
- une phase ictérique, avec urines foncées et selles décolorées. L'asthénie peut être intense. On peut noter en outre un gros foie douloureux. Cette phase dure environ 2 semaines ;
- une phase de convalescence, qui dure 2 à 6 semaines : les différents signes disparaissent progressivement.

Très rarement, des troubles de conscience peuvent apparaître. L'astérixis (chute du tonus des muscles extenseurs des doigts) en est le premier signe. Il s'agit alors d'une hépatite fulminante.

EXAMENS COMPLÉMENTAIRES

Biologie hépatique

Les transaminases (ALAT, ASAT) sont très élevées, souvent supérieures à 10 à 100 fois la normale ; γ-GT et phosphatases alcalines peuvent également être augmentées. La fonction hépatique est appréciée sur le taux de prothrombine (TP) et le facteur V qui s'abaissent en cas d'insuffisance hépatique alors que la bilirubine monte.

Sérologies virales

Elles sont indispensables pour préciser le virus responsable de l'hépatite aiguë.

Parfois, d'autres sérologies sont demandées, voire une biopsie hépatique.

Échographie hépatique

Elle permet d'éliminer une atteinte biliaire (lithiase).

TRAITEMENT

PRÉCAUTIONS GÉNÉRALES

Dans tous les cas, tous les médicaments non indispensables, en particulier les contraceptifs oraux, doivent être arrêtés.

RÈGLES HYGIÉNO-DIÉTÉTIQUES

L'hépatite virale aiguë est le plus souvent bénigne et il n'y a pas de règle hygiénodiététique spécifique. L'hospitalisation n'est pas indispensable dans les formes non compliquées : un simple arrêt de travail peut suffire. Il est nécessaire d'arrêter la consommation de toutes boissons alcoolisées mais le reste du régime peut être normal.

TRAITEMENT MÉDICAMENTEUX

Aucun médicament spécifique n'est nécessaire dans les hépatites virales aiguës, sauf pour l'hépatite C.

PRONOSTIC

Pour les hépatites A et E, la guérison spontanée est la règle. Les hépatites B et C peuvent évoluer vers une hépatite chronique.

L'hépatite E évolue de façon exceptionnelle vers la chronicité, et principalement en cas d'immunodépression.

L'hépatite fulminante, caractérisée par une destruction massive des cellules hépatiques, nécessite une transplantation hépatique en urgence pour éviter le décès.

FICHE INFIRMIÈRE

EXAMENS

Les transaminases et le taux de prothrombine doivent être régulièrement surveillés dans la crainte d'une forme fulminante ou chronique.

SURVEILLANCE DU TRAITEMENT

Expliquer les règles hygiéno-diététiques et les mesures d'hygiène ; surveiller leur respect.

Expliquer le traitement par interféron et réaliser les injections si ce traitement est choisi.

Surveiller cliniquement la survenue de troubles de conscience ou d'un astérixis et, biologiquement, les transaminases et le TP (risque d'hépatite fulminante).

ÉDUCATION ET CONSEILS

EXPLIQUER LA MALADIE

Une hépatite aiguë est due à une infection par un virus qui entraîne une destruction massive des cellules du foie. La maladie est fatigante mais l'évolution se fait le plus souvent vers la guérison spontanée (pour l'hépatite virale aiguë C, un traitement est nécessaire). Une fatigue peut persister quelque temps mais elle finit par disparaître.

EXPLIQUER LE TRAITEMENT

Le repos est nécessaire. La consommation d'alcool est déconseillée mais il n'y a pas d'autre précaution alimentaire à prendre. Tous les médicaments non indispensables doivent être arrêtés. Une prise de sang doit être régulièrement pratiquée pour suivre l'évolution (risque d'hépatite fulminante ou chronique).

PRÉVENTION

Informer le patient et l'entourage sur la prévention de l'infection et les précautions à prendre dans la vie de tous les jours : *cf.* encadré, ci-après.

MESURES D'HYGIÈNE

Hépatites A et E

Pas d'isolement, précautions vis-à-vis des selles qui peuvent être infectieuses.

Hépatites B et delta

Brosse à dents, rasoir demeurent personnels.

Isolement et précautions lors des prélèvements sanguins.

Rapports sexuels protégés.

Vaccination.

Hépatite C

Brosse à dents, rasoir demeurent personnels.

Isolement et précautions lors des prélèvements sanguins.

Éviter les rapports sexuels anaux et pendant les règles non protégés.

VACCINATION ET SÉROPROPHYLAXIE

Hépatite A

Il existe un vaccin qui peut être proposé en particulier aux sujets exposés (personnels de crèche, militaires, voyageurs en zone d'endémie) et à toute personne souhaitant être protégée. La séroprophylaxie permet d'assurer une protection immédiate en cas de contamination récente ou de risque imminent.

Hépatite B

Le vaccin est extrêmement efficace. Il est nécessaire chez tous les groupes à risques et à l'entourage familial des sujets porteurs du virus. Il pourrait s'étendre à l'ensemble de la population. La séroprophylaxie permet d'assurer une protection immédiate en cas de contamination récente (piqûre accidentelle, rapports sexuels). Le risque de maladie démyélinisante (sclérose en plaques) est développé dans la Fiche pharmacologie.

Hépatite C

Aucun vaccin disponible mais le traitement permet d'obtenir une guérison dans quasiment 100 % des cas.

Hépatite D

La vaccination vis-à-vis de l'hépatite B protège vis-à-vis du virus de l'hépatite D.

Hépatite E

Il n'y a pas encore de vaccin. La prévention repose sur la prévention du risque oro-fécal.

HÉPATITE VIRALE CHRONIQUE

FICHE MALADIE

DÉFINITION

Une hépatite chronique est définie par des lésions nécrotiques et inflammatoires du foie évoluant sur une durée supérieure à 6 mois, qui se traduisent par une élévation des transaminases. Le risque est l'évolution vers une cirrhose et un carcinome hépatocellulaire.

CAUSES ET MÉCANISMES

En France, le virus le plus fréquemment responsable d'une hépatite chronique virale est le virus de l'hépatite C (VHC). Le virus de l'hépatite B (VHB) et de l'hépatite D ou delta (VHD) peuvent également provoquer une hépatite chronique. Environ 80 % des infections par le virus de l'hépatite C se compliquent d'une hépatite virale chronique. Ce risque n'est que de 10 % en cas d'infection par le virus de l'hépatite B à l'âge adulte mais plus élevé chez l'enfant.

DIAGNOSTIC

SIGNES CLINIQUES

Les signes cliniques sont variables. L'hépatite chronique peut être complètement asymptomatique ou se traduire par des signes aspécifiques : asthénie, douleur de l'hypocondre droit, arthralgies. Le diagnostic est le plus souvent biologique.

EXAMENS COMPLÉMENTAIRES

▶ Biologie hépatique

Transaminases (ALAT, ASAT), bilirubine, phosphatases alcalines, taux de prothrombine, électrophorèse des protéines sériques.

▶ Sérologies virales

- Pour le VHC : sérologie VHC, PCR VHC.
- Pour le VHB : Ag HBs et Ag HBe, Ac anti-HBe, ADN du VHB.

▶ Recherche de maladie associée et bilan préthérapeutique

THS, auto-anticorps, bilan du fer (fer sérique, ferritine).

▶ Évaluation de l'activité et de la fibrose

On utilise des tests non invasifs biologiques (par exemple *FIBROTEST*) ou physiques (élastométrie impulsionnelle, *FIBROSCAN*).

La biopsie est réservée aux cas les plus complexes.

TRAITEMENT

Dans tous les cas, l'arrêt de l'alcool est impératif. Il n'y a aucun autre régime particulier à suivre.

HÉPATITE CHRONIQUE VIRALE B

Trois médicaments peuvent être utilisés pour traiter une hépatite B.

▶ Interféron alpha pégylé

Une injection SC par semaine.

Les effets indésirables de ce traitement justifient la prise systématiquement de **paracétamol** (*DOLIPRANE*) avant et après injection. L'interféron permet de diminuer voire d'arrêter la réplication virale chez environ 30 % des patients. Le risque est la récidive à l'arrêt du traitement.

▶ Analogues nucléosidiques et nucléotidiques

Deux molécules sont disponibles :

- **l'entecavir** (baraclude) ;
- le **ténofovir** (viread).

Ces molécules stoppent la réplication virale. La durée du traitement est de plusieurs années car, à son arrêt, le virus reprend sa réplication.

HÉPATITE CHRONIQUE VIRALE C

La prise en charge de l'hépatite C est très simple grâce aux antiviraux directs : **antiprotéases, inhibiteurs de l'ARN polymérase NS5B** et **inhibiteurs de la protéine NS5A** du virus de l'hépatite C (VHC) qui permettent d'obtenir quasiment 100 % de guérison.

La durée du traitement est de 8 à 12 semaines. Les médicaments sont les suivants :

- EPCLUSA : 1 cp/j pendant 12 semaines.
- MAVIRET : 3 cp/j pendant 8 semaines. En cas d'échec, une mauvaise observance doit être suspectée.

PRONOSTIC

En cas de cirrhose, la prise en charge après le traitement est celel de toute cirrhose.

On espère pouvoir éradiquer en France l'hépatite C.

FICHE INFIRMIÈRE

EXAMENS

Les transaminases et les examens virologiques doivent être surveillés régulièrement pour évaluer l'efficacité et la NFS pour la tolérance du traitement.

SURVEILLANCE DU TRAITEMENT

SOINS – TRAITEMENT

Expliquer le traitement. Insister sur la nécessité d'une bonne observance pour optimiser l'efficacité.

EFFICACITÉ DU TRAITEMENT

L'efficacité est évaluée sur la biologie : normalisation des transaminases, négativation de l'ADN du VHB ou de l'ARN du VHC.

EFFETS INDÉSIRABLES

Ils sont minimes avec les nouveaux anti-viraux. Parfois asthénie et céphalées peuvent survenir.

ÉDUCATION ET CONSEILS

EXPLIQUER LA MALADIE

Une hépatite chronique est due à la persistance de l'infection par un virus qui entraîne une réaction inflammatoire au niveau du foie. Le risque est l'évolution vers une fibrose du foie voire une cirrhose. Le degré d'atteinte du foie est apprécié au mieux par l'examen microscopique d'une biopsie hépatique.

EXPLIQUER LE TRAITEMENT

L'objectif du traitement est d'éliminer le virus de l'organisme donc de guérir.

Les anti-viraux sont en général très bien tolérés. Les chances de guérison sont voisines de 100 %.

PRÉCAUTIONS À PRENDRE DANS LA VIE DE TOUS LES JOURS

La consommation d'alcool est déconseillée. Il faut éviter de prendre des médicaments en automédication pour éviter les interactions médicamenteuses. Le mode de vie ne doit pas être perturbé. Il n'y a pas de repos obligatoire, il est d'ailleurs souhaitable de maintenir une activité physique. Les voyages sont permis.

Une contraception est recommandée au cours du traitement de hépatite C.

Pour éviter la contamination de l'entourage, il faut éviter le prêt de rasoir, de brosse à dents, de coupe-ongles. Il n'y a pas de risque à échanger la vaisselle.

En ce qui concerne l'hépatite C, le risque de transmission sexuelle est minime et il n'y a pas lieu de changer les habitudes sexuelles. Les rapports protégés sont conseillés pour éviter la transmission d'autres virus si le couple n'est pas stable. Il faut néanmoins éviter les rapports anaux ou pendant les règles non protégés.

Les dons de sang ne sont pas acceptés.

En ce qui concerne l'hépatite B, il est nécessaire de dépister et de vacciner l'entourage.

FICHE TECHNIQUE

INJECTION D'INTERFÉRON DANS L'HÉPATITE B

Avant l'injection

- Se laver les mains avant toute manipulation du matériel.
- *Adapter l'aiguille à la seringue préremplie (PÉGASYS) ou au stylo (VIRAFÉRON-PEG : armer le conditionnement pour reconstituer la solution puis régler la dose prescrite).*

L'injection sous-cutanée

Elle se réalise soit dans la cuisse, soit dans la ceinture abdominale loin de l'ombilic.

- Passer un tampon désinfectant sur le site d'injection.
- Pincer la peau pour former le pli cutané et introduire l'aiguille selon un angle de 90 degrés.
- Injecter doucement la totalité de la dose prescrite, attendre 5 secondes en fin d'administration et retirer l'aiguille délicatement.
- Appuyer sur le site à l'aide d'une compresse sèche pendant 2 secondes.

Attention ! Au début, le patient appréhende beaucoup et tend à se piquer très superficiellement, avec le risque d'une mauvaise diffusion de la solution médicamenteuse, et d'une altération de l'efficacité du traitement. Bien souligner que l'injection se fait en introduisant l'aiguille jusqu'à la gaine et perpendiculairement au pli cutané.

Après l'injection

- Éliminer la totalité du matériel d'injection dans la boîte à aiguilles délivrée à cet effet par le pharmacien.
- Se laver les mains.

Insister sur l'intérêt de la boîte à aiguilles et la nécessité de la rapporter une fois pleine.

Conditions de conservation

Les seringues préremplies tout comme les stylos se conservent à l'abri de la lumière et au réfrigérateur entre + 2 °C et + 8 °C dans leur emballage extérieur d'origine.
Concernant les stylos (*VIRAFÉRON-PEG*), dont la solution n'est reconstituée qu'extemporanément, la stabilité du produit ainsi formé est de 24 h, toujours entre + 2 °C et + 8 °C.
Des petites trousses isothermes sont délivrées par les laboratoires auprès des pharmaciens pour optimiser la stabilité des produits lors des voyages des patients.

FICHE PHARMACOLOGIE

VACCIN ANTIHÉPATITE A

■ Vaccin antihépatite A

HAVRIX					
E. 2 inj. à 1 mois d'intervalle, rappel à 6 ou 12 mois puis tous les 10 ans	1 ser. prér. 720 U/1 mL	14,26	I	65 %	14,26
A. 1 inj. suivie d'un rappel à 6 mois puis tous les 10 ans	1 ser. 1 440 U/1 mL	21,40	I	65 %	21,40

AVAXIM					
E. 1-15 ans : 1 inj. suivie d'un rappel, 6 à 36 mois après la primovaccination	1 ser. 80 U/0,5 m L + 2 aig.	14,26	I	65 %	14,26
A. 1 inj. suivie d'un rappel, 6 à 36 mois après la primovaccination	1 ser. prér. 160 U	21,40	I	65 %	21,40

Vaccin antihépatite A + vaccin antihépatite B

TWINRIX					
A. 1 inj. suivie d'un rappel à 1 mois et à 6 mois	1 ser. 1 mL 720 U VHA + 20 µg Ac HBs		I	NR	

Propriétés

Vaccin préparé à partir du virus de l'hépatite A, purifié et inactivé. L'immunité apparaît chez plus de 99 % des sujets immunocompétents.

Indications

Prévention de l'hépatite A.
Cette vaccination est recommandée :
• chez les voyageurs se rendant en zone endémique (régions tropicales et subtropicales d'Afrique, d'Asie (Moyen et Extrême-Orient), d'Amérique (centrale et du Sud) ;
• chez les sujets exposés professionnellement : employés de crèches et d'institutions d'enfants ou d'adolescents, assistantes maternelles, personnel médical et paramédical ; employés du secteur alimentaire, agents des cuisines, professions d'entretien d'eaux usées ;
• chez les sujets à risque particulier de contamination : homosexuels (rapports oraux-anaux), toxicomanes ;
• chez les sujets au contact de personnes infectées car l'excrétion du virus peut se prolonger après la maladie ;
• chez les personnels militaires.
Il est possible que l'infection soit méconnue au moment de la vaccination. Dans ce cas, la vaccination ne modifie pas le cours de la maladie.
La vaccination est recommandée systématiquement en cas de contage si les conditions suivantes sont réunies : naissance après 1945, absence d'antécédent connu d'ictère et absence de séjour de plus d'un an dans un pays de forte endémicité. Dans les autres cas, une sérologie préalable est préférable.

Contre-indications

Hypersensibilité à l'un des constituants du vaccin (albumine).
Infection fébrile.

Précautions d'emploi

Grossesse : effet non évalué mais le risque sur le fœtus devrait être négligeable (comme avec tous les vaccins viraux inactivés).
Allaitement : effet non évalué.
Ne pas injecter par voie IV : vérifier avant l'injection que l'aiguille n'est pas dans une veine ; préférer l'injection dans le deltoïde plutôt que dans le muscle fessier ; exceptionnellement, le vaccin peut être administré par voie SC en cas de risque hémorragique grave.
La réponse immunitaire est moins bonne chez les patients immunodéprimés ; une administration répétée du vaccin peut être nécessaire.
Bien agiter le vaccin avant l'injection.

Effets indésirables

Réaction locale transitoire cédant en 48 h.
Rarement, réactions générales : fièvre, céphalées, nausées, vertiges, fatigue.

> Le contrôle des taux sériques d'anticorps anti-VHA est inutile avant (il n'y a pas de risque à vacciner un sujet ayant déjà contracté la maladie) et après la vaccination chez les sujets immunocompétents.

ANTIVIRAUX ANTIHÉPATITE B

■ Entécavir ©

BARACLUDE					
Patient n'ayant jamais reçu de traitement par un analogue nucléosidique : 0,5 mg x 1/j Patient résistant à la **lamivudine** : 1 mg x 1/j, prise à jeun (plus de 2 h avant ou plus de 2 h après un repas)	30 cp. 0,5 mg 30 cp. 1 mg 1 fl. 210 mL (0,05 mg/mL)	155,22 155,22 450,92	I I I	65 % 65 % 65 %	5,17 5,17 450,92

Le **ténofovir** (*VIRÉAD*) est décrit en Maladies infectieuses.

Propriétés

Analogue nucléosidique de la guanosine phosphorylé en forme triphosphate active. Par compétition avec le substrat naturel, le désoxyguanosine triphosphate, l'entécavir triphosphate inhibe les 3 fonctions de la polymérase virale : l'amorce des polymérases du VHB, la transcription inverse du brin négatif d'ADN à partir de l'ARN messager prégénomique, et la synthèse du brin positif d'ADN du VHB.

Indications

Hépatite chronique virale B en phase de réplication et active histologiquement ou fibrose.
Cirrhose virale B.

Contre-indications

Hypersensibilité à la substance active.
Grossesse, allaitement.

Précautions d'emploi

Insuffisance rénale : adapter la posologie (cf. Tableau *infra*). Surveiller 1 fois/an la fonction rénale avec clairance, protéinurie, hématurie, glucosurie.

ClCr (mL/min)	Posologie	
	Patients naïfs de nucléosides	Patients résistants à la **lamivudine**
≥ 50	0,5 mg x 1/j	1 mg x 1/j
30-49	0,25 mg x 1/j * ou 0,5 mg/48 h	0,5 mg x 1/j
10-29	0,15 mg x 1/j ou 0,5 mg/72 h	0,3 mg x 1/j ou 0,5 mg/48 h
< 10	0,05 mg x 1/j	0,1 mg x 1/j
Hémodialyse ou DPAC **	ou 0,5 mg/5-7 j	ou 0,5 mg/72 h

Exacerbations de l'hépatite : augmentation transitoire des transaminases.

L'**entécavir** ne doit pas être utilisé chez les patients co-infectés VIH/VHB ne recevant pas de traitement antirétroviral hautement actif (HAART).

* Pour les doses < 0,5 mg, BARACLUDE solution buvable est recommandée.

** Les jours d'hémodialyse, administrer l'**entécavir** après l'hémodialyse.

Effets indésirables

Céphalée, sensation vertigineuse, somnolence.
Vomissements, diarrhée, nausée, dyspepsie.
Fatigue, insomnie.

Interactions médicamenteuses

Augmentation de la concentration sérique de l'**entécavir** en cas de prise simultanée d'une molécule altérant la fonction rénale.

■ Lamivudine ©

ZEFFIX					
Hépatite chronique B : 100 mg/j Choisir la suspension buvable si des doses < 100 mg/j sont utilisées (insuffisance rénale)	28 cp. 100 mg 1 fl. 240 mL (5 mg/mL) + pipette doseuse	66,48 35,81	I I	65 % 65 %	2,37 35,81
EPIVIR					
Idem *ZEFFIX*	60 cp. séc. 150 mg 30 cp. 300 mg 48 càc 1 fl. 240 mL (10 mg/mL)	63,81 63,81 45,85	I I I	100 % 100 % 100 %	1,06 2,13 0,96

Propriétés

Antiviral très actif contre le virus VHB. La **lamivudine** est transformée en lamivudine triphosphate dans les hépatocytes, s'intègre dans le génome viral et inhibe la transcriptase inverse et l'ADN polymérase virale. Elle n'interfère pas avec le métabolisme cellulaire normal.
La **lamivudine** entraîne des résistances qui sont quasi constantes après 1 an de traitement.

Indications

La **lamivudine** ne doit plus être utilisée en 1re intention du fait des résistances qu'elle entraîne.
Hépatite B chronique de l'adulte avec réplication virale et :
• inflammation hépatique active histologiquement documentée et/ou fibrose ;
• ou atteinte hépatique décompensée.

Contre-indications

Grossesse au 1er trimestre.
Allaitement.
Hypersensibilité à la **lamivudine**.

Précautions d'emploi

Expérience clinique
Le traitement doit être administré jusqu'à la séroconversion dans le système e (ou dans le système s) avec VHB DNA négatif. L'arrêt du traitement peut aussi être envisagé en cas de retour à des valeurs sériques d'ALAT préthérapeutiques ou à une détérioration histologique.
La **lamivudine** entraîne des mutations virales, notamment la mutation YMDD : 20 % à 1 an et 53 % à 3 ans de traitement. La poursuite du traitement malgré ces mutations permettrait toutefois de maintenir un certain bénéfice. Les implications à long terme de ces mutations sont inconnues. 53 % des patients reviennent au virus sauvage après arrêt de la **lamivudine.** Il existe ainsi un risque d'exacerbation de la maladie à l'arrêt du traitement. En pratique, la présence d'une mutation YMDD implique de ne pas arrêter le traitement.
Insuffisance rénale
Adapter la posologie (*cf.* Tableau).

ClCr (mL/min)	Posologie initiale	Dose d'entretien
30-50	20 mL (100 mg)	10 mL (50 mg)
15-30	20 mL (100 mg)	5 mL (25 mg)
5-15	7 mL (35 mg)	3 mL (15 mg)
< 5	7 mL (35 mg)	2 mL (10 mg)

Effets indésirables

La **lamivudine** est très bien tolérée chez les patients infectés par le VHB. Les effets indésirables les plus fréquents sont : malaise, asthénie, infections respiratoires, gêne au niveau de la gorge et des amygdales, céphalées, douleur ou gêne abdominale, nausée, vomissements, diarrhées.

Interactions médicamenteuses

BACTRIM : augmentation de 40 % de l'exposition à la **lamivudine** mais en l'absence d'insuffisance rénale, ne pas modifier la posologie de la **lamivudine**.

IMMUNOGLOBULINES SPÉCIFIQUES ANTIHÉPATITE B

Immunoglobulines G contenant des anticorps anti-HBs

IMMUNOGLOBULINE HUMAINE DE L'HEPATITE B LFB					
Inj. IV ou IM Prévention après contact sexuel : 500 UI Sérovaccination des nouveau-nés de mère HBs- : 30 UI/kg à la naissance, à répéter jusqu'à ce que la protection soit assurée par des anticorps produits activement Prévention d'une contamination accidentelle par voie IV : 5 000 UI si le traitement est débuté dans les 24 h ; cette dose doit être doublée si le délai dépasse 24 h ou si l'Ag HBs est présent dans le produit contaminant Prévention de la réinfection du greffon lors de transplantations hépatiques : 10 000 UI/j le jour de la greffe et les 7 j qui suivent puis traitement d'entretien à renouveler en fonction du taux d'Ac anti-HBs qui doit rester > 100 UI/L	1 ser. prér. 100 UI/mL (1 mL) 1 ser. prér. 100 UI/mL (5 mL)	HOP HOP	I I		
IVHEBEX					
Idem *IMMUNOGLOBULINE HUMAINE DE L'HEPATITE B LFB*	1 fl. pdre et solv. 5 000 UI/100 mL	HOP	I		
ZUTECTRA					
Idem *IMMUNOGLOBULINE HUMAINE DE L'HEPATITE B LFB*	5 ser. 500 UI	HOP	I		

Propriétés

Gammaglobulines spécifiques anti-HBs assurant une immunoprotection contre l'hépatite B ; demi-vie de 21 jours. Le mode d'obtention de ces immunoglobulines exclut le risque de transmission du VIH et des hépatites virales.

Indications

Prévention de l'hépatite B :
- chez les nouveau-nés de mère HBs+ (à associer à la vaccination) ;
- chez un sujet en cours de vaccination ou dont la sérologie vis-à-vis du VHB est inconnue ou négative, après contamination accidentelle (produit sanguin HBs+, contact sexuel, toxicomanie, etc.) ;
- chez les sujets à risque lorsque la vaccination est inefficace (insuffisants rénaux, immunodéprimés).

Prévention de la réinfection du greffon par le VHB lors des transplantations hépatiques chez les patients porteurs du VHB.

Contre-indications

Déficit complet en IgA.
Immunisation anti-IgA.

Précautions d'emploi

En cas de contage, pratiquer la recherche des marqueurs du VHB avant l'injection des gammaglobulines.

En cas d'association au **vaccin antihépatite B**, pratiquer les 2 inj. à des sites différents avec des aiguilles différentes.

Ne pas utiliser de vaccins à virus vivants atténués (rougeole, oreillons, rubéole, poliomyélite buvable, etc.) dans les 15 j qui précèdent et les 2 mois qui suivent l'injection des gammaglobulines (risque d'échec de la vaccination).

L'injection IV doit se faire en une seule fois, immédiatement après la reconstitution du produit, à l'aide d'un filtre, sans dépasser un débit de 0,01 mL/kg/min pendant la 1re demi-heure puis en augmentant progressivement en fonction de la tolérance.

Effets indésirables

Exceptionnellement, sensation de malaise ou rash cutané cédant spontanément ou après injection d'**antihistaminiques H1** ou de **corticoïdes.**

Voie IV : réactions d'intolérance en cas de débit trop rapide (fièvre, frissons, modifications hémodynamiques) ; dans ce cas, arrêter transitoirement la perfusion et injecter en IV des **corticoïdes** ou des **antihistaminiques H1** ; de telles réactions impliquent la recherche d'anticorps anti-IgA.

Rarement, réactions d'intolérance chez les transplantés hépatiques.

Interactions médicamenteuses

Cf. Précautions d'emploi.

VACCIN ANTIHÉPATITE B

■ Vaccin antihépatite B

ENGERIX B					
Primovaccination : schéma à 3 inj. (M0, M1, M6) En cas d'insuffisance rénale 2 doses selon un schéma à 4 inj. (M0, M1, M2 et M6) NN de mère HBs+ : administrer simultanément la 1re dose de vaccin et les immunoglobulines spécifiques	1 ser. (E. et NN) 10 µg/0,5 mL 1 ser. (A.) 20 µg/1 mL	9,18 15,79	I I	65 % 65 %	9,18 15,79
HBVAXPRO					
Idem *ENGERIX B*	1 ser. 10 µg/mL	15,03	I	65 %	15,03

►

ENGERIX B					
Même schéma vaccinal que *ENGERIX B* mais forme réservée à l'insuffisant rénal	1 ser. 5 µg/0,5 mL	8,75	I	65 %	8,75

Propriétés

Vaccin préparé à partir d'une fraction antigénique virale non infectante (Ag HBs). L'immunité apparaît dans presque 100 % des cas après la troisième injection.
Le vaccin protège également de l'hépatite Delta puisque ce virus ne peut se répliquer chez les patients infectés par le virus de l'hépatite B.
Durée de la protection : 5 ans minimum.

Indications

Prévention de l'hépatite B.
La vaccination devrait être systématique dans l'enfance.
Chez l'adulte, elle concerne tous les sujets exposés à un risque de contamination, en particulier les professions médicales et paramédicales ; les patients insuffisants rénaux et polytransfusés ; les militaires, pompiers, grands voyageurs, toxicomanes prostitués, homosexuels, etc.
La sérovaccination est indiquée chez les nouveau-nés de mère HBs+ et chez les sujets non vaccinés pour prévenir une infection accidentelle.

Contre-indications

Aucune.

Précautions d'emploi

Ne pas congeler ; conserver au frais (4 à 8 °C) ; agiter le vaccin avant l'injection.
L'injection doit être faite de préférence chez l'adulte dans le deltoïde et chez le nouveau-né et l'enfant dans la partie antéro-latérale de la cuisse. Exceptionnellement, en cas de risque hémorragique (hémophiles), le vaccin peut être injecté par voie sous-cutanée.
Faire une 4e injection en cas d'insuffisance rénale.
Étant donné la longue période d'incubation de l'hépatite B, il est possible que l'infection, non reconnue, soit présente au moment de la vaccination. Dans de tels cas, il se peut que la vaccination soit sans effet sur le développement de l'hépatite B.

Effets indésirables

Douleur locale transitoire cédant en 48 h, voire induration.
Très rarement, syndrome pseudo-grippal, vertiges, rash, prurit, urticaire.
D'autres syndromes ont été décrits mais la relation avec la vaccination est douteuse : anaphylaxie, hypotension, syndrome de Guillain-Barré, névrite optique, sclérose en plaques.

> Bien que les études soient contradictoires, la vaccination contre l'hépatite B pourrait favoriser les poussées chez les patients ayant une sclérose en plaques avérée et doit donc être évitée chez ces patients. Le rapport bénéfice/risque doit être évalué au cas par cas pour les apparentés à une personne ayant une sclérose en plaques. Les autres vaccinations sont autorisées en dehors des poussées chez une patiente atteinte de sclérose en plaques.

Interactions médicamenteuses

Diminution de l'efficacité du vaccin chez les patients immunodéprimés (cirrhotiques, insuffisants rénaux, transplantés, sujets infectés par le VIH, etc.).
Injecter en un site différent avec une aiguille différente les immunoglobulines anti-HBs.
Le contrôle des taux sériques d'anticorps anti-HBs est inutile :

- avant la vaccination (il n'y a pas de risque de vacciner un sujet HBs+) ;
- après la vaccination chez les sujets immunocompétents.

Un taux de 10 UI/L est considéré comme protecteur.

INTERFÉRON ALPHA

■ Peginterféron alfa-2a recombinant

PEGASYS					
180 mg/sem. SC	1 ser. prér. 90 µg	89,20	I	65 %	89,20
	1 ser. ou stylo prér. 135 µg	133,27	I	65 %	133,27
	4 ser. ou stylos prér. 135 µg	528,35	I	65 %	132,09
	1 ser. ou stylo prér. 180 µg	153,36	I	65 %	153,36
	4 ser. ou stylos prér. 180 µg	603,95	I	65 %	150,99

Propriétés

Interféron alpha 2a produit par génie génétique. Propriétés multiples dont les mécanismes restent imparfaitement compris :

- activité antivirale : inhibition de la réplication en modulant le métabolisme de la cellule hôte ;
- activité immunomodulatrice : augmentation de l'activité phagocytaire des macrophages ;
- activité antiproliférative sur certaines tumeurs.

La pegylation permet une demi-vie prolongée et permet de ne pratiquer qu'une seule injection par sem.

Indications

Hépatite chronique active virale B et/ou D de l'adulte avec réplication virale persistante et élévation des transaminases.

Contre-indications

Hypersensibilité.
Hépatite auto-immune.
Insuffisance hépatique sévère ou cirrhose décompensée.
Affection cardiaque sévère préexistante.
Co-infection VIH et VHC avec cirrhose et Child-Pugh ≥ 6.
Chez l'enfant : troubles psychiatriques sévères ou antécédents.
Cf. Interactions médicamenteuses.

Précautions d'emploi

Grossesse : nécessité d'évaluer le bénéfice d'un traitement par rapport au risque pour le fœtus ; pas d'effet tératogène rapporté.

Allaitement : absence de données sur le passage dans le lait ; évaluation du bénéfice par rapport au risque nécessaire.
Chez des patients transplantés, l'effet du traitement immunosuppresseur peut être diminué du fait de l'activité immunomodulatrice de l'**interféron**.
Le développement de manifestations auto-immunes est favorisé par l'**interféron** chez des patients prédisposés.

Effets indésirables

Généraux : syndrome pseudo-grippal quasi constant, fatigue, fièvre, myalgies, lassitude ; ces effets peuvent être atténués par la prise de **paracétamol** (1 g avant l'inj. d'**interféron**) et l'injection de l'**interféron** au coucher.
Digestifs : anorexie, nausées, vomissements, troubles du transit.
Hépatiques : élévation des transaminases.
Neurologiques : vertiges, troubles mnésiques et du sommeil, somnolence, paresthésies.
Cardiopulmonaires : variations tensionnelles, palpitations.
Cutanés : alopécie réversible, sécheresse cutanéo-muqueuse, psoriasis.
Hématologiques : leucopénie fréquente, anémie et thrombopénie plus rarement.
Endocriniens : dysthyroïdies, hyperglycémie, hypocalcémie.
Réaction au point d'injection ; apparition d'anticorps anti-interféron.

Interactions médicamenteuses

Prudence : **théophylline, méthadone** (concentration augmentée).

ANTIVIRAUX ANTI-HÉPATITE C

Association d'inhibiteurs de la protéine NS5A et de la protéase NS3/4A

■ Pibrentasvir + glécaprévir

MAVIRET					
3 à 5 sach./j (en fonction du poids de l'enfant) pdt 8 à 12 sem. (en fonction de la sévérité des lésions hépatiques) ou 16 sem. (génotype 3 en échec d'interféron)	28 sach. 50 mg/20 mg	3 195,88	I	100 %	114,14
3 cp./prise x 1/j pdt 8 à 12 sem. (en fonction de la sévérité des lésions hépatiques) ou 16 sem. (génotype 3 en échec d'interféron)	84 cp. 100 mg/40 mg	12 384,90	I	100 %	147,44

Associations d'inhibiteurs des protéines NS5A, NS5B et de la protéase NS3/4A

■ Sofosbuvir + lédipasvir

HARVONI					
1 cp./j pdt 8 sem (génotype 1)	28 cp. 90 mg/400 mg	12 384,90	I	100 %	442,32

■ Sofosbuvir + velpatasvir

EPCLUSA					
1 cp./j pdt 12 sem.	28 sach. 150 mg/37,5 mg 28 sach. 200 mg/50 mg 28 cp. 200 mg/50 mg 28 cp. 400 mg/100 mg	8 300,88 8 300,88 8 300,88 8 300,88	I I I I	100 % 100 % 100 % 100 %	296,46 296,46 296,46 296,46

■ Sofosbuvir + velpatasvir + voxilaprévir

VOSEVI					
1 cp./j pdt 8 ou 12 sem. selon le génotype en cas d'échec d'un traitement par autres antiviraux	28 cp. 400 mg/ 100 mg/100 mg	12 384,90	I	100 %	442,32

Propriétés

Molécules ciblant différentes étapes de la réplication du virus :

- *asvir* : inhibiteur de la protéine NS5A,
- *buvir* : inhibiteur de la protéine NS5B ARN-polymérase, ARN-dépendante,
- *prévir* : inhibiteur de la protéase NS3/4A.

Indications

Hépatite C.

Contre-indications

Hypersensibilité.

Grossesse et allaitement.

Précautions d'emploi

À l'instauration du traitement : bilan hépatique, rénal et hématologique. Dépister la fibrose hépatique.

Effets indésirables

Nausées, vomissement, asthénie, insomnies, prurit, maux de tête, diarrhées.

Interactions médicamenteuses

L'utilisation des **inhibiteurs de NS5A** ou des **inhibiteurs de protéases** expose à des interactions médicamenteuses multiples :

- il est recommandé d'évaluer toutes les interactions potentielles entre le traitement antiviral C et le traitement habituel du patient sur le site www.hep-druginteractions.org, notamment chez les patients infectés par le VIH,
- en cas d'introduction d'un nouveau médicament, ou en cas d'automédication, en cours de traitement antiviral, une évaluation des interactions potentielles est nécessaire,
- en cas de prise d'**inhibiteurs de la pompe à protons,** il est recommandé de prendre ce traitement au même moment que le **lédipasvir.**

Principales interactions médicamenteuses :

- **antiarythmiques (amiodarone),**
- **antiépileptiques (carbamazépine, phénytoïne, phénobarbital, oxcarbazépine),**
- **antituberculeux (rifampicine, rifabutine),**
- **glucocorticoïdes systémiques (dexaméthasone),**
- **antifongiques (azolés),**
- **macrolides,**
- **immunosuppresseurs,**
- **statines,**
- **antirétroviraux.**

CIRRHOSE

FICHE MALADIE

DÉFINITION

La cirrhose est la conséquence de toute lésion chronique des hépatocytes, quelle qu'en soit la cause :

- développement d'une quantité exagérée de tissu fibreux aboutissant à la fibrose ;
- régénération anarchique des hépatocytes restants aboutissant à la constitution de nodules de régénération (fibrose empêche la reconstitution de lobules normaux) ayant perdu les connexions vasculaires et biliaires.

La définition de la cirrhose est don chistologique.

CAUSES ET MÉCANISMES

Éthylisme

La cirrhose alcoolique représente 90 % des cirrhoses en France. Globalement, le risque commence à une consommation quotidienne d'alcool de 60 g chez l'homme et 40 g chez la femme (1 litre de vin à 10° contient 80 g d'alcool pur).

Surcharge pondérale

La surcharge pondérale, lorsqu'elle est associée à un diabète, à une hypertension artérielle ou à une hyperlipidémie, peut être à l'origine d'une cirrhose. L'association d'une surcharge pondérale à une consommation d'alcool, même modérée, augmente le risque de cirrhose et de cancer du foie.

Infections virales

Les hépatites chroniques B et C peuvent évoluer vers la cirrhose.

Hémochromatose

L'hémochromatose est la plus fréquente des maladies génétiques en Europe occidentale. De caractère autosomique récessif, elle se caractérise cliniquement par une hyperabsorption digestive du fer qui aboutit à son accumulation dans les tissus (foie, articulation, pancréas, cœur) et à des lésions tissulaires irréversibles (notamment cirrhose, mais aussi arthrite chronique, diabète, troubles du rythme cardiaque et mélanodermie).

Causes rares

Maladie de Wilson (maladie héréditaire rare marquée par une accumulation du cuivre notamment dans le foie), cirrhose biliaire primitive (encore appelée cholangite biliaire primitive) ou secondaire, hépatite chronique auto-immune.

▶ Causes exceptionnelles

Médicamenteuse, syndrome de Budd-Chiari (obstacle au retour veineux), maladies métaboliques (mucoviscidose, déficit en α_1-antitrypsine).

DIAGNOSTIC

SIGNES CLINIQUES

Les signes cliniques de la cirrhose résultent d'une *insuffisance hépatocellulaire* (les hépatocytes restants n'assurent plus les fonctions hépatiques) et d'une *hypertension portale* (le tissu fibreux forme un barrage sur la circulation portale, entraînant une hypertension en amont).

• Foie : il est dur, de volume souvent augmenté, parfois normal ou diminué de volume (forme atrophique).

• Signes d'insuffisance hépatocellulaire : ils peuvent être absents en cas de cirrhose compensée. On peut parfois retrouver un ictère, des angiomes stellaires (petites anomalies vasculaires cutanées rouges en forme d'étoiles), une érythrose palmaire, des ongles blancs, un hippocratisme digital (déformation arrondie des ongles et des extrémités des doigts), une encéphalopathie hépatique (trouble de la conscience allant de la simple confusion jusqu'au coma), un hypogonadisme et une féminisation chez l'homme, une dysménorrhée chez la femme.

• Signes d'hypertension portale : splénomégalie, circulation veineuse abdominale collatérale porto-cave, ascite et œdème.

EXAMENS COMPLÉMENTAIRES

▶ Examen biologique

• Une anémie est fréquente, de cause souvent multifactorielle ; le volume globulaire moyen est augmenté en cas d'éthylisme, on peut noter une leuconeutropénie et une thrombopénie en cas d'hypersplénisme.

• Anomalies fréquentes des tests hépatiques : bilirubinémie, transaminases, phosphatases alcalines, γ-glutamyltranspeptidase (GGT). Un bilan hépatique normal n'exclut pas le diagnostic.

• Marqueurs du degré d'insuffisance hépatocellulaire : baisse de l'albuminémie et des facteurs d'hémostase (II, V, VII + X) responsables de l'abaissement du taux de prothrombine (TP).

• Électrophorèse des protéines sériques : augmentation polyclonale des immunoglobulines (bloc β-γ).

• Orientation étiologique : sérologies virales B et C, bilan ferrique (augmentation du coefficient de saturation de la transferrine et de la ferritinémie, recherche de la mutation), autoanticorps.

• Dépistage du carcinome hépatocellulaire : dosage de l'α-fœtoprotéine.

• Analyse du liquide d'ascite : citrin, pauvre en protides, paucicellulaire et stérile.

▶ Dépistage non invasif de la fibrose

On utilise une méthode physique : l'élastométrie impulsionnelle (*FIBROSCAN*) ou une méthode biologique (*FIBROTEST*). Ces méthodes permettent d'évaluer et de quantifier la fibrose hépatique, donc la gravité de la cirrhose, sans biopsie du foie.

▶ Ponction-biopsie hépatique (par voie transcutanée ou transjugulaire)

Elle permet le diagnostic histologique (de certitude) en retrouvant les lésions élémentaires (fibrose, nodules de régénération). Elle peut apporter des arguments en faveur d'une étiologie.

▶ Endoscopie œsogastroduodénale

Elle recherche des signes d'hypertension portale (varices œsophagiennes, cardiotubérositaires, gastropathie en mosaïque) ou des complications (ulcère gastroduodénal).

▶ Imagerie médicale

Échographie abdominale

Elle est systématique si le diagnostic est suspecté ; elle précise la taille, les contours, la morphologie hépatique, une éventuelle lésion focale, la perméabilité de la veine porte. On recherche des signes d'hypertension portale (ascite, splénomégalie). Dans le cadre du dépistage du cancer du foie, elle doit être renouvelée tous les 3 à 6 mois à vie, même en l'absence de symptôme.

TDM et IRM

Pour préciser la nature d'éventuelles lésions focales hépatiques.

TRAITEMENT

MESURES GÉNÉRALES

• Arrêt de l'alcool, quelle que soit la cause de la cirrhose.
• Éviter tout médicament non indispensable (surtout hépatotoxiques et neurosédatifs).
• Régime : maintenir un apport calorique suffisant ; régime sans sel en cas d'ascite récente.
• Vaccination contre l'hépatite B (sauf en cas de cirrhose post-hépatite B).
• Transplantation : en cas de cirrhose Child C ou Child B (*cf.* tableau, ci-après) compliquée d'une ascite réfractaire, d'hémorragies digestives à répétition ou d'encéphalopathie hépatique invalidante.

TRAITEMENT ÉTIOLOGIQUE

Il a pour but d'éviter l'aggravation des lésions, mais ne permet pas la régression des lésions déjà installées ; par exemple :
• Prise en charge du sevrage alcoolique en cas de cirrhose éthylique.
• Traitement de l'hémochromatose : éviction de l'alcool (mais pas de régime pauvre en fer), phlébotomies (ou saignées) à un rythme soutenu (400 à 500 mL/sem.) pour obtenir un bilan ferrique bas, puis phase d'entretien à vie (400 à 500 mL tous les mois à 3 mois).
• Traitement antiviral en cas de cirrhose posthépatitique B ou C.
• Transplantation hépatique à discuter devant une cirrhose grave chez un sujet jeune.

TRAITEMENT DES COMPLICATIONS

• Hémorragie digestive sur hypertension portale (*cf.* Hémorragie digestive haute, p. 487).
• Syndrome œdémato-ascitique : régime sans sel, repos au lit, diurétiques et ponction d'ascite évacuatrice ; antibiotiques en cas d'infection du liquide d'ascite.
• Encéphalopathie hépatique : arrêt de tout traitement sédatif ; laxatif type *DUPHALAC* par la sonde naso-gastrique, ou par lavements en cas de trouble de la vigilance.
• Carcinome hépatocellulaire : *cf.* Hépatocarcinome, p. 484.

PRONOSTIC

Le risque de décompensation est de l'ordre de 10 % par an. L'évolution est émaillée par la survenue de complications :
• Poussées d'insuffisance hépatique responsables d'un ictère, et d'épisodes d'encéphalopathie hépatique allant du simple état confusionnel au profond coma.
• Hémorragies digestives par hypertension portale (*cf.* Hémorragie digestive haute, p. 487).
• Décompensation œdémato-ascitique : épanchement intra-abdominal (parfois abondant, > 10L) d'un liquide jaune citrin, s'associant parfois à des œdèmes des membres inférieurs. L'infection du liquide d'ascite se manifeste par de la fièvre, des douleurs abdominales, de la diarrhée et/ou une décompensation de la cirrhose, voire un choc septique.
• Développement d'un carcinome hépatocellulaire.

Le pronostic de la cirrhose est apprécié grâce au score de Child-Pugh (*cf.* tableau, ci-après). Le score est établi en additionnant les points de chaque item :
• score de 5 ou 6 : classe A ;
• score de 7 à 9 : classe B ;
• score de 10 à 15 : classe C.

Score de Child-Pugh

	1 POINT	2 POINTS	3 POINTS
Encéphalopathie	Absente	Confusion	Coma
Ascite	Absente	Modérée	Importante
Bilirubine	< 35 µmol/L	35-50 qmol/L	> 50 µmol/L
Albumine	> 35 g/L	28-35 g/L	< 28 g/L
TP	> 50 %	40-50 %	< 40 %

GASTROENTÉROLOGIE HÉPATOLOGIE

FICHE INFIRMIÈRE

EXAMENS

Ponction-biopsie hépatique (PBH) par voie transcutanée

Il s'agit d'un acte médical qui consiste à prélever un petit fragment de foie à l'aide d'une aiguille introduite, sous anesthésie locale, par voie transpariétale, pour en faire l'analyse histologique à des fins diagnostiques et d'orientation thérapeutique. Elle peut se faire « au lit du patient » ou sous repérage échographique : *cf.* Fiche technique, ci-après.

Ponction d'ascite

Ce geste technique simple peut être réalisé à visée exploratrice (diagnostique) et/ou évacuatrice : *cf.* Fiche technique, ci-après.

SURVEILLANCE DU TRAITEMENT

SOINS – TRAITEMENT

- Décompensation œdémato-ascitique : préparation et aide à la ponction d'ascite, perfusion pour compensation volémique par albumine concentrée, surveillance clinique et biologique par prélèvements sanguins selon prescription.
- Infection du liquide d'ascite : administration du traitement antibiotique, surveillance clinique et biologique selon prescriptions.
- Encéphalopathie hépatique : mise en place une sonde naso-gastrique en cas de troubles profonds de la vigilance (*cf.* Fiche technique, *chapitre* Hémorragie digestive haute, p. 490), éviction de tout traitement sédatif, administration du lactulose.

EFFICACITÉ DU TRAITEMENT

- Amélioration du score de Child-Pugh après obtention d'une abstinence complète vis-à-vis des boissons alcoolisées.
- Traitement d'une décompensation œdémato-ascitique : surveillance de la diurèse, perte de poids, diminution du périmètre ombilical et des œdèmes des membres inférieurs.
- Infection du liquide d'ascite : retour à l'apyrexie et disparition des symptômes sous antibiotiques.
- Traitement d'une encéphalopathie hépatique : disparition des troubles de la conscience et de la vigilance sous traitement.

EFFETS INDÉSIRABLES

On recherche une hypotension artérielle, des signes d'encéphalopathie hépatique et des désordres hydroélectrolytiques (hyponatrémie, dyskaliémie, insuffisance rénale).

ÉDUCATION ET CONSEILS

- Obtention et maintien d'un sevrage ferme et définitif vis-à-vis des boissons alcoolisées.
- S'assurer de l'absence de médicaments potentiellement hépatotoxiques ou neurosédatifs.
- Conseiller au patient, sur avis de son médecin, une vaccination contre l'hépatite B.
- Éduquer le patient sur l'intérêt de respecter un régime sans sel dans le cadre de l'ascite et des traitements diurétiques instaurés.
- Éduquer le patient et son entourage sur sa maladie et ses éventuelles complications (hémorragie digestive, décompensation œdémato-ascitique, encéphalopathie hépatique).
- Rappeler au patient l'absence de « guérison » possible de la cirrhose, nécessitant une surveillance à vie. On dépiste tous les 3 à 6 mois par échographie hépatique la survenue d'un cancer du foie, le risque est estimé de 3 à 5 % par an.
- Réaliser un dépistage familial de l'hémochromatose lorsque le diagnostic est établi chez un patient.

FICHE TECHNIQUE

PONCTION-BIOPSIE HÉPATIQUE PAR VOIE PERCUTANÉE

Bilan avant PBH

- Bilan d'hémostase : TP, TCA, plaquettes.
- NFS, groupe Rhésus, RAI.
- Échographie abdominale : recherche une contre-indication au geste, à savoir une dilatation des voies biliaires, une ascite, une lésion vasculaire sur le trajet de ponction.

Une hémostase non correcte, une ascite ou une lésion vasculaire rendent nécessaire un abord hépatique par voie transjugulaire.

Préparation du patient

- Le rassurer en expliquant le déroulement de l'examen.
- Vérifier l'arrêt d'éventuels traitements anticoagulant ou antiagrégant plaquettaire.
- Le jeûne strict n'est pas nécessaire.
- Prémédication éventuelle une demi-heure avant l'examen en cas d'anxiété.

Préparation du matériel

- Antiseptique fort de type *BÉTADINE* jaune pour désinfection locale.
- *XYLOCAÏNE* 1 % pour anesthésie locale.
- Gants stériles pour l'opérateur.
- Kit pour PBH.
- Pansement.
- Tubes pour prélèvement, le plus souvent formol pour examen anatomopathologique avec demandes remplies.

Surveillance après l'examen

- Décubitus latéral droit strict pendant 2 h, puis décubitus dorsal 4 h avec surveillance clinique (pouls, PA, douleur) étroite (tous les quarts d'heure la 1re heure, toutes les demi-heures la 2e heure, puis toutes les heures) et perfusion, puis lever autorisé.
- Retour à domicile possible le soir même dans certains cas.
- Antalgiques sur prescription médicale.
- Alimentation après la 2e heure.

Complications possibles

- Banales : douleur modérée, malaise vagal.
- Graves : hématome intra-hépatique ou sous-capsulaire ou intrapéritonéal (douleurs abdominales importantes, signes de choc), pneumothorax (douleur thoracique et dyspnée).

FICHE TECHNIQUE

PONCTION D'ASCITE

Matériel à préparer

- Compresses stériles, gants stériles, antiseptique cutané, pansement adhésif.
- Cathéter de bon calibre.
- Tubes pour prélèvement (bactériologie, cytologie, biochimie).
- Dispositif stérile de recueil d'ascite composé de 1 à 2 poches sous vide, reliées par une tubulure munie d'un robinet 3 voies, d'un compte-goutte, d'un régulateur de débit et de ▶

GASTROENTÉROLOGIE HÉPATOLOGIE

plusieurs clamps. Ce dispositif, préalablement monté en système clos, s'adapte directement au cathéter de ponction.

Préparation

Patient informé, rassuré, en décubitus dorsal ; asepsie rigoureuse de la région de ponction.

Technique

Geste médical simple, réalisé au lit du patient, par ponction en un point de l'abdomen correspondant à l'union des deux tiers internes et du tiers externe d'une ligne fictive joignant l'ombilic et l'épine iliaque antéro-supérieure gauche, en pleine matité. Au retrait du mandrin, adapter la tubulure du dispositif stérile de recueil d'ascite au cathéter. Prélever l'ascite au niveau du robinet 3 voies pour effectuer les analyses bactériologiques, biochimiques et cytologiques. Ouvrir ensuite les clamps pour recueillir l'ascite dans les poches sous vide préalablement positionnée en déclive.

Compensation

Habituellement une compensation volémique est effectuée à partir du 4e L évacué par perfusion d'un flacon d'albumine humaine concentrée (20 %) pour 3 L d'ascite évacués.

Surveillance

Rythme d'évacuation, pouls et PA toutes les heures, quantité d'ascite évacuée et aspect.

FICHE TECHNIQUE

ÉLASTOMÉTRIE IMPULSIONNELLE : *FIBROSCAN*

Objectif

Évaluation non invasive de la fibrose et de la stéatose hépatique.

Méthode

Le principe consiste à créer à l'aide d'une sonde, des vibrations à la surface de la peau qui diffusent jusqu'au foie et à mesurer la vitesse de propagation de l'onde ainsi produite.

Le fibroscan est un appareil équipé d'un ordinateur auquel est reliée une carte d'acquisition d'ultrasons qui traite et enregistre l'émission des ondes de choc produites.

Le concept se fonde sur la corrélation étroite qui existe entre la vitesse de conduction et l'élasticité (la dureté) du foie : plus la vitesse de l'onde est élevée plus l'élasticité du foie est forte (le foie s'avère dur donc fibreux), en conséquence plus la fibrose est étendue.

Cet examen exploratoire est court et indolore, il ne dure que 5 minutes.

Au préalable, le médecin opérateur applique un gel de contact hydrique sur la peau du patient au niveau du foie. Ce gel est identique à celui utilisé au cours d'une échographie. La sonde s'applique selon une pression de l'opérateur contrôlée par l'ordinateur au niveau du foie, sur le côté droit par voie intercostale.

Le patient est installé comme pour une PBH : en décubitus dorsal, main droite surélevée et positionnée derrière la nuque.

Si le patient présente un état de stress ou de nervosité : lui demander de bloquer sa respiration le temps de chaque mesure pour optimiser les résultats.

La réussite de l'examen nécessite pour l'opérateur de prendre 10 mesures valides. Le résultat est est exprimé en kilopascal.

La mesure du CAP *(controled attenuation parameter)* permet d'évaluer la stéatose.

Limites

Parfois, en cas d'obésité très importante, l'épaisseur de la peau empêche d'évaluer le foie.

FICHE PHARMACOLOGIE

ACIDES BILIAIRES

■ Acide ursodésoxycholique ©

DELURSAN					
Cholangite biliaire primitive : 13 à 15 mg/kg/j Cholangite sclérosante primitive : 20 mg/kg/j max Cholestase gravidique : 10 à 20 mg/kg/j en 2 prises, sans dépasser 1000 mg/j, jusqu'à l'accouchement	20 cp. 250 mg 60 cp. 500 mg	6,83 40,49	I I	65 % 65 %	0,34 0,67
URSOLVAN					
Idem *DELURSAN*	30 gél. 200 mg	8,76	I	65 %	0,29
CHOLURSO					
Idem *DELURSAN*	50 cp. 250 mg 60 cp. 250 mg 50 cp. 500 mg 60 cp. 500 mg	HOP 21,30 HOP 42,34	I I I I	 65 % 65 %	 0,35 0,71

■ Acide obéticholique

OCALIVA					
5 à 10 mg/j	30 cp. 5 mg 30 cp. 10 mg	HOP HOP	I I		

Propriétés

Acide ursodésoxycholique (AUDC) :

• inhibition du cycle entéro-hépatique : diminution de l'absorption des acides biliaires hydrophobes (la modification de la composition de la bile par augmentation du pool des acides biliaires la rend moins lithogène) ;

• effet cytoprotecteur : amélioration de la fluidité et de la perméabilité membranaire ;

• effet immunomodulateur : augmentation de la réaction mixte lymphocytaire expérimentale et augmentation de l'expression du complexe majeur d'histocompatibilité de classe I ;

• le traitement médical des calculs biliaires n'a que très peu d'indication ;

• de plus en plus utilisé pour le traitement de certaines cholestases.

Acide obéticholique : agoniste sélectif du récepteur farnésoïde X (FXR) aux acides biliaires, régulateur clé des voies inflammatoires, métaboliques et de la fibrogenèse. Il diminue la synthèse *de novo* des acides biliaires et augmente leur transport en dehors des hépatocytes.

Indications

AUDC :

• cholangite biliaire primitive, surtout en début de maladie : amélioration de la biologie hépatique, retardement de la date de transplantation, augmentation de l'espérance de vie,

• cholangite sclérosante primitive : amélioration de la biologie hépatique mais pas d'effet sur l'espérance de vie,

• cholestase gravidique symptomatique,

• cholestase chronique de la mucoviscidose,

• traitement symptomatique du prurit secondaire à une cholestase,

• dissolution des calculs biliaires < 15 mm, radiotransparents avec une vésicule fonctionnelle. Cette indication est obsolète depuis l'avènement de la cholécystectomie par voie laparoscopique.

Acide obéticholique : cholangite biliaire primitive en association avec l'**AUDC** chez les adultes présentant une réponse insuffisante à l'**AUDC** ou en monothérapie chez les adultes qui ne le tolèrent pas.

Contre-indications

Infections biliaires, affections gastro-intestinales organiques, obstruction complète des voies biliaires.

Précautions d'emploi

En cas d'utilisation pour le traitement d'une lithiase vésiculaire, vérifier par cholécystographie orale que la vésicule est bien fonctionnelle.

Effets indésirables

AUDC : rarement diarrhée, prurit.
Acide obéticholique : diarrhée, constipation, prurit, augmentation du LDL-cholestérol.

Interactions médicamenteuses

Éviter les produits hépatotoxiques et les chélateurs des sels biliaires (**colestyramine**).

HÉMOCHROMATOSE

FICHE MALADIE

DÉFINITION

L'hémochromatose génétique est une maladie autosomique récessive caractérisée par l'augmentation de l'absorption intestinale du fer. Elle est liée à une mutation du gène HFE. L'augmentation de l'absorption du fer conduit à une surcharge de l'organisme en fer. Il existe d'autres causes de surcharge en fer, mais qui ne sont pas d'origine génétique.

CAUSES ET MÉCANISMES

Le mécanisme précis de la surcharge en fer liée à la mutation du gène de l'hémochromatose reste mal connu. Au niveau intestinal, le fer est absorbé en quantité anormalement élevée. Il va donc se déposer dans de nombreux organes et en particulier dans le foie. La surcharge en fer a également des conséquences sur la peau, le pancréas, les autres glandes endocrines, le cœur, les os et les articulations.

DIAGNOSTIC

SIGNES CLINIQUES

Ils sont tardifs. Ils ne devraient plus s'observer depuis que le diagnostic de la maladie est porté grâce au dépistage génétique. On observait classiquement, en fonction du stade de la maladie, une coloration grisâtre de la peau, une augmentation du volume du foie, puis une cirrhose, un diabète, un hypogonadisme, une insuffisance cardiaque.

EXAMENS COMPLÉMENTAIRES

La ferritine est très augmentée ainsi que le coefficient de saturation de la transferrine.
Le diagnostic repose alors sur la recherche de la mutation C282Y qui doit être trouvée à l'état homozygote pour que le patient soit malade. Une surcharge en fer peut également être observée chez les patients ayant une double hétérozygotie (on parle d'hétérozygotie composite) C282Y et H63D.
Certains proposent de quantifier le fer intrahépatique par une IRM.
La biopsie du foie est réservée aux rares cas où on suspecte une cirrhose.

TRAITEMENT

Il repose sur les saignées. Des phlébotomies sont réalisées de façon hebdomadaire jusqu'à normalisation de le ferritine. Pour prévenir la réaccumulation du fer, des phlébotomies sont ensuite pratiquées tous les 1 à 3 mois.

DÉPISTAGE

Il concerne les apparentés au patient : frères, sœurs, enfants. Le dépistage est ensuite étendu à la descendance des homozygotes et des hétérozygotes composites dépistés.

HÉMOCHROMATOSE SECONDAIRE

Il s'agit d'une surcharge en fer secondaire à une autre maladie : anémie avec transfusions répétées, drépanocytose, thalassémie, hémodialyse. L'hémochromatose secondaire n'entraîne pas les mêmes complications que l'hémochromatose génétique. Elle est parfois traitée par des médicaments (*EXJADE*) ou par saignées.

FICHE INFIRMIÈRE

EXAMEN

L'infirmière doit vérifier que le patient a bien signé son accord à un dépistage génétique avant d'envoyer le prélèvement sanguin pour l'analyse du gène HFE.

SURVEILLANCE DU TRAITEMENT

Il consiste à surveiller la tolérance de la saignée, comme lors d'un don du sang : fréquence cardiaque, pression artérielle. Le médecin doit être prévenu en cas de malaise.

ÉDUCATION ET CONSEILS

Expliquer l'efficacité du traitement et l'importance de bien suivre la fréquence recommandée des saignées pour éviter les complications de la maladie.

Expliquer l'origine génétique de la maladie et l'importance du dépistage familial.

FICHE TECHNIQUE

SAIGNÉE

Définition

La saignée est un soin sur prescription réalisée par l'infirmière. Elle consiste à prélever un volume précis de sang veineux dans le cadre d'affections hématologiques telle qu'une hémochromatose (surcharge en fer), maladie de Vaquez ou un symptôme d'hyperviscosité. Les patients qui présentent une anémie ou une maladie cardiovasculaire nécessiteront une surveillance particulière afin de pallier tout risque hypovolémique : le volume prélevé sera amoindri et la compensation volémique sera assurée à l'aide de glucosé 5 % ou sérum physiologique NaCl 0,9 %.

Il est nécessaire d'avoir une pression artérielle correcte pour réaliser une saignée : la systolique doit être comprise entre 100 et 180 mmHg et la diastolique doit être comprise entre 50 et 90 mmHg. Au-delà de ces paramètres, le médecin jugera du report ou non de la saignée.

Les précautions préalables de réalisation sont rigoureuses :

- vérifier qu'un chariot d'urgence conforme et complet se trouve à proximité du patient ;
- vérifier les résultats du taux d'hémoglobine du patient daté de moins de 7 jours ;
- mesurer la pression artérielle du patient avant le prélèvement ;
- appliquer les précautions standard relatives aux risques d'accidents exposant au sang.

Méthode

Le volume de sang à prélever est prescrit par le médecin et se définit en fonction du poids du patient et des pathologies sous-jacentes à la maladie.

Le volume maximal à prélever est de 450 mL par jour.

Chez un patient de moins de 50 kg : le volume à prélever est défini par l'équation suivante :

Volume saignée = Poids (kg) x 9.

Déroulement du soin :

- Procéder à une friction hydro-alcoolique des mains avec SHA.
- Installer le patient en décubitus dorsal.
- Procéder à l'asepsie cutanée du site de prélèvement du patient selon les trois temps d'asepsie : savon antiseptique, sérum physiologique, antiseptique dermique fort.
- Poser le garrot pour repérer la veine à prélever.
- Procéder à une friction hydro-alcoolique des mains avec SHA.
- Préparer la poche de prélèvement dans les conditions rigoureuses d'asepsie : la poche de transfusion de sang se dépose sur un carré de protection disposé dans un plateau à proximité du patient et à un niveau inférieur au patient.
- Mettre des gants à usage unique.
- Désinfecter la peau du patient une dernière fois à l'aide d'une compresse imbibée d'antiseptique.
- Perfuser le patient à l'aide d'un cathéter de gros calibre (16 gauges).
- Fixer le cathéter à la peau à l'aide d'un pansement stérile et adapter l'extrémité distale de la poche au cathéter.
- La compensation volémique peut être préalablement adaptée en Y au dispositif de prélèvement et sera déclampée dès la fin du soin.
- Installer un tensiomètre électronique au bras du patient afin de relever les paramètres hémodynamiques au cours de 30 premières minutes du prélèvement.
- Contrôler régulièrement le poids de la poche de sang prélevé.
- À l'issue de la saignée, réaliser un pansement, procéder à l'élimination des déchets selon la procédure standard et aider le patient à se lever.
- Noter le volume prélevé dans le dossier du patient.
- Inviter le patient à bien s'hydrater à l'issue du soin (boire environ 500 mL d'eau).

Conseils

Inviter le patient à signaler instantanément le moindre trouble.
Au moindre signe d'intolérance du patient au plan hémodynamique ou de la conscience, alerter le médecin.

CARCINOME HÉPATOCELLULAIRE (OU HÉPATOCARCINOME)

FICHE MALADIE

DÉFINITION

Cancer primitif du foie le plus fréquent, il se développe le plus souvent sur cirrhose. Néanmoins, en cas de surpoids, près de 50 % des carcinomes hépatocellulaires se développent sous cirrhose. L'incidence est en constante augmentation : entre 2 et 5 pour 100 000 habitants dans les pays industrialisés soit 6e rang des cancers en France.

CAUSES ET MÉCANISMES

La cirrhose représente un facteur de risque déterminant : le risque de développer un carcinome hépatocellulaire (CHC) sur une cirrhose est d'environ 3 à 5% par an. Le virus de l'hépatite virale B, et peut être le virus de l'hépatite virale C, ont un rôle carcinogène propre, même en l'absence de cirrhose.

D'autres facteurs peuvent être en cause : l'aflatoxine (en Afrique et en Asie, moisissure de développant sur les céréales) et les stéroïdes anabolisants.

DIAGNOSTIC

SIGNES CLINIQUES

Circonstances de découverte

- Fortuite (à l'occasion d'une échographie).

- Surveillance systématique d'une cirrhose connue.
- Décompensation d'une cirrhose.
- Altération de l'état général, douleurs.
- Survenue d'une complication (hémopéritoine).

Examen clinique

On retrouve une hépatomégalie dure et irrégulière et, surtout, les signes liés à la cirrhose, souvent décompensée.

EXAMENS COMPLÉMENTAIRES

Biologie

- Perturbations en rapport avec la cirrhose (*cf.* Cirrhose, p. 475).
- Dosage de l'α-fœtoprotéine (AFP) : ce marqueur tumoral est souvent élevé au cours du CHC, très spécifique surtout quand il est supérieur à 500 ng/mL chez un patient porteur d'une cirrhose (normale < 10 ng/mL) ; utilisé pour le dépistage, le diagnostic et le suivi après traitement.

Imagerie

- Échographie hépatique : elle est essentielle pour le dépistage du CHC. Sa présentation échographique étant hétérogène, toute image nodulaire d'apparition récente chez un patient cirrhotique doit être considérée comme un CHC jusqu'à preuve du contraire. L'examen apprécie par ailleurs la perméabilité du tronc porte, pouvant classiquement être thrombosé en cas de CHC.
- Scanner et IRM hépatique : ils permettent le diagnostic de CHC par la mise en évidence de ses caractéristiques aux différents temps des examens. On réalise le bilan d'extension.
- Autres examens : radiographie thoracique ; examens orientés en fonction de la clinique.

Diagnostic histologique

Contrairement aux autres cancers, une preuve histologique n'est pas indispensable pour faire le diagnostic de CHC. Chez un patient présentant une cirrhose, lorsque l'imagerie est typique et l'AFP est supérieure à 400 ng/mL, on peut considérer le diagnostic comme certain. Par ailleurs, une biopsie n'est pas toujours possible (trouble de la coagulation, ascite, problème d'accessibilité), non dénuée de risque (dissémination tumorale sur le trajet de ponction, hématome), avec de surcroît un taux élevé d'examens faussement négatifs.

TRAITEMENT

EN CAS DE CARCINOME HÉPATOCELLULAIRE SUR CIRRHOSE

La transplantation hépatique est le meilleur traitement et doit systématiquement être discutée. Elle est possible en cas de CHC sur cirrhose de taille limitée (un nodule < 5 cm ou moins de 3 nodules < 3 cm), sans thrombose vasculaire ou métastases. Elle permet en outre de régler le problème de la cirrhose, avec un risque de récidive faible.

La résection chirurgicale est indiquée quand la tumeur est de taille limitée, non métastatique, s'il n'y a pas d'envahissement portal et si la fonction hépatique permet le type d'exérèse dicté par la localisation et la taille de la tumeur. On réalise une hépatectomie voire une fois segmentectomie en laissant une marge de tissu dain autour de la tumeur d'au moins 1 cm.

EN CAS DE CARCINOME HÉPATOCELLULAIRE SUR FOIE SAIN

L'exérèse par hépatectomie partielle est la seule modalité chirurgicale. Elle doit être réalisée quand il n'y a pas d'envahissement vasculaire, de localisations extra-hépatiques et que la tumeur est limitée. Les exérèses incomplètes doivent être proscrites.

La radiofréquence (destruction thermique de la tumeur) constituent des traitements à prétention curative pour les tumeurs limitées.

CHIMIO-EMBOLISATION

Elle consiste en une injection de produit de chimiothérapie et de particules embolisantes par la branche de l'artère hépatique vascularisant la tumeur, en salle de radiologie vasculaire interventionnelle.

La chimio-embolisation est indiquée pour le traitement du CHC dans certaines situations bien codifiées, notamment en l'absence de possibilité de traitement chirurgical ou percutané. De morbidité élevée, avec une mortalité non négligeable, elle ne doit s'adresser qu'à des patients gardant une fonction hépatique correcte.

IMMUNOTHÉRAPIE ET THÉRAPIE CIBLÉE

On les utilise pour les CHC non résécables associés à une fonction hépatique satisfaisante. On associe un inhibiteur de PDL-1 à un anti-VEGF.

PRONOSTIC

L'évolution est essentiellement locale, détériorant la fonction hépatique, à l'origine d'épisodes de décompensation (hémorragie digestive, syndrome œdémato-ascitique, encéphalopathie hépatique), souvent aggravés par la survenue d'une thrombose portale. Le pronostic dépend du stade de la tumeur et du stade de la cirrhose. La survie à 5 ans après exérèse chirurgicale est de l'ordre de 30 %, avec un taux de récidive très important. Ilfaut noter l'existence d'évolutions spontanées parfois très lentes.

FICHE INFIRMIÈRE

EXAMENS

Réalisation des examens radiologiques : le patient doit habituellement être à jeun dans les 5 h précédant l'examen ; vérifier l'absence d'allergie (nécessitant une prémédication), d'insuffisance rénale et l'arrêt d'un éventuel traitement par biguanides depuis 48 h.

SURVEILLANCE DU TRAITEMENT

EFFICACITÉ DU TRAITEMENT

Elle sera appréciée au cours de la surveillance du patient au moyen de la clinique, la biologie (AFP) et l'imagerie :

- Après transplantation : surveillance en accord avec l'équipe de transplantation.
- Après résection :
  - clinique et biologie (tests hépatiques et AFP), et échographie hépatique tous les 3 mois la première année puis tous les 6 mois ;
  - examen de référence préopératoire (IRM ou scanner hépatique) à 6 et 12 mois puis tous les ans ;
  - radiographie pulmonaire tous les 6 mois ;
  - scintigraphie osseuse et scanner cérébral seulement en cas de point d'appel clinique.
- Après alcoolisation ou radiofréquence : scanner ou IRM (avec injection de produit de contraste) 3 et 6 mois plus tard, puis tous les 6 mois. Le reste de la surveillance est le même qu'après résection.

EFFETS INDÉSIRABLES

- Complications de l'alcoolisation : les rares complications sont celles liées à la ponction du foie (mortalité de 0,1 %).
- Complications de la radiofréquence : les complications majeures sont la survenue d'un hématome, d'un hémopéritoine, d'un abcès hépatique, de lésion vasculaire ou biliaire.
- Complications de la chimio-embolisation. Elles sont nombreuses : fièvre (46 %), douleurs sévères (37 %), élévation des transaminases (32 %), ascite (15 %), cholécystite aiguë (8 %). Plus rares sont l'hémorragie digestive, une infection sévère, une nécrose biliaire. Tous ces événements sont responsables d'une mortalité de 1 %.

ÉDUCATION ET CONSEILS

Une surveillance régulière des patients présentant une cirrhose, même asymptomatique, est impérative pour dépister à un stade précoce et donc curable la survenue d'un CHC. Cette surveillance requiert la réalisation d'une échographie hépatique, associée éventuellement à un dosage de l'alpha-fœtoprotéine, tous les 3 à 6 mois.

Il est impératif d'obtenir auprès du patient un sevrage ferme et définitif vis-à-vis des boissons alcoolisées.

On expliquera au patient l'intérêt des traitements proposés, leurs modalités et les éventuelles complications pouvant survenir.

Chez les patients présentant un CHC sur cirrhose alcoolique, il est recommandé de dépister d'autres cancers liés à l'intoxication alcoolo-tabagique.

HÉMORRAGIE DIGESTIVE

HÉMORRAGIE DIGESTIVE HAUTE

FICHE MALADIE

DÉFINITION

Il s'agit de saignements provenant de l'œsophage, de l'estomac et du duodénum en amont de l'angle de Treitz.

CAUSES ET MÉCANISMES

CAUSES FRÉQUENTES (80 %)

• Ulcères gastroduodénaux (~ 56 %) : l'hémorragie peut révéler la maladie ou survenir dans un contexte de symptômes d'ulcère ou d'un ulcère connu.

• Hypertension portale (~ 25 %) se manifestant par la présence de varices œsophagiennes, gastriques (cardiotubérositaire) ou d'une gastropathie d'hypertension portale. La rupture des varices entraîne une hémorragie qui résulte d'une augmentation de la pression dans le territoire porte en amont d'un obstacle correspondant dans la majorité des cas à une cirrhose.

AUTRES CAUSES (20 %)

Œsophagite, syndrome de Mallory-Weiss (déchirure de la jonction œsogastrique secondaire à des efforts de vomissement), gastrite hémorragique, cancer gastrique, angiome.

DIAGNOSTIC

SIGNES CLINIQUES

▶ **Modes de révélation (pouvant être associés)**

• Hématémèse : rejet de sang rouge (voire noirâtre) dans un effort de vomissement. À différencier d'une hémoptysie (crachat de sang « aéré » au cours d'une quinte de toux) ou d'une épistaxis déglutie.

• Méléna : exonération de selles noires et d'odeur fétide correspondant à du sang digéré.

• Rectorragies : émission de sang rouge par l'anus, plus souvent associée à un saignement d'origine basse, mais pouvant correspondre à une hémorragie digestive haute très abondante.

• État de choc : devant tout état de choc hypovolémique (hypotension artérielle, tachycardie, pâleur, marbrures), la réalisation d'un toucher rectal est indispensable à la recherche d'un méléna ou de rectorragies non encore extériorisés.

• Anémie chronique : elle est alors microcytaire, hypochrome et arégénérative par carence en fer liée à une hémorragie digestive occulte. Elle peut être découverte de manière fortuite ou se manifester par une asthénie, pâleur, lipothymie, dyspnée d'effort.

▶ **Interrogatoire et examen clinique**

L'interrogatoire recherche :

• les antécédents : ulcère, cirrhose ;

• les prises médicamenteuses (++) : gastrotoxiques *(ASPIRINE, AINS)* et/ou anticoagulant (AVK, héparine) et/ou antiagrégant plaquettaire *(ASPIRINE, PLAVIX)*.

L'examen doit rechercher en priorité les signes de gravité témoignant d'une hypovolémie (tachycardie, marbrures, pâleur, soif, hypotension artérielle). Dans un but étiologique, on recherchera surtout des signes de cirrhose (*cf.* Cirrhose, p. 475).

EXAMENS COMPLÉMENTAIRES

▶ **Biologique**

Numération-formule sanguine (NFS), plaquettes, hémostase (TP, TCA), ionogramme sanguin, urée, créatininémie, groupe sanguin avec Rhésus (2 déterminations) et recherche d'agglutinines irrégulières (RAI).

▶ **Endoscopie œsogastroduodénale**

Examen clé ayant un intérêt diagnostique, étiologique de l'hémorragie digestive, pronostique (caractère actif ou non de l'hémorragie) et thérapeutique, elle doit être réalisée après rétablissement de constantes hémodynamiques stables, si nécessaire chez un patient intubé et après avoir obtenu une vacuité gastrique la plus complète possible.

TRAITEMENT

MESURES D'URGENCE

• Libération des voies aériennes supérieures, décubitus latéral (si hématémèse).
• Mise en place de 2 voies veineuses périphériques de bon calibre (voire voie centrale en cas d'hémorragie importante).
• Perfusion de solutés macromoléculaires (si hypotension artérielle) puis transfusion (si déglobulisation).
• Oxygénothérapie par sonde nasale, mise en place d'un scope et un *DYNAMAP*.
• Obtenir une vacuité de l'estomac par mise en place d'une sonde gastrique puis lavage à l'eau glacée pour obtenir un liquide clair (si possible) et/ou perfusion d'**érythromycine** 250 mg IVL.
• Prélever un bilan biologique : NFS, plaquettes, hémostase, groupe sanguin, Rhésus et RAI, ionogramme sanguin et fonction rénale (urée, créatinine).
• Surveillance rapprochée : pouls, PA, diurèse, aspiration gastrique et quantité de culots globulaires transfusés, biologie (hémoglobine).

TRAITEMENT SPÉCIFIQUE

Il peut être débuté avant la réalisation de l'endoscopie œsogastroduodénale, devant une suspicion clinique sur l'origine de l'hémorragie.

▶ Hémorragie digestive d'origine ulcéreuse

• Administration d'IPP (inhibiteur de pompe à protons type *INIPOMP, MOPRAL)* à fortes doses par voie IV (jusqu'à 8 mg/h IVSE) avec relais oral secondaire.
• Prise en charge endoscopique : au cours de l'endoscopie, on réalise dans l'ulcère hémorragique une injection à visée hémostatique de sérum physiologique + **adrénaline**. On peut éventuellement associer à ce geste la pose d'un clip hémostatique.
Le traitement chirurgical, réservé au rare échec du traitement combiné médical et endoscopique, ne doit cependant pas être retardé.

▶ Hémorragie digestive par rupture de varices œsophagiennes et/ou gastriques

• Administration de drogues vasoactives visant à diminuer la pression dans les varices (d'efficacité comparable au traitement endoscopique) : **octréotide** *(SANDOSTATINE)* 25 µg/h en perfusion continue maintenu pendant 5 jours.
• Prise en charge endoscopique : au cours de l'endoscopie, il sera réalisé un geste hémostatique consistant soit en une injection de produit sclérosant (type *AETOXYSCLÉROL)* soit en une ligature élastique, actuellement préférée en raison d'une meilleure efficacité avec moins de complications. On peut également injecter de la colle biologique plus particulièrement indiquée au cours des ruptures de varices gastriques.
• Autres traitements : dans les rares cas d'hémorragie résistante au traitement habituel :
 – Tamponnement œsophagien ou gastrique à l'aide d'une sonde hémostatique (type sonde de Blakemore) : un ballonnet dégonflé est introduit dans l'œsophage et l'estomac puis est secondairement gonflé pourcomprimer les varices et stopper l'hémorragie.
 – Réalisation d'une anastomose porto-cave chirurgicale (exceptionnellement) ou radiologique, par mise en place d'un shunt porto-sus-hépatique par voie transjugulaire (TIPS).
• Traitements associés :
 – Antibioprophylaxie systématique de type *OFLOCET* 200 mg 2 fois/j ou *ROCEPHINE* 1 g/j pendant 5 jours.
 – Prévention du *delirium tremens* et de l'encéphalopathie de Gayet-Wernicke : hydratation abondante avec apport de vitamine B1.
 – Prévention de l'encéphalopathie hépatique : *cf.* Cirrhose, p. 475.
• Traitement préventif primaire ou secondaire : indiqué en cas de varices œsophagiennes moyennes à grosses ou gastriques, ou après rupture de varices œsophagiennes et/ou gastriques. Il prend deux modalités :
 – Traitement médical : β-bloquant non cardiosélectifs type **propranolol,** *AVLOCARDYL,* ou **nadolol,** *CORGARD* ou α et β-bloquant type carvédilol.

– Traitement endoscopique (par séances itératives de ligature élastique jusqu'à éradication des varices, à un mois d'intervalle ; 4 séances sont nécessaires habituellement).

PRONOSTIC

Des facteurs prédictifs de mortalité ont été individualisés au cours des hémorragies digestives d'origine ulcéreuse : âge > 60 ans, état de choc à l'admission, récidive hémorragique, pathologies associées et délai entre le début de l'hémorragie et la chirurgie. Les constatations endoscopiques permettent d'apprécier le risque de récidive ou de persistance du saignement (élevé en cas de saignement actif ou de vaisseau visible dans l'ulcère). Le chiffre de mortalité globale se situe autour de 6 à 10 %. La survenue d'une hémorragie digestive sur hypertension portale chez le cirrhotique est un élément péjoratif compte tenu du terrain, avec une mortalité de l'ordre de 30 %.

FICHE INFIRMIÈRE

EXAMENS

Préparation en vue d'une endoscopie œso-gastroduodénale au cours d'une hémorragie digestive haute :

- Expliquer au malade le but de l'examen et ses modalités (*cf.* Fiche technique, *chapitre* Reflux gastro-œsophagien, p. 385).
- Le patient doit être stable sur le plan hémodynamique.
- En cas d'hématémèse, il faut assurer la vacuité de l'estomac, garant d'un examen performant tant sur le plan diagnostique que thérapeutique, soit par lavage gastrique à l'eau jusqu'à obtention d'un liquide clair, soit par à une injection en IVL d'**érythromycine** 250 mg.
- Dans certains cas, l'examen se fera chez un patient intubé pour éviter tout risque d'inhalation en cours d'examen, d'autant plus que le patient présente des troubles de la vigilance (par exemple, en cas de coma par encéphalopathie hépatique chez le cirrhotique).

SURVEILLANCE DU TRAITEMENT

SOINS – TRAITEMENT

- Mettre rapidement en route les mesures d'urgence (*cf.* Fiche maladie, p. 487).
- Mettre en place une sonde naso-gastrique (*cf.* Fiche technique, ci-après). En dehors des situations d'hémorragie digestive où le but est de rechercher la présence de sang dans l'estomac ou de laver l'estomac pour en assurer la vacuité, la pose d'une sonde naso-gastrique peut être rendue nécessaire en cas de vomissements abondants (par exemple en cas d'occlusion pour aspirer l'air et le liquide de stase) ou pour une nutrition entérale.

EFFICACITÉ DU TRAITEMENT

Vérifier la correction sous traitement des signes de gravité traduisant l'état de choc : mesure de la fréquence cardiaque, pression artérielle, appréciation de l'état de conscience, nombre de culots globulaires transfusés.

Outre la stabilisation des constantes hémodynamiques, on vérifiera l'arrêt du saignement après mise en route d'un traitement spécifique.

Au cours d'un traitement préventif par β-bloquant, l'efficacité est attendue en cas de diminution de la fréquence cardiaque d'au moins 25 % (aux alentours de 55-60/min).

EFFETS INDÉSIRABLES

Complications de l'hémostase endoscopique des varices : inhalation responsable de détresse respiratoire et de pneumopathies, ulcères hémorragiques et complications septiques surtout en cas de sclérose de varices.

Tolérance des β-bloquants : ils peuvent être responsable de chute tensionnelle.

ÉDUCATION ET CONSEILS

Rassurer le patient.

Débuter une éducation relative aux β-bloquants avec le patient :

- lui apprendre à mesurer son pouls sur 1 minute ;
- lui donner les normes à respecter pour savoir s'il peut ou non prendre son traitement ; par exemple :
  - si le pouls est supérieur à 60 battements par minute, il peut prendre le traitement ;
  - si le pouls est inférieur à 60 battements par minute, il ne peut pas le prendre.

FICHE TECHNIQUE

POSE D'UNE SONDE NASO-GASTRIQUE

Définition

Procédure consistant à introduire une sonde par voie nasale jusqu'à l'estomac pour une indication médicale précise.

Buts – indications

- Pratiquer un lavage d'estomac.
- Aspirer le contenu gastrique.
- Pratiquer une alimentation entérale dans le cadre d'une alimentation orale difficile ou insuffisante.
- Réaliser un examen bactériologique : recherche de BK (bacille de Koch : tuberculose).

Matériel

- La sonde : il en existe différents types mais elles sont toutes radio-opaques et munies de repères. Elle sera rigide et de bon calibre en cas d'aspiration digestive (type sonde de Salem) ou souple et fine (type sonde de Levin siliconée) en cas d'alimentation entérale.
- Autre : gants et compresses non stériles, huile de vaseline, sparadrap, stéthoscope, seringue de 50 mL, système d'aspiration ou tubulure pour nutrition entérale selon l'indication.

Exécution du soin

- Vérifier la prescription médicale.
- Expliquer le soin au patient afin d'obtenir sa coopération.
- Installer le patient en position demi-assise si possible.
- Se laver les mains (lavage simple).
- Installer la protection sur le thorax du patient.
- Lui donner le haricot.
- Retirer la prothèse dentaire si besoin.
- Ouvrir les conditionnements.
- Préparer la solution de nettoyage prescrite.
- Mettre les gants.
- Nettoyer en renouvelant les tampons successivement : gencives, dents, face interne des joues, palais, langue avec les tampons imbibés de la solution de nettoyage.
- Éliminer au fur et à mesure les tampons dans le sac à déchets dits toxiques.
- Procéder ensuite aux soins du nez (Coton-Tige + sérum physiologique en monodose).
- Prendre les repères de la sonde : mesure nez/estomac ou bouche/ombilic.
- Lubrifier la sonde avec l'aérosol de silicone.
- Introduire la sonde par voie nasale jusqu'au carrefour oropharyngé, faire déglutir le malade afin de faciliter la progression de la sonde dans l'œsophage.

• Effectuer des pauses en laissant le patient se détendre, lui demander de respirer calmement :
– 1re pause après l'introduction nasale et avant le carrefour oropharyngé ;
– 2e pause après le passage du carrefour (le passage de l'oropharynx, qui est le temps le plus délicat, peut être facilité par la déglutition d'une petite quantité d'eau).
• Faire progresser la sonde lentement jusqu'à l'estomac.
• Vérifier la position de la sonde dans l'estomac : poser le stéthoscope au niveau du creux épigastrique et injecter 20 mL d'air (écouter le bruit de passage : bruit aérique caractéristique).
• Dans le cadre d'une nutrition entérale, la vérification de la position de la sonde est systématiquement faite au moyen d'une radiographie thoracique.
• Fixer la sonde sur les ailes du nez à l'aide du sparadrap et d'un pansement adhésif transparent (*TEGADERM*) sur la joue du patient.
• Retirer les gants et la tenue de protection.
• Se laver les mains.
• Inscrire au dossier de soin du patient.

Dans le cadre d'une indication d'aspiration digestive

• Relier la sonde gastrique au bocal d'aspiration.
• Mettre en aspiration douce (dépression 60 à 80 cm d'eau).
• Vérifier l'étanchéité du système d'aspiration.
• Retire les gants et la tenue de protection.
• Se laver les mains.
• Inscrire au dossier de soin du patient.

Surveillance et évaluation

• Vérifier le point de repère sur la sonde.
• Changer le sparadrap tous les jours et surveiller l'apparition de signes de mauvaise tolérance locale naso-pharyngée (état cutané de la narine).
• Réaliser les soins de bouche 3 fois/j.
• Noter le suivi sur le dossier de soins.
• Surveiller l'apparition de troubles digestifs, nausées, vomissements.

HÉMORRAGIE DIGESTIVE BASSE

FICHE MALADIE

DÉFINITION

L'hémorragie digestive basse est un saignement provenant de lésions digestives situées en aval de l'angle de Treitz (grêle, côlon, rectum et anus).

CAUSES ET MÉCANISME

▶ Diverticules coliques

Elles représentent 13 % de toutes les complications de la diverticulose et sont responsables d'environ le quart des hémorragies digestives basses de l'adulte.

Le tarissement est spontané dans 80 % des cas.

Le principal problème réside dans la difficulté à imputer de manière certaine l'hémorragie à la diverticulose.

▶ Angiodysplasie colique

Il s'agit de dilatations de veines sousmuqueuses coliques et des capillaires muqueux qui les recouvrent, siégeant préférentiel au niveau du cæcum et du côlon ascendant.

Sa prévalence est de 3 % après 60 ans ; elle est souvent bien tolérée (mortalité < 2 %).

Cancers et polypes

Ils représentent 11 % des causes d'hémorragies digestives basses ; le plus souvent, il s'agit d'un suintement sanglant.
Le risque d'hémorragie digestive basse après polypectomie est de 0,2 %.

Hémorroïdes

Il s'agit de la cause la plus fréquente d'hémorragie digestive basse. On réalise une coloscopie pour éliminer une autre cause.

Colite ischémique

Elle est accompagnée de douleurs abdominales qui précédent une diarrhée sanglante. Le siège se situe préférentiellement au niveau du côlon gauche.
Terrain : sujet âgé, athéromateux, HTA, déshydratation et hypovolémie, prise d'AINS, réanimation, décours d'une chirurgie vasculaire abdominale.

Affections du grêle

Ces causes rares sont de diagnostic difficile. Étiologie : diverticule de Meckel (chez l'enfant et l'adulte jeune ; muqueuse hétérotopique gastrique ; diagnostic par scintigraphie au Tc), tumeurs bénignes ou malignes, anomalies vasculaires, Crohn, grêle radique.

Autres

Colite inflammatoire, radique, infectieuse.

DIAGNOSTIC

SIGNES CLINIQUES

Mode de révélation

Rectorragies, méléna.
Au moindre doute sur une origine haute (antécédent de lésions œsogastroduodénales, choc, déglobulisation importante), on réalisera une fibroscopie œsogastroduodénale, même si le lavage gastrique est clair. Attention au saignement d'origine génitale chez la femme et à la prise de fer (selles de coloration noire).

Interrogatoire

Âge, aspect du saignement extériorisé, chronologie et aspect des selles, sang sur papier, prise de température rectale ou manœuvres endo-anales traumatisantes, altération de l'état général, trouble du transit récent, douleur abdominale, antécédents (radiothérapie, maladies inflammatoires chroniques intestinales, diverticulose, anévrysme, artérite, HTA).

Examen clinique

En priorité, il doit rechercher les signes de gravité témoignant d'une hypovolémie (tachycardie, marbrures, pâleur, soif, hypotension artérielle). Par ailleurs, il faudra réaliser un examen proctologique, un toucher rectal et une palpation abdominale.

EXAMENS COMPLÉMENTAIRES

- Biologie : numération-formule sanguine (NFS), plaquettes, hémostase (TP, TCA), ionogramme sanguin, urée, créatininémie, groupe sanguin avec Rhésus (2 déterminations) et recherche d'agglutinines irrégulières (RAI).
- Endoscopie œsogastroduodénale en cas d'hémorragie abondante.
- Coloscopie : même en cas de persistance du saignement ; elle apporte le diagnostic de siège et de nature dans 75 % des cas. Éventuellement, elle permet un geste thérapeutique d'hémostase.
- Scanner abdominopelvien spiralé : cet examen est en cours d'évaluation ; il est à réaliser s'il ne retarde pas la prise en charge.
- Artériographie cœliomésentérique : elle est réservée aux cas d'hémorragie abondante (> 0,5 mL/min), par cathétérisme de l'artère mésentérique supérieure, inférieure et le tronc cœliaque. Actuellement, elle est indiquée uniquement en cas d'hémorragie massive avant chirurgie (pour localisation), compte tenu de sa faible rentabilité par rapport aux complications (11 %). Un geste d'hémostase est possible par perfusion de vasopressine ou embolisation hypersélective.
- Entéroscopie ou capsule vidéoendosocopique à la recherche d'une étiologie devant une hémorragie d'origine grêlique.

TRAITEMENT

MESURES D'URGENCE

- Mise en place de 2 voies veineuses périphériques de bon calibre (voire voie centrale si l'hémorragie est importante).

- Perfusion de solutés macromoléculaires (en cas d'hypotension artérielle) puis transfusion (si déglobulisation).
- Oxygénothérapie par sonde nasale, mise en place d'un scope et d'un *DYNAMAP*.
- Dès que possible, préparation colique (orale ou par sonde gastrique) en vue d'une coloscopie.
- Prélever un bilan biologique : NFS, plaquettes, hémostase, groupe sanguin, Rhésus et RAI, ionogramme sanguin et fonction rénale (urée, créatinine).
- Surveillance rapprochée : pouls, PA, diurèse, quantité d'évacuations hémorragiques et quantité de culots globulaires transfusés, biologie (hémoglobine).

TRAITEMENTS SPÉCIFIQUES

Au cours de la coloscopie, un geste hémostatique pourra être réalisé (injection de sérum physiologique et adrénaline, associée éventuellement à la pose d'un clip au niveau d'un diverticule hémorragique ; électrocoagulation au plasma argon d'une angiodysplasie).

Au cours d'une artériographie cœliomésentérique, une embolisation hypersélective peut permettre d'obtenir le tarissement de l'hémorragie. En cas d'échec de ces techniques, le recours à une laparotomie est nécessaire, éventuellement aidée d'une endoscopie peropératoire pour localiser le saignement. Lorsqu'aucune lésion n'est retrouvée, une colectomie totale doit être discutée.

PRONOSTIC

Il est fonction de la cause.

FICHE INFIRMIÈRE

EXAMENS

Entéroscopie

L'examen est réalisé avec un entéroscope, endoscope particulièrement long permettant l'exploration de l'intestin grêle par voie haute dans sa partie proximale et par voie basse dans sa partie distale. Une anesthésie générale est nécessaire. La préparation est identique à celle d'une coloscopie (*cf.* Fiche technique, *chapitre* Cancer colorectal, p. 434).

Capsule vidéoendoscopique

Cette caméra vidéoendoscopique miniaturisée (26 mm de longueur et 11 mm de diamètre), à usage unique, recueille et transmet à un système de traitement informatique des images endoscopiques. L'enregistrement se pratique en ambulatoire. La vidéocapsule ingérée par le patient progresse le long du tractus gastro-intestinal et transmet au boîtier enregistreur les images vidéo et les données permettant de suivre son parcours. Les images sont visionnées en différé. La situation de la caméra dans l'intestin grêle est obtenue par rapport à la position des antennes ayant reçu les signaux les plus intenses.

La vidéocapsule endoscopique est un outil diagnostique innovant et particulièrement intéressant, car permettant en théorie une exploration complète et non invasive de l'intestin grêle, réalisée en ambulatoire et sans anesthésie. Ses limites se résument à son incapacité à réaliser des biopsies ou des gestes thérapeutiques. Elle a surtout été évaluée dans les saignements digestifs et les anémies inexpliquées.

SURVEILLANCE DU TRAITEMENT

SOINS – TRAITEMENT

Mise en route rapide des mesures d'urgence : *cf.* Fiche maladie, p. 491.

Arrêt des traitements modifiant l'hémostase (anticoagulant et antiagrégant plaquettaire).

EFFICACITÉ DU TRAITEMENT

Vérifier la correction sous traitement des signes de gravité traduisant l'état de choc : mesure de la fréquence cardiaque, pression artérielle, appréciation de l'état de conscience, nombre de culots globulaires transfusés.

▶

Outre la stabilisation des constantes hémodynamiques, on vérifiera l'arrêt du saignement après un traitement spécifique.

EFFETS INDÉSIRABLES

Complications des actes endoscopiques : *cf.* Fiche technique, *chapitre* Cancer colorectal, p. 434.

La vidéocapsule endoscopique ne présente pas de complications particulières si on a pris soin de s'assurer de l'absence de sténose digestive, empêchant la progression et l'évacuation de la capsule.

ÉDUCATION ET CONSEILS

Rassurer le patient.

Ne pas attribuer trop facilement l'origine d'une hémorragie digestive basse à une pathologie hémorroïdaire : réaliser dans tous les cas une coloscopie pour vérifier l'intégrité du cadre rectocolique.

> Attention ! La prise de température anale ou les lavements peuvent être traumatisants et à l'origine d'ulcérations potentiellement hémorragiques.

FICHE PHARMACOLOGIE

ANALOGUE DE LA VASOPRESSINE

■ Terlipressine ©

GLYPRESSINE					
Toutes les 4 h, voie IV Poids > 70 kg : 2 mg Poids 50-70 kg : 1,5 mg Poids < 70 kg : 1 mg	5 amp. 1 mg/8,5 mL	HOP	I		

Propriétés

Analogue synthétique de la vasopressine.

Dans les hypertensions portales, la **terlipressine** diminue la pression portale par vasoconstriction dans le territoire porte.

Après injection IV, la **terlipressine** est métabolisée en lysine-vasopressine qui est l'hormone active (délai d'action : 40-60 min ; durée d'action : 180 min).

Indications

Ruptures de varices œsophagiennes (en attendant le traitement spécifique).

Contre-indications

Absolues :

• **grossesse** : effet embryofœtotoxique ;
• choc septique.

Relatives :

• insuffisance coronaire ; antécédent d'infarctus du myocarde ;
• troubles du rythme cardiaque ;
• hypertension artérielle non contrôlée ;
• insuffisance vasculaire cérébrale ou périphérique ;
• asthme, insuffisance respiratoire ;
• insuffisance rénale chronique ;
• âge > 70 ans.

Précautions d'emploi

Voie IV stricte : risque de nécrose cutanée en cas d'extravasation.

Surveillance rapprochée de la PA, de la fréquence cardiaque, de la diurèse et de l'ionogramme.

Effets indésirables

Graves : poussée hypertensive (cédant souvent spontanément) ; bradycardie ; insuffisance coronaire (chez les sujets à risque).
Mineurs :

- crampes abdominales, diarrhée ;
- céphalées ;
- acrocyanose.

Interactions médicamenteuses

Incompatibilité majeure avec les solutés alcalins ou contenant des sucres réducteurs.

ANALOGUE DE LA SOMATOSTATINE

■ Somatostatine ©

SOMATOSTATINE					
Perf. continue 0,004 mg/kg/h environ Rupture de varices œsophagiennes : 0,250 mg IV lente puis 0,250 mg/h Fistule digestive : 0,250 mg/h	1 fl. 0,25 mg 1 fl. 3 mg 1 fl. 6 mg	HOP HOP HOP	I I I		

Propriétés

Analogue de synthèse de la somatostatine naturelle ; demi-vie de 2 à 3 min impliquant une perfusion continue.
Inhibition des sécrétions exocrines et endocrines digestives (acide chlorhydrique, sécrétions pancréatiques et biliaires).
Réduction du débit circulatoire splanchnique. Inhibition de la motilité gastrique et intestinale.

Indications

Soins intensifs en gastro-entérologie :

- ruptures de varices œsophagiennes (en attendant le traitement spécifique) ;
- fistule digestive postopératoire.

Précautions d'emploi

Surveiller la glycémie (inhibition de la sécrétion d'insuline et de **glucagon**).
Réduire progressivement la vitesse de perfusion avant d'arrêter le traitement : risque d'effet rebond sécrétoire en cas d'arrêt brutal.
Inhibition de l'absorption intestinale de certains nutriments : nutrition parentérale conseillée.
Injecter lentement un éventuel bolus en dose de charge (> 1 min) (*cf.* Effets indésirables).

Effets indésirables

En cas d'injection trop rapide : bradycardie, flush, nausées, inconfort abdominal.

Interactions médicamenteuses

Une synergie avec la **cimétidine** a été rapportée.
Incompatibilité majeure : la **somatostatine** est instable à pH alcalin : éviter sa dilution dans une solution alcaline.

NAUSÉES - VOMISSEMENTS

FICHE MALADIE

DÉFINITIONS

Nausées

Sensation subjective désagréable non douloureuse provenant du tractus digestif haut, associé au besoin de vomir ou à la sensation que les vomissements sont imminents.

Vomissements

Mécanisme actif de contractions cycliques violentes de la musculature abdominale, du diaphragme et des muscles respiratoires conduisant au rejet brutal par la bouche du contenu de l'estomac ; ils sont spontanés ou provoqués.

Haut-le-cœur

Contraction synchrone du diaphragme, des muscles abdominaux et des muscles intercostaux externes contre glotte fermée.

CAUSES ET MÉCANISMES

• Relaxation de l'estomac proximal et contraction rétrograde de l'intestin proximal.

• Puis contraction spasmodique des muscles respiratoires à glotte fermée.

• Modification des pressions thoracique et abdominale, contraction de la musculature striée de l'œsophage.

• Ascension du cardia en position intrathoracique, ce qui supprime la barrière antireflux.

• Relaxation des piliers du diaphragme, du sphincter cardial et du sphincter supérieur de l'œsophage.

• Augmentation des contractions duodénales, plus souvent rétropéristaltiques.

• Violentes contractions de la musculature abdominale, avec augmentation importante du gradient de pression thoraco-abdominal, qui aboutissent à l'expulsion.

• Mécanisme nerveux :

– Stimulation : elle intervient par des afférences nerveuses corticales, vestibulaires (par exemple, lors du mal des transports), viscérales, cardiaques, de la circulation sanguine et du liquide céphalorachidien.

– Coordination : au niveau du centre du vomissement.

– Efférences : par une innervation somatique vers les muscles respiratoires (diaphragme, muscles intercostaux), abdominaux, langue et mâchoire, et par une innervation autonome vers les glandes salivaires, le système cardiovasculaire, respiratoire et le tractus digestif.

DÉMARCHE DIAGNOSTIQUE

INTERROGATOIRE

Description des vomissements

• Caractère aigu ou chronique.

• Horaire et fréquence (par exemple, souvent matinaux en cas d'origine psychogène, grossesse ou trouble métabolique).

• Rythmicité par rapport aux repas et contenu :

– vomissements postprandiaux tardifs d'aliments nauséabonds partiellement digérés : obstacle gastroduodénal ;

– vomissements fécaloïdes postprandiaux tardifs : obstruction basse (ou fistule gastrocolique) ;

– vomissements au cours des repas : origine psychogène.

• Type de vomissements : en jet ou avec effort.

Antécédents

• Médicaux : diabète, traumatisme crânien, grossesse.

• Chirurgicaux : chirurgie digestive, en particulier gastrique (vagotomie).

Prise médicamenteuse (++)

Antibiotiques, AINS, antimitotiques, œstrogènes, opiacés, etc.

Habitudes de vie

Alcool, tabac, stress, dépression.

Signes accompagnateurs

• Digestifs : douleur abdominale (épigastralgies) ; diarrhée (gastroentérite virale ou bactérienne) ; ralentissement du transit (constipation voire arrêt des matières et des gaz) ; reflux gastro-œsophagien ; ictère (hépatite virale, affection biliaire) ; altération de l'état général (cancer).

• Neuropsychologiques : vertiges (atteinte vestibulo-labyrinthique) ; migraine (céphalées avec prodromes et évolution par crises) ; méningite (raideur de nuque avec photophobie et fièvre) ; suspecter une origine psychogène devant des vomissements matinaux, dans un contexte anxiodépressifs, anciens et intermittents, sans retentissement somatique et disparaissant au cours d'une hospitalisation.
• Endocriniens et métaboliques : aspect cushingoïde (HTA, obésité tronculaire, rougeur du visage), antécédent de diabète, d'hyperthyroïdie ou d'hyperparathyroïdie.
• Obstétriques : date des dernières règles (+++) (grossesse).
• Cardiovasculaires : précordialgie, angor (infarctus inférieur).

EXAMEN PHYSIQUE

Signes vitaux et généraux

• Signes de déshydratation.
• Hypotension artérielle ou hypertension artérielle sévère.
• Température.
• État général : dénutrition, amyotrophie.

Examen cardiorespiratoire

• Insuffisance cardiaque droite.
• Pneumopathie (de déglutition ?).

Examen digestif

• Palpation abdominale (défense, contracture, masse abdominale).
• Cicatrice abdominale.
• Palpation des orifices herniaires et toucher rectal.
• Recherche d'un ganglion de Troisier.

Examen neurologique

• Raideur de nuque.
• Signe de focalisation neurologique.
• Recherche d'une atteinte du système vestibulaire.

Examen gynécologique

• Recherche des signes de grossesse.

EXAMENS COMPLÉMENTAIRES (EN FONCTION DE L'ORIENTATION CLINIQUE)

Biologique

Hémogramme ; ionogramme, urée créatinine, glycémie, calcémie ; bilan hépatique (avec sérologie virale selon l'orientation) ; lipasémie ; β-HCG ; TSHus.

Morphologique

• Radiographie de l'abdomen sans préparation face debout (avec ou sans coupoles).
• Radiographie pulmonaire.
• Échographie abdominopelvienne.
• Transit du grêle.
• Scanner (voire IRM) cérébral.

Endoscopique

Endoscopie œsogastroduodénale.

Autres

ECG, audiométrie, électronystagmogramme (ENG), fond d'œil (recherche d'un œdème papillaire).

TRAITEMENT

RÉÉQUILIBRATION HYDROÉLECTROLYTIQUE

Par voie orale si elle est possible (bouillon salé, jus de fruit, *Coca-Cola*) ; sinon, par voie IV, en fonction des désordres hydroélectrolytiques : sérum physiologique ou sérum glucosé 5 % avec électrolytes.

MÉDICAMENTS ANTIÉMÉTIQUES

Les plus utilisés sont :

• les antipsychotiques : **métoclopramide** (*PRIMPÉRAN*), **métopimazine** (*VOGALÈNE*). Ils exposent aux effets indésirables extrapyramidaux ou troubles de la vigilance ;
• les stimulants de la motricité gastroduodénale : **dompéridone** (*MOTILIUM, PÉRIDYS*).

Ils sont utilisables sous différentes formes (orale, IV, suppositoires, gouttes).

Le *PRIMPÉRAN* et le *MOTILIUM* sont utilisables chez la femme enceinte.

Les antiémétiques sont à éviter en cas d'occlusion intestinale (préférer alors une aspiration digestive).

TRAITEMENT ÉTIOLOGIQUE

Il est indispensable.

ANTIÉMÉTIQUES PARTICULIERS

Les chimiothérapies ou les radiothérapies peuvent être très émétisantes ; on a alors recours aux antagonistes des récepteurs 5-HT3, qui empêchent la stimulation du centre cérébral du vomissement : **granisétron** (*KYTRIL*) ou **ondansétron** (*ZOPHREN*).

Lors des vomissements d'origine labyrinthique, on utilise :

- des anticholinergiques de type **scopolamine** (*SCOPODERM TTS*) par voie transcutanée au cours du mal des transports ;
- des antivertigineux, *TANGANIL* ou *SERC*, au cours de la maladie de Ménière.

PRONOSTIC

Il dépend d'éventuelles complications :

- métaboliques : déshydratation marquée par une tachycardie, hypotension artérielle, pli cutané, soif, muqueuse sèche ;
- locales : syndrome de Mallory-Weiss (hémorragie digestive liée à une déchirure de la jonction œsogastrique induite par les efforts de vomissements), œsophagite, rupture spontanée de l'œsophage, pneumopathie de déglutition par inhalation.

FICHE INFIRMIÈRE

EXAMENS

Prélever le bilan biologique prescrit. Organiser la programmation et la préparation des examens prescrits.

SURVEILLANCE DU TRAITEMENT

SOINS – TRAITEMENT

En cas de déshydratation, perfuser le patient pour réhydratation selon prescription. Administration des antiémétiques par voie orale en l'absence de vomissements itératifs, sinon par voie rectale ou par voie IV si le patient est hospitalisé, parallèlement à la réhydratation.

Mettre en place une sonde naso-gastrique (*cf.* Fiche technique, *chapitre* Hémorragie digestive haute, p. 490) en cas de vomissements abondants pour éviter la survenue de complications.

EFFICACITÉ DU TRAITEMENT

Surveillance des constantes hémodynamiques, de la courbe thermique, du poids, de la diurèse et de l'intensité des vomissements (nombre, volume, quantité d'aspiration digestive).

EFFETS INDÉSIRABLES

Surveiller l'apparition d'effets indésirables aux antipsychotiques : somnolence, symptômes extrapyramidaux (mouvements anormaux, hypertonie).

Éviter la prise d'antiémétiques, en particulier de stimulants de la motricité gastroduodénale, au cours d'une occlusion intestinale : ils peuvent être à l'origine d'une aggravation des douleurs abdominales.

ÉDUCATION ET CONSEILS

S'assurer que le patient est dans un environnement calme pour lui éviter les stimuli pouvant déclencher les nausées et vomissements (par exemple, odeurs de cuisine) ; par ailleurs, proscrire l'alcool et le tabac.

En cas de gastroparésie, fragmenter les repas, diminuer les apports en graisse et fibres alimentaires, supprimer les boissons gazeuses.

FICHE PHARMACOLOGIE

ANTIÉMÉTIQUES

Métopimazine

VOGALÈNE					
1 lyoc x 2 à 4/j	16 lyocs 7,5 mg	2,77	II	30 %	0,17
1 à 2 càc x 2 à 3/j	30 càc 5 mg (fl. 150 mL)	2,53	II	30 %	0,08
1 à 2 amp./j IM (ou IV lente) Chimiothérapie : la posologie peut être portée à 50 mg/j en IM ou en perf.	10 amp. 10 mg	3,23	II	65 %	0,32
En 3 prises : < 6 ans : 1 mg/kg/j 6-12 ans : 1,5-3 sup./j > 12 ans : 3 à 6 sup./j	10 sup. séc. 5 mg	1,43	II	30 %	0,14

Propriétés

Antiémétique appartenant à la classe des phénothiazines (**antipsychotiques**) se caractérisant par une activité antidopaminergique élective en raison de son très faible passage à travers la barrière hémato-encéphalique.

Indications

Traitement symptomatique des nausées et vomissements.
Prévention et traitement des vomissements induits par la chimiothérapie anticancéreuse (forme IV).

Contre-indications

Risque de glaucome par fermeture de l'angle.
Risque de rétention urinaire lié à des troubles urétro-prostatiques.

Précautions d'emploi

Grossesse : pas d'effet tératogène chez l'animal ; absence d'effet tératogène rapporté chez l'homme ; toutefois, la sécurité d'emploi lors de la grossesse chez la femme n'a pas été évaluée lors d'essais thérapeutiques et il est conseillé par prudence de limiter la prescription pendant la grossesse (analogie avec les phénothiazines).
Éviter l'absorption de boissons alcoolisées pendant le traitement.
Voie IV : risque d'hypotension ; éviter cette forme chez les sujets âgés ; injecter chez un patient en décubitus.
Risque de somnolence : prévenir les conducteurs et utilisateurs de machines.
Présence d'aspartam dans la forme lyoc : éviter en cas de phénylcétonurie.

Effets indésirables

Neurologiques : sédation, somnolence, dyskinésies précoces (torticolis spasmodique, crises oculogyres, trismus) cédant à l'administration d'un **antiparkinsonien anticholinergique** ; syndrome extrapyramidal ; possibilité de dyskinésies tardives en cas d'utilisation prolongée (comme avec tous les **antipsychotiques**).
Végétatifs : hypotension orthostatique, sécheresse buccale, constipation, troubles de l'accommodation, rétention urinaire.
Endocriniens : impuissance, frigidité, aménorrhée, galactorrhée, gynécomastie, hyperprolactinémie.
Rarement éruption cutanée.

Interactions médicamenteuses

Risque de potentialisation des **antihypertenseurs** et des dépresseurs du système nerveux central : **hypnotiques**, sédatifs, **analgésiques**, anesthésiques.

ANTIÉMÉTIQUES - MAL DES TRANSPORTS (MÉDICAMENTS DU)

■ Scopolamine

SCOPODERM TTS					
1 pch. à placer derrière l'oreille 6 à 12 h avant le voyage et à retirer à l'arrivée Le pch. délivre du produit pdt 72 h	5 pch. 1 mg 30 pch. 1 mg	HOP	I I	NR	

■ Diménhydrinate

MERCALM					
(contient de la caféine) 1 à 2 cp. 30 min avant le départ à renouveler toutes les 6 à 8 h sans dépasser 3 prises	15 cp. séc. 50 mg		I	NR	
NAUSICALM					
1 à 2 cp. 30 min avant le départ à renouveler toutes les 6 à 8 h sans dépasser 3 prises	14 gél. 50 mg		I	NR	
E. 1 à 2 càc ou sach. 30 min avant le départ à renouveler toutes les 6 à 8 h sans dépasser 3 prises	15 sach. 30 càc		I	NR NR	

■ Diphénhydramine

NAUTAMINE					
Idem *NAUSICALM*	20 cp. séc. 90 mg		I	NR	

Propriétés

Scopolamine : parasympatholitique de type atropinique.

Diménhydrinate et **diphénhydramine : antihistaminiques H1.**

Ces produits seraient plus efficaces que les autres **antiémétiques** dans le mal des transports.

Indications

Mal des transports.

Les **antihistaminiques H1** sont proposés dans les nausées et vomissements autres que ceux induits par la chimiothérapie.

Contre-indications

Allaitement.

Risque de glaucome par fermeture de l'angle et de rétention urinaire par obstacle urétro-prostatique.

Précautions d'emploi

Grossesse : à éviter par prudence ; pas d'effets malformatifs rapporté pour la **scopolamine**.

Éviter l'absorption de boissons alcoolisées pendant le traitement.

Risque de somnolence : prévenir les conducteurs et utilisateurs de machines ; utiliser avec prudence chez le sujet âgé.

Effets indésirables

Effets atropiniques : bouche sèche, constipation, troubles de l'accommodation, risque de poussée de glaucome par fermeture de l'angle et de rétention urinaire, somnolence, confusion.

SCOPODERM TTS (0,5 mg/72 h) : à l'arrêt du traitement après une utilisation de quelques jours, des cas de vertiges, nausées, vomissements et céphalées ont été rapportés.

Interactions médicamenteuses

Risque de potentialisation des dépresseurs du système nerveux central : **hypnotiques**, sédatifs, **analgésiques**, anesthésiques.

Majoration des effets atropiniques en cas de prise simultanée d'autres **anticholinergiques**.

ANTIÉMÉTIQUES

■ Métoclopramide ©

PRIMPÉRAN					
½ à 1 cp. x 3/j	40 cp. 10 mg 150 cp. 10 mg	2,28 HOP	I I	30 %	0,06
1 à 2 càc x 3/j	40 càc fl. 200 mL (5 mg/càc)	1,92	I	30 %	0,05
½ à 1 amp. x 3/j IM ou IV lente Réservé à la chimiothérapie : 2 à 10 mg/kg/j IM ou IV lent	12 amp. 2 mL (10 mg)	4,34	I	65 %	0,36

■ Métoclopramide + acétylsalicylate de lysine

MIGPRIV					
1 sach. dès l'apparition de la crise de migraine	6 sach.	6,32	I	30 %	

Propriétés

Antiémétique antipsychotique de la famille des benzamides modificateur du comportement digestif. Il augmente l'amplitude des ondes de contractions œsophagiennes, le tonus du sphincter inférieur de l'œsophage et la vitesse de vidange gastrique. Il normalise le péristaltisme gastroduodénal et augmente celui du grêle.

Les effets antipsychotiques de cet antagoniste dopaminergique « périphérique » s'expliquent par son passage significatif de la barrière hémato-encéphalique ; il va donc agir comme antagoniste des récepteurs dopaminergiques centraux.

Indications

Chez l'adulte uniquement.

Nausées, vomissements, hoquet.

Reflux gastro-œsophagien, œsophagite par reflux.

Manifestations dyspeptiques liées à un trouble de la motricité digestive.

MIGPRIV : traitement symptomatique de la crise de migraine et des troubles digestifs associés.

Cf. aussi **dompéridone.**

Contre-indications

Âge < 18 ans du fait des effets antipsychotiques.

Ne pas utiliser si la stimulation de la motricité gastroduodénale présente un danger : hémorragie gastro-intestinale, obstruction mécanique, perforation digestive.

Dyskinésies tardives iatrogènes.

Phéochromocytome (suspecté ou connu) : risque d'accident hypertensif.

MIGPRIV : addition des contre-indications de l'**acétylsalicylate de lysine** et du **métoclopramide.**

Précautions d'emploi

Grossesse : utilisé couramment ; pas de malformation rapportée.

Allaitement : passage dans le lait.

GASTROENTÉROLOGIE HÉPATOLOGIE

Effets indésirables

Ils sont liés aux propriétés antipsychotiques.

Somnolence, lassitude, vertiges.

Exceptionnellement : céphalées, insomnie, diarrhée, gaz intestinaux, syndrome extrapyramidal précoce avec un risque majoré chez l'adulte jeune (parfois dès la 1re administration), syndrome parkinsonien.

Dyskinésies tardives en cas de traitement prolongé, aménorrhée, galactorrhée, gynécomastie, hyperprolactinémie, tendance dépressive, méthémoglobinémie chez le prématuré. Les dyskinésies étaient plus fréquentes chez l'enfant et pouvaient présenter un caractère aigu.

Métoclopramide + acétylsalicylate de lysine : addition des effets indésirables de l'**acétylsalicylate de lysine** et du **métoclopramide.**

Interactions médicamenteuses

Antipsychotiques : synergie d'effet central.

Anticholinergiques : effets antagonistes sur la motricité digestive.

Antiparkinsoniens : inhibition possible de l'effet des 2 produits..

Métoclopramide + acétylsalicylate de lysine : addition des interactions de l'**acétylsalicylate de lysine** et du **métoclopramide.**

PARTIE 5

GYNÉCOLOGIE – OBSTÉTRIQUE

INFECTIONS GÉNITALES BASSES

FICHE MALADIE

DÉFINITION

Elles correspondent à l'infection du vagin (vaginite) et/ou du col (cervicite), et peuvent être associées à des infections génitales hautes (endométrites ou salpingites).

La flore vaginale normale est constituée principalement par les bacilles de Döderlein, mais également des *Staphylococcus epidermidis*, des corynebactéries, quelques E. Coli et des germes à Gram négatif.

CAUSES ET MÉCANISMES

L'infection est favorisée par :

• un climat hormonal inhabituel : contraception, grossesse, règles, ménopause ;

• les infections sexuellement transmissibles ;

• des habitudes : toilettes vaginales exagérées ou mauvaise hygiène ;

• les maladies générales favorisantes : diabète, corticoïdes ;

• une prise médicamenteuse : antibiotiques, corticoïdes.

DIAGNOSTIC

Les principaux signes fonctionnels sont un prurit vulvaire, des leucorrhées malodorantes et abondantes, des troubles urinaires, une dyspareunie orificielle.

Il n'y a généralement pas de douleurs pelviennes dans une infection génitale basse. L'examen au speculum inspecte la vulve, le vagin et le col. Il recherche une inflammation locale, un œdème, des ulcérations.

En cas de signes atypiques ou d'infection récidivante, un prélèvement bactériologique sera réalisé.

• Mycose candidosique : représente 20 % des vulvo-vaginites. Les leucorrhées sont blanches, caillebottées, épaisses, avec un érythème vulvaire.

• *Gardnerella Vaginalis :* vulvovaginites souvent associées à des germes anaérobies. Les leucorrhées sont gris-verdâtres et nauséabondes.

• Gonocoque : il s'agit d'une infection sexuellement transmissible due à *Neisseria Gooorrhoeee*. L'infection est en règle générale très symptomatique avec des leucorrhées purulentes, épaisses, avec notion d'urétrite chez le partenaire. Une infection à *chlamydiae* associée doit être recherchée.

• *Chlamydiae* : c'est une infection sexuellement transmissible, souvent peu symptomatique (leucorrhées banales, dysurie ou urétrite, metrorragies), et peut être responsable de stérilité.

• Herpès : infections génitales dues aux virus HSV1 et plus généralement HSV2. La primoinfection est très symptomatique, se manifestant par une vulve très inflammatoire et douloureuse, parsemée de petites vésicules. Les épisodes de récurrence sont moins symptomatiques avec sensation de cuisson/chaleur. Un prélèvement par grattage des vésicules percées peut aider à confirmer le diagnostic.

TRAITEMENT

• Mycose à candida : traitement antifongique local (ovule et crème) à base d'*ECONAZOLE* principalement, associé à des mesures d'hygiène : pas de toilette excessive, éviter les douches vaginales et les vêtements trop serrés, utilisation d'un savon neutre ou alcalin. Il n'est pas nécessaire d'utiliser un traitement par voie générale en dehors de mycoses récidivantes. Un soin lavant intime pourra être associé soit en préventif (lors de l'administration d'antibiotiques par exemple) soit après le traitement curatif local.

• Gardnerella Vaginalis : antifongique par voie générale type *SECNOL* ou antibiotiques type *METRONIDAZOLE*.

• Gonocoque : antibiotiques céphalosporine de 3e génération en une injection unique chez la patiente et son (ses) partenaire(s).

• Chlamydiae : antibiotiques type macrolides (*AZITHROMYCINE*) préférables aux cyclines devant l'augmentation des résistances acquises, et traitement associé du partenaire.

• Herpès génital : *VALACICLOVIR*, traitement oral pendant 10 jours en cas de primoinfection, et 5 jours en cas de récurrence.

FICHE TECHNIQUE

PRÉLÈVEMENT VAGINAL

Définition

Le prélèvement vaginal peut être réalisé par un médecin, une sage-femme ou une infirmière. L'objectif de cet examen consiste à réaliser un prélèvement au niveau du vagin afin de mettre en évidence par une analyse bactériologique une infection vaginale d'origine bactérienne, mycosique ou parasitaire.

Cet examen est indolore.

Méthode

La patiente est installée en position gynécologique.

Le soignant place le spéculum au niveau du vagin.

Il effectue un premier prélèvement au moyen d'un écouvillon autour du col (cette zone est spécifique à la localisation de gonocoques et de trichomonas).

Ensuite, il utilise un second écouvillon pour réaliser un autre prélèvement ciblé cette fois-ci au niveau du col uniquement (cette zone est spécifique à la localisation de chlamydiae).

Le soignant place ensuite chaque écouvillon dans son étui respectif en veillant à ne toucher ni l'intérieur, ni l'orifice des écouvillons.

Procéder ensuite à la décontamination et à la stérilisation du matériel utilisé.

Les prélèvements sont soigneusement étiquetés au nom de la patiente, datés et acheminés au laboratoire de bactériologie pour être analysés.

FICHE PHARMACOLOGIE

ANTIFONGIQUES LOCAUX

■ **Éconazole ©**

GYNO PEVARYL					
1 ovule au coucher en administration unique En cas de récidive : 1 ovule au coucher puis le lendemain matin	3 ovules 150 mg	3,59		30 %	

■ **Tioconazole**

GYNO TROSYD					
1 ovule au coucher en administration unique	1 ovule 300 mg	3,35	I	30 %	3,35

■ Fenticonazole

LOMEXIN					
1 caps. vaginale au coucher en administration unique	1 caps. 600 mg 2 caps. 600 mg	3,34	I I	30 % NR	3,34
TERLOMEXIN					
1 caps. vaginale au coucher pdt 3 j	3 caps. 200 mg	3,17		30 %	1,06

■ Sertaconazole ©

MONAZOL					
1 ovule au coucher en administration unique À renouveler à J7 si persistance des symptômes	1 ovule 300 mg 2 ovules 300 mg	3,02	I	30 % NR	3,02

■ Clotrimazole

MYCOHYDRALIN					
1 cp. vaginal 200 mg le soir pdt 3 j ou 1 cp. ou caps. vaginal(e) 500 mg au coucher en administration unique	3 cp. 200 mg + appl. 1 cp. 500 mg 1 caps. 500 mg + appl.			NR NR NR	

■ Métronidazole

FLAGYL					
Vaginite non spécifique : 1 ovule/j pdt 7 j ± traitement oral *Trichomonas* : 1 ovule/j pdt 10 j + traitement oral	10 ovules 500 mg	2,37	I	30 %	

Pour les crèmes associées, *cf.* **antifongiques** locaux en Dermatologie.

Propriétés

Imidazolés seuls : antifongiques locaux actifs sur *Candida* et sur des bactéries Gram+.
Associations : certains Gram- également.

Indications

Candidoses vulvovaginales, vaginoses et vaginites bactériennes.
Métronidazole : trichomonase vaginale, vaginites non spécifiques.

Contre-indications

Hypersensibilité au produit.
POLYGYNAX : allergie à l'arachide ou au soja.

Précautions d'emploi

Placer l'ovule au fond du vagin (en général le soir au coucher).

Ne pas interrompre le traitement pendant les règles.
Éviter les rapports sexuels et les tampons vaginaux pendant le traitement.

Effets indésirables

Irritation locale.

Interactions médicamenteuses

Risque de rupture des préservatifs et diaphragmes en latex (contre-indication). Risque d'inactivation des spermicides (déconseillé).
Passage systémique limité mais précautions d'emploi :

- alcool à éviter avec les **imidazolés**,
- *MYCOHYDRALIN* cp. ou caps. vaginal(e) : **tacrolimus** et **sirolimus** (augmentation de leur taux plasmatique),

GYNÉCOLOGIE – OBSTÉTRIQUE

• *GYNO-PEVARYL* : **antivitamines K** (augmentation d'activité, suivi fréquent de l'INR),
• *TERGYNAN* : **anticonvulsivants** inducteurs enzymatiques, **lithium, rifampicine**.
• *FLAGYL* : **disulfirame** (confusion), **busulfan**, médicaments allongeant l'intervalle QT.

TRICHOMONACIDES

Métronidazole ©

FLAGYL					
Trichomonase : – 500 mg x 2/j (+ 1 ovule/j chez la femme) pdt 10 j – chez la femme : possible dose unique de 2 g en une seule prise (4 cp.) Vaginite non spécifique : 500 mg x 2/j pdt 7 j	20 cp. 250 mg 4 cp. 500 mg 14 cp. 500 mg 1 fl. 120 mL sol. buv. (25 mg/mL)	2,31 1,97 3,24 3,60	I I I I	65 % 65 % 65 % 65 %	0,12 0,49 0,23 3,60

Secnidazole

SECNOL					
2 g en prise au début d'un repas	1 dose 2 g	5,87	I	65 %	5,87

Propriétés

Antiparasitaires et antibactériens.

Indications

Trichomonases vaginales et urogénitales.
Vaginites non spécifiques.
Lambliase, amibiase.
Traitement curatif des infections médico-chirurgicales à germes anaérobies sensibles.

Contre-indications

Hypersensibilité connue.
Grossesse : **secnidazole** déconseillé au cours du 1er trim.
Allaitement : **secnidazole** déconseillé, **métronidazole** (voie orale) avec précaution.

Précautions d'emploi

Alcool : effet antabuse.
Traiter le partenaire, qu'il présente ou non des signes cliniques.
Un traitement par métronidazole ne doit pas être prescrit pendant plus de 10 j et ne doit pas être répété plus de 2 à 3 fois/an.

Effets indésirables

Modérés et rares.
Nausées, vomissements, douleur abdominale.
Hypersensibilité rarement sévère.
Céphalées, asthénie, vertiges.
Leucopénie transitoire.

Interactions médicamenteuses

Disulfirame : confusion.

ANTIFONGIQUES ASSOCIÉS À DES ANTIBACTÉRIENS

■ Métronidazole + néomycine + nystatine

TERGYNAN					
1 à 2 cp./j pdt 10 j ± traitement oral	10 cp. gyn.	2,87	I	15 %	0,29

ANTIBACTÉRIENS LOCAUX

■ Polyvidone iodée ©

BÉTADINE					
1 ovule le soir pdt 8 à 16 j	8 ovules 250 mg			NR	
Badigeonnage (pur) ou 1 ou 2 irrigations vaginales/j (avec un nécessaire, 2 càs/L d'eau tiède)	1 fl. 125 mL (10 %) = 8 càs			NR	
	10 unidoses 10 mL sol. vaginale 10 %			NR	
	1 fl. 500 mL (10 %)	HOP			

■ Nystatine + néomycine + polymyxine B

POLYGYNAX					
1 caps. vaginale/j pdt 12 j	6 caps.	2,63	I	15 %	0,44
POLYGYNAX VIRGO					
1 instillation le soir par pression douce sur la caps. dans le vestibule et le vagin pdt 6 j Adapté aux petites filles et aux adolescentes	6 caps.	2,63	I	15 %	0,44

Propriétés

Anti-infectieux locaux non résorbés par la muqueuse vaginale, SAUF la polyvidone iodée. Actions différentes suivant les produits :

- **nystatine** (anticandidosique) ;
- **polyvidone** (antifongique et antibactérien).

Indications

Infections bactériennes cervicovaginales.
Vulvo-vaginite de la petite fille (*POLYGYNAX VIRGO*).
Candidoses vulvo-vaginales.

Contre-indications

Grossesse et allaitement : pour la **polyvidone**.
Hypersensibilité connue (**polyvidone** ++).
Polyvidone iodée : pathologie thyroïdienne.

Précautions d'emploi

Idem anticandidosique.
Métronidazole et alcool : effet antabuse.
Traitement du partenaire si *Trichomonas*.

Effets indésirables

Irritation, allergie de contact.
Surcharge iodée avec polyvidone.

Interactions médicamenteuses

Ne pas associer la **polyvidone** avec les dérivés mercuriels.

INFECTIONS GÉNITALES HAUTES

FICHE MALADIE

DÉFINITION

Il peut s'agir d'une infection des annexes (trompes de Fallope) réalisant une salpingite, d'une infection de l'utérus (endométrite) et peut se compliquer par une infection diffuse du péritoine pelvien (pelvipéritonite).
C'est une cause importante de stérilité.

CAUSES ET MÉCANISMES

L'infection est généralement ascendante du vagin vers l'endomètre puis vers les trompes. Les germes en cause sont nombreux et leur association fréquente : pyogènes, *Chlamydiae trachomatis* (40 %), gonocoques (20 %) – ces deux derniers sont responsables d'infections sexuellement transmissibles (IST) – mycoplasmes, bacille de Koch.

Elles sont favorisées par le port d'un stérilet, la multiplicité des partenaires, la période post-abortum ou post-partum, ou plus largement après manœuvres endo-utérines avec un défaut d'asepsie (curetage, IVG, révision utérine, pose d'un DIU, hystéroscopie, hystérosalpingographie).

DIAGNOSTIC

SIGNES CLINIQUES

La clinique est parfois trompeuse. Il peut s'agir de douleurs pelviennes ou hypogastriques associées à des leucorrhées sales et malodorantes ou des métrorragies, et une fièvre vers 38-39 °C. Il peut s'y associer des douleurs de l'hypocondre droit en cas de péri-hépatite.

Le toucher vaginal retrouve une douleur vive à la mobilisation utérine, latéralisée si complication, et un comblement des culs-de-sac utéro-vaginaux.

Il existe de nombreuses formes atypiques, atténuées, voire silencieuses, qui sont diagnostiquées a posteriori lors d'une cœlioscopie, notamment pour bilan de stérilité.

Certaines formes peuvent être pseudo-occlusives sur un iléus en lien avec l'abcès pelvien.

EXAMENS COMPLÉMENTAIRES

- NFS, CRP, sérologies infectieuses (VIH, hépatites B et C, syphilis) ;
- β-HCG systématiques pour éliminer une GEU devant un tableau de douleurs pelviennes aiguës ;
- Les prélèvements locaux mettant en évidence le germe responsable ; ECBU ; PCR gonocoque et *Chlamydia* ;
- Hémocultures en cas de fièvre et/ou frissons ;
- L'échographie pelvienne est réalisée à la recherche d'un pyosalpinx (abcès localisé au niveau de la trompe), d'un épanchement péritonéal ;
- La cœlioscopie, non obligatoire, permet de confirmer le diagnostic et précise les atteintes associées (syndrome de Fitz-Hugh-Curtis, adhérences multiples).

TRAITEMENT

Il faudra retirer et mettre en culture un éventuel dispositif intra-utérin.

Bi-antibiothérapie adaptée (*OFLOXACINE, FLAGYL*) contre les germes banals, pendant 15 jours PO ; *AZITHROMYCINE* contre le Chlamydia en dose unique.

En cas de forme compliquée d'abcès tuboovarien, hospitalisation avec traitement intra-veineux par *ROCEPHINE, FLAGYL, DOXYCYCLINE*, et relais PO adapté à l'antibiogramme.

Ultérieurement : traitement par coelioscopie des séquelles (adhérences, obstructions tubaires, etc.).

PRONOSTIC

- Favorable en cas de traitement précoce.
- Sinon, en cas de traitement insuffisant ou tardif, des complications importantes sont à craindre :
  – **pyosalpinx** pouvant évoluer vers une **pelvipéritonite** par rupture partielle de l'abcès ;
  – récidives d'infection génitale haute ;
  – séquelles à type de douleurs pelviennes chroniques, de risque de grossesse extra-utérine et surtout de **stérilité**.

BARTHOLINITE AIGUË

FICHE MALADIE

DÉFINITION

Infection de la glande de Bartholin (partie postéro-inférieure de la grande lèvre), responsable de la lubrification du vagin. C'est une affection fréquente, de faible gravité, mais très douloureuse.

DIAGNOSTIC

Tuméfaction rouge et douloureuse de la glande de Bartholin, qui peut évoluer vers la fistulisation spontanée. Dans sa forme chronique ou kystique, il s'agit d'une tuméfaction indolore de la glande de Bartholin.

TRAITEMENT

En cas de bartholinite aiguë, le traitement va consister en une mise à plat de l'abcès associée à la marsupialisation de la glande et mise en place d'une mèche.

PRONOSTIC

Les abcès de la glande de Bartholin peuvent récidiver tant que l'on n'a pas enlevé la glande. Le cancer de la glande de Bartholin est rare mais gravissime.
La bartholinite passe à la chronicité (formation d'un kyste indolore) et une surinfection peut survenir à tout moment. On pourra proposer une kystérectomie à froid.

FICHE INFIRMIÈRE

EXAMENS

Effectuer sous prescription médicale : groupe sanguin, Rhésus, RAI, NFS, bilan op + prélèvement bactériologique.

SURVEILLANCE DU TRAITEMENT

SOINS – TRAITEMENT

- Traitement médical : antibiotique efficace contre les bacilles à Gram négatif, type *AUGMENTIN* ou *DOXYCYLINE*.
- Traitement chirurgical : drainage de l'abcès collecté.
- Toilette intime stérile à réaliser 2 fois/j pour irrigation de la plaie :
  - installation de la patiente ;
  - mise sur le bassin ;
  - eau stérile à température ambiante ;
  - savon moussant ;
  - compresses stériles ;
  - protection stérile ;
  - gants stériles.

EFFICACITÉ DU TRAITEMENT

- Surveillance : pouls, pression artérielle, température, saturation, douleur par estimation sur l'EVA.
- Surveillance de la prise du traitement antibiotique quand il est prescrit.
- Surveillance de la lame de drainage ou de la mèche iodoformée mise en place pendant l'intervention : mobilisation, retrait ou changement quotidien suivant la prescription médicale ; surveillance des saignements, de la couleur et de l'aspect de l'écoulement.

ÉDUCATION ET CONSEILS

- Éviter bains et rapports sexuels pendant 1 mois.
- Soins à domicile par une infirmière pendant 1 semaine.
- Reconsulter en urgence en cas de douleur périnéale importante, de fièvre, d'écoulement anormal.

ENDOMÉTRIOSE

FICHE MALADIE

DÉFINITION

Localisation atypique de tissu endométrial en dehors de la cavité utérine, réalisant :

- à l'intérieur du muscle utérin : l'adénomyose ;
- au niveau du péritoine et des organes pelviens : l'endométriose externe.

L'endométriose concerne 2 % de la population féminine, et 10 % des femmes de 30-40 ans.

CAUSES ET MÉCANISMES

Les mécanismes sont relativement mal connus : facteurs familiaux et génétiques, stimuli hormonaux, déficit immunitaire, reflux menstruel par les trompes de tissu endométrial, toxiques, dissémination lymphatique.

DIAGNOSTIC

Pour l'adénomyose, il s'agit de multipares de plus de 35 ans ; pour l'endométriose externe, il s'agit plutôt de femmes plus jeunes, entre 20 et 30 ans.

L'interrogatoire recherche des douleurs pelviennes chroniques, des ménométrorragies, une dyspareunie profonde, infertilité.

SIGNES CLINIQUES

L'examen gynécologique peut être normal, mais on recherche un utérus dur, globuleux, douloureux en prémenstruel, un endométriome se traduisant par une masse latéro-utérine, une induration des ligaments utéro-sacrés, un nodule de la cloison rectovaginal.

Il peut retrouver des localisations atypiques d'endométriose externe : au niveau du col ou au niveau de cicatrices périnéales, nodules bleutés devenant plus volumineux et pouvant saigner en périodes menstruelles.

Quand l'endométriose est plus évoluée, on peut rechercher des lésions d'atteinte des organes de voisinage : le rectum en recherchant des rectorragies ou des dyschésies menstruelles, les voies urinaires en recherchant une hématurie, une dysurie.

EXAMENS COMPLÉMENTAIRES

▶ Échographie pelvienne

Elle recherche un utérus globuleux, une masse latéro-utérine évoquant un endométriome : kyste de l'ovaire à contenu homogène peu échogène, aux contours bien réguliers et arrondis.

▶ Hystérosalpingographie

Souvent demandée dans le bilan de stérilité, elle retrouve :

- des signes directs : diverticules de la muqueuse utérine pénétrant dans le muscle utérin et réalisant des formes de « massue » ou de « clous de tapissier », ou diverticules au niveau de la portion proximale de la trompe, image en « boule de gui ». On peut observer un phimosis ou un hydrosalpinx ;
- des signes indirects : ectasie d'une partie de l'utérus, aspect de *tuba erecta* des trompes, aspect en « baïonnette » entre le col et le corps utérin.

▶ Hystéroscopie

L'hystéroscopie est souvent demandée en cas de ménométrorragies ou de bilan de stérilité. Elle retrouve les orifices des diverticules.

▶ Autres

En cas de suspicion d'atteinte plus évoluée, ou profonde, on demande une échographie rénale ou une tomodensitométrie recherchant une urétérohydronéphrose uni- ou bilatérale, une échographie endorectale et une IRM pelvienne (en 1re partie de cycle) afin de bien visualiser un nodule de la cloison rectovaginale ou adénomyose (stries linéaires hypoéchogènes).

TRAITEMENT

Le traitement est chirurgical et médical.

CŒLIOSCOPIE

Le but en est triple :

- Affirmer le diagnostic : lésion pigmentée.
- Rôle pronostique.
- Rôle thérapeutique :
  - Résection de toutes les lésions superficielles par électrocoagulation, ou laser, ou excision aux ciseaux.
  - Kystectomie d'endométriomes (contenu liquidien chocolat).
  - Prise en charge des trompes avec néosalpingotomie après épreuve au bleu.
  - Résection des ligaments utérosacrés après urétérolyse.

PRISE EN CHARGE DE L'ADÉNOMYOSE

Hystéroscopie avec endométrectomie ou hystérectomie.

EN CAS D'ENDOMÉTRIOSE EXTENSIVE RESPONSABLE DE SIGNES DIGESTIFS ET URINAIRES

Une laparotomie plus ou moins délabrante peut être entreprise, pouvant aller jusqu'à la réimplantation urétérale ou la résection anastomose digestive.

TRAITEMENT MÉDICAL

Le traitement médical peut être exclusif et suffire en cas d'endométriose peu évoluée : antalgiques (AINS), progestatifs du 5e au 25e jour, en particulier chez des patientes qui souhaitent conserver une possibilité de grossesse ultérieure, ou pilule œstroprogestative en continu. Il peut également être prescrit à visée préopératoire, afin de faciliter le geste chirurgical, ou postopératoire, afin de compléter le geste chirurgical (agonistes de la GnRH).

PRONOSTIC

Maladie bénigne de la femme jeune, pouvant être responsable de stérilité dans 30 à 40% des cas, l'endométriose a tendance spontanément à s'aggraver, pouvant petit à petit atteindre les organes de voisinage, pouvant être responsables, en cas de signes cliniques majeurs, de chirurgies mutilantes.

Outre la grossesse ou la ménopause pouvant être responsables de la guérison de la patiente, il existe parfois des guérisons spontanées.

En cas d'infertilité, la patiente pourra être prise en charge en AMP (aide médicale à la procréation) en vue d'une FIV.

FICHE INFIRMIÈRE

EXAMENS

- Effectuer le bilan préopératoire : NFS, groupe, Rhésus, RAI.
- Vérifier que le bilan demandé par le chirurgien est présent dans le dossier : marqueurs tumoraux, échographie pelvienne, scanner ou IRM pelvienne.
- Vérifier la date des dernières règles et la prise d'une contraception. En cas d'aménorrhée, prévenir le médecin et prévoir de pratiquer un test de grossesse avant intervention.
- Surveillance : pouls, pression artérielle et température, bandelette urinaire, voire ECBU en cas de positivité de celle-ci.

SURVEILLANCE DU TRAITEMENT

SOINS – TRAITEMENT

- Vérifier que la patiente est bien au courant du geste opératoire prévu, calmer ses éventuelles angoisses par une attitude d'écoute rassurante.
- Effectuer les soins préopératoires prescrits :
  - toilette vaginale et vulvaire ;
  - rasage ;
  - préparation digestive ;
  - vérifier l'absence de vernis à ongles et la propreté du champ opératoire (en particulier le nombril), faire retirer les bijoux, les prothèses dentaires ;
  - rappeler à la patiente qu'elle doit être à jeun à partir de minuit.

• Vérifier l'absence de traitement antiinflammatoire récent.
• Cœlioscopie opératoire (± laparotomie) : *cf.* Fiche technique, ci-dessous.

ÉDUCATION ET CONSEILS

• Éviter les efforts abdominaux pendant 1 mois.
• Pas de bain, de rapports sexuels, de tampons vaginaux pendant 1 mois.
• Appliquer les mesures préventives thromboemboliques pendant une dizaine de jours (6 semaines en cas d'antécédents) par le port de bas de contention et l'anticoagulation prophylactique si nécessaire.
• Effectuer un bilan plaquettaire 2 fois/semaine pendant la durée de l'anticoagulation.
• Prendre rendez-vous avec le chirurgien 3 semaines après l'intervention pour la communication des résultats anatomopathologiques et la vérification de la cicatrisation.

Tout autre événement à type de douleurs abdominales intenses, fièvre, métrorragies abondantes, troubles du transit à type de vomissements, arrêt des matières et des gaz, est anormal et doit amener la patiente à reconsulter plus tôt que prévu.

FICHE TECHNIQUE

CŒLIOSCOPIE OPÉRATOIRE (± LAPAROTOMIE)

En postopératoire

• Surveillance des constantes : pouls, PA, température, saturation, diurèse (quantification et couleur des urines).
• Rechercher une hémorragie postopératoire : tachycardie, hypotension, douleurs abdominales.
• Quantifier les éventuels redons et vérifier qu'ils sont bien aspiratifs.
• Vérifier les saignements d'origine vaginale (changements de garnitures à quantifier).
• Vérifier les cicatrices à la recherche d'hématomes.
• Surveiller la douleur par l'EVA et adapter le traitement antalgique suivant la prescription médicale.
• Suivre les prescriptions de l'anesthésiste et du chirurgien : réanimation veineuse, oxygénothérapie, anticoagulants, antibiotiques.
• Surveiller les points de ponction de la perfusion.
• Prendre connaissance du geste chirurgical et rassurer la patiente.

À J+1

• Surveillance des constantes.
• Surveillance de la douleur.
• Quantification des redons.
• Enlever la sonde urinaire suivant la prescription médicale après quantification de la diurèse des 24 h et vérifier la reprise correcte des mictions.
• Prévenir le risque thromboembolique par le port de bas de contention, le lever précoce et l'anticoagulation prophylactique.
• Réfection du pansement.

Les jours suivants

• Surveillance des constantes, de la douleur, des cicatrices, des saignements, du risque thromboembolique par les mêmes mesures préventives que le premier jour.
• Réalimentation progressive dès la reprise du transit.

FICHE PHARMACOLOGIE

PROGESTATIFS NON CONTRACEPTIFS

■ Chlormadinone ©

CHLORMADINONE					
Insuffisance lutéale, ménométrorragies, dysménorrhée : 10 mg/j (en 1 ou 2 prises) du 16e au 25e j du cycle Ménopause : 10 mg/j les 2 dernières sem. du traitement œstrogénique Endométriose : 10 mg/j en continu	10 cp. 5 mg 12 cp. 10 mg	1,62 2,22	I I	65 % 65 %	0,16 0,19

DÉRIVÉ DE LA 17-MÉTHYLPROGESTÉRONE (NOYAU PRÉGNANE)

■ Médrogestone

COLPRONE					
Insuffisance lutéale, ménométrorragies, dysménorrhée : 5 à 10 mg/j du 16e au 25e j du cycle Ménopause : 5 à 10 mg/j les 2 dernières sem. du traitement œstrogénique Endométriose : 5 à 15 mg/j en continu ou du 5e au 25e j du cyle	20 cp. 5 mg	3,82	I	65 %	0,19

DÉRIVÉS DE LA 19-NORPROGESTÉRONE (NOYAU PRÉGNANE)

■ Nomégestrol ©

LUTÉNYL					
Insuffisance lutéale, ménométrorragies, dysménorrhée : 5 mg/j du 16e au 25e j du cycle inclus Ménopause : 3,75 ou 5 mg/j les 2 dernières sem. du traitement œstrogénique	10 cp. 5 mg	3,49	I	65 %	0,35

Propriétés

Action progestomimétique, antiœstrogénique, antigonadotrope.

Les norstéroïdes ont l'action la plus puissante, mais également des effets androgéniques responsables des effets indésirables.

Indications

Endométriose : traitement continu de 6 à 12 mois, à dose suffisante pour obtenir une aménorrhée.

Ménorragies fonctionnelles ou des fibromes.

Insuffisance lutéale de la préménopause.

Contraception en préménopause.

Hormonothérapie substitutive de la ménopause : progestatif à noyau prégnane, les 2 dernières sem. du traitement œstrogénique.

Contre-indications

Grossesse et allaitement.

Antécédents de maladie thromboembolique.

Insuffisance hépatique grave.

Hémorragie génitale d'étiologie inconnue.

Précautions d'emploi

Utiliser avec prudence si antécédents coronariens, ou vasculaires cérébraux, si HTA, diabète ou hyperlipidémie.

Effets indésirables

Irrégularités menstruelles, métrorragies, aménorrhée.

Androgéniques : prise de poids, œdèmes, acné, chloasma, séborrhée, augmentation de la pilosité, diminution du HDL-cholestérol (augmentation du risque cardiovasculaire).

Hépatiques : ictère cholestatique (norstéroïdes surtout).

Nausées, vomissements.

Troubles visuels.

HYPERTROPHIE OU ATROPHIE DE L'ENDOMÈTRE

FICHE MALADIE

DÉFINITION

HYPERTROPHIE ENDOMÉTRIALE

Prolifération excessive des glandes endométriales, le plus souvent liée à une hyperœstrogénie. Certaines hypertrophies peuvent être dues à des hyperplasies avec atypies, pouvant être le nid de cancer de l'endomètre.

ATROPHIE ENDOMÉTRIALE

Il s'agit au contraire d'une carence en tissu endométrial normal, le plus souvent d'origine hormonale (postménopause).

DIAGNOSTIC

L'hypertrophie ou l'atrophie endométriale sont responsables de ménométrorragies.

Le diagnostic est échographique avec la mesure de l'épaisseur endométriale en fonction de l'âge (ménopause) et de la période du cycle.

Il doit être confirmé à l'hystéroscopie associée à un curetage biopsique voire une résection endométriale, afin de ne pas méconnaître un cancer endométrial associé.

TRAITEMENT

HYPERTROPHIE ENDOMÉTRIALE

Après un curetage biopsique à la canule de Novak ou à la pipelle de Cornier en consultation, pour ne pas méconnaître un cancer de l'endomètre, on pourra tenter un traitement hormonal par des progestatifs (PO ou DIU *MIRENA*).

En cas de non-amélioration, il vaut mieux réaliser au bloc opératoire une hystéroscopie permettant un curetage biopsique de toute la cavité utérine ou une résection endoscopique endométriale. Après 45 ans, en cas de récidive, on peut proposer une hystérectomie par voie haute ou cœlioscopique ou par voie basse.

ATROPHIE ENDOMÉTRIALE

Un traitement médical œstrogénique peut être proposé, voire, en période ménopausique, un curetage de la cavité utérine permettant la création de synéchies.

PRONOSTIC

Il est lié, pour l'hypertrophie endométriale, à la présence ou à l'absence d'hyperplasie atypique, voire de cancer endométrial à ne pas méconnaître.

FICHE TECHNIQUE

HYSTÉROSCOPIE DIAGNOSTIQUE OU OPÉRATOIRE

Le plus souvent réalisée en ambulatoire

Soins préopératoires

- Pas de rasage.
- Toilette vulvaire simple.

La mise en place de deux comprimés de misoprostol en intravaginal 2 h avant le geste chirurgical est possible mais non systématique pour favoriser la dilatation cervicale et éviter le risque de faux trajets (sur prescription médicale et après vérification des contre-indications : asthme essentiellement).

En postopératoire

- Surveillance des constantes : pouls, PA, température, saturation, diurèse (quantification et couleur des urines).
- Surveillance des saignements utérins : nombre et aspect des garnitures.
- Vérifier l'absence de signes d'hémorragie hémodynamiques : tachycardie, hypotension artérielle, malaises.
- Prévenir le médecin en cas de signes anormaux et mettre en place une voie veineuse périphérique de bon calibre après avoir prélevé une NFS et hémostase.
- En cas d'hystéroscopie opératoire au glycocolle, effectuer un bilan hydroélectrolytique à la recherche d'une hyponatrémie, en particulier en cas d'hystéroscopie longue (risque de passage intravasculaire de glycocolle).
- Se renseigner sur la survenue peropératoire de complications telles que perforations utérines, faux trajets.

FICHE INFIRMIÈRE

EXAMENS

- Effectuer selon la prescription médicale les examens préopératoires : NFS, hémostase, groupe sanguin, Rhésus, RAI, ionogramme sanguin.
- Vérifier la présence de l'échographie pelvienne dans le dossier.
- Vérifier la date des dernières règles : en cas d'aménorrhée supérieure à 1 mois, prévenir le médecin pour effectuer un test de grossesse.

SURVEILLANCE DU TRAITEMENT

Hystéroscopie diagnostique ou opératoire : *cf.* Fiche technique, supra.

ÉDUCATION ET CONSEILS

- Pas de bain, de rapports sexuels, de tampons vaginaux pendant 1 mois.
- Prévenir du risque de métrorragies ou pertes marron pendant 1 semaine.
- Prendre un rendez-vous de consultation postopératoire avec le chirurgien 1 mois plus tard.

La survenue de douleurs pelviennes, de métrorragies importantes avec caillots, de fièvre ou de signes digestifs tels que vomissements ou arrêt des matières et des gaz doit amener la patiente à consulter en urgence.

FIBROMES UTÉRINS

FICHE MALADIE

DÉFINITION

Les fibromes, myomes ou léiomyomes sont des tumeurs bénignes fréquentes (20 à 40% des femmes en âge de procréer) développées aux dépens du muscle utérin, le myomètre.

Ils peuvent être isolés ou multiples. La taille d'un fibrome varie de quelques millimètres à plusieurs dizaines de centimètre.

Ils sont classés en fonction de leur localisation par rapport à la paroi utérine :

- sous-muqueux (0-1-2) qui bombent dans la cavité utérine ;
- interstitiels (3-4-5) dans l'épaisseur de la paroi utérine ;
- sous-séreux (5-6-7) situés juste sous la séreuse utérine (*cf.* figure).

Le fibrome utérin a une croissance spontanée sous influence hormonale des œstrogènes et de la progestérone : il croit pendant la grossesse et involue à la ménopause.

DIAGNOSTIC

Les fibromes utérins sont le plus souvent asymptomatiques et de découverte fortuite.

Ils entraînent dans 25 à 30 % des cas des symptômes, principalement des metrorragies, des dysménorrhées, et peuvent être responsables d'une anémie chronique.

Ils peuvent également exercer une compression des organes de voisinage et donner une sensation de pesanteur pelvienne, des signes fonctionnels urinaires (pollakiurie), une rétention aiguë d'urine, une constipation, des ténesmes et faux besoins, et une dyspareunie.

Des difficultés de reproduction peuvent faire rechercher un fibrome sous muqueux.

Ils peuvent se compliquer de torsion en cas de fibrome sous séreux pédiculé, et de nécrobiose aseptique dans un contexte d'ischémie du fibrome.

Les touchers pelviens permettent de retrouver une masse de taille variable, mobile avec l'utérus.

Si leur taille est importante l'abdomen peut être augmenté de volume.

L'échographie endovaginale et sus pubienne met en évidence une image arrondie plus ou moins hétérogène siégeant au niveau du muscle utérin, les compte et les localise.

L'hystéroscopie retrouve une formation intracavitaire. Elle peut être associée à une hypertrophie de l'endomètre.

Classification des léiomyomes (FIGO)

Système de sous-classification des léiomyomes

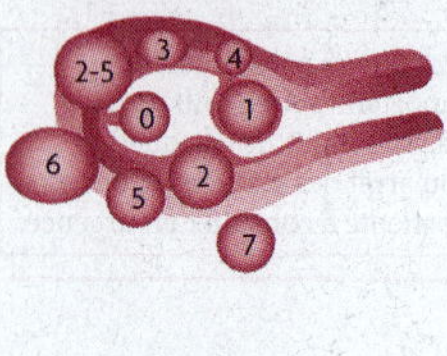

S – Sous-muqueux	0	Pédiculé, endocavitaire
	1	< 50 % intramural
	2	≥ 50% intramural
A – Autres	3	En contact avec l'endomètre ; 100 % intramural
	4	Intramural
	5	Sous-séreux, ≥ 50 % intramural
	6	Sous-séreux, < 50 % intramural
	7	Sous-séreux, pédiculé
	8	Autre (à préciser, p. ex. cervical, parasitaire)
Léiomyomes hybrides (affectent tant l'endomètre que la séreuse)		Deux des nombres sont liés par un trait d'union. Par convention, le premier de ces nombres désigne la relation avec l'endomètre, tandis que le deuxième désigne la relation avec la séreuse. Exemple :
	2–5	Simultanément sous-muqueux et sous-séreux, moins de la moitié du diamètre se trouvant à la fois dans la cavité endométriale et dans la cavité péritonéale

L'IRM peut être demandée afin de caractériser une masse pelvienne et de visualiser ses rapports avec les organes de voisinage.
Une NFS peut être demandée en cas de saignements importants à la recherche d'une anémie.

TRAITEMENT

Le fibrome est une tumeur bénigne, l'attitude thérapeutique devra être la plus conservatrice possible.
Il n'y a donc pas d'indication de traitement si la patiente est asymptomatique.
Dans le cadre d'un fibrome sous muqueux : traitement chirurgical en première intention par hystéroscopie s'il est de taille inférieure à 4 cm, en respectant le mur postérieur de plus de 5 mm. Il peut y être associé un gel anti-adhérentiel pour diminuer le risque de synéchies postopératoires si l'on veut préserver la fertilité des patientes jeunes.

- En cas de ménorragies, on proposera un traitement médicamenteux : DIU au **levonorgestrel** (*MIRENA*), anti-fibrinolytiques (**acide tranexamique** : *EXACYI*), progestatifs (*LUTENYL, SURGESTONE*) de J16 à J25 du cycle, AINS.
- Traitement en pré-opératoire (2-3 mois) : analogue du GnRH (*DECAPEPTYL, ENANTONE*), modulateur des récepteurs de la progestérone (*ESMYA*).
- Le traitement chirurgical se fait par voie vaginale, par laparotomie ou par cœlioscopie :
  - hystérectomie avec ou sans conservation ovarienne ;
  - myomectomie (si souhait de préserver une éventuelle fertilité).
- On peut également proposer comme alternative aux chirurgies classiques :
  - embolisation des artères utérines si pas de désir de grossesse ;
  - résection endométriale : thermocoagulation, hydrothermablation, radio-fréquences.

PRONOSTIC

Il s'agit d'une tumeur bénigne qui ne se complique jamais de cancer. Le pronostic est principalement lié aux complications.
Il faut cependant faire attention aux « myomes » d'augmentation rapide de taille : il peut s'agir de sarcomes qui sont des tumeurs mésenchymateuses malignes.

FICHE INFIRMIÈRE

EXAMENS

Effectuer suivant la prescription médicale : groupe sanguin, Rhésus, hémostase, RAI, NFS, ionogramme sanguin.

SURVEILLANCE DU TRAITEMENT

Surveillance postopératoire d'une myomectomie

- Surveillance des constantes : pouls, PA, température, saturation, diurèse (quantification et couleur des urines).
- Rechercher une hémorragie postopératoire : tachycardie, hypotension, douleurs abdominales.
- Quantifier les redons et vérifier qu'ils sont bien aspiratifs.
- Effectuer sur prescription médicale un ionogramme sanguin pour dépister une hyponatrémie et une hypoprotidémie en cas d'hystéroscopie au glycocolle.
- Vérifier les saignements d'origine vaginale (changements de garnitures à quantifier).
- Vérifier les cicatrices à la recherche d'hématomes.
- Surveiller la douleur par l'EVA et adapter le traitement antalgique suivant la prescription médicale.
- Surveiller les points de ponction de la perfusion.

À J+1

- Surveillance des constantes.
- Surveillance de la douleur.
- Quantification des redons.
- Enlever la sonde urinaire suivant la prescription médicale après quantification de la diurèse des 24 h et vérifier la reprise correcte des mictions.
- Prévenir le risque thromboembolique par le port de bas de contention, le lever précoce et l'anticoagulation prophylactique.

Les jours suivants

- Surveillance des constantes, de la douleur, des cicatrices, des saignements, du risque thromboembolique par les mêmes mesures préventives que le premier jour.
- Réalimentation progressive dès la reprise du transit.

ÉDUCATION ET CONSEILS

- Éviter les efforts abdominaux pendant 1 mois.
- Pas de bain, de rapports sexuels, de tampons vaginaux pendant 1 mois.
- Appliquer les mesures préventives thromboemboliques pendant une dizaine de jours (6 semaines en cas d'antécédents) par le port de bas de contention et l'anticoagulation prophylactique.
- Effectuer un bilan plaquettaire 2 fois/semaine pendant la durée de l'anticoagulation.
- Prendre rendez-vous avec le chirurgien 3 semaines après l'intervention pour la communication des résultats anatomopathologiques et la vérification de la cicatrisation.
- Tout autre événement à type de douleurs abdominales intenses, fièvre, métrorragies abondantes, des troubles du transit à type de vomissements, arrêt des matières et des gaz est anormal et doit amener la patiente à reconsulter plus tôt que prévu.

POLYPES UTÉRINS

FICHE MALADIE

DÉFINITION

Formations bénignes très fréquentes développées aux dépens de l'endomètre.

DIAGNOSTIC

Ils peuvent être asymptomatiques ou responsables de ménométrorragies, ou encore de fausses couches à répétition, voire d'infertilité.

Le diagnostic est apporté par l'échographie pelvienne retrouvant une formation endocavitaire vascularisée, confirmée par l'hystéroscopie.

TRAITEMENT

Il est essentiellement chirurgical.

Une hystéroscopie opératoire permet, après visualisation de toute la cavité et des ostia tubaires d'obtenir l'histologie du polype, en particulier en période postménopausique, soit par un curetage biopsique de toute la cavité utérine emportant également le polype, soit par une résection endoscopique.

PRONOSTIC

Il est lié à l'anatomopathologie du résultat du curetage biopsique. Après la ménopause, 15 à 20 % d'entre eux sont associés à un cancer de l'endomètre.

FICHE INFIRMIÈRE

EXAMENS

• Effectuer selon la prescription médicale les examens préopératoires : NFS, hémostase, groupe sanguin, Rhésus, RAI, ionogramme sanguin.
• Vérifier la présence de l'échographie pelvienne dans le dossier.
• Vérifier la date des dernières règles : en cas d'aménorrhée supérieure à 1 mois, prévenir le médecin pour effectuer un test de grossesse.

SURVEILLANCE DU TRAITEMENT

Hystéroscopie diagnostique ou opératoire : *cf.* Fiche technique, *chapitre* Synéchie endométriale, p. 517.

ÉDUCATION ET CONSEILS

• Pas de bain, de rapports sexuels, de tampons vaginaux pendant 1 mois.
• Prévenir du risque de métrorragies ou pertes marron pendant 1 semaine.
• Prendre un rendez-vous de consultation postopératoire avec le chirurgien 1 mois plus tard.

La survenue de douleurs pelviennes, de métrorragies importantes avec caillots, de fièvre ou de signes digestifs tels que vomissements ou arrêt des matières et des gaz doit amener la patiente à consulter en urgence.

DYSPLASIES CERVICALES

FICHE MALADIE

DÉFINITION

« Néoplasies cervicales intra-épithéliales », ce sont des lésions précancéreuses, accessibles au dépistage par le frottis cervico-vaginal (FCV) et facilement guéries par la conisation. Elles surviennent en général 10 ans avant le cancer invasif du col (évolution naturelle).
Les anomalies cellulaires naissent au niveau de la jonction pavimento-cylindrique.
Elles peuvent guérir spontanément, d'autant plus que le stade est peu avancé, ou alors se transformer en cancer invasif.

CAUSES ET MÉCANISMES

Les facteurs de risques classiques sont : la vie sexuelle précoce, la multiplicité des rapports sexuels et des partenaires sexuels, les infections génitales, en particuliers l'infection par les HPV 16 et 18 et leur persistance, l'immunodépression, la mauvaise hygiène génitale, le tabac.

DIAGNOSTIC

Les dysplasies sont asymptomatiques. Le diagnostic est apporté par le FCV qui permet de classer les anomalies en lésions de bas ou haut grade, confirmé par les biopsies dirigées sous colposcopie après le test de Schiller (application d'acide acétique puis de lugol : zones blanches et iodonégatives). Seules les biopsies permettent de porter le diagnostic de certitude (diagnostic anatomo-pathologique) et de différencier les dysplasies légères (CIN 1) et sévères (CIN 2-3).

TRAITEMENT

DYSPLASIE LÉGÈRE : CIN 1

Simple surveillance par FCV et colposcopie il y a possibilité de régression. En cas de persistance des lésions après 18 mois de suivi FCV (tous les 6 mois) : destruction par laser ou cryothérapie.

DYSPLASIE SÉVÈRE OU CARCINOME *IN SITU* : CIN 2-3

C'est l'indication de la conisation chirurgicale :
• Chez les patientes jeunes, on essaiera d'être conservateur au maximum tout en ayant une marge de sécurité satisfaisante au niveau de la pièce opératoire (> 3 mm).
• Chez les patientes ménopausées ou aux nombreux antécédents de conisation avec

une petite longueur cervicale restante, on peut pratiquer une hystérectomie totale extra-faciale, mais il faut être sûr qu'il n'y a pas de cancer sous-jacent.

SURVEILLANCE

Quel que soit le degré de la dysplasie, après la conisation, la patiente doit être revue en consultation postopératoire, puis pour un FCV et une colposcopie 6 mois après le geste chirurgical.

PRONOSTIC

Sous couvert d'une surveillance correcte, le pronostic est bon. C'est la persistance de l'HPV qui induit les récidives, aussi bien cervicales que vulvovaginales, qui font le lit du cancer. Il est donc primordial de réaliser un suivi régulier par FCV ± colposcopie.

PRÉVENTION

Elle consiste à vacciner contre les papillomavirus (HPV) responsables des lésions du col de l'utérus (HPV 6, 11, 19, 18). Le vaccin doit être proposé aux jeunes filles de 9 à 14 ans (2 doses espacées de 6 mois), avec un rattrapage entre 15 et 18 ans (3 doses à 0, 1 et 6 mois). On peut le proposer au cours d'une consultation pour contraception.

FICHE INFIRMIÈRE

EXAMENS

Effectuer selon la prescription médicale : groupe sanguin, Rhésus, RAI, NFS, hémostase.

SURVEILLANCE DU TRAITEMENT

Conisation : *cf.* Fiche technique, ci-dessous.

ÉDUCATION ET CONSEILS

- Prévenir la patiente d'une éventuelle reprise des métrorragies vers le 8e-10e jour, qui peut même nécessiter une réhospitalisation pour hémostase (chute d'escarres).
- Prévenir de la possibilité de métrorragies à type de saignements brunâtres, voire noirâtres pendant à peu près 1 mois.
- Éviter les bains, les relations sexuelles et les tampons vaginaux pendant 1 mois.
- Prendre un rendez-vous avec le chirurgien 3 semaines après l'intervention pour vérification de la cicatrisation et communication des résultats anatomopathologiques.

> Tout événement autre à type de métrorragies abondantes, douleurs pelviennes, fièvre est anormal et doit inciter la patiente à téléphoner voire à reconsulter son chirurgien plus tôt que prévu.

FICHE TECHNIQUE

CONISATION

Définition

C'est une intervention chirurgicale, réalisée le plus souvent en ambulatoire, qui consiste à réséquer en « cône » la partie externe du col (permet d'emporter la muqueuse exo et endocervicale). La pièce est ensuite envoyée en anatomopathologie pour analyse.

L'intervention a un but à la fois diagnostique (identification des lésions) et thérapeutique (exérèse et limitation de l'extension des lésions). Elle est indiquée en cas de dysplasie cervicale de bas grade persistante ou de dysplasie de haut grade.

Technique

- Sous anesthésie locale, loco-régionale, ou générale, au bloc opératoire.
- Installation en position gynécologique, mise en place du speculum, désinfection (*BÉTADINE* non alcoolique).

- À l'aide d'une anse électrique, le « cône » est réséqué.
- ± mise en place d'une mèche vaginale.

Surveillance postopératoire

- Surveillance des constantes : pouls, PA, température, saturation.
- Surveillance des saignements d'origine vaginale (changement de garnitures).
- Surveillance de la mèche vaginale s'il y en a une, retrait après humidification au serum physiologique.
- Surveillance du point de ponction de la perfusion.
- Estimation de la douleur grâce à l'EVA : adapter le traitement antalgique en fonction d'après les prescriptions médicales.
- Prévenir le médecin en cas de saignements abondants.
- Retrait de la mèche vaginale le jour même.
- Pas de rapport sexuel ni de bain pendant 3 semaines.

FICHE TECHNIQUE

FROTTIS CERVICO-VAGINAL

Définition

Le frottis cervico-vaginal est réalisé par un médecin, généraliste ou gynécologue afin de dépister les dysplasies et tumeurs cervicales. Il consiste à prélever des cellules du col de l'utérus au moyen d'une brosse qui prélève à la fois l'exocol et l'endocol c'est-à-dire la zone de jonction. Le prélèvement est ensuite étalé sur une lame ou en phase liquide. L'analyse s'effectue après fixation des cellules qui seront examinées au microscope par un médecin anatomopathologiste. Ce dernier décrira le profil des cellules prélevées afin de confirmer ou d'infirmer une dysplasie qui orientera ensuite le diagnostic.

Le prélèvement est totalement indolore et demeure très important pour déceler des lésions débutantes.

Les recommandations générales préconisent de réaliser deux frottis à un an d'intervalle à toutes les femmes ayant des rapports sexuels, à partir de 25 ans. Il sera ensuite réalisé tous les 3 ans si normal, et ce jusqu'à 65 ans.

Méthode

Pour être réalisé conformément, le prélèvement doit suivre les conditions suivantes :

- la patiente ne doit pas réaliser de toilette vaginale juste avant le prélèvement ;
- le prélèvement doit être réalisé en dehors de la période des règles et en dehors d'un contexte infectieux ;
- si un traitement par ovule ou crème vaginale est en cours, le prélèvement ne pourra se faire qu'après 48 heures d'arrêt du traitement au minimum et un mois après la fin d'un traitement anti-infectieux gynécologique ;
- la patiente est installée en position gynécologique ;
- le médecin place le spéculum et utilise ensuite une brosse ou une spatule en bois en fonction de la technique ;
- le prélèvement est aussitôt disposé sur une lame, fixé ensuite par un produit fixateur afin d'être acheminé au laboratoire pour analyse ou déposé dans un flacon liquide ;
- bien rappeler à la patiente que cet examen n'est pas douloureux.

FICHE TECHNIQUE

COLPOSCOPIE

Définition

Il s'agit d'un examen direct du col utérin. Il est recommandé pour explorer les FCV anormaux. À l'aide d'une loupe binoculaire, la visualisation précise du col permet la localisation d'anomalies et leur biopsie.

Méthode

Cet examen est réalisé en ambulatoire en consultation.
Il ne nécessite pas d'anesthésie et est indolore :

- La patiente est installée en position gynécologique.
- Le médecin place le speculum.
- Le col est analysé à l'œil nu sans préparation, puis après application d'acide acétique et de Lugol.
- Des biopsies sont réalisées sur les éventuelles lésions visualisées et les prélèvements sont envoyés en anatomo-pathologie pour analyse.

FICHE PHARMACOLOGIE

VACCIN CONTRE LE PAPILLOMAVIRUS HUMAIN

■ Vaccin contre le papillomavirus humain

GARDASIL 9					
En IM 9-14 ans : 2 doses espacées de 5 à 13 mois ou 3 doses selon un schéma 0, 2 et 6 mois ≥ 15 ans : 3 doses selon un schéma 0, 2 et 6 mois	1 ser. prér. 0,5 mL	115,84	I	65 %	115,84

Propriétés

Vaccin nonavalent recombinant non infectieux avec adjuvant.

Indications

Immunisation contre les maladies dues aux HPV 6, 11, 16, 18, 31, 33, 45, 52 et 58 : lésions précancéreuses et cancers du col de l'utérus, de la vulve, du vagin et de l'anus, condylomes.

Contre-indications

Hypersensibilité au produit.

Précautions d'emploi

Poursuite des mesures de prévention des infections sexuellement transmissibles.

Ne se substitue pas au dépistage des lésions précancéreuses et cancéreuses.

Grossesse : reporter la vaccination après l'accouchement.

Patients immunodéprimés : idem que dans la population générale.

Effets indésirables

Fièvre, céphalées, fatigue.

Au site d'injection : érythème, douleur, gonflement.

PHYSIOPROTECTEUR CERVICOVAGINAL

■ Carboxyméthyl bêtaglucane

COLPOFIX					
Gel vaginal en spray 1 appl./j (5 pulv.) le soir avant le coucher Ne pas agiter avant utilisation 1 boîte = 10 j	1 fl. 20 mL + 10 applicateurs			0 %	

Propriétés

Ce gel vaginal est pulvérisé en fines gouttelettes pour atteindre facilement et tapisser uniformément la muqueuse cervicovaginale. Ses propriétés mucoadhésives évitent l'écoulement. Grâce à son mode d'administration en spray et à sa capacité d'adhésion, il forme une pellicule qui protège la muqueuse cervicovaginale de l'action délétère des agents microbiens externes. Grâce à ses propriétés hydratantes, il contribue au maintien des conditions physiologiques d'une région du col de l'utérus, appelée zone de transformation cervicovaginale, exposée à des altérations dues au HPV.

Il participe également à maintenir un pH favorable au microbiote vaginal.

Indications

Maintien des conditions physiologiques de la zone de transformation cervicovaginale en cas d'altérations dues au HPV.

Précautions d'emploi

La couleur du gel est susceptible de variations, qui n'altèrent pas la qualité du produit. La canule est à usage unique et ne doit pas être réutilisée.

KYSTES DE L'OVAIRE

FICHE MALADIE

DÉFINITION

Parmi les kystes de l'ovaire, il est important de distinguer les kystes fonctionnels des kystes organiques.

KYSTES FONCTIONNELS

Les kystes fonctionnels de l'ovaire sont des kystes développés à partir de follicules ou de corps jaunes. Ils représentent 90% des kystes. Ce sont des kystes bénins ; ils ne se cancérisent jamais. Ils sont d'origine hormonale : macroprogestatifs, inducteurs de l'ovulation, absence de prise de contraception, début de grossesse. Ils disparaissent après les règles ou après un traitement contraceptif.

En général, ils mesurent entre 3 et 5 cm ; ils contiennent un liquide fluide translucide ; à l'échographie pelvienne, ils sont uniloculaires, à paroi fine, sans végétation et sans cloison intrakystique.

KYSTES ORGANIQUES

Les kystes organiques, au contraire, peuvent être de différentes étiologies. Ils peuvent être bénins ou malins. Ils ne disparaissent pas spontanément ni après 3 mois de contraception orale. Suivant l'âge de survenue, l'association à d'autres signes cliniques tels qu'ascite ou altération de l'état général, leurs caractéristiques échographiques, le dosage des marqueurs tumoraux, on peut suppurter leur caractère bénin ou malin. Il faut les prendre en charge chirurgicalement.

CAUSES ET MÉCANISMES

Parmi les kystes organiques de l'ovaire, on retiendra principalement : les kystes épithéliaux communs (deux tiers des kystes organique), les tumeurs endocrines, les tumeurs germinales, les localisations ovariennes de l'endométriose et les tumeurs secondaires de l'ovaire.

KYSTES ÉPITHÉLIAUX COMMUNS, OU KYSTES DU REVÊTEMENT ÉPITHÉLIAL DE L'OVAIRE

On distingue :

- les kystes séreux, les plus fréquents (50 % des tumeurs organiques) ;
- les kystes mucineux ;
- les kystes endométriosiques.

Ces kystes peuvent être bénins ou malins ou des tumeurs à la limite de la malignité (tumeurs *border line*).

TUMEURS ENDOCRINES

Les tumeurs endocrines sont rares. Elles représentent moins de 10 % des tumeurs organiques de l'ovaire. Elles sont développées à partir du mésenchyme ou des cordons sexuels, à différenciation ovarienne, associées à des signes d'hyperœstrogénie (tumeur de la granulosa ou fibrothécome), ou à différenciation testiculaire, associées à des signes de virilisation (tumeurs de Sertoli-Leydig). Leur potentiel de malignité est lié à leur degré de différenciation et à leur taille.

ENDOMÉTRIOSE OVARIENNE

Il s'agit de kystes organiques à paroi épaisse, souvent multiloculaires, contenant un liquide « chocolat » (vieux sang). Ils sont associés à d'autres localisations pelviennes ou extra-pelviennes d'endométriose sous forme de nodule. Ils peuvent être responsables de douleurs pelviennes, en particulier au moment des règles, de stérilité.

TUMEURS GERMINALES DE L'OVAIRE

Elles représentent 10 à 15 % des tumeurs de l'ovaire et moins de 5 % des tumeurs ovariennes malignes.

Il faut en suspecter l'existence devant des tumeurs à développement rapide, volumineuses, apparaissant chez des femmes jeunes (en particulier chez les femmes de moins de 20 ans).

Il existe des marqueurs tumoraux particuliers, qui peuvent être utiles dans le diagnostic et le suivi de ces tumeurs (AFP[1], β-HCG). Ce sont les seules tumeurs malignes de l'ovaire pour lesquelles on peut permettre un traitement conservateur, car elles sont très radiosensibles, voire chimiosensibles. On les classe en dysgerminomes, ou tumeurs séminomateuses (bénignes ou malignes), et en tumeurs non dysgerminomateuses parmi lesquelles on regroupe les tératomes bénins (ou kystes dermoïdes) ou tératomes malins ou immatures, les tumeurs du sac embryonnaire, les choriocarcinomes.

TUMEURS SECONDAIRES

Dans 80 % des cas, il s'agit de métastases de tumeurs gastriques.

DIAGNOSTIC

SIGNES CLINIQUES

Les symptômes peuvent apparaître progressivement : douleurs pelviennes permanentes, pesanteur pelvienne, dyspareunie profonde, dysménorrhée ou encore signes vésicaux ou rectaux (en cas de compression pelvienne) ou métrorragies.

Les circonstances de découverte peuvent également être liées à un épisode aigu (complication initiale) : hémorragie intra-kystique, torsion, rupture.

Plus rarement, le kyste peut être découvert à la suite d'une augmentation de volume de l'abdomen.

L'examen clinique confirme le diagnostic en retrouvant une masse latéro-utérine, distincte de l'utérus mobilisable séparément. En cas de kyste malin, on peut retrouver une altération de l'état général, des adénopathies inguinales, une ascite.

EXAMENS COMPLÉMENTAIRES

Les examens complémentaires, en particulier l'échographie pelvienne, sont essentiels au diagnostic.

L'échographie pelvienne, au mieux endovaginale, précise la taille du kyste, l'épaisseur de la paroi, la présence de cloisons, son échogénicité, la présence de végétations endo-ou exokystiques, la présence d'ascite. Associée au dosage du CA 125, de l'ACE et du CA 19-9, ou d'autres marqueurs tumoraux plus pointus en cas de suspicion de tumeurs germinales, elle oriente le diagnostic vers une origine fonctionnelle ou organique et, dans ce cas, bénigne ou maligne :

- Les kystes fonctionnels ou organiques bénins sont anéchogènes ou hypoéchogènes, à paroi fine, uniloculaire, sans végétation endo-ou exokystique, sans ascite.

1. α fœtoprotéine

• Les kystes hétérogènes, à paroi épaisse, mulitloculaires, associés à des végétations, à une ascite, orientent vers un cancer ovarien.

La taille oriente vers le caractère fonctionnel ou organique mais non vers un cancer ou pas. Une IRM pelvienne peut être demandée si on suspecte une tumeur maligne (volume important ou caractéristiques échographiques).

TRAITEMENT

KYSTES FONCTIONNELS

Un kyste fonctionnel non compliqué disparaît en général spontanément. L'abstention thérapeutique est recommandée. L'indication opératoire est réservée aux kystes fonctionnels dont le volume augmente ou qui est atypique. L'usage d'une contraception œtroprogestative peut diminuer leur incidence.

KYSTES ORGANIQUES

L'exérèse chirurgicale est la règle pour les kystes organiques. On doit toujours commencer par une cœlioscopie, sauf contre-indication anesthésique, gros kyste supérieur à 10 cm. La suspicion de malignité n'est pas une contre-indication à la cœlioscopie.

On réalisera une kystectomie intrapéritonéale ou une annexectomieuni- ou bilatérale en fonction de différents critères : âge de la patiente (ménopause), diagnostic suspecté devant ETG pelvienne, marqueurs tumoraux, histoire clinique.

Si la patiente est âgée de plus de 50 ans et qu'il s'agit d'un kyste bénin, on réalisera une annexectomie bilatérale.

S'il s'agit d'un *border line* ou d'une tumeur germinale maligne chez une patiente jeune, on réalisera un traitement conservateur, c'est-à-dire au mieux une kystectomie de l'ovaire concerné associé à une inspection de toute la cavité péritonéale, des biopsies si besoin et une omentectomie et une appendicectomie.

PRONOSTIC

Les kystes organiques de l'ovaire sont de bon pronostic. Les complications peuvent être révélatrices d'un kyste ovarien, principalement la torsion, l'hémorragie ou la rupture intrakystique. Elles se présentent sous forme de douleurs abdominales aiguës, irritation péritonéale voire réelle défense abdominale pouvant être associées à un état de choc hémorragique en cas d'hémorragie intrakystique. La torsion de kyste est une urgence chirurgicale. L'intervention, au mieux par cœlioscopie, doit se faire dans les 6 h suivant le début de la symptomatologie si l'on veut conserver l'annexe (risque de nécrose).

Les cancers épithéliaux de l'ovaire sont souvent de mauvais pronostic car découverts tardivement. Les tumeurs germinales de l'ovaire, même malignes, sont les seules tumeurs malignes de l'ovaire permettant un traitement conservateur car elles sont très radio- et chimiosensibles (de 85 à 100 % de survie à 5 ans).

Les tumeurs *border line* de l'ovaire sont de bon pronostic. Une surveillance rapprochée est nécessaire en postopératoire.

FICHE INFIRMIÈRE

EXAMENS

• Effectuer le bilan préopératoire : NFS, groupe, Rhésus, RAI.

• Vérifier que le bilan demandé par le chirurgien est présent dans le dossier : marqueurs tumoraux, échographie pelvienne, scanner ou IRM pelvienne.

• Vérifier la date des dernières règles et la prise d'une contraception. En cas d'aménorrhée, prévenir le médecin et prévoir de pratiquer un test de grossesse.

• Surveillance pouls, pression artérielle et température et effectuer une bandelette urinaire, voire un ECBU en cas de positivité de celle-ci.

SURVEILLANCE DU TRAITEMENT

SOINS – TRAITEMENT

• Vérifier que la patiente est bien au courant du geste opératoire prévu, calmer ses éventuelles angoisses par une attitude d'écoute rassurante.

• Effectuer les soins préopératoires prescrits :
  – toilette vaginale et vulvaire ;
  – rasage ;
  – préparation digestive ;

▶

– vérifier l'absence de vernis à ongles et la propreté du champ opératoire (en particulier le nombril), faire retirer les bijoux, les prothèses dentaires ;

– rappeler à la patiente qu'elle doit être à jeun à partir de minuit.

• Cœlioscopie opératoire (± laparotomie) : *cf.* Fiche technique, *chapitre* Endométriose, p. 514.

ÉDUCATION ET CONSEILS

• Éviter les efforts abdominaux pendant 1 mois.

• Pas de bain, de rapports sexuels, de tampons vaginaux pendant 1 mois.

• Appliquer les mesures préventives thromboemboliques pendant une dizaine de jours (6 semaines en cas d'antécédents) par le port de bas de contention et l'anticoagulation prophylactique.

• Effectuer un bilan plaquettaire 2 fois/semaine pendant la durée de l'anticoagulation.

• Prendre rendez-vous avec le chirurgien 3 semaines après l'intervention pour la communication des résultats anatomopathologiques et la vérification de la cicatrisation.

• Tout autre événement à type de douleurs abdominales intenses, fièvre, métrorragies abondantes, des troubles du transit à type de vomissements, arrêt des matières et des gaz est anormal et doit amener la patiente à reconsulter plus tôt que prévu.

Seuls les kystes organiques doivent être opérés.

CANCER DE L'OVAIRE

FICHE MALADIE

DÉFINITION

Au septième rang des cancers féminins, il concerne en France 12 femmes pour 100 000. C'est un cancer particulièrement redoutable car de diagnostic tardif, souvent évolué localement ; la survie est de 15 à 35 % à 5 ans.

Il n'existe aucun facteur de risque connu, hormis une prédisposition génétique particulière dans certaines formes familiales de cancer de l'ovaire et du sein (mutation BCRA 1 et 2).

Les tumeurs épithéliales malignes représentent 90 % des cancers de l'ovaire. Les tumeurs germinales représentent environ 5 % des tumeurs malignes.

DIAGNOSTIC

SIGNES CLINIQUES

Cette maladie concerne essentiellement les patientes en postménopause de 55 à 70 ans. Le diagnostic est souvent tardif, à l'occasion d'une complication, par exemple une occlusion digestive sur carcinose péritonéale ; mais il peut s'agir aussi de métrorragies, de douleurs pelviennes, d'une pesanteur pelvienne, de signes digestifs ou rectaux. Plus rarement, on peut découvrir le cancer de manière fortuite devant une image échographique anormale.

L'examen clinique peut permettre de retrouver une ascite, très évocatrice et de mauvais pronostic ou une tumeur pelvienne indurée, fixée, irrégulière, polylobée.

EXAMENS COMPLÉMENTAIRES

Les examens clés sont :

• l'échographie pelvienne, en particulier endovaginale ;

• le dosage des marqueurs tumoraux : le CA 125, même s'il est non spécifique, est très utile pour le diagnostic et, surtout, en cas d'élévation préthérapeutique pour le suivi après traitement.

Les autres examens, tels que scanner abdominopelvien ou IRM pelvienne, sont surtout utiles dans le bilan d'extension qui servira aussi à classifier précisément la tumeur selon la classification TNM.

TRAITEMENT

Il est décidé en RCP (réunion de concertation pluridisciplinaire).

Le traitement associe la chirurgie et la chimiothérapie.
Le but de la chirurgie est triple : diagnostique, pronostique en effectuant une exploration complète de la cavité abdominopelvienne, et thérapeutique en recherchant une chirurgie optimale c'est-à-dire moins d'1 cm^2 de résidu tumoral en fin d'intervention.
On commence toujours par une cœlioscopie afin d'examiner toute la cavité péritonéale, d'effectuer des biopsies et de juger de la faisabilité d'une chirurgie optimale.
Si la patiente est prévenue et si elle est « suffisamment » âgée, a satisfait son désir de maternité, et qu'il s'agit d'un cancer de l'ovaire totalement chirurgical d'emblée (c'est-à-dire avec un résidu tumoral postchirurgie égal à zéro), on réalisera une laparotomie médiane sus- et sous-ombilicale afin de pratiquer une annexectomie bilatérale, une hystérectomie totale, un curage pelvien et lomboaortique, une omentectomie sous-gastrique, une appendicectomie et l'exérèse de tout résidu tumoral afin d'avoir une chirurgie optimale. La patiente est ensuite adressée en chimiothérapie.
En cas de cancer associé à une carcinose péritonéale extensive rendant illusoire toute idée de chirurgie optimale, il vaut mieux se contenter de biopsies confirmant la nature maligne de la tumeur ovarienne et adresser la patiente en chimiothérapie le plus rapidement.
La chimiothérapie est une association de sels de platine et de taxol. Elle se fait sous forme de cures dont le nombre est variable, en général 6, espacées de 3 à 4 semaines.
En cas de carcinose, on effectue 3 cures de chimiothérapie, puis la patiente est réévaluée en cœlioscopie afin de tenter un geste chirurgical optimal.
La chirurgie de « *second look* », c'est-à-dire après chirurgie optimale et chimiothérapie, n'est pas systématique. Un traitement de maintenance avec une thérapie ciblée peut être associé à la chimiothérapie.

PRONOSTIC

Le pronostic est redoutable car ce cancer est souvent découvert tardivement (15 à 35 % de survie à 5 ans, tous stades confondus). Son pronostic dépend certes du stade tumoral, mais aussi du résidu tumoral laissé en place après chirurgie et de la qualité de la prise en charge initiale.

FICHE INFIRMIÈRE

EXAMENS

Effectuer sous prescription médicale : NFS, hémostase, groupe sanguin, Rhésus, RAI, ionogramme sanguin, une bandelette urinaire et un ECBU et CA 125.

SURVEILLANCE DU TRAITEMENT

Chirurgie du cancer de l'ovaire : *cf.* Fiche technique, ci-après.

ÉDUCATION ET CONSEILS

- Éviter les efforts abdominaux pendant 1 mois.
- Pas de bain, de rapports sexuels, de tampons vaginaux pendant 1 mois.
- Appliquer les mesures préventives thromboemboliques pendant 4 à 6 semaines par le port de bas de contention et l'anticoagulation prophylactique.
- Effectuer un bilan plaquettaire 2 fois/semaine pendant la durée de l'anticoagulation.
- Rappeler les conséquences du geste opératoire : plus de règles, plus de grossesse.
- Poursuivre les consultations gynécologiques de surveillance qui seront progressivement espacées.
- Prévoir une prise en charge psychologique : altération de l'image corporelle avec sentiment de la perte de féminité, angoisse du fait de la pathologie cancéreuse.
- Prendre rendez-vous avec le chirurgien 3 semaines après l'intervention pour la communication des résultats anatomopathologiques et la vérification de la cicatrisation.

• Tout autre événement à type de douleurs abdominales intenses, fièvre, métrorragies abondantes, des troubles du transit à type de vomissements, arrêt des matières et des gaz est anormal et doit amener la patiente à reconsulter plus tôt que prévu.

Ce cancer est souvent découvert tardivement du fait de l'absence de dépistage possible. Le pronostic est redoutable. Chirurgie lourde d'emblée, en l'absence de carcinose, suivie d'une chimiothérapie adjuvante, ou cœlioscopie diagnostique avec biopsies suivie d'une chimiothérapie et d'une chirurgie d'intervalle si la chirurgie n'est pas optimale d'emblée.

FICHE TECHNIQUE

CHIRURGIE DU CANCER DE L'OVAIRE

Techniques

• Hystérectomie et annexectomie bilatérale, curages pelviens et curage lomboaortique, appendicectomie, omentectomie sous-gastrique, voire pelvectomie postérieure et résection digestive en cas d'atteinte associée.
• Ou simple cœlioscopie diagnostique avec biopsies en cas de carcinose péritonéale étendue.
• Par voie abdominale.
• Par voie cœlioscopique.

En postopératoire

• Surveillance des constantes : pouls, PA, température, saturation, diurèse (quantification et couleur des urines).
• Rechercher une hémorragie postopératoire : tachycardie, hypotension, douleurs abdominales.
• Quantifier les redons et vérifier qu'ils sont bien aspiratifs.
• Vérifier les saignements d'origine vaginale (changements de garnitures à quantifier).
• Vérifier les cicatrices à la recherche d'hématomes.
• Surveillance de la douleur par l'EVA : adapter le traitement antalgique suivant la prescription médicale.
• Surveillance des points de ponction de la perfusion.

À J+1

• Surveillance des constantes.
• Surveillance de la douleur.
• Quantification des redons, des pansements.
• Enlever la sonde urinaire suivant la prescription médicale après quantification de la diurèse des 24 h et vérifier la reprise correcte des mictions.
• Enlever la sonde gastrique selon la prescription médicale.
• Prévenir le risque thromboembolique par le port de bas de contention, le lever précoce et l'anticoagulation prophylactique.
• Premier lever à effectuer doucement, avec mise au fauteuil.
• Déceler les éventuelles angoisses découlant de cette intervention.

Les jours suivants

• Surveillance des constantes, de la douleur, des cicatrices, des saignements, du risque thromboembolique par les mêmes mesures préventives que le premier jour.
• Réalimentation progressive dès la reprise du transit.
• Réfection du premier pansement à J3. Rechercher une douleur localisée, un suintement, une rougeur pouvant orienter vers un abcès de paroi.
• Retrait des redons au plus tard à J4.

- Ablation d'un fil sur deux dès le 5e jour puis le reste 1 semaine plus tard.
- Surveillance des saignements vaginaux et toilette stérile quotidienne.
- En cas de pelvectomie avec colostomie provisoire, surveillance attentive du moignon de colostomie, vérifier la reprise du transit par la colostomie, éduquer et rassurer la patiente, lui apprendre à l'appareiller seule.

FICHE PHARMACOLOGIE

PROGESTATIF (CANCÉROLOGIE)

■ Mégestrol

MEGACE					
160 mg/j en une prise orale	30 cp. 160 mg	75,65	I	100 %	2,52

Propriétés

Progestatifs de synthèse. Blocage de l'axe hypophyso-ovarien et surrénalien. Diminution des taux d'œstradiol et des androgènes. Diminution de l'activité de l'œstradiol sur les cellules tumorales en se fixant sur les récepteurs à la progestérone.

Indications

Cancers du sein et de l'endomètre.

Contre-indications

HTA sévère, antécédents de thrombophlébite, anomalies biologiques hépatiques, grossesse et allaitement.

Effets indésirables

Prise de poids, aménorrhée, métrorragies, phlébite, embolie pulmonaire, sueurs, tremblements, prurit.

CANCER DE L'OVAIRE – CHIMIOTHÉRAPIE – PROTOCOLES

PROTOCOLE	MÉDICAMENTS (DCI)	DOSES/m²/j	VOIE D'ADMINISTRATION	RYTHME D'ADMINISTRATION
CISPLATYL	**Cisplatine**	75 mg	IV (3 à 4 h)	J1
ENDOXAN ASTA	**Cyclophosphamide**	750 mg	IV	J1 J1 = J21
ou	**Cisplatine**	100 mg	IV (3 à 4 h)	J1
	Cyclophosphamide	600 mg	IV	J1 J1 = J21
ou	**Cisplatine**	100 mg	Intrapéritonéal	J1
	Cyclophosphamide	600 mg	IV	J1 J1 = J21
TAXOL	**Paclitaxel**	175 mg 135 mg	IV (sur 3 h) IV (sur 24 h)	J1
CISPLATYL	**Cisplatine**	75 mg	IV (3 à 4 h)	J1 J1 = J21
TAXOL	**Paclitaxel**	175 mg	IV (sur 3 h)	J1
PARAPLATINE	**Carboplatine**	AUC à 6 mg/mL/j	IV (en 30 min, après le paclitaxel)	J1 J1 = J21

GYNÉCOLOGIE – OBSTÉTRIQUE

CANCER DE L'ENDOMÈTRE

FICHE MALADIE

DÉFINITION

Ce sont principalement des adénocarcinomes, ou cancers glandulaires. Relativement fréquent (il touche 20 femmes sur 100 000), il concerne principalement la femme ménopausée.

CAUSES ET MÉCANISMES

L'hyperœstrogénie est le facteur prédisposant principal au cancer de l'endomètre, qu'elle soit endogène (dystrophies ovariennes, ménopause tardive, puberté précoce, nulliparité, obésité) ou exogène (tamoxifène, antiœstrogènes). Le diabète, l'obésité et l'HTA sont également des facteurs prédisposants.

DIAGNOSTIC

SIGNES CLINIQUES

Le diagnostic peut être fortuit (découverte de cellules anormales sur un frottis cervicovaginal ou découverte échographique d'un épaississement endométrial). Mais, le plus souvent, il est posé sur la présence de métrorragies postménopausiques ; signe qui doit toujours alerter, ou de ménométrorragies préménopausiques. Une pesanteur pelvienne, une gêne, la présence de leucorrhées, d'une hydrorrhée, voire d'une pyométrie peuvent également être des signes d'alarme.

Un retentissement sur les organes de voisinage tels qu'une urétérohydronéphrose ou une occlusion sont très rarement la cause de la découverte d'un cancer de l'endomètre, ou alors il est très évolué.

L'examen clinique est généralement peu contributif.

EXAMENS COMPLÉMENTAIRES

• Le premier examen est l'échographie pelvienne, endovaginale de préférence (patientes souvent obèses). Elle retrouve un épaississement endométrial anormal après la ménopause. On évalue l'extension au myomètre et à l'isthme.

• L'hystéroscopie faite en consultation ou au bloc opératoire permet de visualiser directement la tumeur et d'orienter les prélèvements biopsiques. Une pipelle de Cornier ou un prélèvement à la canule de Novak en consultation permet d'obtenir le diagnostic anatomopathologique.

• Au bloc opératoire, sous anesthésie, on peut pratiquer un curetage biopsique à la curette.

• On ne prend en compte que les résultats positifs. Un résultat négatif n'exclut pas le diagnostic.

• Le bilan d'extension locorégionale permet d'apprécier l'extension de la tumeur au muscle ou à l'isthme, voire au col, l'atteinte ganglionnaire pelvienne ou lomboaortique : échographie pelvienne endovaginale, scanner abdominopelvien, IRM abdominopelvienne.

• Le bilan d'extension à distance comporte classiquement une radiographie pulmonaire et une échographie hépatique.

TRAITEMENT

Il est décidé en RCP (réunion de concertation pluridisciplinaire).

• Il est essentiellement chirurgical : exérèse de tout reliquat tumoral par hystérectomie extrafaciale totale non conservatrice associée à un curage pelvien sous-veineux. L'hystérectomie peut être pratiquée par voie abdominale ou vaginale ou cœlioscopique. Le curage pelvien peut être pratiqué par voie abdominale ou par voie laparoscopique. On peut être amené, en cas de curage pelvien positif et/ou dans certaines formes anatomopathologiques chez des patientes en bon état général, à élargir le geste chirurgical : omentectomie, curage lomboaortique.

• La radiothérapie vient compléter le geste opératoire : il peut s'agir d'une curiethérapie ou d'une radiothérapie externe en cas d'atteinte ganglionnaire.

• L'hormonothérapie peut être indiquée dans les formes évoluées.

• La chimiothérapie associée à une immunothérapie et éventuellement à une thérapie ciblée peut être proposée dans les formes métastatiques.

PRONOSTIC

Le cancer de l'endomètre est souvent découvert à un stade précoce (stade I dans 80 % des cas) ; la survie à 5 ans est alors de 80 %.

FICHE INFIRMIÈRE

EXAMENS

Effectuer sous prescription médicale : NFS, hémostase, groupe sanguin, Rhésus, RAI, ionogramme sanguin, une bandelette urinaire et un ECBU.

SURVEILLANCE DU TRAITEMENT

Traitement chirurgical du cancer de l'endomètre : *cf.* Fiche technique, ci-dessous.

ÉDUCATION ET CONSEILS

• Éviter les efforts abdominaux pendant 1 mois.
• Pas de bain, de rapports sexuels, de tampons vaginaux pendant 1 mois.
• Appliquer les mesures préventives thromboemboliques pendant une dizaine de jours (6 semaines en cas d'antécédents) par le port de bas de contention et l'anticoagulation prophylactique.
• Effectuer un bilan plaquettaire 2 fois/semaine pendant la durée de l'anticoagulation.
• Rappeler les conséquences du geste opératoire : plus de règles, plus de grossesse.
• Poursuivre les consultations gynécologiques de surveillance.
• Prévoir une prise en charge psychologique : altération de l'image corporelle avec sentiment de la perte de féminité, angoisse du fait de la pathologie cancéreuse.
• Prendre rendez-vous avec le chirurgien 3 semaines après l'intervention pour la communication des résultats anatomopathologiques et vérifier que la cicatrisation est correcte.
• Tout autre événement à type de douleurs abdominales intenses, fièvre, métrorragies abondantes, des troubles du transit à type de vomissements, arrêt des matières et des gaz est anormal et doit amener la patiente à reconsulter plus tôt que prévu.

> Cancer fréquent, survenant principalement chez la femme ménopausée dans un contexte d'hyperœstrogénie. Toute métrorragie postménopausique est fortement suspecte.
> Il peut y avoir des faux négatifs de la biopsie endométriale. Seuls les résultats positifs doivent être pris en compte.
> Le traitement est essentiellement chirurgical.
> Le pronostic est relativement bon, 80 % des patientes étant diagnostiquées à un stade précoce de la maladie.

FICHE TECHNIQUE

TRAITEMENT CHIRURGICAL DU CANCER DE L'ENDOMÈTRE

Techniques

• Hystérectomie et annexectomie bilatérale et curages pelviens.
• Par voie abdominale.
• Par voie cœliovaginale.

En postopératoire

• Surveillance des constantes : pouls, PA, température, saturation, diurèse (quantification et couleur des urines).
• Rechercher une hémorragie postopératoire : tachycardie, hypotension, douleurs abdominales.
• Quantifier les redons et vérifier qu'ils sont bien aspiratifs.
• Vérifier les saignements d'origine vaginale (changements de garnitures à quantifier).
• Vérifier les cicatrices à la recherche d'hématomes.

▶

GYNÉCOLOGIE – OBSTÉTRIQUE

- Surveillance de la douleur par l'EVA : adapter le traitement antalgique suivant la prescription médicale.
- Surveillance des points de ponction de la perfusion.

À J+1

- Surveillance des constantes.
- Surveillance de la douleur.
- Quantification des redons, des pansements.
- Enlever la sonde urinaire suivant la prescription médicale après quantification de la diurèse des 24 h et vérifier une reprise correcte des mictions.
- Prévenir le risque thromboembolique par le port de bas de contention, le lever précoce et l'anticoagulation prophylactique.
- Premier lever à effectuer doucement, avec mise au fauteuil.
- Déceler les éventuelles angoisses découlant de cette intervention.

Les jours suivants

- Surveillance des constantes, de la douleur, des cicatrices, des saignements, du risque thromboembolique par les mêmes mesures préventives que le premier jour.
- Réalimentation progressive dès la reprise du transit.
- Réfection du premier pansement à J3. Rechercher une douleur localisée, un suintement, une rougeur pouvant orienter vers un abcès de paroi.
- Ablation d'un fil sur deux dès le 5e jour.
- Surveillance des saignements vaginaux et toilette stérile quotidienne.

CANCER INVASIF DU COL

FICHE MALADIE

DÉFINITION

Carcinome épidermoïde dans plus de 80% des cas, prenant naissance au niveau de l'épithélium malpighien, mais il peut également s'agir d'adénocarcinomes, prenant naissance au niveau de l'endocol.

Il survient chez la femme préménopausée (45-50 ans).

Même si son incidence a régressé de plus de 30 % ces dernières années grâce au frottis cervico-vaginal (FCV) de dépistage, son incidence a augmenté chez les femmes de moins de 35 ans, et il reste responsable de 10 % des décès féminins par cancer.

CAUSES ET MÉCANISMES

Il est principalement lié à la présence et à la persistance de l'HPV (*human papillomavirus*) 16 et 18, responsable de lésions dysplasiques (*cf.* Dysplasies cervicales p. 521).

Les facteurs de risques classiques sont les mêmes que ceux de la dysplasie puisque le cancer y trouve son lit : la vie sexuelle précoce, la multiplicité des rapports sexuels et des partenaires sexuels, les infections génitales, en particuliers l'infection par les HPV 16 et 18 et leur persistance, l'immunodépression, la mauvaise hygiène génitale et le tabac.

Dans le cas du cancer invasif, les cellules anormales ont franchi la membrane basale et ont infiltré le tissu conjonctif.

DIAGNOSTIC

SIGNES CLINIQUES

Il peut s'agir d'un diagnostic fortuit grâce au dépistage par FCV et biopsies après colposcopie lorsqu'il est asymptomatique.

Mais il peut exister des signes cliniques : des métrorragies provoquées, le plus souvent post-coïtales, minimes, répétées et indolores.

Plus tardivement, il s'agira de leucorrhées, de métrorragies spontanées, de douleurs pelviennes avec sensation de pesanteur, voire, si la maladie est encore plus évoluée, apparition d'une altération de l'état général avec signes rectaux à type de ténesme, de fistule rectovaginale, ou des signes vésicaux avec infections urinaires à répétitions, fistule vésicovaginale. L'examen au spéculum peut être quasi normal dans les formes dépistées par le FCV. En revanche, dans les formes plus évoluées, on peut retrouver une lésion cervicale ulcérobourgeonnante friable, saignant au contact avec un gros « chou-fleur » ou une forme nécrosante pure avec un cratère du fond vaginal.

EXAMENS COMPLÉMENTAIRES

Dans tous les cas, les biopsies sur zones suspectes, qu'elles soient effectuées après coloration au lugol et à l'acide acétique ou à l'œil nu en cas de cancer macroscopique, confirment le diagnostic. Il faut alors prévoir :

- un examen sous anesthésie générale avec cystoscopie (en cas de suspicion d'atteinte vésicale) et/ou rectoscopie (en cas de suspicion d'atteinte rectale) : il permet d'évaluer le volume tumoral, l'extension latérale aux paramètres, à la vessie ou au rectum et, éventuellement, d'effectuer des biopsies ;
- une IRM pelvienne : elle évalue le volume tumoral, l'extension latérale aux paramètres, à la vessie ou au rectum, et l'atteinte ganglionnaire pelvienne et participe au suivi thérapeutique ;
- un scanner thoraco-abdomino-pelvien : il recherche des métastases thoracoabdominales, l'envahissement ganglionnaire pelvien et lomboaortique ;
- un PET-scan :
- des marqueurs tumoraux : SCC, ACE, cyfra 21-1, CA 19-9, CA 125.

TRAITEMENT

Il est décidé en RCP (réunion de concertation pluridisciplinaire).

Il s'agit essentiellement d'un traitement radiochirurgical. Suivant le stade tumoral (FIGO), l'extension ganglionnaire, l'état général de la patiente, on peut être amené à pratiquer une chirurgie exclusive ou une association radiochimiochirurgicale ou une association chimioradiothérapique exclusive.

- En cas de cancer non visible à l'œil nu, on proposera un traitement chirurgical : hystérectomie ± élargie aux paramètres ou trachélectomie (chirurgie conservatrice avec résection isolée du col) s'il s'agit d'une femme jeune avec un désir de grossesse. Une lymphadenectomie avec analyse des ganglions pelviens permettra d'évaluer l'extension et le pronostic de l'atteinte, et pourra être complétée par radio et chimiothérapie.
- Dans le cadre d'un cancer limité au col mais visible et de moins de 4 cm : colpohysterectomie élargie (exérèse utérus, paramètres, partie supérieure du vagin et ovaires) ± précédée d'une curiethérapie.
- Si la tumeur fait plus de 4 cm ou envahit les organes adjacents : radiothérapie, chimiothérapie et curiethérapie.
- La voie d'abord chirurgicale est soit cœlioscopique soit par laparotomie médiane sus- et sous ombilicale.
- La chimiothérapie comporte essentiellement des sels de platine. On l'associe à une immunothérapie et éventuellement à une thérapie ciblée.

PRONOSTIC

Les facteurs pronostiques essentiels sont le stade tumoral, l'envahissement ganglionnaire, la taille tumorale, l'âge de la patiente, la présence d'emboles au niveau de la tumeur.

Si la survie au stade I est supérieure à 80 %, elle n'est que de 5 à 10 % au stade IV.

PRÉVENTION

Elle consiste à vacciner contre les *papillomavirus* (HPV) (*cf.* Fiche pharmacologie, p. 524) responsables des lésions du col de l'utérus (HPV 6, 11, 19, 18). Le vaccin doit être proposé aux jeunes filles dès l'âge de 14 ans ou au plus tard dans l'année qui suit le début de la vie sexuelle. On peut le proposer au cours d'une consultation pour contraception. Le schéma comporte 3 injections.

FICHE INFIRMIÈRE

EXAMENS

- Effectuer sous prescription médicale : NFS, groupe sanguin, Rhésus, RAI, hémostase, ionogramme sanguin et bilan rénal, marqueurs tumoraux (SCC), ECBU.
- Vérifier que le bilan d'imagerie prescrit par le médecin est présent dans le dossier : radiographie pulmonaire, scanner thoracoabdomino-pelvien avec clichés urétéraux.

SURVEILLANCE DU TRAITEMENT

Traitement chirurgical du cancer invasif du col : *cf.* Fiche technique, ci-après.

ÉDUCATION ET CONSEILS

- Éviter les efforts abdominaux pendant 1 mois.
- Pas de bain, de rapports sexuels, de tampons vaginaux pendant 1 mois.
- Appliquer les mesures préventives thromboemboliques pendant une quinzaine de jours (6 semaines en cas d'antécédents) par le port de bas de contention et l'anticoagulation prophylactique.
- Effectuer un bilan plaquettaire 2 fois/semaine pendant la durée de l'anticoagulation.
- Rappeler les conséquences du geste opératoire : plus de règles, plus de grossesse.
- Poursuivre les consultations gynécologiques de surveillance.
- Prévoir une prise en charge psychologique : altération de l'image corporelle avec sentiment de la perte de féminité, angoisse du fait de la pathologie cancéreuse.
- Expliquer la nécessité d'une surveillance régulière pour dépister précocement les complications secondaires au traitement radiochirurgical ou les éventuelles récidives.
- Prendre rendez-vous avec le chirurgien 3 semaines après l'intervention pour la communication des résultats anatomopathologiques et vérification de la cicatrisation.

Tout autre événement à type de douleurs abdominales intenses, fièvre, métrorragies abondantes, des troubles du transit à type de vomissements, arrêt des matières et des gaz est anormal et doit amener la patiente à reconsulter plus tôt que prévu.

FICHE TECHNIQUE

TRAITEMENT CHIRURGICAL DU CANCER INVASIF DU COL

En postopératoire

- Surveillance des constantes : pouls, PA, température, saturation, diurèse (quantification et couleur des urines).
- Rechercher une hémorragie postopératoire : tachycardie, hypotension, douleurs abdominales.
- Quantifier les redons et vérifier qu'ils sont bien aspiratifs.
- Vérifier les saignements d'origine vaginale (changements de garnitures à quantifier).
- Vérifier les cicatrices à la recherche d'hématomes.
- Surveillance de la douleur par l'EVA : adapter le traitement antalgique suivant la prescription médicale.
- Surveillance des points de ponction de la perfusion.

À J+1

- Surveillance des constantes.
- Surveillance de la douleur.
- Quantification des redons, des pansements.
- Prévenir le risque thromboembolique par le port de bas de contention, le lever précoce et l'anticoagulation prophylactique.

• Premier lever à effectuer doucement, avec mise au fauteuil.
• Déceler les éventuelles angoisses découlant de cette intervention.

Les jours suivants

• Enlever la sonde urinaire suivant la prescription médicale à J+3 après quantification de la diurèse des 24 h et vérifier une reprise correcte des mictions.
• Il peut exister une hypotonie transitoire liée au décollement vésical étendu. Il peut être nécessaire d'effectuer une rééducation vésicale par clampage de la sonde urinaire.
• Retrait des redons au plus tard à J+3.
• Réfection du premier pansement à J+3. Rechercher une douleur localisée, un suintement, une rougeur pouvant orienter vers un abcès de paroi.
• Surveillance des constantes, de la douleur, des cicatrices, des saignements, du risque thromboembolique par les mêmes mesures préventives que le premier jour.
• Prêter une attention particulière aux douleurs lombaires ou iliaques unilatérales et les signaler au médecin. Elles peuvent l'orienter vers une sténose des uretères et amener à prescrire un scanner.
• Réalimentation progressive dès la reprise du transit.
• Ablation d'un fil sur deux dès le 5e jour.
• Surveillance des saignements vaginaux et toilette stérile quotidienne. Vérifier l'absence de fuites urinaires constantes par le vagin, pouvant évoquer une fistule vésico-ou urétérovaginale précoce.

PATHOLOGIE MAMMAIRE BÉNIGNE

FICHE MALADIE

DÉFINITIONS

Pathologie variée comprenant les adénofibromes du sein, les tumeurs phyllodes, les papillomes, les abcès du sein, la maladie fibrokystique du sein, l'ectasie canaliculaire, la cytostéatonécrose et les lipomes du sein.

ADÉNOFIBROMES

Tumeurs des femmes jeunes, il s'agit de formations bien circonscrites, mobiles, fermes, pouvant être plus ou moins douloureuses en fonction du cycle.

L'ETG et la mammographie suspectent le diagnostic en retrouvant une opacité bien homogène hypoéchogène, à pourtours nets et réguliers, à grand axe parallèle à la peau.

La biopsie confirme le diagnostic.

L'indication chirurgicale (tumorectomie) est posée en cas de refus de biopsie, d'adénofibromes gênants ou douloureux ou volumineux, ou ayant augmenté de taille récemment, ou en cas de discordance anatomoradiologique.

TUMEUR PHYLLODE

Prolifération épithéliale conjonctive rare, elle nécessite une exérèse chirurgicale complète car elle récidive souvent et peut se transformer en sarcome.

MALADIE FIBROKYSTIQUE DU SEIN

Dénommée encore mastose ou dystrophie fibrokystique, elle atteint la femme autour de la quarantaine et est responsable de mastodynies prémenstruelles.

La palpation mammaire trouve des seins granuleux, denses avec, à l'échographie, des plages kystiques et à la mammographie des micro-ou des macrocalcifications.

Il s'agit d'un état précancéreux nécessitant une surveillance clinicoradiologique rapprochée et des biopsies mammaires au moindre doute.

GALACTOPHORITE ECTASIANTE

Il s'agit d'une dilatation des galactophores périaréolaires se manifestant cliniquement par une tuméfaction rétroaréolaire, une rétraction du mamelon et un écoulement mammaire purulosanglant.

Des phases inflammatoires peuvent se succéder rendant cette tuméfaction douloureuse et rouge, pouvant se transformer en abcès vrai et se fistuliser.

Le tabac est un facteur favorisant.

Cette maladie a tendance à récidiver. Le traitement peut consister en des anti-inflammatoires, mais aussi en une mise à plat d'abcès en cas d'échec du traitement médical.

PAPILLOMES INTRACANALAIRES

Il se manifeste par un écoulement le plus souvent unipore, parfois sanglant. Il faut pratiquer une mammographie et une échographie qui peuvent retrouver une mastose fibrokystique. La galactographie est systématique et repère le galactophore dilaté. La pyramidectomie chirurgicale est indispensable afin de retirer tout le galactophore malade. Ce papillome peut être en effet révélateur de cancer associé.

ABCÈS DU SEIN

En dehors de la galactophorite ectasiante, on les retrouve principalement en *post-partum*. Ils succèdent aux lymphangites.

En cas d'échec du traitement médical (anti-inflammatoires et antibiotiques, associés à une restriction hydrique et des cataplasmes mammaires), on procède à une mise à plat chirurgicale.

DIAGNOSTIC

La clinique, l'échographie associée à la mammographie et la biopsie mammaire sont indispensables pour faire le diagnostic.

SIGNES CLINIQUES

Les critères cliniques de bénignité sont : femme jeune, douleurs per- ou prémenstruelles cycliques, un écoulement séreux ou citrin multipore, la présence d'une tuméfaction bien limitée, mobile, ferme ou rénitente, avec une peau mammaire normale en regard sans ride ni méplat, ni attraction cutanée.

EXAMENS COMPLÉMENTAIRES

Les critères radiologiques de bénignité sont :

- à la mammographie : opacités rondes, bien homogènes, associées à un liseré clair périphérique, à bords réguliers plus ou moins associées à des macrocalcifications ou à des microcalcifications rondes, à centre clair ou en cupules dispersées dans tout le sein ;
- à l'échographie : ce sont des tumeurs hypoéchogènes ou anéchogènes parallèles à la peau, à bords réguliers, associées à un cône d'ombre postérieur.

FICHE INFIRMIÈRE

EXAMENS

- Effectuer sous prescription médicale : NFS, hémostase, groupe sanguin, Rhésus, RAI, ionogramme sanguin.
- Vérifier la présence dans le dossier médical des échographies mammaires et mammographies, et éventuellement du compte rendu du repérage de la lésion si elle était non palpable.

SURVEILLANCE DU TRAITEMENT

Traitement chirurgical des tumeurs mammaires bénignes : *cf.* Fiche technique, ci-après.

ÉDUCATION ET CONSEILS

- Conseiller le port de soutien-gorge jour et nuit pendant 1 mois pour que le sein se remodèle (à armatures, en coton et à larges bretelles).
- Conseiller de reconsulter en urgence en cas de fièvre, de rougeur, douleur, hématome local important ou de suppuration.
- Prendre un rendez-vous avec le chirurgien 3 semaines plus tard pour la vérification de la cicatrisation et la communication des résultats anatomopathologiques.
- Au bout de 2 semaines, commencer le massage de la zone de tumorectomie pour éviter les cicatrices rétractiles.

FICHE TECHNIQUE

MAMMOGRAPHIE

Définition

La mammographie est un examen radiologique qui utilise des rayons X afin de visualiser de face et de profil la constitution interne des glandes mammaires. Il est réalisé par un radiologue.

L'indication d'une mammographie est systématique pour toutes les femmes de plus de 50 ans dans le cadre du dépistage du cancer du sein, tous les 2 ans.

Elle peut être réalisée bien avant devant une anomalie découverte par palpation des seins (existence d'une boule), devant un écoulement anormal au niveau du mamelon ou bien devant un aspect cutané suspect.

Le mammographe, appareil d'imagerie spécifique de l'exploration du sein, se compose d'un système qui comprime le sein et d'un tube qui va émettre les rayons X.

L'examen se réalise dans une salle plombée de radiologie.

Méthode

Pour le bon déroulement et l'optimisation des résultats d'une mammographie, une condition importante est nécessaire à respecter : l'examen ne peut se faire qu'au cours des 10 premiers jours du cycle menstruel.

La patiente se dénude selon les recommandations du radiologue.

Le médecin radiologue réalise une palpation des seins avant de commencer l'examen radiologique.

Il aide ensuite la patiente à positionner le sein au niveau du mammographe pour réaliser les différents clichés. Le sein est écrasé entre 2 plaques pour étaler la glande mammaire. Puis le même procédé est effectué au niveau du second sein.

Pour chaque cliché, la patiente bloquera sa respiration. Il est réalisé 2 incidences par sein (face et oblique).

À l'issue de l'examen, le radiologue pourra émettre un premier avis sur les clichés observés.

Les résultats complets seront décrits auprès du médecin référent de la patiente dans les délais les plus courts.

Conseils

La mammographie dure environ 20 minutes.

Il est nécessaire d'informer préalablement la patiente du déroulement de l'examen afin qu'elle coopère le mieux possible.

Il s'agit d'un examen d'imagerie désagréable et qui peut être plus ou moins douloureux en fonction de la sensibilité de chaque patiente.

Enfin, si la patiente pense être enceinte au moment de l'examen, il est indispensable qu'elle le déclare au radiologue avant de le réaliser.

FICHE TECHNIQUE

TRAITEMENT CHIRURGICAL DES TUMEURS MAMMAIRES BÉNIGNES

Techniques

- Tumorectomie simple.
- Tumorectomie après repérage radiologique.

En postopératoire

- Surveillance des constantes : pouls, PA, température, saturation, diurèse.
- Rechercher une hémorragie postopératoire : tachycardie, hypotension, hématome de la loge de tumorectomie.
- Surveillance de la douleur par l'EVA : adapter le traitement antalgique suivant la prescription médicale.
- Surveillance des points de ponction de la perfusion.
- Déceler les éventuelles angoisses découlant de cette intervention et les prendre en charge.

Les jours suivants

- Surveillance des constantes.
- Retrait du pansement compressif à J1.
- Réfection du pansement à J1, puis laisser à l'air libre.
- Surveillance de la perfusion si elle est non retirée dans les 24 h.

CANCER DU SEIN

FICHE MALADIE

DÉFINITION, CAUSES ET MÉCANISMES

Premier cancer féminin, il atteint une femme sur neuf et est en constante augmentation dans les pays développés. C'est la première cause de décès par cancer chez la femme. Si le pronostic est très bon dans les cancers à un stade précoce, le pronostic reste réservé à un stade évolué de la maladie.

Il s'agit d'un cancer hormonodépendant qui atteint les femmes surtout après 45 ans.

Il existe des formes familiales et ou génétiques (mutation BCRA 1 et 2). On recherchera la présence d'un cancer surtout du côté maternel, à un âge précoce (moins de 30 ans), une forme bilatérale ou associée à un cancer de l'ovaire, un cancer chez un homme de la famille, ou un antécédent personnel de cancer du sein controlatéral ou la présence de maladies du sein à type de maladie fibrokystique mammaire ou hyperplasie atypique.

Une prédisposition hormonale sera également recherchée (contexte d'hyperœstreogénie) : puberté précoce, ménopause tardive, nulliparité ou première grossesse tardive, obésité, traitement hormonal substitutif prolongé absence d'allaitement maternel.

FORMES ANATOMOPATHOLOGIQUES

CARCINOME *IN SITU*

La prolifération épithéliale n'a pas franchi la membrane basale ; il ne peut pas y avoir de métastase. Il peut s'agir d'un carcinome canalaire *in situ*, prenant naissance dans les canaux (le plus fréquent), souvent diagnostiqué à l'occasion de la découverte de microcalcifications sur la mammographie, ou alors d'un carcinome lobulaire *in situ* prenant naissance dans les lobules, en général bilatéral.

CARCINOMES INFILTRANTS

Le carcinome canalaire infiltrant représente la majorité des cas (plus de 70 % des cancers). Le carcinome lobulaire infiltrant est très souvent difficile à mettre en évidence cliniquement et radiologiquement. Il peut être bilatéral. Il ne représente que 5 % des cancers, mais est actuellement en augmentation. Les carcinomes mucineux, tubuleux, médullaires sont les autres formes principales anatomopathologiques de cancer du sein.

CARCINOMES INFLAMMATOIRES

De mauvais pronostic, il s'agit d'adénocarcinomes évolués associés à des phénomènes inflammatoires tels que rougeur, chaleur, œdème, réalisant une véritable mastite.

MALADIE DE PAJET DU MAMELON

Elle réalise un aspect eczématiforme du mamelon. La biopsie confirme le diagnostic. Elle peut être associée à un adénocarcinome sousjacent de la glande mammaire.

SARCOME MAMMAIRE

Rares, ils naissent du tissu conjonctif mammaire.

DIAGNOSTIC

SIGNES CLINIQUES

Il peut s'agir d'un diagnostic fortuit par la découverte de microcalcifications ou d'une opacité suspecte à la mammographie de dépistage. Parfois, la palpation par le médecin ou par la patiente elle-même d'une masse, ou la présence d'un écoulement plutôt sanglant, unipore, ou encore un aspect inflammatoire anormal du sein, ou encore une mastodynie déclenchent la chaîne diagnostique.

Signes cliniques évoquant la malignité : tuméfaction indurée, rétractile, avec attraction de la peau ou du plan musculaire (adhérence au plan profond), présence d'une peau d'orange, d'une ride, d'un méplat, une ombilication ou rétraction mamelonnaire nouvellement apparue, un écoulement mamelonnaire unipore, sanglant, spontané ou provoqué, unilatéral, la présence de ganglions axillaires ou du creux sus-claviculaire, surtout s'ils sont fixés.

EXAMENS COMPLÉMENTAIRES

- Signes radiologiques évoquant la malignité :
  – à l'échographie mammaire : image hétérogène, perpendiculaire au grand axe de la peau, à bords irréguliers et contours flous, associée à un cône d'ombre postérieur ;
  – à la mammographie : opacité classiquement stellaire irrégulière, entourée parfois d'un halo clair périphérique, ou opacité hétérogène, à bords flous, associées à des microcalcifications pathologiques punctiformes, irrégulières, nombreuses, en foyer, une rupture de l'architecture mammaire.
- La biopsie confirme le diagnostic (micro- ou macrobiopsie).
- Le bilan d'extension comprend :
  – une échographie du foie, une radiographie pulmonaire et une scintigraphie osseuse.
  – le dosage des marqueurs ACE et CA 15-3, utiles pour le suivi s'ils sont élevés en préthérapeutique ;
  – le scanner cérébral, réalisé en cas de signe d'appel clinique (recherche de métastases).

TRAITEMENT

Le traitement est une association chirurgie-radiothérapie ± chimiothérapie et hormonothérapie.

Il est décidé en RCP (réunion de concertation pluridisciplinaire). Il dépend :

- de l'envahissement ganglionnaire ;
- de la présence ou non de récepteurs hormonaux (œstrogène, progestérone) ;
- de la surexpression du récepteur c-ERB2 ou de l'amplification du gène *HER2* ;
- du grade histologique ;
- de l'âge.

EN CAS DE CARCINOME *IN SITU*

Le carcinome lobulaire *in situ* est un facteur de risque de cancer. Une simple tumorectomie est suffisante, après surveillance régulière.

Le carcinome canalaire *in situ* peut être traité d'une manière conservatrice par une association radiochirurgicale si la tumeur est de petite taille, avec une résection en marges saines : tumorectomie et radiothérapie mammaire complémentaire. La mastectomie, pouvant être associée à une reconstruction mammaire immédiate, peut être réservée aux tumeurs de grande taille ou aux localisations multifocales de la maladie. Elle offre 98 % de guérison.

La recherche du ganglion sentinelle est une option chirurgicale en cas de formes étendues de haut grade de malignité.

EN CAS DE CARCINOME INFILTRANT

Actuellement, le traitement conservateur (association tumorectomie et exploration axillaire et radiothérapie complémentaire) peut être proposé aux tumeurs plus volumineuses (< 5 cm) si le volume mammaire le permet et si on obtient des marges d'exérèse suffisante. La mastectomie avec exploration axillaire doit être proposée en cas de tumeur volumineuse avec un petit volume mammaire (en particulier s'il s'agit d'un lobulaire infiltrant car la chimiothérapie néoadjuvante est inefficace), en cas de tumeurs multifocales, en cas de tumeurs inflammatoires après chimiothérapie néoadjuvante et, dans certains cas, de tumeurs rétro-aréolaires avec atteinte du mamelon.

L'exploration axillaire consiste en un curage axillaire classique ou, en cas de tumeur inférieure à 2 cm, on peut pratiquer un ganglion sentinelle avec examen extemporané et curage axillaire complémentaire si les ganglions prélevés lors de cette technique sont positifs lors de l'examen extemporané ou lors de l'examen définitif.

La radiothérapie complémentaire est systématique en cas de tumorectomie ; on peut être amené également à pratiquer une radiothérapie complémentaire en cas de mastectomie si la tumeur était volumineuse (> 5 cm) ou multifocale ou avec une atteinte ganglionnaire > 4N+ (radiothérapie de la glande mammaire, des aires ganglionnaires ou de la paroi thoracique).

La chimiothérapie peut être :

- néoadjuvante, avant l'intervention en cas de tumeur inflammatoire ou localement avancée, afin de faire régresser la tumeur et permettre un traitement conservateur secondaire.
- adjuvante, en cas de formes de mauvais pronostic : femmes jeunes, taille > 2 cm, grade histologique élevé, nombre de mitoses élevé (correspondant au degré d'agressivité), présence de ganglions métastatiques, négativité des récepteurs hormonaux.

L'hormonothérapie est proposée en cas de récepteurs hormonaux positifs sur la tumeur. Elle doit être poursuivie 5 ans.

En cas de facteurs péjoratifs, les protocoles incluent des thérapies ciblées de type trastuzumab (*HERCEPTIN*) si surexpression de HER2.

EN CAS DE CANCER MÉTASTATIQUE

En fonction de l'âge de la femme, de son statut hormonal et de la présentation des métastases, on peut proposer :

- un traitement hormonal anti-estrogène de type tamoxifène ;
- une castration hormonale par analogue de la LH-RH ;
- un inhibiteur de l'aromatase ;
- une chimiothérapie ;
- une thérapie ciblée de type trastuzumab (*HERCEPTIN*).

PRONOSTIC

Le cancer du sein est responsable de 19 % des décès par cancer. Les formes précoces diagnostiquées par la mammographie sont de bon pronostic.

FICHE INFIRMIÈRE

EXAMENS

Participer à la réalisation et à l'organisation du bilan d'extension, à la recherche de métastases éventuelles hépatiques, osseuses, pulmonaires :

- Radiographie pulmonaire.
- Mammographie, échographie.
- Tomodensitométrie.
- Scintigraphie.
- Ponction.
- Biopsie.
- Bilan sanguin.

SURVEILLANCE DU TRAITEMENT

SOINS – TRAITEMENT

Le traitement peut être :

- local : chirurgie (*cf.* Fiche technique, p. 544) et/ou radiothérapie (*cf.* Radiothérapie, *spécialité* Hématologie – Oncologie) ;
- par voie générale : chimiothérapie (*cf.* Chimiothérapie, *spécialité* Hématologie – Oncologie), hormonothérapie.

Préparer la patiente à l'intervention mutilante et génératrice de séquelles, *la mastectomie totale avec curage ganglionnaire sans reconstruction immédiate :*

- Réaliser l'entretien d'accueil.
- Reprendre les informations données par le médecin (par oral, support écrit, audiovisuel).
- Répondre aux questions.
- Être à l'écoute des inquiétudes et des peurs exprimées.
- Organiser la rencontre avec l'anesthésiste et le chirurgien.
- Expliquer la technique du repérage mammaire réalisé la veille (dans le cas d'une tumorectomie).
- Préparer la patiente à l'intervention. Réaliser les soins postopératoires habituels :
- Quantification des redons éventuels
- Surveillance toutes les heures pendant les 3 premières heures après le retour de la salle de réveil, puis toutes les 6 h pendant 24 h, risque d'hématome post-opératoire immédiat.
- Assurer la surveillance du 1er lever de la patiente.
- Lors du premier pansement (*cf.* Fiche technique), le rôle de l'infirmière est majeur : son attitude pendant la réfection du pansement conditionne les réactions de la patiente.
- Afin de réduire la gêne à la mobilité due aux pansements et au curage ganglionnaire, proposer à la patiente de faire des mouvements d'élévation du bras progressivement, le but étant atteint lorsque la patiente se coiffe sans difficulté.

Prévenir les complications liées au curage axillaire :

- précoces :
  - écoulement de lymphe à surveiller ;
  - perte de sensibilité de la face interne du bras ;
  - douleur ou raideur persistante de l'épaule ;
  - nécrose cutanée ;
- tardives :
  - lymphœdème et lymphangite avec augmentation du volume du bras, amélioré par la kinésithérapie ;
  - séquelles fonctionnelles à type de douleur et raideur de l'épaule pouvant altérer la qualité de vie de la patiente et poser des problèmes de réinsertion professionnelle.

Prévenir les complications liées aux séquelles esthétiques : cicatrice disgracieuse, image corporelle altérée, variable selon les personnes, l'âge, le degré d'acceptation.

> L'acceptation de la perte du sein ne peut se faire que progressivement. La relation d'aide établie par l'infirmière, la visite de bénévoles ayant eu une mastectomie, les soins de l'esthéticienne intégrés dans le plan des soins contribuent à soutenir la patiente dans cette étape de deuil et de mutilation réelle.

ÉDUCATION ET CONSEILS

- Dès l'hospitalisation (environ 5 jours), préparer le retour au domicile avec la patiente en reprenant les explications données par le médecin.
- Annoncer le diagnostic constitue un moment stratégique à réussir pour instaurer un climat de confiance et de coopération mutuelle. C'est un choc pour la patiente, l'équipe soignante est là pour accompagner et répondre aux questions.
- Informer sur ce qu'est le cancer du sein à l'aide d'un livret explicatif spécifique.
- Nommer les examens à réaliser, expliquer leur utilité et leur déroulement.
- Appliquer et expliquer le programme thérapeutique de la RCP ainsi que les bénéfices/risques à court et long termes.
- Préparer le retour à la vie active.
- Donner des conseils pour prévenir lymphœdème et lymphangite (*cf.* Fiche technique, p. 545).
- Très entourée par l'équipe soignante lors de l'hospitalisation, la patiente va se retrouver seule face aux autres : famille, couple, amis, puis collègues de travail. Elle risque de se sentir regardée, démunie et angoissée.
- La fatigue physique et morale doit être évoquée.
- Réfléchir avec elle pour l'aider à trouver une adaptation éventuelle à ses habitudes de vie (travail, loisirs, tenue de la maison, rôle auprès des enfants).

• Des problèmes de sexualité peuvent survenir, avec diminution du désir liée à des douleurs physiques à type de sécheresse vaginale ou à la fatigue.
• Des problèmes de culpabilité peuvent bloquer cette relation. Il est important d'en parler avec les professionnels lors des consultations ou avec l'entourage.
• Proposer l'aide éventuelle :
– de l'assistante sociale (problème financier, de travail) ;
– de la psychologue ;
– de bénévoles ayant eu le même parcours ;
– d'une aide ménagère.
• Proposer, en attendant la reconstruction du sein, des prothèses mammaires ainsi que les adresses où se les procurer.

Chaque patiente réagit avec son tempérament. Cette expérience demande une grande force intérieure. La qualité de l'entourage familial et social aide la patiente à vivre ces moments difficiles ; pouvoir exprimer ses sentiments permet de mieux les vivre.

FICHE TECHNIQUE

TRAITEMENT CHIRURGICAL DU CANCER DU SEIN

Techniques

• Tumorectomie simple.
• Tumorectomie après repérage radiologique de la pièce (utilisation d'un harpon).
• Tumorectomie, ganglion sentinelle ± curage axillaire.
• Mastectomie, ganglion sentinelle ± curage axillaire.

En postopératoire

• Surveillance des constantes : pouls, PA, température, saturation, diurèse.
• Rechercher une hémorragie postopératoire : tachycardie, hypotension, hématome de la loge de tumorectomie ou de la loge de mastectomie.
• Quantifier les redons et vérifier qu'ils sont bien aspiratifs.
• Surveillance de la douleur par l'EVA : adapter le traitement antalgique suivant la prescription médicale.
• Surveillance des points de ponction de la perfusion.
• Déceler les éventuelles angoisses découlant de cette intervention et les prendre en charge.

Les jours suivants

• Surveillance des constantes.
• Surveillance des redons s'il y en a, les quantifier et vérifier qu'ils sont bien aspiratifs. Retrait des redons quand ils donnent de 30 à 50 cm^3 avec réfection d'un pansement compressif aussitôt. Ne pas les maintenir au-delà de 7 jours.
• Surveillance de la perfusion si elle est non retirée dans les 24 h.
• Réfection du pansement à J1 pour les tumorectomies et à J3 pour les mastectomies.
• Ne pas prendre la PA ni faire de ponctions du côté du sein opéré s'il y a eu un curage axillaire.
• Surveillance du bras et de la main du côté opéré, en cas de curage axillaire : rechercher une lymphocèle axillaire au retrait du redon, un lymphœdème, une limitation des mouvements.

FICHE TECHNIQUE

RÉFECTION DU PANSEMENT APRÈS UNE MASTECTOMIE

- Préparer la patiente à ce soin.
- L'installer confortablement, en respectant la pudeur.
- Ablation du pansement avec délicatesse.
- Nettoyage soigneux de la plaie et de l'orifice des redons avec un antiseptique.
- Proposer à la patiente de regarder sa cicatrice (éventuellement devant un miroir). Ne pas l'y obliger, mais le proposer à chaque pansement.
- Recouvrir la plaie de compresses stériles, ainsi que l'orifice des redons.
- Mettre du sparadrap, en veillant à ce que celui-ci ne gêne pas la mobilité de l'épaule et du bras.

Réfection d'un pansement sec tous les 2 jours si absence de redon.

FICHE TECHNIQUE

LYMPHŒDÈME ET LYMPHANGITE

Prévention du lymphœdème

Le curage axillaire diminue et ralentit la circulation lymphatique du bras, ce qui peut entraîner une augmentation du volume du bras, dénommée lymphœdème.

Prodiguer les conseils suivants :

- Reprendre de façon progressive ses activités habituelles : l'activité normale des muscles représente le meilleur massage pour favoriser la circulation de la lymphe.
- Dans un premier temps, il est préférable de se faire aider si possible.
- Il est nécessaire de ne pas solliciter à outrance le bras. *Par exemple :* éviter de porter ou de soulever des objets trop lourds, de façon répétée et/ou prolongée.
- Il est préférable de limiter les compressions du bras opéré pour permettre une circulation correcte de la lymphe. *Par exemple* : proposer l'autre bras pour une prise de pression artérielle, éviter de dormir systématiquement sur le bras opéré.
- En cas de fatigue du bras ou si une sensation de lourdeur apparaît, il faut dès que possible mettre le bras au repos, c'est-à-dire légèrement surélevé par rapport au reste du corps. *Par exemple :* en position assise ou allongée, installer deux coussins sous le bras opéré.

Si malgré les conseils de prévention, le bras augmente de volume (« gros bras »), il peut être prescrit un drainage lymphatique ou d'autres techniques de kinésithérapie. Une gêne à la mobilité peut exister après un curage axillaire : l'infirmier(e) propose à la patiente des mouvements doux pour favoriser la rééducation et éviter l'ankylose.

Prévention de la lymphangite

En cas de lymphœdème, en raison de l'accumulation de lymphe au niveau du membre supérieur du côté opéré, les risques infectieux sont plus importants lors de blessures. Pour cette raison, il est conseillé d'éviter toute plaie, même minime (due à l'épluchage des légumes, aux piqûres de rosier, aux brûlures, aux griffes de chat) et, s'il s'en produit, de ne jamais la négliger.

Prévention

Prendre l'habitude de porter des gants pour le jardinage, le ménage, mettre un dé pour la couture, proposer l'autre bras lors d'une prise de sang, etc. Préférer les rasoirs électriques ou l'épilation à froid pour le rasage axillaire, éviter d'arracher les bouts de peau ou d'ongle, utiliser des ciseaux.

En cas de blessure

Par cette brèche, il y a un risque de passage de germes environnants dans l'organisme. Des micro-infections répétées peuvent conduire à une lymphangite.

• Nettoyer avec du savon de Marseille, désinfecter avec un antiseptique (*BÉTADINE* dermique, *HEXOMÉDINE* ou *DAKIN*), protéger la plaie avec un pansement sec et surveiller la lésion.

• Si la température augmente, si un trajet ou une plaque rouge apparaît et si la douleur persiste, contacter le médecin car un traitement peut être nécessaire.

FICHE PHARMACOLOGIE

CANCER DU SEIN – CHIMIOTHÉRAPIE ADJUVANTE – PROTOCOLES

PROTOCOLE	MÉDICAMENTS	DOSES/m²	VOIE D'ADMINISTRATION	RYTHME D'ADMINISTRATION
CMF	**Cyclophosphamide**	120 mg	PO	J1 à J14
	Méthotrexate	40 mg	IV	J1 et J5
	Fluorouracile	600 mg	IV	J1 et J8 J1 = J28
Le **cyclophosphamide** oral peut être remplacé par du **cyclophosphamide** IV à la dose de 600 mg/m² à J1 et J8				
FAC	**Fluorouracile**	500 mg	IV	J1
	Doxorubicine	50 mg	IV	J1
	Cyclophosphamide	500 mg	IV	J1 J1 = J21
La doxorubicine peut être remplacée par l'épirubicine IV à la dose de 50 mg/m² (FEC50) ou de 75 mg/m² (FEC75) à J1				
AC	**Doxorubicine**	60 mg	IV	J1
	Cyclophosphamide	600 mg	IV	J1 J1 = J21
TC	**Docétaxel**	75 mg	IV	J1
	Cyclophosphamide	500 mg	IV	J1 = J21
TAC	**Docétaxel**	75 mg	IV	J1
	Doxorubicine	50 mg	IV	J1 = J21
	Cyclophosphamide	500 mg	IV	
TAXOL hebdo	**Paclitaxel**	80 mg	IV	J1, J8, J15, J21, J28, J35 J1 = J49
TAXOTÈRE	**Docétaxel**	100 mg	IV	J1 J1 = J21

CANCER DU SEIN MÉTASTATIQUE – CHIMIOTHÉRAPIE PALLIATIVE – PROTOCOLES

PROTOCOLE	MÉDICAMENTS (DCI)	DOSES/ m²/j	VOIE D'ADMINISTRATION	RYTHME D'ADMINISTRATION
FAC	**Fluorouracile** **Doxorubicine** **Cyclophosphamide**	500 mg 50 mg 500 mg	IV IV IV	J1 J1 J1 J1 = J21
FEC	**Fluorouracile** **Épirubicine** **Cyclophosphamide**	500 mg 50 ou 75 mg 500 mg	IV IV IV	J1 J1 J1 J1 = J21
AC	**Doxorubicine** **Cyclophosphamide**	60 mg 600 mg	IV IV	J1 J1 J1 = J21
EMV	**Épirubicine** **Méthotrexate** **Vincristine**	50 mg 20 mg 1 mg	IV IV IV	J1 J1 J1 J1 = J21
NAVELBINE	**Vinorelbine**	30 mg	IV	J1 J1 = J8
FUN	**Fluorouracile** **Vinorelbine**	750 mg 30 mg	IV 24 h IV	J1 à J5 J1 et J5 J1 = J21
TAXOTÈRE	**Docétaxel**	100 mg	IV	J1 = J21

ANTIŒSTROGÈNES

■ Tamoxifène

NOLVADEX					
À heure fixe pdt ou en dehors du repas En 1 ou 2 prises/j Adjuvant : 20 mg/j Métastatique : 20 à 40 mg/j	30 cp. 10 mg 30 cp. 20 mg	3,74 7,51	I I	100 % 100 %	0,12 0,25

■ Fulvestrant

FASLODEX					
Voie IM 500 mg (1 inj. dans chaque fesse) à J1, J15, J30 puis x 1/mois	1 sol. inj. 250 mg/5 mL	184,67	I	100 %	184,67

Propriétés

Hormone antiœstrogène. Action œstrogénique faible. Action sur les récepteurs œstrogéniques cellulaires et sur les facteurs de croissance tumorale.

Indications

Cancer du sein.

Contre-indications

Grossesse et allaitement.

Précautions d'emploi

Risque d'augmentation des symptômes cliniques à l'initiation du traitement. Suivi gynécologique car augmentation de fréquence du cancer de l'endomètre.

Effets indésirables

Bouffées de chaleur, hyperplasie ou atrophie endométriale, métrorragies, nausées, troubles visuels, thrombose veineuse, prurit vulvaire.

Interactions médicamenteuses

Anticoagulants oraux (augmentation d'effet).

INHIBITEURS DE L'AROMATASE

■ Anastrozole

ARIMIDEX					
1 cp./j	30 cp. 1 mg 90 cp. 1 mg	30,36 85,74	I I	100 % 100 %	1,01 0,95

■ Létrozole

FÉMARA					
1 cp./j	30 cp. 2,5 mg	40,45	I	100 %	1,35

■ Exémestane

AROMASINE					
1 cp. x 1 /j, de préférence après un repas	30 cp. 25 mg	45,85		100 %	1,53

Propriétés

Inhibition de l'aromatase. Inhibition de la biosynthèse des œstrogènes. Diminution des taux d'œstradiol et des androgènes. Pas de retentissement sur la stéroïdogenèse surrénalienne.

Indications

Cancer du sein.

Contre-indications

Grossesse et allaitement.

Précautions d'emploi

Insuffisance hépatique ou rénale sévère.

Effets indésirables

Prurit, douleur au point d'injection, ou tuméfaction ou granulome, éruption cutanée, alopécie, somnolence, céphalées, vertiges, bouffées de chaleur, phlébite, troubles digestifs, spotting, crampes.

MÉTRORRAGIES DU PREMIER TRIMESTRE

FICHE MALADIE

DÉFINITION

Les saignements du premier trimestre de la grossesse concernent 25 % des grossesses.

CAUSES ET MÉCANISMES

Différentes étiologies doivent être d'emblée évoquées :

- la grossesse intra-utérine évolutive ;
- la grossesse arrêtée ;
- la grossesse extra-utérine ;
- la môle hydatiforme ;
- les pathologies gynécologiques annexes : cancerdu col, traumatismes périnéaux, cervicites, polypes.

DIAGNOSTIC

SIGNES CLINIQUES

L'interrogatoire recherche :

- la date des dernières règles ;

• l'abondance des saignements et leur caractère provoqué ;
• les signes associés : en particulier la douleur pelviabdominale, son éventuelle latéralisation, les malaises.

Examen clinique :
• Examen général : pâleur cutanéomuqueuse, hypotension, tachycardie.
• Examen au spéculum : plaies cervicovaginales, ectropion, cancer du col, cervicites, polypes.
• Toucher vaginal : appréciation de l'ouverture et de la tonicité du col, du volume utérin, d'une douleur ou d'une masse annexielle.

EXAMENS COMPLÉMENTAIRES

Le dosage qualitatif et surtout quantitatif des β-HCG sanguins, leur cinétique sur 48 h :
• Leurtaux est positif 11 jours après la fécondation.
• Le taux doit normalement doubler en 48 h.
• Au-delà de 1 500 UI/L, il doit y avoir un sac intra-utérin.

L'échographie pelvienne, pratiquée surtout par voie endovaginale, recherche une grossesse intra-utérine, apprécie la tonicité du sac, la présence d'une activité cardiaque ou la présence d'un sac extra-utérin, un hémopéritoine.

GROSSESSE INTRA-UTÉRINE ÉVOLUTIVE

Dans 50% des cas de métrorragies du premier trimestre.

L'échographie pelvienne retrouve un embryon avec une activité cardiaque intrautérine.

L'échographie peut également retrouver :
• un sac sans embryon, un décollement trophoblastique ou une grossesse intra-utérine évolutive plus jeune que le terme théorique (calculé d'après la date des dernières règles). Il faut alors recontrôler l'échographie 7 à 10 jours plus tard ;
• une grossesse gémellaire avec un embryon sans activité cardiaque. L'œuf lysé peut s'évacuer spontanément ; il faut vérifier l'échographie 7 à 10 jours plus tard pour contrôler la persistance et la vitalité de l'œuf restant.

GROSSESSE INTRA-UTÉRINE ARRÊTÉE

Le taux de β-HCG est discordant par rapport au terme. Il est plus faible qu'il ne devrait être ou la cinétique n'est pas correcte sur 48 h.

L'échographie retrouve :
• un embryon sans activité cardiaque, ou des débris ovulatoires avec une rétention trophoblastique ;
• un œuf clair. Dans ce cas, ne pas oublier de contrôler l'échographie pelvienne 7 à 10 jours plus tard pour vérifier qu'il ne s'agissait pas d'une grossesse plus jeune.

GROSSESSE EXTRA-UTÉRINE

La patiente peut être asymptomatique, mais également se présenter pour des douleurs pelviennes latéralisées, des métrorragies, voire des malaises, ou encore en état de choc hémorragiques en cas de grossesse extra-utérine rompue.

Les touchers pelviens recherchent une douleur dans l'un ou l'autre des culs-de-sac, un comblement de celui-ci, un utérus de petite taille, col fermé.

La cinétique des β-HCG est anormale. Le taux sanguin ne double pas sur 48 h. L'échographie pelvienne est, là encore, l'examen clé :
• Utérus vide ou présence d'une caduque intra-utérine malgré un taux de β-HCG supérieur à 1 500 UI/L.
• Masse latéro-utérine, présentant plus ou moins un embryon vivant ou non.
• Un hémopéritoine.

TRAITEMENT

GROSSESSE INTRA-UTÉRINE ÉVOLUTIVE

• Repos, plus ou moins spasmolytiques.
• Contrôle régulier des échographies pelviennes.

GROSSESSE INTRA-UTÉRINE ARRÊTÉE

• Soit évacuation spontanée de tout l'œuf (attitude expectative).
• Soit il persiste des débris ovulaires : traitement médical par prostaglandines en intra-vaginal.

GROSSESSE EXTRA-UTÉRINE

- Soit un traitement médical : par du méthotrexate en IM en cas de grossesse extrautérine paucisymptomatique avec un taux de β-HCG inférieur à 5 000 UI/L, un hémopéritoine de petite taille, en cas de patiente compliante, avec un bilan hépatique normal. La décroissance des β-HCG doit être surveillée de manière hebdomadaire jusqu'à zéro. La patiente doit être prévenue du risque d'échec de la méthode et de la possibilité de traitement chirurgical auquel cas.
- Soit un traitement chirurgical par cœlioscopie : elle confirme le diagnostic, permet d'effectuer un bilan des lésions, d'effectuer le plus souvent une salpingotomie en cas de première grossesse extra-utérine, si la trompe n'est pas trop abîmée. Le traitement peut également être radical : salpingectomie en cas de récidive de grossesse extra-utérine, si la trompe est très abîmée, s'il existe un grand risque de récidive (avec une trompe controlatérale en bon état). La patiente sera prévenue qu'en cas de besoin (hémopéritoine majeur, instabilité hémodynamique), il sera effectué une laparotomie.

FICHE INFIRMIÈRE

EXAMENS

Effectuer, sous prescription médicale : NFS, groupe sanguin, Rhésus et RAI, (3-HCG sanguin (dosages qualitatifs et quantitatifs). En cas de suspicion de grossesse extra-utérine et qu'un traitement médical est prévu, effectuer également un bilan hépato-rénal.

SURVEILLANCE DU TRAITEMENT

- En cas de môle ou de grossesse arrêtée : curetage endo-utérin.
- En cas de grossesse extra-utérine traitée non médicalement : cœlioscopie.
- Séroprophylaxie par des immunoglobulines anti-D chez les femmes Rhésus négatif.
- Surveillance du pouls, de la pression artérielle, de la température, de la douleur par l'estimation de l'EVA, des métrorragies.
- Évaluer l'importance des saignements : nombre de garnitures, signes de choc, durée, aspect (caillots) et couleur des métrorragies.
- Surveillance du point de ponction de la perfusion.
- En cas de transfusion, surveillance lors de la pose de signes de choc : hypotension, tachycardie, malaise, frissons, hyperthermie. Arrêter la transfusion immédiatement ; prévenir le médecin ; garder le culot et vérifier avec la banque de sang.

ÉDUCATION ET CONSEILS

- Repos à domicile.
- En cas de grossesse extra-utérine, prévenir la patiente du risque de récidive à distance, mais également de la nécessité de surveiller la décroissance jusqu'à zéro des β-HCG sanguins.
- En cas de conservation de la trompe, la prévenir du risque d'échec du traitement conservateur (par méthotrexate ou par salpingotomie) et de la nécessité de consultation en urgence en cas de douleur, de malaise, de métrorragies abondantes.
- En cas de traitement cœlioscopique de grossesse extra-utérine ou de môle ou de grossesse arrêtée ayant nécessité un curetage endo-utérin, prévenir de la nécessité de consultation en urgence en cas de métrorragies abondantes, douleurs pelviennes intenses, fièvre, signes de choc.
- Vérifier la prescription d'une contraception à la sortie.
- Rassurer la patiente quant à son avenir obstétrical.
- Pas de bains, ni rapports sexuels, ni tampons dans le vagin pendant 1 mois en cas de traitement chirurgical.

Toute femme présentant des douleurs pelviennes et des métrorragies en début de grossesse sans sac intra-utérin peut avoir une grossesse extra-utérine jusqu'à preuve du contraire et nécessite donc une prise en charge adéquate.
Ne pas oublier la séroprophylaxie anti-D pour les patientes Rhésus négatif.

INTERRUPTION VOLONTAIRE DE GROSSESSE

FICHE MALADIE

CADRE LÉGAL

CONSULTATION INITIALE

L'IVG est autorisée jusqu'à 16 semaines d'aménorrhée (SA). Jusqu'à 9 SA, la femme doit recevoir une bonne information et pouvoir choisir entre une méthode médicamenteuse ou chirurgicale.

Tout médecin peut être amené à pratiquer une IVG. La clause de conscience spécifique à l'IVG est inscrite à l'article L2212-8 du code de la santé publique, selon lequel « un médecin ou une sage-femme n'est jamais tenu de pratiquer une interruption volontaire de grossesse mais il doit informer, sans délai, l'intéressée de son refus et lui communiquer immédiatement le nom de praticiens ou de sages-femmes susceptibles de réaliser cette intervention ».

Le médecin qui fait la consultation initiale doit faire le diagnostic de la grossesse et préciser l'âge gestationnel. Un examen clinique complet doit être réalisé. Le médecin doit donner à la patiente une information claire et adaptée sur les méthodes d'IVG et d'anesthésie, sans occulter les risques potentiels. Le mode de contraception ultérieur est abordé et prescrit éventuellement dès la visite pré-IVG. À l'occasion de la consultation médicale, un entretien d'information, de soutien et d'écoute doit être envisagé. Le médecin remet à l'intéressée un dossier-guide sur la procédure légale de l'IVG, qui contient aussi les informations relatives aux différentes techniques d'intervention.

La loi n'impose aucun examen complémentaire particulier.

ENTRETIEN D'INFORMATION, DE SOUTIEN ET D'ÉCOUTE (ENTRETIEN SOCIAL)

Cette consultation est systématiquement proposée à la femme majeure, avant et après l'IVG. Il est obligatoire pour la mineure.

CAS DE LA MINEURE NON ÉMANCIPÉE

Le droit civil prévoit qu'un mineur ne peut exercer lui-même les droits qu'il (elle) a sur son corps en raison de son incapacité juridique (Code civil, art. 371-2).

La mineure non émancipée présente au médecin la confirmation écrite de demande d'IVG, en dehors de la présence de toute personne. Elle doit joindre l'autorisation du titulaire de l'autorité parentale ou de son représentant légal pour la pratique de cet acte ou simplement être accompagnée par une personne majeure de son choix.

La mineure doit être conseillée sur le choix de cette personne. L'adulte choisi par la mineure n'engage pas sa responsabilité civile ou pénale. Il a juste une mission d'accompagnement et de soutien psychologique et ne se voit accorder aucun attribut de l'autorité parentale.

DÉLAI DE RÉFLEXION

Il est d'une semaine. Ce délai de réflexion peut être raccourci à 2 jours si l'âge gestationnel est situé entre 12 et 14 semaines d'aménorrhée.

STRUCTURES DE PRISE EN CHARGE

L'IVG peut avoir lieu dans des établissements d'hospitalisation publics ou privés désignés par arrêté préfectoral.

GYNÉCOLOGIE - OBSTÉTRIQUE

COUVERTURE DES FRAIS

La loi sur l'IVG et la contraception permet à une mineure de demander l'IVG sans consentement parental. Les frais afférents sont intégralement pris en charge par l'État. Les modalités de cette prise en charge, qui garantissant l'anonymat de la mineure, sont fixées par décret.

CONSULTATION POST-IVG

Elle doit être proposée 14 à 21 j après l'IVG afin de s'assurer de son efficacité et d'informer sur les méthodes contraceptives.

RÉGLEMENTATION POUR LES ÉTRANGÈRES

Depuis juin 2000, la réalisation d'une IVG concernant une femme étrangère n'est soumise actuellement à aucune restriction de durée et de régularité de séjour en France.

TECHNIQUES DE L'IVG

La méthode médicamenteuse est utilisée en première intention avant 7 SA. La méthode chirurgicale est la méthode de choix après 9 SA. Entre 7 et 9 SA, les deux méthodes sont discutées.

MÉTHODE MÉDICAMENTEUSE

Cette méthode repose sur l'association d'un antiprogestérone et d'une prostaglandine et se propose d'obtenir une hémorragie avec expulsion complète, sans révision utérine : antiprogestérone (mifépristone, *MIFÉGYNE* (anciennement RU 486), comprimés de 200 mg) + misoprostol.

Indications et précautions d'emplois :

- respecter les contre-indications : asthme, allergie, insuffisance surrénale ;
- évaluer le bénéfice si âge > 35 ans, tabac.

Risque et complications :

- le taux d'échec varie de 1,3 à 7 % ;
- risque hémorragique parfois grave (0 à 1,4 % des cas) : les patientes atteintes d'anémie ou de troubles de la coagulation à type d'hypocoagulabilité doivent être particulièrement surveillées.

TECHNIQUE CHIRURGICALE

Dilatation du col et évacuation du contenu utérin par aspiration dans des conditions strictes d'asepsie.

MESURES COMPLÉMENTAIRES

- Prise en charge de la douleur.
- Une fiche d'information sur les suites normales de l'IVG sera remise à la patiente ainsi qu'un numéro de téléphone à appeler en cas d'urgence.
- Prévention de l'incompatibilité Rhésus : quel que soit le type de l'IVG (*RHOPHYLAC*).
- Prévention des complications infectieuses : l'antibioprophylaxie systématique n'est pas justifiée à la suite d'IVG.
- Proposer une contraception.
- La visite de contrôle est prévue entre le 14e et le 21e jour post-IVG.
- La déclaration obligatoire de l'IVG à la Drass se fait à l'aide d'un bulletin statistique anonyme, signé par le médecin qui a pratiqué l'IVG.

COMPLICATIONS

COMPLICATIONS IMMÉDIATES

- Mortalité : le taux de mortalité est de 0,6 pour 100 000 avortements sous anesthésie générale, soit 4 fois plus que sous anesthésie locale.
- Hémorragies : plaie du col, atonie utérine, rétention ovulaire.
- Perforations utérines.
- Fausse route.
- Malaise vagal : il est en relation le plus souvent avec la dilatation. Une information précise, un bon accompagnement de la patiente, une prémédication anxiolytique, une préparation cervicale médicamenteuse et l'anesthésie locale diminuent facilement le risque.
- Embolie gazeuse : elle est extrêmement rare lors d'une IVG. Elle est possible s'il y a une erreur dans l'utilisation de la source de vide. La production du vide doit être obtenue par un matériel à dépression réglable.

COMPLICATIONS TARDIVES

- Les infections post-IVG ont une expression clinique similaire à l'ensemble des infections génitales.
- La rétention placentaire complique 0,75 % des IVG.
- L'iso-immunisation Rhésus en l'absence de séroprévention serait d'environ 7 %.
- La stérilité post-avortement est difficile à apprécier.
- Séquelles psychoaffectives.

FICHE INFIRMIÈRE

EXAMENS

Réaliser une prise de sang et vérifier les résultats avant l'acte médical ou chirurgical : NFS, bilan d'hémostase, groupe sanguin, Rhésus, RAI.

SURVEILLANCE DU TRAITEMENT

Vérifications légales : *cf.* encadré, ci-après.

SOINS – TRAITEMENT

En cas d'IVG chirurgicale supérieure à 12 SA, vérifier la prescription et la prise de prostaglandines suivant le protocole du service avant l'acte chirurgical. S'assurer de l'absence de contre-indications à la prise de prostaglandines (asthme).

EFFICACITÉ DU TRAITEMENT

- Surveiller les saignements d'origine endo-utérine.
- En cas d'IVG médicamenteuse, vérifier l'expulsion du sac, sinon prévenir le médecin au moment de la sortie prévue de la patiente.

EFFETS INDÉSIRABLES

- Surveillance des constantes hémodynamiques : pouls, pression artérielle, température, saignements d'origine endo-utérine (changements de garniture).
- Surveillance de la douleur : demander la prescription d'un antalgique par le médecin en cas de spasmes utérins trop intenses.
- Surveiller l'absence de survenue de troubles respiratoires chez les patientes ayant reçu des prostaglandines.
- Vérifier la prescription d'immunoglobulines anti-D pour éviter l'immunisation rhésus en cas de patiente Rhésus négatif.

VÉRIFICATIONS LÉGALES ADMINISTRATIVES

Avant l'acte médical ou chirurgical

- Vérifier le bulletin d'admission de la patiente et noter si elle est mineure ou majeure.
- Vérifier la date des dernières règles et la possession d'une échographie pelvienne la confirmant (délais légaux pour IVG médicamenteuse ou chirurgicale).
- Vérifier les deux consultations médicales à 8 jours d'écart.
- Vérifier le certificat de demande d'IVG.
- Vérifier que l'entretien avec une psychologue ou une assistante sociale a été réalisé.

Au moment de la sortie

- En cas de patiente mineure, s'assurer de la présence d'un majeur au moment de la sortie.
- En cas de patiente majeure, s'assurer de la présence d'un accompagnant au moment de la sortie.

ÉDUCATION ET CONSEILS

- Réconforter et entourer la patiente qui peut ressentir un certain degré de culpabilité.
- Proposer un entretien avec un psychologue.
- Envisager la prise d'une contraception orale dès la sortie, voire un autre type de contraception par la suite.
- Prévoir une consultation de contrôle pour s'assurer que la grossesse est bien interrompue et que la contraception est correctement suivie dans les 15 jours suivant la sortie.
- Prévenir des suites normales : saignements moyennement abondants, pas ou peu de douleur pelvienne.
- Prévenir des suites anormales qui devraient amener la patiente à consulter : métrorragies abondantes, douleurs abdominopelviennes intenses, fièvre, troubles du transit.

FICHE PHARMACOLOGIE

ANTIPROGESTÉRONE

■ **Mifépristone**

MIFÉGYNE					
Voie **orale** exclusive Interruption médicamenteuse de grossesse : 600 mg en prise unique, puis **analogue de prostaglandine** 36-48 h après Avant interruption chirurgicale de grossesse : 200 mg en prise unique 36-48 h avant l'intervention Induction du travail lors d'une mort fœtale *in utero* : 600 mg/j pdt 2 j	3 cp. 200 mg 30 cp. 200 mg 1 cp. 600 mg	 HOP HOP	I I I	NR	

Propriétés

Stéroïde de synthèse à action antiprogestative par compétition avec la progestérone au niveau de ses récepteurs.

Indications

IVG médicamenteuse (jusqu'à 63 j d'aménorrhée), IVG chirurgicale (jusqu'à 84 j d'aménorrhée), interruption thérapeutique de grossesse et induction du travail lors d'une mort fœtale *in utero*.

Contre-indications

Hypersensibilité.

Insuffisance surrénalienne chronique, asthme sévère non contrôlé, porphyrie.

Contre-indication à **l'analogue de prostaglandine** si indiqué.

Suspicion de grossesse extra-utérine.

Précautions d'emploi

Sous surveillance au centre prescripteur.

Prudence en cas de maladie cardiovasculaire.

Prévention de l'allo-immunisation Rhésus.

Effets indésirables

Métrorragie parfois abondante jusqu'à 12 j, contractions utérines.

Nausées, vomissements, diarrhées.

Infection.

Interactions médicamenteuses

Inducteurs et inhibiteurs enzymatiques puissants.

Corticoïdes (traitement chronique), y compris inhalés (diminution de leur activité).

Antidote

Dexaméthasone : 1 mg/400 mg de ***mifépristone***.

PROSTAGLANDINES ET DÉRIVÉS

■ Sulprostone

NALADOR					
500 µg en IVSE dans 50 mL ou perf. IV dans 500 mL NaCl 0,9 % Pas de bolus, max 1 500 µg/24 h Débit initial : 10 mL/h IVSE ou 1,7 mL/min perf. IV Débit max : 50 mL/h IVSE ou 8,3 mL/min perf. IV Revenir au débit initial quand effet thérapeutique atteint IMG ou mort fœtale : 2e dose possible de 500 µg 12-24 h après	1 fl. 500 µg	HOP	I		

Propriétés

Analogue synthétique des prostaglandines qui provoque des contractions utérines et le relâchement du col.

Indications

IMG et mort fœtale *in utero* (2e trimestre).

Hémorragie du post-partum par atonie utérine, résistante à l'ocytocine.

Contre-indications

Sauf si pronostic vital engagé : hypersensibilité, utérus cicatriciel, affection cardiovasculaire, antécédent thromboembolique, insuffisance rénale ou hépatique sévère, glaucome, diabète décompensé, asthme sévère ou antécédent, ulcère gastrique, thalassémie, drépanocytose, infection gynécologique, hyperthyroïdie non contrôlée, antécédents comitiaux.

Précautions d'emploi

Surveillance cardiologique constante avec matériel de réanimation à disposition. Si spasme coronarien confirmé par ECG : **dérivés nitrés** ou **antagonistes du calcium** IV.

Facteur favorisant ++ : tabac.

Prévention de l'allo-immunisation Rhésus.

Effets indésirables

Hypotension, nausées, vomissements, diarrhée, fièvre.

Rares : accident cardiovasculaire grave, bronchoconstriction.

Interactions médicamenteuses

AINS (antagonistes), **ocytociques** concomitants.

Dinoprostone

PROSTINE E2					
Conservation : réfrigérateur Dose initiale de 1 mg dans cul-de-sac vaginal postérieur 2ᵉ dose possible de 1 ou 2 mg après 6 h	1 ser. gel vaginal 1 mg 1 ser. gel vaginal 2 mg	HOP HOP	I I		
PROPESS					
Conservation : congélateur Insertion dans le cul-de-sac postérieur Utilisation de lubrifiant hydrosoluble si nécessaire Après insertion, patiente allongée pdt 20-30 min Diffusion continue jusqu'à 24 h Retrait au bout de 24 h	5 dispositifs de diffusion vaginale 10 mg	HOP	I		

Propriétés

Analogue synthétique des prostaglandines qui provoque localement une maturation cervicale.

Indications

Induction du travail à terme (à partir de 37 SA révolues pour *PROPESS*).

Contre-indications

Celles à l'induction du travail : antécédent de chirurgie utérine majeure, placenta prævia, disproportion fœtopelvienne, présentation fœtale autre que céphalique, souffrance fœtale, grossesse multiple, etc.

Précautions d'emploi

Surveillance fœtale et utérine régulière.
Prudence si glaucome, asthme, grossesse multiple.
Prévention de l'allo-immunisation Rhésus.

Effets indésirables

Hypertonie utérine voire rupture, trouble du rythme cardiaque fœtal, hypotension, céphalée.

Interactions médicamenteuses

AINS (antagonistes), **ocytociques** concomitants.

▪ Misoprostol

GYMISO					
Voie orale exclusive Interruption médicamenteuse de grossesse : 400 µg en 1 prise 36-48 h après la mifépristone Avant interruption chirurgicale de grossesse : 400 µg en 1 prise 3-4 h avant l'intervention Fausse couche : 400 µg, renouvelé toutes les 3 h si nécessaire (max 2 400 µg/48 h) Interruption thérapeutique de grossesse et mort fœtale *in utero* : fonction de l'âge gestationnel et de l'état de l'utérus (*cf.* INDICATIONS), associé à la **mifépristone**	2 cp. 200 µg		I	NR	
MISOONE					
Idem *GYMISO*	1 cp. 400 µg 16 cp. 400 µg	 HOP	I I	NR	
ANGUSTA					
Voie orale exclusive Déclenchement du travail : 25 µg toutes les 2 h ou 50 µg toutes les 4 h (max 200 µg/24 h)	8 cp. 25 µg	HOP	I		

Propriétés

Analogues synthétiques des prostaglandines qui provoquent des contractions utérines et le relâchement du col.

Indications

ANGUSTA : déclenchement du travail.
GYMISO : interruption volontaire de grossesse médicamenteuse jusqu'à 7 SA ou chirurgicale < 14 SA, fausses couches précoces < 14 SA (CPC : cadre de prescription compassionnelle), interruption thérapeutique de grossesse et mort fœtale *in utero* > 14 SA (CPC).

Contre-indications

Hypersensibilité.
GYMISO : suspicion de grossesse extra-utérine.
ANGUSTA : souffrance fœtale, utérus cicatriciel, accouchement par voie basse, insuffisance rénale (ClCr < 15 mL/min).

Précautions d'emploi

Prévention de l'allo-immunisation Rhésus.
Sous surveillance au centre prescripteur.
Prudence en cas de maladie cardiovasculaire.

Effets indésirables

Rare : accident cardiovasculaire.
Métrorragie (parfois abondante jusqu'à 12 j), contractions utérines.
Nausées, vomissements, diarrhées.

Interactions médicamenteuses

AINS (antagonistes), **ocytociques** concomitants (contre-indiqués).

HYPERTENSION ARTÉRIELLE ET GROSSESSE

FICHE MALADIE

DÉFINITION

PA systolique supérieure ou égale à 140, PA diastolique supérieure ou égale à 90 au repas. Il peut s'agir d'une HTA chronique si elle préexistait à la grossesse (30 % des cas) ou d'une HTA gravidique quand elle survient au cours de la grossesse, en général après 20 SA. L'HTA gravidique touche environ 10 % des grossesses.

On parle de pré-éclampsie ou de toxémie gravidique en cas d'association à une protéinurie supérieure à 0,3 g/24 h.

CAUSES ET MÉCANISME

L'HTA gravidique serait liée à une hypoperfusion placentaire et l'augmentation de pression de perfusion utérine.

DIAGNOSTIC

Les signes suivants doivent être recherchés : céphalées, phosphènes, acouphènes, nausées, vomissement, œdèmes.

Il existe des signes de gravité qui imposent une hospitalisation : PA ≥ 160/110, oligurie et œdèmes importants, protéinurie > 3 g/24 h, douleur en barre épigastrique, une hyperréflexie ostéotendineuse.

Le bilan biologique recherche des signes de gravité :

- Protéinurie > 3 g/24 h.
- Thrombopénie < 100 000/mm^3.
- Élévation des transaminases.
- Signes d'hémolyse intravasculaire avec anémie et schyzocytes.
- Signes de CIVD ou de fibrinolyse.

L'échographie obstétricale et le rythme cardiaque fœtal évaluent le bien-être fœtal. On recherche une hypotrophie fœtale, un oligoamnios, une diminution des mouvements fœtaux actifs ; on peut coter le score de Manning. On mesure les Dopplers ombilicaux et cérébraux.

TRAITEMENT

Le repos, en particulier en décubitus latéral gauche, peut parfois suffire au traitement de l'HTA de la grossesse. Un arrêt de travail sera rédigé éventuellement.

Les traitements antihypertenseurs sont utilisés si le repos ne suffit pas, mais il ne faut pas trop faire baisser les chiffres tensionnels ou trop rapidement : la **nicardipine** ou *LOXEN*, le **labétalol** ou *TRANDATE* sont couramment utilisés.

En cas d'apparition de signes de gravité, cliniques, biologiques, échographiques ou au niveau du rythme cardiaque fœtal, une extraction fœtale plus ou moins urgente peut être décidée, même avant terme, après maturation préalable des poumons fœtaux par corticoïdes. Une césarienne pourra être décidée en cas d'urgence ou de mauvaises conditions locales.

En cas d'éclampsie on utilisera un traitement anticonvulsivant et du **sulfate de magnésium** en perfusion afin de prévenir la survenue de récidives.

PRONOSTIC

Les complications peuvent être fœtales (retard de croissance intra-utérin (RCIU), hypotrophie fœtale inférieure au 5e percentile, oligoamnios, souffrance fœtale aiguë), et maternelles (HELLP syndrome : hémolyse, thrombopénie et cytolyse hépatique ; troubles de la coagulation, éclampsie, hématome rétro-placentaire).

ÉCLAMPSIE

Elle est précédée dans 60 % des cas des signes de gravité précités. C'est une urgence obstétricale majeure. Elle impose une réanimation maternelle importante avec un traitement anticonvulsivant et une extraction fœtale en urgence. La patiente présente des crises convulsives généralisées ou un coma.

FICHE INFIRMIÈRE

SURVEILLANCE DU TRAITEMENT

SOINS – TRAITEMENT

- Effectuer le bilan sanguin prescrit par le médecin : NFS, plaquettes, hémostase, ionogramme sanguin, urée, créatinine, acide urique, phosphatases alcalines, protidémie, groupe sanguin, Rhésus, RAI.
- Effectuer une bandelette urinaire, avec protéinurie sur bandelette, conserver la diurèse des 24 h, la quantifier et demander la protéinurie des 24 h.
- Communiquer les résultats au médecin après les avoir récupérés.
- Vérifier la mise au repos de la patiente (limiter le nombre de visites).
- Effectuer une surveillance par *Dynamap* de la PA sur une période de 20 à 30 min selon la fréquence prescrite (2 à 3 fois/j) et prévenir le médecin en cas de PA anormalement élevée ou basse dans de bonnes conditions de mesure : au repos avec un brassard adapté.

EFFICACITÉ DU TRAITEMENT

- Vérifier la mise au repos de la patiente.
- Vérifier la prise médicamenteuse, après en avoir recherché les éventuelles contreindications.
- Les pressions artérielles doivent être inférieures ou égales à 140/90 mmHg au repos.
- Quantifier la diurèse des 24 h quotidiennement, de même que la prise de poids.

EFFETS INDÉSIRABLES

Demander une anomalie dans la fréquence des mouvements actifs du bébé, la présence de métrorragie, de perte de liquide amniotique, de contractions utérines anormalement intenses et/ou prolongées.

ÉCLAMPSIE

Rechercher les signes de gravité cliniques pouvant faire craindre l'éminence d'une crise d'éclampsie : phosphènes, acouphènes, céphalées, barre épigastrique, oligurie, protéinurie sur échantillon.

En cas de crise d'éclampsie :

- Prévenir en urgence l'obstétricien et le réanimateur.
- S'assurer que le chariot d'urgence est proche et complet (plateau d'intubation).
- Placer la patiente en décubitus latéral gauche en position allongée, avec une canule de Guédel dans la bouche.

ÉDUCATION ET CONSEILS

- Repos, en limitant les visites.
- Autoéducation et surveillance des signes cliniques pouvant faire craindre une prééclampsie.
- Consultation en urgence en cas d'apparition des signes de pré-éclampsie ; suivi plurihebdomadaire par une sage-femme.

DIABÈTE ET GROSSESSE

FICHE MALADIE

DÉFINITION

Le diabète concerne 2 à 7 % des grossesses. On distingue le diabète gestationnel survenant chez une femme enceinte, ou la grossesse survenant chez une femme diabétique.

CAUSES ET MÉCANISME

L'hyperglycémie maternelle est responsable d'une hyperglycémie fœtale. L'hyperinsulinisme qui en découle est responsable des fœtopathies des patientes diabétiques :

- Avortements spontanés précoces et tardifs.
- Mort fœtale *in utero*.
- Macrosomie fœtale.
- Malformations cardiaques (épaississement du septum interventriculaire) en cas de diabète préexistant.
- Hypoglycémies, hypocalcémies néonatales.
- Complications respiratoires néonatales.
- Complications hématologiques néonatales : ictère, polycytémie.
- Complications maternelles : infections, en particulier urinaires.

Aussi est-il nécessaire d'avoir un bon équilibre glycémique dès la période préconceptionnelle.

DIAGNOSTIC

Le dépistage du diabète est proposé à toutes les femmes enceintes à partir de 26 SA, en particulier en cas d'antécédent de diabète gestationnel ou de gros bébé, de malformation fœtale ou de mort fœtale *in utero* inexpliquée, d'antécédents familiaux de diabète ou d'âge maternel supérieur à 30 ans.

On réalise une glycémie au premier trimestre à jeun en cas de facteurs de risques. Entre 24 et 28 SA, une hyperglycémie provoquée orale après 75 g de glucose (1 h, 2 h) est proposée pour confirmer le diabète gestationnel.

TRAITEMENT

Dans un premier temps, en cas de dépistage de diabète gestationnel positif, un régime est prescrit qui suffit généralement à réguler les glycémies : 1 600 à 2 000 kCal/j avec 180 à 200 g d'hydrates de carbone répartis en 5 à 6 prises (repas + collations). Pour les obèses, le régime est légèrement hypocalorique : 25 kCal/kg/j.

La surveillance de l'efficacité du régime se fait par :

- la clinique : poids de la mère, hauteur utérine, BU (infection urinaire ou glycosurie) ;
- l'échographie : surtout celles des deuxième et troisième trimestres ; elles recherchent un déséquilibre :
  - macrosomie fœtale,
  - hydramnios,
  - épaisseur du septum interventriculaire,
  - hypotonie pyélocalicielle bilatérale,
  - le contrôle du cycle glycémique 2 à 4 semaines après le régime par glycémies à jeun ou post-prandiales, idéalement par capteur transcutané de glycémies.

En cas d'anomalies, une insulinothérapie sera commencée avec surveillance journalière des glycémies capillaires.

En *post-partum*, l'insuline sera arrêtée chez les patientes présentant un diabète gestationnel.

Les antidiabétiques oraux sont contreindiqués pendant la grossesse et l'allaitement. L'insulinothérapie ne contre-indique pas l'allaitement.

Une pilule microprogestative peut être prescrite en *post-partum* chez les patientes diabétiques.

PRONOSTIC

Le contrôle glycémique doit être parfait dès le début de la grossesse afin d'éviter le risque de malformations précédemment cité.

FICHE INFIRMIÈRE

SURVEILLANCE DU TRAITEMENT

SOINS – TRAITEMENT

- Effectuer le bilan sanguin prescrit par le médecin : NFS, plaquettes, hémostase, ionogramme sanguin, bilan hépatorénal, protidémie, groupe sanguin, Rhésus, RAI.
- Effectuer une bandelette urinaire, avec protéinurie et glycosurie sur bandelette, conserver la diurèse des 24 h, la quantifier et demander la protéinurie des 24 h.
- Effectuer le cycle glycémique : contrôle des glycémies capillaires 6 fois/j, avant et après chaque repas.
- Communiquer les résultats au médecin après les avoir récupérés.
- Vérifier qu'un repas spécial diabétique a été prescrit et commandé, que la patiente suit bien le régime.
- Prévoir la consultation avec la diététicienne et le diabétologue.
- Savoir pratiquer les injections d'insuline si la patiente est insulinodépendante.

EFFICACITÉ DU TRAITEMENT

- Vérifier la compliance de la patiente au régime.
- Surveillance du poids.
- Surveillance des glycémies par capteur transcutané ou par glycémies capillaires et de la bandelette urinaire.
- Savoir reconnaître les signes d'hyper- ou d'hypoglycémie.

ÉDUCATION ET CONSEILS

- Insister sur l'importance de la compliance au régime alimentaire.
- Surveillance du poids maternel.
- Apprendre à la patiente à surveiller les glycémies capillaires ou transcutanées, à s'injecter l'insuline et à consulter en cas d'anomalie.
- Autoéducation et surveillance des signes cliniques pouvant faire craindre une hyper- ou une hypoglycémie.
- Consultation en urgence en cas d'apparition de ceux-ci.
- Surveiller les mouvements actifs fœtaux, en particulier en fin de grossesse.
- Vérifier la fructosamine glyquée chaque mois (marqueur de l'équilibre glycémique à long terme).

MENACE D'ACCOUCHEMENT PRÉMATURÉ

FICHE MALADIE

DÉFINITION

Il touche 6 à 8 % des grossesses. L'accouchement prématuré est défini comme une naissance survenant entre 24 SA et 37 SA.

CAUSES ET MÉCANISME

FACTEURS FAVORISANTS

Surmenage maternel, conditions socioéconomiques difficiles, longs trajets journaliers.

CAUSES MATERNELLES

- Infections, surtout infection urinaire, génitale ou listériose ; toutes les causes d'hyperthermie maternelle.
- Anémie, diabète, cardiopathies, prééclampsie.
- Anomalies cervico-utérines congénitales ou acquises : béance cervico-isthmique, fibromes, synéchies, hypoplasies utérines.

CAUSES OVULO-PLACENTAIRES

Grossesse multiple, hydramnios, placenta prævia, infections ovulaires, rupture prématurée des membranes, hématome rétroplacentaire, pré-éclampsie.

DIAGNOSTIC

Il s'agit de l'association de contractions utérines plus ou moins douloureuses et régulières, dites efficaces, et de modifications cervicales objectivées par le toucher vaginal et la mesure par échographie endovaginale du col.

Il peut s'y associer des métrorragies, une ampliation du segment inférieur ou une descente de la présentation, une rupture prématurée des membranes.

Bilan :

• Rythme cardiaque fœtal : il montre les contractions utérines plus ou moins régulières et intenses, le rythme cardiaque fœtal est normal. On peut parfois retrouver une tachycardie fœtale en cas de fièvre.

• Bilan infectieux : NFS, CRP, prélèvement bactériologique vaginal, ECBU.

• Échographie fœtale avec mesure du col.

TRAITEMENT

TRAITEMENT PRÉVENTIF

Suivi régulier de la grossesse. Favoriser le repos. Éviter les efforts trop importants.

TRAITEMENT CURATIF

• Repos.

• Tocolyse, le plus souvent par inhibiteurs calciques (nifédipine ou *ADALAIE*) sont en général bien tolérés et présentent peu d'effets indésirables (hypotension). De plus en plus de centres n'utilisent plus actuellement les b-mimétiques, qui présentent des contreindications (diabète, problèmes cardiaques) et des effets indésirables. En cas de menace majeure (col très raccourci, contexte de grossesse gemellaire) on pourra utiliser un antagoniste de l'ocytocine (Atosiban ou *TRACTOCILE*). La tocolyse est prescrite jusqu'à 34 SA.

• Un traitement antibiotique sera prescrit en cas de rupture prématurée des membranes, de manière systématique.

• Une prévention de la détresse respiratoire des membranes hyalines sera effectuée par des corticoïdes en IM en cas de menace d'accouchement prématuré sévère (*CÉLESTÈNE* 12 mg en IM 2 cures à 24 h d'intervalle).

FICHE INFIRMIÈRE

EXAMENS

Effectuer sur prescription médicale : NFS, ionogramme sanguin, CRP, prélèvement bactériologique vaginal, ECBU.

SURVEILLANCE DU TRAITEMENT

• Vérifier que la patiente est bien au repos et que les visites ne sont pas trop nombreuses.

• Surveillance :

– de l'arrêt des contractions utérines, de la persistance des mouvements actifs fœtaux, de l'absence de métrorragies ou de perte de liquide amniotique ;

– de la pression artérielle (en particulier en cas de traitement par inhibiteurs calciques : risque d'hypotension artérielle) ;

– du pouls (en cas de traitement par β-mimétiques : risque de tachycardie) ;

– de la température (surtout en cas de perte de liquide amniotique).

ÉDUCATION ET CONSEILS

• Repos au lit plus ou moins important en fonction de l'importance de la menace d'accouchement prématuré.

• Prévoir éventuellement, au moment du retour à la maison, une aide à domicile, une sage-femme à domicile.

• Conseiller à la patiente de se détendre, mais de consulter en urgence en cas de réemergence des contractions utérines, de fièvre, de métrorragies ou de perte de liquide amniotique, en particulier en cas d'antécédent de menace d'accouchement prématuré.

FICHE PHARMACOLOGIE

TOCOLYTIQUES - INHIBITEURS CALCIQUES

■ Nicardipine

LOXEN					
IVSE 1 à 3 mL/h	5 amp. 10 mg/10 mL	HOP	I		
PO 20 mg 2 à 3cp./j	30 cp. séc. 20 mg 90 cp. séc. 20 mg	3,81 10,69	I I	65 % 65 %	0,13 0,12
PO 50 mg LP 1 à 2 cp./j	60 gél. LP 50 mg 180 gél. LP 50 mg	11,81 33,47	I I	65 % 65 %	0,20 0,19

■ Nifédipine

ADALATE					
1 caps. à renouveler toutes les 15 min pdt 1 h jusqu'à diminution des contractions	30 caps. 10 mg	2,13	I	65 %	0,07
NIFEDIPINE LP					
2 à 3 cp. LP/j en traitement d'entretien	30 cp. LP 20 mg	2,84	I	65 %	
CHRONADALATE					
1 à 2 cp. LP/j en traitement d'entretien	30 cp. 30 mg	5,44	I	65 %	0,18
	90 cp. 30 mg	16,16	I	65 %	0,18

Propriétés

Myorelaxant utérin.

Indications

Menace d'accouchement prématuré.

Contre-indications

Hypersensibilité.

Contractions utérines symptomatiques d'infection (chorioamniotite), d'hématome rétroplacentaire, souffrance fœtale aiguë, prééclampsie sévère, rupture prématurée des membranes après 32 SA.

Effets indésirables

Bouffées vasomotrices, céphalées (apparition en début de traitement puis disparition).

Plus rarement : tachycardie, palpitations, éruption cutanée, asthénie, vertiges, troubles du sommeil, nausées, gastralgie, dyspepsie.

Exceptionnel pour la **nifédipine** : atteinte hépatique réversible à l'arrêt du traitement.

TOCOLYTIQUE - ANTAGONISTE DE L'OCYTOCINE

■ Atosiban

TRACTOCILE					
IV en 48 h max – Bolus sur 1 min : 6,75 mg/0,9 mL – Perf. de charge sur 3 h : 24 mL/h (54 mg) – Perf. d'entretien sur 45 h max : 8 mL/h (270 mg max) Renouvellement du schéma si besoin	1 fl. 6,75 mg/0,9 mL 1 fl. 37,5 mg/5 mL	HOP HOP	I I		

Propriétés

Antagoniste compétitif de l'ocytocine.
Diminue la fréquence des contractions et la tonicité du muscle utérin.

Indications

Menace d'accouchement prématuré.

Contre-indications

Contre-indications de la tocolyse : tout facteur, chez la mère ou le fœtus, rendant la poursuite de la grossesse dangereuse (souffrance fœtale, métrorragies, prééclampsie sévère, rupture prématurée des membranes après 32 SA, suspicion de chorioamniotite), mort fœtale *in utero*.

Précautions d'emploi

Prudence en cas de grossesse multiple et/ou traitement par d'autres **tocolytiques**.
En théorie, favorise le relâchement du muscle utérin et une hémorragie post-partum (contrôle des pertes sanguines après accouchement).

Effets indésirables

Nausées, vomissements, hyperglycémie, céphalées, vertiges, tachycardie, bouffées de chaleur, hypotension, réaction au point d'injection.

MÉTRORRAGIES DU DEUXIÈME ET TROISIÈME TRIMESTRES

FICHE MALADIE

DÉFINITION

Il peut s'agir de saignements venant du col (ectropion, cancer du col, polype), de l'endocol (modifications obstétricales) ou d'urgences obstétricales (placenta prævia, hématome rétroplacentaire, rupture d'un vaisseau prævia, rupture utérine). Ces dernières peuvent être cataclysmiques et mettre en jeu le pronostic maternel et/ou fœtal.

DIAGNOSTIC

PLACENTA PRÆVIA

Suivant l'insertion du placenta sur le segment inférieur (latéral, marginal ou recouvrant), il peut être responsable de métrorragies plus ou moins importantes au moment des contractions utérines et contre-indiquer l'accouchement par les voies naturelles s'il est totalement recouvrant.

En cas d'hémorragie massive liée à un placenta recouvrant, il peut s'agir d'une urgence obstétricale.

Le diagnostic est suspecté devant des métrorragies associées à des contractions utérines, mais avec un bon relâchement utérin. Le toucher vaginal est alors formellement contreindiqué.

Le diagnostic est confirmé par l'échographie obstétricale, au mieux endovaginale prudente, qui montre l'insertion placentaire par rapport au col.

Dans 20 à 30 % des cas, le placenta prævia est asymptomatique.

HÉMATOME RÉTROPLACENTAIRE

Il s'agit du décollement prématuré du placenta normalement inséré. Il s'agit d'une urgence obstétricale majeure.

Les signes cliniques sont :

- des métrorragies associées à un utérus « de bois » (contractions utérines intenses et douloureuses sans période de relâchement utérin) ;
- une HTA, associée à son cortège de signes fonctionnels (œdèmes, barre épigastrique, céphalées, phosphènes et acouphènes), et une protéinurie, qui peuvent être retrouvées.

L'échographie obstétricale retrouve un fœtus le plus souvent hypotrophe, un oligoamnios, des signes de vitalité fœtale mauvais, voire une mort fœtale *in utero*. Le décollement placentaire ne se voit que s'il est majeur. La réalisation de l'échographie ne doit pas retarder la prise en charge obstétricale urgente.
Le bilan biologique doit être fait en urgence à la recherche d'une protéinurie, d'une altération du bilan hépatorénal, d'un trouble de la crase sanguine à type de CIVD.
Le rythme cardiaque fœtal retrouve des signes de souffrance fœtale aiguë le plus souvent.

RUPTURE UTÉRINE

Elle survient le plus souvent au cours du travail en cas d'utérus cicatriciel (antécédent de césarienne antérieure ou de myomectomie) mais, exceptionnellement, elle peut survenir sur utérus sain.
Elle se présente sous la forme de métrorragies associées à une douleur pelvienne basse, des anomalies du rythme cardiaque fœtal et une forme anormale de l'utérus (utérus « en sablier »).
Elle peut être asymptomatique s'il s'agit d'une simple déhiscence du segment inférieur, mais peut malheureusement, en cas de rupture complète, s'accompagner d'une mort fœtale *in utero* et d'un état de choc maternel.

RUPTURE D'UN VAISSEAU PRÆVIA, OU HÉMORRAGIE DE BENCKISER

Il s'agit de la rupture d'un vaisseau se trouvant anormalement sur les membranes. La rupture des membranes s'accompagne alors de métrorragies et d'anomalies sévères et brutales du rythme cardiaque fœtal, voire d'une mort fœtale *in utero*.

TRAITEMENT ET PRONOSTIC

PLACENTA PRÆVIA

▶ Avant terme

Les placentas prævia qui saignent doivent être hospitalisés, tocolysés avec une surveillance du rythme cardiaque fœtal, de l'état hémodynamique maternel et des métrorragies.
En cas de métrorragies abondantes associées à un retentissement fœtal et maternel, une extraction fœtale doit être pratiquée après, si possible, une corticothérapie fœtale.
Le placenta prævia recouvrant est une indication formelle de césarienne.

▶ À terme

Les placentas prævia qui saignent doivent être hospitalisés.
Le placenta prævia recouvrant est une indication formelle de césarienne.
Les placentas prævia marginaux et latéraux peuvent être déclenchés, avec une rupture précoce des membranes, sous couvert que le rythme cardiaque fœtal et l'hémodynamique maternelle le permettent.

HÉMATOME RÉTROPLACENTAIRE

Il s'agit d'une urgence obstétricale, aussi bien pour le bébé (risque de mort fœtale *in utero*) que pour la mère (risque de CIVD et d'hémorragie).
Le plus souvent, l'extraction fœtale se fait par césarienne.
En cas de mort fœtale *in utero* et de normalité de la crase sanguine associée à un état hémodynamique maternel satisfaisant, si les conditions locales le permettent, on peut tenter un déclenchement et un accouchement par les voies naturelles, mais il doit être rapide (risque de troubles de coagulation secondaires).

RUPTURE UTÉRINE

En cas de simple déhiscence sans altération du rythme cardiaque fœtal et de l'hémodynamique maternelle, l'accouchement par les voies naturelles est autorisé.
En cas d'anomalies du rythme cardiaque fœtal, l'extraction doit être urgente par césarienne.
La rupture utérine peut s'accompagner parfois d'un état de choc maternel et d'une mort fœtale *in utero*.

RUPTURE D'UN VAISSEAU PRÆVIA

Il y a souvent mort fœtale, sauf en cas d'extraction urgente par césarienne.

> Pour toutes ces pathologies, les patientes doivent recevoir une prévention de l'immunisation Rhésus D si elles sont Rhésus négatif.

FICHE INFIRMIÈRE

EXAMENS

• Réaliser sur prescription médicale : NFS, bilan d'hémostase complet (TP, TCA, fibrinogène), groupe, Rhésus, RAI, Kleihauer.
• Récupérer les résultats pour les communiquer au médecin.
• Vérifier que le rythme cardiaque fœtal est posé.

SURVEILLANCE DU TRAITEMENT

• Surveillance : pouls, PA, température, diurèse.
• Prévention de l'immunisation Rhésus chez les patientes Rhésus négatif.
• Pose d'une perfusion de tocolytiques suivant la prescription médicale.
• Poserdes garnitures stériles pour vérifier les saignements et éventuelles pertes de liquide amniotique.
• Surveillance de l'abondance et de l'aspect des métrorragies.
• Surveillance du rythme cardiaque fœtal et des mouvements actifs fœtaux.
• Savoir reconnaître les signes cliniques de pré-éclampsie.
• Prévenir la sage-femme et l'obstétricien en urgence en cas d'anomalie.

ÉDUCATION ET CONSEILS

Repos.
Conseiller à la patiente de prévenir en urgence en cas de métrorragies abondantes, de diminution des mouvements actifs fœtaux, de contractions utérines, de perte de liquide amniotique.

PATHOLOGIE DE L'ACCOUCHEMENT

FICHE MALADIE

DÉFINITION

L'accouchement peut être dit pathologique, soit du fait de dystocies maternelles, soit du fait de dystocies fœtales, amenant à une extraction instrumentale, des manœuvres obstétricales ou une césarienne.

CAUSES ET MÉCANISMES

DYSTOCIES D'ORIGINE MATERNELLE

Les dystocies peuvent être d'origine mécanique ou d'origine dynamique.

▶ Dystocies mécaniques

Les anomalies du bassin : transversalement rétréci, aplati, ou généralement rétréci. Les bassins asymétriques sont plus rares : accidents, rachitisme, poliomyélite.

Le diagnostic peut être suspecté à l'examen gynécologique du 8e mois (toucher vaginal explorant le bassin par la sage-femme ou le médecin). Il n'est pas recommandé de réaliser une radiopelvimétrie en cas de présentation céphalique. L'épreuve de travail fera suspecter la dystocie mécanique en cas de non engagement du fœtus.

Les obstacles prævia peuvent également gêner la descente du mobile fœtal dans la filière pelvienne : fibromes.

▶ Dystocies dynamiques : contractions utérines

Hypocinésies de fréquence ou d'intensité ou hypertonie.

DYSTOCIES D'ORIGINE FŒTALE

Macrosomie fœtale et hydrocéphalie. Présentations dystociques : transverse, front, face mentosacrée.

COMPLICATIONS DE L'ACCOUCHEMENT

• Infection materno-fœtale : travail long, rupture prématurée des membranes.

• Procidence du cordon : il s'agit de la présentation du cordon en avant de la poche des eaux, membranes rompues. Il s'agit d'une urgence obstétricale car, très souvent, il ya une altération du rythme cardiaque fœtal avec une souffrance fœtale aiguë.

• Métrorragies pendant le travail : il peut s'agir de la dilatation cervicale chez une primipare si elles sont peu abondantes, mais il faut se méfier car il peut aussi s'agir d'une rupture utérine, ou d'un hématome rétroplacentaire ou d'une hémorragie de Benkiser. Il faut très souvent procéder à une extraction fœtale par césarienne en urgence, du fait de la souffrance fœtale aiguë pouvant conduire au décès fœtal.

DIAGNOSTIC

La surveillance du travail par les touchers vaginaux horaires, la surveillance du rythme cardiaque fœtal permet de dépister les dystocies.

La surveillance du rythme cardiaque fœtal comporte la surveillance :

• du rythme des contractions utérines ;

• de l'intensité des contractions utérines ;

• du rythme cardiaque fœtal, à la recherche d'une souffrance fœtale aiguë.

• En outre il faut surveiller de manière régulière le pouls, la tension artérielle, la température de la parturiente.

TRAITEMENT

MANŒUVRES OBSTÉTRICALES

Pendant le travail, il s'agit principalement de :

• la version par manœuvre interne et grande extraction fœtale : utilisée dans certains centres pour l'extraction du deuxième jumeau quand il est en présentation céphalique ou du siège haute, non engagée après la sortie du premier enfant ;

• la manœuvre de Jacquemier : en cas de dystocie des épaules en cas d'un accouchement céphalique après avoir tenté la contre-rotation, l'hyperflexion des cuisses et le poing sus-pubien ;

• la manœuvre de Lovset, Bracht et Mauriceau : dans les cas d'accouchement du siège.

EXTRACTIONS INSTRUMENTALES

L'instrument choisi est surtout dépendant des habitudes de l'obstétricien : spatules de Thierry, forceps de Tarnier ou forceps Suzor, ou encore ventouses (mécanique ou KIWI®). Elles nécessitent obligatoirement une présentation céphalique engagée dans le détroit moyen, une dilatation complète et une rupture de la poche des eaux.

Elles se pratiquent en cas de souffrance fœtale aiguë, d'efforts expulsifs inefficaces avec nondescente de la présentation après 30 min. de poussée ou pour des pathologies maternelles contre-indiquant les efforts expulsifs prolongés.

Les principales complications sont hémorragiques : plaies vaginocervicales ou déchirures périnéales plus ou moins complexes (périnée complet). Les extractions instrumentales peuvent aussi être responsables de plaies cutanées chez le nouveau-né, de fractures du crâne avec embarrures, de paralysie du plexus brachial ou encore de paralysie faciale.

CÉSARIENNE

Elle se pratique avant tout début de travail (césarienne programmée) pour siège et contre-indications mécaniques, utérus multicicatriciel, présentation transverse du fœtus, pathologie de la grossesse nécessitant une extraction fœtale avant terme et conditions locales défavorables.

Elle se pratique aussi en cours de travail en cas de souffrance fœtale aiguë, de stagnation de la dilatation, de non-engagement de la présentation.

Les principales complications sont celles de toute laparotomie du petit bassin : plaie digestive rarissime, plaie urétérovésicale, surtout en cas d'utérus cicatriciel.

PRONOSTIC

Le pronostic dépend de la pathologie en cause.

En cas de souffrance fœtale aiguë, l'extraction doit être le plus rapide et la plus douce possible afin d'éviter les séquelles chez le nouveau-né.

FICHE INFIRMIÈRE

ÉDUCATION ET CONSEILS

• Avant l'accouchement, rassurer la patiente et l'encourager en cas de travail long.

• En cas de dystocie, ne pas perdre son calme et expliquer aux parents ce qui se passe, ce qu'il est prévu de faire.

• Ne pas oublier le père.

• Après l'accouchement, après avoir fait les soins nécessaires à la mère, essayer de respecter au mieux l'intimité du couple et de l'enfant.

FICHE TECHNIQUE

ACCUEIL DE LA FEMME EN SALLE DE NAISSANCE

• Vérifier l'identité de la parturiente et faire récupérer son dossier (importance du groupe sanguin).

• Installer la patiente sur le lit d'accouchement après qu'elle a ôté ses habits de ville et a mis une chemise propre.

• Mettre en place un *Absorbex* et des couches propres sous les fesses, changées régulièrement.

• Donner un siège, une surblouse, des surchaussures à l'accompagnateur.

FICHE TECHNIQUE

CONDUITE À TENIR PENDANT LA PHASE DE TRAVAIL ET D'ACCOUCHEMENT NORMAL

• Prélèvement sur prescription médicale : le bilan de péridurale, une sérologie toxoplasmose en cas de patiente non immunisée.

• Pose d'une perfusion de bon calibre (cathlon n° 18) et surveillance du point de ponction.

• Monitorage régulier de la patiente avec surveillance régulière du pouls, de la pression artérielle, de la température.

• Bassin à proposer régulièrement à la patiente ou, si les mictions sont impossibles, sondage évacuateur (asepsie +++).

• Préparation du matériel nécessaire pour l'accouchement :

– une pince perce-membrane ;

– des gants stériles et des doigtiers stériles ;

– du lubrifiant, du savon liquide ;

– des compresses et des champs stériles ;

– de l'antiseptique et du matériel stérile nécessaire pour le sondage urinaire : sonde urinaire à demeure, sonde urinaire béquillée, compresses stériles, antiseptique ;

– des tabliers, des surchaussures, un masque, une charlotte et des gants pour révision utérine pour l'obstétricien et la sage-femme ;

►

– un plateau d'accouchement comprenant deux pinces Kocher et une paire de ciseaux droits ;
– une boite d'épisiotomie comprenant une pince à griffe, un porte-aiguille, deux pinces à hémostase, une paire de ciseaux, des fils pour la réfection de l'épisiotomie.

- Dans la salle, à portée de main, il doit y avoir :
  – du matériel d'extraction instrumentale : forceps, spatules, ventouses ;
  – un plateau de révision du col sous valves : 2 valves vaginales, un speculum, une pince à disséquer longue à griffes, 2 pinces de Duval, 2 pinces longuettes, une Pozzi, 2 grandes Kelly, un grand porte-aiguille, une paire de ciseaux.
- Dès que l'expulsion devient imminente :
  – rassurer la patiente et l'encourager ;
  – installer la patiente en position gynécologique sur les étriers ;
  – prévoir des barres de traction pour que la femme puisse pousser ;
  – replier la partie inférieure de la table d'accouchement et mettre un bac au-dessous pour récupérer les pertes sanguines et pouvoir les quantifier ;
  – sonder la patiente de façon aseptique avec une sonde béquillée ;
  – prévoir un escabeau au niveau des étriers pour pouvoir faire une éventuelle expression sus-pubienne en cas de dystocie des épaules.
- En cas de délivrance dirigée, prévoir l'injection d'ocytociques.
- Préparer les différents prélèvements à faire au sang du cordon : Rhésus, toxoplasmose, pH.
- Prévoir de garder le placenta pour l'envoyer en anatomopathologie si besoin ou de prélever un bout de placenta et de membranes pour l'analyse bactériologique si nécessaire.
- Vérifier que l'accompagnateur se porte bien.
- Préparer le matériel d'accueil du bébé :
  – aspiration et oxygène en marche ; matériel à intubation prêt ;
  – clamps de Barr, compresses stériles, ciseaux à cordon, alcool pour les soins du cordon, stéthoscope à proximité ;
  – vérifier la source de chaleur.

FICHE TECHNIQUE

INSTALLATION DE L'ACCOUCHÉE, ACCUEIL DU NOUVEAU-NÉ ET MISE AU SEIN

- Laisser le bébé contre la maman en « peau à peau » si tout va bien pendant le temps qui lui convient.
- Toilette vulvaire après réfection de l'épisiotomie.
- Réinstallation en position allongée. Mise au sein si possible en salle de travail : 10 min chaque sein, après aspiration des mucosités.
- Surveillance régulière des saignements avant et après la délivrance : *Absorbex* et garnitures stériles sous les fesses de la mère, vérifier l'abondance et l'aspect des saignements ; savoir apprécier le globe utérin normal, sa tonicité et son volume normaux.
- Vérifier la perfusion d'ocytociques.
- Monitorage régulier de la parturiente : pouls, pression artérielle, température.
- Recouvrir la patiente d'un drap propre.
- Faire uriner la patiente ; si elle ne peut pas, la sonder avec une sonde béquillée.
- Si la patiente a eu une péridurale, vérifier la sensibilité et la motricité des membres inférieurs.
- Au bout de 2 h, si tout va bien, enlever le cathéter de péridurale et remonter la patiente dans sa chambre.
- Vérifier la température du nouveau-né avant la montée.

HÉMORRAGIES DE LA DÉLIVRANCE

FICHE MALADIE

DÉFINITION

La délivrance normale correspond au décollement et à l'expulsion du placenta après la naissance de l'enfant. Elle survient dans les 30 min. après l'accouchement. Le saignement normal est d'environ 300 mL. Au-delà de 500 mL, on parle d'hémorragie de la délivrance.

CAUSES ET MÉCANISME

Les hémorragies de la délivrance peuvent être secondaires à :

- une rétention placentaire : elle peut être complète (non-expulsion du placenta 30 min après la naissance) ou partielle, liée à un enchatonnement placentaire ou un placenta accreta (accolement anormal du placenta à la paroi utérine du fait d'un curetage ou de manœuvres endo-utérines antérieures ou d'une césarienne antérieure). Elle peut également être secondaire à la présence de cotylédons aberrants ;
- une atonie utérine : l'utérus ne se contracte plus. Les raisons sont variables : travail long, utérus distendu (hydramnios, macrosomie, grossesse multiple) ;
- des troubles de la coagulation :
  - pathologie maternelle préexistante ou prise d'anticoagulants ;
  - coagulation intravasculaire disséminée (sepsis grave de l'accouchement, prééclampsie, embolie amniotique, hémorragie sévère de la délivrance qui s'aggrave) ;
- des déchirures cervicovaginales étendues : liées à des traumatismes obstétricaux, manœuvres, extractions instrumentales ou après un accouchement normal par les voies naturelles ;
- un thrombus étendu de la loge d'épisiotomie ;
- une rupture utérine passée inaperçue.

DIAGNOSTIC

SIGNES CLINIQUES

Le diagnostic est posé devant des saignements extériorisés anormaux, soit immédiatement après l'accouchement, soit dans les 24 h suivant celui-ci. Il peut également se poser devant un état hémodynamique instable, une pâleur cutanéomuqueuse.

Une surveillance clinique : pouls, PA, température, saignements, examen du globe utérin.

EXAMENS COMPLÉMENTAIRES

Le bilan comporte :

- un bilan biologique en urgence : NFS, bilan d'hémostase complet ;
- un bilan infectieux en cas de fièvre.

Si elle était remontée dans sa chambre, la patiente doit redescendre en salle de travail, voire au bloc opératoire pour un examen du col et du vagin sous valves, une révision utérine.

TRAITEMENT

- Le bilan diagnostique peut également être thérapeutique :
  - On profite de l'examen du col et du vagin sous valves pour réparer une éventuelle déchirure cervicovaginale, refaire l'épisiotomie.
  - La révision utérine permet d'assurer la vacuité utérine et de permettre à l'utérus de se contracter.
- Un traitement médicamenteux est nécessaire : antibiotiques, ocytociques (*SYNTOCINON*), prostaglandines (*NALADOR*) à la seringue électrique, **antifibrinolytiques** (*EXACYL*).
- Normalisation du bilan d'hémostase par des facteurs de la coagulation.
- Parfois, une embolisation utérine ou une ligature chirurgicale des vaisseaux hypogastriques ou une hystérectomie d'hémostase peuvent être nécessaires.

PRONOSTIC

Non prise à temps, l'hémorragie de la délivrance peut être gravissime par les troubles de la coagulation qu'elle entraîne et la majoration des saignements, pouvant conduire au décès maternel.

FICHE INFIRMIÈRE

EXAMENS

Il faut savoir apprécier l'importance du saignement : nombre et aspect des garnitures, caillots sanguins, hémodynamique (recherche d'une hypotension artérielle, d'une tachycardie maternelle, d'un malaise, de troubles de la conscience).

En présence de ces signes, prévenir le médecin et la sage-femme en urgence et entreprendre le bilan sanguin sur prescription médicale sans perdre de temps : NFS, hémostase complète, RAI et seconde détermination de groupe si non présentes dans le dossier.

Vérifier le dossier prétransfusionnel et, en fonction de l'importance des saignements et de l'éventualité d'une transfusion, le compléter en prélevant les sérologies.

SURVEILLANCE DU TRAITEMENT

SOINS – TRAITEMENT

- Bilan sanguin précité.
- Changement fréquent des garnitures afin d'apprécier l'importance des saignements.
- Mise en place de deux voies d'abord de bon calibre, voire mise en place d'une voie veineuse centrale.
- Mise en place d'une sonde urinaire à demeure et surveillance de la diurèse horaire.
- Monitorage constant de la patiente avec mesure du pouls, de la pression artérielle, de la température.
- Installer la patiente en position gynécologique dans un premier temps afin que le médecin puisse effectuer : une révision du col et du vagin sous valves, une révision utérine.
- Préparer les antibiotiques : *CEFAZOLINE*, en l'absence d'allergie, en flash pendant la révision utérine. Préparer le *SYNTOCINON* (ocytocique) d'abord en IVD (10 UI) puis en perfusion (30 UI dans 500 mL de sérum glucosé hypotonique), d'abord rapidement puis lentement sur plusieurs heures dès l'arrêt du saignement.
- Si le *SYNTOCINON* est inefficace, le médecin peut décider, en l'absence de contreindication, d'avoir recours au *NALADOR* à la seringue électrique (d'abord une ampoule sur 1 h, puis une ampoule sur 5 h).
- Une transfusion peut parfois être nécessaire : culots globulaires isogroupe après vérification et plasma frais congelés, voire fibrinogène.
- En cas d'échec des mesures précédentes, on peut avoir recours à l'embolisation des artères hypogastriques, ou il peut être nécessaire de préparer la patiente en urgence pour une intervention chirurgicale : ligature des vaisseaux hypogastriques ou hystérectomie d'hémostase.

EFFICACITÉ DU TRAITEMENT

- Arrêt des saignements (nombre et aspect des garnitures, hémodynamique et conscience correcte).
- Globe utérin correct.
- Absence de fièvre.
- Diurèse horaire (elle doit être supérieure à 30 mL/h).
- Bilan sanguin vérifiant l'absence d'anémie aiguë et l'absence de troubles de la coagulation.

ÉDUCATION ET CONSEILS

Rassurer la patiente.

> Le pronostic dépend de la rapidité du diagnostic, des différentes mesures mises en œuvre pour arrêter l'hémorragie et de la réanimation de la mère pour corriger l'hypovolémie et éviter ou corriger la CIVD.

SUITES DE COUCHES NORMALES ET PATHOLOGIQUES

FICHE MALADIE

DÉFINITION

Les suites de couches sont la période se situant entre l'accouchement et le retour de couches (ou retour des règles). La durée en est variable, suivant que la patiente allaite ou non.

SUITES DE COUCHES PHYSIOLOGIQUES

En l'absence d'allaitement, les règles reviennent 4 à 6 semaines après l'accouchement. Sinon, elles reviennent en général après la fin de l'allaitement. Mais il peut y avoir une ovulation pendant la période de lactation.

Les lochies sont des pertes physiologiques non malodorantes, peu abondantes durant à peu près 15 jours.

L'utérus retrouve sa position physiologique intrapelvienne en 15 jours.

La montée laiteuse a lieu au 3e jour ; elle s'accompagne d'une fébricule à 38 °C, d'une augmentation de volume des seins, qui deviennent aussi plus sensibles.

La patiente peut présenter au 5e jour le classique « *post-partum blues* » ou « baby-blues » qui régresse spontanément au bout de quelques jours ou semaines. Il s'agit d'un syndrome dépressif mineur (*cf.* Troubles psychiatriques du *post-partum*).

SUITES DE COUCHES PATHOLOGIQUES ET TRAITEMENT

COMPLICATIONS INFECTIEUSES

Complications d'une déchirure ou de l'épisiotomie

Il peut s'agir d'une simple inflammation, pouvant aller jusqu'à l'abcès collecté se drainant spontanément ou nécessitant un parage chirurgical. Il s'agit alors de douleurs périnéales localisées, pulsatiles, associées à un aspect inflammatoire local, rougeur, chaleur, douleur, voire un écoulement purulent. Il existe une fébricule, voire de la fièvre.

En cas d'inflammation, de simples soins locaux antiseptiques suffisent.

En cas d'abcès, un drainage chirurgical au bloc est nécessaire.

Endométrite

L'utérus n'involue pas correctement. Il reste gros. Il est douloureux. Il existe des pertes plus ou moins hémorragiques et malodorantes. La patiente présente de la fièvre pouvant aller jusqu'à 40 °C.

L'endométrite est favorisée par un travail long, une rupture prématurée des membranes, une chorioamniotite, des manœuvres obstétricales endo-utérines, une rétention placentaire, une extraction instrumentale.

Elle peut se compliquer, en l'absence de traitement efficace, d'abcès pelviens, de pelvipéritonite, ou de thrombophlébite pelvienne.

L'endométrite se traite par des antibiotiques à large spectre C3G type *ROCEPHINE* associée à du **métronidazole** ou *FLAGYL*. Suivant l'importance de l'endométrite, la patiente peut être hospitalisée et le traitement entrepris par voie veineuse, avant de l'instituer *per os*.

Les abcès pelviens ou la pelvipéritonite nécessitent souvent une laparotomie exploratrice pour une évacuation des abcès et un lavage pelvien, voire abdominal.

Inflammations mammaires

En l'absence de vidange insuffisante des seins, ils peuvent dans un premier temps s'engorger : seins tendus, douloureux associés à une fébricule.

En l'absence de traitement efficace, l'engorgement mammaire peut se transformer :

- en lymphangite : douleur et rougeur mammaire unilatérale associées à une fièvre à 39-40 °C ;
- voire en abcès mammaire : douleur pulsatile, rougeur, aspect collecté unilatéral, écoulement de lait purulent et fièvre à 40 °C.

L'engorgement mammaire nécessite une simple vidange mammaire bilatérale, au mieux sous l'eau chaude, associée à une expression mammaire bilatérale pour bien vider les seins. On pourra conseiller à la patiente d'allaiter à chaque fois avec les deux seins, en commençant à chaque nouvelle tétée avec le sein opposé à la dernière tétée.

La lymphangite nécessite des antiinflammatoires locaux sur les seins (*OSMOGEL*), des anti-inflammatoires par voie générale pendant 48 h. La galactophorite aiguë (lait souillé de pus) demande d'ajouter une antibiothérapie (oxacilline, *BRISTOPEN*) et de tirer et jeter le lait.

L'abcès mammaire nécessite un arrêt de l'allaitement et un drainage chirurgical quand l'abcès est collecté.

COMPLICATIONS HÉMORRAGIQUES

▶ Dans le *post-partum* immédiat

Elles sont liées à une rétention placentaire passée inaperçue. Elles nécessitent un traitement médical par ocytociques ou prostaglandines, voire un curage utérin, si elles sont diagnostiquées très précocement, voire une embolisation.

▶ Hémorragies plus tardives

Elles surviennent en général dans un contexte d'endométrite. Elles nécessitent un traitement médical ou une embolisation associés à un traitement antibiotique à large spectre.

COMPLICATIONS THROMBOEMBOLIQUES

▶ Thrombus de la loge d'épisiotomie

Responsable de douleurs périnéales pulsatiles et d'une anémie aiguë, elles sont dépistées dès la salle de travail. Il faut reprendre l'épisiotomie chirurgicalement et évacuer l'hématome.

▶ Thrombophlébites pelviennes

Douleurs pelviennes, fébricule, altération de l'état général ; elles sont favorisées par les antécédents de phlébite ou d'embolie pulmonaire, un mauvais état veineux, la station allongée prolongée, une anémie chronique, une intervention chirurgicale de type césarienne.

Elles sont souvent diagnostiquées devant une suspicion d'endométrite avec persistance de la fièvre plus de 5 jours. Une imagerie pelvienne (IRM ou TDM) est nécessaire pour le diagnostic.

Afin de les éviter, en cas de facteurs de risque, il faut instituer un lever précoce, un traitement anticoagulant préventif.

En cas de thrombophlébite pelvienne, il faut instituer un traitement anticoagulant à dose efficace.

▶ Thrombophlébite des membres inférieurs et/ou embolie pulmonaire

Douleur, chaleur, rougeur et œdème d'un membre inférieur, plus ou moins associés à une dyspnée, une douleur thoracique, une tachycardie.

Après avoir fait le diagnostic par un électrocardiogramme, une écho-Doppler des membres inférieurs, voire une scintigraphie pulmonaire ou un angioscanner en cas de suspicion d'embolie pulmonaire, il faudra instituer un traitement anticoagulant à dose efficace.

FICHE INFIRMIÈRE

SURVEILLANCE DU TRAITEMENT

La surveillance d'une accouchée est avant tout clinique :

- Constantes : pouls, PA, température.
- On surveillera l'état de l'épisiotomie ou d'une déchirure périnéale, de même que d'éventuelles hémorroïdes.
- Les seins devront être examinés quotidiennement, de même que l'utérus (sa hauteur, son état douloureux ou non, son aspect) et les lochies.
- On vérifiera la reprise de la diurèse et des selles.
- On s'assurera que la patiente ne présente pas de signe de phlébite.

• On vérifiera la disparition d'une pathologie liée à la grossesse (diabète gestationnel, prééclampsie).

• Enfin, on sera spécialement attentif à l'état psychologique de la nouvelle maman. On sera à l'affût d'un « *post-partum blues* » ou, plus grave, d'une éventuelle psychose puerpérale (*cf.* Troubles psychiatriques du *postpartum*).

Préparation à la sortie : *cf.* Fiche technique, ci-dessous.

FICHE TECHNIQUE

PRÉPARER LA SORTIE D'UNE ACCOUCHÉE

Vérifier le caractère physiologique des suites de couches

• Bonne involution utérine, absence de saignements anormaux, d'hyperthermie, de signes d'anémie et de pathologie mammaire (engorgement, abcès).

• Conseiller à la patiente de poursuivre les soins du périnée (2 à 3 fois/j). Préférer les douches au bain pendant quelques semaines. En cas d'épisiotomie, vérifier la bonne cicatrisation. Signaler au médecin la présence éventuelle d'hémorroïdes. En cas de constipation, conseiller des massages abdominaux, l'alimentation riche en fibres et une bonne hydratation (boire au moins 1 litre d'eau par jour).

• Informer la patiente sur la possibilité d'une incontinence urinaire dont la guérison est en général spontanée en quelques jours. Conseiller à la patiente d'essayer de contrôler ses mictions en interrompant le jet d'urine (« stop pipi ») et lui faire prendre conscience de la possibilité de contracter ses muscles du périnée (contraction des muscles releveurs de l'anus). En cas de persistance de l'incontinence urinaire, une rééducation des muscles du périnée par un kinésithérapeute peut être prescrite avec électrostimulation fonctionnelle. La reprise du sport est encouragée.

Pathologies révélées par la grossesse

Vérifier leur disparition ou leur persistance (diabète, hypertension, etc.).

Séroprophylaxie anti-D

Vérifier que la séroprophylaxie anti-D a été réalisée en cas de Rhésus négatif chez la mère.

Vaccination antirubéolique

La préconiser si la femme n'est pas immunisée pour la rubéole.

Sexualité, contraception

Les rapports sexuels peuvent débuter dès la cicatrisation du périnée et la disparition des lochies. Il faut informer et rassurer la patiente sur certains troubles sexuels pouvant survenir dans le *post-partum* qui disparaissent le plus souvent dans un délai variable. Il faut inciter la patiente à aborder ce problème avec le médecin au cours de la visite postnatale.

La contraception doit être débutée dès la sortie de la maternité ou après 3 semaines en cas d'allaitement maternel. Les progestatifs représentent la contraception orale la plus adaptée car ils n'interfèrent pas avec l'allaitement comme les œstroprogestatifs. La contraception locale jusqu'au retour de couches est aussi une bonne alternative. Les œstroprogestatifs peuvent être repris en l'absence de contre-indication et d'allaitement maternel.

Syndrome du « *baby blues* »

Conseiller à la patiente de consulter devant l'apparition de pleurs, anxiété, irritabilité, troubles du sommeil pouvant révéler un syndrome du « *baby blues* ».

Congé de maternité

Le congé de maternité est de 10 semaines après la date d'accouchement pour le premier et le deuxième enfant quelle que soit la date de l'accouchement prévue ou la durée du congé prénatal. En cas d'allaitement, il n'y a pas de congé supplémentaire prévu par la loi.

Prescriptions

Certaines prescriptions médicamenteuses seront remises à la patiente :

- Prescription d'antispasmodiques en cas de crampes utérines (« tranchées »).
- Prescription d'un traitement martial (*TARDYFÉRON B9*) en cas d'anémie.
- Traitement anticoagulant type *CALCIPARINE* ou héparine de bas poids moléculaire type *FRAGMINE* en fonction des antécédents thromboemboliques ou des facteurs favorisants (cardiopathies, varices, etc.).
- Soins locaux de cicatrice de césarienne ou d'épisiotomie.

FICHE PHARMACOLOGIE

ANALOGUES DE L'OCYTOCINE

■ Oxytocine ©

SYNTOCINON					
IV lente, 5 UI dans 500 mL de G5 % Induction des contractions utérines : 0,1 à 0,4 mL/min puis fonction de la réponse utérine jusqu'à 2 mL/min max Rétraction utérine : 5 à 10 UI Atonie utérine : 5 UI (5 à 10 UI par voie IM)	10 amp. 5 UI/1 mL	HOP	II		

Propriétés

Analogue synthétique de l'ocytocine hypophysaire, augmentant la fréquence et l'intensité des contractions utérines.

Indications

Induction des contractions pendant le travail.
Rétraction utérine en chirurgie obstétricale.
Hémorragie du post-partum immédiat associée à une atonie utérine.

Contre-indications

Hypersensibilité, hypertonie utérine, utérus cicatriciel ou distendu, souffrance fœtale, hématome rétroplacentaire, placenta praevia, troubles cardiovasculaires, toxémie gravidique sévère, mort fœtale *in utero*.

Précautions d'emploi

Monitorage de l'activité de l'utérus et l'état du fœtus (hypertonie utérine et souffrance fœtale réversibles).

Effets indésirables

Surdosage : hypercinésie de fréquence, hypertonie utérine et risque de souffrance fœtale.
Rupture utérine.
Réaction anaphylactique (femmes allergiques au latex).

Interactions médicamenteuses

Prostaglandines concomitantes.
Anesthésiques halogénés (cyclopropane, halothane), sympathomimétiques (noradrénaline, dobutamine, etc.).

GYNÉCOLOGIE – OBSTÉTRIQUE

■ Carbétocine ©

PABAL					
Inj. unique sur 1 min. Immédiatement après accouchement Césarienne : voie IV uniquement Voie basse : voie IV ou IM	5 fl. 100 µg/mL	HOP	II		

Propriétés

Analogue synthétique de l'ocytocine hypophysaire, augmentant la fréquence et l'intensité des contractions utérines.
Action prolongée.

Indications

Prévention de l'hémorragie du post-partum due à une atonie utérine.
PABAL ne doit pas être utilisé pour déclencher le travail (effet utérotonique persistant plusieurs heures).

Contre-indications

Hypersensibilité.
Insuffisance hépatique ou rénale.
Affections cardiovasculaires graves.
Épilepsie.

Précautions d'emploi

Administration uniquement après accouchement et le plus tôt possible après l'accouchement, de préférence avant l'expulsion du placenta.
Prudence en cas de migraine, asthme, maladie cardiovasculaire (surcharge rapide en liquide extracellulaire).

Effets indésirables

Céphalées, tremblements, vertiges, douleurs dorsales ou thoraciques.
Hypotension, bouffées vasomotrices, prurit.
Nausées, douleurs abdominales.

Interactions médicamenteuses

Prostaglandines concomitantes, méthylergométrine, anesthésiques halogénés (halothane, cyclopropane).

PROLAPSUS GÉNITAUX ET INCONTINENCE URINAIRE

FICHE MALADIE

DÉFINITION

Les prolapsus génitaux sont une affection fréquente de la femme ménopausée. Il s'agit d'une extériorisation des organes pelviens à travers la vulve, de manière constante ou à l'effort, plus ou moins associée à une incontinence urinaire.

CAUSES ET MÉCANISMES

Les prolapsus génitaux sont dus à une détérioration des systèmes de soutènement, de suspension et d'orientation des organes pelviens.
• Le système de soutènement est assuré par les releveurs de l'anus et le noyau fibreux central du périnée.
• Le système de suspension du dôme vaginal et du col est constitué par les lames sacrorecto-génito-pubiennes : les ligaments utérosacrés en arrière, la partie antérieure des lames sacro-recto-génito-pubiennes en avant, les ligaments cardinaux de Mackenrodt latéralement.
• Le système d'orientation comprend latéralement les ligaments ronds et, en arrière, les ligaments utéro-sacrés.
Des circonstances assurent la défaillance de ces différents systèmes ; elles peuvent être congénitales (chez la nullipare) mais, le plus souvent, sont acquises : traumatismes obstétricaux (travail long et laborieux), trauma-

tismes chirurgicaux (hystérectomie totale, ventrofixation) ou encore la ménopause, avec carence œstrogénique et baisse de la trophicité des tissus pelviens.

DIAGNOSTIC

SIGNES CLINIQUES

La patiente consulte pour une gêne pelvienne ou périnéale, l'impression d'une « boule dans le vagin », ou pour l'extériorisation complète des organes pelviens.

Plus rarement, elle se plaint de métrorragies provoquées ou de leucorrhées.

Des signes urinaires peuvent être associés : pollakiurie, dysurie, nécessité de réintroduire le prolapsus pour uriner, incontinence urinaire par impériosité ou d'effort.

Souvent le prolapsus, surtout s'il est peu important, est une découverte lors de l'examen gynécologique systématique.

L'examen gynécologique permet d'identifier le prolapsus et de le coter :

- prolapsus de premier et deuxième degrés : intravaginal ;
- prolapsus de troisième degré : affleure la vulve ;
- prolapsus de quatrième degré : extériorisation complète du prolapsus.

L'examen au speculum et la manœuvre des valves (en démasquant l'effet pelote du prolapsus principal) permettent de mettre en évidence :

- un prolapsus antérieur : colpocèle antérieure comprenant l'urétrocèle et/ou la cystocèle ;
- le prolapsus moyen, comprenant l'hystérocèle et/ou la trachélocèle ;
- le prolapsus postérieur, comprenant la rectocèle et/ou l'élytrocèle.

On apprécie également l'incontinence urinaire d'effort par la manœuvre de Bonney ou d'Ulmsten par deux doigts posés en crochet sous le col urétral : la manœuvre est positive si elle stoppe le flux urinaire à l'effort.

On apprécie également le tonus des releveurs (cotés de 0 à 5), la béance de la vulve, la trophicité des organes génitaux externes.

Ce bilan clinique permet de coter le prolapsus, de coter l'incontinence urinaire et de coter les releveurs de l'anus.

EXAMENS COMPLÉMENTAIRES

- FCV, ECBU.
- Échographie pelvienne.
- Bilan urodynamique avec cystomanométrie.
- Éventuellement uroscanner

Le colpocystogramme est demandé chez les patientes en cas de récidive de prolapsus après prise en charge chirurgicale antérieure.

TRAITEMENT

Le prolapsus est une pathologie fonctionnelle. L'indication opératoire sera portée en fonction de la gêne de la patiente, de son âge et de ses tares éventuelles. La technique opératoire sera fixée en fonction du désir de la patiente, de son désir de grossesse et en fonction des habitudes du chirurgien.

TRAITEMENT MÉDICAL ET FONCTIONNEL

Traitements médicaux

- Réduction de la pression vésicale : anticholinergiques ou myorelaxants, et antispasmodiques pour l'instabilité vésicale.
- Augmentation du tonus du col vésical : alphastimulants pour l'insuffisance sphinctérienne isolée.
- À but préopératoire : les œstrogènes, en améliorant la trophicité vaginale, diminuent le risque d'exposition des prothèses.

Physiothérapie

- Kinésithérapie pour la gymnastique des releveurs.
- Électrostimulation fonctionnelle.
- Pessaire : il s'agit d'un anneau de caoutchouc posé dans le vagin. Il est indiqué dans les grands prolapsus gênants en cas de contreindication anesthésique ou si la patiente refuse l'intervention chirurgicale.

TRAITEMENT CHIRURGICAL

Il peut être pratiqué par voie abdominale, par voie vaginale ou par voie cœlioscopique. Les indications de la voie d'abord sont question d'école.

▶ Traitement chirurgical du prolapsus

Par voie cœlioscopique

Indiquée pour les patientes jeunes, en bon état général.

Il s'agit de la promontofixation, fixant le col utérin au promontoire par une bandelette. Elle peut être associée à une hystérectomie subtotale et une annexectomie bilatérale. L'intervention de Burch peut lui être associée pour prévenir ou traiter une incontinence urinaire potentielle et, suivant les écoles, pour prendre en charge la partie moyenne de la cystocèle.

Par voie vaginale

Il s'agit de la technique de Richter, ou sacrospinifixation, fixant le fond vaginal ou le col (si on conserve l'utérus) au petit ligament sacrosciatique. Cette technique qui traite l'étage moyen du prolapsus peut être associée en cas de prolapsus antérieur à une mise en place de prothèse sous-vésicale et/ou, en cas de prolapsus postérieur, à une douglassectomie par voie vaginale, plus ou moins mise en place d'une prothèse postérieure ou d'une plicature prérectale.

On peut être amené chez des patientes très âgées qui ne désirent plus de relation sexuelle à effectuer un cloisonnement vaginal selon la technique de Rouhier. Il s'agit d'une colpectomie *a minima* antérieure et postérieure, associée à une fermeture vulvaire. Cette technique peut être associée à une hystérectomie totale non conservatrice par les voies naturelles.

Par voie abdominale

Il s'agit de la même technique qu'en cœlioscopique. Elle n'est pratiquement plus utilisée.

▶ Traitement chirurgical de l'incontinence urinaire d'effort

Seule l'incontinence urinaire d'effort est redevable d'un traitement chirurgical. L'incontinence urinaire par impériosités nécessite un traitement médical.

Par voie vaginale, il s'agit des techniques du TVT et du TVT-obturateur (TOT). La première technique consiste à placer par voie vaginale une bandelette prothétique sous le col vésical afin de le réintégrer dans l'enceinte manométrique abdominale ; cette bandelette ressort de part et d'autre du Retzius. Dans la seconde technique, la bandelette est posée pareillement ; on la ressort de chaque côté par le trou obturateur.

PRONOSTIC

Le prolapsus est une pathologie fonctionnelle dont on ne meurt pas. C'est le degré de gêne de la patiente qui guide l'indication opératoire.

L'utilisation des prothèses par voie vaginale présente un risque d'exposition des prothèses non négligeable, de même un taux de correction qui serait moins bon à long terme, raisons qui la feraient proposer à des patientes plus âgées.

La voie cœlioscopique semble être très prometteuse actuellement, aussi bien du point de vue tolérance que du point de vue efficacité.

PRÉVENTION DU PROLAPSUS

- Pendant la grossesse :
  - limitation de la prise de poids,
  - éducation musculaire périnéale.
- Pendant l'accouchement :
  - vidage vésicale,
  - épisiotomie si nécessaire (risque de déchirure sévère),
  - éviter expression sus-pubienne.
- Dans le post-partum :
  - rééducation périnéale.

FICHE INFIRMIÈRE

EXAMENS

• Effectuer sous prescription médicale : NFS, hémostase, groupe sanguin, Rhésus, RAI, ionogramme sanguin, une bandelette urinaire et un ECBU.

• Récupérer les résultats avant le bloc opératoire et les communiquer au médecin.

• Vérifier que les examens prescrits, en particulier l'échographie pelvienne et le bilan urodynamique, sont dans le dossier.

SURVEILLANCE DU TRAITEMENT

Traitement chirurgical : *cf.* Fiche technique, ci-après.

ÉDUCATION ET CONSEILS

• Éviter les efforts abdominaux pendant 1 mois.

• Pas de bain, de rapports sexuels, de tampons vaginaux pendant 1 mois.

• Appliquer les mesures préventives thromboemboliques pendant une dizaine de jours (6 semaines en cas d'antécédents) par le port de bas de contention et l'anticoagulation prophylactique.

• Effectuer un bilan plaquettaire 2 fois/semaine pendant la durée de l'anticoagulation.

• Éviter les efforts expulsifs trop importants au moment d'aller à la selle. Vérifier la prescription de laxatifs. De même, conseiller d'éviter de tousser.

• Conseiller de boire au moins 1,5 L d'eau par jour et de réaliser un calendrier mictionnel en essayant d'espacer les mictions. Vérifier l'éventuelle prescription d'un ECBU dans les jours suivant l'intervention.

• Rassurer la patiente en cas de dysurie dans le postopératoire immédiat.

• Prendre rendez-vous avec le chirurgien 3 semaines après l'intervention pour la communication des résultats anatomopathologiques et la vérification de la cicatrisation.

• Tout autre événement à type de douleurs abdominales intenses, fièvre, métrorragies abondantes, des troubles du transit à type de vomissements, arrêt des matières et des gaz est anormal et doit amener la patiente à reconsulter plus tôt que prévu.

Il s'agit d'une pathologie fonctionnelle, dont on ne meurt pas. L'indication opératoire doit dépendre de la demande de la patiente. La technique opératoire dépend de nombreux facteurs : âge de la patiente, habitudes du chirurgien.

FICHE TECHNIQUE

TRAITEMENT CHIRURGICAL DU PROLAPSUS ET DE L'INCONTINENCE URINAIRE

Techniques

• Par voie haute.
• Par voie cœlioscopique.
• Par voie vaginale.

En postopératoire

• Surveillance des constantes : pouls, PA, température, saturation, diurèse (quantification et couleur des urines).
• Rechercher une hémorragie postopératoire : tachycardie, hypotension, douleurs abdominales.
• Quantifier les redons et vérifier qu'ils sont bien aspiratifs.
• Vérifier les saignements d'origine vaginale (changements de garnitures à quantifier et couleur de la mèche vaginale en cas de chirurgie vaginale).
• Vérifier les cicatrices à la recherche d'hématomes.
• Surveillance de la douleur par l'EVA : adapter le traitement antalgique suivant la prescription médicale.
• Surveillance des points de ponction de la perfusion.

▶

À J+1

• Surveillance des constantes.
• Surveillance de la douleur.
• Quantification des redons, des pansements.
• Enlever la sonde urinaire suivant la prescription médicale après quantification de la diurèse des 24 h et vérifier la reprise correcte des mictions (uniquement pour les TVT ou TVT-obturateur et, dans certains centres, pour les prolapsus opérés par cœlioscopie).
• Prévenir le risque thromboembolique par le port de bas de contention, le lever précoce et l'anticoagulation prophylactique.
• Premier lever à effectuer doucement, avec mise au fauteuil.
• Déceler les éventuelles angoisses découlant de cette intervention.

Les jours suivants

• Surveillance des constantes, de la douleur, des cicatrices, des saignements, du risque thromboembolique par les mêmes mesures préventives que le premier jour.
• Réalimentation progressive dès la reprise du transit.
• Enlever la sonde urinaire suivant la prescription médicale à J3 (si elle n'avait pas été enlevée plus tôt) après quantification de la diurèse des 24 h et vérifier la reprise correcte des mictions, sinon effectuer les quantifications des résidus post-mictionnels (normaux s'ils sont inférieurs à 100 mL) avec, éventuellement, épreuve de clampage de la sonde urinaire.
• Réfection du premier pansement à J3. Rechercher une douleur localisée, un suintement, une rougeur pouvant orienter vers un abcès de paroi.
• Ablation d'un fil sur deux dès le 5e jour.
• Surveillance des saignements vaginaux et toilette stérile quotidienne en cas d'intervention par voie vaginale.

CONTRACEPTION

FICHE MALADIE

DÉFINITION – ÉPIDÉMIOLOGIE

Il s'agit de toutes les méthodes permettant de réguler les naissances de manière réversible. Le médecin prescrit à sa patiente un certain type de contraception en fonction de ses souhaits, de la prise en compte de certaines contre-indications médicales. Le choix doit tenir compte de l'efficacité, de l'innocuité. La patiente doit en être clairement informée. L'efficacité est calculée suivant l'indice de Pearl ; c'est-à-dire il s'agit du nombre de grossesses survenues sur 100 femmes pendant un an.
Différentes méthodes seront abordées :
• les méthodes dites naturelles ;
• les contraceptions locales ;
• le stérilet ;
• la pilule contraceptive et les autres méthodes hormonales ;
• la contraception d'urgence, qui devrait être évitée le plus possible.

MÉCANISMES

LES MÉTHODES DITES NATURELLES

Ce sont les moins fiables et pourtant les plus utilisées : elles devraient être utilisées chez des femmes qui souhaiteraient espacer les grossesses tout en acceptant le risque élevé d'échecs.
• Le coït interrompu : il s'agit du retrait du pénis juste avant l'éjaculation. Il doit se faire à distance de la vulve. C'est une méthode peu efficace, puisqu'il y a 17 % d'échec. En outre, elle rompt l'harmonie sexuelle.

• L'abstinence périodique : il s'agit d'éviter les rapports pendant la période fertile, en prenant en compte la durée de vie de l'ovule (72 h) et celle des spermatozoïdes (48 h). Cette période est estimée de différents façons :

– relations pendant la période présumée de l'ovulation. Méthode très peu fiable, même en cas de cycles réguliers, l'ovulation pouvant survenir même pendant des « règles » ;

– par la méthode des températures : il faut prendre sa température rectale tous les matins avant de mettre le pied par terre. L'ovulation est hyperthermisante. La température est alors supérieure à 37 °C jusqu'aux prochaines règles. L'abstinence doit se faire des règles jusqu'au deuxième jour après la montée de la température. C'est une méthode contraignante et assujettie aux petites infections qui peuvent fausser la courbe ;

– la méthode de la glaire ou méthode Billings : au moment de l'ovulation, la glaire est filante, transparente et plus longue. Méthode réservée à certaines initiées ; peu fiable.

LES CONTRACEPTIONS LOCALES

Elles devraient être privilégiées chez les femmes après 45 ans, en cas d'allaitement ou avec peu de rapports sexuels en association avec le préservatif :

• les spermicides : ovules, crèmes, éponges : indice de Pearl de 1 %, doivent être placés quelques minutes avant le rapport ;

• les diaphragmes et capes cervicales ;

• les préservatifs : ont une action anti-IST associée. À conseiller de manière systématique.

LE STÉRILET

Il agirait en provoquant une altération des spermatozoïdes, en empêchant la nidation de l'œuf, en altérant la glaire cervicale par réaction inflammatoire : inhibition de l'implantation de l'œuf.

Ils peuvent être laissés en place 3 à 5 ans.

Le taux d'échec du stérilet à la progestérone est de 0,1 %, celui du stérilet au cuivre varie entre 0,1 et 3 %. L'insertion se fait pendant les règles ou dans les jours suivants, sans anesthésie.

Les principales contre-indications sont les infections gynécologiques hautes, les cicatrices utérines, les malformations utérines importantes, la nulliparité, les maladies hémorragiques (en cas de DIV au cuivre).

Les principales complications sont les infections gynécologiques, la perforation de l'utérus au moment de la pose, l'expulsion du stérilet (pouvant passer inaperçue), la migration du stérilet, les spottings, la douleurs, le risque de GEU (1 %).

LA PILULE CONTRACEPTIVE

C'est la plus efficace des contraceptions, à condition qu'elle soit bien prise.

Il y a les pilules œstroprogestatives, et les pilules progestatives.

Les pilules œstroprogestatives agissent en bloquant l'ovulation, en modifiant la glaire cervicale, et en atrophiant l'endomètre.

Les œstroprogestatifs peuvent être combinés, c'est-à-dire les comprimés contiennent dès le premier comprimé des œstrogènes (éthynilestradiol dont les doses varient de 15 à 50 µg) et des progestatifs. Ils peuvent être combinés monophasiques : la dose d'estrogène et de progestatif est la même pendant tout le cycle ; ou combiné bi- ou triphasique : les doses de progestatifs ou d'estrogène varient deux ou trois fois au cours du cycle. Ce type de contraception orale hormonale serait censée être la plus physiologique.

Les œstroprogestatifs peuvent être séquentiels : le progestatif n'est introduit qu'au bout de 7 à 14 jours.

Les œstroprogestatifs doivent être commencés le premier jour du cycle pour la première prise et chaque comprime doit être pris tous les jours pendant 21 ou 28 jours. L'efficacité contraceptive est assurée dès le premier jour. La seconde plaquette doit être commencée dès la fin de la première plaquette s'il s'agit d'une plaquette de 28 comprimés ou après un arrêt de 7 jours s'il s'agit d'une plaquette de 21 comprimés.

Les principales contre-indications sont les antécédents de thrombose veineuse ou artérielle, l'HTA et le DID non contrôlés, les hyperlipidémies, les hypercholestérolémies, les affections hépatiques évolutives, les antécédents d'ictère cholestatique ou gravidique, la grossesse, les cancers du sein et endomètre, les tumeurs hypophysaires, les connectivites, les porphyries, le tabagisme chez les femmes de plus de 35 ans. Les contraceptions œstroprogestatives de 3e génération ne sont pas indiquées en 1re intention du fait d'un risque thromboembolique accru. On prescrit en 1re intention des œstroprogestatifs de 2e génération.

Les pilules microprogestatives agissent principalement en modifiant la glaire cervicale.

Ce sont les pilules prescrites en cas d'allaitement.

Les pilules macroprogestatives sont prescrites en cas de contre-indications aux œstroprogestatifs ou en cas de pathologie gynécologique ou mammaire liée à une insuffisance lutéale.

La surveillance : elle est bi-annuelle clinique : poids, PA, état veineux et il est de bon ton de pratiquer un bilan glucido-lipidique avant l'instauration du traitement et trois à six mois après le début de la prise.

LES AUTRES CONTRACEPTIONS HORMONALES

• L'anneau vaginal : il s'agit d'une association œstroprogestative (15 µg d'éthynil-estradiol et 120 µg d'étonogestrel) sous forme d'anneau laissé en place dans le vagin 21 jours sur 28. Il agit de la même façon que la pilule contraceptive. Au moment du retrait survient l'hémorragie de privation.

Les contre-indications, l'efficacité et les effets indésirables sont les mêmes que celles de la pilule contraceptive estroprogestative.

• L'implant : il s'agit d'une libération en continu d'une faible dose d'étonorgestrel par un implant posé en sous-cutané (en général sous la peau de l'avant-bras). Il agit en bloquant l'ovulation et en modifiant la glaire cervicale. L'efficacité est de 100 % pendant trois ans.

Il peut y avoir des métrorragies dans 30 % des cas ou au contraire une aménorrhée dans 20 % des cas. Les principales contreindications sont la thrombose évolutive ou les affections hépatiques sévères. Les principales complications sont l'acné, la prise de poids, les tensions mammaires et les céphalées.

• Le patch contraceptif : Il s'agit d'une association œstroprogestative laissée en place 3 semaines sur 4. Elle contient 20 µg d'éthynilestradiol.

Les principales complications, effets indésirables et contre-indications sont les mêmes que celles des pilules estroprogestatives. Il existe un risque de décollement de 3 %.

CONTRACEPTION DU LENDEMAIN

La contraception d'urgence doit rester une exception.

La pilule du lendemain (*NORLEVO* ou *ELLAONE*) doit être prise le plus vite possible après le rapport à risque et au maximum dans les 72 h pour le *NORLEVO* et dans les 5 jours pour *ELLAONE*. Le taux d'échec est inférieur à 4 %.

Le *NORLEVO* est délivré sans ordonnance et gratuitement aux mineures.

Le stérilet au cuivre doit être mis dans les 5 jours.

Il n'y a aucune contre-indication.

L'efficacité est de 99 % pour le stérilet.

FICHE INFIRMIÈRE

ÉDUCATION ET CONSEILS

Le rôle de l'infirmière est ici très important en terme de conseils et de prévention auprès des adolescentes et des femmes adultes.

Rappeler l'importance de la nécessité d'utiliser un moyen contraceptif efficace dès le premier rapport sexuel. Il existe actuellement encore un taux élevé d'IVG lié à des grossesses non désirées chez les jeunes femmes. Rappeler que la pilule du lendemain telle que *NORLEVO* est une aide dans l'urgence après un rapport non protégé en période ovulatoire mais qu'elle ne constitue en aucun cas une méthode contraceptive au long cours.

Informer sur l'accessibilité aux centres spécifiques pour l'obtention de contraception gratuite, anonyme avec respect total du secret professionnel.

Rappeler que le meilleur moyen d'éviter grossesse et maladies sexuellement transmissibles est l'association d'un contraceptif oral et d'un préservatif.

Dans le cadre de certaines thérapeutiques, évaluer auprès de la patiente si elle a recours à une contraception efficace, par exemple : indispensable dans le cadre de traitements tératogènes ou pouvant entraîner des malformations du fœtus tels le traitement de l'acné avec le *ROACCUTANE,* le traitement des hépatites chroniques virales. En revanche, dans le cadre d'interventions chirurgicales, évaluer si la contraception est poursuivie ou si le chirurgien a prescrit l'interruption du traitement dans le cadre de la prévention des risques thromboemboliques potentiels liés à l'anesthésie.

De même, l'association de certains inducteurs enzymatiques à la pilule peut inhiber l'action du contraceptif oral : c'est le cas des *barbituriques,* la *RIFAMPICINE,* certains *anticonvulsivants* (*hydantoïne, phénobarbital*).

Vérifier que la patiente a un suivi gynécologique régulier relatif au traitement contraceptif : contrôle clinique et biologique via un bilan sanguin lipidique (cholestérol, triglycérides), glycémique, le contrôle du poids.

Rappeler que l'association du tabac et de la contraception orale est risque de troubles thromboemboliques. Recommander d'arrêter de fumer. Orienter si nécessaire vers un tabacologue, informer sur l'existence de patchs nicotiniques aidant à l'arrêt du tabac en vente libre en pharmacie.

MATÉRIEL

Pour la pose d'un DIU, le gynécologue a besoin d'un speculum, une pince de Pozzi, un hystéromètre, une pince longuette, des compresses/coton, un liquide antiseptique (*BETADINE*), une paire de ciseaux longs.

FICHE PHARMACOLOGIE

ŒSTROPROGESTATIFS CONTRACEPTIFS – VOIE ORALE – CONTRACEPTIFS DE 2^E^ GÉNÉRATION

■ **Éthinylestradiol + lévonorgestrel ©**

LEELOO					
1 cp./j à heure fixe pdt 21 j, arrêt pdt 7 j et reprise d'une nouvelle plaquette au 8e j	21 cp. 20/100 µg	1,59	I	65 %	0,08
	63 cp. 20/100 µg	3,76	I	65 %	0,06
MINIDRIL					
Idem *LEELOO*	21 cp. 30/150 µg	1,59	I	65 %	0,08
	63 cp. 30/150 µg	3,76	I	65 %	0,06
ADÉPAL					
Idem *LEELOO*	21 cp. (7 blancs 30 /150 µg + 14 rose orangé 40/200 µg)	1,59	I	65 %	0,08
	63 cp. (3 x 7 blancs 30/150 µg + 14 rose orangé 40/200 µg)	3,76	I	65 %	0,06

TRINORDIOL					
Idem *LEELOO*	21 cp. (6 rouges 30/50 µg + 5 blancs 40/75 µg + 10 jaunes 30/125 µg)	1,59	I	65 %	0,08
	63 cp. (3 x 6 rouges 30/50 µg + 5 blancs 40/75 µg + 10 jaunes 30/125 µg)	3,76	I	65 %	0,06
OPTIDRIL					
1 cp./j à heure fixe en continu	28 cp. (21 jaunes 30/150 µg + 7 rouges placebos)	1,59	I	65 %	0,06
	84 cp. (3 x 21 jaunes 30/150 µg + 7 rouges placebos)	3,76	I	65 %	0,04
OPTILOVA					
1 cp./j à heure fixe en continu	28 cp. (21 jaunes 20/100 µg + 7 rouges placebos)	1,59	I	65 %	0,06
	84 cp. (3 x 21 jaunes 20/100 µg + 7 rouges placebos)	3,76	I	65 %	0,04

CONTRACEPTIFS DE 3E GÉNÉRATION

■ Éthinylestradiol + norgestimate ©

TRIAFEMI					
1 cp./j à heure fixe pdt 21 j, arrêt pdt 7 j et reprise d'une nouvelle plaquette au 8e j	63 cp. (3 x 7 blancs 35/180 µg + 7 bleu ciel 35/215 µg + 7 bleu foncé 35/250 µg)		I	NR	
OPTIKINZY					
1 cp./j à heure fixe en continu	84 cp. (3 x 21 bleus 35/250 µg + 7 verts placebos)		I	NR	
FEMI					
1 cp./j à heure fixe pdt 21 j, arrêt pdt 7 j et reprise d'une nouvelle plaquette au 8e j	63 cp. 35/250 µg		I	NR	

■ Éthinylestradiol + gestodène ©

MÉLODIA					
1 cp./j à heure fixe en continu	84 cp. (3 x 24 jaunes 15/60 µg + 4 blancs placebos)		I	NR	
HARMONET					
1 cp./j à heure fixe pdt 21 j, arrêt pdt 7 j et reprise d'une nouvelle plaquette au 8e j	21 cp. 20/75 µg 63 cp. 20/75 µg		I I	NR NR	
MINULET					
Idem *HARMONET*	63 cp. 30/75 µg		I	NR	
PERLEANE					
Idem *HARMONET*	21 cp. (6 beiges 30/50 µg + 5 blancs 40/70 µg + 10 verts 30/100 µg) 63 cp. (3 x 6 beiges 30/50 µg + 5 blancs 40/70 µg + 10 verts 30/100 µg)		I I	NR NR	

■ Éthinylestradiol + désogestrel ©

MERCILON					
1 cp./j à heure fixe pdt 21 j, arrêt pdt 7 j et reprise d'une nouvelle plaquette au 8e j	21 cp. 20/150 µg 63 cp. 20/150 µg		I I	NR NR	
VARNOLINE					
Idem *MERCILON*	21 cp. 30/150 µg 63 cp. 30/150 µg		I I	NR NR	
VARNOLINE CONTINU					
1 cp./j à heure fixe en continu	28 cp. (21 blancs 30/150 µg + 7 verts placebos) 84 cp. (3 x 21 blancs 30/150 µg + 7 verts placebos)		I I	NR NR	

AUTRES ŒSTROPROGESTATIFS

■ Éthinylestradiol + chlormadinone

BELARA					
1 cp. à heure fixe pdt 21 j, arrêt pdt 7 j et reprise d'une nouvelle plaquette au 8e j	21 cp. 30/200 µg 63 cp. 30/200 µg		I I	NR NR	
BELARACONTINU					
1 cp./j à heure fixe en continu	28 cp. (21 rose clair 30/150 µg + 7 blancs placebos) 84 cp. (3 x 21 rose clair 30/150 µg + 7 blancs placebos)		I I	NR NR	

■ Éthinylestradiol + drospirénone ©

JASMINELLE					
1 cp./j à heure fixe pdt 21 j, arrêt pdt 7 j et reprise d'une nouvelle plaquette au 8e j	63 cp. 20/300 µg		I	NR	
JASMINE					
Idem *JASMINELLE*	21 cp. 30/300 µg 63 cp. 30/300 µg		I I	NR NR	
JASMINELLECONTINU					
1 cp./j à heure fixe en continu	84 cp. 20/300 µg		I	NR	

■ Éthinylestradiol + diénogest

MISOLFA					
1 cp. à heure fixe pdt 21 j, arrêt pdt 7 j et reprise d'une nouvelle plaquette au 8e j	63 cp. 30/200 µg		I	NR	

■ Estradiol + diénogest

QLAIRA					
1 cp./j en continu (2 jaune foncé estradiol 3 mg + 5 rouges 2/2 mg + 17 jaune clair 2/3 mg + 2 rouge foncé estradiol 1 mg + 2 blancs placebos)	28 cp. 84 cp.		I I	NR NR	

■ Estradiol + nomégestrol

ZOELY					
1 cp./j à heure fixe en continu	28 cp. (24 blancs 1,5/2,5 mg + 4 jaunes placebos) 84 cp. (3 x 24 blancs 1,5/2,5 mg + 4 jaunes placebos)		I I	NR NR	

Drospirénone + estétrol

DROVELIS					
1 cp./j à heure fixe en continu	28 cp. (24 roses 3/14,2 mg + 4 blancs placebos)		I	NR	
	84 cp. (3 x 24 roses 3/14,2 mg + 4 blancs placebos)		I	NR	

Éthinylestradiol + norelgestromine

EVRA					
1 pch./sem. pdt 3 sem., 1 sem. sans pch. puis nouveau pch. au 8e j	3 pch. 33,9/203 µg/24 h		I	NR	
	9 pch. 33,9/203 µg/24 h		I	NR	

Éthinylestradiol + étonogestrel ©

NUVARING					
1 disp. vaginal inséré par la patiente et laissé en place pdt 3 sem., retiré 1 sem. puis nouveau disp. au 8e j	1 syst. diffusion vaginale 15/120 µg/24 h		I	NR	
	3 syst. diffusion vaginale 15/120 µg/24 h		I	NR	

Propriétés

3 actions complémentaires : blocage de l'ovulation, glaire qui devient imperméable aux spermatozoïdes, atrophie de l'endomètre qui devient impropre à la nidation.

« Génération » de l'**œstroprogestatif** = différence dans le type de progestatif utilisé.

« Mono, bi ou triphasiques » = différences de dosages des progestatifs et/ou œstrogènes au cours d'une plaquette, mimant les variations hormonales au cours du cycle naturel.

Il existe aussi des formes actives sur 21 j à prendre en continu (avec 7 cp. placebos) ainsi que des boîtes de 3 plaquettes.

Indications

Contraception.

Hors AMM : dysménorrhées invalidantes.

Contre-indications

Hypersensibilité, accident thromboembolique artériel ou veineux (présence, risque ou antécédent), cancer hormono-dépendant, atteinte hépatique sévère ou antécédent, hémorragie génitale d'étiologie inconnue.

Allaitement.

Précautions d'emploi

Moment de début de contraception différent si contraception orale antérieure progestative/œstroprogestative, avortement/fausse couche, accouchement.

En cas d'oubli de prise d'une pilule depuis plus de 12 h (sauf *MELODIA* et *QLAIRA*, à schémas spécifiques) :

• 1re sem. : prendre le cp. oublié le plus tôt possible, poursuivre le traitement, utiliser pendant 7 j une contraception mécanique, réaliser un test de grossesse à distance si rapport dans les 7 j précédents ;

• 2e sem. : prendre le cp. oublié le plus tôt possible, poursuivre le traitement ;

• 3e sem. :

– prendre le cp. oublié le plus tôt possible, poursuivre le traitement, utiliser pendant 7 j une contraception mécanique si oubli aussi durant les 7 j précédents et enchaîner sur la plaquette suivante sans arrêt,

– OU arrêter le traitement pendant 7 j, puis commencer une nouvelle plaquette (seulement si prise correcte des 7 j précédents).

– Idem si vomissements dans les 3-4 h suivant la prise.

NUVARING : si anneau en place plus de 4 sem., risque de grossesse. En cas d'expulsion > 3 h :
– lors de la 1re ou 2e sem. du cycle : remettre l'anneau en place et utiliser une méthode contraceptive supplémentaire pendant 7 j ;
– lors de la 3e sem. du cycle : insérer un nouvel anneau immédiatement ou 7 j après (seulement si anneau en place pendant les 7 j précédant l'expulsion).
EVRA : ne pas appliquer sur les seins. Varier les sites d'application. Si se décolle pendant plus de 1 j : entamer un nouveau cycle avec un nouveau pch., associer une contraception mécanique pendant 7 j.

Effets indésirables

Augmentation du risque thromboembolique veineux et artériel (plus fort avec les **contraceptifs de 3e génération**).
Nausées, céphalées, douleur abdominale, acné, prise de poids, labilité émotionnelle, baisse de la libido, tension mammaire, métrorragies/dysménorrhée, candidose vaginale.

Interactions médicamenteuses

Inducteurs et inhibiteurs enzymatiques.
NUVARING : diaphragme, cape cervicale et préservatif.

CONTRACEPTION D'URGENCE

■ Lévonorgestrel ©

NORLEVO					
1 cp. unique le plus tôt possible	1 cp. 1,5 mg	3,26	I	65 %	3,26

■ Ulipristal acétate ©

ELLAONE					
1 cp. unique le plus tôt possible	1 cp. 30 mg	11,59	I	65 %	11,59

Propriétés

Suppression du pic de LH et blocage de l'ovulation.

Indications

Contraception d'urgence dans un délai de 72 h (**lévonorgestrel**) ou 5 j (**ulipristal**) après un rapport sexuel non protégé ou en cas d'échec d'une méthode contraceptive.

Contre-indications

Hypersensibilité.
Grossesse.
Ulipristal : asthme sévère non équilibré.

Précautions d'emploi

Méthode occasionnelle. Ne permet pas d'éviter une grossesse dans tous les cas.
Non recommandé de l'utiliser plusieurs fois au cours du même cycle (taux élevé d'hormones et possibles perturbations importantes du cycle).
En cas de vomissement dans les 3 h après la prise, prendre une autre dose.

Effets indésirables

Nausées, vomissements, douleurs abdominales, céphalées, vertiges, tension mammaire, métrorragies, retard de règles.

Interactions médicamenteuses

Poursuite possible de la contraception hormonale habituelle, en association à une contraception mécanique jusqu'au cycle suivant (efficacité réduite).
Inducteurs enzymatiques puissants au cours des 4 dernières sem. (double dose de **lévonorgestrel** ou **DIU au cuivre**).
Ne pas associer les 2 contraceptions d'urgence.

PROGESTATIFS CONTRACEPTIFS

Voie orale

■ Lévonorgestrel

MICROVAL					
1 cp./j en continu à heure fixe	28 cp. 30 µg 84 cp. 30 µg	1,23 2,94	I I	65 % 65 %	0,04 0,04

■ Désogestrel ©

CERAZETTE					
1 cp./j en continu à heure fixe	28 cp. 75 µg 84 cp. 75 µg		I I	NR NR	

■ Drospirénone

SLINDA					
1 cp./j en continu à heure fixe	28 cp. (24 blancs 4 mg + 4 verts placebos) 84 cp. (24 blancs 4 mg + 4 verts placebos)		I I	65 % 65 %	

Implant

■ Étonogestrel

NEXPLANON					
1 implant SC face interne du bras Efficacité : 3 ans (ou moins si surpoids)	1 implant 68 mg	96,09	I	65 %	96,09

Voie injectable

■ Médroxyprogestérone

DÉPO PROVÉRA					
1 amp. IM profonde tous les 3 mois	1 fl. 150 mg/3 mL	2,56	I	65 %	2,56

Propriétés

Inhibition de l'ovulation et augmentation de viscosité de la glaire cervicale.
DÉPO PROVÉRA : longue durée d'action.

Indications

Contraception.
Voie injectable seulement lorsqu'il n'est pas possible d'utiliser d'autres méthodes.

Contre-indications

Grossesse connue ou suspectée.
Hypersensibilité, antécédents ou affection hépatique sévère, accident thromboembolique veineux évolutif, tumeur hormonodépendante, hémorragie génitale d'étiologie inconnue.
DÉPO PROVÉRA : lésions vasculaires rétiniennes, obésité, diabète, HTA, fibrome utérin.
À éviter en cas de dystrophie ovarienne, mastopathie bénigne, mastodynie, antécédent de salpingite ou grossesse extra-utérine.

Précautions d'emploi

Moment de début de contraception différent si contraception orale antérieure progestative/œstroprogestative, avortement/fausse couche, accouchement ± allaitement.

Risque de grossesse en cas d'oubli de plus de 3 h pour *MICROVAL*, 12 h pour *CERAZETTE* et *SLINDA* : prendre le cp. oublié le plus tôt possible, poursuivre le traitement, utiliser pendant 7 j une autre méthode contraceptive, réaliser un test de grossesse à distance. Pour *SLINDA*, si oubli pdt la 3e sem. de prise, passer directement à la plaquette suivante (cp. blancs actifs).

Idem si vomissements dans les 3-4 h suivant la prise.

NEXPLANON : insertion et retrait par un professionnel formé. Contrôle régulier par la patiente de la présence de l'implant par palpation. Carte d'alerte patiente (n° de lot, instructions patiente).

Effets indésirables

Ménométrorragies, aménorrhées, kystes fonctionnels de l'ovaire.

Dépression, diminution de libido, céphalées, troubles glucidiques, douleurs abdominales, acné.

DÉPO PROVÉRA : perte de densité minérale osseuse à long terme, réaction au site d'injection.

Interactions médicamenteuses

Inducteurs ou inhibiteurs enzymatiques.

Ulipristal (antagonisme si reprise moins de 5 j après la contraception d'urgence).

Pérampanel.

MÉNOPAUSE

FICHE MALADIE

DÉFINITION – ÉPIDÉMIOLOGIE

Il s'agit de l'état résultant de l'arrêt de la fonction ovarienne et des conséquences de la carence estrogénique. Elle survient généralement entre 45 et 55 ans, à 52 ans en moyenne.

On parle de ménopause précoce avant 40 ans, de ménopause tardive après 55 ans.

Elle peut être artificielle (castration radique, chimique, chirurgicale) ou naturelle.

La définition est clinique : il s'agit d'une aménorrhée secondaire pendant plus de 1 an à un âge compatible.

La ménopause est précédée d'une période de préménopause correspondant à une instabilité hormonale totale ; des périodes d'hyperestrogénie relative alternent avec des périodes de carence estrogénique. Les signes cliniques sont : ménométrorragies ou spanioménorrhées, prise de poids, troubles de l'humeur, trouble de la circulation, migraines, syndrome prémenstruel accru.

DIAGNOSTIC

La ménopause étant confirmée, l'état clinique résulte de la carence estrogénique :

- bouffées de chaleur pouvant être très invalidantes ;
- instabilité émotionnelle avec tendance dépressive, troubles du sommeil, baisse de la libido ;
- transformation corporelle : sécheresse cutanéo-muqueuse, avec involution vulvo-vaginale, et dyspareunie, amincissement de la peau, rides, les cheveux deviennent ternes et cassants, la pilosité diminue ; atrophie des glandes mammaires, prise de poids ; les troubles trophiques touchent aussi la sphère urinaire, avec cystites, prolapsus, incontinence urinaire ;
- ostéoporose ;
- complications cardiovasculaires avec risque coronarien devenant identique à celui de l'homme.

EXAMENS COMPLÉMENTAIRES

FCV : muqueuse atrophique.

Dosages plasmatiques en cas de doute diagnostique :

FSH et LH très élevés (diminution de sensibilité de l'ovaire aux gonadotrophines) progestérone et œstradiol effondrés (diminution de sécrétion).

Test à la progestérone négatif (absence de saignement après administration de progestérone PO).

TRAITEMENT

BÉNÉFICES ET RISQUES DU THS

Le traitement hormonal substitutif est indiqué en cas de bouffées de chaleur et d'ostéoporose. Il pourrait entraîner une augmentation du risque de :

- cancer du sein ;
- cancer de l'endomètre ;
- accident coronarien et cérébrovasculaire ;
- maladie veineuse thromboembolique, surtout la 1re année.

MODE DE PRESCRIPTION

Il peut être proposé en :

- séquentiel : œstrogène 3 semaines sur 4 associé à un progestatif les dix derniers jours. Au moment de la semaine d'arrêt survient une hémorragie de privation ;
- méthode combinée : prise en continu d'une association estroprogestative.

Ce traitement hormonal présente des contre-indications : les antécédents de thrombose veineuse ou artérielle, l'HTA non contrôlée, les hyperlipidémies, les hypercholestérolémies, les affections hépatiques évolutives sévères, les antécédents d'ictère cholestatique ou gravidique, les cancers du sein et de l'endomètre, les tumeurs hypophysaires, les connectivites, les porphyries.

La surveillance de ce traitement et des effets indésirables est essentiellement clinique :

- examen gynécologique bi-annuel avec examen des seins, de l'état veineux, PA, FCV, échographie des seins et mammographie ;
- on recherchera des signes de surdosage en estrogène : mastodynies, œdèmes, céphalées ; des signes de sous-dosage : bouffées de chaleur, asthénie, dépression.
- Il est prescrit pour une durée maximale de 5 ans (réévalué chaque année).

FICHE INFIRMIÈRE

SURVEILLANCE DU TRAITEMENT

Il s'agit de vérifier l'amélioration des symptômes liés à la ménopause : bouffées de chaleur, sécheresse cutanéo-muqueuse, dépression.

ÉDUCATION ET CONSEILS

L'infirmière a un rôle important auprès des femmes en terme de conseils, d'informations concernant le suivi de la ménopause.

Informer sur l'accessibilité aux traitements hormonaux substitutifs (naturels ou de synthèse) afin de pallier les effets inconfortables de la ménopause (bouffées de chaleur, troubles asthéno-dépressifs, sécheresse cutanéo-muqueuse) et d'éviter des complications plus tardives telles que l'ostéoporose et certains risques cardiovasculaires.

Rappeler l'intérêt d'être régulièrement suivi au plan clinique par un médecin gynécologue (surveillance par mammographie, frottis cervico-vaginal, bilan biologique lipidique, glycémique, voire aussi hormonal) et dans le but également de veiller à l'observance et d'adapter le traitement de façon optimale pour la patiente si elle le souhaite. Informer la patiente de l'importance d'utiliser le traitement à dose minimale efficace et sur une période limitée.

FICHE PHARMACOLOGIE

ŒSTROGÈNES NON CONTRACEPTIFS

Voie orale

■ Estradiol

PROVAMES					
1 à 2 mg/j pdt 21 à 28 j/mois puis intervalle libre de 2 à 7 j ou en continu	30 cp. 1 mg 28 cp. 2 mg	1,74 1,74	II II	65 % 65 %	0,06 0,06

■ Estriol

PHYSIOGINE					
4-8 mg/j en dose de charge puis 1-2 mg/j Cures de courte durée	30 cp. séc. 1 mg	4,20	II	30 %	0,14

Voie percutanée : dispositifs transdermiques

■ Estradiol

DERMESTRIL SEPTEM					
1 pch./sem.	4 pch. 25 µg/24 h 4 pch. 50 µg/24 h 4 pch. 75 µg/24 h	5,87 5,87 5,87	II II II	65 % 65 % 65 %	1,47 1,47 1,47
FEMSEPT					
1 pch./sem.	4 pch. 50 µg/24 4 pch. 75 µg/24 h 4 pch. 100 µg/24 h	5,87 5,87 5,87	II II II	65 % 65 % 65 %	1,47 1,47 1,47
DERMESTRIL					
1 pch./2 sem	8 pch. 25 µg/24 h 8 pch. 50 µg/24 h 8 pch. 100 µg/24 h	5,87 5,87 5,87	II II II	65 % 65 % 65 %	0,73 0,73 0,73

■ Estradiol

DÉLIDOSE					
1 mg/j pdt 2-3 cycles puis 0,5 à 1,5 mg/j en fonction de la réponse clinique Pdt 24 à 28 j/mois ou en continu	28 sach. 0,5 mg 28 sach. 1 mg	2,38 3,72	II II	65 % 65 %	0,09 0,13
ESTREVA					
1 pression/j puis 1 à 6 pressions/j en une fois, en fonction de la réponse clinique Pdt 24 à 28 j/mois ou en continu	1 fl. 50 g avec pompe doseuse (100 doses 0,5 mg)	4,35	II	65 %	4,35
OESTRODOSE					
2 pressions/j pdt 24 à 28 j/mois	1 fl. 80 g avec pompe doseuse (64 pressions 0,75 mg)	4,92	II	65 %	4,92

Propriétés

Œstrogènes de synthèse qui remplacent l'arrêt de production des œstrogènes chez les femmes ménopausées.

Indications

Traitement hormonal substitutif chez les femmes ménopausées.

PROVAMES, DERMESTRIL, OESTRODOSE : prévention de l'ostéoporose post-ménopausique si intolérance ou contre-indication aux autres traitements.

Contre-indications

Cancer du sein, cancer hormono-dépendant, hémorragie génitale d'étiologie inconnue, hyperplasie de l'endomètre, thrombose veineuse ou artérielle ou antécédent, thrombophilie, affection hépatique ou antécédent jusqu'à normalisation des tests.

Porphyrie. Hypersensibilité.

Précautions d'emploi

Augmentation du risque de cancer du sein, fonction de la durée du traitement. Incitation au dépistage.

Ne pas appliquer les gels ou les patchs sur les seins ou à proximité. Varier les sites d'application.

Association systématique à un progestatif en 2e partie de cycle (sauf hystérectomie).

Arrêt du traitement en cas d'immobilisation prolongée.

Effets indésirables

Effets œstrogéniques excessifs (réduire la posologie).

Rares mais nécessitant l'arrêt du traitement : accident cardiovasculaire ou embolique, ictère, hypertension artérielle, céphalées importantes.

Interactions médicamenteuses

Moins importants pour la voie transcutanée que la voie orale.

Inducteurs enzymatiques. **Millepertuis.**

ŒSTROPROGESTATIFS NON CONTRACEPTIFS

Voie orale

Estradiol 17 bêta + médroxyprogestérone

DIVINA					
1 cp./j pdt 21 j/mois	21 cp. (11 blancs estradiol 2 mg + 10 bleus 2 mg/10 mg)	6,25	I	65 %	0,30
DUOVA					
1 cp./j en continu	28 cp. 1 mg/2,5 mg 28 cp. 1 mg/5 mg 28 cp. 2 mg/5 mg	6,25 6,25 6,25	I I I	65 % 65 % 65 %	0,22 0,22 0,22

Estradiol 17 bêta + cyprotérone ©

CLIMÈNE					
1 cp./j pdt 21 j/mois	21 cp. (11 blancs estradiol 2 mg + 10 roses 2 mg/1 mg)	6,25	I	65 %	0,30

Estradiol 17 bêta + noréthistérone

KLIOGEST					
1 cp./j en continu	28 cp. 2 mg/1 mg	6,25	I	65 %	0,22
ACTIVELLE					
1 cp./j en continu	28 cp. 1 mg/0,5 mg	6,25	I	65 %	0,22
CLIMASTON					
1 cp./j en continu	28 cp. 0,5 mg/2,5 mg 28 cp. 1 mg/5 mg 28 cp. 1 mg/10 mg 28 cp. 2 mg/10 mg	 5,94 5,94 5,94	I I I I	NR 65 % 65 % 65 %	 0,21 0,21 0,21

Voie percutanée

Estradiol + lévonorgestrel

FEMSEPTCOMBI					
1 pch. à renouveler 1 fois/sem.	4 pch. 50 µg/10 µg	9,28	I	65 %	2,32
FEMSEPTEVO					
Idem *FEMSEPTCOMBI*	4 pch. 50 µg/7 µg	8,82	I	65 %	2,20

Propriétés

Association d'un œstrogène naturel et d'un progestatif non androgénique, indispensable chez les patientes non hystérectomisées.

Indications

Traitement hormonal substitutif chez les femmes ménopausées.

Prévention de l'ostéoporose postménopausique si intolérance ou contre-indication aux autres traitements.

Contre-indications

Porphyrie. Hypersensibilité.
Cancer du sein, cancer hormono-dépendant, hémorragie génitale d'étiologie inconnue, hyperplasie de l'endomètre, thrombose veineuse ou artérielle ou antécédent, thrombophilie, affection hépatique ou antécédent jusqu'à normalisation des tests.
CLIMENE (cyprotérone) : méningiome ou antécédent.

Précautions d'emploi

Arrêt du traitement en cas d'immobilisation prolongée.
Ne pas appliquer les patchs sur les seins ou à proximité. Varier les sites d'application.
Augmentation du risque de cancer du sein, fonction de la durée du traitement. Incitation au dépistage.

Effets indésirables

Rares mais nécessitant l'arrêt du traitement : accident cardiovasculaire ou embolique, ictère, hypertension artérielle, céphalées importantes.
Effets œstrogéniques excessifs (réduire la posologie).

Interactions médicamenteuses

Inducteurs et inhibiteurs enzymatiques.

OESTROGÈNES NON CONTRACEPTIFS

Voie vaginale

■ Estriol

PHYSIOGINE					
1 ovule ou 1 appl. au coucher pdt 4 sem. max puis espacement des applications selon réponse clinique	15 ovules 0,5 mg	3,01	II	15 %	0,20
	1 tube 15 g + applicateur (0,5 mg/dose)	3,98	II	30 %	3,98
TROPHICRÈME					
1 appl. pdt 1 sem. puis tous les 2 j jusqu'à régression des symptômes (3 sem. environ)	30 g (cr. 0,1 %)	4,40	II	30 %	0,15

■ Estriol + progestérone + bacille de Döderlein

TROPHIGIL					
1 gél. vaginale matin et soir pdt 20 j puis 1 gél./j	14 gél. vaginales	3,51	I	30 %	0,25

■ Promestriène

COLPOTROPHINE					
1 caps. vaginale/j pdt 20 j 1 appl. vulvaire/j pdt 1 sem. puis tous les 2 j	20 caps. 10 mg 1 tube 30 g	4,24 4,29	II II	30 % 30 %	0,21 4,29

■ Estradiol

ESTRING					
À renouveler tous les 90 j	1 anneau vaginal 2 mg		II	NR	

■ Prastérone

INTRAROSA					
1 ovule au coucher	28 ovules 6,5 mg + applicateur		I	NR	

Propriétés

Œstrogènes naturels à effet trophique local ± associés à un progestatif (intérêt non prouvé) et des bacilles de la flore vaginale (*TROPHIGIL*).

Prastérone : DHEA de synthèse, précurseur converti en œstrogènes et androgènes.

Indications

Atrophie vaginale.

Contre-indications

Grossesse et allaitement.

Cancer du sein, cancer hormono-dépendant, hémorragie génitale d'étiologie inconnue, hyperplasie de l'endomètre, thrombose veineuse ou artérielle ou antécédent, thrombophilie, affection hépatique ou antécédent jusqu'à normalisation des tests.

Porphyrie. Hypersensibilité.

Effets indésirables

Rares cas d'irritation locale.

Interactions médicamenteuses

Rupture des préservatifs en latex, inactivation des spermicides.

INHIBITEURS NON HORMONAUX DES BOUFFÉES DE CHALEUR

■ Cimicifuga

MENSIFEM					
1 cp. x 2/j pdt max 6 mois	90 cp. 2,8 mg			NR	

Propriétés

Phytothérapie.

Indications

Symptômes de la ménopause : bouffées de chaleur, sueurs abondantes.

Contre-indications

Hypersensibilité.

Intolérance au galactose, déficit total en lactase ou syndrome de malabsorption du glucose et du galactose.

Précautions d'emploi

Non compatible avec la prise d'œstrogènes.

Non recommandé aux patientes qui ont suivi ou suivent actuellement un traitement contre le cancer du sein ou d'autres tumeurs hormonodépendantes.

Effets indésirables

Troubles hépatobiliaires.

Bêta-alanine

ABUFENE					
1 à 2 cp. (max 3/j) en cures de 5 à 10 j	30 cp. 400 mg 60 cp. 400 mg			NR NR	

Propriétés

Acide aminé pur qui agirait sur la vasodilatation périphérique.

Indications

Bouffées de chaleur de la ménopause.

Contre-indications

Hypersensibilité.

Allergie au blé.

Précautions d'emploi

Contient une très faible teneur en gluten (provenant de l'amidon de blé).

Effets indésirables

Rares voire très rares : paresthésies, éruption cutanée, prurit.

PROGESTATIFS NON CONTRACEPTIFS

Dydrogestérone

DUPHASTON					
Insuffisance lutéale : 20 mg/j en 2 prises du 16e au 25e j du cycle inclus Ménométrorragies : 30 mg/j en continu jusqu'à arrêt de l'hémorragie + 20 j puis 20 mg/j du 16e au 25e j Ménopause : 20 mg/j en 2 prises les 2 dernières sem. du traitement œstrogénique Endométriose : 30 mg/j en continu ou du 5e au 25e j	10 cp. 10 mg	2,76	I	65 %	0,28

Progestérone naturelle micronisée ©

UTROGESTAN					
Voie **orale** (à distance des repas) **ou vaginale** Insuffisance lutéale : 200 mg (ou 300 mg en 2 prises) du 17e au 26e j Ménopause : 200 mg (en 1 ou 2 prises) les 2 dernières sem. du traitement œstrogénique Supplémentation de la phase lutéale (insuffisance ovarienne, FIV, menace d'avortement – voie vaginale seulement) : 200 à 600 mg/j, schéma selon indication	30 caps. 100 mg 90 caps. 100 mg 15 caps. 200 mg 45 caps. 200 mg	5,10 14,42 6,01 17,03	I I I I	65 % 65 % 65 % 65 %	0,17 0,16 0,40 0,38

GYNÉCOLOGIE – OBSTÉTRIQUE

■ Progestérone par voie IM ou SC

PROGIRON					
Supplémentation de la phase lutéale dans le cadre d'un programme d' assistance médicale à la procréation (AMP) : 25 mg/j IM ou SC à partir du jour de prélèvement des ovocytes, habituellement jusqu'à 12 sem. d'une grossesse confirmée	7 fl. 25 mg		I	NR	

■ Progestérone par voie percutanée

PROGESTOGEL					
Mastodynie et mastopathie bénigne en cas d'insuffisance en progestérone : 1 mes. (2,5 g de gel) à étaler sur chaque sein chaque j en continu	1 tube 80 g gel 1 % (32 mes. de 25 mg de progestérone)	4,41		30 %	4,41

■ Progestérone par voie vaginale

CRINONE					
Insuffisance lutéale (PMA) : 1 app./j à partir du j du transfert de l'embryon, à poursuivre pdt 30 j après la confirmation de la grossesse	15 doses 80 mg de progestérone + applicateur		I	NR	

Propriétés

Lutéomimétiques.
Antiœstrogènes et antigonadotropes (sauf **dydrogestérone**, surtout **nomégestrol**).
Progestérone naturelle et **diénogest** antiandrogènes.

Contre-indications

Maladie thromboembolique, insuffisance hépatique sévère, hémorragie génitale d'étiologie inconnue, méningiome ou antécédent, tumeur hormono-dépendante.

Précautions d'emploi

Prudence si antécédents coronariens, d'accidents vasculaires cérébraux, HTA sévère, diabète.

Effets indésirables

Irrégularités menstruelles, métrorragies, aménorrhée.
Somnolence et vertiges (prendre au coucher, alternative par voie vaginale pour *UTROGESTAN*).
Diénogest : prise de poids, trouble de l'humeur.
Cas de méningiomes.

GROSSESSE ET INFECTION URINAIRE

FICHE MALADIE

Souvent asymptomatiques, les infections urinaires doivent être dépistées par une bandelette urinaire si :
- menace d'accouchement prématuré,
- fièvre au cours de la grossesse,
- antécédents d'infection urinaire, uropathie. La bandelette urinaire est systématique à chacune des consultations.

Une bandelette urinaire retrouvant la présence de nitrites, de leucocytes, de sang ou de protéines dans les urines impose un ECBU.

COLONISATION URINAIRE

Elle est définie par une bactériémie > 10^5 UFC/mL monobactérienne.

Le traitement ne doit pas être probabiliste, mais débuté et adapté à l'antibiogramme dès qu'il est disponible.

CYSTITE

- Boisson (de l'eau) abondante.
- Antibiothérapie, après ECBU, active sur les BGN et non contre-indiquée pendant la grossesse.

Ex. : **fosfomycine** (*MONURIL*), 1 sachet en 1 prise unique, **pivmécillinam**, 400 mg x 2/j pendant 7 jours.

- ECBU de contrôle 8 j après l'arrêt du traitement, puis chaque mois jusqu'à l'accouchement.

PYÉLONÉPHRITE AIGUË

MESURES GÉNÉRALES

- Hospitalisation.
- **Antipyrétiques** type **paracétamol** en intraveineux.

TRAITEMENT SPÉCIFIQUE

Antibiothérapie, dès les prélèvements bactériologiques effectués (ECBU, hémocultures), active sur les bacilles Gram-, autorisée pendant la grossesse, éventuellement en bithérapie initiale par voie parentérale.

L'existence de résistance des germes urinaires à la **pénicilline** même associée à **l'acide clavulanique** (30 à 40 %), fait préférer les **céphalosporines de 3e génération en première intention** chez la femme enceinte en l'absence de suspicion de listériose.

La prescription d'aminosides doit être limitée à 3 j.

La voie parentérale est maintenue pendant 24 à 48 h après l'apyrexie.

Relais *per os* en monothérapie, adaptée à l'antibiogramme pendant 2 semaines.

Ex. : **céphalosporines de 3e génération, céfixime** (*OROKEN*).

Au besoin, levée d'un obstacle sur les voies urinaires, qui sera systématiquement recherché par une échographie rénale.

SURVEILLANCE

Surveillance maternelle

- Température.
- Diurèse.
- Contractions utérines.
- ECBU 8 j après l'arrêt des **antibiotiques** puis mensuellement jusqu'à l'accouchement.
- Bilan biologique, infectieux et rénal.

Surveillance fœtale

- Mouvements actifs fœtaux.
- Bruits du cœur, ou rythme cardiaque fœtal en fonction du terme de la grossesse.

FICHE INFIRMIÈRE

EXAMENS

- Réaliser une bandelette urinaire : le but est de rechercher la présence de nitrites, de leucocytes, de sang ou de protéines (si le résultat s'avère positif, un ECBU sera prescrit) :
  – systématiquement à chaque consultation ;
  – impérativement devant une menace d'accouchement prématuré, une fièvre au cours de la grossesse, et aux vues d'antécédents d'infection urinaire ou d'uropathie.
- Transmettre le résultat de la bandelette urinaire au médecin.

SURVEILLANCE

- Surveillance de la température.
- Réaliser une bandelette urinaire. Le but est de rechercher la présence de nitrites, de leucocytes, de sang ou de protéines (si le résultat s'avère positif, un ECBU sera prescrit) :
  – systématiquement à chaque consultation ;
  – impérativement devant une menace d'accouchement prématuré, une fièvre au cours de la grossesse, et aux vues d'antécédents d'infection urinaire ou d'uropathie.
- Transmettre le résultat de la bandelette urinaire au médecin.

SURVEILLANCE DU TRAITEMENT

DANS LE CADRE D'UNE CYSTITE

- Surveillance de la température.
- Évaluer la douleur.
- Selon prescription médicale, réaliser un ECBU : expliquer l'intérêt de l'examen à la patiente, lui demander de faire une petite toilette intime antiseptique à l'aide de compresses stériles imbibées d'antiseptique (type *DAKIN*) avant le recueil des urines prévu dans un petit flacon stérile.
- Conseiller à la patiente de bien s'hydrater : boire 1,5 litre d'eau/jour au minimum.
- L'informer aussi qu'elle refera un ECBU de contrôle 8 j après l'arrêt de l'antibiothérapie, puis une fois par mois jusqu'à l'accouchement.

DANS LE CADRE D'UNE PYÉLONÉPHRITE

Surveillance de la température.

Évaluer la douleur.

Réaliser les bilans bactériologiques prescrits (ECBU, hémocultures, NFS, CRP, bilan rénal).

Poser selon la prescription, une perfusion pour l'hydratation et l'antibiothérapie intraveineuse de première intention après avoir informer la patiente de l'intérêt du traitement.

Surveiller la diurèse des 24 h.

Surveiller la survenue de contractions utérines.

Réaliser un ECBU de contrôle 8 j après l'arrêt du traitement et mensuellement jusqu'à l'accouchement.

ÉDUCATION ET CONSEILS

- Toilette périnéale d'avant en arrière.
- Prévention de la constipation.
- Boissons abondantes pour obtenir des urines claires.
- Mictions régulières, notamment avant le coucher et après un rapport sexuel.

TOXOPLASMOSE ET GROSSESSE

FICHE MALADIE

DÉFINITION

La toxoplasmose est une maladie infectieuse due à un parasite : *Toxoplasma gondii*, ingéré par la mère et qui provoque une maladie in utero dont les séquelles sont redoutables :

• hydrocéphalie avec calcifications intracrâniennes, microcéphalie ;
• retard psychomoteur ;
• signes oculaires à type de microphtalmie, chorio-rétinite ;
• avortement spontané.

CAUSES ET MÉCANISMES

La toxoplasmose évolue en deux périodes :

• une période aiguë, où les parasites végètent dans les cellules et se propagent directement avant que l'hôte ne s'immunise ;
• une période chronique, ou latente, où l'hôte est immun : les parasites ne prolifèrent plus, mais survivent protégés par la membrane de leurs kystes qui les isole des défenses cellulaires de l'hôte.

L'infection toxoplasmique ne devient une maladie que lorsque l'immunité de l'hôte est en défaut : c'est le cas du fœtus.

Une femme ayant des anticorps au moment de la conception ne peut transmettre l'infection en dehors des défaillances de l'immunité. En cas de toxoplasmose acquise pendant la grossesse, le risque global d'infection fœtale est de 39 %. Le risque est plus important en fin de grossesse, mais les atteintes les plus graves ont lieu entre 10 et 24 semaines d'aménorrhée.

DIAGNOSTIC

La maladie de la mère est en général méconnue : les adénopathies multiples, en particulier cervicales, restent le meilleur signe clinique. Il peut également exister un simple syndrome pseudo-grippal.

85 % des femmes sont immunisées, le dépistage est sérologique : dosage des IgG (immunisation ancienne) et IgM qui sont un signe d'infection récente (disparition en 5 mois).

• Si la femme est non immunisée en début de grossesse (IgM et IgG négatifs), une surveillance mensuelle par sérologie doit être entreprise à la recherche d'une éventuelle séroconversion en cours de grossesse ;
• En cas d'IgG et surtout d'IgM positives, on fera réaliser un deuxième prélèvement afin de confirmer l'infection, et de tester l'avidité des IgG (permet de dater la séroconversion). Si la séroconversion est confirmée, le traitement antiparasitaire sera débuté, et une amniosynthèse sera réalisée afin de rechercher une atteinte congénitale.

TRAITEMENT

Pendant la grossesse : *ROVAMYCINE*, 9 millions UI/j jusqu'à l'accouchement si séroconversion à moins de 30 SA, avec traitement final par Malocide + Sulfadiazine si diagnostic confirmé ou tardif, associé à une surveillance par échographies mensuelles.

En cas de diagnostic de séroconversion précoce confirmé avec atteintes fœtales, une interruption volontaire de grossesse pourra être proposée.

Au moment de l'accouchement, chez les femmes traitées, on doit faire :

• un examen sérologique sur sang du cordon et de la mère ;
• un examen anatomopathologique et parasitaire du placenta ;
• une échotomographie transfrontanellaire à la recherche de dilatation ventriculaire et de calcifications ;
• un examen du fond de l'œil pour rechercher des signes de chorio-rétinite.

FICHE INFIRMIÈRE

SOINS – TRAITEMENT

Prélever chaque mois selon prescription médicale la sérologie toxoplasmose si la patiente n'est pas immunisée. et montrer les résultats au médecin.

En cas de séroconversion confirmée, contrôler la bonne prise du traitement. Vérifier que les rendez-vous de surveillance échographique ont bien été pris.

ÉDUCATION ET CONSEILS DE PRÉVENTION

- Se laver les mains correctement, avec du savon, surtout après avoir manipulé de la viande crue ou des légumes souillés de terre.
- Porter des gants pour jardiner ; rincer les aliments souillés de terre ; laver les ustensiles de cuisine après chaque utilisation ; cuisiner la viande bien cuite ; éviter de consommer de la charcuterie crue, fumée ou salée ainsi que du lait cru, y compris sous forme de fromage.
- Éviter de consommer des fruits de mer crus.
- Si la patiente possède un chat, faire laver le bac à litière par quelqu'un d'autre, avec de l'eau très chaude et en utilisant des gants.

PARTIE 6

HÉMATOLOGIE – ONCOLOGIE

CHIMIOTHÉRAPIE

FICHE MALADIE

La stratégie thérapeutique d'un cancer est déterminée au cours de la réunion de concertation pluridisciplinaire (RCP). La RCP comporte trois médecins de spécialité différente et adaptée au type de tumeur (par ex : médecin, chirurgien, radiothérapeute). L'avis de la RCP est communiqué au patient et placé dans le dossier.

DÉFINITION

Traitement spécifique contre les cellules cancéreuses, la chimiothérapie administre une substance chimique qui diffuse dans l'organisme en bloquant la reproduction des cellules atteintes, mais aussi normales, ce qui peut entraîner des réactions toxiques des tissus sains.

Son efficacité dépend de trois facteurs : le type de la tumeur, l'organisme porteur, les associations de traitement.

RÈGLES GÉNÉRALES

- Intégrer la chimiothérapie dans la stratégie thérapeutique.
- Préciser les enjeux qui conditionnent la réalisation du traitement :
  - chimiothérapie première (néoadjuvante) : elle représente le premier acte thérapeutique d'une stratégie pluridisciplinaire (chirurgie ou radiothérapie). Elle vise à réduire le volume ou l'évolutivité d'une tumeur primitive en place pour en faciliter le traitement ultérieur, mais également à détruire les micrométastases ;
  - chimiothérapie adjuvante : elle fait suite au traitement d'une tumeur apparemment localisée, le plus souvent par chirurgie. La chimiothérapie a pour but d'éradiquer les micrométastases. Son enjeu est curatif ;
  - chimiothérapie palliative : l'enjeu est d'assurer la meilleure qualité de vie, avec la période la plus longue sans symptômes de la maladie, sans but curatif.
- Surveiller les paramètres suivants :
  - prévenir et éliminer tout foyer infectieux, latent ou évolutif ;
  - rechercher les différentes affections pouvant avoir un retentissement sur le traitement (rénale, cardiaque, hépatique) ;
  - évaluer le capital veineux en vue de la pose d'un système central ;
  - réaliser un bilan préthérapeutique.
- Apprécier les compétences de l'ensemble de l'équipe, tout le long de la chaîne de la chimiothérapie : ne pas hésiter à référer à des structures plus spécialisées pour ne pas entraîner de pertes de chance.
- Présenter le traitement au patient.
- Prescrire la chimiothérapie : établie par le médecin prescripteur, précisant l'identité du patient, le poids, la taille, la surface corporelle, le protocole précis de chimiothérapie utilisé, le nom de chaque médicament, la dose unitaire et la dose calculée, les jours d'administration, la chronologie si nécessaire, le mode d'administration, les traitements associés. Elle n'est validée qu'après vérification des bilans cliniques et biologiques autorisant sa réalisation. Elle précise les éléments de surveillance. Elle est enfin datée et signée par le médecin prescripteur.
- Préparer la chimiothérapie selon les bonnes pratiques.
- Administrer la chimiothérapie par du personnel infirmier formé.

COMPLICATIONS

Toutes les complications sont gradées de 0 à 4 selon leur profondeur établie par l'échelle OMS.

LORS DE LA RÉALISATION DU PROTOCOLE D'ADMINISTRATION

▶ Extravasation

Elle est suspectée devant des symptômes autour du point d'injection ou l'absence de

retour sanguin après aspiration. Les signes possibles sont :
- picotement,
- douleur,
- ulcération,
- nécrose.

Le risque de nécrose est variable selon les médicaments.

▶ Nausées, vomissements

Différencier les nausées/vomissements aigus survenant dans les 24 h suivant l'administration de la chimiothérapie, des nausées/vomissements retardés survenant au-delà et des nausées/vomissements anticipés.

Adapter le traitement selon l'émétogénicité de la chimiothérapie.

Traitement des nausées/vomissements aigus

Anti-5HT3 + corticoïdes ± aprépitant.

Traitement des nausées/vomissements retardés

En préventif : thérapeutique antireflux, corticoïdes, aprépitant, benzodiazépine.

▶ Tolérance hémodynamique et rénale des protocoles avec hydratation et médicaments néphrotoxiques

Poids, diurèse, balance hydrique, PA, clinique ± biologie.

AU DÉCOURS DE LA CHIMIOTHÉRAPIE

Les complications sont dominées par l'aplasie médullaire (neutropénie fébrile et thrombopénie).

▶ Neutropénie fébrile

- Si la température est > 38,5 °C et si les polynucléaires neutrophiles (PNN) sont < 1.10^9/L (1 000/mm^3), il y a risque de choc septique.
- Hospitalisation, d'autant plus que PNN < $0,5.10^9$/L (500/mm^3).
- Rechercher une porte d'entrée, notamment le système implantable endoveineux.
- Prélèvement bactériologique.
- Antibiothérapie empirique à large spectre ; antibiothérapie plus ciblée si d'autres germes sont suspectés, notamment antifongique et antistaphylococcique.
- Pas d'indication de facteurs de croissance hématopoïétiques.

Une neutropénie fébrile doit faire discuter, lors de la cure suivante de chimiothérapie :
- le maintien ou la diminution les doses ;
- l'association de facteurs de croissance hématopoïétiques en prophylaxie secondaire.

▶ Thrombopénie

- Elle est jugée sévère si elle se traduit cliniquement ou si les plaquettes sont < 10.10^9/L (10 000/mm^3).
- Transfusions plaquettaires.

Une thrombopénie doit faire discuter, lors de la cure suivante de chimiothérapie, le maintien ou la diminution des doses.

▶ Anémie

Elle nécessite une transfusion si Hb < 8g/dl et/ou mauvaise tolérance et/ou terrain à risque de décompensation cardiovasculaire (ex. : coronaropathie).

▶ Mucite

Réaction inflammatoire très douloureuse altérant la capacité à s'alimenter normalement.

Le simple érythème peut se transformer en ulcération et doit être traité.

▶ Alopécie

Consécutive à certains produits, elle est réversible ; il est préconisé l'achat d'une prothèse capillaire pendant le traitement.

FICHE INFIRMIÈRE

EXAMENS

- Réaliser le bilan préthérapeutique : biologique (hémogramme, bilan rénal, hépatique, cardiaque), clinique et radiologique (TDM ou IRM).
- Avant le traitement :
  - éliminer tout foyer infectieux latent ou évolutif ;
  - rechercher les différentes affections (rénale, cardiaque, hépatique) ;
  - évaluer le capital veineux en vue de la pose d'un système implantable endoveineux (SIEV).
  - selon la chimiothérapie, débuter en amont le traitement anti-émétique préventif. ▶

SURVEILLANCE DU TRAITEMENT

SOINS – TRAITEMENT

- S'assurer de l'information du patient sur le traitement et les effets indésirables.
- Vérifier la prescription nominative, datée, signée par le prescripteur.
- Contrôler la dose avec la surface corporelle.
- Vérifier le bilan biologique.
- Se référer aux modalités d'injection selon le protocole écrit (hydratation, mode d'injection, protection de la lumière).
- Prendre connaissance des prescriptions complémentaires (antiémétiques, corticoïdes).
- Préparer les produits à administrer en prenant les précautions nécessaires ou réceptionner les produits préparés par l'unité spécialisée et contrôler le nom du patient, des produits, des doses préparées.
- Réaliser l'injection IV dans le cathéter central en respectant les méthodes recommandées, après avoir bien installé le patient et lui avoir donné la possibilité de se déplacer ensuite, s'il le souhaite, avec un pied à sérum à roulettes.
- Respecter rigoureusement le déroulement du protocole prescrit ; noter sur le dossier les produits administrés et les réactions éventuelles du patient ainsi que la tolérance psychologique.
- Demander au patient de signaler toute réaction anormale et assurer pendant l'administration une surveillance rapprochée et régulière des constantes et de l'état clinique.
- Prendre les mesures nécessaires pour prévenir ou traiter les effets indésirables.

EFFETS INDÉSIRABLES

Locaux

- Liés à la pose d'une chambre implantable.
- Extravasation accidentelle (douleur, rougeur, œdème au point d'injection) : *cf.* Fiche technique, p. 609.
- Toxicité cutanéo-muqueuse (rash, éruption cutanée).
- Alopécie (informer : prothèse capillaire, casque réfrigérant).

Généraux

- Nausées, vomissements (antiémétique, environnement calme, hygiène alimentaire). Surveiller le poids, travail en collaboration avec la diététicienne.
- Troubles intestinaux (diarrhée, constipation).
- Sécheresse buccale (alimentation liquide, boisson).
- Ulcérations buccales, aphtes (bains de bouche, antiseptiques et antifongiques, hygiène buccale et dentaire, brosse souple, dentifrice sans alcool). Anti-douleurs si besoin sur prescription médicale.
- Toxicité hématologique (baisse des globules blancs, avec déficit des défenses immunitaires et risque infectieux, baisse de l'hémoglobine ou anémie avec fatigue intense et dyspnée, baisse des plaquettes avec risque hémorragique).
- Autres toxicités, rénale, cardiaque, pulmonaire, neurologique : surveillance de la diurèse, PA, ECG, rythme respiratoire, crampes, convulsions, fièvre.
- Fatigue.
- Douleur.
- Perturbation de la libido, troubles érectiles, hypofertilité.

ÉDUCATION ET CONSEILS

L'information du patient et de ses proches sera claire, répétée, adaptée, et concernera :

- les effets de la chimiothérapie sur le fonctionnement de la cellule saine et de la moelle osseuse ;
- les moyens de prévenir l'infection : éviter les foules, pratiquer les soins d'hygiène appropriés et se laver les mains soigneusement. Signaler tout signe de fièvre, frissons, saignement de nez, ecchymose, gingivorragies, selles foncées (*cf.* Fiche technique, p. 609) ;
- la mise en place de mesures visant à éviter l'hémorragie, l'interdiction de l'ASPIRINE par exemple, ou l'arrêt de certains anticoagulants ;
- la prévention des nausées et vomissements :
  – réduire les stimuli causés par les odeurs, en particulier celles des aliments ; préférer les repas tièdes, sans excitant, de digestion facile, fractionnés ; boire en petite quantité ; 6 repas légers par jour ; surveiller la courbe de poids et préconiser une alimentation plus riche pour éviter une perte de poids trop importante ;
  – préférer la position semi-assise lors de l'apparition des nausées ;

– réaliser des bains de bouche associés à la chimiothérapie à distance des repas ;
• l'importance d'un apport liquidien suffisant pour prévenir la déshydratation et le déséquilibre électrolytique ;
• les signes de stomatites douloureuses : expliquer l'importance de l'hygiène buccale et prévoir une ordonnance afin de traiter une mycose si nécessaire ;
• la perte transitoire éventuelle des cheveux selon le type de médicament utilisé. Aider le patient à se procurer une perruque ou une foulard, un bandeau ;
• les risques de stérilité ou atteinte du système reproducteur et le recours possible au CECOS ;
• le risque de fatigue : apprendre à la nommer, l'évaluer et à s'adapter à cet état en limitant les activités ;
• l'importance du rôle des proches dans le soutien et le bon déroulement du traitement.
• la possibilité d'un suivi psychologique pour aider à traverser l'épreuve de la maladie et des conséquences des traitements.

FICHE TECHNIQUE

CONSULTATION INFIRMIÈRE D'ANNONCE

Définition

La consultation infirmière d'annonce s'inscrit dans un dispositif pluridisciplinaire médical, paramédical, psychologique et social qui vise à accompagner le patient pour lequel le diagnostic d'une maladie grave vient d'être confirmé.
Ce dispositif répond aux directives instaurées dans le cadre du Plan cancer régi par la circulaire N° DHOS/SDO/2005/101 du 22 février 2005 qui porte sur l'organisation de la cancérologie au sein des établissements de santé.

Méthode

L'accompagnement du patient se réalise en plusieurs temps distincts chronologiquement dans l'annonce du diagnostic.
Le 1er temps est médical : le médecin rencontre le patient seul ou accompagné, dans un endroit calme si possible, étudié pour ne pas être interrompu.
Le médecin annonce à ce moment précis le diagnostic de la maladie, avec des mots adaptés et appropriés au niveau de connaissances du patient.
Il explique le projet thérapeutique à adopter.
Ensuite, il propose au patient d'être accompagné dans cette première phase d'annonce par une infirmière, spécifiquement formée à la consultation d'annonce, afin de comprendre et de mieux envisager le traitement à venir.
Si le patient accepte cet accompagnement, un rendez-vous de consultation infirmière lui sera directement donné.
Le second temps est paramédical : l'infirmière référent d'annonce reçoit le patient seul ou accompagné, également dans un endroit calme, étudié pour ne pas être interrompu par la moindre sonnerie de téléphone ou la moindre visite impromptue.
Elle explique son rôle dans cet accompagnement : rôle d'écoute au questionnement du malade, de réassurance par des explications simples concernant le déroulement de la prise en charge du patient et de sa maladie. Elle a un rôle de soutien et d'aide.
Au début de l'entretien : faire reformuler le malade ce qu'il sait, en lui demandant ce que le médecin lui a dit, ce qu'il pense avoir compris et les questions qu'il souhaite poser.
Tout au long de l'entretien, l'infirmière évalue différents critères afin d'orienter ensuite le patient, si besoin et s'il le souhaite, vers d'autres partenaires du soin :
• évaluer le degré d'anxiété ;
• évaluer son état nutritionnel ;
• évaluer ses difficultés (s'il y en a) sociales et socioprofessionnelles.

Cette évaluation permet ensuite à l'infirmière de proposer, de façon adaptée aux besoins du patient, un accompagnement complémentaire avec les « soins de supports » représentés par entre autres un psychologue, une diététicienne et une assistante sociale, tous étant initialement nommés référents dans le cadre du dispositif d'annonce de l'établissement de santé.
L'entretien peut environ 1 heure. Cela dépendra du patient.
À l'issue du rendez-vous, l'infimière remet ses coordonnées au patient. Il pourra la joindre dès qu'il le souhaitera pour un autre rendez-vous, ou simplement avoir des réponses à des interrogations futures.
La communication et la relation de confiance que cette consultation infirmière propose sont incontournables.
L'infirmière réalise ensuite une transmission écrite de l'entretien dans le dossier de soin du patient et sur les supports spécifiquement établis pour cette consultation d'annonce. Cette transmission permettra d'assurer les liens dans la prise en charge du malade tant sur le plan médical que paramédical, social et psychologique.

FICHE TECHNIQUE

CONDUITE À TENIR EN CAS D'EXTRAVASATION

- Arrêter immédiatement la perfusion.
- Appeler le médecin (qui appellera éventuellement le chirurgien et qui indiquera la conduite à tenir) et évaluer la quantité de produit passé.
- Avec une seringue de 10 mL connectée directement sur l'aiguille ou le cathéter, aspirer 3 à 5 mL de sang pour retirer le maximum de cytotoxique.
- Délimiter le contour du territoire extravasé avec un stylo-feutre.
- En attendant le médecin, noter les observations sur le dossier.
- Appliquer des compresses froides pour réaliser un effet vasoconstricteur ou un coussin thermique chaud en fonction de la molécule diffusée.
- Appliquer une crème apaisante de type Hydrocortisone toutes les 2 heures.
- Surveiller le patient selon la prescription médicale.
- Laisser la zone d'extravasation à l'air libre ; surtout ne pas appliquer de pansement occlusif.
- Rédiger une déclaration d'incident.

FICHE TECHNIQUE

HAUT RISQUE INFECTIEUX

Définition

Risque accru de pénétration de germes pathogènes dans l'organisme lié à la diminution des mécanismes de défense immunitaire induits par : une chimiothérapie aplasiante, une radiothérapie, une curiethérapie, un syndrome immunodépressif, une altération de l'état général, une maladie intercurrente.

Objectif global

Éviter l'infection entre deux cycles de chimiothérapie.

Actions éducatives

Faire comprendre l'importance du risque infectieux

- Faire le bilan des connaissances du malade.
- Expliquer la relation entre chimiothérapie et risque infectieux : diminution des leucocytes (globules blancs) qui protègent de l'infection. On parle d'aplasie simple lorsqu'elle dure moins de 7 jours et d'aplasie profonde (haut risque infectieux) lorsque la durée est supérieure à 7 jours.

• Hémogramme :
– aplasie : leucocytes < 1 × 10^9/L (1 000/mm^3) et/ou PNN < 500/mm^3 ;
– normal : leucocytes de 4 à 10 × 10^9/L (4 000 à 10 000/mm^3).
• Expliquer la prise de température buccale ou axillaire et l'évaluation d'une variation anormale (> 38,5 °C ou < 36,5 °C) à signaler au médecin. Selon le protocole de service et en fonction du type d'aplasie, la variation anormale peut être de une fois > 38,2 °C ou deux fois égale à 38 °C.
• Contrôler les portes d'entrée : dents, bouche, gorge, voies urinaires, intestin (constipation), anus, système implantable endoveineux (SIEV), plaie.
• *Délai :* avant la sortie du patient.
• *Évaluation* : faire énumérer les connaissances citées.

Faire admettre les éléments de surveillance et rendre capable d'adopter les mesures préventives, de nouvelles habitudes

Enumérer avec le patient les mesures à adopter et leur mise en pratique (en tenant compte de son milieu socioculturel et familial) :
• Soins corporels :
– vêtements et linge propres ;
– soins d'hygiène ;
– lavage des mains régulier et particulièrement avant les repas et lors de l'élimination des selles et urines ;
– en cas de blessure : désinfection immédiate, pansement occlusif. Si besoin, en informer un médecin.
• Environnement :
– exclusion de tout contact avec des personnes contagieuses ;
– chambre aérée et propre.
• Alimentation :
– viande cuite, pas de viande ou poissons crus ;
– nettoyage soigneux des fruits et légumes et épluchage ;
– absorption suffisante de boissons : 1,5 L/j.
• *Délai* : à son départ.
• *Évaluation* : vérifier l'autonomie du patient, sa prise en charge. Travailler en collaboration avec la diététicienne.

Expliquer l'importance de prévenir son médecin en présence de signes cliniques d'alarme (fièvre, frissons, mucite)

• Encourager le patient à poursuivre ces actions à domicile.
• Vérifier que le patient a intégré les connaissances (reformulation).
• Appliquer les prescriptions médicales à la survenue des signes :
– surveillance thermique : prendre la température (buccale, axillaire) 1 fois/j minimum et en cas de frissons, sueurs ou sensation de chaleur ;
– prévenir le médecin si t° > 38 °C (pas d'automédication) ;
– faire un bilan (hémogramme) avec la prescription délivrée par le service d'hospitalisation et transmettre les résultats ;
– appeler le médecin traitant ou lui signaler les points d'appel d'une infection : bouche, SIEV, voies urinaires.
• *Délai* : lors de la 2e cure.
• *Évaluation* : noter les initiatives et les délais de réaction.

FICHE TECHNIQUE

CATHÉTER VEINEUX CENTRAL (KTC)

Définition

Un cathéter veineux central est un site implantable endoveineux (SIEV) introduit par un médecin sur une veine centrale (jugulaire ou sous-clavière). L'infirmière tient un rôle d'assistance auprès du médecin lors de la pose. En revanche la surveillance, la maintenance est de la responsabilité de l'infirmière sur prescription médicale selon le cathéter et le protocole du service, l'ablation peut être de la responsabilité soit de l'infirmière, soit de l'anesthésiste.
Ce dispositif permet d'administrer les traitements intraveineux, l'alimentation parentérale, assurer des transfusions sanguines tout comme administrer des produits de contrastes afin de réaliser des examens radiologiques.
Il permet également de faire des prélèvements de sang veineux directement sur le cathéter.
Les soins répondent à des conditions d'asepsies très rigoureuses afin d'éviter tout risque infectieux.
L'indication de la pose de cathéter veineux central est généralement chez les patients en réanimation, mais aussi chez les patients dont le capital veineux périphérique est insuffisant et les patients devant recevoir des chimiothérapies lourdes ou répétées.

Méthode

Pose d'un cathéter veineux central (KTC): rôle de

Expliquer le déroulement du soin au patient pour obtenir sa compliance.
Préparer l'ensemble du matériel nécessaire à la pose par le médecin :

- Habillage de l'opérateur : casaque stérile, charlotte, masque, gants stériles et lunettes de protection.
- Habillage de l'aide : casaque à usage unique (UU) non stérile, charlotte, gants stériles, masque.
- Habillage du patient : une charlotte et un masque.
- Préparation cutanée : tondeuse (si besoin pour dépiler la zone ponctionnée), compresses stériles, antiseptique fort, sérum physiologique, champ opératoire fenêtré, champs opératoires stériles pour l'ensemble des matériels et un carré de protection absorbant à mettre sous la nuque du patient.
- Anesthésie locale : un flacon de xylocaïne 1 %, une seringue de 10 mL, une aiguille pompeuse et une aiguille sous-cutanée.
- Matériel propre au cathéter : cathéter central, lignes de perfusion, rampe à 4 robinets, robinets trois voies, pansements stériles adhésifs transparents, compresses stériles, antiseptique fort, poche de soluté (sérum physiologique ou glucosé), fil de suture, bistouri, seringue de 10 mL, aiguilles.
- Élimination des déchets : container à aiguilles, sac poubelle de type DASRI.
- Si besoin prévention de l'anxiété et/ou de la douleur liée à l'acte, selon la prescription médicale (anxiolytique 30 min avant, utilisation de gaz anesthésiant type *ENTONOX*, etc.)
- Hygiène des mains : savon antiseptique et solution hydro-alcoolique.

Rôle de l'infirmière lors du soin :

- Friction hydro-alcoolique des mains.
- Préparer l'ensemble des matériels tout en respectant les conditions de stérilité de chacun.
- Réaliser la dépilation de la zone à ponctionner si besoin.
- Réaliser l'asepsie cutanée du patient en 3 temps : toilette locale avec savon antiseptique, rincer, sécher, appliquer un antiseptique fort largement sur la zone à ponctionner, puis poser le champ stérile fenêtré sur cette zone.

- Lavage antiseptique des mains.
- Mettre les gants stériles et préparer la ligne de perfusion dans les conditions de stérilité.
- Aider le médecin à l'habillage stérile.
- Lorsque le KTC est posé, le médecin vérifie avec l'infirmière la bonne perméabilité du cathéter.
- Un contrôle radiologique est fait sitôt la pose, avant de débuter toute thérapeutique.
- Noter la date de la pose sur le pansement et transmettre sur le dossier de soin, ainsi que sur le dossier du cathéter central.
- Éliminer les déchets selon la procédure d'usage.

Surveillance et réfection du pansement du KTC

- Le système doit être hermétiquement clos.
- La ligne de perfusion doit être renouvelée selon le protocole du service (généralement toutes les 72 heures).
- Le pansement au niveau du KTC doit être renouvelé tous les 7 jours : l'habillage de l'infirmière est ici stérile.
- Vérifier trois fois par jour : la bonne perméabilité du KTC, le point de ponction et l'aspect du pansement, ainsi que le reflux sanguin.
- Si le pansement est souillé : le renouveler immédiatement dans les conditions de stérilité exigées.

Ablation d'un KTC

Le retrait d'un KTC peut se réaliser par l'infirmière sous prescription médicale.
Expliquer le soin au patient pour qu'il collabore de façon adaptée.
Préparer le matériel :

- Pour le patient : charlotte et masque.
- Pour l'IDE : casaque à usage unique (UU) non stérile, charlotte, masque, lunettes de protection, gants stériles.
- Matériel : compresses stériles, antiseptique fort, sérum physiologique, pansement stérile sec, bistouri, champ stérile, un petit pot stérile fermant hermétiquement, conteneur à aiguilles et sac d'élimination type DASRI.

Préparer le patient :

- Mettre charlotte et masque.
- L'installer en décubitus dorsal strict pour éviter toute embolie gazeuse.

Le soin :

- Friction hydro-alcoolique des mains.
- Habillage de l'infirmière.
- Lavage antiseptique des mains.
- Mettre les gants stériles.
- Réaliser l'ablation de la suture du KTC à la peau.
- Demander au patient de bloquer sa respiration et retirer le KTC.
- Réaliser une compression sur le point de ponction pendant 5 minutes pour réaliser l'hémostase.
- Faire un pansement stérile sec au point de ponction.
- Sectionner stérilement l'extrémité distale du KTC et mettre cette extrémité dans un petit pot stérile pour une analyse bactériologique systématique sur prescription médicale.
- Transmettre le soin dans le dossier du patient.
- Éducation du patient : prévenir si chute de la rampe, désadaptation des tubulures, décollement du pansement, douleur au niveau du KTC, etc.

FICHE TECHNIQUE

KTC SPÉCIFIQUES : LES SITES IMPLANTABLES POUR CHIMIOTHÉRAPIE (PAC)

Dans le cadre des chimiothérapies, le SIEV utilisé préférentiellement est une chambre implantable, appelée également port-à-cathéter (PAC). Ce type de cathétérisme se réalise au bloc opératoire par un chirurgien et sous anesthésie locale.

Ce dispositif est placé au long cours sous la peau du patient, et est connecté généralement à la veine sous-clavière droite.

Pour y poser une perfusion et administrer une chimiothérapie, une antibiothérapie au long cours, on ponctionnera le site au moyen d'une aiguille de Huber.

Méthode

Pose de perfusion sur PAC

- Réaliser une friction hydro-alcoolique des mains.
- Mettre une tenue de protection : casaque UU non stérile, masque et charlotte + masque pour le patient.
- Faire une première antisepsie cutanée de la zone du site implantable.
- Réaliser une friction hydro-alcoolique des mains.
- Déposer sur le champ stérile de table, le matériel stérile et les produits nécessaires.
- Se laver les mains (lavage antiseptique).
- Mettre des gants stériles.
- Faire une 2e antisepsie de la peau en respectant le temps de pose de l'antiseptique, rincer au sérum physiologique et sécher par tamponnement.
- Appliquer un champ stérile fenestré autour du site à ponctionner.
- Appliquer une compresse sèche stérile au niveau du site pour le protéger.
- Monter la ligne de perfusion jusqu'au raccord qui s'adaptera à l'aiguille de Huber dans un second temps stérilement.
- Purger le circuit de perfusion.
- Remplir la seringue de 20 mL de sérum physiologique 0,9 %.
- Adapter la seringue contenant les 20 mL de sérum physiologique à l'extrémité distale de l'aiguille de Huber.
- Purger l'aiguille de Huber et clamper le prolongateur de l'aiguille en laissant la seringue contenant le reste de sérum physiologique adaptée au dispositif.
- Accrocher la perfusion au pied à sérum délicatement (sans déstériliser ses gants).
- Maintenir les bords du site implantable entre deux doigts (pouce et index en général).
- Piquer perpendiculairement au centre de la membrane jusqu'à l'obtention d'une butée du métal.
- Déclamper le prolongateur de l'aiguille et injecter 5 mL de sérum physiologique à l'aide de la seringue préremplie et adaptée au système clos du dispositif constitué.
- Rechercher ensuite un reflux dans le raccord, s'il est présent, rincer et clamper.
- Diriger l'aiguille de Huber vers le sternum du patient afin que le biseau de l'aiguille soit bien orienté à l'intérieur du site vers la veine centrale ponctionnée.
- Mettre une compresse sèche pliée en deux sous les ailettes (ou la courbure) de l'aiguille et une autre au-dessus.
- Appliquer le pansement occlusif en s'assurant que le clamp du raccord de l'aiguille est en dehors.
- Retirer la seringue de sérum physiologique et adapter la ligne de perfusion purgée préalablement au prolongateur de l'aiguille de Huber.
- S'assurer de l'absence de douleur et d'un débit continu.

- Régler le débit de la perfusion (calculé selon la prescription au préalable).
- Enlever les gants et les habits protecteurs.
- Enlever le masque et la charlotte du patient.
- Identifier la poche de perfusion (nom, date et heure de pose).
- Dater le pansement occlusif.
- Ranger le matériel.
- Se laver les mains (lavage simple).
- Noter l'acte dans le dossier de soin du patient et sur la fiche de surveillance.

Surveillance d'un PAC

Surveiller le débit de la perfusion.
Surveiller l'apparition des signes :
- d'extravasation (passage de produit injecté hors du PAC) : picotement, brûlure ± vive, œdème, compresses ou pansement humides ;
- d'infection : signes locaux, douleur, rougeur, chaleur, ou frissons pendant la perfusion ;
- de thrombose : mauvais écoulement.

En cas de signes d'extravasation d'une perfusion d'antimitotique (*cf.* Conduite à tenir en cas d'extravasation).
En cas de mauvais écoulement :
- vérifier la bonne position de l'aiguille ;
- injecter du sérum ;
- modifier la position du bras.

En cas de signes d'infection et/ou de thrombose ou de toute autre anomalie :
- prévenir le médecin avant toute utilisation de la chambre.

Recommandations
- Changer l'aiguille de Huber tous les 7 jours.
- Changer de pansement à chaque changement d'aiguille.
- Changer le pansement s'il est souillé.
- Éviter les manœuvres de surpression lors d'une tentative de désobstruction, ne jamais utiliser de seringue inférieure à 10 mL.
- Changer la ligne de perfusion dans sa totalité en même temps que le changement d'aiguille.
- Après l'administration de produit lipidique ou sanguin, il faut veiller à rincer correctement chaque tubulure (30 mL au minimum de sérum physiologique).

Ablation d'aiguille de Huber sur PAC : méthode

L'ablation de l'aiguille de Huber sur PAC consiste à ôter l'aiguille en respectant les règles d'hygiène, d'aseptie et de sécurité très rigoureuses afin d'éviter tout risque infectieux, prévenir d'éventuelles complications pour le patient et éviter tout accident exposant au sang pour le soignant lors du geste.
La bonne réalisation du soin doit permettre une utilisation optimale à plus ou moins long terme du site implantable.

Le soin
- Mettre la tenue de protection (charlotte, masque et surblouse).
- Réaliser une friction hydro-alcoolique des mains.
- Préparer le matériel en conservant la stérilité de chaque élément conditionné : étaler le champ stérile et y déposer le matériel.
- Imbiber les compresses avec un antiseptique fort.
- Imbiber d'autres compresses de sérum physiologique.
- Conserver des compresses sèches.

• Enlever le pansement.
• Ouvrir le boîtier protecteur de la connexion aiguille-prolongateur de perfusion pour pouvoir la saisir ensuite au moyen des gants stériles.
La manipulation doit toujours être réalisée en système clos
Se laver les mains (lavage antiseptique).
Remplir la seringue (20 mL) des 20 mL de sérum physiologique en ayant pris soin de la saisir avec une compresse imbibée d'antiseptique pour ne pas déstériliser ses gants.
Clamper le raccord de l'aiguille de Huber avec une compresse imbibée d'antiseptique (et clamper la tubulure principale si besoin avec la même technique).
Désadapter le prolongateur de la ligne de perfusion avec une compresse imbibée d'antiseptique.
Brancher la seringue de sérum physiologique, ôter le clamp – toujours à l'aide de compresses avec antiseptique – et injecter 10 mL de sérum physiologique tout en réalisant l'ablation de l'aiguille en pression positive avec les 3 mL restants.
Maintenir la chambre et selon le modèle d'aiguille utilisée :
• Si l'aiguille utilisée est de type « gripper » : il suffit de relever l'aiguille jusqu'à entendre un « clic ».
• Éliminer ensuite l'ensemble du dispositif protégé dans le conteneur à aiguilles.
• Si l'aiguille utilisée n'est pas sécurisée, il suffit de se munir d'une orthèse, de retirer doucement l'aiguille et l'éliminer dans le conteneur.
• Si on utilise la pince Tactil, la manipulation est simple et très précise ; elle permet d'éviter « l'effet rebond » et donc protège davantage le soignant des risques d'accident exposant au sang :
  – ne pas serrer la pince avant utilisation ;
  – glisser l'extrémité antérieure de la pince entre la peau du patient et l'aiguille ;
  – l'aiguille doit être positionnée, en butée, dans la fourche mobile ;
  – tendre la tubulure de l'aiguille et la fixer sous la barrette prévue à cet effet ;
  – poser le pouce sur la barrette de fixation et la paume de la main sur les stries situées en arrière de la partie supérieure de la pince ;
  – serrer lentement la pince à pleine main en veillant à ce que la partie inférieure reste en appui sur la chambre.
• Jeter le tout dans le conteneur de récupération.
• Comprimer le point de ponction avec une compresse imbibée d'antiseptique.
• Rincer au sérum physiologique.
• Sécher.
• Vérifier l'état cutané du patient : absence de rougeur, douleur, œdème, nécrose ou hématome.
• Appliquer le pansement sec (type Mépore).
• Réinstaller le patient et lui ôter les protections.
• Éliminer les déchets.
• Ranger le matériel.
• Réaliser une friction hydro-alcoolique des mains.
• Inscrire le soin sur le dossier de soins et sur la fiche de surveillance.
• Vérifier l'état cutané du patient : absence de rougeur, douleur, œdème, nécrose ou hématome.

FICHE PHARMACOLOGIE

PRESCRIPTION D'UN PROTOCOLE DE CHIMIOTHÉRAPIE

Protocole CMF – Cycle 3

Madame X.
Née le 01/01/1961
Le 14.06.2024

Poids : 55 kg. Taille : 1,63 m.
Surface corporelle : 1,52 m^2
Hémogramme : OK

Cyclophosphamide	600 mg/m^2	soit 900 mg	IV	Le 14.06.2024
Méthotrexate	40 mg/m^2	soit 60 mg	IV	Le 14.06.2024
Fluorouracile	600 mg/m^2	soit 900 mg	IV	Le 14.06.2024
SOLUMÉDROL	60 mg/m^2	soit 90 mg	IV	Le 14.06.2024
PRIMPÉRAN	40 mg/m^2	soit 60 mg	IV	Le 14.06.2024

CONDUITE À TENIR EN CAS D'EXTRAVASATION DE CHIMIOTHÉRAPIE

- Arrêt de la perfusion tout en conservant l'aiguille ou le cathéter en place.
- Aspirer 3 à 5 mL de sang pour retirer du médicament cytotoxique.
- Injecter, par l'aiguille laissée en place, 5 à 10 mL de chlorure de sodium isotonique pour diluer le médicament.
- Injecter l'antidote du produit cytotoxique s'il existe en cas d'impossibilité de recours à la chirurgie pour un médicament antivésicant.
- **Anthracyclines** :
500 mg à 1 g de *SOLUMÉDROL* ou 1 à 2 mL d'**hydrocortisone hémisuccinate** en IV par le dispositif d'injection et/ou au pourtour immédiat de l'extravasation, ou DMSO (50 à 99 %) en application locale : 15 mL sur une compresse pendant 15 min à répéter toutes les 4 à 6 h pendant 48 h ;
- **Alkylants** : thiosulfate de sodium à 10 % + 6 mL eau ppi par voie IV ou SC autour du point d'extravasation.
- Prévenir le médecin responsable de la chimiothérapie.
- Enlever l'aiguille.
- Aspirer, à l'aide d'une aiguille sous-cutanée, le maximum de liquide infiltré au pourtour du point d'injection. Anesthésie locale par spray ou crème si possible.
- Appliquer des compresses froides s'il existe un antidote pour éviter la diffusion, ou chaudes pour favoriser l'élimination du produit.
- Appliquer, toutes les 2 h, une pommade calmante sur la zone d'extravasation (**hydrocortisone** à 1 %, pommade anti-œdémateuse).
- Surveillance clinique.

ANTIÉMÉTIQUES – ANTAGONISTES DES RÉCEPTEURS 5-HT3 À LA SÉROTONINE

■ Granisétron ©

KYTRIL					
Prise orale : 1 cp. avant la chimiothérapie	2 cp. 1 mg 10 cp. 1 mg 1 cp. 2 mg 5 cp. 2 mg	10,19 HOP 10,19 HOP	I I I I	65 % 65 %	5,09 10,19
Inj. ou perf. IV avant la chimiothérapie	1 amp. 3 mg/3 mL	17,48	I	65 %	17,48

■ Ondansétron ©

ZOPHREN					
Prise orale : 1 cp. avant la chimiothérapie	2 cp. 4 mg 4 cp. 4 mg 2 cp. 8 mg 4 cp. 8 mg 4 cp. lyoph. 4 mg 10 cp. lyoph. 4 mg 2 cp. lyoph. 8 mg 4 cp. lyoph. 8 mg 10 cp. lyoph. 8 mg	7,81 15,54 4,71 9,32 8,46 HOP 4,71 9,32 HOP	I I I I I I I I I	65 % 65 % 65 % 65 % 65 % 65 % 65 % 	3,90 3,88 2,36 2,33 2,12 2,36 2,33
Inj. ou perf. IV avant la chimiothérapie	1 amp. 2 mL (2 mg/mL) 5 amp. 2 mL (2 mg/mL) 1 amp. 4 mL (2 mg/mL) 5 amp. 4 mL (2 mg/mL)	4,67 HOP 8,97 HOP	I I I I	65 % 65 % 	4,67 8,97
Sirop 10 mL avant la chimiothérapie	1 fl. 50 mL (4 mg/5 mL)	33,89	I	65 %	33,89

■ Palonosétron ©

PALONOSETRON					
Administration IV bolus avant la chimiothérapie A. 250 µg/inj. NN, E., A. insuffisant rénal ou hépatique : Posologie usuelle : 20 µg/kg/adm. Max : 1 500 µg/adm.	1 fl. 250 µg/5 mL	HOP	I		

Propriétés

Antagonistes des récepteurs 5-HT3 à la sérotonine qui sont impliqués dans les vomissements secondaires à la chimiothérapie cytotoxique. Ces molécules sont très efficaces en traitement préventif.

L'utilisation de ces molécules en traitement curatif, une fois que nausées et vomissements sont apparus, est moins efficace.

Indications

Prévention des nausées et vomissements aigus induits par une chimiothérapie ou une radiothérapie cytotoxique.

Contre-indications

Hypersensibilité.
Grossesse et allaitement : éviter.

Précautions d'emploi

L'administration de ces **antiémétiques** doit précéder d'une heure la chimiothérapie émétisante.

Effets indésirables

- Constipation (diminution de la motricité colique).
- Ballonnements, céphalées, hypotension.
- Élévation modérée des transaminases.

Interactions médicamenteuses

Phénobarbital : augmentation de la clairance plasmatique de l'**antiémétique**.

ANTIÉMÉTIQUES – ANTAGONISTES DES RÉCEPTEURS DE LA SUBSTANCE P

■ Aprépitant ©

EMEND					
J1 : 1 h avant la chimiothérapie émétisante : 125 mg	2 gél. 80 mg	26,44	I	65 %	13,22
J2 et J3 : 80 mg le matin	5 gél. 125 mg	HOP	I		
En association avec la **dexaméthasone**	3 gél. (1 gél. 125 mg + 2 gél. 80 mg)	39,46	I	65 %	13,15

Propriétés

Antagoniste sélectif des récepteurs de la substance P neurokine 1.

Indications

Prévention des nausées et vomissements aigus induits par une chimiothérapie hautement émétisante comprenant du **cisplatine** et par une chimiothérapie moyennement émétisante.

L'administration se fait en association avec des corticoïdes selon le protocole suivant pour les chimiothérapies hautement émétisantes :

- J1 : *EMEND* 125 mg/**dexaméthasone** *per os* 12 mg/**ondansétron** 12 mg IV (30 min avant le début de la chimiothérapie).
- J2 : *EMEND* 80 mg/**dexaméthasone** *per os* 8 mg.
- J3 : *EMEND* 80 mg/**dexaméthasone** *per os* 8 mg.
- J4 : **dexaméthasone** *per os* 8 mg.

Contre-indications

Hypersensibilité à l'**aprépitant**, intolérance au fructose, malabsorption du glucose et du galactose, déficit en sucrase-isomaltase.

Grossesse et allaitement : éviter.

Précautions d'emploi

L'administration de ces **antiémétiques** doit précéder d'une heure la chimiothérapie émétisante.

Effets indésirables

Anémie, neutropénie fébrile.

Anorexie, prise de poids, polydipsie.

Anxiété, troubles cognitifs, céphalées, acouphènes.

Bradycardie.

Diarrhée, dyspepsie, reflux gastro-œsophagien, ulcère duodénal, entérocolite, stomatite.

Acné, photosensibilité, rash, prurit, syndrome de Stevens-Johnson.

Polyurie, dysurie, pollakiurie.

Élévation des transaminases et des phosphatases alcalines.

Hyperglycémie.

Interactions médicamenteuses

L'**aprépitant** est un inhibiteur modéré du CYP3A4.

Pas d'administration concomitante avec le **pimozide** (car possibilité d'élévation des concentrations plasmatiques de ces médicaments).

Baisse des concentrations de la **warfarine** et de la **phénytoïne** (métabolisés par le CYP2C9).

ANTIÉMÉTIQUES – ASSOCIATION ANTAGONISTE DES RÉCEPTEURS 5-HT3 À LA SÉROTONINE + ANTAGONISTE DES RÉCEPTEURS DE LA SUBSTANCE P

■ Palonosétron + nétupitant

AKYNZEO					
Prévention des nausées et vomissements aigus et retardés associés aux chimiothérapies anticancéreuses hautement émétisantes à base de **cisplatine** A. 1 gél. environ 1 h avant chaque cycle de chimiothérapie	1 gél. 300 mg/0,5 mg	60,18	I	65 %	60,18

Propriétés

Association de nétupitant, un antagoniste sélectif des récepteurs à la neurokinine 1/substance P, et du **palonosétron, antagoniste des récepteurs 5-HT3.**

Contre-indications

Grossesse, allaitement, âge < 18 ans.

Précautions d'emploi

Contraception efficace obligatoire pour les femmes en âge de procréer.
Insuffisance hépatique sévère.
Utiliser avec prudence chez les patients présentant des troubles de la conduction atrioventriculaire.

Effets indésirables

Fatigue, céphalées, constipation, diarrhée.

Interactions médicamenteuses

Le nétupitant est un inhibiteur du CYP3A4 : il peut donc avoir une influence sur certains substrats : la posologie de **dexaméthasone** doit être augmentée de 50 % en cas d'association avec *AKYNZEO*.
En cas d'administration concomitante avec un autre inhibiteur du CYP3A4, la concentration plasmatique de nétupitant peut être augmentée.
En cas d'administration concomitante avec des médicaments qui induisent l'activité du CYP3A4, la concentration plasmatique de nétupitant peut être diminuée, ce qui peut entraîner une diminution de l'efficacité.
Peut augmenter les concentrations plasmatiques des médicaments co-administrés qui sont métabolisés par le CYP3A4.

ANTIÉMÉTIQUES – ANTAGONISTE DOPAMINERGIQUE

■ Alizapride

PLITICAN					
Nausées et vomissements induits par la chimiothérapie : 100 à 200 mg/j Durée max 1 sem.	6 amp. 50 mg	4,35	II	65 %	0,72

Propriétés

Antiémétique antagoniste de la dopamine avec une action neuroleptique faible et sans propriété anticholinergique.

Indications

Traitement préventif et curatif des nausées et vomissements induits par la chimiothérapie antimitotique.

Contre-indications

- Hypersensibilité.
- Antécédents de dyskinésies tardives aux neuroleptiques.
- Phéochromocytome.
- Grossesse.

Précautions d'emploi

- Réduire la posologie chez l'insuffisant rénal sévère.
- Abaissement possible du seuil épileptogène.
- Syndrome malin (hyperthermie, rigidité musculaire, troubles neurovégétatifs, altération de la conscience, augmentation des CPK) possible.
- Risque d'hypotension orthostatique.

Effets indésirables

Système nerveux central et manifestations psychiatriques :

- symptômes extrapyramidaux ;
- dyskinésies tardives (cures prolongées) ;
- somnolence, vertiges, céphalées, insomnie ;
- crises convulsives.

Troubles gastro-intestinaux : diarrhée.

Effets endocriniens : aménorrhée, galactorrhée, gynécomastie, hyperprolactinémie.

Troubles généraux : réactions allergiques incluant des réactions anaphylactiques.

Troubles cardiovasculaires : hypotension (orthostatique).

Interactions médicamenteuses

Contre-indiquées :

- dopaminergiques (**amantadine**, **apomorphine**, **bromocriptine**, **cabergoline**, **entacapone**, piribédil, **pramipexole**, **quinagolide**, **rasagiline**, **ropinirole**, **sélégiline**) : antagonisme réciproque entre le dopaminergique et l'**alizapride**. Utiliser un **antiémétique** dénué d'effets extrapyramidaux ;
- **lévodopa** : antagonisme réciproque avec l'**alizapride**. Utiliser un **antiémétique** dénué d'effets extrapyramidaux.

CHIMIOTHÉRAPIE CYTOTOXIQUE – ALKYLANTS

Dérivés du platine

■ **Carboplatine ©**

CARBOPLATINE					
Perf. IV brève de 15 à 60 min Dose adaptée en fonction de l'AUC souhaitée, selon les formules de Chatelut ou de Calvert Entre 200 à 400 mg/m² toutes les 3 à 4 sem.	1 fl. 50 mg/5 mL 1 fl. 150 mg/15 mL 1 fl. 450 mg/45 mL 1 fl. 600 mg/60 mL	HOP HOP HOP HOP	I I I I		

■ **Cisplatine ©**

CISPLATINE					
Perf. IV lente (3 à 8 h) À l'abri de la lumière 425 à 120 mg/m² en 1 à 5 j toutes les 3 à 4 sem. Associé à une hydratation de 3 L/24 h	10 fl. 10 mg/10 mL 10 fl. 25 mg/25 mL 5 fl. 50 mg/50 mL 1 fl. 100 mg/100 mL	HOP HOP HOP HOP	I I I I		

■ **Oxaliplatine ©**

ELOXATINE					
Perfusion IV de 2 h Posologie : 80 à 130 mg/m² toutes les 3 sem. Dose cumulative : 1,5 g/m² Pas de néphrotoxicité	1 fl. 200 mg	HOP	I		

Propriétés

Alkylation et intercalation au niveau de l'ADN.

Indications

Cancer du testicule, tumeur trophoblastique, cancer de l'ovaire, cancer du poumon à petites cellules, tumeur urothéliale, cancer de l'estomac, cancers épidermoïdes, ostéosarcome cancer colorectal.

Contre-indications

Grossesse, allaitement, hypersensibilité au produit.

Précautions d'emploi

Extravasation cutanée.

Surveillance hématologique, rénale et ionique.

Effets indésirables

Cisplatine : nausées et vomissements, nécrose tubulaire rénale, insuffisance rénale, diminution de l'acuité auditive, neuropathie, hypocalcémie, hypomagnésémie, hypokaliémie.

Carboplatine : myélosuppression, nausées et vomissements, diminution de l'acuité auditive, neuropathie, hypokaliémie.

Oxaliplatine : nausées et vomissements, neuropathie.

Interactions médicamenteuses

Médicaments néphrotoxiques et ototoxiques, **étoposide**, **fluorouracile**.

Autres alkylants

■ Altrétamine

HEXASTAT					
Prise orale 150 à 250 mg/m²/j pdt 5 j toutes les 3 sem. ou pdt 14 j/mois	25 gél. 100 mg	17,90	I	100 %	0,72

■ Busulfan ©

MYLERAN					
Prise orale de 3 à 5 mg/m²/j ou 4 à 6 mg/j, puis adaptée en fonction des résultats de l'hémogramme : en général de 1 à 3 mg/j en entretien	25 cp. 2 mg	58,41	I	100 %	2,34

■ Carmustine

BICNU					
Perfusion IV dans 125 à 250 mL de solution isotonique en 1 à 2 h, à l'abri de la lumière	1 fl. lyophilisat 100 mg + fl. solv. 3 mL d'éthanol pur incompatible avec PVC	HOP	I		
GLIADEL					
Usage intralésionnel (8 implants max après résection chirurgicale du gliome)	8 implants 7,7 mg	HOP	I		

■ Chlorambucil

CHLORAMINOPHÈNE					
Prise orale avant le repas 4 à 8 mg/m²/j ou 0,1 à 0,2 mg/kg/j pdt 2 à 3 sem. ou 6 à 10 mg/m²/j pdt 5 j/mois Les doses sont ensuite adaptées au contrôle de l'hémogramme	30 gél. 2 mg	23,59	I	100 %	0,79

■ Cyclophosphamide ©

ENDOXAN					
Prise orale : 50 à 100 mg/m²/j en continu ou 150 mg/m²/j pdt 15 j Posologie individuelle selon la pathologie et la réponse au traitement E. 150 à 1 200 mg/m² A. 500 à 4 000 mg/m² toutes les 3 à 4 sem. Administrés en 1 à 3 j à chaque cycle ou 2 inj. à 7 j d'intervalle	50 cp. 50 mg 1 fl. pour inj. 500 mg 1 fl. pour inj. 1 000 mg	13,77 HOP HOP	I	100 %	0,28

▪ Dacarbazine

DÉTICÈNE					
Reconstitution avec eau ppi Inj. IV directe ou perf. IV courte (30 min à 1 h) avec protection de la lumière 400 à 1 000 mg/m² répartis sur 1 à 5 j toutes les 3 sem.	10 amp. 100 mg	HOP	I		

▪ Témozolomide ©

TEMODAL					
Prise orale 150 mg/m²/j pdt 5 j tous les 28 j si ATCD de chimiothérapie et risque d'aplasie Sinon 200 mg/m²/j pdt 5 j tous les 28 j IV lente de 90 min Idem forme orale	5 gél. 5 mg 5 gél. 20 mg 5 gél. 100 mg 5 gél. 140 mg 5 gél. 180 mg 5 gél. 250 mg 1 fl. pdre 100 mg pour perf. (2,5 mg/mL)	HOP HOP HOP HOP HOP HOP HOP	I I I I I I I		

▪ Fotémustine

MUPHORAN					
Reconstitution avec solvant pour une concentration de 50 mg/mL Perf. IV dans glucosé à 5 % sur 1 h Protection de la lumière du flacon, de la tubulure et du bras 100 mg/m² à J1, J8 et J15 Repos de 4 à 5 sem. puis 100 mg/m² toutes les 3 sem.	1 amp 208 mg + 1 fl. solv. + eau ppi QSP 4 mL	HOP			

▪ Ifosfamide

HOLOXAN					
Lyophilisat reconstitué avec 14 mL d'eau ppi Dilution dans un soluté isotonique Inj. IV ou intratubulaire ou perf. courte de 2 à 3 h ou perf. continue 1 à 3 g/m² de 1 à 3 j toutes les 3 sem. Association systématique avec du **mesna** (*ROMITEXAN*) à dose au moins égale pdt 12 à 24 h après la fin de la perfusion d'**ifosfamide**	1 fl. 1 000 mg 1 fl. 2 000 mg	HOP HOP	I I		

Melphalan

ALKÉRAN					
Prise orale en discontinu : 0,10 à 0,25 mg/kg/j pdt 4 à 7 j toutes les 3 à 6 sem. Ou en continu 0,02 à 0,05 mg/kg/j puis adaptée en fonction de la surveillance de l'hémogramme	50 cp. pell. 2 mg	38,94	I	100 %	0,78
Lyophilisat reconstitué avec le solvant Inj. intratubulaire d'une perf. rapide de 15 à 30 min de sérum salé isotonique IV : 20 à 30 mg/m^2 toutes les 3 sem.	1 fl. 50 mg (10 mL) + 1 amp. solv.	HOP	I		

Mitomycine C ©

MITOMYCINE					
Tumeur de la vessie, voie endovésicale 10 à 20 mg/m^2 toutes les 3 à 4 sem. Application intravésicale : 40 mg/sem. pdt 8 sem. (curatif) Ou 40 mg/2 sem. pdt 6 mois puis 1/mois (préventif)	1 fl. 40 mg (pour inj. vésicale)	HOP	I		
Adénocarcinome de l'estomac, du pancréas, du côlon, du rectum, du sein et leurs métastases Posologies variables : 10-15 mg/m^2/cure, intervalle entre 2 cures : 4-8 sem., dose totale : 80 mg/m^2	1 fl. 10 mg	HOP	I		

Pipobroman

VERCYTE					
Traitement d'attaque : 1 mg/kg/j sous contrôle hebdomadaire de l'hémogramme, augmenté à 1,5 à 3 mg/kg/j en l'absence de réponse Traitement d'entretien : après rémission hématologique : 0,1 à 0,2 mg/kg/j ou 0,25 à 0,40 mg/kg x 2/sem.	30 cp. 25 mg	40,59	I	100 %	1,35

Procarbazine

NATULAN					
Prise orale 250 à 300 mg/j en 5 à 6 j, pour 1 à 2 sem./mois	50 gél. 50 mg	249,07	I	100 %	4,98

Streptozocine

ZANOSAR					
1 g/m^2/sem. ou 500 mg/m^2/j pdt 5 j toutes les 6 sem. Lyophilisat reconstitué dans 9,5 mL de soluté isotonique Inj. IV lente ou perf. courte de 15 à 30 min	1 fl. 1 g	HOP	I		

■ Thiotépa

THIOTEPA					
Reconstitution avec eau ppi Injection IV directe ou intratubulaire, en perf.continue dans soluté isotonique ou Ringer lactate, IM, intracavitaire, intravésicale, intrathécale Posologie : IV ou IM : 8 mg/m²/j pdt 5 j toutes les 4 à 6 sem. Perfusion continue : 12 mg/m²/j pdt 5 j ou 4 mg/m²/j pdt 21 j Intracavitaire : 10 mg/inj. Intrathécale : 1 à 10 mg/m² (1 mg/mL d'eau ppi)	1 fl. 15 mg	HOP	I		
TEPADINA					
Perf. IV sur 2 à 4 h Conditionnement avant greffe de cellules souches hématopoïétiques A. Greffe autologue : 125-300 mg/m²/j pdt 2-4 j (maladies hématologiques), 120-250 mg/m²/j pdt 2-5 j (tumeurs solides) Greffe allogénique : 185-481 mg/m²/j pdt 1-3 j (maladies hématologiques) E. Greffe autologue et tumeurs solides : 150-350 mg/m²/j pdt 2-3 j Greffe allogénique : 125-250 mg/m²/j pdt 1-3 j (maladies hématologiques)	1 fl. 15 mg 1 fl. 100 mg 1 poche 400 mg	HOP HOP HOP	I I I		

■ Bendamustine ©

BENDAMUSTINE					
Leucémie lymphoïde chronique (en cas de CI à la polychimiothérapie) 100 mg/m²/j pdt 1-2 j toutes les 4 sem. En cas d'insuffisance hépatique modérée : 70 mg/m²/j Lymphomes non hodgkiniens (en 2e intention) 120 mg/m²/j pdt 1-2 j toutes les 3 sem. En cas d'insuffisance hépatique modérée : 84 mg/m²/j Myélome multiple (en association avec la prednisone en cas de non-éligibilité à la greffe de cellules souches) 120-150 mg/m²/j pdt 1-2 j toutes les 3 sem. En cas d'insuffisance hépatique modérée : 84-105 mg/m²/j	1 fl. 2,5 mg/mL 5 fl. 2,5 mg/mL 5 fl. 25 mg/mL	HOP HOP HOP	I I I		

■ Lomustine

BELUSTINE					
Voie orale, le soir ou 3 h après un repas A. et E. 130 mg/m² en seule prise toutes les 6 sem. Si insuffisance médullaire : 100 mg/m² toutes les 6 sem.	5 gél. 40 mg	HOP	I		

HÉMATOLOGIE - ONCOLOGIE

■ Trabectédine

YONDELIS					
Sarcome des tissus mous : 1,5 mg/m² sur 24 h toutes les 3 sem. Cancer des ovaires : 1,1 mg/m² sur 3 h toutes les 3 sem., immédiatement après la **doxorubicine** liposomale pégylée	1 fl. 0,25 mg 1 fl. 1 mg	HOP HOP	I I		

Propriétés

L'action cytotoxique des alkylants est due à leur fixation covalente pour alkylation sur les atomes d'azote, de soufre ou de phosphore des bases d'ADN. Ils réalisent des ponts intra- ou interbrins d'ADN. La création de cassures et de sites apuriniques empêche la réplication de l'ADN et la transcription en ARN.

Certains de ces médicaments doivent être métabolisés pour être activés en métabolite actif (ex : **cyclophosphamide**, **ifosfamide**).

Indications

Adénocarcinomes (sein, ovaire), carcinomes épidermoïdes, sarcomes des tissus mous, ostéosarcomes, sarcome d'Ewing, mélanome, cancer du testicule, gliome (**carmustine**).

Lymphome malin non hodgkinien, leucémie aiguë, leucémies chroniques, myélome, maladie de Vaquez, intensification de chimiothérapie avant greffe de cellules souches ou de moelle osseuse.

GLIADEL : gliome ou glioblastome après résection chirurgicale.

Contre-indications

Grossesse, **allaitement**, insuffisance rénale grave, hypersensibilité au produit.

Précautions d'emploi

Protection du personnel assurant la manipulation (lunettes, masque, gants). Risque tératogène.

Effets indésirables

Aplasie médullaire, neutropénie, anémie, thrombopénie.

Nausées, vomissements, mucite.

Alopécie, éruption cutanée, nécrose cutanée si extravasation.

Exacerbation des réactions cutanées à la radiothérapie.

Toxicité vésicale (formation d'acroléine) (**ifosfamide**, **cyclophosphamide**).

Rétention hydrosodée. Syndrome ADH-like.

Encéphalopathie (**ifosfamide**).

Aménorrhée. Azoospermie.

Fibrose pulmonaire rare pour la **carmustine** au-delà d'une dose totale de 1 200 mg/m², pour le **busulfan** au-delà d'une dose totale de 3 g.

Effets tératogènes.

Leucémogenèse.

Interactions médicamenteuses

Inducteurs enzymatiques qui peuvent réduire l'activité pour les alkylants activés au niveau hépatique.

Médicaments susceptibles de modifier l'élimination urinaire : **allopurinol, anti-inflammatoires non stéroïdiens.**

Hypoglycémiants.

■ Chlorméthine

LEDAGA					
1 appl./j en fine couche sur les zones cutanées atteintes	1 tube gel 160 µg/g	HOP	I		

Propriétés

Agent alkylant bifonctionnel qui inhibe les cellules à prolifération rapide.

Indications

Traitement des lymphomes T cutanés de type mycosis fongoïde (LTC-MF), sans association d'un autre médicament topique.

Précautions d'emploi

Le contact avec les muqueuses, en particulier celles des yeux, doit être évité.

Les patients doivent être avertis que si une exposition des muqueuses se produit :

• un rinçage doit être effectué immédiatement pendant au moins 15 min avec de grandes quantités d'eau (ou une solution de chlorure de sodium à 0,9 % ou une solution équilibrée d'irrigation ophtalmique peut être utilisée en cas d'exposition de l'œil) ;

• des soins médicaux doivent être prodigués immédiatement (y compris une consultation auprès d'un ophtalmologue en cas d'exposition oculaire).

Surveillance des réactions cutanées locales, de survenue de cancers cutanés secondaires et des expositions secondaires au *LEDAGA* (entourage du patient).

Non recommandé en cas de grossesse et d'allaitement.

Effets indésirables

Dermatite, infections cutanées, prurit, ulcération cutanée et vésicules, hyperpigmentation, hypersensibilité.

CHIMIOTHÉRAPIE CYTOTOXIQUE – ANTIMÉTABOLITES

Analogues de l'acide folique

■ **Méthotrexate ©**

MÉTHOTREXATE					
Hypertonique (100 mg/mL) : voies IV, IA, IM, SC Choriocarcinome placentaire : 15-30 mg/m²/j pdt 3 j LAL : A. 15-50 mg/m²/adm. E. 3-8 g/m²/adm. Ostéosarcome : A. 8-12 g/m²/adm. x 1/sem. pdt 6 sem. LNH : A. 1-3 g/m²/adm. Adénocarcinome ovarien, mammaire Carcinome ORL, poumon, vésical A. 30-50 mg/m²/adm. toutes les 1 à 4 sem. En IA : A. 25-50 mg/m²/adm. En association systématique avec de l'**acide folinique** (antidote) car risque mortel : 15 à 30 mg/m² dans les 6-24 h suivant la dose de **méthotrexate**	10 fl. 50 mg/2 mL 10 fl. 500 mg/5 mL 10 fl. 1 000 mg/10 mL 10 fl. 5 000 mg/50 mL	HOP HOP HOP HOP	I I I I		
Isotonique (25 mg/mL) : voies IV, IA, IM, SC + voie **intrathécale** (10 mg/m², max 15 mg) Idem	1 fl. 50 mg/2 mL 1 fl. 500 mg/20 mL	HOP HOP	I I		

Propriétés

Analogue de l'acide folinique, antimétabolite, inhibiteur direct de la thymidilate-synthétase, entraînant ainsi une fragmentation de l'ADN des cellules tumorales.

Indications

- Choriocarcinome placentaire.
- Ostéosarcome.
- LAL de l'adulte et l'enfant.
- LNH.
- Carcinome des voies respiratoires supérieures.
- Carcinome du poumon à petites cellules.
- Carcinome vésical.
- Adénocarcinome ovarien.
- Adénocarcinome mammaire.

Contre-indications

Grossesse et **allaitement**.
Absence de contraception.
Insuffisance rénale sévère (ClCr < 25 mL/min).
Insuffisance hépatique sévère.
Insuffisance respiratoire chronique.

Précautions d'emploi

Surveillance de la concentration plasmatique et adaptation des doses et de l'antidote (**folinate de calcium**) pour le **méthotrexate** à fortes doses. Risque mortel. Implique équipe spécialisée.
Pas d'**anti-inflammatoires** ou d'autres médicaments entrant en compétition avec l'élimination du **méthotrexate**, car augmente la toxicité.
Toxicité neurologique centrale accrue et parfois sévère lorsqu'il y a association synchrone ou décalée du **méthotrexate** et de la radiothérapie encéphalique.

Effets indésirables

Insuffisance rénale, troubles digestifs (dyspepsie, diarrhée, anorexie), élévation des transaminases, de la bilirubine, cytopénie, éruption cutanée, prurit, alopécie, dysgueusie, asthénie, fièvre.

Interactions médicamenteuses

Absolues : **phénytoïne** (diminution de son absorption digestive avec risque de convulsions), vaccin contre la fièvre jaune.
Relatives : vaccins vivants atténués.

■ Raltitrexed

TOMUDEX					
1 inj. de 3 mg/m^2 en 15 min dans 250 mL de sérum physiologique toutes les 3 sem.	1 fl. 2 mg	HOP	I		

Propriétés

Contrairement à l'activité indirecte du **5-FU** et du **méthotrexate**, le **raltitrexed** agit par inhibition directe et spécifique de la thymidilate-synthase. Cette dernière est une enzyme clé pour la synthèse *de novo* de la thymidine triphosphate (TPP), nucléotide essentiel dans la synthèse de l'ADN.

Indications

Cancer colorectal métastatique chez les patients n'ayant pas reçu de traitement antérieur par le **5-fluorouracile**.

Contre-indications

Grossesse, allaitement, insuffisance rénale sévère.

Effets indésirables

État général : asthénie, fièvre, céphalées, douleurs, malaises, alopécie, modification du goût, conjonctivite, arthralgies, crampes.

Troubles infectieux : cellulite, sepsis, syndrome pseudo-grippal.

Troubles sanguins : leucopénie, anémie, thrombopénie.

Troubles gastro-intestinaux : nausées, vomissements, diarrhées, douleurs abdominales, constipation, stomatite, dyspepsie, anorexie, déshydratation, mucite, œdème périphérique.

Augmentation des enzymes hépatiques.

Interactions médicamenteuses

Contre-indication : **acide folique** ou **folinique**.

■ Pémétrexed ©

ALIMTA					
Mésothéliome pleural et cancer bronchique non à petites cellules non épidermoïde : 500 mg/m^2	1 fl. 100 mg 1 fl. 500 mg	HOP HOP	I I		

Propriétés

Agent antinéoplasique antifolate multicible qui agit en interrompant des processus métaboliques folate-dépendants essentiels à la réplication cellulaire.

Indications

Mésothéliome pleural malin :

- en 1re ligne, en association au **cisplatine** ;
- en 1re ligne, en association au **carboplatine** si **cisplatine** contre-indiqué.

Cancer du poumon non à petites cellules localement avancé ou métastatique non épidermoïde :

- en 1re ligne, en association au **cisplatine** ;
- en monothérapie, en traitement de maintenance, après chimiothérapie à base de **sels de platine** ;
- en 2e ligne, en monothérapie.

Contre-indications

Allaitement.

Effets indésirables

État général : fatigue, alopécie, éruption cutanée, fièvre, conjonctivite.

Troubles neurologiques : neuropathie sensitive.

Troubles sanguins : anémie, neutropénie, leucopénie, thrombopénie.

Troubles gastro-intestinaux : nausées, vomissements, diarrhées, constipation, stomatite, dyspepsie, anorexie, déshydratation, affections gastro-intestinales.

Augmentation des enzymes hépatiques, de la créatininémie et diminution de la clairance de la créatinine.

Interactions médicamenteuses

Éviter association avec **anti-inflammatoires non stéroïdiens** surtout en cas d'altération de la fonction rénale.

Analogues de la purine

■ Mercaptopurine

PURINÉTHOL					
Prise orale 1 à 2,5 mg/kg/j ou 50 à 100 mg/m^2 tous les 8 à 15 j	25 cp. séc. 50 mg	12,64	I	100 %	0,51
XALUPRINE					
A. et E. 25 à 75 mg/m^2/adm. en 1 prise	1 fl. 20 mg/mL (100 mL)	245,74	I	100 %	245,74

■ Fludarabine

FLUDARA					
Lyophylisat pour sol. inj. de 2 mL 25 mg/m^2/j pdt 5 j ; reprise J28	5 fl. 50 mg	HOP	I		
40 mg/m^2/j pdt 5 j ; reprise J28	15 cp. 10 mg	427,44	I	100 %	28,50
	20 cp. 10 mg	568,24	I	100 %	28,41

■ Pentostatine

NIPENT					
Perf. IV de 15 min : 4 mg/m^2/14 j	1 fl. 10 mg	HOP	I		

■ Thioguanine

LANVIS					
60 à 200 mg/m^2 de surface corporelle/j (en 1 à 2 prises), en traitement continu ou intermittent	25 cp. séc. 40 mg	HOP	I		

■ Cladribine

LEUSTATINE					
Traitement de la leucémie à tricholeucocytes : 0,1 mg/kg/j pdt 7 j	1 fl. 10 mL sol. pour perf. (1 mg/mL)	HOP	I		

Propriétés

La **thioguanine** est un analogue sulfhydryl de la guanine qui se comporte comme un antimétabolite purique. Les métabolites de la **thioguanine** inhibent la synthèse purique *de novo* et les interconversions des nucléotides puriques. La **thioguanine** est également incorporée dans les acides nucléiques et l'incorporation à l'ADN est sans doute à l'origine de son action cytotoxique.

Fludarabine : analogue de l'adénine, inhibe l'ADN-polymérase.

Indications

Traitement d'entretien des leucémies aiguës myéloïdes.

Contre-indications

Grossesse, allaitement.

Voir interactions médicamenteuses.

Précautions d'emploi

Leucopénie.

Thrombopénie.

Déficit en thiopurine.

Méthyltransférase.

Syndrome de Lesch-Nyhan.

Femme en âge de procréer.

Homme fertile.

Effets indésirables

Aplasie médullaire avec leucopénie et thrombopénie. Intolérance gastro-intestinale. Stomatite. Nécrose intestinale et perforation. Troubles de la fonction hépatique et ictère, réversibles à l'arrêt du traitement. Maladie veino-occlusive du foie, la plupart du temps réversible à l'arrêt du traitement.

Interactions médicamenteuses

Phénytoine. Vaccin contre la fièvre jaune. Vaccins vivants atténués. **Busulfan**.

■ Clofarabine ©

EVOLTRA				
N > 1 an et E. 52 mg/m²/j pdt 5 j Espacer les cures de 2 à 6 sem. Diminuer la posologie de moitié en cas d'insuffisance rénale modérée	1 fl. 1 mg/mL	HOP	I	

Propriétés

Antimétabolite nucléoside purique. Activité antitumorale due à 3 mécanismes :

• inhibition de l'ADN-polymérase α entraînant la terminaison de l'élongation d'une chaîne d'ADN et/ou la synthèse/réparation de l'ADN ;

• inhibition de la ribonucléotide-réductase avec réduction de la concentration cellulaire en désoxynucléotide triphosphate ;

• rupture de l'intégrité de la membrane mitochondriale avec libération du cytochrome C et d'autres facteurs pro-apoptotiques entraînant l'apoptose même chez des lymphocytes non en division.

Indications

Traitement de la leucémie aiguë lymphoblastique chez des patients pédiatriques en rechute ou réfractaires après au moins 2 lignes de traitement et pour lesquels aucune alternative thérapeutique ne permet pas d'envisager une réponse durable.

Contre-indications

Insuffisance rénale ou hépatique sévère.

Précautions d'emploi

Bilan rénal et hépatique avant traitement.
Surveillance tensionnelle, respiratoire, du poids, hématologique et hydroélectrolytique pendant le traitement.

Effets indésirables

Troubles généraux : fatigue, douleur, œdème, sensation de mal-être, de chaleur, inflammation des muqueuses, prurit, érythème, rash, hypoacousie.

Troubles neurologiques : anxiété, agitation, irritabilité, céphalées, somnolence, neuropathie périphérique, vertiges, tremblements.

Troubles cutanés : hypersensibilité, éruption maculopapulaire, pétéchies, érythème, rash prurigineux, exfoliation cutanée, rash généralisé, alopécie, hyperpigmentation cutanée, érythème généralisé, rash érythémateux, sécheresse cutanée, hyperhidrose.

Troubles du système immunitaire : pyrexie, frissons, neutropénie fébrile, choc septique, sepsis, bactériémie, pneumonie, herpes, candidose buccale.

Troubles du système sanguin : syndrome de lyse tumorale, hématome, pétéchies, contusions, épistaxis, neutropénie.

Troubles musculosquelettiques : myalgies, arthralgies, douleurs (cou, dos, extrémités).

Troubles gastro-intestinaux : anorexie, déshydratation, vomissements, nausées, diarrhées, douleurs abdominales, stomatites, hémorragies.

Troubles hépato-biliaires : hyperbilirubinémie, ictère, maladie veino-occlusive, augmentation des aminotransférases, insuffisance hépatique.

Troubles rénaux : insuffisance rénale.

Troubles cardiovasculaires : épanchement péricardique, hypotension, bouffées congestives, tachycardie.

Troubles respiratoires : détresse respiratoire, dyspnée, tachypnée, toux.

HÉMATOLOGIE – ONCOLOGIE

■ Nélarabine

ATRIANCE					
Cycles de 21 j E. > 4 ans : 650 mg/m²/adm. de J1 à J5 A. > 16 ans : 1 500 mg/m²/adm. à J1, J3 et J5	1 fl. 250 mg/50 mL	HOP	I		

Propriétés

Prodrogue de l'analogue désoxy-guanosine : ara-G qui, une fois convertie en ara-GTP, s'accumule dans les blastes leucémiques, s'incorpore préférentiellement dans l'ADN conduisant à l'inhibition de la synthèse d'ADN et résultant en une mort cellulaire.

Indications

Traitement des patients ayant une leucémie aiguë lymphoblastique ou un lymphome lymphoblastique à cellules T, non répondeurs ou en rechute après au moins 2 lignes de chimiothérapie.

Précautions d'emploi

Surveillance neurologique, hématologique, biologique (uricémie) pendant le traitement.

Effets indésirables

Troubles généraux : troubles de la marche, œdème périphérique, pyrexie, douleurs, asthénie, confusion, vision floue.

Troubles neurologiques : troubles neurologiques périphériques (sensitifs et moteurs), somnolence, paresthésie, hypoesthésie, céphalées, vertiges, amnésie, tremblements, troubles de l'équilibre, ataxie.

Troubles du système immunitaire : infection tous types, neutropénie, neutropénie fébrile, syndrome de lyse tumorale.

Troubles hématologiques : thrombocytopénie, leucopénie, anémie.

Troubles musculosquelettiques : myalgie, arthralgie, douleurs dorsales, faiblesse musculaire, douleurs aux extrémités.

Troubles gastro-intestinaux : diarrhées, nausées, vomissements, constipation, douleurs abdominales, stomatite.

Troubles hépatobiliaires : élévation des transaminases et de la bilirubine.

Troubles cardiovasculaires : hypotension.

Troubles respiratoires : dyspnée, toux, épanchement pleural, respiration bruyante.

Interactions médicamenteuses

L'administration concomitante avec des inhibiteurs de l'adénosine-désaminase n'est pas recommandée : risque de potentialisation des effets indésirables.

Analogues de la pyrimidine

■ Cytarabine ©

ARACYTINE					
Reconstitution du lyophilisat avec solvant Inj. SC ou perf. IV de 1 à 3 h dans soluté isotonique Intrathécale (avec reconstitution avec du sérum salé isotonique pour la **cytarabine** et non pas avec le solvant) SC ou IV de 20 mg/m²/j pdt 14 j/mois à 1 g/m² x 2 j pdt 6 j toutes les 3 à 4 sem. Intrathécale : 30 à 100 mg/m² à répéter tous les 2 à 3 j	1 fl. 100 mg + amp. solv. 5 mL	4,20	I	100 %	4,20
	1 fl. pdre pour sol. pour perf. IV 500 mg	HOP	I		
	1 fl. pdre pour sol. pour perf. IV 1 g	HOP	I		
	1 fl. pdre pour sol. pour perf. IV 2 g	HOP	I		

Fluorouracile (5-FU) ©

FLUOROURACILE					
Inj. IV en 1 à 2 min ou perf. continue dans du soluté isotonique ou du Ringer 450 à 500 mg/m² IVD pdt 5 j/mois ou x 1/sem. ; perf. continue de 1 g/m²/j de 4 à 6 j toutes les 3 à 4 sem.	1 fl. 250 mg 1 fl. 500 mg 1 fl. 1 000 mg 1 fl. 2 500 mg 1 fl. 5 000 mg	HOP HOP HOP HOP HOP	I I I I		

Capécitabine ©

XELODA					
Administration orale : 1250 mg/m² x 2/j pdt 14 j, suivie d'un repos de 7 j	60 cp. 150 mg 120 cp. 500 mg	22,10 145,37	I I	100 % 100 %	0,37 1,21

Gemcitabine ©

GEMZAR					
Reconstitution du lyophilisat avec solvant Perfusion IV de 30 min Posologie : 1 000 mg/m² x 1/sem. pdt 3 à 7 sem., toutes les 4 sem. ou toutes les 8 sem.	1 fl. lyoph. 200 mg 1 fl. lyoph. 1 000 mg	HOP HOP	I I		

Azacitidine ©

VIDAZA					
Posologie initiale : 75 mg/m² x 1/j en SC pdt 7 j consécutifs Puis ajustement posologique en fonction de la toxicité hématologique Cure répétée toutes les 4 sem. Minimum de 6 cycles	1 fl. lyoph. 100 mg	HOP	I		

Propriétés

Agissent comme faux substrat.

Le **5-FU** inhibe la thymidilate-synthase.

La décitabine inhibe les méthyltransférases de l'ADN, entraînant une hypométhylation.

Indications

Adénocarcinomes mammaires, digestifs ; cancers urothéliaux ; ostéosarcomes ; carcinomes épidermoïdes des VADS ; leucémies aiguës.

Contre-indications

Insuffisance rénale, hépatique. Cardiopathie. Grossesse. Allaitement.

Hypersensibilité au produit. Vaccins vivants atténués.

Précautions d'emploi

Adaptation des doses ou contre-indication si atteinte viscérale hépatique, rénale ou cardiaque.

Effets indésirables

Myélosuppression, diarrhée, mucite, pigmentation cutanée et unguéale, syndrome main-pied, érythrodermie desquamative, alopécie, coronaropathie, syndrome restrictif respiratoire, troubles neurologiques centraux, neuropathie périphérique, conjonctivite, oligospermie, cytolyse ou cholestase hépatique, insuffisance rénale.

Interactions médicamenteuses

Fluorouracile, cisplatine.

Anti-inflammatoires non stéroidiens, ciclosporine.

Amphotéricine B : augmente son effet et sa toxicité (contre-indication).

Diazépam : précipitation.

Anticoagulants oraux.

■ Trifluridine + tipiracil

LONSURF					
Cycles de 28 j A. 35 mg/m² x 2/j de J1 à J5 et de J8 à J12	20 cp. 15 mg/6,14 mg 60 cp. 15 mg/6,14 mg 20 cp. 20 mg/8,19 mg 60 cp. 20 mg/8,19 mg	565,02 1 626,35 741,91 2 154,46	I I I I	100 % 100 % 100 % 100 %	28,25 27,11 37,10 35,91

Propriétés

Association d'un **antinéoplasique**, analogue nucléosidique de la thymidine, la trifluridine, et d'un inhibiteur de la thymidine-phosphorylase, le chlorhydrate de tipiracil, qui empêche la métabolisation de la trifluridine par un effet de premier passage.

À la suite de son entrée dans les cellules cancéreuses, la trifluridine est phosphorylée par la thymidine-kinase, puis métabolisée au sein de la cellule en un substrat d'ADN, et ensuite directement incorporée dans l'ADN, interférant ainsi avec les fonctions de l'ADN, et empêchant la prolifération des cellules cancéreuses.

Indications

Indiqué chez les adultes atteints d'un cancer colorectal métastatique :

- précédemment traités par les traitements disponibles comprenant les chimiothérapies à base de **fluorouracile**, d'**oxaliplatine** et d'**irinotécan**, les **agents anti-VEGF** et les **agents anti-EGFR** ;
- ou non éligibles à ces traitements.

Contre-indications

Neutropénie, thrombopénie, allaitement.

Non recommandé en cas d'insuffisance hépatique modérée ou sévère.

Non recommandé chez des patients insuffisants rénaux sévères ou en stade terminal d'une pathologie rénale.

Précautions d'emploi

- Myélosuppression : un hémogramme complet doit être réalisé préalablement à l'instauration du traitement, puis autant de fois que nécessaire pour permettre de contrôler la tolérance au traitement, et au minimum avant chaque instauration d'un nouveau cycle de traitement.
- Toxicité gastro-intestinale : les patients présentant des nausées, des vomissements, des diarrhées et d'autres troubles gastro-intestinaux doivent être suivis attentivement et des **antiémétiques**, des **antidiarrhéiques** et d'autres mesures telles que la réhydratation hydro-électrolytique peuvent être administrés s'ils sont cliniquement indiqués.
- Les patients ayant une insuffisance rénale modérée doivent être plus fréquemment surveillés sur le plan hématologique.
- Surveillance de la protéinurie avant l'instauration et au cours du traitement.

Effets indésirables

État général : fatigue, fièvre, œdèmes, inflammation des muqueuses, malaise.

Troubles neurologiques : dysgueusie, neuropathie périphérique, étourdissement, céphalées, insomnie.

Troubles dermatologiques : syndrome main-pied, rash, alopécie, prurit, sècheresse cutanée.

Troubles du système immunitaire : neutropénie fébrile, infections des voies respiratoires.

Troubles hématologiques : neutropénie, leucopénie, anémie, thrombocytopénie, lymphopénie, monocytose.

Troubles gastro-intestinaux : diarrhées, nausées, vomissements, constipation, douleurs abdominales, stomatites, affections buccales.

Troubles métaboliques : hypoalbuminémie, hyperbilirubinémie, diminution de l'appétit, protéinurie.
Troubles cardiovasculaires : bouffée congestive.
Troubles respiratoires : dyspnée, toux.

Interactions médicamenteuses

Prudence requise lors de l'utilisation d'antiviraux substrats de la thymidine-kinase humaine.

CHIMIOTHÉRAPIE CYTOTOXIQUE – TAXANES

Antifusoriaux

■ Paclitaxel ©

PACLITAXEL					
Perfusion IV sur 3 h, adm. toutes les 3 sem. Posologie usuelle : 175 mg/m² Posologies particulières : – Cancer de l'ovaire en perf. sur 24 h : 135 mg/m² – Carcinome du sein en association à la **doxorubicine** : 220 mg/m² – Sarcome de Kaposi : 100 mg/m²	1 fl. 5 mL (6 mg/mL) 1 fl. 6,7 mL (6 mg/mL) 1 fl. 25 mL (6 mg/mL) 1 fl. 50 mL (6 mg/mL) 1 fl. 100 mL (6 mg/mL)	HOP HOP HOP HOP HOP	I I I I I		

■ Docétaxel ©

TAXOTÈRE					
Perf. IV 1 h 70 à 100 mg/m² toutes les 3 sem.	1 fl. 20 mg/1 mL 1 fl. 80 mg/4 mL 1 fl. 160 mg/8 mL	HOP HOP HOP	I I I		

■ Cabazitaxel ©

JEVTANA					
Perf. IV de 1 h 25 mg/m² toutes les 3 sem. Prémédication antiallergique systématique (**dexaméthasone**, **antihistaminiques H1** et **H2**)	1 fl. 60 mg/1,5 mL + solv. 4,5 mL	HOP	I		

■ Paclitaxel albumine ©

ABRAXANE					
Perf. IV de 30 min Cancer du sein métastatique : 260 mg/m² toutes les 3 sem. Adénocarcinome du pancréas : 125 mg/m² tous les J1, J8 et J15 de chaque cycle de 28 j Cancer bronchique à petites cellules : 100 mg/m² tous les J1, J8 et J15 de chaque cycle de 21 j	1 fl. 100 mg (5 mg/mL) 1 fl. 250 mg (5 mg/mL)	HOP HOP	I I		

Propriétés

Ces taxoïdes sont des dérivés hémisynthétiques du **paclitaxel** qui lui est présent naturellement ches certaines espèces d'if.

Ils agissent par inhibition de la dépolymérisation des microtubules en dimères de tubuline, la stabilisation des microtubules va bloquer le cycle mitotique.

Indications

Cancer du sein, cancer de l'ovaire.
JEVTANA : traitement du cancer de la prostate métastatique résistant à la castration après un traitement par **docétaxel**.
TAXOTÈRE : adénocarcinome de l'estomac/de l'œsophage/des voies aérodigestives supérieures, cancer de la prostate résistant à la castration, cancer du poumon non à petites cellules.

Contre-indications

Grossesse, **allaitement**, hypersensibilité sévère au produit.

Précautions d'emploi

Ne pas utiliser de PVC (**paclitaxel**).

Prémédication préventive des réactions d'hypersensibilité sévères : **antihistaminiques H1/ corticoïdes/ antihistaminiques H2.**
Surveillance hématologique et hépatique.

Effets indésirables

Myélosuppression, hypersensibilité, érythème, œdèmes périphériques ou viscéraux, neuropathie périphérique, alopécie, pigmentation des ongles, bradycardie, hypotension artérielle, nausées, vomissements, mucite, arthralgies, myalgies, cytolyse hépatique.

Interactions médicamenteuses

Cisplatine.
Inhibiteurs et inducteurs du CYP3A.

Vinca-alcaloïdes

■ Vinblastine

VELBÉ					
IV directe ou perf. courte 6 mg/m²/sem. sur 1 j ou répartie sur 2 à 3 j	1 fl. 10 mg	15,32	I	100 %	15,32

■ Vincristine ©

ONCOVIN					
IV directe ou perf. rapide 1,4 à 2 mg/m²/sem. sans dépasser la dose de 2 mg/inj.	1 fl. 1 mg	11,38	I	100 %	11,38

■ Vindésine

ELDISINE					
IV stricte rapide 3 à 4 mg/m²/j tous les 7 à 10 j ou 2 mg/m²/j pdt 2 j toutes les sem.	1 fl. 5 mg	HOP	I		

■ Vinorelbine ©

NAVELBINE					
Perf. IV courte de 25 à 30 mg/m²/sem.	1 fl. 10 mg/1 mL	HOP	I		
	1 fl. 50 mg/5 mL	HOP	I		
60 mg/m² x 1/sem. pdt 3 sem. puis	1 caps. 20 mg	46,05	I	100 %	46,05
60 à 80 mg/m² x 1/sem. Insuffisances rénale ou hépatique modérées : possibilité de diminuer la posologie à 50 mg/m² x 1/sem.	1 caps. 30 mg	68,55	I	100 %	68,55

■ Vinflunine

JAVLOR					
Perf IV sur 20 min 320 mg/m² toutes les 3 sem. Intolérance, insuffisance hépatique ou rénale : jusqu'à 200 mg/m²	1 fl. 50 mg/2 mL 1 fl. 250 mg/10 mL	HOP HOP	I I		

Propriétés

Blocage de la cellule en mitose par fixation sur la tubuline.
Inhibition de la polymérisation de la tubuline en microtubules et de la dépolymérisation des microtubules constitués.

Indications

Cancer du testicule, cancer de l'ovaire, cancers urothéliaux, cancers du sein, sarcomes des tissus mous, cancers bronchiques non à petites cellules, choriocarcinome. Maladie de Hodgkin, lymphome non hodgkinien, leucémies aiguës. Néphroblastome, neuroblastome.

Contre-indications

Grossesse, allaitement, hypersensibilité au produit, insuffisance hépatique sévère.

Précautions d'emploi

Surveillance du bilan hématologique et neurologique.
Extravasation cutanée.

Effets indésirables

Myélosuppression, nausées, vomissements, mucite, neurotoxicité, constipation (iléus paralytique), paralysie des nerfs crâniens, veinite, alopécie, nécrose cutanée, photosensibilisation, infarctus myocardique, insuffisance cardiaque, hyponatrémie.
Des hyperglycémies ont été signalées.

Interactions médicamenteuses

Ne pas mélanger avec d'autres produits.

CHIMIOTHÉRAPIE CYTOTOXIQUE – ANTITOPO-ISOMÉRASES I

■ Irinotécan ©

IRINOTECAN					
Perfusion IV de 30 à 60 min Posologie : 350 mg/m² toutes les 3 sem.	1 fl. 40 mg/2 mL 1 fl. 100 mg/5 mL 1 fl. 300 mg/15 mL 1 fl. 500 mg/25 mL	HOP HOP HOP HOP	I I I I		

■ Topotécan ©

HYCAMTIN					
Posologie initiale : 2,3 mg/m² 5 j consécutifs toutes les 3 sem.	10 gél. 0,25 mg 10 gél. 1 mg	205,39 798,84	I I	100 % 100 %	20,54 79,88

HÉMATOLOGIE - ONCOLOGIE

Irinotécan liposomal

ONIVYDE						
En association dans le traitement des adénocarcinomes du pancréas métastatiques après un traitement par **gemcitabine** Adm. toutes les 2 sem. Posologie initiale : 50 à 70 mg/m²/adm. pdt 90 min Si patients homozygotes pour UGT1A1*28 : diminution de la dose initiale à 50 mg/m²/adm. puis augmentation à 70 mg/m²/adm. si bonne tolérance Ne dois pas être administré seul	1 fl. 43 mg/10 mL	HOP	I			

Propriétés

Inhibition des topo-isomérases I permettant la modification de typologie de l'ADN au cours de la réplication et de la transcription.

Indications

Irinotécan : cancer colorectal avancé, en monothérapie ou en association (**5-FU**, **cétuximab** [RAS sauvage], **bévacizumab**).

HYCAMTIN :

• cancer métastatique de l'ovaire en échec d'une 1re ligne ;

• cancer du poumon à petites cellules en rechute en échec d'une 1re ligne.

ONIVYDE : cancer du pancréas métastatique.

Contre-indications

Grossesse, **allaitement**, hypersensibilité à l'**irinotécan** ou à l'un des excipients.

HYCAMTIN : antécédents de pathologie intestinale inflammatoire.

Précautions d'emploi

Surveillance hématologique et hépatique.

HYCAMTIN : diarrhée fébrile en phase leucopéniante.

ONYVIDE : non recommandé si insuffisance hépatique.

Effets indésirables

Myélosuppression, nausées, vomissements, diarrhée aiguë et retardée, syndrome cholinergique, troubles rénaux et génito-urinaires, asthénie.

Interactions médicamenteuses

Inducteurs puissants du CYP3A4 (**phénytoïne**, **phénobarbital**, **carbamazépine**, **millepertuis**, etc.).

Inhibiteurs puissants du CYP3A4 (**azolés**, jus de pamplemousse, etc.).

CHIMIOTHÉRAPIE CYTOTOXIQUE – ANTITOPO-ISOMÉRASES II

Anthracyclines et dérivés

Doxorubicine ©

ADRIBLASTINE					
Reconstitution du lyophilisat pour une concentration de 5 mg/mL Inj. IV intrabutulaire de soluté isotonique 50 à 100 mg/m² toutes les 3 sem.	1 fl. pdre 10 mg 1 fl. pdre 50 mg	13,67 57,93	I I	100 % 100 %	13,67 57,93

CAELYX					
À diluer dans du soluté glucosé isotonique Perf. IV de 60 min 50 mg/m² toutes les 4 sem.	1 fl. 20 mg 1 fl. 50 mg	HOP HOP	I I		

■ Daunorubicine

CERUBIDINE					
30 à 60 mg/m² pdt 3 à 5 j toutes les 3 à 4 sem.	10 fl. 20 mg	HOP	I		

■ Épirubicine ©

EPIRUBICINE					
Reconstitution avec eau ppi ou sérum salé isotonique ou solution injectable prête à l'emploi Inj. IV intratubulaire de 5 à 10 min d'un soluté isotonique 40 à 100 mg/m² toutes les 3 à 4 sem.	1 fl. 10 mg/5 mL 1 fl. 20 mg/10 mL 1 fl. 50 mg/25 mL 1 fl. 100 mg/50 mL 1 fl. 200 mg/100 mL	21,05 100,60 HOP HOP HOP	I I I I I	100 % 100 %	21,05 100,60

■ Idarubicine ©

ZAVEDOS					
Reconstitution du lyophilisat avec eau ppi ou perf. IV prêtes à l'emploi Inj. IV intratubulaire de 5 à 15 min d'un soluté salé isotonique LAM chez A. 12 mg/m² x 1/j pdt 3 j consécutifs ou 8 mg/m² x 1/j pdt 5 j LAL chez A. 12 mg/m² x 1/j pdt 3 j consécutifs LAL chez E. 10 mg/m² x 1/j pdt 3 j consécutifs	1 amp. 5 mg 1 fl. 5 mg/5 mL 1 amp. 10 mg 1 fl. 10 mg/10 mL 1 fl. 20 mg/20 mL	HOP HOP HOP HOP HOP	I I I I I		
Schéma hebdomadaire : pdt 4 sem. max LAM (induction et consolidation) : 20 mg/m² x 1/sem. LAM (patients non répondeurs) : 40 mg/m² x 1/sem. **Schéma quotidien** : pdt 3 j consécutifs LAM (monochimiothérapie) : 30 mg/m² x 1/j LAM (polychimiothérapie) : 15 à 30 mg/m² x 1/j Posologie à adapter au vu de la fonction hépatique	1 gél. 5 mg 1 gél. 10 mg	27,50 50,22	I I	100 % 100 %	27,50 50,22

■ Mitoxantrone ©

NOVANTRONE					
Injection IV Posologie : 10 à 12 mg/m² toutes les 3 à 4 sem.	1 fl. 10 mg/5 mL 1 fl. 20 mg/10 mL	HOP HOP	I I		

Propriétés

Intercalation entre les brins d'ADN avec activité antitopo-isomérase II. Formation de radicaux libres.

Indications

Adénocarcinomes du sein, de l'estomac. Sarcomes des parties molles. Cancers urothéliaux. Maladie de Hodgkin, lymphome non hodgkinien, leucémies aiguës.

Contre-indications

Insuffisance cardiaque, cardiopathie, troubles du rythme.
Grossesse et **allaitement**.
Hypersensibilité au produit.

Précautions d'emploi

Qualité de l'état veineux pour éviter toute extravasation. Voie veineuse centrale au moindre risque (à juger par l'infirmière et non par le seul médecin). Implication médico-légale.
Bilan hépatique et cardiaque.

Respecter les doses toxiques cardiaques cumulatives :

- **doxorubicine** < 550 mg/m^2 ;
- **épirubicine** < 900 mg/m^2 ;
- **daunorubicine** < 600 mg/m^2 ;
- **idarubicine** < 900 mg/m^2 ;
- **mitoxantrone** < 160 mg/m^2.

Effets indésirables

Myélosuppression, nausées, vomissements, alopécie, veinite, mucite, nécrose cutanée, pigmentation cutanée et unguéale, cardiomyopathie, troubles du rythme.

Interactions médicamenteuses

Cyclophosphamide, **ifosfamide**, **dacarbazine** : majorent la toxicité cardiaque.
Héparine, **dexaméthasone**, **fluorouracile** : précipitation.
Vérapamil : augmente la myélotoxicité + risque de BAV et de bradycardie.
Phénobarbital : activation du métabolisme et toxicité accrue.

Autres antitopo-isomérases II

■ Étoposide ©

ÉTOPOSIDE					
IV lente : 50 à 100 mg/m^2/j pdt 1 à 5 j	1 fl. 100 mg/5 mL 1 fl. 200 mg/10 mL 1 fl. 500 mg/25 mL 1 fl. 1 000 mg/50 mL	HOP HOP HOP HOP	I I I		
CELLTOP					
Caps. par voie orale : 50 à 100 mg/m^2/j pdt 3 à 5 j tous les 21 à 28 j ou 50 à 100 mg/m^2/j pdt 21 j tous les mois	20 caps. 50 mg	174,79	I	100 %	8,74

Propriétés

Épipodophyllotoxine.

Indications

Cancer du testicule, cancer du poumon à petites cellules, tumeur de l'ovaire, neuroblastome.
Lymphome malin non hodgkinien, maladie de Hodgkin, leucémie aiguë.

Contre-indications

Grossesse, **allaitement**, hypersensibilité au produit.

Précautions d'emploi

Surveillance de l'hémogramme.
Adaptation des doses si insuffisance rénale.

Effets indésirables

Myélosuppression, alopécie, nausées et vomissements, diarrhée, mucite, veinite, hypotension artérielle, neuropathie périphérique, cytolyse hépatique, leucémogène.

Interactions médicamenteuses

Les **inhibiteurs calciques** augmentent la concentration intracellulaire du médicament anticancéreux.
Ciclosporine.
Vaccins vivants atténués.

■ Amsacrine

AMSALYO				
Perf. IV dans du G5 sur 60 min Induction : 90 à 150 mg/m^2/j (LAM) ou 150 à 200 mg/m^2/j (LAL) pdt 5 j consécutifs Entretien : 150 à 250 mg/m^2 toutes les 3 sem. en une perf. ou étalés sur 3 j	1 fl. 75 mg	HOP	I	

Propriétés

Inhibition de la synthèse d'ADN par intercalation.

Indications

Leucémie aiguë lymphoblastique (LAL) ou myéloblastique (LAM).

Contre-indications

Myélosupression marquée post-chimio- ou radiothérapie.
Allaitement. Hypersensibilité.

Précautions d'emploi

Suivi de la NFS, des électrolytes (kaliémie surtout), bilan hépatique et rénal.
Syndrome de lyse possible.
Diminution de 20 à 30% des posologies en cas d'insuffisance rénale et surtout hépatique.
Contraception efficace pendant et après traitement.

Effets indésirables

Infection, fièvre, thrombocytopénie, hémorragie, hématurie, hypokaliémie, labilité émotionnelle, épilepsie, cardiotoxicité, arythmie, insuffisance cardiaque, hypotension, dyspnée, nausée, vomissements, diarrhée, hépatite, hyperbilirubinémie, insuffisance hépatique, purpura, alopécie, urticaire, insuffisance rénale.

Interactions médicamenteuses

Vaccins vivants contre-indiqués.
Phénytoïne, fosphénytoïne (diminution d'absorption de l'**anticonvulsivant** ou perte d'efficacité du **cytotoxique**).
Antivitamine K (risque hémorragique accru).
Médicaments fortement liés aux protéines (augmentation de toxicité de l'**amsacrine**).

CHIMIOTHÉRAPIE CYTOTOXIQUE – ANTIMÉTABOLITE + ANTITOPO-ISOMÉRASE

■ Cytarabine + daunorubicine liposomales

VYXEOS				
Induction : (100 mg/44 mg)/m^2 1re induction à J1, J3, J5 ± 2e induction à J1 et J3 Consolidation (5 à 8 sem. après le début de la dernière induction, max 2 cycles) : (65 mg/29 mg)/m^2 à J1 et J3	1 fl. 100 mg/44 mg	HOP	I	

Pour la pharmacologie, se référer à chaque DCI.

CHIMIOTHÉRAPIE CYTOTOXIQUE – AUTRES CYTOTOXIQUES

■ Dactinomycine

COSMEGEN					
IV 0,3 à 0,5 $mg/m^2/j$ pdt 5 j, toutes les 3 à 4 sem. sans dépasser 0,5 mg/inj.	1 fl. 0,5 mg	HOP	I		

■ Asparaginase

ONCASPAR					
Leucémie aiguë lymphoblastique Adm. toutes les 2 sem. NN, E., A. ≤ 21 ans : Surface corporelle < 0,6 m^2 : 82,5 UI/kg/adm. Surface corporelle > 0,6 m^2 : 2 500 $UI/m^2/adm.$ A. > 21 ans : 2 000 $UI/m^2/adm.$	1 fl. 750 UI/mL (5 mL)	HOP	I		

Propriétés

La **L-asparaginase** est une enzyme qui catalyse la réaction d'hydrolyse de la **L-asparaginase** extracellulaire en acide L-aspartique et ammonium au niveau sanguin et intracellulaire. Une inhibition de la synthèse protéique des blastes leucémiques est obtenue en raison du déficit en asparagine-synthétase observée chez les cellules leucémiques.

Indications

Leucémie aiguës et lymphomes non hodgkiniens.

Contre-indications

Grossesse, **allaitement**, insuffisance hépatique et pancréatique.

Précautions d'emploi

Surveillance du fibrinogène, de la fonction hépatique, de la glycémie et de la lipasémie.

Effets indésirables

Pancytopénie, réaction allergique, fièvre, cytolyse, cholestase, hypofibrinémie, pancréatite aiguë.

Interactions médicamenteuses

Aucune.

■ Anagrélide ©

XAGRID					
0,5 mg x 2/j, augmenter par paliers d'une sem. jusqu'à 2,5 mg x 2/j	100 gél. 0,5 mg	284,74	I	100 %	2,85

Propriétés

Les études *in vitro* de la mégacaryocytopoïèse chez l'homme ont établi que l'action inhibitrice de l'**anagrélide** sur la formation des plaquettes s'opère par retardement de la maturation des mégacaryocytes et par réduction de leur taille et de leur ploïdie. L'**anagrélide** est un inhibiteur de l'AMP cyclique phosphodiestérase III.

Indications

Réduction du nombre élevé de plaquettes chez les patients à risque atteints de thrombocytémie essentielle, présentant une intolérance à leur traitement actuel ou dont le nombre élevé de plaquettes n'est pas réduit à un niveau acceptable par leur traitement actuel.

Contre-indications

Hypersensibilité à l'**anagrélide**.
Insuffisance hépatique modérée ou sévère.
Insuffisance rénale (ClCr < 50 mL/min).
Absence de contraception féminine efficace.
Grossesse, allaitement.

Précautions d'emploi

Insuffisance hépatique. Insuffisance rénale.
Surveillance : hémoglobinémie, leucocytaire, plaquettaire, ASAT, ALAT, urémie, créatininémie.
Pathologie cardiaque.
Femme en âge de procréer.
Enfants.

Effets indésirables

Céphalées. Palpitations. Tachycardie. Rétention hydrique. Nausées. Vomissements. Diarrhées. Anémies. Vertiges. Fatigue et éruptions cutanées.

Interactions médicamenteuses

Absorption des contraceptifs hormonaux par voie orale.
Jus de pamplemousse : il inhibe le CYP1A2 et, par conséquent, il est également susceptible de réduire la clairance de l'**anagrélide**.

■ Panobinostat

FARYDAK				
Cycles de 21 j Adm. à J1, J3, J5, J8, J10, J12 A. 20 mg/j puis, selon tolérance, 10 à 20 mg/j Insuffisance hépatique légère ou âge > 75 ans : débuter à 15 mg/j Insuffisance hépatique modérée : débuter à 10 mg/j	6 gél. 10 mg 6 gél. 15 mg 6 gél. 20 mg	HOP HOP HOP	I I I	

Propriétés

Inhibiteur de l'histone-désacétylase entraînant une augmentation de l'acétylation des histones et une altération épigénétique provoquant l'accumulation des histones acétylées et d'autres protéines, induisant un arrêt du cycle cellulaire et/ou l'apoptose.

Indications

Traitement, en association avec le **bortézomib** et la **dexaméthasone**, de l'adulte atteint de myélome multiple en rechute et/ou réfractaire ayant déjà reçu au moins 2 lignes de traitement antérieur incluant du **bortézomib** et un agent immunomodulateur.

Contre-indications

Insuffisance hépatique sévère, infection active sévère, allaitement.

Précautions d'emploi

Bilan hépatique, cardiovasculaire et hématologique avant traitement et surveillance accrue durant le traitement.
Surveillance électrocardiogramme, thyroïdienne, hydroélectrolytique.

Effets indésirables

Troubles généraux : fatigue, œdème périphérique, pyrexie, asthénie, frissons, malaise, insomnie, perte de poids.
Troubles neurologiques : étourdissements, céphalées, hémorragie intracrânienne, syncope, tremblement, dysgueusie.
Troubles cutanés : lésions cutanées, rash, érythème.
Troubles du système immunitaire : infection des voies respiratoires, pneumonie, choc septique, infection urinaire, virale, herpès buccal, colite à *Clostridioides difficile*, otite moyenne, cellulite, sepsis, gastro-entérite, candidose.
Troubles gastro-intestinaux : diarrhée, nausées, vomissements, douleurs abdominales, dyspepsie, hémorragie digestive, hématochézie, gastrite, chéilite, distension abdominale, sécheresse buccale, flatulence.
Troubles métaboliques : hypothyroïdie, hypophosphatémie, hyponatrémie, hypokaliémie,

hyperglycémie, déshydratation, hypoalbuminémie, rétention hydrique, hyperuricémie, hypocalcémie, hypomagnésémie.
Troubles rénaux : insuffisance rénale, hématurie, incontinence urinaire.
Troubles cardiovasculaires : bradycardie, fibrillation atriale, tachycardie sinusale, tachycardie, palpitations, hypotension, hypertension artérielle, hématome, hypotension orthostatique.
Troubles respiratoires : toux, dyspnée, insuffisance respiratoire, râles, respiration sifflante, épistaxis.
Autres : hémorragie conjonctivale, gonflement articulaire.

Interactions médicamenteuses

Métabolisé à 40 % *via* le CYP3A4 : à utiliser avec précaution avec les inhibiteurs ou inducteurs puissants du CYP3A4.
Si co-administration avec substrat CYP2D6 : titration des substrats et surveillance des effets indésirables.
À utiliser avec précaution en cas d'association avec les médicaments allongeant l'intervalle QT.

■ Arsenic trioxyde

TRISENOX					
Traitement d'induction : 0,15 mg/kg/j pdt max 50 j Traitement de consolidation : 0,15 mg/kg/j Cures de 5 j consécutifs, intervalle de 2 j entre 2 cures 4 à 6 cures max	10 amp. 10 mg/10 mL	HOP	I		

Propriétés

Induit des altérations morphologiques et des fragmentations de l'ADN caractéristiques de l'apoptose des cellules NB4 humaines de la leucémie promyélocytaire.

Indications

Induction de la rémission et la consolidation chez des patients adultes atteints de leucémie promyélocytaire aiguë :

- en rechute/réfractaire, caractérisée par la présence de la translocation t(15 ; 17) et/ou la présence du gène *PML/RAR*-α ;
- à risque faible ou intermédiaire (numération leucocytaire : ≤ 10 x 10^3/µL) nouvellement diagnostiquée, en association avec l'**acide tout-trans-rétinoique**.

Contre-indications

Grossesse, allaitement.

Précautions d'emploi

Surveillance biologique, hématologique, ECG pendant le traitement.

Effets indésirables

Troubles généraux : pyrexie, douleur, fatigue, œdème, douleur thoracique, frissons, prise de poids.
Troubles nerveux : paresthésie, céphalées, vertiges, convulsions, vision floue.
Troubles cutanés : prurit, rougeur, érythème, œdème facial.
Troubles immunologiques : herpès, septicémie, neutropénie fébrile, pneumonie.
Troubles hématologiques : hyperleucocytose, thrombopénie, neutropénie, thrombocytopénie, anémie.
Troubles musculosquelettiques : myalgie, arthralgie, douleurs osseuses.
Troubles gastro-intestinaux : nausées, vomissements, diarrhée, douleurs abdominales.
Augmentation des enzymes hépatiques, de la créatinine.
Insuffisance rénale.
Troubles cardiovasculaires : vascularite, hypotension, épanchement péricardique, extrasystoles, tachycardie.

Troubles respiratoires : syndrome de différenciation, dyspnée, hypoxie, épanchement pleural, hémorragie alvéolaire, douleur pleurétique.

Interactions médicamenteuses

Prudence en cas d'utilisation concomitante avec des médicaments pouvant entraîner une hépatotoxicité, un allongement de l'intervalle QT (macrolides) ou une hypokaliémie (**diurétiques**).

■ Bléomycine ©

BLÉOMYCINE					
Inj. IV stricte ou en perf. 10 à 20 mg/m²/sem. ou 15 mg/m²/j pdt 3 à 4 j toutes les 3 sem. Voie IM : 15 mg Dose cumulative maximale : 300 mg/m²	1 fl. 15 mg	39,24	I	100 %	39,24

■ Hydroxyurée (ou hydroxycarbamide)

HYDRÉA					
En attaque : 30 à 60 mg/kg/j (1 à 4 gél. selon le poids), en entretien 15 à 30 mg/mm² /j (1 à 2 gél./j)	20 gél. 500 mg 100 gél. 500 mg	3,90 HOP	I I	100 %	0,20
SIKLOS					
Prévention des crises vaso-occlusives douloureuses récurrentes y compris celle du syndrome thoracique aigu des patients drépanocytaires symptomatiques A. et E. > 2 ans Posologie initiale : 15 mg/kg/j Posologie d'entretien : 15 à 30 mg/kg/j Posologie maximale : 35 mg/kg/j	60 cp. 100 mg 30 cp. 1 000 mg	63,57 315,60	I I	65 % 65 %	1,06 10,52

Propriétés

Intercalaction entre paire de bases de l'ADN.

Indications

Cancer du testicule, cancer du sein, cancer épidermoïde cutané, maladie de Hodgkin, leucémies aiguës.

Contre-indications

Risque de nécrose si extravasation.
Surveillance hématologique, hépatique et rénale.
Surveillance cardiaque.

Précautions d'emploi

Grossesse, **allaitement**, hypersensibilité au produit, insuffisance respiratoire (**bléomycine**).

Effets indésirables

Myélosuppression modérée, mucite, nausées et vomissements, diarrhée, veinite, alopécie, hyperthermie, nécrose locale cutanée, hyperpigmentation, érythème, syndrome de Raynaud, fibrose pulmonaire, cytolyse hépatique, cardiomyopathie.

■ Éribuline

HALAVEN					
Voie IV 1,23 mg/m² à J1 et J8 de chaque cycle de 21 j	1 fl. 0,44 mg/mL 6 fl. 0,44 mg/mL	HOP HOP	I I		

Propriétés

Inhibiteur de la phase de croissance des microtubules.

Indications

Cancer du sein. Liposarcome non résécable.

Contre-indications

Allaitement. Hypersensibilité.

Précautions d'emploi

Suivi NFS et ECG.

Effets indésirables

Infections, fatigue, fièvre, neutropénie, leucopénie, anémie, dysgueusie, perte de poids, neuropathie périphérique, vertiges, dépression, insomnie, tachycardie, allongement du QT, bouffées vasomotrices, embolie pulmonaire, dyspnée, élévation des enzymes hépatiques, arthralgie, myalgie.

DÉTOXIFIANTS DANS UN TRAITEMENT CYTOSTATIQUE

■ Mesna

UROMITEXAN					
Posologie fixée à 60 % de la dose d'**ifosfamide** ou de **cyclophosphamide**	10 cp. 400 mg 10 cp. 600 mg 15 amp. 400 mg/4mL 1 fl. 1 g/10 mL 1 fl. 5 g/50 mL	HOP HOP HOP HOP HOP	II II II II II		

Propriétés

Antidote de l'acroléïne, métaboliste irritant pour la muqueuse vésicale, formé lors de la biotransformation des oxazaphosphorines tels que l'**ifosfamide**.

Indications

Prévention de la toxicité urinaire des oxazaphosphorines (**cyclophosphamide** à forte dose, **ifosfamide**).

■ Glucarpidase (carboxypeptidase G2)

VORAXAZE					
ATU nominative Dose unique de 50 U/kg en IV pdt 5 min	1 fl. 1 000 U	HOP	I		

Propriétés

Métalloenzyme à zinc qui hydrolyse rapidement le **méthotrexate** en acide glutamique et en un dérivé de l'acide ptéroïque, le DAMPA (*Diamino-Methylpteroic Acid*) qui sont tous deux inactifs. Elle hydrolyse aussi d'autres substances comme l'**acide folique**.

Indications

Intoxications au **méthotrexate** chez le patient à risque, notamment avec fonction rénale restreinte.
Une injection permet de diminuer rapidement la concentration sérique de **méthotrexate**, en moyenne de 98,7 %.

Dexrazoxane

SAVENE					
Perf. IV pdt 3 j sur 1 à 2 h, avec 1re perf. dans les 6 h suivant l'accident, J2 et J3 à la même h que J1 (± 3 h) J1 et J2 : 1 000 mg/m² J3 : 500 mg/m² Max : 2 000 mg/j	10 fl. pdre + solv. 500 mg/25 mL	HOP	I		
CARDIOXANE					
Perf. IV sur 15 min 30 min avant l'administration d'**anthracycline** Dose = 10 fois celle de l'**anthracycline** administrée	1 fl. pdre 500 mg	HOP	I		

Propriétés

• Chélateur du fer, réduisant ainsi le stress oxydatif dépendant du fer responsable de la cardiotoxicité des anthracyclines ;

• Inhibiteur de la topo-isomérase (effet anticancéreux).

Indications

SAVENE : extravasation d'anthracycline (+ *CARDIOXANE* hors AMM).

CARDIOXANE : prévention de la cardiotoxicité chronique cumulative des **anthracyclines** chez les patients atteints d'un cancer du sein, ayant déjà reçu 300 mg/m² de **doxorubicine** ou 540 mg/m² d'**épirubicine**.

Contre-indications

Hypersensibilité.

Femme en âge de procréer sans contraception, allaitement.

Précautions d'emploi

Insuffisance rénale modérée à sévère : réduction de 50 % de la posologie.

Perfusion dans une zone autre que celle affectée par l'extravasation, 15 min après le retrait des dispositifs de refroidissement appliqués.

Surveillance continue et examen local régulier de la zone d'extravasation.

Suivi des fonctions rénale et hépatique.

Procréation contre-indiquée pendant 6 mois après traitement.

Effets indésirables

Toxicités qui s'ajoutent à celles de la chimiothérapie administrée.

Fièvre, fatigue, infection, anémie, leucopénie, neutropénie, thrombopénie, anorexie, paresthésies, céphalées, neuropathie périphérique, diminution de la FEVG, tachycardie, thrombose veineuse, dyspnée, toux, nausée, vomissements, diarrhée, augmentation des enzymes hépatiques, alopécie, onychopathie, érythème.

Interactions médicamenteuses

Vaccin antiamaril contre-indiqué, autres vaccins vivants atténués non recommandés.

DMSO (utilisé dans les extravasations).

Phénytoine (réduction de son absorption).

Ciclosporine et **tacrolimus** (immunodépression excessive).

THÉRAPIES MOLÉCULAIRES CIBLÉES

FICHE MALADIE

DÉFINITION

Les thérapies moléculaires ciblées désignent des molécules antitumorales capables d'inhiber une voie cellulaire impliquée dans la progression du cancer. Schématiquement, les voies principalement identifiées dans la carcinogenèse : 1) résistance à l'apoptose (mort cellulaire) ; 2) immortalisation ; 3) capacité d'invasion et pouvoir métastatique ; 4) angiogenèse : 5) activation autonome des voies de prolifération ; 6) indépendance vis-à-vis des signaux antiprolifératifs ; 7) échappement à l'immunosurveillance (checkpoint immunologique) ; 8) anomalies du métabolisme. Les thérapies ciblées visent à limiter une ou plusieurs de ces voies.

Les thérapies ciblées peuvent viser la cellule tumorale elle-même (ex : **imatinib, ruxolitinib**), l'environnement tumoral (ex : anti-VEGF) ou bien le système immunitaire pouvant contrôler la croissance tumorale. Ces dernières ont alors le nom d'immunothérapie et agissent en stimulant le système immunitaire anti-tumoral (ex : interférons, interleukine 2) ou en levant les freins à son activation (ex : anti-PD-1).

CLASSIFICATION ET UTILISATION

Les thérapies ciblées s'intègrent dans la stratégie thérapeutique générale d'un cancer. Le patient doit être prévenu des effets indésirables potentiels et de la façon de les gérer. On distingue schématiquement deux types de thérapies moléculaires ciblées :

• les anticorps monoclonaux et les inhibiteurs detyrosine kinase. Tous les anticorps monoclonaux finissent par le suffixe -mab. La syllabe qui précède le suffixe -mab détermine la source de l'anticorps : « u » pour humain, « xi » pour chimérique, « zu » pour humanisé et « o » pour murin. Ils sont administrés à intervalles réguliers.

• les inhibiteurs de tyrosine kinase bloquent l'activité d'un récepteur ou d'une protéine cytoplasmique indispensable à la prolifération cellulaire. Ces inhibiteurs sont utilisés par voie orale. Ils doivent être pris de façon quotidienne. Leur nom se termine par le suffixe « -ib ».

EFFETS INDÉSIRABLES

La présence d'effets indésirables liés aux thérapies ciblées témoigne paradoxalement de l'efficacité du traitement. Malheureusement, ils peuvent avoir des conséquences sur l'observance. Ils sont spécifiques à chaque molécule.

EFFETS INDÉSIRABLES CUTANÉS

Les thérapies moléculaires ciblées notamment anti EGFR (*TARCEVA, ERBITUX*) induisent souvent une éruption cutanée ressemblant à une acné. Pour les prévenir ou les traiter, il faut appliquer une pommade hydratante (vaseline + glycérol). On peut lui associer des corticoïdes en pommade voire des antibiotiques locaux ou par voie générale.

EFFETS INDÉSIRABLES MUQUEUX

Une mucite peut apparaître. Elle doit être traitée par des bains de bouche au bicarbonate associés à un antifungique local. Parfois, on doit associer un anti-fungique par voie générale.

EFFETS INDÉSIRABLES DIGESTIFS

La diarrhée est fréquente, parfois sévère, conduisant à diminuer la posologie des thérapies ciblées. On propose un traitement symptomatique par ralentisseur du transit et hydratation.

EFFETS INDÉSIRABLES CARDIOVASCULAIRES : HYPERTENSION ARTÉRIELLE

Les thérapies moléculaires ciblées notamment antiangiogéniques (*AVASTIN, SUTENT*) peuvent induire une élévation de la pression artérielle voire une vraie hypertension. La pression artérielle doit donc être régulièrement surveillée. Un traitement antihypertenseur pourra éventuellement être introduit.

EFFETS INDÉSIRABLES RÉNAUX

Une atteinte rénale peut apparaître avec une protéinurie. Celle-ci doit être régulièrement surveillée.

FICHE INFIRMIÈRE

EXAMENS

Réaliser le bilan pré-thérapeutique :
- Surveillance de l'observance et de la survenue des effets indésirables.
- biologique : hémogramme, bilan rénal, hépatique, cardiaque.

SURVEILLANCE DU TRAITEMENT

- Surveillance de l'observance et de la survenue des effets indésirables.
- Effets indésirables cutanés : applique une pommade hydratante (vaseline) sur les zones sèches, le visage ; porter des chaussures adaptées voire des semelles orthopédiques ;
- Muqueux : bains de bouche répétés avec une solution associant bicarbonates, antiseptiques et antifungiques.
- Digestifs : survenue d'une diarrhée.
- Cardio-vasculaires : prise régulière de la pression artérielle.
- Rénaux : contrôles réguliers de la protéinurie.

ÉDUCATION ET CONSEILS

- Informer le patient et ses proches des mécanismes d'action et des effets indésirables des thérapies ciblées.
- Expliquer les mesures simples pour les prévenir ou les atténuer.
- Importance des soins cutanés, muqueux et des soins des pieds.
- Modification de la couleur des cheveux avec les cycles de traitement : le cheveu peut devenir « tigré » avec une décoloration pendant la prise du traitement ; lors de son arrêt, le cheveu reprend sa couleur normale.
- Importance du soutien des proches.

FICHE PHARMACOLOGIE

THÉRAPIES MOLÉCULAIRES CIBLÉES – ANTICORPS MONOCLONAUX OU PROTÉINES DE FUSION

Anti-CD3 et BCMA

■ Teclistamab

TECVAYLI					
Schéma d'escalade de dose : J1 (palier 1) : 0,06 mg/kg en SC dose unique J3 (palier 2) : 0,3 mg/kg en SC dose unique J5 (1re dose d'entretien) : 1,5 mg/kg en SC dose unique Schéma pomologique hebdomadaire 1 sem. après la 1re dose d'entretien et x 1/sem. par la suite : 1,5 mg/kg en SC dose unique	1 fl. 10 mg/mL 1 fl. 90 mg/mL	HOP HOP	I I		

Propriétés

Anticorps bispécifique de type IgG4-PAA complet ciblant le récepteur CD3 exprimé à la surface des lymphocytes T et l'antigène de maturation des lymphocytes B (BCMA) exprimé à la surface des cellules malignes de la lignée B du myélome multiple, ainsi que des lymphocytes B différenciés et des plasmocytes. Ces mécanismes conduisent à lyse et la mort des cellules BCMA médiée par la sécrétion de perforine et de diverses granzymes.

Indications

En monothérapie, traitement des patients atteints d'un myélome multiple en rechute et réfractaire, ayant reçu au moins 3 traitements antérieurs, incluant un agent immunomodulateur, un **inhibiteur du protéasome** et un **anticorps anti-CD38** et dont la maladie a progressé pendant le dernier traitement.

Contre-indications

Hypersensibilité.

Précautions d'emploi

Une prémédication doit être administrée avant chaque dose de traitement durant le schéma d'escalade de dose.

Ne pas débuter le schéma d'escalade de dose chez un patient présentant une infection active.

Surveiller une possible apparition d'un syndrome de relargage des cytokines grave.

Des infections sévères ainsi qu'une réactivation du virus de l'hépatite B peuvent se produire.

Les signes ou symptômes de toxicité neurologique doivent être surveillés chez les patients pendant le traitement et doivent être pris en charge rapidement.

Prendre une contraception efficace et ne pas allaiter durant le traitement et les 5 mois après la dernière dose.

Effets indésirables

Infectieux : infections des voies respiratoires supérieures, sepsis, pneumonie, cellulite.

Hématologiques et lymphatiques : neutropénie (parfois fébrile), anémie, thrombopénie, lymphopénie, leucopénie, hypofibrinogénémie.

Immunitaires : syndrome de relargage cytokiniques (SRC), hypogammaglobulinémie.

Métaboliques : hyperamylasémie, hypokaliémie, hyperkaliémie, hypocalcémie, hypocalcémie, hyponatrémie, hypophosphatémie, hypoalbuminémie, hypomagnésémie, appétit diminué.

Neurologiques : syndrome de neurotoxicité associé aux cellules effectives de l'immunité, encéphalopathie, neuropathie périphérique, céphalée.

Vasculaires : hémorragie, hypertension.

Pneumologiques : hypoxie, dyspnée, toux.

Gastro-intestinaux : constipation, diarrhée, nausées, vomissements.

Musculaires : douleurs musculosquelettiques.

Généraux : fièvre, douleur, œdème, fatigue.

Autres : augmentation de la créatine sanguine, des phosphatases alcalines sanguines, de la GGT, de l'INR, de la lipase, des transaminases et de l'INR. Allongement du TCA.

Interactions médicamenteuses

Le relargage initial des cytokines en début de traitement pourrait inhiber les enzymes du CYP. Le risque le plus élevé d'interaction est attendu entre l'initiation du schéma d'escalade de dose et 7 j après la 1re dose d'entretien ou pendant un SRC.

Anti-CD19

■ Tafasitamab

MINJUVI					
12 mg/kg de masse corporelle par IV Cycle 1 : perf. à J1, 4, 8, 15 et 22 du cycle Cycles 2 et 3 : perf. à J1, 8, 15 et 22 de chaque cycle Cycle 4 jusqu'à la porgression de la maladie : perf. à J1 et 15 de chaque cycle	1 fl. 200 mg	HOP	I		

Propriétés

Anticorps monoclonal avec fragment Fc amélioré, qui cible l'antigène CD19 exprimé à la surface des lymphocytes pré-B et B matures. La modification du fragment Fc entraîne une augmentation de la cytotoxicité et de la phagocytose cellulaires dépendantes des anticorps.

Indications

Traitement des patients adultes atteints d'un lymphome diffus à grandes cellules B en rechute ou réfractaire, non éligibles à une autogreffe de cellules souches hématopoïétiques.

Contre-indications

Hypersensibilité.

Précautions d'emploi

Le traitement peut provoquer une myélosuppression grave et/ou sévère, y compris une neutropénie, une thrombocytopénie et une anémie.
Ne doit être administré aux patients présentant une infection active que si l'infection est traitée de façon appropriée et bien contrôlée.
Les patients avec une forte charge tumorale et une tumeur à prolifération rapide peuvent présenter un risque accru de syndrome de lyse tumorale.
Non recommandé pendant la grossesse et chez les femmes en âge de procréer n'utilisant pas de contraception.
Il est conseillé aux femmes de ne pas allaiter durant le traitement et au moins 3 mois après la dernière dose prise.

Effets indésirables

Infectieux : infections bactériennes, virales et fongiques, y compris infections opportunistes d'issue fatale (par ex. aspergillose broncho-pulmonaire, bronchite, pneumonie, infection des voies urinaires) et sepsis (y compris septicémie neutropénique).
Tumoraux : carcinome basocellulaire.
Hématologiques et lymphatiques : neutropénie fébrile, neutropénie, thrombocytopénie, anémie, leucopénie, lymphopénie.
Immunitaires : hypogammaglobulinémie.
Métaboliques : hypokaliémie, diminution de l'appétit, hypocalcémie, hypomagnésémie.
Neurologiques : céphalées, paresthésie, dysgueusie.
Pneumologiques : dyspnée, toux, exacerbation de BPCO, congestion nasale.
Gastro-intestinaux : diarrhée, constipation, vomissements, nausées, douleur abdominale.
Hépatobiliaires : hyperbilirubinémie, augmentation des transaminases (ALAT et/ou ASAT), de la GGT.
Dermatologiques : éruption cutanée (ex : éruption maculopapuleuse, prurigineuse, érythémateuse), prurit, alopécie, érythème, hyperhidrose.
Musculosquelettiques : dorsalgie, spasmes musculaires, arthralgie, douleurs dans les membres, faiblesse musculosquelettique.
Rénaux : augmentation de la créatinine sanguine.
Généraux : asthénie, œdème périphérique, pyrexie, inflammation des muqueuses.
Autres : perte de poids, augmentation de la CRP.

Interactions médicamenteuses

Aucune interaction à reporter.

Anti-CD19 et CD3

■ Blinatumomab

BLINCYTO				
En perf. continue Phase I Posologie initiale (S1) : 9 µg/j pdt 1 sem. Posologie usuelle (S2-S4) : 28 µg/j Phase II : posologie usuelle Si bonne tolérance : 28 µg/j pdt 4 sem. puis 2 sem. de repos avant cure suivante Si intolérance : 9 à 28 µg/j	1 fl. 38,5 µg + sol. pour perf.	HOP	I	

Propriétés

Anticorps bispécifique engageant les lymphocytes T, qui se lie sélectivement au CD19 exprimé à la surface des cellules de lignée B et au CD3 exprimé à la surface des lymphocytes T.

Le **blinatumomab** est associé à une régulation positive transitoire des molécules d'adhérence cellulaire, la synthèse de protéines cytolytiques, la libération de cytokines inflammatoires et la prolifération des lymphocytes T, et entraîne l'élimination des cellules CD19+.

Indications

Traitement des patients adultes présentant une LAL B avec chromosome Philadelphie négatif en rechute ou réfractaire et chez les enfants à partir de 1 an, en 1re rechute lors de la phase de consolidation.

Contre-indications

Hypersensibilité, allaitement.

Précautions d'emploi

Bilan neurologique recommandé avant instauration du traitement.

Mesures prophylactiques du syndrome de lyse tumorale (traitement hypo-uricémiant type **allopurinol**).

Contraception efficace recommandée aux femmes en âge de procréer pendant le traitement.

Effets indésirables

État général : pyrexie, œdème périphérique, frissons, fatigue, douleur thoracique, réactions à la perfusion (et symptômes associés incluant respiration sifflante, flush, œdème du visage, dyspnée, hypotension et hypertension), rash, toux.

Neurologiques : état confusionnel, désorientation, insomnie.

Immunitaires : infection (virale, bactérienne, fongique), sepsis, pneumonie, neutropénie fébrile, syndrome de relargage des cytokines, diminution des immunoglobulines.

Musculosquelettiques : douleurs dorsales, extrémités douloureuses, arthralgies, douleurs osseuses.

Gastro-intestinaux : nausées, constipation, diarrhée, douleurs abdominales, vomissements.

Métaboliques : hypokaliémie, hypomagnésémie, hyperglycémie, diminution de l'appétit, hypophosphatémie, hypoalbuminémie, syndrome de lyse tumorale.

Cardiovasculaires : tachycardie, hypotension.

Interactions médicamenteuses

L'instauration du traitement par ce médicament est responsable de la libération transitoire de cytokines pendant les premiers jours du traitement, ce qui peut inhiber les enzymes CYP : surveillance accrue chez les patients recevant des traitements substrats du CYP et à marge thérapeutique étroite.

Anti-CD20

■ Rituximab ©

MABTHERA					
375 mg/m^2 1re perf. : 50 mg/h puis après 30 min augmentation de 50 mg/h toutes les 30 min (max 400 mg/h) Perf. suivantes : 100 mg/h puis après 30 min augmentation de 100 mg/h toutes les 30 min (max 400 mg/h) *Lymphomes non hodgkiniens* : 375 mg/m^2 par cycle, à adapter au protocole de chimiothérapie (CHOP ou CVP) *Leucémie lymphoïde chronique* : 375 mg/m^2 à J0 puis 500 mg/m^2 à J1 pour un total de 6 cycles *Polyarthrite rhumatoïde* : 2 perf. de 1 000 mg chacune espacées de 2 sem. *Granulomatose* : 375 mg/m^2 pendant 4 sem. *Pemphigus vulgaire* : 1 000 mg en IV	2 fl. 100 mg/10 mL 1 fl. 500 mg/50 mL	HOP HOP	 I		
Forme SC *Lymphomes non hodgkiniens* : 1 400 mg/cycle, à commencer après un 1er cycle en IV	1 fl. 1 400 mg/11,7 mL	HOP	I		

Propriétés

Le **rituximab** se lie à l'antigène CD20 situé sur les lymphocytes B et induit la lyse cellulaire.

Indications

LNH folliculaire : en IV x 1/sem. pendant 4 sem. En association avec une chimiothérapie : 1er j de chaque cure. Traitement d'entretien : en IV tous les 3 mois jusqu'à progression de la maladie (max 2 ans).

LNH diffus à grandes cellules B : 1er j de chaque cure de chimiothérapie.

Leucémie lymphoïde chronique : en association à une chimiothérapie.

Polyarthrite rhumatoïde : en association avec le **méthotrexate**.

Granulomatose avec polyangéite et polyangéite microscopique : en association aux glucocorticoïdes.

Pemphigus vulgaire.

Contre-indications

Grossesse, allaitement.

Hypersensibilité au **rituximab**.

Infection sévère, infection cardiaque sévère.

Précautions d'emploi

Syndrome grave de relargage des cytokines. Réaction d'anaphylaxie. Hypotension artérielle. Angine de poitrine. Arythmie. Fibrillation atriale. Réactivation d'hépatite B.

Effets indésirables

Fièvre. Frissons. Hypotension artérielle. HTA. Nausées.

■ Obinutuzumab

GAZYVARO			
Cycles de 28 j Posologie initiale C1 J1 : 100 mg/j J2 : 900 mg/j J8 et J15 : 1 000 mg/j Posologie usuelle C2 et suivants : 1 000 mg/j à J1 de chaque cycle, à renouveler 5 fois	1 fl. 1 000 mg/40 mL	HOP	I

Propriétés

Anticorps monoclonal anti-CD20 recombinant humanisé appartenant à la sous-classe des IgG1.

Indications

• Leucémie lymphoïde chronique : en association avec le **chlorambucil** pour le traitement des adultes non précédemment traités et présentant des comorbidités les rendant inéligibles à un traitement à base de **fludarabine** à pleine dose.

• Lymphome folliculaire : associé à la **bendamustine** en induction et suivi d'un traitement d'entretien seul en cas de non-réponse ou de progression, pendant ou dans les 6 mois suivant un traitement incluant du **rituximab** ; associé à une chimiothérapie en induction et suivi d'un traitement d'entretien chez les patients non précédemment traités.

Contre-indications

Infection active, hépatite active, choc anaphylactique, allaitement.

Précautions d'emploi

Surveillance hématologique, cardiaque, hépatique et neurologique.

Prémédication souhaitable pour diminuer les réactions liées à la perfusion.

Effets indésirables

Généraux : asthénie, douleurs thoraciques, hyperthermie oculaire.

Neurologiques : insomnie, dépression, anxiété, céphalées.

Cutanés : alopécie, prurit, sueurs nocturnes, eczéma.

Immunitaires : carcinome épidermoïde cutané, infection des voies respiratoires supérieures, sinusite, infection urinaire, pneumonie, zona, herpès buccal, rhinite, pharyngite, infection pulmonaire, grippe, rhinopharyngite, réactions liées à la perfusion.

Hématologiques : anémie, leucopénie, thrombopénie, douleurs ganglionnaires.

Musculosquelettiques : arthralgie, douleurs osseuses, dorsales, thoraciques, dans les extrémités.

Gastro-intestinaux : diarrhée, constipation, dyspepsie, colite, hémorroïdes.

Métaboliques : syndrome de lyse tumorale, hyperuricémie, hypokaliémie.

Urinaires : dysurie, incontinence urinaire.

Cardiovasculaires : hypertension artérielle.

Respiratoires : toux, congestion nasale, rhinorrhée, douleur oropharyngée.

Interactions médicamenteuses

Utilisation de vaccins vivants non recommandée pendant le traitement.

Anti-CD20 et CD3

Glofitamab

COLUMVI					
Avoir suivi au préalable les règles de prémédication *Cycle 1* J1 : prétraitement par **obinutuzumab** J8 : 2,5 mg J15 : 10 mg *Cycle 2* J1 : 30 mg *Cycles 3 à 12* J1 : 30 mg	1 fl. 2,5 mg 1 fl. 10 mg	HOP HOP	I I		

Epcoritamab

TEPKINLY					
Cycle 1 (hebdomadaire) J1 : 0,16 mg J8 : 0,8 mg J15 et J22 : 48 mg *Cycles 2 et 3 (hebdomadaire)* J1, J8, J15 et J22 : 48 mg *Cycles 4 à 9 (toutes les 2 sem.)* J1 et J15 : 48 mg *Cycles 10+ (toutes les 4 sem.)* J1 : 48 mg	1 fl. 48 mg/0,8 mL	HOP	I		

Propriétés

Anticorps monoclonaux bispécifiques se liant de manière bivalente au CD20 exprimé à la surface des cellules B et de manière monovalente au CD3 exprimé à la surface des cellules T. Ces liaisons conduisent à la lyse des cellules B exprimant le CD20.

Indications

Traitement de 2e (**glofitamab**) ou de 3e intention (**epcoritamab**) du lymphome à grandes cellules B.

Contre-indications

Hypersensibilité.

Précautions d'emploi

Surveiller la potentielle apparition du syndrome de relargage de cytokines (SRC) mettant en jeu le pronostic vital.

Surveiller la potentielle apparition d'un syndrome de lyse tumorale.

Ne pas administrer chez un patient présentant une infection active.

Le patient doit porter en permanence une « carte patient » informant de la prise de ce traitement.

Les femmes en âge de procréer doivent utiliser une contraception efficace durant le traitement et au moins 2 mois après la dernière dose prise.

Interrompre l'allaitement durant le traitement et les 2 mois après la dernière dose prise.

Effets indésirables

Infectieux : infections virales, bactériennes et fongiques, infections des voies respiratoires supérieures, inférieures et des voies urinaires, sepsis, pneumonie.

Tumoraux : poussée tumorale.

Hématologiques et lymphatiques : neutropénie (parfois fébrile), anémie, thrombopénie, lymphopénie.

Immunitaires : syndrome de relargage cytokinique (SRC).

Métaboliques : hypophosphatémie, hypomagnésémie, hypocalcémie, hypokaliémie, hyponatrémie, syndrome de lyse tumorale.
Psychiatriques : état confusionnel.
Neurologiques : céphalée, somnolence, tremblements, myélite.
Gastro-intestinaux : constipation, diarrhée, nausées, vomissements, hémorragie gastro-intestinale.
Dermatologiques : rash.
Généraux : fièvre.
Autres : augmentation des ASAT/ALAT, des phosphatases alcalines sanguines, de la GGT et de la bilirubine sanguine.

Interactions médicamenteuses

En cas de relargage de cytokines associé à l'instauration du traitement, il est possible d'observer une diminution de l'activité enzymatique des CYP.

Anti-CD38

Daratumumab

DARZALEX					
16 mg/kg Fréquence des administrations selon protocoles (*cf.* Posologie)	1 fl. 100 mg/5 mL 1 fl. 400 mg/20 mL 1 fl. 1 800 mg/15 mL	HOP HOP HOP	I I I		

Isatuximab

SARCLISA					
10 mg/kg, en association avec **pomalidomide** et **dexaméthasone** ou en association avec **carfilzomib** et **déxaméthasone** : 1er cycle : J1, J8, J15, J22 Cycles suivants : J1 et J15	1 fl. 100 mg/5 mL 1 fl. 500 mg/25 mL	HOP HOP	I I		

Propriétés

Anticorps monoclonaux (IgG kappa) qui se lient à la glycoprotéine CD38, exprimée en grande quantité à la surface des cellules tumorales du myélome multiple.

Indications

Myélome multiple.
Amylose à chaînes légères.

Posologie

Schémas pour *DARZALEX* :

- avec **bortézomib** : adm. hebdomadaire de S1 à S9, toutes les 3 sem. de S10 à S24 puis toutes les 4 sem. ;
- avec **lénalidomide** ou en monothérapie : adm. hebdomadaire de S1 à S8, toutes les 2 sem. de S9 à S24 puis toutes les 4 sem. ;
- avec protocole VMP : adm. hebdomadaire de S1 à S6, toutes les 3 sem. de S7 à S54 puis toutes les 4 sem. ;
- avec protocole VTD : adm. hebdomadaire de S1 à S8, toutes les 2 sem. de S9 à S16 puis chimiothérapie haute dose et autogreffe, puis consolidation toutes les 2 sem. de S1 à S8.

Contre-indications

Hypersensibilité.

Précautions d'emploi

Dépistage de l'hépatite B avant traitement.
Interférence avec la détermination de la réponse complète des myélomes à IgG kappa.

Effets indésirables

Réactions liées à la perfusion.
Généraux : fatigue, céphalées, fièvre, infection, arthralgies, myalgies, œdème périphérique.
Hématologiques : anémie, neutropénie, lymphopénie, thrombopénie.
Métaboliques : perte d'appétit, hyperglycémie, hypocalcémie, déshydratation.

Cardiovasculaires : hypertension, fibrillation atriale.
Neurologiques : neuropathie périphérique (**daratumumab**).
Respiratoires : œdème pulmonaire (**daratumumab**), toux, dyspnée.
Gastro-intestinaux : pancréatite (**daratumumab**), diarrhée, nausées, vomissements.
Cutanés : carcinome épidermoïde cutané (**isatuximab**).
Syndrome de lyse tumorale.

Anti-CD52

■ Alemtuzumab

CAMPATH					
Voie IV A. ≥ 17 ans J1 : 3 mg J2 : 10 mg J3 : 30 mg J suivants : 30 mg 1 j/2 pdt 12 sem.	3 fl. 30 mg/1 mL	HOP	I		

Propriétés

Anticorps monoclonal dirigé contre une glycoprotéine (CD52) à la surface des lymphocytes. L'**alemtuzumab** lyse les lymphocytes B et T par l'intermédiaire d'une fixation au complément et d'une cytotoxicité à médiation cellulaire dépendant de l'anticorps.

Indications

Traitement de la leucémie lymphoïde chronique à cellules B (LLC-B) pour laquelle une polychimiothérapie comportant de la **fludarabine** n'est pas appropriée.

Contre-indications

Grossesse, allaitement, hypersensibilité à l'**alemtuzumab**, infection généralisée, VIH.

Précautions d'emploi

Risque de réaction d'hypersensibilité avec dyspnée. Fièvre, frissons, hypotension artérielle. Nécessité de prémédication par corticostéroïde et **antihistaminique**.

Effets indésirables

Infection. Septicémie. Pneumonie. Herpes simplex. Infection à cytomégalovirus. Infections à *Pneumocystis carinii*. Pancytopénie. Céphalée. Conjonctivite. Hypotension artérielle. Dyspnée. Rage cutanée. Fatigue.

Anti-EGFR

■ Cétuximab

ERBITUX					
Perf. IV de 120 min puis 60 min Dose initiale 400 mg/m² Dose hebdomadaire : 250 mg/m² Prémédication par un **antihistaminique**	1 fl. 20 mL (5 mg/mL) 1 fl. 100 mL (5 mg/mL)	HOP HOP	I		

■ Panitumumab

VECTIBIX					
6 mg/kg toutes les 2 sem.	1 fl. 5 mL (20 mg/mL) 1 fl. 20 mL (20 mg/mL)	HOP HOP	I		

HÉMATOLOGIE - ONCOLOGIE

Propriétés

Le **cétuximab**, anticorps monoclonal dirigé contre le récepteur du facteur de croissance épidermique EGFR, se lie à l'EGFR avec une forte affinité. Il bloque la liaison des ligands endogènes de l'EGFR entraînant l'inhibition de la fonction du récepteur.

Le **panitumumab** est un anticorps monoclonal IgG2 humain anti-EGFR, produit à partir d'une lignée cellulaire de mammifère (CHO) par la technique de l'ADN recombinant, donc sans risque théorique de réaction d'hypersensibilité.

Indications

Cétuximab :

- cancer colorectal métastatique chez les patients dont les cellules tumorales expriment le récepteur du facteur de croissance épidermique (EGFR) et le gène *KRAS* « de type sauvage », en association avec une chimiothérapie, ou en monothérapie, après échec d'un traitement à base d'**oxaliplatine** et d'**irinotécan** ou en cas d'intolérance à l'**irinotécan** ;
- traitement du carcinome épidermoïde localement avancé de la tête et du cou en association avec la radiothérapie ;
- traitement des patients présentant un carcinome épidermoïde récidivant et/ou métastatique de la tête et du cou en association à une chimiothérapie à base de **sels de platine**.

Panicitumab : patients atteints d'un cancer colorectal métastatique avec un statut RAS non muté :

- en monothérapie après échec des protocoles de chimiothérapie à base de fluoropyrimidine, **oxaliplatine** et **irinotécan** ;
- en 1re ligne avec protocole **FOLFOX** ou **FOLFIRI** ;
- en 2e ligne en association avec protocole **FOLFIRI**.

Contre-indications

Grossesse, **allaitement**, hypersensibilité au **cétuximab**.

Précautions d'emploi

Risque de réaction d'hypersensibilité avec dyspnée et éruption cutanée.

Nécessité de prémédication par un antihistaminique.

Effets indésirables

Diarrhée, mucite, alopécie, fièvre, frissons, réaction d'hypersensibilité, éruption cutanée, urticaire, acné, hypotension artérielle, dyspnée, conjonctivite.

Interactions médicamenteuses

Pas de modification de la pharmacocinétique en cas de co-administration avec l'**irinotécan**.

Anti-GD2

■ Dinutuximab

QARZIBA				
5 cycles de 35 j N > 1 an, E. A. 100 mg/m²/cycle selon schéma Soit perf. continue sur 10 j à 10 mg/m²/j Soit 5 perf. sur 8 h à 20 mg/m²	1 fl. 20 mg/6 mL (4,5 mg/mL)	HOP	I	

Propriétés

Anticorps monoclonal chimérique de type IgG1 qui réagit spécifiquement avec les groupements carbohydrates du disialoganglioside 2 (GD2), fortement exprimé à la surface des cellules de neuroblastomes.

Indications

Traitement des patients âgés de 12 mois et plus atteints d'un neuroblastome à haut risque, qui ont précédemment reçu une chimiothérapie d'induction et ont présenté au moins une réponse partielle, suivie d'un traitement myéloablatif et d'une greffe de cellules-souches, ainsi que chez les patients ayant des antécédents de neuroblastome récidivant ou réfractaire, avec ou sans maladie résiduelle.

Avant d'instaurer le traitement d'un neuroblastome récidivant, il convient de stabiliser toute maladie progressant de manière active par d'autres mesures adéquates.

Chez les patients présentant des antécédents de maladie récidivante ou réfractaire ou n'ayant pas présenté une réponse complète après un traitement de 1re ligne, ce médicament doit être associé à l'interleukine 2 (IL-2).

Contre-indications

Maladie du greffon contre l'hôte chronique extensive ou aiguë de grade 3 ou 4.

Femme en âge de procréer en l'absence de contraception efficace, allaitement.

Précautions d'emploi

Perfusions réalisées en hospitalisation.

Surveillance respiratoire, vasculaire, hématologique, neurologique, hydroélectrolytique, hépatique.

Effets indésirables

État général : fièvre, frissons, douleur, œdème périphérique, œdème de la face.

Neurologiques : agitation, anxiété, céphalées, neuropathie périphérique, convulsions, paresthésie, vertiges, tremblements.

Immunitaires : infections tous types, fièvre, septicémie, hypersensibilité, syndrome de relargage de cytokines, réaction anaphylactique.

Ophtalmologiques : mydriase, pupillotonie, œdème des yeux, ophtalmoplégie, papillœdème, trouble de l'accommodation, vision trouble, photophobie.

Musculosquelettiques : douleurs aux extrémités, douleurs musculosquelettiques, arthralgie, spasmes musculaires.

Gastro-intestinaux : vomissements, diarrhée, constipation, stomatite, nausée, œdème labial, ascite, distension abdominale, iléus, lèvres sèches, douleurs abdominales.

Hépatiques : transaminases, GGT et bilirubinémie augmentées.

Métaboliques : rétention hydrique, appétit diminué, hypoalbuminémie, hyponatrémie, hypokaliémie, hypophosphatémie, hypomagnésémie, hypocalcémie, déshydratation.

Rénaux : oligurie, rétention urinaire, hyperphosphaturie, hématurie, protéinurie.

Cardiovasculaires : tachycardie, insuffisance cardiaque, dysfonction ventriculaire gauche, épanchement péricardique, hypo- ou hypertension, syndrome de fuite capillaire.

Respiratoires : hypoxie, toux, bronchospasme, dyspnée, insuffisance respiratoire, infiltration pulmonaire, œdème pulmonaire, épanchements pleuraux, tachypnée, laryngospasme.

Interactions médicamenteuses

Corticoïdes : en raison de leur activité immunosuppressive, un traitement concomitant par corticoïdes est déconseillé dans les 2 sem. précédant le 1er cycle de traitement et jusqu'à 1 sem. après le dernier cycle.

Vaccination : à éviter pendant l'administration du **dinutuximab bêta** jusqu'à 10 sem. après le dernier cycle de traitement en raison de la stimulation immunitaire induite par le **dinutuximab bêta** et du risque de toxicités neurologiques rares.

Anti-HER2

■ Pertuzumab

PERJETA						
Dose de charge : **Pertuzumab** : 840 mg en perf. IV de 60 min + **trastuzumab** : 8 mg/kg + **docétaxel** : 75 mg/m^2 Dose d'entretien, toutes les 3 sem. : **Pertuzumab** : 420 mg en perf. IV de 30 à 60 min + **trastuzumab** : 6 mg/kg + **docétaxel** : 75 mg/m^2 (max 100 mg/m^2) 30 à 60 min entre chaque administration d'un médicament **Docétaxel** toujours administré après les autres	1 fl. pdre 240 mg	HOP	I			

Propriétés

Anticorps monoclonal humanisé recombinant :

• ciblant spécifiquement la protéine récepteur 2 du facteur de croissance épidermique humain (HER2), bloquant ainsi sont hétérodimérisation avec d'autres récepteurs de la famille des HER (EGFR, HER3, HER4). En résulte un arrêt de la prolifération cellulaire et à une apoptose ;

• médiateur de la cytotoxicité cellulaire anticorps-dépendante (ADCC).

Indications

Traitement de patients adultes atteints d'un cancer du sein métastatique ou localement récidivant non résécable HER2+, n'ayant pas reçu au préalable de traitement anti-HER2 ou de chimiothérapie pour leur maladie métastatique. En association au **trastuzumab** et au **docétaxel**.

Contre-indications

Hypersensibilité à l'un des composants.
Grossesse et allaitement.

Précautions d'emploi

Évaluation fréquente de la fraction d'éjection ventriculaire gauche (FEVG).

Antécédent de radiothérapie du thorax ou de traitement par une **anthracycline** (risque augmenté de diminution de la FEVG).

Femmes en âge de procréer ou patient masculin avec partenaire féminine en âge de procréer : contraception efficace pendant traitement et pendant 6 mois après arrêt.

Conserver entre +2 et +8°C.

Effets indésirables

Très fréquents : infection respiratoire haute, **neutropénie** (fébrile ou non), anémie, leucopénie, réaction d'hypersensibilité, syndrome de relargage des cytokines, neuropathie périphérique, mucite, douleur, œdème, prurit, alopécie, diarrhée, vomissements, etc.

Fréquents : épanchement pleural, **dysfonction ventriculaire gauche** (interruption du traitement pendant au mois 3 sem. si FEVG < 40 % ou si FEVG entre 40 et 45 % avec diminution > 10 % par rapport à sa valeur initiale).

Interactions médicamenteuses

L'association du **pertuzumab** au **trastuzumab** renforce significativement l'activité antitumorale.

■ Trastuzumab ©

HERCEPTIN					
En situation métastatique et adjuvante : 1re inj. : 4 mg/kg en 90 min suivie d'une surveillance de 6 h Inj. suivantes : 2 mg/kg en 30 min toutes les sem. En situation adjuvante : 8 mg/kg en 90 min puis 6 mg/kg toutes les 3 sem.	1 fl. pdre IV 150 mg	HOP	I		
Mêmes indications En monothérapie adjuvante ou en traitement d'entretien en situation métastatique * Dose unique : 600 mg par voie SC tous les 21 j	1 fl. SC 600 mg/5 mL	HOP	I		

*Cette nouvelle forme confère au patient une certaine commodité d'emploi : durées de préparation et d'administration plus courtes, voie d'administration (SC) moins invasive.

Propriétés

Le **trastuzumab** est un anticorps monoclonal humanisé recombinant de classe IgG1 dirigé contre le récepteur 2 du facteur de croissance épidermique humain (HER2). Le **trastuzumab** inhibe la prolifération des cellules tumorales humaines qui surexpriment HER2.

Indications

Cancer du sein métastatique HER2+ chez le patient non prétraité (+ **paclitaxel** ou **docétaxel** ou + **inhibiteur de l'aromatase**) ou prétraité par chirurgie, chimiothérapie (néoadjuvante ou adjuvante), radiothérapie.

Cancer du sein localement avancé HER2+.

PTT : + **paclitaxel** hebdomadaire, chez le patient non prétraité par cette association ; ou + **capécitabine**, après progression sous **trastuzumab** ± **taxane**.

Adénocarcinome métastatique de l'estomac ou de la jonction œsogastrique HER2+ (+ **capécitabine** ou **5-FU/cisplatine**), chez le patient non prétraité.

Contre-indications

Allergie. Insuffisance cardiaque. Association aux **anthracyclines**.

Précautions d'emploi

Une surveillance étroite doit être réalisée chez les patients ayant des antécédents de problèmes cardiaques ; la surveillance de la fonction cardiaque de tous les patients doit être effectuée pendant la durée du traitement.

Effets indésirables

Douleurs abdominales, asthénie, douleurs thoraciques, frissons, fièvre, céphalées, nausées, les vomissements, arthralgie, myalgie. La perfusion de *HERCEPTIN* peut être associée à des réactions, le plus souvent des frissons, de la fièvre et des symptômes de type grippaux. Insuffisance cardiaque.

Anti-RANKL

■ Dénosumab

XGEVA					
120 mg en SC toutes les 4 sem. avec une supplémentation en **calcium** (≥ 500 mg) et **vitamine D** (≥ 400 UI) sauf en cas d'hypercalcémie Aucune adaptation posologique n'est nécessaire chez l'insuffisant rénal	1 fl. sol. inj. 120 mg/1,7 mL	272,95	I	100 %	272,95

HÉMATOLOGIE - ONCOLOGIE

Propriétés

RANKL est une protéine qui stimule l'activité des ostéoclastes, responsables de la résorption osseuse. Le **dénosumab** est un anticorps monoclonal humain qui cible RANKL, s'opposant ainsi à l'interaction RANK/RANKL et réduisant le nombre et la fonction des ostéoclastes. Le **dénosumab** diminue ainsi la résorption et la destruction osseuses induites par un cancer.

Indications

Prévention des complications des métastases osseuses de tumeurs solides chez l'adulte.

Contre-indications

Hypercalcémie sévère non traitée. Hypersensibilité au **dénosumab**.

Précautions d'emploi

• Toute hypocalcémie doit être corrigée avant l'instauration du traitement. Une supplémentation en **Ca/vit. D** est impérative sauf en cas d'hypercalcémie. L'apparition d'une hypocalcémie au cours du traitement doit conduire à l'augmentation de la supplémentation en **Ca/vit. D**. Une surveillance de la calcémie est recommandée chez l'insuffisant rénal sévère.

• En raison du risque d'ostéonécrose de la mâchoire, un examen dentaire et les soins nécessaires doivent être réalisés avant l'initiation du traitement par XGEVA et une bonne hygiène bucco-dentaire doit être maintenue tout au long du traitement.

• Non recommandé chez la femme en âge de procréer sans contraception, enceinte ou en cas d'allaitement. (Il existe des programmes de surveillance des grossesses/de l'allaitement d'Amgen.)

Effets indésirables

• Hypocalcémie très fréquente (notamment par rapport à l'**acide zolédronique**).

• Autres effets indésirables : diarrhée, dyspnée, hypophosphatémie, hyperhidrose, ostéonécrose de la mâchoire, cellulite.

Interactions médicamenteuses

Ne pas associer à un **biphosphonate** ou à tout autre médicament contenant du **dénosumab** (comme *PROLIA*, indiqué dans le traitement de l'ostéoporose post-ménopausique). Aucune étude d'interaction n'a été réalisée mais aucune modification du profil de XGEVA n'a été observée lors des essais cliniques avec les chimiothérapies/hormonothérapies concomitantes.

Anti-VEGF

■ Bévacizumab

AVASTIN					
Perf. IV de 90 min puis 60 min 5 mg/kg ou 10 mg/kg tous les 14 j	1 fl. 4 mL 1 fl. 16 mL	HOP HOP	I I		

■ Aflibercept

ZALTRAP					
4 mg/kg par perf. sur 1 h suivis du schéma posologique du **FOLFIRI**	1 fl. 4 mL (25 mg/mL) 1 fl. 8 mL (25 mg/mL)	HOP HOP	I I		

Propriétés

Le **bévacizumab** (anticorps monoclonal) et l'**aflibercept** (protéine de fusion) se lient au VEGF (*Vascular Endothelial Growth Factor*), inhibant la liaison à ses récepteurs à la surface des cellules endothéliales.

Il inhibent ainsi la croissance tumorale en diminuant la vascularisation des tumeurs.

Indications

AVASTIN et *ZALTRAP* : cancer colorectal métastatique, en association avec la chimiothérapie **irinotécan/ 5-fluorouracile/acide folinique** (**FOLFIRI**) chez l'adulte.
AVASTIN possible en 1re ligne. *ZALTRAP* si cancer résistant ou ayant progressé après un traitement à base d'**oxaliplatine**.
Autres indications d'*AVASTIN* en 1re ligne : cancers du sein, bronchique non à petites cellules, du rein, épithélial de l'ovaire, des trompes utérines, péritonéal.

Contre-indications

Hypersensibilité à l'un des composants.
Bévacizumab contre-indiqué pendant la grossesse et l'allaitement. **Ablibercept** contre-indiqué pendant l'allaitement.
Bévacizumab : hémorragie pulmonaire récente.
Aflibercept : trouble de l'hémostase, maladie hémorragique, insuffisance cardiaque NYHA III ou IV.

Précautions d'emploi

HTA : doit être contrôlée avant initiation du traitement.
ATCD cardiovasculaires.
Ne pas initier le traitement avant cicatrisation d'une plaie chirurgicale, même mineure. Interrompre le traitement au moins 4 sem. avant une intervention chirurgicale.
Patient âgé : risque de diarrhée et de déshydratation accru.
ECOG ≥ 2, comorbidités significatives : surveillance étroite.

Effets indésirables

Réactions d'hypersensibilité.
Diarrhée parfois grave, à incidence élevée : diminution de posologie, réhydratation, traitement antidiarrhéique.
Neutropénie, thrombocytopénie en cas d'association avec la chimiothérapie : NFS avant instauration du traitement et avant chaque cycle, éventuellement G-CSF pour corriger la neutropénie.
Hémorragie, hypertension, thrombose artérielle et/ou veineuse.
Insuffisance cardiaque, cardiomyopathie.
Perforation gastro-intestinale, formation de fistules.
Protéinurie, syndrome néphrotique, microangiopathie thrombotique : bandelette urinaire avant chaque administration.

Interactions médicamenteuses

Anticorps monoclonaux anti-EGFR (**panitumumab, cétuximab**) + **bévacizumab** : toxicité accrue.
Malate de sunitinib + bévacizumab : risque d'anémie hémolytique microangiopathique.
Sels de platine et taxanes + **bévacizumab** : augmentation de l'incidence des neutropénies et infections.

▪ Ramucirumab

CYRAMZA					
Voie IV, chez l'adulte 8 mg/kg/adm. tous les 14 j jusqu'à progression ou toxicité inacceptable Si association avec l'**erlotinib** ou avec **docétaxel** : 10 mg/kg/adm. tous les 14 j	1 fl. 10 mg/mL (10 mL) 1 fl. 10 mg/mL (50 mL)	HOP HOP	I I		

Propriétés

Anticorps spécifique du récepteur du facteur de croissance endothélial vasculaire (VEGF) impliqué dans l'angiogenèse tumorale.

Indications

Traitement de 2e intention, dans les formes avancées, en association ou non au **paclitaxel** du cancer gastrique et de l'adénome de la jonction œsogastrique.

En association avec **FOLFIRI** dans le traitement du cancer colorectal.
En monothérapie dans le traitement des patients atteins d'un carcinome hépatocellulaire avancé ou non résécable avec α-fœtoprotéine sérique ≥ 400 ng/mL ou après échec de traitement par les sels de platine en association avec le **docétaxel**.
Traitement de 1re ligne du cancer bronchique à petites cellules, en association avec l'**erlotinib** ou, après échec de traitement par les **sels de platine**, en association avec le **docétaxel**.

Contre-indications

Allaitement.
Utilisation pendant la grossesse également déconseillée.

Précautions d'emploi

Surveillance cardiaque (risque d'accidents thromboemboliques artériels), gastro-intestinale (risque de perforation) et hématologique (risques de saignements sévères) accrues à l'instauration et pendant le suivi du traitement.

Effets indésirables

Généraux : fatigue, asthénie, œdème périphérique, céphalées, épistaxis.
Hématologiques : neutropénie, leucopénie, thrombocytopénie.
Gastro-intestinaux : stomatites, diarrhées, douleurs abdominales.
Cardiovasculaires : hypertension artérielle.

THÉRAPIES MOLÉCULAIRES CIBLÉES – ANTICORPS MONOCLONAUX CONJUGUÉS

■ Brentuximab védotine

ADCÉTRIS					
Perf. IV de 30 min Lymphome hodgkinien (LH) non précédemment traité : 1,2 mg/kg/j les 15 premiers j de chaque mois LH avec risque accru de récidive, lymphome cutané, lymphome anaplasique à grandes cellules systémiques : 1,8 mg/kg toutes les 3 sem. sans dépasser 180 mg/adm. Adapter en cas d'apparition d'une neutropénie ou d'une neuropathie périphérique	1 fl. 50 mg pdre	HOP	I		

Propriétés

Conjugué anticorps-médicament qui libère dans la cellule un agent antinéoplasique, la MMAE. En résulte une mort apoptotique sélective des cellules tumorales exprimant l'antigène CD30.

Indications

Traitement du lymphome hodgkinien CD30 positif récidivant ou réfractaire chez l'adulte :
• après greffe autologue de cellules souches (ASCT) ;
• ou après au moins 2 traitements antérieurs quand l'ASCT ou une polychimiothérapie n'est pas une option de traitement.

Traitement du lymphome anaplasique à grandes cellules systémique récidivant ou réfractaire chez l'adulte.
Traitement du lymphome T cutané CD30 positif chez l'adulte.

Contre-indications

Hypersensibilité.
Allaitement.

Précautions d'emploi

Déconseillé pendant la grossesse.
Femme traitée en âge de procréer : 2 méthodes efficaces de contraception pendant le traitement et pendant les 30 j suivant l'arrêt.

Homme traité : cryoconservation du sperme avant traitement (toxicité testiculaire).
Masse tumorale importante (risque de syndrome de lyse tumorale).
Conserver entre +2 et +8°C.

Effets indésirables

Très fréquents : infection, **neutropénie (adaptation posologique), neuropathie périphérique sensitive (adaptation posologique)**, diarrhée, nausée, vomissements, alopécie, prurit, myalgie, fatigue.
Fréquents : infection grave ou opportuniste, toux, dyspnée, anémie, thrombopénie, syndrome de lyse tumorale, neuropathie périphérique motrice, éruption cutanée, arthralgie.
Fréquence indéterminée : réaction anaphylactique, syndrome de Stevens-Johnson, leucoencéphalopathie multifocale progressive (arrêt immédiat du traitement).

Interactions médicamenteuses

Contre-indiquée : bléomycine (toxicité pulmonaire).
Inhibiteurs puissants du CYP (augmentation du taux de MMAE et de l'incidence des neutropénies) : **macrolides, antifongiques azolés, inhibiteurs de protéases du VIH, diltiazem, vérapamil, acide valproïque, cimétidine**, jus de pamplemousse, etc.
Inducteurs puissants du CYP (diminution du taux de MMAE) : **carbamazépine, oxcarbazépine, phénobarbital, phénytoïne, rifampicine, rifabutine, dexaméthasone, millepertuis**, etc.

■ Belantamab mafodotine

BLENREP					
Perf. IV d'au moins 30 min 2,5 mg/kg toutes les 3 sem.	1 fl. pdre 100 mg	HOP	I		

Propriétés

Anticorps monoclonal humanisé qui se lie au BCMA à la surface de la cellule. Une fois internalisé, il libère l'agent cytotoxique auquel il est conjugué, le maléimidocaproyl monométhyl auristatine F (mcMMAF), qui perturbe le réseau de microtubules.

Indications

Myélome multiple réfractaire.

Contre-indications

Hypersensibilité.

Précautions d'emploi

Suivi ophtalmologique rapproché (avant instauration, avant les 3 cycles suivants puis tout au long du traitement).
Administration de larmes artificielles x 4/j au moins, tout le long du traitement.
Port de lentilles de contact à éviter.

Effets indésirables

Fatigue, fièvre, infection, thrombopénie, anémie, lymphopénie, neutropénie, kératopathie, vision floue, photophobie, sécheresse/irritation oculaire, nausée, diarrhée, vomissements, augmentations de enzymes hépatiques et des CPK, réactions liées à la perfusion.

■ Inotuzumab ozogamicine

BESPONSA					
Cycles de 3 à 4 sem. : 6 cycles max Phase I : 1,8 mg/m²/cycle en 3 inj. à J1, J8, J15 Phase II : 1,5 à 1,8 mg/m²/cycle en 3 inj. à J1, J8, J15	1 fl. 1 mg	HOP	I		

Propriétés

Anticorps monoclonal conjugué composé d'un anticorps monoclonal dirigé contre le CD22 qui est lié par covalence au N-acétyl-gamma-calichéamicine diméthylhydrazide.

L'**inotuzumab** est un anticorps de la classe des immunoglobulines de type G qui reconnaît spécifiquement le CD22 : liaison spécifique de l'anticorps conjugué aux cellules B exprimant le CD22.

La petite molécule, la N-acétylgamma-calichéamicine, est un produit cytotoxique : sa libération intracellulaire et son activation induisent un arrêt du cycle cellulaire et une mort cellulaire apoptotique.

Indications

Traitement en monothérapie des adultes présentant une leucémie aiguë lymphoblastique à précurseurs B, d'expression positive du CD22 en rechute ou réfractaire.

Les adultes présentant une LAL avec chromosome Philadelphie positif (Ph+) doivent avoir subi un échec de traitement avec au moins 1 inhibiteur de la tyrosine kinase (ITK).

Contre-indications

Antécédents de maladie veino-occlusive hépatique/syndrome d'obstruction sinusoïdale sévère ou évolutive confirmée.

Maladie hépatique évolutive grave.

Précautions d'emploi

Surveillance clinique étroite pendant la perfusion et 1 h après la fin de celle-ci.

Surveillance hépatique et hématologique.

Effets indésirables

État général : pyrexie, fatigue, frissons, réactions liées à la perfusion, céphalées.

Immunitaires : infection tous types, neutropénie fébrile, hypersensibilité.

Gastro-intestinaux : douleurs abdominales, vomissements, diarrhée, nausées, stomatite, constipation, distension abdominale.

Hépato-biliaires : augmentations des enzymes hépatiques, de la bilirubine, ascite, maladie veino-occlusive hépatique.

Pancréatiques : augmentation de l'amylase, de la lipase.

Métaboliques : appétit diminué, hyperuricémie, syndrome de lyse tumorale.

Cardiovasculaires : hémorragies, allongement de l'intervalle QT.

Hématologiques et lymphatiques : neutropénie, thrombopénie, leucopénie, lymphopénie, anémie, pancytopénie.

■ Trastuzumab emtansine

KADCYLA				
Voie IV, en monothérapie A. 3,6 mg/kg/adm. toutes les 3 sem. En cas d'intolérance : 2,4 mg/kg/adm. toutes les 3 sem.	1 fl. 100 mg 1 fl. 160 mg	HOP HOP	I I	

Propriétés

La conjugaison de l'emtansine au trastuzumab entraîne à la fois une meilleure sélectivité des cellules tumorales surexprimant HER2 et une action cytotoxique supplémentaire par inhibition des microtubules et l'arrêt du cycle cellulaire de ces cellules malignes en phase G2/M, conduisant à terme à la mort cellulaire par apoptose.

Indications

Cancer du sein HER2 positif métastatique ou localement avancé non résécable, en monothérapie chez des patients ayant reçu au préalable un traitement par **trastuzumab** et un taxane.

Contre-indications

Hypersensibilité.

Effets indésirables

Idem **trastuzumab**.

Précautions d'emploi

Idem **trastuzumab**.

Interactions médicamenteuses

Idem **trastuzumab**.

■ Gemtuzumab ozogamicine

MYLOTARG					
A. 3 à 5 mg/m^2/j à J1, J4, J7 puis à J1 de chaque cycle Hyperleucocytose : 3-5 mg/m^2/j à J3, J6, J9	1 fl. 5 mg	HOP	I		

Propriétés

Le **gemtuzumab ozogamicine** est un CAM (conjugué anticorps-médicament) dirigé contre le CD33 :

• le **gemtuzumab** est un anticorps de la classe des immunoglobulines de type G sous-type 4 humanisé qui reconnaît et se lie spécifiquement au CD33, protéine d'adhésion dépendante de l'acide sialique présente sur la surface des blastes leucémiques myéloïdes et sur les cellules immatures normales de la lignée myélomonocytaire, mais pas sur les cellules souches hématopoïétiques normales ;

• la N-acétylgamma-calichéamicine est un produit naturel semi-synthétique cytotoxique ;

• l'activité anticancéreuse de **gemtuzumab ozogamicine** est due à la liaison du CAM aux cellules tumorales exprimant le CD33, suivie par l'internalisation du complexe CAM-CD33, et par la libération intracellulaire du cytotoxique, induisant par la suite un arrêt du cycle cellulaire et une mort cellulaire apoptotique.

Indications

Traitement en association avec la **daunorubicine** et la **cytarabine** de patients âgés de 15 ans et plus atteints de leucémie aiguë myéloïde d'expression positive du CD33 *de novo*, à l'exception de la leucémie aiguë promyélocytaire, naïfs de traitement.

Précautions d'emploi

Surveillance hépatique, cardiaque, tensionnelle, hématologique.

Effets indésirables

État général : fatigue, fièvre, frissons, œdème, défaillance multiviscérale, céphalées.

Cutanés : rash, érythème, prurit.

Immunitaires : infection, neutropénie fébrile, réactions liées à la perfusion.

Gastro-intestinaux : vomissements, diarrhées, douleurs abdominales, nausées, stomatites, constipation, ascite, dyspepsie, œsophagite.

Hépato-biliaires : maladie veino-occlusive hépatique, augmentation des enzymes hépatiques, de la bilirubine.

Métaboliques : hyperglycémie, diminution de l'appétit.

Cardiovasculaires : hypo- ou hypertension, tachycardie, hémorragie.

Respiratoires : dyspnée.

■ Enfortumab védotine

PADCEV					
1,25 mg/kg (max 125 mg si poids > 100 kg) à J1, J8, J15 d'un cycle de 28 j	1 fl. pdre 20 mg 1 fl. pdre 30 mg	HOP HOP	I I		

Propriétés

L'**enfortumab védotine** est un conjugué anticorps-médicament (ADC) ciblant la nectine-4, une protéine d'adhésion située à la surface des cellules urothéliales cancéreuses. Il comprend un anticorps de type IgG1 kappa entièrement humain, conjugué à l'agent de perturbation des microtubules MMAE. La MMAE libérée par les cellules ciblées par l'**enfortumab védotine** peut se diffuser dans les cellules voisines à faible expression de nectine-4, causant ainsi la mort cellulaire.

Indications

Carcinome urothélial localement avancé ou métastatique, ayant reçu précédemment une chimiothérapie à base de **sels de platine** et un **anti-PD-1** ou **anti-PD-L1**.

Effets indésirables

Hématologiques et lymphatiques : anémie, neutropénie fébrile.

Neurologiques : neuropathie périphérique sensitive, dysgueusie, polyneuropathie démyélinisante, atrophie musculaire, névralgie, paralysie du nerf ischiatique, sensation de brûlure.

Métaboliques : hyperglycémie, diminution de l'appétit.

Oculaires : sécheresse oculaire.

Respiratoires : pneumopathie inflammatoire, intersititielle diffuse.

Gastro-intestinales : diarrhée, vomissements, nausées.

Cutanés et sous-cutanés : alopécie, prurit, éruption cutanée, éruption maculopapuleuse, sècheresse cutanée, éruption maculeuse, papuleuse, prurigineuse, vésiculeuse, nécrolyse épidermique toxique, syndrome de Stevens-Johnson, exanthème intertrigineux et de flexion symétrique lié au médicament.

Généraux et anomalies au site d'administration : fatigue, extravasation, augmentation des ALAT et ASAT, perte de poids.

■ Sacituzumab govitécan

TRODELVY					
10 mg/kg de poids corporel en IV à J1 et J8 de chaque cycle de traitement de 21 j	1 fl. 200 mg	HOP	I		

Propriétés

Le **sacituzumab govitécan** se lie aux cellules cancéreuses exprimant Trop-2, puis est internalisé avec la libération subséquente de SN-38 par un agent de liaison hydrolysable. Le SN-38 interagit avec la topo-isomérase I et empêche la religation des coupures simple brin induite par la topo-isomérase I. Les lésions de l'ADN qui en résultent entraînent l'apoptose et la mort cellulaire.

Indications

En monothérapie pour le traitement des adultes atteints de cancer du sein triple négatif ou de cancer du sein RH+ et HER2– non résécables ou métastatiques ayant déjà reçu au moins 2 traitements systémiques, dont au moins un pour une forme avancée de la maladie.

Contre-indications

Hypersensibilité.

Précautions d'emploi

Surveiller la numération formule sanguine des patients selon la situation clinique pendant le traitement.

Surveiller la présence de diarrhée, de nausées et de vomissements.

Les femmes en âge de procréer doivent utiliser une contraception efficace pendant le traitement et durant les 6 mois qui suivent la dernière dose.

Les hommes qui ont des partenaires féminines en âge de procréer doivent utiliser une contraception efficace pendant le traitement et durant les 3 mois qui suivent la dernière dose.

L'allaitement doit être arrêté durant le traitement par **sacituzumab govitécan** et pendant 1 mois après la dernière dose.

Effets indésirables

Infectieux : infection des voies aériennes supérieures et des voies urinaires, herpès

buccal, sepsis, pneumonie, grippe, bronchite, rhinopharyngite, sinusite.
Hématologiques et lymphatiques : lymphopénie, neutropénie (parfois fébrile), anémie, leucopénie, thrombopénie.
Métaboliques : perte d'appétit, hypomagnésémie, hypokaliémie, hyponatrémie, déshydratation, hyperglycémie, hypophosphatémie, hypocalcémie.
Psychiatriques : insomnie, anxiété.
Neurologiques : céphalées, étourdissement, dysgueusie.
Cardiovasculaires : hypotension.
Respiratoires : dyspnée, toux (parfois productive), rhinorrée, congestion nasale, épistaxis.
Gastro-intestinaux : douleur et distension abdominale, diarrhée, vomissements, nausées constipation, colite, stomatite, dyspepsie, reflux gastro-œsophagien, entérite.
Dermatologiques : prurit, alopécie, éruption cutanée, sécheresse cutanée, éruption maculo-papuleuse, hyperpigmentation, dermatite acnéiforme.
Musculaires : dorsalgie, arthralgie, spasmes musculaires, douleur musculosquelettique thoracique.
Rénaux et urinaires : dysurie, hématurie, protéinurie.
Généraux : fatigue, douleurs, frissons.
Autres : perte de poids, augmentation des taux sanguins de LDH et de phosphatase alcaline, allongement du TCA.

Interactions médicamenteuses

L'administration concomitante avec des inhibiteurs de UGT1A1 peut accroître l'incidence des effets indésirables, en raison de l'augmentation potentielle de l'exposition systémique au SN-38.
À utiliser avec prudence chez les patients recevant des inducteurs de l'UGT1A1.

THÉRAPIES MOLÉCULAIRES CIBLÉES – INHIBITEURS DE PROTÉINES KINASES

Anti-Bcr-Abl

■ Imatinib ©

GLIVEC					
Au cours d'un repas LMC phase chronique : 400 mg x 1/j LMC phase accélérée ou blastique : 600 mg x 1/j LAL Ph+ : 600 mg x 1/j SMD/SMP : 400 mg x 1/j SHE/LCE : 100 mg x 1/j GIST : 400 mg x 1/j DFSP : 800 mg/j	60 cp. 100 mg 30 cp. 400 mg	384,45 753,46	I I	100 % 100 %	6,41 25,12

■ Dasatinib ©

SPRYCEL					
A. 1 prise/j pdt ou en dehors d'un repas LMC phase chronique : 100 mg/j LMC phase accélérée ou blastique : 140 mg/j LAL Ph+ : 140 mg/j Adaptations de posologie : 50 à 180 mg E. : *cf.* Posologie	60 cp. 20 mg 60 cp. 50 mg 60 cp. 70 mg 30 cp. 100 mg 30 cp. 140 mg 10 ser. 10 mg/mL	1 459,23 2 846,25 2 846,25 2 846,25 2 846,25 HOP	I I I I I I	100 % 100 % 100 % 100 % 100 %	24,32 47,44 47,44 94,88 94,88

■ Nilotinib

TASIGNA					
2 prises/j 1h avant ou 2h après un repas LMC phase chronique nouvellement diagnostiquée : 300 mg x 2/j LMC phase accélérée ou chronique : 400 mg x 2/j Adaptation posologique : 400 mg x 1/j	120 gél. 50 mg 28 gél. 150 mg 112 gél. 150 mg 28 gél. 200 mg 112 gél. 200 mg	763,04 544,44 2 074,69 714,44 2 723,72	I I I I I	100 % 100 % 100 % 100 % 100 %	6,36 19,44 18,52 25,52 24,32

■ Bosutinib

BOSULIF					
1 prise/j au cours d'un repas LMC nouvellement diagnostiquée : 400 mg/j LMC 2ᵉ ligne : 500 mg/j Adaptations de posologie : 100 à 600 mg/j	28 cp. 100 mg 28 cp. 400 mg 28 cp. 500 mg	613,84 2 340,45 2 892,34	I I I	100 % 100 % 100 %	21,92 83,59 103,30

■ Ponatinib

ICLUSIG					
1 prise/j pdt ou en dehors d'un repas 45 mg/j Adaptation de posologie : jusqu'à 15 mg/j	30 cp. 15 mg 30 cp. 30 mg 30 cp. 45 mg	4 244,20 4 244,20 4 244,20	I I I	100 % 100 % 100 %	141,47 141,47 141,47

■ Asciminib

SCEMBLIX					
40 mg x 2/j à 12 h d'intervalle	60 cp. 20 mg 60 cp. 40 mg	HOP HOP	I I		

Propriétés

Tous : inhibiteurs de la protéine-kinase anormale Bcr-Abl à l'origine de la LMC.

Imatinib : inhibiteur de KIT.

Dasatinib : inhibiteur de SRC et KIT.

Nilotinib : inhibiteur de PDGF, KIT.

Indications

Leucémie myéloïde chronique (LMC) en phase chronique, accélérée ou blastique.

Leucémie aiguë lymphoïde (LAL) Ph+ (sauf **nilotinib** et **bosutinib**).

Autres indications de l'**imatinib** : syndrome myélodysplasique (SMD)/myéloprolifératif (SMP) associé à des réarrangements du gène *PDGFR*, syndrome d'hyperéosinophilie (SGE), tumeur stromale gastro-intestinale (GIST) maligne KIT+, dermatofibrosarcome protuberans (DFSP).

Contre-indications

Grossesse et allaitement. Hypersensibilité.

Précautions d'emploi

Patients présentant un allongement de l'intervalle QT : prudence et surveillance.

Insuffisance rénale : adaptation de posologie d'**imatinib** à 400 mg x 1/j, diminution de posologie de **bosutinib** de 100 mg si modérée et de 200 mg si sévère.

Insuffisance hépatique : adaptation de posologie d'**imatinib** à 400 mg x 1/j, du **bosutinib** à 200 mg x 1/j, diminution de posologie du **dasatinib**.

Surveillance régulière NFS, plaquettes, glycémie (**nilotinib**), ionogramme, fonction hépatique, rénale (**bosutinib**), pancréatique.
Contraception obligatoire chez les femmes et les hommes.

Effets indésirables

Généraux : fatigue, céphalées, fièvre, infection, œdèmes périphériques.
Hématologiques : anémie, neutropénie, thrombopénie (**dasatinib**).
Cardiovasculaires : hypertension artérielle (**ponatinib** et **nilotinib**), arythmie, allongement du QT, thrombose artérielle (**ponatinib** et **nilotinib**) ou veineuse (**ponatinib**), dyspnée, épanchement pleural, insuffisance cardiaque (**dasatinib** et (**ponatinib**), hypertension pulmonaire (**dasatinib**).
Métaboliques : hyperglycémie (**ponatinib** et **nilotinib**), hypoglycémie chez le sujet traité pour un diabète (**imatinib**), hypertriglycéridémie (**ponatinib** et **nilotinib**), hypercholestérolémie (**ponatinib**).
Digestifs : nausées, vomissements, diarrhées (**bosutinib**).
Musculaires : crampes musculaires, douleurs musculotendineuses.
Oculaires : œdèmes périorbitaires, hémorragies conjonctivales (**imatinib**).
Autres : éruptions cutanées, pancréatite (**nilotinib**, **bosutinib**, **ponatinib**), élévation des transaminases, altération de la fonction rénale (**bosutinib**), hypophosphatémie (**imatinib** et **nilotinib**).

Interactions médicamenteuses

Tous : inhibiteurs puissants du CYP3A4 (diminution à 30 mg x 1/j de **ponatinib** si association), inducteurs puissants du CYP3A4, médicaments à marge thérapeutique étroite.
Imatinib : médicaments métabolisés par les CYP3A4/5, 2C8, 2C9, 2D6, médicaments métabolisés par les UGT (**paracétamol**, **carvédilol**, **lévothyroxine**).
Dasatinib : pansements gastriques (prise à distance), anti-H2, inhibiteurs de pompe à protons (absorption dépendante du pH).
Nilotinib : anti-H2 et pansements gastriques (prise à distance), médicaments pouvant allonger l'intervalle QT.
Bosutinib : pansements gastriques (prise à distance), inhibiteurs de pompe à protons (absorption dépendante du pH), médicaments pouvant allonger l'intervalle QT, médicaments néphrotoxiques, inhibiteurs ou inducteurs puissants de la P-gp.

Anti-BTK

▪ Ibrutinib

IMBRUVICA					
À heure fixe pdt ou en dehors d'un repas LLC ou MW : 420 mg x 1/j LCM : 560 mg x 1/j Intolérance : jusqu'à 140 mg/j Traitement de 3 cycles (1 cycle = 28 j) puis de 12 cycles en association avec le **vénétoclax**	30 cp. 140 mg 30 cp. 280 mg 30 cp. 420 mg 30 cp. 560 mg	1 819,64 3 533,43 5 233,7 6 933,97	I I I I	100 % 100 % 100 % 100 %	60,65 117,78 174,46 231,13

▪ Acalabrutinib

CALQUENCE					
À heure fixe pdt ou en dehors d'un repas 100 mg x 2/j ± associé à l'**obinutuzumab**	60 gél. 100 mg	4 750,87	I	100 %	79,18

HÉMATOLOGIE – ONCOLOGIE

Propriétés

Inhibiteurs de la tyrosine-kinase de Bruton (BTK), impliquée dans les voies de signalisation du récepteur antigénique des cellules B (BCR) et du récepteur des cytokines.

Indications

Ibrutinib et **acalabrutinib** : leucémie lymphoïde chronique (LLC).
Ibrutinib seulement : lymphome à cellules du manteau (LCM), macroglobulinémie de Waldenström (MW).

Contre-indications

Grossesse et allaitement. Hypersensibilité.

Précautions d'emploi

Insuffisance hépatique : adaptation de posologie à 280 mg x 1/j d'**ibrutinib** si légère, à 140 mg x 1/j si modérée, surveillance avec l'**acalabrutinib**.
Surveillance NFS régulière et ECG.
Contraception obligatoire chez les femmes et les hommes.

Effets indésirables

Généraux : fatigue, céphalées, fièvre, infections, œdèmes périphériques.
Hématologiques : anémie, neutropénie, thrombopénie.
Cardiovasculaires : insuffisance cardiaque (**ibrutinib**), fibrillation atriale, hématomes (**acalabrutinib**), hémorragie (dont gastro-intestinale ou intracrânienne) (**acalabrutinib**).
Métaboliques : hyperuricémie, syndrome de lyse tumorale.
Nerveux : neuropathie périphérique (**ibrutinib**).
Digestifs : nausées, vomissements, diarrhées.
Musculaires : crampes musculaires, douleurs musculosquelettiques.
Cutanés : éruptions cutanées, second cancer primitif.
Oculaires : vision trouble (**ibrutinib**).
Rénaux : altération de la fonction rénale (**ibrutinib**).

Interactions médicamenteuses

Inhibiteurs et inducteurs du CYP3A4.
Ibrutinib : substrats de la P-gp ou de la BCRP.
Acalabrutinib : substrats du CYP1A2 et de la BCRP, **antiacides** (IPP à éviter, autres à distance).

Anti-JAK

■ Ruxolitinib

JAKAVI					
2 prises/j pdt ou en dehors d'un repas *Myélofibrose* : 20 mg x 2/j si plaquettes > 200 G/L ou 15 mg x 2/j si plaquettes entre 100 et 200 G/L *Maladie de Vaquez* : 10 mg x 2/j Plaquettes entre 50 et 100 G/L : 5 mg x 2/j Adaptation de posologie : 5 à 25 mg x 2/j *Maladie du greffon contre l'hôte* : E. > 12 ans : 10 mg x 2/j en association avec des **corticostéroïdes** et/ou inhibiteur **de la calcineurine**	56 cp. 5 mg 56 cp. 10 mg 56 cp. 15 mg 56 cp. 20 mg	1 603,37 3 121,45 3 121,45 3 121,45	I I I I	100 % 100 % 100 % 100 %	28,63 55,74 55,74 55,74

■ Fédratinib

INREBIC					
400 mg x 1/j	120 gél. 100 mg	4 000,84	I	30 %	33,34

Propriétés

Inhibiteurs sélectifs des Janus kinases JAK1 et JAK2, impliquées dans la signalisation de différents facteurs de croissance et cytokines de l'hématopoïèse et de la fonction immunitaire.

Indications

Myélofibrose (primitive ou secondaire).
Maladie de Vaquez.

Contre-indications

Grossesse et allaitement. Hypersensibilité.

Précautions d'emploi

Insuffisance rénale sévère ou insuffisance hépatique : 50% de la dose initiale.
Surveillance NFS régulière.
Contraception obligatoire chez les femmes et les hommes.

Effets indésirables

Généraux : fatigue, céphalées, fièvre, infection (notamment zona).
Hématologiques : anémie, neutropénie, thrombopénie.
Cardiovasculaires : hypertension artérielle.
Métaboliques : hypertriglycéridémie, hypercholestérolémie.
Digestifs : nausées, vomissements, diarrhées.
Musculaires : crampes musculaires, douleurs musculotendineuses.
Oculaires : œdèmes périorbitaire, hémorragie conjonctivales.
Autres : pancréatite, élévation des transaminases.

Interactions médicamenteuses

Inhibiteurs puissants du CYP3A4 ou double inhibiteur 3A4/2C9 (**fluconazole**) (réduction de dose de 50 % du **ruxolitinib**), inducteurs puissants du CYP3A4.

Anti-PI3K

■ Alpélisib

PIQRAY					
300 mg/j en 1 prises immédiatement après un repas Adaptation de posologie : jusqu'à 200 mg/j	56 cp. 150 mg 28 cp. 200 mg 56 cp. 50 mg (28 x 50 mg + 28 x 200 mg)	HOP HOP HOP	I I I		

Propriétés

Inhibiteur α-spécifique de la phosphatidylinositol-3-kinase (PI3Kα) de classe I, qui entraîne la signalisation AKT, la transformation cellulaire et la génération de tumeur.

Indications

Cancer du sein avancé RH+ HER2- avec gène *PIK3CA* muté, en association avec le **fulvestrant**.

Contre-indications

Grossesse et allaitement. Hypersensibilité.

Précautions d'emploi

Surveillance régulière cutanée, glycémique, ionogramme, NFS.
Contraception obligatoire pour les femmes et les hommes.

Effets indésirables

Généraux : fatigue, fièvre, infections, œdèmes périphériques.
Hématologiques : anémie, neutropénie, thrombopénie.

Métaboliques : hyper ou hypoglycémie, hypomagnésémie/kaliémie/calcémie, déshydratation.
Nerveux : céphalées, dysgueusie.
Digestifs : nausées, vomissements, diarrhées, gingivite.
Musculaires/osseux : crampes musculaires, douleurs musculosquelettiques, ostéonécrose de la mâchoire.
Cutanés : éruptions cutanées, alopécie.
Oculaires : vision trouble, sécheresse.
Autres : altération de la fonction rénale, élévation des transaminases, pancréatite.

Interactions médicamenteuses

Inhibiteurs de la BCRP (**eltrombopag**, **lapatinib**, **pantoprazole**).
Substrats du CYP2C9 et du 2B6 si marge thérapeutique étroite.
Biphosphonates, **dénosumab**.

■ Idélalisib

ZYDELIG					
A. 150 mg x 2/j Si intolérance 100 mg x 2/j jusqu'à progression ou toxicité inacceptable	60 cp. 100 mg 60 cp. 150 mg	3 716,59 3 716,59	I I	100 % 100 %	61,94 61,94

Propriétés

L'**idélalisib** induit l'apoptose et inhibe la prolifération des lignées cellulaires issues des lymphocytes B tumoraux et des cellules tumorales primitives grâce à l'inhibition de la signalisation induite par 2 chimiokines CXCL12 et CXCL13.

Indications

Leucémie lymphoïde chronique (LLC) ayant déà reçu un traitement antérieur ou traitement de 1re intention en présence d'une délétion 17p ou d'une mutation TP53 éligible à aucun traitement.
Lymphome folliculaire (LF).

Contre-indications

Allaitement.

Précautions d'emploi

À utiliser avec prudence en cas d'insuffisances hépatique (élévation des transaminases) ou respiratoire (risque de pneumopathie) sévères.

Effets indésirables

Généraux : fièvre, rash, infections.
Gastro-intestinaux : diarrhées, colites (grade ≥ 3).
Respiratoires : pneumopathies (grade ≥ 3).

Interactions médicamenteuses

L'**idélalisb** est métabolisé par les CYP3A et également inhibiteur puissant de ces CYP.
Associations à éviter :
• inducteurs puissants des CYP3A tels que **rifampicine**, **phénytoïne**, **carbamazépine** ;
• substrats des CYP3A tels que **alfusozine**, **quinidine**, **amiodarone**, **quétiapine**, **ergotamine**, **salmétérol**, **sildénafil**, **midazolam**, etc.

Anti-FLT3

■ Midostaurine

RYDAPT					
2 prises/j pdt un repas LAM : 50 mg x 2/j de J8 à J21 en association à une chimiothérapie ou en entretien continu jusqu'à progression (max. 12 cycles de 28 j) Mastocytose : 200 mg x 2/j Adaptation posologie : 25 mg x 2/j (LAM) ou 50 mg x 2/j (mastocytose)	56 caps. 25 mg 112 caps. 25 mg	6 003,63 11 874,40	I I	100 % 100 %	107,21 106,02

■ Giltéritinib

XOSPATA					
120 mg/j en 1 prise pdt ou en dehors d'un repas Adaptation de posologie : jusqu'à 80 mg/j	84 cp. 40 mg	15 958,40	I	100 %	189,98

Propriétés

Inhibiteurs de FLT3 (+ KIT pour la **midostaurine** et AXL pour le **giltéritinib**), induisant l'apoptose.

Indications

Leucémie aiguë myéloïde (LAM) avec mutation FLT3 (en association à une chimiothérapie pour la **midostaurine**).
Midostaurine : mastocytose systémique.

Contre-indications

Grossesse et allaitement.
Hypersensibilité.

Précautions d'emploi

Surveillance régulière NFS, plaquettes, glycémie, bilan hépatique, lipase, ionogramme, ECG.

Effets indésirables

Généraux : fatigue, fièvre, infection, tremblements, œdèmes périphériques.
Hématologiques : anémie, neutropénie, thrombopénie.
Métaboliques (**midostaurine**) : hypokaliémie, hyperglycémie, hypercalcémie.
Cutanés (**midostaurine**) : hyperhydrose, dermatite exfoliatrice, kératite.
Musculaires/osseux : douleurs, augmentation de CPK (**giltéritinib**).
Digestifs : diarrhée, nausées, vomissements, constipation, hémorroïdes (**midostaurine**).
Cardiovasculaires : tachycardie (**midostaurine**), hypo- ou hypertension artérielle, allongement du QT, péricardite et épanchement péricardique (**giltéritinib**), insuffisance cardiaque (**giltéritinib**).
Respiratoires : dyspnée, épanchement pleural, syndrome de différenciation (**giltéritinib**).
Autres : augmentation des transaminases, de la lipase (**midostaurine**), insuffisance rénale (**giltéritinib**).

Interactions médicamenteuses

Inhibiteurs et inducteurs du CYP3A4.
Médicaments allongeant l'intervalle QT.
Midostaurine : médicaments à marge thérapeutique étroite substrats des CYP1A2, 2D6, 2C8, 2C9, 2C19, 2E1, 3A4, 2B6 et des protéines de transport P-gp, BCRP, OATP1B1.
Giltéritinib : médicaments ciblant le récepteur 5-HT2B ou sigma (**escitalopram, fluoxétine, sertraline**).

Anti-ALK

■ Crizotinib

XALKORI					
A. 2 prises/j pdt ou en dehors d'un repas 250 mg x 2/j Adaptation posologique : jusqu'à 200 mg x 2/j ou 250 mg x 1/j E. 280 mg/m² x 2/j	60 gél. 200 mg 60 gél. 250 mg	4 025,53 4 025,53	I I	100 % 100 %	67,09 67,09

HÉMATOLOGIE - ONCOLOGIE

Alectinib

ALECENSA					
2 prises/j pdt un repas 600 mg x 2/j Adaptation posologique : jusqu'à 300 mg x 2/j (par paliers de 150 mg x 2/j)	224 gél. 150 mg	4 421,08	I	100 %	19,74

Céritinib

ZYKADIA					
1 prise/j pdt un repas 450 mg/j Adaptation posologique : jusqu'à 150 mg/j	90 gél. 150 mg	3 768,87	I	100 %	41,88

Brigatinib

ALUNBRIG					
1 prise/j pdt ou en dehors d'un repas 90 mg/j pdt 7 j puis 180 mg/j Adaptation posologique : jusqu'à 60 mg/j	28 cp. 30 mg 28 cp. 90 mg 28 cp. 180 mg 28 cp. (7 cp. 90 mg + 21 cp. 180 mg)	980,18 2 835,24 3 736,01 3 736,01	I I I I	100 % 100 % 100 % 100 %	35,01 101,26 133,43 133,43

Lorlatinib

LORVIQUA					
1 prise/j pdt ou en dehors d'un repas 100 mg/j Adaptation posologique : jusqu'à 50 mg/j	90 cp. 25 mg 30 cp. 100 mg	3 808,54 3 808,54	I I	100 % 100 %	42,32 126,95

Propriétés

Tous : inhibiteurs de ALK, conduisant au blocage des voies de signalisation incluant les récepteurs STAT3 et PI3K/AKT et à l'induction de la mort cellulaire tumorale.

Alectinib : inhibiteur de RET.

Brigatinib : inhibiteurs de ROS 1 et IGF1-R.

Lorlatinib : inhibiteur de ROS1.

Indications

Chez l'adulte : cancer du poumon non à petites cellules (CPNPC) avancé ALK+.

Crizotinib :

- chez l'adulte : cancer du poumon non à petites cellules (CPNPC) ROS1+ ;
- chez l'enfant de plus de 6 ans :
  - lyphome anaplasique à grande cellule (LAGC) ALK+.
  - tumeur myofibroblastique inflammatoire (TMI) ALK+ non résécable en rechute ou réfractaire.

+ **Erlotinib** : cancer du pancréas métastatique (association avec la **gemcitabine**) (non remboursé).

Contre-indications

Grossesse et allaitement. Hypersensibilité.

Précautions d'emploi

Contraception obligatoire chez les femmes et les hommes.
Surveillance régulière NFS, plaquettes, hépatique et rénale, kaliémie.
Prudence si port de lentilles de contact, maladie cardiovasculaire (inhibiteurs de HER2), onychophagie, malnutrition sous-jacente, maladie hépatique, ulcère gastrique ou antécédent.
Éviter l'exposition au soleil.

Effets indésirables

Ils sont plus importants avec **l'afatinib** (1re génération).
Généraux : fatigue, fièvre, épistaxis, dysgueusie, diminution de l'appétit, perte de poids, déshydratation, hypokaliémie.
Oculaires : conjonctivite, sécheresse oculaire, kératite, blépharite, allongement des cils.
Cardiaques : dysfonction ventriculaire gauche (**afatinib**, **lapatinib**), allongement du QT (**osimertinib**, **lapatinib**).
Cutanés : sécheresse cutanée, éruption cutanée (en début de traitement), prurit, paronychie (tardive).
Pulmonaires : toux, dyspnée, pneumopathie interstitielle (en début de traitement).
Gastro-intestinaux : stomatite (en début de traitement), diarrhée, nausée, dyspepsie.
Hépatiques : augmentation des enzymes hépatiques, hépatotoxicité (**lapatinib**).
Rénaux : insuffisance rénale, cystite.

Interactions médicamenteuses

AINS (augmentation du risque d'ulcère).
Erlotinib, **gefitinib**, **lapatinib** : inducteurs et inhibiteurs puissants du CYP3A4, **antiacides** (sauf pansements gastriques si à distance), **AVK**.
Afatinib, **erlotinib**, **lapatinib** : inducteurs et inhibiteurs puissants de la P-gp.
Afatinib : substrats de la BCRP (**rosuvastatine**).
Géfitinib : inhibiteurs du CYP2D6.
Osimertinib : inducteurs et inhibiteurs puissants du CYP3A4, substrats de la P-gp et de la BCRP.

Anti-CDK

■ Palbociclib

IBRANCE					
Au cours d'un repas, à heure fixe J1 à J21, reprise à J29 A. 125 mg x 1/j Intolérance ou interactions : 75 ou 100 mg x 1/j	21 gél. 75 mg 21 gél. 100 mg 21 gél. 125 mg	2 136,33 2 136,33 2 136,33	I I I	100 % 100 % 100 %	101,73 101,73 101,73

■ Ribociclib

KISQALI					
À heure fixe pendant ou en dehors du repas J1 à J21, reprise à J29 A. 600 mg x 1/j Intolérance ou interactions : jusqu'à 200 mg x 1/j	21 cp. 200 mg 42 cp. 200 mg 63 cp. 200 mg	851,48 1 668,63 2 467,55	I I I	100 % 100 % 100 %	40,55 39,73 39,17

HÉMATOLOGIE - ONCOLOGIE

■ Abémaciclib

VERZENIOS					
À heure fixe pendant ou en dehors du repas A. 150 mg x 2/j en continu Intolérance ou interactions : jusqu'à 50 mg x 1/j	56 cp. 50 mg 56 cp. 100 mg 56 cp. 150 mg	2 590,43 2 590,43 2 590,43	I I I	100 % 100 % 100 %	46,26 46,26 46,26

Propriétés

Inhibiteurs sélectifs des kinases cyclines-dépendantes CDK4 et 6.

Indications

Cancer du sein localement avancé/métastatique positif aux récepteurs hormonaux et négatif au récepteur HER-2, en association avec un **inhibiteur de l'aromatase** ou avec le **fulvestrant** chez les femmes ayant été traitées antérieurement par hormonothérapie.

Ribociclib : chez les femmes pré/périménopausée, l'hormonothérapie doit être associée à un agoniste de libération de la lutéinstimuline.

Contre-indications

Grossesse et allaitement. Hypersensibilité (dont arachide et soja pour *KISQALI*).

Précautions d'emploi

NFS, plaquettes, bilan électrolytique, rénal et hépatique réguliers.

Contraception obligatoire chez les femmes pendant et après le traitement.

Chez les femmes en pré/périménopause, associer l'hormonothérapie à un **agoniste de la LH-RH**.

Insuffisance hépatique sévère : 75 mg x 1/j d'IBRANCE pdt 21 j, 400 mg x 1/j de *KISQALI* pendant 21 j, 1 seule prise/j de *VERZENIOS*.

Insuffisance rénale sévère : 200 mg x 1/j de KISQALI, surveillance avec *VERZENIOS*.

Effets indésirables

Généraux : fatigue, fièvre, vertiges, infections.

Hématologiques : anémie, neutropénie, thrombocytopénie.

Gastro-intestinaux : nausées, diarrhée, vomissements, stomatite, dysgueusie, diminution de l'appétit.

Oculaires : vision trouble, larmoiement, sécheresse oculaire.

Cardiovasculaires : thromboembolie veineuse (*VERZENIOS*), allongement du QT (*KISQALI*), syncope, épistaxis.

Cutanés : rash, sécheresse, prurit, alopécie.

Hépatiques : augmentation des enzymes hépatiques, hépatotoxicité (*KISQALI*).

Pulmonaire : pneumopathie interstitielle.

Interactions médicamenteuses

Inducteurs puissants du CYP3A4 : déconseillés (risque d'échec thérapeutique).

Inhibiteurs puissants du CYP3A4 : si pas d'alternative, 75 mg x 1/j d'*IBRANCE*, déconseillés avec *KISQALI*, diminution de posologie de *VERZENIOS* (de 150 mg x 2/j à 100 mg x 2/j, de 100 mg x 2/j à 50 mg x 2/j ou de 50 mg x 2/j à 50 mg x 1/j).

Substrats du CYP3A4 à marge thérapeutique étroite avec *IBRANCE* ou *KISQALI* : surveillance et adaptation possible de posologie des substrats.

Substrats de la P-gp et de la BCRP à marge thérapeutique étroite avec *VERZENIOS* : surveillance et adaptation possible de posologie des substrats.

Médicaments allongeant l'intervalle QT avec *KISQALI* : si pas d'alternative, surveillance étroite de l'ECG.

Tamoxifène avec *KISQALI* : non recommandé.

Anti-MEK

■ Tramétinib

MEKINIST					
À heure fixe 1 h avant ou 2 h après un repas A. 2 mg x 1/j en continu ± associé au **dabrafénib** Intolérance : jusqu'à 1 mg x 1/j	30 cp. 0,5 mg 30 cp. 2 mg	1 340,96 5 109,37	I I	100 % 100 %	44,70 170,31

■ Cobimétinib

COTELLIC					
À heure fixe pendant ou en dehors d'un repas J1 à J21, reprise à J29 A. 60 mg x 1/j associé au **vémurafénib** Intolérance : jusqu'à 20 mg x 1/j	63 cp. 20 mg	5 646,28	I	100 %	89,62

■ Binimétinib

MEKTOVI					
À 12 h d'intervalle pendant ou en dehors d'un repas A. 45 mg x 2/j en continu associé à **l'encorafénib** Intolérance : jusqu'à 30 mg x 2/j	84 cp. 15 mg	2 575,16	I	100 %	30,66

Propriétés

Inhibiteurs non compétitifs réversibles de MEK1 et 2, ce qui bloque la voie des MAPK (*Mitogen-Activated Protein Kinases*) impliquée dans la prolifération cellulaire. Cette voie est activée par des formes de BRAF mutées qui activent MEK : ces médicaments sont donc souvent associés à des **inhibiteurs de BRAF**.

Indications

Tous : mélanome non résécable ou métastatique, en association à un inhibiteur de BRAF chez les patients porteurs d'une mutation BRAF V600 (**tramétinib- dabrafénib**, **cobimétinib-vémurafénib**, **binimétinib- encorafénib**) ou en monothérapie pour le **tramétinib**.

Tramétinib, en association au **dabrafénib** chez les patients porteurs d'une mutation BRAF V600 : mélanome stade III en adjuvant, cancer bronchique non à petites cellules avancé.

Contre-indications

Allaitement. Hypersensibilité.

Non recommandé si antécédent d'occlusion de la veine rétinienne ou facteurs prédisposants (glaucome, diabète, hypertension non contrôlés).

Précautions d'emploi

Suivi de la NFS, de la fonction hépatique, des CPK.

Suivi de la FEVG avant initiation et pendant le traitement, suivi tensionnel.

Surveillance ophtalmologique et dermatologique pendant le traitement.

Contraception obligatoire pendant et après traitement.

Effets indésirables

Généraux : fatigue, anémie, fièvre, céphalées, œdème périphérique ou facial, inflammation des muqueuses.
Oculaires : vision floue, œdème périorbitaire, perte de l'acuité visuelle, décollement séreux rétinien (dès initiation, réversible), occlusion de la veine rétinienne (à distance, peu fréquent).
Cutanés : éruption cutanée maculo-papuleuse (précoce), sécheresse cutanée, prurit, alopécie, périonyxis, folliculite, syndrome mains-pieds, photosensibilité, hyperkératose.
Cardiovasculaires : diminution de la FEVG, hypertension artérielle, bradycardie.
Gastro-intestinaux : diarrhée, nausées, vomissements, constipation, douleur abdominale, sécheresse buccale.
Hépatiques : augmentation des ASAT/ALAT.
Musculosquelettiques : arthralgies, myalgies, élévation des CPK.
Respiratoires : toux, dyspnée, pneumopathie interstitielle (précoce).

Interactions médicamenteuses

Médicaments photosensibilisants ou générant un risque de myopathie.
Prudence avec les inducteurs et inhibiteurs de la P-gp.
MEKINIST : prudence avec les substrats de la BCRP, espacer les prises de 2h.
COTELLIC : déconseillé avec les inducteurs et inhibiteurs puissants du CYP3A4, adaptation posologique ou interruption temporaire parfois nécessaire.
MEKTOVI : prudence avec les inducteurs ou inhibiteurs de l'UGT1A1, les substrats du CYP1A2, les substrats de l'OAT3.

Anti-BRAF

■ Dabrafénib

TAFINLAR					
À 12 h d'intervalle 1 h avant ou 2 h après un repas A. 150 mg x 2/j en continu ± associé au **tramétinib** Intolérance : jusqu'à 50 mg x 2/j	120 gél. 50 mg 120 gél. 75 mg	3 511,54 5 200,87	I I	100 % 100 %	29,26 43,34

■ Vémurafénib

ZELBORAF					
À 12 h d'intervalle pdt ou en dehors du repas (prise à jeun à éviter) A. 960 mg (soit 4 cp.) x 2/j en continu ± associé au **cobimétinib** Intolérance : jusqu'à 480 mg x 2/j	56 cp. 240 mg	1 639,22	I	100 %	29,27

■ Encorafénib

BRAFTOVI					
À heure fixe pdt ou en dehors du repas Mélanome : 450 mg (soit 6 gél.) x 1/j ± associé au **binimétinib** Cancer colorectal : 300 mg (soit 4 gél.) x 1/j associé au **cétuximab** Intolérance : jusqu'à 100 mg x 1/j (mélanome) ou 150 mg x 1/j (colorectal)	28 gél. 50 mg 42 gél. 75 mg	615,73 1 642,56	I I	100 % 100 %	21,99 39,11

Propriétés

Inhibiteurs de la sérine-thréonine-kinase BRAF mutée et activée constitutivement, capable d'activer MEK et d'entraîner la prolifération cellulaire en l'absence des facteurs de croissance. Ces médicaments sont donc souvent associés à des **inhibiteurs de MEK**.

Indications

Toujours et uniquement chez les patients porteurs d'une mutation BRAF V600.

Tous : mélanome non résécable ou métastatique, en monothérapie ou en association à un inhibiteur de MEK (**tramétinib-dabrafénib**, **cobimétinib-vémurafénib**, **binimétinib-encorafénib**).

Dabrafénib, en association au **tramétinib** : mélanome stade III en adjuvant, cancer bronchique non à petites cellules avancé.

Encorafénib, en association avec le **cétuximab** : cancer colorectal.

Contre-indications

Allaitement. Hypersensibilité.

Déconseillés chez les patients avec un QT long.

Précautions d'emploi

Test de présence de la mutation BRAF V600 à réaliser avant initiation.

Suivi de la NFS, des fonctions hépatique et rénale.

Suivi de l'ECG avant initiation et pendant le traitement, suivi tensionnel.

Surveillance ophtalmologique et dermatologique pendant le traitement.

Prudence en cas de radiothérapie concomitante ou séquentielle (toxicité radio-induite).

Insuffisance hépatique légère : 300 mg x 1/j de *BRAFTOVI*, surveillance accrue des effets indésirables.

Contraception obligatoire pendant et après traitement.

Effets indésirables

Généraux : fatigue, anémie, neutropénie, fièvre (*TAFINLAR* surtout), céphalées, œdème périphérique ou facial, inflammation des muqueuses.

Oculaires : vision floue, perte de l'acuité visuelle, uvéite.

Cutanés : éruption cutanée maculo-papuleuse (précoce), sécheresse cutanée, prurit, alopécie, folliculite, syndrome mains-pieds, photosensibilité, papillome, cancer épidermoïde cutané, kératoacanthome, nouveau mélanome primitif.

Cardiovasculaires : allongement du QT.

Neuraux : paralysie du nerf facial, neuropathie périphérique, dysgueusie.

Gastro-intestinaux : diarrhée, nausées, vomissements, constipation, douleur abdominale, sécheresse buccale, diminution de l'appétit.

Hépatiques : augmentation des ASAT/ALAT, des PAL, de la bilirubine, pancréatite.

Musculosquelettiques : arthralgies, myalgies.

Rénales : insuffisance rénale.

Interactions médicamenteuses

Prudence avec les médicaments allongeant le QT, bradycardisants, hypokaliémiants ou photosensibilisants.

Inducteurs et inhibiteurs du CYP3A4 : surveillance clinique et pharmacologique avec *TAFINLAR* et *ZELBORAF*, déconseillés avec *BRAFTOVI* si puissants, prudence avec *BRAFTOVI* si modérés.

TAFINLAR : inducteurs et inhibiteurs puissants du CYP2C8, substrats des CYP2B6, 2C9, 2C19, 3A4, anti-acides.

ZELBORAF : inducteurs, inhibiteurs et substrats de la P-gp et de la BCRP, substrats des CYP1A2, 2C8, 2B6, 3A4.

BRAFTOVI : substrats du CYP3A4, de l'UGT1A1, des transporteurs P-gp, BCRP, OAT1/3, OATP1B1/3, OCT1/2.

Anti-mTOR

■ Évérolimus ©

AFINITOR					
10 mg x 1/j à la même h Insuffisance hépatique modérée : 5 mg x 1/j La survenue d'effets indésirables peut justifier une réduction posologique à 5 mg ou une interruption du traitement suivie d'une reprise à 5 mg/j À prendre avec un verre d'eau et ne pas écraser	30 cp. 2,5 mg 30 cp. 5 mg 30 cp. 10 mg	488,74 949,12 1 226,20	I I I	100 % 100 % 100 %	16,29 31,64 40,87
VOTUBIA					
Astrocytome Posologie initiale d'1 sem. à adapter ensuite en fonction des concentrations cibles souhaitées A. 4,5 mg/m²/j en 1 prise pdt 1 sem. A. insuffisant hépatique léger : 3,375 mg/m²/j en 1 prise A. insuffisant hépatique modéré : 1,125 mg/m²/j en 1 prise *Angiomyolipome* A. 10 mg/j en 1 prise A. insuffisant hépatique léger : 7,5 mg/j en 1 prise A. insuffisant hépatique modéré : 5 mg/j en 1 prise	30 cp. orod. 2 mg 30 cp. orod. 3 mg 30 cp. orod. 5 mg 30 cp. 2,5 mg 30 cp. 5 mg 30 cp. 10 mg	1 120,99 1 664,30 2 720,10 1 392,64 2 720,10 3 828,21	I I I I I I	100 % 100 % 100 % 100 % 100 % 100 %	37,37 55,48 90,67 46,42 90,67 127,61

■ Temsirolimus

TORISEL					
Carcinome rénal : 25 mg en perf. IV de 30 à 60 min x 1/sem. Lymphome des cellules du manteau : 175 mg en perf. IV de 30 à 60 min x 1/sem.	fl. 30 mg/1,2 mL	HOP	I		

Propriétés

Inhibiteurs de protéine mTOR qui contrôle l'induction de la transcription de nombreux ARNm impliqués dans la carcinogenèse.

L'**évérolimus** possède également des propriétés immunosuppressives.

Indications

- *TORISEL* :
  – traitement de 1re intention du carcinome rénal avancé chez les patients présentant au moins 3 des 6 facteurs de risque pronostique ;
  – lymphome des cellules du manteau en rechute ou refractaire.
- *AFINITOR* :
  – traitement du cancer du rein avancé en progression durant ou après une thérapie par **anti-VEGF** ;
  – cancers du sein récepteurs hormonaux positifs, HER2/neu négatifs, en association avec l'**exémestane**, chez les femmes ménopausées sans atteinte viscérale symptomatique

dès récidive ou progression de la maladie et précédemment traitées par un **inhibiteur non stéroïdien de l'aromatase** ;
– tumeurs neuroendocrines d'origine pancréatique, gastro-intestinale ou pulmonaire ;
– cancer du rein.

- *VOTUBIA* :
– astrocytome sous-épendymaire à cellules géantes (SEGA) associé à une sclérose tubéreuse de Bourneville (STB), qui nécessitent une intervention thérapeutique mais qui ne sont pas candidats à une résection chirurgicale de SEGA ;
– angiomyolipome rénal associé à une STB présentant un risque de complications mais ne nécessitant pas d'intervention chirurgicale immédiate.

Contre-indications

Insuffisance hépatique, insuffisance rénale sévère et hypersensibilité à la substance active.

Précautions d'emploi

Une prémédication avec 25 à 50 mg de **diphénhydramine** en intraveineuse (ou un **antihistaminique** comparable) doit être instaurée environ 30 min avant le début de chaque perfusion de *TORISEL*.
Une surveillance des concentrations sanguines résiduelles doit être menée en cas d'insuffisance hépatique sévère avec *AFINITOR* et *VOTUBIA*. Surveiller la fonction rénale et le bilan lipidique.

Effets indésirables

TORISEL : anémie, rash, hyperlipidémie, hyperglycémie, hypercholestérolémie, œdèmes périphériques, diarrhée et stomatite.
AFINITOR ET VOTUBIA : infections virales, bactériennes et fongiques. Leucopénie, anémie, troubles de la coagulation, syndrome hémolytique et urémique, purpura thrombopénique. Épanchement péricardique, pleural, pneumopathie. Douleurs abdominales, diarrhée, nausée, vomissements, élévation des transaminases, œdème de Quincke, éruption cutanée. Tumeur maligne, lymphome, syndrome lymphoprolifératif, cancer cutané.

Interactions médicamenteuses

AFINITOR et *VOTUBIA* : inhibiteurs ou inducteurs puissants du CYP3A4.

Anti-VEGFR

■ Axitinib

INLYTA					
À 12 h d'intervalle, pdt ou en dehors des repas A. 5 mg x 2/j en continu Bonne tolérance : augmentation à 7 mg x 2/j Intolérance : jusqu'à 2 mg x 2/j	56 cp. 1 mg 56 cp. 3 mg 56 cp. 5 mg 56 cp. 7 mg	602,94 1 740,13 2 840,45 3 923,48	I I I I	100 % 100 % 100 % 100 %	10,77 31,07 50,72 70,06

■ Cabozantinib

CABOMETYX					
À heure fixe, 1 h avant ou 2 h après un repas A. 60 mg x 1/j en continu Insuffisance hépatique légère à modérée : 40 mg x 1/j Intolérance : jusqu'à 20 mg x 1/j	30 cp. 20 mg 30 cp. 40 mg 30 cp. 60 mg	4 840,97 4 840,97 4 840,97	I I I	100 % 100 % 100 %	161,37 161,37 161,37

HÉMATOLOGIE - ONCOLOGIE

■ Pazopanib

VOTRIENT					
À heure fixe, au moins 1 h avant ou 2 h après un repas A. 800 mg x 1/j en continu Intolérance : jusqu'à 200 mg x 1/j	30 cp. 200 mg 30 cp. 400 mg 60 cp. 400 mg	573,36 1 112,37 2 186,23	I I I	100 % 100 % 100 %	19,11 37,08 36,44

■ Soraféníb ©

NEXAVAR					
À 12 h d'intervalle, au moins 1 h avant ou 2 h après un repas A. 400 mg x 2/j en continu Intolérance : jusqu'à 200 mg x 2/j	112 cp. 200 mg	2 427,31	I	100 %	21,67

■ Sunitinib ©

SUTENT					
À heure fixe pdt ou en dehors du repas A. 50 mg x 1/j de J1 à J28 toutes les 6 sem. (rein, GIST) Ou 37,5 mg/j en continu (pancréas) Adaptation de dose de 25 à 87,5 mg x 1/j	28 gél. 12,5 mg 28 gél. 25 mg 28 gél. 50 mg	928,62 1 822,87 3 539,57	I I I	100 % 100 % 100 %	33,16 65,10 126,41

■ Lenvatinib

LENVIMA					
À heure fixe pdt ou en dehors du repas *Carcinome thyroïdien différencié* : A. 24 mg x 1/j en continu Intolérance : 10 à 20 mg x 1/j Insuffisance rénale ou hépatique sévère : 14 mg x 1/j *Carcinome hépatocellulaire* : 12 mg en 3 prises sauf si poids < 60 kg : 8 mg en 2 prises *Cancer de l'endomètre* : 20 mg x 1/j en IV pdt 30 min en association avec le **pembrolizumab**	30 gél. 4 mg 30 gél. 10 mg	1 703,22 1 703,22	I I	100 % 100 %	56,77 56,77

■ Régorafénib

STIVARGA					
160 mg/j pdt 3 sem. puis 1 sem. d'arrêt En cas d'intolérance : 80-160 mg/j pdt 3 sem. puis 1 sem. d'arrêt	84 cp. 40 mg	2 379,08	I	100 %	28,32

Propriétés

Inhibiteurs des tyrosines kinases VEGFR, qui joue un rôle central dans l'angiogenèse et la perméabilité vasculaire des tissus tumoraux.

	Kinases inhibées						
MOLÉCULES	VEGFR	MET	PDGFR	KIT	RAF	FLT-3	AUTRES
Axitinib	x						
Cabozantinib	x	x		x			AXL, RET, ROS1, TYR03, MER, TRKB, TIE-2
Pazopanib	x		x	x			
Soraténib	x		x	x	x	x	
Sunitinib	x		x	x		x	CSF-1R, RET
Lenvatinib	x		x	x			FGFR, RET

Indications

Tous : cancer du rein avancé et/ou métastatique sauf *STIVARGA*.

CABOMETYX, NEXAVAR (+ *LENVIMA* non remboursé) : carcinome hépatocellulaire.

VOTRIENT : sarcome des tissus mous (certains sous-types histologiques).

NEXAVAR, LENVIMA : carcinome thyroïdien progressif avancé ou métastatique, réfractaire à l'iode radioactif.

SUTENT : tumeur stromale gastro-intestinale non résécable et/ou métastatique, tumeur neuroendocrine du pancréas non résécable ou métastatique différenciée., cancer du rein métastatique.

NEXAVAR : carcinome rénal.

LENVIMA : cancer de l'endomètre.

STIVARGA : cancer colorectal métastatique, tumeurs stromales gastro-intestinales non résécables ou métastatique, carcinome hépatocellulaire.

Contre-indications

Allaitement. Hypersensibilité.

Précautions d'emploi

Complication de cicatrisation des plaies.

Surveillance NFS, plaquettes, électrolytes, TSH, fonction hépatique, rénale, cardiaque, pression artérielle, protéinurie et hématurie, ECG.

Prudence chez les patients à risque cardiovasculaire, à risque de chute, d'AVC, d'hypothyroïdie, d'anomalie du bilan hépatique, de risque hémorragique ou thromboembolique et de risque de fistule/perforation gastro-intestinale.

Contraception obligatoire pour les hommes et les femmes pendant et après traitement.

Effets indésirables

Généraux : fatigue, inflammation des muqueuses, troubles de la cicatrisation, frissons, œdèmes.

Cardiovasculaires : dysfonction systolique ventriculaire gauche, insuffisance cardiaque, événements thromboemboliques artériels ou veineux, bouffées vasomotrices, allongement de l'intervalle QT, épanchement péricardique (**sunitinib**), bradycardie (**pazopanib**), hyperkaliémie (**axitinib**), hypokaliémie (**sorafénib** et **cabozantinib**).

Cutanés : syndrome mains-pieds, sécheresse cutanée, prurit, érythème, rash, hyperkératose (**sorafénib**), kérato-acanthome/carcinome épidermoïde cutané (**sorafénib**), modification de la couleur/texture des cheveux (**cabozantinib**, **sunitinib**, **pazopanib**), affections des ongles (**sunitinib**), alopécie, décoloration de la peau (**sunitinib**, **pazopanib**), hyperhidrose (**pazopanib**), photosensibilité (**pazopanib**).

Digestifs : diarrhée (**axitinib**), constipation, nausées/vomissements, stomatites, douleurs abdominales, troubles du goût, reflux gastro-œsophagien, hémorroïdes, perforations gastro-intestinales, pancréatites, fistules.

Hépato-biliaires : augmentation des enzymes hépatiques (**pazopanib**), cholécystite, cholangite.

Rénaux : protéinurie, insuffisance rénale, syndrome néphrotique, microangiopathie thrombotique.
Endocriniens : hypothyroïdie.
Métaboliques : diminution de l'appétit/anorexie, troubles de l'ionogramme sanguin, déshydratation, hypoglycémie (**sunitinib**).
Respiratoires : dyspnée, pneumopathie interstitielle et insuffisance respiratoire, mucite, douleur thoracique, dysphonie (**axitinib**), toux, rhinorrhée, épanchement pleural (**sunitinib**).
Musculosquelettiques : myalgies, arthralgies, faiblesse musculaire, ostéonécrose de la mâchoire.
Psychiatriques : vertiges, neuropathies sensitives, troubles du sommeil, dépression.
Hématologiques : neutropénie, leucopénies, thrombocytopénie, pumphopénies, anémie, polyglobulie (**axitinib**).
Sur les organes de la reproduction : ménorragie, métrorragie, dysfonction érectile (**sorafénib**), perturbation du cycle menstruels, troubles de la sexualité.

Interactions médicamenteuses

Tous sauf **lenvatinib** : inducteurs et inhibiteurs puissants du CYP3A4.
Axitinib : inhibiteurs puissants des CYP1A2 et 2C19, **antiacides**.
Cabozantinib : substrats de la P-gp.
Pazopanib : inducteurs et inhibiteurs puissants de la P-gp, **antiacides, simvastatine**.
Sorafénib : substrats des CYP 2B6, 2C8, 2C9, UGT1A1, UGT1A9 et de la P-gp, **paclitaxel, carboplatine**, **doxorubicine**, **irinotécan**, **docétaxel**.
Sunitinib : **hormones thyroïdiennes, antiacides**.
Lenvatinib : substrats du CYP3A4.

Anti-TRK

■ Larotrectinib

VITRAKVI					
Pdt ou en dehors du repas A. 100 mg x 2/j E. 100 mg/m² x 2/j (max 100 mg x 2/j) Intolérance, fonction hépatique : jusqu'à 100 mg x 1/j (A.), 25 mg/m² x 2/j (E.) Bioéquivalence entre les gél. et la sol. buv.	56 gél. 25 mg 56 gél. 100 mg 2 fl. sol. buv. 50 mL (20 mg/mL)	4 055,57 15 823,60 5 733,71	I I I	100 % 100 % 100 %	72,42 282,56 2 866,86

Propriétés

Inhibiteur des récepteurs de la tropomyosine-kinase TRK (dont TRKA, B et C), surexprimés dans certains cancers et impliqués dans la prolifération et la survie cellulaire. La synthèse de ces protéines de fusion oncogéniques résulte de réarrangements chromosomiques des gènes *NTRK1*, *NTRK2* et *NTRK3*.

Indications

Tumeur solide présentant une fusion du gène *NTRK*.

Contre-indications

Hypersensibilité.

Précautions d'emploi

Confirmation de la fusion du gène *NRTK* avant traitement.
Suivi régulier de la fonction hépatique.
Insuffisance hépatique : dose réduite de 50 % en cas d'insuffisance modérée à sévère.
Contraception obligatoire pour les hommes et les femmes pendant et au moins 1 mois après traitement.

Effets indésirables

Fatigue, anémie, neutropénie, leucopénie, vertiges, troubles de la marche, paresthésie, nausée, constipation, vomissements, dysgueusie, myalgie, augmentation des enzymes hépatiques, prise de poids.

Interactions médicamenteuses

Inhibiteurs du CYP3A4 (diminution de posologie de 50 % si inhibiteur puissant), inhibiteurs de la P-gp et de la BCRP, inducteurs du CYP3A4 et de la P-gp.

Substrats des CYP2C8, 2C9, 2C19, 2B6, 3A4 à marge thérapeutique étroite.

Autres inhibiteurs de kinases

■ Vandétanib

CAPRELSA					
300 mg x 1/j, environ à la même heure À adapter en fonction de l'intervalle QT	30 cp. 100 mg 30 cp. 300 mg	1 310,10 3 777,85	I I	100 % 100 %	43,67 125,93

Propriétés

Inhibiteur puissant de tyrosine-kinase du VEGFR-2 (récepteur 2 du facteur de croissance de l'endothélium vasculaire), de l'EGFR (récepteur du facteur de croissance épidermique) et des récepteurs à tyrosine-kinase RET.

Inhibiteur du récepteur 3 de la tyrosine-kinase de l'endothélium vasculaire.

Indications

Traitement du cancer médullaire de la thyroïde (CMT) agressif et symptomatique chez les patients avec une maladie localement avancée non opérable ou métastatique chez l'adulte et l'enfant de plus de 5 ans.

Contre-indications

Hypersensibilité à l'un des composants ou à un produit de la classe des pipéridines.

Syndrome du QTc long congénital.

Patients avec un intervalle QTc > 480 ms.

Antécédent de torsades de pointe (sauf si tous les facteurs en cause ont été corrigés).

Allaitement.

Précautions d'emploi

Déconseillé pendant la grossesse.

Femmes en âge de procréer : contraception efficace pendant le traitement et pendant au moins les quatre mois suivant son arrêt.

Surveillance fréquente de l'ECG.

Veiller à maintenir l'équilibre électrolytique du patient.

Test de mutation RET recommandé lors de l'initiation du traitement. Chez les patients pour lesquels elle n'est pas connue ou est négative : risque de bénéfice plus faible.

Métastases cérébrales (risque d'hémorragie intracrânienne).

Calcitonine < 500 pg/mL : bénéfice du traitement non démontré.

Carte d'alerte pour le patient donnée lors de chaque prescription.

Effets indésirables

Effets indésirables parfois difficiles à gérer car demi-vie du médicament = 19 j.

Très fréquents : **allongement du QTc dose-dépendant** (les premiers apparaissent le plus souvent dans les 3 premiers mois de traitement, arrêt du traitement si ≥ 500 ms), infection respiratoire, infection urinaire, diminution de l'appétit, hypocalcémie, insomnie, dépression, vertiges, céphalées, vision trouble voire dépôts cornéens, hypertension, diarrhée (maintenir l'équilibre électrolytique), vomissements, photosensibilité, éruption cutanée, lithiase rénale.

Fréquents : pneumopathie, pyélonéphrite, hypothyroïdie, anxiété, léthargie, perte de conscience, glaucome, kératopathie, colite,

syndrome d'érythrodysesthésie palmoplantaire, augmentation ALAT/ASAT, épistaxis, hémoptysie, etc.
Rares : syndrome d'encéphalopathie postérieure réversible, syndrome de Stevens-Johnson.

Interactions médicamenteuses

Sont **contre-indiqués** les médicaments connus pour également allonger l'intervalle QTc et/ou entraîner des torsades de pointe : **arsenic**, **érythromycine IV**, **torémifène**, mizolastine, **moxifloxacine**, antiarythmiques de classes **IA** et **III**.
Non recommandés : **méthadone**, **halopéridol**, **amisulpride**, **chlorpromazine**, **sulpiride**, **zuclopenthixol**, **pentamidine**, **luméfantrine**, **ondansétron**.
Inhibiteurs puissants du CYP3A4 (augmentation du taux de **vandétanib**) : **macrolides, antifongiques azolés, inhibiteurs de protéases du VIH**, **diltiazem**, **vérapamil**, **cimétidine**, jus de pamplemousse, etc.
Inducteurs puissants du CYP3A4 (diminution de la concentration de **vandétanib**) : **rifampicine**, **millepertuis**, **carbamazépine**, **phénobarbital**, **phénytoïne**, **dexaméthasone**, etc.
Substrats du CYP3A4 (diminution de leur concentration par le **vandétanib** inducteur) : **œstroprogestatifs**, **immunosuppresseurs** (**ciclosporine**, **tacrolimus**), agents antinéoplasiques (**docétaxel**, **bortézomib**).
Substrats de la P-gp (augmentation de leur concentration par le **vandétanib** inhibiteur) : **dabigatran**, **digoxine**, etc.
Substrat de l'OCT-2 (augmentation de sa concentration par le **vandétanib** inhibiteur) : **metformine**, etc.
Surveillance plus fréquente de l'INR si patient sous **antivitamine K**.

■ Selpercatinib

RETSEVMO					
Poids < 50 kg : 120 mg x 2/j	56 gél. 40 mg	HOP	I		
Poids ≥ 50 kg : 160 mg x 2/j	56 gél. 80 mg	HOP	I		

Propriétés

Inhibiteur du récepteur à tyrosine kinase RET (*Rearranged durinf transfection*), ainsi que du VEGFR-1 et du VEGFR-3.

Indications

Cancer bronchique non à petites cellules avancé présentant une fusion du gène *RET* non précédemment traité par un inhibiteur de *RET*.
Cancer de la thyroïde avancé présentant une fusion du gène *RET*, nécessitant un traitement systémique après un traitement antérieur par **sorafénib** et/ou **lenvatinib.**
Cancer médullaire de la thyroïde avancé présentant une mutation du gène *RET* chez l'adulte et l'enfant > 12 ans.

Contre-indications

Hypersensibilité.

Effets indésirables

Immunitaires : hypersensibilité.
Endocriniens : hypothyroïdie.
Métaboliques : perte d'appétit.
Neurologiques : céphalée, sensation vertigineuse.
Cardiaques : allongement du QT à l'ECG.
Vasculaires : hémorragie, HTA.
Respiratoires : pneumopathie interstitielle diffuse/pneumopathie inflammatoire, chylothorax.
Gastro-intestinaux : douleur abdominale, diarrhée, nausée, vomissement, constipation, sècheresse buccale, ascite chyleuse.
Dermatologiques : éruption cutanée.
Généraux : pyrexie, fatigue, œdème.
Autres : élévation des ASAT et ALAT, diminution du nombre de plaquettes, du nombre de lymphocytes, du magnésium, augmentation de la créatinine.

Précautions d'emploi

Pneumopahtie interstitielle diffuse/inflammatoire, élévation du taux d'ALAT et d'ASAT, hypertension artérielle, augmentation de l'intervalle QTc, hypothyroïdie, grossesse, hémmorragie, hypersensibilité, syndrome de lyse tumorale.

Interactions médicamenteuses

Inhibiteurs de la P-gP.
Inhibeurs et inducteurs de CYP3A4.
Médicaments qui affectent le pH gastrique.
Inhibiteurs de la pompe à protons.
Médicaments substrats de transporteurs : du transporteur rénal *multidrug and toxin extrusion protein 1* (MATE1) ou de la P-gP.
Médicaments qui risquent d'être moins efficaces : le **selpercatinib** pourrait inhiber la D2 déiodinase et ainsi diminuer la conversion de T4 en T3. Risque de réponse insuffisante si traitement par **lévothyroxine**.

■ Pralsétinib

GAVRETO					
400 mg x 1/j	60 gél. 100 mg	HOP	I		

Propriétés

Inhibiteur des tyrosines kinases qui cible les fusions oncogènes RET (KIF5B-RET et CCDC6-RET).

Indications

Monothérapie dans le traitement des patients adultes atteints d'un cancer bronchique non à petites cellules avancé présentant une fusion positive de *RET* (*Rearranged during transfection*) non précédemment traités par un inhibiteur de *RET*.

Effets indésirables

Infectieux : pneumonie, infection des voies urinaires, tuberculose.
Hématologiques et lymphatiques : anémie, neutropénie, leucopénie, lymphopénie, thrombopénie.
Métaboliques : hypocalcémie, hyperphosphatémie, hypoalbuminémie, hypophosphatémie, hyponatrémie.
Neurologiques : céphalée, trouble du goût.
Vasculaires : HTA, hémorragie.
Respiratoires : toux, dyspnée, pneumopathie inflammatoire.
Gasto-intestinaux : constipation, diarrhée, nausée, douleur abdominale, sècheresse buccale, vomissement, stomatite.
Hépatobiliaires : augmentation des ALAT et ASAT, hyperbilirubinémie.
Dermatologiques : éruption cutanée.
Musculosquelettiques : douleur musculosquelettique, augmentation de la CPK sanguine.
Généraux : fatigue, œdème, fièvre.
Cardiaques : allongement de l'intervalle QT.
Rénaux : augmentation de la créatine sérique.
Autres : augmentation des phosphatases alcalines sanguines.

Contre-indications

Hypersensibilité.

Précautions d'emploi

Pneumopathie inflammatoire/pneumopathie intersititielle, hypertension artérielle, augmentation des transaminases, hémmorragie, allongement de l'intervalle QTc, tuberculose, grossesse, contenu en sodium.

Interactions médicamenteuses

Inhibiteurs et inducteurs du CYP3A4.
Substrats de la P-gP.

■ Pémigatinib

PEMAZYRE					
13,5 mg x 1/j pdt 14 j puis pause de 7 j	14 cp. 4,5 mg	6 448,38	I	100 %	460,60
	14 cp. 9 mg	6 448,38	I	100 %	460,60
	14 cp. 13,5 mg	6 448,38	I	100 %	460,60

Propriétés

Inhibiteur du récepteur à tyrosine-kinase RET (*Rearranged durinf transfection*).

Contre-indications

Hypersensibilité.
Utilisation de **millepertuis**.

Indications

En monothérapie chez les adultes atteints d'un cholangiocarcinome localement avancé ou métastatique avec fusion ou réarrangement du gène du récepteur 2 du facteur de croissance des fibroblastes (FGFR2), dont la maladie a progressé après au moins une ligne de traitement.

Effets indésirables

Métaboliques : hyponatrémie, hyperphosphatémie, hypophosphatémie.
Neurologiques : dysgueusie.
Oculaires : sècheresse oculaire, décollement séreux de la rétine, kératite ponctuée, vision floue, trichiasis.
Gastro-intestinaux : nausée, stomatite, diarrhée, constipation, sècheresse buccale, érythrodyseshésie palmoplantaire, toxicité unguéale, alopécie.
Dermatologiques : sècheresse cutanée, pilosité anormale, calcification cutanée.
Musculosquelettiques et systémiques : arthralgie.
Généraux : fatigue.
Autre : créatine sanguine augmentée.

Précautions d'emploi

Hyperphosphatémie, hypophosphatémie, décollement séreux de la rétine, sécheresse oculaire, toxicité embryofœtale, augmentation de la créatinine sanguine, métastases du SNC.

Interactions médicamenteuses

Inhibiteurs et inducteurs du CYP3A4.
Inhibiteurs de la pompe à protons (ex : **ésoméprazole**).
Antagonistes des récepteurs H2.
Substrats de la Pg-P.

■ Tucatinib

TUKYSA					
300 mg à prendre en continu x 2/j	88 cp. 50 mg 84 cp. 150 mg	1636,3 4 501,83	I I	100 % 100 %	18,59 53,59

Propriétés

Inhibiteur de tyrosine-kinase réversible, puissant et sélectif ciblant l'HER2.

Indications

Traitement des patients atteints de cancer du sein HER2+ localement avancé ou métastatique ayant reçu précédemment au moins 2 traitements anti-HER2. En association avec le **trastuzumab** et la **capécitabine**.

Contre-indications

Hypersensibilité.

Précautions d'emploi

Puissant inducteur du CYP3A4 et modérément du CYP2C8.
Surveiller les taux d'ASAT, ALAT et de bilirubine.
Toxicité embryofœtale, utiliser une contraception efficace durant le traitement puis au moins 1 sem. après la dernière prise chez l'homme comme chez la femme.
Ne pas allaiter jusqu'à 1 sem. après l'arrêt du traitement.

Effets indésirables

Élévation d'ASAT, ALAT et de la bilirubine.
Perte de poids.
Diarrhée, nausées, vomissements, stomatite.
Arthralgie.
Éruption cutanée.
Épistaxis.

Interactions médicamenteuses

Le **tucatinib** est principalement métabolisé par le CYP2C8. Il induit une inactivation du CYP3A par son métabolisme et inhibe les transporteurs rénaux de la **metformine** et de la créatinine. Le **tucatinib** est un substrat de la P-gp.

THÉRAPIES MOLÉCULAIRES CIBLÉES – INHIBITEURS DE LA VOIE HEDGEHOG

Vismodégib

ERIVEDGE					
150 mg/j	28 gél. 150 mg	3 835,03	I	100 %	136,97

Propriétés

Le **vismodégib** est une petite molécule inhibitrice de la voie Hedgehog, administrée par voie orale. Cette voie entraîne la transcription de gènes impliqués dans la prolifération, la survie et la différenciation cellulaire.

Indications

Traitement des patients adultes atteints de carcinome basocellulaire :
- métastatique symptomatique ;
- localement avancé pour lequel la chirurgie ou la radiothérapie ne sont pas appropriées.

Contre-indications

Ayant montré une tératogénicité chez l'animal, *ERIVEDGE* est contre-indiqué chez la femme enceinte, allaitante ou en âge de procréer en l'absence de contraception efficace.
En raison de l'absence d'études, ce médicament est contre-indiqué chez les patients de moins de 18 ans.
Hypersensibilité au produit ou à l'un des excipients.

Précautions d'emploi

Femme en âge de procréer : test de grossesse, contraception chimique et mécanique.
La sécurité, l'efficacité et la tolérance du médicament n'ayant pas été établies chez les patients insuffisants hépatiques ou insuffisants rénaux chroniques, une surveillance étroite est recommandée en cas d'administration chez ce type de patient.

Effets indésirables

Effets indésirables cliniques, fréquents ou très fréquents, de gravité mineure à modérée :
- troubles de l'état général : perte de poids, douleur, asthénie ;
- troubles du système nerveux : dysgueusie, agueusie ;
- troubles cutanés : alopécie, prurit, rash ;
- troubles musculosquelettiques : spasmes musculaires, arthralgies, myalgies ;
- troubles gastro-intestinaux : diarrhée, constipation, vomissements, douleurs abdominales ;
- perte d'appétit ;
- aménorrhée.

Interactions médicamenteuses

Les études pharmacocinétiques montrent que le **vismodégib** est un substrat de la pompe d'efflux P-gp et que les enzymes métabolisant le médicament sont les CYP2C9 et CYP3A4 : il est donc sensible à leurs inhibiteurs (augmentation de son efficacité) et à leurs inducteurs (diminution de son efficacité).
Il peut également diminuer l'efficacité des stéroïdes contraceptifs.

Sonidégib

ODOMZO					
Posologie usuelle : 1 gél./j ou tous les 2 j	30 gél. 200 mg	4 258,13	I	100 %	141,94

Propriétés

Inhibiteur de la voie de signalisation Hedgehog biodisponible oralement.

Indications

Adultes présentant un carcinome basocellulaire localement avancé qui ne relève pas d'une chirurgie curative ou d'une radiothérapie.

Contre-indications

Grossesse, allaitement, contraception efficace nécessaire pour les femmes en âge de procréer.

Précautions d'emploi

Surveillance biologique, rénale et de l'état musculaire.
Modification de posologie nécessaire en cas d'élévation de la CPK.

Effets indésirables

Fatigue, douleur, dysgueusie, céphalées, alopécie, prurit, rash, douleurs musculosquelettiques, spasmes, myalgie, augmentation des CPK, nausées, vomissements, diarrhée, constipation, dyspepsie, reflux, perte de poids, diminution de l'appétit, déshydratation, aménorrhée.

Interactions médicamenteuses

Métabolisé par le CYP3A4 : il est donc sensible à leurs inhibiteurs (augmentation de son efficacité) et à leurs inducteurs (diminution de son efficacité).

THÉRAPIES MOLÉCULAIRES CIBLÉES – INHIBITEURS DES ENZYMES PARP

■ Niraparib

ZEJULA					
À heure fixe le soir au coucher En 1re ligne : 200 mg x1/j En 1re ligne si poids ≥ 77 kg et numération plaquettaire ≥ 150 000/µL : 300 mg Entretien (récidivant) : 300 mg x 1/j Entretien (1re ligne) : 200 mg x 1/j ou 300 mg x 1/j (si > 77 kg et plaquettes > 150 000/mm³) Intolérance : 100 à 300 mg/j en 1 prise	56 gél. 100 mg 84 gél. 100 mg	4 642,35 6 897,09	I I	100 % 100 %	82,90 82,11

■ Rucaparib

RUBRACA					
À heure fixe pdt ou en dehors du repas 600 mg x 2/j Entretien : au plus tard 8 sem. après dernière dose de **platine** Intolérance : jusqu'à 300 mg x 2/j	60 cp. 200 mg 60 cp. 250 mg 60 cp. 300 mg	2 610,64 2 610,64 2 610,64	I I I	100 % 100 % 100 %	43,51 43,51 43,51

■ Olaparib

LYNPARZA					
À heure fixe pdt ou en dehors du repas 300 mg x 2/j Intolérance, fonction rénale, interaction : jusqu'à 100 mg x 2/j	112 cp. 100 mg 112 cp. 150 mg	4 417,08 4 417,08	I I	100 % 100 %	39,44 39,44

■ Talazoparib

TALZENNA					
À heure fixe pdt ou en dehors du repas 1 mg x 1/j Intolérance, fonction rénale, interactions : jusqu'à 0,25 mg x 1/j	30 gél. 0,25 mg 30 gél. 1 mg	1 273,70 3 673,87	I I	100 % 100 %	42,46 122,46

Propriétés

Inhibiteurs des enzymes poly (ADP-ribose) polymérase humaines (PARP-1, PARP-2 et PARP-3) qui jouent un rôle dans la réparation de l'ADN.

Indications

Cancer épithélial de haut grade de l'ovaire ou des trompes de Fallope ou péritonéal primitif (selon le détail des indications, *LYNPARZA* en AMM, *ZEJULA* en AMM ou ATU, *RUBRACA* en AMM).
Cancer du sein localement avancé ou métastatique HER2-négatif (*LYNPARZA*, *TALZENNA*).
Adénocarcinome du pancréas métastatique (*LYNPARZA*).
Cancer de prostate métastatique (*LYNPARZA*).
Mutation du gène *BRCA 1/2* requise dans la plupart des indications.

Contre-indications

Allaitement pendant et après traitement. Hypersensibilité.

Précautions d'emploi

Contraception obligatoire pendant et après traitement.
Suivi régulier de la NFS et des plaquettes ± fonctions rénale et hépatique.
Insuffisance hépatique : *RUBRACA* et *TALZENNA* non recommandés si modérée ou sévère, autres molécules non recommandées seulement si insuffisance sévère.
Insuffisance rénale : 200 mg x 2/j de *LYNPARZA* si modérée, 0,75 mg/j de *TALZENNA* si modérée, 0,5 mg/j de *TALZENNA* si sévère ; *RUBRACA* et *ZEJULA* non recommandés seulement si insuffisance sévère.

Effets indésirables

Généraux : fatigue, infection, fièvre, vertiges, céphalées, œdème périphérique.
Hématologiques : thrombopénie, neutropénie, leucopénie, anémie, lymphopénie.
Psychiatriques (*ZEJULA*) : insomnie, anxiété, dépression.
Musculosquelettiques (*ZEJULA*) : myalgie, arthralgie.
Cardiovasculaires (*ZEJULA*) : palpitations, tachycardie, hypertension.
Respiratoires (non décrit avec *TALZENNA*) : dyspnée, toux.
Gastro-intestinaux : vomissements, diarrhée, nausées, inflammation des muqueuses, stomatite, perte d'appétit.
Cutanés (*ZEJULA* et *RUBRACA*) : photosensibilité, éruption cutanée, éruption maculo-papuleuse, prurit.
Autres : augmentation de la créatinine (non décrit avec *TALZENNA*), hypercholestérolémie (*RUBRACA*), élévation des enzymes hépatiques (non décrit avec *TALZENNA*), syndrome myélodysplasique ou leucémie aiguë myéloïde (*RUBRACA*), hypokaliémie (*ZEJULA*), alopécie (*TALZENNA*).

Interactions médicamenteuses

LYNPARZA : inducteurs et inhibiteurs du CYP3A4 (200 mg x 2/j si inhibiteur modéré, 150 mg x 2/j si inhibiteur puissant).
RUBRACA : inhibiteurs puissants des CYP2D6, 3A4, 1A2, de la P-gp, de la BCRP, inducteurs puissants du CYP3A4 et de la P-gp, substrats des CYP2C9 et 3A4, **irinotécan** (si phénotype UTG1A1*28).
ZEJULA : substrats des CYP3A4, 1A2, de la P-gp, de la BCRP de MATE1/2 et OCT1.
TALZENNA : inhibiteurs de la P-gp (réduction de posologie), inducteurs de la P-gp, inhibiteurs de la BCRP.

■ Niraparib + abiratérone

AKEEGA					
2 cp./prise en association à 10 mg/j de **prednisone** ou de **prednisolone**	56 cp. 100 mg + 500 mg	HOP			

Pour la pharmacologie, se référer aux différentes DCI.

THÉRAPIES MOLÉCULAIRES CIBLÉES – INHIBITEUR DE PROTÉINES BCL-2

■ Vénétoclax

VENCLYXTO					
En 1 prise/j Phase initiale : S1 : 20 mg/j S2 : 50 mg/j S3 : 100 mg/j S4 : 200 mg/j S5 : 400 mg/j Phase d'entretien : 400 mg/j En cas d'intolérance : posologies comprises entre 10 et 400 mg/j	14 cp. 10 mg 7 cp. 50 mg 7 cp. 100 mg 14 cp. 100 mg 112 cp. 100 mg	69,73 173,70 346,24 681,75 5 065,34	I I I I I	100 % 100 % 100 % 100 % 100 %	4,98 24,81 49,46 48,70 45,23

Propriétés

Puissant inhibiteur sélectif de la protéine anti-apoptotique BCL-2.

Une surexpression de BCL-2 a été mise en évidence dans les cellules leucémiques (LLC) où elle agit en tant que médiateur de la survie tumorale et a été associée à la résistance à la chimiothérapie.

Le **vénétoclax** se lie directement au sillon de liaison de BCL-2, en déplaçant les protéines pro-apoptotiques, pour initier la perméabilisation de la membrane mitochondriale externe, l'activation des caspases et l'apoptose.

Indications

Traitement en monothérapie de la LLC en présence de délétion 17p ou de mutation TP53 chez les patients adultes :

- inéligibles ou en échec à un inhibiteur du récepteur antigénique des cellules B ;
- en échec à la fois à une chimio-immunothérapie et à un inhibiteur du récepteur antigénique des cellules B.

Contre-indications

Médicamenteuses :

- inhibiteurs puissants du CYP3A en début de traitement et pendant le schéma de titration de dose ;
- préparations à base de **millepertuis**.

Précautions d'emploi

Surveillance du syndrome de lyse tumorale pendant la phase initiale (S1 à S5).

Surveillance biologique et hématologique pendant le traitement.

Veiller à une hydratation suffisante du patient.

Utilisation d'une contraception hautement efficace en cas d'utilisation chez les femmes en âge de procréer.

Effets indésirables

Fatigue, infections des voies respiratoires supérieures, septicémie, pneumonie, infections urinaires, neutropénie fébrile, diarrhée, vomissements, nausées, constipation, syndrome de lyse tumorale.

Interactions médicamenteuses

Contre-indiqué avec inhibiteurs puissants du CYP3A en début de traitement et phase de titration.

Éviter l'association avec :

- les inhibiteurs modérés du CYP3A ;
- les inducteurs puissants du CYP3A ;
- les inhibiteurs de la P-gp.

THÉRAPIES MOLÉCULAIRES CIBLÉES – INHIBITEURS DU PROTÉASOME

■ Bortézomib ©

VELCADE					
1,3 mg/m² J1, J4, J8, J11 toutes les 3 sem.	1 fl. pdre 1 mg 1 fl. pdre 3,5 mg	HOP HOP	I I		

Propriétés

Le **bortézomib** inhibe le protéasome 26S entraînant un arrêt du cycle cellulaire et une apoptose de la cellule cancéreuse.

Indications

En monothérapie pour le traitement du myélome multiple en progression chez des patients ayant reçu au moins 1 traitement antérieur et qui ont déjà bénéficié ou qui sont inéligibles pour une greffe de moelle osseuse.

Contre-indications

Grossesse, **allaitement**.
Hypersensibilité au **bortézomib**.
Insuffisance hépatique sévère.

Précautions d'emploi

Risque de saignement. Surveillance NFS. Surveillance plaquettaire. Thrombocytopénie. Neuropathie périphérique. Risque de convulsion. Hypotension orthostatique. Rétention hydrique. Cardiopathie. Insuffisance hépatique. Amylose.

Effets indésirables

Zona, pneumonie. thrombocytopénie, neutropénie, anémie. neuropathie périphérique hypotension. Dyspnée. vomissements, diarrhées, myalgie perte de poids Insuffisance hépatique.

■ Carfilzomib

KYPROLIS					
Cycles de 28 j, voie IV Adm. J1, J2, J8, J9, J15, J16 puis repos de J17 à J28 Posologie initiale : 20 mg/m² En cas de bonne tolérance : augmentation possible pour les cycles suivants à 27 mg/m²	1 fl. 10 mg/10 mL 1 fl. 30 mg/30 mL 1 fl. 60 mg/50 mL	HOP HOP HOP	I I I		

Propriétés

Carfilzomib est un inhibiteur irréversible du protéasome. Cela lui confère des activités antiprolifératives et proapoptotiques sur les cellules tumorales solides et hématologiques.

Indications

Patients présentant un myélome multiple, préalablement traités par **bortézomib** et un agent immunomodulateur et ayant montré une progression significative de la maladie dans les 60 j suivant la dernière thérapie.

Contre-indications

Aucune contre-indication recensée.

Précautions d'emploi

Prémédication par la **dexaméthasone** en raison de nombreuses réactions allergiques.
Test de grossesse car tératogène.
Surveillance cardiaque, pulmonaire, hépatique, hématologique pendant le traitement.

Effets indésirables

Rapportés à ce jour (fréquence > 10 %) :

- état général : fatigue, céphalées, œdèmes périphériques, toux, insomnies, anorexie ;
- hématologiques : anémie, thrombopénie, lymphopénie, neutropénie, leucopénie ;
- gastro-intestinaux : nausées, diarrhées, vomissements, constipation ;
- immunitaires : pyrexie, infections des voies respiratoires supérieures, pneumonie ;
- biologiques : augmentation créatininémie, enzymes hépatiques, hypokaliémie, hyponatrémie, hypercalcémie ;
- musculosquelettiques : dorsalgies, myalgies, spasmes, douleurs aux extrémités.

Interactions médicamenteuses

Aucune interaction médicamenteuse notable référencée.

Ixazomib

NINLARO					
Cycles de 28 j Posologie initiale : 4 mg/j en 1 prise à J1, J8, J15 Posologie d'entretien : 2,3 à 4 mg/prise à J1, J8, J15	3 gél. 2,3 mg 3 gél. 3 mg 3 gél. 4 mg	3 563,44 3 563,44 3 563,44	I I I	100 % 100 % 100 %	1 187,81 1 187,81 1 187,81

Propriétés

Inhibiteur du protéasome oral, hautement sélectif et réversible.

Indications

Traitement du myélome multiple en association avec le **lénalidomide** et la **dexaméthasone** chez l'adulte qui a reçu au moins un traitement antérieur.

Contre-indications

Hypersensibilité, allaitement.

Précautions d'emploi

Surveillance clinique, hématologique, neurologique, hépatique, gastro-intestinale, kaliémie.

Effets indésirables

Œdèmes périphériques, neuropathies périphériques, éruption cutanée, infection des voies respiratoires supérieures, varicelle-zona, thrombocytopénie, douleurs dorsales, troubles gastro-intestinaux (diarrhées, nausées, vomissements, constipation).

Interactions médicamenteuses

Administration concomitante d'inducteurs puissants du CYP3A non recommandée.

Risque de diminution de l'efficacité des contraceptifs oraux : utilisation d'une méthode supplémentaire de contraception dite de barrière.

THÉRAPIES MOLÉCULAIRES CIBLÉES – INHIBITEUR DE L'ISOCITRATE-DÉSHYDROGÉNASE IDH1

Ivosédinib

TIBSOVO					
250 mg x 2/j	60 cp. 250 mg	HOP	I		

Propriétés

Inhibiteur de la forme mutée de l'IDH1. L'IDH1 mutée convertit l'alpha-cétoglutarate en 2-hydroxyglutarate responsable du blocage de la différenciation cellulaire. Son inhibition diminue donc l'oncogenèse des tumeurs malignes.

Indications

En association avec l'**azacitidine** dans le traitement des patients adultes ayant une leucémie aiguë myéloïde (LAM) nouvellement diagnostiquée avec une mutation de l'IDH1 R132, non éligibles à la chimiothérapie standard.

En monothérapie dans le traitement des patients adultes ayant un cholangiocarcinome localement avancé ou métastatique avec une mutation IDH1 R132 et précédemment traités avec au moins une ligne de traitement.

Effets indésirables

Hématologiques : anémie.

Métaboliques : appétit diminué.

Neurologiques : neuropathie périphérique, céphalée.

Gastro-intestinaux : ascite, diarrhée, vomissement, nausée, douleur abdominale.
Hépatobiliaires : ictère cholestatique, hyperbilirubinémie.
Cutanés : rash.
Généraux : fatigue, chute, bilirubine sanguine augmentée, allongement de l'intervalle QT, ALAT augmentée, numération plaquettaire diminuée, globules blancs diminués.

Contre-indications

Hypersensibilité.

Précautions d'emploi

Syndrome de différenciation chez les patients LAM, allongement intervalle QTC, insuffisance rénale sévère, insuffisance hépatique, intolérance au lactose, teneur en sodium, diminution sérique des contraceptifs hormonaux.

Interactions médicamenteuses

Inducteurs et inhibiteurs du CYP3A4.
Médicaments connus pour allonger l'intervalle QTc : **antiarythmiques, fluoroquinolones, antagonistes des récepteurs 5-HT3, antifongiques triazolés.**

IMMUNOTHÉRAPIE ANTI-CANCÉREUSE

FICHE MALADIE

DÉFINITION

En temps normal, le système immunitaire protège l'organisme. Les éléments étrangers comme les bactéries, les virus ou les cellules tumorales sont repérés et rapidement détruits. Dans certains cas les cellules cancéreuses contournent le système immunitaire et ne sont plus repérées comme des cellules anormales. Elles peuvent alors proliférer.
L'immunothérapie agit sur le système immunitaire pour lui permettre de détruire les cellules cancéreuses en rétablissant une réponse immunitaire antitumorale. Elle consiste à stimuler certaines cellules du système immunitaire pour les rendre plus efficaces ou à rendre les cellules tumorales reconnaissables par le système immunitaire. Ainsi, l'immunothérapie ne cible pas directement la tumeur mais plutôt la réponse immunitaire qui la détruira.

Actuellement, l'immunothérapie antitumorale repose sur les inhibiteurs des points de contrôle immunitaires : les inhibiteurs de CTLA-4 (*cytotoxic T-lymphocyte-associated protein 4*), PD-1 (*programmed cell death 1*) et PD-L1 (*programmed death-ligand 1*).

MÉCANISME D'ACTION

La tumeur utilise des mécanismes qui inactivent les cellules immunitaires et plus particulièrement les lymphocytes T pour éviter d'être attaquée et détruite. L'organisme ne peut pas alors fournir une réponse adaptée. On dit que la tumeur « freine » le système immunitaire.
On utilise alors des traitements qui bloquent les éléments clés des mécanismes inactivateurs du système immunitaire, appelés « points de contrôle » (CTLA-4, PD-1, PD-L1 entre

autres). Les médicaments s'appellent ainsi « inhibiteurs de points de contrôle ».

Le blocage de ces points de contrôle par des anticorps anti-CTLA-4, anti-PD-1 et anti-PD-L1 permet ainsi de restaurer l'immunité qui détruira les cellules tumorales.

Par exemple, la liaison de la protéine PD-L1, présente sur les cellules tumorales, au récepteur PD-1 sur les lymphocytes T les inactive. En bloquant le récepteur PD-1 ou la protéine PD-L1 (avec des anticorps anti-PD-1 ou anti-PD-L1), l'inactivation des lymphocytes T est levée. Les lymphocytes T pourront alors détruire les cellules tumorales (*figure,* p. 701).

L'immunothérapie a montré son efficacité dans le mélanome, le cancer du rein, le cancer bronchique non à petites cellules, la maladie de Hodgkin, le carcinome urothélial, le carcinome épidermoïde de la tête et du cou, le cancer du foie, etc. Elle continue de se développer.

EFFETS INDÉSIRABLES

Ces effets indésirables sont liés à l'activité du système immunitaire, élevée ou excessive, qui provoque une inflammation de divers organes du corps et peut entraîner des réactions autoimmunes (le système immunitaire attaque ses propres cellules qu'il reconnaît comme étant étrangères à l'organisme).

Les effets indésirables les plus fréquemment observés sont une fatigue, une diarrhée, des rashs cutanés, des démangeaisons (prurit), de la fatigue, des nausées et une anorexie.

Des effets indésirables plus spécifiquement liés à l'activation du système immunitaire peuvent être observés : pneumopathie inflammatoire, colite, atteinte rénale, diabète de type 1, hyperthyroïdie, hépatite, myocardite, encéphalite, syndrome de Guillain-Barré.

Tout effet secondaire sous immunothérapie peut survenir à tout moment, y compris après l'arrêt du traitement. La surveillance doit être continue et prolongée.

L'examen clinique, les examens biologiques et les imageries doivent être réalisés avant la première administration car ils serviront de référence pour toute anomalie survenant durant le traitement.

L'identification et la prise en charge précoce est une condition nécessaire pour limiter la durée et la sévérité des effets secondaires immunitaires.

La prise en charge repose sur un traitement symptomatique, la suspension de l'immunothérapie et surtout une corticothérapie voire l'utilisation des traitements immunosuppresseurs.

La reprise de l'immunothérapie doit prendre en compte les bénéfices et les risques, et devrait être discutée collectivement lors d'une réunion de concertation pluridisciplinaire dédiée.

PRESCRIPTION ET ADMINISTRATION

Les inhibiteurs de PD(L)1 et CTLA-4 sont des anticorps monoclonaux et sont donc administrés exclusivement par voie intra-veineuse, en combinaison (*IPILIMUMAB* et *NIVOLUMAB*) ou en association avec la chimiothérapie. L'administration s'effectue en hôpital de jour et la durée de la perfusion est en général assez courte (< 1 heure). Le rythme de perfusion varie d'un anticorps à un autre, en général 2 à 3 semaines séparent chaque injection. Les perfusions peuvent être réalisées sur une voie périphérique.

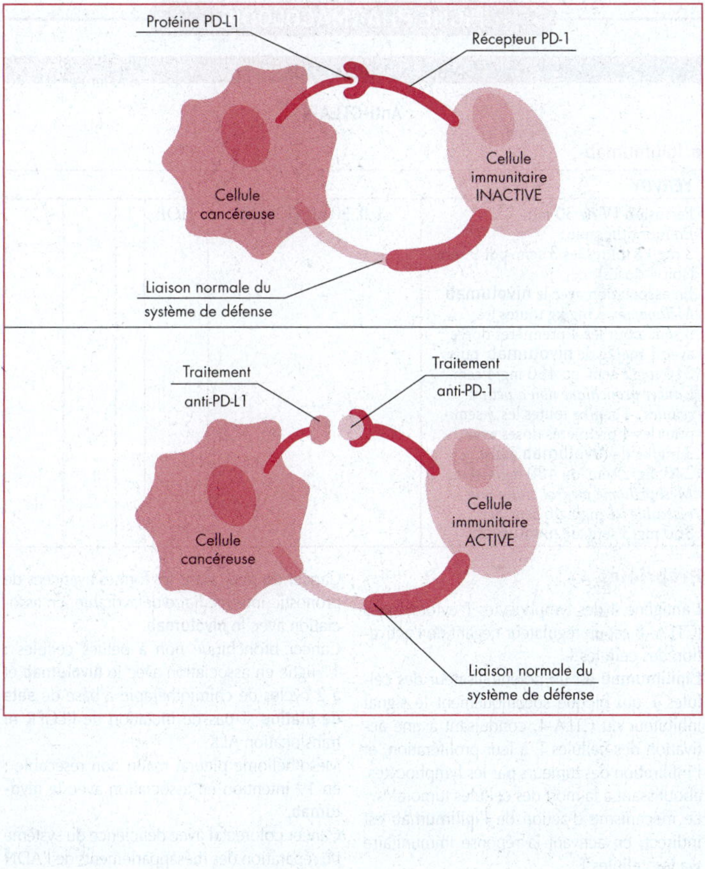
Protéine PD-L1
Récepteur PD-1
Cellule cancéreuse
Cellule immunitaire INACTIVE
Liaison normale du système de défense
Traitement anti-PD-L1
Traitement anti-PD-1
Cellule cancéreuse
Cellule immunitaire ACTIVE
Liaison normale du système de défense

FICHE PHARMACOLOGIE

IMMUNOTHÉRAPIE – ANTICORPS MONOCLONAUX

Anti-CTLA-4

▪ Ipilimumab

YERVOY					
Perfusion IV de 30 min En monothérapie : 3 mg/kg toutes les 3 sem. pdt 9 sem. (soit 4 doses) En association avec le **nivolumab** *Mélanome* : 3 mg/kg toutes les 3 sem. pour les 4 premières doses avec 1 mg/kg de **nivolumab**, puis 240 mg/2 sem. ou 480 mg/4 sem. *Cancer bronchique non à petites cellules* : 1 mg/kg toutes les 3 sem. pour les 4 premières doses avec 3 mg/kg de **nivolumab**, puis 240 mg/2 sem. ou 480 mg/4 sem. *Mésothéliome pleural malin non résécable* : 1 mg/kg/6 sem. avec 360 mg/3 sem. de **nivolumab**	1 fl. 50 mg (10 mL)	HOP	I		

Propriétés

L'antigène 4 des lymphocytes T cytotoxiques (CTLA-4) est un régulateur négatif de l'activation des cellules T.

L'**ipilimumab** est un potentialisateur des cellules T qui bloque spécifiquement le signal inhibiteur du CTLA-4, conduisant à une activation des cellules T, à leur prolifération, et l'infiltration des tumeurs par les lymphocytes, aboutissant à la mort des cellules tumorales.

Le mécanisme d'action de l'**ipilimumab** est indirect, en activant la réponse immunitaire *via* les cellules T.

Indications

Traitement du mélanome avancé (non résécable ou métastatique) chez les patients adultes ayant déjà reçu un traitement.

Cancer du rein : dans les formes avancées de pronostic intermédiaire/défavorable, en association avec le **nivolumab**.

Cancer bronchique non à petites cellules : 1re ligne en association avec le **nivolumab** et à 2 cycles de chimiothérapie à base de **sels de platine** si pas de mutation de l'EGFR ni translocation ALK.

Mésothéliome pleural malin non résécable : en 1re intention en association avec le **nivolumab**.

Cancer colorectal avec déficience du système de réparation des mésappariements de l'ADN ou instabilité microsatellitaire élevée après une association à une chimiothérapie à base de fluoropyrimidine.

Carcinome épidermoïde de l'œsophage non résécable, récurrent ou métastatique dont les cellules tumorales expriment PDL-1 ≥ 1 % : en 1re ligne en association avec le **nivolumab**.

Contre-indications

Hypersensibilité connue au produit.

Précautions d'emploi

Bilan hépatique et thyroïdien avant traitement.
Surveillance biologique, hépatique, surrénalienne, gastro-intestinale, dermatologique, thyroïdienne et neurologique pendant le traitement.
Déconseillé en cas de grossesse ou allaitement.

Effets indésirables

Confusion, troubles psychocomportementaux, dépression, ataxie, myoclonie, neuropathie périphérique, réactions cutanées, troubles de la vision, hémorragie gastro-intestinale, colite, insuffisance hépatique, hépatite, hypothyroïdie, troubles cardiovasculaires (fibrillation, hypotension, arythmie), dépression respiratoire.
Anémie, neutropénie, lymphopénie, thrombopénie, augmentation des enzymes hépatiques et pancréatiques, perturbation du bilan thyroïdien et surrénalien, hypokaliémie, hyponatrémie.
Asthénie, céphalées, tremblements, vertiges, douleurs musculaires, diarrhées, vomissements, nausées, douleurs abdominales, reflux, amaigrissement, bouffées de chaleur, dyspnée, toux.

Interactions médicamenteuses

Corticostéroïdes : interférence avec le mécanisme d'action de l'**ipilimumab**. À éviter pendant le traitement mais peuvent être utilisés après.
Anticoagulants : majoration du risque hémorragique notamment gastro-intestinal. Surveillance étroite recommandée.

Anti-SLAMF7

■ Élotuzumab

EMPLICITI					
Cycles de 28 j Voie IV Débit de 0,5 à 5 mL/min C1 et C2 : 10 mg/kg à J1, J8, J15, 22 C3 et suivants : 10 mg/kg à J1 et J15	1 fl. à diluer pour perf. 300 mg (25 mg/mL) 1 fl. à diluer pour perf. 400 mg (25 mg/mL)	HOP HOP	I I		

Propriétés

Anticorps monoclonal IgG1 immuno-stimulateur humanisé, qui cible spécifiquement la protéine SLAMF7 (*Signaling Lymphocyte Activation Molecule Family member 7*).
Le SLAMF7 est exprimé de manière élevée sur les cellules du myélome multiple indépendantes d'anomalies cytogénétiques. Le SLAMF7 est aussi exprimé sur les cellules NK, les plasmocytes sains et d'autres cellules immunitaires.
L'**élotuzumab** active directement les cellules NK à la fois *via* la voie du SLAMF7 et *via* les récepteurs Fc améliorant l'activité anti-myélome. Il cible également SLAMF7 sur les cellules myélomateuses et facilite l'interaction avec les cellules NK pour entraîner la mort des cellules du myélome *via* un mécanisme de cytotoxicité cellulaire dépendant des anticorps.

Indications

En association avec le **lénalinomide** et la **dexaméthasone** : traitement du myélome multiple chez l'adulte ayant reçu au moins un traitement antérieur.

Précautions d'emploi

Surveillance des réactions à la perfusion (prémédication recommandée) et de la survenue d'infection.

Effets indésirables

Troubles de l'état général : fatigue, fièvre, réaction liée à la perfusion, douleur thoracique.
Troubles neurologiques : céphalées, hypoesthésie.
Troubles dermatologiques : sueurs nocturnes.
Troubles de l'humeur.
Troubles du système immunitaire : zona, nasopharyngite, infections des voies respiratoires supérieures, pneumonie, réaction anaphylactique, hypersensibilité.
Troubles cardiovasculaires : thrombose veineuse profonde.
Troubles respiratoires : toux, douleur oropharyngée.
Lymphopénie.

Anti-PD-1

■ Nivolumab

OPDIVO				
IV A. < 50 kg : 3 mg/kg/adm. toutes les 2 sem. pdt 30 min ou 6 mg/kg/adm. toutes les 4 sem. pdt 60 min A. > 50 kg : 240 mg/2 sem. pdt 30 min ou 480 mg/4 sem. pdt 60 min Cancer bronchique à petites cellules, lymphome non hodgkinien classique, cancer épidermoïde de la tête et du cou, carcinome urothélial, carcinome épidermoïde de l'œsophage : 240 mg/2 sem. pdt 30 min	1 fl. 40 mg/4 mL 1 fl. 100 mg/10 mL 1 fl. 240 mg/24 mL	HOP HOP HOP	I I I	

Propriétés

Le **nivolumab** se lie au récepteur PD-1 (*Programmed Death-1*) et bloque son interaction avec ses ligands (PD-L1 et 2). La liaison du PD-1 avec les ligands, qui peuvent être exprimés par les cellules tumorales ou par d'autres cellules du micro-environnement tumoral, entraîne une inhibition de la prolifération des cellules T et de la sécrétion de cytokines et donc une diminution de la réponse antitumorale. Le **nivolumab** potentialise les réponses des cellules T, incluant les réponses antitumorales, par un blocage de la liaison de PD-1 à ces ligands.

Indications

• En monothérapie : traitement d'un mélanome avancé, non résécable ou métastatique.

• En 2e intention : traitement des cancers bronchiques non à petites cellules de type épidermoïde localement avancé ou métastatique.

• Carcinome urothélial non résécable ou métastatique.

• Cancer du rein : dans les formes avancées en monothérapie ou si pronostic intermédiaire/défavorable, en association avec l'**ipilimumab**.

• Mésothéliome pleural malin : en 1re intention, dans les formes non résécables, en association avec l'**ipilimumab**.

• Cancer colorectal avec déficience du système de réparation des mésappariement de l'ADN ou instabilité microsatellitaire élevée : en association avec l'**ipilimumab**.

• Carcinome épidermoïde de l'œsophage non résécable, récurrent ou métastatique dont les cellules tumorales expriment PDL-1 ≥ 1 % : en association avec l'**ipilimumab**.

• Cancer de l'œsophage de la jonction œsogastrique et adénocarcinome gastrique.

• Lymphome de Hodgkin en rechute ou réfractaire.
• Carcinome épidermoïde de la tête et du cou en rechute ou métastatique.

Contre-indications

Allaitement.
Déconseillé chez la femme enceinte ou en âge de procréer en l'absence de contraception efficace.

Précautions d'emploi

Le **nivolumab** est associé à des effets indésirables d'origine immunologique. Les patients doivent être continuellement surveillés (au moins jusqu'à 5 mois après la dernière perfusion).

Effets indésirables

Troubles généraux : fatigue, fièvre, œdème, arthralgies, douleurs musculosquelettiques, diminution de l'appétit, hypertension.
Troubles neurologiques : vertiges, céphalées, neuropathie périphérique.
Troubles dermatologiques : rash, prurit, érythème, alopécie.
Troubles du système immunitaire : infections respiratoires, pneumopathies, bronchites, réactions liées à la perfusion.
Troubles gastro-intestinaux : diarrhée, nausées, colite, stomatite, douleurs abdominales, constipation, vomissement, sécheresse buccale.
Modifications biologiques : augmentation des enzymes hépatiques et pancréatiques, créatinine.
Troubles endocriniens : hypo/hyperthyroïdie, hyper-glycémie, hypo/hypercalcémie, natrémie, kaliémie.

■ Pembrolizumab

KEYTRUDA				
En 1re intention : CBNPC avec TPS > 50 %, cancer urothélial de la vessie A. 200 mg/3 sem. soit 400 mg/6 sem. pdt 30 min En 2e intention : mélanome malin, CBNPC avec TPS ≥ 1 % E. > 3 ans : 2 mg/kg/3 sem. (max 200 mg)	1 fl. perf. 25 mg/mL	HOP	I	

Propriétés

Anticorps monoclonal humanisé qui, en se liant au récepteur PD-1, potentialise les réponses des cellules T, y compris les réponses antitumorales, par le blocage de la liaison de PD-1 avec PD-L1 et PD-L2, qui sont exprimés dans les cellules présentatrices d'antigène et peuvent être exprimés par les tumeurs ou par d'autres cellules du microenvironnement tumoral.

Indications

En monothérapie dans le traitement de l'adulte atteint :
• d'un mélanome avancé (non résécable ou métastatique) ;
• d'un cancer bronchique non à petites cellules métastatique dont les tumeurs expriment PD-L1 avec un score de proportion tumorale (TPS) ≥ 50 %, sans mutations tumorales d'EGFR ou d'ALK ;
• d'un CBNPC localement avancé ou métastatique dont les tumeurs expriment PD-L1 avec un TPS ≥ 1 %, et ayant reçu au moins une chimiothérapie antérieure. Les patients présentant des mutations tumorales d'EGFR ou d'ALK doivent également avoir reçu une thérapie ciblée avant de recevoir ce médicament ;
• d'un carcinome urothélial localement avancé ou métastatique ayant reçu une chimiothérapie antérieure à base de **sels de platine** ;

• d'un carcinome urothélial localement avancé ou métastatique inéligible à une chimiothérapie à base de **cisplatine** et dont les tumeurs expriment PD-L1 avec un score positif combiné (CPS) ≥ 10 ;
• d'un lymphome non Hodgkinien classique ;
• d'un carcinome épidermoïde de la tête et du cou ;
• d'un carcinome à cellules rénales ;
• d'un cancer avec déficience du système de réparation des mésappariements de l'ADN ou instabilité microsatellitaire élevée ;
• d'un cancer de l'œsophage ;
• d'un cancer du sein triple négatif ;
• d'un cancer de l'endomètre ;
• d'un cancer du col de l'utérus ;
• d'un adénocarcinome gastrique ou de la jonction gastro-œsophagienne.

Contre-indications

Hypersensibilité, allaitement.

Précautions d'emploi

Surveillance respiratoire, hépatique, biologique (NFS, enzymes hépatiques, créatinine), thyroïdienne.

Effets indésirables

Troubles généraux : asthénie, œdème, pyrexie, syndrome pseudo-grippal, frissons.
Troubles du système nerveux : céphalées, étourdissements, dysgueusie, névrite optique.
Troubles cutanés : rash, prurit, réactions cutanées sévères, vitiligo, sécheresse cutanée, érythème.
Réactions liées à la perfusion.
Anémie.
Troubles musculosquelettiques : arthralgie, myosite, douleurs musculosquelettiques, douleurs aux extrémités, arthrite.
Troubles gastro-intestinaux : diarrhée, nausées, colite, vomissements, douleurs abdominales, constipation, sécheresse buccale.
Augmentation des enzymes hépatiques, de la créatinine.
Troubles endocriniens : hyperthyroïdie, hypothyroïdie, diminution de l'appétit.
Troubles respiratoires : pneumopathie inflammatoire, dyspnée, toux.

■ Cémiplimab

LIBTAYO					
Voie IV sur 30 min 350 mg toutes les 3 sem.	1 fl. 350 mg	HOP	I		

Propriétés

Anticorps monoclonal humain qui se lie au récepteur PD-1 et bloque son interaction avec PD-L1 et PD-L2.

Indications

En monothérapie dans le traitement de l'adulte atteint de :
• carcinome épidermoïde cutané métastatique ou localement avancé ;
• carcinome basocellulaire ;
• cancer du col de l'utérus récidivant ou métastatique.
En monothérapie ou en association à une chimiothérapie à base de **sels de platine** pour le traitement dans le traitement de l'adulte atteint de cancer bronchopulmonaire non à petites cellules (CBNPC) exprimant PDL1 ≥ 1 % sans altération du gène *EGFR*, *ALK* ou *ROS1* localement et non candidat à une radiochimiothérapie ou métastatique.

Contre-indications

Hypersensibilité.

Précautions d'emploi

Surveillance continue de l'apparition d'effets indésirables immunologiques : adaptation de posologie, traitement hormonal substitutif si indiqué, corticothérapie, suspension ou arrêt du traitement.

Effets indésirables

Fréquents : fatigue, hypo- ou hyperthyroïdie, pneumopathie inflammatoire, dyspnée, stomatite, hépatique, éruption cutanée, arthralgie, augmentation des enzymes hépatiques, augmentation de la créatininémie, diarrhée.

Peu fréquents : myocardite, péricardite, PTI, vascularite, diabète de type 1, insuffisance surrénalienne, hypophisite, néphrite, kératite, méningite. En association avec les sels de platine dans le CBNPC : risque de lymphohystiocytose hémophagocytaire (LHH). Une LHH nécessite un arrêt définitif du traitement.

■ Dostarlimab

JEMPERLI					
500 mg/3 sem. lors du 1er cycle (= 3 sem.) puis 1 000 mg/6 sem. les cycles suivants	1 fl. 500 mg	HOP	I		

Indications

Cancer de l'endomètre, récidivant ou avancé, qui présente une déficience du système de réparation des mésappariements des bases ou une instabilité microsatellitaire élevée, en progression après ou pendant une chimiothérapie à base de **platine**.

Contre-indications

Hypersensibilité.

Précautions d'emploi

Surveillance continue de l'apparition d'effets indésirables immunologiques : adaptation de posologie, traitement hormonal substitutif si indiqué, corticothérapie, suspension ou arrêt du traitement.

Effets indésirables

Peu fréquents : myocardite, péricardite, PTI, vascularite, diabète de type 1, insuffisance surrénalienne, hypophisite, néphrite, kératite, méningite.
Fréquents : fatigue, hypo ou hyperthyroïdie, pneumopathie inflammatoire, dyspnée, stomatite, hépatique, éruption cutanée, arthralgie, augmentation des enzymes hépatiques, de la créatininémie, diarrhée.

Anti-PD-L1

■ Atézolizumab

TECENTRIQ					
A. 1 200 mg/adm. toutes les 3 sem.	1 fl. 1 200 mg/20 mL	HOP	I		

Propriétés

Anticorps monoclonal humanisé de type immunoglobuline G1, qui se lie directement à PD-L1 et assure un double blocage des récepteurs PD-1 et B7.1, empêchant l'inhibition de la réponse immunitaire médiée par PD-L1/PD-1 et réactivant la réponse immunitaire antitumorale sans induire de cytotoxicité cellulaire anticorps-dépendante.

Indications

En monothérapie dans le traitement de l'adulte atteint de :

- carcinome urothélial ;
- cancer bronchique non à petites cellules (CNBPC) de stade précoce, dans le traitement adjuvant, après résection complète et chimiothérapie avec un risque élevée de récidive et avec une expression de PD-L1 > 50 %, sans altération du gène *EGFR* ou *ALK*.

En association avec :

- **bévacizumab**, **paclitaxel** et **carboplatine** : 1re ligne de traitement des patients adulte atteinte de CBNPC non épidermoïde métastatique ou CNBPC avec altération du gène *EGFR* ou réarrangement du gène *ALK* ;

- **nab-paclitaxel** : cancer du sein triple négatif avancé non résécable et n'ayant pas de traitement systémique antérieur ;
- **carboplatine** et **étoposide** : cancer bronchique à petites cellules de stade étendu.

Contre-indications

Allaitement.

Précautions d'emploi

Bilan thyroïdien avant traitement.
Prémédication souhaitable.
Surveillance biologique, respiratoire, hépatique, gastro-intestinale, hypophysaire, neurologique.

Effets indésirables

Troubles de l'état général : fièvre, fatigue, asthénie, réaction liée à la perfusion, syndrome pseudo-grippal, frissons, rash, prurit, arthralgie, douleurs musculo-squelettiques, augmentation des enzymes hépatiques, hypotension.
Troubles gastro-intestinaux : nausées, vomissements, diarrhée, douleurs abdominales, colite, dysphagie.
Troubles métaboliques : hypo-, hyperthyroïdie, perte d'appétit, hypokaliémie, hyponatrémie.
Troubles respiratoires : dyspnée, pneumopathie inflammatoire, hypoxie, congestion nasale.

■ Avélumab

BAVENCIO			
A. 10 mg/kg/adm toutes les 2 sem.	1 fl. 20 mg/mL	HOP	I

Propriétés

Anticorps monoclonal humain dirigé contre le ligand de la protéine de mort programmée 1 (PD-L1) : suppression des effets inhibiteurs du PD-L1 sur les lymphocytes T CD8+ cytotoxiques, rétablissant ainsi les réponses antitumorales des lymphocytes T.
Il a également été montré que l'**avélumab** induisait une lyse directe des cellules tumorales par les cellules NK *via* la cytotoxicité à médiation cellulaire dépendante des anticorps.

Indications

Traitement en monothérapie de l'adulte atteint de carcinome à cellules de Merkel métastatique.

Précautions d'emploi

Surveillance des réactions liées à la perfusion.
Surveillance surrénalienne, thyroïdienne et de l'apparition de diabète de type 1.
Surveillance des effets indésirables possibles d'origine immunologique.

Effets indésirables

Troubles de l'état général : fatigue, fièvre, œdème périphérique, asthénie, frissons, syndrome pseudo-grippal, réactions liées à la perfusion.
Troubles nerveux : céphalées, vertiges, neuropathies périphériques.
Troubles cutanés : éruption, prurit, sécheresse de la peau.
Troubles gastro-intestinaux : nausées, diarrhée, vomissements, sécheresse buccale, constipation, douleurs abdominales.
Troubles hépatiques : élévation des enzymes hépatiques, hépatite, insuffisance hépatique.
Troubles métaboliques : hypothyroïdie, perte de poids et d'appétit.
Troubles cardiovasculaires : hypo ou hypertension.
Élévation de la créatinine.
Troubles respiratoires : toux, dyspnée, pneumopathie.

Durvalumab

IMFINZI					
CBNPC : 10 mg/kg toutes les 2 sem. ou 1500 mg toutes les 4 sem. pdt 12 mois max CBPC-SE : 1500 mg toutes les 3 sem. pdt 4 cycles en association puis toutes les 4 sem. en monothérapie	1 fl. 120 mg/2,4 mL (50 mg/mL) 1 fl. 500 mg/10 mL (50 mg/mL)	HOP HOP	I I		

Propriétés

Anticorps monoclonal de type immunoglobuline G1 kappa entièrement humain, qui bloque de manière sélective les interactions entre PD-L1 et à la fois PD-1 et CD80.

Le blocage sélectif des interactions entre PD-L1/PD-1 et PD-L1/CD80 augmente les réponses immunitaires antitumorales et l'activation des lymphocytes T.

Indications

Cancer bronchique non à petites cellules (CBNPC) localement avancé, non opérable, avec PD-L1 ≥ 1 % des cellules tumorales, n'ayant pas progressé après une chimioradiothérapie à base de **platine**.

Cancer bronchique à petites cellules à un stade étendu (CBPC-SE), en association à l'**étoposide** et au **carboplatine** ou **cisplatine**.

Précautions d'emploi

Surveillance cardiaque, hépatique, rénale, gastro-intestinale, thyroïdienne, hypophysaire et respiratoire recommandée pendant le traitement.

Effets indésirables

Troubles de l'état général : fièvre, œdème périphérique, réaction liée à la perfusion, hypo-, hyperthyroïdie, augmentation de la créatinine, dysurie, néphrite.

Troubles cutanés : dermatite, prurit, sueurs nocturnes, éruption cutanée.

Troubles immunitaires : infections des voies aériennes supérieures, pneumonie, grippe, infections dentaires, candidose buccale.

Troubles musculosquelettiques : myalgie, myosite.

Troubles gastro-intestinaux : diarrhée, douleurs abdominales, colite.

Troubles respiratoires : pneumopathie inflammatoire, dysphonie, toux, dyspnée.

Anti-CCR4

Mogamulizumab

POTELIGEO					
Voie IV sur 60 min Cycles de 28 j 1 mg/kg à J1, J8, J15, J22 du 1er cycle puis à J1 et J15 des cycles suivants	1 fl 5 mL (4 mg/mL)	HOP	I		

Propriétés

Anticorps monoclonal qui se lie au récepteur CCR4, un récepteur de chimiokines impliqué dans la migration des lymphocytes vers différents organes dont la peau.

Indications

Mycosis fongoïde ou syndrome de Sézary après un traitement systémique antérieur.

Contre-indications

Hypersensibilité.

Précautions d'emploi

Dépistage de l'hépatite B avant traitement, surveillance cutanée renforcée.

Effets indésirables

Fatigue, fièvre, infections, anémie, neutropénie, thrombopénie, éruption cutanée parfois sévère, hypothyroïdie, diarrhée, nausée, vomissements, augmentation des enzymes hépatiques, réaction liée à la perfusion.

Interactions médicamenteuses

Autres traitements systémiques avec la même indication non recommandés, tels que les **corticoïdes** et **dermocorticoïdes** (risque d'infection sévère accru).

IMMUNOTHÉRAPIE – MODIFICATEURS DE LA RÉPONSE IMMUNITAIRE

▪ Tasonermine

BÉROMUN					
Perf. du membre isolé (ILP : *Isolated Limb Perfusion*) sous légère hyperthermie Membre supérieur : dose totale de 3 mg Membre inférieur : dose totale de 4 mg **Melphalan** associé : 13 mg/unité de volume (en litre) du membre supérieur perfusé 10 mg/unité de volume (en litre) du membre inférieur perfusé Résection chirurgicale de la tumeur résiduelle effectuée dès que possible Si nécessaire, 2e ILP pratiquée 6 à 8 sem. après la 1re	1 pdr. + solv. 1 mg/ 5 mL		HOP	I	

Propriétés

Cytokine de la famille du TNF-α.

- Inhibition directe de la prolifération des cellules tumorales par effet cytotoxique ou cytostatique.
- Effet direct sur la vascularisation tumorale par induction de thromboses microvasculaires.
- Infiltration facilitée de la tumeur par les lymphocytes, les monocytes et les polynucléaires.
- Effet immunomodulateur direct et indirect.

Indications

Traitement en association avec le **melphalan** des sarcomes des tissus mous des membres :

- avant résection chirurgicale de la tumeur, afin d'éviter ou de retarder l'amputation ;
- à titre palliatif, pour les sarcomes inopérables.

Contre-indications

Ce sont celles de la **tasonermine** et de la technique d'ILP (*Isolated Limb Perfusion* : perfusion isolée de membre).

- Hypersensibilité à l'un des composants.
- Maladies cardiovasculaires ou pulmonaires graves.
- Ulcère gastrique évolutif ou antécédents récents d'ulcère gastrique.
- Ascite sévère.
- Altérations sévères hématologique, des fonctions rénale ou hépatique.
- Hypercalcémie > 12 mg/dL (2,99 mmol/L).
- Lymphœdème sévère du membre.
- Patients chez qui les vasopresseurs ou anticoagulants sont contre-indiqués.
- Contre-indication aux marqueurs radioactifs.
- Contre-indication à l'hyperthermie du membre.

• Patients dont on suppose que l'irrigation du membre en aval de la tumeur dépend très étroitement des vaisseaux tumoraux (artériographie parfois nécessaire).
• Grossesse et allaitement.
• Contre-indications au **melphalan**.

Précautions d'emploi

Technique pour perfusion du membre isolé (ILP) mise en œuvre dans des centres spécialisés, sous anesthésie générale.
Hydrater le patient avant, pendant et après l'ILP.
Surveillance du patient les 3 premiers j suivant la perf.
Conditionnement contenant du latex.

Effets indésirables

Très fréquents : arythmies (cardiotoxicité), hépatotoxicité, réaction cutanée.
Fréquents : infection, leucopénie, thrombocytopénie, réaction d'hypersensibilité, neurotoxicité, insuffisance cardiaque, thromboses veineuse et artérielle, syndrome de détresse respiratoire, nécrose cutanée et des extrémités (amputation parfois nécessaire), etc.
Peu fréquents : sepsis, maladie artérielle périphérique occlusive, œdème pulmonaire, syndrome de compression des loges musculaires, onychomadèse.

Interactions médicamenteuses

Contre-indiqués : substances cardiotoxiques (ex : **anthracyclines**).
Déconseillés : médicaments susceptibles de provoquer une importante hypotension.
+ Interactions médicamenteuses avec le **melphalan**.

■ BCG vivants atténués

BCG-MEDAC					
Voie intravésicale Induction : 1 fl./sem. pdt 6 sem. Entretien : 1 fl./sem. pdt 3 sem. aux 3e, 6e, 12e, 18e, 24e, 30e et 36e mois	1 fl. 2 x 10^6 à 3 x 10^9 unités viables de BCG	157,15	I	100 %	157,15

Propriétés

Ce médicament favorise une réaction inflammatoire et immunologique locale aiguë.

Indications

Traitement du carcinome urothélial non invasif de la vessie.

Contre-indications

Réaction antérieure à un vaccin BCG.
Tuberculose active, traitement par **immunosuppresseur**, maladie fébrile, infection des voies urinaires.
Antécédent de radiothérapie de l'aire vésicale.

Précautions d'emploi

Surveiller une réaction systémique possible au BCG.

Effets indésirables

Troubles généraux : malaise, fièvre, frissons.
Troubles immunitaires : infections systémiques, pulmonaires, cystites.
Troubles métaboliques : anorexie.
Troubles gastro-intestinaux : nausées, vomissements, diarrhées.

Aldesleukine

PROLEUKIN				
Perf. IV continue Induction (2 cycles) : 18 MUI/m²/j pdt 5 j, puis 2 à 6 j sans traitement, puis 5 j de traitement, puis 3 sem. sans traitement Entretien (max 4 cycles) : 18 MUI/m² pdt 5 j x 1/mois Voie SC S1 : 18 MUI/m²/j pdt 5 j, puis 2 j sans traitement S2, S3 et S4 : 18 MUI/m²/j pdt 2 j, puis 9 MUI/m²/j à J3, J4 et J5, pas de traitement à J6 et J7 Puis 1 sem. sans traitement puis reprise du cycle S1-S4	1 fl. pdre 18 MUI	HOP	I	

Propriétés

Activité biologique analogue à l'IL-2 humaine, régulateur de la réponse immunitaire.

Indications

Adénocarcinome rénal métastatique.

Contre-indications

Hypersensibilité.
Score ECOG ≥ 2.
Score ECOG ≥ 1 et nombre d'organes métastatiques > 1 et < 24 mois entre le diagnostic initial de la tumeur primitive et la date d'évaluation en vue du traitement par *PROLEUKIN*.
Cardiopathie grave ou antécédents, infection évolutive, dysfonctionnement grave d'un organe vital, PaO_2 < 60 mmHg au repos.
Métastases cérébrales (sauf si traitées avec succès) ou comitialité.

Précautions d'emploi

Non recommandé si : leucocytes < 4 000/mm³, plaquettes < 100 000/mm³, hématocrite < 30 %, anomalie de la bilirubinémie et de la créatininémie, corticothérapie prévue, antécédent d'allogreffe d'organe, maladie auto-immune.
Bilan et traitement des métastases cérébrales avant traitement.
Suivi de la NFS et des plaquettes. Bilans électrolytique, rénal, hépatique, glycémique, thyroïdien réguliers. Suivi régulier de la fonction circulatoire (tension artérielle, pouls, pression veineuse centrale, état mental, diurèse). Radiographies thoraciques, ECG et gaz du sang avant traitement.

Effets indésirables

Généraux : fièvre, infection, myalgies, arthralgies.
Hématologiques : anémie, thrombopénie, leucopénie, éosinophilie, coagulopathie.
Endocriniens : hypo ou hyperthyroïdie.
Métaboliques : anorexie, déséquilibre électrolytique, hyperglycémie.
Psychiatriques et neurologiques : irritabilité, confusion, dépression, insomnie, hallucinations, somnolence, paresthésie, neuropathie, trouble de la parole, perte de goût.
Cardiovasculaires : arythmie, ischémie myocardique, insuffisance cardiaque, syndrome de fuite capillaire avec hypotension, tachycardie et hypoperfusion des organes (dans les 1res heures, moins fréquent et moins important avec SC), thrombose veineuse.
Pulmonaires : dyspnée, œdème pulmonaire, épanchement pleural, hémoptysie.
Gastro-intestinaux : nausée, vomissements, diarrhées, saignements, ascite.
Hépatobiliaires : augmentation des enzymes hépatiques, des la bilirubinémie, hépatomégalie ou hépatosplénomégalie.
Cutanés : érythème, rash, dermatite exfoliative, transpiration, alopécie.

Rénaux : augmentation de l'urémie et de la créatininémie, oligurie, hématurie.

Interactions médicamenteuses

Cisplatine, **vinblastine**, **dacarbazine** non recommandés (lyse tumorale importante).
Prudence avec les médicaments néphrotoxiques, hépatotoxiques, myélotoxiques, cardiotoxiques, psychotropes.
Prudence avec les **bêtabloquants** (effet hypotenseur accru).
Interféron alfa (rhabdomyolyse, atteinte du myocarde, apparition ou exacerbation d'une maladie auto-immune).
Glucocorticoïdes (diminution d'efficacité de *PROLEUKIN*).
Produits de contraste non recommandés pendant 2 sem. après le traitement (réapparition de la toxicité de *PROLEUKIN*).

IMMUNOTHÉRAPIE – THÉRAPIE CELLULAIRE AUTOLOGUE

■ Tisagenlecleucel ©

KYMRIAH					
E. > 3 ans et A. < 25 ans Poids < 50 kg : 0,2 à 5,0 x 10^6 lymphocytes T viables porteurs d'un CAR/kg de poids corporel Poids > 50 kg : 0,1 à 2,5 x 10^8 lymphocytes T viables porteurs d'un CAR	1 ou plusieurs poches 1,2 x 10^6 à 6 x 10^8 LyT viables CAR+	HOP	I		

Propriétés

Thérapie anticancéreuse immunocellulaire autologue impliquant la reprogrammation des lymphocytes T du patient à l'aide d'un transgène codant pour un récepteur antigénique chimérique (CAR), afin d'identifier et d'éliminer les cellules exprimant le CD19.
Le CAR est constitué d'un fragment d'anticorps murin à chaîne unique qui reconnaît le CD19 et est fusionné aux domaines de signalisation intracellulaire.
Lors de la liaison aux cellules exprimant le CD19, le CAR transmet un signal favorisant l'expansion des lymphocytes T et la persistance de **tisagenlecleucel**.

Indications

Traitement de la leucémie aiguë lymphoblastique à cellules B chez les patients âgés de moins de 25 ans au moment où l'indication est posée, en rechute ou réfractaire après au moins 2 lignes de traitement.
Traitement du lymphome B à grandes cellules chez les patients adultes en rechute ou réfractaire après au moins 2 lignes de traitement.
Traitement de lymphome folliculaire en rechute ou réfractaire.

Contre-indications

Infection générale non contrôlée, syndrome inflammatoire chronique.

Précautions d'emploi

Hospitalisation obligatoire.
Respecter un délai de 15 j entre la dernière cure de chimiothérapie lymphodéplétive et la 1re administration de *KYMRIAH*.
Surveillance neurologique étroite (risque de relargage des cytokines) et hépatique pendant le traitement.

Effets indésirables

Troubles de l'état général : pyrexie, fatigue, œdème, douleurs, frissons, asthénie, syndrome grippal, syndrome de défaillance multiviscérale.
Troubles neurologiques : délire, anxiété, troubles du sommeil, céphalées, encéphalopathie, vertiges, tremblements, neuropathie périphérique, troubles de la parole, convul-

sions, hémorragie cérébrale, névralgie, infarctus cérébral ischémique.
Troubles cutanés : éruption cutanée, prurit, érythème, sueurs nocturnes, pétéchies, hyperhidrose.
Troubles du système immunitaire : infections (virale, bactérienne, fongique), neutropénie fébrile, syndrome de relargage des cytokines, hypogammaglobulinémie, maladie du greffon contre l'hôte.
Troubles musculosquelettiques : dorsalgies, myalgies, arthralgies.
Troubles gastro-intestinaux : diarrhée, nausées, vomissements, constipation, douleurs abdominales, sécheresse buccale, hémorragie buccale, stomatites, distension abdominale, ascite, syndrome du compartiment abdominal.
Troubles métaboliques : diminution de l'appétit, hypokaliémie, hypo- ou hyperphosphatémie, hypocalcémie, hypo- ou hypermagnésémie, hyponatrémie, hypoalbuminémie, hyperuricémie, hyperglycémie, surcharge hydrique, syndrome de lyse tumorale.
Atteinte rénale aiguë.
Troubles cardiovasculaires : tachycardie, insuffisance cardiaque, arythmie, arrêt cardiaque, hypo ou hypertension artérielle, syndrome de fuite capillaire, bouffées congestives ou vasomotrices.
Troubles respiratoires : toux, hypoxie, dyspnée, œdème pulmonaire, épanchement pleural, tachypnée, épistaxis, infiltration pulmonaire.

■ Axicabtagène ciloceucel

YESCARTA				
Administration unique Posologie à adapter en fonction du poids	1 poche 0,4-2 x 10^8 cellules	HOP	I	

Propriétés

Produit d'immunothérapie constitué de cellules T autologues génétiquement modifiées dirigées contre le CD19, se lie aux cellules cancéreuses et cellules B normales exprimant l'antigène CD19.
Après la liaison des cellules CAR (récepteur antigénique chimérique) T anti-CD19 aux cellules cibles exprimant CD19, les domaines costimulateurs CD28 et CD3-zeta activent les cascades de signaux qui entraînent l'activation des cellules T, leur prolifération, leur acquisition de fonctions effectrices et la sécrétion de chimiokines et de cytokines inflammatoires.
Cette cascade d'événements conduit à l'apoptose et à la nécrose des cellules cibles exprimant CD19.

Indications

Traitement de l'adulte atteint de lymphomes B à grandes cellules, en rechute ou réfractaires après au moins 2 lignes de traitement ou ayant rechuté dans les 12 mois après une chimio-immunothérapie.
Traitement des patients adultes atteints de lymphome médiastinal primitif en rechute ou réfractaire après au moins 2 lignes de traitement.
Traitement de lymphome folliculaire en rechute ou réfractaire.

Contre-indications

Infection générale non contrôlée, syndrome inflammatoire chronique.

Précautions d'emploi

Hospitalisation obligatoire pendant le traitement et 10 j après.
Chimiothérapie lymphodéplétive à réaliser à J–5, J–4 et J–3 avant traitement.
Surveillance hématologique, biologique et neurologique pendant le traitement.

Effets indésirables

Troubles de l'état général : fatigue, fièvre, œdème, frissons, rash cutané.
Troubles neurologiques : délire, anxiété, insomnie, encéphalopathie, céphalées, tremblements, sensations vertigineuses, aphasie,

ataxie, neuropathie, convulsions, dyscalculie, myoclonies.
Troubles du système immunitaire : infection (virale, bactérienne, fongique), syndrome de relargage cytokinique, hypogammaglobulinémie, hypersensibilité, lymphohistiocytose hémophagocytaire.
Troubles musculosquelettiques : dysfonction motrice, douleurs aux extrémités, douleurs dorsales, arthralgies, douleurs musculaires.
Troubles gastro-intestinaux : diarrhée, nausées, vomissements, constipation, douleur abdominale, sécheresse buccale.
Insuffisance rénale.
Troubles cardiovasculaires : tachycardie, arythmie, arrêt cardiaque, insuffisance cardiaque, hypotension, hypertension, thrombose, syndrome de fuite capillaire.
Troubles respiratoires : toux, dyspnée, hypoxie, épanchement pleural, œdème pulmonaire.

■ Lisocabtagène maraleucel

BREYANZI					
Administration unique	1 fl. 1,1 à 70 x 10^6 cellules/mL	HOP	I		

Propriétés

Immunothérapie cellulaire à base de cellules autologues génétiquement modifiées anti-CD19 administrée sous forme d'une composition définie visant à réduire la variabilité de la dose de lymphocytes T CD8+ et CD4+ composé d'une fraction CAR.

Indications

Lymphome diffus à grandes cellules B, lymphome B de haut grade, lymphome médiastinal primitif à grandes cellules B ou lymphome folliculaire de grade 3B (LF3B) en rechute.

Contre-indications

Hypersensibilité.

Précautions d'emploi

Retarder le traitement si infection, inflammation ou maladie du greffon contre l'hôte ou effets indésirables causés par la chimiothérapie et non résolus.
Utilisation uniquement autologue.

Effets indésirables

Sur le plan infectieux : infections bactériennes, virales et fongiques.
Affections hématologiques et du système lymphatique : neutropénie fébrile, neutropénie, thrombocytopénie, anémie, leucopénie, lymphopénie, hypofibrinogénémie, pancytopénie.
Affections du système immunitaire : syndrome de relargage des cytokines, hypogammaglobulinémie, lymphohistiocytose hémophagocytaire.
Troubles du métabolisme et de la nutrition : hypophosphatémie, syndrome de lyse tumorale.
Affections psychiatriques : insomnie, délire, anxiété.
Affections du système nerveux : céphalées, encéphalopathie, vertiges, tremblements, aphasie, neuropathie périphérique, troubles visuels, ataxie, trouble du goût, syndrome cérébelleux, troubles cérébrovasculaires, convulsions, paralysie faciale, œdème cérébral.
Affections cardiaques : tachycardie, arythmie, cardiomyopathie.
Affections vasculaires : hypotension, hypertension, thrombose.
Affections respiratoires, thoraciques et médiastinales : dyspnée, toux, épanchement pleural, hypoxie.
Affections gastro-intestinales : diarrhée, constipation, vomissements, nausées, douleur abdominale, hémorragie gastro-intestinale.
Affections dermatologiques : éruption cutanée.
Affections du rein et des voies urinaires : insuffisance rénale aiguë.
Troubles généraux : fatigue, fièvre, œdème, frissons.

Interactions médicamenteuses

La vaccination par des vaccins vivants n'est pas recommandée pendant au moins 6 sem. avant le début de la chimiothérapie lymphodéplétive, pendant le traitement et jusqu'à la restauration de l'immunité après le traitement.

■ Idécabtagène vicleucel

ABECMA						
Administration unique	1 poche 260-500 x 10^6 cellules	HOP	I			

Propriétés

Lymphocytes T positifs pour le récepteur antigénique chimérique (CAR) ciblant l'antigène de maturation des cellules B (BCMA), qui est exprimé à la surface des plasmocytes normaux et malins.

Indications

Traitement des patients atteints d'un myélome multiple en rechute et réfractaire ayant reçu au moins 3 traitements antérieurs, incluant un agent immunomodulateur, un **inhibiteur du protéasome** et un **anticorps anti-CD38**, et dont la maladie a progressé pendant le dernier traitement.

Contre-indications

Hypersensibilité.

Précautions d'emploi

Retarder le traitement si infection, inflammation ou maladie du greffon de l'hôte ou effets indésirables causés par la chimiothérapie et non résolus.

Effets indésirables

Sur le plan infectieux : infections bactériennes, virales et fongiques.

Affections hématologiques et du système lymphatique : neutropénie fébrile, neutropénie, thrombocytopénie, anémie, leucopénie, lymphopénie, coagulation intravasculaire disséminée.

Affections du système immunitaire : syndrome de relargage des cytokines, hypogammaglobulinémie, lymphohistiocytose hémophagocytaire.

Troubles du métabolisme et de la nutrition : hypophosphatémie, hypomagnésémie, hypocalcémie, hypokaliémie, hyponatrémie, hypoalbuminémie, syndrome de lyse tumorale.

Affections psychiatriques : insomnie, délire.

Affections du système nerveux : céphalées, encéphalopathie, vertiges, convulsion, hémiparésie, aphasie, ataxie, déficit moteur, tremblements.

Affections cardiaques : tachycardie, fibrillation atriale.

Affections vasculaires : hypotension, hypertension.

Affections respiratoires, thoraciques et médiastinales : dyspnée, toux, œdème pulmonaire, hypoxie.

Affections gastro-intestinales : diarrhée, constipation, vomissements, nausées, hémorragie gastro-intestinale.

Affections musculosquelettiques et systémiques : arthralgie, myalgie.

Troubles généraux : fatigue, asthénie, fièvre, œdème, frissons.

Anomalies d'investigation : augmentation des ASAT/ALAT, des phosphatases alcalines sanguines et de la CRP.

Interactions médicamenteuses

L'association avec des corticoïdes peut être associée à un taux d'expansion cellulaire plus élevé.

La vaccination par des vaccins vivants n'est pas recommandée pendant au moins 6 semaines avant le début de la chimiothérapie lymphodéplétive, pendant le traitement et jusqu'à la restauration de l'immunité après le traitement.

ANALOGUES RADIOMARQUÉS DE LA SOMATOSTATINE

■ Lutécium-177 vipivotide tétraxétan

PLUVICTO					
7 400 MBq/6 sem. par voie IV (max 6 doses)	1 fl. sol. inj. 1 000 MBq/mL	HOP	I		

Propriétés

Le lutécium-177 est lié à une petite molécule ligand qui cible et se lie avec une forte affinité à l'antigène membranaire spécifique de la prostate (PSMA), une protéine transmembranaire fortement exprimée dans le cancer de la prostate, dont celui résistant à la castration. L'émission β– émise par le lutécium-177 délivre un rayonnement à la cellule cible et aux cellules qui l'entourent, ce qui induit des lésions de l'ADN pouvant causer la mort cellulaire.

Indications

Cancer de la prostate métastatique, résistant à la castration, progressif, positif au PSMA qui a été traité par hormonothérapie inhibitrice de la voie des androgènes et par chimiothérapie à base de **taxane**.

Contre-indications

Hypersensibilité.

Effets indésirables

Affections hématologiques et du système lymphatique : anémie, thrombopénie, leucopénie, lymphopénie, pancytopénie.
Affections du système nerveux : étourdissement, céphalée, dysgueusie.
Affections oculaires : sècheresse oculaire.
Affections de l'oreille et du labyrinthe : vertiges.
Affections gastro-intestinales : sècheresse buccale, nausées, constipation, vomissements, diarrhée, douleur abdominale.
Affections du rein et des voies urinaires : infections des voies urinaires et insuffisance rénale aiguë.
Troubles généraux : fatigue, diminution de l'appétit, perte de poids, œdème périphérique, pyrexie.

■ Radium-223 dichlorure

XOFIGO					
55 kBq/kg/4 sem. jusqu'à un max de 6 inj.	1 fl. 6 mL 1 100 kBq/mL	HOP	I		

Propriétés

Le radium-223 (sous forme de dichlorure) cible sélectivement l'os, et plus spécifiquement les métastases osseuses, en formant des complexes avec l'hydroxyapatite minérale osseuse. Il émet des particules α qui engendrent des cassures double brin de l'ADN dans les cellules tumorales adjacentes, entraînant un effet cytotoxique. Des effets additionnels sur les ostéoblastes et les ostéoclastes contribuent également à l'efficacité *in vivo*.

Indications

Cancer de la prostate métastatique résistant à la castration, avec métastases osseuses symptomatiques et sans métastases viscérales connues, en progression après au moins 2 lignes antérieures de traitement systémique

Hématologie - Oncologie

(autres que les **analogues de la LH-RH**) ou inéligibles à tous ces traitements.

Contre-indications

Association avec l'**acétate d'abiratérone** et la **prednisone/prednisolone**.

Effets indésirables

Affections gastro-intestinales : nausées, vomissements, diarrhée, douleur abdominale.

Affections hématologiques et du système lymphatique : anémie, thrombopénie, leucopénie, lymphopénie, pancytopénie.

Affections musculosquelettiques et du tissu conjonctif : fracture osseuse, ostéoporose.

Trouble généraux : réactions au site d'injection.

RADIOTHÉRAPIE EXTERNE

FICHE MALADIE

DÉFINITION

La radiothérapie est le traitement des maladies cancéreuses utilisant des rayonnements ionisants dans le but de détruire les cellules malignes.

Ce traitement est dispensé à l'aide de machines utilisant des moyens technologiques sophistiqués regroupés sur des plateaux médico-techniques.

Ce traitement s'intègre dans une stratégie thérapeutique pluridisciplinaire et peut être utilisé :

• à visée curative seule ou associé à la chimiothérapie et/ou la chirurgie ;

• à visée palliative dans un but antalgique ou décompressif ou hémostatique.

Il existe trois types de traitement par radiations ionisantes :

• la radiothérapie externe utilisant une source de rayonnement à distance de la peau du patient ;

• la curiethérapie utilisant des sources radioactives scellées placées à l'intérieur des cavités naturelles ou dans les tissus ;

• la radiothérapie métabolique utilisant des substances radioactives ingérées ou injectées dans l'organisme et se fixant sur des tissus du corps.

TRAITEMENT

• Apprécier la radiosensibilité attendue.

• Déterminer le volume cible.

• Déterminer les contraintes anatomiques du volume cible et des organes de voisinage.

• Faire le choix du rayonnement, choix des faisceaux, dosimétrie.

• Présenter le traitement au patient : organisation, surveillance des effets indésirables, recommandations.

• Surveiller les effets indésirables selon la localisation : cutanés, muqueux, digestifs, hématologiques.

FICHE INFIRMIÈRE

EXAMENS

Les examens et la prescription sont réalisés en concertation avec l'équipe pluridisciplinaire. La durée du traitement est généralement de 5 semaines.

L'infirmier(e) doit s'assurer que le patient arrive à l'heure précise à son rendez-vous pour le traitement, qui ne dure que quelques minutes, soit en hospitalisation par la demande éventuelle d'un brancardier si cela est nécessaire, soit à domicile par la prescription d'un taxi médical ou en voiture personnelle, en fonction de l'état de santé.

SURVEILLANCE DU TRAITEMENT

DÉFINITIONS

Réactions précoces

Pendant ou dans les semaines qui suivent le traitement, dues à une toxicité du tissu irradié, généralement transitoires et contrôlées par un traitement symptomatique.

Réactions tardives

Plusieurs mois ou années après la radiothérapie : séquelles liées à une modification de la vascularisation des tissus ayant reçu les rayons. L'avis d'un spécialiste est nécessaire pour le diagnostic différentiel d'une rechute associée, toujours possible.

IRRADIATION DU SEIN

Risque d'atteinte de l'intégrité de la peau

- Informer la patiente qu'il faut éviter tout frottement avec des linges irritants, porter des vêtements en coton, soie, lin, non serrés sur la zone traitée ; le port de chaîne en métal est déconseillé ; proscrire les lotions alcoolisées, les déodorants, toute macération de la peau et l'exposition au soleil. Certaines crèmes peuvent être appliquées sur la zone, sur conseil du médecin ou de l'infirmière.
- Érythème léger, dermite : appliquer de *l'ÉOSINE AQUEUSE*.
- Dermite exsudative : même application, avec pansement.

IRRADIATION DU THORAX (MÉDIASTIN, POUMONS, BRONCHES, PLÈVRE)

Les zones irradiées sont variables, limitées à la tumeur et/ou aux aires ganglionnaires médiastinales et sus-claviculaires.

Risque d'atteinte de l'intégrité de la peau

Cf. Irradiation du sein, ci-dessus.

Irritation de la muqueuse bronchique

Elle entraîne toux (± dysphagie, œsophagite), douleur ayant pour conséquence un dégagement inefficace des voies respiratoires, un déficit nutritionnel et une altération de l'état général.

- Établir une courbe de poids.
- Adapter l'alimentation : enrichie en calorie, mixée, fractionnée. Travailler en lien avec la diététicienne.
- Mettre à disposition le matériel à aspiration trachéale.
- Appliquer et évaluer le traitement contre la douleur et contre l'atteinte de l'intégrité de la peau s'il y a lieu.

ORL ET CHAÎNE GANGLIONNAIRE

Risque d'atteinte de la muqueuse buccale

Une hygiène buccale est exigée :

- Consultation auprès du stomatologue :
- Ablation des dents cariées avant le traitement afin de prévenir les radionécroses.
- Réalisation de gouttières « porte-fluor », à mettre tous les jours après nettoyage des dents.
- Bains de bouche plusieurs fois par jour après chaque repas et si nécessaire avec antibiotique ou antifongique sur prescription médicale.
- Rétablir la santé buccale par la salive artificielle, atomiseurs buccaux et menthe sans sucre.

Risque d'atteinte de l'intégrité de la peau

- *Cf.* Irradiation du sein, ci-dessus.
- Proscrire le rasoir mécanique, les lotions après rasage, crème, le frottement de vêtements ou de chaînes.

Déficit nutritionnel

Il est dû à la gêne ou la douleur à la déglutition :

• Donner une alimentation enrichie en protides, mixée, fractionnée. La pose d'une sonde nasogastrique peut être prescrite.
• La courbe de poids est établie et surveillée.

Altération de la communication verbale

Elle est due parfois à une irritation des cordes vocales ou la présence d'une trachéotomie.

CERVEAU

Alopécie transitoire

Elle est localisée ou totale pendant le traitement. Préciser au patient que les cheveux repoussent au bout de 3 à 4 mois. Les conseils, de coiffure ou de perruque, sont à transmettre au patient. La perruque peut être achetée en amont du début des traitements et permettre ainsi une meilleure préparation.

Fatigue

Conseiller le repos pendant et après le traitement. Un ralentissement idéomoteur et une altération des fonctions intellectuelles peuvent être observés.

S'assurer de l'observance du traitement.

ABDOMEN, PELVIS

• Les effets indésirables sont liés à l'action des rayons sur les différents organes :
  – Douleur.
  – Nausées, vomissements.
  – Cystite, vaginite, rectite.
  – Diarrhées, spasmes coliques.
  – Altération des globules sanguins.
  – Fatigue intense.
• Surveiller tous les effets indésirables ; dès leur apparition alerter le médecin et mettre en place le protocole établi :
  – Surveiller la courbe de poids.
  – Instaurer un régime sans résidu, fractionné.
  – Donner le traitement symptomatique et en évaluer l'efficacité.
  – Effectuer si nécessaire des injections médicamenteuses vaginales, vésicales, rectales.
  – Surveiller la fatigue.
  – Respecter l'hygiène stricte génito-urinaire après chaque selle et miction avec savon surgras, rinçage et séchage doux.
  – Être à l'écoute d'éventuels troubles sexuels.
• Encourager le patient à exprimer ses sentiments face à l'équipement de radiothérapie.
• Faciliter l'expression de ses craintes relatives au pronostic du traitement.

ÉDUCATION ET CONSEILS

L'infirmier(e) donne les explications suivantes :

• Définition de la radiothérapie : traitement utilisé depuis cent ans contre les affections cancéreuses, par rayonnements ionisants, dans le but de détruire les cellules malades d'une tumeur maligne et de les empêcher de se reproduire. Ces rayons proviennent d'un appareil dénommé Télécobalt (en cours de disparition) ou, désormais, d'un accélérateur linéaire de particules.
• Le protocole du traitement (durée, organisation pratique, simulation, consultations médicales, déroulement d'une séance).
• Les effets indésirables possibles et leur prévention :
  – irritation de la peau ;
  – douleurs diverses ;
  – inappétence ;
  – fatigue ;
  – lassitude morale.

On remet au patient un livret pour lui expliquer ce qu'est la radiothérapie que l'infirmier(e) commente.

FICHE TECHNIQUE

RADIOTHÉRAPIE : CENTRAGE ET SÉANCES

Définition

Chronologiquement, les étapes de la radiothérapie sont les suivantes :

- le centrage,
- la dosimétrie,
- les séances de radiothérapie.

Méthode

Le centrage

Le centrage permet de repérer le ou les sites sur lesquels le rayonnement devra être délivré. Il est réalisé par un radiothérapeute, dans la salle du simulateur. Ces sites sont nommés « les champs d'irradiation ».

À ce rendez-vous, le radiothérapeute va également repérer les organes sains afin de les protéger lors des séances futures.

Chaque champ d'irradiation va donc être dessiné sur la peau du patient au moyen d'un feutre spécifique qui permet de marquer les zones à irradier sur toute la durée du traitement (le tracé sera régulièrement entretenu car il tendra naturellement à s'effacer).

À l'issue du traitement, l'encre est effacée. Les tatouages sont très peu recommandés à cause de leur caractère indélébile.

La dosimétrie

La dosimétrie est l'étude de la dose minimale et efficace de rayonnement à administrer. Les doses standard sont définies à l'échelle internationale en fonction de multiples critères. Le but principal est la destruction des cellules tumorales tout en développant le minimum d'effets indésirables.

Pour la faire, le patient subira un scanner sans injection de dosimétrie.

Après étude, le radiothérapeute, le dosimétriste et un physicien définiront la dose totale à administrer sur la durée du traitement et la répartition des doses précises.

Les séances de radiothérapie

Le traitement s'organise de façon très régulière et programmée : le patient aura une séance de radiothérapie par jour pendant 4 à 5 jours successifs et la durée du traitement s'étend sur 5 à 8 semaines.

Une séance est très brève : 5 à 10 minutes en général.

Le patient reçoit dès le début du traitement la planification des séances.

Au préalable, il reçoit également de nombreux conseils en matière d'hygiène, d'alimentation et d'habillement pour mieux tolérer le traitement.

Avant chaque séance, le patient est examiné par le radiothérapeute qui vérifie l'apparition de la moindre anomalie liée aux effets indésirables du traitement.

La séance se réalise dans une enceinte blindée. Le patient est seul mais reste en lien direct avec les manipulateurs radio et le radiothérapeute au moyen d'interphone et de vidéosurveillance.

Conseils

Surveillance des effets indésirables :

- rougeur de la peau similaire à un coup de soleil,
- proscrire les produits contenant de l'alcool (parfum, déodorant).

DOULEUR ET CANCERS

FICHE MALADIE

DÉFINITION

« La douleur est une expérience sensorielle et émotionnelle désagréable, associée à un dommage tissulaire réel ou virtuel, ou décrite en termes d'un tel dommage » (*International Association Study of Pain*).

Tableau des principaux termes et définitions.

CAUSES ET MÉCANISMES

Elle peut être aiguë, en général associée à un événement précis, ou chronique, persistant depuis plus de 3 mois, au début mal défini. La douleur peut avoir une composante de fond mais aussi des paroxysmes.

Il existe trois sortes de mécanisme :

- Douleur par excès de stimulation nociceptive, le plus souvent persistante, « coup de poignard » à type de pression, rongeant, incisive ou à type de crampe.
- Douleur neurogène liée à des dysfonctionnements des systèmes de contrôle périphériques et centropériphériques.
- Douleur « idiopathique », qui serait liée à des facteurs psychologiques, culturels et sociaux, par activation centrale d'origine émotionnelle puis induction d'un phénomène périphérique, ou liée à des événements stressants induisant la défaillance du système inhibiteur.

Les causes habituelles sont :

- Liées aux cancers (infiltration nerveuse, compression, envahissement d'un organe).
- Liées au traitement.
- Facteurs associés aux complications (constipation, escarres, infections).

CONSÉQUENCES

- Anxiété/dépression.
- Impact social (familial, professionnel) et sur la qualité de vie.
- Non adhésion au traitement spécifique.

TRAITEMENT

DIX PRINCIPES

- Croire aux plaintes douloureuses.
- Traiter, si possible, la cause.
- Hiérarchiser la prescription en fonction du type et de l'intensité de la douleur.
- Prescription régulière, à heure fixe.
- Privilégier la voie orale.
- Maintenir le patient vigilant.
- Prévenir et dépister les effets indésirables.
- Privilégier les associations co-analgésiques.
- Réévaluer régulièrement l'efficacité du traitement.
- Maintenir un soutien psychologique.

ÉVALUER LA DOULEUR

- Apprécier l'intensité et la sévérité de la douleur à l'aide des échelles de mesures :
  – échelle visuelle analogique (EVA) ;
  – échelle numérique (EN) ;
  – échelle verbale simple (EVS).
- Apprécier la contribution respective de chaque composante, somatique, psychologique, affective, émotionnelle, sociale.
- Faire décrire spontanément la douleur (*cf.* Questionnaire QDSA ci-après ; échelle de Karnofsky, *cf.* Tumeurs cérébrales *spécialité* Neurologie, p. 1179).
- Utiliser l'échelle de surveillance des effets indésirables (*cf.* tableau, ci-après).
- Apprécier l'efficacité des traitements déjà reçus.
- Réaliser un examen clinique centré sur la tumeur, en zones douloureuses, et neurologique.

TRAITEMENT DE LA MALADIE TUMORALE, SI ELLE EST LA CAUSE

- Traitement médical par chimiothérapie, hormonothérapie.
- Radiothérapie antalgique osseuse ou de décompression.

Questionnaire QDSA

A	Battements	❑	❑
	Pulsations	❑	❑
	Élancements	❑	❑
	En éclairs	❑	❑
	Décharges	❑	❑
	Électriques	❑	❑
	Coups de marteau	❑	❑
B	Rayonnante	❑	❑
	Irradiante	❑	❑
C	Piqûre	❑	❑
	Coupure	❑	❑
	Pénétrante	❑	❑
	Transperçante	❑	❑
	Coups de poignard	❑	❑
D	Pincement	❑	❑
	Serrement	❑	❑
	Compression	❑	❑
	Écrasement	❑	❑
	En étau	❑	❑
	Broiement	❑	❑
E	Tiraillement	❑	❑
	Étirement	❑	❑
	Distension	❑	❑
	Déchirure	❑	❑
	Torsion	❑	❑
	Arrachement	❑	❑
F	Chaleur	❑	❑
	Brûlure	❑	❑
G	Froid	❑	❑
	Glacé	❑	❑
H	Picotements	❑	❑
	Fourmillements	❑	❑
	Démangeaisons	❑	❑
I	Engourdissement	❑	❑
	Lourdeur	❑	❑
	Sourde	❑	❑
J	Fatigante	❑	❑
	Épuisante	❑	❑
	Éreintante	❑	❑
K	Nauséeuse	❑	❑
	Suffocante	❑	❑
	Syncopale	❑	❑
L	Inquiétante	❑	❑
	Oppressante	❑	❑
	Angoissante	❑	❑
M	Harcelante	❑	❑
	Obsédante	❑	❑
	Cruelle	❑	❑
	Torturante	❑	❑
	Suppliciante	❑	❑
N	Gênante	❑	❑
	Désagréable	❑	❑
	Pénible	❑	❑
	Insupportable	❑	❑
O	Énervante	❑	❑
	Exaspérante	❑	❑
	Horripilante	❑	❑
P	Déprimante	❑	❑
	Suicidaire	❑	❑

1re case : cocher 2e case : mettre une note

0	1	2	3	4
Absent Pas du tout	Faible Un peu	Modéré Moyennement	Fort Beaucoup	Extrêmement fort Extrêmement

- Chirurgie par exérèse tumorale, dérivation digestive ou urinaire, exérèse osseuse ou consolidation, décompression médullaire ou d'épidurite.
- Isotope par strontium 90.
- Embolisation ou cimentoplastie par radiologie interventionnelle.

TRAITEMENTS ANTALGIQUES

- Douleurs nociceptives :
  - Tableau des paliers des antalgiques de l'OMS (*cf.* schéma, ci-après).
  - Stimulation électrique transcutanée.
  - Bloc nerveux périphérique.
  - Modulation sensorielle : massage, drainage lymphatique, acupuncture.
- Thérapeutique comportementale : hypnose, biofeedback, relaxation, sophrologie.
- Autres traitements associés, co-antalgie :
  - corticoïdes ;
  - antidépresseurs, antiépileptiques ;
  - antispasmodiques.

TRAITEMENT DES EFFETS INDÉSIRABLES DES MORPHINIQUES

- Somnolence, généralement due à un surdosage.
- Nausées, vomissements en début de traitement.
- Rétention urinaire, parfois.
- Sécheresse buccale : nécessité d'humidification fréquente.
- Constipation constante nécessitant un traitement associé (*cf.* Fiche technique, p. 726).

PRONOSTIC

Chez les patients atteints d'un cancer, une douleur modérée ou sévère existe dans un tiers des cas au début de la prise en charge et dans 60 à 90 % des cas à un stade avancé de la maladie. L'OMS estime à 25 % les patients qui présentent une douleur sévère mal contrôlée au moment de la phase terminale.

Surveillance des effets indésirables

Somnolence	0 = Absence 1 = Sieste inhabituelle 2 = S'éveille dès qu'on parle 3 = S'endort même quand on lui parle 4 = Dort tout le temps
Nausées et vomissements	0 = Absence 1 = Rares, tolérés 2 = Fréquents, nécessitent un traitement 3 = Résistent au traitement 4 = Vomissements incoercibles
Constipation	0 = Absence 1 = 1 selle / 2-3 jours 2 = 1 selle / 4-5 jours 3 = 1 selle par semaine 4 = Pas de selles depuis plus d'une semaine
Prurit	0 = Absence 1 = Observé non mentionné par le malade 2 = Signalé par le malade 3 = Intolérable
Dysphorie	0 = Absence 1 = Rêves inhabituels 2 = Cauchemars 3 = Hallucinations
Tremblements	0 = Absence 1 = Observés mais pas par le malade 2 = Signalés par le malade 3 = Persistants malgré un traitement 4 = Persistants malgré deux traitements
Bouche sèche	0 = Absence 1 = Gêne le patient 2 = Muqueuses sèches 3 = Langue et lèvre rôties
Rétention urinaire	0 = Absence 1 = Difficulté signalée 2 = Mictions difficiles 3 = Rétention aiguë d'urine ≥ 12 heures
Sueurs	0 = Absence 1 = Légères 2 = Gênantes pour le patient 3 = Obligent à changer le linge
Troubles de la vue	0 = Absence 1 = Signalés 2 = Empêchent la lecture 3 = Empêchent une activité suivie
Vertiges	0 = Absence 1 = Rares 2 = Empêchent les activités 3 = Permanents même sans activité

Paliers antalgiques OMS

PALIERS	SUPPRESSION DE LA DOULEUR			TOXICITÉ
III douleur ≥ 6 — **Opiacés forts ± Adjuvants**	**1. Libération prolongée**	*Kapanol* *Sophidone* *Durogesic* *Oxycontin* *Moscontin* *Skenan*	24 h 12 h 72 h 12 h 12 h 12 h	Constipation Somnolence Sécheresse buccale Nausées Transpiration
	2. Libération immédiate	*Actiskenan* *Sevredol* *Actiq* *Oxynorm*	4 h 4 h 4 h 4 h	
II douleur > 4 et < 6 — **Opiacés faibles Non opiacés ± Adjuvants**	**1. Codéine**	*Efferalgan Codéine* *Codoliprane*	4 h	
	2. Tramadol	*Topalgic*	6-12 h	
I douleur ≤ 4 — **Non opiacés ± Adjuvants**	**1. Aspirine**		4-6 h	Troubles gastriques
	2. Paracétamol		4-6 h	Troubles hépatiques
	3. Néfopam	*Acupan*	4-6 h	

ADMINISTRATION RÉGULIÈRE

FICHE INFIRMIÈRE

EXAMENS

• Réaliser les examens prescrits par le médecin permettant de découvrir la maladie éventuelle qui se cache derrière la douleur.
• Écouter ce que dit le patient, observer son comportement et celui de ses proches avant de proposer une hypothèse de diagnostic infirmier pour renseigner le médecin, l'aider à prendre une décision pour la mise en place d'une stratégie thérapeutique.
• Évaluer les caractéristiques de la douleur : fréquence, intensité, mode d'apparition, localisation, etc.

SURVEILLANCE DU TRAITEMENT

• Appliquer le traitement prescrit par le médecin en étant vigilant à la posologie, aux conversions et dilutions des produits.
• Donner des informations au patient et à ses proches concernant la douleur, le traitement et prendre en compte le désir du patient à participer à la prise en charge de la douleur.

SOINS – TRAITEMENT

Selon la cause de la douleur

• Positionnement.
• Massage.
• Relaxation.
• Soins buccodentaires.
• Relations d'aide, écoute.
• Vessie de glace ou bouillotte.

Selon l'impact de la douleur sur la qualité de vie

• Juger de l'impact de la douleur sur le sommeil, l'appétit, l'activité, l'humeur, les relations familiales, le travail.
• Dispenser des soins relationnels :
– Utiliser des stratégies de relation d'aide afin de connaître l'expérience douloureuse vécue par le patient, en tenant compte de son état.
– Viser à diminuer l'anxiété du patient et de ses proches par sa présence.
– Proposer si nécessaire un soutien psychologique.
• Participer à l'évaluation de la douleur avec le patient, étape préliminaire indispensable à la mise en place du traitement et à son suivi.
• Surveiller les effets indésirables des traitements, plus particulièrement des morphiniques, afin de les prévenir et les traiter : constipation (*cf.* Fiche technique, p. 726), nausée, somnolence, hallucination, confusion.
• Effectuer le traitement :
– S'assurer que le patient reçoit le traitement, surtout lorsqu'il est administré par voie orale.
– Respecter la posologie et le rythme des prises selon la durée d'action des médicaments, même si le patient n'a pas mal.
– Informer le patient sur les modifications de son traitement et sur les éventuels effets indésirables.
– Assurer le tracé de la courbe de cotation de la douleur (au moins 4 fois/j).
• Réaliser les transmissions écrites selon les techniques de transmissions ciblées « Données – Actions – Résultats », permettant le suivi du traitement par l'équipe prenant le relais dans la prise en charge.

ÉDUCATION ET CONSEILS

L'obtention de l'adhésion du patient face aux propositions de soins fait partie de la réussite des actions thérapeutiques. Il faut donc lui donner, ainsi qu'à ses proches, toutes les informations :
• ses droits à être soulagé ;
• la définition et le mécanisme de la douleur ;
• l'importance de l'autoévaluation : c'est lui l'expert ;
• la posologie, les effets des antalgiques ;
• les autres traitements associés.

Ces informations sont faites par le médecin, par l'infirmier(e) :
• oralement ;
• à l'aide de livrets spécifiques ;
• ou de vidéos.

FICHE TECHNIQUE

CONSTIPATION CHEZ LE PATIENT SOUS TRAITEMENT MORPHINIQUE

Prise en charge

Objectif

Reprise du transit.

Actions infirmières

- Surveillance des selles : on parle de constipation à partir de 3 jours sans selle.
  – En présence d'un fécalome : éliminer naturellement avec un lubrifiant ou 1 lavage.
  – Si l'ampoule rectale est vide : prévenir le médecin qui adaptera le traitement.
- Vérifier que le protocole de prévention de la constipation a bien été appliqué.
- Refaire une éducation si nécessaire.

Prévention

Objectif

Permettre au patient sous traitement morphinique d'avoir trois selles par semaine au minimum.

Actions infirmières

- Évaluation des besoins en formation :
  – Par un entretien, vérifier ce que le patient connaît.
  – Selon ses réponses, lui proposer quelques indications.
- Éducation du patient :
  – Lui dire que la constipation est possible avec la prise de morphiniques.
  – Bien insister sur la nécessité de la prise de laxatifs oraux (si prescription médicale), tous les jours et pas seulement à la demande : il existe différents laxatifs préventifs, de manières à s'adapter aux goûts du patient.
  – Rechercher les facteurs favorisants : alitement, anxiété, constipation ancienne.
  – Donner une liste d'aliments riches en fibres : céréales, pain au son, fruits secs, petits pois, lentilles, oléagineux, pruneau, raisin, figue, kiwi, ananas.
  – Indiquer que la quantité de liquide absorbé quotidiennement doit être de 1,5 L.
  – Proposer un massage du côlon, des exercices abdominaux susceptibles de stimuler le péristaltisme.
- Évaluation ; noter sur le dossier de soins :
  – le niveau de connaissance du patient ;
  – la consistance et la fréquence des selles.

FICHE TECHNIQUE

INFORMATION AU PATIENT EN SOUFFRANCE

Aider le patient à identifier ce qui augmente la douleur

- Fatigue :
  – Apprendre à planifier ses activités dans la journée, en tenant compte de ses limites.
  – Expliquer que la fatigue « prend de l'énergie ».
- Peur : se mettre à l'écoute du patient pour lui permettre d'exprimer ses peurs de la douleur, du devenir, de la perte d'autonomie, des opiacés. Travailler en lieu avec le/la psychologue du service.
- Mouvements ou positions algiques : apprendre au patient à les lister afin de les éviter.
- Manque de sommeil :

– Signaler au médecin les troubles du sommeil.
– Rechercher les habitudes d'endormissement.
– Respecter le calme, éviter les soins nocturnes si possible. Sinon regrouper les soins.

Identifier les facteurs qui diminuent la douleur

Et utiliser selon le choix du patient :
- moyens de détente : massages, lecture, musique, relaxation ;
- bains chauds, vessie de glace ;
- immobilisation de la partie douloureuse ;
- activités de distraction explorées avec le patient, afin que la douleur ne soit pas le centre de sa vie.
- Travail en collaboration avec le/la kinésithérapeute.

Appliquer et évaluer le traitement

- Expliquer les raisons et la nécessité de prises régulières d'antalgiques.
- Évaluer l'efficacité du traitement 30 min et 6 h après la prise.
- Lui demander de signaler la réapparition des douleurs, dès le début de son apparition afin que la douleur ne s'installe pas.
- Évaluer auprès du patient la connaissance des effets indésirables du traitement, ses expériences antérieures, le mythe de la morphine.
- Faire une éducation en fonction de cette évaluation.
- Si nécessaire, donner des informations sur les techniques de traitement spécifique : pompe d'analgésie autocontrôlée (PCA), électrostimulation transcutanée, remettre une fiche d'information et un mode d'emploi.

Aider la famille à répondre au mieux au patient qui souffre

- Faciliter la communication avec l'entourage.
- Encourager le rôle d'« aidant », mesurer les limites, apprécier les insuffisances.
- Encourager la famille à faire part de ses craintes face au traitement, au devenir.
- Lui dire qu'il n'est pas seul, lui donner les coordonnées téléphoniques du service et autres intervenants susceptibles de pouvoir répondre à ses questions et lui apporter du soutien.

FICHE TECHNIQUE

UTILISATION DU MÉLANGE ÉQUIMOLAIRE OXYGÈNE-PROTOXYDE D'AZOTE (MEOPA)

Assister le médecin lors de l'acte.
Préparation du matériel :
- Vérifier le contenu restant de la bouteille de gaz
- Masque adapté à la taille du patient
- Filtre
- Si le patient n'est pas en mesure de tenir le masque seul, l'effectuer à sa place en veillant au bon remplissage de la poche « réservoir ». Celle-ci ne doit pas être collabée lors de l'inspiration du patient.

Surveillance du traitement

Soins – Traitement
Prévenir le patient et explications sur l'intérêt et les effets indésirables possibles.
Efficacité du traitement
Évaluation de la douleur du patient pendant l'utilisation du gaz. Utilisation d'échelles non verbales de la douleur.

Effets secondaires
Évaluer la tolérance du traitement : surveillance de l'apparition d'éventuels effets indésirables.

FICHE PHARMACOLOGIE

ANALGÉSIE DES ACTES DOULOUREUX

■ Mélange équimolaire oxygène-protoxyde d'azote

ANTASOL				
Débit à adapter à la ventilation au travers d'un masque facial, nasal ou oro-nasal.	Bouteille			
ENTONOX				
Débit à adapter à la ventilation au travers d'un masque facial, nasal ou oro-nasal.	Bouteille			
OXYNOX				
Débit à adapter à la ventilation au travers d'un masque facial, nasal ou oro-nasal.	Bouteille			
KALINOX				
Débit à adapter à la ventilation au travers d'un masque facial, nasal ou oro-nasal.	Bouteille			

Propriétés
Mélange gazeux équimolaire de protoxyde d'azote et oxygène ayant des propriétés analgésiques.

Indications
Analgésie des actes douloureux de courte durée (inférieure à 45 minutes) chez l'enfant et l'adulte (exemples : ponctions, biopsies superficielles, mobilisation d'un membre fracturé lors de la pose d'une attelle ou transport douloureux).

Contre-indications
Hypertension intracrânienne, troubles de la conscience, pneumothorax, emphysème pulmonaire, embolie pulmonaire, distension gastrique ou abdominale, traumatisme maxillo facial.

Précautions d'emploi
Privilégier l'auto administration (maintient du masque par le patient). Débit réglé entre 1 et 15L/min selon le poids du patient et sa ventilation/minute. Attendre 3 à 5 minutes avant le début de geste douloureux. Assurer une bonne ventilation de la pièce. Stockage vertical des bouteilles à température ambiante. En cas d'administration répétée, le traitement est limité à 15 jours.

Effets indésirables
Rares (< 3 %) et rapidement réversibles à l'arrêt. Nausées, agitation (effet paradoxal), angoisse, euphorie, paresthésies péribuccales. Exceptionnellement, bradycardie, désaturation, apnée.

GESTES EN HÉMATOLOGIE

FICHE MALADIE

DÉFINITIONS

L'étude du tissu hématopoïétique peut se réaliser dans différents compartiments

- le sang : frottis sanguin
- la moelle osseuse :
  - frottis de moelle osseuse ou myélogramme
  - biopsie ostéomédullaire
- les ganglions :
  - frottis de ponction ganglionnaire ou adénogramme
  - biopsie ganglionnaire

Une ponction permet l'étude cytologique ou étude de l'aspect morphologique des cellules du compartiment donné

Une biopsie permet l'étude anatomopathologique ou étude de l'aspect de l'architecture d'un tissus dans sa globalité

INDICATIONS

Frottis sanguin : recherche de toute anomalie de taille ou de structure des cellules. Le résultat est rendu en moins d'une heure.

Myélogramme : étudie la richesse médullaire et la présence de cellules anormales. Examen indispensable pour le diagnostic de la plupart des hémopathies malignes (leucémies aiguës, myélome, syndromes myéloprolifératif). Le prélèvement dure quelques minutes et le résultat est rendu dans la journée.

Adénogramme : en cas de ganglion pathologique (taille > 1 cm) et chronique (> 3 mois). Recherche des cellules anormales et envoi en bactériologie. Le prélèvement dure quelques minutes et le résultat est rendu dans la journée. Biopsie ganglionnaire : en cas de ganglion pathologique (taille > 1 cm) et chronique (> 3 mois). Examen indispensable pour le diagnostic des hémopathies lymphoïdes (lymphomes) et des métastases tumorales. Le prélèvement se fait au bloc opératoire sous anesthésie régionale ou générale et le résultat est rendu quelques jours (5-10 jours).

Biopsie ostéomédullaire : indispensable pour l'étude de l'architecture médullaire, la recherche de fibrose, l'envahissement par des cellules anormales dont les métastases. Indispensable pour évaluer l'extension médullaire d'un lymphome.

CONTRE INDICATIONS ET PRÉCAUTIONS

Myélogramme : les troubles de l'hémostase et le chiffre de plaquettes ne contre indiquent pas le geste. Le mélogramme ne sera pas réalisé dans l'os sternal en cas d'antécédent d'irradiation locale (ex : cancer du sein), en cas de chirurgie thoracique, en cas d'anomalie cutanée. La biopsie ostéomédullaire et la biopsie ganglionnaires nécessitent une hémostase normale et un chiffre de plaquettes > 50 000/mm³.

FICHE INFIRMIÈRE

EXAMENS

- Une ponction s'adresse sur des lames et/ou sur tube de prélèvement dans le laboratoire de cytologie.
- Une biopsie s'adresse dans un pot généralement contenant un fixateur, dans le laboratoire d'anatomopathologie.
- L'hémostase et la NFS (chiffre de plaquettes) doivent dater de moins de 3 jours en cas de biopsie ganglionnaire. Le médecin doit valider la possibilité de réaliser l'examen au vu des résultats.

SURVEILLANCE

- Relation d'aide face à l'anxiété que peut susciter le prélèvement.
- Information sur la douleur, la prévention et le traitement de celle-ci.

• Prévention et explication du risque hémorragique.
• Surveillance du pansement.

FICHE TECHNIQUE

MYÉLOGRAMME – PONCTION STERNALE

Définition

Le myélogramme consiste en l'étude cytologique de la moelle osseuse prélevée au niveau du sternum. La ponction sternale est réalisée sous anesthésie locale par un médecin hématologue assistée d'une infirmière. Il s'agit d'un acte médical dont le but est de diagnostiquer une anomalie de la moelle osseuse et/ou d'en faire une recherche génétique (caryotype) et molléculaire.

Méthode

Préparation du matériel

Plateau décontaminé.
Compresses stériles.
Un antiseptique fort en monodose type *BÉTADINE*.
Un savon antiseptique fort type *BÉTADINE SCRUB*.
Monodoses de sérum physiologique.
Un bistouri stérile à usage unique.
Un champ stérile fenêtré.
Une paire de gants stériles pour l'opérateur.
Un trocart stérile à usage unique à ponction sternal appelé « trocart de Mallarmé ».
Une seringue de 10 mL, une aiguille pompeuse et une aiguille sous-cutanée pour faire l'anesthésie locale.
Un flacon de **xylocaïne** à 1 %.
Un tube de crème anesthésiante type *Emla*.
Une seringue de 20 mL à embout simple et excentré (*non Luer Lock*).
Six lames et 2 portes-lames.
Un adhésif type *Elastoplast*.
Sac d'élimination des déchets type *Dasri*.
Un conteneur à aiguilles.

Au préalable

Expliquer le déroulement du soin au patient, lui préciser qu'il durera 15 à 20 minutes. Si besoin et sur prescription médicale, administrer un anxiolytique 30 min avant le geste.
Appliquer une heure avant la ponction la crème anesthésiante type *EMLA* au niveau du sternum afin de limiter la douleur lors de l'anesthésie.
Installer le patient en décubitus dorsal strict.
Proposer au patient une analgésie par protoxyde d'azote (*MEOPA, KALINOX, ENTONOX*).

Réalisation de la ponction sternale

Friction hydro-alcoolique des mains.
L'infirmière retire l'excédent de crème anesthésiante préalablement appliquée.
Rincer au sérum physiologique.
Réaliser une première asepsie cutanée de la zone à ponctionner : faire la toilette locale de la zone à ponctionner avec le savon antiseptique, rincer au sérum physiologique, sécher et appliquer largement un antiseptique dermique fort en le laissant agir au moins 1 minute.

Mettre l'ensemble du matériel nécessaire sur un champ stérile en respectant les conditions stériles de chaque dispositif médical.
Le médecin : lavage antiseptique des mains.
Mettre les gants stériles.
Réaliser une seconde antisepsie cutanée du site avec des compresses stériles préalablement imbibées d'antiseptique fort.
Appliquer ensuite le champ fenêtré au niveau du site à prélever.
Faire l'anesthésie en sous-cutanée.
Le médecin introduit le trocart dans l'os sternal, retire le mandrin, adapte la seringue de 20 mL au trocart et aspire quelques gouttes de moelle.
Déposer ensuite le prélèvement de moelle sur les différentes lames en étalant chaque goutte prélevée.
Retirer le trocart, réaliser une nouvelle antisepsie cutanée avant d'appliquer un pansement compressif au niveau du sternum.
Faire une friction hydro-alcoolique des mains.
Acheminer aussitôt le prélèvement avec la prescription médicale au laboratoire d'hématologie.

Surveillance infirmière post-ponction

Évaluer la douleur.
Vérifier l'apparition de saignement, de chaleur, et/ou de rougeur au niveau du point de ponction.
Surveiller les paramètres hémodynamiques du patient pour anticiper le moindre malaise.
Le patient reste au repos pendant 30 minutes après l'examen.
Le pansement sera conservé 12 heures.

FICHE TECHNIQUE

ADÉNOGRAMME

Définition

Ponction d'un ganglion à l'aiguille fine, aspiration et étalement sur lame. Le frottis obtenu permet l'étude de la morphologie des cellules. Il est réalisé en cas de suspicion d'une hémopathie maligne généralement lymphoïde. Le résultat permettra de donner une hypothèse diagnostique qui ne sera affirmée que par la biopsie ganglionnaire.
Le prélèvement aspiré peut également être envoyé pour analyse microbiologique en cas de suspicion d'infection (tuberculose, brucellose, infection parasitaire).

Méthode

Plateau décontaminé
Compresses stériles
Antiseptique
Unidoses de sérum physiologique
Aiguilles sous cutanées et intra musculaires
Seringues de 10 mL
Lames
Tubes secs
Pansement
Sac a déchets
Conteneur à aiguilles

Réalisation

Geste réalisé par un médecin
Anesthésie locale EMLA au préalable
Friction hydro-alcoolique
Mettre gants stériles
Désinfection du site
Ponction à l'aiguille, le médecin réalise quelques mouvements rotatifs de l'aiguille dans le ganglion avant de la retirer
Il branche la seringue de 10 mL préalablement remplie d'air et pousse l'air de la seringue permettant de faire sortir un petite goute de liquide ponctionnée sur une lame et réalise le frottis.
Le geste peut être répété dans différentes parties du ganglion pour optimiser le prélèvement.
La seringue peut être remplie préalablement de 1-2 mL de sérum physiologique permettant de prélever le liquide de ponction dans un tube sec pour envoi en microbiologie.
Nettoyage du site (sérum physiologique et désinfectant)
Pansement sec à garder quelques heures

Surveillance

Douleur au point de ponction
Etat du pansement : saignement, suintement, etc.

FICHE TECHNIQUE

BIOPSIE OSTÉOMÉDULLAIRE

Définition

La biopsie ostéomédullaire (BOM) permet l'étude histologique du tissu hématopoïétique et de son environnement à partir d'un prélèvement de moelle osseuse issu de l'épine iliaque postéro-supérieure. Son but peut être à visée diagnostique ou de surveillance dans le cadre d'un lymphome, une aplasie médullaire, un envahissement de la moelle, par exemple. Ce prélèvement est réalisé au lit du patient sous anesthésie locale par un médecin hématologue assistée d'une infirmière.
Proposer au patient une analgésie ou protoxyde d'azote (*MEOPA*, *ENTONOX*, *KALINOX*).

Méthode

Préparation du matériel pour la biopsie médullaire

Plateau décontaminé.
Carré de protection à usage unique.
Compresses stériles.
Un antiseptique fort en monodose type *BÉTADINE*.
Un savon antiseptique fort type *BÉTADINE SCRUB*.
Monodoses de sérum physiologique.
Un bistouri stérile à usage unique.
Un champ stérile fenêtré.
Une paire de gants stériles pour l'opérateur.

Un trocart à BOM stérile à usage unique appelé «trocart de Jamshidi».
Une seringue de 10 mL, une aiguille pompeuse et une aiguille intramusculaire pour réaliser l'anesthésie locale.
Un flacon de xylocaïne à 1 %.
Un tube de crème anesthésiante type *EMLA*.
Petits pots stériles contenant du liquide de Bouin aqueux pour conserver les prélèvements.
Sutures cutanées stériles et adhésives type *STERIL-STRIP*.
Un adhésif type *ELASTOPLAST*.
Sac d'élimination des déchets type *DASRI*.
Un conteneur à aiguilles.

Au préalable

Expliquer le déroulement du soin au patient, lui préciser qu'il ne durera que 15 à 20 min. Si besoin et sur prescription médicale, administrer un anxiolytique 30 min. avant. Appliquer une heure avant la ponction la crème anesthésiante type *EMLA* au niveau de l'os iliaque afin de limiter la douleur lors de l'anesthésie.
Installer le patient en décubitus ventral ou latéral.

Réalisation de la biopsie médullaire

Friction hydro-alcoolique des mains.
L'infirmière retire l'excédent de crème anesthésiante préalablement appliquée.
Rincer au sérum physiologique.
Faire une première asepsie cutanée de la zone à ponctionner : faire la toilette locale de la zone à ponctionner avec le savon antiseptique, rincer au sérum physiologique, sécher et appliquer largement l'antiseptique dermique fort en le laissant agir au moins 1 minute.
Mettre l'ensemble du matériel nécessaire sur un champ stérile en respectant les conditions stériles de chaque dispositif médical.
Le médecin : lavage antiseptique des mains.
Enfiler les gants stériles.
Réaliser une seconde antisepsie cutanée du site avec des compresses stériles préalablement imbibées d'antiseptique fort.
Appliquer ensuite le champ fenêtré au niveau du site à prélever.
Faire l'anesthésie en sous-cutanée et des plans profonds jusqu'au perioste.
Si besoin, une très légère incision est réalisée puis le médecin introduit le trocart, retire le mandrin, et fait un mouvement rotatif pour ponctionner l'os.
Retirer le trocart, réserver le prélèvement (cylindre de biopsie ayant la forme d'une carotte) dans les pots stériles contenant le liquide de Bouin.
Faire un pansement compressif au niveau du site ponctionné.
Friction hydro-alcoolique des mains.
Acheminer aussitôt le prélèvement avec la prescription médicale au laboratoire d'hématologie.

Surveillance infirmière post-ponction

Évaluer la douleur.
Vérifier l'apparition de saignement, de chaleur, et/ou de rougeur au niveau du point de ponction.
Surveiller les paramètres hémodynamiques du patient pour anticiper le moindre malaise.
Laisser le pansement compressif pendant 48 heures.

FICHE TECHNIQUE

BIOPSIE GANGLIONNAIRE

Définition

Prélèvement d'un morceau ou de la totalité d'un ganglion pour étude anatomopathologique. La biopsie ganglionnaire est réalisée en cas de suspicion de lymphome ou d'envahissement tumoral. Elle permet de poser un diagnostic.

Le prélèvement est réalisé au bloc opératoire par un chirurgien.

Préparation

Le patient est préparé pour descendre au bloc opératoire selon les protocoles en cours dans l'unité :

Préparation du dossier :

Examens sanguins, carte de groupe, étiquettes, demande d'examen, si besoin feuilles de laboratoires, dossier transfusionnel si le patient en possède un. L'hémostase doit être normale et les paquettes > 50 000/mm^3.

Au maximum 2 heures avant le départ :

Toilette avec un désinfectant mousseux, rasage de la zone, casaque ou chemise d'hôpital, change des draps ou mise en place d'une alèse propre, charlotte, sur-chaussures.

Avant le départ :

Désinfection de la zone avec antiseptique cutané, si besoin et sur prescription médicale administration d'un anxiolytique.

Surveillance

- État du pansement : saignements (délimiter au marqueur), suintement, écoulement, etc.
- Douleur.
- Lymphœdème. Ne pas prendre la tension artérielle, ni effectuer de prélèvements sanguins sur le bras situé du même côté que le prélèvement.

LEUCÉMIES AIGUËS

FICHE MALADIE

Toutes les hémopathies malignes ne sont pas traitées ici. Ne sont abordées que les plus fréquentes.

DÉFINITION

Les leucémies aiguës (LA) sont des cancers issus des lignées leucocytaires de la moelle. On définit deux types de leucémies : lymphoblastique (LAL) à partir des lymphocytes, et myéloblastique (LAM) à partir de la lignée granuleuse et sa variante, la leucémie monoblastique, à partir des précurseurs des monocytes. La majorité des LA de l'enfant sont des LAL et la majorité chez l'adulte sont des LAM.

Les cellules malignes prolifèrent, envahissent la moelle tout entière, se répandent dans le sang et essaiment dans tous les organes.

Il s'agit d'une pathologie grave, justifiant une prise en charge en urgence, voir en réanimation.

CAUSES ET MÉCANISMES

Les leucémies de l'enfant n'ont pas de cause bien identifiée ; les leucémies de l'adulte peuvent être secondaires à l'exposition aux substances chimiques, en particulier la chimiothérapie, mais aussi à l'exposition aux irradiations ; enfin, il existe la possibilité que la leucémie aiguë soit secondaire à une leucémie chronique.

DIAGNOSTIC

Le diagnostic de leucémie est soupçonné devant les signes d'insuffisance médullaire (*cf. chapitre* Aplasie suite à une chimiothérapie, p. 759) et confirmé devant la présence des cellules anormales (NFS et frottis sanguin) dans le sang ou dans la moelle après ponction sternale (PS) et recherche cytochimique et moléculaire.

TRAITEMENT

- Chimiothérapie agressive entraînant une aplasie sévère nécessitant un traitement en chambre isolée. Les cellules normales sont détruites en même temps que les cellules malignes. Plus les doses sont fortes, plus la chance d'obtenir une rémission complète est grande.
- Corticoïdes.
- Antibiothérapie si nécessaire.
- Transfusion sanguine et plaquettes.
- Une greffe de moelle peut être réalisée dans certains cas en structure spécialisée.

PRONOSTIC

Le pronostic des leucémies de l'enfant est nettement meilleur que celui des leucémies de l'adulte, essentiellement à cause de leur nature, mais aussi du jeune âge du patient.

FICHE INFIRMIÈRE

EXAMENS

- NFS au minimum tous les 2 jours, bilan rénal, bilan hépatique selon la prescription médicale.
- Assister l'opérateur pour réaliser le myélogramme par ponction sternale.

SURVEILLANCE DU TRAITEMENT

- Patient en chambre isolée.
- Aplasie : *cf.* Aplasie suite à une chimiothérapie, p. 759.
- Mesures anti-infectieuses.
- Surveillance des hémorragies.
- Surveillance de la transfusion des plaquettes, des CG, du plasma.
- Prise régulière des constantes (pouls, température, TA, saturation) toutes les 4 à 6 heures.

ÉDUCATION ET CONSEILS

- Relation d'aide : anxiété et fatigue liées à la gravité du diagnostic, du traitement et de l'isolement.
- Préparer le patient et son entourage des conséquences de l'hospitalisation, qui entraine une perturbation de la dynamique familiale.
- Explication des différentes étapes à venir, de manière à ce que le patient puisse se préparer :
  – Pose du KTC (déroulement, intérêt, risque, etc.).
  – Chimiothérapie (schéma thérapeutique, effets indésirables principaux, etc.).
  – Aplasie (durée, conséquences sur le quotidien dans le service : alimentation protégée, visites et sorties limitées, hygiène, etc.).
  – Retour au domicile (conditions pour que cela soit possible ou non, précautions à prévoir en amont, etc.).
- Informer sur la nécessité d'un traitement chimiothérapique entraînant une aplasie thérapeutique et ses conséquences (hypofertilité, alopécie).
- Expliquer les risques et la prévention des infections, des hémorragies.
- Préparer le départ en structure spécialisée : si une greffe de moelle est nécessaire, donner des explications adaptées au patient ainsi qu'à son entourage.

FICHE PHARMACOLOGIE

LEUCÉMIES AIGUËS – PROTOCOLES D'INDUCTION

Protocole LAP

■ **Trétinoine**

VESANOID					
45 mg/m²/j en 2 prises pdt les repas, 30 à 90 j selon la rémission complète	100 caps. 10 mg	HOP	I		

Propriétés

Métabolite endogène de la vitamine A (classe des rétinoïdes). La **trétinoine** pourrait modifier l'action d'un récepteur nucléaire à l'acide rétinoïque (RAR). Elle induirait une différenciation des cellules et une inhibition de la prolifération dans les lignées hématopoïétiques transformées, notamment au cours de la leucémie aiguë promyélocytaire où le récepteur alpha de l'acide rétinoïque est fusionné avec une protéine appelée PML.

Indications

Leucémie aiguë promyélocytaire.

Contre-indications

Grossesse, allaitement, allergie aux rétinoïdes.

Effets indésirables

Syndrome d'hypervitaminose A. Syndrome d'activation leucocytaire (hyperleucocytose, fièvre, dyspnée, œdèmes et épanchements séreux, hypotension et insuffisance hépatorénale, infiltrats pulmonaires), justifiant corticothérapie et admission en réanimation si nécessaire.

Interactions médicamenteuses

Avec les tétracyclines (risque d'hypertension intracrânienne) et les progestatifs.

PROTOCOLE LAM

Protocole	Médicaments	Voie d'administration	Dose mg/m²/j	Rythme d'administration
Schéma 3+7	**Cytarabine**	IVSE 24 h	200	J1 à J7
	Daunorubicine	IV 30 min	90	J1 à J3
Ou	**Cytarabine**	IVSE 24 h	200	J1 à J7
	Idarubicine	IVL (30 min)	12	J1 à J3

PROTOCOLE LAL

Protocole	Médicaments	Voie d'administration	Dose/m²/j	Rythme d'administration
Induction	**Vincristine**	Bolus IV	1 mg	J1, J7, J15, J22
	Cyclophosphamide	Bolus IV	300 à 600 mg	J1, J7, J15, J22
	Doxorubicine	Bolus IV	30 à 50 mg	J1 à J15
	Prednisone	PO	40-60 mg	J1 à J18
Consolidation	**Asparaginase**	IV	60 000 U/m²	J1 à J10

SYNDROMES MYÉLOPROLIFÉRATIFS

FICHE MALADIE

DÉFINITION

Les syndromes myéloprolifératifs (SMP) sont un ensemble hétérogène de maladies malignes caractérisées par une prolifération anormale de cellules hématopoïétiques et de leurs précurseurs médullaires généralement myéloïdes. Cette prolifération maligne est visible dans la moelle osseuse et dans le sang.

Parmi ces maladies, la plus fréquente est la polyglobulie primitive (PV) ou maladie de Vaquez caractérisée par un excès de globules rouges, hématocrite élevé et excès de précurseurs de la lignée du globule rouge.

Les autres principaux SMP sont : la thrombocytémie essentielle (excès de plaquettes), la leucémie myéloïde chronique (excès de polynucléaires neutrophiles et de leurs précurseurs).

L'évolution naturelle de ces maladies se fait vers la transformation en leucémie aiguë et/ou l'évolution vers une fibrose médullaire.

CAUSES ET MÉCANISMES

Il n'existe pas de facteur causal connu mais certains SMP sont familiaux avec une prédisposition génétique. Tous les SMP sont caractérisés par la mutation d'un gène impliqué directement ou indirectement dans la prolifération cellulaire. La PV est caractérisée par la mutation JAK2.

DIAGNOSTIC

Le diagnostic de la polyglobulie primitive ou maladie de Vaquez (PV) est suspecté devant des signes d'hyperviscosité plasmatique liés à un chiffre anormalement élevé de globules rouges (hematocrite élevé), associée parfois à apparition de précurseurs médullaires dans le sang, appelée myélémie. Le patient peut présenter une grosse rate (splénomégalie).

La recherche de la mutation JAK2, caractéristique de la maladie, est faite sur le sang en biologie moléculaire.

Pour certains SMP, le myélogramme est indispensable pour affirmer le diagnostic et éliminer une leucémie aiguë.

La biopsie ostéomédullaire peut être nécessaire en cas de fibrose médullaire car la moelle est le plus souvent inaspirable.

TRAITEMENT

Le traitement spécifique dépend du SMP et de son stade.

Pour la PV, le premier traitement consiste dans les saignées, permettant d'éliminer les globules rouges en excès.

Pour éviter les complications de thromboses l'aspirine doit être prescrite.

En cas de progression vers une fibrose médullaire ou une leucémie aiguë, l'allogreffe de cellules souches hématopoïétiques est proposée pour certains patients.

PRONOSTIC

Le pronostic est hétérogène selon les maladies. Il est également lié aux complications (thromboses) et à l'évolution vers une leucémie aiguë. La survie peut être plus de 10 ans sans traitement pour la PV.

FICHE INFIRMIÈRE

EXAMENS

• Prélèvements sanguins sur prescription médicale.
Attention aux examens spécifiques (Recherche des mutations spécifiques dans le laboratoire de biologie moléculaire, pour la PV : réalisation d'une masse sanguine dans le service de médecine nucléaire.)

• Assister le médecin dans la réalisation du myélogramme ou de la biopsie ostéomédullaire selon la maladie. *Cf.* Fiche technique Myélogramme-Ponction sternale, p. 730.

• Demande d'échographie pour mesurer objectivement la taille de la rate, sur prescription.

SURVEILLANCE DU TRAITEMENT

• Les patients sont généralement suivis en consultation. L'hospitalisation survient en cas de complications (thromboses) ou de progression de la maladie vers une fibrose médullaire avec nécessité transfusionnelle ou transformation en leucémie aiguë.

• Les patients ayant une PV sont vus régulièrement en hospitalisation de jour pour des saignées, avec surveillance spécifique.

• Surveillance du risque thrombotique pour la PV.

ÉDUCATION ET CONSEILS

EXPLIQUER LA MALADIE

Pour la PV, expliquer les symptômes caractéristiques d'une hyperviscosité plasmatique liée à un excès de globules rouges : hypertension artérielle, céphalées, bourdonnements d'oreilles, phosphènes, acouphènes, bouffées de chaleur, prurit. Expliquer les signes de thrombose.

EXPLIQUER LE TRAITEMENT

Expliquer l'objectif, la fréquence et le rythme des saignées.
Expliquer l'importance du suivi de l'hématocrite sur la prise de sang.

FICHE TECHNIQUE

SAIGNÉES (POUR LA MALADIE DE VAQUEZ)

Avant l'acte

Prise des constantes (attention particulière à la tension artérielle)
Lavage des mains.
Préparation du matériel nécessaire
Information du patient sur le déroulement

Le prélèvement

Il suit la prescription médicale.
Généralement le prélèvement est de 300 à 400 ml/saignée quotidienne ou tous les 2-3 jours jusqu'à obtention de l'Hématocrite cible (< 47% chez la femme et 54 % chez l'homme) puis toutes les semaines selon la NFS.
Réalisation :

• Solution hydro-alcoolique, désinfecter, mettre les gants.

• Pose du cathéter veineux (privilégier une veine de gros calibre 16 G afin d'avoir un débit suffisant), dérouler la tubulure reliée à la poche de recueil.

• Mettre le bras vers le bas, et demander au patient de serrer et desserrer le point en continu, de manière à maintenir l'écoulement de sang.

- Surveiller la quantité de la poche, afin d'atteindre la quantité prescrite (peser la poche sur une balance).
- Surveillance des signes d'hypotension : vertiges, malaise, pâleur, sueurs, perte de connaissance, etc.
- Légère compression du site avec une compresse sèche, pansement.
- La poche de sang est jetée dans les containers spécifiques aux déchets biologiques.

Compensation de chaque saignée vol/vol avec du sérum physiologique. Cette compensation peut se réaliser de différentes manières, selon la prescription et le volume à compenser :

- En sous-cutané : dans la cuisse ou dans la ceinture abdominale loin de l'ombilic. Réalisation :
  - Désinfecter le site d'injection.
  - Former le pli cutané et introduire l'aiguille selon un angle de 90 degrés.
  - Injecter doucement la totalité de la dose prescrite, attendre 5 secondes en fin d'administration et retirer l'aiguille.
  - Appuyer sur le site à l'aide d'une compresse sèche pendant 2 secondes.
  - Pansement si nécessaire.
- En veineux, via une tubulure en Y utilisant le site de ponction de la saignée.

Après l'injection

Surveillance des constantes, et de l'état général du patient.
Transmissions écrites, veiller à noter les remarques éventuelles sur le capital veineux et sur la tolérance de la saignée.
Eliminer la totalité du matériel d'injection dans la boîte à aiguilles à cet effet.
Se laver les mains.

LEUCÉMIE LYMPHOÏDE CHRONIQUE

FICHE MALADIE

DÉFINITION

Prolifération des cellules lymphocytaires B matures immunologiquement incompétentes. La leucémie chronique des cellules B du système lymphatique apparaît chez l'adulte d'âge mûr, son évolution est chronique et, dans bien des cas, elle n'a pas besoin d'être traitée.

CAUSES ET MÉCANISMES

Cette leucémie est la plus fréquente des leucémies chroniques sous nos climats ; on n'a pas décelé de facteur particulier qui soit à son origine. C'est une maladietouchant plutôt les hommes, lessujets caucasiens. Les cellules lymphocytaires sont complètement inactives et ne réagissent pas aux antigènes. Elles infiltrent lentement les organes lymphoïdes et la moelle.

DIAGNOSTIC

Il se fait souvent fortuitement devant une hyperlymphocytose sur une prise de sang (NFS) ; il est confirmé par la cytométrie. Selon qu'il y ait des ganglions, des complications ou une simple hyperlymphocytose, on définit les stades A, B et C.

TRAITEMENT

À base de chimiothérapie, il est variable en fonction du stade et de l'évolution.

PRONOSTIC

Il dépend de la présentation initiale : lymphocytose pure ou présence des signes généraux ou des adénopathies. Une survie normale est tout à fait possible dans les stades A. Les principales complications sont infectieuses, liées au déficit immunitaire.

FICHE INFIRMIÈRE

EXAMENS

Réaliser les examens prescrits : hémogramme (NFS), bilan hépatique, ionogramme, etc.

SURVEILLANCE DU TRAITEMENT

- Surveillance de la NFS.
- Soins associés au traitement : *cf.* Chimiothérapie, p. 605.

ÉDUCATION ET CONSEILS

- Évaluer avec le patient ce qu'il comprend de sa maladie et des traitements à venir. Penser à intégrer l'entourage.
- Lui expliquer :
  - l'importance de contrôler la numérationformule régulièrement ;
  - les risques d'infection virale par déficit immunitaire.
  - réorientation vers le médecin si nécessaire pour complément d'information.

FICHE PHARMACOLOGIE

LEUCÉMIE LYMPHOÏDE CHRONIQUE – MALADIE DE WALDENSTRÖM – CHIMIOTHÉRAPIE

Protocoles

Mini-CHOP (LLC)			
MÉDICAMENTS	VOIE D'ADMINISTRATION	DOSE ($mg/m^2/j$)	RYTHME D'ADMINISTRATION
Doxorubicine	IV	25	J1 mensuel
Vincristine	IV	1,4 (max 2 mg)	J1 mensuel
Cyclophosphamide	Orale	300	J1-J15 mensuel
Prednisone	Orale	40	J1-J15 mensuel

R-FC (LLC)			
MÉDICAMENTS	VOIE D'ADMINISTRATION	DOSE ($mg/m^2/j$)	RYTHME D'ADMINISTRATION
Rituximab	IV en perfusion	375	J1
Fludarabine	IV	25	J1, J2, J3
Cyclophosphamide	Orale	300	J1, J2, J3

CHLORAMBUCIL – CORTICOÏDES CONCENTRÉS (LLC et maladie de Waldenström)			
MÉDICAMENTS	VOIE D'ADMINISTRATION	DOSE ($mg/m^2/j$)	RYTHME D'ADMINISTRATION
Chlorambucil	Orale	10	4 j toutes les 4 sem.
Prednisone	Orale	40 à 80	Toutes les 4 sem.

FLUDARABINE (LLC et maladie de Waldenström)			
MÉDICAMENT	VOIE D'ADMINISTRATION	DOSE ($mg/m^2/j$)	RYTHME D'ADMINISTRATION
Fludarabine	IV	25	5 j de suite, reprise J28
	Orale	40	5 j de suite, reprise J28

Surveillance

Clinique : état général, poids, adénopathies, splénomégalie.
Hémogramme.
État immunitaire : test de Coombs, dosage d'immunoglobulines.

Penser au syndrome de Richter :
- en cas d'évolution aiguë d'adénopathie localisée ;
- confirmer l'acutisation par biopsie ;
- et traiter comme un lymphome non hodgkinien de grande malignité.

LYMPHOMES NON HODGKINIENS

FICHE MALADIE

DÉFINITION

Il s'agit d'un groupe hétérogène de tumeurs malignes du système lymphatique, liées à la prolifération clonale de lymphocytes B ou T apparaissant à tout âge. On distingue deux grands groupes :
- les lymphomes non hodgkiniens agressifs, qui peuvent apparaître aussi bien chez le jeune que chez le sujet âgé ;
- les lymphomes non hodgkiniens indolents, ou chroniques, essentiellement chez les personnes de plus de 50 ans.

On n'a pas décelé de cause précise à l'origine de ces lymphomes. Les pesticides utilisés dans l'agriculture pourraient avoir augmenté l'incidence de ces lymphomes.

DIAGNOSTIC

Le diagnostic, évoqué sur la présence de ganglion (adénopathie), est confirmé par la biopsie et l'examen anatomopathologique qui définit la nature agressive ou indolente du lymphome. Le bilan (scanner et biopsie de la moelle) doit faire l'inventaire de l'extension et définir le stade, I à IV, selon la classification d'Ann Arbor (*cf.* Maladie de Hodgkin, p. 745).

TRAITEMENT

- Chirurgie : elle a un objectif avant tout diagnostique mais jamais thérapeutique. Elle peut être envisagée à visée décompressive (organe comprimé par la tumeur).
- Radiothérapie : stérilisation les volumes irradiés.
- Chimiothérapie.

PRONOSTIC

Il dépend du type du lymphome et de l'âge du patient. Les lymphomes de l'enfant sont plus accessibles à un traitement radical, alors que les lymphomes chroniques chez des personnes d'âge mûr ou âgées sont incurables, mais évoluent sur une très longue durée.

FICHE INFIRMIÈRE

EXAMENS

• Hémogramme, bilan hépatique, ionogramme, etc.
• Examens liés au bilan d'extension.

SURVEILLANCE DU TRAITEMENT

• Surveillance des constantes, du poids.
• Soins associés au traitement : *cf.* Chimiothérapie, p. 605 et *cf.* Radiothérapie, p. 718.

ÉDUCATION ET CONSEILS

• Éducation et conseils concernant les traitements : *cf.* Chimiothérapie, p. 605 et *cf.* Radiothérapie, p. 718.
• Vérification de ce que le patient comprend de la maladie et réévaluation. Si nécessaire, réorientation vers le médecin. Intégrer l'entourage.

FICHE PHARMACOLOGIE

LYMPHOMES NON HODGKINIENS DE FAIBLE MALIGNITÉ – CHIMIOTHÉRAPIE

Protocole CVP

MÉDICAMENTS	VOIE D'ADMINISTRATION	DOSE UNITAIRE (mg/m^2)	RYTHME D'ADMINISTRATION
Vincristine	IV	1,4	J1
Cyclophosphamide	PO	500	J1 à J5
Prednisolone	PO	40	J1 à J5
Reprise J21			

Protocole R-CVP

MÉDICAMENTS	VOIE D'ADMINISTRATION	DOSE UNITAIRE (mg/m^2)	RYTHME D'ADMINISTRATION
Rituximab	IV en perfusion	375	J1
Vincristine	IV	1,4	J1 à J5
Cyclophosphamide	PO	500	J1
Prednisolone	PO	40	J1 à J5
Reprise J21			

Toxicité immédiate minime et différée (hémogramme).
Efficacité après 4 cycles de chimiothérapie : si elle est insuffisante, changer de protocole.

COMPLICATIONS

Acutisation : transformation en LNH de grande malignité.

LYMPHOMES NON HODGKINIENS DE GRANDE MALIGNITÉ – CHIMIOTHÉRAPIE

Protocole CHOP			
MÉDICAMENTS	VOIE D'ADMINISTRATION	DOSE UNITAIRE (mg/m^2)	RYTHME D'ADMINISTRATION
Cyclophosphamide	IV En injection lente dans la tubulure d'une perfusion de 250 mL de soluté salé isotonique ou en glucosé à 5 % l'un après l'autre, séparément dans l'ordre et après un autre de 100 mL : – doxorubicine – cyclophosphamide – vincristine	750	J1
Doxorubicine	IV	50	Puis J21
Vincristine	IV	1,4	Puis J42
Prednisolone	Orale	40	J1-J7

Protocole R-CHOP			
MÉDICAMENTS	VOIE D'ADMINISTRATION	DOSE UNITAIRE (mg/m^2)	RYTHME D'ADMINISTRATION
Rituximab	IV en perfusion	375 mg/m^2	J1
Cyclophosphamide	IV	750 mg/m^2	J1
Doxorubicine	IV En injection lente dans la tubulure d'une perfusion de 250 mL de soluté salé isotonique ou en glucosé à 5 % l'un après l'autre, séparément dans l'ordre et après un autre de 100 mL : – doxorubicine – cyclophosphamide – vincristine	50 mg/m^2	Puis J21
Vincristine	IV	1,4 mg/m^2	Puis J42
Prednisolone	Orale	40 mg/m^2	de J1 à J7

Protocole R-DHAP – Lymphomes du manteau			
MÉDICAMENTS	DOSE/J	VOIE D'ADMINISTRATION	RYTHME D'ADMINISTRATION (CYCLE DE 21 J)
Rituximab	375 mg/m^2	IV	J1
Dexaméthasone	40 mg	PO	J3, J4
Cytarabine (*ARACYTINE*)	2 000 mg/m^2	IV	J2
Carboplatine	5 AUC (mg)	IV	J1

R-ICE – Lymphome B diffus à grandes cellules			
MÉDICAMENTS	DOSE/J	VOIE D'ADMINISTRATION	RYTHME D'ADMINISTRATION (J1 = J14)
Rituximab	375 mg/m^2	IV	J1
Ifosfamide	5 g/m^2	IV	J2
Étoposide	100 mg/m^2	IV	J1 à J3
Carboplatine	5 AUC (mg)	IV	J1 à J3

BEAM – Intensification – Autogreffe – Lymphomes			
MÉDICAMENTS	DOSE/J	VOIE D'ADMINISTRATION	RYTHME D'ADMINISTRATION
Cytarabine (*ARACYTINE*)	200 mg/m^2 x 2	IV	J-6, J-5, J-4, J-3
Étoposide	100 mg/m^2 x 2	IV	J-6, J-5, J-4, J-3
Carmustine	300 mg/m^2	IV	J-6
Melphalan	140 mg/m^2	IV	J-2

Surveillance

Toxicité immédiate (vomissements) ou différée (hémogramme, alopécie).
Efficacité après 2 séries de chimiothérapie : si insuffisante changer de protocole ; éventuellement chimiothérapie intensive avec support de cellules souches sanguines.

Complications retardées

Deuxième cancer généralisé (leucémie aiguë myéloïde) ou localisé dans le territoire irradié.

MALADIE DE HODGKIN

FICHE MALADIE

DÉFINITION

Tumeur maligne ganglionnaire, apparaissant essentiellement chez le jeune de 20 à 40 ans, caractérisée par sa curabilité dans près de 80 % des cas. Son pronostic est donc *a priori* excellent, mais terni par la possibilité de séquelles thérapeutiques.

CAUSES ET MÉCANISMES

On n'a pas décelé pour la maladie de Hodgkin de cause précise : est évoquée la possibilité d'un rôle de la mononucléose infectieuse (virus EBV). La maladie évolue de proche en proche, d'un ganglion à l'autre. En fonction de son extension, on définit quatre stades selon la classification d'Ann Arbor (*cf.* encadré, ci-après).

CLASSIFICATION D'ANN ARBOR

- Stade I : un territoire ganglionnaire envahi.
- Stade II : plusieurs territoires ganglionnaires d'un seul côté du diaphragme.
- Stade III : territoires ganglionnaires de part et d'autre du diaphragme :
  - III1 : un seul territoire d'un côté du diaphragme ;
  - III2 : atteintes multiples de part et d'autre du diaphragme.
- Stade IV : atteinte d'un territoire non ganglionnaire, par exemple la moelle osseuse.

DIAGNOSTIC

Il est évoqué devant un ganglion isolé chez un patient jeune, confirmé par l'analyse anatomopathologique après biopsie. Le bilan (radiographie pulmonaire, scanner et PET scanner) doit en préciser l'extension selon la classification d'Ann Arbor.

TRAITEMENT

- Chirurgie : elle n'a pas d'autre place que diagnostique.
- Radiothérapie : stérilisation des volumes irradiés.
- Chimiothérapie :
  - toujours administrée en associations ;
  - possibilité de relais quand le traitement commencé n'est pas (assez) efficace.

PRONOSTIC

Il est favorable dans 80 % des cas au prix d'une chimiothérapie suivie d'une radiothérapie.

FICHE INFIRMIÈRE

EXAMENS

- Hémogramme, VS, CRP, bilan hépatique.
- Examens liés au bilan d'extension.

SURVEILLANCE DU TRAITEMENT

- Courbe de température.
- Soins associés au traitement : *cf.* Chimiothérapie, p. 605 et *cf.* Radiothérapie, p. 718.

ÉDUCATION ET CONSEILS

- Éducation et conseils concernant les traitements : *cf.* Chimiothérapie, p. 605 et *cf.* Radiothérapie, p. 718.
- Vérification de ce que le patient comprend de sa maladie et réévaluation. Si nécessaire réorientation vers le médecin. Intégrer l'entourage.

FICHE PHARMACOLOGIE

MALADIE DE HODGKIN – CHIMIOTHÉRAPIE

Protocole ABVD

MÉDICAMENTS	VOIE D'ADMINISTRATION	DOSE UNITAIRE (mg/m^2)	RYTHME D'ADMINISTRATION
Doxorubicine	En injection lente dans la tubulure d'une perfusion de soluté glucosé à 5 % l'un après l'autre, dans l'ordre, etc.	25	J1 et J15
Bléomycine		10	
Vinblastine		6	
Dacarbazine	En perfusion lente d'une heure dans soluté glucosé 250 mL	375	Reprise J28

Protocole MOPP/ABV

MÉDICAMENTS	VOIE D'ADMINISTRATION	DOSE UNITAIRE	RYTHME D'ADMINISTRATION
Chlorméthine	IV	6 mg/m^2	J1
Vincristine	Dans la tubulure d'une perfusion de 250 mL de soluté glucosé à 5 %	1,4 mg/m^2	
Doxorubicine	IV	35 mg/m^2	J8
Bléomycine	Dans la tubulure d'une perfusion de 500 mL de soluté glucosé à 5 %	10 mg/m^2	
Vinblastine		6 mg/m^2	
Procarbazine	Orale	100 mg/m^2	J1 à J7
Prednisone	Orale	40 mg	J1 à J14
		Arrêt progressif dans les 48 h suivantes	

SURVEILLANCE

- Toxicité immédiate (vomissements) et différée (hémogramme).
- Efficacité après 2 cycles de chimiothérapie : si elle est insuffisante, changer de protocole.

COMPLICATIONS RETARDÉES

- Deuxième cancer généralisé (rarement leucémie aiguë myéloïde) ou localisé dans le territoire irradié (sein chez les jeunes femmes irradiées).
- Rétrécissement vasculaire (infarctus du myocarde) en territoire irradié.

MYÉLOME MULTIPLE

FICHE MALADIE

DÉFINITION

Le myélome multiple (MM) est une prolifération de plasmocytes tumoraux dans la moelle osseuse, pouvant éventuellement circuler dans le sang (leucémie à plasmocytes). Les plasmocytes malins infiltrent la moelle osseuse empêchant son fonctionnement normal et produisent des anticorps monoclonaux (immunoglobulines), responsables d'une atteinte rénale. La prolifération au niveau médullaire conduit à des lésions osseuses lytiques douloureuses avec des risques de fractures spontanées.

CAUSES ET MÉCANISMES

Il n'existe pas de cause connue. Cette maladie maligne touche essentiellement le sujet âgé.

DIAGNOSTIC

La maladie se révèle fréquemment par des douleurs osseuses.

La confirmation du diagnostic repose sur la réalisation du myélogramme par ponction sternale révélant plus de 10 % de plasmocytes de morphologie anormale.

La réalisation d'une immuno-électrophorèse des protéines plasmatiques (Immuno EPP) et urinaires permet de mettre en évidence une immunoglobuline monoclonale, sécrétée par le clone de plasmocytes tumoraux.

Le MM est dit symptomatique s'il existe une hypercalcémie, une insuffisance rénale, une anémie ou une atteinte osseuse (critères CRAB). Le MM est classé selon les stades de Salmon et Durie.

TRAITEMENT

Seuls les MM symptomatiques ou stade Salmon et Durie II et III sont traités. Le traitement repose sur la chimiothérapie et pour les sujet jeunes (< 65 ans) d'une autogreffe de cellules souches hématopoïétiques. Les lésions osseuses peuvent bénéficier d'une radiothérapie localisée. La douleur et l'hypercalcémie doivent aussi être traitées.

PRONOSTIC

Il n'existe pas de traitement curateur à ce jour et la maladie évolue par épisodes de rémission et rechutes. Selon le stade, la survie médiane varie entre 2 et 10 ans.

FICHE INFIRMIÈRE

EXAMENS

- Réaliser les examens prescrits par le médecin.
- S'assurer du recueil des urines sur 24 h pour l'immuno-électrophorèse des protéines urinaires

Assister le médecin pour réaliser le myélogramme par ponction sternale (*cf.* fiche technique Myélogramme – ponction sternale, p. 734).

TRAITEMENT

PROTOCOLE VTD

Bortezomib 1,3 mg/m^2 IV ou SCJ1, J4, J8, J11.
Thalidomide 100 mg PO continu.
Dexamethasone 40 mg PO J1 J8 J11 J21.
Cycles de 21 jours.

PROTOCOLE VTD REVLIMID-DEXAMETHASONE

Revlimid 25 mg/j PO J1 à J21.
Dexaméthasone 20 mg/j PO J1 J8 J11, J21.

BIPHOSPHONATES

Zometa 4 mg IV 15 minutes.
Clastoban 300 mg IV.

SURVEILLANCE DU TRAITEMENT

- Chimiothérapies : *cf.* Fiche infirmière Chimiothérapie

▶

Transfusions : *cf.* Fiche technique Transfusion de CG, plaquettes.

- Le traitement implique des effets indésirables tels que :
  - douleurs osseuses importantes (nécessitant généralement des morphiniques) : évaluation régulière de la douleur, utilisation d'échelles de quantification de la douleur.
  - risque fracturaire majeur en cas de lésions osseuses lytiques.
  - risque de compression médullaire partassement vertébral et épidurite.
  - aplasie : surveillance des constantes, adapter l'alimentation (protégée), information du patient sur les modalités d'entrée et de sortie d'aplasie, antibiothérapie préventive selon prescription médicale. *Cf.* Fiche infirmière Aplasie.

ÉDUCATION ET CONSEILS

- Compléter les informations délivrées par le médecin vis-à-vis de la maladie et des traitements envisagés (chimiothérapie, auto-greffe, pose d'un KTC, etc.).
- Informations au patient et à son entourage sur le quotidien de l'hospitalisation (modalités des visites, des apports extérieurs, durée moyenne d'hospitalisation en fonction des phases de traitement, etc.).
- Travail en lien avec le/la diététicien(ne), et le/la psychologue.
- Penser à la contre-indication aux médicaments néphrotoxiques et aux injections d'iode.

EXPLIQUER LA MALADIE

Le myélome multiple est une pathologie maligne due à une prolifération de plasmocytes issus à partir d'une même cellule tumorale dit clone de plasmocytes tumoraux. Les plasmocytes vont sécréter une immunoglobuline (ou anticorps) identique dite immunoglobuline monoclonale. Cette sécrétion anomale en grande quantité peut être difficilement éliminée par les reins et peut être responsable d'une insuffisance rénale. La prolifération de plasmocytes dans la moelle osseuse va être responsable d'une part d'une dysfonction de fabrication des autres cellules normales donc une anémie, une thrombopénie et l'absence de sécrétion d'autres anticorps par les plasmocytes normaux donc un déficit immunitaire. D'autre part, les plasmocytes malins vont entraîner une lyse osseuse avec l'apparition d'une hypercalcémie potentiellement grave et des lésions osseuses lytiques entrainant des douleurs et des fractures spontanées.

EXPLIQUER LE TRAITEMENT

Le traitement repose sur la chimiothérapie administrée en comprimés ou par voie sous cutanée ou intraveineuse selon le protocole adapté.

Les douleurs osseuses sont traitées par corticoïdes et antalgiques adaptés au niveau de la douleur.

L'hypercalcémie peut nécessiter une hydratation intraveineuse et l'administration de biphosphonates.

Il est important de prévenir une insuffisance rénale en évitant les médicaments néphrotoxiques (exemples : anti-inflammatoires non stéroïdiens) et les injections d'iode (scanner). La dialyse peut s'avérer nécessaire en cas d'hypercalcémie menaçante ou insuffisance rénale sévère.

SARCOMES

FICHE MALADIE

DÉFINITION

Tumeurs malignes des tissus conjonctifs, os ou tissus mous. Elles sont rares et découvertes fortuitement lors d'une fracture osseuse ou de l'apparition d'une tumeur.

CAUSES ET MÉCANISMES

Ils frappent le jeune ou l'adulte sans cause reconnue. Ils se propagent principalement par voie sanguine.

TRAITEMENT

OSTÉOSARCOME

La prise en charge se fait par une équipe spécialisée pour éviter la perte de chance vitale et/ou fonctionnelle.

▶ Traitement des formes localisées

- Biopsie faite par le chirurgien devant assurer le geste chirurgical curatif.
- Diagnostic par un anatomopathologiste spécialisé.
- Chimiothérapie première pour prévention des micrométastases : suivi clinique, radiologique (radiographie standard, IRM) et adaptation du protocole devant une inefficacité du traitement.
- Chirurgie :
  – Elle doit avoir lieu dans les 21 jours suivant la fin de la chimiothérapie préopératoire.
  – Plutôt chirurgie conservatrice qu'amputation.
- Chimiothérapie postopératoire.

▶ Traitements des formes métastatiques

- Chimiothérapie première.
- Chirurgie : elle doit se discuter si la chimiothérapie s'avère efficace sur la tumeur primitive aussi bien que sur les métastases.

SARCOMES DES TISSUS MOUS

▶ Traitement des tumeurs primitives sans métastases

L'enjeu est curatif : on recherche la préservation de la fonction. Cette tumeur rare justifie la prise en charge par une équipe spécialisée et une décision pluridisciplinaire.

▶ Tumeur primitive opérable d'emblée

- Chirurgie : large, conservatrice, par résection compartimentale, ou amputation ou désarticulation en cas de chirurgie exclusive.
- Radiothérapie externe : pour améliorer le contrôle local et la préservation fonctionnelle.
- Chimiothérapie adjuvante.

PRONOSTIC

Il dépend principalement du stade au moment du diagnostic, puis de la qualité d'un traitement très spécialisé.

FICHE INFIRMIÈRE

EXAMENS

En fonction du traitement :
- hémogramme ;
- radiographie, IRM, scintigraphie osseuse ;
- bilan préopératoire s'il y a lieu.

SURVEILLANCE DU TRAITEMENT

- Soins associés au traitement : *cf.* Chimiothérapie, p. 605 et *cf.* Radiothérapie, p. 718.
- En cas d'amputation :
  – surveillance chirurgicale ;
  – relation d'aide : anxiété, deuil liés à la perte de l'organe.
  – travail en collaboration avec l'équipe de psychologues.

ÉDUCATION ET CONSEILS

Éducation et conseils concernant les traitements : *cf.* Chimiothérapie, p. 605 et *cf.* Radiothérapie, p. 718.

▶

En cas d'amputation :

• Reprendre les informations données par le médecin.

• Assurer le maintien d'une vie sociale et scolaire :

– donner les coordonnées du service social pour envisager une éventuelle reconversion professionnelle ;

– organiser un suivi scolaire pour les enfants et adolescents ;

– préparer le séjour en milieu spécialisé de rééducation et d'adaptation au handicap (prothèse).

FICHE PHARMACOLOGIE

OSTÉOSARCOME – CHIMIOTHÉRAPIE

Protocoles

PROTOCOLE	MÉDICAMENTS	DOSE (/m²)	VOIE D'ADMINISTRATION	RYTHME D'ADMINISTRATION
MTX fortes doses + **Doxorubicine**	**Méthotrexate**	8 g après la puberté 12 g avant la puberté	IV sur 4 h	J1, J8, J15 Débuté à H0
	Acide folinique	15 mg toutes les 6 h à partir de H24	IV	J2 H24
	Doxorubicine	75 mg	IV	J21
Protocole hautement toxique. Les concentrations sériques de **MTX** doivent être : – < 5 µmol/L à H24 – < 1,5 µmol/L à H48Surveillance : hydratation, diurèse, poids, troubles digestifs, pH urinaire.				

SARCOME DES TISSUS MOUS DE L'ADULTE – CHIMIOTHÉRAPIE

Protocoles

PROTOCOLE	MÉDICAMENTS	DOSE (/m²/j)	VOIE D'ADMINISTRATION	RYTHME D'ADMINISTRATION
DOXO	**Doxorubicine**	50 mg	IV	J1 J1 = J21
MAID	**Mesna** **Doxorubicine** **Ifosfamide** **Dacarbazine**	2,5 g 20 mg 2,5 g 300 mg	IV perf. continue IV IV 3 h IV	J1, J2, J3 J1, J2, J3 J1, J2, J3 J1, J2, J3 J1 = J21

THROMBOPÉNIES

FICHE MALADIE

DÉFINITIONS

Une thrombopénie est définie par un chiffre de plaquettes < 150 000/mm³.

Elle peut être vérifiée par un prélèvement sur tube citraté en cas de doute.

Elle doit conduire à une enquête diagnostique.

CAUSES ET MÉCANISMES

Il existe 2 types de thrombopénies :

• Les thrombopénies centrales sont dues à un défaut de production médullaire ou un envahissement médullaire par une fibrose ou des cellules anormales. Elles sont rarement isolées, mais souvent associées à une anémie et/ou une leucopénie. Le diagnostic nécessite la réalisation d'un myélogramme.

• Les thrombopénies périphériques sont dues à un excès de destruction, excès de séquestration ou excès de consommation des plaquettes en périphérie :

- la séquestration des plaquettes est fréquente en cas de splénomégalie,
- les principales causes de consommation sont la coagulation intravasculaire disséminée (CIVD) et la microangiopathie thrombotique (MAT). Ce sont des urgences diagnostiques et thérapeutiques,
- la principale cause de destruction est auto-immune : le purpura thrombopénique immunologique ou idiopathique (PTI).

DIAGNOSTIC

Signes cliniques hémorragiques : purpura, pétéchies, ecchymoses, bulles hémorragiques intra buccales, épistaxis, métrorragies, rectorragies, hématurie. Les saignements profonds (notamment intracrânien) sont à craindre devant des céphalées voire des signes neurologiques.

Des scores hémorragiques basés sur les types de saignement peuvent être calculés pour décider du traitement.

Examens :

• Hémostase : permet de rechercher une CIVD.

• Frottis sanguin : permet de rechercher des signes de MAT (schizocytes) et une anomalie morphologique des autres globules.

• Myélogramme : indispensable pour rechercher le mécanisme central ou périphérique d'une thrombopénie en absence de diagnostic évident (MAT, CIDV, splénomégalie).

TRAITEMENT

Le traitement spécifique est indispensable.

Il faut rechercher et traiter la cause d'une CIVD ou d'une MAT (infection, cancer, médicament, etc.).

La perfusion de plasma frais congelé est réalisée en cas de MAT.

Le traitement de première ligne du PTI comprend les corticoïdes par voie orale ou intraveineuse associés ou non aux immunoglobulines par voie intraveineuse selon le score hémorragique.

La transfusion de plaquettes est dangereuse en cas de consommation de plaquettes (MAT) et inefficace en cas de destruction (PTI) mais elle sera réalisée si le pronostic vital est engagé ou en cas de signes de gravité.

Les facteurs de croissance plaquettaires sont des agonistes du récepteur de la Thrombopoïétine, (hormone nécessaire à la fabrication des plaquettes) administrés par voie orales (*ROMIPLOSTIM*) ou sous cutanée (*ELTROMBOPAG*). Ils sont indiqués en deuxième ligne de traitement du PTI chronique et certaines thrombopénies d'origine centrale sur avis spécialisé.

Dans tous les cas il convient d'éliminer tout facteur interférant avec l'hémostase (arrêt de l'aspirine par exemple) et éviter les gestes traumatiques ou à risque hémorragique.

Les traitements adjuvants peuvent être entrepris : méchage en cas d'épistaxis, bains de bouche à l'*EXACYL* par exemple.

FICHE INFIRMIÈRE

EXAMENS

• Prélèvements sanguins sur prescription médicale : NFS, frottis, schizocytes.

• Assister le médecin dans la réalisation du myélogramme. *Cf.* Fiche technique Myélogramme-ponction sternale, p. 734.

SURVEILLANCE

• Signes hémorragiques : épistaxis, gingivorragie, hématomes, pétéchies, ménorragies, hématuries, etc.

• Signes de gravité : Surveillance régulière des constantes (particulièrement la tension artérielle), surveillance des céphalées, surveillance de l'état neurologique du patient.

TRAITEMENTS

• Si gingivorragies :

– changement de brosse à dent : obligation d'une brosse à dent souple type chirurgicale. Bain de bouche réguliers (4 à 6 fois/jour),

– préparation sur prescription médicale d'un bain de bouche à l'*EXACYL*.

• Si épistaxis :

– compression pendant 10 minutes avec une compresse sèche,

– utilisation de mèches hémostatiques type *COALGAN* : faire moucher avant, et appliquer la mèche légèrement humidifiée au sérum physiologique,

– si inefficace : assister le médecin qui pratiquera un méchage ORL profond.

• Administration de plasma. *Cf.* Fiche technique Transfusion de plasma, p. 773.

• Administration de corticoïdes : veiller à adapter l'alimentation du patient (hyposodé et hyposucré) selon la durée du traitement. Travail en lien avec la diététicienne.

FICHE TECHNIQUE

ADMINISTRATION D'IMMUNOGLOBULINES

Avant

Prise des constantes : les immunoglobulines, particulièrement la 1re dose, peuvent provoquer des signes allergiques. Il est important de s'assurer de l'état général du patient avant leur administration.

Une fiche de surveillance spécifique pourra être utilisée. La traçabilité est également obligatoire, car les Immunoglobulines sont des produits dérivés humains :

• 2 étiquettes sont présentes sur le flacon : une sera utilisée pour la traçabilité du dossier de soin, l'autre pour la traçabilité de la fiche de surveillance. Selon le protocole du service, la traçabilité peut être différente.

Lors des doses suivantes, généralement, ce risque allergique diminue, mais l'administration des immunoglobulines reste à surveiller étroitement.

Information du patient sur le déroulement et les le prévenir d'alerter si apparition de signes inhabituels.

Mode de préparation

• Les immunoglobulines se présentent sous différentes formes, notamment selon la dose prescrite (pour des doses importantes les flacons sont préalablement remplis, pour les doses minimes il faudra reconstituer le produit selon la notice d'utilisation et le matériel fourni avec le flacon).

• Utilisation d'une tubulure de perfusion avec un filtre de 15 µm. ▶

• Le débit sera adapté en fonction de la tolérance clinique, sans dépasser un débit de 1 ml/kg/h pendant la première demi-heure, puis en augmentant progressivement sans dépasser 4 ml/kg/h.
A la 1re dose, il convient de garder un débit lent et de surveiller tous les quart d'heure les constantes.

Surveillance

• Signes d'intolérance : frissons, troubles digestifs (nausées, vomissements), modification de la tension artérielle (hypo- ou hypertension), douleurs (céphalées, arthralgies), signes respiratoires (équivalent crise d'asthme ou œdème aigu du poumon).
• Signes de choc : peuvent survenir immédiatement après le début de la perfusion jusqu'à 30 à 60 min. après la fin de la 1re perfusion (choc anaphylactique).
Conduite à tenir :
• arrêt immédiat de la perfusion,
• prise des constantes,
• alerter immédiatement le médecin, approcher le chariot d'urgence,
• sur prescription médicale et selon les signes observés : remplissage, mise sous oxygène, administration de traitement IV notamment dexaméthasone et antihistaminiques.

Après

• prise des constantes,
• assurer la traçabilité.
Si 1re injection : maintenir la surveillance 1 heure après la fin de la perfusion, si doses suivantes, maintenir cette surveillance pendant 30 min.

ANÉMIES

FICHE MALADIE

DÉFINITION

Diminution du taux de l'hémoglobine dans le sang (et non pas des globules rouges) est le symptôme d'une maladie sous-jacente. Hémogramme. Par définition :
• Hb < 13 g/100 mL chez l'homme ;
• Hb < 12 g/100 mL chez la femme.

CAUSES ET MÉCANISMES

EN FONCTION DE L'ORIGINE

• Anémies centrales d'origine médullaire : la moelle ne peut fabriquer suffisamment de globules rouges lors d'une leucémie, un cancer, une chimiothérapie, une atteinte virale.
• Anémies périphériques :
 – dues à des hémorragies lors de lésions digestives, gynécologiques, avec fuite du fer ;
 – dues à une destruction excessive des hématies : anémies hémolytiques.

EN FONCTION DU CARACTÈRE MORPHOLOGIQUE ET DE LA TAILLE DES HÉMATIES

• Anémies microcytaires par carence en fer, aiguë ou chronique, ou état inflammatoire chronique.
• Anémies normocytaires par diminution de la quantité de l'hémoglobine.
• Anémies macrocytaires : la taille des globules est anormalement grande lors de carence en vitamines B12, B9.

DIAGNOSTIC

SIGNES CLINIQUES

• Signes cutanéomuqueux : pâleur de la peau.
• Signes cardiovasculaires : tachycardie au repos.
• Signes respiratoires : dyspnée.

- Signes neuroencéphaliques : asthénie physique et psychique, vertiges, céphalées.

EXAMENS COMPLÉMENTAIRES

- Calcul du volume globulaire moyen (VGM) et de l'hématocrite (HC)
- Réticulocytes
- Frottis sanguin
- Selon le mécanisme suspecté :
  - bilan martial,
  - dosage vitamines B12/B9 (folates),
  - bilan d'hémolyse,
  - myélogramme.

TRAITEMENT

Le traitement est spécifique :

- Apport de vitamines, de fer pour les anémies carentielles.
- Corticothérapie pour les anémies hémolytiques.
- Insuffisances médullaires à traiter en fonction de la cause et de l'état du patient.
- Traitement symptomatique
- Oxygénothérapie.
- Repos.
- Transfusion de C4 (selon la profondeur et tolérance et en absence de contre-indication).
- Transfusion de CG si le taux d'Hb est trop bas.

FICHE INFIRMIÈRE

EXAMENS

Examens permettant de déterminer l'importance et la cause de l'anémie. L'hémogramme permet d'évaluer le taux de l'hémoglobine et de l'hématocrite ; l'infirmier(e) doit connaître les taux normaux et les variations sentinelles. Lorsque le diagnostic est posé, effectuer la prescription médicale spécifique.

L'infirmier(e) doit connaître les différentes étiologies afin de mieux comprendre le traitement pour réaliser la prescription et informer le patient.

SURVEILLANCE DU TRAITEMENT

Est développée ici la surveillance du traitement symptomatique, le plus souvent appliqué en fonction des troubles cliniques.

Fatigue liée à l'anémie :

- *Cf.* Aplasie suite à une chimiothérapie, p. 759 ;
- Limiter la dépense d'énergie par :
  - une réduction de l'activité quotidienne à la maison et par un arrêt de travail ;
  - un repos au fauteuil et, le plus souvent, au lit.

Dyspnée au repos : administrer de l'oxygène par voie nasale selon prescription médicale, 1 à 3 L, discontinu ou non (*cf.* Fiche technique Oxygénothérapie, p. 1395).

ÉDUCATION ET CONSEILS

- Vérifier que le patient a bien compris sa maladie et le traitement, reprendre si besoin les explications spécifiques.
- L'aider à s'adapter à la fatigue pour faire face à ses activités habituelles (participation de la famille, aide ménagère).
- S'assurer de l'observance du traitement.
- Veiller au maintien d'une alimentation équilibrée.
- Prévenir l'entourage que la fatigue peut entraîner perte d'intérêt et baisse du moral.

FICHE PHARMACOLOGIE

FER ORAL

■ Ferédétate de sodium

FERROSTRANE					
N. dès 1 mois et E. < 30 kg : 3 mg/kg/j, soit : N. 5-8 kg : 2 à 3,5 mL/j N. 8-12 kg : 3,5 à 5 mL/j E. 12-20 kg : 5 à 9 mL/j E. 20-30 kg : 9 à 12 mL/j A. et E. > 30 kg : 80 à 120 mg/j = 12 à 18 mL/j	1 fl. 125 mL 0,68% (25 càc 34 mg)	2,43		65 %	2,43

■ Fumarate ferreux

FUMAFER					
A. et E. > 10 ans : 100 à 200 mg/j	50 cp. 66 mg 100 cp. 66 mg	HOP 1,99		 65 %	 0,02

■ Sulfate ferreux

TARDYFERON					
E. de 2 à 6 ans : 30-40 mg/j E. de 6 à 10 ans : 40-50 mg/j A. et E. > 10 ans : 50-100 mg/j	30 cp. 50 mg 30 cp. 80 mg 90 cp. 80 mg 100 cp. 80 mg 1 fl. 90 mL sol. buv. (20 mg/mL)	1,70 2,67 7,05 HOP		65 % 65 % 65 % NR	0,06 0,09 0,08

FER ORAL ET VITAMINE C

■ Sulfate ferreux + acide ascorbique

FERO-GRAD VITAMINÉ C 500					
A. seulement : 100 à 200 mg/j	30 cp. 105 mg/500 mg	2,33		65 %	0,08

HÉMATOLOGIE - ONCOLOGIE

FER INJECTABLE

■ Fer

VENOFER						
Posologie totale fonction du poids et du taux d'Hb Max 300 mg/inj., espacer 2 inj. d'au moins 48 h IV lente dans du NaCl 0,9 % sur 90 min	5 fl. 5 mL (20 mg/mL)	HOP	I			
FERINJECT						
Posologie totale fonction du poids et du taux d'Hb Max 1 000 mg/inj., espacer 2 inj. de 1 sem. IV sans dilution sur 15 min	1 fl. 2 mL (50 mg/mL) 1 fl. 10 mL (50 mg/mL) 1 fl. 20 mL (50 mg/mL)	HOP HOP HOP	I I I			

FER ET ACIDE FOLIQUE

■ Sulfate ferreux + acide folique

TARDYFERON B9						
1 cp./j pdt les 2 derniers trimestres de grossesse	30 cp. 50 mg/0,35 mg			NR		

Propriétés

Absorption des **sels ferreux** par voie orale : 10-20 %.

Indications

Carence martiale.
FERINJECT non recommandé chez l'enfant < 14 ans.

Contre-indications

Surcharge martiale, thalassémie, anémie réfractaire, anémie par insuffisance médullaire.

Précautions d'emploi

Fer oral : répartir les prises dans la journée, avant ou pendant le repas, selon la tolérance digestive.

Effets indésirables

Fer oral : nausées, constipation, diarrhée, coloration noire des selles.

Interactions

Diminution par le fer de l'absorption digestive : **biphosphonates, calcium**, zinc, strontium, **topiques gastro-intestinaux, cyclines, fluoroquinolones, hormones thyroïdiennes, lévodopa, entacapone.**
Diminution de l'absortion digestive du **fer oral** par le thé et par le **fer injectable.**

FOLATES

■ Acide folique ©

SPÉCIAFOLDINE						
5 à 10 mg/j	20 cp. 5 mg	1,43		65 %	0,07	

■ Acide folinique ©

FOLINATE DE CALCIUM					
Dosage 5 et 25 mg : voie IM ou IV Dès 50 mg : voie IV seule Carence en folates : 5 mg/j ou 50 mg tous les 10 j Cytotoxique : 200 mg/m²/j avant chaque administration de **5-FU** Sauvetage folinique : 25 à 50 mg/m² toutes les 6 h selon la dose de méthotrexate administrée Anémie mégaloblastique iatrogène : 5 mg/j	25 amp. 5 mg/2 mL 10 amp. 25 mg/10 mL 10 fl. lyoph. 50 mg 1 fl. lyoph. 100 mg 1 fl. lyoph. 200 mg 1 fl. lyoph. 350 mg	HOP HOP HOP HOP HOP HOP	I I I I I I		
FOLINORAL					
Sauvetage folinique : 25 à 50 mg/m² toutes les 6 h selon la dose de **méthotrexate** administrée Anémie mégaloblastique iatrogène : 5 mg/j (**triméthoprime** ou **sulfasalazine**) ou 10 à 25 mg/j (**pyriméthamine**)	28 gél. 5 mg 14 gél. 25 mg	7,96 12,21	 I	65 % 65 %	0,28 0,87

Propriétés

Acide folique = vitamine du groupe B, apportée par une alimentation diversifiée.

Acide folinique = état réduit de l'acide folique.

Coenzymes de nombreuses réations enzymatiques dans la synthèse de l'ADN et le métabolisme des acides aminés. Protège les cellules des effets des antagonistes des folates, notamment le **méthotrexate**. Augmente l'activité cytotoxique du **5-FU**, en stabilisant le complexe 5-FU/thymidylate-synthétase.

Indications

SPECIAFOLDINE : carence en folates (malnutrition, éthylisme).

FOLINATE DE CALCIUM :

- jusqu'à 50 mg : carences en folates (grandes malabsorptions, alimentations parentérales totales et prolongées) ;
- dès 100 mg : en association au **5-FU** en thérapie cytotoxique.

FOLINATE DE CALCIUM et *FOLINORAL* :

- prévention des accidents toxiques provoqués par le **méthotrexate** (« sauvetage folinique ») ;
- prévention et correction de l'anémie mégaloblastique induite par la **pyriméthamine** au long cours ou à fortes doses, le **triméthoprime** (à posologie curative) ou la **sulfasalazine**.

Contre-indications

Anémie due à un déficit en vitamine B12.

Précautions d'emploi

Chez le sujet âgé ou à fonction rénale altérée, surveillance pharmacocinétique de l'élimination du **méthotrexate**.

Interactions médicamenteuses

Phénobarbital, **phénytoïne**, **fosphénytoïne**, **primidone** (diminution de l'activité antiépileptique).

5-FU, **capécitabine** (potentialisation des effets cytotoxiques et indésirables).

VITAMINE B12

Cyanocobalamine

VITAMINE B12 DELAGRANGE				
Traitement d'attaque : 1 000 µg/j pdt 7 j, puis 1 000 µg 1/sem. pdt 1 mois Traitement d'entretien : 1 000 µg x 1/mois Chez le végétarien : 1 amp. par voie orale dans ½ verre d'eau	6 amp. 1 000 µg/2 mL	1,95	65 %	0,33
VITAMINE B12 GERDA				
Carence d'apport chez les végétariens : 1 amp. par voie orale dans ½ verre d'eau	6 amp. 1 000 µg/2 mL	1,95	65 %	0,33

Hydroxocobalamine

DODÉCAVIT				
Traitement d'attaque : 1 mg (1 amp.) en IM/j ou x 3/sem., soit 10 mg au total Traitement d'entretien : 1 mg (1 amp.) en IM/mois	6 amp. 2 mL (1 mg)	2,51	30 %	0,42

Propriétés

La **vitamine B12**, ou plus exactement la **cobalamine**, est un composé de substances présentes exclusivement dans les produits d'origine animale (l'œuf) ; les végétaux en sont dépourvus. Elle permet la maturation de noyaux de la lignée érythroblastique en intervenant dans la synthèse des acides nucléiques.
Il y a 2 types de produits :
- soit **cyanocobalamine** ;
- soit **hydroxocobalamine**.

Il faut privilégier l'**hydroxocobalamine** dans les prescriptions.

Indications

Traitement correcteur et préventif des anémies mégaloblastiques par déficit en **vitamine B12** ou par troubles d'absorption de la **vitamine B12**.

Contre-indications

Toute néoplasie évolutive, hypersensibilité aux cobalamines.

Précautions d'emploi

Chez les végétariens, la voie orale peut être utilisée. Dans les amputations digestives ou en cas de troubles d'absorption ou d'anémie de Biermer, la voie injectable est indispensable.

Effets indésirables

Réactions allergiques : prurit, urticaire, action eczématiforme, possibilité de choc anaphylactique, nécrose cutanée ou œdème de Quincke.
Possibilités de douleurs aux points d'injection ou de coloration rouge des urines. Risque d'acné.

APLASIE

FICHE MALADIE

DÉFINITION

L'aplasie est une insuffisance de la moelle osseuse touchant les trois lignées médullaires : érythrocytaire, granulocytaire, plaquettaire.

CAUSES ET MÉCANISMES

- Envahissement médullaire.
- Causes thérapeutiques : aplasie provoquée par la chimiothérapie ou la radiothérapie étendue. Elle apparaît 7 à 14 jours après le 1er jour de la chimiothérapie et se manifeste par des signes cliniques de granulopénie, d'anémie ou de thrombopénie.
- Toxiques (autres que chimiothérapie)
- Acquise ou idiopathie : il s'agit d'une pathologie rare.

DIAGNOSTIC

- État fébrile par neutropénie : température ≥ 38,0 °C 2 fois ou ≥ 38,3 °C 1 fois.
- Syndromehémorragique : parthrombopénie.
- Asthénie : une fatigue intense associée à l'anémie peut contraindre à l'alitement et à l'immobilisation forcée.
- Hémogramme : il confirme l'aplasie.
- Myélogramme et biopsie ostéomédullaire : en absence de cause évidente (chimiothérapie) et attendue.

TRAITEMENT

- Hospitalisation recommandée.
- Mise en place d'une antibiothérapie à large spectre, adaptée, dictée par les examens réalisés :
  – hémocultures ;
  – prélèvements divers : gorge, selles, urines, peau, muqueuse selon l'examen clinique.
- Mesures d'hygiène et de repos :
  – chambre individuelle protégée avec visites contrôlées ;
  – surveillance de l'hygiène du patient.
- Transfusion, facteurs de croissance, corticoïdes.
- Traitement spécifique (arrêts des toxiques, chimiothérapie d'un cancer envahissant la moelle osseuse, traitement immunosuppresseur, en cas d'apathie médullaire acquise idiopathique).

FICHE INFIRMIÈRE

EXAMENS

Si fièvre et selon le protocole de service :
- Hémocultures au KTC + en périphérie.
- Refaire les hémocultures sur 3 jours.
- Prélèvement de gorge, des urines, crachats en cas de toux, coproculture en cas de diarrhée.

L'infirmier(e) doit connaître les taux normaux et les variations pathologiques graves afin de pouvoir alerter le médecin en urgence.

SURVEILLANCE DU TRAITEMENT

SOINS – TRAITEMENT

Transfusion

La transfusion des globules rouges, le plus souvent prescrite, est réalisée selon les règles de sécurité transfusionnelle : *cf.* Fiche technique, p. 765.

État fébrile

Surveiller de façon rapprochée les constantes (risque d'hypotension et de désaturation). Surveiller les signes de choc septique : marbrures, vertiges, extrémités blanches, etc. Hospitalisation d'un patient en aplasie présentant un risque infectieux : *cf.* Fiche technique, ci-après.

Fatigue

La fatigue provoque :
- un risque de syndrome d'immobilité ;
- une anorexie ;
- une incapacité à subvenir aux besoins quotidiens ;
- une anxiété par manque de connaissance ;
- une perturbation de l'image de soi.

<u>Risque de syndrome d'immobilité</u>

- Altération de l'intégrité cutanée : évaluer l'état cutané et réduire les facteurs favorisant les escarres :
  - changements fréquents de position toutes les 3 h ;
  - inciter le patient à changer de position : aller au fauteuil, marcher dans sa chambre, se tourner
  - supprimer le cisaillement des vêtements et draps ;
  - mettre un matelas anti-escarre ;
  - masser les points d'appui ;
  - maintenir une hydratation d'au moins 1,5 L/j.
- Troubles thromboemboliques :
  - surveiller l'apparition de douleur, chaleur, rougeur au niveau des mollets, signe d'une phlébite ;
  - surveiller l'apparition de la dissociation pouls/température traduisant une suspicion de phlébite.

<u>Anorexie</u>

- Augmenter l'apport de protides, glucides, vitamines et sels minéraux, travail en lien avec la diététicienne.
- Proposer des repas fractionnés.
- Aider le patient à choisir ses repas.
- Noter les quantités journalières absorbées.
- Peser le patient tous les jours.

Elle peut être secondaire à la douleur à la déglutition lors de stomatites, candidoses buccale ou œsophagienne :
- Si nécessaire : prescription de compléments alimentaires buvables ou gélifiés selon l'évaluation des besoins caloriques.
- Alimenter par sonde gastrique ou avec une nutrition parentérale provisoire.
- Traiter préventivement le risque de mucite :
  - bain de bouche au bicarbonate + antifongique ;
  - 4 à 6 fois/j et après tout repas ;
  - badigeonner les ulcérations au bleu de méthylène ;
  - *appliquer un anesthésique local.*

<u>Incapacité à subvenir aux besoins quotidiens</u>

- Être attentif à l'hygiène corporelle du patient.
- Évaluer le degré de tolérance à l'effort.
- Adapter les horaires et les temps de repos.
- Laisser du temps pour que le malade puisse faire une partie des soins. Favoriser sa participation : mise au fauteuil, rapprocher l'adaptable, installer à proximité la bassine, etc.
- Être vigilant quant à l'hygiène des zones à risque de macération, pli inguinal, périnée,

organes génitaux, espaces interdigitaux, et à l'hygiène bucco-dentaire.

Anxiété

- Identifier ce que sait le patient sur l'aplasie (enseignement antérieur, épisode déjà vécu).
- Prodiguer une information concise et claire, même répétée.
- Procurer un environnement calme et sécurisant (passages fréquents dans la chambre, sonnette à portée).
- Prévoir du temps d'écoute.
- Perturbation du sommeil :
  - rechercher les habitudes de sommeil (horaire, positionnement, boissons) ;
  - rechercher les facteurs déclenchant l'anxiété ;
  - favoriser les distractions dans la journée ;
  - utiliser les aides au sommeil (bonne installation, massage).
- si besoin et sur prescription médicale, utilisation des somnifères ou d'anxiolytiques.

Perturbation de l'image de soi

- Évaluer avec le patient ce qu'il peut faire pour satisfaire ses besoins fondamentaux.
- L'aider à accepter cette situation : elle est passagère.
- Participer à la planification des soins pour garder la maîtrise de la situation.

Syndrome hémorragique

- L'atteinte de la lignée plaquettaire peut se traduire par :
  - des gingivorragies ;
  - des pétéchies, des hématomes ;
  - des épistaxis ;
  - une hématurie ;
  - un méléna.
- Utiliser un rasoir électrique, une brosse à dents douce.
- Éviter les injections IM et SC si possible.
- Veiller à ce que la patient n'absorbe pas d'*ASPIRINE*, de traitement anticoagulant.
- Prévenir les chutes.

Cf. fiche technique sur les transfusions de plaquettes.

ÉDUCATION ET CONSEILS

- Expliquer ce qu'est une aplasie, les effets indésirables et leur prévention.
- Savoir alerter le médecin lorsque la température s'élève à 38,5 °C.
- Apprendre au patient à prévenir les infections : *cf.* Chimiothérapie, p. 605.
- Éduquer le patient à gérer sa fatigue :
  - Expliquer les causes de la fatigue.
  - Aider le patient à reconnaître ses forces, aptitudes et intérêts.
  - Réserver les tâches les plus importantes pour les périodes où il se sent le plus énergique.
  - Lui conseiller de se reposer avant d'entreprendre une tâche difficile et d'interrompre ses activités avant que la fatigue ne se fasse sentir.
  - Fixer avec lui des objectifs réalistes.
  - Conseiller de noter le niveau de la fatigue toutes les heures pendant 24 h sur une échelle de zéro à 10.
  - Le faire participer à la planification des soins.
  - Apprécier le degré d'aide dont il aura besoin.
  - Conseiller de voir la diététicienne pour une alimentation plus énergique.
  - Faire appel à l'assistante sociale pour une éventuelle aide à domicile.

L'infirmier(e) doit vérifier à la sortie du patient l'état de ses connaissances pour prévenir les complications et alerter le médecin quand cela est nécessaire.

FICHE TECHNIQUE

HOSPITALISATION D'UN PATIENT EN APLASIE PRÉSENTANT UN RISQUE INFECTIEUX

- Informer le patient.
- Mise en chambre individuelle avec visites restreintes (une à deux personnes à la fois).
- Surveiller les constantes : pouls, pression artérielle, température buccale toutes les 3 h, prélèvements de sang pour hémoculture si température > 38,2 °C ou 2 fois 38 ° ou < 36 °.

• Selon protocole du service, pratiquer tous les jours un bilan sanguin comprenant : NFS, bilan hépatique, ionogramme. Toutes les 72 h : hémostase et RAI (si augmentation des besoins transfusionnels).
• Mesures d'hygiène : veiller à la propreté de l'environnement immédiat du patient, lavage soigneux et fréquent des mains (3 min), propreté des phanères ; désinfecter la chambre à la sortie du malade.
• Réaliser des prélèvements bactériologiques selon le point d'appel.
• Bio nettoyage quotidien de l'environnement de la chambre (éviter les poussières).
• Réfection du lit tous les jours ou tous les 2 jours selon les unités.
• Hygiène quotidienne du patient (lavabo ou douche) + change des vêtements quotidiennement.
• Précautions sur le lavage des vêtements : généralement à haute température et repassés.
• Alimentation adaptée : décontaminée. Interdiction de certains aliments à risque microbien.
• Travail en lien avec le/la diététicien(ne).
• Sorties de la chambre interdites sauf si examen médical, et cela jusqu'à la sortie d'aplasie.
• Sains de bouche réguliers (4 à 6 fois/jour car risque de mucite).
• Information à l'entourage sur les mesures de visites (nombre, habillage avec masque, charlotte, horaires, apports de l'extérieur, etc.).

Consignes à transmettre

Aux agents de service

• Appliquer très strictement les protocoles de ménage et de service spécifique à cette situation.
• Se laver les mains.
• Nettoyer la chambre en premier.
• Regrouper les interventions.
• Éviter les courants d'air.

À l'équipe hospitalière (paramédicale et aide-soignante)

• Lavage impératif des mains + solution hydro-alcoolique.
• Respect du protocole d'isolement en fonction du service.

Au patient et à ses proches

• Se laver les mains + solution hydro-alcoolique avant d'entrer dans la chambre.
• Déconseiller fortement les visites susceptibles de transmettre des germes.
• Ne pas introduire de plantes vertes ou de fleurs coupées dans la chambre, ni d'objets extérieurs sans l'accord de l'équipe.
• Ne pas introduire des aliments de l'extérieur.
• Respecter les règles d'hygiène définies.
• Éviter courants d'air (portes fermées) et ventilateurs interdits.

FICHE PHARMACOLOGIE

FACTEURS DE CROISSANCE GRANULOCYTAIRE

■ Lénograstim

GRANOCYTE					
Lyoph. + solvant 1 mL + ser. + aiguilles pour inj. SC Perf. IV 150 µg/m² ou 19,2.106 UI/m²	1 fl. 13 MUI 5 fl. 13 MUI 1 fl. 34 MUI 5 fl. 34 MUI	39,05 HOP 77,68 HOP	I I I I	100 % 100 %	39,05 77,68

■ Filgrastim ©

NEUPOGEN					
Solution inj. SC ou perf. IV 5 µg/kg/j	1 ser. 30 MUI/0,5 mL 1 ser. 48 MUI/0,5 mL 5 fl. 30 MUI/1 mL	63,71 102,99 368,99	I I I	100 % 100 % 100 %	63,71 102,99 73,80

Propriétés

Facteurs de croissance, hématopoïétiques produits par génie génétique. Stimulant la croissance de la lignée neutrophile.

Indications

Les indications des facteurs de croissance sont actuellement de deux ordres :

- mobilisation des cellules souches périphériques en prévision de recueil pour greffe ;
- granulopénie sévère dans les conditions suivantes :
  - réduction de la durée des neutropénies et de l'incidence des granulopénies fébriles suites de la chimiothérapie antinéoplasique (sauf affections myéloïdes) ou dans les suites de greffe de moelle ou greffe des cellules souches périphériques ;
  - neutropénies sévères congénitales avec moins de 0,5 G/L de neutrophiles et antécédents d'infections ;
  - neutropénies persistantes de moins de 1 G/L chez des patients atteints de VIH pour réduire les risques d'infection bactérienne.

L'indication peut être préventive quand le risque granulopénique est établi. Elle est curative devant une neutropénie fébrile, sévère et durable.

Contre-indications

Ne pas administrer simultanément à une chimiothérapie cytotoxique.

Précautions d'emploi

Surveillance de la trame osseuse, de l'état rénal et hépatique.

Effets indésirables

Douleurs osseuses, myalgies, vomissements, diarrhées, atteintes hépatiques et rénales.

■ Pegfilgrastim ©

NEULASTA					
6 mg pour chaque cycle de chimiothérapie, en SC 24 h après la fin de la chimiothérapie cytotoxique	1 ser. prér. 0,6 mL (6 mg)	672,63	I	100 %	672,63

Propriétés

Le *Granulocyte-Colony Stimulating Factor* humain (facteur de croissance de la lignée granulocytaire, G-CSF) est une glycoprotéine qui régule la production et la libération des polynucléaires neutrophiles à partir de la moelle osseuse. Le **pegfilgrastim** est une forme conjuguée covalente de G-CSF humain recombinant attaché à une molécule de polyéthylène-glycol (PEG) de 20 kd. Le **pegfilgrastim** est une forme à durée prolongée de G-CSF, par diminution de la clairance rénale.

Indications

Réduction de la durée des neutropénies et de l'incidence des neutropénies fébriles chez les patients traités par une chimiothérapie cytotoxique pour une pathologie maligne (à l'exception des LMC et des syndromes myélodysplasiques).

Contre-indications

Hypersensibilité au **pegfilgrastim** et au **filgrastim**. Syndrome myélodysplasique. LMC. LAM secondaire.

Précautions d'emploi

LAM. Antécédent de pneumonie. Toux. Fièvre. Dyspnée. Signes radiologiques d'infiltration pulmonaire. Détérioration de la fonction respiratoire. Syndrome de détresse respiratoire de l'adulte. Surveillance rate. Douleur au sommet de l'épaule. Douleur de l'hypocondre droit. Drépanocytose.

Effets indésirables

Réaction allergique. Anaphylaxie. Rash cutané. Angio-œdème. Dyspnée. Hypotension. Augmentation de la lactate-déshydrogénase. Rupture splénique. Pneumonie interstitielle. Fibrose pulmonaire. Syndrome de détresse respiratoire de l'adulte. Crise drépanocytaire. Douleur osseuse. Myalgie. Douleur. Céphalée.

TRANSFUSION DE PRODUITS SANGUINS LABILES

FICHE MALADIE

DÉFINITION

Les principaux produits sanguins labiles (PSL) sont les culots globulaires (CG), les plaquettes (concentrés plaquettaires d'aphérèse [CPA] ou mélanges de concentrés plaquettaires [MCP]) et le plasma frais congelé (PFC).

Les autres PSL tels que l'albumine, les immunoglobulines intraveineuses ou les facteurs spécifiques de la coagulation ne seront pas traités ici.

INDICATIONS

Il s'agit d'un support thérapeutique permettant de palier à la présence symptomatique ou non d'une anémie (CG), d'une thrombopénie (CPA/MCP) ou d'un trouble de la coagulation (PFC). Il convient d'avoir cherché et trouvé la cause de ce trouble avant toute transfusion.

L'indication transfusionnelle est établie selon des chiffres seuils spécifiés dans chaque fiche. Ces seuils sont modifiés cas de symptômes cliniques et/ou selon le terrain du patient.

CONTRE INDICATIONS

Ce sont des contre indications relatives. La transfusion sera quand même réalisée en cas de risque vital. Exemples : contre indication aux CG en cas d'anémie hémolytique auto immune et contre indication aux plaquettes en cas de micro angiopathie thrombotique.

EXAMENS COMPLÉMENTAIRES

En absence d'urgence vitale : réaliser la détermination du groupe sanguin, les RAI doivent dater de < 72h.

Le bilan doit rechercher la cause de l'anémie/thrombopénie/trouble de l'hémostase.

FICHE TECHNIQUE

TRANSFUSER LES GLOBULES ROUGES EN SÉCURITÉ

Pour transfuser des concentrés de globules rouges (CGR) en sécurité, l'infirmier(e) doit respecter les règles de sécurité transfusionnelle et d'hémovigilance.

Disposer des examens immuno-hématologiques prétransfusionnels

- Deux déterminations de groupe sanguin.
- Recherche d'agglutinines irrégulières (RAI) de moins de 3 jours.
- Phénotypage Rh-Kell : pour les femmes non ménopausées, les sujets ayant développé un allo-anticorps, les polytransfusés et futurs greffés.
- Il est impératif de respecter les règles de prélèvement et d'étiquetage des tubes : *cf.* encadré, ci-après.

RÈGLES DE PRÉLÈVEMENT ET D'ÉTIQUETAGE DES TUBES

Prélèvement

- Prélever au moment de la demande, pas à l'avance.
- Demander au patient de décliner son identité et sa date de naissance.
- Déterminations ABO/Rhésus :
  – sur 2 prélèvements : distincts, espacés, de préférence par 2 préleveurs différents ;
  – étiquetés selon la procédure ;
  faire 2 demandes d'examens distinctes dans deux pochettes distinctes et préciser « 1re détermination » ou « 2e détermination ».
- Nom du préleveur sur le bon de demande.

Étiquetage

- Au lit du malade.
- Tout de suite après le prélèvement.
- Par l'infirmier(e) ayant fait le prélèvement.
- Avec l'étiquette administrative (nom, nom de jeune fille, prénoms, date de naissance, sexe).
- Tubes horodatés.

Gestion de la commande

Le médecin prescrit les produits les plus adaptés à la situation du patient, le plus souvent en utilisant l'ordonnancier pré-imprimé fourni par l'Établissement français du sang (EFS).

Réaliser les contrôles prétransfusionnels au lit du patient

- Information du patient : s'assurer que le malade a reçu le document d'information prétransfusionnelle et que le médecin a répondu à ses questions.
- Vérifier :
– les conditions de transport et de conservation ;
– la concordance entre la demande, le bon d'attribution et les produits délivrés ;
– le groupe (poche et carte du receveur) ;
– l'identité du malade (en demandant au malade de décliner son identité) et celle inscrite sur la carte.

- Contrôler :
  - l'aspect et l'intégrité du produit ;
  - la date de péremption.
- Réaliser le contrôle ultime au lit du malade sur le dispositif en vigueur.

Réaliser et surveiller la transfusion

- S'assurer qu'un médecin peut intervenir à tout moment pendant la transfusion. Éviter autant que possible de transfuser la nuit ou le week-end, sauf urgence et avec présence médicale.
- Transfuser les concentrés de globules rouges dans les 6 h qui suivent leur réception. Durant ce délai, garder les poches entre + 2 °C et + 8 °C ou à température ambiante à l'abri d'une source de chaleur.
- Disposer d'un abord veineux de calibre suffisant (16 à 18 G chez l'adulte) si possible ou d'un KTC.
- Ne jamais rien ajouter dans la poche de sang.
- Avant la transfusion, noter pouls, pression artérielle, température, et demander au patient de vider sa vessie.
- Si possible, éviter de transfuser si la température du patient est supérieure à 38,5 °C. Au préalable et avant d'aller chercher les CG, vérifier la température et sur prescription médicale administrer un antipyrétique.
- Arrêter l'alimentation parentérale et les médicaments perfusés, sauf avis médical. Il est possible de perfuser du sérum salé isotonique en dérivation en cas de débit trop lent.
- Assurer un débit de départ de 30 à 40 gouttes/min pour le concentré de globules rouges chez l'adulte, la transfusion durera en moyenne de 45 min à 1 h par poche.
- Adapter le débit en fonction de l'état cardiovasculaire du malade et selon sa tolérance.
- Rester au chevet du patient et assurer une surveillance attentive pendant les 15 premières minutes (environ 50 mL). Adapter ensuite la fréquence de la surveillance en fonction de l'état du patient.
- Surveiller pouls, pression artérielle, température, diurèse et tout signe évocateur d'incident.
- Demander au patient et à ses proches de signaler sans délai toute sensation anormale ou nouvelle au cours et juste après la transfusion.
- Conserver la poche 2 heures (ce délai peut être allongé selon le protocole du service) après la fin de la transfusion.

Réagir en cas d'accident transfusionnel immédiat grave

Accident ingnuncdogigue

Hémolyse (incompatibilité AB0, anticorps irréguliers) : malaise, oppression, douleur lombaire, nausées, vomissements, saignement en nappe, oligo-anurie, état de choc.

Accident infectieux

Contamination bactérienne du produit : malaise d'apparition brutale, frissons, hypo-ou hyperthermie, douleurs abdominales, nausées, vomissements, diarrhée, angoisse, dyspnée, collapsus, oligo-anurie.

Accident de surcharge volémique

Augmentation de la PA, dyspnée, cyanose, oppression thoracique, céphalées, OAP.

Accident allergique

Érythème, urticaire, œdème de Quincke, choc anaphylactique.

Réagir

- Clamper la transfusion et conserver la voie veineuse.
- Alerter un médecin.

- Surveiller pouls, pression artérielle, température, diurèse et les notes.
- Refaire tous les contrôles prétransfusionnels.
- Se référer à la procédure locale « *Conduite à tenir devant un incident transfusionnel* », appliquer les prescriptions médicales.
- Réaliser si nécessaire les prélèvements pour l'EFS et le laboratoire de bactériologie :
  – 2 tubes secs (selon protocole local) ;
  – 2 hémocultures à 1 h d'intervalle ;
  – conserver la ou les poches suspectes, tubulure clampée non dissociée de la poche, sans l'aiguille.
- Noter l'incident sur le dossier transfusionnel et le signaler au médecin hémovigilant.

Gérer l'information et assurer la traçabilité

- Écrire les transmissions ciblées dans le dossier de soins.
- Assurer la traçabilité en notant la transfusion dans le dossier transfusionnel et en remplissant la fiche de confirmation de l'identité du receveur.
- Participer à l'information du patient en lui remettant le document d'information et de suivi post-transfusionnel.

FICHE TECHNIQUE

TRANSFUSION DE PLAQUETTES

Indication

Le médecin prescrira une transfusion de plaquettes en fonction d'un seuil transfusionnel (généralement autour de 20 000 plaquettes/mm^3) et/ou d'apparitions de signes hémorragiques (pétéchies, gingivorragies, épistaxis, céphalées, hématuries, méléna). En fonction des antécédents du patient, et de son traitement (particulièrement les anticoagulants) ce seuil pourra être relevé entre 30 000 et 50 000 plaquettes/mm^3. Pour la réalisation d'une geste invasif, le seuil est également de 50 000 plaquettes/mm^3.

Gestion de la commande :

Le médecin prescrit les produits les plus adaptés à la situation du patient :

- MCP : Mélange de concentrés de plaquettes
- CPA : Concentré de plaquettes d'aphérèse = issu d'un seul donneur. Les CPA sont généralement prescrites dans le cadre de patients multi-transfusés, afin de limiter le risque allergique.

Le médecin utilisera l'ordonnance type pré-imprimée et fournie par l'EFS.

Réaliser les contrôles pré-transfusionnels :

- Disposer des examens immuno-hématologiques pré-transfusionnels : carte de groupe avec 2 déterminations, signée.
- Information du patient : s'assurer que le malade a reçu le document pré-transfusionnel et que le médecin a répondu à ses questions.
- Vérifier au chevet du patient :
  – Conditions de transport et de conservation
  – Concordance entre la demande, le bon d'attribution et les produits délivrés
  – Les consignes transfusionnelles éventuellement stipulées sur la carte de groupe, ou sur le bordereau de délivrance : il n'y a pas d'incompatibilité ABO pour la transfusion de plaquettes, mais certains choix transfusionnels peuvent être décidés en accord avec l'EFS.
  – L'identité du malade (en lui demandant de décliner son identité : nom/prénom/date de naissance)
- Contrôler l'aspect et l'intégrité du produit, la date de péremption
- Réaliser et surveiller la transfusion :

– S'assurer qu'un médecin peut intervenir à tout moment pendant la transfusion.
– Transfuser sans délai les plaquettes de manière à éviter leur agglutination. Pendant la vérification des contrôles pré-transfusionnels, garder la poche à température ambiante, dans un plateau décontaminé.
– Disposer d'un abord veineux d'un calibre suffisant, ou d'un KTC.
– Ne jamais rien ajouter dans la poche de plaquettes.
– Avant la transfusion, il est impératif de prendre les constantes du patient : pouls, tension, température, saturation. Il faut éviter au possible de transfuser les plaquettes si la température du patient est supérieure ou égale à 38°2. Au préalable, et avant d'aller chercher la poche de plaquettes, administrer si besoin et sur prescription médicale un antipyrétique IVL.
– Arrêter l'alimentation parentérale et les médicaments perfusés, sauf avis médical. Il est possible de laisser perfusé du sérum salé isotonique en dérivation afin de maintenir la voie d'abord.
– Calculer le débit de perfusion pour que la poche de plaquettes passe entre 30 et 40 minutes maximum, par poche.
– De préférence, rester au chevet du patient et assurer un contrôle des constantes toutes les 10 à 15 minutes. Adapter la fréquence en fonction de la tolérance et de l'état du patient.
– Surveiller tout signe évocateur d'intolérance (éruption cutanée, troubles respiratoires, prurit, etc.)
– Demander au patient et à son entourage s'il est présent de signaler immédiatement toute sensation nouvelle ou anormale pendant et après la transfusion de plaquettes.
– Conserver la poche dans un sachet 2 heures après la fin de la perfusion.

• Réagir en cas d'accident transfusionnel grave :
• Accident infectieux :
• Contamination bactérienne du produit : malaise d'apparition brutale, frissons, hypo- ou hyperthermie, douleurs abdominales, nausées, vomissements, diarrhée, dyspnée, etc.
• Accident allergique :
• Erythème, rash cutané, prurit plus ou moins important, œdème de Quincke, désaturation, difficultés respiratoires aiguës. Attention les symptômes peuvent s'aggraver de manière extrêmement rapide.

Réagir

• Clamper la transfusion et garder la voie d'abord. Si abord veineux acceptable, poser une deuxième voie.
• Prendre les constantes (pouls, tension, température, saturation et fréquence respiratoire) et les noter.
• Alerter sans délai le médecin
• Effectuer une surveillance des paramètres vitaux rapprochée de manière à anticiper une modification de ceux-ci.
• Appliquer les prescriptions médicales. Il sera généralement prescrit un antihistaminique type Polaramine®, et selon les cas des corticoïdes.

Gérer l'information et assurer la traçabilité

• Noter l'incident dans le dossier transfusionnel, et dans le dossier de soins.
• Mettre la poche de côté et avertir l'EFS pour mettre en place la procédure de déclaration d'incident.
• Participer à l'information du patient.

FICHE TECHNIQUE

TRANSFUSION DE PLASMA

Indication

Le médecin prescrira une transfusion de PFC en cas de fibrinogène bas, généralement < 0,5g/L et/ou de TCA allongé (généralement < 45%).

Gestion de la commande

Le médecin prescrit les produits les plus adaptés à la situation du patient. En général utilisation de l'ordonnance type pré-imprimée et fournie par l'EFS.

Réaliser les contrôles pré-transfusionnels

- Disposer des examens immuno-hématologiques pré-transfusionnels : carte de groupe avec 2 déterminations, signée.
- Information du patient : s'assurer que le malade a reçu le document pré-transfusionnel et que le médecin a répondu à ses questions.
- Vérifier au chevet du patient :
  - Conditions de transport et de conservation
  - Concordance entre la demande, le bon d'attribution et les produits délivrés.
  - Concordance et compatibilité entre le groupe sanguin du patient et le groupe sanguin de la poche de plasma délivrée.
  - Les consignes transfusionnelles éventuellement stipulées sur la carte de groupe, ou sur le bordereau de délivrance.
  - L'identité du malade (en lui demandant de décliner : nom/prénom/date de naissance)
- Contrôler l'aspect et l'intégrité du produit, la date de péremption

Réaliser et surveiller la transfusion

- S'assurer qu'un médecin peut intervenir à tout moment pendant la transfusion.
- Prévenir l'EFS de l'heure à laquelle il est souhaité transfuser la ou les poches de plasma, car nécessité d'un temps de décongélation.
- Transfuser la poche au mieux dans les 3 heures, et au maximum dans les 6 heures qui suivent la décongélation. Maintenir la poche à température ambiante, dans un plateau décontaminé.
- Disposer d'un abord veineux d'un calibre suffisant, ou d'un KTC.
- Ne jamais rien ajouter dans la poche de plasma.
- Avant la transfusion, il est impératif de prendre les constantes du patient : pouls, tension, température, saturation. Il faut éviter au possible de transfuser le plasma si la température du patient est supérieure ou égale à 38°2. Au préalable, et avant d'aller chercher la poche de plaquettes, administrer si besoin et sur prescription médicale un antipyrétique IVL.
- Arrêter l'alimentation parentérale et les médicaments perfusés, sauf avis médical. Il est possible de laisser perfusé du sérum salé isotonique en dérivation afin de maintenir la voie d'abord.
- En moyenne, 1 poche de plasma passe entre 30 et 45 minutes. Calculer le débit en fonction de la quantité de la poche et selon la tolérance du patient.
- Assurer un contrôle des constantes toutes les 15 minutes. Adapter la fréquence en fonction de la tolérance et de l'état du patient.
- Surveiller tout signe évocateur d'intolérance (éruption cutanée, troubles respiratoires, prurit, etc.)

- Demander au patient et à son entourage s'il est présent de signaler immédiatement toute sensation nouvelle ou anormale pendant et après la transfusion de plaquettes.
- Conserver la poche dans un sachet 2 heures après la fin de la perfusion.

Réagir en cas d'accident transfusionnel grave

Accident immunologique :
Hémolyse (incompatibilité ABO) : malaise, oppression, douleur lombaire, nausées, vomissements, oligo-anurie, etc.
Accident infectieux :
Contamination bactérienne du produit : malaise d'apparition brutale, frissons, hypo ou hyperthermie, douleurs abdominales, nausées, vomissements, diarrhée, dyspnée, etc.
Accident de surcharge volémique :
Augmentation de la tension artérielle, dyspnée voire cyanose, oppression thoracique, céphalées, OAP, etc.
Accident allergique :
Erythème, rash cutané, prurit plus ou moins important, œdème de Quincke, désaturation, difficultés respiratoires aiguës. Attention les symptômes peuvent s'aggraver de manière extrêmement rapide.

Réagir

- Clamper la transfusion et garder la voie d'abord. Si abord veineux acceptable, poser une deuxième voie.
- Prendre les constantes (pouls, tension, température, saturation et fréquence respiratoire) et les noter.
- Alerter sans délai le médecin
- Effectuer une surveillance des paramètres vitaux rapprochée de manière à anticiper une modification de ceux-ci.
- Appliquer les prescriptions médicales.

Gérer l'information et assurer la traçabilité

- Noter l'incident dans le dossier transfusionnel, et dans le dossier de soins.
- Mettre la poche de côté et avertir l'EFS pour mettre en place la procédure de déclaration d'incident.
- Participer à l'information du patient.

FICHE PHARMACOLOGIE

FACTEURS DE CROISSANCE PLAQUETTAIRE

Romiplostim

NPLATE					
1 inj. SC/sem. Initier le traitement à la dose de 1 µg/kg puis augmenter de 1 µg/kg en respectant un intervalle minimum de 1 sem. et une posologie max de 10 µg/kg Détail du suivi de la numération plaquettaire et de l'ajustement posologique : cf. Précautions d'emploi	1 fl. pdre 125 µg 1 fl. 250 µg/mL 1 fl. 500 µg/mL	294,46 584,03 1 133,05	I I I	65 % 65 % 65 %	294,46 584,03 1 133,05

Eltrombopag

REVOLADE					
50 mg x 1/j à distance des repas (respecter un intervalle de 4 h entre la prise et le repas). La dose d'initiation est de 25 mg x 1/j chez les patients originaires d'Asie de l'Est Augmenter en fonction de la numération plaquettaire par paliers de 25 mg en respectant une posologie max de 75 mg x 1/j Détail du suivi de la numération plaquettaire et de l'ajustement posologique : cf. Précautions d'emploi	14 cp. 25 mg 28 cp. 25 mg 14 cp. 50 mg 28 cp. 50 mg 28 cp. 75 mg 30 sach. susp. buv. 25 mg	458,12 891,63 891,63 1 748,92 2 582,25 952,88	I I I I I I	65 % 65 % 65 % 65 % 65 % 65 %	32,72 31,84 63,69 62,46 92,22 31,76

Propriétés

Le **romiplostim** et l'**eltrombopag** sont deux agonistes des récepteurs de la thrombopoïétine (TPO). Ils activent des cascades similaires à la TPO bien que non identiques.

Le but de ces traitements n'est pas de normaliser la numération plaquettaire mais de rétablir un nombre de plaquettes > 50.109/L.

Indications

Les indications de l'**eltrombopag** et du **romiplostim** sont identiques :

– chez l'adulte splénectomisé en cas de purpura thrombopénique auto-immun (PTI) idiopathique réfractaire aux autres traitements ;

– en 2e intention chez l'adulte non splénectomisé avec un PTI chronique réfractaire pour lequel la chirurgie est contre-indiquée.

Contre-indications

Hypersensibilité à la substance active.

Précautions d'emploi

Ajustement posologique du NPLATE	
TAUX DE PLAQUETTES (x 109/L)	ACTION
< 50	Augmenter la dose hebdomadaire de 1 µg/kg
> 200 pdt 2 sem. consécutives	Diminuer la dose hebdomadaire de 1 µg/kg
> 400	Interruption du traitement et surveillance hebdomadaire de la numération plaquettaire si le taux de plaquettes a chuté < 200 x 109/L : reprendre le traitement à la dose d'arrêt minorée de 1 µg/kg

Ajustement posologique du REVOLADE	
TAUX DE PLAQUETTES (x 109/L)	ACTION
< 50 après au moins 2 sem. de traitement	Augmenter la dose journalière de 25 mg jusqu'à 75 mg/j
Compris entre 50 et 150	Continuer à la dose minimale permettant de maintenir le taux plaquettaire souhaité
Compris entre 150 et 250	Diminuer la dose journalière par paliers de 25 mg en attendant 2 sem. pour tout nouvel ajustement posologique
> 250	Arrêter **eltrombopag** et augmenter la fréquence de surveillance du taux de plaquettes à x 2/sem, reprendre le traitement à la dose quotidienne de 25 mg lorsque le taux de plaquettes a chuté < 100 x 109/L

Le traitement par *NPLATE* ou *REVOLADE* est interrompu après 4 sem. à la dose maximale si le taux de plaquettes n'augmente pas suffisamment pour réduire dans les proportions voulues le risque hémorragique.

Une surveillance hépatique étroite doit être réalisée.

Le *REVOLADE* implique un phénomène de chélation notamment lors de la consommation de produits laitiers, de compléments minéraux cationiques (Fe2+/Ca2+/Mg2+/Al3+/Zn2+) ou lors de la prise d'antiacides. Cela peut diminuer l'absorption d'**eltrombopag** ; la chélation est par ailleurs utilisée en cas de surdosage.

Effets indésirables

Les plus fréquents : céphalées, insomnies, paresthésies, sécheresses oculaires, cataractes, nausées, diarrhée, constipation, douleurs abdominales hautes, éruptions cutanées, prurits, alopécie, arthralgies, myalgies, spasmes musculaires, douleurs osseuses, asthénie et œdèmes périphériques.

Les augmentations des transaminases et de la bilirubinémie sont possibles.

Interactions médicamenteuses

La co-administration avec des inhibiteurs de l'HMG-CoA réductase (statines) doit être faite avec une dose réduite de statine et une surveillance accrue des effets indésirables relatifs à ces traitements.

L'**eltrombopag** chélate les cations polyvalents et doit être administré au minimum à une distance de 4 h de la consommation de produits laitiers, compléments minéraux et antiacides.

La co-administration avec le **lopinavir/ritonavir** peut entraîner une diminution de la concentration plasmatique d'**eltrombopag**.

ÉRYTHROPOÏÉTINE HUMAINE

Époétine alfa

EPREX					
Traitement de l'anémie symptomatique chez des patients adultes atteints de pathologies malignes non myéloïdes et recevant une chimiothérapie : 150 UI/kg x 3/sem. ou 450 UI/kg x 1/sem. En pratique : 30 000 à 60 000 UI/sem. SC initialement puis adapter Transfusion autologue programmée 600 UI/kg x 2/sem. IV pdt 3 sem.	1 ser. 20 000 UI/0,5 mL 1 ser. 30 000 UI/0,75 mL 1 ser. 40 000 UI/1 mL	104,51 156,24 207,81	I I I	65 % 65 % 65 %	104,51 156,24 207,81
BINOCRIT					
Idem *EPREX* Les dosages de 1 000 à 10 000 UI existent aussi en conditionnement de 6 ser.	6 ser. 1 000 UI/0,5 mL 6 ser. 2 000 UI/1 mL 6 ser. 3 000 UI/0,3 mL 6 ser. 4 000 UI/0,4 mL 6 ser. 5 000 UI/0,5 mL 6 ser. 8 000 UI/0,8 mL 1 ser. 10 000 UI/1 mL 1 ser. 20 000 UI/0,5 mL 1 ser. 30 000 UI/0,75 mL 1 ser. 40 000 UI/1 mL	30,57 60,10 89,60 119,11 148,64 236,91 50,25 99,45 148,64 197,72	I I I I I I I I I I	65 % 65 % 65 % 65 % 65 % 65 % 65 % 65 % 65 % 65 %	5,09 10,02 14,93 19,85 24,77 39,49 50,25 99,45 148,64 197,72

Époétine bêta

NÉORECORMON					
Idem *EPREX* Prévention de l'anémie du nouveau-né prématuré : 250 UI/kg x 3/sem. pdt 6 sem. À débuter avant le 3e j de vie	1 ser. 18 000 UI/0,6 mL 4 ser. 18 000 UI/0,6 mL	HOP 674,55	I I	 65 %	 168,64

Darbépoétine alfa

ARANESP					
Traitement de l'anémie symptomatique chez des patients adultes atteints de pathologies malignes non myéloïdes et recevant une chimiothérapie : 2,25 µg/kg/sem. en 1 inj. SC ou 6,75 µg/kg/3 sem. En pratique : 500 µg/3 sem. ou 150 à 300 µg/sem.	1 ser. ou stylo prér. 150 µg/0,3 mL 1 ser. ou stylo prér. 300 µg/0,6 mL 1 ser. ou stylo prér. 500 µg/1 mL	175,94 350,07 579,48	I I I	65 % 65 % 65 %	175,94 350,07 579,48

Époétine théta

EPORATIO					
Anémie symptomatique – associée à l'insuffisance rénale chronique chez l'adulte Phase I : 20 UI/kg/adm. x 3/sem. pdt 4 sem. Phase II : 40 UI/kg/adm. x 3/sem. Phase d'entretien à adapter sans dépasser 700 UI/kg/sem. – des patients cancéreux adultes atteints de tumeurs malignes non myéloïdes et traités par chimiothérapie Phase I : 20 000 UI/adm. x 1/sem. pdt 4 sem. Phase d'entretien : 40 à 60 000 UI/adm. x 1/sem.	1 ser. prér. 20 000 UI/1 mL 1 ser. prér. 30 000 UI/1 mL	110,38 165,03	I I	65 % 65 %	110,38 165,03

Voir la pharmacologie des agents stimulant l'érythropoïèse (ASE) en Néphrologie.

PARTIE 7

INTOXICATIONS

PRINCIPES GÉNÉRAUX DE PRISE EN CHARGE

DIAGNOSTIC

SIGNES CLINIQUES

Le diagnostic repose sur des données anamnestiques et sur l'examen clinique du patient, beaucoup plus que sur les examens complémentaires.

L'examen clinique comporte deux temps : l'évaluation rapide des fonctions vitales, puis un examen plus détaillé permettant une orientation toxicologique :

- évaluation de la conscience chiffrée (score de Glasgow) ;
- évaluation respiratoire : mesure de la fréquence respiratoire, amplitude des mouvements thoraciques, coloration des téguments, existence ou non d'un encombrement ;
- évaluation circulatoire : fréquence cardiaque, pression artérielle, ECG.

Ce premier bilan rapide permet d'évaluer la nécessité de traitement urgent :

- mise en place d'un abord vasculaire ;
- perméabilité des voies aériennes ;
- oxygénation ou ventilation assistée ;
- traitement d'une arythmie ou d'un trouble de conduction ;
- remplissage vasculaire ;
- traitement inotrope ou vasoactif.

Réalisation dans un second temps d'un examen plus complet qui permettra une orientation vers un diagnostic plus précis de l'intoxication (recherche de toxidromes) :

- examen des téguments à la recherche de traces d'injection, de traces de traumatisme, d'une cyanose ;
- examen de la sphère oropharyngée (ingestion de caustique) ;
- examen neurologique (mouvements anormaux, diamètre pupillaire) (*cf.* encadrés « Comas », « Toxiques convulsivants », tableau « Pupilles et mouvements oculaires », ci-après et Score de Glasgow, *spécialité* Neurologie, p. 1069) ;
- température (*cf.* tableau « Troubles de la température », ci-après) ;
- évaluation respiratoire ;
- évaluation cardiocirculatoire (*cf.* encadré « Atteintes cardiovasculaires toxiques », p. 781) :
  - – dépression myocardique effet inotrope négatif (**colchicine, β-bloquants, inhibiteurs calciques**) ;
  - – vasoplégie ;
  - – hypovolémie diarrhée (**colchicine**, arsenic) : vomissements (**théophylline**), troisième secteur (caustiques) ;
  - – troubles du rythme ou de conduction : bradycardie (**β-bloquants, diltiazem, vérapamil, digitaliques**), troubles du rythme ventriculaire (**tricycliques, chloroquine, digitaliques**), poussées hypertensives (**amphétamines**, cocaïne, cannabis, **L-dopa, IMAO**) ;
- examen abdominal : iléus, globe vésical ;
- examen des membres : lésions de compression, syndrome des loges, compression nerveuse.

EXAMENS COMPLÉMENTAIRES

▶ Analyse toxicologique

Inutile dans la plupart des cas où l'histoire et la présentation cliniques sont concordantes, elle se justifie comme moyen diagnostique dans la situation de troubles de la conscience inexpliqués. Dans certains cas, l'analyse quantitative est nécessaire pour établir le pronostic et poser l'indication de traitements spécifiques (éventuellement lourds et coûteux). Il s'agit des intoxications par :

- le **paracétamol** (nomogramme de Rumak ou Prescott) ;
- la **chloroquine** ;
- les **digitaliques** ;
- les glycols.

▶ Examens biologiques

Les anomalies biologiques peuvent être un élément diagnostique, notamment lorsqu'elles sont liées à un effet direct du toxique.

CRITÈRES D'ADMISSION EN RÉANIMATION*

– Coma :
  • score de Glasgow < 12 (patient ne répondant pas aux stimulations verbales) ;
  • crises convulsives.
– Détresse respiratoire :
  • OAP toxique ;
  • pneumopathie d'inhalation.
– Acidose respiratoire ($PaCO_2$ > 45 mmHg).
– Pression artérielle < 80 mmHg.
BAV 2e ou 3e degré.
– Hyperexcitabilité ventriculaire.
Intoxication aux antidépresseurs et/ou antipsychotiques avec syndrome anticholinergique (tachycardie), troubles neurologiques, QRS > 0,12 s ou QT > 0,5 s.
– Acidose métabolique.
– *Body packers.*
– Intoxication :
  • aux organophosphorés symptomatiques ;
  • à la **chloroquine** ;
  • aux **digitaliques** ;
  • au **paracétamol** vue à la phase tardive ;
  • aux champignons avec syndrome phalloïdien.
– Envenimation avec signes généraux (ou extension de l'œdème sur tout le membre ou le tronc).
– Hypothermie profonde.
– Hyperthermie maligne (syndrome malin des antipsychotiques).
– Hyperkaliémie ± insuffisance rénale aiguë sévère.

* Adapté de Moleski *et al. Chest.* 2003 ; 123 : 577-592.

• La recherche d'une hypoglycémie doit être systématique. Associée à un syndrome hyperadrénergique, elle oriente vers une intoxication par la théophylline, les amphétamines ou le trichloréthylène.

• Urée et créatinine : les atteintes rénales secondaires à un effet néphrotoxique direct sont rares (métaux lourds, éthylène glycol, paraquat, certains antibiotiques). L'hypovolémie et la déshydratation sont responsables d'insuffisances rénales fonctionnelles alors que les insuffisances rénales organiques sont le plus souvent dues aux états de choc, aux hémolyses intravasculaires ou rhabdomyolyses.

COMAS

ÉLIMINER UNE ATTEINTE ORGANIQUE
• Signes de localisation.
• Asymétrie pupillaire.
• Anomalies des paires crâniennes (les réflexes du tronc sont rarement atteints en cas d'intoxication).

COMA CALME, HYPOTONIQUE AVEC HYPORÉFLEXIVITÉ
• **Benzodiazépines.**
• **Barbituriques.**
• **Carbamates.**
• **Opiacés.**
• **Phénothiazines sédatives.**

COMA AVEC AGITATION, HYPERTONIE EXTRAPYRAMIDALE, HYPERRÉFLEXIVITÉ
• **Antidépresseurs tricycliques.**
• **CO.**

COMA AVEC AGITATION, HYPERTONIE PYRAMIDALE, HYPERRÉFLEXIVITÉ

▶ **Coma toxique**
• **Antidépresseurs tri-** ou **tétracycliques**.
• **Anticholinergiques.**
• **CO.**
• Cocaïne, **amphétamines.**
• **Lithium.**
• **Phénothiazines.**

▶ **Coma non toxique**
• Hémorragie méningée.
• Méningite.
• Encéphalite.
• Hypoglycémie.

• Natrémie : risque d'hypernatrémie liée à l'administration de sels de sodium hypertoniques (intoxication par les **tricycliques**). Les diarrhées importantes (syndrome phalloïdien, colchicine) peuvent être responsables d'une hyponatrémie.

• Kaliémie : hyperkaliémie de l'intoxication digitalique (inhibition de l'ATPase membranaire). Hypokaliémie lors de l'intoxication par la **chloroquine** (corrélée avec la gravité de l'intoxication).

• Osmolalité : une hyperosmolalité non liée à l'élévation de l'urée, du glucose ou d'électrolytes indique la présence plasmatique d'une substance non dosée. Il existe alors une différence entre l'osmolalité mesurée et l'osmolalité calculée. Ce trou osmolaire fait préférentiellement évoquer une intoxication par un alcool, un glycol ou de l'acétone.

• L'ECG doit être systématique ; il permet en cas d'anomalie d'évoquer une absorption de produit toxique non avouée et/ou d'évaluer la gravité de certains produits (*cf.* encadré « Atteintes cardiovasculaires toxiques », p. 781).

TOXIQUES CONVULSIVANTS

- Toxiques hypoglycémiants :
  - Insuline
  - **Sulfamides hypoglycémiants**
  - **Biguanides**
  - **Glitazones**
  - Alcool, surtout chez l'enfant
- Psychotropes :
  - **Antidépresseurs tri-** et **tétracycliques**
  - **Phénothiazines anti-histaminiques**
  - **Lithium** (intoxication aiguë/chronique)
  - **IMAO**
- Autres médicaments :
  - **Carbamazépine**
  - **Salicylés** (enfant)
  - **Dextropropoxyphène**
  - **Isoniazide**
  - **Théophylline**
  - *XYLOCAÏNE*, **lidocaïne** (IV, inhalée)
  - **Phénytoïne**
  - **β-bloquants**
- Toxicomanie :
  - Cocaïne, crack
  - **Amphétamines** et dérivés
  - Ecstasy
  - Strychnine
- Produits industriels :
  - Carbamates anticholestérasiques
  - Organophosphorés, organochlorés
  - Méthanol, éthylène glycol
  - Paraldéhyde
- Monoxyde de carbone

▶ Troubles acido-basiques

L'étude des gaz du sang artériel permet d'évaluer les effets respiratoires centraux ou périphériques des toxiques. Une alcalose ventilatoire est évocatrice d'une intoxication salicylée ; une acidose respiratoire est un facteur de risque et justifie une surveillance en réanimation. Les alcaloses métaboliques sont le plus souvent secondaires aux vomissements ou aux perfusions de bicarbonate. Les acidoses métaboliques permettent une orientation diagnostique (*cf.* tableau « Acidoses métaboliques toxiques », p. 782).

EXAMENS RADIOLOGIQUES

Ils sont utiles pour évaluer les conséquences pulmonaires de l'intoxication, ou éliminer une autre cause aux troubles neurologiques ou métaboliques.

CRITÈRES DE GRAVITÉ ET D'ADMISSION EN RÉANIMATION

À l'évidence, les intoxications très graves (coma profond, détresse respiratoire, état de choc, arrêt cardiorespiratoire) justifient une admission directe en réanimation. Le risque beaucoup plus fréquent est de sous-évaluer la gravité d'une intoxication et donc de ne pas proposer un transfert dans une unité où la surveillance est continue. Les indications pour un transfert en réanimation sont résumées dans l'encadré « Critères d'admission en réanimation », p. 768.

PRISE EN CHARGE THÉRAPEUTIQUE

Le traitement des intoxications comporte trois axes :

• Une prise en charge symptomatique : support hémodynamique, ventilatoire, correction des troubles métaboliques, prévention des complications.

• Une prise en charge spécifique :
  - diminuer la dose absorbée (soustraction du site toxique, charbon activé) ;
  - favoriser l'élimination du toxique (oxygénothérapie hyperbare, alcalinisation des urines, hémodialyse) ;
  - neutraliser le toxique : antidote ;
  - les modalités thérapeutiques spécifiques dépendent du toxique et de la dose absorbée, mais très peu d'intoxications justifient le recours aux méthodes visant à augmenter l'élimination du toxique, ou peuvent être contrecarrées par des antidotes.

• Très souvent secondaires à un acte volontaire, les intoxications traduisent un syndrome dépressif qui doit être systématiquement évalué par un psychiatre. En cas d'intoxication collective type CO, une enquête est obligatoire.

Pupilles et mouvements oculaires

Myosis serré	Mydriase peu réactive	Nystagmus horizontal	Multidirectionnel ou rotatoire
• **Opiacés** • **Phénothiazines sédatives** • **Anticholinestérasiques** • Organophosphorés • **Clonidine** • Nicotine • Acétone • Bromures	• **Antidépresseurs tricycliques** • **Atropiniques** • Cocaïne • Haschich • **Carbamazépine** • **Anti-histaminiques** • **Sympathicomimétiques** • Méthanol • Méthaquilone • Butyrophénones.	• Alcool • **Carbamazépine** • **Lithium** • **Quinine** • **Primidone** • Solvants	• **Phénylcyclidine** • **Diphénylhydantoïne** • Encéphalopathie de Wernicke
En cas de coma profond, soit myosis, soit mydriase : • Alcool (alternance rapide possible) • **Benzodiazépines** • Barbituriques			

Troubles de la température

Hypothermie	Hyperthermie
Éthanol • **Barbituriques** • **Benzodiazépines** • **Tricycliques** • **Hypoglycémiants** • **Opiacés** • **Paracétamol** • **Phénothiazines** • **CO** • Exposition au froid associée	• **Infection : pneumopathie d'inhalation ou autre cause** • Syndrome de sevrage • **Amphétamines** • Cocaïne • **Lithium** • **LSD** • Ecstasy et dérivés • **IMAO** • **Phénothiazines** • **Théophylline** • **Salicylés** (enfants) • **Sérotoninergiques (inhibiteurs de recaptage de la sérotonine)** • **Fibrates** • Certains **anti-inflammatoires** • Syndrome malin des antipsychotiques

ATTEINTES CARDIOVASCULAIRES TOXIQUES

- **Tachycardie supraventriculaire (hors infection et choc) :**
  - Alcool
  - **Amphétamines**
  - Cocaïne
  - **Anti-histaminiques anti-H_1**
  - **Atropine**
  - **Salbutamol**
  - **Théophylline**
- **Bradycardie sans collapsus :**
  - **Digitaliques**
  - **β-bloquants**
  - **Amiodarone**
  - **Inhibiteurs calciques (diltiazem)**
  - **Alpha-méthyldopa**
  - **Aconitine**
- **Bradycardie avec collapsus :**
  - **β-bloquants**
  - **α-bloquants**
  - **Anticholinestérasiques**
  - Effet stabilisant de membrane
  - **Diltiazem**
  - **Clonidine**
  - Hypothermie
- **Collapsus et tachycardie à complexes fins (hors hypovolémie et infection) :**
  - **Carbamates**
  - **Salbutamol**
  - **Théophylline**
  - **Dérivés nitrés**
  - **α-bloquants**
  - **Inhibiteurs calciques**
  - **Inhibiteurs enzyme de conversion, ou angiotensine II**
  - Effet antabuse
- **Collapsus et tachycardie à complexes larges :**
  - *Effet stabilisant de membrane*
  - Hypokaliémie
  - **Digitaliques**
  - **Antiarythmiques de classe I**
  - Cocaïne
  - Phéncyclidine ou PCP (*Angel Dust* ou *Angel Hair*)
  - Aconitine

*Acidoses métaboliques toxiques**

Trou anionique normal (perte de bicarbonates)	Trou anionique augmenté (en l'absence de signes de choc)
• Pertes digestives • Champignon • Colchicine • Trichloréthylène ingéré • Arsenic, mercure • **Digitaliques**	Acidose lactique • Convulsions • Colchicine • Intoxication au CO • Méthémoglobinémie • Cyanure • **Biguanides** • Éthanol • Inhibiteur reverse transcriptase
Acidoses rénales (défaut d'excrétion) • **Lithium** • Mercure • Cadmium • Paraquat	En l'absence d'hyperlactatémie Trou osmolaire augmenté : Éthylène glycol Méthanol Paraldéhyde Acidocétose alcoolique diabétique Disolvants (acide acétique)
Acidoses tubulaires Avec hypokaliémie **Amphotericine** **Lithium** Avec hyperkaliémie **Amiloride, spironolactone, triamtérène** **Ciclosporine** **Méticilline** **β-bloquants**	Insuffisance rénale sévère

* En l'absence de perfusion de soluté salé isotonique en pré-hospitalier.

INTOXICATIONS PAR ANTIDÉPRESSEURS

FICHE MALADIE

DÉFINITION

Manifestations cliniques en rapport avec un surdosage volontaire en médicaments antidépresseurs tri- ou tétracycliques.

DIAGNOSTIC

SIGNES CLINIQUES

Les signes cliniques apparaissent après un intervalle libre de quelques heures. Ils sont maximums avant la sixième heure qui suit la prise.

Encéphalopathie anticholinergique, associant un syndrome confusionnel, un tremblement des extrémités, des troubles de l'articulation et une hypertonie. Sont parfois également présents une sécheresse buccale, une mydriase, une tachycardie, une rétention urinaire.

Un coma (sans signe de localisation et le plus souvent peu profond en cas d'intoxication pure) est possible. Les convulsions sont fréquentes. Une atteinte cardiovasculaire est possible : tachycardie.

EXAMENS COMPLÉMENTAIRES

ECG : l'atteinte cardiovasculaire se manifeste par des troubles de la repolarisation, des troubles de la conduction intraventriculaire ou, plus rarement, des troubles du rythme ventriculaire à type de tachycardie ventriculaire ou de torsades de pointes.

TRAITEMENT

Les indications du lavage gastrique se limitent aux patients conscients après ingestion d'une dose potentiellement mortelle, sous réserve qu'il soit réalisé dans l'heure qui suit l'ingestion. Le charbon activé peut être proposé dans les intoxications bénignes ou vues tardivement.

▶ Traitement des troubles cardiovasculaires

Le traitement des blocs intraventriculaires repose sur l'alcalinisation par administration de bicarbonate de sodium ou de lactate de sodium molaire. Le traitement des tachycardies ventriculaires est similaire. En l'absence d'affinement des complexes, la réalisation d'un choc électrique externe peut être nécessaire. Le collapsus est habituellement lié aux troubles de conduction. En cas de persistance après alcalinisation, utilisation de catécholamines (dopamine ou noradrénaline).

▶ Traitement des crises convulsives

En cas de crise unique : utilisation de benzodiazépine. L'intubation doit être envisagée rapidement car les crises sont multiples dans la moitié des cas et le risque d'état de mal convulsif élevé.

FICHE INFIRMIÈRE

EXAMENS

- Surveillance de l'électrocardiogramme.
- Ionogramme sanguin (association d'une hypokaliémie lors des intoxications graves).

SURVEILLANCE DU TRAITEMENT

- Surveiller cliniquement la survenue de troubles de la conscience, de troubles respiratoires, d'un encombrement bronchique, d'une crise convulsive.
- Monitorage par scope de la fréquence cardiaque, de la pression artérielle de la SpO_2.
- Surveillance de la diurèse.

ÉDUCATION ET CONSEILS

Une évaluation psychiatrique est nécessaire ; elle déterminera l'orientation à la sortie du service d'hospitalisation.

INTOXICATIONS AIGUËS AU PARACÉTAMOL

FICHE MALADIE

DÉFINITION

Manifestations cliniques en rapport avec un surdosage volontaire en paracétamol.

CAUSES ET MÉCANISMES

Majoritairement dues à une absorption volontaire, les intoxications au paracétamol peuventaussi surveniràl'occasion d'accidents domestiques (jeunes enfants ayant accès à la pharmacie familiale) ou être secondaires à des prises répétées chez des patients ayant une hépathopathie antérieure ou une consommation excessive d'alcool. Le paracétamol est actuellement l'antalgique le plus utilisé ; il entre dans la préparation de très nombreuses spécialités. La gravité de l'intoxication dépend de l'atteinte hépatique.

Doses toxiques :

- adultes : > 150 mg/kg ;
- adolescent : > 125 mg/kg ;
- l'enfant de moins de 10 ans serait plus tolérant : la dose toxique est mal déterminée.

En cas de surdosage, le mécanisme normal d'inactivation par le gluthation est dépassé, avec pour conséquences une accumulation de métabolites toxiques responsables d'une cytolyse hépatique proportionnelle à la dose ingérée.

En cas de consommation d'alcool, le paracétamol peut devenir toxique à une dose plus faible. On parle alors de « mésaventure au paracétamol ».

DIAGNOSTIC

SIGNES CLINIQUES

Douze à 24 h après l'ingestion, des nausées ou des vomissements apparaissent. En l'absence de traitement antidote surviennent, entre le 3e et le 6e jour, des douleurs abdominales de l'hypocondre droit, associées à une somnolence, une confusion, une hyperthermie, un ictère, une tendance hémorragique et une diminution de la diurèse.

EXAMENS COMPLÉMENTAIRES

Le dosage de la paracétamolémie est primordial (à partir de la 4e heure) pour établir un pronostic. Les premières manifestations de l'atteinte hépatique débutent entre la 12e et la 24e heure ; l'augmentation des transaminases (ASAT, ALAT) est maximum au 3e jour. Les signes biologiques se complètent entre le 3e et le 4e jour :

- augmentation de la bilirubine ;
- troubles de l'hémostase : diminution de tous les facteurs de la coagulation et en particulier du facteur V, coagulopathie de consommation ;
- thrombopénie ;
- hypoglycémie ;
- augmentation de la créatinine.

TRAITEMENT

TRAITEMENT ÉPURATEUR

Prise en charge urgente : lavage gastrique dans les 2 h suivant une prise > 125 mg/kg. Le charbon activé réduit l'absorption mais impose la voie veineuse pour l'antidote.

TRAITEMENT SPÉCIFIQUE

En fonction de la paracétamolémie, déterminée au moins 4 h après l'ingestion, Nacétylcystéine (NAC) par voie IV (*FLUIMUCIL*) : 150 mg/kg dilués dans 250 mL de glucose à 5 % à perfuser en 20 à 30 min, puis 50 mg/kg en 4 h (glucose 5 %, 500 mL) et 100 mg/kg (glucose 5 %, 1 000 mL) au cours des 16 h suivantes, à continuer : jusqu'à la négativation de la paracétamolémie.

Le volume de perfusion devra être adapté chez les patients de moins de 40 kg ou justifiant une restriction liquidienne.

Lorsque le patient est pris en charge tardivement et en cas d'absorption supérieure à 125 mg/kg, débuter la NAC avant les résultats de la paracétamolémie.

INDICATIONS DE TRANSFERT EN UNITÉ DE GREFFE HÉPATIQUE

Encéphalopathie + taux de prothrombine < 40 %, ou temps de thrombine supérieur à 100 s.

FICHE INFIRMIÈRE

EXAMENS

Prélèvement sanguin pour dosage de la paracétamolémie (4 h après la prise, un dosage plus précoce est difficilement interprétable), dosage des transaminases (ALAT, ASAT) et des facteurs de la coagulation (INR, taux de prothrombine avec éventuellement dosage du facteur V en cas d'anomalies), ionogramme sanguin et dosage de la créatinine.

SURVEILLANCE DU TRAITEMENT

L'administration trop rapide de la dose de charge entraîne chez près de 15 % des patients des effets indésirables à type de réaction anaphylactoïde avec nausées, bronchospasme, bouffées vasomotrices, urticaire et prurit. En cas de survenue, la diminution de la vitesse de perfusion et un traitement à base d'antihistaminiques (*POLARAMINE* IV) permettent de contrôler la symptomatologie. Trouble de la conscience, glycémie, syndrome hémorragique, fréquence respiratoire et cardiaque, température, diurèse, bilan hépatique, créatinine sérique.

ÉDUCATION ET CONSEILS

Une évaluation psychiatrique est nécessaire, en cas d'intoxication volontaire ; elle déterminera l'orientation à la sortie du service d'hospitalisation.

FICHE PHARMACOLOGIE

MUCOLYTIQUE

■ Acétylcystéine

HIDONAC					
A. Dose de charge : 150 mg/kg dans 200 mL de G5 % ou NaCl 0,9 % en 1 h Puis 50 mg/kg dans 500 mL de G5 % ou NaCl 0,9 % en 4 h Puis 100 mg/kg dans 1 000 mL de G5 % ou NaCl 0,9 % en 16 h Poursuite du traitement jusqu'à négativation de la paracétamolémie E. Même posologie et selon le même schéma que les adultes, mais volume de dilution modifié en raison du risque de surcharge hydrique Dose de charge : solution de 50 mg/mL en diluant 10 mL d'*HIDONAC* dans 30 mL de soluté G5 % ou NaCl 0,9 % 2e perf. : solution de 6,25 mg/mL en diluant 10 mL d'*HIDONAC* dans 310 mL de G5 % ou NaCl 0,9 % 3e perf. : solution de 6,25 mg/mL en diluant 10 mL d'*HIDONAC* dans 310 mL de G5 % ou NaCl 0,9 %	1 fl. 5 g/25 mL	HOP	II		

Propriétés

Précurseur du glutathion. Neutralisation des entités électrophiles produites par les métabolites du paracétamol.

Indications

Intoxications aiguës par le paracétamol.

Effets indésirables

Réactions anaphylactoïdes (urticaire, œdème facial, œdème laryngé, bronchospasme, hypotension).

INTOXICATIONS AIGUËS AUX SALICYLÉS

FICHE MALADIE

DÉFINITION

Manifestations cliniques en rapport avec une intoxication à l'aspirine.

CAUSES ET MÉCANISMES

Intoxications graves et fréquentes, elles sont le plus souvent volontaires, mais elles peuvent aussi être la conséquence d'un accident domestique (jeune enfant ayant accès à la pharmacie familiale). L'absorption digestive est ralentie (pic plasmatique obtenu entre 2 et 24 h) et la demi-vie augmentée (jusqu'à 40 h ; doses thérapeutiques : 2-4 h). L'absorption des formes tamponnées est intestinale et plus tardive.

L'aspirine stimule les centres respiratoires et a une toxicité cellulaire directe (essentiellement mitochondriale).

L'intoxication est d'autant plus grave qu'il s'agit d'un enfant ou d'un vieillard.

Doses toxiques :

- adultes : 10 à 15 g (ou > 300 mg/kg) ;
- enfants : > 100 mg/kg.

DIAGNOSTIC

SIGNES CLINIQUES

Le tableau clinique varie selon l'âge (enfant ou adulte).

- Troubles de la conscience : ils sont précoces et importants chez l'enfant (coma, convulsions), alors qu'ils sont plus tardifs chez l'adulte, essentiellement sous forme d'encéphalopathie.
- Troubles neuro-sensoriels : surtout marqués chez l'adulte, céphalées, bourdonnements d'oreilles, hypoacousie, vertiges.
- Épigastralgies, nausées, vomissements.
- Hyperventilation initiale, dépression respiratoire secondaire (enfants ++), détresse respiratoire par œdème pulmonaire lésionnel (rares, intoxications massives).
- Troubles de la thermorégulation : hyperthermie, hypersudation, vasodilatation, tachycardie.

EXAMENS COMPLÉMENTAIRES

- Gaz du sang (alcalose respiratoire initiale, puis alcalose respiratoire associée à une acidose métabolique, plus rarement acidose mixte correspondant à l'arrêt de l'hyperventilation et à des signes de gravité majeurs).
- Ionogramme sanguin (hypokaliémie, insuffisance rénale fonctionnelle).
- Glycémie.
- Dosage de la salicylémie à répéter toutes les 4 à 6 h tant que deux dosages successifs n'ont pas montré une décroissance et un taux inférieur à 400 mg/L.

FACTEURS DE GRAVITÉ

Enfants (+++), vieillards, troubles de la conscience, convulsions, hypoglycémie, acidose lactique, acidose mixte, taux sériques > 500 mg/L, retard de prise en charge.

TRAITEMENT

TRAITEMENT ÉPURATEUR

Le lavage gastrique reste efficace en cas d'intoxication massive même vue tardivement ; le charbon activé absorbe l'acide acétylsalicylique, mais l'intérêt clinique n'a pas été démontré ; l'alcalinisation des urines avec du bicarbonate isotonique à 1,4 % (pH urinaire > 7,5) accroît l'élimination urinaire ; la diurèse forcée est inutile.

L'hémodialyse corrige l'acidose et, surtout, multiplie par 4 l'épuration du toxique ; elle est indiquée en cas de salicylémie ≥ 1 000 mg/L.

TRAITEMENT SYMPTOMATIQUE

• Réhydratation, apport de glucose, de KCl : 0,5 à 1 g/h par voie veineuse pour corriger la kaliémie (4 à 6 g/L de glucosé à 5 %).

• Oxygénothérapie au masque : 8 L/min.

• Inhibiteurs de la pompe à protons : par exemple, *INEXIUM* 40 mg/j IV 2 fois/j (risques gastriques).

• Correction de l'hyperthermie à l'aide de glace, de draps humides.

• En cas de convulsions : adultes, *VALIUM* 10 mg IV ou *RIVOTRIL* 1 mg IV.

• Ventilation mécanique en cas d'acidose mixte traduisant l'épuisement respiratoire.

• Épuration extrarénale si la salicylémie est > 1 000 mg/L.

Le pronostic dépend de la dose ingérée : chez l'enfant, une absorption supérieure à 250 mg/kg est sévère et peut être mortelle pour une prise dépassant 450 mg/kg.

FICHE INFIRMIÈRE

SURVEILLANCE DU TRAITEMENT

On surveillera :

• Fréquence respiratoire et cardiaque, pression artérielle, température, conscience, glycémie, équilibre acido-basique par gaz du sang répétés.

• Diurèse et pH urinaire : l'alcalinisation des urines par perfusion de bicarbonate de sodium à 1,4 % en IV (500 mL par 2 h + 2 g de KCl par flacon) accroît l'élimination lorsque le pH urinaire est supérieur à 6 (but à obtenir : pH entre 8 et 8,5) ; l'alcalinisation est interrompue lorsque la salicylémie est inférieure à 400 mg/L.

ÉDUCATION ET CONSEILS

Une consultation psychiatrique évaluera les risques de récidive et déterminera l'orientation à la sortie du service.

INTOXICATIONS AIGUËS AU MONOXYDE DE CARBONE (CO)

FICHE MALADIE

DÉFINITION

Manifestations cliniques en rapport avec une exposition accidentelle ou volontaire en monoxyde de carbone (CO).

CAUSES ET MÉCANISMES

Le CO, gaz incolore, inodore, très diffusible, de densité proche de l'air, reste la première cause de décès par intoxication en France (300 à 500 décès par an). Le CO est produit par la combustion incomplète des dérivés carbonés. Les causes domestiques sont prédominantes (convecteur à charbon, chauffe-eau et chauffage au gaz mal réglés et absence d'évacuation correcte vers l'extérieur) et responsables d'intoxications collectives, inhalation de gaz d'échappement de véhicule automobile dans un garage ou une voiture (suicide). La très grande affinité du CO (230 fois celle de l'O_2) pour l'hémoglobine (Hb) forme la carboxyhémoglobine (HbCO) ($HbO_2 + CO \rightarrow HbCO + O_2$), responsable d'une anoxie tissulaire aiguë. Au cours de la grossesse, le CO traverse la barrière placentaire et se fixe sur l'hémoglobine fœtale.

INTOXICATIONS

DIAGNOSTIC

SIGNES CLINIQUES

Si les formes suraiguës sont immédiatement mortelles (teinte cochenille, problème médico-légal) et les formes graves sont facilement diagnostiquées, les formes mineures sont dans 30 % des cas méconnues.

▶ Formes graves

Elles peuvent se traduire par un arrêt cardiorespiratoire, un coma inaugural sur le lieu de l'intoxication pouvant persister malgré la soustraction de l'atmosphère toxique et l'oxygénothérapie, associés à un syndrome pyramidal ou extrapyramidal, une agitation, des crises hypertoniques, des convulsions (rares), un collapsus, des troubles du rythme cardiaque, une insuffisance coronarienne.

▶ Formes bénignes

Elles peuvent être responsables de céphalées, de vertiges, de faiblesse musculaire, de troubles digestifs, de perte de connaissance brève (+++), de manifestations psychiatriques, de troubles visuels.

EXAMENS COMPLÉMENTAIRES

- Prélèvement sanguin pour le dosage de la carboxyhémoglobine (HbCO) : 5 à 10 mL sur tube hépariné à apporter rapidement au laboratoire.
- Électrocardiogramme.
- Radiographie des poumons.

TRAITEMENT

Le traitement consiste à soustraire immédiatement la victime du lieu de l'intoxication et à lui administrer l'antidote : O_2 pur. Les risques d'explosions doivent être pris en compte, ils imposent une protection des sauveteurs.

SUR LES LIEUX DE L'INTOXICATION

Soustraction de la victime. Administration d'O_2 à fort débit à l'aide de masque à haute concentration. En cas de coma : intubation et ventilation mécanique en oxygène pur puis transfert vers un centre d'oxygénothérapie hyperbare (OHB). Des prélèvements sanguins permettant de quantifier la concentration en CO seront pratiqués lors de l'arrivée des secours médicalisés.

EN MILIEU HOSPITALIER

O_2 normobare à l'aide d'un masque à haute concentration pendant au moins 6 h. Traitement symptomatique des formes graves.

INDICATIONS À L'OXYGÉNOTHÉRAPIE HYPERBARE

Coma, grossesse, perte de connaissance brève. Pas d'indication en l'absence de trouble initial de la conscience, quel que soit le taux d'HbCO.

FICHE INFIRMIÈRE

EXAMENS

Apporter rapidement au laboratoire le prélèvement sanguin pour le dosage de la carboxyhémoglobine (HbCO).

SURVEILLANCE DU TRAITEMENT

SOINS – TRAITEMENT

Oxygénothérapie à l'aide d'un masque à haute concentration pendant au moins 6 h. Traitement symptomatique des formes graves : intubation et ventilation mécanique en cas de coma, correction du collapsus à l'aide de perfusion de sérum salé ou de dopamine ou d'adrénaline en cas d'atteinte cardiaque sévère.

▶ Perfusion de dopamine

- Mettre une ampoule de 200 mg de dopamine dans une seringue de 60 mL.
- Compléter à 50 mL avec du soluté salé isotonique (1 mL correspond à 4 000 pg de dopamine).
- Régler le pousse-seringue électrique à la vitesse prescrite en mL/h par le médecin (prescription de 5 à 20 µg/kg/min correspondant à x mL/h).
- Brancher la perfusion sur veine périphérique spécifique ou sur une voie dédiée du cathéter central.

▶ **Perfusion d'adrénaline (1 mg/1 mL)**

Préparer la perfusion et la dilution en fonction de la prescription médicale : soit adrénaline pure (20 mg dans 20 mL), soit diluée à 50 % ; par exemple, si 20 mg d'adrénaline sont dilués dans 40 mL, 1 mL/h correspond à 0,5 mg/h d'adrénaline.

SURVEILLANCE À COURT TERME

Surveillance horaire de la saturation en oxygène, de la fréquence cardiaque, de la fréquence respiratoire, de la pression artérielle, de l'état de conscience.

Le pronostic immédiat peut être très sévère ; il est dépendant du taux de CO, de la durée de l'intoxication et des pathologies antérieures du patient (cardiopathie, insuffisance respiratoire). Les séquelles sont fréquentes et d'intensité variable.

COMPLICATIONS NEUROLOGIQUES TARDIVES

Les complications neurologiques tardives (syndrome postintervallaire) sont fréquentes (30 à 40 % des victimes), favorisées par l'absence d'oxygénothérapie (diagnostic non fait), le retard au traitement, l'âge > 60 ans, l'existence d'un coma initial. Elles sont responsables de syndromes neuropsychiques : asthénie, troubles visuels ou de la mémoire, céphalées, irritabilité, syndrome parkinsonien.

ÉDUCATION ET CONSEILS

Très souvent secondaire à une intoxication accidentelle due au mauvais réglage d'un appareil de chauffage, ou à l'absence de conduit d'évacuation spécifique, une enquête technique est obligatoire sur l'installation responsable afin d'éviter la récidive.

FICHE TECHNIQUE

PRÉPARATION DU PATIENT EN CAS D'OXYGÉNOTHÉRAPIE HYPERBARE

Éliminer les contre-indications absolues (emphysème), ou relatives (otite en cours).
En cas d'intubation trachéale, vérifier que le ballonnet est gonflé à l'eau.
Éliminer toute trace de corps gras, en particulier la pommade des électrodes et de maquillage.

INTOXICATIONS AU LITHIUM

FICHE MALADIE

DÉFINITION

Manifestations cliniques en rapport avec un surdosage volontaire ou non en lithium.

CAUSES ET MÉCANISMES

Le lithium est utilisé pour le traitement des maladies maniaco-dépressives (médicament de référence non dénué de toxicité rénale au long cours).

Les intoxications au lithium surviennent dans trois contextes bien différents. Le surdosage chronique diagnostiqué tardivement et l'intoxication aiguë du sujet traité sont les plus graves :

- Le surdosage chronique, de loin le plus fréquent, sans doute le plus grave, est favorisé par les anti-inflammatoires non stéroïdiens, les diurétiques, la déplétion sodée (déshydratation) et l'insuffisance rénale.
- L'intoxication volontaire du sujet traité est responsable d'une symptomatologie sévère, souvent retardée.
- L'intoxication aiguë en l'absence de traitement antérieur est nettement moins grave.

DIAGNOSTIC

SIGNES CLINIQUES

Tremblements fins des extrémités persistant au repos, asthénie, nausées, vomissements, diarrhées, troubles de l'élocution, puis encéphalopathie myoclonique avec tremblements entre les accès cloniques, hypertonie, réflexes vifs, troubles de la repolarisation à l'ECG, collapsus.

EXAMENS COMPLÉMENTAIRES

Dosage de la lithémie à prélever sur un tube avec un anticoagulant (attention à ne pas utiliser un tube contenant un héparinate de lithium).

TRAITEMENT

ÉVACUATEUR

Lavage gastrique dans les 60 min suivant l'ingestion.

Corriger la déshydratation par une perfusion de soluté salé isotonique.

ÉPURATEUR

L'élimination du lithium est accélérée par une diurèse saline obtenue par un apport minimum de 2 L de soluté salé isotonique par 24 h. L'*hémodialyse* est discutée en cas de symptomatologie neurologique grave (coma, convulsion), associée à une lithémie élevée et une élimination retardée (demi-vie sérique >36h), eVou uneinsuffisance rénale organique.

FICHE INFIRMIÈRE

EXAMENS

• Prélever une lithémie sur un tube avec anticoagulant ne contenant pas d'héparinate de lithium qui fausserait le dosage. Utiliser un tube contenant de l'héparinate de sodium.

• Prélever un ionogramme sanguin afin d'évaluer la fonction rénale (créatinine, urée).

SURVEILLANCE DU TRAITEMENT

• Mettre en route la perfusion IV de soluté salé isotonique (NaCl 0,9 %) prescrite par le médecin.

• Surveiller très régulièrement la conscience, l'apparition ou la disparition des tremblements au niveau des mains, la survenue de troubles de la conscience voire de crises convulsives.

• Surveiller la fréquence cardiaque, respiratoire, la température et la diurèse.

ÉDUCATION ET CONSEILS

En cas d'intoxication volontaire, une évaluation psychiatrique, obligatoire, déterminera l'orientation à la sortie du service. En cas d'atteinte rénale, un contrôle de la créatinine sera programmé.

En cas d'intoxication aiguë sur traitement au long cours par erreur thérapeutique, une éducation du patient et de ses proches sera envisagée pour éviter la récidive.

INTOXICATIONS AUX β-BLOQUANTS

FICHE MALADIE

DÉFINITION

Manifestations cliniques en rapport avec un surdosage volontaire par des β-bloquants.

DIAGNOSTIC

SIGNES CLINIQUES

La survenue des manifestations clinique est souvent brutale, sans prodromes, habituellement dans les 4 h qui suivent l'ingestion. La présence de signes cliniques ou à l'ECG témoigne de la gravité de l'intoxication. On peut observer : état de choc (vasoplégie ou dépression myocardique), chute tensionnelle, troubles du rythme et de conduction (bradycardie sinusale, bloc auriculoventriculaire ou intraventriculaire), allongement de l'espace QT ou torsades de pointes. Des signes respiratoires (bronchospasme) ou neurologiques (convulsions) peuvent être présents.

EXAMENS COMPLÉMENTAIRES

- Électrocardiogramme.
- Ionogramme sanguin (hyperkaliémie).
- Glycémie (souvent abaissée).
- Prélèvement d'une gazométrie artérielle en cas d'atteinte respiratoire.

TRAITEMENT

Nécessité d'une *prise en charge immédiate* :

- Un traitement épurateur peut être proposé à la phase très précoce de l'intoxication : lavage gastrique si le patient est parfaitement stabilisé. Le charbon activé est inutile.
- En cas de choc : remplissage vasculaire, parfois utilisation de **dobutamine** ou **d'adrénaline** à la seringue électrique.
- En cas de bradycardie : on peut proposer du **glucagon**.
- En cas de troubles de conduction cardiaque : **adrénaline** voire mise en place d'un entraînement cardiaque électrosystolique.
- En cas de convulsion : éviter la morsure de la langue, traitement symptomatique (*RIVOTRIL*), parfois ventilation assistée.
- En cas de troubles respiratoires : oxygénothérapie ; ventilation assistée d'autant plus qu'il existe un état de choc, des troubles cardiaques ou respiratoires.

FICHE INFIRMIÈRE

SURVEILLANCE DU TRAITEMENT

- Surveiller cliniquement la survenue de troubles hémodynamiques, de troubles respiratoires, de crises convulsives.
- Monitorage par scope de la fréquence cardiaque, de la pression artérielle, de la SpO_2.
- Surveillance de la diurèse.
- Surveillance biologique : ionogramme sanguin (kaliémie), glycémie.

ÉDUCATION ET CONSEILS

Une évaluation psychiatrique, nécessaire, déterminera l'orientation à la sortie du service d'hospitalisation.

INTOXICATIONS AUX DIGITALIQUES

FICHE MALADIE

DÉFINITION

Manifestations cliniques en rapport avec un surdosage en digitaliques.

CAUSES ET MÉCANISMES

L'intoxication massive est le plus souvent volontaire, mais heureusement rare ; le surdosage thérapeutique, beaucoup plus fréquent, survient surtout chez les sujets âgés ou insuffisants rénaux, mais il existe une grande variabilité interindividuelle en partie due aux facteurs pronostiques associés.

L'inhibition de la Na/K-ATPase membranaire induit une élévation du sodium intracellulaire, un relargage du potassium cellulaire vers le secteur extracellulaire responsable de l'hyperkaliémie (corrélée au degré d'inhibition Na/K-ATPase), modifie le calcium intracellulaire, allonge le temps de conduction auriculo-ventriculaire, la période réfractaire et est associée à une stimulation vagale qui augmente le risque de rythme jonctionnel et d'extrasystoles ventriculaires (ESV).

DIAGNOSTIC

SIGNES CLINIQUES

La gravité est due aux troubles cardiaques (*cf.* tableau, ci-après).

Des troubles digestifs surviennent dans 80 % des cas : nausées, vomissements dès les premières heures, sans parallélisme avec la gravité.

Des troubles neuro-sensoriels, présents dans 25 % des cas, associent des céphalées, des vertiges, une obnubilation, une agitation avec manifestations d'angoisse, un syndrome confusionnel ou hallucinatoire. Les troubles visuels sont plus rares.

EXAMENS COMPLÉMENTAIRES

Anomalies de l'ECG : *cf.* tableau, ci-dessous.

Troubles cardiaques

Troubles de la conduction	Dangereux, traitement d'urgence Bradycardie sinusale Pauses sinusales BAV1, 2 ou 3
Troubles de l'automatisme	Tachycardie sinusale Extrasystoles ventriculaires (risques +++) Tachycardie ventriculaire Fibrillation ventriculaire
Autres anomalies de l'ECG	Ondes T négatives Sous-décalage de ST Raccourcissement de QT

TRAITEMENT

SURVEILLANCE EN RÉANIMATION POUR TOUT PATIENT

Risque vital durant les 36 premières heures pour la **digoxine** (si fonction rénale normale), ou pendant 5 jours pour la **digitoxine** (qui n'est plus commercialisée). En attendant les anticorps antidigitaliques, éviter les bradycardies extrêmes surtout si ESV.

DÉCONTAMINATION DIGESTIVE

Charbon activé (25 à 50 g toutes les 6 h).

TRAITEMENT SYMPTOMATIQUE

- *Priorité absolue* : correction de l'hypokaliémie (favorise les effets des digitaliques).
- Contrôler la bradycardie (maintenir la fréquence cardiaque > 60/min) : **atropine**, ½ à 1 mg en bolus, à répéter si besoin.
- Arythmie ventriculaire : les antiarythmiques sont contre-indiqués ; pacemaker en attendant l'arrivée de l'antidote.

IMMUNOTHÉRAPIE PAR FRAGMENTS FAB ANTI-DIGOXINE (*DIGIDOT*)

Le Fab se fixe à une molécule circulante de digitalique, génère un complexe incapable de se fixer sur la Na/K-ATPase, déplace les digitaliques libres intracellulaires et ceux fixés sur Na/K-ATPase : réversibilité des signes toxiques en 60 min, effet maximum dans les 4 h (demivie du complexe Fab-digitalique : 10 à 20 h). La dose à injecter dépend de la gravité, de la quantité supposée ingérée ou de la concentration plasmatique et du poids. En cas de risque vital immédiat, ne pas attendre le résultat du taux plasmatique, administrer d'emblée 10 flacons (soit 800 mg de *DIGIDOT*) qui neutralisent 10 mg de digitaliques. En cas d'échec (**digitoxine**) réinjecter 10 flacons.

PRONOSTIC

Le décès a lieu par fibrillation ventriculaire (65 % des cas), asystolie (25 %) ou choc (10 %). Facteurs pronostiques défavorables : âge > 60 ans, sexe masculin, cardiopathie sousjacente, BAV (quel que soit le degré), kaliémie > 5 mmol/L, dose ingérée.

FICHE INFIRMIÈRE

EXAMENS

De gravité extrême, les intoxications aux digitaliques imposent une surveillance intensive dès l'arrivée aux urgences et une surveillance immédiate et continue de l'ECG. Le patient doit être immédiatement admis dans un box d'urgences. L'infirmière d'accueil et d'orientation (IAO) doit d'emblée effectuer un ECG, mesurer la pression artérielle, évaluer l'état hémodynamique et placer le patient sous scope (rôle propre de l'IAO).

Réaliser les examens prescrits par le médecin, en particulier un ionogramme sanguin pour déterminer la kaliémie et la fonction rénale (créatinine).

SURVEILLANCE DU TRAITEMENT

SOINS – TRAITEMENT

Décontamination digestive

Par absorption de **charbon activé** (*CARBOMIX*), 25 à 50 g toutes les 6 h en l'absence de troubles de la conscience, ou dans la sonde gastrique en cas d'intubation.

Atropine

Administrer 0,5 à 1 mg d'**atropine** en IVD (suivant la prescription médicale) pour lutter contre les bradycardies ; le but est de maintenir la fréquence cardiaque au minimum à 60/ min.

Entraînement électrosystolique

Par voie externe (facile et sans délai) ou par mise en place d'une sonde d'entraînement électrosystolique par voie endocavitaire introduite par la veine jugulaire interne ou fémorale (nécessité d'abord vasculaire stérile, de transporter le patient en salle de radiologie ou de cathétérisme avec amplificateur de brillance pour visualiser le positionnement de la sonde), il doit maintenir la fréquence ventriculaire au moins supérieure à 80/min.

Immunothérapie

Cf. Fiche technique, ci-dessous.

SURVEILLANCE

Surveillance constante de l'ECG, de la pression artérielle, de la saturation en oxygène et de la conscience.

Ce produit étant d'origine ovine, la perfusion de *DIGIDOT* doit se faire sous surveillance médicale stricte afin de détecter d'éventuels signes de choc anaphylactique.

> **TRAITEMENT D'URGENCE DU CHOC ANAPHYLACTIQUE**
>
> Arrêter la perfusion dès les premiers signes.
> Remplissage vasculaire éventuel par sérum physiologique 500 à 1 000 mL en débit libre.
> **Adrénaline** par voie veineuse (1 mg à répéter si besoin) puis glucocorticoïdes IV (effet retardé).

En cas d'utilisation d'**atropine**, surveiller ultérieurement l'absence de rétention aiguë d'urines.

ÉDUCATION ET CONSEILS

En cas d'intoxication volontaire, une évaluation psychiatrique sera nécessaire pour estimer les risques de récidive et organiser un suivi spécialisé.

En cas de surdosage chronique, le patient, ses proches et le médecin traitant devront être informés des facteurs favorisants.

FICHE TECHNIQUE

IMMUNOTHÉRAPIE PAR FRAGMENTS FAB ANTI-DIGOXINE (*DIGIDOT*)

Indiquée dans les intoxications digitaliques engageant le pronostic vital, c'est le seul traitement spécifique dans cette indication.

Dose totale contenue dans l'unité commune de dispensation : 80 mg de Fab Ig antidigitalique ovin ; 80 mg lient 1 mg de **digoxine**, de dérivés de la **digoxine** présents dans l'organisme.

Calcul de la dose nécessaire

En cas d'intoxication aiguë :

- pour la **digoxine** : *DIGIDOT* (mg) = mg ingérés × 0,6 × 80.

Surdosage chronique :

- pour la **digoxine** : *DIGIDOT* (mg) = (digoxinémie × 5,6 × poids × 80)/100 ;

La mesure des concentrations sériques de **digoxine** ou de **digitoxine** n'est pas une condition préalable à l'administration d'anticorps antidigitaliques. Cependant, bien que l'interprétation des concentrations soit difficile, des troubles graves sont en général associés à des concentrations sériques de **digoxine** supérieures à 10 ng/mL en cas d'intoxication aiguë, et supérieure à 5 ng/mL en cas de surdosage chronique ; par ailleurs, la concentration sérique de **digoxine** peut être utilisée pour le calcul de la dose d'anticorps à administrer, surtout en cas de surdosage chronique.

Si la concentration ingérée est inconnue :

- en cas de tachycardie ou fibrillation ventriculaire : administrer 800 mg (soit 10 flacons de cette spécialité) par voie veineuse en 20 à 30 min qui neutralisent 10 mg de digitaliques ;
- dans les autres cas : administrer 160 mg (soit 2 flacons) par voie veineuse en 15 à 20 min.

Mode d'administration

Perfusion IV de courte durée : introduire 20 mL de chlorure de sodium à 0,9 % (sérum physiologique) dans chacun des flacons nécessaires en évitant autant que possible la formation de mousse. Injecter ensuite cette solution d'anticorps dans des poches de chlorure de sodium à 0,9 % pour les administrer par voie IV sur une période de 20 à 30 min.

INTOXICATIONS ÉTHYLIQUES AIGUËS

FICHE MALADIE

DÉFINITION

Manifestations en rapport avec une intoxication aiguë à l'alcool éthylique (ivresse aiguë).

CAUSES ET MÉCANISMES

Elles sont fréquentes, banalisées, parfois associées à des intoxications médicamenteuses.

DIAGNOSTIC

Parfois asymptomatiques et découvertes lors d'un contrôle de police, les intoxications aiguës alcooliques peuvent être responsables de tachycardie sinusale, d'agitation, de troubles du comportement, d'hallucinations, voire de coma qui peut se compliquer d'insuffisance respiratoire, de pneumopathie d'inhalation, d'hypothermie, d'hypotension, d'hypoglycémie et de rhabdomyolyse.

Il faut se méfier d'une pathologie associée ou secondaire à l'intoxication aiguë : il n'est pas rare que l'agitation, les troubles du comportement masquent une complication pulmonaire, neurologique ou traumatique.

TRAITEMENT

IVRESSE AIGUË

L'ivresse aiguë relève d'un traitement avant tout symptomatique. Le pronostic est habituellement satisfaisant, le patient récupérant un état de conscience normal plus ou moins rapidement et n'en gardant en général pas de souvenir. En cas d'intoxications associées, le pronostic est lié au produit absorbé. Les accidents de la voie publique ou domestiques survenant au cours d'une intoxication restent responsables d'un nombre important de polytraumatismes et de décès.

COMA ÉTHYLIQUE

Une admission en réanimation s'impose :

- Remplissage vasculaire à base de sérum salé à 0,9 % en cas d'hypotension.
- Apport systématique de glucosé à 5 % (2 000 à 3 000 mL/j) associé à une vitaminothérapie (vitamine B1 : 1 000 mg/j, vitamine B6 : 500 mg/j et vitamine PP : 500 mg/j à mettre dans la perfusion de glucose) pour prévenir l'encéphalopathie de Gayet-Wernicke et le syndrome de Korsakoff.
- Réchauffement en cas d'hypothermie.
- Ventilation mécanique en cas de score neurologique de Glasgow voisin de 6 et persistant ou de détresse respiratoire (acidose hypercapnique, pneumopathie d'inhalation avec hypoxie malgré un apport en oxygène).

FICHE INFIRMIÈRE

EXAMENS

Alcoolémie, glycémie capillaire (se méfier d'une hypoglycémie souvent associée).

En fonction de la symptomatologie : ECG, glycémie, ionogramme sanguin, gazométrie artérielle.

SURVEILLANCE DU TRAITEMENT

- Assurer une surveillance, toutes les heures au début, de la conscience, de la fréquence respiratoire, de la pression artérielle et du pouls.
- Surveillance de la température, de la diurèse (risque de rétention aiguë d'urines) et de la glycémie.

ÉDUCATION ET CONSEILS

Une évaluation psychiatrique s'impose au décours de l'intoxication.

INTOXICATIONS AIGUËS PAR ÉTHYLÈNE GLYCOL, MÉTHANOL

FICHE MALADIE

DÉFINITION

Manifestations en rapport avec une absorption de glycols (dont l'éthylène glycol) ou d'alcools toxiques (dont le méthanol).

CAUSES ET MÉCANISMES

Rares mais graves, elles sont secondaires à une absorption soit volontaire soit involontaire (enfant), souvent favorisée par un transvasement dans une bouteille banale, le caractère incolore et la saveur aromatique.

INTOXICATION AIGUË PAR L'ÉTHYLÈNE GLYCOL (EG)

Dose létale : 1-2 mL/kg.

Principal composant des antigels, lave-vitre, produits de nettoyage, l'EG est rapidement absorbé et métabolisé au niveau du foie par l'alcool déshydrogénase hépatique (ADH) en acide glycolique. L'EG entraîne la précipitation dans les tissus de cristaux d'oxalate de calcium responsables des symptômes.

INTOXICATIONAIGUË PAR LE MÉTHANOL

Présent dans l'alcool à brûler, l'alcool dénaturé ou les alcools frelatés (responsables d'épidémie de décès), le méthanol n'est pas toxique, à la différence de son métabolite l'acide formique.

DIAGNOSTIC

INTOXICATION AIGUË À L'ÉTHYLÈNE GLYCOL

Après un intervalle libre, une hyperventilation témoin d'une acidose métabolique, un coma convulsif, des troubles respiratoires ou cardiologiques apparaissent. En l'absence d'information, le diagnostic sera évoqué devant la découverte d'une insuffisance rénale aiguë, d'une acidose métabolique non lactique et d'une hypocalcémie. Le dosage spécifique de l'EG confirmera l'intoxication et guidera la thérapeutique.

INTOXICATION AIGUË AU MÉTHANOL

Après une période de latence (12-24 h), surviennent une hyperventilation, des troubles digestifs, des céphalées, des vertiges, des troubles visuels et une mydriase aréactive puis un coma. Les méthodes diagnostiques en l'absence d'information reposent sur la mise en évidence d'une acidose métabolique non liée à une insuffisance rénale, à une acidocétose, à un surdosage en aspirine associée à une augmentation du trou osmolaire. Le diagnostic positif sera affirmé par le dosage du méthanol (laboratoire spécialisé), la méthanolémie n'est pas corrélée à l'importance des symptômes.

TRAITEMENT

Le traitement des intoxications par glycols ou alcools toxiques repose sur :

- un lavage gastrique (dans les 2 h après l'ingestion) ;
- un apport hydrique important associé à la digoxine (1 000 mg/j IV) en cas d'EG ou d'**acide folinique** (50 mg/6 h IV) en cas de méthanol ;
- une alcalinisation par bicarbonate de sodium à 1,4 % (1 000 mL, à adapter en fonction du pH) ;
- le 4-**méthylpyrazole** (*FOMÉPIZOLE*) (inhibiteur de l'alcool déshydrogénase hépatique qui bloque la transformation du produit ingéré en son métabolite toxique) : 10 mg/kg IV toutes les 12 h, pendant 60 h.

L'hémodialyse est envisagée chez les patients vus tardivement avec une insuffisance rénale, une acidose métabolique non corrigée par l'alcalinisation et/ou une méthanolémie > 500 mg/L.

L'utilisation précoce du *FOMÉPIZOLE* a radicalement transformé le pronostic antérieurement très sévère.

FICHE INFIRMIÈRE

EXAMENS

Réaliser pour le diagnostic et la surveillance biologique : pH artériel, bicarbonates, ionogramme sanguin, créatininémie, mesure du trou osmolaire.

SURVEILLANCE DU TRAITEMENT

Le traitement doit être entrepris le plus rapidement possible ; le lavage gastrique n'est efficace que si le patient est vu dans les 2 premières heures, le charbon activé est inutile.

La transformation métabolique peut être bloquée par l'éthanol qui est substrat compétitif de l'ADH : 0,6 g/kg en dose de charge suivi d'une dose d'entretien de 50 à 150 mg/kg/h, afin d'obtenir une concentration plasmatique en éthanol voisine de 1 g/L.

Emploi du *FOMÉPIZOLE* :

- Sulfate de 4-**méthylpyrazole**, inhibiteur compétitifde l'ADH dépourvu des effets indésirables de l'éthanol. Il bloque la formation des métaboliques toxiques et est désormais le traitement de référence de l'intoxication par éthylène glycol ; il est utile dans les intoxications au méthanol.
- Distribué par la Pharmacie centrale des hôpitaux de Paris.
- Flacon de 100 mg/mL utilisable par voie orale ou IV, d'entretien de 10 mg/kg toutes les 12 h (ou avec une posologie décroissante en fonction du taux sérique initial).

En cas d'utilisation de l'éthanol :
- surveillance neurologique (ébriété, troubles de la conscience) ;
- surveillance métabolique (hypoglycémie).

ÉDUCATION ET CONSEILS

Une évaluation psychiatrique sera nécessaire pour estimer les risques de récidive et organiser un suivi spécialisé.

FICHE PHARMACOLOGIE

FOMÉPIZOLE

Fomépizole

FOMÉPIZOLE AP-HP			
Intoxication à l'éthylène glycol : dose de charge de 15 mg/kg (diluée dans 250 mL de G5 % ou de NaCl 9 ‰) en 45 min puis dose d'entretien toutes les 12 h en fonction du taux sérique initial d'éthylène glycol Intocication au méthanol : inj. d'une dose de charge de 15 mg/kg, puis dose(s) d'entretien de 10 mg/kg toutes les 12 h	5 amp. 20 mL 100 mg (5 mg/mL)	HOP	I

Propriétés

Inhibiteur compétitif de l'alcool-déshydrogénase.

Indications

Intoxication par l'éthylène glycol et le méthanol.

Contre-indications

Allergie connue aux pyrazolés.

Précautions d'emploi

Réactions allergiques mineures (éruption cutanée, éosinophilie) ou plus importantes (bronchospasme, choc anaphylactique).

Dosage du fomépizole en fonction de l'éthylène glycol

Taux sérique initial d'éthylène glycol		Dose de charge du **fomépizole**	Dose d'entretien du **fomépizole** (mg/kg) toutes les 12 h				
g/L	mmol/L	mg/kg	D2	D3	D4	D5	D6
6	96	15	10	10	10	7,5	5
3	48	15	10	10	10	7,5	
1,5	24	15	10	10	7,5		
0,75	12	15	10	7,5			
0,35	5,6	15	7,5				
0,1-0,3	1,6-5,5	15					

INTOXICATIONS AIGUËS À LA CHLOROQUINE

FICHE MALADIE

DÉFINITION

Manifestation clinique en rapport avec un surdosage en chloroquine.

CAUSES ET MÉCANISMES

Majoritairement due à une intoxication volontaire, toute sa gravité tient aux manifestations cardiovasculaires d'apparition très précoces. Le transfert rapide du potassium extracellulaire en intracellulaire explique la brutalité et la sévérité des troubles du rythme cardiaque et l'hypokaliémie profonde (souvent < 2 mmol/L).

DIAGNOSTIC

Soixante pour cent des intoxiqués présentent des signes cliniques dans la première heure ; la totalité dans les 3 h.

Les troubles digestifs (nausées, vomissements), neurosensoriels (céphalées, agitation, obnubilation voire coma, vertiges, bourdonnements d'oreille, hypoacousie, vision floue, diplopie) ont une *valeur d'alarme* ; ils attestent de l'intoxication et surviennent avant les complications cardiaques.

Les complications cardiaques, responsables de la lourde morbidité et mortalité, apparaissent très rapidement et peuvent survenir pendant plusieurs jours : hypotension, collapsus (effet inotrope négatif, stabilisant de membrane), arrêt cardiaque, troubles du rythme (torsades de pointes, tachycardie ventriculaire). Des troubles de la repolarisation précoces (ondes T négatives), un QRS < 0,10 s constatés sur l'ECG initial sont des signes d'alarme.

La profondeur de l'hypokaliémie est corrélée à la dose absorbée, à la chloroquinémie. Une acidose lactique en l'absence de signe de choc est un élément supplémentaire de gravité.

Par ailleurs, plus le délai entre l'heure de l'ingestion et la survenue des troubles est court, plus l'intoxication est sévère.

Critères de gravité

Intoxication	Dose supposée ingérée	Pression artérielle systolique		Durée de QRS
Bénigne	< 2g	≥ 100 mmHg	*et*	≤ 0,10 s
Intermédiaire	≥ 2 g, ≤ 4 g	≥ 100 mmHg	*et*	≤ 0,10 s
Grave	> 4 g	< 100 mm Hg	*ou*	> 0,10 s

TRAITEMENT

L'extrême brutalité de survenue d'un arrêt cardiaque, d'une torsade de pointes ou d'une tachycardie ventriculaire impose une prise en charge immédiate, pré-hospitalière médicalisée (Samu, brigade des sapeurs pompiers). Les modalités de prise en charge reposent sur la *dose supposée ingérée* (< ou > 2 g), la présence ou non de symptômes avec valeur pronostique, l'**adrénaline**, le **diazépam** et la ventilation mécanique. Elles ont fait l'objet d'une Conférence de consensus de la Société de réanimation de langue française (1988). En l'absence de symptômes initiaux, la chloroquinémie permet de confirmer ou d'infirmer l'intoxication et d'« alléger » le traitement en cas de dose supposée ingérée < 4 g.

En l'absence de prise en charge préhospitalière, les intoxications à la chloroquine imposent une surveillance intensive dès l'arrivée aux urgences et une surveillance immédiate et continue de l'ECG. Le patient doit être immédiatement admis dans un box d'urgences. L'infirmière d'accueil et d'orientation (IAO) doit d'emblée effectuer un ECG, mesurer la pression artérielle, évaluer l'état hémodynamique et placer le patient sous scope (rôle propre de l'IAO).

• Oxygénothérapie systématique, à fort débit (6 à 8 L/min).

Intoxication aiguë à la chloroquine

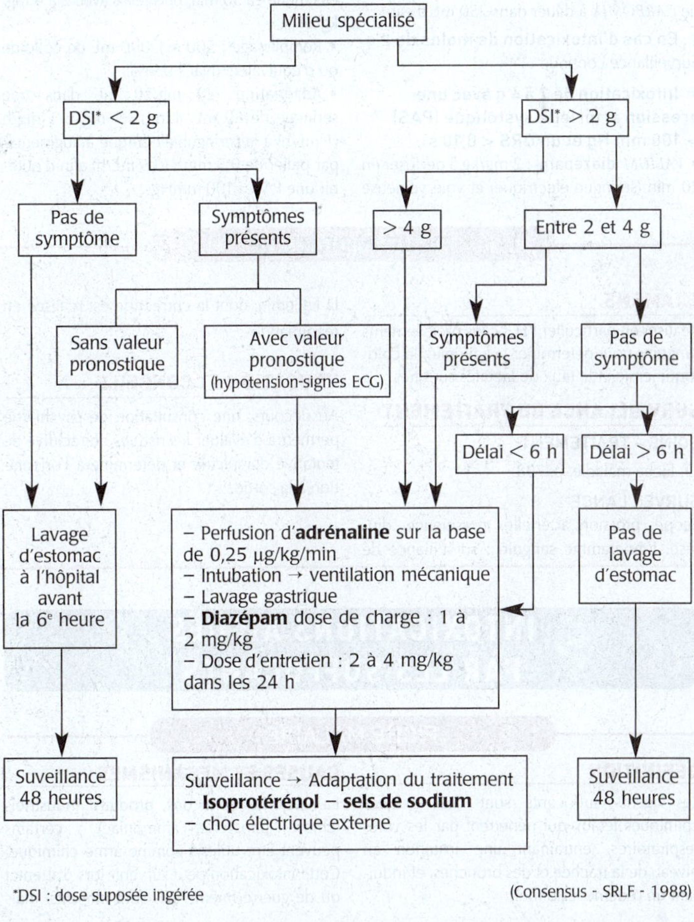

*DSI : dose suposée ingérée

(Consensus - SRLF - 1988)

- Deux voies veineuses périphériques avec NaCl 0,9 %.
- Monitoring scope, saturation en oxygène.
- **Adrénaline** et plateau d'intubation prêts à l'emploi.

Le **charbon activé** (*CARBOMIX*) est réservé aux intoxications de moins de 2 h : mise en place d'une sonde gastrique, évacuation du contenu gastrique et administration de 50 g de *CARBOMIX* à diluer dans 250 mL d'eau.

▶ En cas d'intoxication de moins de 2 g

Surveillance continue.

▶ Intoxication de 2 à 4 g avec une pression artérielle systolique (PAS) > 100 mm Hg et un QRS < 0,10 s

- *VALIUM* (**diazépam**) : 2 mg/kg à perfuser en 20 min (seringue électrique) et voie veineuse spécifique (risque de précipitation), puis relais avec 1 mg/kg par 24 h.
- Ventilation spontanée et surveillance constante.

▶ Intoxication de plus de 4 g

- Intubation après séquence d'induction rapide.
- *VALIUM* (**diazépam**) 2 mg/kg à la seringue électrique en 30 min, puis relais avec 2 à 4 mg/kg/24 h.
- Remplissage : 500 à 1 000 mL de colloïde ou d'équivalent (NaCl 0,9 %).
- **Adrénaline** (20 mg/20 mL dans une seringue de 60 mL, 1 mL = 1 mg) : 1 mg/h (1 mL/h) à la seringue électrique à augmenter par palier de 0,5 mg/h (0,5 mL/h) afin d'obtenir une PAS > 100 mmHg.

FICHE INFIRMIÈRE

EXAMENS

Réaliser en particulier l'ECG, les prélèvements sanguins pour déterminer la kaliémie, la chloroquinémie et le taux de lactates sériques.

SURVEILLANCE DU TRAITEMENT

SOINS – TRAITEMENT

Cf. Fiche maladie, p. 798.

SURVEILLANCE

Scope, pression artérielle, conscience, diurèse. Ionogramme sanguin : surveillance de la kaliémie, dont la correction est réalisée en réanimation.

ÉDUCATION ET CONSEILS

Au décours, une consultation de psychiatrie permettra d'évaluer les risques de récidive de tentative de suicide et déterminera l'orientation à la sortie.

INTOXICATIONS AIGUËS PAR LES SUFFOCANTS

FICHE MALADIE

DÉFINITION

Les agents suffocants sont des toxiques chimiques létaux qui pénètrent par les voies respiratoires, entraînant une irritation au niveau de la trachée et des bronches, et induisant un œdème lésionnel.

CAUSES ET MÉCANISMES

La majorité sont des produits industriels (chlore, phosgène, ammoniac) ; certains peuvent être utilisés comme arme chimique. Cette intoxication peut survenir lors d'attentat ou de guerre (même s'ils sont interdits) mais aussi lors du nettoyage des cuvettes de WC avec un détartrant acide et l'utilisation malencontreuse d'eau de Javel : « coup de chlore ».

DIAGNOSTIC

L'exposition au phosgène peut être suspectée grâce à son odeur caractéristique de « foin coupé » ; le phosgène provoque 2 à 6 h après l'exposition les signes essentiels suivants : toux douloureuse, oppression thoracique, céphalées, irritation pharyngée, vomissements, larmoiement, détresse respiratoire par OAP lésionnel (2 ppm).

En cas d'intoxication massive, la suffocation peut aboutir à la mort en moins de 3 min (3 ppm).

TRAITEMENT

Le traitement est uniquement symptomatique ; l'efficacité des corticoïdes n'est pas démontrée.

Le pronostic dépend essentiellement de la dose inhalée et des circonstances ; une pathologie cardiaque ou respiratoire antérieure peut aggraver l'évolution.

FICHE INFIRMIÈRE

EXAMENS

Suivant le contexte (attentat massif, accident industriel ou domestique), la surveillance dépend des moyens disponibles : gazométrie, fréquence cardiaque, agitation, pression artérielle.

SURVEILLANCE DU TRAITEMENT

SOINS – TRAITEMENT

Précautions préalables

Un équipement de protection parfaitement étanche aux vapeurs, comportant : appareil respiratoire filtrant (ARFA), tenue de protection type TOM ou TLD, gants en butyle et surbottes imperméables aux toxiques chimiques. Les victimes ne risquent pas de contaminer les soignants.

Protocole

- Extraire au plus vite les victimes de la zone contaminée : les mettre à l'air libre, enlever les vêtements et laver si besoin les cheveux.
- Traitement uniquement symptomatique : oxygénothérapie et aérosols de *BRICANYL* (4 à 6/j) ; en cas de détresse respiratoire, ventilation mécanique avec pression positive expiratoire.

SURVEILLANCE

Saturation en oxygène si possible, fréquence respiratoire, cyanose, sueurs, pression artérielle, fréquence cardiaque, conscience.

ÉDUCATION ET CONSEILS

En cas d'accident domestique (« coup de chlore ») ou professionnel, informer pour éviter la récidive.

INTOXICATIONS AIGUËS PAR LES NEUROTOXIQUES ORGANOPHOSPHORÉS

FICHE MALADIE

DÉFINITION

Manifestations cliniques en rapport avec une intoxication par les neurotoxiques organophosphorés (sarin, soman, tabun).

CAUSES ET MÉCANISMES

Utilisés au cours des conflits ou lors d'attentats, bien qu'interdits, les gaz de combat (gaz, vapeur ou aérosol) attaquent préférentiellement l'appareil respiratoire ; ils inhibent les cholinestérases. L'intoxication collective peut être connue ou, au contraire, non diagnostiquée : tout service d'urgences peut être amené à recevoir le casindex, le diagnostic doit pouvoir être fait très rapidement afin de mettre en route le traitement adapté et donner l'alerte.

Beaucoup plus rarement, il s'agit d'une intoxication accidentelle.

DIAGNOSTIC

Très rapidement surviennent une vision floue, un myosis (+++), une hypersécrétion bronchique, une bradycardie, une hypotension, des crampes abdominales associées à des troubles digestifs (syndrome muscarinique), des fasciculations musculaires (+++), une faiblesse musculaire avec risque respiratoire (syndrome nicotinique), une confusion, somnolence, des tremblements, une ataxie, une dysarthrie.

Les formes graves associent un coma, des crises d'épilepsie, une détresse respiratoire et un état de choc. En fonction de la symptomatologie, les patients sont répartis en quatre groupes de gravité.

Grade 0	Grade 1	Grade 2	Grade 3	Grade 4
Aucun signe	Patient conscient Majoration des sécrétions Fasciculations +	Somnolence Bronchorrhée sévère Fasciculations (+++) OAP PA systolique < 90 mmHg	Coma + Tous les signes Ventilation spontanée avec FiO_2 élevée	Coma Détresse respiratoire OAP Ventilation mécanique +

De diagnostic facile en cas d'attaque terroriste connue, les intoxications aux organophosphorés peuvent poser des problèmes diagnostiques lorsque la notion d'intoxication est inconnue. Le dosage des cholinestérases (laboratoire spécialisé) permet deconfirmer lediagnostic.

TRAITEMENT

Le traitement associe une décontamination cutanée et oculaire et des mesures symptomatiques et spécifiques.

La protection du personnel est impérative.

PRÉCAUTIONS PRÉALABLES

L'équipement de protection, parfaitement étanche aux vapeurs, comporte :

- appareil respiratoire filtrant (ARFA) ;
- tenue de protection type TOM (tenue outremer) ou TLD (tenue légère de décontamination) ;
- gants en butyle ;
- sur-bottes imperméables aux toxiques chimiques.

Les victimes, pouvant contaminer les soignants, doivent être décontaminées au gant poudreur, puis avec une solution polyvalente de décontamination à base d'eau de Javel.

PROTOCOLE

Réanimation respiratoire

Libération des voies aériennes par aspiration, oxygénothérapie. En cas de bronchospasme majeur avec état de mal convulsif, intubation sous induction anesthésique et ventilation assistée.

Sulfate d'atropine

- Dose de charge : chez l'adulte, 2 mg en IVL à renouveler toutes les 5 à 10 min jusqu'à assèchement des sécrétions muqueuses et bronchiques et réduction du bronchospasme ; chez l'enfant, de 0,02 mg/kg en IVL à renouveler toutes les 5 à 10 min.
- Dose d'entretien : 1,5 à 6 mg/h chez l'adulte ; 0,05 mg/kg/h chez l'enfant.

Contrathion

Débuter le traitement au *CONTRATHION* le plus rapidement possible et avant la 36e heure (sans effet après).

- Dose de charge : chez l'adulte, 1 à 2 g/100 mL de NaCl à 0,9 % en IVL (30 min) ; chez l'enfant, 20 à 40 mg/kg en perfusion de 15 min.
- Dose d'entretien (après 30 min), pendant 24 ou 48 h : chez l'adulte, 400 mg IV puis 200 mg toutes les 4 à 6 h ; chez l'enfant, 20 à 40 mg/kg en 15 min puis 10 à 20 mg/kg toutes les 4 à 6 h.

Anticonvulsivant

- Avant la survenue de la crise : chez l'adulte, *VALIUM* 10 mg en IM ou 0,1 mg/kg en IVL ; chez l'enfant, 0,1 mg/kg en IVL ou 0,2 mg/kg en intra-rectal.
- Traitement de la crise : chez l'adulte, *RIVOTRIL* 1 à 3 mg en IVL ; chez l'enfant, 0,015 mg/kg/h.

PRONOSTIC

Le pronostic dépend essentiellement de la dose inhalée et des circonstances ; une pathologie cardiaque ou respiratoire antérieure peut aggraver l'évolution.

FICHE INFIRMIÈRE

EXAMENS

- Prélèvement pour dosage des cholinestérases, uniquement en cas d'intoxication accidentelle et lors de la prise en charge des premières victimes pour confirmer le diagnostic.
- Gaz du sang artériel pour évaluer la fonction respiratoire, la souffrance cellulaire (acidose métabolique).
- Ionogramme sanguin.
- Radiographie des poumons.

SURVEILLANCE DU TRAITEMENT

SOINS – TRAITEMENT

Cf. Fiche maladie, p. 802.

SURVEILLANCE

Conscience, fréquence respiratoire, fréquence cardiaque, pression artérielle, hypersalivation, bronchorrhée, myosis.

Attention ! Les produits anesthésiques peuvent interagir avec les neurotoxiques ou leurs antidotes ; l'efficacité et la durée d'action des curares sont imprévisibles.

ÉDUCATION ET CONSEILS

En cas d'intoxication accidentelle les précautions d'usage seront rappelées à la victime et à ses proches.

INTOXICATIONS PAR LES CHAMPIGNONS

FICHE MALADIE

DÉFINITION

Manifestations cliniques en rapport avec une ingestion de champignons vénéneux.

CAUSES ET MÉCANISMES

Les intoxications par les champignons ne sont pas exceptionnelles et certaines sont particulièrement graves ; le pronostic dépend du champignon ingéré mais l'identification est souvent difficile. Le délai écoulé entre l'ingestion et le début des symptômes est un élément clé pour suspecter le syndrome et établir un pronostic ; le diagnostic étant fondé sur l'anamnèse, la symptomatologie, les données biologiques, l'identification éventuelle du champignon.

▶ Intoxications par amanite phalloïde ou vireuse

Ce sont les intoxications les plus graves, provoquées le plus souvent par les champignons contenant des amatoxines rapidement absorbées, qui inhibent la synthèse de l'ARN messager et entraînent une destruction hépatique. Dose létale : 1 seule amanite phalloïde (5 à 6 mg d'amatoxine).

> Toute intoxication survenant après un délai d'incubation supérieur à 6 h impose l'hospitalisation de tous les convives du repas incriminé.

DIAGNOSTIC

SYNDROMES PRÉCOCES : DÉLAI D'INCUBATION < 6 H

La symptomatologie dépend de l'espèce, de la quantité (donc de la dose de toxine) absorbée :

• *Syndrome résinoïdien* (irritation gastrointestinale) : le plus fréquent, débute en 15 min, régresse en 4 h : nausées, vomissements, diarrhées, douleurs abdominales.

• Nausées, vomissements, bouffées de chaleur, sueurs, goût métallique, tachycardie et vasodilatation (face, thorax) sont les principaux symptômes du *syndrome coprinien* qui inhibe le métabolisme de l'éthanol absorbé pendant le repas.

• En cas de nausées, vomissements, diarrhées, larmoiement, sueurs profuses, hypersécrétion salivaire et bronchique, myosis serré, bradycardie, hypotension, bronchospasme apparaissant entre 30 et 120 min après l'ingestion, il s'agit d'une intoxication muscarinienne, ou *syndrome muscarinien* (ou sudorien), due à la fixation compétitive mais réversible de la muscarine sur les récepteurs de l'acétylcholine.

• Des hallucinations, une anxiété, une désorientation, une psychose, une tachycardie, une mydriase, une hypertension sont en faveur d'une intoxication par des champignons hallucinogènes, ou *syndrome narcotinien*.

• Très rarement, hémolyse intravasculaire avec insuffisance rénale : *syndromes immuno-allergiques* (*Paxillus*).

SYNDROMES TARDIFS : DÉLAI D'INCUBATION > 6 H (AMANITE PHALLOÏDE OU VIREUSE)

Après une incubation totalement silencieuse (6 à 24 h), surviennent des troubles digestifs intenses avec syndrome cholériforme, responsable d'une déshydratation, d'un collapsus et d'une oligurie. Ces troubles peuvent durer plusieurs jours. Vers le 3e-4e jour, apparaissent les signes d'insuffisance hépatocellulaire : ictère, encéphalopathie, syndrome hémorragique.

TRAITEMENT

SYNDROMES PRÉCOCES : DÉLAI D'INCUBATION < 6 H

Le traitement est symptomatique : dans les formes sévères avec bradycardie, **atropine** 0,5 mg IV, à répéter si besoin toutes les 30 min. Le pronostic est toujours satisfaisant, la majorité des troubles disparaissant dans les heures suivant l'absorption, parfois en 24 h.

SYNDROMES TARDIFS : DÉLAI D'INCUBATION > 6H (AMANITE PHALLOÏDE OU VIREUSE)

Toute intoxication survenant après un délai d'incubation supérieur à 6 h impose l'hospitalisation de tous les convives du repas incriminé.

▶ Traitement symptomatique

Il est primordial :

- Admission en réanimation.
- Correction rapide et agressive de l'hypotension et de l'hypovolémie par NaCl 0,9 %.
- Maintien d'une diurèse (85 % de la toxine absorbée sont éliminés par le rein).
- Maintien de la diarrhée (élimination de la toxine).
- Aspiration gastroduodénale + charbon activé en l'absence de vomissements (empêche le cycle entéro-hépatique).

▶ Traitements spécifiques

Ils sont discutés (l'efficacité clinique est non prouvée) :

- **Pénicilline G**, 40 millions d'unités/j chez l'adulte, 1 million/kg/j chez l'enfant en IV.
- Ou **silymarine** (*LÉGALON*), ampoule de 50 mg, ATU nominative :
  - Dose maximale : 5 mg/kg/administration.
  - Durée d'utilisation : jusqu'à disparition des symptômes.
  - Posologie : 5 mg/kg IV en 60 min puis 20 mg/kg/j répartis en 4 perfusions de 2 h.

Une transplantation hépatique en extrême urgence est justifiée en cas de facteur V < 10 %, d'hypoglycémie ou d'acidose lactique.

Le pronostic est très souvent sombre.

FICHE INFIRMIÈRE

EXAMENS

Ionogramme sanguin, bilan hépatique, étude de la coagulation, glycémie, fonction rénale, gaz du sang artériel (acidose métabolique) ; identification du champignon si possible (mais il est difficile de consulter un « mycologue averti » en urgence).

SURVEILLANCE DU TRAITEMENT

SOINS – TRAITEMENTS

Cf. Fiche maladie, p. 804.

SURVEILLANCE

Scope, fréquence cardiaque et respiratoire, pression artérielle, diurèse, glycémie, conscience, surveillance biologique toutes les 6 h.

ÉDUCATION ET CONSEILS

Malgré toutes les campagnes de prévention et d'information, tous les ans des consommateurs de champignons hépatotoxiques décèdent. En cas de suspicion d'intoxication par amanite phalloïde, il est nécessaire de retrouver et d'examiner tous les convives.

FICHE PHARMACOLOGIE

SILYMARINE

■ Silibinine

LÉGALON-SIL 350 mg					
5 mg/kg en 60 min, puis 20 mg/kg/j	1 cp. 70 mg			NR	

INTOXICATIONS

Propriétés

La silibinine est le constituant actif de la silymarine. Elle favoriserait l'intégrité des hépatocytes.

Indications

Intoxication aux champignons sécréteurs d'amatoxine cytolytique (amanite phalloïde ou vireuse).

Effets indésirables

Rarement : gastralgies, nausées. Exceptionnellement : allergie.

PIQÛRES D'HYMÉNOPTÈRES

FICHE MALADIE

DÉFINITION

Manifestations cliniques en rapport avec des piqûres d'abeille, guêpe, frelon, bourdon.

CAUSES ET MÉCANISMES

PIQÛRES D'ABEILLE (*APIS MELLIFERA*)

Les abeilles ne piquent que lorsqu'elles se sentent menacées en abandonnant leur dard muni de crochets avec le réservoir et l'appareil musculaire associé, permettant l'injection pendant 20 min après la piqûre. Lors de la piqûre, elle libère une phéromone qui alerte la colonie et l'incite à venir à son aide (attaque massive de l'agresseur).

PIQÛRES DE GUÊPES (*VESPULA VULGARIS* ET *GERMANICA*)

Dotées d'un dard lisse, elles peuvent piquer plusieurs fois. Leur venin contient un puissant neurotoxique utilisé pour neutraliser les larves (la guêpe est un prédateur).

PIQÛRES DE BOURDON (*BOMBUS TERRESTRIS*)

Les piqûres sont rares (du fait de la faible agressivité), mais l'utilisation des bourdons dans les serres accroît le nombre de victimes.

SECOND CONTACT

Lors d'un second contact (réaction d'hypersensibilité immédiate de type 1), les substances antigéniques se fixent aux IgE et libèrent l'histamine en grande quantité. Si 5 à 45 % de la population possèdent des IgE spécifiques, le choc ne survient que dans 0,02 à 4 % des piqûres.

DIAGNOSTIC

Évident grâce à l'anamnèse, le diagnostic ne pose en général aucun problème ; on recherchera en revanche immédiatement des signes de gravité.

RÉACTIONS LOCALES DIRECTES

Placard érythématopapuleux, douloureux, prurigineux (maximum à la 24e heure), pouvant atteindre tout le membre (10 %).

Les risques d'obstruction des voies respiratoires sont importants lors de l'ingestion accidentelle.

RÉACTIONS SYSTÉMIQUES DIRECTES

Elles peuvent être sans risque vital (urticaire, œdème angiocutané) ou correspondre à des risques vitaux (choc anaphylactique, arrêt cardiorespiratoire) ou potentiels (bronchospasme, œdème de Quincke) ; en cas de piqûres multiples (> 50) : risque de cytolyse, de rhabdomyolyse, de nécrose tubulaire aiguë.

TRAITEMENT

L'élimination du dard doit être réalisée en raclant la peau avec l'ongle ou une lame de couteau (éviter de pincer le réservoir !).

AFFECTIONS POTENTIELLEMENT LÉTALES

- Remplissage vasculaire : NaCl 0,9 %, 1 000 mL en débit libre à renouveler en fonction de la réponse tensionnelle.
- Oxygénothérapie nasale (5 à 6 L/min).
- Aérosols en cas de bronchospasme : *BRICANYL* 10 mg, à renouveler si besoin.

• **Adrénaline**, perfusion (1 mg/1 mL). Préparer la perfusion et la dilution en fonction de la prescription médicale :
 – Adrénaline pure IVD (1 à 3 mg) ou en perfusion continue : (20 mg dans 20 mL) ;
 – Adrénaline diluée à 50 % ; par exemple, si 20 mg d'adrénaline sont dilués dans 40 mL, 1 mL/h correspond à 0,5 mg/h d'adrénaline.
 – En cas d'absence d'abord vasculaire et d'urgence extrême, il y a possibilité d'utiliser la voie sublinguale (1 à 3 mg).

Les corticoïdes et les antihistaminiques, sans effet à la phase aiguë, permettent d'éviter la récidive (*SOLUPRED* 20 à 40 mg/j pendant 5 à 8 jours, *POLARAMINE*).

AFFECTIONS LOCALES SANS CARACTÈRE VITAL

S'assurer que le dard n'est plus en place (abeille), crème anti-inflammatoire, antalgique (**paracétamol**), antihistaminique ; vérifier la vaccination antitétanique.

ANGIO-ŒDÈME CUTANÉ

Corticoïdes (5 à 8 jours) + antihistaminiques.

FICHE INFIRMIÈRE

EXAMENS

En cas de signes de gravité : ECG et bilan biologique (gaz du sang, ionogramme sanguin, étude de la coagulation, numération globulaire).

SURVEILLANCE DU TRAITEMENT

Les éléments de surveillance dépendent de la gravité :

• surveillance locale dans tous les cas ;
• en cas d'atteinte sévère, surveillance des fonctions vitales : respiration, hémodynamique, conscience, température, diurèse.

ÉDUCATION ET CONSEILS

Discuter ultérieurement une désensibilisation.

ENVENIMATIONS PAR MORSURE DE SERPENTS

FICHE MALADIE

DÉFINITION

Manifestations cliniques en rapport avec une morsure de serpent.

CAUSES ET MÉCANISMES

Dans la majeure partie de l'Europe, les seuls serpents venimeux sont les vipères.
La sévérité des lésions est très variable, allant de la réaction locale aux défaillances multiviscérales.

VIPÈRES EUROPÉENNES

Les morsures (3,5/100 000 habitants, 10 décès/an en France) surviennent au cours de promenades pieds nus dans un terrain herbeux (75 % des cas), lors de l'exploration à mains nues d'un taillis. Le venin, mélange complexe de protéines toxiques, de toxines, est rapidement détecté dans le sang (30 min après la morsure). Les conséquences dépendent de la quantité de venin et de l'espèce. Une morsure sur deux est blanche, sans injection de venin (grade 0).

ENVENIMATION SCORPIONIQUE

Cet accident fréquent des pays tropicaux y est un véritable problème de santé publique (1 million d'euros/an en Tunisie). L'envenimation scorpionique n'entraîne, dans 80 % des cas, que des simples douleurs locales. Les manifestations systémiques sont secondaires à la libération massive de catécholamines.

DIAGNOSTIC

Évident grâce à l'anamnèse, le diagnostic ne pose en général aucun problème ; en revanche, on recherchera immédiatement des signes de gravité. Une douleur locale survenant tout de suite après la morsure témoigne de la pénétration du venin.

SIGNES CLINIQUES

▶ Réactions locales

Douleur locale immédiate, œdème local douloureux (grade 1) pouvant atteindre tout le membre (grade 2) et le tronc (grade 3).

▶ Signes de gravité

Extension à tout le membre et/ou au thorax, œdème de Quincke, bronchospasme, œdème pulmonaire, choc hypovolémique, hypertension, choc cardiogénique (morsure de scorpion) pouvant entraîner des risques vitaux.

▶ Patients à risque

Enfants, femme enceinte, sujets âgés ou débilités.

EXAMENS COMPLÉMENTAIRES

Ils dépendent de la gravité. Lorsque l'atteinte est sévère, un bilan des grandes fonctions de l'organisme doit être pratiqué : ECG, gaz du sang (acidose métabolique, hypoxie), biologie sanguine (fonction rénale, hémolyse, CPK), bilan de la coagulation et numération globulaire (anémie).

TRAITEMENT

TRAITEMENT IMMÉDIAT

Allonger le patient, le mettre au repos, immobiliser le membre mordu, enlever les garrots éventuels (bracelets, colliers, bagues), bandage non serré.

Éviter : garrot, incision, aspiration, cautérisation.

TRAITEMENT HOSPITALIER

Dans tous les cas :

- désinfection locale ;
- antibiothérapie (*AUGMENTIN*) ;
- vérification de la vaccination antitétanique.

En cas de signe de gravité : traitement symptomatique associé à l'anti-venin de vipère en cas de morsure par une vipère européenne, *VIPERFAV* (4 mL dilués dans 100 mL de NaCl en 60 min) à répéter toutes les 5 h jusqu'à disparition des signes généraux.

L'effet de l'immunothérapie anti-scorpionique est loin d'être évident.

Le nombre de décès est très faible.

FICHE INFIRMIÈRE

EXAMENS

En cas de signe de gravité : ECG, bilan biologique (gaz du sang, ionogramme sanguin, étude de la coagulation, numération globulaire).

SURVEILLANCE DU TRAITEMENT

SOINS-TRAITEMENT

▶ Traitementimmédiat

Cf. Fiche maladie, p. 806.

▶ Dans tous les cas

- Désinfection locale.
- Antibiothérapie (*AUGMENTIN*).
- Vérifier la vaccination antitétanique.

▶ En cas de signe de gravité

Traitement symptomatique associé à l'antivenin de vipère, *VIPERFAV*, *cf.* Fiche technique, ci-après.

SURVEILLANCE

Les éléments de surveillance dépendent de la gravité :

- Surveillance locale dans tous les cas.
- En cas d'atteinte sévère, surveillance des fonctions vitales : respiration, hémodynamique, conscience, température, diurèse.

FICHE TECHNIQUE

UTILISATION DE L'ANTI-VENIN DE VIPÈRE, *VIPERFAV*

Principe

Solution à diluer pour perfusion.
Fragments F(ab')2 d'immunoglobulines équines antivenimeuses de vipères européennes neutralisant les venins de *Vipera aspis, berus, ammodytes.* Ces fragments séquestrent les antigènes de venin présents dans la circulation sous forme de complexes inactifs.

Conditions de prescription et de délivrance

Liste 1 (réserve hospitalière, prescription restreinte).

Présentation

Flacon de 4 mL.

Conservation

24 mois au réfrigérateur (2 à 8 °C), ne pas congeler.

Indications

Traitement des envenimations (grade 2 ou 3) par les vipères européennes chez les patients ayant un œdème rapidement extensible et/ou devant l'apparition de signes systémiques : vomissements, diarrhée, douleurs abdominales, hypotension.

Administration

Dès l'apparition des signes de gravité et au mieux dans les 6 premières heures.
Les 4 mL de solution dilués dans 100 mL de NaCl 0,9 % doivent être administrés en perfusion lente sous surveillance médicale en 60 min. Cette perfusion peut être renouvelée 2 fois à 5 h d'intervalles selon l'évolution clinique.

Contre-indication relative

Les risques mortels de l'envenimation l'emportent sur toute contre-indication potentielle.

FICHE PHARMACOLOGIE

IMMUNOGLOBULINES SPÉCIFIQUES

■ Sérum antivenimeux

VIPERFAV					
1 fl. de 4 mL dilué dans 100 mL de NaCl 9 ‰, en perf. de 1 h Peut être renouvelé 2 fois, à 5 h d'intervalle, selon évolution clinique	1 fl. 4 mL	HOP	I		

Propriétés

Fragments F(ab')2 d'immunoglobuline équine neutralisant le venin des vipères : *Vipera aspis, Vipera berus* et *Vipera amnodytes.*

Indications

Traitement des envenimations (grade II ou III) pour les vipères européennes chez les patients qui présentent un œdème rapidement extensible et/ou l'apparition de signes systémiques.

Précautions d'emploi

Traitement débuté sous surveillance médicale à un rythme lent (50 mL/h).

INTOXICATIONS AUX ANTIPSYCHOTIQUES

FICHE MALADIE

DÉFINITION

Manifestations cliniques en rapport avec un surdosage volontaire par des antipsychotiques (phénotiazines, butyrphénones et benzamides).

DIAGNOSTIC

Lors de la prise de phénotiazines, selon la classe pharmacologique du produit :

- coma calme, hypotonique, souvent prolongé ;
- ou, à l'inverse, coma agité avec hypertonie extrapyramidale, dyskinésies buccolinguofaciales et, fréquemment, myosis.

Lors de la prise de butyrphénones ou de benzamides :

- agitation, confusion, troubles modérés de la vigilance, signes extrapyramidaux ;
- troubles circulatoires à type de collapsus ou d'anomalies de la conduction (auriculoventriculaire ou intraventriculaire) également possibles.

TRAITEMENT

- Pour les formes retard : administration de charbon activé possible dans les 12 premières heures.
- Troubles neurologiques : traitement symptomatique.
- En cas de troubles de la conduction auriculoventriculaire : *ISUPREL* ou entraînement électrosystolique.
- En cas de troubles de la conduction intraventriculaire : **lactate de sodium.**

FICHE INFIRMIÈRE

EXAMENS

Électrocardiogramme.

SURVEILLANCE DU TRAITEMENT

- Surveillance clinique de la survenue de troubles de la conscience, de troubles respiratoires, d'un encombrement bronchique, de mouvements anormaux.
- Monitorage par scope de la fréquence cardiaque, de la pression artérielle, de la SpO_2.
- Surveillance de la diurèse.

ÉDUCATION ET CONSEILS

Une évaluation psychiatrique est nécessaire ; elle déterminera l'orientation à la sortie du service d'hospitalisation.

FICHE PHARMACOLOGIE

ADSORBANT INTESTINAL

■ Charbon activé

TOXICARB						
< 1 an : 1 g/kg De 1 à 12 ans : 25 à 50 g > 12 ans : 25 à 100 g	60 mL (fl. 12 g) 250 mL (fl. 50 g)			NR NR	

Propriétés

Absorbant de substances toxiques.

Indications

Intoxications et surdosages médicamenteux consécutifs à une prise orale ou à raison d'un métabolisme avec cycle entérohépatique.

Contre-indications

Intoxication par les produits caustiques.

Précautions d'emploi

Troubles de la vigilance ; fausses routes.
Utiliser conjointement les traitements spécifiques et symptomatiques.

INTOXICATIONS AUX BENZODIAZÉPINES

FICHE MALADIE

DÉFINITION

Manifestations cliniques en rapport avec un surdosage volontaire en **benzodiazépines**.

DIAGNOSTIC

Il est clinique : troubles neurologiques à type d'obnubilation, de somnolence, de coma. La dépression respiratoire est soit d'origine centrale soit liée à la relaxation des muscles dilatateurs des voies aériennes supérieures.

TRAITEMENT

Le traitement évacuateur par lavage gastrique est inutile compte tenu de la rapidité d'absorption de ces molécules et de la faible quantité réellement évacuée. L'utilisation de charbon activé peut être justifiée dans les 30 min suivant l'ingestion. L'essentiel de la thérapeutique est représenté par le traitement symptomatique : oxygénothérapie ou ventilation mécanique si nécessaire.

Il existe un antidote, le **flumazénil** (*ANEXATE*). Cet antagoniste spécifique modifie l'apparence clinique, mais ne modifie pas l'élimination du produit. Les indications doivent être limitées à l'obtention d'un réveil satisfaisant pour éviter l'intubation dans quelques situations particulières (sujet âgé, insuffisant respiratoire chronique) et au diagnostic étiologique d'un coma calme, hypotonique, sans mydriase et de cause inconnue (dans ce cas, l'absence d'effet sur les troubles de la conscience permet d'exclure une intoxication isolée par les **benzodiazépines**). L'utilisation du **flumazénil** ne diminue pas la survenue de complications.

FICHE INFIRMIÈRE

EXAMENS

Prélèvement d'une gazométrie artérielle en cas d'atteinte respiratoire importante.

SURVEILLANCE DU TRAITEMENT

- Surveillance clinique de la survenue de troubles de la conscience, de troubles respiratoires, d'un encombrement bronchique.
- Monitorage par scope de la fréquence cardiaque, de la pression artérielle, de la SpO_2.
- Surveillance de la diurèse.

ÉDUCATION ET CONSEILS

Une évaluation psychiatrique est nécessaire ; elle déterminera l'orientation à la sortie du service d'hospitalisation.

FICHE PHARMACOLOGIE

ANTAGONISTE DES BENZODIAZÉPINES

■ Flumazénil ©

FLUMAZENIL					
Injection de 0,2 à 0,3 mg jusqu'au réveil (sans dépasser 2 mg)	1 amp. 5 mL (0,1 mg/mL) 5 amp. 5 mL (0,1 mg/mL) 5 amp. 10 mL (0,1 mg/mL)	HOP HOP HOP	I I I		

Propriétés

Antagoniste des **benzodiazépines** par inhibition compétitive de leurs effets sur le système nerveux central.

Indications

Le **flumazénil** est indiqué pour neutraliser les effets sédatifs exercés par les **benzodiazépines** sur le système nerveux central. En soins intensifs :

- diagnostic et/ou traitement d'un surdosage en **benzodiazépines** ;
- diagnostic étiologique d'un coma inexpliqué afin de distinguer ce qui revient à une **benzodiazépine** ou à une autre cause (pharmacologique ou neurologique) ;
- annulation spécifique des effets exercés sur le système nerveux central par des doses excessives de **benzodiazépines** (rétablissement de la ventilation spontanée afin d'éviter une intubation ou d'interrompre l'assistance ventilatoire).

Mode d'administration

Le **flumazénil** peut être administré par perfusion, dilué dans du G5 % ou du NaCl 9 ‰.

En soins intensifs : la dose initiale IV recommandée est de 0,3 mg ; si le degré de conscience souhaité n'est pas obtenu dans les 60 s, de nouvelles injections de **flumazénil** peuvent être pratiquées jusqu'au réveil du patient ou jusqu'à concurrence d'une dose totale de 2 mg.

En cas de récurrence de la somnolence, perfusion IV de 0,1 à 0,4 mg/h en fonction du degré d'éveil souhaité.

Précautions d'emploi

La surveillance doit être poursuivie jusqu'à l'épuisement prévisible de l'action du **flumazénil** (durée d'action plus courte que celle des **benzodiazépines**).

Chez les sujets à haut risque, il convient de mettre en balance les avantages de la sup-

pression de la dépression liée aux **benzodiazépines** avec les inconvénients d'un réveil rapide.
Chez des patients traités de façon chronique par les **benzodiazépines**, l'injection rapide de forte dose de **flumazénil** (plus de 1 mg) peut provoquer l'apparition de symptômes de sevrage (injecter lentement en IV une **benzodiazépine**).
Chez des patients traités au long cours par les **benzodiazépines** ou présentant un surdosage polymédicamenteux (notamment en antidépresseurs imipraminiques associés aux **benzodiazépines**), l'antagonisme par le **flumazénil** de l'effet des **benzodiazépines** peut favoriser l'apparition de troubles neurologiques (convulsions) et de troubles du rythme cardiaque supraventriculaire.
Si l'état de conscience du patient et sa fonction respiratoire ne présentent pas une amélioration significative après administration répétée des doses de **flumazénil**, il faut admettre que le tableau clinique n'est pas dû à des **benzodiazépines**.

INTOXICATIONS AUX INHIBITEURS CALCIQUES

FICHE MALADIE

DÉFINITION

Manifestations cliniques en rapport avec un surdosage volontaire en inhibiteurs des canaux calciques. La gravité dépend de la dose ingérée. Elle est plus importante en cas de cardiopathie préexistante ou en cas d'intoxication associant d'autres antiarythmiques. La mortalité globale est estimée à 18 %.

DIAGNOSTIC

• Hypotension, dont la survenue a lieu le plus souvent dans les 6 h qui suivent l'ingestion, liée soit à la vasodilatation, soit à l'atteinte de la contractilité myocardique.

• Troubles de la conduction (bloc auriculoventriculaire ou dépression sinusale), arrêt circulatoire par dissociation électromécanique (20 % des intoxications).

• Anomalies de la fréquence cardiaque (bradycardie ou, au contraire, tachycardie en fonction des produits).

• Hyperglycémie possible, liée à une diminution de la sécrétion d'insuline.

TRAITEMENT

TRAITEMENT ÉPURATEUR

Il n'y a pas d'efficacité démontrée du charbon activé. Un lavage gastrique peut être réalisé avant la 4e heure si l'état hémodynamique est stabilisé.

TRAITEMENT DU CHOC

Correction de la vasoplégie par **dopamine** ou **noradrénaline** ; restauration de la contractilité myocardique par **dobutamine** ou **adrénaline** (les doses de catécholamines nécessaires peuvent être très supérieures à celles habituellement utilisées).

TRAITEMENT DES TROUBLES DE CONDUCTION

Il se fait préférentiellement par des catécholamines.

FICHE INFIRMIÈRE

EXAMENS

- ECG.
- Ionogramme sanguin.
- Glycémie.

SURVEILLANCE DU TRAITEMENT

- Monitorage par scope de la fréquence cardiaque, de la pression artérielle, de la SpO_2.
- Surveillance de la glycémie capillaire.
- Surveillance de la diurèse.

ÉDUCATION ET CONSEILS

Une évaluation psychiatrique est nécessaire ; elle déterminera l'orientation à la sortie du service d'hospitalisation.

PARTIE 8

MALADIES INFECTIEUSES

MALADIES À DÉÇLARATION OBLIGATOIRE

FICHE MALADIE

Liste des 38 maladies faisant l'objet d'une transmission obligatoire des données individuelles à l'autorité sanitaire (2023)

Maladie	Maladie nécessitant une intervention urgente locale, nationale ou internationale	Maladie dont la surveillance est nécessaire à la conduite et à l'évaluation de la politique de santé publique
Botulisme	Oui	Oui
Brucellose	Oui	Oui
Charbon	Oui	Oui
Chikungunya	Oui	Oui
Choléra	Oui	Oui
Covid-19	Non	Oui
Dengue	Oui	Oui
Diphtérie	Oui	Oui
Encéphalite à tiques	Oui	Oui
Fièvres hémorragiques africaines	Oui	Oui
Fièvre jaune	Oui	Oui
Fièvre typhoïde et fièvres paratyphoïdes	Oui	Oui
Hépatite aiguë A	Oui	Oui
Infection aiguë symptomatique par le virus de l'hépatite B	Non	Oui
Infection par le VIH quel qu'en soit le stade	Non	Oui
Infection invasive à méningocoques	Oui	Oui
Légionellose	Oui	Oui
Leptospirose	Oui	Oui
Listériose	Oui	Oui
Mésothéliomes	Non	Oui
Orthopoxviroses dont la variole	Oui	Oui
Paludisme autochtone	Oui	Oui
Paludisme d'importation dans les DOM	Oui	Oui
Peste	Oui	Oui

Maladie	Maladie nécessitant une intervention urgente locale, nationale ou internationale	Maladie dont la surveillance est nécessaire à la conduite et à l'évaluation de la politique de santé publique
Poliomyélite	Oui	Oui
Rage	Oui	Oui
Rougeole	Oui	Oui
Rubéole	Oui	Oui
Saturnisme chez les enfants mineurs	Oui	Oui
Schistosomiase (bilharziose) urogénitale autochtone	Oui	Oui
Suspicion de maladie de Creutzfeldt-Jakob et autres encéphalites subaiguës spongiformes transmissibles humaines	Oui	Oui
Tétanos	Non	Oui
Toxi-infection alimentaire collective	Oui	Oui
Tuberculose (incluant la surveillance des résultats issus de traitement)	Oui	Oui
Tularémie	Oui	Oui
Typhus exanthématique	Oui	Oui
Virus West nile	Oui	Oui
Zika	Oui	Oui

ANTIBIOTIQUE (SURVEILLANCE)

FICHE MALADIE

EFFICACITÉ

L'efficacité du traitement se juge sur l'amélioration des symptômes et des signes cliniques, biologiques, microbiologiques ou radiologiques. Tous ne se modifient pas à la même vitesse.

L'apyrexie est obtenue dans un délai variant selon l'infection (72 h pour une pneumonie, parfois 1 semaine pour une pyélonéphrite).

Le traitement antibiotique doit être adapté au fur et mesure des résultats des prélèvements : examen microscopique (quelques heures au maximum), identification (24 h), antibiogramme (48 h).

En cas de persistance de la fièvre, il faut différencier un échec thérapeutique d'une autre cause :

- Échec thérapeutique :
  - problème d'administration (erreur de dose, inobservance) ;
  - problème pharmacologique (absorption, interaction médicamenteuse, métabolisme inhabituel, pénétration tissulaire) ;

– foyer infectieux persistant (porte d'entrée, localisations secondaires ignorées, abcédation, matériel étranger) ;
– surinfection ;
– sélection de mutants résistants ;
– durée du traitement trop courte.

• Autres causes : erreur diagnostique, thrombose veineuse, infection nosocomiale(en particulier sur cathéter), maladie sous-jacente ignorée, allergie.

DOSAGE D'ANTIBIOTIQUES

Certaines circonstances nécessitent des dosages : risque de toxicité (glycopeptides, aminosides), risque d'échec (interactions médicamenteuses, inobservance, infection grave), site infecté difficile à traiter (infection osseuse), certains antibiotiques (glycopeptides).

ANTIBIOTIQUE DÉPENDANT DU TEMPS

L'efficacité dépend de la durée de traitement pendant laquelle les concentrations sériques sont au-dessus des concentrations inhibitrices : glycopeptides, β-lactamines. Il faut administrer des doses fréquemment ou en continue : le pic sérique informe sur la dose unitaire, et la résiduelle sur l'efficacité.

ANTIBIOTIQUE DÉPENDANT DE LA CONCENTRATION

L'efficacité dépend de la concentration au pic (aminosides). Il faut administrer des doses unitaires en quantité suffisante et espacées dans le temps : le pic sérique informe sur l'efficacité, et la résiduelle sur la toxicité.

EFFETS INDÉSIRABLES

Les effets indésirables peuvent être classés en trois groupes :

• selon l'individu (allergie) ;
• selon le médicament (toxicité, interaction, induction enzymatique) ;
• selon la maladie (réaction de Jarish-Herxheimer).

Il faut déclarer à la pharmacovigilance les effets indésirables liés au médicament.

FICHE INFIRMIÈRE

SURVEILLANCE DU TRAITEMENT

• Clinique : fièvre, état général, signes locaux.
• Biologie : hémogramme, CRP, ionogramme sanguin, créatinine, tests hépatiques, hémocultures (en cas de frissons ou de fièvre) et, si besoin, prélèvements des sites infectés.
• Dosages d'antibiotiques :
  – prélever la résiduelle avant une nouvelle administration ;
  – prélever le pic 10 à 30 min après l'administration (selon le laboratoire, le médicament et la voie) ;
  – préciser les doses et la durée du traitement, les heures de prélèvement, le nombre de prises, les autres médicaments.

EFFETS INDÉSIRABLES

La surveillance dépend de l'antibiotique utilisé (*cf.* Fiche maladie, *supra*). Elle combine une vigilance clinique et biologique adaptée à chaque médicament :

• cutanée (éruption, allergie, syndrome de Lyell, purpura) ;
• neurologique (confusion, hallucination) ;
• rénale (créatinine) ;
• hématologique (hémogramme) ;
• pulmonaire (asthme, pneumonie) ;
• gastro-intestinale (intolérance gastrique, diarrhées, colite à *Clostridium difficile*);
• hépatique (transaminases, bilirubine) ;
• rhumatologique (tendinite).

ÉDUCATION ET CONSEILS

Informer le médecin d'une allergie médicamenteuse connue.

Signaler rapidement tout nouveau symptôme, frissons ou fièvre.

FICHE TECHNIQUE

HÉMOCULTURES

Définition

C'est la mise en culture de sang en milieu liquide pour en isoler des bactéries ou des champignons. L'échantillon sanguin est habituellement prélevé sur une veine périphérique. Dans certains cas, les hémocultures sont obtenues sur une voie veineuse centrale (cathéter, chambre implantable) ou une voie artérielle.

Il n'est pas possible de réaliser un examen microscopique direct sur le sang prélevé. Il faut donc attendre que les microbes se multiplient suffisamment pour être détectables (colonies, dégagement gazeux). Le sang est alors ensemencé sur des géloses pour isolement de colonies (identification de l'espèce) et réalisation d'un antibiogramme.

Il faut systématiquement prélever un flacon pour culture en aérobiose suivi d'un flacon pour culture en anaérobiose. De nombreuses bactéries pyogènes peuvent être cultivées sur les milieux de culture usuels ainsi que des levures. Dans des cas particuliers (endocardite), il faut discuter avec le microbiologiste afin de conserver les flacons d'hémocultures plus de 7 jours pour optimiser la croissance de germes à croissance lente ou fastidieuse.

Objectifs

Prélever et ensemencer en respectant des conditions d'asepsie rigoureuses pour éviter toute contamination.

Indications

Les hémocultures sont les plus réalisées pour diagnostiquer et documenter une bactériémie, une fongémie ou une septicémie. Elles sont prescrites devant une fièvre suspecte de cause infectieuse (en particulier en cas de frissons), pour identifier un microbe (pneumonie, infections urinaires), ou déterminer si un dispositif médical implantable est infecté (cathéter, chambre implantable). Les hémocultures peuvent servir aussi à surveiller l'efficacité thérapeutique (endocardite infectieuse, candidémie).

D'autres liquides biologiques que le sang, comme le liquide d'ascite ou les pus articulaires, peuvent être ensemencés sur des flacons d'hémocultures qui sont d'excellents bouillons de culture.

Préparation du soin

- Vérifier la prescription médicale :
  – date et signature du médecin ;
  – identité du patient.
- Informer le patient de la nature de l'examen.
- Prélever les hémocultures habituellement :
  – avant la mise en route d'un traitement antibiotique pour identifier un microbe en cause ;
  – pendant le traitement anti-infectieux pour vérifier l'efficacité thérapeutique ;
  – de préférence, au moment d'un pic fébrile ou de frissons ;
  – en cas d'hypothermie ;
  – directement sur une chambre implantable ou un cathéter central en cas de suspicion d'infection du dispositif.

Matériel

Il faut penser à vérifier la date de péremption et l'intégrité des emballages de tout le matériel utilisé :

- un savon antiseptique type *BÉTADINE SCRUB* ou HIBISCRUB ;
- un antiseptique iodé type *BÉTADINE* ou BISEPTINE (*cf. chapitre* Antiseptiques) ;

• du sérum physiologique ;
• des compresses stériles ;
• un container à aiguilles ;
• un plateau à usage unique ;
• une casaque non stérile ;
• un masque chirurgical ;
• une charlotte ;
• des gants non stériles ;
• un garrot propre et décontaminé ;
• deux flacons de milieux de cultures différents et portant l'étiquette d'identification du patient :
  – un à bouchon vert pour culture en aérobiose,
  – un à bouchon rouge pour culture en anaérobiose ;
• sachets en plastiques permettant l'isolement des tubes de prélèvements et des demandes d'examens ;
• pansement adhésif ;
• protection pour le lit ;
• un corps de *Vacutainer* adapté au diamètre des flacons ;
• dispositif de prélèvement type *Butterfly* que l'on adapte directement au corps de *Vacutainer* ;
• un haricot ;
• un thermomètre.

Déroulement du soin

Avant d'exécuter la ponction, vérifier l'identité du patient, puis contrôler sa température.
• lavage des mains (simples) ;
• installer confortablement le patient (au lit ou au fauteuil), repérer la veine à ponctionner et mettre la protection sous le bras du patient ;
• l'infirmière revêt une casaque non stérile, un masque chirurgical et une charlotte ;
• s'installer en respectant l'ergonomie (prendre une chaise ou monter le lit à sa hauteur) ;
• réaliser une friction des mains avec solution hydroalcoolique ;
• effectuer le montage du système de ponction (corps de *Vacutainer* avec l'aiguille type *Butterfly*) ;
• mettre la protection sous le bras du patient ;
• ouvrir les flacons de prélèvements et les compresses de façon aseptique, puis imbiber les compresses avec l'antiseptique ;
• poser le garrot à environ 15 cm au dessus de la zone choisie ;
• repérer la veine par palpation ;
• mettre les gants non stériles ;
• désinfecter largement la partie du bras à ponctionner selon les 4 temps : savon antiseptique, rinçage avec sérum physiologique, application de l'antiseptique, séchage ;
• tendre la peau fermement à l'endroit de la ponction avec l'aide de la main ne tenant pas l'aiguille, afin d'éviter que la veine se dérobe au moment de la ponction ;
• l'aiguille est présentée avec le biseau vers le haut, son introduction doit être franche, une fois l'aiguille rentrée, la cathétérisation de la veine doit être suffisante sans être excessive, au risque de sortir de la lumière de la veine ;
• prendre l'aiguille *Butterfly* par ses ailettes et ponctionner la veine. Attendre la présence de sang dans le tube souple et procéder au remplissage des flacons. Commencer par le flacon en aérobie (vert) puis adapter le flacon anaérobie (rouge) ;

• une fois la ponction veineuse terminée, enlever le garrot puis retirer l'aiguille de ponction, et appliquer une compresse sèche sur le point de ponction. Nettoyer le point de ponction avec des compresses imbibées de sérum physiologique pour enlever le reste d'antiseptique iodé ;
• fixer une compresse sèche avec du sparadrap et assurer une pression modérée pour assurer l'arrêt du saignement ;
• jeter l'ensemble corps de pompe et aiguille de ponction dans le container à aiguille et éliminer le reste des déchets ;
• enlever gants, casaque, masque et charlotte ;
• mettre les flacons dans le sachet de laboratoire adapté, remplir la demande d'examen en précisant l'heure du prélèvement, la température du malade et la nature du traitement antibiotique s'il en a un. Acheminer rapidement les flacons au laboratoire ;
• mettre le garrot à décontaminer ;
• se laver les mains (lavage simple) ;
• noter le soin avec la température du malade dans le dossier et s'assurer du retour des résultats dans le service.

FICHE TECHNIQUE

PIC ET CONCENTRATION RÉSIDUELLE D'ANTIBIOTIQUES

Définition

Lors d'une antibiothérapie intraveineuse instaurée dans le cadre d'une maladie infectieuse grave, certains antibiotiques nécessitent un contrôle très rigoureux des doses. Il faut adapter très précisément les doses pour améliorer l'efficacité et réduire la toxicité (notamment au niveau rénal). La gravité de la pathologie infectieuse peut engendrer des variations importantes du métabolisme et peut de ce fait potentialiser le risque de toxicité du traitement administré.

Pour cadrer au cas par cas l'antibiothérapie, le dosage du pic et/ou le dosage de la concentration résiduelle est prescrit. Cela permet d'éviter les surdosages et les sous-dosages thérapeutiques.

Le pic correspond à la concentration sérique maximale d'antibiotique.

La concentration résiduelle correspond à la concentration sérique minimale d'antibiotique.

Ces dosages concernent :

• les aminosides (**amikacine, gentamicine, tobramycine**) ;
• et les glycopeptides (**vancomycine**).

Méthode

Eléments inçontoumables et communs au pic et à la concentration résiduelle :

Les prélèvements du pic et de la concentration résiduelle se réalisent chacun sur un tube sec sans gel.

Renseigner obligatoirement et précisément :

• l'identité du patient (nom, prénom, date de naissance, sexe),
• l'identité du service demandeur (nom du service, téléphone, nom du prescripteur, nom du préleveur, date et heure de prélèvement).
• le taux le plus récent de la créatinémie du patient,
• le taux le plus récent de la CRP du patient,
• le poids et la taille du patient,
• la date et l'heure de la dernière administration d'antibiotique,
• la durée de l'injection,
• la date du début du traitement,

- la voie d'administration utilisée (IV, IM),
- la posologie et le rythme d'administration,
- le ou les site(s) infecté(s),
- le ou les germe(s) en cause,
- la nature de l'infection (nosocomiale, suspectée, communautaire ou documentée),
- les traitements associés à cet antibiotique pour évaluer les interférences.

Modalités spécifiques de réalisation d'un pic :

- Concernant les aminosides :
  Si l'antibiotique est administré :
  – par voie IV : faire le prélèvement 30 minutes après l'administration,
  – par voie IM : faire le prélèvement 1 heure après l'administration.
- Concernant les glycopeptides (administrés en IV) :
  – faire le prélèvement 30 minutes après l'administration.

Modalités spécifiques de réalisation de la concentration résiduelle :

- Communes aux aminosides et glycopeptides :
  – faire le prélèvement juste avant la prochaine injection.
- Chaque prélèvement est acheminé aussitôt au niveau de la pharmacie de l'hôpital.
- En fonction de l'analyse qu'il fera, le pharmacien validera de continuer à même dose si les résultats sont satisfaisants. S'ils sont en revanche insatisfaisants, le pharmacien recommandera au médecin de réadapter la posologie du traitement.
- L'administration suivante d'antibiotique nécessite donc dans ce contexte de toujours attendre le résultat et la validation du pharmacien et du médecin avant de faire une autre injection.

FICHE PHARMACOLOGIE

PHARMACODYNAMIE DES ANTIBIOTIQUES

L'antibiotique prescrit doit diffuser et être sous forme active au niveau du site infecté, à une concentration supérieure à sa concentration minimale inhibitrice vis-à-vis du germe considéré.

L'activité bactéricide d'un antibiotique peut être dépendante du temps (antibiotiques bactéricides temps-dépendants) ou de la concentration (antibiotiques bactéricides concentration-dépendants).

TYPE DE BACTÉRICIDIE	CONCENTRATION-DÉPENDANTE	TEMPS-DÉPENDANTE
Exemples	**Aminosides**	**ß-lactamines, glycopeptides**
Efficacité maximale	Concentration la plus élevée possible	Concentration supérieure au seuil d'efficacité le plus longtemps possible
Vitesse de bactéricidie	Rapide (d'autant plus que la concentration est élevée)	Lente (et indépendante de la concentration)
Recroissance bactérienne secondaire	Retardée car existence d'un effet post-antibiotique	Effective dès que la concentration descend sous le seuil d'efficacité
Schéma posologique à favoriser	Selon la tolérance, administration rapide de fortes doses	Maintenir des concentrations efficaces dans le temps (par exemple, perfusion continue)
Intervalle d'administration	Plutôt allongé	Dépend du seuil d'efficacité, de la dose et de la demi-vie d'élimination
Critères d'efficacité	Concentrations maximale et résiduelle	Concentration résiduelle
Adaptation de posologie chez l'insuffisant rénal	Privilégier l'allongement de l'intervalle de prise	Privilégier la diminution de la dose

PÉNICILLINES G ET V

Benzylpénicilline sodique

PÉNICILLINE G					
En 3 à 4 perf. IV de 30 min ou perf. continue A. 50 000 à 100 000 UI/kg/j (max 50 M UI/j) E. 50 000 à 100 000 UI/kg/j (max 20 M UI/j) N. 75 000 à 20 000 UI/kg/j (max 750 000 UI/kg/j)	10 fl. 1 MUI 10 amp. 5 MUI	HOP 19,94	I	65 %	1,99

Pénicilline V (ou phénoxyméthylpénicilline)

ORACILLINE					
En 3 à 4 prises *per os* en dehors des repas A. 3 à 4 M UI/j E. et N. 50 000 à 100 000 UI/kg/j (max 2 M UI/j)	12 cp. séc. 1 MUI	3,81	I	65 %	0,32
	24 c-mes. 250 000 UI (fl. 120 mL)	5,89	I	65 %	0,25
	24 c-mes. 500 000 UI (fl. 120 mL)	7,33	I	65 %	0,31
	18 c-mes. 1 000 000 UI (fl. 180 mL)	11,31	I	65 %	0,63

Benzathine benzylpénicilline ©

EXTENCILLINE					
1 inj. par voie IM stricte A. 2,4 M UI/inj. E. > 30 kg : 1,2 MUI/inj. E. < 30 kg : 0,6 MUI/inj.	1 amp. 0,6 MUI/2 mL	10,09	I	65 %	10,09
	1 amp. 1,2 MUI/4 mL	10,09	I	65 %	10,09
	1 amp. 2,4 MUI/8 mL	10,09	I	65 %	10,09

Propriétés

Antibiotiques bactéricides, temps-dépendants, qui se lient, comme toutes les bêtalactamines, aux protéines enzymatiques (PLP) responsables des dernières étapes de la synthèse du peptidoglycane. L'inhibition de ces enzymes situées à la face externe de la membrane cytoplasmique conduit à un arrêt de la croissance puis à la mort bactérienne.

Pharmacocinétique

Pénicilline G : usage parentéral (détruite par l'acidité gastrique), distribution dans tout l'organisme sauf le système nerveux central, l'œil, la prostate et l'os, faible passage dans le liquide céphalorachidien, élimination rénale sous forme active (90 %), passage transplacentaire et dans le lait maternel.

Pénicilline V : usage *per os*, à distance des repas, biodisponibilité de 60 %, distribution et élimination similaires à la **pénicilline G**.

Microbiologie

Espèces sensibles : streptocoques (sauf entérocoques), pneumocoque, gonocoques, méningocoque, *Corynebacterium, Erysipelothrix, Listeria, Peptococcus, Peptostreptococcus, Fusobacterium, Clostridium, Actinomyces, Treponema, Leptospira, Borrelia, Streptobacillus monoliformis, Spirillum minus, Pasteurella multocida.*

Résistance naturelle : entérocoques, bacilles gram-négatifs, *Legionella, Mycoplasma, Chlamydiae, Rickettsiae, Mycobacterium, Nocardia, Bacteroides fragilis*.

Résistance acquise : staphylocoques producteurs de pénicillinases (≥ 95 %) et staphylocoques méti-R, pneumocoque (> 35 %), gonocoque (15 %).

Indications

- Infections à streptocoques des groupes A, B, C, et G.
- Angine streptococcique (prévention du rhumatisme articulaire aigu).
- Infections à pneumocoque sensible.
- Infections à méningocoque.
- Infections à staphylocoque non producteur de pénicillinase.
- Infections à spirochètes.
- Infections à anaérobies : clostridies, actinomycoses.
- Autres infections : pasteurellose, rouget du porc, sodoku, charbon.

EXTENCILLINE : traitement de la syphilis (à l'exception de la neurosyphilis).

Contre-indications

Allergie aux **pénicillines**.

Précautions d'emploi

Insuffisance rénale : adapter la dose à la ClCr ; **pénicilline G** :

- < 80 mL/min : 30 MUI/j ;
- < 50 mL/min : 15 MUI/j ;
- < 10 mL/min : 10 MUI/j.

Apports sodés : 1,7 mmol de Na+ par million d'UI de **pénicilline G**.

Effets indésirables

Réactions allergiques : exanthème maculopapuleux, urticaire, œdème de Quincke, fièvre, vascularite, éosinophilie, cytopénie, syndrome de Stevens-Johnson, choc anaphylactique.

Toxicité neurologique (à fortes doses et favorisée par une insuffisance rénale) : agitation, convulsions, myoclonies, hallucinations, encéphalopathie.

Rares : réaction de Pick-Herxheimer dans la syphilis, neutropénie, anémie hémolytique, thrombopénie, allongement du TS.

Interactions médicamenteuses

Synergie avec les **aminosides**, **l'acide fusidique** et **l'acide clavulanique**.

PÉNICILLINES A ORALES

Amoxicilline *per os* ©

CLAMOXYL					
En 3 à 4 prises/j minimum A. 1 à 3 g/j (max 6 g/j) E. et N. 25 à 50 mg/kg/j (max 150 mg/kg/j)	12 gél. 500 mg	1,53	I	65 %	0,13
	6 cp. 1 g disp.	1,99	I	65 %	0,33
	14 cp. 1 g disp.	4,09	I	65 %	0,29
	12 cuillères pdre pr susp. buv. 125 mg/5 mL	1,16	I	65 %	0,10
	12 cuillères pdre pr susp. buv. 250 mg/5 mL	1,49	I	65 %	0,12
	12 cuillères pdre pr susp. buv. 500 mg/5 mL	1,87	I	65 %	0,16

Pivmécillinam chrohydrate

SELEXID					
Infections urinaires chez la femme adulte 3 à 4 cp./j en 2 à 3 prises	20 cp. 200 mg	7,82	I	65 %	0,39
	28 cp. 200 mg	10,91	I	65 %	0,39

PÉNICILLINE A INJECTABLE

Amoxicilline injectable

AMOXICILLINE					
Voie IV A. et E. ≥ 40 kg : 2 à 12 g/j en 3 à 4 inj. E. < 40 kg et N. : 50 à 200 mg/kg/j en 3 à 4 inj. NN. ≥ 4 kg et N. < 3 mois : 20 à 150 mg/kg/j en 3 inj. NN. prématurés et < 4 kg : 20 à 100 mg/kg/j en 2 inj. *Voie IM* A. et E. ≥ 40 kg : 4 g/j en 4 inj. E. < 40 kg : max 120 mg/kg/j en 2 à 6 inj.	10 fl. 500 mg 10 fl. 1 g 1 fl. 1 g/5 mL 10 fl. 2 g	HOP HOP HOP HOP	I I I		

Propriétés

Pénicillines actives sur les entérocoques, les streptocoques, les entérobactéries et les *Haemophilus* non producteurs de bêtalactamases.

Pharmacocinétique

Biodisponibilité *per os* > 80 % pour l'**amoxicilline**, distribution dans tout l'organisme (y compris le LCS), faible métabolisation hépatique, élimination rénale prépondérante sous forme active, passage transplacentaire et dans le lait maternel. Antibiotique temps-dépendant.

Microbiologie

Espèces sensibles : streptocoques, pneumocoque, entérocoques, *Neisseria, Corynebacterium, Erysipelothrix, Listeria, Bacillus, E. coli, Proteus mirabilis, Salmonella, Shigella, Brucella, Haemophilus influenzae, Bordetella, Eikenella corrodens, Pasteurella, Vibrio cholerae, Helicobacter pylori, Peptococcus, Peptostreptococcus, Fusobacterium, Clostridium, Actinomyces, Treponema, Leptospira, Borrelia, Streptobacillus moniliformis, Spirillum minus*.

Résistance naturelle : *Klebsiella, Enterobacter, Citrobacter, Morganella morganii, Proteus* indole-positif, *Providencia, Serratia, Yersinia, Pseudomonas, Acinetobacter, Campylobacter, Bacteroides*, Clostridioides *difficile, Legionella, Mycoplasma, Chlamydiae, Rickettsiae, Mycobacterium, Nocardia*.

Résistance acquise : staphylocoque producteur de pénicillinase (> 95 % en ville) ou méti-R, *E. coli* (≥ 40 %), *P. mirabilis* (10 à 15 %), *Salmonella* (> 10 %), *Shigella* (≥ 30 %), *H. influenzae* (25 %), *Moraxella catarrhalis* (75 %), gonocoque (≥ 15 %), pneumocoque (> 35 %).

Indications

- Infections des voies respiratoires supérieures (sauf otites moyennes aiguës et sinusites).
- Pneumonie communautaire non compliquée du sujet sain, bronchite aiguë.
- Méningite bactérienne à *Listeria, S. pneumoniae*, ou *N. meningitidis* (chez enfant > 6 ans et adulte jeune immunocompétent).
- Infections urinaires : cystite non compliquée de la femme jeune, bactériurie asymptomatique de la femme enceinte, infections à entérocoques.
- Infections à streptocoques, traitement et prophylaxie de l'endocardite bactérienne et du rhumatisme articulaire aigu.
- Maladie de Lyme, listériose, pasteurellose, syphilis.
- Infections à *Helicobacter pylori* (en association).

Contre-indications

Allergie aux bêtalactamines.

Précautions d'emploi

Éruptions non allergiques plus fréquentes au cours d'une infection à CMV, du psoriasis, de leucémie lymphoïde.

Insuffisance rénale : adapter la dose d'**amoxicilline** à la ClCr :

- 30 à 10 mL/min : 500 mg à 1 g toutes les 12 h ;
- < 10 mL/min : 500 mg à 1 g toutes les 24 h.

Faire un bolus de 1 g pour l'administration IV.

Hémodialysable.

Prudence : apports sodés des formes injectables.

Effets indésirables

Réactions cutanées allergiques : exanthème maculopapuleux, urticaire, œdème de Quincke, fièvre, vascularite, éosinophilie, cytopénie, syndrome de Stevens-Johnson, choc anaphylactique.

Troubles digestifs : nausées, vomissements, diarrhée, colite pseudo-membraneuse, candidose.

Toxicité neurologique (à fortes doses, favorisée par une insuffisance rénale) : convulsions, encéphalopathie.

Rares : élévation transitoire des phosphatases alcalines et des transaminases, néphrite interstitielle aiguë, neutropénie, anémie hémolytique.

Interactions médicamenteuses

Allopurinol (éruption cutanée).

AMINOPÉNICILLINES ET INHIBITEURS DE BÊTALACTAMASES

Amoxicilline + acide clavulanique ©

AUGMENTIN					
Per os En 3 à 4 prises au début des repas A. 1 500 à 3 000 mg/j E. > 30 mois : 40 à 50 mg/kg/j	1 fl. 100 mg/12,5 mg 30 mL (N.)	2,92	I	65 %	2,92
	1 fl. 100 mg/12,5 mg 60 mL (E.)	5,07	I	65 %	5,07
	16 cp. 500 mg/62,5 mg	5,47	I	65 %	0,34
	24 cp. 500 mg/62,5 mg	6,85	I	65 %	0,29
	8 sach. 1 g/125 mg	5,47	I	65 %	0,68
	12 sach. 1 g/125 mg	6,85	I	65 %	0,57
AMOXICILLINE/ACIDE CLAVULANIQUE					
Injectable En 2 à 4 inj. IV ou perf. de 30 min A. 2 à 4 g/j (max 8 g/j) E. > 3 mois : 25 à 50 mg/kg en 3 à 4 inj.	10 fl. 500 mg/50 mg	11,30	I	65 %	1,13
	10 fl. 1 g/200 mg	HOP	I		
	10 fl. 2 g/200 mg	21,94	I	65 %	2,19

Ampicilline + sulbactam

UNACIM INJECTABLE					
A. 1 à 2 g x 2 à 4/j en IV ou IM profonde (max 4 g/j de sulbactam) E. 100 à 150 mg/kg/j en IV (max 300 mg/kg/j d'ampicilline et 75 mg/kg/j de sulbactam)	1 fl. 1 g/500 mg	4,12	I	65 %	4,12
IM profonde A. 1 g x 2/j	1 fl. 1 g/500 mg + amp. 3,2 mL lidocaïne 0,5 %	4,12	I	65 %	4,12

Propriétés

Les **inhibiteurs de bêtalactamases** agissent comme des substrats compétitifs-suicides des bêtalactamases. Ils permettent de restaurer l'activité des **aminopénicillines** dans les infections à bactéries qui produisent une pénicillinase à un bas niveau (inactifs sur les céphalosporinases).

Pharmacocinétique

La pharmacocinétique des **inhibiteurs de bêtalactamases**, proche de celle des **aminopénicillines**, n'est pas modifiée par l'absorption d'aliments (faible diffusion dans les méninges ne permettant pas une activité synergique dans les méningites), élimination rénale prépondérante sous forme active.

Microbiologie

Spectre d'action des aminopénicillines étendu aux : staphylocoque méti-S (y compris producteur de pénicillinase), gonocoque producteur de pénicillinase, *Escherichia coli, Klebsiella, Proteus mirabilis, Proteus vulgaris, Citrobacter diversus, Yersinia enterolitica, Campylobacter fetus, Moraxella catharralis, Haemophilus influenzae, Haemophilus ducreyi*, anaérobies dont *Bacteroides*.

Résistance naturelle : *Enterobacter, Citrobacter freundii, Providencia, Serratia, Morganella morganii, Pseudomonas, Acinetobacter, Legionella, Clostridioides difficile, Mycoplasma, Chlamydiae, Rickettsiae, Mycobacterium*.

Résistance acquise : staphylocoque méti-R, entérobactérie productrice de céphalosporinases ou de pénicillinase à un haut niveau.

Indications

- Infections urinaires basses chez la femme (pas d'indication probabiliste au cours des pyélonéphrites et des prostatites en raison de la fréquence d'*E. coli* résistants à l'association).
- Infections ORL : otites moyennes, sinusites, épiglottite à *H. influenzae*.
- Infections respiratoires basses au cours des BPCO en cas d'infections à *H. influenzae* sécréteur de pénicillinase ou plurimicrobienne, pneumopathie de déglutition communautaire.
- Infections cutanées ou des parties molles sur un terrain fragilisé (diabète, sujet âgé, etc.), ou après morsure non délabrante.
- Infections gynécologiques en particulier salpingite de la femme jeune (en association avec une tétracycline).
- Urétrite gonococcique non compliquée.

Contre-indications

Allergie aux bêtalactamines ou à l'acide clavulanique ou au sulbactam.

Précautions d'emploi

Grossesse et **allaitement** : non tératogène mais innocuité non établie.

Éruptions cutanées plus fréquentes au cours d'une infection à CMV, du psoriasis, de leucémie lymphoïde.

Insuffisance rénale : adapter la dose d'amoxicilline à la ClCr : 1 g puis 500 mg toutes les 12 h (< 30 mL/min) ou 250 mg toutes les 12 h (< 10 mL/min).

Prudence : apports sodés des formes injectables.

> Ne pas dépasser 750 mg/j d'acide clavulanique *per os* ou 1 200 mg/j par voie IV ni 4 g/j de sulbactam chez l'adulte ou 75 mg/kg/j chez l'enfant.

Effets indésirables

Cf. **Aminopénicillines.**

Troubles digestifs : plus fréquents qu'avec une **aminopénicilline** seule.

Hépatites cholestatiques liées à l'**acide clavulanique**.

Interactions médicamenteuses

Synergie avec les **aminosides**.

Allopurinol (éruption cutanée).

PÉNICILLINES M : ANTISTAPHYLOCOCCIQUES

■ Cloxacilline ©

ORBÉNINE					
Forme orale : 25-50 mg/kg/j sans dépasser 3-4 g/j en 3 prises/j Forme IV : – curatif : A. 8-12 g/j et E. 100-200 mg/kg/j ≤ 12 g/j en 4-6 perf./j – préventif : 2 g avant puis 1 g toutes les 2 h durant l'intervention	16 gél. 500 mg 10 fl. 1 g (IV)	5,11 HOP	I I	65 %	0,32

CLOXACILLINE					
Idem *ORBÉNINE*	10 fl. 1 g 25 fl. 1 g 10 fl. 2 g 25 fl. 500 mg	HOP HOP HOP HOP	I I I I		

■ Oxacilline

ISTOPEN					
Curatif : A. 8-12 g/j et E. 100-200 mg/kg/j ≤ 12 g/j en 4-6 perf./j Préventif : 2 g avant puis 1 g toutes les 2 h durant l'intervention	1 amp. 1 g/5 mL (IV)	4,89	I	65 %	4,89

■ Flucloxacilline

FLUCLOXACILLINE					
A. et E. > 12 ans : 1 à 12 g/j en 3-4 inj. IV ou IM sans dépasser 2 g/inj. E. < 12 ans : 25 à 100 mg/kg/j en 3-4 inj. IV ou IM sans dépasser 33 mg/kg/inj. Prématurés, NN. et N. : 40 à 100 mg/kg/j en 3-4 inj. IV	10 fl. 1 g 10 fl. 2 g	HOP HOP	I I		

Propriétés

Pénicillines antistaphylococciques bactéricides, temps-dépendantes, qui résistent à l'hydrolyse de la pénicillinase staphylococcique présente chez plus de 95 % des souches en ville.

Les recommandations posologiques antérieures présentaient des risques de sous-dosages et donc d'échecs tout en favorisant la sélection de souches résistantes. Les réévaluations posologiques ont mené au retrait de l'**oxacilline** *per os* en raison de l'incompatibilité des profils cinétiques et des contraintes de ces formes pharmaceutiques avec les nouvelles posologies. Par ailleurs, la voie IM est abandonnée à la fois pour l'**oxacilline** et la **cloxacilline**.

Pharmacocinétique

Usage *per os*, à distance des repas, biodisponibilité de 50 % pour la **cloxacilline**, distribution comparable à la **pénicilline G**, faible métabolisation hépatique (**cloxacilline** 20 %), élimination rénale prépondérante sous forme active, passage transplacentaire.

Microbiologie

Espèces sensibles : staphylocoque méti-S (y compris producteur de pénicillinase), streptocoques (sauf entérocoques et streptocoques du groupe D), *Clostridium perfringens*.

Résistance naturelle : entérocoques, streptocoques du groupe D, bacilles gram-négatifs, *Legionella, Mycoplasma, Chlamydiae, Rickettsiae, Mycobacterium, Bacteroides*.

Résistance acquise : staphylocoque méti-R (1 % des souches en ville mais jusqu'à 50 % dans certains services hospitaliers).

Indications

La forme orale est réservée au traitement des infections cutanées peu sévères dues aux staphylocoques et/ou aux streptocoques sensibles.

La forme IV garde ses indications antérieures **(en association dans les infections sévères)** :

- septicémies et endocardites à staphylocoques méti-S ;
- infections cutanées et des parties molles à staphylocoques méti-S ;
- infections osseuses et ostéoarticulaires à staphylocoques méti-S (préférer des **antibiotiques** avec une meilleure pénétration osseuse) ;
- staphylococcie pleuropulmonaire ;
- traitement préventif des infections postopératoires en neurochirurgie.

Contre-indications

Allergie aux bêtalactamines.
Flucloxacilline : antécédent d'ictère/dysfonctionnement hépatocellulaire en lien avec la prise de **flucloxacilline**.

Précautions d'emploi

Tenir compte du risque d'allergie croisée avec les **céphalosporines**.
Insuffisance rénale : adaptation des doses à la ClCr :

- 30-10 mL/min : 30 mg/kg toutes les 4 à 6 h ;
- < 10 mL/min et hémodialyse : 30 mg/kg toutes les 12 h ;
- **flucloxacilline** : ClCr < 10 mL/min et hémodialyse : 1 g toutes les 12 h. Molécule non hémodialysable.

Insuffisance hépatocellulaire : demi-vie sérique augmentée pour la **cloxacilline**.
Apports sodés : 2,2 mmol de Na^+/g d'**oxacilline** et de la **cloxacilline**.

Effets indésirables

Réactions allergiques : exanthème maculopapuleux, urticaire, œdème de Quincke, fièvre, vascularite, éosinophilie, cytopénie, syndrome de Stevens-Johnson, choc anaphylactique.
Troubles digestifs : nausées, vomissements, diarrhée.
Rares : hépatites, néphrites interstitielles aiguës.
Flucloxacilline : hépatites et ictères cholestatiques.

Interactions médicamenteuses

Synergie avec la **fosfomycine** en particulier sur *Staphylococcus aureus*, augmentation de la bactéricidie en association avec les **aminosides**.

> Certaines souches de staphylocoques ont acquis une résistance à l'ensemble des bêtalactamines appelée communément résistance à la méticilline (méti-R). Il s'agit d'une résistance par modification de la cible (PLP) des bêtalactamines et non par la production de bêtalactamase (**acide clavulanique** inefficace). Les souches méti-R sont fréquemment résistantes à d'autres antibiotiques (**fluoroquinolones, aminosides, macrolides**, etc.) et se rencontrent quasi exclusivement en milieu hospitalier. En cas de suspicion d'infection à staphylocoque méti-R, il faut utiliser un glycopeptide en 1re intention (**vancomycine**), puis adapter le traitement à l'antibiogramme.

CARBOXYPÉNICILLINE

Témocilline

NEGABAN					
A. : 4 à 6 g/j en 2 à 3 inj. ou en perf. continue après dose de charge de 2 g E. : 25 à 50 mg/kg/j en 2 administrations ou en continu (max 4 g/j)	1 fl. 1 g 1 fl. 2 g	HOP HOP	I I		

Propriétés

Pénicilline dérivée de la ticarcilline, bactéricide dépendante du temps, à spectre étroit, utilisée en stratégie d'épargne des **carbapénèmes**.

Pharmacocinétique

Usage parentéral (IV ou IM). Excellente diffusion urinaire et prostatique. 85 % de liaison aux protéines. Élimination rénale avec une demi-vie de 4-5 h.

Microbiologie

Active sur les bactéries aérobies Gram négatives (entérobactéries) à l'exception de Pseudomonas aeruginosa, *Stenotrophomonas* et *Acinetobacter*. Stabilité vis-à-vis des bêtalactamases.

Indications

Infections urinaires graves, respiratoires basses dont pneumonies nosocomiales, bactériémies à bactérie sensible avec BLSE ou céphalosporinase.

Contre-indications

Allergie aux bêtalactamines.

Précautions d'emploi

Sur avis infectiologique spécialisé après antibiogramme.
Insuffisance rénale : adaptation posologique (1 g/12 h si ClCr entre 30 et 60 mL/min, 1 g/24 h si ClCr < 30 mL/min).

Effets indésirables

Réaction allergique possible. Troubles neurologiques (en particulier en cas d'insuffisance rénale).

Interactions médicamenteuses

Incompatibilité avec les **aminosides** : administrer séparément.

ACYLURÉIDOPÉNICILLINES

■ Pipéracilline

PIPÉRACILLINE					
En 3 perf. IV de 30 min A. 200 mg/kg/j E. 200 à 300 mg/kg/j	1 fl. 1 g 10 fl. 4 g	HOP HOP	I		

■ Pipéracilline + tazobactam ©

TAZOCILLINE					
En 3 perf. IV de 30 min A. et E. > 12 ans : 12 à 16 g/j	1 fl. 2 g/250 mg 1 fl. 4 g/500 mg	5,68 9,75	I I	65 % 65 %	5,68 9,75

Propriétés

Pénicilline à large spectre, active sur *Pseudomonas aeruginosa* et les entérocoques, relativement stable à l'hydrolyse des céphalosporinases.

Pharmacocinétique

Voie parentérale stricte, bonne diffusion tissulaire (y compris le LCS sauf pour le tazobactam), pas de métabolisation (métabolite inactif pour le tazobactam), élimination rénale (60-70 %) et biliaire (20-30 %).

Microbiologie

Espèces sensibles : spectre antibactérien des **aminopénicillines** étendu aux entérobactéries produisant naturellement une céphalosporinase (*Enterobacter, Citrobacter freundii, Serratia, Proteus indole-positif, Providencia, Morganella morganii*), *Pseudomonas aeruginosa, Acinetobacter, bacilles anaérobies gram-négatifs* (*Bacteroides fragilis, Fusobacterium*).
Résistance naturelle : *Citrobacter diversus*, Klebsiella, *Pseudomonas putida* et *cepacia, Xanthomonas maltophila, Nocardia*.
Résistance acquise : staphylocoque producteur de pénicillinase (> 80 %) ou méti-R, pneumocoque de sensibilité diminuée à la **pénicilline**, *Enterococcus faecium* (50 %), entérobactérie (*E. coli* (20 %), *P. mirabilis* (10-25 %), *Providencia* (> 50 %), *Salmonella* et *Shigella* (5-20 %) *Enterobacter* (> 30 %), *Serratia* (> 30 %), *C. freundii* (40-50 %), *M. morganii* (5-10 %), *Providencia, P. aeruginosa* (30 %), *Acinetobacter* (40-60 %).

> De nombreux bacilles gram-négatifs produisent une bêtalactamase (pénicillinase) hydrolysant la **pipéracilline** (*cf.* ci-dessus). L'association du tazobactam permet de restaurer l'activité de la **pipéracilline** vis-à-vis de ces bactéries. En raison de son très large spectre d'action, **pipéracilline-tazobactam** induit une pression de sélection qui peut conduire à l'émergence de bactéries multirésistantes. Sa prescription doit être parcimonieuse, mûrement réfléchie et adaptée à l'antibiogramme.

Indications

- Fièvre chez le neutropénique (préférer l'association **pipéracilline-tazobactam** en raison de la fréquence des bacilles gram-négatifs

producteurs de bêtalactamases hydrolysant les **pénicillines**).
• Infections plurimicrobiennes (gynécologique, digestive, etc.).
• Infections à *Pseudomonas aeruginosa* ou à *Acinetobacter sensible*.

Contre-indications

Allergie aux bêtalactamines ou au tazobactam.

Précautions d'emploi

Insuffisance rénale : adapter les doses de pipéracilline à la ClCr ; < 20 mL/min : 4 g toutes les 12 h.
Pipéracilline-tazobactam :
– ClCr = 40 à 20 mL/min : 12 g/1,5 g en 3 inj. ;
– ClCr < 20 mL/min : 8 g/1 g en 2 inj.
Apports sodés : 1,85 mmol de Na^+/g de **pipéracilline**, 2,35 mmol de Na^+/g de **pipéracilline-tazobactam**.

Effets indésirables

Réactions allergiques et troubles digestifs communs avec l'**amoxicilline** (dont risque de colite pseudo-membraneuse et sélection de germes résistants).
Risque d'hypokaliémie.
Rares : élévation transitoire des transaminases, néphrite interstitielle aiguë, neutropénie, anémie hémolytique à Coombs direct positif.
Risque de fausse positivité de la recherche d'antigène aspergillaire sérique. Contrôle à l'arrêt de l'antibiotique.

Interactions médicamenteuses

Diminution de l'efficacité des **aminosides** et des **anticoagulants oraux**, antagonisme avec la **céfoxitine** sur *Pseudomonas*, augmentation du blocage neuromusculaire sous vécuronium.

MONOBACTAM

■ Aztréonam

AZACTAM					
En 2 à 3 perf. IV A. 2 à 8 g/j En 1 à 2 inj. IM A. 1 à 2 g/j	1 fl. 1 g	26,66	I	65 %	26,66
CAYSTON					
Mucoviscidose : infections pulmonaires chroniques à *Pseudomonas aeruginosa* chez E. ≥ 6 ans 75 mg x 3/j pdt 28 j	84 inhal. 75 mg + 88 amp. + nébulis.	2 102,98	I	65 %	25,04

Propriétés

Antibiotique bactéricide de la famille bêtalactamines dont le spectre est limité aux bactéries gram-négatives.

Pharmacocinétique

Voie parentérale, bonne diffusion tissulaire (y compris le LCS), faible métabolisation (6-7 %), élimination rénale prépondérante (> 75 %).

Microbiologie

Espèces sensibles : *Neisseria, Escherichia coli, Shigella, Salmonella, Proteus mirabilis, Klebsiella, Enterobacter, Citrobacter, Proteus indole-positif, Providencia, Morganella morganii, Serratia, Yersinia, Pseudomonas aeruginosa, Campylobacter, Moraxella catharralis, Haemophilus*.
Résistance naturelle : cocci gram-positif, *Acinetobacter, Xanthomonas maltophila, Pseudomonas cepacia, Mycoplasma, Chlamydiae, Rickettsiae, Legionella, Mycobacterium, Nocardia, anaérobies*.
Résistance acquise : *Enterobacter, Pseudomonas aeruginosa*.

Indications

- Infections nosocomiales abdominales, urinaires, gynécologiques, cutanées et pulmonaires à bacille gram-négatif.
- Septicémies et sepsis grave nosocomial (en réanimation).
- Fièvre chez le neutropénique.
- *AZACTAM* : infections gonococciques.
- *CAYSTON* : infections pulmonaires chroniques à *Pseudomonas aeruginosa* chez les patients atteints de mucoviscidose âgés de 18 ans et plus.

Contre-indications

Allergie aux **monobactams**.

Précautions d'emploi

Insuffisance rénale : adapter les doses à la ClCr après avoir administré une dose de charge initiale normale :

- < 30 mL/min : ½ dose ;
- < 10 mL/min : ¼ de dose ;
- hémodialyse : 1/8 de dose après la séance d'hémodialyse.

En cas de traitement par inhalations, il faut respecter l'ordre :

- 1. bronchodilatateurs ;
- 2. mucolytiques ;
- 3. *CAYSTON*.

Effets indésirables

Douleurs et thrombophlébite au point d'injection.
Réactions allergiques : exanthème maculopapuleux, urticaire, œdème de Quincke, fièvre, vascularite, éosinophilie, cytopénie, choc anaphylactique.
Troubles digestifs : nausées, vomissements, diarrhées, candidose, colites pseudomembraneuses.
Rares : saignements, hypoprothrombinémie, élévation transitoire des transaminases.

Interactions médicamenteuses

Aminosides (diminution de leur efficacité en cas d'insuffisance rénale très sévère).
Acide valproïque (diminution de l'efficacité par baisse de la concentration plasmatique).
Contraceptifs oraux (diminution de leur efficacité).

CARBAPÉNÈMES

▪ Imipénem + cilastatine ©

IMIPENEM/CILASTATINE					
En 3 à 4 perf. IV A. et E. > 40 kg : 1 à 4 g/j max En 4 perf. IV E. > 1 an et < 40 kg : 60 à 100 mg/kg/j N. > 3 mois : 60 mg/kg/j	1 fl. 500 mg/500 mg	10,88	I	65 %	10,88

▪ Méropénem ©

MEROPENEM					
A. et E. > 50 kg : 500 mg à 2 g x 3/j à adapter à la fonction rénale E. 3 mois – 11 ans : 10 à 40 mg/kg x 3/j	10 fl. pdre 500 mg 10 fl. pdre 1 g	HOP 182,30	I I	 65 %	 18,23

▪ Ertapénem ©

INVANZ					
A. et adolescent (> 13 ans) : 500 mg à 1 g en 1 inj./j E. et N. : 15 mg/kg x 2/j Prophylaxie peropératoire (chirurgie colorectale) : 1 g dose unique 1 h avant l'opération	1 fl. pdre 1 g	HOP	I		

MALADIES INFECTIEUSES

■ Imipénem + cilastatine + rélébactam

RECARBRIO					
A. : 500 mg/500 mg/250 mg toutes les 6 h pdt 7 à 14 j Durée de traitement possiblement prolongée en cas d'options thérapeutiques limitées	25 fl. 500 mg/500 mg/ 250 mg	HOP	I		

Propriétés

Antibiotique bactéricide de la famille bêtalactamines dont le spectre très large inclut la totalité des germes rencontrés en pratique quotidienne y compris la plupart des bactéries productrices de bêtalactamases. La cilastatine prévient l'inactivation rénale de l'imipénem et rétablit des concentrations urinaires thérapeutiques.

Le rélébactam est un inhibiteur non bêtalactame des bêtalactamases, des carbapénémases et des céphalosporinases.

> En raison de leur large spectre d'action, les carbapénèmes induisent une pression de sélection qui peut conduire à l'émergence de bactéries multirésistantes. Leur prescription doit être parcimonieuse et mûrement réfléchie.

Pharmacocinétique

Voie parentérale, bonne diffusion tissulaire (y compris le LCS), métabolisation entre 20 et 30 %, élimination rénale prépondérante (90 % dont 75 % sous forme active).

Microbiologie

Espèces sensibles : bactéries gram-positives (staphylocoques méti-S, streptocoques, pneumocoques, entérocoques, *Listeria*), bactéries gram-négatives (*Neisseria, Moraxella catharralis, Brucella, Haemophilus*), entérobactéries (*Escherichia coli, Klebsiella, Enterobacter, Citrobacter freundii, Salmonella, Shigella, Proteus, Providencia, Morganella, Serratia, Yersinia, Campylobacter*), *Pseudomonas aeruginosa, Acinetobacter*, anaérobies (*Peptococcus, Peptostreptococcus, Veillonella, Clostridium, Bacteroides, Fusobacterium*).

Résistance naturelle : *Citrobacter diversus, Enterococcus faecium, corynébactéries JK, Xanthomonas maltophila, Pseudomonas cepacia, Mycoplasma, Chlamydiae, Rickettsiae, Legionella pneumophila, Mycobacterium, Nocardia.*

Résistance acquise : staphylocoque méti-R, entérobactéries (exceptionnel), *Pseudomonas aeruginosa, Acinetobacter.*

Indications

- Infections nosocomiales (ex : abdominales, urinaires, gynécologiques, pulmonaires).
- Septicémies et sepsis grave nosocomiaux (en réanimation).
- Infections à germes multirésistants : *Pseudomonas* résistant à la **ceftazidime**, *Acinetobacter,* entérobactéries productrices de bêtalactamases à spectre étendu ou hyperproductrices de céphalosporinases (adapter à l'antibiogramme).
- Infections plurimicrobiennes.
- Fièvre chez le neutropénique en cas de suspicion de germe résistant à la **ceftazidime.**

Contre-indications

Allergie aux bêtalactamines ou à la cilastatine.

Précautions d'emploi

Allergie croisée avec les **céphalosporines** dans 2 % des cas.

Insuffisance rénale : adapter les doses à la ClCr.

Molécules hémodialysables : administrer après la séance d'hémodialyse.

Effets indésirables

Douleurs et thrombophlébite au point d'injection.

Réactions allergiques : exanthème maculo-papuleux, urticaire, œdème de Quincke, fièvre, vascularite, éosinophilie, cytopénie, choc anaphylactique.

Troubles digestifs : nausées, vomissements, diarrhées, colites pseudo-membraneuses, candidose.

Rares : neutropénie, anémie hémolytique, élévation transitoire des transaminases, des phosphatases alcalines, néphrite interstitielle aiguë.
En cas de surdosage : risques de symptômes neurologiques avec convulsions, confusion, encéphalopathie dose-dépendante.

Interactions médicamenteuses

Aminosides (diminution de leur efficacité en cas d'insuffisance rénale très sévère), augmentation de la ciclosporinémie, **ganciclovir** (convulsions).

CÉPHALOSPORINES DE 1RE GÉNÉRATION

■ Céfaclor ©

ALFATIL					
En 3 prises/j A. : 750 mg à 1,5 g/j E. et N. : 20 à 40 mg/kg/j	12 c-mes. 125 mg 12 c-mes. 250 mg 12 gél. 250 mg	2,89 4,37 6,21	I I I	65 % 65 % 65 %	0,24 0,36 0,52
ALFATIL LP					
En 2 prises/j juste après les repas A. : 500 mg à 1 g/j	8 cp. 500 mg	9,60	I	65 %	1,20

■ Céfadroxil ©

CEFADROXIL					
En 2 prises/j A. : 2 g/j E. > 6 ans : 50 mg/kg/j (max 2 g/j)	12 gél. 500 mg	4,52	I	65 %	

■ Céfalexine ©

KEFORAL					
En 2 prises/j A. : 2 g/j E. et N. : 25 à 50 mg/kg/j (max 2 g/j)	10 cp. séc. 500 mg 6 cp. séc. 1 g 1 fl. pdre susp. buv. 60 mL (250 mg/5 mL)	3,75 4,57 3,13	I I I	65 % 65 % 65 %	0,38 0,76 3,13

■ Céfazoline ©

CÉFAZOLINE					
En 2 à 3 inj. IV/j A. : 1,5 à 3 g/j E. et N. : 25 à 50 mg/kg/j Antibioprophylaxie peropératoire : 2 g en début d'anesthésie puis 1 g/4 h	25 fl. 1 g IV 25 fl. 2 g IV	HOP HOP	I I		
En 2 à 3 inj. IM ou IV/j A. : 1,5 à 3 g/j E. et N. : 25 à 50 mg/kg/j	1 fl. 1 g IM/IV 10 fl. 1 g IM/IV 1 fl. 2 g IM/IV 10 fl. 2 g IM/IV	HOP HOP HOP HOP	I I I I		

Propriétés

Antibiotiques bactéricides de la famille des bêtalactamines souvent prescrits dans les infections ORL communautaires non compliquées.

Pharmacocinétique

Usage *per os* (biodisponibilité entre 75 et plus de 90 %, tolérance dépendante de la dose) ou par voie parentérale, large distribution (sauf le LCS), faible métabolisation, élimination essentiellement rénale, passage placentaire et dans le lait maternel.

Microbiologie

Espèces sensibles : staphylocoque méti-S, streptocoque, pneumocoque sensible à la **pénicilline**, *Neisseria, Corynebacterium, Escherichia coli, Klebsiella pneumoniae, Citrobacter diversus, Salmonella, Shigella, Proteus mirabilis, Moraxella catarrhalis, Haemophilus influenzae, Peptococcus, Peptostreptococcus, Treponema, Leptospira.*
Résistance naturelle : entérocoque, *Listeria, Enterobacter, Citrobacter freundii, Proteus* indole-positif, *Providencia, Serratia, Pseudomonas, Acinetobacter, Campylobacter, Clostridioides difficile, Bacteroides, Mycoplasma, Chlamydiae, Rickettsiae, Legionella pneumophila, Mycobacterium*.
Résistance acquise : staphylocoque méti-R, pneumocoque résistant à la pénicilline, toute entérobactérie, *Haemophilus influenzae, Moraxella catarrhalis*.

Indications

- Infections ORL (risque d'échec en cas d'infection à *H. influenzae* ou à *M. catarrhalis*).
- Infections bronchopulmonaires.
- Sepsis.
- Infections génitales et urinaires.
- Infections cutanées et des tissus mous à staphylocoque méti-S ou à streptocoque.
- Infections à entérobactéries sensibles (ex : *E. coli, P. mirabilis*).

Contre-indications

Allergie aux bêtalactamines (2 % d'allergie croisée avec les **pénicillines**).
Méningites.
Infections à entérocoques.

Précautions d'emploi

Insuffisance rénale : adapter la dose à la ClCr (*cf.* Tableau).

Adaptation posologique des céphalosporines de 1re génération chez l'insuffisant rénal

CÉPHALOSPORINES DE 1re GÉNÉRATION	DOSE ET INTERVALLE ENTRE CHAQUE INJECTION EN FONCTION DE LA CLCr (mL/min)			DOSE APRÈS HÉMODIALYSE
	40-20	< 20	< 10 et anurie	
Céfaclor	250 mg/8 h	250 à 500mg/12 h	250 à 500 mg/24 h	*Cf.* anurie
Céfadroxil	500 mg/12 h	500 mg/24 h	500 mg/24 h	*Cf.* anurie
Céfalexine	500 mg/12 h	500 mg/24 h	250 mg/12 h ou 24 h	*Cf.* anurie
Céfazoline	500 mg/12 h	250 mg/12 h	250 mg/24 h	500 mg/72 h

Effets indésirables

Douleur au point d'injection, thrombophlébite
Réactions allergiques : exanthème maculopapuleux, urticaire, œdème de Quincke, fièvre, vascularite, éosinophilie, cytopénie, syndrome de Stevens-Johnson, maladie sérique, choc anaphylactique.
Troubles digestifs : nausées, vomissements, diarrhées, candidose, colites pseudo-membraneuses.
Toxicité neurologique (à fortes doses et favorisée par une insuffisance rénale) : convulsions, encéphalopathie.
Troubles hématologiques (rares) : neutropénie, anémie hémolytique à Coombs direct positif, troubles de la coagulation, agranulocytose ou pancytopénie (exceptionnelles).
Rares : élévation transitoire des transaminases, néphrite interstitielle aiguë.

Interactions médicamenteuses

Médicaments néphrotoxiques.

CÉPHALOSPORINES DE 2E GÉNÉRATION

■ Céfuroxime axétil ©

ZINNAT					
En 2 prises/j après les repas A. et E. > 40 kg : 500 à 1 000 mg/j E. < 40 kg et N. > 3 mois : 20 à 30 mg/kg/j (max : 500 mg/j) Si ClCr < 20 mL/min : demi-dose en 1 prise/j En 2 à 4 inj. IV ou IM/j A. et E. > 40 kg : 2,25 à 4,5 g/j E. < 40 kg, N. et NN. : 30 à 100 mg/kg/j	8 cp. 125 mg 8 cp. 250 mg 66 doses-grad. 125 mg 133 doses-grad. 125 mg 8 cp. 500 mg 1 fl. 250 mg IM/IV 1 fl. 750 mg IM/IV 1 fl. 1,5 g (perf.)	4,12 4,52 5,03 8,99 7,40 HOP 2,81 HOP	I I I I I I I I	65 % 65 % 65 % 65 % 65 % 65 % 	0,51 0,56 0,08 0,07 0,93 2,81

■ Céfoxitine ©

CEFOXITINE					
En 3 inj. IV ou IM/j Traitement curatif : A. : 3 à 6 g/j Traitement prophylactique : A. : 2 g au début de l'opération, puis 1 g/2 h pendant la durée de l'opération	10 fl. 1 g 25 fl. 1 g 10 fl. 2 g	HOP HOP HOP	I I I		

Propriétés

Céphalosporines de 2e génération caractérisées par leur résistance à l'hydrolyse de certaines bêtalactamases mais peu utilisées en raison de leur toxicité.

Pharmacocinétique

Usage par voie parentérale, large distribution (sauf le LCS), absence de métabolisation, élimination essentiellement rénale, passage placentaire et dans le lait maternel.

Microbiologie

Espèces sensibles : staphylocoque méti-S, streptocoque, pneumocoque sensible à la pénicilline, *Neisseria, Corynebacterium, Escherichia coli, Klebsiella, Salmonella, Shigella, Proteus mirabilis, Providencia, Serratia, Moraxella catarrhalis, Haemophilus influenzae.*

Résistance naturelle : entérocoque, *Listeria, Enterobacter, Citrobacter, Morganella, Pseudomonas, Acinetobacter, Campylobacter, Clostridioides difficile, Mycoplasma, Chlamydiae, Rickettsiae, Legionella pneumophila, Mycobacterium.*
Résistance acquise : staphylocoque méti-R, pneumocoque résistant à la **pénicilline**, toute entérobactérie.

Indications

• Infections communautaires abdominales, pelviennes et gynécologiques.
• Infections d'ulcères de décubitus, du pied diabétique et des parties molles.
• Infection urinaire à entérobactérie productrice de bêtalactamase à spectre étendu ne touchant pas les **céphalosporines**.
• Prévention des infections peropératoires (en particulier en cas de chirurgie digestive, gynécologique, stomatologique et ORL).

Contre-indications

Allergie aux bêtalactamines.
Méningites.

Précautions d'emploi

Insuffisance rénale : adapter la dose à la ClCr (*cf.* Tableau).
Troubles de la coagulation.
Insuffisance hépatique.
Apports sodés : 2,2 mmol de Na^+/g de **céfoxitine**.

Adaptation posologique des céphalosporines de 2e génération injectables chez l'adulte insuffisant rénal

CÉPHALOSPORINE DE 2e GÉNÉRATION	DOSE DE CHARGE (g)	DOSE D'ENTRETIEN MAX ET INTERVALLE MIN ENTRE CHAQUE INJ. EN FONCTION DE LA ClCr (mL/min)			DOSE MAX APRÈS HÉMODIALYSE (g)
		40-20	20-10	< 10 et anurie	
Céfuroxime	1,5	1 g/12 h	1 g/24 h	1 g/24 à 48 h	*Cf.* anurie
Céfoxitine	2	2 g/12 h	1 g/12 h	1 g/24 h	2

Effets indésirables

Douleur au point d'injection, thrombophlébite.
Réactions allergiques : exanthème maculopapuleux, urticaire, œdème de Quincke, fièvre, vascularite, éosinophilie, cytopénie, choc anaphylactique.
Troubles digestifs : nausées, vomissements, diarrhées, colites pseudo-membraneuses, candidose.
Troubles hématologiques : troubles de la coagulation par diminution de l'absorption de la vitamine K (3,2 %), neutropénie (2 %), anémie hémolytique à Coombs direct positif (0,4-3 %), modifications de l'hémoglobine (6,7 %).
Rares : élévations transitoires des transaminases, des phosphatases alcalines, des LDH et de la bilirubine, néphrite interstitielle aiguë, élévation de la créatininémie.

Interactions médicamenteuses

Anticoagulants, antiagrégants : augmentation du risque de saignement.

CÉPHALOSPORINES DE 3E GÉNÉRATION INJECTABLES

■ Céfotaxime ©

CEFOTAXIME					
En 3 à 4 inj. IV lentes ou IM/j A. et E. > 12 ans : 3 à 12 g/j E. < 12 ans, N. et NN. : 50 à 200 mg/kg/j Prématurés : 50 mg/kg/j	10 fl. 500 mg IM/IV 25 fl. 500 mg IM/IV 10 fl. 1 g IM/IV 25 fl. 1 g IM/IV 10 fl. 2 g IM/IV	HOP HOP HOP HOP HOP	I I I I I		

■ Ceftriaxone ©

ROCÉPHINE					
En 1 inj. IV lente ou IM A. : 1 à 4 g/j E. et N. : 50 à 100 mg/kg/j NN. : 20 à 50 mg/kg/j	1 fl. 1 g IV 1 fl. 1 g IM + **lidocaine**	6,12 6,50	I I	65 % 65 %	6,12 6,50
CEFTRIAXONE					
Idem *ROCÉPHINE*	1 amp. 500 mg IM 1 fl. 500 mg IV 10 fl. 2 g IV/IM	3,49 3,48 HOP	I I I	65 % 65 %	3,49 3,48

Propriétés

Antibiotiques bactéricides de la famille des bêtalactamines caractérisés par une meilleure activité sur les bacilles gram-négatifs et les streptocoques que les **céphalosporines de 1re et 2e générations**.

Pharmacocinétique

Usage par voie parentérale, demi-vie de 8 h pour la **ceftriaxone** permettant une injection par jour, large distribution (y compris dans le LCS), métabolisation de 30-50 %, éliminations rénale et biliaire, passage placentaire et dans le lait maternel.

Microbiologie

Espèces sensibles : staphylocoque méti-S, streptocoques, pneumocoque (y compris de sensibilité diminuée à la pénicilline), *Neisseria, Corynebacterium, Escherichia coli, Klebsiella pneumoniae, Enterobacter, Citrobacter, Salmonella, Shigella, Proteus mirabilis, Providencia, Morganella, Serratia, Moraxella catarrhalis, Haemophilus influenzae, Treponema, Leptospira*.

Résistance naturelle : entérocoques, *Listeria, Pseudomonas, Acinetobacter, Campylobacter, Clostridioides difficile, Mycoplasma, Chlamydiae, Rickettsiae, Legionella pneumophila, Mycobacterium*.

Résistance acquise : staphylocoque méti-R, toute entérobactérie hyperproductrice de céphalosporinase ou productrice de bêtalactamases à spectre étendu (BLSE).

Indications

• Méningites purulentes communautaires (sauf listériose).

• Pyélonéphrite aiguë (sauf entérocoque).

• Pneumopathies bactériennes communautaires : préférer **amoxicilline** (*CLAMOXYL*) ± **acide clavulanique** (*AUGMENTIN*).

• Infections communautaires des voies biliaires, du liquide d'ascite (en association).

• Bactériémies et septicémies (sauf suspicion d'entérocoques, d'entérobactérie hyperproductrice de céphalosporines ou de BLSE ou de *Pseudomonas*).

• Typhoïde, maladie de Lyme.

• Traitement minute de la gonococcie simple (**ceftriaxone** 250 à 500 mg en 1 injection).

• Infection nosocomiale pulmonaire ou urinaire à entérobactérie en début d'hospitalisation (sauf suspicion de souche hyperproductrice de céphalosporinase ou de BLSE).

Contre-indications

Allergie aux bêtalactamines.

Précautions d'emploi

Insuffisance rénale : adapter la dose à la ClCr (**céfotaxime**).

Adaptation posologique des céphalosporines de 3e génération chez l'adulte insuffisant rénal

CÉPHALOSPORINE DE 3e GÉNÉRATION	DOSE D'ENTRETIEN MAX ET INTERVALLE MIN ENTRE CHAQUE INJ. EN FONCTION DE LA ClCr (mL/min)		DOSE MAX APRÈS HÉMODIALYSE (g)
	30-10	< 10 ET ANURIE	
Céfotaxime	1 à 2 g/8 h	750 mg à 1,5 g/24 h	*Cf.* anurie
Ceftriaxone	Pas d'adaptation posologique : risque d'inefficacité. Molécule non dialysable.		

Apports sodés : 2,1 mmol de Na^+/g de **céfotaxime** et 3,6 mmol de Na^+/g de **ceftriaxone**.

> Des études ont suggéré que l'élimination principalement biliaire de la **ceftriaxone** pourrait favoriser l'émergence de souches d'entérobactéries hyperproductrices de céphalosporinase. Il serait ainsi préférable d'utiliser le **céfotaxime** en 1re intention.

Effets indésirables

Douleurs au point d'injection.

Réactions allergiques : exanthème maculopapuleux, urticaire, œdème de Quincke, fièvre, vascularite, éosinophilie, cytopénie, choc anaphylactique.

Troubles digestifs : nausées, vomissements, diarrhées, colites pseudo-membraneuses, « pseudo-cholélithiase » (**ceftriaxone**), candidose.

Troubles hématologiques (rares) : neutropénie, anémie hémolytique à Coombs direct positif, thrombocytose.

Rares : élévation transitoire des transaminases, des phosphatases alcalines et de la bilirubine, néphrite interstitielle aiguë.

Réaction d'Herxheimer dans le traitement de la syphilis secondaire.

Interactions médicamenteuses

Aminosides et **colistine** : néphrotoxicité.

■ Ceftazidime ©

FORTUM					
En 3 inj. IV lentes ou IM/j A. : 3 à 6 g/j E. et N. : 25 à 150 mg/kg/j	1 fl. 250 mg 1 fl. 500 mg 1 fl. 1 g 1 fl. 2 g	3,11 5,14 7,64 15,23	I I I I	65 % 65 % 65 % 65 %	3,11 5,14 7,64 15,23

Propriétés

Céphalosporine de 3e génération particulièrement active sur *Pseudomonas* et d'activité comparable au **céfotaxime** sur les entérobactéries. Elle n'est pas recommandée pour traiter les infections à streptocoques.

Pharmacocinétique

Usage par voie parentérale, large distribution (y compris dans le LCS), absence de métabolisation, élimination rénale prépondérante (80 à 90 %), passage placentaire et dans le lait maternel.

Microbiologie

Espèces sensibles : staphylocoque méti-S, streptocoques, pneumocoque (y compris de sensibilité réduite à la pénicilline), *Neisseria, Corynebacterium, Escherichia coli, Klebsiella pneumoniae, Enterobacter, Citrobacter, Salmonella, Shigella, Proteus mirabilis, Providencia, Morganella, Serratia, Pseudomonas aeruginosa, Pseudomonas cepacia, Pseudomonas fluorescens, Pseudomonas alcaligenes, Pseudomonas stutzeri, Moraxella catarrhalis, Haemophilus influenzae, Treponema, Leptospira*.

Résistance naturelle : entérocoque, *Listeria, Acinetobacter, Clostridioides difficile, Mycoplasma, Chlamydiae, Rickettsiae, Legionella pneumophila, Mycobacterium*.

Résistance acquise : staphylocoque méti-R, entérobactéries hyperproductrices de **céphalosporines** ou productrices de bêtalactamases à spectre étendu (*Escherichia coli, Klebsiella, Enterobacter, Citrobacter, Proteus, Providencia, Morganella, Serratia*), *Pseudomonas* (> 10 % de souches résistantes), *Bacteroides fragilis* (40-60 %).

Indications

- Infections à *Pseudomonas* prouvée ou suspectée.
- Fièvre chez le neutropénique.
- Septicémie ou syndrome septique grave nosocomial (réanimation).
- Infections bronchopulmonaires dans la mucoviscidose.

Contre-indications

Allergie aux bêtalactamines.

Grossesse et **allaitement** : innocuité non démontrée.

Précautions d'emploi

Insuffisance rénale : adapter les doses à la ClCr avec administration d'une dose de charge de 1 g :

- 50-30 mL/min : 2 g/12 h ;
- 30-15 mL/min : 2 g/24 h ;
- < 10 mL/min : 1 g/24 h ;
- hémodialyse : 2 g/48 h après la séance de dialyse.
- Apports sodés : 2,3 mmol de Na^+/g de **ceftazidime**.

Effets indésirables

Douleurs au point d'injection, thrombophlébites. Réactions allergiques : exanthème maculo-papuleux, rash, urticaire, œdème de Quincke, fièvre, vascularite, éosinophilie, cytopénie, choc anaphylactique. Troubles digestifs : nausées, vomissements, diarrhées, colites pseudo-membraneuses, candidose. Troubles neurologiques : vertiges, paresthésies, céphalées. Troubles hématologiques (rares) : neutropénie, anémie hémolytique à Coombs direct positif, thrombocytose. Rares : élévation transitoire des transaminases ou de la créatininémie néphrite interstitielle aiguë.

Interactions médicamenteuses

Aminosides (néphrotoxicité), contraceptifs oraux (diminution de leur efficacité), **antivitamines K** (augmentation du taux de prothrombine), **allopurinol** (augmente la fréquence des rashs).

CÉPHALOSPORINES DE 3E GÉNÉRATION ORALES

■ Céfixime ©

OROKEN					
En 2 prises au moment du repas A. : 400 mg/j	8 cp. 200 mg 80 doses susp. buv. 40 mg	6,97 4,99	I I	65 % 65 %	0,87 0,06
E. > 6 mois : 8 à 16 mg/kg/j	200 doses susp. buv. 100 mg	8,36	I	65 %	0,04

■ Cefpodoxime proxétil ©

ORELOX					
En 2 prises au moment du repas A. : 200 à 400 mg/j E. et N. : 8 mg/kg/j	10 cp. 100 mg 200 doses susp. buv. 40 mg	5,75 6,14	I I	65 % 65 %	0,57 0,03

Propriétés

Céphalosporines de 3e génération administrables *per os* dont la pharmacocinétique ne permet pas une équivalence thérapeutique avec les formes injectables. Elles sont inefficaces dans les infections à staphylocoques ou à anaérobies et beaucoup moins actives que les **céphalosporines** injectables dans les infections à bacilles gram-négatifs.

Pharmacocinétique

Usage *per os*, biodisponibilité entre 40 et 55 %, distribution tissulaire modérée sauf dans le LCS (poumons, liquide pleural, muqueuses bronchique et amygdalienne) avec des concentrations tissulaires susceptibles d'être inférieures aux concentrations thérapeutiques (CMI), peu ou pas de métabolisation, éliminations rénale et biliaire, passage placentaire et dans le lait maternel.

Microbiologie

Espèces sensibles : streptocoques, pneumocoques (y compris de sensibilité réduite à la pénicilline), *Neisseria, Corynebacterium, Escherichia coli, Klebsiella pneumoniae, Enterobacter, Citrobacter, Salmonella, Shigella, Proteus mirabilis, Providencia, Morganella, Serratia, Moraxella catarrhalis, Haemophilus influenzae*.

Résistance naturelle : entérocoques, *Listeria, Pseudomonas, Clostridioides difficile, Mycoplasma, Chlamydiae, Rickettsiae, Legionella pneumophila, Mycobacterium*.

Résistance acquise : staphylocoques, entérobactéries productrices de céphalosporines ou de bêtalactamases à large spectre (*Escherichia coli, Klebsiella, Enterobacter, Citrobacter, Proteus, Providencia, Morganella, Serratia), Pseudomonas, Acinetobacter, anaérobies.*

Indications

- Infections respiratoires hautes et basses non compliquées.
- Infections ORL non compliquées (angines, sinusites, otites).
- Gonococcies simples en 2e intention (céfixime 400 mg en 1 prise unique).
- Pyélonéphrite aiguë sans uropathie.
- Infection urinaire basse (sauf prostatite).

> Les **céphalosporines** orales ne sont pas l'équivalent pharmacologique *per os* des **céphalosporines** injectables (en particulier dans les infections urinaires). Il est souvent préférable de prescrire un antibiotique d'efficacité comparable et de moindre coût : **amoxicilline** (*CLAMOXYL*) ± **acide clavulanique** (*AUGMENTIN*), **céfotaxime, fluoroquinolone**, etc.

Contre-indications

Allergie aux bêtalactamines.
Grossesse et **allaitement.**

Précautions d'emploi

Insuffisance rénale : adapter la dose à la ClCr :
- **céfixime** : < 20 mL/min → 200 mg/j ;
- **cefpodoxime proxétil** : < 40 mL/min → ½ dose à administrer en une prise.

Effets indésirables

Cf. **céfotaxime.**

Interactions médicamenteuses

Antiacides gastriques (**inhibiteurs de la pompe à protons**) : diminution de l'absorption.

CÉPHALOSPORINES DE 3E GÉNÉRATION INJECTABLES ET INHIBITEURS DE BÊTALACTAMASES

■ Ceftolozane + tazobactam

ZERBAXA					
A. : 1 g/0,5 g à 2 g/1 g x 3/j E., N. et NN. : 20 mg/10 mg/kg à 1 g/0,5 g x 3/j	10 fl. 1 g/0,5 g	HOP	I		

■ Ceftazidime + avibactam

ZAVICEFTA					
En 3 perf. IV de 2 h A. : 6 g/j	10 fl. 2 g/0,5 g	HOP	I		

Propriétés

Céphalosporines de 3e génération associées à un inhibiteur de bêtalactamases (tazobactam ou avibactam) possédant une activité bactéricide élargie à certaines entérobactéries productrices de bêtalactamases à spectre étendu (EBLSE) et sur *Pseudomonas aeruginosa*.

Intérêt potentiel pour traiter les patients atteints d'infections suspectées ou documentées à EBLSE ou à *Pseudomonas aeruginosa*, dans le cadre d'une stratégie d'épargne des **carbapénèmes**. Leur prescription doit être parcimonieuse, mûrement réfléchie et adaptée à l'antibiogramme.

Pharmacocinétique

Usage par voie parentérale, faible liaison aux protéines plasmatiques, peu ou pas de métabolisation, élimination principalement rénale.

Microbiologie

	ACTIF SUR	ACTIVITÉ LIMITÉE SUR	INACTIF SUR
ZERBAXA	Bactéries à Gram négatif : EBLSE, *Pseudomonas aeruginosa* Bactéries à Gram positif : streptocoques (*S. anginosus, constellatus, salivarius*)	Anaérobies	*Staphylococcus aureus, Enterococcus faecalis, Enterococcus faecium*
ZAVICEFTA	Bactéries à Gram négatif : EBLSE et certaines entérobactéries productrices de carbapénémases, *Pseudomonas aeruginosa*	Anaérobies	*Staphylococcus aureus, Enterococcus faecalis, Enterococcus faecium, Stenotrophomonas, Acitenobacter*

Indications

- Infections intra-abdominales compliquées.
- Infections urinaires compliquées dont pyélonéphrites.
- Pneumonies nosocomiales dont pneumopathies acquises sous ventilation mécanique.

Contre-indications

Allergie aux bêtalactamines.

Précautions d'emploi

Insuffisance rénale : adapter la dose à la ClCr.

Adaptation posologique des céphalosporines de 3e génération injectables associées aux inhibiteurs de bêtalactamases chez l'adulte insuffisant rénal

CLCr (mL/min)	CEFTOLOZANE + TAZOBACTAM	CEFTAZIDIME + AVIBACTAM
30-50	500 mg/250 mg/8 h jusqu'à 1 g/0,5 g/8 h	1 g/0,25 g/8 h
15-29	250 mg/125 mg/8 h jusqu'à 500 mg/250 mg/8 h	0,75 g/0,1875 g/12 h
Insuffisance rénale terminale, sous hémodialyse	Dose de charge unique de 500 mg/250 mg suivie 8 h plus tard d'une dose d'entretien de 100 mg/50 mg/8 h pour le reste du traitement Administration après la séance d'hémodialyse	ClCr 6 à 15 mL/min : 0,75 g/0,1875 g/24 h Insuffisance rénale terminale et hémodialyse : 0,75 g/0,1875 g/48 h Administration après la séance d'hémodialyse

Effets indésirables

Réactions d'hypersensibilité, nausées, céphalées, constipation, diarrhée (dont diarrhées à *Clostridioides difficile*), fièvre.

Ces molécules font l'objet d'une surveillance supplémentaire qui permet l'identification rapide de nouvelles informations relatives à la sécurité.

CÉPHALOSPORINES DE 4E GÉNÉRATION

■ Céfépime ©

CEFEPIME					
En 2 à 3 inj. IV lente ou IM/j A. : 2 à 6 g/j E. et N. > 2 mois : 100 à 150 mg/kg/j N. < 2 mois : 60 à 90 mg/kg/j	10 fl. 0,5 g 1 fl. 1 g 10 fl. 1 g 1 fl. 2 g 10 fl. 2 g	HOP 6,48 HOP 10,66 HOP	I I I I I	 65 % 65 % 	

Propriétés

Céphalosporine de 4e génération plus résistante que le céfotaxime à l'hydrolyse des céphalosporinases naturellement produites par certaines entérobactéries (*Entrobacter, Citrobacter, Morganella*, etc.), modérément actives sur *Pseudomonas* aeruginosa et d'activité comparable au **céfotaxime** sur les cocci gram-positifs.

Pharmacocinétique

Usage par voie parentérale, large distribution (y compris dans le LCS), peu ou pas de métabolisation, élimination rénale prépondérante (75-90 %).

Microbiologie

Espèces sensibles : staphylocoque méti-S, streptocoques, pneumocoque (y compris de sensibilité réduite à la pénicilline), *Neisseria, Corynebacterium, Escherichia coli, Salmonella, Shigella, Proteus mirabilis, Klebsiella pneumoniae, Enterobacter, Citrobacter, Providencia, Morganella, Serratia, Pseudomonas aeruginosa, Moraxella catarrhalis, Haemophilus influenzae*.

Résistance naturelle : entérocoque, *Listeria, Clostridioides difficile, Mycoplasma, Chlamydiae, Rickettsiae, Legionella pneumophila, Mycobacterium*.

Résistance acquise : staphylocoque méti-R, entérobactéries hyperproductrices de céphalosporines ou productrices de bêtalactamases à large spectre (*Escherichia coli, Klebsiella, Enterobacter, Citrobacter, Proteus, Providencia, Morganella, Serratia*), *Pseudomonas aeruginosa* (50 %).

Indications

À utiliser de préférence sur documentation bactériologique associé à un **aminoside** ou à une **fluoroquinolone**.

- Infections à *Enterobacter, Serratia, Citrobacter, Morganella, Proteus* indole-positif, *Providencia*.
- Fièvre chez le neutropénique.
- Septicémie ou syndrome septique grave nosocomial (réanimation).
- Suspicion de bactéries hyperproductices de céphalosporinases.

Contre-indications

Allergie aux bêtalactamines.

Précautions d'emploi

Insuffisance rénale (< 50 mL/min) : adapter la dose à la ClCr selon la posologie d'entretien.

Hémodialyse : dose de charge de 1 g, puis 500 mg à 1 g/24 h juste après la séance de dialyse.

Dialyse péritonéale : 1 à 2 g/48 h.

Effets indésirables

Réactions allergiques : réactions cutanées, rashs, urticaire, fièvre, éosinophilie.

Troubles digestifs : nausées, vomissements, diarrhées, colite pseudo-membraneuse (rare), candidose, élévation des transaminases.

Troubles neurologiques : sensations vertigineuses, modification du goût, acouphènes, maux de tête, vision brouillée, paresthésies.

Troubles hématologiques (rares) : neutropénie, anémie hémolytique, thrombocytopénie, granulocytopénie.

Rares : hypotension, ulcération buccale, augmentation de la créatinine.

Interactions médicamenteuses

Médicaments néphrotoxiques.

CÉPHALOSPORINES DE 5^{E} GÉNÉRATION

■ Ceftaroline

ZINFORO				
Voie IV (perfusion sur 1 h si dose standard, 2 h si dose élevée) A. et E. > 12 ans > 33 kg : 600 mg/12 h E. 12-18 ans < 33 kg et E. 2-12 ans : 12 mg/kg/8 h (max 400 mg/prise) N. 2 mois – 2 ans : 8 mg/kg/8 h NN jusqu'à 2 mois : 6 mg/kg/8 h Dose élevée (CMI SARM = 2 ou 4 mg/L) A. > 18 ans : 600 mg/8 h E. 2-18 ans : 12 mg/kg/8 h (max 600 mg/prise) N. 2 mois – 2 ans : 10 mg/kg/8 h	10 fl. 600 mg	HOP	I	

MALADIES INFECTIEUSES

■ Ceftobiprole

MABELIO					
Voie IV (perf.) A. et E. > 30 kg : 500 mg/8 h sur 2 h E. < 30 kg et N. > 3 mois : 15 mg/kg/8 h N. < 3 mois et NN. : 10 à 15 mg/kg/12 h	10 fl. 500 mg	HOP	I		

Propriétés

Céphalosporines anti-SARM (*Staphylococcus aureus* résistant à la méticilline).

Ceftaroline : affinité pour la PLP2a du *Staphylococcus aureus* résistant à la méticilline (SARM) et la PLP2x du *Streptococcus pneumoniae* non sensible à la pénicilline.

Ceftobiprole : *idem* + la PLP2b du *Streptococcus pneumoniae* intermédiaire à la pénicilline et la PBP5 de *Enterococcus faecalis*.

Indications

Pneumopathie communautaire.

Ceftaroline : infection compliquée de la peau et des tissus mous.

Ceftobiprole : pneumopathie nosocomiale, non acquise sous ventilation mécanique.

Contre-indications

Hypersensibilité.

Précautions d'emploi

Posologie à adapter à la fonction rénale.

Prudence en cas de trouble épileptique préexistant.

Effets indésirables

Céphalées, vertiges, éruption cutanée, prurit, diarrhées (dont diarrhées à *Clostridioides difficile*), nausée, vomissements, élévation des transaminases, réaction au site de perfusion, phlébite.

Ceftobiprole : + infection fongique, hyponatrémie, dysgueusie.

Interactions médicamenteuses

Ne pas perfuser simultanément avec d'autres médicaments. Si nécessaire, demander conseils au pharmacien.

Ceftobiprole (*in vitro*) : **statines, bosentan** dont les concentrations peuvent augmenter.

CÉPHALOSPORINE SIDÉROPHORE

■ Céfidérocol

FETCROJA					
En IV (perf.) x 3 à 4/j A. : 6 à 8 g/j	10 fl. 1 g	HOP	I		

Propriétés

Antibiotique de la famille des bêtalactamines utilisés en dernier recours du fait du très faible taux de résistance.

Pénétration dans la cellule par diffusion passive et par transport actif via le sidérophore présent sur la céphalosporine.

Indications

Traitement de dernier recours des infections graves à bactéries aérobies Gram négatif chez les adultes.

En cas de suspicion de présence de bactéries anaérobies et/ou Gram positif : associer avec un autre antibiotique actif sur celles-ci.

Contre-indications

Allergie aux céphalosporines et allergie sévère aux bêtalactamines.

Précautions d'emploi

Insuffisance rénale : adapter la posologie selon la ClCr.

Adaptation posologique du céfidérocol chez l'adulte insuffisant rénal

	DOSE (g)	INTERVALLE ENTRE 2 PRISES (h)
ClCr 60-30 mL/min	1,5	8
ClCr 30-15 mL/min	1	8
ClCr < 15 mL/min et anurie	0,75	12
Hémodialyse	0,75	12, à administrer juste après la séance de dialyse

Régime contrôlé en sel : 1 flacon de 1 g contient 176 mg de sodium. Après reconstitution, 1 dose de 2 g de **céfidérocol** contient 705 mg de sodium (30,67 mmol), soit 35 % de l'apport alimentaire quotidien maximal recommandé.

Effets indésirables

Crises convulsives.
Diarrhées dont à *Clostridioides difficile*. Nausées, vomissements.
Réaction au site d'injection avec douleur.
Perturbations du bilan hépatique avec élévation des transaminases et de l'urémie.

Interactions médicamenteuses

Contraceptifs hormonaux : diminution de l'efficacité.

Grossesse et allaitement : absence de données.

AMINOSIDES

■ Gentamicine ©

GENTAMICINE					
En IM ou IV (30 min) A. : 3 à 8 mg/kg/j en 1 inj. sauf pour l'endocardite (2 à 3 inj.) E. : 1 à 1,5 mg/kg/j en 2 inj. N. : 1 à 2 mg/kg/j en 2 inj. NN. : 2 à 3 mg/kg/j en 2 inj.	1 amp. 10 mg	1,55	I	65 %	1,55
	10 amp. 10 mg	HOP	I		
	1 amp. 40 mg	2,57	I	65 %	2,57
	10 amp. 40 mg	HOP	I		
	1 amp. 80 mg	3,88	I	65 %	3,88
	10 amp. 80 mg	HOP	I		
	1 amp. 160 mg	5,97	I	65 %	5,97
	10 amp. 160 mg	HOP	I		

■ Amikacine ©

AMIKACINE					
En 1 à 2 perf. IV (30 min), ou inj. IM A. et E. : 15 à 30 mg/kg/j Voie intrarachidienne : 0,5 mg/kg/48 h	20 fl. 250 mg	HOP	I		
	20 fl. 500 mg	HOP	I		
	20 fl. 1 g	HOP	I		
AMIKACINE pédiatrique En 1 à 2 perf. IV (30 min) ou inj. IM E. et N. : 15 mg/kg/j	10 fl. 50 mg	HOP	I		
ARIKAYCE LIPOSOMAL					
En inhalation : 1 fl./j	28 fl. 590 mg	HOP	I		

■ Tobramycine

NEBCINE					
En 1 à 2 perf. IV (30 min) ou inj. IM/j A., E. et N. : 3 mg/kg/j	1 fl. 25 mg 1 fl. 75 mg 1 amp. 100 mg	2,92 3,27 3,37	I I I	65 % 65 % 65 %	2,92 3,27 3,37
TOBI					
Traitement des infections pulmonaires chroniques dues à *Pseudomonas aeruginosa* chez les patients atteints de mucoviscidose A. et E. > 6 ans : 1 amp. x 2/j en inhalation de 15 min pdt 28 j	56 amp. (sol. pour inhal.) 300 mg	2 103,11	I	65 %	37,56
TOBI PODHALER					
Même indication que *TOBI* A. et E. > 6 ans : 4 gél. x 2/j pdt 28 j	224 gél. 28 mg	2 206,18	I	65 %	9,85

Propriétés

Antibiotiques bactéricides à large spectre qui inhibent la synthèse protéique en se fixant sur les ribosomes, utilisés presque exclusivement en association.

Pharmacocinétique

Pas d'absorption par voie entérale, résorption par voie IM variable dans le temps, distribution limitée (sérum, liquide synovial, poumons, reins), mauvaise diffusion dans le LCS, pas de métabolisation, élimination rénale sous forme active, passage transplacentaire, hémodialysable.

Microbiologie

Espèces sensibles : staphylocoques, méningocoques, entérobactéries, *Pseudomonas aeruginosa, Xanthomonas, Aeromonas, Acinetobacter, Haemophilus influenzae* bacilles gram-positifs aérobies, *Nocardia asteroides* (**amikacine**), *Mycobacterium tuberculosis* (**amikacine**), *Mycobacterium avium-intracellulare* (**amikacine**), *Entamoeba histolytica, lambliase.*

Résistance naturelle : streptocoques et entérocoques (mais synergie avec les bêtalactamines), *Pseudomonas cepacia, Pseudomonas maltophila, Pseudomonas stutzeri,* anaérobies stricts, spirochètes, germes intracellulaires.

Résistance acquise (le plus souvent par production d'enzymes plasmidiques) : staphylocoques méti-R, entérobactéries, *Pseudomonas, Acinetobacter.*

Indications

- Septicémies et endocardites infectieuses.
- Infections sévères à staphylocoques, à streptocoques, à entérocoques, à bacilles gram-négatifs (en association avec une bêtalactamine).
- Fièvre chez le neutropénique et l'immunodéprimé.
- Infections abdomino-pelviennes, arthrites, ostéomyélites, otites, pyélonéphrites et pneumopathies nosocomiales.
- Infection à *Mycobacterium avium-intracellulare* (*ARIKAYCE LIPOSOMAL*) et nocardiose (**amikacine**), tuberculose (**amikacine**).
- Infection à *Listeria* (en association avec **amoxicilline**).

Préférer la **gentamicine** en cas d'infection à Gram positif, l'**amikacine** en cas d'infection à Gram négatif, la **tobramycine** en cas d'infection à *Pseudomonas.*

Plusieurs études ont montré que la toxicité des **aminosides** était diminuée par l'administration de la dose totale quotidienne en une seule injection. Cependant, cette modalité de prescription ne peut être étendue à toutes les situations cliniques (infections à entérocoque ou à cocci gram-positifs, endocardite, infection osseuse, etc.).

Contre-indications

Allergie aux **aminosides.**
Myasthénie (blocage neuromusculaire).

Précautions d'emploi

Éviter pendant la **grossesse** et en cas de lésions cochléo-vestibulaires.
Cirrhose : augmentation de la toxicité (contre-indication relative).
Insuffisance rénale : *cf.* **Tableau.**

Posologie des aminosides chez l'insuffisant rénal

AMINOSIDE	DOSE/INJ. (mg/kg)	INTERVALLE ENTRE CHAQUE INJ. EN FONCTION DE LA ClCr (mL/min)					SUPPLÉMENT HÉMODYALISE (mg/kg)	APRÈS DIALYSE PÉRITONÉALE (mg/L)
		> 90	80-90	50-80	10-50	< 10		
Amikacine	7,5	12 h	12 h	12-24 h	24-48 h	48-72 h	5-7	60
Gentamicine	1,5	8 h	12 h	12-24 h	24-48 h	48-72 h	1-2	20
Tobramycine	1	8 h	12 h	12-24 h	24-48 h	48-72 h	1-2	20

Nouveau-né : risque de surdosage nécessitant une surveillance des dosages sériques.
Obèse : risque de surdosage lié à une diminution du volume de distribution.
Sujet âgé : à considérer comme un insuffisant rénal.
Grands brûlés, opérés, malades de réanimation, mucoviscidose impliquent d'augmenter les doses.
Surveillance par audiométrie en cas de traitement prolongé.
Il est recommandé de surveiller les dosages sériques pour obtenir un pic sérique élevé (efficacité thérapeutique) et une résiduelle basse (toxicité par accumulation).
Attendre 24 à 48 h de traitement avant d'effectuer un dosage de la résiduelle (sauf insuffisance rénale). Les pics ne sont dosés que dans des cas particuliers (problème de volume, surdosage inexpliqué, échec thérapeutique, etc.).
Contrôle tous les 2 à 3 j pendant la durée du traitement.
Attendre le résultat de la résiduelle avant de réinjecter.

Pics et résiduelles d'aminosides en fonction du nombre d'injections quotidiennes

AMINOSIDE	1 INJ./J (mg/L)		2 INJ./J (mg/L)	
	PIC	RÉSIDUELLE	PIC	RÉSIDUELLE
Amikacine	40-60	< 2	20-30	< 2
Gentamicine	15-20	< 0,5	4-6	< 0,5
Tobramycine	15-35	< 0,5	4-6	< 0,5

Effets indésirables

Toxicité rénale (5 à 25 %) : en moyenne 7 à 10 j après le début du traitement, favorisée par : insuffisance rénale préexistante, acidose, déshydratation, hyponatrémie, hypokaliémie, surdosage, traitement prolongé, médicaments néphrotoxiques, diminuée par l'administration x 1/j.

Toxicité cochléo-vestibulaire irréversible (atteinte cochléaire 3 à 14 %, atteinte vestibulaire 1 à 10 %) : vertiges, ataxie, nystagmus, acouphènes, surdité. Risque diminué par l'administration x 1/j et augmenté par des doses quotidiennes élevées, une insuffisance rénale préexistante, une atteinte cochléo-vestibulaire préexistante ou des médicaments ototoxiques.

Augmentation du blocage neuromusculaire chez des malades curarisés ou atteints de myasthénie, prévenue par une injection IV > 30 min.

Rash cutané, élévation des transaminases, des phosphatases alcalines (exceptionnelles).

Interactions médicamenteuses

Potentialisation de la néphro-ototoxicité : **vancomycine, amphotéricine B, furosémide, clindamycine, pipéracilline, céphalosporines,** méthoxyflurane, **foscarnet, polymyxines, ciclosporine, cisplatine, AINS, produits de contraste iodés.**

Effet curarisant : curares, **toxine botulique.**

Synergie avec les bêtalactamines, les **glycopeptides,** les **fluoroquinolones.**

MACROLIDES DE 1RE GÉNÉRATION

■ Érythromycine (éthylsuccinate) ©

ÉRY					
N. : 1 sach. x 2/j Prises avant les repas E. 10-15 kg : 1 sach. x 2/j E. 15-25 kg : 1 sach. x 3/j	24 sach. 125 mg 24 sach. 250 mg	2,60 2,23	I I	65 % 65 %	0,11 0,09

■ Érythromycine (propionate) ©

ÉRY					
Prises 45 min avant les repas A. : 1 g x 2 ou 3/j Acné : 500 mg x 2/j	20 cp. séc. 500 mg	3,11	I	65 %	0,16

■ Érythromycine (lactobionate) ©

ÉRYTHROCINE					
En 4 perf. IV ≥ 1 h A. : 2 à 4 g/j E. et N. : 30 à 40 mg/kg/j	1 fl. 500 mg 1 fl. 1 g	HOP HOP	I I		

■ Spiramycine ©

ROVAMYCINE					
En 2 à 3 prises/j A. : 6 à 9 M UI/j E. : 150 000 à 300 000 UI/kg/j	16 cp. 1,5 MUI 10 cp. séc. 3 MUI	8,18 5,78	I I	65 % 65 %	0,51 0,58
En 3 perf. IV de 1 h A. : 1,5 MUI x 3/j	1 amp. 1,5 MUI	HOP	I		

■ Roxithromycine ©

RULID					
A. : 1 cp. x 2/j 15 min avant les repas E. et N. : 5 à 8 mg/kg/j en 2 prises	10 cp. séc. pour susp. buv. 50 mg	4,63	I	65 %	0,46
	10 cp. 150 mg	5,84	I	65 %	0,58
	16 cp. 150 mg	9,28	I	65 %	0,58

Propriétés

Antibiotiques bactériostatiques, qui inhibent la synthèse protéique en se fixant sur la sous-unité 50 S du ribosome.

Pharmacocinétique

Usage *per os* ou IV, biodisponibilité variant pour les différentes formes d'**érythromycine** de 40-50 % (stéarate) à 60-80 % (éthylsuccinate, propionate), absorption dépendante de la prise d'aliments pour certaines molécules, large distribution tissulaire (œil, bile, ascite, oreille moyenne, sinus maxillaire, amygdale, sauf LCS) et intracellulaire (macrophages, polynucléaires), métabolisation hépatique, forte élimination biliaire et fécale, très faible élimination rénale (1-5 %), passage transplacentaire et dans le lait maternel.

Microbiologie

Espèces sensibles : staphylocoques méti-S (50 %), streptocoques du groupe A, C, F, G et non groupables, pneumocoques, *Neisseria gonorrhoeae, Neisseria meningitidis, Corynebacterium diphteriæ, Bacillus anthracis, Erysipelothrix, Listeria monocytogenes, Lactobacillus, Bordetella pertussis, Campylobacter jejuni, Moraxella catarrhalis, Peptococcus, Propionibacterium, Clostridium perfringens, Treponema pallidum, Mycoplasma, Ureaplasma urealyticum, Chlamydia trachomatis, Rickettsiae, Legionella, Actinomyces israelii, Nocardia asteroides.*

Résistance naturelle : bacilles gram-négatifs, *Pseudomonas, Acinetobacter.*

Résistance acquise : staphylocoques méti-S (10-40 %) et méti-R, streptocoques groupables (1-18 %), streptocoques non groupables (8-30 %), pneumocoques (> 30 %), *Neisseria gonorrhoeae* (> 50 %), *Haemophilus influenzae.*

Indications

EN 1RE INTENTION

- Pneumopathies à *Mycoplasma* et *Legionella.*
- Diphtérie, coqueluche.
- Angiomatose bacillaire au cours du sida.

EN 2e INTENTION OU EN CAS D'ALLERGIE À LA PÉNICILLINE

- Infections à streptocoques, pneumocoques et prévention du rhumatisme articulaire aigu.
- Infections à *Chlamydia trachomatis,* lymphogranulomatose vénérienne, syphilis.
- Acné (traitement local).
- Gastro-entérite à *Campylobacter jejuni.*
- Antibioprophylaxie de l'endocardite bactérienne.

Contre-indications

Allergie aux **macrolides.**
Association aux **dérivés de l'ergot de seigle.**
Insuffisance hépatique.

Précautions d'emploi

Allaitement : en cas d'utilisation de la **spiramycine.**
Insuffisance rénale : risque de surdité.
Risque d'allongement de l'espace QT, hypokaliémie et hypomagnésémie.

Effets indésirables

Troubles digestifs (puissant stimulateur de la motricité digestive) : nausées, gastralgies, vomissements, diarrhées.
Toxicité hépatique : augmentation des ASAT, hépatite cholestatique.
Troubles neurologiques : vertiges, surdité.
Cardiotoxicité : allongement de l'espace QT, extrasystoles ventriculaires, torsades de pointes, bloc atrioventriculaire.
Allergies : urticaires, œdème de Quincke, réactions anaphylactoïdes.

Interactions médicamenteuses

À l'exception de la **spiramycine**, tous les **macrolides** inhibent le métabolisme de nombreux médicaments en formant des complexes avec les CYP3A4. Les interactions les plus graves (celles qui sont contre-indiquées) concernent les médicaments métabolisés par le CYP3A4 dont le surdosage est particulièrement dangereux :

- **colchicine** (risque de surdosage mortel),
- **dérivés de l'ergot de seigle** (risque d'ischémies distales),
- **pimozide** (risque d'arythmies),
- certaines **statines** (risque de rhabdomyolyse),
- certains **anticonvulsivants : carbamazépine, acide valproïque**,
- **ciclosporine, digoxine, théophylline, antivitamines K.**

L'**érythromycine** et la **spiramycine** sont susceptibles de donner des torsades de pointe, leur utilisation par voie intraveineuse avec un autre médicament torsadogène (**antiarythmiques de classe Ia** et **III**, certains antipsychotiques, etc.) est contre-indiquée.

Aucune interaction n'a été rapportée avec la **spiramycine** par voie orale.

Il convient de vérifier les interactions avant toute association avec un **macrolide**.

MACROLIDES DE 2^E^ GÉNÉRATION

■ Clarithromycine ©

ZECLAR					
A. En 2 prises/j Angines, infections stomatologiques et cutanées bénignes : 500 mg/j Infections bronchiques, sinusites aiguës, pneumopathies, infections à *Mycobacterium avium* chez le patient séropositif : 1 000 mg/j	10 cp. 250 mg 10 cp. 500 mg 14 cp. 500 mg 1 fl. 60 mL (50 mg/mL) 1 fl. 100 mL (25 mg/mL) 1 fl. 500 mg IV	4,53 8,60 12,02 5,86 5,18 HOP	I I I I I I	65 % 65 % 65 % 65 % 65 %	0,45 0,86 0,86 5,86 5,18

■ Azithromycine ©

ZITHROMAX					
En 1 prise/j A. : 500 mg à J0 puis 250 mg/j pdt 4 j (*angines, bronchites aiguës, surinfection de bronchites chroniques*) E. : 20 mg/kg/j sans dépasser 500 mg/j pdt 3 j	6 cp. 250 mg 1 fl. 40 mg/mL (30 mL) 1 fl. 40 mg/mL (37,5 mL)	8,15 11,28 14,09	I I I	65 % 65 % 65 %	1,36 11,28 14,09
ZITHROMAX MONODOSE					
Traitement minute des infections à *Chlamydia trachomatis* non compliquées A. : 1 g soit 4 cp. en 1 prise unique	4 cp. 250 mg	5,92	I	65 %	1,48
AZADOSE					
En 1 prise/j Prophylaxie des infections à *Mycobacterium avium* chez les patients VIH+ avec CD4 < $100/mm^3$ A. : 1 200 mg x 1/sem.	8 cp. 600 mg	52,26	I	65 %	6,53

ORDIPHA					
Idem *ZITHROMAX*	3 cp. 500 mg	8,17	I	65 %	2,72

Propriétés

L'**azithromycine** et la **clarithromycine** se caractérisent par une meilleure activité que l'**érythromycine** sur : les bactéries à développement intracellulaire, *Mycobacterium avium-intracellulare, Borrelia burgdorferi* et *Haemophilus influenzae.*

Pharmacocinétique

Usage *per os,* biodisponibilité de 37 % (**azithromycine**) et 50 % (**clarithromycine**), absorption de l'**azithromycine** diminuée de 50 % en présence d'aliments, large distribution tissulaire (sauf LCS) et intracellulaire (macrophages, polynucléaires), métabolisation hépatique de la **clarithromycine**, forte élimination biliaire et fécale, élimination rénale de la **clarithromycine**.

Microbiologie

Espèces sensibles (spectre de l'**érythromycine** étendu à) : *Haemophilus influenzae, Mycobacterium avium-intracellulare, Mycobacterium marinum, Toxoplasma gondii ; Helicobacter pylori* (**clarithromycine** seulement).

Résistance naturelle : bacilles gram-négatifs, *Pseudomonas, Acinetobacter.*

Résistance acquise : staphylocoques méti-S (10-40 %) et méti-R, streptocoques groupables (1-18 %), streptocoques non groupables (8-30 %), pneumocoques (> 30 %), *Neisseria gonorrhoeae* (> 50 %), syphilis (échec thérapeutique avec l'**azithromycine**).

Indications

EN 1RE INTENTION

- Pneumopathies à *Mycoplasma, Chlamydia* et *Legionella.*
- Traitement minute des infections non compliquées à *Chlamydia trachomatis* (*ZITHROMAX MONODOSE*).
- Infections à *Mycobacterium marinum* (**clarithromycine**).
- Angiomatose bacillaire, infection à *Mycobacterium avium-intracellulare* chez le patient séropositif immunodéprimé.
- Infection à *Helicobacter pylori* (**clarithromycine**), en association.
- Proposé dans les formes ganglionnaires de la maladie des griffes du chat.
- Diarrhée du voyageur et choléra, en particulier chez l'enfant (**azithromycine**).

EN 2E INTENTION OU EN CAS D'ALLERGIE À LA PÉNICILLINE

- Infections à streptocoques, pneumocoques et prévention du rhumatisme articulaire aigu.
- Lymphogranulomatose vénérienne, chancre mou, urétrite non gonococcique, syphilis (échecs thérapeutiques décrits avec l'**azithromycine**).
- Gastro-entérite à *Campylobacter jejuni.*
- Antibioprophylaxie de l'endocardite bactérienne.

Contre-indications

Grossesse et **allaitement**.

Allergie aux **macrolides**.

Association aux **dérivés de l'ergot de seigle.**

Précautions d'emploi

Insuffisance hépatique.

Insuffisance rénale : **clarithromycine** en 1 prise/j.

Effets indésirables

Cf. **érythromycine**.

Interactions médicamenteuses

Cf. **érythromycine**.

Clarithromycine : fluconazole (augmentation de la **clarithromycine**), **rifabutine** (risque d'uvéite), inducteur enzymatique.

Azithromycine : pas d'interaction avec **théophylline, antivitamines K.**

LINCOSAMIDE

■ Clindamycine ©

DALACINE					
En 4 prises/j A. : 600 mg à 2,4 g/j E. > 1 mois : 15 à 24 mg/kg/j En 4 perf. IV ou inj. IM/j Idem *DALACINE*	12 gél. 75 mg 12 gél. 150 mg 16 gél. 300 mg 1 amp. 600 mg 10 amp. 900 mg	2,88 2,88 6,82 HOP HOP	I I I I I	65 % 65 % 65 %	0,24 0,24 0,43

Propriétés

Antibiotique apparenté aux **macrolides** caractérisé par son risque de survenue de colite pseudo-membraneuse.

Pharmacocinétique

Proche des **macrolides**, bonne biodisponibilité (90 %), bonne diffusion tissulaire (sauf au niveau du LCS).

Microbiologie

Espèces sensibles : staphylocoques y compris producteurs de pénicillinase, streptocoques, *Bacillus, Corynebacterium*, anaérobies sauf clostridies et *Bacteroides, Mycoplasma hominis, Toxoplasma gondii, Pneumocystis jiroveci, Plasmodium*.

Résistance naturelle : entérocoques, *Neisseria, Haemophilus, Listeria, Erysipelothrix, entérobactéries, Pseudomonas, Acinetobacter, Clostridioides difficile, Legionella, Mycoplasma, Chlamydia*.

Résistance acquise : staphylocoques méti-R, clostridies, *Bacteroides*.

Indications

- Infections peu sévères à staphylocoques ou à anaérobies (sauf *C. difficile*).
- Infections à streptocoques sur documentation bactériologique (30 % de souches résistantes).
- Toxoplasmose, paludisme.

Contre-indications

Allergie aux **lincosamides**, nourrisson < 1 mois.

Précautions d'emploi

Grossesse et **allaitement**.

Insuffisance rénale et hépatique : diminuer les doses en espaçant l'intervalle entre les doses à 8 ou 12 h.

En cas d'insuffisance hépatique sévère : dosage de la concentration plasmatique pour adapter la posologie.

Effets indésirables

Colite pseudo-membraneuse, réactions allergiques, diarrhées, ictère, élévation des transaminases, pancytopénie, effet curarisant, bradyarythmie (en perfusion trop rapide).

Interactions médicamenteuses

Macrolides et **synergistines** déconseillés, curares, **antiacides, colestyramine.**

SYNERGISTINE

■ Pristinamycine

PYOSTACINE					
En 2 à 3 prises/j au moment des repas A. : 2 à 3 g/j E. : 50 à 100 mg/kg/j	16 cp. 250 mg 16 cp. 500 mg 100 cp. 500 mg	9,09 18,08 HOP	I I I	65 % 65 %	0,57 1,13

Propriétés

Association de 2 composés bactéricides inhibiteurs de la synthèse protéique ribosomale.

Pharmacocinétique

Peu de données chez l'homme, bonne diffusion tissulaire chez l'animal, pas de passage méningé, métabolisme hépatique, élimination principalement biliaire.

Microbiologie

Espèces sensibles : staphylocoques y compris producteurs de pénicillinase, streptocoques, pneumocoques, *Bacillus, Corynebacterium, Neisseria gonorrhoeae, Listeria, Haemophilus,* anaérobies dont les clostridies et les *Bacteroides, Legionella, Mycoplasma, Chlamydia.*
Résistance naturelle : entérocoques, entérobactéries, *Pseudomonas, Acinetobacter.*
Résistance acquise : staphylocoques méti-R, *Clostridium, Bacteroides.*

Indications

- Infections à staphylocoques, à streptocoques, à *Haemophilus influenzae* et à anaérobies.
- Infections de la peau et des tissus mous, bronchites aiguës, surinfection de bronchite chronique, sinusites maxillaires aiguës, pneumopathies communautaires.
- Prophylaxie de l'endocardite bactérienne en cas d'allergie aux ß-lactamines.

> Le peu de données sur les concentrations plasmatiques à doses usuelles ne permet pas de garantir une efficacité dans les infections graves ou avec un risque de septicémie. Dans ces cas, préférer un antibiotique bactéricide ayant une bonne diffusion sanguine.

Contre-indications

Allergie aux **synergistines**.

Précautions d'emploi

Grossesse et **allaitement** : utilisation possible.

Effets indésirables

Nausées, vomissements, épigastralgies, réactions cutanées très rares.

Interactions médicamenteuses

Ciclosporine (risque de surdosage).
Colchicine (risque de surdosage pouvant être mortel).

TÉTRACYCLINES ET ANALOGUES

■ Doxycycline ©

TOLEXINE					
Au milieu d'un repas, au moins 1 h avant le coucher A. > 60 kg : 200 mg x 1/j A. < 60 kg : 200 mg en 1 prise le 1er j, puis 100 mg x 1/j Gonococcie aiguë (homme) : 500 mg en 1 prise Gonococcie aiguë (femme) : 200 mg x 1/j pdt 7 j *Chlamydia trachomatis* : 200 mg x 1/j pdt au moins 10 j Syphilis : 100 mg x 3/j pdt au moins 10 j Acné, rosacée : 100 mg/j pdt au moins 3 mois E. > 8 ans : 4 mg/kg/j en 2 prises/j	14 cp. 50 mg 28 cp. 50 mg 15 cp. 100 mg 28 cp. 100 mg	1,64 3,02 2,58 4,60	I I I I	65 % 65 % 65 % 65 %	0,12 0,11 0,17 0,16

DOXYPALU					
Au milieu d'un repas au moins 1 h avant le coucher A. et E. > 40 kg : 100 mg/j E. > 8 ans < 40 kg : 50 mg/j Prophylaxie du paludisme du voyageur en zone d'endémie à commencer la veille du départ, à poursuivre pendant toute la durée du voyage et pendant les 4 sem. suivant le retour de la zone endémique	28 cp. 50 mg 28 cp. 100 mg	5,87 9,36	I I	65 % 65 %	0,21 0,33
VIBRAVEINEUSE					
En 1 ou 2 inj./j A. et E. > 12 ans ou > 45 kg : 200 mg le 1er j, puis 100 mg/j E. < 45 kg : 4 mg/kg/j le 1er j, puis 2 mg/kg/j	1 amp. 100 mg/ 5 mL	HOP	I		

■ **Minocycline ©**

MYNOCINE					
En 2 prises *per os/j* A. : 200 mg/j E. > 8 ans : 4 mg/kg/j	15 gél. 100 mg	5,77	I	65 %	0,38

■ **Lymécycline ©**

TÉTRALYSAL					
En 2 prises *per os/j* A. : 600 mg/j Acné : 300 mg/j pdt au moins 3 mois	56 gél. 150 mg 28 gél. 300 mg	5,97 5,97	I I	65 % 65 %	0,11 0,21

Propriétés

Antibiotiques bactériostatiques à large spectre, actifs sur les bactéries à développement intracellulaire.

Pharmacocinétique

Usage *per os*, IV, IM, ou en topiques, biodisponibilité de 95 % (**minocycline**, **doxycycline**), bonne distribution tissulaire (faible dans le LCS, inactives dans l'os), métabolisation hépatique, élimination rénale prépondérante (sauf **minocycline**), passage transplacentaire et dans le lait maternel.

Microbiologie

Espèces sensibles : staphylocoques méti-S, streptocoques, pneumocoques, *Neisseria gonorrhoeae, Neisseria meningitidis, Corynebacterium, Listeria monocytogenes, Yersinia, Vibrio, Pasteurella, Brucella, Francisella, Moraxella catarrhalis, Haemophilus influenzae, Pseudomonas pseudomallei, Treponema pallidum, Leptospira, Borrelia, Mycoplasma, Chlamydia trachomatis, Ehrlichia, Rickettsiae, Coxiella, Nocardia asteroides, Mycobacterium marinum, Actinomyces, Balantidium coli, Plasmodium.*

Résistance naturelle : *Enterobacter, Citrobacter, Proteus mirabilis, Providencia, Serratia, Pseudomonas, Mycobacterium.*

Résistance acquise : staphylocoques (70 %), streptocoques (50 %), pneumocoques (> 30 %), entérocoques (> 75 %), *N. gonorrheae* (> 50 %), *H. influenzae* (10-30 %), *M. catarrhalis* (60-80 %), entérobactéries (25-50 %), *Bacteroides fragilis* (60 %).

Indications

EN 1RE INTENTION

- Brucellose.
- Pneumopathies à *Chlamydia* et à *Mycoplasma*.
- Fièvre Q, rickettsiose, ehrlichiose, bartonellose.
- Pasteurellose.
- Maladie de Lyme, autres borrélioses.
- Urétrites non gonococciques, infections génitales à *Chlamydia* ou *Mycoplasma*.
- Prévention du paludisme multirésistant, en particulier dans les zones de méfloquino-résistance.

EN 2E INTENTION OU EN CAS D'ALLERGIE

- Acné sévère, rosacée ou juvénile.
- Tularémie, mélioïdose, tréponématose.
- Infections après morsure de rat (*Spirillum minus, Streptobacillus moniliformis*), peste, leptospirose.
- Actinomycose, nocardiose, infections à *Mycobacterium marinum*.
- Balantidiose.

Contre-indications

Allaitement, **grossesse** (2e et 3e trimestres).
Enfant d'âge < 8 ans.
Allergie aux **tétracyclines**.
Rétinoïdes et **psoralènes**.
Doxycycline IV contre-indiquée chez le patient asthmatique.

Précautions d'emploi

Photosensibilisation aux UV et au soleil.

Effets indésirables

Troubles digestifs (diminués par les repas) : nausées (50 %), vomissements (3 %), épigastralgies, diarrhées, stomatites, ulcérations œsophagiennes, entérocolites à staphylocoques, colite pseudo-membraneuse, candidoses, stéatose aiguë, pancréatite.
Fœtus : hypoplasies et dyschromies dentaires.
Troubles cutanés : photosensibilisation cutanée, photoonychose, rashs, œdèmes de Quincke, pigmentations bleutées des cicatrices et coloration diffuse du visage (**minocycline**).
Troubles neurologiques (**minocycline**) : femmes (70 %), hommes (30 %), troubles vestibulaires réversibles, syndrome myasthénique.
Rares : neutropénie, thrombopénie, aplasie médullaire, effet anti-ADH.

Interactions médicamenteuses

Absorption diminuée par les **pansements gastriques**.
Inducteurs enzymatiques : augmenter la dose ou la répartir en 2 prises.
Potentialisation des **antivitamines K**.
Élévation de l'urée plasmatique avec les **diurétiques**.

■ Tigécycline ©

TYGACIL					
A. : dose initiale de charge de 100 mg puis 50 mg/12 h en perf. de 30 min E. > 12 ans : 50 mg/12 h E. 8-12 ans : 1,2 mg/kg/12 h	10 fl. 50 mg/5 mL	HOP	I		

Propriétés

Antibiotique bactériostatique du groupe des glycylcyclines.
Inhibe la synthèse protéique des bactéries en se fixant sur la sous-unité ribosomale 30S et en bloquant l'entrée de l'ARNt dans le site A du ribosome.
Échappe aux principaux mécanismes de résistance aux **tétracyclines**.

Pharmacocinétique

Usage IV, biodisponibilité 100 %, faiblement métabolisée, élimination biliaire et fécale (59 %) et rénale (33 %).

Microbiologie

Espèces habituellement sensibles : *Enterococcus* sp., *Staphylococcus aureus*, staphylocoques blancs, *Streptococcus agalactiae* et des groupes anginosus et viridans, pneumocoque *Citrobacter freundii et koseri, Enterobacter, Escherischia coli, Klebsiella, Serratia marceans, oxytoca* et *pneumoniae, Bacteroides fragilis, Clostridium perfringens, Prevotella* sp., *Peptostreptococcus.*

Espèces incostamment sensibles : *Acinetobacter baumanii, Burkholderia cepacia, Morganella morganii, Providencia* sp., *Proteus* sp., *Stenotrophomonas maltophilia.*

Résistance naturelle : *Pseudomonas aeruginosa.*

Indications

Infections compliquées de la peau et des tissus mous sauf pour les infections du pied chez le patient diabétique.

Infections intra-abdominales compliquées.

Attention, des malades ayant une comorbidité grave n'ont pas été inclus dans les études (immunodéprimés, ulcère de décubitus infecté, infection nécessitant plus de 14 j de traitement, p. ex. une fasciite nécrosante). Peu d'expérience avec des patients diabétiques ayant une infection du pied, ou ayant une comorbidité (diabète, maladie vasculaire périphérique, toxicomanie intraveineuse, infection par le VIH) ou une bactériémie concomitante. Par conséquent, ces patients doivent être traités avec précaution par la **tigécycline** (RCP).

Contre-indications

Allaitement, **grossesse** (2e et 3e trim.). Enfant d'âge < 8 ans. Allergie aux **tétracyclines** et intolérance à la **tygécycline**. **Rétinoides** et **psoralènes**.

Déconseillé au 1er trim. de la grossesse et chez l'adolescent de moins de 18 ans.

Précautions d'emploi

Photosensibilisation aux UV et au soleil.

Pas d'adaptation en cas d'insuffisance rénale, hémodialyse et hépatique Child A et B. Surveillance étroite des malades ayant une cholestase. Diminution précautionneuse de la dose d'entretien à 25 mg/12 h en cas de Child C. Pas d'adaptation chez les sujets âgés.

Les substances actives suivantes ne doivent pas être administrées en même temps que *TYGACIL via* un dispositif en Y sur la tubulure de perfusion : **amphotéricine B**, **chlorpromazine**, **méthylprednisolone** et **voriconazole**.

Effets indésirables

Similaires à ceux induits par les **tétracyclines** : photosensibilité, syndrome d'hypertension intracrânienne, pancréatite, effet anti-anabolique (augmentation de l'urée, azotémie, acidose et hypophosphatémie), colite pseudo-membraneuse.

Très fréquents : nausées, vomissements, diarrhées.

Fréquents : abcès, infections, vertiges, allongement du TCA et du TP, phlébite, douleurs abdominales, dyspepsie, anorexie, augmentation des transaminases, de la bilirubine, de l'urée et de l'amylase, prurit, rash, céphalées.

Peu fréquents : choc septique/sepsis, augmentation de l'INR, hypoprotidémie, thrombophlébite, pancréatite aigue, réaction, inflammation, douleur, œdème et phlébite au site d'injection.

Interactions médicamenteuses

Potentialisation des **antivitamines K** (allongement du TP et du TCA nécessitant un contrôle fréquent).

Diminution de l'efficacité des contraceptifs oraux.

QUINOLONES – FLUOROQUINOLONES

■ Ciprofloxacine ©

CIFLOX					
En 2 prises/j au moment des repas A. : 1 à 1,5 g/j E. > 9 kg : 20 à 40 mg/kg/j	12 cp. 500 mg 20 c-mes. 500 mg/5 mL	9,84 36,41	I I	65 % 65 %	0,82 1,82
Injectable En 2 perf. IV lente A. 400 mg/j (max : 600 mg/j)	1 poche 200 mg/ 100 mL	14,02	I	65 %	14,02
UNIFLOX					
Cystite non compliquée : 1 cp. en monodose Urétrite et cervicite gonococcique (infection génitale) : ½ à 1 cp. en monodose	1 cp. 500 mg	11,3	I	65 %	
CIPROFLOXACINE					
Idem *CIFLOX*	12 cp. 250 mg	6,56	I	65 %	0,55

■ Ofloxacine ©

OFLOCET					
En 2 prises/j A. 400 mg/j (max : 800 mg/j)	10 cp. séc. 200 mg	7,11	I	65 %	0,71
MONOFLOCET					
Traitement minute de la cystite 2 cp. en 1 prise	2 cp. 200 mg	8,13	I	65 %	4,07

■ Norfloxacine ©

NORFLOXACINE					
En 2 prises/j A. 800 mg/j Prévention secondaire de l'infection du liquide d'ascite : 400 mg/j en 1 prise	10 cp. 400 mg		I	NR	

Propriétés

Antibiotiques bactéricides à très large spectre, inhibiteurs de l'ADN gyrase et de la topoisomérase de type IV, caractérisés par leur excellente diffusion tissulaire et par leur activité sur les bactéries intracellulaires et les bacilles gram-négatifs.

Pharmacocinétique

Résorption digestive rapide, biodisponibilité > 95 % (**ofloxacine**), > 60 % (**ciprofloxacine**), 35 % (**norfloxacine**), faible liaison protéique, excellente diffusion intracellulaire et tissulaire y compris dans l'os, l'œil, la prostate et le LCS (sauf la **norfloxacine** qui diffuse essentiellement dans les urines), métabolisation hépatique variable < 5 % (**ofloxacine**), 20-25 % (**norfloxacine, ciprofloxacine**), élimination rénale variable sous forme active > 85 % (**ofloxacine**), 50-60 % (**ciprofloxacine**), 35-40 % (**norfloxacine**).

Microbiologie

Espèces sensibles : staphylocoques méti-S, Neisseria, entérobactéries (*Escherichia coli, Klebsiella, Enterobacter, Citrobacter, Salmo-*

nella, Shigella, Proteus, Yersinia, Campylobacter), Moraxella catarrhalis, Pasteurella, Haemophilus. Mycoplasma pneumoniae, Chlamydiae pneumoniae, Legionella (**ofloxacine**, **ciprofloxacine**) ; *Acinetobacter et Pseudomonas aeruginosa* (**ciprofloxacine**) ; *Chlamydia trachomatis* (**ofloxacine**) ; *Mycobacterium fortuitum et kansasii* (**ciprofloxacine**).

Résistance naturelle : streptocoques, entérocoques, staphylocoques méti-R, *Listeria, Corynebacterium, Pseudomonas cepacia, Xanthomonas*, anaérobies (sauf *Propionibacterium acnes*), spirochètes, *Nocardia, Mycobacterium chelonei, Mycobacterium avium-intracellulare.*

Résistance acquise : staphylocoques, gonocoques (> 30 %), entérobactéries, *Pseudomonas aeruginosa, Acinetobacter.*

Indications

Ofloxacine, **ciprofloxacine** :

- infections urinaires basses non compliquées, prostatites, pyélonéphrites (augmentation de la fréquence des souches de *E. coli* communautaires résistantes aux **fluoroquinolones** ;
- maladies transmises par voie sexuelle : gonococcies non compliquées, chancre mou, urétrites à *Chlamydia* (**ofloxacine**) ;
- diarrhées aiguës bactériennes et diarrhées du voyageur, typhoïde (**ciprofloxacine, ofloxacine**), salmonelloses mineures, infections intra-abdominales graves en association, infection du liquide d'ascite ;
- infections ostéoarticulaires à germes sensibles ;
- pneumopathies atypiques, communautaires graves en association à une bêtalactamine, nosocomiale après documentation bactériologique, surinfections à pyocyanique au cours de la mucoviscidose ;
- septicémies à germes sensibles ;
- otites externes à *Pseudomonas aeruginosa* (**ciprofloxacine**), infections de la chambre postérieure de l'œil (**ofloxacine**) ;
- infections à *Mycobacterium fortuitum* (**ciprofloxacine**) ;
- prévention secondaire de l'infection du liquide d'ascite chez le cirrhotique (**norfloxacine**).

La **ciprofloxacine** est la seule **quinolone** ayant une activité sur *Pseudomonas aeruginosa* (antibiogramme), les doses unitaires doivent alors être augmentées (par exemple : *per os* 750 mg x 2/j).

La **norfloxacine** est réservée aux infections urinaires *basses* de la femme, aux infections intestinales et à la prévention de l'infection du liquide d'ascite.

Contre-indications

Grossesse et **allaitement**.

Allergie connue aux **fluoroquinolones**.

Antécédents de tendinopathie.

Déficit en G6PD.

Insuffisance rénale (**norfloxacine**).

Précautions d'emploi

Enfants en période de croissance.

Antécédents d'épilepsie ou convulsions.

Myasthénie.

Sujets âgés : risque de tendinite.

Exposition au soleil et aux UV.

Insuffisance rénale : adapter la dose à la ClCr.

Ofloxacine :

- ClCr < 50 mL/min : 200 mg/24 h ;
- ClCr ≥ 20 mL/min : 200 mg/48 h ;

Ciprofloxacine : ClCr < 20 mL/min → diminuer les doses de moitié.

Insuffisance hépatique sévère : diminuer la dose de **ciprofloxacine** de moitié en cas d'ascite.

Effets indésirables

Tendinites avec risque de rupture du tendon calcanéen chez les personnes âgées et au cours d'une corticothérapie, douleurs musculaires et/ou articulaires.

Manifestations cutanées : photosensibilisation, érythème, purpura vasculaire, syndrome de Stevens-Johnson, syndrome de Lyell, urticaire, œdème de Quincke.

Troubles hématologiques : thrombopénie, neutropénie, éosinophilie.

Troubles neurologiques : céphalées, convulsions, myoclonies, troubles de la vigilance et de la conscience ; troubles visuels et insomnie (**ofloxacine, ciprofloxacine** et **norfloxacine**) ; sensations ébrieuses, paresthésies, étourdissements (**ciprofloxacine** et **norfloxacine**), polyneuropathie dont syndrome de Guillain-Barré (**norfloxacine**), hallucinations (**ofloxacine, norfloxacine**).

Troubles digestifs : gastralgies, nausées, vomissements, diarrhées, douleurs abdominales, rares augmentation de la bilirubine, des phosphatases alcalines ou des transaminases ; brûlures rétrosternales, pancréatite et colite pseudo-membraneuse (**norfloxacine**).

Troubles néphrologiques : augmentation de l'urée et de la créatinine, hématurie microscopique (**ciprofloxacine** et **norfloxacine**), néphrite interstitielle (**norfloxacine**).

Interactions médicamenteuses

Sels de fer et topiques gastro-intestinaux (sels, oxydes et hydroxydes d'Al, Ca, Fe, Mg et Zn) : diminution de l'absorption, à prendre à 4 h d'intervalle.

Antivitamines K : augmentation de l'effet anticoagulant.

Cimétidine : augmentation des taux d'**ofloxacine**, de **ciprofloxacine** et de **norfloxacine**.

Nitrofurantoïne : antagonisme *in vitro* avec la **norfloxacine**.

Métronidazole : augmentation des risques de convulsions avec la **ciprofloxacine**.

Augmentation des taux de **digitaliques** et de **ciclosporine** par l'**ofloxacine**, la **ciprofloxacine** et la **norfloxacine**.

Diminution des effets des opiacés par la **ciprofloxacine**.

Ciprofloxacine et **norfloxacine** déconseillées avec les médicaments augmentant l'espace QT.

> Le risque de sélection de bactéries résistantes aux **fluoroquinolones** justifie une bithérapie dans certaines situations cliniques : *S. aureus, P. aeruginosa, K. pneumoniae, E. cloacae, S. marcescens*, fort inoculum bactérien, corps étranger, tissu osseux, infections graves, etc.
> L'excellente biodisponibilité orale des **fluoroquinolones** permet souvent d'éviter une administration parentérale plus onéreuse.

FLUOROQUINOLONES ANTIPNEUMOCOCCIQUES

■ Lévofloxacine ©

TAVANIC					
A. en 1 ou 2 adm./j Sinusites aiguës et exacerbation des bronchites chroniques : 500 mg/j Pneumonies communautaires : 500 à 1 000 mg/j	5 cp. séc. 500 mg 1 fl. 50 mL 5 mg/mL	9,62 HOP	I I	65 %	1,92

■ Moxifloxacine ©

IZILOX					
A. 400 mg en 1 prise/j	5 cp. 400 mg 50 cp. 400 mg 5 fl. 400 mg/250 mL	6,55 HOP HOP	I I I	65 %	1,31

Délafloxacine

QUOFENIX						
1 perf. IV de 300 mg toutes les 12 h : à passer sur 1 h) puis relais *per os* si possible	10 fl. 300 mg	HOP	I			
1 cp./12 h	10 cp. 450 mg	HOP	I			

Propriétés

Fluoroquinolones actives sur le pneumocoque, y compris de sensibilité diminuée à la **pénicilline**. La **lévofloxacine** est l'isomère L de l'**ofloxacine**.

Pharmacocinétique

Absorption orale rapide, biodisponibilité indépendante de la prise alimentaire > 90 %, faible liaison protéique (40 %), bonne diffusion intracellulaire et tissulaire en particulier bronchique et pulmonaire, faible métabolisation, élimination rénale (> 85 % **lévofloxacine**) ou digestive (**moxifloxacine**).

Microbiologie

Espèces sensibles : spectre de l'**ofloxacine** étendu aux streptocoques dont pneumocoque, *Fusobacterium, Propionibacterium, Peptostreptococcus, Mycobacterium tuberculosis* (**moxifloxacine**).

Résistance naturelle : entérocoques, *Pseudomonas,* anaérobies.

Résistance acquise : staphylocoques méti-R, streptocoques dont pneumocoques, entérobactéries, *Mycobacterium tuberculosis*.

Indications

En 2e intention ou allergie aux traitements de référence.

Sinusites aiguës : en cas de risque de complications (frontales, sphénoïdales et ethmoïdales).

Exacerbations de bronchites chroniques.

Pneumonies communautaires à l'exception des formes graves (il vaut souvent mieux préférer une bêtalactamine + un **macrolide**), infections à pneumocoque (préférer une bêtalactamine).

Tuberculose à bacilles multirésistants ou en cas d'intolérance à un antituberculeux majeur (*cf.* Tuberculose).

Infections bactériennes aiguës de la peau et des tissus mous.

Contre-indications

Grossesse et **allaitement**.

Allergie aux **quinolones**.

Enfants et adolescents en période de croissance.

Antécédents de tendinopathie avec une fluoroquinolone.

Déficit en G6PD.

Lévofloxacine : épilepsie.

Moxifloxacine : allongement de l'espace QT, troubles hydro-électrolytiques dont hypokaliémie, bradycardie, insuffisance cardiaque gauche significative, antécédents de troubles du rythme, insuffisance hépatique, transaminases à 5N, ClCr < 30 mL/min.

Précautions d'emploi

Risque d'allongement de l'espace QT dépendant de la dose : *cf.* interactions et Contre-indications.

Risque de tendinopathie surtout sujets âgés ou prise de **corticoïdes**.

Risque de photosensibilisation.

Risque de négativation de culture de *Mycobacterium tuberculosis* (**lévofloxacine**).

Risque de convulsions (**moxifloxacine**).

Insuffisance rénale : inchangé pour **moxifloxacine** ; adapter **lévofloxacine** à la ClCr ; après une dose de charge de 500 mg, diminuer selon le schéma à 1 ou 2 prises :

- ≥ 50 mL/min : 250 mg/24 h ou 250 mg/12 h (2 prises) ;
- < 20 mL/min : 125 mg/24 h ou 125 mg/12 h (2 prises) ;
- < 10 mL/min et dialyse : 125 mg/24 h (1 et 2 prises).

Insuffisance hépatique : **moxifloxacine** contre-indiquée, pas d'adaptation pour **lévofloxacine**.

Effets indésirables

Lévofloxacine : *cf.* **ofloxacine**.

Moxifloxacine : données incomplètes car mise sur le marché récente.

Fréquents (1-10 %) : douleurs abdominales, céphalées, sensations vertigineuses, nausées, diarrhées, vomissements, dyspepsie, allongement de l'espace QT en cas d'hypokaliémie, dysgueusie, anomalies des tests hépatiques (augmentation ASAT, ALAT ou bilirubine).

Peu fréquents (0,1-1 %) : asthénie, douleurs dorsales ou thoraciques, malaise, allergie, douleurs des membres inférieurs, insomnie, nervosité, somnolence, anxiété, tremblements, paresthésies, confusion, dépression, sécheresse buccale, nausées, vomissements, flatulence, constipation, muguet, anorexie, stomatite, troubles digestifs, glossite, tachycardie, œdèmes, hypertension, palpitations, syncope, fibrillation atriale, dyspnée, arthralgies, myalgies, rash, prurit, hypersudation, urticaire, amblyopie, vaginite, augmentation des GGT, amylasémie, leucopénie, diminution du TP, éosinophilie, thrombocytémie, thrombocytopénie, anémie.

Les effets rares ne sont pas rapportés ici.

Interactions médicamenteuses

Lévofloxacine : *cf.* **ofloxacine**.

Moxifloxacine : **sels de fer** et topiques gastro-intestinaux : *cf.* **ofloxacine**.

Antivitamines K : *cf.* **ofloxacine**.

Déconseillées avec médicaments augmentant le QT : **antiarythmiques** classes Ia et III, **antipsychotiques, tricycliques,** antimicrobiens (**érythromycine** IV, **pentamidine**), **antihistaminiques** (**mizolastine**).

Augmentation de la digoxinémie.

> **Fluoroquinolones** à très large spectre (Gram+, Gram-, intracellulaires et anaérobies).
>
> Les mécanismes de résistance sont communs entre toutes les **quinolones**.
>
> Une large utilisation fait courir un risque d'émergence de bactéries multirésistantes (dont pneumocoques résistants aux **fluoroquinolones**) qui doit être mis en balance avec le bénéfice de la prescription.

SULFAMIDE ET TRIMÉTHOPRIME

■ Cotrimoxazole ©

BACTRIM					
En 2 à 3 prises *per os* A. 4 à 6 cp./j	20 cp. séc. SMZ 400 mg + TMP 80 mg	2,24	I	65 %	0,11
Perfusion En 2 perf. IV A. 4 à 6 amp./j E. et N. 2 mL/5 kg/j	5 amp. 5 mL SMZ 400 mg + TMP 80 mg	HOP	I		
Suspension buvable (uniquement en cas de difficultés pour avaler les comprimés) A. et E. > 12 ans : 20 mL/12 h E. 6-12 ans : 10 mL/12 h N. > 6 mois et E. < 6 ans : 5 mL/12 h NN. > 6 sem. et N. jusqu'à 5 mois : 2,5 mL/12 h	1 fl. SMZ 40 mg/mL + TMP 8 mg/mL	2,07	I	65 %	
BACTRIM FORTE					
En 2 à 3 prises *per os* A. 2 à 3 cp./j	10 cp. séc. SMZ 800 mg + TMP 160 mg	1,78	I	65 %	0,18
	50 cp. séc. SMZ 800 mg + TMP 160 mg	HOP	I		

SMZ : sulfaméthoxazole
TMP : triméthoprime

MALADIES INFECTIEUSES

■ Triméthoprime

DELPRIM					
300 mg/j en 1 prise pdt 3 j Traitement des cystites aiguës non compliquées	3 cp. 300 mg	4,94	I	65 %	1,65

Propriétés

Sulfamide et triméthoprime sont des antibiotiques bactériostatiques synergiques inhibiteurs de la synthèse de l'**acide folique.**

Pharmacocinétique

Usage *per os* ou parentéral, bonne biodisponibilité, bonne distribution tissulaire (y compris le LCS, liquides synovial, pleural et péritonéal), métabolisation hépatique, élimination urinaire, passage transplacentaire.

Microbiologie

Espèces sensibles : staphylocoques, streptocoques, pneumocoques, *Neisseria, Bacillus, entérobactéries, Haemophilus influenzae, Bordetella pertussis, Moraxella catarrhalis, Pseudomonas cepacia, Pseudomonas maltophila, Legionella, Chlamydia, Actinomyces, Toxoplasma gondii, Pneumocystis jiroveci.*

Résistance naturelle : entérocoques, *Coxiella, Treponema, Leptospira, Mycobacterium.*

Résistance acquise : streptocoques, *Neisseria gonorrhoeae, Neisseria meningitidis*, entérobactéries.

Indications

EN 1RE INTENTION

- Infections urinaires basses non compliquées, prostatites, pyélonéphrites aiguës.
- Sinusites aiguës, otites moyennes aiguës.
- Traitement de la pneumocystose pulmonaire (**cotrimoxazole**) et de la toxoplasmose (**sulfadiazine**).
- Salmonellose, shigellose, yersiniose.

EN 2E INTENTION

- Bronchites aiguës (au cours de la BPCO), pneumopathies à bacilles gram-négatifs.
- Infections à bacilles gram-négatifs, endocardites bactériennes (en association).
- Méningites listériennes, nocardiose, brucellose.

Contre-indications

Allergies aux **sulfamides** ou au **triméthoprime.**

Fin de **grossesse**, **allaitement**, nouveau-né.

Insuffisances hépatiques sévères.

Porphyries, déficit en G6PD, anémies par carence en folates.

Exposition aux UV (photosensibilisation).

Méthotrexate, procaïne.

Précautions d'emploi

Déconseillés pendant la **grossesse.**

Surveillance hématologique en cas de traitement prolongé.

Diurèse alcaline avec la **sulfadiazine** (cristallurie).

Insuffisance rénale : adapter la dose à la ClCr.

INSUFFISANCE RÉNALE : ClCr (mL/min)	COTRIMOXAZOLE	SULFADIAZINE
< 30	800/160 à 400/80 mg/12 h	1,5 à 3 g/12 h
< 10	800/160 mg/24 h	1,5 à 3 g/24 h

Effets indésirables

Troubles digestifs : anorexie, nausées, vomissements, stomatite, colite pseudomembraneuse, ulcérations œsophagiennes, pancréatites (rares), ictère nucléaire du nouveau-né.

Réactions allergiques (fréquentes au cours du sida) : urticaires, érythème maculopapu-

leux, œdème de Quincke, fièvre, arthralgies, vascularites, hépatites immuno-allergiques, maladie sérique, dermites exfoliatrices, syndrome de Lyell (0,2 cas/million).
Troubles hématologiques : neutropénie réversible, anémie mégaloblastique, méthémoglobinémie, thrombopénie, agranulocytose.
Troubles neurologiques : céphalées, neuropathies périphériques, dépression, convulsions, ataxie, hallucinations visuelles, acouphènes, vertiges, insomnie, surdité, tremblements.
Tubulopathie et insuffisance rénale.

Interactions médicamenteuses

Méthotrexate (augmentation de ses effets et de sa toxicité hématologique) (**TMP**).
Potentialisation des **antivitamines K, phénytoine, sulfamides hypoglycémiants, zidovudine.**
Diminution de la ciclosporinémie.

NITRO-IMIDAZOLÉS

■ Métronidazole ©

FLAGYL					
En 3 prises *per os* aux repas A. 1 à 1,5 mg/kg/j E. 20 à 30 mg/kg/j	1 fl. susp. buv. 120 mL (24 c-mes. 125 mg) 20 cp. 250 mg 4 cp. 500 mg 14 cp. 500 mg	3,60 2,31 1,97 3,24	I I I I	65 % 65 % 65 % 65 %	3,60 0,12 0,49 0,23

■ Ornidazole

TIBÉRAL					
En 2 prises *per os* aux repas A. 1 à 1,5 mg/kg/j E. 20 à 30 mg/kg/j	10 cp. 500 mg 50 cp. 500 mg	 HOP	I I	NR	
Injectable 2 à 3 perf. IV de 30 à 60 min	12 amp. 500 mg 12 amp. 1 g	HOP HOP	I I		

■ Secnidazole

SECNOL					
À prendre *per os* au début des repas Amibiase aiguë digestive : A. 2 g en 1 prise unique E. 30 mg/kg en 1 prise unique Amibiase hépatique : A. 1,5 g/j en 1 ou plusieurs prises pdt 5 j E. 30 mg/kg/j en 1 ou plusieurs prises pdt 5 j Infections à *Trichomonas* : 2 g en 1 prise unique Giardiase : E. 30 mg/kg en 1 prise unique	1 sach. dose 2 g granulés	5,87	I	65 %	5,87

■ Tinidazole

FASIGYNE					
En 1 prise *per os* aux repas A. 2 000 mg/j	4 cp. 500 mg	3,12	I	65 %	0,78

■ Métronidazole + spiramycine ©

BIRODOGYL					
En 2 à 3 prises *per os* au repas A. et E. > 15 ans : 2 à 3 cp./j	10 cp. 250 mg/1,5 MUI	5,53	I	65 %	0,55
RODOGYL					
En 2 à 3 prises *per os* aux repas A. 4 à 6 cp./j E. > 6 ans : 2 cp./j E. > 10 ans : 3 cp./j	20 cp. 125 mg/0,75 MUI	4,51	I	65 %	0,23

Propriétés

Antibiotiques bactéricides actifs sur les bactéries anaérobies strictes et certains protozoaires.

Pharmacocinétique

Usage *per os* (biodisponibilité proche de 100 %), par voie parentérale, par voie vaginale (biodisponibilité 20 %) ou par voie rectale, distribution dans tout l'organisme (y compris le système nerveux central et l'humeur aqueuse), métabolisation hépatique en dérivés actifs, élimination urinaire (60-80 %) et biliaire (6-15 %), passage transplacentaire et dans le lait maternel, hémodialysable à 50 %.

Microbiologie

Espèces sensibles : anaérobies (sauf *Propionibacterium* et *Actinomyces*), *Campylobacter fetus, Helicobacter pylori, Gardnerella vaginalis, Trichomonas vaginalis, Giardia intestinalis, Balantidium coli, Isospora belli, Entamoeba histolytica.*

Indications

En association en cas d'infections mixtes.

- Traitement curatif des infections à anaérobies.
- Colite pseudo-membraneuse.
- Infection à *Helicobacter pylori* (en association avec **amoxicilline** ou **clarithromycine**) : ulcère gastrique et duodénal.
- Trichomonases vaginales.
- Protozooses intestinales : giardiase, balantidiose, isosporose, blastomytose.
- Amibiase.

Contre-indications

Allergie aux imidazolés.

Grossesse : 1er trimestre.

Allaitement (pendant et 2 j après l'arrêt de l'antibiotique).

Précautions d'emploi

Effet antabuse (10-25 % pendant et 2 j après l'arrêt de l'antibiotique).

Antécédents de convulsions.

Insuffisance rénale : 8 mg/kg/12 h lorsque la ClCr est < 30 mL/min et en cas d'anurie. En cas d'hémodialysable, administrer 20 mg/kg en fin de séance.

Effets indésirables

Troubles digestifs (5-10 %) : nausées, vomissements, diarrhée, goût métallique, anorexie, épigastralgies, glossite, stomatite, pancréatite.

Troubles neurologiques : céphalées, confusion, vertiges, atteinte cérébelleuse, paresthésies, polynévrite sensitivomotrice réversible.

Autres : neutropénie réversible, thrombopénie, prurit, urticaire, coloration rouge-brun des urines, gynécomastie.

Interactions médicamenteuses

Antivitamines K (surdosage).

Alcool, **disulfirame**, **phénobarbital**, **phénytoïne** (surdosage et diminution de l'effet du **métronidazole**), **5-fluorouracile**, curares type vécuronium.

GLYCOPEPTIDES

Vancomycine ©

VANCOMYCINE					
En 2 à 3 perf. de 1 h ou perf. continue A. 30 à 60 mg/kg/j à adapter aux dosages N. et E. 40 mg/kg/j	1 fl. pdre 125 mg 1 fl. pdre 250 mg 1 fl. pdre 500 mg 1 fl. pdre 1 g	HOP HOP HOP HOP	I I I I		

Propriétés

Antibiotique bactéricide, inhibiteur de la synthèse du peptidoglycane, actif sur les bactéries gram-positives y compris les staphylocoques méti-R.

Pharmacocinétique

Usage *per os* (pas d'absorption digestive) ou par voie IV, distribution limitée (sérum, liquide synovial, poumons, reins), diffusion dans le LCS en cas de méningite, très faible métabolisation hépatique, élimination rénale sous forme active (80-90 %), non hémodialysable.

Microbiologie

Espèces sensibles : staphylocoques, streptocoques, pneumocoques, entérocoques, corynébactéries, *Listeria, Clostridium.*
Résistance naturelle : bacilles gram-négatifs, *Leuconostoc, Pediococcus, Nocardia.*
Résistance acquise : *Enterococcus faecium, Leuconostoc, Lactobacillus, Erysipelothrix.*

Indications

- Infections sévères à streptocoques, entérocoques ou staphylocoques méti-S en cas d'allergie aux bêtalactamines.
- Infections à staphylocoques méti-R.
- Fièvre chez le neutropénique en particulier en cas de suspicion d'infection à cocci gram-positifs.
- Prévention de l'endocardite bactérienne en cas d'allergie à la **pénicilline**.
- Colite pseudo-membraneuse *per os* (déconseillé en raison du risque de sélection d'entérocoque résistant à la **vancomycine**).

Contre-indications

Allergie à la **vancomycine**.

Précautions d'emploi

Préférer une administration continue à la seringue électrique précédée d'une dose de charge de 15 mg/kg en 1 h.
Grossesse : innocuité non établie.
Surdité préexistante.
Insuffisance rénale : diminuer la dose journalière et l'adapter aux dosages de la résiduelle.

Surveillance des concentrations sériques de vancomycine

VANCOMYCINE	CONCENTRATION RÉSIDUELLE OU À L'ÉQUILIBRE	CONCENTRATION AU PIC
Délai de 48 h avant le 1er dosage	20 mg/L (pneumopathie, septicémie)	40 à 60 mg/L
	20 à 30 mg/L (infection osseuse)	(perfusion continue)
	30 à 35 mg/L (méningite)	(perfusion continue)

Effets indésirables

Néphro-ototoxicité, intolérance veineuse, « red man syndrome », réactions allergiques.

Interactions médicamenteuses

Médicaments néphrotoxiques.

MALADIES INFECTIEUSES

Teicoplanine ©

TARGOCID					
A. 6 à 8 mg/kg/12 h pdt 1 à 4 j puis 6 à 8 mg/kg/24 h en 1 inj. E. 10 mg/kg/j toutes les 12 h pour les 3 premières inj. puis 10 mg/kg/24 h en 1 inj. Vérifier la concentration résiduelle avant de passer à 1 inj./j	1 amp. 100 mg 1 amp. 200 mg 1 amp. 400 mg	HOP HOP HOP	I I I		

Propriétés

Similaires à la **vancomycine**.

Pharmacocinétique

Usage parentéral IV ou IM, distribution proche de la **vancomycine** (sauf dans le LCS), peu ou pas de métabolite, élimination rénale sous forme active (80 %), non hémodialysable.

Microbiologie

Cf. **vancomycine**.

Indications

- *Cf.* **vancomycine** et recommandations ci-dessous.
- Pas d'indication dans les méningites en raison d'un passage méningé insuffisant.

Contre-indications

Grossesse, **allaitement**.

Nouveau-né.

Allergie à la **teicoplanine** (pas d'allergie croisée avec la **vancomycine**).

Précautions d'emploi

Surdité.

Insuffisance rénale : adapter la dose à la ClCr à partir du 4e j de traitement :
- < 60 mL/min : diminuer la dose de moitié ;
- < 40 mL/min : diminuer la dose d'un tiers.

Surveillance des concentrations sériques de teicoplanine

TEICOPLANINE	CONCENTRATION RÉSIDUELLE OU À L'AQUILIBRE	CONCENTRATION AU PIC
Délai de 72 h avant le 1er dosage	15 à 20 mg/L (septicémies) Mal connu dans les autres indications	Sans intérêt

RECOMMANDATIONS
Limiter la prescription de **glycopeptides** (risque d'émergence de germes résistants). En cas d'infection osseuse, associer les premiers jours 1 ou 2 antibiotiques à bonne diffusion osseuse. Préférer la **vancomycine** en 1re intention en raison de l'existence de staphylocoque coagulase négative de sensibilité diminuée à la **teicoplanine**. Surveiller les concentrations résiduelles (efficacité et toxicité).

Effets indésirables

Néphro-ototoxicité.

Réactions allergiques, leucopénie, thrombopénie.

Intolérance veineuse.

Interactions médicamenteuses

Médicaments néphrotoxiques.

Synergie avec les autres antistaphylococciques.

Dalbavancine

XYDALBA					
1 500 mg en 1 seule perf. Ou perf. de 1 000 mg suivie d'une perf. de 500 mg 1 sem. plus tard	1 fl. 500 mg	HOP	I		

Propriétés

Toutes les bactéries Gram négatif sont résistantes. La **dalbavancine** est un lipoglycopeptide bactéricide. Son mécanisme d'action vis-à-vis des bactéries à Gram positif sensibles réside dans l'inhibition de la synthèse de la paroi bactérienne.

Indications

Infections bactériennes aiguës de la peau et des tissus mous chez l'adulte.

Contre-indications

- Hypersensibilité.
- Grossesse et allaitement.

Précautions d'emploi

- Insuffisance rénale chronique.
- Risque de colite pseudo-membraneuse.
- Interactions médicamenteuses potentielles avec les **inhibiteurs de protéase boostés**, le **vérapamil**, la **quinidine**, **l'itraconazole**, **la clarithromycine** et la **ciclosporine**.

Effets indésirables

- Troubles digestifs : nausées, vomissements, diarrhées.
- Céphalées.
- Thrombocytopénies.
- Perturbation du bilan hépatique.
- Réactions liées à la perfusion.

Oritavancine

TENKASI					
A. : 1 200 mg en 1 perf. unique IV E. > 3 mois et adolescents < 18 ans : 15 mg/kg en 1 perf. unique IV (sans dépasser 1 200 mg)	3 fl. 400 mg	HOP	I		

Propriétés

Inhibition de la synthèse de la paroi cellulaire bactérienne et perturbation de l'intégrité de la membrane bactérienne conduisant à la mort cellulaire.

Indications

Espèces sensibles : staphylococuqes, streptocoques, *Clostridium perfringens*, *Peptostreptococcus* spp.

Résistance naturelle : bactéries Gram négatif, *Lactobacillus*, *Leuconostoc*, *Pediococcus*, *Staphylococcus aureus* résistants à la **vancomycine**.

Indications

Infections bactériennes aiguës de la peau et des tissus mous chez les adultes et les enfants âgés de 3 mois et plus.

Contre-indications

Hypersensibilité.

Utilisation d'**héparine sodique** non fractionnée (jusqu'à 5 j suivant l'administration) : résultats de TCA faussement élevés.

Précautions d'emploi

Interférence avec les tests de coagulation avec prolongement artificiel des résultats.

Tests de la coagulation modifiée par l'oritavancine

TEST	DURÉE D'INTERFÉRENCE
Temps de Quick (TQ)	Jusqu'à 12 h
Rapport normalisé international (INR)	Jusqu'à 12 h
Temps de céphaline activée (TCA)	Jusqu'à 5 j
Temps de coagulation activée (ACT)	Jusqu'à 24 h
Temps de céphaline kaolin (TCK)	Jusqu'à 18 h
Temps de venin de vipère Russel dilué (DRVVT)	Jusqu'à 3 j

Effets indésirables

- Nausées, céphalées.
- Réactions d'hypersensibilité, réaction au point de perfusion.
- Cellulite, abcès.
- Ostéomyélite.
- Anémie, thrombocytopénie.

LIPOPEPTIDE

■ Daptomycine ©

CUBICIN					
Infection compliquée de la peau et des tissus mous à S. aureus sans bactériémie : en perf. lente de 30 min : 4 mg/kg/j en une administration pdt 7 à 14 j ou jusqu'à résolution de l'infection Insuffisance rénale : 4 mg/kg/48 h, surveiller la fonction rénale régulièrement Endocardite infectieuse du cœur droit associée à une bactériémie à S. aureus : en perf. lente de 30 min : 6 mg/kg/j en une administration pour une durée maximale de 42 j Doses ≥ 10 mg/kg souvent utilisées en pratique	1 fl. 350 mg 1 fl. 500 mg	HOP HOP	I I		

Propriétés

Lipopeptide cyclique agissant par liaison aux membranes bactériennes en présence d'ion Ca^{2+}.

Pharmacocinétique

Pas de métabolisation hépatique par les CYP. Élimination rénale à près de 80 %.

Microbiologie

- Espèces sensibles avec activité démontrée : *Staphylococcus aureus* (y compris méti-R), *Streptococcus agalactiae, Streptococcus dysgalactiae subsp equisimilis* et *Streptococcus pyogenes*.
- Résistances naturelles : bactéries à Gram négatif en raison du mécanisme d'action.
- Résistances acquises : en cas d'infection difficile à traiter ou d'exposition prolongée à la **daptomycine** : certains *Staphylococcus aureus, Enterococcus faecalis* et *Enterococcus faecium*.

Indications

Traitement des infections compliquées de la peau et des tissus mous (IcPTM).
Traitement de l'endocardite infectieuse (EI) du cœur droit due à *Staphylococcus aureus* si le germe est sensible.
Traitement d'une bactériémie à *Staphylococcus aureus* associée à une IcPTM ou une EI du cœur droit.

Contre-indications

Hypersensibilité à la substance active ou à l'un des excipients.
En l'absence de données : grossesse, allaitement, âge ≤ 18 ans.

Précautions d'emploi

S'assurer de la sensibilité du germe en cas de multirésistance notamment.
Surveillance étroite de la fonction rénale en particulier en cas d'insuffisance rénale.
Surveillance de la créatine-phosphokinase (CPK) et plus particulièrement chez les patients prenant des **statines.**
Surveillance des enzymes hépatiques.
Penser à l'associer à d'autres antibiotiques en cas d'infections polymicrobiennes pouvant comporter des bactéries à Gram négatif et/ou certaines bactéries anaérobies.
L'effet de la **daptomycine** est inhibé par le surfactant pulmonaire, il ne faut donc pas l'utiliser en cas d'infection dans les poumons ou de risque de localisation septique secondaire (infection d'un cathéter central en position veineuse).

Effets indésirables

Céphalées, nausées, vomissements, diarrhées, douleurs musculaires, infections mycosiques, rash, réaction au site de perfusion, **élévation des CPK**, ALAT, ASAT et PAL.
Faible fréquence : douleurs musculaires, myosites, rhabdomyolyses.

Interactions médicamenteuses

Les médicaments impliquant une augmentation de la CPK doivent être évoqués (**statines, fibrates, amphotéricine B** et **dexamétasone**) ; leur prise concomitante doit mener à une surveillance étroite de la CPK plasmatique.

OXAZOLIDINONES

■ Linézolide ©

ZYVOXID				
A. 600 mg x 2/j *per os* ou IV pdt 10-14 j	10 cp. 600 mg 1 fl. sol. buv. (100 mg/ 5 mL) 10 poches perf. 2 mg/mL	HOP HOP HOP	I I I	

Propriétés

Antibiotique bactériostatique inhibiteur de la synthèse protéique, dont le spectre est principalement limité aux cocci gram-positifs, y compris les staphylocoques méti-R et entérocoques vanco-R.

Pharmacocinétique

Usage *per os* ou intraveineux, absorption proche de 100 % *per os* indépendante de la prise alimentaire, bonne distribution tissulaire (dont poumon et parties molles), métabolisation en dérivés inactifs, excrétion rénale majoritaire.

Microbiologie

Espèces sensibles (CMI ≥ 2 mg/L) : staphylocoques (bactériostatique), *Enterococcus faecium* et *E. faecalis* (bactériostatique, y compris résistants à **vancomycine**) streptocoques y compris pneumocoques (lentement bactéricide, y compris résistants à **pénicilline**), *Neisseria, Bacillus,* corynébactéries, anaérobies Gram-positifs sauf *Bacteroides fragilis, Pep-*

tostreptoccocus, Nocardia, mycobactéries dont *tuberculosis*.
Résistance naturelle : entérobactéries, *Haemophilus, Moraxella, Pseudomonas,* mycoplasmes, *Chlamydia*.

Indications

À réserver préférentiellement aux traitements d'infections à cocci gram-positifs sur documentation bactériologique.

> Les faibles concentrations plasmatiques et urinaires du **linézolide** expliquent l'absence d'indications pour traiter les infections urinaires ou accompagnées de bactériémie.

Infections documentées ou suspectées à bactéries gram-positives sensibles chez le sujet âgé de plus de 18 ans :

- pneumonies communautaires ou nosocomiales (10 à 14 j) à streptocoques ou staphylocoques sensibles ;
- infections de la peau et des parties molles (10 à 14 j) à streptocoques ou staphylocoques sauf brûlures graves, pied diabétique, lésions de décubitus ou ischémiques, gangrène.

Contre-indications

Grossesse et **allaitement**.
Sujet de moins de 18 ans.
Allergie aux **oxazolidinones**.
Association aux **inhibiteurs de la monoamine-oxydase** y compris administrés dans les 2 sem. précédentes.
Associations contre-indiquées sauf surveillance étroite de la pression artérielle : **inhibiteurs de la recapture de la sérotonine, antidépresseurs tricycliques, agonistes des récepteurs 5-HT1 (triptans)**, sympathomimétiques (dont bronchodilatateurs adrénergiques, pseudoéphédrine), vasopresseurs, dopaminergiques, **buspirone**.
Maladies suivantes associées sauf surveillance étroite de la pression artérielle : hypertension artérielle non maîtrisée, phéochromocytome, syndrome carcinoïde, hyperthyroïdie, dépression bipolaire, schizophrénie dysthymique, état confusionnel aigu.

Précautions d'emploi

Informer les malades des complications dans l'Encadré ci-contre et surveillance hématologique hebdomadaire.
Durée maximale de traitement : 28 j.
Insuffisance rénale : pas d'ajustement (peu de données en cas d'insuffisance rénale grave).
Insuffisance hépatique : probablement pas d'ajustement mais peu de données.
Inhibiteur de la monoamine-oxydase sans effet antidépresseur aux doses antibiotiques.
Ne pas associer à un régime riche en tyramine (fromages affinés, extraits de levure, boissons alcoolisées non distillées, soja).
Flacons pour injection : 13,7 g/300 mL de glucose.
Arrêt du traitement en cas d'anémie, leucopénie, thrombocytopénie ; NFS x 1/sem.

Effets indésirables

> Thrombocytopénie pouvant survenir dans un délai court (quelques jours).
> Rares cas de neuropathie périphérique, de neuropathie optique évoluant parfois vers une perte de la vision, d'anémie nécessitant une transfusion sanguine, de thrombocytopénie et d'acidose lactique (toxicité mitochondriale) essentiellement rapportés après 28 j de traitement et nécessitant une surveillance étroite.
> Informer les malades de ces risques et de la nécessité de consulter au moindre signe d'alerte.

Fréquents (1 à < 10 %) sur plus de 2 000 malades : nausées et vomissements (3,3 %), diarrhées (4,2 %), céphalées (2,1 %), candidoses orales (0,8 %) et vaginales (1,1 %), anomalies biologiques (hépatiques, LDH, urée, CPK, lipase, amylase, glycémie, hypoprotidémie, hypoalbuminémie, natrémie, kaliémie, calcémie, augmentation des bicarbonates, thrombocytose, leucopénie, leucocytose), dysgueusie.
Les effets indésirables de fréquence < 1 % ne sont pas cités ici.

Interactions médicamenteuses

Warfarine : réduction de l'INR.

■ Tédizolide phosphate

SIVEXTRO					
200 mg x 1/j pdt 6 j	6 cp. 200 mg	HOP	I		

Propriétés

Le **phosphate de tédizolide** est une prodrogue du tédizolide de la famille des **oxazolidinones**. Le tédizolide inhibe la synthèse protéique.

Pharmacocinétique

Les comprimés pelliculés ou la poudre pour solution à diluer pour perfusion peuvent être utilisés en traitement initial. Le traitement instauré avec la formulation parentérale peut être poursuivi avec la forme orale du traitement selon le contexte clinique.

Microbiologie

Le tédizolide est actif principalement contre les bactéries à Gram positif.

Le tédizolide est bactériostatique *in vitro* contre les entérocoques, les staphylocoques et les streptocoques.

Indications

Infections bactériennes aiguës de la peau et des tissus mous.

Contre-indications

- Hypersensibilité.
- Allaitement.
- Colite pseudo-membraneuse.

Précautions d'emploi

- Surveiller la numération formule sanguine.
- Surveiller le risque de survenue d'acidose lactique.
- Consulter si symptômes de neuropathies périphérique ou optique.
- En cas d'association avec des **agents sérotoninergiques** (risque de syndrome sérotoninergique).
- Envisager un arrêt des médicaments suivants : **imatinib, lapatinib, méthotrexate, rosuvastatine, sulfasalazine, topotécan** pendant les 6 j de traitement par **tédizolide** par voie orale (potentialisation de l'effet de ces médicaments).
- Pas d'adaptation posologique nécessaire en cas d'insuffisance rénale ou d'insuffisance hépatique.

Effets indésirables

- Troubles digestifs : nausées, vomissements, diarrhées.
- Céphalées.

ACIDE FUSIDIQUE

■ Acide fusidique ©

FUCIDINE					
En 2 à 3 prises/j aux repas A. 1 000 à 1 500 mg/j E. 30 à 50 mg/kg/j	10 cp. 250 mg	6,92	I	65 %	0,69
En 2 à 3 prises/j aux repas E. 40 à 60 mg/kg/j	18 c-mes. (sol. buv. 250 mg/mes.)	15,04	I	65 %	0,84
N. idem *FUCIDINE* enfant	25 c-mes (sol. buv. 100 mg/mes.)	9,31	I	65 %	0,37
En 2 à 3 perf. IV A. 1 500 mg/j E. et N. 20 à 40 mg/kg/j	1 fl. 500 mg (pdre) + 10 mL (solv.)	HOP	I		

MALADIES INFECTIEUSES

Propriétés

Antibiotique bactériostatique, inhibiteur de la synthèse protéique qui est utilisé pour son activité antistaphylococcique.

Pharmacocinétique

Usage *per os* (biodisponibilité de 90 % diminuée par l'alimentation), par voie parentérale ou en topiques, bonne distribution tissulaire (os, liquide synovial, peau, rein, sécrétions bronchiques, humeur aqueuse sauf urines et méninges) et intracellulaire (polynucléaires), métabolisation hépatique, élimination biliaire (98 %), passage transplacentaire.

Microbiologie

Espèces sensibles : *Staphylococcus aureus, Staphylococcus epidermidis* méti-S et méti-R, streptocoques, *Neisseria, Bacillus anthracis, Corynebacterium, Erysipelothrix, Listeria, Lactobacillus, Haemophilus influenzae, anaérobies* (sauf *Fusobacterium necrophorum* et *Bacteroides*), *Nocardia*.

Résistance naturelle : bacilles gram-négatifs.

Résistance acquise (chromosomique) : staphylocoques (5 à 15 %).

Indications

En association pour limiter la sélection de mutants résistants, indifféremment *per os* ou IV.

- Infections osseuses et articulaires à staphylocoques.
- Infections sévères et septicémies à staphylocoques (sauf méningites).
- Infections cutanées à staphylocoques ou à streptocoques (risque de sélection de mutants résistants en application topique).
- Infections des voies respiratoires basses au cours de la mucoviscidose.

Contre-indications

Allergie à l'**acide fusidique**.

Insuffisance hépatique.

Précautions d'emploi

Grossesse et **allaitement** (innocuité non démontrée).

Surveillance du bilan hépatique.

À toujours utiliser en association par voie générale en raison du risque élevé de sélection de mutants résistants en monothérapie. De même, l'augmentation des prescriptions de topique serait responsable d'une augmentation croissante du nombre de souches de staphylocoques de ville résistant à l'**acide fusidique.**

Apport sodé : 6,4 mmol de Na^+/g d'**acide fusidique** injectable.

Effets indésirables

Intolérance veineuse.

Troubles digestifs : nausées, vomissements, gastralgies, diarrhées, hépatite cholestatique dépendante de la dose (48 % IV, 13 % *per os*), ictère réversible chez le nouveau-né.

Réactions cutanées allergiques et granulopénie (exceptionnelles).

Interactions médicamenteuses

Aucune.

FOSFOMYCINE

■ Fosfomycine ©

FOMICYT					
Perf. IV A. et E. > 40 kg : 12 à 24 g/j en 2 à 3 inj. NN., N. et E. < 40 kg : 200 à 400 mg/kg/j en 3 à 4 inj. NN. prématurés : 100 mg/kg/j en 2 inj.	10 fl. 4 g 10 fl. 2 g		HOP HOP	I I	

■ Fosfomycine + trométamol ©

MONURIL					
A. 1 sach. à jeun en 1 prise	1 sach. 3 g de **fosfomycine**	4,60	I	65 %	4,60

Réservé aux traitements des infections urinaires basses non compliquées de la femme jeune.

Propriétés

Antibiotique bactéricide, inhibiteur de la synthèse du peptidoglycane, utilisé en association dans les infections sévères ou profondes.

Pharmacocinétique

Usage par voie parentérale, bonne distribution tissulaire (y compris l'os et le LCS), pas de métabolisation, élimination rénale (85 %), faible passage dans le lait maternel.

Microbiologie

Espèces sensibles : staphylocoques, streptocoques, pneumocoques, *Neisseria*, entérobactéries, *Haemophilus influenzae*, *Pseudomonas*.
Résistance naturelle : *Staphylococcus saprophyticus*, entérocoques, *Corynebacterium*, *Listeria*, *Pasteurella*, *Acinetobacter*, anaérobies, *Chlamydia*, *Mycoplasma*.
Résistance acquise : staphylocoques dont méti-R (20 %), streptocoques, pneumocoques, *Klebsiella*, *Serratia*, *Enterobacter*, *Citrobacter*, *Providencia*, *Pseudomonas*.

Indications

En association, après antibiogramme.
- Infections nosocomiales à staphylocoques.
- Infections ostéoarticulaires.
- Méningites, endocardites (en 2e intention).

Fosfomycine trométamol : infections urinaires basses chez la femme.

Contre-indications

Allergie à la **fosfomycine**.

Précautions d'emploi

Grossesse et **allaitement** : innocuité non établie.
Ne pas utiliser en monothérapie en raison du risque élevé de sélection de mutants résistants.
Apports sodés : 14,4 mmol de Na+/g de **fosfomycine**.
Insuffisance rénale : adapter la dose à la ClCr :
- 60 à 40 mL/min : 4 g/24 h ;
- 40 à 30 mL/min : 4 g/36 h ;
- 30 à 20 mL/min : 4 g/48 h ;
- < 10 mL/min : 4 g/72 h ;
- hémodialyse : 2 g après chaque séance.

Effets indésirables

Risque d'hypokaliémie.
Intolérance veineuse.
Réactions allergiques (rares).

Interactions médicamenteuses

Surveillance du ionogramme avec les **digitaliques**, médicaments hypokaliémiants, médicaments responsables de torsade de pointes (**amiodarone, antiarythmiques de la classe Ia, sotalol, érythromycine** par voie IV).

PHÉNICOLÉ

■ Thiamphénicol

THIOPHÉNICOL					
En 2 inj. par voie SC, IM ou IV A. 1,5 à 3 g/j E. 30 à 100 mg/kg/j	1 amp. 750 mg 20 amp. 750 mg	19,24 HOP	I	65 %	19,24

Propriétés

Antibiotique bactériostatique, à large spectre, inhibiteurs de la synthèse protéique dont la toxicité hématologique limite sa prescription.

Pharmacocinétique

Usage *per os* (biodisponibilité de 70 à 90 %), par voie parentérale (voie IM non recommandée), bonne distribution tissulaire (en particulier le SNC, l'œil et les ganglions mésentériques) et intracellulaire, pas de métabolisation, élimination rénale sous forme active, passage transplacentaire et dans le lait maternel.

Microbiologie

Espèces sensibles : staphylocoques, streptocoques, pneumocoques, entérocoques, gonocoques, méningocoques, *Bacillus, Corynebacterium diphteriæ, Erysipelothrix, Listeria, Lactobacillus, Escherichia coli, Klebsiella, Enterobacter, Citrobacter, Salmonella typhi, Shigella, Proteus mirabilis, Proteus* indologènes, *Serratia, Vibrio cholerae, Brucella melitensis, Haemophilus, Bordetella pertussis, Peptococcus, Peptostreptococcus, Veillonella, Clostridium, Propionibacterium, Bacteroides fragilis, Fusobacterium*.

Résistance naturelle : *Pseudomonas aeruginosa, Xanthomonas, Acinetobacter*.

Résistance acquise : staphylocoques (en particulier méti-R), pneumocoques (10-30 %), entérocoques (50 %), *Haemophilus* (≥ 25 %), entérobactéries dont *Salmonella typhi*.

Indications

Habituellement utilisé en 2e intention.

- Méningites bactériennes à méningocoques, pneumocoques (30 % de résistance), ou *Haemophilus influenzae* (25 % de résistance).
- Abcès cérébraux et empyèmes sous-duraux à pyogènes (en association avec une bêtalactamine).
- Fièvre typhoïde.
- Rickettsioses et ehrlichiose.

Contre-indications

Allergie aux **phénicolés**.

Antécédents d'aplasie médullaire, anémie, leucopénie ou thrombopénie.

Déficit en G6PD.

Insuffisance rénale sévère.

Précautions d'emploi

Surveillance hématologique hebdomadaire.

Déconseillés en cas d'insuffisance rénale : adapter la dose à la ClCr :

- 30 à 10 mL/min : 7 à 10 mg/kg/12 h ;
- < 10 mL/min : 7 à 10 mg/kg/24 h.

Effets indésirables

Toxicité hématologique : insuffisance médullaire précoce dépendante de la dose réversible, anémie hémolytique en cas de déficit en G6PD.

Troubles digestifs : nausées, vomissements, diarrhées, candidoses.

Autres : hypovitaminose K (traitement prolongé), alopécie réversible, accidents anaphylactiques exceptionnels.

Interactions médicamenteuses

Augmentation de la toxicité hépatique avec tous les médicaments hépatotoxiques.

MACROCYCLIQUE

■ Fidaxomicine

DIFICLIR					
A : 200 mg x 2/j pdt 10 j	20 cp. 200 mg	HOP	I		

Propriétés

Antibiotique bactéricide à spectre étroit actif sur *Clostridioides difficile*.

Indications

Traitement des infections à *Clostridioides difficile* particulièrement si forme sévère ou récidivante.

Contre-indications

Hypersensibilité au principe actif ou à l'un des excipients.
Nouveau-né, nourrisson.
Allaitement.

Précautions d'emploi

Prudence en cas d'insuffisance rénale sévère, d'insuffisance hépatique modérée à sévère ou de maladie inflammatoire de l'intestin.

Effets indésirables

Troubles digestifs : vomissements, nausées, constipation.

Interactions médicamenteuses

Inhibiteurs de la glycoprotéine P, entraînant un surdosage en **fidaxomicine** : **ciclosporine**, **kétoconazole**, **érythromycine**, **clarithromycine**, **vérapamil**, **dronédarone**, **amiodarone**.

POLYMYXINE

■ Colistiméthate sodique

TADIM					
Inhalation A. et E. > 2 ans : 1-2 MUI x 2-3/j (max 6 MUI/j) E. < 2 ans : 0,5-1 MUI x 2/j (max 2 MUI/j)	30 fl. 1 MUI	333,39	I	65 %	11,11
COLOBREATHE					
Inhalation avec inhalateur *TURBOSPIN* A. et E. > 6 ans : 1 gél. x 2/j	56 gél. 1 662 500 UI	936,05	I	30 %	16,72

Propriétés

Antibiotique polypeptidique de la famille des polymyxines E, bactéricide, à spectre étroit qui agit sur les phospholipides des membranes bactériennes.
Le colistiméthate sodique est la prodrogue de la colistine.

Pharmacocinétique

Faible distribution tissulaire (pas de diffusion dans le système nerveux central, liquide pleural, œil, liquide synovial), faible métabolisation, élimination urinaire (70-80 %).

Microbiologie

Espèces sensibles : *Escherichia coli, Klebsiella, Enterobacter, Citrobacter, Salmonella, Pseudomonas aeruginosa, Xanthomonas maltophila, Acinetobacter, Pasteurella, Bordetella, Veillonella, Fusobacterium*.
Résistance naturelle : cocci gram-positifs, cocci gram-négatifs, bacilles gram-positifs, *Proteus, Providencia, Serratia, Campylobacter, Brucella, Pseudomonas pseudomallei, Pseudomonas cepacia, Nocardia, Mycobacterium*, anaérobies.

Indications

Limitées par la toxicité.
– Infections à germes multirésistants.
– Infections respiratoires à *Pseudomonas aeruginosa* au cours de la mucoviscidose (en aérosols).

Contre-indications

Allergie aux **polymyxines**.
Myasthénie.

Précautions d'emploi

Insuffisance rénale : adapter la dose à la ClCr (forme injectable) :
- < 30 mL/min : 25 000 UI/kg/36-48 h ;
- < 10 mL/min : 12 000 à 25 000 UI/kg/72-96 h.

Effets indésirables

Troubles neurologiques : paresthésies, ataxie, neuropathie périphérique, vertiges, blocage neuromusculaire.
Néphrotoxicité dépendante de la dose.

Interactions médicamenteuses

Médicaments néphrotoxiques et curares.

ANTILÉPREUX

■ Dapsone + oxalate de fer

DISULONE					
Lèpre : A. 1 cp./j E. 10-14 ans : 50 mg/j E. < 10 ans : 25 mg/j Prophylaxie de la pneumocystose : 50 à 100 mg/j	100 cp. 100 mg/200 mg	11,56	I	65 %	0,12

Propriétés

Dérivé sulfoné inhibant les fonctions cytotoxiques et l'activité des lysosomes des polynucléaires neutrophiles.

L'oxalate de fer associé réduit le risque d'anémie hypochrome lié à l'utilisation prolongée de la dapsone.

Indications

Traitement de la lèpre, toujours en association :

- à la **rifampicine** si forme paucibacillaire ;
- à la **rifampicine** et la **clofazimine** si forme multibacillaire.

Prophylaxie primaire et secondaire de la pneumocystose (si intolérance au **cotrimoxazole**).

Traitement de certaines dermatoses à médiation neutrophilique, de la polychondrite atrophiante, des dermatoses bulleuses auto-immunes, du lupus bulleux.

Contre-indications

Hypersensibilité.

Allergie au blé (autre que la maladie cœliaque).

Anémie, méthémoglobinémie.

Précautions d'emploi

Surveillance après 1 mois de traitement puis tous les 3 mois : fonctions hépatique et rénale, examen clinique (y compris neurologique et cutané). Si éruption cutanée ou augmentation des transaminases : arrêt du traitement à envisager. Si signes d'hypersensibilité : arrêt immédiat et définitif.

Hémogramme chaque sem. pdt le 1er mois, chaque mois pdt les 5 mois suivants puis tous les 3 mois. Si diminution significative des hématies, leucocytes ou plaquettes : arrêt du traitement et suivi du patient.

Dosage de méthémoglobinémie 1 fois/sem. pendant le 1er mois. Si méthémoglobinémie > 7 % et/ou signes cliniques : diminution des doses.

Possibilité de réaction croisée avec le **cotrimoxazole**. Si patient intolérant au **cotrimoxazole** : surveillance accrue à l'introduction du traitement.

Prudence si surcharge martiale.

Traitement possible en cas de maladie cœliaque.

Posologie progressive en cas de déficit en G6PD.

Diabétiques : risque de sous-évaluation du dosage de l'hémoglobine glyquée. Si discordance avec la glycémie : doser la fructosamine.

Effets indésirables

Fréquents et dose-dépendants :

- hémolyse ;
- méthémoglobinémie ;
- anémie hémolytique (si posologies ≥ 200 mg/j ou ≥ 50 mg/j avec déficit en G6PD).

Rares et indépendants de la dose : syndrome d'hypersensibilité, prurit, urticaire, agranulocytose, complication neurologique (irritabilité, état maniaque), troubles digestifs.

Interactions médicamenteuses

Médicaments augmentant le pH gastrique.

Médicaments hématotoxiques.

Prilocaïne (méthémoglobinisant).

Anticoagulants oraux : surveillance de l'INR.

Clofazimine

LAMPRÈNE					
Cf. Posologie	100 caps. 50 mg 100 caps. 100 mg	HOP HOP	I I		

Propriétés

Effet bactériostatique sur *Mycobacterium leprae* en inhibant la réplication de l'ADN. Effet anti-inflammatoire.

Activité antimicrobienne lente, parfois après 50 j de traitement.

Indications

Traitement des formes multibacillaires de la lèpre, toujours en association avec la **dapsone** et la **rifampicine**.

Traitement de l'érythème noueux lépreux chronique ou corticodépendant.

Contre-indications

Hypersensibilité.

Allergie à l'arachide ou au soja.

Posologie

Schémas renouvelés chaque mois pendant 12 mois (+ 12 mois supplémentaires si charge bacillaire élevée). **1re administration mensuelle sous surveillance.**

A. et adolescents (50-70 kg) :

- **clofazimine** : 300 mg à J1 (x 1/mois), puis 50 mg/j de J2 à J28 ;
- **rifampicine** : 600 mg à J1 (x 1/mois) ;
- **dapsone** : 100 mg/j de J1 à J28.

E. de 10 à 14 ans :

- **clofazimine** : 150 mg à J1 (x 1/mois), puis 50 mg 1 j/2 de J2 à J28 ;
- **rifampicine** : 450 mg à J1 (x 1/mois) ;
- **dapsone** : 50 mg/j de J1 à J28.

E. < 10 ans :

- **clofazimine** : 2 mg/kg à J1 (x 1/mois), puis 1 mg/kg/j de J2 à J28 ;
- **rifampicine** : 10 à 20 mg/kg à J1 (x 1/mois) ;
- **dapsone** : 1 mg/kg/j de J1 à J28.

Érythème noueux lépreux chronique ou corticodépendant (A. et E.) : traitement continué de manière inchangée sauf pour la **clofazimine** augmentée à 200-300 mg/j pdt maximum 3 mois. Puis diminution progressive à 100 mg x 2/j pdt 12 sem. puis 100 mg x 1/j de la 12e à la 24e sem.

Effets indésirables

Dyschromie cutanée, de la conjonctive, des larmes, de la sueur, de l'urine, des fécès, du sperme, des cheveux, du lait maternel, etc. : dépression à envisager.

Troubles de la vision. Sécheresse cutanée, rash, prurit.

Nausée, vomissements, douleurs abdominales, diarrhée, perte de poids : réduction de la dose ou espacement des prises.

Réaction d'hypersensibilité aux excipients (peut être retardée) : parahydroxybenzoates d'éthyle de de propyle sodés, huile de soja.

ANTICORPS MONOCLONAL

Bezlotoxumab

ZINPLAVA					
Perf. IV unique 10 mg/kg pdt le traitement de l'infection	1 fl. 25 mg/mL	HOP	I		

MALADIES INFECTIEUSES

Propriétés

Anticorps monoclonal humain anti-toxine qui se lie à la toxine B de *Clostridioides difficile* avec une haute affinité et neutralise son activité.

Indications

Prévention des récidives d'infection à *Clostridioides difficile* (ICD) chez les adultes à haut risque de récidive.

Contre-indications

Hypersensibilité.

Précautions d'emploi

A administrer pendant le traitement de l'ICD. N'est pas un traitement de l'ICD et n'a aucun effet sur l'épisode en cours.

Effets indésirables

Fièvre, céphalées, nausée, diarrhée, réaction au site de perfusion.

Interactions médicamenteuses

Aucune.

ACCIDENTS D'EXPOSITION PROFESSIONNELLE - VIH

FICHE MALADIE

DÉFINITION ET CAUSES

La manipulation de produits pathologiques (fluides corporels, tissus) expose les professionnels de santé, infirmier(e)s et médecins en particulier, au risque de contamination par le VIH.

MÉCANISMES

La probabilité de transmission par exposition varie de 0,006-0,19 % (contact avec muqueuse ou une peau lésée) à 0,18 %-0,45 % (piqûre avec aiguille à suture ou après geste en IV, IM, SC ou intra-artériel, coupure par bistouri). Le risque augmente avec la profondeur de la blessure, le type et le volume de matériel inoculé, ainsi que la charge virale du sujet source.

Les connaissances actuelles indiquent que l'infection ne survient pas immédiatement après l'exposition et laisse le temps d'intervenir pour interrompre la multiplication virale.

PRÉVENTION

Les mesures de précautions universelles doivent être systématiquement utilisées :

- éviter les expositions aux fluides corporels et port de gants, de masque, de lunettes de sécurité ;
- éviter les piqûres septiques, par exemple ne pas recapuchonner les aiguilles et utiliser des containers.

TRAITEMENT

Le médecin responsable des AES décidera d'un traitement selon le patient source et le risque de contamination. En cas de traitement, on choisit souvent une trithérapie (exemple : *KALETREA* (3 gél. x 2/j) + *COMBIVIR* (2 cp./j).

PRONOSTIC

Le risque de transmission dépend de la gravité de l'exposition : type de liquide (sang, liquide, sécrétions), quantité, profondeur de la piqûre, dispositif en cause (aiguille creuse ou pleine, bistouri), la durée de contact en cas d'atteinte muqueuse, l'état de la peau (saine, abrasée, plaie).

FICHE INFIRMIÈRE

RÉAGIR IMMÉDIATEMENT

- Lavage et nettoyage d'une plaie, rinçage d'une muqueuse à grande eau.
- Tremper la blessure dans le *DAKIN* pendant 20 minutes.
- Évaluer le mode d'exposition : date et heure, détails sur les circonstances en cause ; déclaration d'accident du travail.

EXAMENS

Évaluer la source de contamination : statuts viraux du sujet source, stade de la maladie, traitement antirétroviral antérieur, CD4, charge virale.

Tester en urgence le sujet source pour connaître son statut VIH, VHB et VHC.

CONSULTER UN MÉDECIN

Aux heures ouvrables, faire une déclaration à la médecine du travail et prendre avis auprès d'un médecin référent.

Aux heures non ouvrables, aller aux urgences et voir le médecin du travail dès que possible.

Consultation avec un référent au plus tard au quatrième jour de traitement.

SURVEILLANCE DU TRAITEMENT

EFFICACITÉ DU TRAITEMENT

Absence de séroconversion.

EFFETS INDÉSIRABLES

Surveiller les effets indésirables (*cf.* Sida, p. 954).

<u>Référence</u>

Circulaire DGS/RI2/DHOS/DGT/DSS n° 2008-91 du 13 mars 2008.

FICHE TECHNIQUE

ACCIDENTS EXPOSANT AU SANG

Définition

Les AES (Accidents exposant au sang) comprennent l'ensemble des accidents survenant entre une lésion cutanée (ou lésion d'une muqueuse) et un contact de sang et autre liquide biologique.

Les personnes les plus exposées à ce type de risques sont les personnels médicaux (médecins, chirurgiens, sages-femmes) et paramédicaux (infirmières, aides-soignantes).

Pour diminuer les risques, des précautions sont vivement recommandées.

Ensuite, en cas d'accident, des conduites spécifiques sont à suivre.

Méthode

<u>En prévention</u>

Les précautions standard recommandées pour diminuer les risques d'AES sont les suivantes :

- Le port de gants et le lavage des mains sont incontournables.
- Ne jamais recapuchonner d'aiguilles (même une aiguille stérile, afin de ne pas prendre l'habitude de ce geste à risque) ni les désadapter une fois montées sur une seringue.
- Éliminer systématiquement le matériel coupant et tranchant dans les conteneurs prévus à cet effet, tout en respectant le niveau limite de remplissage.
- Le matériel à usage multiple doit être manipulé avec précaution et subir rigoureusement les procédures de décontamination et désinfection recommandées.

<u>En cas d'accident</u>

S'il y a coupure ou piqûre :

- laisser saigner la plaie ;
- ne pas presser pour faire saigner ;
- nettoyer la zone cutanée avec un savon antiseptique et à l'eau courante ;

• rincer abondamment ;
• réaliser ensuite l'antisepsie de la plaie avec une solution de *DAKIN* ou de l'eau de Javel diluée à 10° en faisant tremper la zone lésée pendant 10 minutes.

S'il y a projection au niveau des yeux ou des muqueuses :
• réaliser un lavage oculaire abondant au sérum physiologique pendant au moins 5 minutes ;
• prévenir immédiatement le médecin référent AES de l'établissement ou se rendre directement au niveau du service d'urgences afin de réaliser les prélèvements biologiques spécifiques : VIH direct, VHC, VHB ;
• consulter le dossier médical du patient source, sous réserve de son accord ; il faudra également réaliser des prélèvements sérologiques correspondants pour évaluer l'importance du risque de contamination ;
• en cas de contamination très probable ou certaine par le VIH, une bi- ou une trithérapie sera prescrite à la personne accidentée.

Dans tous les cas :
• Une déclaration d'accident du travail sera rédigée et signée par l'agent, un exemplaire sera remis au bureau administratif du personnel et un autre exemplaire parviendra au médecin du travail de l'établissement. Le délai d'envoi est de 24 heures.
• Un suivi régulier des sérologies sera réalisé pendant unan :à un mois, puis tous les trois mois.

ACCIDENTS D'EXPOSITION PROFESSIONNELLE - VHB

FICHE MALADIE

DÉFINITION

Tout liquide biologique étant potentiellement infectant, le risque de transmission du virus de l'hépatite B (VHB) doit être envisagé systématiquement.

MÉCANISMES

Le virus est présent dans le sang, le sperme, les sécrétions vaginales et peut être détecté dans certains liquides : céphalorachidien, synovial, pleural, péritonéal, péricardique, amniotique, la salive et les tissus.

Il est absent ou à très faible concentration dans les liquides suivants (sauf s'ils contiennent du sang) : selles, urines, sécrétions rhinopharyngées, expectorations, sueur, larmes, lait maternel, vomissements.

TRAITEMENT

▶ Contamination possible

Deux injections de 500 UI d'immunoglobulines spécifiques à 1 mois d'intervalle et début de vaccination le même jour en un second site. Surveillance du statut sérologique (AgHBs, Anti-HBc, Anti-HBs) à 1 mois, 3 mois et 6 mois de l'AES.

▶ Risque nul

Vaccination des sujets non vaccinés. Pas de surveillance.

▶ Contamination confirmée

Prise en charge en milieu spécialisé. Contacter l'Institut national de veille sanitaire.

PRÉVENTION

Cf. Accident d'exposition professionnelle VIH, p. 880.

Évaluation du risque de transmission

<table>
<tr><th rowspan="2">SUJET EXPOSÉ</th><th colspan="2">SUJET SOURCE*</th></tr>
<tr><th>AgHBs POSITIF**</th><th>AgHBs NÉGATIF</th></tr>
<tr><td>Guérison hépatite B
(Ac anti-HBs présents)</td><td rowspan="2">Risque nul</td><td rowspan="5">Risque nul</td></tr>
<tr><td>Vacciné et réponse documentée
(Ac anti-HBs 10 Ui/L)</td></tr>
<tr><td>Vacciné mais réponse non documentée
(Ac anti-HBs 10 Ui/L)</td><td rowspan="3">Contamination possible</td></tr>
<tr><td>Antécédent d'hépatite B ou vaccination mal documentées</td></tr>
<tr><td>Non vacciné, pas d'antécédent d'hépatite B</td></tr>
<tr><td>Antigène HBs positif</td><td>Prise en charge en milieu spécialisé</td><td></td></tr>
</table>

* Si le statut est inconnu, considérer le sujet source comme AgHBs-positif.
** Si le sujet appartient à un groupe à risque élevé de transmission (toxicomanie intraveineuse, partenaires sexuels multiples), se méfier d'une possible contamination récente et d'une phase d'incubation AgHBs-négative.

FICHE INFIRMIÈRE

RÉAGIR IMMÉDIATEMENT

- Lavage et nettoyage d'une plaie, rinçage d'une muqueuse à grande eau.
- Tremper la blessure dans le *DAKIN* pendant 20 minutes.
- Évaluer le mode d'exposition : date et heure, détails sur les circonstances en cause ; déclaration d'accident du travail.

EXAMENS

Déterminer les statuts sérologiques du sujet source et de la personne exposée. Tenir compte du risque de transmission du VIH et duVHC.

Référence

BEH n° 2/2000, circulaire DGS/RI2/DHOS/DGT/DSS n° 2008-91 du 13 mars 2008.

ACCIDENTS D'EXPOSITION PROFESSIONNELLE - VHC

FICHE MALADIE

DÉFINITION

Tout liquide biologique étant potentiellement infectant, le risque de transmission du virus de l'hépatite C (VHC) doit être envisagé systématiquement.

MÉCANISMES

Le virus est présent dans le sang.
Il est absent ou à très faible concentration dans les liquides suivants (sauf s'ils contiennent du sang) : salive, sperme, sécrétions vaginales ascite et autres liquides biologiques.

TRAITEMENT

Dosage de l'ALAT et recherche d'anticorps anti-VHC chez le sujet source et le sujet exposé. Tenir compte du risque de transmission du VIH et du VHB.

Évaluation du risque de transmission

Sujet exposé	Sérologie du sujet source		
	Positive ou inconnue	Négative sujet toxicomane ou immunodéprimé	Négative sujet non toxicomane et immunocompétent
Sérologie négative	Contamination possible	Risque nul	–
Sérologie positive	Prise en charge spécialisée du sujet exposé	–	–

▶ **Contamination possible**

Surveillance des ALAT, de la sérologie VHC et de la PCR à 6 semaines et 3 mois de l'accident.

▶ **Risque nul**

Pas de surveillance.

▶ **Contamination confirmée**

Prise en charge en milieu spécialisé. Contacter l'Institut de veille sanitaire.

PRÉVENTION

Cf. Accident d'exposition professionnelle VIH.

PRONOSTIC

Si l'ARN viral est détectable chez le sujet source, le risque moyen de transmission est évalué à 1,8 %.

FICHE INFIRMIÈRE

RÉAGIR IMMÉDIATEMENT

- Lavage et nettoyage d'une plaie, rinçage d'une muqueuse à grande eau.
- Tremper la blessure dans le *DAKIN* pendant 20 minutes.
- Évaluer le mode d'exposition : date et heure, détails sur les circonstances en cause ; déclaration d'accident du travail.

EXAMENS

Déterminer les statuts sérologiques du sujet source et de la personne exposée. Tenir compte du risque de transmission du VIH et du VHB. Usagers de drogue et immunodéprimés peuvent être en séroconversion : demander une charge virale VHC.

<u>*Référence*</u>

BEH n° 2/2000, circulaire DGS/DH/DRT n° 99/680 du 8 décembre 1999.

AMIBIASE

FICHE MALADIE

DÉFINITION

L'amibiase est une protozoose digestive due à *Entamoeba histolytica*. Le parasite existe sous une forme végétative (trophozoïte), qui peut pénétrer dans les tissus, et sous une forme kystique résistant à la dessiccation et à l'acidité gastrique.

CAUSES ET MÉCANISMES

La maladie est fréquente dans les pays pauvres (50 millions de cas/an).

Il existe principalement deux formes cliniques :

- l'amibiase intestinale, ou dysenterie amibienne, est la plus fréquente. Elle se manifeste par une diarrhée glairo-sanglante ;
- l'amibiase tissulaire est une localisation extradigestive. L'atteinte hépatique est la plus fréquente et se présente comme un abcès aigu du foie.

TRAITEMENT

Métronidazole (FLAGYL) : 500 mg 3 fois/j pendant 10 jours (jusqu'à 15 jours dans l'amibiase hépatique) *per os*, ou IV en cas d'intolérance digestive. Chez l'enfant, la dose est de 50 mg/kg/j.

PRONOSTIC

Guérison de l'amibiase intestinale : mais risque de portage chronique, justifiant une parasitologie des selles en fin de traitement.

Le traitement chirurgical des abcès amibiens est exceptionnel.

FICHE INFIRMIÈRE

EXAMENS

- Hémogramme, CRP, ionogramme sanguin, urée, créatinine, tests hépatiques.
- Parasitologie des selles (3 fois) à des jours différents pour augmenter la sensibilité.
- Sérologie amibienne en urgence en cas de suspicion d'amibiase tissulaire (résultat négatif en cas d'atteinte intestinale exclusive).

SURVEILLANCE DU TRAITEMENT

SOINS – TRAITEMENT

Isolement entérique en chambre individuelle (*cf.* Infections nosocomiales, p. 918).

Administrer le **métronidazole** pendant les repas ou toutes les 8 h en perfusion.

EFFICACITÉ DU TRAITEMENT

Régression des signes cliniques en 72 h : fréquence cardiaque, température, appétit, poids, nombre et qualité des selles, troubles digestifs.

EFFETS INDÉSIRABLES

Effets indésirables et interactions **médicamenteuses** du métronidazole : antabuse (potentialisation des effets indésirables de l'alcool) dans 10 à 25 % des cas, troubles digestifs . neurologiques.

ÉDUCATION ET CONSEILS

Prophylaxie pendant les voyages (*cf.* Conseils aux voyageurs, p. 983) et éviter les rapports sexuels favorisant le contact fécal-oral chez les homosexuels.

Faire trois examens parasitologiques des selles en fin de traitement pour dépister un portage chronique.

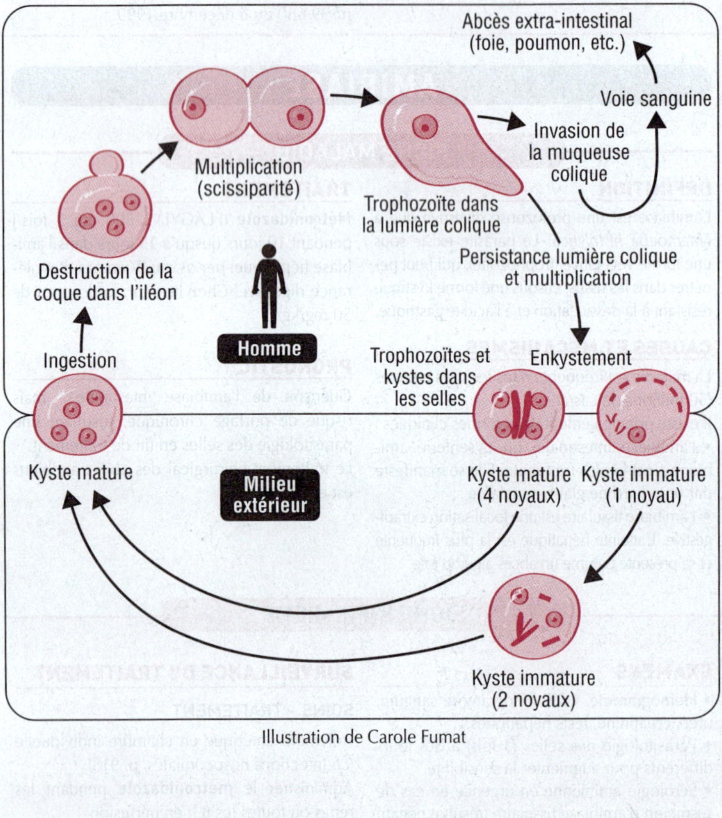

Illustration de Carole Fumat

ANTISEPTIQUES

FICHE MALADIE

DÉFINITIONS

La *stérilisation* détruit toute forme de vie microbienne, y compris des spores, par des moyens physiques ou chimiques (pasteurisation, irradiation).

La *désinfection* détruit tous les microbes présents à la surface d'un objet, à l'exception des spores. *L'antisepsie* est la même opération sur un tissu vivant.

Le *nettoyage* débarrasse les matières organiques d'une surface en utilisant de l'eau avec un détergent (savon). C'est le préalable aux opérations précédentes. Une antisepsie est réalisée sur une peau ou une lésion propre.

MÉCANISMES

Les antiseptiques agissent de façon rapide ; respecter cependant la durée de contact.

Leur activité peut être inhibée par la présence de matières organiques (nettoyage préalable ou détersion manuelle), en pH acide ou alcalin, par des agents tensio-actifs comme les savons (rinçage abondant).

FICHE INFIRMIÈRE

INDICATIONS DES PRODUITS

LE SOIGNANT

Hygiène des mains

Lavage simple par savon doux liquide (éliminer les souillures, gestes de la vie quotidienne, après geste contaminant). Retirer les bijoux, mouiller les poignets, *lavage au moins 30 secondes,* rincer abondamment et sécher soigneusement avec un essuie-main à usage unique.

Désinfection des mains par solution hydro-alcoolique

Utiliser 3 mL (*STERILLIUM*) avant et après chaque contact avec un patient, sur des mains sèches, non souillées, non poudrées, sans lésion cutanée. *Frictionner jusqu'à évaporation complète* en insistant sur les espaces interdigitaux, pulpes des doigts et poignets. Ne pas sécher, ni essuyer.

Lavage chirurgical des mains

Avant tout acte chirurgical ou invasif (cathétérisme central, endoscopie) : un premier lavage par savon antiseptique (*HIBISCRUB, BÉTADINE* scrub), puis un second lavage avec une brosse pour les ongles. Rinçage abondant, essuie-main stérile. Temps : 3 minutes.

LE MALADE

Antisepsie de la peau saine

Avant un geste aseptique, avec une compresse selon une spirale centrifuge : cathéter périphérique (*BISEPTINE*), cathéter central (*HIBITANE* champ), geste chirurgical (*BÉTADINE* dermique, *BÉTADINE* alcoolique, *HIBITANE* champ). *Laisser les produits sécher avant d'effectuer le geste.*

Antisepsie des plaies

DAKIN stabilisé, HIBITANE.

Antisepsie avant pose de sonde urinaire

DAKIN stabilisé.

Accident d'exposition au sang

DAKIN stabilisé au moins 5 minutes.

ASSOCIATIONS CONTRE-INDIQUÉES

Dérivés mercuriels (*MERCRYL* ou *MERSEPTIL*) avec dérivés iodés ; ammoniums quaternaires *(BIOCIDAN, CETAVLON, STERLANE)* ou **chlorhexidine** avec les savons.

Famille	Activité microbicide						
	Bactéries			Moisissures	Levures	Virus	
	Gram+	Gram−	Mycobactéries			Nus	Enveloppés
Dérivés chlorés/iodés (*DAKIN/BÉTADINE*)	+	+	+	+	+	+	+
Chlorhexidine (*HIBITANE*)	+	+	+-	+	+-	+	+-
Alcool éthylique 70°	+	+	-	+/-	+/-	+/-	+
Ammoniums quaternaires	+	+-	+/-	+	+	+/-	+
(ex : **benzalkonium**)							
Hexamidine (ex : *HEXOMÉDINE*)	-	-	-	-	-	-	-
Carbanilides (ex : *SEPTIVON*)	-	-	-	-	-	-	-
Colorants (ex : **éosine**)	-	-	-	-	-	-	-

BILHARZIOSE

FICHE MALADIE

DÉFINITION

La bilharziose est une parasitose due à des vers trématodes *Schistosoma* dont la larve, hébergée dans des mollusques aquatiques, peut infecter l'homme et certains animaux.

CAUSES ET MÉCANISMES

Cinq espèces de schistosomes infestent plus de 200 millions de personnes dans le monde :

- *Schistosoma mansoni, S. japonicum* et *S. mekongi,* responsables de la bilharziose intestinale et hépatique ;
- *S. haematobium,* responsable de la bilharziose urinaire ;
- *S. intercalatum,* responsable de douleurs abdominales et de diarrhées sanglantes.

Les individus infestés éliminent des œufs par les urines ou les selles. Il en sort des embryons qui se reproduisent dans un mollusque pour donner des larves mobiles, capables de traverser la peau pour gagner la circulation sanguine. Elles migrent (phase aiguë allergique) vers le territoire veineux digestif et se transforment en vers adultes. Les femelles pondent des œufs dans les systèmes veineux de la vessie (*S. haematobium*), du côlon ou du rectum (*S. mansoni, S. intercalatum*). Les œufs sont ensuite éliminés dans les excréments. Certains œufs peuvent migrer vers d'autres organes : foie, poumons, système nerveux central.

DIAGNOSTIC

SIGNES CLINIQUES

Cf. tableau, ci-après.

EXAMENS COMPLÉMENTAIRES

- Hémogramme à la recherche d'une éosinophilie sanguine.
- Sérologie spécifique.
- Examens parasitaires des selles ou des urines (après un effort et de préférence entre 12 h 00 et 14 h 00).
- Biopsies rectales ou vésicales selon les formes.

TRAITEMENT

Curatif, il repose sur le **praziquantel** (*BILTRICIDE*).

Clinique et pronostic

DÉLAI	PHASE	*S. MANSONI, S. JAPONICUM*	*S. HAEMATOBIUM*
1-4 mois	Aiguë allergique	Fièvre, sueurs, frissons, céphalées, toux, hépatosplénomégalie, adénopathies, éosinophilie	-
Indéfini	Chronique	Diarrhées, douleurs abdominales, ulcérations digestives, anémie	Hématurie, dysurie, protéinurie
> 5 ans après infestation	Complications	Hépatosplénomégalie, hypertension portale ou pulmonaire, varices œsophagiennes, épilepsie	Hydronéphrose, infections urinaires, insuffisance rénale chronique, cancer de vessie

FICHE INFIRMIÈRE

SURVEILLANCE DU TRAITEMENT

SOINS – TRAITEMENT

Cf. Fiche pharmacologie, ci-après.

Dans les formes aiguës immuno-allergiques, discuter les corticoïdes et une seconde cure de *BILTRICIDE*.

EFFICACITÉ DU TRAITEMENT

Signes généraux (fréquence cardiaque, température) et symptômes.

Diminution de l'éosinophilie sur l'hémogramme.

EFFETS INDÉSIRABLES

Surveillance des effets indésirables du traitement (peu fréquents) (*cf.* Fiche pharmacologie, ci-après du *BILTRICIDE*).

ÉDUCATION ET CONSEILS

Prévention : ne pas se baigner dans les marigots dans les pays d'endémie parasitaire.

FICHE PHARMACOLOGIE

ANTIBILHARZIEN

■ Praziquantel

BILTRICIDE					
Bilharziose Distomatoses hépato-biliaires et intestinales : 75 mg/kg en 3 prises x 1-2 j Paragonimoses : 75 mg/kg en 3 prises *Taenia saginata* et *T. solium* : 10 mg/kg en 1 prise *Hymenolepsis nana* : 15-25 mg/kg en 1 prise à renouveler 1 sem. plus tard	6 cp. quadrisée. 600 mg	22,16	I	65 %	3,69

Propriétés

Dérivé de l'isoquinoléine-pyrazine de mécanisme d'action incomplètement connu (paralyse par dépolarisation les muscles des parasites) actif principalement sur les formes adultes de nombreux cestodes et trématodes.

Pharmacocinétique

Usage *per os* avec une biodisponibilité de > 80 %, bonne diffusion tissulaire y compris le LCS (14-24 %), métabolisation hépatique avec un cycle entéro-hépatique, élimination de métabolites inactifs par voie rénale (80 %) et biliaire (20 %).

Indications

Schistosomes (*S. mansoni, haematobium, mekongi, intercalatum, japonicum*). Distomatoses hépato-biliaires (*Clonorchis sinensis, Opistorchis viverrini, O. felineus*). Distomatose pulmonaire (*Paragonimus* sp.).
Distomatoses intestinales (*Fasciolopsis buski, Heterophyes heterophyes, Metagonimus yokogawai, Nanophyetus salmincola*).
Cysticercose et tæniases (*Taenia solium, T. saginata*).

Contre-indications

Cysticercose oculaire.

Précautions d'emploi

Avaler les comprimés sans les croquer de préférence après un repas.
Allaitement : suspendre pendant 72 h.
Grossesse : déconseillé au 1er trimestre.

Effets indésirables

Bien toléré.
Douleurs abdominales (10-15 %), nausées et vomissements (2-6 %).
Céphalées, somnolence, vertiges (8 %).
Rares : fièvre, urticaire, prurit.

Interactions médicamenteuses

Corticoïdes : diminue les concentration plasmatiques de **praziquantel**.

Traitement des schistosomiases par le praziquantel

ESPÈCES	TRAITEMENT (AVALER LES COMPRIMÉS APRÈS UN REPAS SANS LES CROQUER)	RÉUSSITE (%)
S. mansoni, S. haematobium, S. intercalatum	40 mg/kg en 1 (ou 2) prise x 1 j	60-97
S. japonicum, S. mekongi	50-60 mg/kg en 2 prises x 1-2 j	70-99

CANDIDOSES INVASIVES

FICHE MALADIE

DÉFINITION

Ce sont des infections septicémiques ou viscérales à *Candida*.

CAUSES ET MÉCANISMES

Elles sont habituellement iatrogènes (cathéter) et nosocomiales. Elles surviennent principalement chez des immunodéprimés (neutropénie, sida, leucémies, greffes d'organe ou de moelle) ou des malades de réanimation (antibiothérapie prolongée).

La dissémination est hématogène ; tous les organes peuvent être infectés (peau, endocarde, rétine, système nerveux central). Les localisations oculaires ou cutanées révèlent le diagnostic devant une fièvre ou un choc septique inexpliqué.

DIAGNOSTIC

Le diagnostic est fait du vivant du malade dans seulement 15 à 40 % des cas.

Les hémocultures sont négatives dans 50 % des candidoses généralisées. Les tests sérologiques et l'antigénémie *Candida* ne sont pas fiables.

La présence de *Candida* dans les selles, les urines, les crachats ou sur la peau peut être une colonisation ou une infection.

TRAITEMENT

Il repose sur le traitement de la porte d'entrée (retrait de cathéter) et des foyers secondaires, ainsi que sur l'administration d'antifongiques par voie générale.

PRONOSTIC

Il dépend de l'état général du malade, du degré d'immunosuppression, des localisations secondaires. La mortalité après candidémie est estimée à 40 %.

DIAGNOSTIC	TRAITEMENT	COMMENTAIRES
Candidémie chez les adultes neutropéniques	**Échinocandine : caspofungine** ou **amphotéricine B** liposomale	Surveillance de la créatinine et de la kaliémie, perfusion lente > 4 h Retrait des cathéters en place, si possible Pendant 14 jours après guérison clinique et microbiologique et fin de la neutropénie
Candidémie chez les adultes non neutropéniques	**Fluconazole** alternatives : **caspofungine** ou **amphotéricine B** liposomale	Surveillance de la créatinine et de la kaliémie, perfusion lente > 4 h Surveillance des enzymes hépatiques Retrait des cathéters en place, si possible Pendant 14 jours après guérison clinique et microbiologique

DIAGNOSTIC	TRAITEMENT	COMMENTAIRES
Endocardite	**Échinocandine** ou **amphotéricine B** liposomale + Flucytosine	Surveillance des concentrations sériques de **5-flucytosine** (pic : 70-80 mg/L, résiduelle : 30-40 mg/L)
Candidose ophtalmique	**Amphotéricine B** liposomale ou **fluconazole** et **flucytosine** ± vitrectomie	6-12 semaines après la chirurgie

FICHE INFIRMIÈRE

EXAMENS

• Hémogramme, CRP, hémocultures (éventuellement sur milieu spécifique).

• En fonction des localisations : ponction lombaire, fond d'œil, examen bactériologique des urines.

SURVEILLANCE DU TRAITEMENT

SOINS – TRAITEMENT

Cf. tableau de la Fiche maladie, p. 891.

Démarrer l'amphotéricine B par une dose test pour s'assurer de la tolérance.

EFFICACITÉ DU TRAITEMENT

Des hémocultures répétées sont nécessaires en cas de candidémie.

EFFETS INDÉSIRABLES

Selon le médicament (*cf.* tableau de la Fiche maladie, p. 891) : surveillance des cathéters, du fond d'œil et de la créatinine plasmatique.

FICHE PHARMACOLOGIE

ANTIFONGIQUES – AMPHOTÉRICINE B

■ Amphotéricine B

FUNGIZONE					
En 2 à 3 prises orales en dehors des repas A. 1,5 à 2 g/j E. et N. 50 mg/kg/j (1 càc/10 kg/j)	1 fl. 40 mL + pip (E. et N.) 8 mL (fl.)	4,85 4,85	I I	65 % 65 %	4,85 0,61
Injectable En 1 perf. lente/j de 6 à 10 h 0,7 à 1 mg/kg/j à doses progressives	1 fl. 50 mg (à diluer dans du glucosé 5 %)	HOP	I		

Propriétés

Antifongique lipophile qui active les canaux potassiques à faibles concentrations et crée, à plus fortes concentrations, des pores dans la membrane cytoplasmique des champignons.

Pharmacocinétique

Par les méthodes actuelles, les dosages d'**amphotéricine B** ne sont pas corrélés aux résultats cliniques.

Usage *per os* (pas d'absorption digestive), en topique (cutané ou préparation magistrale), ou par voie intraveineuse. Concentrations sériques proportionnelles aux doses administrées, inchangées au cours de l'insuffisance rénale ou hépatique en raison d'une métabolisation *in situ* (> 80 %). Bonne diffusion dans les liquides inflammatoires (plèvre, péritoine, synoviale, humeur aqueuse, vitré) avec des concentrations au 2/3 de la concentration sérique résiduelle. Faible diffusion dans les méninges (2-4 %). Élimination urinaire et biliaire.

Microbiologie

Espèces sensibles : *Candida albicans, Cryptococcus neoformans, Blastomyces dermatidis, Histoplasma capsulatum, Coccidioides immitis, Paracoccidioides brasiliensis*.

Espèces inconstamment sensibles : *C. lusitaniae, C. glabrata, Aspergillus* sp., *Fusarium* sp., *Trichosporon beigelii, Actinomyces* sp., *Pseudolallescheria boydii*, mucorales.

Résistances acquises : exceptionnelles.

Indications

Suspension buvable :

- prévention des candidoses chez certains sujets (immunodéprimés, prématurés),
- certains cas de candidoses digestives,
- traitement complémentaire de candidoses vaginales et cutanées.

Forme injectable : mycoses systémiques à germes sensibles :

- infections invasives à *Candida*,
- aspergillose,
- cryptococcose,
- coccidioïdomycose, blastomycose, histoplasmose,
- aspergillose,
- mucormycose.

Contre-indications

Grossesse.

Allergie connue.

Précautions d'emploi

Insuffisance rénale : adapter la dose à la ClCr :

- 10-30 mL/min : 0,5 mg/kg/j ;
- < 10 mL/min et dialyse : 0,5 mg/kg/48 h.

PRÉCAUTIONS D'EMPLOI DE L'AMPHOTÉRICINE B INJECTABLE

- Diluer l'**amphotéricine B** dans 500 à 1 000 mL de sérum glucosé 5 % (concentration de 0,1 mg/mL).
- Administrer une dose test de 1 mg en 1 h pour apprécier la tolérance clinique puis perfuser le reste de la dose en 4 à 10 h en fonction de la tolérance.
- En cas de fièvre ou frissons, ralentir le débit et injecter 25 mg d'**hémisuccinate d'hydrocortisone** en IV lente à répéter ½ h avant chaque perfusion.
- Hydratation par au moins 1 L de sérum physiologique avec potassium et magnésium.
- La toxicité veineuse de l'**amphotéricine B** nécessite souvent un abord veineux central.
- Surveillance : créatinine, ionogramme sanguin, calcémie, phosphorémie, hémogramme 2 à 3 fois/sem. au début puis une fois par semaine en traitement d'entretien.

Effets indésirables

Fréquents : céphalées, frissons, fièvre, hypotension, toxicité veineuse.

Rares : tachypnée, choc anaphylactique, collapsus cardiovasculaire.

Troubles généraux : malaise, douleurs des muscles et articulations.

Troubles digestifs : anorexie, dyspepsie, vomissements, nausées, douleurs épigastriques.

Troubles neurologiques : vertiges, convulsions, paresthésies.

Troubles rénaux et métaboliques : toxicité rénale (80 %), hypokaliémie, hyperuricémie, protéinurie, hématurie, hyponatrémie, hypomagnésémie.

Troubles biologiques : anémie normochrome, leucopénie, agranulocytose, thrombopénie, augmentation des enzymes hépatiques, de la bilirubine, des phosphatases alcalines.

Interactions médicamenteuses

Médicaments néphrotoxiques.

Hypokaliémiants.

ANTIFONGIQUES – AMPHOTÉRICINE B LIPOSOMALE

■ Amphotéricine B liposomale

AMBISOME					
Mycoses systémiques : A. et E. 3 à 5 mg/kg/j en 1 perf. quotidienne de 30 à 60 min Leishmanioses viscérales : dose cumulative de 18 à 24 mg/kg à administrer en 6 inj. (1 inj./j pdt 5 j puis une 6e inj. au 10e j) Peu de données chez les immunodéprimés	10 fl. 50 mg	HOP	I		
ABELCET					
Idem *AMBISONE*	10 fl. 20 mL (5 mg/mL)	HOP	I		

Propriétés

Amphotéricine B insérée dans la membrane de liposomes d'un diamètre < 100 nm permettant une diffusion tissulaire plus élevée et une moindre toxicité rénale que l'**amphotéricine B** libre.

Microbiologie

Espèces sensibles : *Candida albicans, Rhodotorula, Aspergillus fumigatus, Cryptococcus neoformans*, mucormycoses, *Histoplasma capsulatum, Blasto-myces dermatidis, Sporothrix shenckii, Coccidioides immitis*.

Espèces inconstamment sensibles : *Candida parapsilosis, Conidiobolus*, sporotrichose lymphocutanée, coccidioïdomycose pulmonaire diffuse.

Indications

Mycoses systémiques et/ou profondes à *Aspergillus* ou *Candida* en cas d'insuffisance rénale préexistante ou secondaire à l'administration d'**amphotéricine B** libre : créatininémie ≥ 220 mmol/L ou ClCr ≥ 25 mL/min.

Leishmanioses viscérales.

Contre-indications

Grossesse et **allaitement**.

Allergie connue à l'**amphotéricine B**.

Effets indésirables

Ceux rapportés avec l'**amphotéricine B** libre peuvent survenir avec AMBISOME.

Mode d'administration

Reconstituer le médicament dans du glucosé à 5 % de façon à obtenir une concentration finale à administrer comprise entre 0,2 et 2 mg/mL.

Une dose-test initiale de 1 mg/kg doit être injectée en 15 min. En l'absence de toxicité, administrer le reste de la perfusion en 30 à 60 min. Ralentir le débit de perfusion en cas de gêne.

En cas de réactions aiguës, se référer aux précautions d'emploi de l'**amphotéricine B** non liposomale.

Précautions d'emploi

Enfant : doses par kg de poids corporel identiques à l'adulte.

Insuffisant rénal : en cas d'aggravation de la fonction rénale, il est proposé d'abaisser les doses à 1,5 mg/kg/j de manière transitoire ou d'espacer les perfusions.

Interactions médicamenteuses

Risque de torsades de pointes : **érythromycine** IV, **pentamidine**, **amiodarone**, **disopyramide**, quinidiniques, **sotalol**.

Digitaliques : toxicité augmentée en cas d'hypokaliémie.

Hypokaliémiants : l'hypokaliémie augmente le risque de torsades de pointes.

Zidovudine : augmentation de la toxicité hématologique.

Ciclosporine, **tacrolimus** : augmentation de la toxicité rénale.

AZOLÉS

■ Fluconazole ©

TRIFLUCAN					
En 1 prise/j Candidose oropharyngée : 50-100 mg/j pdt 7 à 21 j Candidose œsophagienne : 100 à 200 mg/j Candidose systémique : 10 mg/kg/j pdt 3 j puis 400 mg/j pdt 4 sem.	7 gél. 50 mg 7 gél. 100 mg 7 gél. 200 mg 30 gél. 200 mg 7 c-mes. susp. buv. 50 mg/5 mL 7 c-mes. susp. buv. 200 mg/5 mL 1 fl. 100 mg (IV) 1 fl. 200 mg (IV) 1 fl. 400 mg (IV)	13,28 18,30 34,53 138,48 13,28 96,16 HOP HOP HOP	I I I I I I I I I	65 % 65 % 65 % 65 % 65 % 65 %	1,90 2,61 4,93 4,62 1,90 13,74
BÉAGYNE					
Candidoses aiguës vaginales et périnéales : 150 mg per os en prise unique	1 gél. 150 mg	2,56	I	30 %	2,56

Propriétés

Antifongique bis-triazolé hydrosoluble actif sur les levures *Candida* (sauf *krusei* et *glabrata*) et *Cryptococcus*.

Pharmacocinétique

Usage *per os* ou intraveineux, biodisponibilité de 85-95 %, concentration d'équilibre après 5-7 j de traitement, bonne diffusion tissulaire y compris le LCS (> 60 % des concentrations plasmatiques), métabolisation hépatique faible, élimination rénale sous forme active (80 %), hémodialysable.

Indications

- Candidoses : oropharyngées, œsophagiennes, systémiques à souches sensibles.
- Cryptococcose y compris neuroméningée.

Contre-indications

Grossesse, allaitement et enfants.

Allergie au **fluconazole** et aux autres dérivés azotés.

Association avec les **antivitamines K** (risque hémorragique).

Précautions d'emploi

Les souches de *Candida glabrata* ont une sensibilité réduite au **fluconazole** : risque d'échec à 6 mg/kg/j, préférer des doses de 12 mg/kg/j ou l'**amphotéricine B**.

Les souches de *Candida krusei* sont fréquemment résistantes, préférer l'**amphotéricine B**.

Insuffisance rénale : adapter les doses à la ClCr :

- 10-30 mL/min : 50-400 mg/48 h ;
- < 10 mL/min : 50-400 mg/72 h ;
- hémodialyse : 200 mg en fin de séance.

Effets indésirables

Nausées, douleurs abdominales, diarrhées, céphalées, rash, augmentation des transaminases, dermatite exfoliative, anaphylaxie, thrombocytopénie, leucopénie, hépatite exceptionnellement mortelle.

Interactions médicamenteuses

Augmentation des concentrations sériques : **ciclo-sporine**, sulfamides hypoglycémiants, **phénytoine**, **clarithromycine**, **rifabutine**, **zidovudine**, **théophylline**.

Diminution des concentrations de **fluconazole** par la **rifampicine** : espacer les prises de 12 h.

Association avec certains médicaments contre-indiquée (*cf.* Contre-indications).

Miconazole

DAKTARIN					
En 4 prises en dehors des repas A. 2 c-mes. x 4/j E. et N. 1 c-mes. x 4/j	1 tube 40 g (2 %) 1 tube 80 g (2 %)	4,12 7,26	I I	65 % 65 %	4,12 7,26
LORAMYC					
1 cp./j. 7 à 14 j	14 cp. buccogingivaux 50 mg	64,69	I	65 %	4,62

Propriétés

Dérivé azolé dont les indications ont été supplantées par des dérivés azolés plus récents (**fluconazole**).

Pharmacocinétique

Utilisation par voie locale. Le passage transcutané est de l'ordre de 9 %.

Indications

Traitement des candidoses orales : muguet, perlèche, glossites, gingivites, stomatites.

Contre-indications

- Contre-indication avec : **antivitamines K, sulfamides hypoglycémiants.**
- Allergie au **miconazole**.
- Insuffisance hépatique.
- Allergie au **miconazole**.

Précautions d'emploi

Administrer à distance des repas.

Conserver dans la bouche 2 ou 3 min avant d'avaler.

Effets indésirables

Troubles digestifs, nausées, vomissements, diarrhée.

Réactions anaphylactiques exceptionnelles.

Itraconazole ©

SPORANOX					
En 1 prise *per os* après un repas A. 200 à 400 mg/j	30 gél. 100 mg 30 mL sol. buv. 10 mg/mL	31,28 81,82	I I	65 % 65 %	1,04 2,73

Propriétés

Triazolé à large spectre d'action actif sur *Aspergillus*, de nombreux champignons dimorphes (*Histoplasma, Blastomyces, Paracoccidioides, Sporothrix*), des levures (*Candida, Cryptococcus, Pytirosporum*), ainsi que des dermatophytes (*Epidermophyton, Micro-sporum, Trichophyton*) et certaines moisissures (chromomycoses).

Pharmacocinétique

Usage uniquement *per os*, biodisponibilité variable de l'ordre de 55 % améliorée par l'absorption d'un repas, concentration d'équilibre obtenue après 5 à 7 j de traitement entre 0,1 et 0,3 mg/L, bonne diffusion tissulaire sauf le LCS et les urines, métabolisation hépatique en dérivé actif (hydroxy-itraconazole), excrétion biliaire.

Indications

- Aspergillose (souvent en relais d'un traitement par **amphotéricine B**) : pulmonaire invasive, généralisée et pneumopathie nécrosante (efficacité modeste au cours des aspergillomes, de l'aspergillose bronchopulmonaire allergique).
- Infections à champignons dimorphiques : sporotrichose, coccidioïdomycose, paracoccidioïdomycose, histoplasmose, chromomycoses, cryptococcose, candidoses (sauf *C. glabrata* et *krusei*).

Contre-indications

Grossesse, allaitement et enfants.
Allergie aux triazolés ou à l'**itraconazole**.

Précautions d'emploi

Surveillance des concentrations sanguines après la première semaine de traitement en raison des variations individuelles de la biodisponibilité (dose de charge recommandée de 600 mg en 2 prises).
Contrôle des enzymes hépatiques tous les mois.
Prendre les gélules au cours d'un repas.
Ne pas ouvrir les gélules lors d'une administration par sonde gastrique.
Au cours du sida, préconiser un traitement à 400 mg/j.
Insuffisance rénale : pas de diminution de l'élimination.
Insuffisance hépatique : demi-vie allongée à surveiller par des dosages.

Effets indésirables

Mineurs (2-20 %) : nausées (10 %), vomissements (5 %), diarrhée (3 %), douleurs abdominales (1,5 %), céphalées (3,8 %), anorexie (1 %), dyspepsie, gastralgie, élévation des transaminases (3 %), hépatites, rash (8,6 %), asthénie (3 %).
Rare : syndrome d'excès d'hormones minéralocorticoïdes avec hypokaliémie, hypocalcémie et œdèmes des membres inférieurs.

Interactions médicamenteuses

Diminution des concentrations sériques d'**itraconazole** par : **rifampicine** (intervalle de 12 h), **phénobarbital**, **phénytoïne**.
Augmentation des concentrations sériques d'**itraconazole** avec la **ciclosporine**, les digitaliques.
Augmentation des effets des **antivitamines K** et des **sulfamides hypoglycémiants**.
Risque de torsades de pointes.

■ Voriconazole ©

VFEND					
Au moins 1 h avant ou après un repas Doses de charge pdt 24 h : IV : A. et E. 6 mg/kg x 2/j *Per os* A. ≥ 40 kg : 400 mg x 2/j, A. < 40 kg : 200 mg x 2/j, E. 6 mg/kg x 2/j Doses d'entretien (toutes les 12 h) : IV : A. et E. 4 mg/kg x 2/j *Per os* A. ≥ 40 kg : 200 mg x 2/j, A. < 40 kg : 100 mg x 2/j, E. 4 mg/kg x 2/j	28 cp. 50 mg	119,59	I	65 %	4,27
	56 cp. 50 mg	238,48	I	65 %	4,26
	14 cp. 200 mg	218,89	I	65 %	15,63
	28 cp. 200 mg	436,61	I	65 %	15,59
	56 cp. 200 mg	851,31	I	65 %	15,20
	170 mL sol. buv. 40 mg/mL	436,90	I	65 %	2,57
	1 fl. 200 mg pdre inj.	HOP	I		

Propriétés

Triazolé fongicide, inhibant la biosynthèse de l'ergo-stérol, actif sur de nombreux champignons pathogènes.

Pharmacocinétique

Per os ou IV, absorption orale rapide diminuée par la prise de graisse, biodisponibilité 96 %, pharmacocinétique non linéaire avec augmentation des concentrations plus que proportionnelles à la dose, large distribution tissulaire, métabolisation et élimination hépatiques (principalement par le CYP3A4).

Microbiologie

Espèces sensibles *in vitro* : *Candida* spp. (dont *C. kru-sei, C. glabrata, C. parapsilosis, C. tropicalis*), *Aspergillus* spp. (dont *A. flavus, A. fumigatus, A. terreus, A. niger, A. nidulans*) *Scedosporium* spp. (dont *S. apiospermum* et *S. prolificans*), *Fusarium*.

Indications

Traitement des aspergilloses invasives chez l'immunodéprimé, des infections graves à *Candida*, des infections graves à *Scedosporium* spp. ou *Fusarium* spp.

Contre-indications

Grossesse. **Allaitement**. Allergie au **voriconazole**. Enfant de moins de 2 ans.

Pimozide, **quinidine** : risque de torsade de pointe.

Rifampicine, **carbamazépine**, **phénobarbital** : diminution des concentrations de **voriconazole**.

Dérivés de l'ergot de seigle (**ergotamine**, **dihydroergotamine**) : risque d'ergotisme.

Sirolimus : risque d'augmentation des concentrations de **sirolimus**.

Précautions d'emploi

Hypersensibilité croisée avec autres azolés.

Toxicités multiples dont rénales, hépatiques, cutanées et oculaires.

Pas d'adaptation de doses chez les sujets âgés.

Contient du lactose.

Effets indésirables

Très fréquents (< 1/10) : fièvre, céphalées, douleurs abdominales, nausées, vomissements, diarrhée, œdèmes, rash, troubles de la vision (30 %).

Fréquents (< 1/100) : frissons, asthénie, douleurs dorsales et thoraciques, réactions au site d'injection, œdème facial, syndrome grippal, hypotension, thrombophlébite, anomalies hépatiques (13,4 %), ictère, chéilite, gastro-entérite, thrombocytopénie, anémie, leucopénie, purpura, hypokaliémie, hypoglycémie, étourdissements, confusion, dépression, anxiété, tremblements, agitation, paresthésies, détresse respiratoire, œdème pulmonaire, sinusite, prurit, photosensibilité, alopécie, dermatite exfoliative, insuffisance rénale aiguë, hématurie.

D'autres toxicités moins fréquentes (< 1/100) ne sont pas détaillées ici.

Interactions médicamenteuses

Inhibiteur du CYP3A4 : *cf.* Contre-indications.

Alcaloïdes de la pervenche : risque de neurotoxicité accrue.

Benzodiazépines : risque de potentialisation de l'effet sédatif.

Ciclosporine : diviser par 2 la dose de **ciclosporine** et surveillance des concentrations.

Inhibiteurs de protéases et **non nucléosidiques** du VIH : surveillance étroite.

Oméprazole : diviser par 2 la dose d'**oméprazole**.

Phénytoine : surveiller les concentrations de **phénytoine**.

Rifabutine : risque d'uvéite et de toxicité hématologique.

Sulfamides hypoglycémiants : risque d'hypoglycémie.

Statines : risque de rhabdomyolyse.

Tacrolimus : diviser par 3 la dose de **ciclosporine** et surveillance des concentrations.

■ Posaconazole ©

NOXAFIL					
Sol. buv. et cp. non interchangeables Meilleure biodisponibilité des cp. : administration de la sol. buv. pdt ou juste après un repas (ou un complément nutritionnel). Infection fongique invasive (2e intention) : 400 mg x 2/j Schéma alternatif si prise de nourriture impossible : 200 mg (5 mL) x 4/j Prophylaxie d'une infection fongique invasive : 200 mg (5 mL) x 3/j, à débuter plusieurs jours avant le début estimé de la neutropénie et à poursuivre 7 j après remontée des PNN > 500/mm^3 Candidoses oropharyngées : 200 mg (5 mL) x 1/j le 1er j, puis 100 mg (2,5 mL) x 1/j pdt 13 j	1 fl. 105 mL sol. buv. (40 mg/mL)	HOP	I		

NOXAFIL					
Cp. et sol. buv. non interchangeables Meilleure biodisponibilité que la sol. buv. : prise d'aliments non nécessaire Infection fongique invasive (2e intention) ou prophylaxie : 300 mg x 2/j le 1er j, puis 300 mg x 1/j les j suivants	24 cp. 100 mg 96 cp. 100 mg	HOP HOP	I I		
Perf. IV : 300 mg x 2/j le 1er j, puis 300 mg x 1/j les j suivants	1 fl. 300 mg	HOP	I		

Propriétés

Antimycotique à usage systémique.

Indications

Traitement curatif des infections fongiques suivantes :

- aspergillose invasive chez les patients réfractaires à l'amphotéricine B ou à l'**itraconazole** ;
- fusariose ;
- chromoblastomycose ;
- coccidioïdomycose ;
- candidose oro-pharyngée.

Prophylaxie des infections fongiques invasives.

Contre-indications

Hypersensibilité au **posaconazole**.

Malabsorption du glucose et du galactose.

Grossesse, allaitement, absence de contraception orale efficace.

Déconseillé chez les moins de 18 ans.

Effets indésirables

Neutropénie, leucopénie, anémie, éosinophilie.

Syndrome hémolytique et urémique.

Insuffisance surrénalienne, hyperglycémie.

Psychose, dépression.

Céphalées, convulsions, neuropathie périphérique, diplopie.

Allongement du QT, mort subite, TV, IDM, insuffisance cardiaque.

Pneumopathie interstitielle.

Pancréatite aiguë, élévation des transaminases, hépatite.

Insuffisance rénale aiguë.

Rash, alopécie.

Interactions médicamenteuses

Le **posaconazole** inhibe le CYP3A4, il est donc contre-indiqué avec les médicaments substrats du CYP3A4 (**pimozide, quinidine, alcaloïdes de l'ergot de seigle, ergotamine** et **dihydroergotamine**).

Baisse des concentrations plasmatiques du **posaconazole** si administration avec des antiacides.

Augmentation des concentrations d'antiarythmiques (**amiodarone, quinidine**).

Associations à éviter : contraceptifs oraux, **inhibiteurs de la pompe à protons, sildénafil, millepertuis** ; **rifampicine** contre-indiquée.

■ Isavuconazonium

CRESEMBA					
Dose de charge : 200 mg x 3/j pdt les premières 48 h (6 administrations au total) Dose d'entretien : 200 mg x 1/j, en commençant entre 12 et 24 h après la dernière dose de charge	14 gél. 100 mg 1 fl. 200 mg	HOP HOP	I I		

Propriétés

L'**isavuconazole** est la fraction active formée après l'administration orale ou intraveineuse du sulfate d'isavuconazium.

Microbiologie

Espèces sensibles : *A. fumigatus, A. niger, A. flavus, A. nidulans, A. terreus, Mucorales* sp.

Pharmacocinétique

Biodisponibilité par voie orale : 98 %. Le passage de l'administration par voie intraveineuse à l'administration par voie orale est approprié lorsque la situation clinique le permet.

Indications

- Aspergillose invasive.
- Mucormycose chez les patients pour lesquels le traitement par **amphotéricine B** est inapproprié.

Contre-indications

- Hypersensibilité.
- Antécédents familiaux du syndrome du QT court.
- Grossesse et allaitement.
- *Cf.* Interactions médicamenteuses.

Précautions d'emploi

Surveillance biologique des enzymes hépatiques.

Effets indésirables

- Troubles hépatiques : élévation du taux de transaminases et de bilirubinémies.
- Troubles digestifs : nausées, vomissements, diarrhées, douleurs abdominales.
- Troubles respiratoires : dyspnée, insuffisance respiratoire.
- Céphalées.
- Hypokaliémie.
- Éruptions cutanées.
- Insuffisance rénale aiguë.
- Troubles neurologiques : épilepsie, convulsions.

Interactions médicamenteuses

L'isavuconazole est un substrat du CYP3A4 et du CYP3A5. La co-administration de médicaments inhibiteurs du CYP3A4 et/ou du CYP3A5 est susceptible d'augmenter les concentrations plasmatiques d'**isavuconazole**. La co-administration de médicaments inducteurs du CYP3A4 et/ou du CYP3A5 est susceptible de réduire les concentrations plasmatiques d'**isavuconazole**.

- Médicaments inhibiteurs du CYP3A4/5 :
  - **kétoconazole**,
  - **ritonavir**, **lopinavir**,
  - **clarithromycine**.
- Médicaments inducteurs du CYP3A4/5 :
  - **rifampicine**, **rifabutine**,
  - **carbamazépine**, **phénobarbital**, **phénytoïne**,
  - **millepertuis**,
  - **éfavirenz**.

5-FLUOROCYTOSINE

■ Flucytosine

ANCOTIL					
En 4 prises *per os* 100 à 200 mg/kg/j	100 cp. séc. 500 mg	50,11	I	65 %	0,50

Propriétés

Analogue nucléosidique inhibiteur non compétitif de la thymidylate synthétase qui participe à la synthèse de l'ADN chez certaines levures. Son usage est limité par sa toxicité médullaire, son activité moindre que l'**amphotéricine B** sur les espèces sensibles et l'émergence rapide de mutants résistants en monothérapie.

Pharmacocinétique

Usage *per os* (biodisponibilité 90 %), par voie veineuse, bonne distribution y compris dans le LCS (75 % des concentrations sériques), pas de métabolisation, élimination urinaire, hémodialysable.

Microbiologie

Espèces sensibles : *Candida* sp., cryptocoque, agents de la chromomycose, *Aspergillus* sp.

Indications

En association avec l'**amphotéricine B** dans les infections sévères.

- Candidoses profondes sévères et endocardites à *Candida*.
- Aspergillose invasive sévère.

• Cryptococcose neuroméningée sévère.
• Chromomycose (seule indication en monothérapie).

Contre-indications

Grossesse (sauf indication vitale).

Précautions d'emploi

Tester la sensibilité de la souche par la méthode des disques.
Utiliser en association avec l'**amphotéricine B** à la dose habituelle de 0,3 mg/kg/j pour diminuer la toxicité rénale de l'association.
Surveillance bihebdomadaire des concentrations plasmatiques (pic entre 35 et 100 mg/L), des enzymes hépatiques et de la numération sanguine.
Insuffisance rénale : adapter la dose à la ClCr :
• 30-50 mL/min : 25 à 50 mg/kg/12 h ;
• 10-30 mL/min : 25 à 50 mL/kg/24 h ;
• < 10 mL/min et hémodialyse 15 à 25 mg/kg/24-48 h (après l'hémodialyse).

Effets indésirables

Troubles digestifs dépendants de la dose (6 %) : anorexie, nausées, vomissements, diarrhées, entérocolites (rares).
Troubles hématologiques (22 %) : leucopénie, thrombocytopénie, anémie, aplasie médullaire, pancytopénie.
Manifestations allergiques : rashs, phototoxicité, érythème, prurit, œdèmes, prurit.
Troubles neurologiques : neuropathies périphériques, hallucinations, confusions, céphalées, vertiges.
Apport sodé : 34 mmol de NaCl par flacon.

Interactions médicamenteuses

Médicaments hématotoxiques.

ANTIFONGIQUES – ÉCHINOCANDINES

■ Caspofungine ©

CASPOFUNGINE					
En perf. lente de 1 h : 70 mg le 1er j puis 50 mg/j à partir du 2e j (ou poursuivre à 70 mg/j si poids ≥ 80 kg)	1 fl. 50 mg 1 fl. 70 mg	HOP HOP	I I		

■ Micafungine sodique ©

MYCAMINE					
Curatif : En perf. lente de 1 h : 100 mg/j si le poids est > 40 kg, 2 mg/kg/j pour un poids inférieur On peut doubler ces posologies en cas de non-réponse au traitement Préventif : demi-doses	1 fl 50 mg 1 fl 100 mg	HOP HOP	I I		

■ Anidulafungine

ECALTA					
En perf. lente de 1 h 30 (1,1 mg/min) : 200 mg (en 3 h) le 1er j puis 100 mg à partir du 2e j	1 fl. 100 mg	HOP	I		

Propriétés

Antifongiques de la classe des échinocandines. Action fongicide par inhibition non compétitive de la 1,3-β-glucan synthase, enzyme indispensable à la synthèse de la paroi fongique.

Pharmacocinétique

Usage par voie veineuse, bonne distribution y compris dans le LCS (75 % des concentrations sériques), pas de métabolisation, élimination urinaire, hémodialysable.

Microbiologie

Espèces sensibles *in vitro* : *Candida* (moindre activité sur *C. parapsilosis*), *Aspergillus* sp., *Pneumocystis jiroveci*.

Indications

Caspofungine : traitement des candidoses invasives. Traitement de recours de l'aspergillose invasive chez les adultes réfractaires ou intolérants à l'**amphotéricine B**, à des formulations lipidiques de l'**amphotéricine B**, et/ou à l'**itraconazole**. Traitement de la candidose invasive chez les patients adultes.
Micafungine : traitement des candidoses invasives y compris chez le nouveau-né, prévention des infections à *Candida* chez les patients bénéficiant d'une allogreffe de CSH. Traitement de la candidose œsophagienne lorsque le traitement IV est approprié.
Anidulafungine : traitement des candidoses invasives chez l'adulte non neutropénique.

Contre-indications

Grossesse et **allaitement**.
Allergie aux échinocandines.

Précautions d'emploi

Traitement réservé à un médecin ayant l'expérience des infections fongiques.
Ne pas administrer ni mélanger avec d'autres médicaments.

La **micafungine** fait l'objet d'un plan de gestion des risques. La décision de l'utiliser doit tenir compte du risque potentiel de développement de tumeurs hépatiques.
Ainsi, elle ne doit être utilisée que si l'administration d'autres antifongiques n'est pas appropriée.
La fonction hépatique doit faire l'objet d'une surveillance étroite au cours d'un traitement par **micafungine**. L'interruption précoce du traitement est recommandée en présence d'une élévation importante et persistante des ALAT/ASAT.

Effets indésirables

Fièvre, nausées, vomissements, complications au point d'injection, bouffées vasomotrices, élévation des transaminases.

Interactions médicamenteuses

Ciclosporine : hépatotoxicité.

COQUELUCHE

FICHE MALADIE

DÉFINITION

La coqueluche est une taxi-infection bactérienne très contagieuse, peu ou pas fébrile, endémoépidémique, due à *Bordetella pertussis*.

CAUSES ET MÉCANISMES

La transmission se fait directement par les sécrétions respiratoires des malades. L'immunité vaccinale disparaît au bout de 10 ans. Les adolescents et les adultes sont un réservoir potentiel et peuvent faire une coqueluche parfois atypique.

DIAGNOSTIC

Le diagnostic doit être évoqué devant une toux chronique.

FORME TYPIQUE

- Incubation (7-15 jours).
- Invasion (7-15 jours) : trachéobronchite avec toux spasmodique prédominant la nuit et parfois émétisante.

• *L'isolement est obligatoire* en raison de la forte contagiosité qui dure 3 semaines après le début des signes en l'absence de traitement.
• Phase de quintes : reprise inspiratoire bruyante (« cri du coq »), parfois cyanose, puis expectoration épaisse voire vomissement.
• Phase de déclin (4e semaine).
• Guérison entre la 6e et la 8e semaine.

EXAMENS COMPLÉMENTAIRES

Hémogramme (recherche d'une lymphocytose).
• Durant les 3 premières semaines de toux : culture et PCR à partir des sécrétions respiratoires.
• 3e-4e semaine de toux : PCR et sérologie.
• Après la 4e semaine : sérologie.

TRAITEMENT

CURATIF

Hospitalisation des enfants de moins de 3 mois, et selon la tolérance après 3 mois. Isolement respiratoire.

Traitement symptomatique en soins intensifs si besoin.
Antibiothérapie : clarithromycine (*ZEDAR*) ou *azithromycine* (*ZITHROMAX*).

ANTIBIOPROPHYLAXIE

Sujets contacts non immuns.

PRIMOVACCINATION

De préférence avec le vaccin cellulaire (*VAXICOQ*), mais les vaccins acellulaires (*TÉTRAVAC-ACELLULAIRE*) peuvent être utilisés (ils semblent moins efficaces).

REVACCINATION

Premier rappel à 16-18 mois avec vaccin cellulaire ou acellulaire ; second rappel entre 11 ans et 13 ans avec un vaccin acellulaire. Vacciner les adultes (avec un vaccin *monovalent acellulaire* non encore commercialisé en France) susceptibles de procréer, le partenaire et les enfants d'une femme enceinte non immune, les mères non immunes après l'accouchement.

FICHE INFIRMIÈRE

SURVEILLANCE DU TRAITEMENT

SOINS – TRAITEMENT

Surveillance permanente respiratoire et cardiaque, aspiration, hydratation et nutrition.
Veiller à une bonne hydratation et une bonne alimentation.

EFFICACITÉ DU TRAITEMENT

Diminution progressive de la fréquence et de l'intensité de la toux en 3-4 semaines.

SURVEILLANCE

Surinfection bronchique, pneumopathie (apparition de fièvre ou de crachats purulents) ; convulsions (3 %), encéphalopathie coquelucheuse (0,9 %).

ÉDUCATION ET CONSEILS

Isolement légal jusqu'à 5 jours après un traitement adapté.
Vaccination des sujets non immuns et des adultes jeunes ayant perdu leur immunité vaccinale, en particulier les adultes jeunes susceptibles de procréer.
Pour d'autres informations
BEH n° 7/2005 (www.invs.fr).

FICHE PHARMACOLOGIE

VACCIN ANTICOQUELUCHEUX

■ Vaccin anticoquelucheux + vaccin antitétanique + vaccin antidiphtérique + vaccin antipoliomyélitique

TÉTRAVAC-ACELLULAIRE					
A. et E. > 2 mois : 3 inj. SC ou IM à 1 mois d'intervalle puis rappel à 1 ou 2 ans	1 ser. 0,5 mL	12,87		65 %	12,87

Propriétés

Vaccin élaboré à partir de toxine et d'antigènes pertussiques, mieux tolérés que le vaccin à germes entiers. Des incertitudes sur son équivalence immunogène le font prescrire préférentiellement, en France, au rappel tardif entre 11 et 13 ans.

Indications

Prévention de la coqueluche en particulier pour les rappels tardifs.
Ce vaccin protège également de la diphtérie, du tétanos et de la poliomyélite.

Contre-indications

Grossesse.

■ Vaccin anticoquelucheux + vaccin antitétanique + vaccin antidiphtérique (dose réduite) + vaccin antipoliomyélitique

REPEVAX					
Idem E.> 3 ans et A.	1 ser. 0,5 mL	27,62		65 %	27,62
BOOSTRIXTETRA					
Idem E.> 4 ans et A.	1 ser. 0,5 mL	27,62		65 %	27,62

Propriétés

Vaccins combinés contre le tétanos (anatoxine), la diphtérie (faible dose d'anatoxine), la poliomyélite (virus inactivés sérotypes 1, 2 et 3) et la coqueluche (acellulaire).

Indications

Vaccination de rappel des adolescents et des adultes contre la diphtérie (faible dose), le tétanos, la polyomyélite et la coqueluche.

Contre-indications

Hypersensibilité aux anatoxines tétanique, diphtérique, coquelucheuse et le virus poliomyélitique, aux antibiotiques présents à l'état de trace (**néomycine**, **streptomycine**, **polymyxine B**), ou en cas de réaction sévère à une administration antérieure d'un vaccin.
Antécédent de complication neurologique après vaccination.

Précautions d'emploi

Grossesse, allaitement : déconseillé
Différer la vaccination en cas d'infection fébrile intercurrente.
À conserver entre + 2 et + 8 °C. Agiter avant l'emploi.

Effets indésirables

Réactions douloureuses, érythémateuses ou nodulaires au point d'injection, abcès aseptique exceptionnel.
Frissons, fièvre. Diarrhée, vomissements. Rash cutané, choc anaphylactique.
Paralysie ascendante et syndrome de Guillain-Barré (*BOOSTRIXTETRA*).

Interactions médicamenteuses

Aucune.

INDICATIONS DE VACCINATION CHEZ L'ADULTE

Depuis 2004, la vaccination coquelucheuse est recommandée chez : les professionnels en contact avec des nourrissons trop jeunes pour avoir reçu 3 doses de vaccin coquelucheux, c'est-à-dire le personnel médical et paramédical des maternités, des services de néonatologie, de tout service de pédiatrie prenant en charge des nourrissons âgés de moins de 6 mois. Pour les étudiants des filières médicales ou paramédicales, il est recommandé d'administrer cette vaccination à l'occasion d'un rappel dTP en utilisant un vaccin à quatre valences (*REPEVAX, BOOSTRIXTETRA*); et pour les adultes susceptibles *de devenir parents* dans un proche avenir et les membres du *foyer à* l'occasion d'une grossesse (enfant qui n'est pas à jour pour cette vaccination, adulte qui n'a pas reçu de vaccination contre la coqueluche au cours des 10 dernières années), selon les modalités suivantes :

- père et enfants : durant la grossesse de la mère ;
- mère : le plus tôt possible après l'accouchement.

COVID-19 – INFECTION À SARS-COV-2

FICHE MALADIE

DÉFINITION

La Covid (*coronavirus disease*) est une infection respiratoire due à un virus pandémique à ARN d'origine animale : le SARS-CoV-2 (*severe acute respiratory syndrome coronavirus 2*). Depuis sa détection en Chine en 2019, le SARS-CoV-2 s'est répandu dans le monde entier, faisant près de 7 millions de décès au cours des trois premières années. Après plusieurs vagues épidémiques, de nombreux variants ont émergé, avec une transmissibilité souvent plus élevée mais une moindre virulence.

CAUSES ET MÉCANISMES

Le SARS-CoV-2 se transmet par un mode gouttelette à proximité d'un sujet source et jusqu'à 2-3 mètres en cas de toux ou d'éternuement. Une transmission manuportée est possible, comme pour la grippe, mais marginale.

La contagion débute entre 1 et 3 j avant les premiers symptômes et dure moins d'une semaine, sauf cas particulier (immunodépression).

Le diagnostic se fait par un test PCR (méthode de référence) ou un test antigénique sur un prélèvement respiratoire (écouvillonnage nasopharyngé).

CLINIQUE

De nombreuses manifestations cliniques ont été rapportées. Certaines personnes peuvent être asymptomatiques alors que d'autres auront un risque de mortalité élevé. Il n'y a pas de moyen de prédire le pronostic individuel. Seule la mesure de la saturation en oxygène permet de suivre l'évolution, de guider l'oxygénothérapie, de décider d'une hospitalisation.

Les formes cliniques sont les suivantes :

- asymptomatiques ;
- simples : syndrome pseudo-grippal parfois associé à des symptômes ORL (sécheresse, anosmie, agueusie) ou digestifs. Plus rarement : symptômes nerveux, psychiatriques, cutanés, etc. Pas de ganglion palpable ni d'angine.

respiratoires : parfois d'emblée ou pouvant survenir 7 à 10 j après les premiers symptômes. Les formes graves sont plus fréquentes chez les personnes à risque : âge ≥ 65 ans, obésité, comorbidités ou immunodépression. Il existe un risque de thrombose des artères pulmonaires qu'il faut parfois prévenir ou traiter.

EXAMENS COMPLÉMENTAIRES

Le diagnostic se fait par un test PCR (méthode de référence) ou un test antigénique sur un prélèvement respiratoire (écouvillonnage nasopharyngé).

Traitement

Le traitement est symptomatique pour les formes légères : **paracétamol**.

En cas de troubles respiratoires, de désaturation, une hospitalisation est indiquée pour une oxygénothérapie.

L'association **nirmatrelvir/ritonavir** (*PAXLOVID*) est indiquée en 1re intention en traitement curatif, pour les patients non oxygénorequérants à risque élevé d'évolution vers une forme grave.

Une anticoagulation doit être proposée dans les formes sévères.

Prévention

Les mesures barrières permettent de prévenir efficacement la transmission. La vaccination est la meilleure protection disponible. En juillet 2023, plus de 92 % des adultes étaient complètement vaccinés.

Les vaccins à ARN sont les vaccins les plus efficaces. Ils sont les seuls recommandés chez les personnes ayant une réponse vaccinale diminuée. Des vaccins plus classiques à protéines recombinées ont aussi été commercialisés.

FICHE INFIRMIÈRE

ÉDUCATION ET CONSEILS : VACCINATION

Depuis août 2023, les infirmiers (ainsi que les sages-femmes et les pharmaciens) peuvent vacciner tout ou partie de la population avec les vaccins figurant dans le calendrier vaccinal. L'infirmier doit également déclarer son activité de prescription de vaccins auprès du conseil de l'Ordre national des infirmiers dont il dépend.

Les infirmiers doivent ainsi recommander aux personnes à risque de forme grave de se faire vacciner contre la Covid :

- personnes âgées de 65 ans et plus ;
- personnes (nourrissons à partir de 6 mois, enfants, adolescents et adultes) atteintes de comorbidités ayant un risque plus élevé de forme grave de la maladie (hypertension artérielle compliquée, problèmes cardiaques, vasculaires, hépatiques, rénaux, pulmonaires, diabète, obésité, cancers, personnes transplantées, personnes atteintes de trisomie 21 ou de troubles psychiatriques ou de démence) ;
- personnes immunodéprimées ;
- femmes enceintes ;
- résidents en établissements d'hébergement pour personnes âgées dépendantes (EHPAD) et unités de soins de longue durée (USLD) ;
- personnes à très haut risque de forme grave selon chaque situation médicale individuelle et dans le cadre d'une décision partagée avec les équipes soignantes ;
- personnes vivant dans l'entourage ou en contacts réguliers avec des personnes immunodéprimées ou vulnérables, y compris les professionnels des secteurs sanitaire et médico-social.

FICHE TECHNIQUE

PRÉLÈVEMENT NASOPHARYNGÉ

Il consiste à introduire l'écouvillon dans la narine jusqu'au nasopharynx et à récupérer autant de cellules que possible par légère rotation de l'écouvillon. Sur ce prélèvement, on peut effectuer une technique de révélation par PCR ou par test antigénique rapide.

Faire porter un masque chirurgical au patient à prélever.

Le préleveur s'équipe d'une surblouse, d'un masque FFP2, de lunettes de protection et d'une paire de gants.

- Faire asseoir le patient.
- Enlever le masque chirurgical du patient.
- Réaliser le prélèvement nasopharyngé.
  – Maintenir la tête du patient inclinée en arrière.
  – Insérer l'écouvillon dans la narine, et le pousser délicatement le plus loin possible, parallèlement au palais.
  – Le laisser en place quelques secondes puis le retirer lentement en lui imprimant un léger mouvement rotatif.
  – Procéder de même pour l'autre narine avec le même écouvillon.
  – Plonger l'écouvillon dans le réactif.
  – Fermer le réactif.
- Faire remettre le masque chirurgical au patient.
- Le faire sortir de la pièce où a été réalisé le prélèvement.
- Nettoyer les surfaces ayant été en contact avec le patient à l'aide des désinfectants usuels virucides.
- Enlever dans cet ordre : les gants puis la surblouse, faire une friction des mains avec un gel ou une solution hydroalcoolique, puis enlever les lunettes et le masque.
- Se laver les mains.
- Finir par une friction des mains au gel/solution hydroalcoolique.

Résultat du test antigénique rapide

La positivité affirme l'infection, avec une présence virale significative. La personne est donc infectée et infectante vis-à-vis du virus.

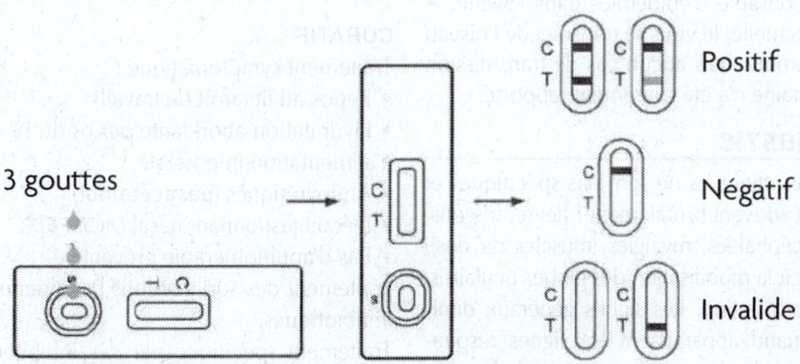

MALADIES INFECTIEUSES

GRIPPE

FICHE MALADIE

DÉFINITION

La grippe est une infection virale épidémique saisonnière due aux virus *influenza* (types A et B).

La grippe A est liée au virus H1N1 qui a muté, possiblement à partir d'un virus d'origine porcine. La transmission est interhumaine et le virus est actuellement présent dans le monde entier. L'incubation est la clinique sont les mêmes que pour les autres types de virus. Pour plus de renseignements, consulter www.gouvernement.fr/risques/plan-pandemie-grippale.

CAUSES ET MÉCANISMES

La transmission interhumaine se fait par l'intermédiaire des particules virales aérosolisées. Incubation entre 18 à 72 h. Le virus est présent dans les sécrétions respiratoires 24 h avant le début de la maladie et disparaît en 5 à 10 jours. Les anticorps sont détectables en une semaine et confèrent une immunité de longue durée (intérêt de la vaccination). Cependant, de nouveaux variants antigéniques apparaissent chaque année et obligent à revacciner chaque année.

Le virus de la grippe aviaire, s'il mutait, pourrait être responsable d'épidémies dans l'avenir. À l'heure actuelle, le virus se transmet de l'oiseau vers l'homme mais aucun cas de transmission interhumaine n'a été clairement rapporté.

DIAGNOSTIC

Les signes cliniques ne sont pas spécifiques et débutent souvent brutalement : fièvre, frissons, sueurs, céphalées, myalgies (muscles du dos), douleurs à la mobilisation des globes oculaires, parfois prostration. Les signes généraux diminuent quand apparaissent les signes respiratoires : toux, brûlures rétrosternales, obstruction nasale ou rhinorrhée, douleurs pharyngées.

TRAITEMENT

PRÉVENTIF

Vaccination annuelle avant l'arrivée de l'épidémie. Les vaccins sont mis à jour chaque année. Par conséquent, les vaccins protègent également contre la grippe H1N1. Des médicaments sont disponibles pour enrayer une épidémie ou traiter des sujets contacts non vaccinés par des inhibiteurs de la neuraminidase actifs sur les grippes A et B : **zanamivir**, **oseltamivir** (ces inhibiteurs sont également efficaces contre le virus de la grippe aviaire qui possède une neuraminidase identique à celle des virus plus anciens). On les réserve aux sujets à haut risque de complications.

La transmission du virus se fait principalement par voie aérienne (toux, éternuements), mais également par les mains et objets contaminés :

- se couvrir le nez et la bouche lors des accès de toux et d'éternuements ;
- se moucher dans des mouchoirs en papier à usage unique jetés dans une poubelle équipée d'un sac plastique, si possible munie d'un couvercle avec commande au pied ;
- respecter les mesures d'hygiène de base : se laver les mains fréquemment au savon et/ou une solution hydroalcoolique ;
- aérer les lieux de vie.

CURATIF

Traitement symptomatique :

- Repos au lit (arrêt de travail).
- Hydratation abondante *per os* ou IV en cas d'alimentation impossible.
- Antipyrétiques (**paracétamol**).
- Décongestionnant nasal (*ACTIFED*).
- Pas d'antibiothérapie préventive.

Traitement des surinfections bactériennes par antibiotiques.

Traitement spécifique par des inhibiteurs de la neuraminidase (**oseltamivir**, **zanamivir**) actifs sur les grippes A et B (diminue la durée des symptômes de quelques jours sans prévenir les complications).

PRONOSTIC

Il dépend du terrain et de la survenue de complications. Les pneumonies grippales peuvent engendrer une forte mortalité même chez les sujets jeunes. Les surinfections bactériennes sont fréquentes sur terrain fragilisé (sujets âgés, insuffisance pulmonaire ou cardiaque).

FICHE INFIRMIÈRE

EXAMENS

Les tests diagnostiques sont onéreux et réservés à l'épidémiologie. Des signes cliniques compatibles chez un sujet non vacciné en période épidémique suffisent au diagnostic.

SURVEILLANCE DU TRAITEMENT

• Amélioration des symptômes, qui durent classiquement entre 5 et 10 jours.
• Surveiller l'apparition d'une déshydratation chez les sujets qui s'alimentent mal.
• Surveiller les complications respiratoires (dyspnée, détresse respiratoire) et la survenue de surinfection bactérienne (crachats purulents).

ÉDUCATION ET CONSEILS

Vaccination chaque hiver des sujets à risque, des personnels soignants ou susceptibles de contaminer des sujets fragiles, du personnel de l'industrie du voyage, navigants et certains voyageurs.
Port de masque chirurgical en cas d'épidémie. Le masque FFP2 est réservé aux professionnels de santé dont le rôle en cas de pandémie serait capital.

FICHE PHARMACOLOGIE

ANTIGRIPPAL

■ Oseltamivir ©

TAMIFLU					
Traitement curatif : A. et E. > 40 kg : 75 mg x 2/j E. ≤ 15 kg : 30 mg x 2/j 15-23 kg : 45 mg x 2/j 24-40 kg : 60 mg x 2/j Traitement préventif : A. et E. > 13 ans : 75 mg/j E. ≤ 15 kg : 30 mg x 1/j 15-23 kg : 45 mg x 1/j 24-40 kg : 60 mg x 1/j > 40 kg : 75 mg x 1/j	10 gél. 75 mg 1 ser. graduée 6 mg/mL	11,13 10,24	I I	30 % 30 %	1,11 10,24

Les antiviraux sont dans certains cas gratuits pour les cas suspects de grippe A.

Propriétés

Inhibiteur de la neuraminidase du virus de la grippe actif sur les souches A et B. Il permet d'éviter la contamination, de réduire les symptômes et l'évolution de 1 à 1,5 j chez les malades fébriles (T ≥ 37,8 °C). L'oseltamivir est actif sur les virus de la grippe aviaire et de la grippe A (H1N1).

Pharmacocinétique

Biodisponibilité de 80 %, métabolisme hépatique en dérivé actif, excrétion dans les urines sous forme active et inactive.

Indications

Traitement curatif chez les personnes symptomatiques dans les situations suivantes [1] :

• personnes jugées à risque de complications, âgées de 1 an et plus, y compris les femmes enceintes, ciblées par la vaccination ;

• personnes présentant une grippe grave d'emblée ou dont l'état général s'aggrave selon l'appréciation du médecin ;

• personnes dont l'état justifie une hospitalisation pour grippe.

Traitement de la grippe A et B chez l'adulte et l'enfant âgé de plus de 1 an.

À débuter dans les premières 48 h après l'apparition des symptômes.

Traitement préventif après un contage chez l'adulte et l'adolescent âgé de plus de 13 ans à risque de complications.

Contre-indications

Grossesse et **allaitement** : innocuité non démontrée.

Précautions d'emploi

Insuffisance rénale : réduire la dose curative à 75 mg/j et la dose préventive à 75 mg un jour sur 2 en cas de ClCr entre 10 et 30 mL/min.

Insuffisance hépatique : pas de données.

Sujets âgés : pas d'adaptation des doses.

Risque de sélection de souches virales résistantes.

Effets indésirables

Nausées et vomissements.

Interactions médicamenteuses

Mal connues.

VACCIN ANTIGRIPPAL

■ Vaccin antigrippal inactivé

VAXIGRIPTETRA					
E. 6 mois – 8 ans : 1 ou 2 doses de 0,5 mL à 1 mois d'intervalle en primovaccination, puis 1 dose annuelle A. et E. > 8 ans : 1 dose annuelle	1 ser. prér.	11,75		65 %	11,75
INFLUVAC TETRA					
À partir de 3 ans Idem VAXIGRIPTETRA	1 ser. prér.	11,75		65 %	11,75
FLUZONE HIGH-DOSES QUADRIVALENT					
Hautement dosé À partir de 65 ans 1 dose annuelle	1 ser. prér.			NR	
INFLUSPLIT TETRA					
Idem *VAXIGRIPTETRA*	1 ser. prér.			NR	
EFLUELDA					
A. > 60 ans : 1 dose de 0,7 mL en IM ou SC	1 ser. prér.	30,90		65 %	30,90

[1] Recommandations pour la prescription d'antiviraux en période d'épidémie de grippe saisonnière, HCSP, 2015

Propriétés

Sérotypes inactivés et fragmentés du virus de la grippe, cultivés sur œufs embryonnés. Virus cultivés adaptés chaque année aux données épidémiologiques. Efficaces 2-3 sem. après la vaccination.

Indications

Prévention de la grippe saisonnière, en particulier chez la personne à risque de grippe sévère ou compliquée ou ses proches : femme enceinte, comorbidité, personne âgée, obésité, séjour en établissement de soins de suite ou médico-social, entourage des nourrissons de moins de 6 mois à risque, professionnel de santé.

Contre-indications

Allergie aux protéines de l'œuf.

Précautions d'emploi

À conserver entre + 2 et + 8 °C.
Reporter la vaccination en cas de fièvre élevée ou de maladie infectieuse évolutive.

Effets indésirables

Céphalées, fièvre, myalgies.
Voie IM/SC : douleur au point d'injection.
Voie nasale : diminution de l'appétit, congestion nasale/rhinorrhée.

HERPÈS

FICHE MALADIE

DÉFINITION

Les virus herpétiques humains HSV-1 et HSV-2 sont responsables d'infections cutanées et muqueuses transmises par contact interhumain (oral pour HSV-1 et génital pour HSV-2).

CAUSES ET MÉCANISMES

Après une primo-infection habituellement asymptomatique, les virus persistent à l'état latent dans les racines nerveuses sensitives. Ils peuvent donner des récurrences, parfois très fréquentes et invalidantes, souvent déclenchées par un facteur identifié (le stress, le soleil, la fièvre, les règles). Le portage asymptomatique est une source fréquente de contamination.

DIAGNOSTIC

SIGNES CLINIQUES

- Primo-infection orale : asymptomatique ou gingivostomatite douloureuse. Guérison en 10-14 jours.
- Primo-infection génitale : souvent douloureuse, complications nerveuses rares.
- Primo-infection oculaire : kératite, blépharite, conjonctivite. La kératite met en jeu le pronostic visuel.
- Encéphalite herpétique : rare et grave, une des plus fréquentes encéphalites virales.
- Récurrences : dans les mêmes sites que les primo-infections.
- Autres : méningites, panaris, ano-rectite, érythème polymorphe.

EXAMENS COMPLÉMENTAIRES

Un doute diagnostique peut nécessiter la détection du virus (culture ou mise en évidence d'ADN) ou de l'effet pathogène (cytodiagnostic) ; la sérologie n'est utile que dans les primo-infections.

TRAITEMENT

Le traitement dépend de l'immunodépression, du site et de la gravité de l'infection :

- L'efficacité des traitements locaux par crème est discutée.

• En cas d'indication thérapeutique, il faut préférer un traitement par voie générale.
• Les encéphalites sont des urgences thérapeutiques à traiter par voie veineuse.

PRONOSTIC

Guérison habituelle sans séquelles sauf kératite, encéphalite (mortalité > 60 %) et infection de l'immunodéprimé.

FICHE INFIRMIÈRE

EXAMENS

• Grattage des lésions pour la détection virale dans le liquide de vésicule, frottis ou apposition.
• Utiliser des milieux de transport en cas de culture de virus ou adresser le malade au laboratoire de virologie.

SURVEILLANCE DU TRAITEMENT

SOINS – TRAITEMENT

Désinfecter les lésions cutanées avec un antiseptique (*cf.* Antiseptiques, p. 887).

Administrer le traitement *per os* le plus tôt possible (diminution du bénéfice après 72 h).

Par voie IV, l'**aciclovir** doit s'administrer par perfusion lente d'une heure toutes les 8 h. Le produit peu cristalliser dans le rein si le malade n'est pas bien hydraté.

EFFICACITÉ DU TRAITEMENT

Diminution des symptômes (lésions, douleurs, etc.).

EFFETS INDÉSIRABLES

Surveiller la créatinine sanguine en cas de traitement par voie générale.

L'insuffisance rénale est la principale complication de l'**aciclovir**.

ÉDUCATION ET CONSEILS

Ne pas frotter les lésions : risque d'auto-inoculation.

Traitement précoce des poussées.

Discuter un traitement préventif en cas de récurrences fréquentes douloureuses.

FICHE PHARMACOLOGIE

ANTIHERPÉTIQUES

■ Aciclovir ©

ZOVIRAX					
Per os En 5 prises A. et E. 1 000 à 4 000 mg	25 cp. 200 mg 35 cp. 800 mg	9,02 38,74	I I	65 % 65 %	0,36 1,11
Crème En 5 appl./j Appliquer en massant légèrement les lésions	1 tube 10 g (5 %)		I	NR	
Injectable En perf. IV toutes les 8 h A. 30 mg/kg/j	1 fl. 250 mg 1 fl. 500 mg	13,19 25,38	I I	65 % 65 %	13,19 25,38

■ Valaciclovir ©

ZELITREX					
Zona : 1 000 mg x 3/j *per os* pdt 7 j à débuter dans les 72 h	10 cp. 500 mg 42 cp. 500 mg 112 cp. 500 mg	9,20 37,85 105,55	I I I	65 % 65 % 65 %	0,92 0,90 0,94

■ Famciclovir

ORAVIR					
500 mg x 3/j pdt 7 j à débuter dans les 72 h	10 cp. 125 mg 21 cp. 500 mg	17,88 100,15	I I	65 % 65 %	1,79 4,77

Propriétés

Analogues nucléosidiques de la guanine qui doivent être phosphorylés en dérivés triphosphates pour inhiber l'ADN polymérase virale. La 1re phosphorylation est réalisée principalement par la thymidine-kinase virale ce qui explique que ces médicaments se concentrent spécifiquement dans les cellules humaines infectées par un virus en cours de réplication.

Valaciclovir : prodrogue de l'**aciclovir**.
Famciclovir : prodrogue du penciclovir.

Pharmacocinétique

Usage *per os,* intraveineux ou en topique, biodisponibilité *per os* de l'**aciclovir** : 20 % du **valaciclovir** : 54 %, du penciclovir (après absorption de **famciclovir**) : 77 %, distribution dans tout l'organisme de l'aciclovir (50 % des concentrations plasmatiques dans le LCS, 37 % dans l'humeur aqueuse), faible métabolisation (< 15 %), élimination rénale de l'aciclovir et du penciclovir (85 %), passage transplacentaire et dans le lait maternel (**aciclovir**), hémodialysable.

Indications

ACICLOVIR

- Traitement préventif des récurrences herpétiques : greffés, herpès génital chez l'immunocompétent (≥ 6/an), érythème polymorphe lié à HSV.
- Traitement curatif de la primo-infection génitale et des récurrences.
- Traitement curatif de l'herpès et du zona ophtalmique (local) à commencer dans les 24 premières heures et à poursuivre 7 j.
- Traitement des formes graves d'infections herpétiques (méningo-encéphalite, herpès néonatal, infections sévères à *Herpes simplex* chez l'immunocompétent et l'immunodéprimé).
- Traitement curatif de la varicelle et du zona chez l'immunodéprimé.

ACICLOVIR, VALACICLOVIR, FAMCICLOVIR

- Traitement du zona et prévention des douleurs post-zostériennes (**aciclovir, valaciclovir, famciclovir**) à débuter dans les 72 h après les premiers signes cutanés.

Contre-indications

Allergie à l'**aciclovir**, au **ganciclovir**, au **valaciclovir**, au **famciclovir** ou au penciclovir.

Propriétés

Grossesse et **allaitement** : déconseillé (innocuité non établie).

Insuffisance rénale : adapter la dose d'**anti-herpétique** à la ClCr :

- **Aciclovir :**
  - 30-50 mL/min : 5 mg/kg toutes les 12 h ;
  - 10-30 mL/min : 5 mg/kg/j ;
  - < 10 mL/min : 2,5 mg/kg/j ;
  - hémodialyse : 5 mg/kg en fin de séance.
- **Valaciclovir :**
  - 15-30 mL/min : 2 g/j ;
  - ≤ 15 mL/min : 1 g/j ;
  - hémodialyse : administrer la dose quotidienne après la séance.
- **Famciclovir :**
  - 20-40 mL/min : 500 mg/24 h ;
  - < 10 mL/min : 500 mg/48 h ;
  - hémodialyse : 500 mg après la séance.

Effets indésirables

Topiques : brûlures et irritations muqueuses.

Per os : nausées, diarrhées, rash, céphalées, neurotoxicité et néphrotoxicité (rares).

Intraveineux : insuffisance rénale (5 %), hématurie, cristallurie, réactions au point d'injection, phlébites, hypotension, maux de tête, léthargie, obnubilation, tremblements, confusion mentale, hallucinations, agitation, convulsions, coma.

Interactions médicamenteuses

Médicaments néphrotoxiques.

■ Docosanol

ERAZABAN					
5 appl./j toutes les 3 h jusqu'au coucher Max 10 j	2 g (cr. 10 %)			NR	

Propriétés

Mécanisme d'action inconnu. Les études *in vitro* montrent que les cellules traitées par **docosanol** résistent à des infections à virus à enveloppe lipidique comme le HSV-1. Le **docosanol** n'a aucun effet sur les virus non enveloppés.

Indications

Traitement des stades précoces (phase prodrome ou phase érythémateuse) d'une infection récidivante à herpès simplex labial.

Contre-indications

Enfants < 12 ans.

Immunodéprimés.

Hypersensibilité à la classe des dérivés du propylène glycol.

Précautions d'emploi

À débuter aussi vite que possible après l'apparition des premiers signes ou symptômes d'herpès labial (douleur, brûlure/démangeaison/picotements ou rougeurs).

Effets indésirables

Cette formulation contient du propylène glycol qui peut entraîner une irritation.

HYDATIDOSE

FICHE MALADIE

DÉFINITION

L'hydatidose est due à l'infestation par un tænia du chien : *Echinococcus granulosus*.

CAUSES ET MÉCANISMES

Répartition mondiale avec une prédilection pour les zones d'élevage du mouton : bassin méditerranéen, Nouvelle-Zélande, sud-est de l'Australie, Europe centrale, Amérique du Sud. L'endémie diminue dans les pays qui opèrent un contrôle vétérinaire.

Le parasite réalise un cycle entre le chien et un hôte intermédiaire (habituellement le mou-Les examens d'imagerie sont essentiels : échographie ou scanner. La sérologie a une très bonne performance diagnostique.

TRAITEMENT

CHIRURGICAL

Il permet de retirer tous les kystes et d'éviter la dissémination. Drainage percutané possible dans certains cas. ton). L'homme est un hôte accidentel (*cf.* figure).

Les kystes peuvent se développer dans la plupart des organes : foie (63-70 %), poumons (15-25 %), cerveau (3 %), reins, rate, muscle, os. Ils sont entourés d'une coque fibreuse et contiennent du liquide et de nombreux parasites. Plusieurs organes sont envahis dans 20 % des cas.

DIAGNOSTIC

Découverte souvent fortuite à l'occasion d'une échographie abdominale ; parfois, devant des douleurs de l'hypocondre droit, prurit, crises d'urticaire.

MÉDICAL

L'**albendazole** (*ZENTEL*) permet d'améliorer 55 à 80 % des malades et d'en guérir 30 %. Le traitement médical est recommandé en préopératoire, dans les cas inopérables, dans les ruptures spontanées de kyste, dans les formes multikystiques et dans les 10 jours qui précèdent un drainage percutané.

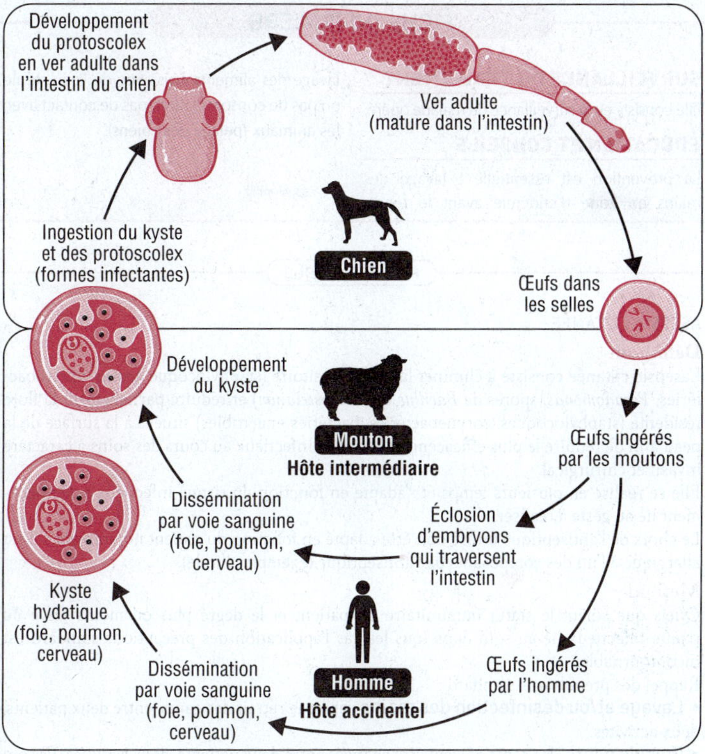

Illustration de Carole Fumat

PRONOSTIC

Complications possibles : compression d'un organe de voisinage, rupture.

Bon pronostic avec le traitement chirurgical.

FICHE INFIRMIÈRE

SURVEILLANCE DU TRAITEMENT

Elle consiste en la surveillance du malade opéré.

ÉDUCATION ET CONSEILS

La prévention est essentielle : lavage des mains en zone d'endémie avant le repas, lavage des aliments crus avec de l'eau stérile ou pas de consommation, pas de contact avec les animaux (pelage des chiens).

FICHE TECHNIQUE

ASEPSIE CUTANÉE

Définition

L'asepsie cutanée consiste à éliminer la flore transitoire (staphylocoque *aureus,* entérobactéries, *Pseudomonas,* spores de *Bacillus* et de *Clostridium*) et réduire partiellement la flore résidente (staphylocoques, corynebactéries, bactéries anaérobies) situées à la surface de la peau afin de réduire le plus efficacement le risque infectieux au cours des soins à caractère invasif et chirurgical.

Elle se réalise en plusieurs temps et s'adapte en fonction du risque infectieux potentiellement lié au geste à réaliser.

Le choix de l'antiseptique utilisé doit être adapté en fonction du patient notamment s'il est allergique à l'un des composants de l'antiseptique (exemple : l'iode).

Méthode

Quels que soient le statut immunitaire du patient et le degré plus ou moins élevé du risque infectieux lié au soin dans tous les cas l'application des précautions standard est incontournable.

Rappel des précautions standard :

- **Lavage et/ou désinfection des mains** : après le retrait des gants, entre deux patients, deux activités.
- **Port de gants** : les gants doivent être changés entre deux patients, deux activités. Ils sont obligatoires s'il y a risque de contact avec du sang, ou tout autre produit d'origine humaine, les muqueuses ou la peau lésée du patient, notamment à l'occasion de soins à risque de piqûre (hémoculture, pose et dépose de voie veineuse, chambres implantables, prélèvements sanguins), lors de la manipulation de tubes de prélèvements biologiques, linge et matériel souillés et lors de tout soin, lorsque les mains du soignant comportent des lésions.
- **Port de surblouses, lunettes, masques** : si les soins ou manipulations exposent à un risque de projection ou d'aérosolisation de sang, ou tout autre produit d'origine humaine (aspiration, endoscopie, actes opératoires, autopsie, manipulation de matériel et linge souillés).
- **Matériel souillé** : concernant le matériel piquant/tranchant à usage unique, ne pas recapuchonner les aiguilles, ne pas les désadapter à la main, déposer immédiatement après usage sans manipulation ce matériel dans un conteneur adapté, situé au plus près du soin, et dont le niveau maximal de remplissage est vérifié.

• **Concernant le matériel réutilisable** : manipuler avec précaution le matériel souillé par du sang ou tout autre produit d'origine humaine. Vérifier que le matériel a subi un procédé d'entretien (stérilisation ou désinfection) approprié avant d'être réutilisé.
• **Surfaces souillées** : nettoyer et désinfecter avec un désinfectant approprié les surfaces souillées par des projections ou aérosolisation de sang, ou tout autre produit d'origine humaine.
• **Transport de prélèvements biologiques, de linge et de matériels souillés** : les prélèvements biologiques, le linge et instruments souillés par du sang ou tout autre produit d'origine humaine doivent être transportés dans un emballage étanche, fermé.
• *En complément de ces précautions, certaines infections (ou suspicions d'infection) nécessitent la mise en oeuvre de précautions particulières d'isolement géographique et/ou technique visant à prévenir la transmission ou la diffusion des microorganismes dont le patient est porteur. Il en est de même pour les patients immunodéprimés afin de prévenir la transmission de micro-organismes dangereux chez les patients en aplasie.*

L'antisepsie en 1 temps :

Elle s'applique pour des gestes invasifs courts dont le risque infectieux est peu élevé : par exemple, un prélèvement sanguin chez un patient immuno-actif, non infecté.
Il s'agit d'appliquer l'antiseptique choisi (chlorhexidine, alcool à 60 °, Bétadine alcoolique) directement sur la zone cutanée à ponctionner en respectant le temps de séchage.

L'antisepsie en 4 temps :

Elle s'applique pour des gestes invasifs d'exposition longue donc à risque infectieux élevé telle que la pose d'un cathéter périphérique.
La détersion : il s'agit de laver la peau du patient avec un savon antiseptique de la même gamme que l'antiseptique utilisé en quatrième phase, en respectant le temps et le mode d'application.
Le rinçage : rincer la peau avec de l'eau ou du sérum physiologique.
Le séchage : sécher avec des compresses stériles par tamponnement.
L'application de l'antiseptique choisi en respectant le temps de séchage.
Exemples d'associations « savon antiseptique et antiseptique cutané » :
• Pour un patient non allergique à l'iode :
– savon antiseptique : *BÉTADINE SCRUB* ;
– antiseptique associé : *BÉTADINE DERMIQUE*.
• Pour un patient allergique à l'iode :
– savon antiseptique : *HIBISCRUB* ou *HIBITANE* ;
– antiseptique associé : **chlorhexidine**.

L'antisepsie en 5 temps :

Elle s'applique chez les malades immunodéprimés avant tout geste invasif à très fort risque infectieux, tels qu'une intervention chirurgicale, la pose d'un cathéter central, la pose d'une aiguille de Huber sur chambre implantable.
La détersion : il s'agit de laver la peau du malade avec un savon antiseptique de la même gamme que l'antiseptique utilisé en quatrième phase, en respectant le temps et le mode d'application.
Le rinçage : rincer la peau avec de l'eau ou du sérum physiologique.
Le séchage : sécher avec des compresses stériles par tamponnement.
Première application de l'antiseptique choisi en respectant le temps de séchage.
Deuxième application de l'antiseptique juste avant le geste chirurgical en respectant le temps de séchage.

INFECTIONS ASSOCIÉES AUX SOINS

FICHE MALADIE

DÉFINITION

Les infections associées aux soins, ou infections nosocomiales, débutent plus de 72 h après l'admission à l'hôpital et sont absentes à l'entrée. Toutefois :

- toute fièvre acquise à l'hôpital n'est pas nécessairement infectieuse ;
- toute infection nosocomiale n'est pas nécessairement iatrogène.

Rechercher des germes dans les sites possibles : cathéters, urines, poumons, site opératoire.

Ne pas traiter systématiquement toutes les bactéries isolées (par exemple, bactériurie asymptomatique sur sonde urinaire, hémoculture isolée à staphylocoque coagulase négative).

Toute infection nosocomiale n'est pas nécessairement à bactérie multirésistante (BMR).

CAUSES ET MÉCANISMES

Le plus souvent, il s'agit d'une infection de site : dispositif intravasculaire, ventilation mécanique, infection sur sonde, etc. Latransmission manuportée est la principale source d'acquisition de microbes responsables d'infections nosocomiales.

TRAITEMENT

PRÉVENTIF

- Friction hydro-alcoolique des mains sèches jusqu'à évaporation du produit : avant et après chaque contact, entre deux malades, avant tout geste invasif nécessitant une technique aseptique (sondage urinaire, cathéter périphérique).
- Lavage simple lors des gestes de la vie courante et en cas de souillures visibles.
- Lavage chirurgical : avanttoute intervention chirurgicale, acte interventionnel, pose de cathéter central.
- Ne pas recapuchonner les aiguilles, utilisation de containers pour le matériel souillé.
- Réduire le nombre et la durée des cathétérismes (intravasculaire, vessie) et de la ventilation mécanique. Pas de sondage vésical aller-retour pour prélèvements d'urines. Manipulation stérile et désinfection des orifices et du matériel. Retrait précoce du matériel infecté.
- Utilisation de matériel à usage unique et de dispositif clos (drainage vésical), ports de gants stériles, si nécessaire. Stérilisation du matériel réutilisable (bloc opératoire, ventilateurs, endoscopes).
- Pratiquer une désinfection de la peau et des muqueuses avant un geste invasif (*cf.* Antiseptiques, p. 887).
- Isolement des malades porteurs de bactéries multirésistantes (staphylocoques méti-R, entérobactéries multirésistantes), de parasites cutanés transmissibles, de pathogènes respiratoires contagieux (tuberculose).
- Prélèvements systématiques en réanimation (écouvillonnage rectal et cutané).
- Collaboration étroite avec le service d'hygiène et de microbiologie.
- Contrôle de la prescription des antibiotiques.

CURATIF

- Initialement à large spectre puis réajusté aux résultats bactériologiques (*cf.* tableaux, ci-après).
- Tenir compte du risque de BMR et du site infecté.
- Déterminer la source de contamination (auto-infection, manuportage, environnement) et éradiquer les réservoirs de BMR.

Bactéries fréquemment responsables d'infections nosocomiales

INFECTIONS URINAIRES	PNEUMOPATHIES	INFECTIONS SUR CATHÉTER
E. coli (pénicillinase) Entérocoque *P. aeruginosa* *Klebsiella, Enterobacter* *Serratia* *Candida*	Bacilles Gram négatifs (60 %) : *Pseudomonas* (30 %), *Acinetobacter, Klebsiella, Enterobacter* *Serratia* Staphylocoques Champignons : *Candida* (10 %) Pneumocoques et *Haemophilus* Plurimicrobiennes (30 % à 40 %)	Staphylocoques (30 % à 50 %) Bacilles Gram négatifs *Candida*
Antibiothérapie empirique des pneumopathies nosocomiales		
Pneumopathie précoce (< 1 semaine) Pas d'antibiothérapie	Entérobactéries *Haemophilus* Streptocoques Staphylocoque méti-S	**Amoxicilline-acide clavulanique** ou **céfotaxime** ou **ceftriaxone** ± aminoside ou quinolones
Pneumopathie précoce (< 1 semaine) Antibiothérapie préalable	Entérobactéries *Pseudomonas* Streptocoques *Haemophilus* Staphylocoque	**Pipéracilline-tazobactam** ou **ticarcilline-acide clavulanique** + aminoside
Pneumopathie tardive (> 1 semaine) Pas d'antibiothérapie	Entérobactéries Staphylocoque (± méti-R) *Pseudomonas,* Streptocoques	**Pipéracilline-tazobactam** ou **ticarcilline-acide clavulanique** + aminoside
Pneumopathie tardive (> 1 semaine) Antibiothérapie préalable	*Pseudomonas* Entérobactéries résistantes Staphylocoque méti-R *Acinetobacter,* Streptocoques	**Ceftazidime** ou **imipénème** + aminoside + **vancomycine**

Antibiothérapie empirique des infections urinaires nosocomiales symptomatiques

Pas de suspicion de bactéries multirésistantes	Entérobactéries	**Céfotaxime** ou **ceftriaxone** ou fluoroquinolone + **amikacine**
Suspicion de bactéries multirésistantes Manipulation urinaire	Entérobactéries multirésistantes *Pseudomonas* *Acinetobacter*	**Ceftazidime** ou **pipéracilline-tazobactam** ou **ticarcilline-acide clavulanique** ou **imipénème** + **amikacine**

MALADIES INFECTIEUSES

Antibiothérapie empirique des infections sur cathéter vasculaire

Cathéter veineux périphérique ou artériel	Retrait du cathéter + culture	Antibiothérapie si signes généraux ou neutropénie Neutropénie : **vancomycine** + antipyocyanique Immunodépression : **vancomycine** Immunocompétent : pas d'antibiotique si résolution spontanée
Thrombophlébite septique	Retrait du cathéter + culture	**Vancomycine** puis antibiothérapie adaptée pendant > 14 jours après le retrait
Cathéter central de courte durée	Signes locaux : retrait du cathéter + culture	Pas d'antibiothérapie si résolution spontanée (sauf choc septique) sinon : comme ci-dessus
	Signes septiques sans signes locaux	Changement sur guide et retrait secondaire en cas de culture positive du 1er cathéter

FICHE INFIRMIÈRE

EXAMENS

Retirer les cathéters veineux et les mettre en culture, examen cytobactériologique des urines, prélèvements respiratoires, hémocultures, examen et cultures de liquides de ponction, de collection ou d'abcès.

SURVEILLANCE DU TRAITEMENT

SOINS – TRAITEMENT

▶ Infection urinaire

Elle survient presque toujours sur sondage vésical.

Bactériurie asymptomatique

Ne pas traiter, retirer la sonde et contrôler les urines à 48 h. Traiter en cas de persistance.

Infection urinaire symptomatique

Température > 38 °C, impériosités, pollakiurie, tension sus-pubienne. Traitement pendant 7-10 jours. Associer un aminoside à la phase aiguë. Relais *per os*.

▶ Infection sur dispositif intravasculaire

Signes locaux d'infection de cathéter

Orifice purulent, infection du trajet de tunnelisation.

Signes généraux sur cathéter

Signes de sepsis, hémocultures positives à staphylocoque, *Candida*, bacilles Gram$^-$.

Retrait du matériel et mise en culture

- Contamination : culture du cathéter < 10^3/mL, pas de signes cliniques.
- Colonisation : culture du cathéter > 10^3/mL, pas de signes cliniques.
- Infection clinique : culture > 10^3/mL et signes cliniques locaux ou généraux.
- Bactériémie sur cathéter : culture > 10^3/mL et bactériémie au même germe.

▶ Infection respiratoire

Devant des opacités parenchymateuses récentes, évolutives :

- et identification d'une bactérie dans un prélèvement bactériologique de bonne qualité

(lavage alvéolaire, prélèvement distal protégé ou brossage bronchique) ;
- ou détérioration de la gazométrie, sécrétions bronchiques purulentes chez un malade ventilé, température > 38 °C, hémocultures positives ;
- ou sérologie microbienne positive.

Traitement initial

Cf. tableaux, p. 919.

EFFICACITÉ DU TRAITEMENT

Signes vitaux, site infecté, nature et tarissement des sécrétions, écoulement, pus.

ÉDUCATION ET CONSEILS

Maintenir une hygiène quotidienne, respecter les consignes hospitalières (isolement), hygiène des mains des visiteurs.

FICHE TECHNIQUE

INFECTIONS ASSOCIÉES AUX SOINS : PRÉVENTION

Définition

La prévention des risques de transmissions manuportées et/ou aéroportées des infections nosocomiales touche plusieurs secteurs et acteurs de soins.
Des précautions, dites « précautions standard » et d'autres plus particulières sont en l'occurrence à respecter de façons unanimes et rigoureuses.
La prévention concerne donc :
- l'ensemble des personnels des établissements de santé ;
- les patients ;
- l'entourage des patients ;
- l'environnement (surfaces, circuits d'eau, l'air).

Méthode

Prévention des rsques infectieux par manuportage ou aéroportage auprès des personnels :
- Réaliser une friction hydro-alcoolique des mains avant et après chaque soin, entre deux patients, après le retrait des gants et entre deux activités.
- Vérifier que chaque chambre dispose d'un flacon de solution hydro-alcoolique ouvert depuis moins de 2 mois.
- Réaliser la décontamination et la désinfection des matériels après chaque utilisation : stéthoscope, marteau, chariot de soins.
- Concernant le port des gants : les gants doivent être changés entre deux patients et entre deux activités.
- Chaque personnel doit porter une tenue propre, les blouses ou pyjamas des personnels doivent être changés chaque jour.
- Ne pas porter de bijoux : ni montre au poignet, ni bracelet, ni bague (seule l'alliance est acceptée).
- Les prélèvements biologiques, le linge et les matériels souillés de sang ou tout autre produit d'origine humaine doivent être transportés dans un emballage étanche, fermé.
- Les dispositifs médicaux stériles et invasifs sont soumis à des réglementations strictes à respecter lors de la pose (mesures d'asepsie et précautions d'usage), de la surveillance, la maintenance (cathéter, sondes) et lors de leur retrait.
- Le dépistage systématique de GMR (germes multirésistants) auprès des patients admis en réanimation par exemple entre dans la procédure de prévention des risques d'infections nosocomiales.

Prévention des risques infectieux par manuportage ou aéroportage auprès des patients et leur entourage :

• Les patients porteurs de germes identifiés comme résistants ou contagieux doivent être installés de façon isolée en chambre seule tout en instaurant un protocole spécifique pour éviter la transmission du germe auprès d'autres patients : ce sont les isolements septiques (*cf.* Fiche technique Isolements) définis selon le germe en cause comme « isolement de contact », « isolement à gouttelettes », « isolement air ». Ils nécessitent, selon le germe en cause le port systématique de blouse de protection, de gants à usage unique, de masque, de charlotte, voire de surchaussures.

• Les patients et leur entourage doivent être informés et éduqués au respect de la procédure instaurée tout comme le personnel est obligé de la suivre.

• Les patients immunodéprimés doivent également être installés de façon isolée en chambre seule tout en instaurant un protocole spécifique de protection pour éviter au patient d'être au contact du moindre germe : ce sont les « isolements protecteurs » (cf. Fiche technique Isolements). Ils nécessitent le port systématique de blouse de protection, de gants à usage unique, de masque, de charlotte et de surchaussures.

• Afin de purifier l'air au maximum, des appareils de type « Plasmair » sont spécialement conçus aujourd'hui pour traiter l'air d'une chambre et détruire le maximum de germes contenus dans l'air ambiant.

Prévention des risques infectieux liés à l'environnement (surfaces, eau et air) :

• Le bionettoyage de l'ensemble de l'environnement des services et des chambres doit être réalisé au moins une fois par jour.

• Les paillasses des postes de soins et les chariots de soins doivent être décontaminés après chaque activité de soins.

• L'environnement des patients (lit adaptable, chevet, fauteuils...) doit être nettoyé et désinfecté avec un désinfectant approprié quotidiennement, voire davantage après chaque souillure.

• Les circuits d'eau, et ventilation font l'objet de contrôles très réguliers par les services techniques des établissements.

• Les douches et les robinets sont tous munis de filtres antilégionelloses à renouveler mensuellement.

Chaque année des audits obligatoires sont menés par les équipes opérationnelles d'hygiène (EOH) des établissements issues des comités de lutte contre les infections nosocomiales (CLIN) afin d'étudier l'évolution des risques nosocomiaux dans chaque service et mettre en œuvre des actions de progression afin de les réduire le plus possible.

FICHE TECHNIQUE

ISOLEMENTS

Définition

Les isolements sont instaurés dans le but d'éviter la transmission manuportée ou aéroportée de germes spécifiques afin de limiter les risques d'infections nosocomiales. Ils répondent à un double intérêt : collectif et individuel et sont soumis à réglementation.

Les procédures qui décrivent les différents types d'isolement sont donc à suivre par tous, personnels soignants, visiteurs et patients afin d'en assurer leur efficacité.

Deux grands types d'isolements existent :

• les isolements septiques : instaurés chez des patients porteurs de germe(s) résistant(s), contagieux pour éviter leur propagation auprès d'autres patients ;

• les isolements protecteurs : instaurés pour protéger les patients immunodéprimés de germes qui leur seraient nocifs.

Méthode

Les recommandations à suivre sont synthétisées dans le tableau suivant : *cf.* tableau, p. 919.

Conseils

Prendre le temps de bien expliquer le principe du dispositif à installer au patient concerné pour obtenir sa compliance et surtout éviter une source d'angoisse supplémentaire.

Éduquer les visiteurs au bon respect de la procédure.

Types d'isolements	Friction Hydro-Alcoolique	Lavage antiseptique des mains	Casaque UU	Gants UU	Masque UU	Masque UU FFP2	Charlotte UU	Surchaussures UU	Elimination des déchets sacs DASRI
Isolements septiques prévoir une chambre seule									
Contact causes :	germes multirésistants (SARM), infections cutanées (zona, varicelle, herpès généralisé), parasitoses cutanées (gale, poux), infections virales								
A l'entrée dans la chambre									A l'intérieur de la chambre
Personnel soignant	x		x (si contact)	x					
Visiteurs	x			x					
A la sortie de la chambre									
Personnel soignant	x								
Visiteurs	x								
Gouttelettes causes :	infections virales (oreillons, grippe, rubéole), pneumpathies à bactéries multirésistantes, épiglottite, méningite								
A l'entrée dans la chambre									A l'intérieur de la chambre
Personnel soignant	x		x	x	x				
Visiteurs	x		x	x	x				
A la sortie de la chambre									
Personnel soignant	x								
Visiteurs	x								

Types d'isolements	Friction Hydro-Alcoolique	Lavage antiseptique des mains	Casaque UU	Gants UU	Masque UU	Masque UU FFP2	Charlotte UU	Surchaussures UU	Elimination des déchets sacs DASRI
Air causes :		tuberculose pulmonaire,varicelle, zona généralisé, rougeole							
A l'entrée dans la chambre									A l'intérieur de la chambre
Personnel soignant	x		x	x		x			
Visiteurs	x		x	x		x			
A la sortie de la chambre									
Personnel soignant	x								
Visiteurs	x								
Clostridium difficile (isolement de contact spécifique)									
A l'entrée dans la chambre									A l'intérieur de la chambre
Personnel soignant		x	x	x				si souillures au sol	
Visiteurs		x						si souillures au sol	
A la sortie de la chambre									
Personnel soignant		x							
Visiteurs		x							
Isolements protecteurs causes : patients immunodéprimés prévoir une chambre seule									
A l'entrée dans la chambre									A l'extérieur de la chambre
Personnel soignant	x	ou x	x	x	x		x	x	
Visiteurs	x	ou x	x	x	x		x	x	
A la sortie de la chambre									
Personnel soignant	x								
Visiteurs	x								

MALADIE DE LYME

FICHE MALADIE

DÉFINITION

La maladie de Lyme est une infection par un spirochète du genre *Borrelia* (espèces *B. burgdorferi, B. garinii* ou *B. afzelii*).

CAUSES ET MÉCANISMES

Maladie transmise par une tique du complexe *Ixodes*, de distribution mondiale ; la contamination est plus fréquente entre le printemps et le début de l'automne. De nombreux animaux composent le réservoir de la maladie (cervidés, petits rongeurs).

DIAGNOSTIC

INFECTION LOCALISÉE

Caractérisée par un érythème chronique migrant, chaud mais indolore, centré par la morsure de la tique et s'étendant de façon centrifuge ; guérison en 3-4 semaines.

Présence de signes généraux ou d'une adénopathie régionale ou une conjonctivite.

INFECTION DISSÉMINÉE

Douleurs ostéoarticulaires (80 % des cas non traités entre quelques semaines et 2 ans) ; manifestations cardiaques (bloc de conduction voire BAV complet) ; manifestations neurologiques (céphalées, méningite, encéphalite, radiculonévrite).

INFECTION PERSISTANTE

Oligoarthrite, acrodermatite, lymphocytome cutané, atteintes neurologiques ou psychiatriques.

TRAITEMENT

PRÉVENTIF

Mesure de prévention : *cf.* Fiche infirmière, ci-après.

En cas de découverte de tique gorgée de sang, **doxycycline** 200 mg en dose unique dans les 36 h après le contact.

CURATIF

- Infection précoce de l'adulte : **amoxicilline** 500 mg 3 fois/j ou **doxycycline** 100 mg 2 fois/j pour 14-21 jours.
- Infection précoce de l'enfant (âge ≤ 8 ans) : **amoxicilline** 20 mg/kg/j en 3 doses/j ou **céfuroxime axétil** 125 mg 2 fois/j pour 14-21 jours.
- Arthrite : **amoxicilline** 500 mg 4 fois/j pour 30-60 jours ; **doxycycline** 100 mg 2 fois/j pour 30-60 jours.
- Atteinte neurologique : **ceftriaxone** 2 g/j pour 14-28 jours.
- Paralysie faciale isolée : traitement *per os.*

PRONOSTIC

La plupart des infections précoces guérissent avec une seule cure d'antibiotique. Les échecs nécessitent un second traitement.

FICHE INFIRMIÈRE

EXAMENS

Rares anomalies : cytolyse hépatique et LDH. Le sérodiagnostic est peu sensible (faux négatifs) et peu spécifique à cause de faux positifs en relation avec les autres spirochètes (*T. pallidum*). Recherche d'anticorps dans le LCR ou le liquide articulaire. La PCR est à l'essai.

SURVEILLANCE DU TRAITEMENT

EFFICACITÉ DU TRAITEMENT

Amélioration des signes cliniques. Pas de surveillance biologique spécifique.

EFFETS INDÉSIRABLES

Environ 15 % des malades développent une réaction allergique en début de traitement.

ÉDUCATION ET CONSEILS

Port de chapeau, manches longues, pantalons dans les chaussettes, utilisation de répulsifs contenant du DEET (INSECT-ÉCRAN) sur la peau et les vêtements.

Après la promenade, rechercher des tiques et les retirer le plus vite possible en utilisant un kit d'extraction disponible en pharmacie.

MONONUCLÉOSE INFECTIEUSE

FICHE MALADIE

DÉFINITION

La mononucléose infectieuse (MNI) correspond au syndrome de primo-infection à *Epstein-Barr virus* (EBV). Le plus souvent asymptomatique, elle confère une immunité durable contre l'EBV (80 % des adultes sont immunisés).

CAUSES ET MÉCANISMES

La distribution du virus est mondiale et l'homme représente le réservoir naturel de la maladie. La transmission s'opère par la salive à partir d'un malade ou d'un porteur asymptomatique. Après une infection des lymphocytes B, survient une dissémination vers le foie, les organes lymphoïdes et la rate. Les symptômes sont le résultat du conflit immunologique avec l'hôte. Une réactivation infectieuse est possible chez des immunodéprimés (transplantés, sida).

DIAGNOSTIC

- Asthénie intense avec fièvre à 38 °C.
- Angine érythémato-pultacée bilatérale avec purpura du voile du palais.
- Adénopathies cervicales volontiers postérieures, parfois généralisées
- Splénomégalie.
- Exanthème morbilliforme spontané ou déclenché par la prise d'ampicilline.

TRAITEMENT

Il n'existe aucun traitement spécifique du virus et la guérison est spontanée :

- Traitement symptomatique : *ASPIRINE* ou **paracétamol**.
- Exceptionnellement : corticothérapie (**prednisone**) à 1 mg/kg/j à arrêter progressivement en 1 à 2 semaines en cas d'obstruction sévère des voies aériennes, anémie hémolytique ou thrombocytopénie profonde.

PRONOSTIC

Cette infection est habituellement sans symptômes. Les formes avec symptômes guérissent en 3 à 4 semaines avec une asthénie résiduelle parfois prolongée plusieurs mois.

Dans de rares cas, il apparaît : hépatite parfois ictérique, encéphalite, polyradiculonévrite, syndrome cérébelleux, méningite lymphocytaire, myocardite, pleurésie, rupture de rate (exceptionnelle), maladie auto-immune (anémie hémolytique à Coombs positif, agglutinines froides, purpura thrombopénique, cryoglobulinémie).

FICHE INFIRMIÈRE

EXAMENS

Hémogramme

- Syndrome mononucléosique (70 % des cas) apparaissant avec un retard d'une dizaine de jours après le début.
- Parfois : neutropénie, thrombocytopénie.

Tests hépatiques

- Cytolyse 2 à 3 fois la normale et/ou LDH dans plus de 90 % des cas.
- Phosphatases alcalines (60 % des cas), bilirubine (45 % des cas), ictère (< 5 % des cas).

Tests spécifiques

• Paul-Bunnel-Davidson et MNI-test (IgM dirigées contre des hématies d'animaux).

• Sérologie EBV :

– IgM anti-VCA (antigène de capside virale), présente dans plus de 90 % des cas pendant les signes cliniques, persistance pendant 4 à 8 semaines ;

– IgG anti-VCA, qui persiste pour la vie ; -anticorps contre les antigènes nucléaires (anti-EA et anti-EBNA) : ils apparaissent au bout de 3 à 4 semaines d'infection ; leur détection est réservée aux cas douteux.

Diagnostic différentiel

D'autres infections s'accompagnent de syndrome mononucléosique (CMV, toxoplasmose, VIH, hépatite virale, rubéole, oreillons), ainsi que la prise de divers médicaments (phénylbutazone, hydantoïnes).

SURVEILLANCE DU TRAITEMENT

EFFICACITÉ DU TRAITEMENT

Amélioration clinique sous antipyrétiques et antalgiques.

EFFETS INDÉSIRABLES

Risque de rash avec les pénicillines.

ÉDUCATION ET CONSEILS

• Repos au lit.

• Éviter les contacts trop rapprochés pendant la phase aiguë.

• Arrêt de travail.

• Éviter le sport pendant 2 à 3 semaines.

PALUDISME

FICHE MALADIE

DÉFINITION

Le paludisme est une maladie parasitaire endémique due à un protozoaire du genre *Plasmodium*.

CAUSES ET MÉCANISMES

Les *Plasmodium* sont transmis par un vecteur – l'anophèle – qui est présent dans les régions intertropicales.

L'espèce *P. falciparum* est la plus répandue, responsable de plus de 80 % des paludismes d'importation, et la seule capable d'entraîner des accès graves (pernicieux) potentiellement mortels. C'est à elle que s'adresse la prophylaxie médicamenteuse. L'augmentation de la consommation des antipaludéens est responsable de la sélection de nombreuses souches résistantes à la chloroquine (chloroquinorésistance) et, dans une moindre mesure, aux autres antipaludéens. Les pays sont repartis selon la résistance à la chloroquine :

• groupe 1 : majorité de souches sensibles à la chloroquine ;

• groupe 2 : < 50 % de souches résistantes ;

• groupe 3 : > 50 % de souches résistantes.

Trois autres espèces sont pathogènes pour l'homme : *vivax* (Asie, Amérique, Afrique), *ovale* (Afrique) et *malariae* (rare). À la différence de *falciparum,* elles n'entraînent pas d'accès pernicieux, peuvent donner des récurrences et restent sensibles à la chloroquine à de rares exceptions près pour *P. vivax* (en Asie et Océanie).

PROPHYLAXIE

Tout voyageur en zone d'endémie doit bénéficier d'une consultation médicale afin de recevoir les conseils généraux et une évaluation du risque palustre qui dépend de la région visitée, de la durée du séjour et du type d'exposition. La prophylaxie doit combiner des mesures de protection contre les piqûres d'anophèles et une chimioprophylaxie dès le coucher du soleil.

MESURES DE PROTECTION CONTRE LES PIQÛRES

Systématiques et efficaces contre les quatre espèces plasmodiales :

• port de vêtements longs ;

• applications d'insectifuges contenant 35-50 % de DEET (INSECT-ÉCRAN) sur la peau ou les vêtements (durée d'action 2-5 h) ;
• utilisation d'insecticide en diffuseur électrique, en bombe, en tortillons ;
• utilisation de moustiquaires imprégnées d'insecticide (K-OTHRINE) ;
• l'air conditionné est une excellente prévention.

PROPHYLAXIE MÉDICAMENTEUSE

Dirigée essentiellement contre *P. falciparum*.
Diminue le risque d'accès palustre sans l'annuler : *tout accès fébrile pendant le séjour ou après le retour doit être considéré comme palustre jusqu'à preuve du contraire.*
Le paludisme d'importation a augmenté en France de 3 000 cas en 1998 à 8 000 cas en 2000. Le risque varie selon les régions : plus de 95 % des malades reviennent d'Afrique tropicale, le reste vient d'Amérique, d'Asie et du Pacifique.
Près de 90 % des accès surviennent moins d'un mois et 5 % des accès plus de deux mois après exposition.
Pays endémiques nécessitant une prophylaxie, y compris pour un séjour « conventionnel » :
• Afrique : Afrique du Sud, Angola, Bénin Botswana, Burkina Faso, Burundi, Cameroun, Comores, Congo, Côte d'Ivoire, Djibouti, Érythrée, Eswatini (Swaziland), Éthiopie, Gabon, Gambie, Ghana, Guinée, Guinée-Bissau, Guinée équatoriale, Kenya, Libéria, Madagascar, Malawi, Mali, Mauritanie, Mozambique, Namibie, Niger, Nigeria, Ouganda, République centrafricaine, République démocratique du Congo, Rwanda, Sao Tomé et Principe, Sénégal, Sierra Leone, Somalie, Soudan, Soudan du Sud, Tanzanie, Tchad, Togo, Zambie, Zimbabwe ;
• Proche-Orient : Yémen.
• Amérique et Caraïbes : Guyane ;
• Océanie : Papouasie-Nouvelle-Guinée, Îles Salomon.

Chimioprophylaxie antipaludique chez l'adulte selon les groupes de chimiorésistance*.

POPULATION GÉNÉRALE	FEMME ENCEINTE
Atovaquone + proguanil 250/100 mg (*MALARONE*) 1 cp./j séjour + 1 sem. après	**Atovaquone + proguanil** 250/100 mg (*MALARONE*) 1 cp./j Peut être envisagé si nécessaire, séjour + 1 sem. après
Doxycycline (*DOXYPALU* 100 mg/j séjour + 4 sem. après)	
Méfloquine 250 mg (*LARIAM*) 1 cp./sem. 10-14 j avant séjour + 3 sem. après	

* *Cf.* aussi Paludisme de l'enfant en Pédiatrie.

TRAITEMENT CURATIF

Le traitement curatif dépend de l'espèce (*falciparum* ou autre), du risque de chloroquinorésistance qui évolue chaque année et de la gravité.

Un accès palustre peut survenir malgré une chimioprophylaxie bien suivie. La durée d'incubation minimale est de 7 jours.

ACCÈS PALUSTRE À *P. VIVAX, P. OVALE* ET *P. MALARIAE*

Les dérivés de l'artémisine (dihydroartémisinine pipéraquine ou arthéméter-luméfantrine) sont efficaces (voir ci-dessous).

ACCÈS PALUSTRE À *P. FALCIPARUM*

▶ Accès simple (pas de vomissements)

Traitement ambulatoire si les conditions sont remplies (*cf.* encadré, ci-après).

• **Dihydroartémisinine-pipéraquine** (*EURARTESIM*), 3 à 4 cp. par prise selon le poids, à jeun : une prise à J0, J1 et J2 (3 jours de suite).

• **Arthéméter-luméfantrine** (*RIAMET*), à partir de 12 ans et 35 kg, prendre 4 cp. en 1 prise à H0, H8, H24, H36, H48 et H60 avec prise alimentaire ou boisson avec corps gras.

Traitement alternatif : **Quinine** (*QUINIMAX*) 24 mg/kg/j en 3 prises pendant 7 j sans dépasser 1 800 mg chez l'adulte (ou association **arthéméter-luméfantrine** (*RIAMET*) en cas de risque de sensibilité diminuée à la quinine).

> Tout accès fébrile pendant le séjour ou après le retour d'une zone endémique doit être considéré comme palustre jusqu'à preuve du contraire.

> **CRITÈRES DE TRAITEMENT AMBULATOIRE CHEZ L'ADULTE DE L'ACCÈS PALUSTRE DE *P. FALCIPARUM***
> • Accès simple sans aucun signe de gravité.
> • Résultat parasitologique connu le jour même.
> • Pas de troubles digestifs.
> • Parasitémie < 5 %.
> • Absence de facteurs socioculturels compromettant une bonne observance.
> • Pas de grossesse ou d'affection sous-jacente.
> • Proximité d'un établissement hospitalier.
> • Médicaments disponibles en pharmacie pour une prise immédiate.
> • Consultation 3 jours et 7 jours après le début du traitement.

▶ Accès simple avec vomissements

À traiter comme un *accès grave*.

▶ Accès palustre grave

• Hospitalisation en soins intensifs.
• Urgence thérapeutique.
• En 1re intention, artésunate IV 2,4 mg/kg à H0, H12, H24, puis toutes les 24 h pendant 3 j.
• En 2e intention, **Quinine** IV (*QUINIFORME, QUINIMAX*). Après une dose de charge de 16 mg/kg au cours de la première perfusion, 24 mg/kg/j de **quinine** base en 3 perfusions de 4 h diluée dans du glucosé ou en perfusion continue (dose maximale de 1 800 mg/j).
• En cas d'insuffisance rénale : diminuer la dose à 48 h de traitement.
• Surveiller la quininémie (8-15 mg/L).
• Surveiller la glycémie toutes les 4 h.

CAS PARTICULIERS

Femmes enceintes : seule la **quinine** peut être prescrite.

Risque de souche de moindre sensibilité à la quinine (certaines zones d'Asie du Sud-Est et d'Amazonie) : associer *DOXYPALU.* ou *arthéméther-luméfantrine* (*RIAMET*).

CRITÈRES DE DIAGNOSTIC DE L'ACCÈS PALUSTRE GRAVE À *P. FALCIPARUM*

Un seul critère suffit :

- Troubles de conscience, crises convulsives.
- Obnubilation, prostration.
- Détresse respiratoire aiguë.
- Hyperparasitémie (> 10 % en zone endémique).
- Anémie < 5 g/dL (en zone endémique) ou installation rapide de l'anémie.
- Hypoglycémie < 2,2 mmol/L.
- Ictère avec bilirubinémie > 50 µmol/L.
- Insuffisance rénale.
- Hémoglobinurie.
- Choc.
- Hyperthermie (> 40 °C).
- Vomissements répétés.
- Arrêt de l'alimentation ou de la boisson.

FICHE INFIRMIÈRE

EXAMENS

- Hémogramme (anémie, thrombocytopénie), frottis sanguin (résultat rapide) goutte épaisse (24 h).
- Tests rapides de détection de la protéine HRP2 (sensibilité de 80 %, spécificité proche de 100 %) ; elle ne permet pas de suivre la réponse thérapeutique et ne détecte que l'espèce *falciparum ;* il existe de rares souches ne produisant pas l'HRP2 ; possibles faux positifs avec le facteur rhumatoïde.
- Ionogramme sanguin, créatinine, glycémie, CRP, tests hépatiques, β-HCG.
- Hémocultures (car le paludisme peut aisément être confondu avec d'autres maladies infectieuses).

SURVEILLANCE DU TRAITEMENT

Surveiller l'apparition des critères de gravité (*cf.* encadré en Fiche maladie, p. 928).

EFFICACITÉ DU TRAITEMENT

Défervescence thermique, disparition des accès et de la parasitémie (frottis répétés).

EFFETS INDÉSIRABLES

Surveiller les signes de cinchonisme et la survenue d'une hypoglycémie sous quinine.

ÉDUCATION ET CONSEILS

Insister sur la nécessité d'une consultation avec un médecin spécialisé avant un voyage en zone impaludée.

Rediscuter des conseils de prophylaxie et du traitement préventif (incorrectement pris ou inadapté dans 98 % des accès palustres au retour de zone endémique).

FICHE PHARMACOLOGIE

ANTIPALUDÉENS – QUINOLÉINES

■ Méfloquine

LARIAM					
Prophylaxie palustre : 1 cp./sem. à débuter 10 j avant le départ (*cf.* Précautions d'emploi) et poursuivre 3 sem. après la sortie de la zone à risque > 45 kg : 250 mg > 30 kg : 200 mg > 20 kg : 100 mg > 15 kg : 50 mg *Traitement curatif* : > 60 kg : 3 puis 2 puis 1 cp. 250 mg à 8 h d'intervalle > 45 kg : 3 puis 2 cp. 250 mg à 8 h d'intervalle > 15 kg : 25 mg/kg en 1 prise Ne pas reprendre la prophylaxie après le traitement curatif	8 cp. 250 mg 8 cp. 250 mg (Dom-Tom)	 28,17	I I	NR 65 %	 3,52

Propriétés

Antipaludéen schizonticide actif sur les souches de *P. falciparum* chloroquino-résistantes.

Pharmacocinétique

Usage *per os,* variations interindividuelles d'absorption et de concentrations plasmatiques, métabolisation hépatique en dérivé inactif, élimination biliaire lente en 7 à 40 j.

Indications

- Prophylaxie des accès palustres à *P. falciparum* dans les pays du groupe 3 (séjour < 3 mois), y compris chez la femme enceinte.
- Traitement curatif des accès palustres à *P. falciparum* au retour des pays du groupe 3.

Contre-indications

Allaitement.

Antécédents convulsifs et troubles neuropsychiatriques.

Insuffisance rénale ou hépatique.

Enfant de moins de 15 kg.

Association au valproate de sodium (*DÉPAKINE*).

Précautions d'emploi

1 cp./sem. à débuter environ 10 j avant le départ pour vérifier la bonne tolérance de la **méfloquine** après la 2e prise (10-20 % d'effets indésirables) et à poursuivre 3 sem. après la sortie de zone à risque.

Contraception efficace pendant et jusqu'à 3 mois après l'arrêt du traitement.

Effets indésirables

Fréquents : céphalées et vertiges (5 %), nausées, vomissements, diarrhée, gastralgies, anorexie, insomnie, obnubilation, accès maniaque ou dépressif, convulsions, confusion mentale, épisodes psychotiques.

En cas de traitement curatif, les complications neuropsychiatriques sont de l'ordre de 1 pour 200 à 1 pour 1 700.

Rares : réactions cutanées allergiques, élévation des transaminases, bradycardie sinusale, extrasystoles.

Interactions médicamenteuses

Contre-indiqué : **valproate de sodium.**
Déconseillés : **quinine** IV (intervalle libre de 12 h), β-**bloquants** (bradycardie).

> La fréquence des effets indésirables doit être prise en compte dans la prophylaxie et nécessite de tester le médicament 10 j avant le départ.

■ Quinine

QUININE					
Voie IV Dosage exprimé en quinine base 8 mg/kg sur 4h x 3/j	10 amp. 2 mL (245 mg/mL)	HOP	I		

■ Quinine + quinidine + cinchonine + cinchonidine

QUINIMAX					
Dosages exprimés en alcaloïdes base 8 mg/kg x 3/j	18 cp. séc. 125 mg	31,31	I	65 %	1,74
	9 cp. séc. 500 mg	31,31	I	65 %	3,48
Voie IV (IM à risque de nécrose) Dosages exprimés en alcaloïdes base 8 mg/kg sur 4 h x 3/j	3 amp. 125 mg/1 mL	97,90	I	65 %	32,63
	3 amp. 250 mg/2 mL	97,90	I	65 %	32,63
	6 amp. 500 mg/4 mL	HOP	I		

Propriétés

Alcaloïde du quinquina, schizonticide et faiblement gamétocytocide, de mécanisme d'action mal connu, actif sur toutes les souches plasmodiales à de rares exceptions en Asie du Sud-Est.

Pharmacocinétique

Usage *per os* ou IV, bonne biodisponibilité (90 %), bonne distribution (LCS 7 % de la concentration sanguine), métabolisation hépatique, élimination rénale totale (100 %), passage transplacentaire et dans le lait maternel.

Indications

• Traitement du paludisme grave chez la femme enceinte au 1er trimestre.

• Traitement du paludisme par voie parentérale en cas d'intolérance à une association *per os* comprenant de l'artémisine.

• Traitement de la babésiose (en association avec la **clindamycine**).

Contre-indications

Troubles de la conduction intraventriculaire.
Fièvre bilieuse hémoglobinurique.
Allergie à la **quinine**.

Précautions d'emploi

Ne pas utiliser la voie intramusculaire.
Surveillance des concentrations sanguines de quinine à partir de la 24e h : thérapeutiques entre 8 et 15 mg/L et toxiques au-dessus de 15 mg/L.
Surveillance glycémique toutes les 6 h.
Relais *per os* dès l'apyrexie par **quinine** ou autre **antipaludéen** (*EURARTESIM, RIAMET* ou *MALARONE* avec un délai de 12 h après la dernière perfusion).
Hémolyse en cas de déficit en G6PD.

Effets indésirables

Hypoglycémie dose-dépendante, hypotension, thrombopénie, intolérance veineuse.
Cinchonisme (effets indésirables de la **quinine**) : troubles auditifs (acouphènes, hypoacousie, surdité), visuels (amblyopie, troubles de la vision des couleurs), digestifs (nausées, douleurs abdominales) et neurologiques (céphalées, vertiges) qui peuvent apparaître quand la quininémie dépasse 5 mg/L, disparaissent à l'arrêt du traitement et ne justifient pas d'interruption thérapeutique.
Allergies (rares) : fièvre, urticaire, bronchospasme, hémolyse, thrombopénie, agranulocytose.

Intoxication

Amaurose et risque de cécité définitive, surdité, convulsions, hypotension, troubles de la conduction intraventriculaire ou atrio-ventriculaire justifiant une hospitalisation en réanimation avec surveillance électrocardiographique continue, lavage gastrique et absorption de charbon.

Interactions médicamenteuses

Méfloquine : augmentation du risque de convulsions.

> La fièvre bilieuse hémoglobinurique :
> - est exceptionnelle ;
> - est un syndrome hémolytique aigu (ictère et hémoglobinurie) avec un collapsus ;
> - survient chez des sujets qui ont déjà consommé antérieurement de la **quinine** ;
> - serait de nature allergique.

■ Primaquine

PRIMAQUINE					
A. et E. > 50 kg Absence de déficit en G6PD : 30 mg/j pendant 14 j Déficit léger à modéré en G6PD : 45 mg x 1/sem. pendant 8 sem.	100 cp. 15 mg	HOP	I		

Propriétés

Antiprotozoaire actif contre :
- les formes exo-érythrocytaires de *Plasmodium vivax* et *Plasmodium ovale* ;
- les formes exo-érythrocytaires primaires de *Plasmodium falciparum* ;
- les gamétocytes des plasmodies.

Indications

Médicament en autorisation d'accès précoce (AAP).

Prévention des rechutes du paludisme à *Plasmodium vivax* et *Plasmodium ovale*, à la suite d'un traitement schizonticide érythrocytaire.

Se référer aux recommandations des autorités sanitaires nationales et internationales du fait de l'évolution des chimiorésistances.

Contre-indications

Déficit sévère en G6PD (activité enzymatique < 10 %).

Grossesse et allaitement.

Hypersensibilité.

Précautions d'emploi

Risque d'anémie hémolytique :
- dépistage quantitatif du déficit en G6PD obligatoire avant l'instauration du traitement ;
- contrôles réguliers de la NFS et du taux d'hémoglobine pendant la durée du traitement ;
- arrêt immédiat en cas de signes évocateurs d'une anémie hémolytique ou de diminution soudaine du taux de leucocytes.

Risque génotoxique : contraception efficace chez les hommes et femmes en âge de procréer, pendant et après le traitement.

Risque d'allongement du QT : surveillance ECG chez les patients avec pathologies cardiaques et/ou ayant un traitement concomitant par médicaments susceptibles d'allonger le QT.

Effets indésirables

- Leucopénie, anémie hémolytique.
- Allongement du QT, arythmies.
- Troubles gastro-intestinaux.
- Vertiges.
- Éruption, prurit.

Interact ions médicamenteuses

- Médicaments susceptibles d'induire une hémolyse : **sulfamides**, **cotrimoxazole**, **quinolones**.
- Médicaments susceptibles d'induire une aplasie médullaire : **antinéoplasiques**, **colchicine**.

PROGUANIL EN ASSOCIATION

■ Proguanil + atovaquone ©

MALARONE					
A. et E. ≥ 40 kg : au cours d'un repas ou boisson lactée Préventif : 1 cp./j à heure fixe, débuter la veille du départ, poursuivre 7 j après sortie zone Curatif (accès simple) : 4 cp./j en 1 prise x 3 j	12 cp. E. 25 mg/62,5 mg 12 cp. 100 mg/250 mg 12 cp. 100 mg/250 mg (Dom-Tom)	22,92	I I I	NR NR 65 %	1,91

Propriétés

L'**atovaquone** est un inhibiteur des fonctions mitochondriales, schizonticide, synergique avec le proguanil sur *P. falciparum*.

Pharmacocinétique

Usage *per os,* faible absorption (20 %) favorisée par la prise de graisse, aucun métabolisme, demi-vie de 2-3 j, élimination par voie hépatique et biliaire.

Indications

Traitement préventif et curatif (accès simple) du paludisme à *P. falciparum* dans les pays des groupes 2 et 3.

Contre-indications

Grossesse et allaitement : innocuité non démontrée.
Enfant de moins de 40 kg.
Allergie connue.
Insuffisances rénales ou hépatiques graves.

Précautions d'emploi

En cas de vomissements, redonner 1 dose 1 h plus tard.
À débuter la veille du départ et poursuivre 4 sem. après le retour.
Durée limitée à 3 mois.
Déconseillée avec **métoclopramide** (*PRIMPÉRAN*).

Effets indésirables

Nausées, vomissements, diarrhée, douleurs abdominales, céphalées, anomalies réversibles des tests hépatiques, hyponatrémie, hyperamylasémie.

Interactions médicamenteuses

Antagonismes *in vitro* avec **méfloquine** et **artésunate**.
Concentrations sanguines diminuées par **rifampicine, rifabutine, métoclopramide, tétracyclines.**

ARTÉSUNATE ET DÉRIVÉS

■ Artésunate

MALACEF					
Traitement de 3 j : 2,4 mg/kg avec un débit de 3 mL/min 3 administrations à 12 h d'intervalle puis toutes les 24 h Un relais per os est à réaliser dès que possible à l'issue des 3 j	1 fl. pdre/solv. pour sol. inj.		I	NR	

Ce médicament est disponible sous ATU nominative, cela implique des démarches de prescription, d'information du patient et de pharmacovigilance spécifiques en relation avec le pharmacien et l'ANSM.

Propriétés

Dérivé hémisynthétique de l'artémisinine. La présence de l'ester de succinate lui confère une solubilité compatible avec la réalisation de cette forme injectable par voie IV.

Indications

Traitement en première intention de l'accès palustre grave à *Plasmodium falciparum*.

Contre-indications

Allergie à l'**artésunate** ou un des dérivés de l'artémisinine.
Grossesse (sauf en cas de bénéfice jugé supérieur au risque), allaitement.

Précautions d'emploi

Un suivi hématologique est à réaliser en raison des effets indésirables potentiels.

Les examens suivants doivent être réalisés à J3, J7, J14, J21 et J28 : NFS, taux de réticulocytes, de LDH et d'haptoglobine. En cas d'anémie, un bilan étiologique doit être réalisé.

Effets indésirables

Caractéristiques des dérivés de l'artémisinine : rash, prurit, toux, vertiges, acouphènes, vomissements, diarrhées, douleurs abdominales, bradycardie, allongement de l'intervalle QT, fièvre, céphalées, insomnies, asthénie, polyurie.
Anomalies biologiques notables : anémie avec abaissement réversible du taux de réticulocytes, augmentation transitoire des transaminases hépatiques.

■ Pipéraquine + dihydroartémisinine

EURARTESIM					
1 prise/j pdt 3 j consécutifs à heure fixe avec de l'eau et à distance > 3 h de toute prise alimentaire La posologie est à adapter en fonction du poids du patient puisque le traitement est possible dès 5 kg de poids corporel 24-≤ 36 kg : 640 mg/80 mg 36-≤ 75 kg : 60 mg/120 mg 75-100 kg : 1 280 mg/160 mg Possibilité d'effectuer 2 cures max en 12 mois et à 2 mois d'intervalle min	12 cp. séc. 320 mg/40 mg	33,19	I	65 %	2,77

Propriétés

Demi-vie : 22 j.

La pipéraquine est un analogue structural de la **chloroquine** contenant 2 noyaux quinoléiques chlorés.

La dihydroartémisinine est le second **antipaludéen** présent dans cette spécialité, il peut être également nommé arténimol.

Indications

Traitement du paludisme non compliqué à *P. falciparum* dès l'âge de 6 mois et pour un poids ≥ 5 kg.

Contre-indications

Hypersensibilité à la pipéraquine ou la dihydroartémisinine.
Paludisme sévère.
Risque d'allongement ou allongement avéré de l'intervalle QT d'origine physiopathologique ou iatrogène.
En cas d'arythmie et de des troubles électrolytiques suivants : hypokaliémie, hypocalcémie et hypomagnésémie.

Précautions d'emploi

Une surveillance cardiaque par ECG doit être réalisée au plus tôt puis réitérée régulièrement.

La prise alimentaire lors de la prise augmente l'absorption et présente un risque de toxicité. Il n'y a pas de données disponibles à ce jour concernant les patients d'âge ≥ 65 ans ou présentant une insuffisance rénale/hépatique.

Effets indésirables

Les plus fréquents : anémie, céphalées, allongement de l'intervalle QTc, tachycardie, asthénie, fièvre, toux, troubles intestinaux, syndrome grippal, arthralgies, myalgies, anomalies du bilan hépatique.

Interactions médicamenteuses

Avec les médicaments allongeant l'intervalle QT.
Les inhibiteurs du CYP3A4 présente un risque de surdosage toxique alors que les inducteurs de ce CYP peuvent rendre inefficace le traitement.
Deux autres CYP sont touchés par l'*EURARTESIM* : inhibition légère des CYP2C19 et CYP1A2.

■ Artéméther + luméfantrine

RIAMET					
A., E. > 12 ans ou > 35 kg : 6 x 4 cp. en 60 h (H0, H8, H24, H36, H48, H60) À prendre avec un aliment ou une boisson Réadministrer la dose en cas de vomissement Non recommandé chez l'enfant < 12 ans ou < 35 kg	24 cp. 20 mg/120 mg	33,19	I	65 %	1,38

Propriétés

Artéméther : dérivé de l'artémisine de mode d'action inconnu, luméfantrine : dérivé de l'halofantrine. Pas de résistance connue.

Pharmacocinétique

Absorption rapide augmentée par la prise d'aliments.
Demi-vie : 2 h.

Indications

Accès palustre non compliqué à *Plasmodium falciparum* chez les sujets âgés de plus de 12 ans avec un poids corporel > 35 kg.

Contre-indications

Grossesse (1er trimestre), allaitement.
Hypersensibilité à l'un des constituants.
Insuffisance rénale ou hépatique sévère.
Cardiopathie, bradycardie, allongement de l'espace QT (luméfantrine), antécédent familial de mort subite.
Hypokaliémie, hypomagnésémie.
Prise concomitante de médicaments allongeant l'espace **QT : antiarythmiques Ia** et **III, antipsychotiques, antidépresseurs, macrolides, fluoroquinolones, imidazolés,** triazolés.

Précautions d'emploi

Ne pas utiliser dans les accès palustres sévères, le neuropaludisme, ni en prophylaxie. En cas d'aggravation sous traitement, administrer immédiatement une autre molécule.
Surveillance électrocardiographique et hydroélectrolytique.
Réservé aux traitements de *P. falciparum*.
Éviter l'association avec d'autres **antipaludéens.**

Effets indésirables

Céphalées, vertiges, troubles du sommeil, contractions musculaires involontaires, paresthésies, ataxie.
Palpitations, allongement asymptomatique l'espace QT.
Toux, douleurs abdominales, anorexie, diarrhée, nausées, vomissements.
Prurit, éruption cutanée.
Myalgies, arthralgies, asthénie.

Interactions médicamenteuses

Molécules allongeant l'espace QT (*cf.* Contre-indications).

PARTICULARITÉS

Interactions médicamenteuses entre antipaludéens et immunosuppresseurs

Anitpaludéen	Modification de l'exposition (AUC*) de la **ciclosporine**	du **tacrolimus**	du **sirolimus**	du **mycophénolate mofétil**	Métabolisme par le CYP3A4
Atovaquone	Non	Non	Non	Non	Non
Méfloquine	Non	Non	Non	Non	Non
Doxycycline	Oui**	Non	Non	Non	Non

* Aire sous la courbe.

** Cas isolé.

Adaptation des doses d'antipaludéens chez l'insuffisant rénal

ClCr (mL/min)	90-60	60-30	30-15	< 15 et hémodialyse	Dialyse péritonéale continue ambulatoire
Proguanil + atovaquone *MALARONE*	1 cp./j	Adaptation impossible de l'**avotaquone** Choisir une alternative			
Méfloquine *LARIAM*	250 mg/sem.			250 mg/sem. après la séance	250 mg/sem.
Doxycycline *DOXYPALU*	100 mg/j			100 mg/j Non dialysable	100 mg/j

PARASITOSES DIGESTIVES

Six helminthiases constituent les plus fréquentes parasitoses digestives. Rares en France, elles représentent un problème de santé publique dans les pays en voie de développement. Elles se transmettent par voie fécale-orale (sauf les tæniases).

Le diagnostic se fait par la découverte des œufs ou des larves dans les selles.

Ascaridiose, ankylostomose et anguillulose s'accompagnent d'une éosinophilie sanguine évocatrice.

OXYUROSE

FICHE MALADIE

DÉFINITION, CAUSES ET MÉCANISMES

L'oxyurose est due au nématode *Enterobius vermicularis*. Elle est cosmopolite et fréquente chez les enfants et leur entourage. Les femelles pondent leurs œufs la nuit près de la marge anale.

DIAGNOSTIC

SIGNES CLINIQUES

L'infestation est asymptomatique ou entraîne un prurit anal qui favorise la contamination manuportée.

EXAMENS COMPLÉMENTAIRES

- « Scotch-test anal » : recherche des œufs par l'application de ruban adhésif le matin avant la toilette sur la marge anale, secondairement collé sur une lame pour examen microscopique.
- Examen parasitologique des selles : les adultes peuvent parfois être découverts dans les selles (test moins sensible).
- Hémogramme : hyperéosinophilie inconstante.

TRAITEMENT

Au choix : *FLUVERMAL* 100 mg en 1 prise, *POVANYL* 1 cp./10 kg en 1 prise, *COMBANTRIN* 10 mg/kg en 1 prise, *ZENTEL* 200 à 400 mg en 1 prise.

FICHE INFIRMIÈRE

SURVEILLANCE DU TRAITEMENT

EFFICACITÉ DU TRAITEMENT

Refaire une seconde cure 15 jours plus tard (sauf *ZENTEL*). Contrôle parasitologique à un mois.

EFFETS INDÉSIRABLES

cf. Fiche pharmacologie, p. 944 de l'albendazole.

EDUCATION ET CONSEILS

Respect des mesures d'hygiène universelle. Couper les ongles courts, se laver les mains. Traiter tout l'entourage. Laver tout le linge souillé le jour du traitement.

ASCARIDIOSE

FICHE MALADIE

DÉFINITION, CAUSES ET MÉCANISMES

L'ascaridiose est due au nématode cosmopolite *Ascaris lombricoides,* qui se nourrit du contenu de l'intestin grêle et peut mesurer plus de 15 cm à l'état adulte. Les œufs sont présents dans la terre souillée et résistent plusieurs années dans le milieu extérieur. Après ingestion de légumes ou fruits souillés, des larves sont libérées dans le tube digestif et traversent l'intestin puis atteignent les poumons par voie sanguine. Elles remontent la trachée jusqu'à l'œsophage, sont dégluties et atteignent le stade adulte dans l'intestin.

DIAGNOSTIC

SIGNES CLINIQUES

• Phase de migration : éosinophilie.
• Phase d'état : nausées, anorexie, troubles digestifs.

EXAMENS COMPLÉMENTAIRES

• Sérologie à la phase de migration.
• Examen parasitologique des selles (phase d'état) : présence d'œufs sans concentration.

TRAITEMENT

À la phase migratrice

MINTÉZOL 500 mg en 1 prise ou 100 mg 2 fois/j pour 3 jours.

À la phase d'état

ZENTEL 400 mg en 1 prise, ou *MINTÉZOL* 500 mg en 1 prise ou 100 mg 2 fois/j pour 3 jours, ou *FLUVERMAL* 100 mg 2 fois/j pendant 3 jours, ou *COMBANTRIN* 10 mg/kg en 1 prise (maximum 1 g).

COMPLICATIONS

Occlusion intestinale ; migration vers le cholédoque, le nez, l'urètre ; perforation digestive.

FICHE INFIRMIÈRE

SURVEILLANCE DU TRAITEMENT

EFFICACITÉ DU TRAITEMENT

Contrôle parasitologique à deux mois.

EFFETS INDÉSIRABLES

cf. Fiche pharmacologie, p. 944 des médicaments prescrits.

ÉDUCATION ET CONSEILS

Respect des mesures d'hygiène : lavage des aliments crus avant consommation.

TRICHOCÉPHALOSE

FICHE MALADIE

DÉFINITION, CAUSES ET MÉCANISMES

La trichocéphalose est due au nématode cosmopolite *Trichuris trichiuria.* Il vit, à l'état adulte, fixé dans la muqueuse cæcale. Son cycle est très proche de celui d'Ascaris.

DIAGNOSTIC

SIGNES CLINIQUES

Asymptomatique ou diarrhée chronique favorisant la dénutrition et le retard de croissance. Prolapsus rectal en cas d'infestation massive.

EXAMENS COMPLÉMENTAIRES

- Hémogramme : éosinophilie.
- Examen parasitologique des selles (phase d'état) : présence d'œufs en grand nombre.

TRAITEMENT

ZENTEL 200 à 400 mg en 1 prise ou *MINTEZOL* 500 mg en 1 prise.

En cas d'infection massive, *ZENTEL* pour 5 à 7 jours ou en combinaison avec de l'ivermectine.

FICHE INFIRMIÈRE

SURVEILLANCE DU TRAITEMENT

EFFICACITÉ DU TRAITEMENT

Contrôle parasitologique à un mois (70 % à 90 % de succès du premier traitement).

EFFETS INDÉSIRABLES

cf. Fiche pharmacologie, p. 944 des médicaments prescrits.

ÉDUCATION ET CONSEILS

Respect des mesures d'hygiène : lavage des aliments crus avant consommation.

ANKYLOSTOMOSE

FICHE MALADIE

DÉFINITION, CAUSES ET MÉCANISMES

L'ankylostomose est due aux nématodes tropicaux *Necator americanus* et *Ankylostoma duodenale*. Les œufs résident dans le sol et donnent des larves capables de traverser activement la peau de l'hôte. Elles gagnent la circulation sanguine puis accomplissent un cycle proche de celui d'Ascaris. Les adultes sont fixés à la muqueuse duodénale et se nourrissent du sang de l'hôte.

DIAGNOSTIC

SIGNES CLINIQUES

- Phase d'invasion : dermatite prurigineuse au point d'entrée, toux asthmatiforme au passage dans le poumon.
- Phase d'état : duodénite transitoire, douleurs abdominales, nausées, anémie par carence martiale, œdèmes.

EXAMENS COMPLÉMENTAIRES

- Hémogramme : hyperleucocytose avec éosinophilie pendant la migration, anémie à la phase d'état.
- Fer sérique et ferritine : carence martiale.
- Examen parasitologique des selles avec concentration (phase d'état) : œufs ou larves après 24-48 h.

TRAITEMENT

ZENTEL 400 mg en 1 prise, sinon : *MINTÉZOL* 100 mg 2 fois/j pour 3 jours ou *COMBANTRIN* 10 mg/kg/j pendant 2 jours.

Traitement de la carence en fer.

FICHE INFIRMIÈRE

SURVEILLANCE DU TRAITEMENT

EFFICACITÉ DU TRAITEMENT

Pas de seconde cure ni de contrôle parasitologique.

EFFETS INDÉSIRABLES

cf. Fiche pharmacologie, p. 944 des médicaments prescrits.

ÉDUCATION ET CONSEILS

Éviter le contact de la peau nue avec le sol humide dans les pays tropicaux.

ANGUILLULOSE

FICHE MALADIE

DÉFINITION, CAUSES ET MÉCANISMES

L'anguillulose est due au nématode *Strongyloides stercoralis* qui vit dans les pays tropicaux (y compris les Antilles françaises). Le cycle parasitaire est très proche de celui des ankylostomes. Des auto-réinfestations sont possibles et expliquent la persistance de la maladie pendant plusieurs décennies (hyperéosinophilie chronique). À l'occasion d'une immunodépression (corticothérapie), une forme généralisée souvent fatale (anguillulose maligne) peut survenir.

DIAGNOSTIC

SIGNES CLINIQUES

• Invasion cutanée : urticaire ou migration sous-cutanée (*larva currens*).

• Phase de migration : rares toux ou crise d'asthme.

• Phase d'état : asymptomatique, fréquentes douleurs abdominales ou diarrhée par crises, altération de l'état général.

EXAMENS COMPLÉMENTAIRES

• Hémogramme : hyperéosinophilie parfois très élevée.

• Sérologie (risque de réaction croisée avec d'autres nématodes).

• Examens parasitologiques des selles répétés : larves dans les selles fraîches.

TRAITEMENT

Ivermectine 200 µg/kg en 1 prise pendant 2 jours, *MINTÉZOL* 25 mg/kg/j pendant 3 jours chez un malade au repos, ou *ZENTEL* 400 mg 2 fois/j pendant 3 jours à répéter 15 jours plus tard. En cas d'hyperinfestation, **ivermectine** quotidien à poursuivre pendant 15 jours après résolution des symptômes et négativation des selles. Réduire l'immunodépression si possible.

FICHE INFIRMIÈRE

SURVEILLANCE DU TRAITEMENT

EFFICACITÉ DU TRAITEMENT

Contrôle parasitologique tous les mois pendant 6 mois.

EFFETS INDÉSIRABLES

ci. Fiche pharmacologie, p. 944 des médicaments prescrits.

EDUCATION ET CONSEILS

Éviter le contact de la peau nue avec le sol humide dans les pays tropicaux.

> Un traitement prophylactique est nécessaire avant un traitement par corticoïde ou immunosuppresseur chez un malade issu d'une zone d'endémie.

TÆNIAS

FICHE MALADIE

DÉFINITION, CAUSES ET MÉCANISMES

Taenia saginata (tænia du bœuf) et *Taenia solium* (tænia du porc) sont des vers segmentés qui sont fixés dans l'intestin grêle et libèrent des segments (ou anneaux) contenant des œufs. Ils se nourrissent par osmose et peuvent persister pendant plusieurs années. La contamination se fait en consommant des viandes contaminées insuffisamment cuites. Leur distribution est cosmopolite ; le tænia du bœuf est le plus fréquent.

DIAGNOSTIC

- Hémogramme : éosinophilie pendant la migration.
- Examen parasitologique des selles : découverte des œufs de *T. saginata* dans les selles ou de ses anneaux dans les selles ou les sousvêtements. Les anneaux de *T. solium* sont mélangés aux matières fécales et nécessitent un examen parasitologique des selles.

TRAITEMENT

TRÉDÉMINE 4 cp. après 7 ans, 2 cp. entre 2 et 7 ans, 1 cp. avant 2 ans, en 2 prises à 1 h d'intervalle, à mastiquer lentement à jeun et à avaler avec un peu d'eau, chez un malade au repos ; *BILTRICIDE* 5-10 mg/kg en une prise.

En cas de localisations extradigestives (cysticercose), *BILIRICIDE* 50 mg/kg en une prise pendant 15 à 30 jours ou *ZENTEL* 10-15 mg/kg/j pour 8 jours. Discuter une corticothérapie et administrer des antiépileptiques.

FICHE INFIRMIÈRE

SURVEILLANCE DU TRAITEMENT

EFFICACITÉ DU TRAITEMENT

Pas de contrôle parasitologique.

EFFETS INDÉSIRABLES

cf. Fiche pharmacologie, p. 944 des médicaments prescrits.

ÉDUCATION ET CONSEILS

Éviter la consommation de viande crue ou peu cuite de porc ou de bœuf.

FICHE PHARMACOLOGIE

ANTIHELMINTHIQUES

■ Flubendazole

FLUVERMAL					
Oxyurose (en 1 prise unique à renouveler 2-3 sem. plus tard) E. 100 mg A. 200 mg *Ascaridiose, trichocéphalose, ankylostomose* : A. et E. 100 mg x 2/j pdt 3 j	6 càc (fl. 100 mg/càc) 6 cp. séc. 100 mg	2,69 2,44		65 % 65 %	0,45 0,41

Propriétés

Dérivé du mébendazole actif sur les helminthes.

Indications

• Oxyurose : enfants : croquer 1 cp. à 100 mg (quel que soit l'âge). Adultes : 200 mg en 2 prises espacées de 10-12 h. Renouveler la cure après 2 à 3 sem. pour éviter l'autoréinfestation. Traiter les autres membres de la famille + mesures hygiéno-diététiques.

• Ascaridiose, trichocéphalose, ankylostomose : 200 mg/j pendant 3 j à prendre en 2 prises espacées de 10-12 h.

Contre-indications

Grossesse : innocuité non établie.

Effets indésirables

Occasionnels : nausées, diarrhées, douleurs abdominales, migration de l'ascaris à travers la bouche et le nez.

■ Pyrantel (pamoate) ©

COMBANTRIN					
Ascaridiase, oxyurose (en 1 prise *per os*) : 10 mg/kg en 1 prise *per os*) : 10 mg/kg en 1 prise unique *Ankylostomose et nécateriose* : 2 cp. pour 10 kg pdt 2-3 j	6 cp. séc. 125 mg 6 mes. (susp. buv. 125 mg/mes.)	1,95 2,20		65 % 65 %	0,33 0,37
HELMINTOX					
Idem *COMBANTRIN* + *Trichinose* : 10-15 mg/kg en 1 prise unique	6 mes. (susp. buv. 125 mg/mes.) 3 cp. 250 mg	1,50 1,74		65 % 65 %	0,25 0,58

Propriétés

Antihelminthiques paralysant les vers qui vont être éliminés par le péristaltisme intestinal.

Indications

• Oxyurose, ascaridiase et ankylostomose peu sévère à *Ankylostoma duodenale* : 10 mg/kg en 1 prise.

• Ankylostomose sévère à *A. duodenale* ou nécateriose *Necator americanus* : 1 à 2 cp./10 kg pendant 2-3 j consécutifs.

Contre-indications

Grossesse : innocuité non établie.
Insuffisance hépatique.
Association à la **pipérazine**.

Effets indésirables

Troubles digestifs (15 %) : anorexie, nausées, vomissements, diarrhées, douleurs abdominales.

Rares : céphalées, somnolence, vertiges, rashs, élévation modérée et transitoire des transaminases.

■ Albendazole

ZENTEL					
Ascaridiose, ankylostomose, trichocéphalose, oxyurose : E. 1 à 2 ans : 200 mg A. et E. > 2 ans : 400 mg *Angillulose* A. et E. > ans : 400 mg/j pdt 3 j *Giardiose* E. > 2 ans : 400 mg/j pdt 5 j *Trichinellose* : E. 15 mg/kg/j répartis en 2 prises/j (max 800 mg/j) A. 400 mg x 2/j Cure à renouveler 7 j plus tard pour l'oxyurose ou 3 sem. plus tard si examen parasitologique des selles positif pour l'anguillulose et la trichocéphalose	1 cp. 400 mg 1 fl. susp. buv. 400 mg	2,78 3,01	II II	65 % 65 %	2,78 3,01
ESKAZOLE					
AMM différente de *ZENTEL* Cures de 28 j avec 14 j entre chaque < 60 kg : 15 mg/kg/j répartis en 2 prises (max 800 mg/j) > 60 kg : 400 mg x 2/j *Hydatidose et kyste hydatique* : – Préopératoire : 2 cures – Encadrement PAIR : entre 6 h et 4 j avant la ponction, puis pdt 1 mois après – Si chirurgie impossible : pdt 3 mois à 1 an *Echinococcose alvéolaire* : plusieurs mois, voire plusieurs années	60 cp. 400 mg	HOP	II		

Propriétés

Dérivé des benzimidazoles, inhibiteur de la polymérisation de la β-tubuline qui agit sur de nombreux cestodes et nématodes.

Indications

- Ascaridiose (90 % de succès), oxyurose (100 % de succès), ankylostomose (70-90 % de succès), trichocéphalose (35-72 % de succès).
- Strongyloïdose (90 % de succès).
- Neurocysticercose active (80-90 % de succès).
- Hydatidose en complément du geste chirurgical.
- Proposé dans la trichinose et la *larva migrans*.

Contre-indications

Grossesse et allaitement.

MALADIES INFECTIEUSES

Précautions d'emploi

Ingérer au cours des repas pour améliorer la tolérance digestive.
Renouveler la cure 2 à 3 sem. plus tard.

Effets indésirables

Rares : nausées, vomissements, diarrhée, douleurs abdominales, élévation des transaminases, rashs, prurit, céphalées, convulsions, alopécies, leuconeutropénie, migration de l'ascaris à travers la bouche.

■ Ivermectine ©

STROMECTOL					
En 1 prise unique à jeun sans manger les 2 h qui suivent A. et E. 200 µg/kg	4 cp. 3 mg 20 cp. 3 mg	13,12	II II	NR 65 %	0,66

Propriétés

Antihelminthique qui bloque la transmission intersynaptique via le GABA et agit sur de nombreux nématodes (anguillule, *larva migrans*) et certaines filaires (onchercercose, filariose lymphatique).

Pharmacocinétique

Usage *per os*, excellente absorption digestive, métabolisation mal connue, excrétion biliaire, faible passage transplacentaire.

Indications

- Anguillulose gastro-intestinale (200 µg/kg en 1 prise).
- Gale (200 µg/kg en 1 prise).
- Onchocercose.
- Loase.
- Filariose à *W. bancrofti* et *B. malayi.*

Contre-indications

Grossesse et **allaitement**.
Allergie connue.

Précautions d'emploi

Déconseillée chez les enfants de moins de 5 ans.
Risque de réaction sévère en cas d'infestation majeure.
Pas d'évaluation du traitement de l'anguillulose chez l'immunodéprimé.

Effets indésirables

En début de traitement : fièvre, prurit, céphalées, éruptions cutanées, asthénie, adénopathies, nausées, vomissements, douleurs abdominales, anorexie, constipation, étourdissements, vertiges, somnolence, tremblements, hyperéosinophilie, augmentation ALAT ou phosphatases alcalines.

Interactions médicamenteuses

Aucune.

RAGE

FICHE MALADIE

DÉFINITION

La rage est une zoonose mondiale due aux virus de la famille des *Rhabdoviridae*.

CAUSES ET MÉCANISMES

Contamination habituelle par contact avec un mammifère infecté. Les chiens sont responsables de plus de 99 % des cas de rage dans le monde ; en Europe, ce sont des mammifères sauvages (renard, etc.) et des chauves-souris (autochtone ou d'importation). Le virus netraverse pas la peau saine.

Après inoculation, le virus gagne le système nerveux central avec un délai compris entre 20 et 90 jours. Il est encore possible de pratiquer une vaccination curative. La maladie débute par une douleur ou des troubles sensitifs dans le territoire d'inoculation. Il s'ensuit une encéphalite fatale avec une diffusion centrifuge du virus (dont les glandes salivaires).

TRAITEMENT

Les morsures sont source d'inoculation de nombreux microbes ; elles s'infectent très rapidement y compris les blessures punctiformes : l'antibiothérapie est systématique.

Le traitement préventif et curatif de la rage est fondé sur la vaccination.

> Toute morsure doit être considérée comme enragée jusqu'à preuve du contraire.

- Laver la plaie avec une solution savonneuse à 20 %, rincer ou irriguer abondamment, désinfecter (benzalkonium ou *BÉTADÎNE*).
- Débrider et retirer les corps étrangers.
- Discuter une suture des plaies du visage.
- Prophylaxie antitétanique.
- Antibiothérapie préventive systématique (*AUGMENTIN*) pendant 3-5 jours.
- Sérothérapie : en urgence en cas de morsure grave par un animal manifestement enragé.

> La vaccination curative se fait uniquement dans les centres de traitement antirabique.

PRONOSTIC

La vaccination réduit le risque de plus de 90 %.

Le nettoyage de la plaie avec une solution savonneuse à 20 % serait aussi efficace qu'une antisepsie avec un ammonium quaternaire. Une irrigation avec un virucide (**povidone-iodine**) est recommandable.

Une fois l'encéphalite déclarée, la maladie est constamment fatale.

FICHE INFIRMIÈRE

EXAMENS

- Prélèvement bactériologique de la plaie.
- Diagnostic de la rage chez l'animal :
  - Animal capturé : surveillance 14 jours des chats et des chiens, 28 jours des animaux sauvages. Si la rage ne s'est pas déclarée après ce délai, l'animal n'était pas infecté.
  - Animal mort ou tué : la tête doit être adressée dans la glace à l'Institut Pasteur.

SURVEILLANCE DU TRAITEMENT

EFFICACITÉ DU TRAITEMENT

Amélioration de l'état cutané, absence de surinfection, cicatrisation progressive.

EFFETS INDÉSIRABLES

Voir les effets indésirables de *l'AUGMENTIN* et de la vaccination (*cf.* Fiche pharmacologie, p. 948).

ÉDUCATION ET CONSEILS

Éviter les contacts avec les animaux errants ou sauvages ; abattage des animaux malades et suspects ; vaccination des animaux domestiques, sauvages, des voyageurs aventureux en zone endémique, spéléologues et catégories professionnelles exposées.

Vaccination préventive : 1 dose IM à J0, J7 et J21 ou J28 et rappels en cas de morsure ou à 1 an et tous les 5 ans si nécessaire.

FICHE PHARMACOLOGIE

VACCIN ANTIRABIQUE

Vaccin antirabique

VACCIN RABIQUE PASTEUR					
Vaccin IM dans le deltoïde *Cf.* Posologie	1 fl. pdre + amp. 0,5 mL solv.		I	NR	
RABIPUR					
Vaccin IM dans le deltoïde *Cf.* Posologie	1 fl. pdre + solv.		I	NR	

Propriétés

Vaccin viral inactivé préparé à partir de virus cultivés sur cellules Vero.

Posologie

Traitement spécifique après exposition, 2 schémas possibles : 1 dose à J0, J3, J7, J14, J28, ou 2 doses à J0 en 2 sites différents puis 1 dose à J7 et à J21. Faire systématiquement 2 rappels à 3 j d'intervalle chez les sujets vaccinés.

Traitement préventif :

- chez l'immunocompétent : 1 dose à J0 et à J7 (schéma validé par l'OMS),
- chez l'immunodéprimé : 1 dose à J0, à J7 et à J21-28 ou une dose à J0 et J7 et une sérologie à J14.

Contre-indications

Aucune.

Précautions d'emploi

Ne pas réaliser de vaccination préventive pendant une affection fébrile ou la grossesse.

Premiers soins post-exposition : laver et nettoyer immédiatement et abondamment pendant 15 min la plaie avec de l'eau et du savon, du détergent, de la **povidone iodée** ou tout autre substance ayant une action létale prouvée sur le virus de la rage.

À associer à un traitement antitétanique ou antibiotique si nécessaire.

Effets indésirables

Réactions bénignes (10-15 %) : induration et érythème local, asthénie transitoire, céphalées, fébricule de durée < 24 h.

Interactions médicamenteuses

Interférence avec les tests sérologiques.

Vaccins à virus vivants atténués.

> La vaccination antirabique curative se fait uniquement dans les centres de traitement antirabique.

Catégories de contact et prophylaxie postexposition (PPE)

CATÉGORIE DE CONTACT AVEC UN ANIMAL SUSPECT		MESURES DE PPE
Catégorie I	Toucher ou alimentation de l'animal, léchage de la peau saine	Aucune
Catégorie II	Mordillage de la peau nue, griffures ou égratignures superficielles sans saignement	Vaccination immédiate et traitement de la plaie

<table>
<tr><td colspan="2">CATÉGORIE DE CONTACT AVEC UN ANIMAL SUSPECT</td><td>MESURES DE PPE</td></tr>
<tr><td>Catégorie III</td><td>Morsures ou griffures uniques ou multiples ayant traversé le derme, léchage de la peau lésée, contamination des muqueuses par de la salive après léchage, contact avec des chauves-souris</td><td>Vaccination immédiate, traitement local de la plaie</td></tr>
<tr><td colspan="3">La PPE s'impose pour toutes les expositions des catégories II et III lorsqu'on estime que le sujet risque de développer la rage. Ce risque est accru si :
• la morsure est due à un mammifère appartenant à une espèce connue pour être un réservoir ou un vecteur de la rage,
• l'exposition s'est produite dans une zone géographique où la rage est toujours présente,
• l'animal a l'air malade ou il a un comportement anormal,
• une blessure ou une muqueuse a été contaminée par la salive de l'animal,
• la morsure résulte d'une attaque non provoquée,
• l'animal n'a pas été vacciné
Le statut vaccinal de l'animal suspect ne doit pas être un facteur décisif pour envisager d'entreprendre ou pas la PPE, pas plus que si ce statut est douteux. Cela peut arriver lorsque les programmes de vaccination des chiens ne sont pas suffisamment réglementés ou appliqués par manque de ressources ou qu'on ne leur accorde qu'une faible priorité.</td></tr>
</table>

ROUGEOLE

FICHE MALADIE

DÉFINITION

La rougeole est une fièvre éruptive très contagieuse, parfois mortelle. C'est une maladie à déclaration obligatoire depuis 2005.

Il existe actuellement une recrudescence de la rougeole chez l'enfant mais également chez l'adulte, du fait d'une diminution de la couverture vaccinale.

CAUSES ET MÉCANISMES

La rougeole est due à un morbillivirus de la famille des *Paramyxoviridae*. L'homme est le seul réservoir connu. Le virus est transmis par voies aériennes par les sécrétions respiratoires des malades à la phase invasive.

L'immunité acquise après infection persiste toute la vie. Des réinfections asymptomatiques sont possibles.

DIAGNOSTIC

Après une phase virémique, l'épithélium respiratoire est envahi puis apparaissent les taches de Koplik qui précèdent le rash.

Incubation de 10 à 14 jours et guérison en 7 à 10 jours.

Le diagnostic est clinique. Il n'y a pas d'examens complémentaires en dehors des complications.

TRAITEMENT

PRÉVENTIF

Vaccination des enfants.

Chez les sujets contacts non immuns, administration de gammaglobulines non spécifiques à 16,5 %, 0,25 mL/kg par voie IM avant le 5e jour qui suit le contage (protection complète) et jusqu'au 8e jour (protection partielle) :

- nourrissons avant 5 mois si la mère n'a pas eu la rougeole ;
- nourrissons de 5-8 mois ;
- enfants de plus de 9 mois dont le contage date de 3 à 5 jours (vacciner dans le délai entre le contage et le 3e jour) ;
- immunodéprimés non immuns ;
- enfants nés de mère rougeoleuse.

CURATIF

- Pas d'agent antiviral efficace.
- Isolement inutile.
- Désinfection rhino-pharyngée, hydratation, antitussifs, antipyrétiques, prévention des convulsions.
- Traitement antibiotique curatif des surinfections bactériennes.
- Hospitaliser les formes graves et les rougeoles chez les enfants fragiles ou atteints de maladie chronique.

PRONOSTIC

Il dépend du terrain (femme enceinte, immunodéprimés) et des complications, en particulier : pneumonie rougeoleuse et encéphalomyélite (< 100 cas/an en France).

FICHE INFIRMIÈRE

SURVEILLANCE DU TRAITEMENT

Surveiller l'apparition de complications, en particulier surinfections cutanées, atteintes respiratoires ou neurologiques.

ÉDUCATION ET CONSEILS

Vaccination :

- tous les enfants à 12 mois avec un vaccin combiné oreillons-rubéole ;
- les enfants de 9 mois en cas d'entrée en collectivité (revacciner entre 12 et 15 mois) ;
- tous les enfants, les adolescents et les jeunes adultes qui n'ont pas eu la rougeole.

Déclaration obligatoire.

FICHE PHARMACOLOGIE

VACCIN ANTIROUGEOLEUX, ANTIRUBÉOLEUX, ANTIOURLIEN

■ Vaccin antirougeole, oreillons, rubéole

PRIORIX					
Primo-vaccination : 1 dose SC à 12 mois + 1 dose de rappel entre 16 et 18 mois	1 dose vaccinante	15,1		65 %	15,1

Propriétés

Vaccin à virus vivants atténués contre la rougeole, les oreillons et la rubéole.

Indications

Vaccination combinée contre la rubéole, les oreillons et la rougeole.

Contre-indications

Grossesse (pas d'indication à une interruption de grossesse en cas de vaccination par erreur). Allergie connue à la **néomycine** ou à tout constituant du vaccin.

Déficits immunitaires congénitaux ou acquis touchant l'immunité cellulaire.

Intolérance au fructose (présence de sorbitol).

Précautions d'emploi

Faire un test de grossesse avant la vaccination et assurer une contraception efficace pendant les 2 mois après la vaccination.

Associations vaccinales : se reporter à chaque vaccin.

Utiliser avec précaution en cas d'allergie à l'œuf.

Protection limitée dans les 72 h post-exposition au virus rougeoleux.

Chez les nouveau-nés de mère infectée par le VIH, attendre la séronégativité de l'enfant par Western-blot ou, en ca s de séropositivité, tenir compte du nombre de lymphocytes CD4.

Conservation entre + 2 et + 8 °C.

Effets indésirables

Se reporter aux effets indésirables de chacun des vaccins isolément (entre 0,5 et 4 % d'effets indésirables).

Interactions médicamenteuses

Se reporter à chaque vaccin isolément.

RUBÉOLE

FICHE MALADIE

DÉFINITION

La rubéole est un exanthème printanier dû à un rubivirus (famille des *Togaviridae*).

CAUSES ET MÉCANISMES

La rubéole survient chez les enfants (5-9 ans) et les adultes jeunes. La transmission se fait par les sécrétions respiratoires ou par voie sanguine (rubéole congénitale). Les malades sont le plus contagieux pendant la phase éruptive mais peuvent excréter le virus 10 jours avant et 15 jours après le rash. Les nouveau-nés atteints de rubéole congénitale peuvent rester contagieux pendant plusieurs mois.
Malgré une immunité spécifique définitive, des réinfections asymptomatiques (augmentation d'anticorps spécifiques) sans virémie sont possibles, le plus souvent asymptomatiques.

DIAGNOSTIC

SIGNES CLINIQUES

- Incubation 12 à 23 jours.
- Phase prodromale (2 jours) : fièvre, malaise, anorexie, adénopathies cervicales postérieures voire splénomégalie.
- Phase éruptive (3-5 jours) : érythème rubéoliforme qui débute sur le visage puis s'étend aux membres et au tronc, rhinite, conjonctivite, disparition de la fièvre au 2e jour de l'éruption.

EXAMENS COMPLÉMENTAIRES

Sérologie :

- Apparition d'IgM ou augmentation de 4 fois du titre d'anticorps.
- Les réinfections entraînent une réapparition des IgM.
- Par prélèvement de sang du cordon après la 22e semaine de grossesse (IgM fœtales).

TRAITEMENT

CURATIF

Pas de traitement spécifique.

VACCINATION

Efficacité > 95 % ; selon le calendrier vaccinal (*cf.* Fiche infirmière, ci-après).

PRONOSTIC

Il dépend de la survenue de complications.

RUBÉOLE CONGÉNITALE

Risque de 40-60 % en cas d'infection pendant les deux premiers mois de gestation, 30-35 % pendant le troisième mois, 10 % pendant le quatrième mois, rare après 20 semaines. Accouchements prématurés, mort fœtale ; malformations : lésions oculaires (cataracte, glaucome), auditives (surdité), nerveuses (retard mental), malformations cardiaques.

RUBÉOLE CONGÉNITALE ÉVOLUTIVE

Infection chronique généralisée avec des lésions et des séquelles multiples (hypotrophie, hépatite, méningite, lésions osseuses et neurologiques).

ARTHRITES ET ARTHRALGIES

Présentes chez un tiers des femmes atteintes de rubéole, rares chez les hommes et les enfants, elles touchent les doigts, les poignets, les genoux ; habituellement transitoires.

AUTRES

Purpura (1 cas sur 3 000), encéphalite (1 cas sur 5 000), hépatite exceptionnelle.

FICHE INFIRMIÈRE

SURVEILLANCE DU TRAITEMENT

- Pas de traitement car la maladie est le plus souvent bénigne.
- Traitement symptomatique des arthralgies.
- Aucune surveillance.

ÉDUCATION ET CONSEILS

Vaccination :

- Efficacité > 95 %.
- Une injection à partir de 12 mois et une seconde entre 3 et 6 ans.
- Vaccination des fillettes entre 11 et 13 ans (pas de grossesse pendant un délai de 2 mois post-vaccinal) et après l'accouchement pour les femmes non immunes.

SEPTICÉMIE

FICHE MALADIE

DÉFINITION

Un sepsis, ou une septicémie, est la réaction normale de l'organisme à une infection.

Elle se manifeste par la présence d'au moins deux des critères suivants :

- température > 38 °C ou < 36 °C ;
- tachycardie > 90/min ;
- polypnée > 20/min ou $PaCO_2$ < 32 mmHg ;
- leucocytes > 12 000/mm³ ou <4 000/mm³.

Un syndrome septique, ou sepsis sévère, se caractérise par une hypoperfusion, une hypotension ou une dysfonction d'organe à distance de l'organe infecté : acidose lactique, oligurie, confusion, défaillance pulmonaire.

Le choc septique est un syndrome septique nécessitant l'administration d'amines vasopressives malgré un remplissage correctement administré.

CAUSES ET MÉCANISMES

Toute infection insuffisamment ou non traitée peut évoluer vers une septicémie et/ou un état septique sévère. Seule la reconnaissance précoce des signes de gravité et un traitement adapté permettent d'enrayer la détérioration clinique vers le choc.

La prévention repose sur le traitement précoce des infections, le respect des mesures d'hygiène hospitalière, la lutte contre les germes nosocomiaux, la diminution des gestes à risque (ventilation mécanique, sondage urinaire, dispositif intravasculaire, etc.).

CONDUITE À TENIR

- Suspecter le diagnostic (signes : *cf.* Définition).
- Évaluer le terrain sous-jacent, rechercher une défaillance viscérale.
- Rechercher la porte d'entrée et des localisations septiques secondaires.
- Réaliser les prélèvements biologiques (sans retarder le traitement).
- Débuter le traitement en urgence et hospitaliser le malade.
- Transfert en réanimation si besoin.

TRAITEMENT

- Oxygénation tissulaire par sonde nasale ou masque.
- Perfusion et remplissage vasculaire par des solutés macromoléculaires et l'apport de sel.
- Antibiothérapie par voie parentérale IV à adapter secondairement aux résultats des examens microbiologiques (*cf.* tableau, ci-après) :
  - *Empirique* mais adaptée aux facteurs prédisposant, aux antécédents bactériologiques du malade, au point de départ et au germe supposé responsable de l'infection et, le cas échéant, à l'écologie du service.

– *En urgence,* les prélèvements bactériologiques sont réalisés au plus vite mais sans retarder le traitement. Les résultats des examens microbiologiques conduiront à un ajustement thérapeutique dans un second temps.
– *Agressive,* par l'association d'antibiotiques : élargir le spectre du traitement à l'ensemble des germes possibles ; prévenir la sélection de mutants résistants ; accroître l'efficacité du traitement par une synergie antibiotique.

• Amines vasopressives en cas de défaillance circulatoire (traitement nécessitant une prise en charge en soins intensifs) : **dopamine, dobutamine, noradrénaline** ou **adrénaline.**
• Transfusion en plasma frais congelé en cas de coagulopathie de consommation et en culots globulaires en cas d'anémie sévère.

Antibiothérapie empirique initiale des infections communautaires en fonction du site

Site de l'infection	Germes possibles	Antibiotiques
Peau	Staphylocoques Streptocoques (Anaérobies)	Pénicilline M 100 mg/kg/j en 2 à 4 inj./j ou **amoxicilline + acide clavulanique** 3 g/j en 3 à 4 inj. ± aminoside (**gentamicine**)
Urines	Entérobactéries	**Céfotaxime** 1 à 2 g × 3 j ou **ceftriaxone** 1 à 2 g × 1 j ± aminoside (**amikacine**)
Poumons (terrain fragilisé)	Pneumocoque Klebsielles Légionelles	**Amoxicilline + acide clavulanique** 3 g/j en 3 à 4 inj. ou **céfotaxime** 1 à 2 g x 3 j ou **ceftriaxone** 1 à 2 g x 1 j ± fluoroquinolone ± **métronidazole** (si inhalation)
Digestif	Entérobactéries Entérocoque Anaérobies	**Amoxicilline + acide clavulanique** 3 g/j en 3 à 4 inj. + aminoside (**amikacine**) ou fluoroquinolone
Inconnu	Cocci Gram$^+$ Bacilles Gram$^-$	**Céfotaxime** ou **ceftriaxone** + **métronidazole** 500 mg × 3 j. ou **pipéracilline + tazobactam** 4 g × 3 j ou **ticarcilline + acide clavulanique** 12 à 15 g en 3 à 4 inj. + aminoside (**amikacine**)

PRONOSTIC

Sans traitement adapté, un syndrome septique est rapidement fatal.

FICHE INFIRMIÈRE

EXAMENS

• Recherche de la porte d'entrée : ECBU, hémocultures 2 ou 3 fois (*cf.* Fiche technique, p. 820), ponction de LCR, d'une collection, de liquide de séreuse, retrait d'un cathéter infecté, radiographie thoracique.

• Évaluer la gravité : gazométrie artérielle, numération-plaquettes, hémostase, ionogramme sanguin, glycémie, lactates, créatinine, enzymes hépatiques.

SURVEILLANCE DU TRAITEMENT

Surveillance rapprochée des signes vitaux : fréquence cardiaque, pression artérielle, fréquence respiratoire, oxymétrie de pouls, diurèse horaire, conscience, pour apprécier l'efficacité du traitement et intervenir promptement en cas d'aggravation secondaire.

Toute aggravation nécessite un renforcement thérapeutique et le recours à un réanimateur.

SIDA

DÉFINITION

L'infection par le virus de l'immunodéficience humaine (VIH) est longtemps asymptomatique. L'immunodéficience progressant, les sujets deviennent vulnérables à de nombreux microbes. Certains d'entre eux, habituellement peu ou pas pathogènes, peuvent alors engendrer des maladies qu'on dénomme opportunistes. Les malades sont classés dans plusieurs catégories selon le stade d'immunodépression, la survenue d'infections opportunistes ou de maladies néoplasiques (*cf.* ci-après). La catégorie C est le syndrome d'immunodéficience acquise (sida). Depuis mars 2003, il s'agit en France d'une infection à déclaration obligatoire et anonyme. Le nombre de contaminations est d'environ 5 000 par an en France.

Révision du système de classification de l'infection VIH pour les adultes et les adolescents (1993)*

Nombre de lymphocytes TCD4⁺	Catégories cliniques		
	(A) Asymptomatique primo-infection ou LGP	(B) Symptomatique sans critères (A) ou (C)	(C) Sida
> 500/mm³	A1	B1	C
200-499/mm³	A2	B2	C
< 200/mm³	A3	B3	C

* Correspondance entre valeur absolue et pourcentage des lymphocytes T $CD4^+$: CD4 = 500/mm³ : = 29 % ; CD4+ 200-499/mm³ : 14-28 % ; CD4+ < 200/mm³ : <14 %. La définition des catégories cliniques A, Bet C est indiquée dans l'encadré suivant. LGP : lymphadénopathie généralisée persistance.

Les personnes vivant avec le VIH (PVVIH) devenu indétectable sous traitement ne sont plus contagieuses et les personnes séronégatives qui utilisent correctement une prophylaxie préexposition (PrEP) ne se contaminent plus lors de rapports sexuels non protégés.

PROPHYLAXIE PRÉEXPOSITION (PrEP)

La PrEP consiste en l'utilisation de médicaments antirétroviraux en prévention de l'acquisition du VIH chez les personnes non infectées. La 1re consultation doit être l'occasion d'un entretien de conseil visant à préciser les motivations pour l'entrée dans un dispositif de PrEP et rappeler les stratégies de réduction des risques ayant fait leur preuve. La PrEP est recommandée pour les individus très exposés. Ci-dessous sont fournis des exemples qui ne sont pas des critères de sélection, mais servent à guider la discussion et à aider à prendre une décision éclairée quant à l'utilisation de la PrEP.

- Hommes ayant des relations sexuelles avec des hommes (HSH) ou personnes transgenres, qu'elles se définissent comme gay, bi- ou hétérosexuelles, rapportant des situations d'exposition au VIH présentes, passées ou futures.
- Femmes et hommes hétérosexuels présentant :
  - un contexte de forte prévalence ou de forte exposition au VIH :
    - personne ou partenaire(s) originaires de pays à forte endémie (en particulier l'Afrique subsaharienne, les Caraïbes et l'Amérique du Sud),
    - partenaires multiples et/ou partenaires concomitants,
    - travailleurs du sexe,
    - sexe transactionnel ;
  - un contexte relationnel de forte exposition au VIH :
    - partenaire de statut VIH inconnu ou perçu comme à risque d'acquisition du VIH,
    - partenaire vivant avec le VIH avec une charge virale (CV) détectable ou dont la quantification de la CV est inconnue,
    - femmes enceintes évoquant une exposition possible au VIH ou à des violences sexuelles,
    - frein du ou des partenaires à l'utilisation d'autres moyens de protection ;
  - des situations individuelles de forte exposition au VIH :
    - non-utilisation du préservatif lors de rapports vaginaux ou anaux,
    - marqueurs évoquant une exposition (autres IST, IVG, etc.),
    - antériorité ou dans les suites d'un traitement post-exposition (TPE) au VIH.
- Usagers de produits psychoactifs injectables avec échanges de seringues :
  - partenaire sexuel ou d'injection de statut VIH inconnu ou perçu comme à risque d'infection du VIH ;
  - partenaire d'injection positif au VIH ;
  - partage du matériel d'injection.
- Couples sérodifférents : la PrEP n'est pas indiquée pour un couple stable au sein duquel le (la) partenaire séropositif(ve) a une CV indétectable.
- Modalité de prévention s'inscrivant dans une démarche de santé sexuelle globale.

La PrEP peut être prescrite chez :

- les sujets porteurs chroniques du VHB, uniquement en prise continue après avis spécialisé ;
- la femme enceinte ou allaitante dans le cadre de parcours de soins coordonné ;
- la femme sous contraception hormonale.

La PrEP est contre-indiquée dans les situations suivantes :

- séropositivité au VIH ;
- résultat de la sérologie VIH inconnu ;
- présence de signes ou symptômes faisant suspecter une primo-infection par le VIH ;
- insuffisance rénale avec clairance de la créatinine < 60 mL/min (pour **TDF/emtricitabine**) ;
- hypersensibilité aux composants de la PrEP (**TDF/emtricitabine**, ou excipients du produit).

La PrEP doit être associée aux autres mesures de prévention (stratégies comportementales, utilisation de préservatif, dépistage des sujets infectés, prophylaxie post-exposition).

Elle s'accompagne d'une réévaluation du statut vaccinal des personnes et de la proposition de vaccinations vis-à-vis des virus des hépatites A et B et du méningocoque (*cf.* Prophylaxie).

Un bilan rénal, hépatique et des autres infections (VHA, VHB, VHC, syphilis, gonocoque, *Chlamydia*) ainsi que la recherche d'une grossesse sont recommandés.

On propose comme traitement :

- en continu : 1 cp./j de **TDF/emtricitabine** (*TRUVADA*) avec une protection optimale après 7 j d'adhésion maximale. Il faut attendre 7 j après la 1re prise pour un rapport à risque ;
- à la demande : 2 cp. de **TDF/emtricitabine** (*TRUVADA*) entre 24 h et 2 h avant le rapport sexuel, puis 1 cp. 24 h et 1 cp. 48 h après la prise précédant le rapport sexuel. Ce schéma n'a été validé que pour des HSH.

L'OMS a recommandé l'usage du **cabotégravir** (*VOCABRIA*) en PrEP à raison de 1 inj. IM/mois pendant 2 mois, puis tous les 2 mois.

FICHE INFIRMIÈRE

SURVEILLANCE DU TRAITEMENT

Pour les patients sous PrEP, des consultations régulières, trimestrielles, sont planifiées : rappel des modes de prise du traitement, dépistage des infections sexuellement transmissibles et traitement si nécessaire, dépistage des comportements addictifs.

ÉDUCATION ET CONSEILS

Il existe deux possibilités d'administration :

- une prise quotidienne : 1 cp./j de **TDF/emtricitabine** (*TRUVADA*) avec une protection optimale après 7 j d'adhésion maximale. Il faut attendre 7 j après la 1re prise pour un rapport à risque ;
- une prise discontinue : 2 cp./j de **TDF/emtricitabine** (*TRUVADA*) entre 24 h et 2 h avant le rapport sexuel, puis 1 cp. 24 h et 1 cp. 48 h après la prise précédant le rapport sexuel.

PRISE EN CHARGE DES PRINCIPALES INFECTIONS OPPORTUNISTES

Les infections opportunistes peuvent être prévenues par un maintien ou une restauration de l'immunité cellulaire (lymphocytes CD4 > 500/mm^3), ou par des traitements prophylactiques (dits primaires pour éviter une maladie, ou secondaires pour éviter une rechute).

Les dix maladies les plus fréquentes classant sida sont : pneumonies bactériennes récidivantes, candidose œsophagienne, tuberculose, pneumocystose pulmonaire, infection grave à cytomégalovirus, toxoplasmose cérébrale, lymphome, sarcome de Kaposi, encéphalopathie liée au VIH, mycobactéries atypiques. Il faut chercher une infection par le VIH en cas de survenue de l'une d'entre elles.

TRAITEMENT PAR ANTIRÉTROVIRAUX

FICHE MALADIE

QUEL TRAITEMENT DÉBUTER?

Le but du traitement est double : rendre la charge virale indétectable en 3 à 6 mois et empêcher la sélection de virus résistants par l'association d'au moins trois antirétroviraux. Les traitements de première intention font l'objet du tableau suivant.

QUAND TRAITER ?

Un traitement antirétroviral (ARV) doit être instauré au plus vite, idéalement dans les 7 j qui suivent le diagnostic d'infection par le VIH. Son objectif est d'obtenir une charge virale (CV) indétectable de façon durable pour restaurer l'immunité, réduire la morbimortalité et interrompre la transmission (CV < 200 copies/mL).

COMMENT TRAITER ?

On utilise des ARV, toujours en association.
On peut associer :
• un inhibiteur ou analogue nucléosidique de la transcriptase inverse (INTI) qui inhibe l'enzyme transcriptase inverse du VIH ;
• un inhibiteur de protéase (IP) qui empêche la production de virus matures infectants ;
• un inhibiteur non nucléosidique de la transcriptase inverse (INNTI) ;
• un inhibiteur de l'intégrase (INI) qui bloque l'intégration du VIH au génome cellulaire.

Exemples de traitements initiaux commercialisés en association (d'autres associations sont possibles)

MÉDICAMENTS	2 INTI	INI	COMMENTAIRES
TIVICAY 1 cp./j + TRUVADA 1 cp./j	**TDF/emtricitabine** 245/200 mg x 1	**Dolutégravir** 50 mg x 1	Précaution si ClCr < 80 mL/min Surveillance rénale Peu d'interactions médicamenteuses
TIVICAY 1 cp./j + *DESCOVY* 1 cp./j	**TAF/emtricitabine** 10/200 mg x 1	**Dolutégravir** 50 mg x 1	Association contre-indiquée si ClCr < 30 mL/min Interactions médicamenteuses avec le cobicistat
BIKTARVY 1 cp./j	**TAF/emtricitabine** 10/200 mg x 1	**Bictégravir** 50 mg	
DOVATO	**Lamivudine**		Sauf CV > 500 000 copies/mL, co-infection par le VHB, test de résistance génotypique non disponible
	2 INTI	**IP/r**	**Commentaires**
SYMTUZA	**TAF/emtricitabine** 245/200 mg x 1	**Darunavir/r** 800/100 mg x 1	Intérêt particulier dans les indications suivantes : immunodépression profonde, CV plasmatique élevée, nécessité d'entreprendre un traitement rapidement, grossesse Précaution si ClCr < 80 mL/min Surveillance rénale Interactions médicamenteuses avec le **ritonavir**

MALADIES INFECTIEUSES

SURVEILLANCE

Elle est régulière, tout d'abord rapprochée tous les 15 jours au début du traitement afin d'évaluer l'observance, les effets indésirables les toxicités.

Les complications principales des ARV sont :

- l'apparition de lipodystrophies, c'est-à-dire des troubles de la répartition des graisses ;
- des troubles du métabolismes des glucides (diabète) et des lipides (hypercholestérolémie, hypertriglycéridémie) ;
- une hypertension artérielle ;
- des hépatites médicamenteuses ;
- une ostéoporose.

CLASSIFICATION DU SIDA DE L'ADULTE ET L'ADOLESCENT (1993)

▶ Catégorie A

Une des ces maladies, si elle ne s'accompagne d'aucune autre des catégories B et C :

- infection VIH asymptomatique ;
- lymphadénopathie généralisée persistante ;
- primo-infection symptomatique.

▶ Catégorie B

Une de ces maladies, en l'absence d'aucune de la catégorie C, et si elles sont liées au VIH ou indicatives d'un déficit immunitaire ; si elles ont une évolution clinique ou une prise en charge thérapeutique compliquée par l'infection VIH :

- angiomatose bacillaire ;
- candidose oropharyngée ;
- candidose vaginale, persistante, fréquente ou qui répond mal au traitement ;
- dysplasie du col (modérée ou grave), carcinome *in situ* ;
- syndrome constitutionnel : fièvre (≥ 38,5 °C) ou diarrhée supérieure à 1 mois ;
- leucoplastie chevelue de la langue ;
- zona récurrent ou ≥ 1 dermatome ;
- purpura thrombocytopénique idiopathique ;
- salpingite, en particulier lors de complications par des abcès tubo-ovariens ;
- neuropathie périphérique.

▶ Catégorie C

Maladies classant le sida :

- cachexie due au VIH ;
- candidose bronchique, trachéale, œsophagienne ou pulmonaire ;
- cancer invasif du col ;
- coccidioïdomycose, disséminée ou extrapulmonaire ;
- cryptococcose extrapulmonaire ;
- cryptosporidiose intestinale > 1 mois ;
- infection à CMV (autre que foie, rate ou ganglions) ;
- rétinite à CMV (avec altération de la vision) ;
- encéphalopathie due au VIH ;
- infection herpétique, ulcères chroniques > 1 mois, ou bronchique, pulmonaire, ou œsophagienne ;
- histoplasmose disséminée ou extrapulmonaire ;
- isosporidiose intestinale chronique (≥ 1 mois) ;
- sarcome de Kaposi ;
- lymphome de Burkitt, immunoblastique ou cérébral primitif ;
- infection à *Mycobacterium avium* ou *M. kansasii*, disséminée ou extrapulmonaire ;
- infection à *M. tuberculosis ;*
- infection à mycobactérie, identifiée ou non, disséminée ou extrapulmonaire ;
- pneumonie à *Pneumocystis jirovecii ;*
- pneumopathie bactérienne récurrente ;
- leucoencéphalopathie multifocale progressive ;
- septicémie récurrente à *Salmonella non typhi ;*
- toxoplasmose cérébrale.

FICHE INFIRMIÈRE

EXAMENS

• Hémogramme, créatinine, tests hépatiques, cholestérol, triglycérides, glycémie, amylase.
• Sérologies VIH (et *Western Blot* de confirmation), CMV, hépatite B, hépatite C, toxoplasmose, TPHA-VDRL.
• CD4 et CD8, charge virale VIH.

SURVEILLANCE DU TRAITEMENT

SOINS – TRAITEMENT

S'assurer de la bonne compréhension du schéma thérapeutique.
Administrer les médicaments chacun selon ses nécessités pharmacologiques.
Insister sur l'importance du traitement.

EFFICACITÉ DU TRAITEMENT

Biologie

Diminution de la charge virale d'un facteur 10 après 1 mois de traitement puis « indétectable » entre le troisième et, au plus tard, le sixième mois de traitement.
Remontée progressive des lymphocytes CD4.

EFFETS INDÉSIRABLES

• J8-J15 : hémogramme, transaminases, créatinine, glycosurie, protéinurie.
• Consultations bimensuelles ou mensuelles, puis trimestrielles.
C'est affaire de spécialiste, car toxicités et interactions médicamenteuses sont nombreuses et complexes.

ÉDUCATION ET CONSEILS

Surveiller les problèmes d'observance, horaires et modalités de prises, effets indésirables, interactions, efficacité thérapeutique (suivi virologique et immunitaire).
Discuter des mesures hygiéno-diététiques, de la sexualité, de la poursuite d'une toxicomanie, du désir d'enfants, enseigner les effets indésirables des médicaments.
Dépister le ou les partenaires.

PNEUMOCYSTOSE PULMONAIRE

FICHE MALADIE

DÉFINITION, CAUSES ET MÉCANISMES

Cette infection pulmonaire, de début subaigu, est due au champignon *Pneumocystis jirovecii* (anciennement *carinii*). Elle est à évoquer devant une pneumopathie interstitielle avec CD4 ≤ 250/mm³.

DIAGNOSTIC

SIGNES CLINIQUES

Ce sont ceux d'une pneumopathie : dyspnée, toux notamment.

EXAMENS COMPLÉMENTAIRES

- Radiographie de thorax.
- Saturation en oxygène, gazométrie artérielle.
- Dosage LDH.
- Recherche de *Pneumocystis* dans les crachats induits ou dans le liquide de lavage alvéolaire.

TRAITEMENT

PROPHYLAXIE PRIMAIRE

Si CD4 < 200/m³ par **cotrimoxazole** (*BACTRIM FORTE*) 1 cp./j : prophylaxie combinée avec celle de la toxoplasmose.

Traitement curatif de 21 jours puis prophylaxie secondaire.

PREMIÈRE INTENTION

Triméthoprime (TMP) 15 mg/kg/j + **sulfaméthoxazole** (SMZ) 75 mg/kg/j, soit *BACTRIM* faible (4 ampoules IV ou 4 cp. 3 fois/j) ou BACTRIM forte (2 cp. 3 fois/j) + corticoïdes (**prednisone**) en fonction de la gravité.

ALTERNATIVES

Pentamidine IV, ou **pentamidine** aérosol, (infection peu grave), ou **atovaquone,** ou **triméltrexate** (*NEUTREXIN*), + **acide folinique** + corticoïdes en fonction de la gravité.

FICHE INFIRMIÈRE

SURVEILLANCE DU TRAITEMENT

SOINS – TRAITEMENT

Prophylaxie systématique :

- CD4 < 200/mm³ ou < 15 % des lymphocytes totaux, corticothérapie prolongée ou chimiothérapie, signes généraux liés au VIH quel que soit le nombre de lymphocytes CD4.
- **Cotrimoxazole** (*BACTRÎM* forte) 1 cp./j : prophylaxie combinée contre la toxoplasmose cérébrale et de nombreuses infections bactériennes.
- Alternatives : **dapsone** 50-100 mg/j ou **atovaquone** 1 500 mg/j ou aérosols mensuels de **pentamidine**.
- Allergie minime ou modérée au *BACTRIM* : tenter de poursuivre le traitement.
- Possibilité d'arrêt si CD4 > 200/mm³ au moins 3 mois, à reprendre si CD4<300-350/mm³.

EFFICACITÉ DU TRAITEMENT

Amélioration clinique, de la saturation et des gaz du sang en 4-8 jours.

Le pronostic est mauvais en cas de nécessité d'une ventilation mécanique.

EFFETS INDÉSIRABLES

Tolérance cutanée digestive et hématologique du *BACTRIM*.

TOXOPLASMOSE

FICHE MALADIE

DÉFINITION, CAUSES ET MÉCANISMES

Première cause de lésions cérébrales focales au cours du sida, la toxoplasmose est dûe à la réactivation de *Toxoplasma gondii* (sérologie positive en IgG) lorsque les CD4 sont ≤ 100/mm³ et en l'absence de prophylaxie. Il n'y a pas de transmission interhumaine.

DIAGNOSTIC

SIGNES CLINIQUES

Épilepsie, déficit neurologique.

EXAMENS COMPLÉMENTAIRES

Sérologie toxoplasme positive et CD4 < 100/mm³.

TRAITEMENT

PROPHYLAXIE PRIMAIRE

Si CD4 < 100/m³ par **cotrimoxazole** (*BACTRIM FORTE*) : prophylaxie combinée avec celle de la pneumocytose.

SI TOXOPLASMOSE MALADIE

• Hospitalisation en milieu spécialisé ou en réanimation. En cas de troubles de conscience, assurer la liberté des voies aériennes, prévenir une pneumopathie de déglutition, soins de nursing.

• Servant de test diagnostique : **pyriméthamine** (*MALOCIDE*) 100 mg le premier jour, 50 à 75 mg/j et **sulfadiazine** (*ADIAZINE*) 4 à 6 g/j et acide folinique puis pour 6 semaines.

• Hydratation *per os* avec alcalinisation (1 L de Vichy).

• Anti-œdémateux (en cas d'hypertension intracrânienne ou effet de masse) : *SOLU-MÉDROL* pendant 2-3 jours puis diminution rapide (traitement également efficace sur le lymphome cérébral) ± **mannitol**.

• Antiépileptique (non systématique) : *DÉPAKINE* ± *RIVOTRIL* les premiers jours.

PROPHYLAXIE SECONDAIRE SYSTÉMATIQUE

Par **pyriméthamine** 25 mg/j + **sulfadiazine** 2 g/j (prophylaxie combinée contre la pneumocystose).

FICHE INFIRMIÈRE

SURVEILLANCE DU TRAITEMENT

EFFICACITÉ DU TRAITEMENT

Évolution favorable en 10 jours, contrôle scanner après au moins 15 jours de traitement ; en cas d'aggravation, discuter une biopsie.

Guérison complète en 6 semaines à 6 mois ; mais des séquelles sont possibles, surtout en cas de lésion initiale avec effet de masse.

EFFETS INDÉSIRABLES

Surveillance de la tolérance clinique et biologique des médicaments.

ÉDUCATION ET CONSEILS

Une primo-infection par *T. gondii* peut être prévenue chez les malades ayant une sérologie négative en évitant une exposition au parasite :

• laver les légumes crus ;

• ne pas jardiner sans gants ;

• ne pas manger de viande insuffisamment cuite, en particulier de veau, de mouton, de porc et de lapin ;

• éviter les contacts avec les chats et ne pas nettoyer les litières ;

• se laver les mains avant de passer à table.
Un contrôle sérologique mensuel doit être mis en place.
La nécessité d'une prophylaxie primaire doit être expliquée en cas de sérologie toxoplasmose positive et CD4 < 200/mm³.

Les malades traités pour toxoplasmose cérébrale doivent être rassurés en raison de très fréquentes rémissions sans séquelles. Expliquer le risque de rechute en cas d'interruption de la prophylaxie secondaire tant que les CD4 sont < 200/mm³.

TUBERCULOSE

FICHE MALADIE

DÉFINITION, CAUSES ET MÉCANISMES

Ce sont habituellement des infections par des bactéries du complexe de *Mycobacterium tuberculosis,* survenant à tous les stades de l'infection par le VIH. On peut observer des souches résistant à un ou plusieurs antituberculeux.

DIAGNOSTIC

SIGNES CLINIQUES

Ce sont ceux d'une tuberculose (*cf.* Tuberculose).

EXAMENS COMPLÉMENTAIRES

Recherche de bacilles tuberculeux dans les crachats ou tubages : tout mettre en œuvre pour faire une culture et un antibiogramme. L'intradermoréaction à la tuberculine (IDR) est difficile à interpréter et ne permet pas toujours de déceler une tuberculose latente : nombreux faux négatifs.
Le test QuantiFERON est plus sensible et plus spécifique.

TRAITEMENT

▶ Traitement de tuberculose latente

Après avoir exclu une tuberculose évolutive, traiter un contage avec un sujet bacillifère ou une IDR > 5 mm par :
• **isoniazide** (+ **vitamine B6**) pendant 9 mois ;
• ou **pyrazinamide** (20 mg/kg/j) + **rifampicine** (600 mg/j) pendant 2 mois (mais risque d'hépatite grave).

▶ Tuberculose pulmonaire

À tous les stades de l'infection par le VIH, elle peut révéler le statut sérologique. La latence entre la primo-infection et la maladie tuberculeuse est raccourcie par l'immunodépression. Traitement identique à l'immunocompétent, parfois allongé à 9 mois.

▶ Tuberculose extrapulmonaire

Traitement (*cf.* Tuberculose) prolongé 9 ou 12 mois.

FICHE INFIRMIÈRE

SURVEILLANCE DU TRAITEMENT

SOINS – TRAITEMENT

Hospitalisation, isolement respiratoire, ports de masques adaptés.

EFFICACITÉ DU TRAITEMENT

Amélioration clinique, négativation des BKcrachats.
Absence d'amélioration si la souche est multirésistante.

EFFETS INDÉSIRABLES

Toxicité des antituberculeux (hépatique) et interactions médicamenteuses avec les antiprotéases.

ÉDUCATION ET CONSEILS

La vaccination par le BCG est contre-indiquée.

INFECTION À CMV

FICHE MALADIE

DÉFINITION, CAUSES ET MÉCANISMES

Résurgence d'une infection ancienne à cytomégalovirus survenant quand les lymphocytes CD4 sont < 50/mm^3.

DIAGNOSTIC

SIGNES CLINIQUES

Une atteinte rétinienne est la plus fréquente manifestation clinique. L'évolution est insidieuse et souvent asymptomatique. Elle entraîne des lésions irréversibles en 10-21 jours. Un fond d'œil doit être réalisé de façon systématique tous les mois quand les lymphocytes T CD4 sont 100/mm^3.

Des formes digestives (colite ou œsophagite) sont possibles, ainsi que des atteintes neurologiques (encéphalites souvent fatales, atteintes périphériques).

EXAMENS COMPLÉMENTAIRES

- Fond d'œil.
- Recherche du virus dans le sang, le liquide céphalorachidien par PCR ou antigénémie.
- Biopsies digestives si besoin.

TRAITEMENT

TRAITEMENT D'ATTAQUE

Urgence thérapeutique :

- Hospitalisation pour surveillance de la tolérance thérapeutique.
- Prise en charge psychologique.
- Mise en place d'un cathéter central en cas de difficultés de voie d'abord veineuse.
- Le choix du traitement d'attaque repose sur les complications potentielles, les contre-indications, les interactions médicamenteuses et les contraintes de chaque produit.

Par voie IV, au choix :

- **ganciclovir** (*CYMÉVAN*) 10 mg/kg/j en 2 perfusions d'1 h pendant 21 jours ;
- **foscarnet sodique** (FOSCAVIR) 180 mg/kg/j en 2 perfusions de 2 h pendant 21 jours.

Alternatives en cas de rétinite :

- **cidofovir** (*VISTIDE*) 5 mg/kg en 1 perfusion/sem. (avec 2 g de **probénécide** *per* os 3 h avant la perfusion et 1 g *per os* 2 h et 8 h après), pendant 14 jours ;
- **valganciclovir** 900 mg 2 fois/j au cours d'un repas riche en graisse en cas d'atteinte périphérique modérée ;
- par voie intravitréenne (devant une atteinte oculaire isolée), injections hebdomadaires de **ganciclovir** ou implant intraoculaire (en cas d'atteinte grave), associé à un traitement par **valganciclovir** oral (900 mg 2 fois/j) pour éviter une infection extraoculaire ou controlatérale.

TRAITEMENT D'ENTRETIEN DES FORMES OCULAIRES

Il y a rechute quasi systématique sans traitement et en cas de persistance de l'immunodépression :

- Par voie orale, valganciclovir 900 mg/j.
- Par voie IV, ganciclovir (*CYMEVAN*) 5-6 mg/kg en 1 perf./j 5 à 7 j/sem., ou foscarnet (*FOSCAVIR*) 120 mg/kg en 1 perf./j, ou cidofovir (*VISTIDE*) 5 mg/kg en 1 perf. (associée au probénécide *per os*) tous les 15 jours.
- Par voie intravitréenne (absence de prévention générale), ganciclovir, 1 inj./sem. ou implant (risque de décollement de rétine), associé à un traitement par valganciclovir oral.

Pas de traitement d'entretien systématique des formes digestives.

FICHE INFIRMIÈRE

SURVEILLANCE DU TRAITEMENT

EFFICACITÉ DU TRAITEMENT

Cicatrisation oculaire au fond d'œil (> 80 % des cas) mais absence de récupération fonctionnelle de la rétine détruite.

Contrôles d'amélioration à 8 jours et de cicatrisation avant le début du traitement d'entretien.

Contrôle endoscopique des formes digestives.

EFFETS INDÉSIRABLES

Toxicité des produits utilisés.

ÉDUCATION ET CONSEILS

Surveillance de la sérologie CMV annuelle si elle est négative à ladécouverte de l'infection VIH. Possibilité d'arrêt si CD4 > 100-150/mm^3 au moins 6 mois, sous surveillance ophtalmologique régulière, et à reprendre si CD4 < 200-250/mm^3.

CRYPTOCOCCOSE

FICHE MALADIE

DÉFINITION, CAUSES ET MÉCANISMES

Deuxième infection opportuniste du système nerveux central, la cryptococcose survient quand les CD4 sont < 50/mm^3.

Cette levure est ubiquitaire, en grande concentration dans les déjections de pigeons : contamination par voie respiratoire puis ensemencement des méninges par voie hématogène.

La cryptococcose est fatale sans traitement.

DIAGNOSTIC

SIGNES CLINIQUES

Il peut s'agir d'une infection pulmonaire et/ou neuroméningée.

Il faut rechercher une forme généralisée avec atteinte pulmonaire (> 90 % des cas).

EXAMENS COMPLÉMENTAIRES

- Radiographie de thorax.
- Ponction lombaire avec prise de pression d'ouverture.
- Antigène cryptococcique dans le sang ou le liquide céphalorachidien.
- Hémocultures.

TRAITEMENT

TRAITEMENT D'ATTAQUE

Six à huit semaines, à adapter à l'évolution de la clinique et du LCR.

Il s'agit d'une *urgence thérapeutique* :

- Hospitalisation en milieu spécialisé ou en réanimation.
- Formes graves : **amphotéricine B** IV, si possible associé à la **flucytosine** *per os* ou IV pendant 15 jours (diminue les rechutes), puis **fluconazole** *per os* au moins 8 semaines.
- Formes modérées : **fluconazole** *per os* ou IV.

PROPHYLAXIE SECONDAIRE

Systématique, à vie, par **fluconazole** 200 à 400 mg/j en 1 prise *per os* en raison d'une impossibilité de stériliser les foyers infectieux.

FICHE INFIRMIÈRE

SURVEILLANCE DU TRAITEMENT

EFFICACITÉ DU TRAITEMENT

Amélioration clinique en 2 semaines ; sinon, refaire une ponction lombaire.

Pas de surveillance des antigènes cryptocoques.

Rechute dans 20-25 % des cas. Décès dans 25-30 % des cas. Séquelles dans 40 % des cas (déficits neurologiques, troubles de la personnalité, hydrocéphalie).

EFFETS INDÉSIRABLES

Surveiller la tolérance à l'**amphotéricine B** (en particulier rénale et ionique) et à la **flucytosine** (hématologique).

ÉDUCATION ET CONSEILS

Possibilité d'arrêt si : CD4 > 200/mm^3 au moins 6 mois, traitement de plus de 9 mois, antigène sérique négatif depuis plus de 3 mois ; reprise si CD4 < 100-200/mm^3.

CANDIDOSE BUCCALE ET ŒSOPHAGIENNE

FICHE MALADIE

DÉFINITION, CAUSES ET MÉCANISMES

Très fréquente, liée à *Candida albicans* et souvent révélatrice de l'infection par le VIH. Survient à tous les stades de la maladie et doit faire chercher une atteinte œsophagienne.

DIAGNOSTIC

SIGNES CLINIQUES

La langue est rouge et douloureuse. Elle peut également être blanchâtre.

EXAMENS COMPLÉMENTAIRES

Ils ne sont pas obligatoires. On peut pratiquer un prélèvement mycologique de la langue.

En cas de brûlures œsophagiennes, de dysphagie, on propose une gastroscopie.

TRAITEMENT

- Formes simples : traitement local par 4-8 appl. ou bains de bouche/j de **nystatine** (*MYCOSTATINE*), **amphotéricine B** (*FUNGIZONE* suspension) ou **miconazole** (**gel buccal** *DAKTARIN*). Les produits peuvent ensuite être avalés.
- Formes graves ou récidivantes : **fluconazole** (*TRIFLUCAN*). Pas de traitement d'entretien.

FICHE INFIRMIÈRE

SURVEILLANCE DU TRAITEMENT

L'évolution est favorable en 3 à 5 jours.

En cas d'échec clinique (persistance des signes à 7-14 jours) : réaliser une gastroscopie à la recherche d'une candidose œsophagienne.

EFFETS INDÉSIRABLES

Tolérance digestive et hépatique (traitement > 3 semaines).

ÉDUCATION ET CONSEILS

Le traitement d'entretien est évité en raison du risque de sélection de souches résistantes (il peut toutefois être discuté devant une forme multirécidivante).

CRYPTOSPORIDIOSE ET MICROSPORIDIOSE

FICHE MALADIE

DÉFINITION, CAUSES ET MÉCANISMES

La cryptosporidiose est due à trois espèces de protozoaires du genre *Cryptosporidium.* Une quinzaine de germes unicellulaires, dont *Encephalitozoon intestinalis* et *E bieneusi,* sont responsables de microsporidiose.

DIAGNOSTIC

SIGNES CLINIQUES

Diarrhées chroniques, parfois cholériformes.

EXAMENS COMPLÉMENTAIRES

Examen parasitologique des selles ou de biopsies digestives.

TRAITEMENT

Pas de traitement spécifique :

- Support nutritionnel.
- Réhydratation par voie IV (glucose, bicarbonate, phosphore, magnésium).
- Traitement symptomatique par antidiarrhéique(s) : par exemple, *IMODIUM* 1-10 gél./j, voire *SOMATOSTATINE* UCB.
- Traitement antirétroviral efficace si CD4 > 100/mm^3.

▶ Cryptosporidiose

Paromomycine (*HUMATIN*) 2 g/j pour 1 mois ; azithromycine et nitazoxanide sont peu efficaces.

▶ Microsporidiose

Infection à *Encephalitozoon intestinalis : ZENTEL* 400 mg 2 fois/j pour 3 semaines.

Infection à *Enterocytozoon bieneusi :* **fumagiline** 20 mg 3 fois/j pendant 14 jours.

La **nitazoxanide** est à l'essai.

FICHE INFIRMIÈRE

SURVEILLANCE DU TRAITEMENT

EFFICACITÉ DU TRAITEMENT

Surveillance de la diarrhée, de l'état nutritionnel et de l'hydratation.

EFFETS INDÉSIRABLES

Selon les médicaments utilisés. Surveillance des plaquettes sous **fumagiline**.

ÉDUCATION ET CONSEILS

Éviter les pays tropicaux, les animaux malades, consommer de l'eau minérale si CD4 < 100/mm^3, éviter les fruits de mer, baignades et les pratiques sexuelles favorisant la transmission oro-fécale.

SYPHILIS

FICHE MALADIE

Il faut penser à la syphilis devant toute éruption cutanée ou muqueuse surtout chez les homosexuels masculins : dépistage systématique et au moindre doute clinique.

Les formes cliniques sont atypiques ou graves. Un ensemencement des méninges pendant la phase secondaire est possible : on discutera un examen du liquide céphalorachidien, surtout si CD4 < 200/mm^3, et un traitement de neurosyphilis (*cf.* Infections sexuellement transmissibles).

Traitement par **extencilline** comme chez le sujet non VIH avec 2 cures hebdomadaires en plus si CD4 < 200/mm^3.

ZONA

FICHE MALADIE

Un zona peut survenir à tous les stades de l'infection par le VIH.

- Traiter systématiquement par aciclovir (*ZOVIRAX*) IV 30 mg/kg/j si CD4 < 200/mm^3.
- Relais ou traitement d'emblée par valaciclovir (*ZELITREX*) 500 mg 2 fois/j en cas de formes simples et CD4 > 200/mm^3.

On se référera au *chapitre* Zona, p. 987.

INFECTION À VIRUS *HERPES SIMPLEX*

FICHE MALADIE

Une infection à herpèsvirus peut survenir à tous les stades de l'infection par le VIH.

On se référera au *chapitre* Herpès, p. 895.

MALADIE DE KAPOSI

FICHE MALADIE

Tumeur liée à HHV-8, cette maladie hétérogène nécessite une prise en charge au cas par cas.

Il n'existe pas de traitement antiviral spécifique.

FICHE PHARMACOLOGIE

ANTIVIRAUX ANTI-VIH – ANALOGUES NUCLÉOSIDIQUES ET NUCLÉOTIDIQUES

■ Zidovudine

RÉTROVIR					
En 2 à 4 prises per os, 30 min avant ou 1 h après le repas A. 500 à 600 mg/j E. 90 à 180 mg/m² toutes les 6 h Injectable En perf. de 1 h en cas de prise orale impossible A. 1 mg/kg toutes les 4 h	100 gél. 100 mg 40 gél. 250 mg 1 fl. sol. buv. 200 mL (10 mg/mL) 5 fl. 200 mg	126,74 126,74 25,73 HOP	I I I I	100 % 100 % 100 %	1,27 3,17 25,73

■ Lamivudine (3TC) + zidovudine (AZT) ©

COMBIVIR					
A. et E. > 12 ans : 1 cp. x 2/j au cours ou en dehors des repas	60 cp. 150 mg/300 mg	132,26	I	100 %	2,20

Propriétés

Analogue nucléosidique de la thymidine, qui après phosphorylation, inhibe la transcriptase inverse du VIH.

Pharmacocinétique

Administration *per os* ou IV, biodisponibilité de 60 %, bonne distribution (LCS, placenta), métabolisme hépatique, élimination urinaire (20 %) et glucuroconjuguaison (80 %), passage transplacentaire.

Indications

- Traitement de l'infection VIH en association avec d'autres **antirétroviraux**.
- Prévention de la transmission verticale chez les femmes enceintes après 14 sem. de grossesse.
- Traitement de l'encéphalopathie ou de la thrombopénie liée au VIH : 1 à 1,5 g/j.

Contre-indications

Allergie à la **zidovudine**.
Neutropénie < 750/mm³.

Précautions d'emploi

Allaitement.
Surveillance hématologique tous les 15 j au début puis tous les mois.
Risque de sélection de souches résistantes.
Ganciclovir en traitement d'attaque.

Insuffisance rénale : adapter en fonction de la ClCr :

- > 25 mL/min : 300 mg/12 h ;
- ≤ 25 mL/min et dialyse : 150 mg/12 h.

Effets indésirables

(Dépendants de la dose, réversibles à l'arrêt du traitement, plus fréquents en cas d'immunodépression sévère.)

Troubles hématologiques : anémie, neutropénie parfois sévère justifiant l'arrêt du traitement.

Troubles digestifs : nausées (50 %), douleurs abdominales, diarrhée (12 %), anorexie, vomissements.

Troubles musculaires : myalgies, myosite (élévation des CPK).

Troubles généraux : céphalées (50 %), asthénie, malaises, insomnie, agitation, éruption cutanée.

Troubles cutanés : éruption, pigmentations unguéales, hypertrichose ciliaire.

Interactions médicamenteuses

Pharmacologiques : peu nombreuses en raison de l'absence d'interaction avec les cytochromes.

Interférences avec le métabolisme de la **zidovudine : AINS, salicylés, cimétidine, dapsone, benzodiazépines, codéine, morphine. Probénécide, pyriméthamine, sulfamides, triméthoprime.**

Toxiques : médicaments néphrotoxiques ou hématotoxiques (**amphotéricine B** IV, **dapsone, interféron, pentamidine**, cytotoxiques).

■ Lamivudine (3TC) ©

EPIVIR					
En 2 prises per os, en dehors des repas A. et E. > 12 ans : 150 mg x 2/j	60 cp. 150 mg 30 cp. 300 mg 1 fl. 240 mL sol. buv. 10 mg/mL (15 mL = 150 mg)	63,81 63,81 45,85	I I I	100 % 100 % 100 %	1,06 2,13 45,85

Propriétés

Analogue nucléosidique de la cytidine, inhibiteur de la transcriptase inverse du VIH, actif sur les souches résistantes à l'**AZT**.

Inhibe également la réplication du virus de l'hépatite B, entraînant une normalisation des transaminases et une négativation de la virémie dans plus de 90 % des cas ; un échappement apparaît toutefois après quelques mois de traitement.

Pharmacocinétique

Per os, biodisponibilité 80 % (absorption retardée par la présence d'aliments sans modification de la biodisponibilité), bonne distribution (mal connue dans le LCS), faible métabolisme hépatique (5-10 %), élimination rénale (> 70 %).

Indications

- Traitement de l'infection par le VIH en association avec d'autres **antirétroviraux** (**AZT**).
- Hépatite B chronique. En cas de traitement d'une co-infection VHB-VIH, ne pas utiliser la **lamivudine** seule mais en association avec le **ténofovir**.

Contre-indications

Allergie à la **lamivudine**.

Précautions d'emploi

Allaitement et **grossesse** (en cours d'étude).

Possibilité de prendre en même temps la **3TC**, l'**AZT** ou le **ritonavir**.

Ne pas arrêter brutalement en cas de traitement d'une infection par le VHB : risque de rebond viral.

Cirrhose hépatique sévère (TP < 50 %) liée à une hépatite B chronique : risque de réactivation à l'arrêt de la **lamivudine**.

Insuffisance rénale : adapter les doses à la ClCr :

- > 50 mL/min : dose initiale 150 mg puis 150 mg x 2/j ;

- 30-50 mL/min : 150 mg puis 150 mg x 1/j ;
- 15-30 mL/min : 150 mg puis 100 mg x 1/j ;
- 5-15 mL/min : 150 mg puis 50 mg x 1/j ;
- < 5 mL/min : 50 mg puis 25 mg x 1/j.

Apports : contient de l'alcool et 3 g de saccharose pour 150 mg de **lamivudine**.

Effets indésirables

Rares : céphalées, fatigue, malaise, nausées, diarrhées, vomissements, douleurs abdominales, insomnie, toux.

Toxicité hématologique sur les 3 lignées (aggravée avec l'**AZT**).

Élévation des transaminases, hépatite cytolytique.

Interactions médicamenteuses

Pharmacologiques : peu nombreuses en raison de l'absence d'interaction avec les cytochromes.

Triméthoprime : augmente les concentrations de **lamivudine** chez l'insuffisant rénal mais ne nécessite pas d'adaptation de doses.

■ Abacavir ©

ZIAGEN					
A. 600 mg/j à 1 200 mg/j en 2 ou 3 prises pendant ou en dehors des repas E. (> 3 mois) : 8 mg/kg x 2/j	60 cp. 300 mg 1 fl. 240 mL + pipette doseuse	149,88 75,10	I I	100 % 100 %	2,50 75,10

■ Abacavir + lamivudine (3TC) ©

KIVEXA					
A. 1 cp. x 1/j	30 cp. 600 mg/300 mg	174,24	I	100 %	5,81

■ Abacavir + lamivudine (3TC) + zidovudine (AZT) ©

TRIZIVIR					
A. 1 cp. x 2/j pendant ou en dehors des repas	60 cp. 300 mg/300 mg/150 mg	314,48	I	100 %	5,24

Propriétés

Inhibiteur nucléosidique de la transcriptase inverse du VIH-1.

Pharmacocinétique

Biodisponibilité orale de 75 % (indépendante de la prise de nourriture), bonne diffusion méningée, métabolisme hépatique, élimination rénale (< 5 %).

Indications

Traitement initial de l'infection par le VIH-1 en association avec des **inhibiteurs nucléosidiques (zidovudine + lamivudine)**.

Contre-indications

Grossesse et **allaitement** : information manquante.

Enfant : information manquante.

Hypersensibilité à l'**abacavir**.

Insuffisances hépatocellulaire et rénale sévères.

Précautions d'emploi

Expliquer aux malades les réactions d'hypersensibilité et la conduite à tenir.

Réactions d'hypersensibilité chez environ 3 % des malades, généralement pendant les 6 premières sem. (délai médian : 11 j) et justifiant une consultation tous les 15 j pendant les 2 premiers mois de traitement. Une recherche HLA B57 est recommandée avant la mise sous traitement.

Prévenir les malades d'arrêter le traitement au moindre doute (risque mortel) et de consulter en urgence. Port en permanence d'une carte d'information.

Fièvre et/ou éruption maculopapuleuse ou urticarienne.
Symptômes respiratoires (dyspnée, toux, pharyngite dans 20 % des cas voire pneumopathie ou syndrome pseudo-grippal), cutanés ou digestifs (nausées, vomissements, diarrhée, douleurs abdominales).
Biologie : élévation des CPK, de la créatininémie ou lymphopénie.
Ne jamais tenter de réintroduction après un arrêt pour intolérance.
Insuffisance hépatique ou rénale minime : pas de modification de dose.

Risque d'acidose lactique chez les malades ayant une hépatopathie et les obèses.

Effets indésirables

Fréquents (> 10 %) et transitoires : nausées, vomissements, fatigue, léthargie, fièvre, céphalée, diarrhée, anorexie.
Réactions d'hypersensibilité (*cf.* Précautions d'emploi).
Risque d'acidose lactique parfois fatale : arrêt du traitement en cas de cytolyse d'apparition d'une hépatomégalie ou d'acidose métabolique de cause inconnue.

Interactions médicamenteuses

Pas d'interaction significative rapportée.

■ Emtricitabine

EMTRIVA					
A. 200 mg/j en 1 prise	30 gél. 200 mg	153,06	I	100 %	5,10
E. > 33 kg : 200 mg/j en 1 prise	1 fl. sol. buv. 170 mL	36,66	I	100 %	36,66

Propriétés

Analogue nucléosidique synthétique de la cytosine (FTC), ayant des résistances croisées avec la **lamivudine (3TC)** et doté d'une activité sur le VIH-1, le VIH-2 et le VHB.

Pharmacocinétique

Per os, absorption rapide et importante. Concentrations maximales atteintes en 1 à 2 h après la prise.
Biodisponibilité absolue de 93 % par gélule et 75 % par solution buvable.
Élimination rénale (86 % de la dose dans les urines).

Indications

Traitement de l'infection par le VIH-1 en association avec d'autres antirétroviraux.
Efficace sur le VHB en association avec du **ténofovir** (*TRUVADA*).

Contre-indications

Hypersensibilité à l'**emtricitabine**.
Déconseillé pendant l'allaitement.
Insuffisance hépatique ou rénale grave.

Précautions d'emploi

Posologies limitées si poids < 33 kg, insuffisance rénale (ClCr < 50 mL/min), acidose lactique, hyperlactatémie, élévation des transaminases, atteinte hépatique, hépatomégalie, hyperglycémie, hypertriglycéridémie, grossesse.
Ne pas arrêter brutalement en cas de traitement d'une infection par le VHB : risque de rebond viral.

Effets indésirables

Neutropénie, anémie, hémolyse.
Complications métaboliques, hyperglycémie, acidose lactique.
Céphalées, vertiges, asthénie, diarrhée, dyspepsie.
Élévation de la lipase et de l'amylase sériques.
Éruption, prurit.

Interactions médicamenteuses

Risque faible d'interactions médiées par le CYP entre l'**emtricitabine** et d'autres médicaments.

Augmentation des concentrations sériques si co-administration d'autres médicaments éliminés par sécrétion tubulaire active.

Association à la **lamivudine** non recommandée.

■ Ténofovir disoproxil fumarate (TDF) ©

VIRÉAD					
Avec de la nourriture E. à partir de 2 ans < 17 kg ou forme orale non adaptée : fonction du poids (cf. Posologie) E. de 17 à < 22 kg : 1 cp. de 123 mg/j E. de 22 à < 28 kg : 1 cp. de 163 mg/j E. de 28 à < 35 kg : 1 cp. de 204 mg/j E. > 12 ans ≥ 35 kg et A. 1 cp. de 245 mg/j	30 cp. 123 mg 30 cp. 163 mg 30 cp. 204 mg 30 cp. 245 mg 60 c-mes. 33 mg/g	126,52 167,51 201,28 128,00 77,74	I I I I I	100 % 100 % 100 % 100 % 100 %	4,22 5,58 6,71 4,27 1,30

■ Emtricitabine + ténofovir disoproxil fumarate (TDF) ©

TRUVADA					
Idem *VIRÉAD*	30 cp. 245 mg/200 mg	296,37	I	100 %	9,88

Propriétés

Ténofovir : analogue nucléotidique (nucléoside monophosphate), inhibiteur de la transcriptase inverse du VIH et du virus de l'hépatite B mais ayant des mécanismes de résistance croisée avec les **inhibiteurs nucléosidiques.**

Emtricitabine : *cf.* supra.

Pharmacocinétique

Fumarate de ténofovir disoproxil : prodrogue du ténofovir, un analogue nucléosidique monophosphate (nucléotide). Celui-ci doit être phosphorylé en ténofovir diphosphate pour être efficace.

Biodisponibilité de 25 % (augmentée par la prise d'aliments à 40 %), bonne distribution tissulaire, élimination urinaire majoritairement sous forme inchangée.

Indications

Infection par le VIH-1 (*VIRÉAD* indiqué en 2e intention seulement).

VIRÉAD : hépatite chronique virale B en phase de réplication et active histologiquement ou présentant une résistance à la **lamivudine** ou à l'origine d'une maladie hépatique décompensée.

Posologie

Posologie du VIRÉAD en c-mes.

Poids corporel (kg)	Nombre de c-mes. x 1/j	Dose de TDF (mg)
10 à < 12	2	65
12 à < 14	2,5	82
14 à < 17	3	98
17 à < 19	3,5	114
19 à < 22	4	131
22 à < 24	4,5	147
24 à < 27	5	163
27 à < 29	5,5	180
29 à < 32	6	196
32 à < 34	6,5	212
34 à < 35	7	229
≥ 35	7,5	245

Contre-indications

Hypersensibilité.

Précautions d'emploi

Surveillance de la fonction rénale et de la phosphatémie, au début pour tous les mois. Arrêt à envisager si phosphatémie < 0,32 mmol/L ou ClCr > 50 mL/min.

Effets indésirables

Troubles gastro-intestinaux minimes à modérés.
Hypophosphatémie.

Interactions médicamenteuses

Médicaments néphrotoxiques : **aminosides, amphotéricine B, foscarnet, ganciclovir**, cidofovir, **vancomycine, pentamidine**, aldesleukine, **AINS**.

Diminution des concentrations de **lopinavir** et augmentation des concentrations de **ténofovir** en cas de co-administration avec **ritonavir/lopinavir**.

Lamivudine, emtricitabine.

Emtricitabine + ténofovir alafénamide (AF)

DESCOVY					
A. et E. > 12 ans, poids > 35 kg Dose fonction du 3e agent inclus dans le traitement anti-VIH 200/10 mg x 1/j si **atazanavir** avec **ritonavir** ou cobicistat, **darunavir** avec **ritonavir** ou cobicistat, **lopinavir avec ritonavir** 200/25 mg x 1/j si 3e agent = **dolutégravir**, **éfavirenz**, maraviroc, **névirapine**, **rilpivirine**, **raltégravir**	30 cp. 200 mg/10 mg 30 cp. 200 mg/25 mg	HOP HOP	I I		

Propriétés

Cf. TRUVADA.

Pharmacocinétique

Le ténofovir alafénamide est un inhibiteur nucléotidique de la transcriptase inverse et un précurseur phosphono-amidate du ténofovir. Le ténofovir alafénamide est plus efficace que le fumarate de ténofovir disoproxil pour concentrer le ténofovir dans les cellules. Il est efficace contre le VIH et le VHB.

Indications

Infection au VIH-1.

Contre-indications

Hypersensibilité.

Insuffisance rénale chronique (ClCr < 30 mL/min).

Précautions d'emploi

Surveillance de la fonction hépatique..

Effets indésirables

Troubles gastro-intestinaux.
Hypophosphatémie.

Interactions médicamenteuses

Lamivudine, emtricitabine.
Diminution des concentrations de **lopinavir** et augmentation des concentrations de **ténofovir** en cas de co-administration avec **ritonavir/lopinavir**.

ANTIVIRAUX ANTI-VIH – INHIBITEURS DE PROTÉASES

Ritonavir ©

NORVIR					
En 2 prises per os au moment des repas avec un grand verre d'eau En association à faible dose avec un autre **inhibiteur de protéase** : A. 100 mg x 2/j En monothérapie : A. 300 mg x 2 le 1er j puis augmenter de 100 à 200 mg/j pour atteindre 600 mg x 2/j en 5 à 14 j en fonction de la tolérance, puis introduire les autres médicaments	30 cp. 100 mg 30 sach. 100 mg	17,79 24,20	I I	100 % 100 %	0,59 0,81

Propriétés

Inhibiteur de protéase ayant de nombreux effets indésirables et interactions médicamenteuses. Puissant inhibiteur des CYP3A et 2D6 : il fait augmenter les concentrations des médicaments qui sont dégradés par ces enzymes.

Pharmacocinétique

Biodisponibilité ≥ 70 % (améliorée par les aliments), métabolisation importante par cytochromes (3A4 > 2D6), inhibiteur puissant du CYP3A, élimination biliaire et urinaire (< 5 %).

Indications

N'est plus prescrit en monothérapie d'**inhibiteur de protéase** mais comme inhibiteur enzymatique à la faible dose de 100 mg x 2/j, en association un autre **inhibiteur de protéase** (lopinavir) dont il augmente les concentrations sanguines, ce qui en simplifie l'administration ou en augmente l'efficacité.

Contre-indications

Allergie au **ritonavir**.
Grossesse et **allaitement**.
Certains médicaments (*cf.* Interactions médicamenteuses).

Précautions d'emploi

Capsules à conserver au froid entre 2 et 8 °C.
Ne pas mélanger le sirop avec de l'eau, ne pas ouvrir les gélules.
Sécher le verre doseur avant son utilisation.
Possibilité de prendre le **ritonavir** en même temps que l'**AZT**, la **3TC**.
Insuffisance rénale ou hépatique.
Diarrhée (défaut d'absorption).
Hémophilies (augmente le besoin en facteur VIII).
Enfants < 12 ans, conducteurs de véhicule.

Effets indésirables

Fréquents, en particulier pendant les 2 premières sem. de traitement, interruption du traitement chez 17 % des malades.
Troubles digestifs : nausées (50 %), vomissements (25 %), douleurs abdominales, dyspepsies, altération du goût, éructations, ulcération buccale, irritation de la gorge, pharyngite occasionnelle.
Troubles neurologiques : paresthésies péribuccales spontanément résolutives (30 %), neuropathie sensitive périphérique (15 %), vertiges, paresthésies, céphalées (15 %), somnolence, insomnie, anxiété.
Troubles cutanés : érythème, prurit, sueurs.
Vasodilatation, asthénie (23 %), fièvre, myalgie, perte de poids, toux.
Anomalies biologiques : augmentation de la GGT (12 %), triglycérides jusqu'à 10 g/L sans complication rapportée (10 %), ALAT (6 %), ASAT (4 %), bilirubine, phosphatases alcalines, cholestérol ; leucopénie (16 %), hyperleucocytose, anémie, allongement du temps de coagulation ; augmentation de : CPK, amylase, uricémie, magnésémie, glycémie ; hypokaliémie, hypocalcémie.

Interactions médicamenteuses

Substrat des CYP3A4 et 2D6, fort inhibiteur du CYP3A4, inducteur des CYP2C9, 2C19 et 1A2, avec phénomène d'auto-induction.
Cf. Encadrés.
Les cytochromes sont des enzymes intervenant dans le métabolise de nombreux médicaments. Ils sont répartis en familles dont 3 jouent un rôle prépondérant chez l'homme (CYP 1, 2, 3), en sous-familles (ex : CYP3A) et en isoenzymes (ex : CYP3A4). Ce dernier est majoritaire et principalement présent dans le foie et l'intestin. À lui seul, il métabolisme presque la moitié des médicaments métabolisés par les cytochromes.
L'activité des cytochromes peut être modifiée par des substances, dont de nombreux médicaments. Elles sont rangées en substrats, inducteurs (activité maximum en 6-10 j) ou inhibiteurs. Tous les modificateurs de cytochromes n'agissent pas avec la même intensité, et certains d'entre eux (**ritonavir** ou **éfavirenz**) peuvent, selon les circonstances, jouer les 3 rôles. Les interactions qui en résultent sont complexes (bénéfiques ou délétères), pas toujours prévisibles et peuvent justifier des dosages.

Schématiquement, les **inhibiteurs non nucléosidiques** sont des inducteurs modérés du CYP3A4 et les **inhibiteurs de protéases** des inhibiteurs du CYP3A4 : **ritonavir** (le plus puissant) et les autres sont modérés. L'association **lopinavir/ritonavir** équivaut à **ritonavir** pleine dose. À l'inverse d'autres médicaments (**antiépileptiques**, **rifampicine**, etc.) peuvent induire ou inhiber le métabolisme des **antirétroviraux.**

Médicaments contre-indiqués avec le **ritonavir** (non exhaustif) :

- **antiarythmiques : amiodarone, quinidine, hydroquinidine, flécaïnide, propafénone ;**
- **anti-inflammatoires : piroxicam ;**
- **anti-infectieux : métronidazole ;**
- psychotropes et apparentés : **alprazolam** *(XANAX)*, **clorazépate** *(TRANXÈNE)*, **diazépam** *(VALIUM)*, **lormétazépam**, **midazolam** *(BUCCOLAM)*, **prazépam** *(LYSANXIA)*, **zolpidem** *(STILNOX)*, **clozapine** *(LÉPONEX)*, pimozide (*ORAP*).
- divers : **dérivés de l'ergot de seigle, statines (simvastatine), disulfirame** *(ESPÉRAL)*, *millepertuis.*

MÉDICAMENTS DONT LES TAUX SÉRIQUES SONT AUGMENTÉS PAR LE RITONAVIR

Antiarythmiques : lidocaïne, disopyramide
Antiépileptiques : carbamazépine, phénobarbital : interactions mal connues, à doser
Anti-infectieux : **érythromycine**, **clarithromycine** (adapter si insuffisance rénale), azithromycine, rifabutine (diminuer la dose à 150 mg x 3/sem. ou à 1 j/2 même si ritonavir à faible dose), **rifampicine, itraconazole, antirétroviraux, atovaquone**
Antihistaminiques : loratadine, cétirizine (*ZYRTEC*)
Antivitamines K : warfarine, acénocoumarol
Corticoïdes : dexaméthasone, prednisolone
Immunosuppresseurs : ciclosporine, tacrolimus
Psychotropes : **halopéridol, amitriptyline** (*LAROXYL*), **imipramine** (*TOFRANIL*), **fluoxétine** (*PROZAC*), **paroxétine** (*DEROXAT*), **sertraline** (*ZOLOFT*)
Opiacés : buprénorphine, fentanyl, morphine
Statines : pravastatine, atorvastatine, fluvastatine
Autres : **sildénafil** (25 mg/48 h max)

MÉDICAMENTS DONT LES TAUX SÉRIQUES PEUVENT ÊTRE DIMINUÉS PAR LE RITONAVIR

AINS
Antidiabétique oral : glipizide
Antiépileptique : phénytoïne
Éthinylestradiol : arrêt
Inhibiteur de la pompe à protons : oméprazole
Théophylline : adapter les doses
Méthadone : doser et/ou augmenter les doses

■ Darunavir ©

PREZISTA					
Associé au **ritonavir** : en 2 prises per os indépendamment de la prise alimentaire A. et E. > 13 ans : 600 ou 800 mg x 1/j	480 cp. 75 mg	462,57	I	100 %	0,96
	240 cp. 150 mg	462,57	I	100 %	1,93
	60 cp. 400 mg	289,14	I	100 %	4,82
	60 cp. 600 mg	462,57	I	100 %	7,71
	30 cp. 800 mg	289,14	I	100 %	9,64
	1 fl. 200 mL (100 mg/mL)	379,97	I	100 %	379,97

Propriétés

Inhibiteur de protéase du VIH. Le **darunavir** inhibe le clivage des polyprotéines encodées Gag-Pol.

Pharmacocinétique

Per os, biodisponibilité de 37 % en raison d'une faible absorption, améliorée par la prise de **ritonavir** et d'un large effet de 1er passage hépatique. Distribution dans tout l'organisme sauf le LCS ; demi-vie 15 h ; métabolisation hépatique par CYP3A4 (dont il est un faible inhibiteur) ; élimination 80 % fécale, 14 % urinaire.

Indications

Traitement de l'infection par le VIH en association avec des **inhibiteurs nucléosidiques.**

Contre-indications

Allergie au darunavir.
Insuffisance hépatique sévère.
Grossesse et **allaitement**.
Rifabutine et **rifampicine** qui réduisent la biodisponibilité du **darunavir** en prise seule.

Précautions d'emploi

À toujours prescrire avec un autre **inhibiteur de protéases**, en particulier **ritonavir**.
Insuffisance hépatique ou rénale.
Diarrhée ou malabsorption.
Hémophilie A ou B : augmentation des besoins en facteur de coagulation.
Possibilité de prendre en même temps le **darunavir**, l'**AZT**, la **3TC**.
En cas d'oubli < 6 h (si cp. à 300 mg) ou < 12 h (si cp. à 400 mg), prendre la dose oubliée dès que possible, puis reprendre le schéma habituel. Si ces délais sont dépassés, reprendre le schéma habituel sans la dose oubliée.

Effets indésirables

Ils sont dépendants de la dose.
Troubles digestifs : diarrhée, gêne abdominale, nausées.
Céphalées, vertiges, neuropathie périphérique (4 %).
Asthénie, céphalées.
Insomnie, dépression.
Lipodystrophies, hypertriglycéridémie, hypercholestérolémie.
Élévation des transaminases.
Éruption cutanée, prurit.

Interactions médicamenteuses

Associations médicamenteuses contre-indiquées :

- par voie systémique : **amiodarone**, **quinidine**, lidocaïne ;
- par voie orale : **midazolam**, **pimozide**, **simvastatine**, **dérivés de l'ergot de seigle**.

Le **darunavir** est un substrat et un faible inhibiteur du CYP3A4.
Déconseillés car inducteurs enzymatiques diminuant les taux sériques de **darunavir** : **rifabutine** ; réduire la dose à 150 mg x 3/sem. (ou à 1 j/2) en cas d'association **ritonavir/darunavir**.
Azolés : surveillance avec le **fluconazole**, l'**itraconazole**, le **miconazole**.
Substrats du CYP3A4 : surveiller les effets toxiques des médicaments suivants (**inhibiteurs calciques**, **clindamycine**, **dapsone**, **quinidine**).
Éfavirenz : administration déconseillée.
Névirapine : diminution des concentrations de **darunavir**.
Ritonavir : augmentation des concentrations du **darunavir**. Utiliser **ritonavir** 100 mg x 2/j et **darunavir** 400 mg x 2/j.
Phénobarbital, phénytoïne, carbamazépine : interactions mal connues, doser les antiépileptiques.
Méthadone : interaction inconnue.
Contraceptifs oraux : interaction inconnue.
Sildénafil : diminuer les doses et commencer à 25 mg.

Lopinavir + ritonavir ©

KALÉTRA					
Au cours d'un repas A. + adolescent et E. ayant une surface corporelle ≥ 1,3 m2 : 2 cp. 200 mg/500 mg x 2/j au cours d'un repas E (> 2 ans) : cf. Tableau	60 cp. 100 mg/25 mg 120 cp. 200 mg/50 mg 2 fl. susp. buv. 60 mL (80 + 20 mg/mL) + ser. 2 mL 5 fl. susp. buv. 60 mL (80 + 20 mg/mL) + ser. 5 mL	76,62 304,64 175,23 435,33	I I I I	100 % 100 % 100 % 100 %	1,28 87,61 87,07

Propriétés

Association de **ritonavir** à un autre **inhibiteur de protéase**, surtout étudié chez des patients jamais traités mais responsable de plus fréquents effets indésirables métaboliques que d'autres associations.

Pharmacocinétique

Per os, biodisponibilité du **lopinavir** augmentée par l'administration de **ritonavir** et améliorée par la prise de lipide, demi-vie de 5-6 h, bonne distribution, métabolisation hépatique principale par le CYP3A4 et moindre par le 2D6, élimination biliaire et urinaire.

Indications

Traitement de l'infection par le VIH en association avec d'autres antirétroviraux. Peu étudié chez les malades lourdement prétraités.

Posologie

Doses chez l'enfant

SURFACE CORPORELLE (m^2)	DOSE DE SIROP À ADMINISTRER x 2/j ($230/57,5\ mg/m^2$)
0,25	0,7 mL (57,5/14,4 mg)
0,5	1,4 mL (115/28,8 mg)
0,75	2,2 mL (172,5/43,1 mg)
1	2,9 mL (230/57,5 mg)
1,25	3,6 mL (287,5/71,9 mg)
1,5	4,3 mL (345/86,3 mg)
1,75	5 mL (402,5/100,6 mg)

Contre-indications

Cf. celles du **ritonavir**. Allergie au **lopinavir**. **Grossesse** et **allaitement**.

Insuffisance hépatique ou rénale grave.

Modificateur de l'absorption de l'alcool : **disulfirame, métronidazole.**

Rifampicine : diminution des concentrations de **lopinavir**.

Simvastatine.

Dérivés de l'ergot de seigle (ergotamine, **dihydroergotamine**) : **risque d'ergotisme.**

Effet sédatif prolongé : **alprazolam, clorazépate, diazépam, lormétazépam, midazolam, prazépam, zolpidem.**

Pimozide, amiodarone, quinidine : risque de torsade de pointes.

Millepertuis.

Précautions d'emploi

Insuffisance hépatique légère ou modérée : risque augmenté de toxicité hépatique.

Hémophilie A ou B : augmentation des besoins en facteurs de coagulation.

Risque de complications métaboliques, dont hypertriglycéridémie et pancréatite.

Présence d'un excipient pouvant donner des allergies croisées avec l'**aspirine**.

Possibilité de prendre en même temps que : **AZT**, **3TC**, **abacavir**, **névirapine**. Avec **éfavirenz**, augmenter *KALÉ-TRA* à 4 caps. x 2/j.

Associations aux autres **inhibiteurs de protéases** mal connues.

Effets indésirables

Complications métaboliques, anomalies de répartition des graisses (lipodystrophies), diabète.

Fréquents chez l'adulte (> 2 %) : nausées, diarrhées, vomissements, douleurs abdominales, asthénie, céphalées. Hyperglycémie, augmentation des enzymes hépatiques, hypercholestérolémie.

Peu fréquents chez l'adulte (1-2 %) : rash, selles anormales, insomnie.

Les effets indésirables de fréquence < 1 % ne sont pas rapportés ici.

Propylène glycol : convulsions, stupeur, tachycardie, hyperosmolarité, acidose lactique, toxicité rénale, hémolyse.

Interactions médicamenteuses

Substrat du CYP3A4, et inhibiteur des CYP3A4 et 2D6. *Cf.* **ritonavir**.

Rifabutine : 150 mg x 2 ou 3/sem.

Clarithromycine : surveillance de toxicité hépatique en cas d'insuffisance hépatique.

■ Atazanavir ©

REYATAZ					
A. 300 mg/j en 1 prise associé au **ritonavir** 100 mg pendant les repas E. non recommandé	60 gél. 200 mg 30 gél. 300 mg	289,13 289,13	I I	100 % 100 %	4,82 9,64

Propriétés

Inhibiteur de protéase du VIH-1.

Pharmacocinétique

Amélioration de la biodisponibilité et diminution de la variabilité de concentration lors de la prise de l'**atazanavir** avec de la nourriture.
Élimination urinaire et fécale.

Indications

Traitement de l'infection par le VIH-1 en association avec d'autres **antirétroviraux** chez le patient déjà traité par **antirétroviraux**.

Contre-indications

Hypersensibilité à l'**atazanavir**.

Déconseillé pendant l'allaitement.

Insuffisance hépatique modérée à sévère.

Intolérance au galactose, déficit en lactase, malabsorption du glucose et du galactose.

Précautions d'emploi

Pathologie hépatique, élévation des transaminases, élévation de la bilirubine, antécédent de bloc de branche complet, surveillance du cholestérol et des triglycérides, diabète, grossesse.

Effets indésirables

Réaction allergique, anorexie, anxiété, dépression, prise de poids, lipodystrophie, céphalées, signes neurologiques périphériques, amnésie, confusion, vertiges, syncope, palpitations, HTA, dyspnée, pancréatite, hépatite, hépatosplénomégalie, élévation des transaminases, des CPK, de la bilirubine et de l'amylase, prurit, urticaire, eczéma, asthénie, fièvre, neutropénie. Urologique : lithiase avec élimination de cristaux d'**atazanavir** (fréquence inconnue).

Interactions médicamenteuses

L'**atazanavir** inhibe le CYP3A4 donc l'association **azatanavir-ritonavir** est contre-indiquée avec les médicaments substrats du CYP3A4 (**pimozide**, **quinidine**, **alcaloïdes de l'ergot de seigle**, **ergotamine** et **dihydroergotamine**).

Baisse des concentrations plasmatiques de l'**atazanavir** si administration avec les **antiacides**.

Augmentation des concentrations d'**antiarythmiques** (**amiodarone**, **quinidine**).

Associations à éviter : contraceptifs oraux, **inhibiteurs de la pompe à protons**, **sildénafil**, millepertuis ; **rifampicine** contre-indiquée.

ANTIVIRAUX ANTI-VIH – INHIBITEURS DE L'INTÉGRASE

■ Raltégravir

ISENTRESS					
Cp. à croquer et cp. pelliculés **non interchangeables** : biodisponibilités différentes A. et E. > 25 kg : 400 mg x 2/j A. et E. > 40 kg naïfs ou virologiquement contrôlés : 1 200 mg/j en 1 prise	60 cp. pell. 400 mg 60 cp. pell. 600 mg	488,69 488,69	I I	100 % 100 %	8,14 8,14
Cp. à croquer et cp. pelliculés **non interchangeables** : biodisponibilités différentes E. 11 à < 14 kg : 75 mg (3 cp. de 25 mg) x 2/j E. 14 à < 20 kg : 100 mg x 2/j E. 20 à < 28 kg : 150 mg (1,5 cp séc. de 100 mg) x 2/j E. 28 à < 40 kg : 200 mg x 2/j E. ≥ 40 kg : 300 mg x 2/j	60 cp. à croquer 25 mg 60 cp. à croquer 100 mg	38,27 151,83	I I	100 % 100 %	0,64 2,53
E. 3 à < 4 kg : 20 mg x 2/j E. 4 à < 6 kg : 30 mg x 2/j E. 6 à < 8 kg : 40 mg x 2/j E. 8 à < 11 kg : 60 mg x 2/j E. 11 à < 14 kg : 80 mg x 2/j E. 14 à < 20 kg : 100 mg x 2/j	60 sach. 100 mg	197,16	I	100 %	3,29

■ Dolutégravir

TIVICAY					
A. et E. > 12 ans > 40 kg : 50 mg x 1/j A. 50 mg x 2/j en cas de résistance aux antiintégrases (si options thérapeutiques limitées) ou de prise avec certains médicaments (*cf.* Interactions médicamenteuses) E. 6-12 ans > 15 kg : de 20 à 50 mg x 1/j en fonction du poids	30 cp. 10 mg 60 cp. 5 mg 30 cp. 50 mg 30 cp. 25 mg	104,96 183,57 521,55 261,37	I I I I	100 % 100 % 100 % 100 %	3,50 3,06 17,38 8,71

■ Dolutégravir + abacavir + lamivudine

TRIUMEQ					
A. et E. > 12 ans > 40 kg : 1 cp./j	30 cp. 50 mg/600 mg/300 mg	634,03	I	100 %	21,13

■ Dolutégravir + rilpivirine

JULUCA					
Au cours d'un repas A. > 18 ans : 1 cp./j	30 cp. 50 mg/25 mg	638,02	I	100 %	21,27

■ Dolutégravir + lamivudine

DOVATO					
Avec ou sans nourriture A. et E. > 12 ans > 40 kg : 1 cp./j	30 cp. 50 mg/300 mg	609,08	I	100 %	20,30

Propriétés

Raltégravir et **dolutégravir** : inhibiteurs d'intégrase.

Rilpivirine : inhibiteur non nucléosidique de la transcriptase inverse.

Abacavir et **lamivudine** : inhibiteurs nucléosidiques de la transcriptase inverse.

Indications

Traitement de l'infection par le VIH-1, sans résistance connue aux classes pharmacologiques du médicament. *JULUCA* : seulement chez l'adulte virologiquement contrôlé (ARN < 50 copies/mL) sous traitement antirétroviral stable depuis au moins 6 mois, sans antécédent d'échec virologique.

Contre-indications

Hypersensibilité.

TRIUMEQ : patient porteur de l'allèle HLA-B*5701, en raison de l'**abacavir**.

Effets indésirables

Fatigue, céphalées, vertiges, somnolence, anxiété, insomnie, rêves anormaux, nausée, diarrhée, éruption cutanée, élévation des transaminases.

DOVATO : arthralgie, troubles musculaires, élévation des CPK, des transaminases.

JULUCA : neutropénie, anémie, thrombopénie, hypercholestérolémie, hypertriglycéridémie, diminution de l'appétit, augmentation de la lipase, de l'amylase pancréatique.

TRIUMEQ : anorexie, arthralgie, troubles musculaires, élévation des CPK, des transaminases.

Interactions médicamenteuses

Inducteurs du CYP3A4 : doublement de la dose de **raltégravir** avec la **rifampicine**, ajouter 50 mg de **dolutégravir** seul 12 h après *DOVATO*, certains inducteurs contre-indiqués avec *TRIUMEQ* et *JULUCA*.

Inhibiteurs du CYP3A4.

Avec le **dolutégravir** : **fampridine** (convulsions, contre-indication) et **metformine** (diminution de posologie).

Pansements gastriques, calcium, fer ou magnésium par voie orale à distance.

JULUCA : **inhibiteurs de pompe à protons** (contre-indication), **anti-H2** à distance, **dexaméthasone** systémique (contre-indication, sauf si dose unique), médicaments allongeant l'intervalle QT

DOVATO et *TRIUMEQ* : **cladribine**.

■ Elvitégravir + cobicistat + emtricitabine + ténofovir disoproxil fumarate (TDF)

STRIBILD					
1 cp./j avec de la nourriture	30 cp. 150 mg/150 mg/ 200 mg/245 mg	656,68	I	100 %	21,89

Propriétés

Elvitégravir : inhibiteur de l'intégrase du VIH-1, c'est-à-dire de l'intégration du génome du virus dans le génome de la cellule hôte.

Cobicistat : inhibiteur sélectif du CYP3A4, booster de l'elvitégravir.

Emtricitabine : *cf. supra*.

Ténofovir disoproxil fumarate : *cf. supra*.

Indications

Infection par le VIH-1 chez les adultes > 18 ans.

Contre-indications

Hypersensibilité.

Antécédent de toxicité rénale avec le **fumarate de ténofovir disoproxil**.

Cf. Interactions médicamenteuses.

Précautions d'emploi

Contraception pour les femmes en âge de procréer.
Ne pas initier chez les patients dont la ClCr est < 70 mL/min. Non recommandé si < 90 mL/min.
En cours de traitement : surveillance toutes les 4 sem. pendant la 1re année de la ClCr, le phosphate sérique, la glycosurie et la protéinurie, puis tous les 3 mois ensuite.
Arrêt si ClCr < 50 mL/min (recommandé dès < 70 mL/min).
Contient du lactose.

Effets indésirables

Neutropénie, fatigue, céphalées, vertiges.
Insomnie, rêves anormaux.
Réaction allergique : éruption, rash, prurit, urticaire, dyschromie cutanée.
Diarrhée, vomissements, nausées, constipation, diminution de l'appétit.
Hypophosphatémie, hyperglycémie, hypertriglycéridémie, augmentations de la créatininémie et de la bilirubinémie.
Élévations enzymatiques : transaminases, amylase, lipase, créatine-kinase.

Interactions médicamenteuses

Prudence pendant le 1er mois lors d'un passage de l'**éfavirenz** à *STRIBILD* : réduction de l'exposition au *STRIBILD* chez les patients métaboliseurs lents du CYP2B6 (induction du CYP3A4 par l'**éfavirenz** non éliminé).
Inducteurs du CYP3A4 **contre-indiqués** (baisse d'efficacité de *STRIBILD* et apparition de résistances) : **carbamazépine, phénobarbital, phénytoïde, rifampicine, millepertuis.**
Substrats du CYP3A4 **contre-indiqués** (augmentation des effets indésirables de ces produits) : **dérivés de l'ergot de seigle, simvastatine, midazolam, amiodarone, quinidine, alfuzosine, pimozide.**
Médicaments néphrotoxiques : **aminosides, amphotéricine B, foscarnet, ganciclovir, vancomycine, pentamidine, AINS.**

■ Elvitégravir + cobicistat + emtricitabine + ténofovir alafénamide (TAF)

GENVOYA					
A. et E. > 12 ans > 35 kg : 1 cp./j	30 cp. 150 mg/150 mg/ 200 mg/10 mg	653,14	I	100 %	21,77

Propriétés

Cf. STRIBILD.
Ténofovir alafénamide : inhibiteur nucléotidique de la transcriptase inverse et précurseur phosphono-amidate du ténofovir.

Indications

Infection au VIH-1.

Contre-indications

Hypersensibilité.
Insuffisance rénale sévère (ClCr < 30 mL/min).

Précautions d'emploi

Insuffisance hépatique.
Contraception efficace chez la femme en âge de procréer.

Effets indésirables

Troubles gastro-intestinaux.
Anomalies du métabolisme lipidique.
Cauchemars.

Interactions médicamenteuses

Antimigraineux : dihydroergotamine, ergotamine.
Hypolipémiants : simvastatine.
Antiépileptiques : carbamazépine, phénobarbital, phénytoïne.
Antiarythmiques : amiodarone, quinidine.
Plante : **millepertuis.**
Antituberculeux : rifampicine, rifabutine.

■ Bictégravir + emtricitabine + ténofovir alafénamide (TAF)

BIKTARVY					
Avec ou sans nourriture A. > 18 ans : 1 cp./j	30 cp. 50 mg/200 mg/25 mg	656,68	I	100 %	21,89

Propriétés

Bictégravir : inhibiteur d'intégrase du VIH-1 et du VIH-2. Emtricitabine : inhibiteur nucléosidique de la transcriptase inverse.
Ténofovir : inhibiteur nucléotidique de la transcriptase inverse.

Indications

Traitement de l'infection par le VIH chez l'adulte > 18 ans, sans résistance connue aux inhibiteurs d'intégrase, à l'emtricitabine ou au ténofovir.

Contre-indications

Hypersensibilité.

Précautions d'emploi

Faible risque de néphrotoxicité car faible dose de ténofovir.

Effets indésirables

Dépression, rêves anormaux, céphalées, vertiges, diarrhées, nausée, fatigue.

Interactions médicamenteuses

Inducteurs ou inhibiteurs du CYP3A4.
Inducteurs ou inhibiteurs de la P-gp et/ou de la BCRP (ex : **macrolides, ciclosporine, vérapamil, dronédarone, glécaprévir/pibrentasvir**).
Pansements gastriques, magnésium, **fer par voie orale, sucralfate** : *BIKTARVY* au moins 2 h avant ou 2 h après avec de la nourriture.

■ Cabotégravir

VOCABRIA					
A. > 18 ans : 1/j	30 cp. 30 mg	462,98	I	100 %	15,43
A. > 18 ans : Initiation : 1 inj. IM de 600 mg Entretien : 1 inj. IM de 400 mg/mois	1 fl. 600 mg/2 mL	900,79	I	100 %	900,79

Propriétés

Inhibiteur d'intégrase à utiliser en association avec la **rilpivirine.**

Indications

Traitement de l'infection par VIH-1 chez les adultes virologiquement contrôlés (ARN VIH-1 < 50 copies/ mL) sans résistance aux **inhibiteurs de l'intégrase** et aux **inhibiteurs non nucléosidiques de la transcriptase inverse.**

Contre-indications

Traitement concomitant par : **rifampicine, carbamazépine, oxcarbazépine, phénytoine, phénobarbital.**
Hypersensibilité.

Précautions d'emploi

Risque accru d'échec virologique en cas d'association d'au moins 2 des critères suivants : mutations de résistances archivées à la **rilpivirine**, sous-types VIH-1 A6/A1, IMC ≥ 30 kg/m².
Surveillance du bilan hépatique (risque d'hépatotoxicité).

Effets indésirables

Hypersensibilité.
Troubles anxieux, dépressifs, rêves anormaux, insomnie. Céphalées, vertiges.
Troubles gastro-intestinaux : nausées, douleurs abdominales, vomissements, diarrhées.
Augmentation des transaminases.

Réactions au site d'injection : douleur, œdème, érythème, prurit, nodule, fièvre.
Prise de poids.

Interactions médicamenteuses

Anticonvulsivants (**carbamazépine, oxcarbazépine, phénytoïne, phénobarbital**) : diminution de la concentration sérique de **cabotégravir**.
Antimycobactériens (**rifampicine, rifabutine**) : diminution de la concentration sérique de **cabotégravir**.

ANTIVIRAUX ANTI-VIH – INHIBITEURS NON NUCLÉOSIDIQUES DE LA TRANSCRIPTASE INVERSE

■ Névirapine ©

VIRAMUNE					
A. 200 mg/j pdt 2 sem. puis 400 mg/j	60 cp. 200 mg 30 cp. LP 400 mg 1 fl. 240 mL (50 mg/5 mL)	100,39 91,13 HOP	I I I	100 % 100 %	1,67 3,04

Propriétés

Inhibiteur non nucléosidique de la transcriptase inverse du VIH-1 inefficace sur le VIH-2.

Pharmacocinétique

Biodisponibilité *per os* de 93 %, pas de modification par la prise d'aliments ou d'**antiacides** ; liaison protéique à 60 % ; inducteur de cytochrome P450 ; passage placentaire et dans le lait maternel, demi-vie 25-30 h ; métabolisme hépatique auto-inductible par cytochromes nécessitant une augmentation progressive des doses ; élimination par voie rénale (80 %) et fécale (10 %).

Indications

Traitement initial de l'infection par le VIH-1 en association avec des **inhibiteurs nucléosidiques**.

Contre-indications

Grossesse et **allaitement** : information manquante.
Hypersensibilité à la **névirapine**.
Insuffisance rénale ou hépatique : pas de données.
Co-infection par le VHC.

Précautions d'emploi

Débuter à demi-dose (200 mg x 1/j) les 2 premières sem.

Expliquer aux patients les manifestations toxiques de la **névirapine**.
Surveiller les tests hépatiques pendant les 6 premiers mois (tous les 15 j pendant 2 mois).
Troubles cutanés (< 10 %) : rashs maculopapuleux bénins à modérés dans les 2 premières sem. de traitement : surveillance sans augmenter les doses avant disparition complète. Signes de gravité (éruption intense, urticaire, atteinte muqueuse, signes généraux) : interruption immédiate (20 % des cas).

INTERRUPTION DU TRAITEMENT EN CAS :

• d'anomalie modérée ou sévère des tests hépatiques (à l'exclusion de la GGT) et jusqu'à normalisation. Arrêt définitif en cas de récidive à la réintroduction ;
• d'éruption cutanée sévère ou s'accompagnant de signes généraux avec signes de gravité (20 % des cas) : éruption intense, urticaire, atteinte muqueuse, phlyctènes, œdème, signes généraux, douleurs articulaires ou musculaires, malaise général.

En cas d'arrêt supérieur à 7 j, reprendre à la dose initiale de 200 mg pendant 14 j.
Dosage plasmatique : résiduelles entre 3 000 et 8 000 ng/mL.

Effets indésirables

Fréquents : troubles cutanés (< 10 %) : rashs maculopapuleux bénins à modérés dans les 2 premières sem. de traitement : surveillance sans augmenter les doses avant disparition complète. Signes de gravité (éruption intense, urticaire, atteinte muqueuse, signes généraux) : interruption immédiate (20 % des cas). Nausées, asthénie, fièvre, céphalées, somnolence, augmentation des enzymes hépatiques.

Rares : éruption cutanée (Lyell et Stevens-Johnson), réaction allergique (anaphylactique, angio-œdème, urticaire), hépatite fulminante.

Interactions médicamenteuses

Pharmacologiques : la **névirapine** est un substrat et un inducteur modéré du CYP3A4.

► *Médicaments affectés par la névirapine*

Contraceptifs oraux : risque d'échec des **œstroprogestatifs.**

Clarithromycine : surveillance de la fonction hépatique (augmentation des concentrations).

Méthadone : diminution de 50 % des concentrations plasmatiques.

► *Médicaments affectant la névirapine*

Rifampicine et rifabutine : à prendre en compte si **inhibiteur de protéase.**

Utiliser la **rifabutine** à la dose de 300 mg/j.

■ Éfavirenz ©

EFAVIRENZ				
A. 600 mg/j à jeun en 1 prise au coucher E. (> 3 ans) : 13 à 15 kg : 200 mg/j 15-20 kg : 250 mg/j 20-25 kg : 300 mg/j 25-32,5 kg : 350 mg/j ≥ 40 kg : 600 mg/j	30 cp. séc. 600 mg	113,6	I	100 %

Se rapprocher de la pharmacie à usage intérieur pour évaluer la faisabilité d'une préparation magistrale pour les posologies < 300 mg.

Propriétés

Inhibiteur non nucléosidique de la transcriptase inverse du VIH-1, inefficace sur le VIH-2.

Pharmacocinétique

Administration orale, biodisponibilité (50 %) augmentée par un repas riche en matières grasses, pas de modification par les **antiacides**, liaison à 99 % aux protéines plasmatiques ; métabolisme et inducteur du cytochrome CYP3A4 ; demi-vie entre 40 et 55 h ; élimination par voie fécale sous forme inchangée (16-61 %), élimination urinaire (16-34 % dont 1 % sous forme active).

Indications

Traitement initial de l'infection par le VIH-1 en association avec d'autres **antirétroviraux.**

Contre-indications

Grossesse et **allaitement.**

Hypersensibilité à l'**éfavirenz.**

Insuffisance hépatocellulaire sévère.

Midazolam.

Précautions d'emploi

Surveillance des enzymes hépatiques pendant les 6 premiers mois (tous les 15 j pendant 2 premiers mois).

Prendre l'**éfavirenz** au coucher.

Risque d'éruption cutanée augmenté par un antécédent d'éruption cutanée avec la **névirapine.**

Administration prudente en cas d'insuffisance hépatique minime à modérée ou d'insuffisance rénale.

Dosage plasmatique : résiduelles attendues entre 1 100 et 5 000 ng/mL.

Effets indésirables

► *Fréquents (≥ 10 %)*

Troubles cutanés (18 %) : rashs maculopapuleux bénins à modérés dans les 2 premières sem. de traitement : surveillance sans augmenter les doses avant disparition complète. Signes de gravité (éruption intense, urticaire, atteinte muqueuse, signes généraux) : interruption immédiate (plus d'un tiers des cas). Réactions croisées avec la **névirapine**. Rares érythèmes polymorphes et Stevens-Johnson.
Troubles neurologiques (dans les premiers jours du traitement) : sensations vertigineuses, insomnie, somnolence, troubles de la concentration et des rêves. Rares réactions aiguës de type psychotique.
Nausées.

► *Rares (< 10 %)*

Diarrhée, dyspepsie, fatigue, augmentation des enzymes hépatiques, augmentation de la cholestérolémie.

Interactions médicamenteuses

Pharmacologiques : substrat du CYP3A4, inducteur modéré des CYP1A2, 2D6, inhibiteur des CYP3A4, 2C9 et 2C19.

► *Médicaments affectés par l'éfavirenz*

Inhibiteurs de protéases : voir chaque médicament.
Clarithromycine, œstroprogestatifs : à éviter.
Rifabutine : augmenter la dose à 450-600 mg/j.
Méthadone : diminution de 50 % des concentrations plasmatiques.

► *Médicaments affectant l'éfavirenz*

Rifampicine : augmenter les doses d'**éfavirenz** à 800 mg/j (diminution de l'aire sous la courbe de 26 %).

■ Éfavirenz + emtricitabine + ténofovir disoproxil fumarate (TDF) ©

EFAVIRENZ/EMTRICITABINE/TENOFOVIR DISOPROXIL				
1 cp./j à jeun au coucher Ajouter 200 mg/j d'**éfavirenz** si coadministration avec **rifampicine** (si sujet > 50 kg)	30 cp. 600 mg/200 mg/245 mg	225,35	I	100 %

Propriétés

L'**éfavirenz** est un **inhibiteur non nucléosidique de la transcriptase inverse** du VIH-1. L'**emtricitabine** et le **ténofovir disoproxil** sont **des analogues nucléosidiques.**

Indications

Infection par le VIH-1 chez l'adulte et plus contrôlé virologiquement (avec un taux d'ARN-VIH-1 < 50 copies/mL) par une association d'**antirétroviraux** en cours depuis plus de 3 mois.

Contre-indications

- Hypersensibilité.
- Insuffisance hépatique.

Effets indésirables

- Troubles digestifs : nausées, vomissements, diarrhées.
- Troubles cutanés : éruptions cutanées, démangeaisons.
- Troubles neuropsychiques : vertiges, céphalées, dépression, cauchemars
- Insuffisance rénale.
- Anomalies lipidiques : hypercholestérolémie, hypertriglycéridémie, lipodystrophie.
- Acidose lactique.

Interactions médicamenteuses

- **Dérivés de l'ergot de seigle.**
- **Antiépileptique : carbamazépine.**
- **Antifongiques : voriconazole, itraconazole, posaconazole.**
- **Antipsychotique : pimozide.**
- **Millepertuis.**

Étravirine

INTELENCE					
Après un repas E. > 6 ans de 16 à < 20 kg : 100 mg x 2/j E. > 6 ans de 20 à < 25 kg : 125 mg x 2/j E. > 6 ans de 25 à < 30 kg : 150 mg x 2/j A. et E. > 30 kg : 200 mg x 2/j	120 cp. 25 mg 120 cp. 100 mg 60 cp. 200 mg	87,48 293,11 293,11	I I I	100 % 100 % 100 %	0,73 2,44 4,89

Propriétés

Inhibiteur non nucléosidique de la transcriptase inverse du VIH-1, inefficace sur le VIH-2.

Pharmacocinétique

Administration orale, biodisponibilité (50 %) augmentée par un repas riche en matières grasses ; pas de modification par les **antiacides** ; liaison à 99 % aux protéines plasmatiques ; métabolisme et inducteur du CYP3A4 ; demi-vie entre 40 et 55 h ; élimination par voie fécale sous forme inchangée (16-61 %) ; élimination urinaire (16-34 % dont 1 % sous forme active).

Indications

Traitement initial de l'infection par le VIH-1 en association avec d'autres **antirétroviraux**.

Contre-indications

Grossesse et allaitement.

Hypersensibilité à l'**étravirine**.
Intolérance au galactose.
Déficience en lactase.
Malabsorption glucose, galactose.

Effets indésirables

Diarrhée, nausées, céphalées.
IDM, fibrillation atriale, angor.
Thrombocytopénie, anémie.
Neuropathie périphérique, céphalées, convulsions, syncope, vertiges.
Bronchospasme, dyspnée d'effort.
Insuffisance rénale.

Interactions médicamenteuses

L'**étravirine** est métabolisée par les CYP3A4, 2C9 et 2C19. Les médicaments inhibiteurs des ces cytochromes peuvent induire en association avec l'**étravirine** une diminution de sa concentration plasmatique.

Rilpivirine

EDURANT					
1 cp./j à prendre au milieu des repas	30 cp. 25 mg	203,73	I	100 %	6,79
REKAMBYS					
Phase d'initiation : 1 inj. IM 900 mg le dernier jour du traitement antirétroviral en cours ou du traitement d'instauration orale Phase d'entretien : 1 inj. IM 600 mg/mois Toujours en association avec le **cabotégravir** injectable	1 inj. IM 900 mg	381,00	I	100 %	381,00

Propriétés

Rilpivirine : inhibiteur non nucléosidique de la transcriptase inverse du VIH-1.

Indications

Traitement de l'infection par VIH chez le patient à partir de 12 ans naïf de traitement antirétroviral avec charge virale ≤ 100 000 copies ARN/mL.

Toujours en association avec d'autres antirétroviraux.

Contre-indications

Hypersensibilité.
Grossesse et allaitement.
Cf. Interactions médicamenteuses.

Effets indésirables

Céphalées, vertiges, somnolence, fatigue.
Insomnie, troubles du sommeil, rêves anormaux, dépression.
Éruption cutanée.
Diminution des globules blancs, des plaquettes, de l'hémoglobine.
Nausées, vomissement, douleur abdominale, sécheresse buccale.
Augmentation de l'amylase pancréatique, de lipase, des transaminases, de la bilirubine.
Diminution de l'appétit, augmentation des triglycérides et du cholestérol.

Interactions médicamenteuses

Inducteurs du CYP3A4 **contre-indiqués** : **carbamazépine, oxcarbamazépine, phénobarbital, phénytoïne, rifampicine, dexaméthasone** par voie systémique, **millepertuis.**
Coadministration avec la **rifabutine** : augmentation de la posologie de la **rilpivirine** à 50 mg x 1/j.
Déconseillés : **clarithromycine, érythromycine** (préférer l'**azithromycine**).
Inhibiteurs de la pompe à protons contre-indiqués : oméprazole, ésoméprazole, lansoprazole, pantoprazole, rabéprazole.
Antagonistes des récepteurs H2 : seuls peuvent être utilisés ceux en 1 prise/j, au moins 12 h avant la prise de **rilpivirine** ou au moins 4 h après.
Antiacides : au moins 2 h avant la prise de **rilpivirine** ou au moins 4 h après.

■ Rilpivirine + emtricitabine + ténofovir disoproxil fumarate (TDF)

ÉVIPLÉRA					
A. > 18 ans : 1 cp./j avec de la nourriture	30 cp. 25 mg/ 200 mg/245 mg	492,24	I	100 %	16,41

Propriétés

Rilpivirine : inhibiteur non nucléosidique de la transcriptase inverse du VIH-1.
Emtricitabine et **ténofovir** : *cf. supra.*

Pharmacocinétique

Rilpivirine :

- concentrations plasmatiques max après 4-5 h ;
- 100 % de liaison aux protéines plasmatiques ;
- métabolisation par le CYP450 (3A4) ;
- $t_{1/2}$ d'élimination = 45 h ;
- élimination à 80 % fécale (25 % sous forme inchangée).

Indications

Traitement du patient adulte, infecté par VIH-1, naïf de tout traitement antirétroviral, et présentant une charge virale ≤ 100 000 copies/mL d'ARN VIH-1.
Remboursement à 100 % seulement si l'utilisation de l'**éfavirenz** n'est pas appropriée pour le patient.

Contre-indications

Cf. Interactions médicamenteuses contre-indiquées.
Allaitement.
Patient < 18 ans.

Précautions d'emploi

Alcool à éviter.
Déconseillé en cas d'insuffisance hépatique ou rénales sévère.
Insuffisance rénale légère à modérée : adaptation de posologie (impossible avec l'association fixe *ÉVIPLÉRA*).
Déconseillé lors de la grossesse.
Contient du lactose.

Effets indésirables

Généraux : asthénie, céphalées, vertiges, somnolence.
Hématologiques : neutropénie, anémie, thrombocytopénie.
Immunitaires : réaction allergique, syndrome de restauration immunitaire (IRIS).
Métaboliques : dyslipidémie, lipodystrophie, hyperglycémie, hypophosphatémie, rare acidose lactique.
Psychiatriques : insomnie, dépression, rêves anormaux.
Gastro-intestinales : diarrhée, nausées, vomissements.
Hépatobiliaires : augmentation d'ALAT/ASAT et de bilirubinémie.
Cutanés : rash, éruption cutanée, prurit.
Musculo-squelettique : rare ostéomalacie.
Rénaux : augmentation de créatininémie, atteinte rénale.

Interactions médicamenteuses

Contre-indiqués :
• **anticonvulsivants : carbamazépine, oxcarbazépine, phénobarbital, phénytoïne** ;
• antimycobactériens : **rifabutine, rifampicine** ;
• **inhibiteurs de la pompe à protons** ;
• **dexaméthasone** (sauf en dose unique) ;
• **millepertuis** ;
• autres **analogues de la cytidine (lamivudine)**.
Déconseillés :
• médicaments néphrotoxiques : **aminosides, amphotéricine B, foscarnet, ganciclovir, pentamidine, vancomycine,** interleukine-2 (aldesleukine) ;
• autres **INNTI**.

■ Rilpivirine + emtricitabine + ténofovir alafénamide (TAF)

ODEFSEY					
1 cp./j	30 cp. 200 mg/ 25 mg/25 mg	448,93	I	100 %	14,96

Propriétés

Cf. ÉVIPLÉRA.

Indications

Infection par le VIH-1.

Contre-indications

Hypersensibilité.

Précautions d'emploi

Insuffisance hépatique.

Effets indésirables

Troubles gastro-intestinaux, cauchemars, troubles lipidiques.

Interactions médicamenteuses

• Autres médicaments contenant du ténofovir alafénamide ou disoproxil, de la **lamivudine.**
• Médicaments qui peuvent entraîner une diminution significative des concentrations plasmatiques de **rilpivirine** (due à l'induction des enzymes CYP3A ou à l'augmentation du pH gastrique), notamment :
– **carbamazépine, oxcarbazépine, phénobarbital, phénytoïne,**
– **rifabutine, rifampicine,**
– **inhibiteurs de la pompe à protons,**
– **dexaméthasone,** sauf traitement en dose unique,
– **millepertuis.**

■ Doravirine

PIFELTRO					
Avec ou sans nourriture A. > 18 ans : 1 cp./j	30 cp. 100 mg	226,08	I	100 %	7,54

■ Doravirine + lamivudine + ténofovir disoproxil fumarate (TDF)

DELSTRIGO					
Avec ou sans nourriture A. > 18 ans : 1 cp./j	30 cp. 100 mg/300 mg/ 245 mg	442,76	I	100 %	14,76

Propriétés

Doravirine : inhibiteur non nucléosidique de la transcriptase inverse.
Lamivudine : inhibiteur nucléosidique de la transcriptase inverse.
Ténofovir : inhibiteur nucléotidique de la transcriptase inverse.

Indications

Traitement de l'infection par le VIH-1 chez l'adulte à partir de 18 ans, sans résistance aux **INNTI** (ni à la **lamivudine** ou au **ténofovir** pour *DELSTRIGO*).

Contre-indications

Hypersensibilité.

Précautions d'emploi

DELSTRIGO : surveillance de la fonction rénale. En cas de ClCr < 50 mL/min, l'adaptation des intervalles entre les prises, nécessaire pour la **lamivudine** et le **ténofovir disoproxil**, ne peut pas être réalisée avec l'association fixe. Risque de diminution de densité minérale osseuse par le **ténofovir disoproxil**.

Effets indésirables

Céphalées, vertiges, fatigue, somnolence, nausée, diarrhées, rash, rêves anormaux, insomnie, augmentation des transaminases.

Interactions médicamenteuses

Inhibiteurs ou inducteurs puissants du CYP3A4 (certains contre-indiqués).
Inducteurs modérés du CYP3A4 : augmentation de posologie à 100 mg x 2/j de **doravirine**.
DELSTRIGO : médicaments néphrotoxiques.

ANTIVIRAUX ANTI-VIH – INHIBITEUR D'ATTACHEMENT

■ Fostemsavir

RUKOBIA					
A. > 18 ans : 1 cp. x 2/j	60 cp. 600 mg	3 387,32	I	100 %	56,46

Propriétés

Prodrogue du temsavir qui se lie à la sous-unité Gp120 de la glycoprotéine d'enveloppe Gp160 du VIH-1 et empêche de façon sélective sa fixation aux récepteurs cellulaires CD4 humains ; l'entrée du virus dans les cellules hôtes est inhibée.

Indications

Traitement de l'infection VIH-1 multirésistant en association avec d'autres antirétroviraux.

Contre-indications

Hypersensibilité.
Administration concomitante d'inducteurs puissants du CYP3A4 : **rifampicine**, **carbamazépine**, **phénytoine**, **mitotane**, **enzalutamide**, **millepertuis**.

Précautions d'emploi

Risque d'allongement de l'espace QT : surveillance cardiaque en cas d'association avec d'autres médicaments torsadogènes et en cas de maladies cardiaques préexistantes.

Activité antivirale limitée aux virus VIH-1 du groupe M.

Effets indésirables

Syndrome de restauration du système immunitaire.
Céphalées, vertiges, insomnie.
Troubles gastro-intestinaux : diarrhées, nausées, vomissements, douleurs abdominales.
Éruption cutanée, prurit.
Élévation des transaminases hépatiques et des CPK.

Interactions médicamenteuses

Médicaments inducteurs du CYP3A4 : diminution de la concentration sérique de temsavir.

ANTIVIRAUX ANTI-VIH - INHIBITEUR DE LA CAPSIDE

■ Lénacapavir

SUNLENCA					
J1, J2 : 600 mg/j per os J8 : 300 mg/j per os J15 : relais inj. SC	5 cp. 300 mg	HOP	I		
Après initiation per os, relais inj. SC à J15 : 927 mg (2 fl.)	2 fl. 464 mg	HOP	I		

Propriétés

Antiviral inhibiteur sélectif de la fonction capside du VIH-1 par liaison au niveau de l'interface entre les différentes sous-unités de la capside, ce qui empêche :

- l'intégration nucléaire de l'ADN proviral médiée par la capside ;
- l'assemblage et la libération du virus ;
- la formation du noyau de la capside.

Indications

Traitement de l'infection VIH-1 multirésistant pour laquelle il est impossible d'établir un schéma de traitement antirétroviral suppressif.
En association avec d'autres antirétroviraux.

Contre-indications

Cf. RUKOBIA.

Précautions d'emploi

Risque de syndrome inflammatoire de restauration immunitaire.

Effets indésirables

Nausées.

Interactions médicamenteuses

Cf. RUKOBIA.

TÉTANOS

FICHE MALADIE

DÉFINITION

Le tétanos est une toxi-infection due à une bactérie anaérobie tellurique : *Clostridium tetani.* Moins de 100 cas par an en France dont 70 % chez des sujets âgés qui ne sont pas ou plus immunisés.

CAUSES ET MÉCANISMES

Au point d'inoculation, même si la plaie est minime, il y a production d'une toxine qui gagne le système nerveux central et qui y bloque les synapses des neurones moteurs et du système végétatif.

DIAGNOSTIC

Des contractures apparaissent en 6 à 15 jours : muscles masticateurs (trismus), troubles de la déglutition (stase salivaire, dysphagie), muscles du visage, du cou, du tronc et des membres.

À la période d'état : contractures généralisées permanentes avec accès paroxystiques et syndrome dysautonomique (3-4 semaines).

TRAITEMENT

PRÉVENTIF

- Nettoyer et désinfecter la plaie.
- Vaccination : *cf.* encadré et tableau, ci-après.

VACCINATION

Vaccination obligatoire des enfants à partir de 2 mois ; rappels à 1 an, 6 ans, 11 ans et tous les 10 ans.
Vaccination complète des adultes :
2 injections à 1 mois d'intervalle, rappels à 6 mois ou 1 an et tous les 10 ans.
Dans les autres cas, se référer au tableau.

Recommandations du ministère de la Santé pour la prévention du tétanos

Situation vaccinale du patient	Nature de l'exposition	
	Plaie minime*	Plaie grave**
Vaccination antérieure certaine et complète		
< 5 ans	Rien	Rien
5 à 10 ans	Rien	Vaccin (rappel)
> 10 ans	Vaccin (rappel)	Vaccin (rappel) + sérum
Vaccination antérieure certaine mais incomplète (au moins 1 injection)	Vaccination complète	Vaccination complète + sérum
Vaccination absente ou douteuse	Vaccination complète + sérum	Vaccination complète + sérum double dose

* Plaie minime, piqûre, coupures, excoriations peu pénétrantes, non souillées, sans corps étranger, ulcère de jambe, interventions chirurgicales sur le pied, le tube digestif, l'utérus, fracture ouverte de jambe.
** Plaies traumatiques étendues, pénétrantes, avec corps étrangers, souillées ou traitées après 24 h, état de choc avec forte hémorragie, délabrement ostéo-musculaire, brûlures étendues, avortements septiques, accouchements septiques, gelures, ulcères nécrotiques, gangrènes.

CURATIF

- Parage de la plaie.
- À la phase d'état : réanimation, ventilation mécanique en cas d'atteinte respiratoire ou dysphagie ; isolement sensoriel, sédatifs et myorelaxants.
- Antibiothérapie par voie veineuse contre les anaérobies (pénicilline G 3-4 MUI/j).

- Sérothérapie : 500 UI de gammaglobulines (*TÉTAGLOBULINES*) par voie IM.
- Vaccination complète.

PRONOSTIC

Mortalité : 25 % malgré la réanimation.

Les formes limitées à un trismus sont de bon pronostic.

FICHE INFIRMIÈRE

EXAMENS

Il n'y a pas de test diagnostique.

Il faut prévenir un tétanos devant toute plaie, même minime (piqûre, excoriation).

SURVEILLANCE DU TRAITEMENT

SOINS – TRAITEMENT

Nettoyer et désinfecter soigneusement toute plaie, surtout en cas de souillure par de la terre. En SC ou en IM, gammaglobulines ou vaccin antitétanique.

EFFICACITÉ DU TRAITEMENT

Le schéma est adapté à la situation clinique (*cf.* tableau de la Fiche maladie, *supra*).

EFFETS INDÉSIRABLES

Aucune contre-indication. Réactions locales au point d'injection.

ÉDUCATION ET CONSEILS

Vaccination complète et rappels tous les 10 ans, toute la vie.

FICHE PHARMACOLOGIE

IMMUNOGLOBULINES ANTITÉTANIQUES

■ Immunoglobulines antitétaniques

GAMMATÉTANOS					
Inj. IM selon le schéma de prévention	1 ser. de 250 UI/2 mL	60,03	I	65 %	60,03

Propriétés

Immunoglobulines humaines antitétaniques.

Contre-indications

Aucune.

VACCIN COMBINÉ DE RAPPEL CHEZ L'ADOLESCENT ET L'ADULTE

■ Vaccin antidiphtérique (dose réduite) + antitétanique + antipoliomyélique (dTP)

REVAXIS					
Rappels après vaccination par DTCaP puis dTcaP À 25 ans : 1 dose si dose de vaccin coquelucheux reçue depuis moins de 5 ans, sinon cf. *REPEVAX* À 45 ans, 65 ans, puis tous les 10 ans : 1 dose	1 ser. 0,5 mL + 2 aig.	8,80		65 %	8,80

Propriétés

Vaccin combiné contre le tétanos (anatoxine), la diphtérie (faible dose d'anatoxine) et la poliomyélite (virus inactivés sérotypes 1, 2 et 3).

Indications

Vaccination de rappel des adolescents et des adultes contre la diphtérie, le tétanos et la poliomyélite.

Contre-indications

Hypersensibilité aux anatoxines tétanique, diphtérique et le virus poliomyélitique, aux antibiotiques présents à l'état de trace (néomycine, **polymyxine B**), ou en cas de réaction sévère à une administration antérieure d'un vaccin.

Antécédent de complication neurologique après vaccination.

Précautions d'emploi

Déconseillé pendant la grossesse et l'allaitement.

Différer la vaccination en cas d'infection fébrile intercurrente.

À conserver entre + 2 et + 8 °C.

Agiter avant l'emploi.

Effets indésirables

Réactions douloureuses, érythémateuses ou nodulaires au point d'injection, abcès aseptique exceptionnel.

Frissons, fièvre.

Diarrhée, vomissement.

Rash cutané, choc anaphylactique.

Interactions médicamenteuses

Aucune.

TYPHOÏDE

FICHE MALADIE

DÉFINITION

Le terme « typhoïde » regroupe les infections invasives digestives et septicémiques à *Salmonella typhi et Salmonella paratyphi.* Les autres salmonelles ne franchissent habituellement pas la paroi du tube digestif. Moins de 100 cas déclarés par an en France.

CAUSES ET MÉCANISMES

Les bactéries de la typhoïde traversent la muqueuse intestinale, entraînant une diarrhée sanglante, et gagnent la circulation lymphatique. Elles peuvent passer dans le sang, d'où l'intérêt de pratiquer des hémocultures, et disséminer à de nombreux organes (rate, moelle, foie, vésicule biliaire). On peut observer une splénomégalie et une roséole. La transmission interhumaine justifie un isolement entérique.

DIAGNOSTIC

SIGNES CLINIQUES

L'incubation est de 7 à 21 jours.

Début : fièvre aiguë (39-40 °C), syndrome grippal, céphalées, insomnie, troubles digestifs à type de douleurs abdominales, constipation ou diarrhée. Le pouls peut être lent malgré la fièvre, l'abdomen est sensible et la langue saburrale.

L'évolution vers le tuphos (obnubilation, prostration, somnolence) est possible.

EXAMENS COMPLÉMENTAIRES

La typhoïde et le paludisme peuvent être confondus au début de leur évolution.

- Biologie sanguine : hémogramme, frottis sanguin, CRP, tests hépatiques.
- Hémocultures : elles font le diagnostic en 48-72 h ; coproculture : résultats plus tardifs.
- Sérologie de Widal et Félix : positive à partir du 8e jour (ni sensible, ni spécifique).

TRAITEMENT

- Réhydratation *per os* ou IV.
- Antibiotique *per os* ou IV pendant 5-10 jours.

PRONOSTIC

Le pronostic est bon grâce aux antibiotiques ; sans traitement, le décès intervient dans 15 % des cas.

COMPLICATIONS

Digestives (hémorragies, perforation), septiques secondaires (principalement méningite, ostéomyélite, endocardite, principalement), toxiques (myocardite).

PORTAGE CHRONIQUE

1-3 % des malades (dans les selles ou les urines) ; il est favorisé chez les femmes, les sujets âgés, en cas de lithiase vésiculaire ou maladie vésicale (bilharziose urinaire).

FICHE INFIRMIÈRE

SURVEILLANCE DU TRAITEMENT

SOINS – TRAITEMENT

Isolement digestif, désinfection du linge, des selles et de la chambre après guérison.

Voie d'abord veineuse pour réhydratation et antibiothérapie à démarrer après les hémocultures : céphalosporine de 3e génération (*ROCÉPHINE*, 1 à 2 g/j en une seule injection).

EFFICACITÉ DU TRAITEMENT

Les signes vitaux s'améliorent en quelques jours : température, fréquence cardiaque.

Surveiller les troubles digestifs et nerveux et l'apparition de complication (*cf.* encadré, ci-après).

EFFETS INDÉSIRABLES

Surveillance du point de ponction, allergie à l'antibiotique.

ÉDUCATION ET CONSEILS

En France, 80 % des cas de typhoïde surviennent chez des voyageurs.

Il faut éduquer les personnes exposées : lavage des mains, nettoyage des aliments crus, boissons stériles.

Vacciner les voyageurs en zone d'endémie par le *TYPHIM VI*.

Contrôler deux coprocultures négatives en fin de traitement car il existe une risque de portage chronique.

FICHE PHARMACOLOGIE

VACCIN ANTITYPHIQUE

■ Vaccin antityphoïde

TYPHIM VI					
A. et E. > 2 ans : 1 inj. unique SC ou IM	1 ser. 0,5 mL + 2 aig.			NR	

Propriétés

Vaccin antigénique (polyoside capsulaire Vi purifié) dont l'efficacité contre la typhoïde (taux de protection de 60-70 %) apparaît entre 2 et 3 sem. après l'injection et persiste pendant au moins 3 ans (inefficace contre *Salmonella enterica* de sérotype A et B).

Indications

- Vaccination conseillée des voyageurs en zone d'endémie.
- À proposer aux sujets contacts (famille).
- Vaccination obligatoire du personnel d'analyse médical.
- Rappel à 5 ans.

MALADIES INFECTIEUSES

Contre-indications

Grossesse et enfant < 2 ans.
Association au vaccin contre l'hépatite A.

Précautions d'emploi

Conservation entre + 2 et + 8 °C
Efficacité non démontrée avant 2 ans et douteuse entre 2 et 5 ans.
Éviter la vaccination en période fébrile.
Revacciner par une seule dose en cas de nouvelle exposition dans un intervalle n'excédant pas 3 ans.

Effets indésirables

Douleur modérée, rougeur, œdème au point d'injection.

Interactions médicamenteuses

Compatible avec les vaccins contre le tétanos, la poliomyélite et les méningocoques.

PRINCIPALES COMPLICATIONS DE LA TYPHOÏDE

Digestives : hémorragies (10 %) ou perforations (1 à 3 % des malades hospitalisés) intestinales, hépatite, cholécystite (souvent infraclinique)
Cardiovasculaires : modifications électrocardiographiques sans symptômes, myocardite, choc
Neuropsychiatriques (2-40 % des malades hospitalisés) : encéphalopathie, délire, état psychotique, méningite, troubles de la coordination
Respiratoires : bronchite, pneumonie
Hématologiques : anémie, coagulation intravasculaire disséminée
Autres : décès, localisations septiques secondaires, pharyngites, avortement, typhoïde néonatale, rechute (5-10 %), portage chronique

VARICELLE

FICHE MALADIE

DÉFINITION

La varicelle est une maladie virale fréquente (environ 600 000 cas par an en France), très contagieuse, et qui survient habituellement pendant l'enfance (90 % des cas entre 1 et 14 ans).

CAUSES ET MÉCANISMES

Le virus varicelle-zona est un herpesvirus transmis par voie respiratoire.

DIAGNOSTIC

SIGNES CLINIQUES

Les lésions cutanées sont des maculo-papules, des pustules et des croûtes d'âges différents. Elles sont prurigineuses. Elles guérissent sans séquelle si elles ne sont pas grattées ; dans le cas contraire, elles peuvent entraîner une cicatrice définitive.

EXAMENS COMPLÉMENTAIRES

Le diagnostic est clinique.

En cas de contage, une sérologie peut déterminer l'indication d'une vaccination.

TRAITEMENT

PRÉVENTIF

Éviction des malades et/ou administration d'un vaccin.

CURATIF

Mesures symptomatiques (désinfection, réduction du prurit), **aciclovir** (réduit la durée des symptômes d'un jour, le nombre de lésions de 25 % et les signes généraux dans 30 % des cas) et traitement des complications, en particulier les surinfections.

PRONOSTIC

La varicelle est le plus souvent bénigne (en particulier après l'âge d'1 an). Les complications sont rares (estimées entre 0,6 à 27 cas pour 10 000 cas), principalement des surinfections pulmonaires et cutanées, voire des atteintes neurologiques. Les formes de l'immunodéprimé peuvent être graves. Les complications fœtales chez la femme enceinte sont estimées à 500 cas par an. Les formes fatales sont estimées à 20 cas par an en France.

FICHE INFIRMIÈRE

SURVEILLANCE DU TRAITEMENT

SOINS – TRAITEMENT

Forme simple chez l'immunocompétent

Désinfection des lésions à la chlorhexidine (*HIBITANE*) et bains biquotidiens. Couper les ongles pour éviter les lésions de grattage (cicatrices) et une surinfection. Pas de pommade, gel, crème, talc.

Traitement symptomatique

- Antihistaminiques H1 type **hydroxyzine** (*ATARAX*) et antipyrétique type **paracétamol** (*DOLIPRANE*).
- Pas d'aspirine en raison de l'association avec le syndrome de Reye.
- **Antibiothérapie** en cas de surinfection cutanée : **pristinamycine** (*PYOSTACINE*).

Traitement spécifique

Aciclovir (*ZOVIRAX*) 20 mg/kg 4 fois/j pendant 5 jours, à l'âge de 2-16 ans (maximum 800 mg/j) ; adolescents et adultes : 800 mg 5 fois/j.

Forme de l'immunodéprimé

Les atteintes sont souvent graves avec, parfois, des lésions viscérales :

- traitement IV par **aciclovir** ;
- interrompre un **traitement** immunosuppresseur, sauf corticoïdes.

SURVEILLANCE

Surveiller les lésions de grattage, les surinfections cutanées et respiratoires, les complications neurologiques.

ÉDUCATION ET CONSEILS

Éviction scolaire et de crèche jusqu'à cicatrisation des croûtes. Prévenir l'école du diagnostic par la famille. Éviter les contacts avec des sujets non immuns et les immunodéprimés.

Vaccination selon les recommandations du Conseil supérieur d'hygiène publique de France (*cf.* Fiche pharmacologie, ci-après).

FICHE PHARMACOLOGIE

VACCINS ANTIVARICELLEUX ET ANTIZOSTÉRIEN

Vaccin antivaricelleux

VARILRIX					
A. 2 doses SC à 6 à 10 sem. d'intervalle E. 12 mois à 12 ans : 1 dose SC	1 fl. lyoph + 1 ser. 0,5 mL	36,64		65 %	36,64
VARIVAX					
IM ou SC Pas de vaccination avant 9 mois E. 9-12 mois : 2 doses à 3 mois d'intervalle min E. 12 mois - 12 ans : 2 doses à 1 mois d'intervalle min E. > 13 ans et A. 2 doses à 4 à 8 sem. d'intervalle	1 fl. lyoph + 1 ser. 0,5 mL	36,64		65 %	36,64

ZOSTAVAX					
A. ≥ 50 ans : 1 dose SC	1 fl. lyoph. + 1 ser. 0,65 mL	104,36	I	30 %	104,36

Propriétés

Vaccins à virus de la varicelle et du zona vivant atténué (souche Oka).

Indications

VARILRIX et *VARIVAX*, prévention de la varicelle chez :

- les *professionnels de santé sans antécédent de varicelle* (ou dont l'histoire est douteuse), dont la sérologie est négative qui exercent les professions suivantes : contact avec la petite enfance (crèches et collectivités d'enfants notamment), professionnels en formation, à l'embauche ou en poste en priorité dans les services accueillant des sujets à risque de varicelle grave (immunodéprimés, services de gynécologie-obstétrique, néonatalogie, pédiatrie, maladies infectieuses, néphrologie) ;
- les *personnes sans antécédent de varicelle* (ou dont l'histoire est douteuse), lors des situations suivantes :
  - adolescent de 12 à 18 ans,
  - femme en âge de procréer ou dans les suites d'une première grossesse,
  - adolescents > 12 ans et adultes exposés à la varicelle (dans les 3 j suivant l'exposition à un patient avec éruption),
  - toute personne de sérologie négative en contact étroit avec des immunodéprimés (les sujets vaccinés doivent être informés de la nécessité, en cas de rash généralisé, d'éviter les contacts avec les personnes immunodéprimées pendant 10 j).

ZOSTAVAX : prévention du zona et des douleurs post-zostériennes chez l'adulte de 50 ans ou plus. **Non indiqué pour la prévention de la varicelle.**

Contre-indications

Grossesse.

Immunodépression humorale ou cellulaire, congénitale ou acquise.

Tuberculose active non traitée.

Allergie à la néomycine.

Cf. Interactions médicamenteuses.

Précautions d'emploi

Risque d'inactivation du vaccin en contact avec l'éther, l'alcool et les antiseptiques.

Vérifier l'hémogramme avant la vaccination.

Test de grossesse chez les jeunes femmes en âge de procréer. Grossesse à éviter dans le mois suivant la vaccination. Allaitement non recommandé.

Effets indésirables

Douleurs et rougeurs locales de faible intensité et de courte durée.

Rare rash le plus souvent dû au virus sauvage : exanthème varicelleux non fébrile avec moins de 50 éléments.

Très rare transmission du virus vaccinal.

Interactions médicamenteuses

Traitement immunosuppresseur contre-indiqué (y compris fortes doses de corticoïdes).

Immunoglobulines antivaricelles : risque d'inactivation du virus vaccinal pendant 3 mois.

Pas d'administration de corticoïdes pendant les 15 j qui suivent la vaccination.

Respecter un intervalle libre de chimiothérapie, 1 sem. avant et après chaque injection.

VOYAGEURS (CONSEILS)

FICHE MALADIE

Les voyages exposent à de nombreuses maladies. Certaines peuvent être évitées par des mesures d'hygiène ou une prévention médicamenteuse. Il faut déconseiller les voyages en pays tropical aux jeunes enfants et aux sujets en mauvaise santé. Des consultations spécialisées existent dans les hôpitaux et à l'Institut Pasteur.

FICHE INFIRMIÈRE

ÉDUCATION ET CONSEILS

MESURES D'HYGIÈNES

Elles constituent une mesure contre les diarrhées et les infestations parasitaires :

- Se laver les mains avant de manipuler des aliments et après passage aux toilettes.
- Ne boire que de l'eau minérale scellée ou rendue potable par ébullition (5 minutes à gros bouillons), filtre ou désinfectant. Même mesure pour les glaçons. Le lait doit être pasteurisé ou bouilli.
- Ne manger que les fruits et les légumes pelés ou cuits. Éviter les crudités, les coquillages, les plats peu ou insuffisamment cuits.
- Se renseigner localement sur les risques de toxicité des poissons de mer (*ciguatera*).
- Éviter de faire sécher le linge à l'extérieur ou sur le sol du fait du risque de myiase.
- Ne pas marcher pieds nus y compris sur les plages, ne pas s'étendre directement sur le sable du fait du risque de larbish.
- Ne pas marcher ni se baigner dans les cours d'eau et les eaux stagnantes.
- Ne pas caresser les animaux.

RISQUES LIÉS AUX MOUSTIQUES ET AUX ARTHROPODES

- De nombreux moustiques peuvent transmettre par piqûre pendant la journée ou tôt le soir des arboviroses (dengue). Prendre des mesures préventives durant la journée dans les zones d'endémie (*cf.* Paludisme, p. 928).
- Secouer les habits, les draps et les chaussures avant usage.
- En zone de **végétation**, porter des chaussures fermées et faire du bruit en marchant.
- Se renseigner **localement** sur les risques des bains de mer.

VACCINATIONS

Elles dépendent de l'état sanitaire du pays, des conditions et de la durée du séjour, de l'âge et du statut vaccinal.

Vaccins à jour indispensables :

- adultes : tétanos, poliomyélite, diphtérie ;
- enfants : **toutes** vaccinations prévues dans les calendriers vaccinaux ;
- vaccins **spécifiques** : *cf.* tableaux, ci-après.

PALUDISME

Cf. Paludisme, p. 928.

DIARRHÉE DU VOYAGEUR

Cf. Partie Gastroentérologie-hépatologie, Diarrhée infectieuse, p. 401.

INFECTIONS SEXUELLEMENT TRANSMISSIBLES ET SIDA

La seule prophylaxie repose sur l'usage de préservatifs

TROUSSE DE PHARMACIE

Protection contre le paludisme : répulsifs et antipaludéens.

Médicaments généraux : antalgiques et antipyrétiques (*DOLIPRANE*), antibiotiques (*CIFLOX*), antidiarrhéiques (*TIORFAN, IMODIUM*), antispasmodiques (*SPASFON*), antiémétiques (*PRIMPERAN*), antihistaminiques (*ZYRTEC*), collyre (*BIOCIDAN*).

Accessoires : thermomètre, pansements et sutures adhésives, crème solaire, crème pour brûlures, préservatifs, compresses stériles, antiseptiques (*BÉTADINE*), produits de désinfection de l'eau, bande de contention, tulle, pince à épiler, seringues et aiguilles stériles à usage unique, matériel de petite chirurgie, etc.

Médicaments spécifiques de maladies chroniques.

Prévenir du risque de photosensibilisation de certains médicaments (fluoroquinolones).

Vaccins des voyageurs

Vaccin	Modalités	Contre-indications	Zone géographique
Fièvre jaune (*STAMARIL*) En centres agréés	1 inj. IM au moins 10 j avant le départ Certificat valable à vie	Immuno-déprimés Enfant < 6 mois	Afrique tropicale Amérique latine Se renseigner sur les mesures légales dans le pays de destination
Hépatite A (*HAVRIX, AVAXIM*)	1 inj. IM Intérêt de sérologie si antécédents d'ictère, ayant vécu en zone endémique ou né avant 1945 + Rappel entre 6 et 12 mois, protection à vie	Allergie à l'albumine Avant l'âge de 1 an	Afrique tropicale et subtropicale, Amérique, Asie, Europe de l'Est et centrale
Hépatite B (*ENGERIX B*)	J0, J7, J21 ou J0, M1, M6 selon le délai avant le voyage	Aucune	Séjours fréquents ou prolongés en zone de faible niveau sanitaire
Typhoïde (*TYPHIM VI*)	1 inj. SC ou IM Valable 3 ans	Grossesse Enfant < 2 ans	Asie, Afrique, Amérique du Sud
Méningocoque ACYW (*MENVÉO, NIMENRIX*)	1 inj. Valable 5 ans	-	Afrique centrale de l'Atlantique à la mer Rouge

VACCIN	MODALITÉS	CONTRE-INDICATIONS	ZONE GÉOGRAPHIQUE
Rage (préventif) (*VACCIN RABIQUE PASTEUR*)	2 doses pour l'OMS, 3 doses pour le calendrier français en SC ou IM (J0, J7 et J21 ou J28) Ne dispense pas d'une vaccination post-exposition		Amérique du Sud et centrale, Afrique et Asie
Encéphalite à tiques (*TICOVAC, ENCEPUR*)	3 inj. IM (la 2e à faire 3 sem. à 3 mois après la 1re, la 3e à faire 9 à 12 mois après la 2e) Schéma rapide (ENCEPUR) : J0, J7 et J21 Rappel tous les 2 à 3 ans	Enfant < 3 ans Allergie à l'albumine	Zone rurale ou forestière de l'Europe centrale, orientale et du Nord au printemps ou en été
Encéphalite japonaise (*IXIARO*) En centres agréés	2 inj. (J0 et J28, ou J0 et J7 en schéma accéléré) + rappel entre 12 et 24 mois		Séjour prolongé en zone rurale (rizières) de l'Asie du Sud et de l'Est

Référence
BEH n° 28-9, 2004.

FICHE PHARMACOLOGIE

VACCIN ANTIAMARIL

■ Vaccin antiamaril

STAMARIL					
A. et E. > 6 mois : 1 dose de 0,5 mL de vaccin reconstitué tous les 10 ans par voie SC 1 fl. multidose = 10 doses de 0,5 mL Conservation : 6 h max après reconstitution, réfrigérateur	10 fl. + ser. 0,5 mL 10 fl. multidoses + 10 amp. 5 mL solv.	HOP HOP			

Propriétés

Vaccin viral vivant inactivé cultivé sur œuf embryonné, efficace dans les 10 j qui suivent l'injection.
Validité légale : 10 ans, jour pour jour.

Indications

Vaccination contre la fièvre jaune pour les voyageurs en zone d'endémie (Afrique intertropicale et Amérique latine).
Consulter la liste mise à jour sur le site de l'OMS (www.who.int/ith/en/) ou se renseigner à l'ambassade.
Effectué uniquement dans les centres de vaccinations internationaux agréés.

Contre-indications

Déficit immunitaire congénital ou acquis (dont immunosuppresseurs, sida sauf CD4 > $200/mm^3$, corticothérapie prolongée > 10 mg/j). Pas de contre-indication en cas d'hydrocortisone, de corticothérapie topique ou ≤ 10 mg par jour d'équivalent-prednisone, même s'il s'agit d'un traitement prolongé. Risque de maladie vaccinale potentiellement mortelle.
Affection aiguë ou chronique évolutive.
Allergie vraie à l'œuf. Risque d'urticaire, de bronchospasme, d'anaphylaxie).
Enfant < 6 mois.

Précautions d'emploi

Prévenir du risque d'effets indésirables graves ou létales mais exceptionnels.
Grossesse et **allaitement** : éviter la vaccination pendant le 1er trimestre. L'allaitement doit être suspendu pendant la phase de virémie post-vaccinale ; il peut être repris 2 sem. après l'administration du vaccin.
Âge > 65 ans.
Don de sang : suspendu pendant la phase de virémie post-vaccinale ; il peut être repris 4 sem. après l'administration du vaccin.

Effets indésirables

Très fréquents (≥ 1/10) : céphalées, réactions locales.
Fréquents (≥ 1/100 et < 1/10) : nausée, diarrhée, vomissement ; myalgies ; fièvre, asthénie.
Peu fréquents (≥ 1/1000 et < 1/100) : douleur abdominale ; arthralgies.

Interactions médicamenteuses

Contre-indiqué avec les immunosuppresseurs.
Compatible avec tous les autres vaccins y compris vivants atténués.

CENTRES DE VACCIN ANTIAMARIL

Site du ministère de la Santé (http://solidarites-sante.gouv.fr/prevention-en-sante/preserver-sa-sante/vaccination-fievre-jaune).
Pays à risque de transmission de fièvre jaune et pays exigeant la vaccination antiamarile (OMS) : https://cdn.who.int/media/docs/default-source/documents/emergencies/travel-advice/countries-yellow-fevertransmission-risk-requiring-ith-travel-fr.pdf?sfvrsn=c-0f448f1_12&download=true

Recommandations de vaccination contre la fièvre jaune en Afrique – CDC 2016

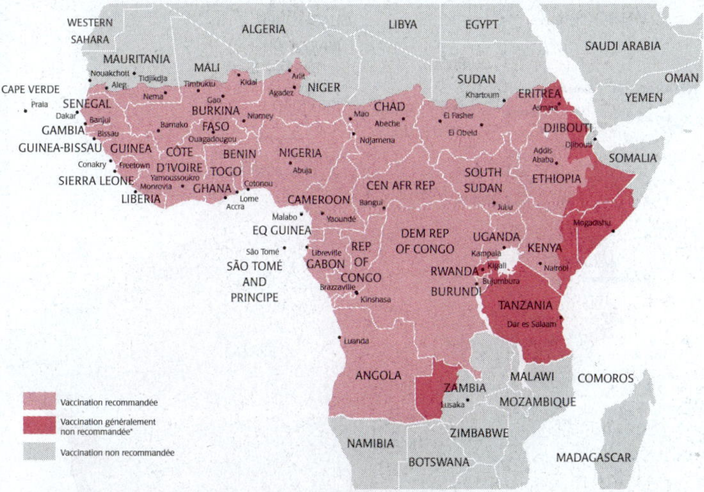

* Régions à faible potentiel d'exposition au virus mais où la vaccination peut être considérée pour dans de rares situations à risque accru : voyage prolongé, forte exposition aux moustiques ou impossibilité d'éviter les piqûres de moustiques. La vaccination de tout voyageur doit tenir compte de son risque d'infection par le virus, des conditions d'entrée dans le pays et de facteurs de risque individuels vis-à-vis d'événements indésirables graves (ex : âge, statut immunitaire).

ZONA

FICHE MALADIE

DÉFINITION

Le zona est une récurrence du virus de la varicelle, survenant souvent après l'âge de 50 ans.

CAUSES ET MÉCANISMES

Après la varicelle, le virus reste à l'état latent dans une racine nerveuse. Il peut se réactiver sporadiquement, et donne une éruption vésiculeuse.

DIAGNOSTIC

SIGNES CLINIQUES

La forme typique est localisée à un dermatome lombaire ou thoracique (en ceinture). Les lésions observées sont des vésicules semblables à celles de la varicelle. Les douleurs peuvent être importantes.

Les formes ophtalmiques et les douleurs résiduelles font la gravité de l'infection.

EXAMENS COMPLÉMENTAIRES

Le diagnostic est uniquement clinique dans la majorité des cas.

En cas de doute, on procède au grattage des lésions pour diagnostic viral (frottis pour recherche de cellules géantes ou fluorescence directe).

TRAITEMENT

Il dépend de l'état immunitaire du malade.

CHEZ L'IMMUNOCOMPÉTENT

- Désinfection locale : chlorhexidine (*HIBITANE*).
- Antalgiques : **paracétamol**-dextropropoxyphène 3 à 6 gél./j, voire morphine.
- Traitement **antibiotique** des surinfections cutanées : pristinamycine (*PYOSTACINE*).
- Spécifique : **valaciclovir** (*ZELITREX*) 1 g 3 fois/j pendant 7 jours. Traitement local des atteintes ophtalmiques par aciclovir pommade, antibiotiques locaux et corticoïdes après avis l'ophtalmologique.

MALADIES INFECTIEUSES

Recommandations de vaccination contre la fièvre jaune en Amérique du Sud – CDC 2018

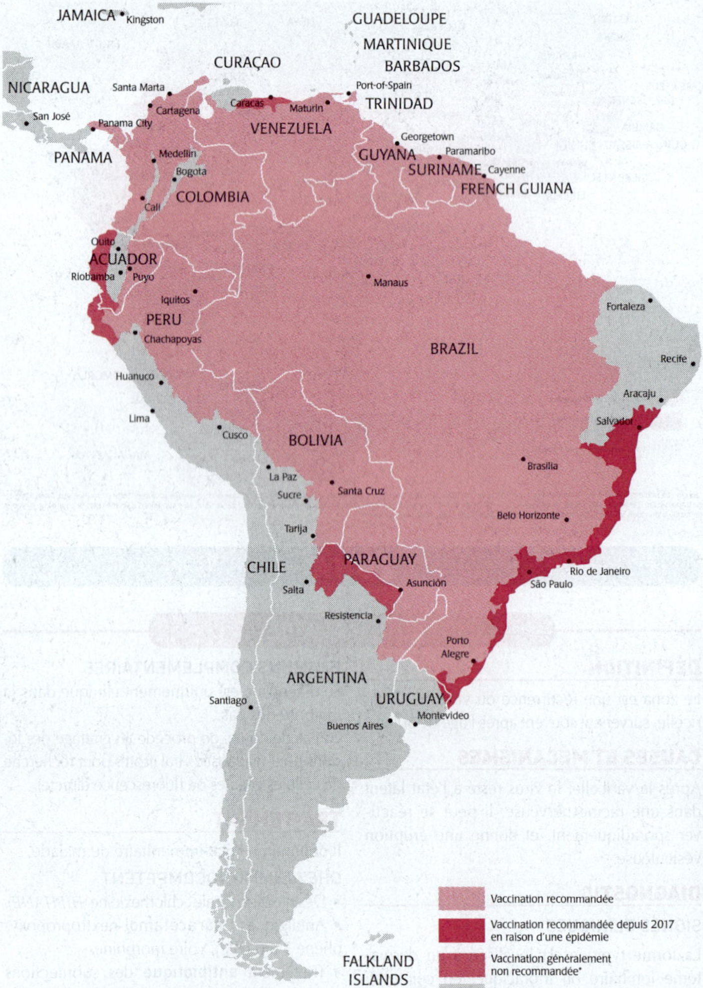

* Régions à faible potentiel d'exposition au virus mais où la vaccination peut être considérée pour dans de rares situations à risque accru : voyage prolongé, forte exposition aux moustiques ou impossibilité d'éviter les piqûres de moustiques. La vaccination de tout voyageur doit tenir compte de son risque d'infection par le virus, des conditions d'entrée dans le pays et de facteurs de risque individuels vis-à-vis d'événements indésirables graves (ex : âge, statut immunitaire).

CHEZ L'IMMUNODÉPRIMÉ

- Traitement symptomatique local et général.
- Traitement **par** antiviral : oral ou IV pendant 7 à 10 jours chez l'enfant, en cas d'immunodépression sévère ou de forme grave ou compliquée (*cf.* encadré, ci-après).

PRONOSTIC

- Régression de la poussée sous traitement.
- Risque de **douleurs** résiduelles après l'âge de 50 ans.
- Forme grave **chez** l'immunodéprimé, nécessitant un traitement antiviral.

> **FORMES GRAVES OU COMPLIQUÉES DU ZONA**
>
> - Zona généralisé.
> - Zona **ophtalmique** (*cf. spécialité* Ophtalmologie).
> - Zona **hémorragique** avec atteinte systémique.
> - Zona chez **l'immunodéprimé**.
> - Localisations viscérales (pulmonaires, hépatiques, neurologiques).
> - Atteinte multimétamérique.

FICHE INFIRMIÈRE

SURVEILLANCE DU TRAITEMENT

SOINS – TRAITEMENT

- Désinfection locale 1 à 2 fois/j : chlorhexidine (*HIBITANE*).
- Pansement **sec.**
- Pas de **pommade**, gel, crème, talc, etc.
- Antalgiques : **paracétamol**-dextropropoxyphène 3 à 6 gél./j, voire morphine.
- Antiviraux *per os* ou IV selon le terrain et la gravité.

EFFICACITÉ DU TRAITEMENT

Surveiller les lésions, les douleurs et l'acuité visuelle en cas d'atteinte ophtalmique.

EFFETS INDÉSIRABLES

- Dépister les surinfections cutanées.
- Sensations de brûlures et d'irritations avec l'aciclovir en topique.
- Risque **d'insuffisance** rénale avec l'aciclovir par voie générale.
- Surveillance **du** point de ponction en cas de perfusion.

ÉDUCATION ET CONSEILS

- Ne pas gratter les lésions.
- Traitement antalgique régulier.
- Prévenir le patient du risque de douleurs séquellaires.

FICHE TECHNIQUE

ZONA : SOINS LOCAUX

Définition

Les soins locaux du zona s'associent généralement à un traitement par voie orale ou parentérale. Les soins locaux consistent en un traitement symptomatique dont l'objectif est d'éviter la surinfection bactérienne des lésions engendrées par la maladie infectieuse. Ce risque de surinfection s'appelle l'impétiginisation.

Méthode

Le patient est tenu d'être installé en chambre seule et en isolement de contact afin d'éviter la transmission manuportée du virus.

La procédure de protection (habillage) est donc à respecter avant d'entrer dans la chambre. En termes d'organisation, le soin sera à planifier rigoureusement : il sera fait après les soins des autres patients, immunodéprimés ou non isolés dans le cadre de la prévention des risques d'infections nosocomiales.

MALADIES INFECTIEUSES

Préparation du matériel

• Un set à pansement stérile (il contient un plateau stérile à usage unique, des tampons ou compresses stériles, deux pinces à pansement).
• Des compresses stériles.
• Un antiseptique aqueux (ne pas choisir d'antiseptique alcoolique car il serait trop agressif pour les plaies) : **chlorhexidine aqueuse, fluorescéine.**
• Pansements secs stériles et adhésifs type *Mépore*.
• Deux paires de gants non stériles.
• Un gant de toilette à usage unique.
• Une surblouse de protection.
• Un savon surgras, un savon doux en monodose (pas de savon antiseptique car trop agressif sur les plaies).
• Un petit flacon de sérum physiologique NaCl 0,9 % 125 à 250 mL.
• Un sac d'élimination des déchets de type DASRI.
• Un petit flacon de solution hydro-alcoolique.

Réalisation du soin

• Expliquer le déroulement du soin au patient.
• Evaluer la douleur et le degré de démangeaison.
• Réaliser une friction hydro-alcoolique des mains.
• Mettre les gants non stériles.
• Réaliser la toilette locale des lésions à l'eau tiède avec le savon doux ou le savon surgras.
• Rincer au sérum physiologique en versant (sans contact à la peau) doucement et directement le sérum contenu dans le flacon sur la zone cutanée.
• Retirer les gants.
• Faire une friction hydro-alcoolique des mains.
• Sécher les lésions par tamponnement avec des compresses stériles à l'aide des pinces.
• Appliquer l'antiseptique à l'aide des pinces et des tampons préalablement imbibés de **chlorhexidine** ou de **fluorescéine**.
• Respecter le temps de séchage.
• Appliquer ensuite un pansement sec stérile (type *Mépore*) sur l'ensemble des plaies en veillant à ne pas mettre la moindre lésion en contact avec la zone adhésive des pansements utlisés.
• Eliminer les déchets dans le sac de type DASRI.
• Retirer les gants.
• Faire une friction hydro-alcoolique des mains.
• Noter le soin et l'évolution des lésions dans le dossier du patient.

Conseils

Si le malade est algique et/ou s'il présente des signes de démangeaison importants, le transmettre au médecin afin d'adapter un traitement antalgique et/ou un traitement antiprurigineux associé afin d'éviter les risques de surinfection et de cicatrices liés aux lésions de grattage.
Attention, les soins dans le cadre d'un zona, comme dans une varicelle, ne doivent pas être réalisés par une infirmière enceinte et non immunisée en raison de la contagiosité de la maladie.

PARTIE 9

NÉPHROLOGIE

TROUBLES DE L'ÉQUILIBRE ACIDO-BASIQUE

FICHE MALADIE

DÉFINITION

Les troubles de l'équilibre acido-basique sont des modifications, diversement associées, des concentrations sanguines des ions H^+, des bicarbonates et de l'acide carbonique, respon sables de variations de la valeur du pH sanguin. Le pH sanguin est normalement de 7,40 ± 0,02, la bicarbonatémie normale est comprise entre 23 et 28 mmol/Let la pression partielle artérielle en CO_2 ($PaCO_2$) de 36 à 40 mmHg.

La relation entre ces 3 variables est donnée par l'équation d'Henderson-Hasselbach :

Le taux d'acide carbonique (H_2CO_3) est en relation directe avec la $PaCO_2$; en effet :

$$pH = 6{,}1 + \log \frac{HCO_3^- \ (base)}{H_2CO_3 \ (acide)}$$

Les variations de pH sont contrôlées par trois systèmes de régulation :

$$H_2O + CO_2 \leftrightarrows H_2CO_3 \leftrightarrows H^+ + HCO_3^-$$

- Les systèmes tampons intra- et extracellulaires, le plus important étant le système bicarbonate/acide carbonique extracellulaire.
- Le contrôle respiratoire de la $PaCO_2$.
- Le contrôle rénal de l'excrétion d'ions H^+ sous la forme d'ions NH_4^+, ou ammoniurie, et de la réabsorption des HCO^-_3 L'estimation de la capacité du rein à excréter les ions H^+ par la seule mesure du pH urinaire est insuffisante. Cette capacité est estimée par le calcul du trou anionique urinaire [Na + K – Cl], car NH_4^+ est éliminé sous forme de NH_4Cl.

CAUSES ET MÉCANISMES

Cf. tableau, p. 1010.

TRAITEMENT

TRAITEMENT DE LA CAUSE

Il est systématique et parfois suffisant lorsque le déséquilibre est modéré.

TRAITEMENT SYMPTOMATIQUE

▶ Acidose métabolique sévère

- Épuration extra-rénale (en cas d'oligoanurie, d'insuffisance rénale, d'hyperkaliémie menaçante ou si la cause est toxique).
- Ou : alcalinisation par bicarbonate de sodium IV ; 4 solutés sont disponibles :
  - isotonique sur voie périphérique (1,4 %) ;
  - hypertonique sur voie centrale (3 % ; 4,2 % ou 8,4 %).

La correction doit être partielle et lente en raison des risques :

- de surcharge hydrosodée ;
- d'hypokaliémie ;
- d'alcalose respiratoire « de rebond ».

▶ Acidose métabolique modérée

On ne corrige que les acidoses métaboliques modérées dont la cause n'est pas curable : insuffisance rénale chronique ou acidoses tubulaires.

Le traitement repose sur une alcalinisation orale par du **bicarbonate de sodium** officinal (gélules de 1 g), du sirop de Tham ou de l'eau de Vichy (500 mL apportent 2 g de HCO_3Na).

▶ Alcalose métabolique sévère

Le recours à l'hémodialyse est parfois nécessaire chez les patients symptomatiques avec une insuffisance rénale.

Le plus souvent, il repose sur la correction des déficits en chlore, sodium et potassium par l'apport de NaCl et KCl par voie IV. Lorsque ce premier traitement échoue, on peut y adjoindre une acidification par la prescription d'un inhibiteur de l'anhydrase carbonique qui augmente l'excrétion urinaire de bicarbonate : l'**acétazolamide** (*DIAMOX*).

PRONOSTIC

Il dépend de la cause.

Étiologie des troubles acido-basiques

	Acidose métabolique	Acidose respiratoire	Alcalose métabolique	Alcalose respiratoire
Étiologie	Accumulation d'acide endogène : • Acidose lactique (choc) • Intoxication (salicylés ou éthylène glycol) • Perte de bicarbonate : – digestive (diarrhée) – rénale (acidose tubulaire rénale)	Insuffisance respiratoire aiguë	Excès d'apports alcalins (bicarbonate, antiacides) Perte d'ions H^+ : • digestive (vomissement ou aspiration gastrique) • rénale (diurétiques, hyperaldostéronisme primaire, syndrome de Cushing, syndrome de Bartter, syndrome de Gitelman)	Hyper-ventilation
Gazométrie artérielle				
pH	< 7,38	< 7,38	> 7,42	> 7,42
$PaCO_2$	↓	↑↑	↑ ou →	↓↓
HCO_3	↓	↑ ou →	↑↑	↓ ou →

FICHE TECHNIQUE

HÉMODIALYSE

Définition

L'hémodialyse est une technique d'épuration extra-rénale, qui consiste à réaliser des échanges entre le sang du malade et un liquide de dialyse (le dialysat) au travers d'une membrane semi-perméable synthétique.

Généralités sur l'hémodialyse

L'hémodialyse nécessite un circuit extracorporel, un dialyseur, un générateur d'hémodialyse, un système de traitement de l'eau, et un abord vasculaire.

Le rein artificiel ou dialyseur

Le rein artificiel est constitué d'une membrane semi-perméable disposée de telle sorte qu'elle délimite un compartiment interne dans lequel le sang circule, et un compartiment externe dans lequel circule le dialysat en sens inverse.

Phénomènes physiques impliqués dans les échanges

Les échanges entre le sang du patient et le dialysat reposent sur deux phénomènes physiques :

- La diffusion :
  – Il s'agit d'un transfert passif de solutés au travers d'une membrane semi-perméable sans passage de solvant (l'eau).
  – La quantité de solutés traversant une membrane par diffusion dépend pour un soluté donné de trois facteurs : le coefficient global de perméabilité du dialyseur ; la surface efficace de dialyse, dépendant de la surface et de la géométrie du dialyseur ; le gradient moyen de concentration du soluté de part et d'autre de la membrane.
- L'ultrafiltration :
  – Le transfert par ultrafiltration est un transfert simultané à travers la membrane du solvant et d'une fraction de son contenu en soluté.
  – Il dépend lui aussi de trois facteurs : le coefficient de tamisage de la membrane pour un soluté donné, la concentration moyenne du plasma en soluté, le débit de filtration du solvant.

L'abord vasculaire

L'hémodialyse nécessite une voie d'abord capable de donner un débit de l'ordre de 300 mL/minute. Seule une fistule artérioveineuse (FAV) (voir fiche, p. 1020) ou un cathéter veineux central permet un tel débit.

L'hémodialyse en pratique

Avant la séance

Le médecin néphrologue en charge du patient aura déterminé le poids sec de celui-ci : il s'agit du poids de référence du patient, servant à calculer les différents paramètres de la séance d'hémodialyse. Il convient de réévaluer ce poids régulièrement.

Lors de l'arrivée du patient, l'infirmière devra :

- effectuer un lavage du bras fistulisé au patient à l'aide d'un antiseptique ;
- vérifier et prendre les constantes de celui-ci (PA, pouls, état général) ;
- effectuer ses tâches de matériovigilance : état de l'alimentation électrique et de la batterie de secours, état de l'alimentation en eau et du circuit de purification, vérifier que le circuit de sortie d'eau est bien à l'égout. Réaliser un test à la bandelette réactive (peroxyde d'hydrogène) sur l'eau de sortie afin de vérifier qu'il ne reste pas de produits de désinfection dans les circuits hydrauliques du générateur.

Le matériel et ses fonctions :

- Le générateur d'hémodialyse :
  – Il s'agit de la machine qui effectuera la séance d'hémodialyse.
- Les lignes artérielles et veineuses :
- Attention : bien que l'on parle de lignes veineuse et artérielles, toutes deux prennent place dans la FAV (ou le cathéter).
  – La ligne artérielle va du patient au dialyseur. Elle se compose d'une tubulure à embout Luer Lock, que l'on vient raccorder au cathéter artériel. En continuant le long de la ligne, on retrouve une fine tubulure destinée à recevoir éventuellement une seringue électrique d'héparinisation, et un site d'injection pour héparinisation par HBPM. Sur cette partie du circuit, on retrouve également une dérivation en T s'abouchant à un filtre, destiné à être fixé sur le capteur de pression artériel du générateur. Ensuite, une seconde ligne permet le raccord à une perfusion dite de restitution, puis vient une zone plus épaisse de la tubulure destinée à être insérée dans la pompe à sang du générateur d'hémodialyse. En continuant le long de la tubulure, on retrouve une chambre d'expansion, destinée à régulariser les variations de pressions sur la ligne artérielle à destination du dialyseur auquel elle se raccorde.
  – La ligne veineuse retourne le sang épuré du dialyseur vers le patient. Elle se compose d'un sachet de recueil, d'un piège à bulle ainsi que d'un site d'injection, le tout adapté sur une tubulure au standard *Luer Lock*.

- Les cartouches :
- Il s'agit de cartouches de bicarbonates destinées à la formation du dialysat. Cette cartouche s'enclenche dans un dispositif spécifique sur le générateur d'hémodialyse.
- *Déroulement d'une séance d'hémodialyse :*
  – Vérifier la prescription médicale qui doit préciser :
- type de dialyseur,
- temps de dialyse,
- la perte de poids totale nécessaire au patient (différence entre son poids sec et son poids à l'arrivée), auquel il convient d'ajouter 300 mL de restitution (liquide qui retournera au patient lors de la restitution du sang contenu dans le circuit en fin de dialyse). Si votre patient doit perdre plus de 6 kg sur une séance de 4 h, demandez conseil au médecin,
- composition du bain,
- prescription d'anticoagulants, du type d'aiguille, du débit sanguin, T° du dialysat.
  – Allumer le générateur d'hémodialyse :
- Celui-ci va effectuer une batterie d'auto-test. Il convient de vérifier qu'ils sont tous passés avec succès.
  – Montage du circuit :
- Vérifier la totale étanchéité du circuit. L'absence de bulle d'air est d'une extrême importance : en effet, une bulle d'air provoquera, dans le meilleur des cas, une coagulation au niveau du dialyseur, ce qui diminuera de manière significative l'efficacité de la séance, et dans le pire des cas, une embolie gazeuse chez le patient.
  – Branchement du patient et mise en route du circuit :
- Installer en premier la ligne artérielle. Quand le sang arrive au niveau du piège à bulle, débrancher la poche de recueil (en ayant pris soin de la clamper), et relier cette ligne à la ligne veineuse de votre patient.
- Si prescription, réaliser les injections d'anticoagulants sur le site prévu à cet effet sur la ligne artérielle.
- Relever tous les paramètres sur la feuille de surveillance : heure, pouls, débit sanguin, pressions (artérielle, veineuse, transmembranaire), UF horaire demandée, UF réelle.
- La séance se déroule alors pendant le temps imparti.
- En cas de prescription d'EPO ou d'apports vitaminiques, réaliser la/les injection(s) sur le site prévu à cet effet sur la ligne veineuse en fin de séance.
  – Restitution du circuit :
- À la fin de la séance, il reste environ 300 mL de sang dans le circuit, qu'il convient de restituer au patient.
- Dépiquer le patient et réaliser une compression afin d'éviter une hémorragie.
- Réaliser un pansement.
- Reprendre les paramètres du patient, couché, assis, debout, ainsi que son poids.
- Compléter le dossier et faire part au médecin de toute remarque éventuelle.
  – Démontage et désinfection du générateur :
- Démonter simplement les circuits et les mettre dans un container prévu à cet effet.
- Réaliser une désinfection interne des circuits du générateur :
- Laisser la machine réaliser son auto-désinfection.

DYSKALIÉMIES

FICHE MALADIE

DÉFINITION

Il s'agit d'une augmentation (> 5 mmol/L) ou d'une diminution (< 3,5 mmol/L) excessive de la concentration plasmatique du potassium. Le potassium (K^+) est le principal cation intracellulaire, tandis que le principal cation extracellulaire est le sodium (Na^+). Une pompe (Na/K-ATPase) permet de maintenir cet important gradient de concentration entre les milieux intracellulaire et extracellulaire.

Le maintien de la kaliémie dans une fourchette étroite s'explique par :

- la mise en place d'un équilibre entre les apports alimentaires et les pertes rénales et digestives de K^+ sur le long terme ;
- les ajustements rapides dépendant des transferts transcellulaires de K^+. Trois facteurs stimulent l'entrée des ions K^+ dans les cellules :
  - la stimulation β_2-adrénergique ;
  - l'insuline ;
  - le pH alcalin.

CAUSES ET MÉCANISMES

Cf. tableau, p. 1014.

TRAITEMENT

HYPERKALIÉMIE

▶ Traitement ambulatoire

Conditions nécessaires :

- K^+ < 6 mmol/L ;
- ECG normal ;
- étiologie identifiée et contrôlée.

Prescriptions :

- Éviction des aliments riches en K^+.
- Arrêt des médicaments hyperkaliémiants.
- Traitement hypokaliémiant :
  - correction d'une éventuelle acidose par eau de Vichy ;
  - résine hypokaliémiante échangeuse d'ions ;
  - diurétique de l'anse.

▶ Traitement hospitalier

Il est impératif si :

- K^+ > 6 mmol/L ;
- ECG anormal ;
- étiologie indéterminée ou non contrôlée.

Un traitement étiologique est indispensable. En attendant sa mise en place, un traitement symptomatique doit être entrepris en urgence :

- Surveillance scopique en milieu intensif.
- Prévention des troubles du rythme cardiaque : gluconate de calcium 10% (1 amp. IVL) ; il y a contre-indication en cas de traitement digitalique.
- Mesures à effet transitoire (agissant par transport intracellulaire du K^+) mais rapide (30 min) :
  - alcalinisation par 500 cc bicarbonate de sodium 4,2 % IV, 15 min ;
  - perfusion IV 30 min de 500 cc de glucosé à 30 % avec 30 UI d'insuline ;
  - perfusion IVSE d'agents β_2-mimétiques (salbutamol).
- Ces mesures ont pour but de gagner du temps pour organiser la mise en place des mesures permettant une véritable déplétion en K^+, mais d'effet lent (> 2 h) :
  - résine hypokaliémiante échangeuse d'ions (*per os* et lavement) ;
  - épuration extra-rénale (hémodialyse).

HYPOKALIÉMIE

▶ Traitement ambulatoire

Un traitement préventif par sels de potassium *per os* est souvent utile chez les patients soumis à un traitement hypokaliémiant (corticoïdes ou diurétiques).

▶ Traitement hospitalier

Il est impératif si

- K^+ < 2,5 mmol/L ;
- ECG anormal ;
- patient porteur d'une cardiopathie ou sous digitaliques.

Il faut déterminer la cause et la traiter.

Prescriptions :
• Surveillance scopique en milieu intensif.
• Prévention des troubles du rythme cardiaque : arrêt des digitaliques et des médicaments allongeant le QT.
• Arrêt des médicaments hypokaliémiants.
• Corriger le déficit en K^+.

Étiologie des dyskaliémies

	HYPERKALIÉMIE	HYPOKALIÉMIE
Étiologie	Fausses hyperkaliémies : garrot trop serré ou hémolyse *in vitro* Transfert extracellulaire : • acidose • cytolyse massive (rhabdomyolyse, lyse tumorale après chimiothérapie) • carence en insuline • médicaments : intoxication aux digitaliques, β-bloquants Surcharge exogène : perfusions IV ou apports oraux Défaut d'excrétion rénale : • insuffisance rénale • déficit en minéralocorticoïdes • médicaments : amiloride, spironolactone, IEC, ARA II, AINS	Apports insuffisants : régime, anorexie Transfert intracellulaire : • alcalose • insulinothérapie • stimulation β_2-adrénergique • médicaments : intoxication à la chloroquine ou à la théophylline, vitamine B12, GM-CSF, dérivés adrénergiques Pertes rénales : • néphropathie interstitielle • tubulopathies : nécrose tubulaire, acidose tubulaire distale, syndrome de Barrter, syndrome de Gitelman • polyurie : lever d'obstacle ou charge osmotique • hyperaldostéronisme • syndrome de Cushing • médicaments : diurétiques (acétazolamide, diurétiques de l'anse et thiazidiques), corticothérapie • toxiques : pénicilline, amphotéricine B, lithium, cisplatine • Pertes digestives : • hautes : vomissements, aspiration gastrique • basses : diarrhée, prise de laxatifs Pertes cutanées : brûlures étendues, sudation
Ionogramme sanguin	$K^+ > 5$ mmol/L	$K^+ < 3{,}5$ mmol/L

Correction du déficit en potassium

	VOIE ORALE	VOIE IV
Conditions	Pas d'anomalie ECG Pas de trouble digestif Pas de paralysie	Contre-indications à la voie orale
Précautions	–	Surveillance scopique +++ Jamais en IVD Ne pas dépasser 1,5 g/h Veinotoxique : ne pas dépasser des concentrations de 4 g/L
Traitement	Aliments riches en K^+ Sels de K^+ (chlorure de potassium) *per* os, 1 à 6 gélules/j en 2 à 3 prises à la fin des repas	Chlorure de potassium dilué dans du sérum salé (ou du glucosé) isotonique

PRONOSTIC

Les dyskaliémies sont des pathologies potentiellement graves, car elles peuvent se compliquer de troubles du rythme et/ou de la conduction cardiaque, pouvant conduire au décès du patient, en particulier lorsqu'il existe une cardiopathie sous-jacente.

Elles nécessitent donc une prise en charge en urgence et une surveillance rapprochée.

Il faut se souvenir que la survenue de complications cardiaques au cours d'une dyskaliémie dépend non seulement de son importance mais aussi de sa vitesse d'installation.

FICHE INFIRMIÈRE

EXAMENS

Biologiquement, la dyskaliémie est confirmée par la présence sur l'ionogramme sanguin de :

- kaliémie > 5 mmol/L : c'est une hyperkaliémie ;
- kaliémie < 3,5 mmol/L : c'est une hypokaliémie.

Il est important de noter qu'une hyperkaliémie peut être un artefact lié à l'hémolyse : veiller à prélever l'ionogramme rapidement après la mise en place du garrot voire, parfois, effectuer le prélèvement sanguin sans garrot.

L'investigation d'une dyskaliémie comporte : le dosage de la créatinine, la mesure de la kaliurése sur 24 h (effectuer le recueil des urines de 24 h), la gazométrie artérielle.

Dans certains cas, on sera amené à demander des dosages hormonaux : aldostéronémie, activité rénine plasmatique, cortisolémie, cortisolurie, aldostéronurie.

> Dans tous les cas de figures de dyskaliémie, il faut :
> - Réaliserunélectrocardiogramme : la dyskaliémie entraîne des troubles myocardiques et leur expression est essentiellement électrocardiographique (onde T ample, pointue, symétrique dans l'hyperkaliémie, élargissement du complexe QRS qui marque un trouble de la conduction intraventriculaire).
> - Être alerte sur les signes cliniques correspondant aux anomalies de la conduction, qui surviennent tardivement mais brutalement : collapsus, arrêt circulatoire.
> - Mettre le patient sous scope.

SURVEILLANCE DU TRAITEMENT

SOINS-TRAITEMENT

Expliquer et surveiller le traitement.

Hyperkaliémie sévère

Mise en place d'une ou deux voies d'abord veineux selon les thérapeutiques à administrer (ce qui permet d'éviter l'incompatibilité IV du bicarbonate de sodium avec l'adrénaline, l'atropine, l'*ISUPREL* et de nombreux autres médicaments).

Application de la prescription médicale sous surveillance scopique.

Hyperkaliémie modérée

Assurer l'administration *per os* ou par voie rectale de résine hypokaliémiante échangeuse d'ions *KAYEXALATE* : à diluer dans 150-200 mL d'eau car elle se dissout difficilement. Dans le cas d'un lavement, il doit être conservé par le patient suffisamment longtemps pour être efficace. Le délai d'action rectale est de 120 min. Effectuer un lavement de rinçage afin d'éviter l'occlusion.

Hypokaliémie modérée

Délivrer les gélules de sels de potassiums, *DIFFU-K, KALEORID* ; surveiller les risques d'ulcérations digestives.

> L'hyperkaliémie sévère nécessite la mise en place de thérapeutique rapide car elle met en jeu le pronostic vital du patient. Dans les hyperkaliémies menaçantes, la non-normalisation est une indication d'épuration extra-rénale. C'est la seule thérapeutique capable de corriger rapidement une hyperkaliémie, la correction des troubles du rythme ne prenant que quelques minutes. Cette technique d'épuration nécessite une mise en œuvre et une surveillance particulière (*cf.* Insuffisance rénale chronique, p. 1029).

EFFICACITÉ DU TRAITEMENT

L'efficacité thérapeutique est contrôlée par les ionogrammes sanguins répétés à un rythme variable.

EFFETS INDÉSIRABLES

- Le chlorure de potassium est veinotoxique : s'assurer de sa bonne dilution.
- La dyskaliémie étant le plus souvent asymptomatique, surveiller une diminution ou une augmentation trop brutale du taux de potassium chez le patient en surveillance scopique.
- Attention aux patients en acidocétose diabétique ou en hyperglycémie sans cétose : le traitement par insuline et réhydratation exacerbent l'hypokaliémie.

> Ne jamais injecter de chlorure de potassium en IVD : il y a risque d'arrêt cardiaque. Respecter la dose maximale de 1,5 g/h.

ÉDUCATION ET CONSEILS

L'éducation consiste en l'apport de conseils hygiéno-diététique :

- Éviter la consommation de laxatifs et de diurétiques sans prescription médicale.
- Limiter la consommation de potassium alimentaire pour les patients IRC ou dialysés (*cf.* Fiche technique, ci-dessous).

FICHE TECHNIQUE

APPORT DE POTASSIUM

L'apport alimentaire normal en potassium est de 5 g/j. Pour le patient IRC, il doit être de 2 à 2,5 g (51 à 64 mEq).

Pour éviter l'hyperkaliémie, des conseils précis sont donnés sur :

- le choix des aliments ;
- le mode de préparation et de cuisson des légumes verts.

Choix des aliments

- Supprimer la consommation de certains aliments richement concentrés en potassium (*cf.* tableau, ci-dessous) :
  – chocolats, cacao, céréales, pain complet, potages, sel de régime ;
  – fruits : fruits secs, oléagineux, avocats, banane ;
  – jus de fruits ;
  – légumes secs.
- Limiter la consommation de légumes surgelés, pommes de terre 3 fois/semaine.
- Par jour, sont autorisés :
  – 1 crudité légume (100 g) ;
  – 1 légume vert cuit (200 g) ou pommes de terre (150 g).
- Pâtes, riz ou semoule à consommer 1 repas sur 2.

Mode de préparation des aliments

Pour favoriser la perte en potassium, il faut conseiller :

- d'éplucher et de couper en morceaux les légumes verts et les pommes de terre ;
- de les faire tremper au moins 2 h (le potassium est hydrosoluble) ;
- de les cuire dans une grande quantité d'eau (éviter la cuisson vapeur, friture, micro-ondes) ;
- de ne pas consommer l'eau de cuisson (bouillon, potage).

Aliments riches en potassium

Aliments	Teneur moyenne (mg/100 g)
Légumes crus	270 mg (concombre : 150 mg, fenouil cru : 473 mg)
Légumes cuits	220 mg (chou vert cuit : 99 mg, blettes cuites : 473 mg)
Légumes secs	320 mg (lentilles cuites : 276 mg, haricots blancs cuits : 460 mg)
Pomme de terre	530 mg (pommes dauphines : 147 mg, chips : 1 190 mg)
Fruits secs	975 mg (dattes : 677 mg, abricots secs : 1 520 mg)
Fruits oléagineux	700 mg (noix : 480 mg, pistache : 1 050 mg)
Avocat	520 mg
Châtaigne	500 mg
Fruits frais	220 mg (myrtilles : 68 mg, bananes : 385 mg)
Cacao	1 920 mg
Chocolat	365 mg
Farine de soja	1 740 mg
Ketchup	480 mg
Potage	130 mg (poireaux, pommes de terre : 125 mg, velouté de tomates : 140 mg)

FICHE PHARMACOLOGIE

RÉSINES HYPOKALIÉMIANTES

■ Polystyrène sulfonate de sodium

KAYEXALATE					
Traitement initial : 1 à 4 c-mes./j ou en lavement (à garder 6 h, renouvelable) de 60 g dilués dans 100 mL de soluté glucosé à 10 % Traitement d'entretien (insuffisant rénal chronique, dialysé) : posologie variable (entre 3 c-mes./sem. et 2 c-mes./j)	30 c-mes. 15 g (boîte 450 g)	26,81	II	65 %	0,89

■ Polystyrène sulfonate de calcium

RESIKALI					
Idem *KAYEXALATE*	25 c-mes. 20 g (boîte 500 g)	24,81	II	65 %	0,99

Propriétés

Résines échangeuses de cations non résorbées, échangeant dans le tube digestif (côlon) potassium contre sodium (polystyrène de sodium) ou calcium (polystyrène de calcium). Efficacité retardée (3 à 4 h), permettant un abaissement progressif et transitoire de la kaliémie de 0,5 à 1,5 mmol/L.

Indications

Traitement des hyperkaliémies non menaçantes, au cours de l'insuffisance rénale aiguë ou chronique.

Contre-indications

Hypercalcémie (pour le polystyrène de calcium).
Hypokaliémie.

Précautions d'emploi

En cas de traitement prolongé (insuffisant rénal chronique, dialysé), surveiller régulièrement la kaliémie, la magnésémie, la phosphorémie (et la calcémie pour le polystyrène de calcium).
Un traitement préventif de la constipation est préconisé (sorbitol *per os*) afin d'éviter occlusion et hyperabsorption sodée (pour le polystyrène de sodium).

Effets indésirables

Troubles digestifs : constipation le plus souvent, avec risque de fécalome ; parfois nausées ou gastralgies.
Hypokaliémie (par surdosage).
Hypercalcémie (polystyrène de calcium, surtout en cas de traitement simultané par la **vitamine D**).
Surcharge sodée (polystyrène de sodium, surtout en cas de ralentissement du transit digestif chez l'insuffisant cardiaque).

POTASSIUM

Potassium chlorure

DIFFU-K					
Hypokaliémie Traitement préventif : 16 à 24 mmol/j, soit 2 à 3 gél./j Traitement curatif : 40 à 96 mmol/j, soit 5 à 12 gél./j À répartir en 2 à 3 prises/j	40 gél. 8 mmol (600 mg)	1,87		65 %	0,05
KALEORID LP					
Idem *DIFFU-K*	30 cp. 8 mmol (600 mg) 30 cp. 13,4 mmol (1 g)	1,45 1,95		65 % 65 %	0,05 0,07

Potassium gluconate

POTASSIUM H2 PHARMA					
10 mmol (375 mg)/càs Hypokaliémie, traitement préventif : 1 à 4 càs/j	1 fl. 200 mL (25 mg/mL)			NR	

Potassium chlorure + potassium glycérophosphate

POTASSIUM LIBERTY PHARMA					
Hypokaliémie Traitement curatif : 4 à 8 càs ou sach.-doses/j Traitement préventif : 1 à 2 càs ou sach.-doses/j À répartir en 2 à 3 prises/j en fin de repas	1 fl. sirop 200 mL 3 % 1 fl. sirop 250 mL 3 % 20 sach.-doses 440 mg/15 mL	 2,02 2,35	I I I	NR 65 % 65 %	 2,02 0,12

Propriétés

Cf. Dyskaliémies.

Indications

Hypokaliémies : traitement curatif ou préventif (coprescription avec **diurétiques hypokaliémiants** ou **corticoïdes** ou **laxatifs**).

Contre-indications

Hyperkaliémie ; coprescription avec **diurétiques épargneurs de potassium** (sauf hypokaliémie ou contrôle strict de la kaliémie).

Précautions d'emploi

Prudence (risque d'hyperkaliémie) : insuffisance rénale sévère, syndromes addisoniens, diabète non contrôlé, myotonie congénitale. Contrôle de la kaliémie avant et pendant le traitement.

Cp. : ingérer debout ou assis, avec de l'eau.

Sirop : diluer la dose dans un grand verre d'eau.

Voie veineuse : ne jamais dépasser 1 g/h ; jamais d'injection intraveineuse directe (IVD) sinon risque de mort subite par arrêt cardiaque ; voie périphérique : dilution dans un soluté salé ou glucosé isotonique, avec concentration ≤ 4 g/L sur une veine périphérique. Préférer le chlorure de potassium en cas d'alcalose associée.

Effets indésirables

Voie orale : nausées, gastralgies, vomissements, diarrhée, voire ulcérations gastro-intestinales à fortes doses.

Voie veineuse : irritation veineuse (concentrations élevées) ; risque de mort subite (perfusion trop rapide).

Interactions médicamenteuses

L'association aux **diurétiques hyperkaliémiants** est contre-indiquée, sauf en cas d'hypokaliémie : dans ce cas un contrôle hebdomadaire de la kaliémie est initialement souhaitable le 1er mois.

L'association aux **inhibiteurs de l'enzyme de conversion, antagonistes des récepteurs de l'angiotensine II** et aux **inhibiteurs de calcineurine** (ciclosporine et tacrolimus) est déconseillée, en particulier en cas d'insuffisance rénale, sauf en cas d'hypokaliémie.

DIURÉTIQUES DE L'ANSE

■ Furosémide ©

LASILIX FAIBLE					
1 à 2 cp./j en 1 à 2 prises	30 cp. séc. 20 mg 100 cp. séc. 20 mg	1,35 HOP	II II	65 %	0,05
LASILIX					
Œdèmes d'origine cardiaque, hépatique ou rénale	30 cp. séc. 40 mg	2,10	II	65 %	0,07
A. : ½ à 1 cp./j si modérés, 2 à 4 cp./j en 2 prises si importants E. : 1 à 2 mg/kg/j en 1 à 2 prises HTA A. Posologie initiale : ½ cp./j en 1 prise le matin, posologie d'entretien : 1 à 4 cp./j	100 cp. séc. 40 mg	HOP	II		
A. : 20 mg soit 2 mL/j à 80 mg soit 8 mL répartis en 1 à 2 prises E. et N. : 1 à 2 mg/kg/j en 1 à 2 prises	60 mL sol. buv. 10 mg/mL	9,70	II	65 %	0,16
A. : 2 à 3 amp./j IM ou IVL à renouveler en cas de résultat insuffisant E. : 0,5 à 1 mg/kg/j IM ou IVL	1 amp. 20 mg/2 mL	1,11	II	65 %	1,11
LASILIX RETARD					
1 à 2 gél./j en 1 à 2 prises	30 gél. LP 60 mg 100 gél. LP 60 mg	3,71 HOP	II II	65 %	0,12
LASILIX SPÉCIAL					
250 à 1 500 mg/j 250 à 1 500 mg/j Voie parentérale : IVL toutes les 4 à 6 h, perf. continue IVSE	30 cp. séc. 500 mg 100 cp. séc. 500 mg 6 amp. 250 mg/25 mL	15,80 HOP HOP	II II II	65 %	0,53

■ Bumétanide

BURINEX					
0,5 à 6 mg/j	30 cp. séc. 1 mg 30 cp. 5 mg	3,62 15,15	II II	65 % 65 %	0,12 0,50
OAP et urgence hypertensive : 1 amp., renouvelable à la demande toutes les 20 min jusqu'à 30 mg/j	5 amp. IV 2 mg/4 mL	6,49	II	65 %	1,30

■ Pirétanide

EURELIX					
HTA : 1 gél./j	30 gél. LP 6 mg	6,19	II	65 %	0,21

Propriétés

Sulfamides diurétiques inhibant au niveau de la branche ascendante de l'anse de Henle la réabsorption du NaCl. Les **diurétiques de l'anse** ont une puissance dose-dépendante, et sont les seuls **diurétiques** couramment utilisables en situation d'insuffisance rénale avancée (ClCr < 50 mL/min), moyennant l'utilisation de fortes doses.

Indications

Voie orale : syndromes œdémateux d'origine rénale ou hépatique ou cardiaque, HTA, insuffisance cardiaque congestive.
Voie parentérale : œdème aigu du poumon, encéphalopathie hypertensive, rétentions hydrosodées sévères d'origine cardiaque, rénale ou hépatique, hypercalcémies sévères.

Contre-indications

Hypersensibilité aux **sulfamides.**
Encéphalopathie hépatique.
Insuffisance rénale par obstruction urinaire.
Insuffisance rénale aiguë fonctionnelle pour le **furosémide.**
Déshydratation extracellulaire, hypovolémie.
Hyponatrémie sévère, hypokaliémie sévère pour le **furosémide.**
Grossesse : pour **bumétanide** et **pirétanide** ; **furosémide** utilisable dans des circonstances exceptionnelles.
Allaitement : déconseillé.

Précautions d'emploi

Insuffisance rénale aiguë : écarter la possibilité d'une cause obstructive.
Surveillance biologique régulière (kaliémie, natrémie, créatininémie) en début de traitement.
Prudence particulière en cas de cirrhose (risque d'encéphalopathie hépatique), de coprescription de **digitaliques**, produits hypokaliémiants ou **antiarythmiques** (en particulier chez les sujets cirrhotiques, insuffisants cardiaques ou dénutris : risque de troubles du rythme sévères et de torsades de pointes).
Diabète : risque de déséquilibre glycémique faible lorsque les posologies habituelles sont employées.
Interrompre 24 h avant un examen iodé avec réhydratation avant administration du produit iodé si nécessaire.

Effets indésirables

Déshydratation extracellulaire puis globale (avec hypernatrémie) en cas de surdosage (interrompre, réhydrater).
Hypokaliémie : rare lorsque les doses employées sont modérées.
Risque d'encéphalopathie hépatique chez le cirrhotique.
Élévation (inconstante et modérée) de la glycémie, des lipides plasmatiques et de l'uricémie (± crises de goutte) ne devant pas faire interrompre le traitement.

Interactions médicamenteuses

Associations déconseillées : lithium (risque de surdosage), médicaments entraînant des torsades de pointes, médicaments hypokaliémiants.
Associations à manier avec prudence : **AINS, IEC, ARA II**, produits de contraste iodés, aminosides injectables (risque d'insuffisance rénale aiguë, majoration du risque d'ototoxicité), **corticostéroïdes, diurétiques**, **laxatifs** stimulants (risque d'hypokaliémie), metformine (risque d'acidose lactique), **antidépresseurs tricycliques, antipsychotiques** et **alphabloquants** (risque d'hypotension orthostatique), médicaments hyponatrémiants.
Phénytoïne : diminution de l'activité du diurétique (50 %).
Antiacides (diminution de l'absorption du furosémide) : respecter un intervalle de 2 h entre les prises.

DIURÉTIQUES THIAZIDIQUES

■ Hydrochlorothiazide ©

ESIDREX					
HTA : ½ à 1 cp./j Œdèmes : 1 à 4 cp./j, max : 8 cp./j	30 cp. séc. 25 mg 90 cp. séc. 25 mg	1,49 3,63	II II	65 % 65 %	0,05 0,04

■ Indapamide ©

FLUDEX					
HTA : 1 cp. le matin Max : 2,5 mg/j	30 cp. LP 1,5 mg 90 cp. LP 1,5 mg 100 cp. LP 1,5 mg 30 cp. 2,5 mg	4,14 11,53 HOP 10,13	II II II II	65 % 65 % 65 %	0,14 0,13 0,34

Propriétés

Sulfamides diurétiques inhibant la réabsorption tubulaire de NaCl au niveau du segment cortical de dilution.

Indications

Hypertension artérielle.
Syndromes œdémateux d'origine rénale, hépatique, cardiaque.
Diabète insipide néphrogénique (hors AMM).
Hypercalciurie symptomatique (hors AMM).

Contre-indications

Hypersensibilité aux **sulfamides**.
Insuffisance rénale sévère, anurie.
Encéphalopathie hépatique.
Grossesse : contre-indiqué.
Allaitement : déconseillé.

Précautions d'emploi

Inefficaces en cas d'insuffisance rénale chronique avancée (ClCr < 50 mL/min).
Surveillance biologique régulière (kaliémie, natrémie, créatininémie) en début de traitement.
Prudence particulière en cas de cirrhose (risque d'encéphalopathie hépatique), ou de coprescription de **digitaliques**, produits hypokaliémiants ou antiarythmiques (en particulier chez les sujets cirrhotiques, insuffisants cardiaques ou dénutris : risque de troubles du rythme sévères et de torsades de pointes).
Risque de déséquilibre diabétique faible lorsque les posologies habituelles sont employées.
Interrompre 24 h avant un examen iodé avec réhydratation si nécessaire.

Effets indésirables

Hyponatrémie + déshydratation extracellulaire.
Hypokaliémie : risque faible (< 5 %) avec les doses actuellement préconisées dans le traitement de l'HTA.
Risque d'encéphalopathie hépatique chez le cirrhotique.
Élévation (inconstante et modérée) de la glycémie, des lipides plasmatiques et de l'uricémie (± crises de goutte) ne devant pas faire interrompre le traitement.
Élévation (inconstante et modérée) de la calcémie.
Nausées, constipation, céphalées, paresthésies, flou visuel.
Photosensibilité.
Syndrome de détresse respiratoire aiguë.

Interactions médicamenteuses

Associations déconseillées : lithium (risque de surdosage) ; médicaments entraînant des torsades de pointes.
Associations à manier avec prudence : **AINS**, **IEC**, **ARA II**, produits de contraste iodés (risque d'insuffisance rénale aiguë) ; **corticostéroïdes**, **diurétiques**, **laxatifs** stimulants (risque d'hypokaliémie), metformine (risque d'acidose lactique), **antidépresseurs tricycliques** et **antipsychotiques** (risque d'hypotension orthostatique), calcium (risque d'hypercalcémie).

DIURÉTIQUES ANTIALDOSTÉRONES

■ Spironolactone ©

ALDACTONE					
Per os E. : 1,5 à 3 mg/kg/j en 1 à 2 prises jusqu'à 100 mg/j A. : 50 à 300 mg/j	30 cp. séc. 25 mg	3,63	II	65 %	0,12
	90 cp. séc. 25 mg	9,97	II	65 %	0,11
	100 cp. séc. 25 mg	HOP	II		
	30 cp. séc. 50 mg	7,04	II	65 %	0,23
	90 cp. séc. 50 mg	8,32	II	65 %	0,09
	100 cp. séc. 50 mg	HOP	II		
	30 cp. séc. 75 mg	10,33	II	65 %	0,34
	90 cp. séc. 75 mg	10,53	II	65 %	0,12
	100 cp. séc. 75 mg	HOP	II		

■ Potassium canrénoate

SOLUDACTONE					
IVL ou perfusion : 200 à 800 mg/j	5 fl. 100 mg	HOP	I		
	5 fl. 200 mg	HOP	I		

■ Éplérénone ©

INSPRA					
Réservé au traitement de l'insuffisance cardiaque post-infarctus ou avec une fonction systolique ventriculaire gauche diminuée 50 mg/j Posologie à atteindre progressivement en 4 sem. et à adapter en fonction de la kaliémie Débuter p. ex. à 25 mg 1 j/2	30 cp. 25 mg	29,94	I	65 %	1,00
	50 cp. 25 mg	HOP	I		
	90 cp. 25 mg	84,59	I	65 %	0,94
	30 cp. 50 mg	29,94	I	65 %	1,00
	50 cp. 50 mg	HOP	I		
	90 cp. 50 mg	84,59	I	65 %	0,94

Propriétés

Diurétiques épargneurs de potassium : antagonisme compétitif des récepteurs tubulaires de l'aldostérone.

Indications

Traitement de l'hyperaldostéronisme primaire par hyperplasie bilatérale des surrénales.

Hypertension artérielle essentielle.

Hypokaliémies modérées liées à un traitement diurétique (de l'anse, thiazidique).

Œdèmes avec hyperaldostéronisme secondaire : syndrome néphrotique, cirrhose décompensée, rétention hydrosodée de l'insuffisance cardiaque, œdèmes cycliques idiopathiques.

Traitement adjuvant de la myasthénie.

Canrénoate de potassium : chirurgie en prophylaxie des troubles électrolytiques post-opératoires et des troubles du rythme secondaires.

Éplérénone : traitement adjuvant de l'insuffisance cardiaque post-infarctus ou de classe NYHA II avec dysfonction systolique ventriculaire gauche (FEVG ≤ 40%).

Contre-indications

Insuffisance rénale sévère ou aiguë. Hyperkaliémie. Association au **potassium** ou à d'autres produits hyperkaliémiants (sauf hypokaliémie).

Insuffisance hépatique terminale. Hypersensibilité connue à la **spironolactone**.

Troubles graves de la conduction atrioventriculaire.

Grossesse : contre-indiqué.

Allaitement : déconseillé (passage dans le lait maternel, réduction de la lactation).

Précautions d'emploi

Surveillance régulière de la kaliémie (avant le début du traitement, puis 15 j après et à chaque augmentation de posologie) et des fonctions rénales et hépatiques (notamment chez les diabétiques, sujets âgés ou traités par un **diurétique** puissant).

Éviter chez les cirrhotiques avec natrémie < 130 mmol/L et chez les sujets susceptibles de présenter une acidose.

Effets indésirables

Hyperkaliémie. Risque de déshydratation faible. Effets endocriniens chez l'homme (gynécomastie dose-dépendante le plus souvent réversible, impuissance), et chez la femme (troubles du cycle menstruel). Nausées, vomissements, diarrhée. Réactions cutanées allergiques. Somnolence, céphalées.

Interactions médicamenteuses

Associations contre-indiquées du fait du risque d'hyperkaliémie (sauf en cas d'hypokaliémie chronique) : **potassium, diurétiques hyperkaliémiants** (amiloride, triamtérène), **IEC, ARA II,** inhibiteurs puissants du CYP3A4 **(antifongiques azolés,** ritonavir, clarithromycine) avec l'éplérénone.

Association spironolactone + mitotane contre-indiquée (perte de l'activité du mitotane).

Association déconseillée : lithium.

Associations à utiliser avec précautions : **AINS, produits de contraste iodés, biguanides, diurétiques hypokaliémiants, antidépresseurs tricycliques, antipsychotiques.**

DIURÉTIQUES HYPERKALIÉMIANTS

■ Amiloride

MODAMIDE					
1 à 6 cp./j en 1 à 2 prises	30 cp. 5 mg	2,25	II	65 %	0,07

■ Triamtérène + hydrochlorothiazide

PRESTOLE					
HTA : 1 gél./j	30 gél. 50 mg/25 mg	4,79	II	65 %	0,16

■ Furosémide + amiloride

LOGIRÈNE					
Œdèmes de l'insuffisance cardiaque : 1 à 2 cp./j	30 cp. séc. 40 mg/5 mg	5,15	I	65 %	0,17

■ Amiloride + hydrochlorothiazide ©

AMILORIDE/HYDROCHLOROTHIAZIDE					
HTA, syndromes œdémateux : ½ à 1 cp./j, max : 4 cp./j	30 cp. 5 mg/50 mg	2,35	I	65 %	
	90 cp. 5 mg/50 mg	6,1	I	65 %	

■ Altizide + spironolactone ©

ALDACTAZINE					
HTA : ½ à 1 cp./j Œdèmes d'origine cardiaque et rénale : 3 à 4 cp./j en traitement d'attaque, puis diminution à 1 à 2 cp./j Œdèmes d'origine hépatique : 4 à 6 cp./j en traitement d'attaque, puis diminution à 1 à 2 cp./j	30 cp. séc. 15 mg/25 mg 90 cp. séc. 15 mg/25 mg 100 cp. séc. 15 mg/25 mg	2,88 7,69 HOP	II II II	65 % 65 %	0,10 0,09

Propriétés

Diurétiques épargneurs de potassium dont l'action se situe au niveau du tube distal des tubules rénaux et est indépendante de l'aldostérone.

Indications

Complément des **diurétiques hypokaliémiants.** Hypertension artérielle secondaire à un syndrome de Liddle (mutations activatrices du canal sodium épithélial).
Hypertension artérielle par hyperaldostéronisme primaire (en particulier hyperplasie bilatérale des surrénales chez l'homme).
Ascite et œdèmes des cirrhotiques.
Insuffisance cardiaque congestive.

Contre-indications

Hyperkaliémie, association au **potassium.**
Insuffisance rénale, insuffisance hépatocellulaire avancée.
Hypersensibilité connue aux différents produits.
Triamtérène : carence en folates.
Grossesse : contre-indiqué.
Allaitement : éviter (passage dans le lait maternel, réduction de la lactation).
Éviter chez l'enfant.

Précautions d'emploi

Éviter chez les cirrhotiques avec natrémie ≤ 125 mmol/L et chez les sujets susceptibles de présenter une acidose.
Surveillance régulière de la kaliémie, des fonctions rénale et hépatique (notamment chez les diabétiques, les sujets âgés ou traités par un **diurétique** puissant), et de la NFS en cas d'utilisation prolongée du triamtérène.

Effets indésirables

Hyperkaliémie (principalement en cas de surdosage, d'insuffisance rénale ou de diabète déséquilibré).
Risque de déshydratation faible (sauf surdosage).
Encéphalopathie chez les cirrhotiques.
Troubles digestifs (anorexie, nausées, vomissements, douleurs abdominales, diarrhée ou constipation), réactions cutanées allergiques.
Triamtérène : possibilité d'anémie mégaloblastique par carence en folates et de lithiase urinaire médicamenteuse.

Interactions médicamenteuses

Associations contre-indiquées du fait du risque d'hyperkaliémie (sauf en cas d'hypokaliémie chronique) : **potassium, diurétiques hyperkaliémiants (antialdostérones)** et **IEC.**
Association déconseillée : lithium, **immunosuppresseurs anticalcineurines** (tacrolimus, ciclosporine).
Associations à utiliser avec précautions : **AINS, produits de contraste iodés, biguanides, diurétiques hypokaliémiants, antidépresseurs tricycliques, antipsychotiques.**

ASSOCIATIONS DE DIURÉTIQUES

Les associations de diurétiques (**diurétique de l'anse ou thiazidique + diurétique épargneur de potassium**) offrent deux avantages :
- une action complémentaire (sur 2 sites tubulaires différents) qui rend l'action salidiurétique plus efficace ;
- des effets opposés sur la kaliémie, qui ne dispensent toutefois pas d'une surveillance prolongée (au long cours, quelques hypokaliémies ont pu être observées).

INSUFFISANCE RÉNALE

INSUFFISANCE RÉNALE AIGUË

FICHE MALADIE

DÉFINITION

L'insuffisance rénale aiguë (IRA) est définie par une diminution brutale du débit de filtration glomérulaire.

Devant un patient chez lequel on découvre une fonction rénale altérée, il n'est pas toujours simple de différencier IRA et IRC (*cf.* tableau, ci-dessous).

Devant un patient présentant une IRA, il faut :

• rechercher des éléments de gravitéjustifiant une prise en charge en urgence :
  – hyperkaliémie menaçante ;
  – œdème du poumon ;
  – HTA sévère ;
  – acidose métabolique sévère ;
• préciser les caractéristiques de la diurèse : prise en charge plus complexe en cas d'anurie ;
• éliminer un obstacle (IRA « post-rénale ») : prise en charge urologique.

Arguments en faveur du caractère aigu ou chronique de l'insuffisance rénale

AIGUË	CHRONIQUE
Créatininémie antérieure récente normale Reins de taille normale (échographie)	Reins de petite taille (échographie) ; sauf polykystose, amylose et diabète Hypocalcémie Anémie

CAUSES ET MÉCANISMES

L'étiologie des IRA se divise en trois catégories :
• les IRA « pré-rénales » (ou fonctionnelles) ;
• les IRA « parenchymateuses » ;
• les IRA « post-rénales ».

IRA « PRÉ-RÉNALES »

▶ **Physiopathologie**

La baisse de la perfusion rénale dépasse les capacités d'adaptation. Elle s'accompagne d'une hyperconcentration urinaire avec augmentation de la réabsorption de sodium et d'eau, ainsi que d'urée. Il en résulte une dissociation entre les élévations d'urée (+++) et de créatinine sériques (+). Si la situation perdure, l'insuffisance rénale aiguë « fonctionnelle » peut devenir « parenchymateuse » par l'apparition de lésions ischémiques de nécrose tubulaire aiguë.

▶ **Étiologie**

• Déshydratation extracellulaire sévère.
• Choc.
• Insuffisance cardiaque droite (tamponnade) ou globale.
• Syndrome hépato-rénal.
• Médicaments : IEC et/ou AINS en cas de sténose bilatérale des artères rénales ou de déshydratation.

IRA « PARENCHYMATEUSES »

Les mécanismes et les causes des IRA parenchymateuses sont très divers. Schématiquement, il faut retenir que 90 % d'entre elles résultent d'une nécrose tubulaire aiguë.

▶ **Nécrose tubulaire aiguë**

Elle est la conséquence de :
• choc ;
• myoglobinurie ;
• hémoglobinurie ;
• injection de produit de contraste iodé (chez un patient diabétique) ;
• aminosides.

Le diagnostic est en général évident. La réparation des lésions épithéliales demande 3 semaines en moyenne.

▶ Autres étiologies d'IRA parenchymateuses

Le diagnostic étiologique est souvent difficile, nécessitant une biopsie rénale. Les principales causes et mécanismes physiopathologiques sont les suivants :

- Obstructions tubulaires :
  - myélome ;
  - cristaux médicamenteux ;
  - syndrome de lyse tumorale.
- Néphropathies interstitielles aiguës :
  - immunoallergique ;
  - sarcoïdose ;
  - infectieuse.
- Néphropathies vasculaires aiguës :
  - embolie de cristaux de cholestérol ;
  - HTA maligne ;
  - syndrome hémolytique et urémique.
- Glomérulonéphrites aiguës :
  - glomérulonéphrites aiguës rapidement progressives (Wegener, polyangéite microscopique, syndrome de Goodpasture, idiopathique) ;
  - lupus ;
  - glomérulonéphrite aiguë post-infectieuse ;
  - cryoglobuline.

IRA « POST-RÉNALES »

▶ Physiopathologie

Un obstacle sur les voies excrétrices urinaires conduit à une augmentation de la pression d'amont s'opposant à la filtration rénale.

L'IRA « post-rénale » suppose un obstacle bilatéral ou unilatéral chez un patient ayant un rein unique.

▶ Étiologie

- Tumeur prostatique.
- Tumeur pelvienne.
- Tumeur rétropéritonéale.
- Lithiases urinaires.

À PART : LES IRA PAR OBSTRUCTION VASCULAIRE

L'atteinte vasculaire peut consister en :

- une obstruction artérielle (le plus souvent sur rein unique), résultant d'une thrombose sur sténose, d'une dissection de l'artère rénale ou d'une embolie d'origine cardiaque. Le diagnostic est assuré par l'échographie-Doppler et la revascularisation peut être proposée par voie endovasculaire ou chirurgicale ;
- une thrombose bilatérale des veines rénales : elle peut compliquer les syndromes néphrotiques profonds (en particulier si l'étiologie est une glomérulonéphrite extramembraneuse). Le diagnostic repose sur l'échographie-Doppler ou l'IRM. Le traitement consiste en une revascularisation endovasculaire suivie d'une anticoagulation efficace prolongée (héparine puis relais par antivitamine K).

TRAITEMENT

TRAITEMENT SYMPTOMATIQUE (COMMUN À TOUTES LES IRA)

▶ Régime

- 35 kCal/kg/j avec restriction protidique (0,8 g/kg/j).
- Supplémentation en vitamine B1 et B6.
- Contrôler les apports en K^+.
- Apports hydriques : diurèse + 500 mL/j.

▶ Prévention des ulcères gastriques de « stress »

Par inhibiteur de la pompe à proton.

▶ Épuration extra-rénale

Elle est menée par hémodialyse sur cathéter veineux central. Le rythme des séances est fonction de l'état d'hydratation, de l'existence d'une diurèse résiduelle et d'éventuels troubles électrolytiques. Les indications sont résumées dans le tableau suivant.

TRAITEMENT ÉTIOLOGIQUE

▶ IRA « pré-rénale »

L'objectif primordial est de rétablir une volémie normale : expansion volémique rapide par des solutés cristalloïdes (sérum salé isotonique), colloïdes (macromolécules) ou des dérivés du sang (en cas de choc hémorragique). Interrompre les traitements antihypertenseurs (en particulier les IEC) et les AINS.

▶ IRA « post-rénale »

Le traitement est réalisé en milieu urologique.

Indications d'épuration extra-rénale dans l'IRA

Arguments cliniques	Surcharge hydrosodée (œdème pulmonaire ou péricardite compressive) ; ++ si anurie Encéphalopathie Hémorragie digestive IRA en rapport avec un néphrotoxique dialysable
Arguments biologiques	Hyperkaliémie menaçante Urée > 35 mmol/L Acidose métabolique sévère (bicarbonates < 8 mmol/L)

La priorité est de lever rapidement l'obstacle. En fonction du siège (déterminé par l'échographie) :

- Obstacle sous-vésical :
  – sondage (contre-indiqué en cas de prostatite) ;
  – pose d'un cathéter sus-pubien sous anesthésie locale après contrôle de l'hémostase.
- Obstacle du haut appareil :
  – montée de sonde(s) endo-uréthérale(s) (« JJ ») sous anesthésie générale et antibioprophylaxie ;
  – néphrostomie percutanée sous guidage écho-graphique.

On doit prévenir la « levée d'obstacle » : surveillance horaire de la diurèse et compensation des pertes par un apport de sérum salé isotonique IV.

▶ IRA « parenchymateuse »

Devant une nécrose tubulaire aiguë, en cas d'anurie initiale, il est intéressant de tenter de relancer la diurèse (après normalisation de lavolémie et élimination d'un obstacle par une échographie) grâce à l'emploi de diurétique de l'anse à fortes doses. En cas de succès, les risques de surcharge hydrosodée diminuent de même que les besoins en séances d'hémodialyse.

PRONOSTIC

En milieu hospitalier, la prévalence de l'insuffisance rénale aiguë est estimée à 5 % mais on évalue à un tiers seulement la proportion des patients en IRA hospitalisés. Deux tiers des patients ont plus de 70 ans.

La mortalité globale est de 45 % et indépendante de l'âge. Elle dépend bien sûr de l'étiologie.

FICHE INFIRMIÈRE

EXAMENS

Les examens vont permettre d'étudier la fonction rénale :

- Sur prescription médicale, l'IDE réalisera un ionogramme sanguin.
- Le patient sera pesé tous les Jours.
- La diurèse sera notée avec précision.
- L'ECG sera réalisé à la recherche d'une complication cardiaque (conséquence de l'hyperkaliémie).
- La pression artérielle est surveillée plusieurs fois par Jour.
- La restriction hydrique est menée selon la prescription médicale.
- Un régime pauvre en potassium est instauré (interdiction de manger du chocolat, des fruits secs, des bananes).

SURVEILLANCE DU TRAITEMENT

EFFICACITÉ DU TRAITEMENT

- La perte de poids par la disparition des œdèmes montre l'efficacité du traitement.
- Le malade est moins essoufflé à l'effort.
- Les chiffres tensionnels se normalisent.
- La créatine baisse progressivement.

ÉDUCATION ET CONSEILS

Plusieurs cas d'insuffisance rénale pourraient être évités :

• Une hydratation importante est recommandée pour un sujet exposé à un produit de contraste iodé ou à des médicaments toxiques.

• Il faut éviter les associations médicamenteuses qui peuvent être toxiques pour le rein : par exemple, l'association de diurétiques, d'inhibiteurs de l'enzyme de conversion (IEC) et d'anti-inflammatoires non stéroïdiens.

INSUFFISANCE RÉNALE CHRONIQUE

FICHE MALADIE

DÉFINITIONS

Le rein assure de multiples fonctions dans l'organisme :

• Il épure le plasma des déchets résultant du métabolisme azoté. Cette fonction est estimée en pratique clinique par le calcul de la clairance de la créatinine grâce à la formule de Gault-Cockroft ou à la formule MDRD (*cf.* Fiche technique, p. 1035).

• Il maintient l'équilibre hydroélectrolytique et le pH du milieu intérieur.

• Il assure des fonctions endocrines essentielles pour :

– le métabolisme phosphocalcique (hydroxylation de la vitamine D3) ;

– le contrôle de la fabrication des globules rouges par la moelle osseuse (synthèse d'érythropoïétine).

L'insuffisance rénale chronique (IRC) est définie comme une réduction permanente du débit de filtration glomérulaire. Selon son importance, on distingue l'insuffisance rénale :

• débutante : clairance de la créatinine < 100 mL/min ;

• modérée : clairance de la créatinine < 60 mL/min ;

• sévère : clairance de la créatinine < 30 mL/min ;

• préterminale : clairance de la créatinine < 15 mL/min ;

• terminale : clairance de la créatinine < 10 mL/min.

CAUSES ET MÉCANISMES

ÉTIOLOGIE

Toutes les pathologies, primitives ou secondaires, ayant un retentissement sur l'une des parties du néphron (tubules, interstitium, glomérules ou vaisseaux) peuvent conduire au développement d'une IRC. Les principales causes d'IRC en France sont :

• Diabète : 21 %.

• Néphropathies vasculaires : 23 %.

• Glomérulonéphrites : 20 %.

• Polykystose : 8 %.

• Uropathies malformatives et néphropathies interstitielles chroniques : 14 %.

• Inconnues : 14 %.

PROGRESSION

Il est fondamental de bien comprendre qu'une fois l'IRC débutante constituée, el le va progresser inexorablement, parfois même si la pathologie causale est traitée. En effet, la perte d'une partie des néphrons entraîne la mise en place de mécanismes de compensation par le rein qui tente de maintenir son niveau de fonction en augmentant la charge de travail des néphrons restant. Cette adaptation s'avère délétère sur le long terme et conduit à un processus d'auto-aggravation.

ACUTISATION

L'aggravation brutale d'une IRC doit faire rechercher une cause d'altération dont le traitement précoce peut faire espérer un retour rapide à la fonction rénale antérieure. Cette démarche est systématique lorsqu'on découvre une fonction rénale altérée chez un patient dont on ne connaît pas de valeur antérieure de clairance de la créatinine.

Les principales causes d'acutisation sont résumées dans le tableau suivant.

Aggravation d'une IRC

FACTEURS DAGGRAVATION IATROGÈNES	FACTEURS DAGGRAVATION NON IATROGÈNES
Médicaments (aminosides, AINS, IEC) Hypovolémie : diurétique, régime sans sel Produits de contraste iodés (urographie intraveineuse, artériographie, scanner, cholangiographie) Intervention chirurgicale (hypotension, déshydratation, médicaments)	Infection Obstruction Hypovolémie : diurèse osmotique, troubles digestifs (nausées vomissements) Perturbations ioniques hypercalcémie, hypokaliémie, déficit ou excès en eau, hypoprotidémie HTA Insuffisance cardiaque Hypercatabolisme protidique : infection, hémorragie digestive, traumatisme

TRAITEMENT

DE L'IRC DÉBUTANTE À L'IRC PRÉTERMINALE

Le traitement de l'IRC est avant tout préventif, avec un triple objectif :

- faire parvenir les patients le plus tardivement possible au stade d'insuffisance rénale terminale, c'est-à-dire ralentir la progression de l'insuffisance rénale en contrôlant les facteurs responsables du déclin de la fonction rénale ;
- minimiser les conséquences du déclin de la fonction rénale ;
- préparer le patient au traitement de suppléance.

▶ Ralentir la progression de l'insuffisance rénale chronique

<u>*Corriger (si possible) la cause de l'IRC*</u>

Arrêt d'une intoxication, correction d'une uropathie obstructive, traitement d'une maladie de système.

<u>*Régime*</u>

Restriction protidique (0,8 mg/kg/j de protéine), augmentation de la ration glucidique et recours aux graisses polyinsaturées. Surveillance étroite de l'état nutritionnel (éviter impérativement la dénutrition).

<u>*Contrôle tensionnel*</u>

L'objectif tensionnel est de 120/75 mmHg.

<u>*Réduire le débit de protéinurie*</u>

On privilégiera les médicaments de la classe des IEC et des inhibiteurs des récepteurs de l'angiotensine II (ARA II) qui cumulent les effets anti-HTA et anti-protéinurique, ce qui potentialise leur effet néphroprotecteur.

Règles d'utilisation des IEC et ARA II dans l'IRC :

- Éliminer l'existence d'une sténose bilatérale des artères rénales.
- Éviction formelle des AINS.
- S'assurer que le patient est correctement hydraté et interrompre un traitement diurétique à l'introduction des IEC ou ARA II.
- Dose initiale faible.
- Surveillance de la fonction rénale et de la kaliémie.

> Attention ! L'utilisation de ces produits chez l'insuffisant rénal peut conduire à une aggravation de l'IRC.

▶ Minimiser les conséquences du déclin de la fonction rénale

<u>*Éviter les troubles hydroélectrolytiques*</u>

La plupart des IRC avancées s'accompagnent d'une polyurie. En laissant les apports hydriques libres, le patient pourra compenser ses pertes hydriques. Attention, cependant, en phase terminale les reins deviennent incapables d'excréter l'eau et une restriction hydrique est nécessaire pour prévenir une surcharge.

Le bilan sodé reste longtemps normal et une restriction en sel abusive peut conduire à ce stade à une hypovolémie aggravant la fonction rénale. Une prescription de 6 à 10 g de NaCl/j est de règle chez la majorité des patients en IRC modérée. Lorsque l'IRC devient préterminale, il faut réduire les apports (2 à 3 g NaCl/j) pour prévenir une surcharge hydrosodée.

Lorsque la fonction rénale devient < 15 mL/min, il faut prévenir le développement des hyperkaliémies en réduisant les apports alimentaires de K+ en introduisant des résines échangeuses d'ions (*cf.* Dyskaliémies, p. 1013).

Lorsque le taux plasmatique de bicarbonates devient < 20 mmol/L, une correction de l'acidose métabolique par l'apport *per os* de 2 à 4 g/j de **bicarbonate de sodium** est souhaitable (Vichy ou gélules).

Traitement de l'anémie

Au cours de l'IRC, une anémie normocytaire normochrome non régénérative apparaît. En plus de diminuer leur qualité de vie, elle est un facteur augmentant considérablement la mortalité cardiovasculaire des patients en IRC. L'objectif est de maintenir l'hémoglobinémie au-dessus de 10 g/dL (12 g/dL si le patient est diabétique ou insuffisant coronarien). Il faut :

- éliminer une cause associée et la traiter le cas échéant ;
- si la ferritinémie est < 150 µmol/L ou le coefficient de saturation < 20 %, supplémenter par du fer ferreux *per os* ;
- si, après 6 semaines, le malade reste sous la valeur cible d'hémoglobinémie malgré les mesures précédentes, introduire un traitement par érythropoïétine humaine recombinante ou stimulant de l'érythropoïèse (darbepoïetine) par voie SC en 1 à 3 injections/semaine.

Prévention de l'ostéodystrophie rénale

Des modifications complexes du métabolisme phosphocalcique surviennent précocement au cours de l'IRC. Elles sont responsables d'une fragilisation osseuse pouvant se compliquer de douleurs et/ou de fractures.

Dès que la clairance de la créatinine est < 50 mL/min, une surveillance de la calcémie, de la phosphorémie et de la PTH (parathormone) est souhaitable. Les objectifs sont : une calcémie normale, une phosphorémie < 1,5 mmol/Let une PTH inférieure à 3 fois la normale.

Les traitements disponibles sont :

- le **carbonate de calcium** *per os* : il normalise la calcémie en augmentant les apports et diminue la phosphorémie par chélation des phosphates alimentaires dans le tube digestif ;
- le **sevelamer** *per os* : il s'agit d'un chélateur digestif du phosphore non aluminique ;
- les dérivés de la **vitamine D** β-hydroxylés, qui permettent de faire baisser une PTH trop élevée et/ou d'augmenter une calcémie qui reste basse malgré la prise de **carbonate de calcium**. La **vitamine D** augmente l'absorption intestinale du calcium mais aussi des phosphates. Elle améliore aussi la minéralisation osseuse.

Crise de goutte secondaire

L'hyperuricémie qui accompagne l'IRC évoluée peut se compliquer de crises de goutte secondaires. Leur traitement repose sur la **colchicine** à dose adaptée. Après deux accès, il est légitime de proposer un traitement préventif hypo-uricémiant par allopurinol (penser à réduire la posologie chez le patient IRC).

Préparer le patient au traitement de suppléance

Une consultation spécialisée chez un néphrologue le plus tôt possible organisera le suivi et fournira au patient les informations nécessaires sur sa pathologie et les traitements. L'information de prédialyse précoce permet de débuter la dialyse chez un malade bien préparé médicalement et psychologiquement, en dehors du contexte d'urgence. Ceci permet d'une part l'amélioration du bien-être et de la qualité de vie du patient dialysé et, d'autre part, un gain d'ordre économique par le développement des différentes techniques de dialyse, d'une meilleure réhabilitation professionnelle et d'un taux moindre d'hospitalisation en début de traitement.

Les vaccinations, en particulier contre l'hépatite B, doivent être pratiquées précocement en raison d'une meilleure réponse vaccinale.

Le capital veineux doit être préservé au maximum en vue de la dialyse. En pratique : ne jamais faire de ponction veineuse sur le bras « faible » du patient (le bras gauche s'il est droitier et vice versa).

TRAITEMENT DE L'IRC TERMINALE

Quand débuter ?

C'est l'état clinique, et non les valeurs de clairance de la créatinine, qui dicte le moment du début du traitement de suppléance. Les indications à débuter le traitement de suppléance de l'IRC sont :

- Asthénie marquée.
- Encéphalopathie.
- Dénutrition.
- Vomissements.
- Surcharge hydrosodée réfractaire.
- HTA réfractaire.
- Hyperkaliémie ou acidose incontrôlables.
- Neuropathie urémique.
- Péricardite urémique.

En général, ces signes apparaissent pour des clairances de la créatinine < 5-10 mL/min.

Traitements

Deux traitements sont possibles.

Épuration extra-rénale, ou dialyse

Elle est réalisée par hémodialyse (sur une fistule artérioveineuse ou un cathéter central tunnélisé ou pas) ou par dialyse péritonéale (par un cathéter de dialyse péritonéale). Le choix de la technique dépend de l'âge du patient, de son désir d'autonomie, de ses conditions de vie et des comorbidités associées.

Transplantation rénale

C'est la technique qui donne les meilleurs résultats en termes de qualité de vie et de survie, mais elle ne peut être proposée qu'à 25 % des patients en insuffisance rénale chronique terminale (limites liées à l'âge, aux comorbidités, à la présence d'anticorps préformés, greffons en quantité limitée) : donneur cadavérique ou donneur vivant ; souvent après une phase de dialyse pour préparer la transplantation.

Dans tous les cas, le patient doit participer activement à la décision et au moment de son institution. Il doit être conscient des contraintes et des nouvelles pathologies induites par ces traitements.

PRONOSTIC

La survie des patients atteints d'IRC terminale peut être prolongée par le recours aux thérapeutiques de suppléance exposées ci-dessus. Cependant, aucune de ces formes de traitement n'est totalement satisfaisante. La demi-vie des patients hémodialysés est évaluée à 5 ans seulement. Le sort des transplantés s'est considérablement amélioré au cours des dernières années avec l'introduction de nouveaux traitements immunosuppresseurs, notamment la **ciclosporine**. La survie de greffons fonctionnels à 1 an est d'environ 90 % pour les donneurs vivants apparentés et 80 % pour les transplantations à partir de rein de cadavre. Toutefois, la demi-vie des greffons reste stable (12 ans) en raison du manque de traitements disponibles contre le rejet chronique.

La réhabilitation des patients atteints d'IRC terminale reste globalement décevante, alors que le prix des traitements augmente considérablement.

En raison du coût humain et social de l'insuffisance rénale terminale, ainsi que des effroyables morbidité et mortalité associées, tous les efforts devraient être faits pour préserver au mieux la fonction rénale et ralentir la progression chez les patients atteints d'une maladie rénale, en particulier dans les populations à risque : diabétiques, hypertendus.

FICHE INFIRMIÈRE

EXAMENS

BILAN BIOLOGIQUE

Ionogramme sanguin

L'ionogramme sanguin permet de calculer la clairance de la créatine (*Cf.* Fiche technique, p. 1035) et d'apprécier le retentissement de l'insuffisance rénale sur :

- le métabolisme phosphocalcique ;
- l'équilibre acido-basique ;
- l'état nutritionnel.

Numération-formule sanguine

À la recherche d'une anémie normochrome normocytaire arégénérative.

EXAMENS COMPLÉMENTAIRES

Échographie rénale

L'échographie permet de visualiser tout l'appareil urinaire et renseigne sur la taille des reins, l'aspect du parenchyme, la dilatation des cavités pyélocalicielles, l'existence de kystes. Cet examen est non douloureux, rapide et ne nécessite pas que le patient soit à jeun.

Ponction-biopsie rénale

Par le prélèvement d'un fragment du parenchyme rénal qui sera analysé sous microscope, elle permet d'établir le diagnostic étiologique de l'insuffisance rénale, lorsqu'il n'est pas trop tardif (*cf.* Syndrome néphrotique, p. 1046).

SURVEILLANCE DU TRAITEMENT

SOINS – TRAITEMENT

- Mettre en place les thérapeutiques prescrites afin de faire parvenir le patient le plus tard possible vers l'IRC terminale et sans hypertension ni dégradation vasculaire, ni anémie profonde, ni atteinte ostéoarticulaire.
- S'assurer de la prise des médicaments en tenant compte de leur spécificité, des heures de prise, de leurs réactions. Penser que les posologies prescrites sont souvent plus faibles chez ces patients.
- Expliquer au patient les règles hygiénodiététiques et l'importance de leur respect.
- Préparer le patient au traitement de suppléance : le patient doit participer activement au choix de la technique de suppléance (hémodialyse, dialyse péritonéale ou transplantation) et au moment de son institution.

EFFICACITÉ DU TRAITEMENT

L'infirmière doit :

- effectuer les prélèvements sanguins permettant d'évaluer l'avancée de l'IRC ;
- fournir les éléments nécessaires à l'adaptation des apports hydroélectrolytiques ;
- s'assurer que l'alimentation du patient est adaptée à son état ;
- être en mesure de préciser ce qu'il a réellement absorbé (mise en place de feuilles de suivi d'ingesta) ;
- peser le patient quotidiennement afin d'évaluer la rétention hydrosodée et prendre ses constantes à la recherche d'une efficacité des IEC.

> L'infirmière doit veiller à préserver le capital veineux du patient, du bras non dominant de préférence selon la qualité des vaisseaux, en vue de la création d'une fistule artérioveineuse (*cf.* Fiche technique, p. 1035).

ÉDUCATION ET CONSEILS

CONSEILS DIÉTÉTIQUES

Diététique de l'IRC

Les écueils à éviter sont :

- une alimentation trop riche en protéines ;
- un apport en sel élevé.

Les conseils sont les suivants :

- Les protéines sont présentes dans les viandes (rouge ou blanche), la volaille, la charcuterie, le poisson, le fromage, les œufs et les légumes secs. Une façon simple d'expliquer au patient la restriction en protéines est de lui demander de consommer à un repas par jour des protéines. Une part de viande ou de poisson de 100 g sera consommée lors du principal repas de la journée. Le deuxième repas doit être à base de légumes, féculents et fruits, auxquels une part de fromage est ajoutée.

- Lorsque les malades insuffisants rénaux ont un apport en sel limité entre 0 et 4 g/j, les conseils à donner sont :
  - Cuisiner les aliments sans sel, le patient ajoutant la quantité de sel à laquelle il a le droit sur l'assiette.
  - Éviter tous les aliments riches en sel. Les aliments riches en sel sont ceux qui sont préparés par l'homme : pain, biscuits, pâtisserie, viennoiseries, fromages, aliments en conserve, plats cuisinés frais ou surgelés, potage en sachet, charcuterie, beurre salé, condiments.
  - Les sels dits de régime sont souvent riches en potassium et doivent être évités.
- L'apport hydrique doit être libre : il est inutile de forcer ou de restreindre le volume de boisson, sauf en fin d'évolution lorsque le patient n'a plus de diurèse.

Diététique du malade dialysé

Le régime est sensiblement différent de celui du malade insuffisant rénal chronique non dialysé.

Les écueils à éviter sont :

- la dénutrition, en particulier protidique ;
- les prises de poids trop importantes entre 2 séances de dialyse liées à une consommation excessive d'eau et de sel ;
- l'hyperkaliémie.

Les conseils sont les suivants :

- L'apport calorique doit être suffisant, avec une nourriture d'abondance normale et variée. Un régime hypocalorique ne se justifie que chez le sujet obèse.
- La consommation de protéines doit être normale. L'infirmière doit insister sur ce point car le malade a souvent pris l'habitude de se restreindre avant sa mise en dialyse. En cas de dégoût pour la viande (situation fréquente chez le malade dialysé), celle-ci peut être remplacée par du poisson, de la volaille ou des œufs.
- La consommation d'eau est limitée à 500 mL/j de plus que la diurèse. Si la diurèse est de 750 mL/j, le malade peut boire 1 250 mL/ j. Chez le malade anurique, le volume autorisé est donc de 500 mL/j.
- La consommation de sel est limitée car celui-ci augmente la soif et donc, secondairement, l'apport hydrique.
- La consommation de fruits et de légumes frais est restreinte en cas d'hyperkaliémie. Cependant, le malade doit éviter les fruits secs et les sels de régime très riches en potassium. En cas d'hyperkaliémie, les fruits frais peuvent être substitués par des fruits cuits (car ils ont perdu une partie de leur potassium). De même, le fait de faire tremper les légumes dans de l'eau après les avoirs épluchés et coupés et le fait de les faire cuire dans une grande quantité d'eau permet de réduire la quantité de potassium (*cf.* Fiche technique, *chapitre* Dyskaliémies, p. 1013).

PRÉPARATION DU PATIENT À LA DIALYSE

L'infirmièr(e) doit :

- veiller à préserver le capital veineux du patient avant la création de la fistule artérioveineuse, puis veiller à la préservation de le fistule artérioveineuse après sa création (*cf.* Fiche technique, p. 1038) ;
- contrôler que le malade est bien protégé contre le virus de l'hépatite B ;
- vérifier la compliance aux traitements et au régime ;
- préparer psychologiquement le patient. Commencer un traitement par la dialyse est toujours une épreuve pour un malade porteur d'une IRC terminale. Quelle que soit la technique utilisée, la perte d'autonomie est ressentie douloureusement. Pour le malade qui va débuter l'hémodialyse, les craintes portent sur la douleur liée aux ponctions de la fistule, la vue du sang dans la circulation extracorporelle, la longueur des séances, la crainte d'être fatigué par les séances ; tandis que chez le patient qui va débuter la dialyse péritonéale, les craintes portent plus sur la gêne occasionnée par le cathéter péritonéal et les techniques de manipulation des poches.

Sur tous ces points, l'infirmièr(e) doit pouvoir donner des réponses et rassurer le malade.

Elle doit aussi lui faire comprendre que le traitement par la dialyse ne réduit pas sa mobilité ou son autonomie. Il doit adopter une organisation différente de son mode de vie mais ne doit pas arrêter ses activités habituelles (travail, sport).

FICHE TECHNIQUE

CLAIRANCE DE LA CRÉATININE

Définition

La clairance d'une substance éliminée par le rein est le volume de plasma épuré totalement de cette substance dans l'unité de temps. Plus une clairance est élevée, plus le pouvoir d'épuration pour cette substance est élevé. La créatinine étant éliminée uniquement par filtration glomérulaire, la mesure de sa clairance permet d'évaluer la vitesse de filtration glomérulaire. C'est donc un instrument utile pour apprécier les fonctions de filtration rénale.

Prélèvement et technique

Cette analyse nécessite le recueil des urines de 24 h et également une prise de sang veineux, de préférence à jeun. La clairance de la créatinine est calculée à partir des résultats des dosages de la créatinémie et de la créatinurie. Mais, souvent, elle n'est estimée qu'à partir de la créatinémie en connaissant l'âge et le poids du patient à partir de la formule de Gault-Cockroft. Ceci permet de s'affranchir du recueil des urines de 24 h, souvent difficile à obtenir de manière complète.

Formule de Gault-Cockroft

Clairance de la créatinine (mL/min) = ((140 – Âge) × Poids (kg)) × K/Créatininémie (µmol/L) Avec K = 1,24 (homme) ou 1,04 (femme).

Formule MDRD

La formule MDRD est complexe mais plus précise, en particulier chez la personne âgée :

DFG = 186,3 × créatininémie (mg/dL)$^{-1,154}$ × âge (années)$^{-0,203}$ × K

DFG : débit de filtration glomérulaire

K : 1 si homme ; 0,742 si femme ; 1,212 si peau noire.

FICHE TECHNIQUE

FISTULE ARTÉRIOVEINEUSE

La fistule artérioveineuse est considérée comme la meilleure voie d'abord conventionnelle pour l'hémodialyse. Elle se définit comme l'anastomose latéro-latérale ou latéro-terminale d'une artère et d'une veine de voisinage.

Rappels anatomophysiologiques

L'anatomie des veines du bras est assez variable d'un individu à l'autre, mais il existe, toutefois, quatre veines superficielles utilisables : les veines céphalique, basilique, cubitale et radiale. L'étude préalable, par le chirurgien, des vaisseaux est indispensable à la réalisation d'une fistule artérioveineuse de qualité. Le bilan sera tout d'abord clinique, par palpation des pouls, examens de veines avec et sans garrot, étude de leur vidange. Il peut être amené à réaliser une échographie ou une phlébographie, notamment chez le diabétique.

Il est indispensable de préserver au maximum le capital veineux des insuffisants rénaux, à n'importe quel stade, en s'interdisant toute ponction ou perfusion sur ces veines.

Intervention chirurgicale

Le bloc plexique par voie axillaire ou sous-claviculaire est le plus utilisé, favorisant la vasoplégie. Elle se fait le plus souvent sous anesthésie locale. L'anesthésie générale est réservée à quelques cas particuliers, car elle s'accompagne presque toujours d'une hypotension artérielle gênant la perception clinique.

L'intervention se doit d'être économe en veines et artères, la plupart des fistules finissant par se compliquer et nécessitant une reprise chirurgicale. Les vaisseaux ne devront pas être pincés, et une irrigation au sérum durant tout le temps peropératoire sera nécessaire pour éviter toute dessiccation des tissus et vaisseaux. L'anastomose est donc réalisée soit en latéro-latéral, soit en latéro-terminal. Une fermeture en deux plans, de façon très précise, évitera nécroses et zones de cicatrisation secondaires.

Une injection SC de *XYLOCAÏNE* contenant quelques gouttes de trinitrine permet de diminuer le spasme veineux et permet une meilleure dilatation au clampage.

Fistules radiales

Elles sont créées près du poignet dans la gouttière du pouls, par anastomose de l'artère radiale basse et de la veine dorsale du pouce. Si la veine est très proche de l'artère, il sera souvent préféré une anastomose latéro-latérale. L'anastomose peut, également, selon la qualité des vaisseaux, être réalisée en position plus proximale.

Fistules cubitales

Elles sont confectionnées près du poignet, entre l'artère cubitale et la veine cubitale superficielle.

Fistules du pli du coude

Elles artérialisent soit la veine céphalique, soit la basilique. La seconde étant plus profonde, elle nécessitera une superficialisation secondaire (il s'agit de ramener une veine artérialisée, enfouie dans le tissu sous-cutané, au niveau superficiel, de façon à la rendre ponctionnable).

Temps postopératoire

L'infirmière devra surveiller le frémissement par la palpation, ainsi que le souffle et son intensité au stéthoscope, l'absence d'hématome ou de saignement. Le membre sera étendu, voire légèrement surélevé, avec une flexion interdite sur le membre opéré, afin de favoriser la résorption de l'œdème. Il faudra apprendre au patient durant l'hospitalisation à surveiller quotidiennement sa fistule.

Plus tard, le patient pourra à nouveau utiliser normalement son membre.

Formation de la fistule artérioveineuse

Le débit sanguin élevé causé par cette anastomose provoquera une augmentation progressive du calibre des veines artérialisées. Des turbulences au niveau de l'anastomose sont responsables du thrill perçu à la palpation, et du souffle perçu au stéthoscope. Celui-ci doit être entendu jusqu'au pli du coude. Après quelques mois, la fistule artérioveineuse va évoluer vers un équilibre, avec la survenue de sténoses de localisations variables. Avec le temps, peuvent apparaître des sinuosités artérielles et veineuses, des indurations et des dilatations localisées, notamment aux points de ponction habituels.

Utilisation de la fistule artérioveineuse

Il est interdit : de ponctionner la fistule pour prélever un bilan sanguin, de mettre en place une perfusion dans la fistule artérioveineuse ainsi que de prendre la pression artérielle au membre supérieur du côté de la fistule.

L'infirmier(e) doit expliquer aux patients ces mesures pour que celui-ci protège sa voie d'abord des agissements de personnels soignants non aux faits des problèmes posés par la présence de la fistule artérioveineuse.

Ponction de la fistule :

• vérifier l'état local de la fistule ;
• nettoyer le bras au savon puis appliquer un antiseptique ;
• ponctionner la fistule avec des gants stériles. Le port de masque, charlotte et lunettes de protection est vivement conseillé.

Après la fin de la séance d'hémodialyse : après retrait des aiguilles, une hémostase rigoureuse des points de ponction doit être réalisée en comprimant la fistule sans interrompre la circulation.

Complications

Thrombose

La thrombose de l'accès vasculaire est la complication la plus fréquente. Elle est le plus souvent secondaire à une sténose résultant de l'épaississement de la paroi de la veine artérialisée. Elle peut conduire à la perte fonctionnelle de la fistule. Pour éviter cette perte, on procède à la désobstruction obtenue par thrombolyse à l'aide de fibrinolytiques suivie, si besoin, d'une angioplastie endoluminale. Si, en dépit d'une surveillance attentive, des thromboses répétées de la fistule artérioveineuse surviennent chez certains patients, il sera effectué une étude approfondie des paramètres de coagulation. Un traitement permanent par antivitamine K peut être nécessaire.

Hématome

Il est exceptionnel que son volume conduise à une compression nécessitant une évacuation chirurgicale.

Hémorragie

Une hémorragie précoce et modérée est en général due à un défaut d'hémostase sur une petite veine mise sous pression après la création de la fistule. Une compression modérée, associée à une surélévation du membre, permet bien souvent de traiter cette situation.

En revanche, une hémorragie précoce de sang artériel, souvent abondant, fait suite à un défaut d'anastomose et nécessite une réintervention en urgence.

Ischémie

Une ischémie peut survenir, dit « syndrome de vol », surtout chez le diabétique, variable, allant de la simple sensation de main froide à l'ischémie aiguë, nécessitant parfois, là aussi, une réintervention en urgence.

Sténose

Elle siège de manière privilégiée à proximité de l'anastomose et des singularités anatomiques (valvules, coudures), mais peut être consécutive à de fréquentes ponctions veineuses préalables à l'artérialisation. La sténose provoque un obstacle à l'écoulement du sang, l'organisme cherchant alors à le contourner en développant une circulation collatérale parfois importante.

La sténose provoque un faible débit, un thrill et un souffle faibles, des difficultés de ponction et augmente le taux de recirculation du sang, diminuant ainsi l'efficacité de la dialyse. Lorsque la pression veineuse de retour est augmentée, une sténose doit être recherchée par échographie-Doppler, complétée si besoin d'une fistulographie. Une dilatation endoluminale précoce de la zone sténosée est capable de prévenir la thrombose.

Infection

Elle peut être discrète, limitée à une rougeur au niveau du point de ponction ou à un caillot propre sur une ulcération, ou, au contraire, prendre la forme d'un abcès punctiforme associé à une inflammation franche, un hématome pulsatile ou une ulcération sanieuse. L'infection peut être extrêmement grave car elle risque de diffuser à distance, sur les valves cardiaques notamment.

Autres complications

Ce sont l'anévrysme et l'absence de développement de la fistule artérioveineuse.

FICHE TECHNIQUE

HÉMODIALYSE : SURVEILLANCE

Surveillance du patient

Surveiller et tracer sur le carnet de suivi du patient hémodialysé :
- pression artérielle et fréquence cardiaque toutes les heures ;
- l'état de vigilance et de conscience du patient ;
- les points de ponction, la fistule, les aiguilles et la bonne fixation des lignes ;
- la température corporelle du patient avant et après la séance ;
- la glycémie chez les patients diabétiques ;
- l'apparition de signes tels que : crampes, hypotension, nausées, vomissements, spasmes intestinaux.

Surveillance du générateur

Surveiller et tracer sur le carnet de suivi du patient dialysé les paramètres par heures donnés par le générateur :
- débit héparine : vérifier que le débit affiché est identique au débit prescrit ;
- vitesse de pompe sang : affichage identique à la vitesse prescrite ;
- pression veineuse : comprise entre 50 et 220 mmHg selon le débit artériel de la fistule ;
- ultrafiltration horaire : affichage correspondant à la prescription ;
- perte de poids totale : vérifier que le poids perdu lors de la surveillance correspond à l'ultrafiltration programmée ;
- vérifier que les conductivités affichées correspondent à celles prescrites ;
- contrôler la température du bain de dialyse : comprise entre 36° et 38 °C ;
- vérifier les niveaux des pièges à bulles ;
- selon la demande du médecin : réaliser des bilans d'hémostase.

FICHE TECHNIQUE

HÉMODIALYSE : BRANCHEMENT SUR FAV (FISTULE ARTÉRIO-VEINEUSE)

Méthode

- Laver l'avant-bras du patient à ponctionner avec un savon antiseptique.
- L'aide de l'infirmière réalise une friction hydro-alcoolique des mains, enfile des gants non stériles à usage unique : il assurera le démarrage du générateur.
- L'infirmière met un masque et des lunettes de protection.
- Elle réalise un lavage antiseptique des mains.
- Enfiler une casaque stérile.
- Installer un champ stérile sous le bras à ponctionner.
- Mettre des gants stériles.

- Réaliser l'asepsie cutanée du site à ponctionner.
- Adapter une seringue sur l'aiguille artérielle et ponctionner le site préalablement repéré.
- Adapter une seringue de dilution héparinée à l'aiguille veineuse.
- Ponctionner de manière identique à l'artère, vérifier le retour veineux puis injecter pour éviter toute coagulation lors du remplissage du circuit.
- Fixer l'aiguille.
- L'aide désinfecte le raccord artériel du circuit et le donne à l'infirmière qui l'adapte sur l'aiguille artérielle.
- Mettre en marche la pompe débitmétrique à 100 mL/min.
- Une fois que le remplissage du circuit du sang est fait, arrêter la pompe, désinfecter l'embout veineux puis l'infirmière assure le raccordement à l'aiguille veineuse. Vérifier l'absence de toute bulle d'air.
- Remettre la pompe en marche jusqu'au débit souhaité et lancer le programme de dialyse.
- Bien fixer les lignes au bras du patient.
- Éliminer les champs et le matériel de ponction.
- Vérifier les paramètres du générateur au regard de la prescription médicale.
- Contrôler la pression artérielle.

Conseils

Mettre une table, la sonnette à proximité du patient et le couvrir.

FICHE TECHNIQUE

HÉMODIALYSE : DÉBRANCHEMENT SUR FAV (FISTULE ARTÉRIO-VEINEUSE)

En prévision de l'examen biologique, l'infirmière interrogera au préalable le patient sur le traitement qu'il prend quotidiennement pour identifier des médicaments susceptible d'interagir sur l'examen et de fausser les résultats. Les médicaments à arrêter 1 à 6 semaines avant l'examen sur avis médical sont les suivants : les inhibiteurs de l'enzyme de conversion (IEC), les **antagonistes du système rénine – angiotensine II** (ARA II), les bêtabloquants et les diurétiques.

Il sera important d'expliquer à l'avance le déroulement du prélèvement et sa durée (compter environ 2 h 30) afin de permettre au patient de prendre les dispositions nécessaires dans son emploi du temps pour réaliser l'examen dans les meilleures conditions.

Méthode

Préparer le matériel : un chariot, un masque, une casaque stérile, des gants non stériles, un set de débranchement (champ, compresses, seringue de 2,5 mL), une paire de gants stériles, des compresses hémostatiques, un pansement sec, éventuellement des tubes à prélèvement, eau oxygénée, antiseptique fort.

- Contrôler la pression artérielle du patient.
- Noter les derniers paramètres sur le carnet de suivi d'hémodialyse du patient tels que la perte de poids totale.
- Mettre un masque.
- Réaliser une friction hydro-alcoolique des mains.
- Mettre des gants stériles.
- Installer un champ stérile sous le bras du patient.
- Arrêter l'ultrafiltration, la pompe à sang et déconnecter la ligne artérielle du patient.
- Procéder à la restitution au sérum physiologique selon le protocole de service.
- Injecter par l'aiguille veineuse les médicaments prescrits.

- Réaliser un lavage chirurgical des mains.
- Mettre les gants stériles.
- Réaliser l'ablation des aiguilles tout en comprimant les points de ponction avec des compresses sèches ou hémostatiques.
- Réaliser une compression pendant 5 à 15 minutes selon les patients.
- Vérifier la pression artérielle couché puis debout.
- Vérifier le poids du patient (si la perte de poids est insuffisante ou excessive, le signaler au médecin).
- Transmettre le déroulement de la séance dans le dossier de soin du patient et le carnet de suivi.

Les normes sont :

- rénine : 5-40 pg/mL ;
- aldostérone : 20-130 pg/mL.

FICHE PHARMACOLOGIE

CHÉLATEURS DU PHOSPHORE

Calcium carbonate

CALTRATE					
1 à 2 cp./j en fin de repas	60 cp. 600 mg	5,29		65 %	0,09
CALCIPRAT					
1 à 1,5 g/j en fin de repas	60 cp. 500 mg 60 cp. 750 mg 30 cp. 1 000 mg	5,29 5,29 5,29		65 % 65 % 65 %	0,09 0,09 0,18

Propriétés

- Diminue la phosphorémie par complexation digestive, lorsqu'il est administré à la fin des repas.
- Augmente la calcémie, par baisse de la phosphorémie et par absorption digestive passive, principalement lorsqu'il est administré en dehors des repas.

Utilisé à titre préventif pour freiner la sécrétion de parathormone lorsque celle-ci est élevée (PTH > 3N).

Indications

Traitement de l'ostéodystrophie rénale : hyperphosphorémie et hypocalcémie des insuffisants rénaux chroniques (hors AMM).

Les chélateurs calciques de phosphore sont associés à une surmortalité comparés aux chélateurs non calciques : ce n'est plus le traitement de choix pour traiter l'hyperphosphorémie de l'insuffisance rénale chronique.

Les principales indications sont le traitement de la carence calcique et le traitement d'appoint de l'ostéoporose.

Contre-indications

Hypercalcémie (> 2,6 mmol/L), hypercalciurie (> 1 mmol/10 kg/j), lithiase urinaire calcique, néphrocalcinose, calcifications tissulaires et vasculaires.

Précautions d'emploi

Surveillance régulière de la calcémie et de la calciurie : arrêt de l'apport calcique en cas d'hypercalcémie ; surveillance renforcée (initialement hebdomadaire) en cas de coprescription de **vitamine D** ou d'immobilisation prolongée.

Effets indésirables

Troubles digestifs : accélération du transit, plus rarement nausées, constipation.
Troubles dermatologiques : prurit, urticaire, rash.
Surdosage : hypercalcémie aiguë, possible hypophosphatémie.

Interactions médicamenteuses

Association nécessitant des précautions d'emploi :

- **digitaliques** (risque de toxicité accrue en cas d'hypercalcémie) ;
- **diurétiques thiazidiques** (risque d'hypercalcémie majorée) ;
- **tétracyclines** orales, biphosphonates oraux, fer oral (risque d'absorption diminuée : respecter un intervalle de 3 h entre les deux principes) ;
- polystyrène de calcium (risque d'hypercalcémie) : réduire la dose de carbonate de calcium.

■ Calcium acétate

PHOSPHOSORB					
Posologie initiale : 2 cp. x 3/j Posologie d'entretien : 3 à 4 cp. x 3/j Au moment des repas	200 cp. 660 mg	23,32	II	65 %	0,12

Indications

Traitement de l'hyperphosphatémie chez l'insuffisant rénal chronique dialysé.

Contre-indications

Hypercalcémie.
Nourrisson.

Effets indésirables

Gastro-intestinaux : nausées, vomissements, sensation de satiété, éructation, constipation, diarrhées.
Légère hypercalcémie.

Précautions d'emploi

À éviter en cas de lithiase calcique (antécédent ou maladie).
Mise en garde en cas de sarcoïdose ou tumeur (risque d'hypercalcémie).
Surveillance phosphocalcique.

Interactions médicamenteuses

Idem calcium carbonate.

■ Sévélamer chlorhydrate ©

RENAGEL					
Posologie initiale : 800 à 1 600 mg x 3/j pendant les repas jusqu'à normalisation de la phosphorémie Posologie d'entretien : 1 à 5 cp. x 3/j	180 cp. 800 mg	126,97	I	65 %	0,71

■ Sévélamer carbonate ©

RENVELA					
Posologie initiale : 0,8 à 1,6 g x 3/j jusqu'à normalisation de la phosphorémie Posologie d'entretien : 6 g/j en 3 prises	180 cp. 800 mg 90 sach. 800 mg 90 sach. 2,4 g	67,67 58,26 126,45	I I I	65 % 65 % 65 %	0,38 0,65 1,40

Propriétés

Composé polymérique chélateur digestif du phosphore. Pas d'absorption systémique.

Indications

Carbonate et chlorhydrate : traitement de l'hyperphosphorémie du dialysé.
Carbonate : contrôle de l'hyperphosphorémie des patients insuffisants rénaux chroniques dont le taux de phosphate est > 1,78 mmol/L.

Contre-indications

Hypophosphorémie, hypersensibilité.
Grossesse et allaitement : innocuité non établie.
Occlusion intestinale (carbonate).

Précautions d'emploi

Surveillance régulière de la phosphorémie.
Prudence chez les patients atteints de troubles digestifs.
Ne pas ouvrir les capsules.

Effets indésirables

Carbonate et chlorhydrate : troubles digestifs (diarrhée, dyspepsie, vomissements, flatulences, douleurs abdominales, constipation).
Chlorhydrate : céphalées, hypotension, douleurs neuromusculaires, baisse de l'absorption des vitamines A, D, E, K et de l'acide folique.

Interactions médicamenteuses

Les autres médicaments doivent être pris 1 h avant ou 3 h après le sévélamer.

■ Lanthanum carbonate ©

FOSRENOL					
Hyperphosphorémie : augmentation progressive jusqu'à 1 500-3 000 mg (pendant ou juste après le repas)	90 cp. 500 mg	128,68	I	65 %	1,43
	90 cp. 750 mg	171,67	I	65 %	1,91
	90 cp. 1 000 mg	181,67	I	65 %	2,02
	90 sach.-doses 750 mg	214,30	I	65 %	2,38
	90 sach.-doses 1 000 mg	226,79	I	65 %	2,52

Propriétés

Chélateur digestif du phosphore.

Indications

Traitement de l'hyperphosphorémie lors des maladies rénales chroniques stade 5 (DFG < 15 mL/min) chez l'adulte.

Contre-indications

Hypophosphorémie ; hypersensibilité au lantahanum.
Grossesse et allaitement : innocuité non établie.

Précautions d'emploi

Surveillance régulière de la phosphorémie. Prudence chez les patients atteints de troubles digestifs.

Effets indésirables

Troubles digestifs (diarrhée, dyspepsie, vomissements).
Céphalées.
Hypotension.
Douleurs neuromusculaires.
Baisse de l'absorption des vitamines A, D, E, K et de l'acide folique.

Interactions médicamenteuses

Les autres médicaments doivent être pris 1 h avant ou 3 h après.

Oxyhydroxyde sucroferrique

VELPHORO					
Posologie initiale : 1 500 mg/j en 3 prises Posologie d'entretien : 1 500 à 2 000 mg/j en 3 à 4 prises Max : 3 000 mg/j en 6 prises	90 cp. 500 mg	152,28	I	65 %	1,69

Indications

Contrôle du taux de phosphate sérique chez les patients adultes et enfants (à partir de 2 ans) atteints de néphropathie chronique sous hémodialyse ou sous dialyse péritonéale.

Contre-indications

Hémochromatose, surcharge martiale, troubles de l'utilisation du fer.

Effets indésirables

- Troubles de l'état général : modification du goût des aliments.
- Troubles gastro-intestinaux : diarrhées, selles noires, nausée, constipation, vomissements, dyspepsie, douleurs abdominales, flatulences, colorations dentaires.

Interactions médicamenteuses

Tout médicament connu pour interagir avec le fer (p. ex. doxycycline) doit être administré au moins 1 h avant ou 2 h après ce médicament.

AGENTS STIMULANT L'ÉRYTHROPOÏÈSE (ASE)

Époétine bêta

NÉORECORMON					
Utilisation restreinte Conservation : + 2 à + 8 °C Insuffisance rénale : – avant dialyse : 50 UI/kg x 2/sem. SC pdt 4 sem., puis adapter – en dialyse : 30 à 50 UI/kg/sem., puis adapter Max : 720 UI/kg/sem. Cancérologie : dose initiale recommandée à 30 000 UI/sem., soit 150 UI/kg x 3/sem. SC initialement puis adapter Max : 60 000 UI/sem. Transfusion autologue programmée : 600 UI/kg x 2/sem. IV ou SC pdt 4 sem. Max IV : 1 600 UI/kg/sem. Max SC : 1 200 UI/kg/sem.	1 ser. prér. 500 UI	HOP	I		
	1 ser. prér. 2 000 UI	HOP	I		
	6 ser. prér. 2 000 UI	69,54	I	65 %	11,59
	1 ser. prér. 3 000 UI	HOP	I		
	6 ser. prér. 3 000 UI	103,77	I	65 %	17,29
	1 ser. prér. 4 000 UI	HOP	I		
	6 ser. prér. 4 000 UI	138,00	I	65 %	23,00
	1 ser. prér. 5 000 UI	HOP	I		
	6 ser. prér. 5 000 UI	172,25	I	65 %	28,71
	1 ser. prér. 6 000 UI	HOP	I		
	6 ser. prér. 6 000 UI	206,35	I	65 %	34,39
	1 ser. prér. 10 000 UI		I	NR	
	6 ser. prér. 10 000 UI	342,70	I	65 %	57,12
	1 ser. prér. 30 000 UI	HOP	I		
	4 ser. prér. 30 000 UI	674,55	I	65 %	168,64

MIRCERA					
Activateur continu du récepteur de l'érythropïétine Traitement de l'anémie symptomatique associée à l'insuffisance rénale chronique chez l'adulte 1,2 µg/kg x 1 inj. SC/mois	1 ser. prér. 30 µg/0,3 mL	42,47	I	65 %	42,47
	1 ser. prér. 50 µg/0,3 mL	70,11	I	65 %	70,11
	1 ser. prér. 75 µg/0,3 mL	104,64	I	65 %	104,64
	1 ser. prér. 100 µg/0,3 mL	139,16	I	65 %	139,16
	1 ser. prér. 120 µg/0,3 mL	166,76	I	65 %	166,76
	1 ser. prér. 150 µg/0,3 mL	208,05	I	65 %	208,05
	1 ser. prér. 200 µg/0,3 mL	276,79	I	65 %	276,79
	1 ser. prér. 250 µg/0,3 mL	345,54	I	65 %	345,54
	1 ser. prér. 360 µg/0,6 mL	496,77	I	65 %	496,77

■ Époétine alpha

EPREX					
Utilisation restreinte Conservation : + 2 à + 8 °C à l'abri de la lumière Insuffisance rénale : voie SC déconseillée (risque d'apparition d'autoanticorps) Patients non dialysés et en hémodialyse : - phase correctrice : 50 UI/kg x 3/sem. - phase d'entretien : 75 à 300 UI/kg/sem. Patients en dialyse péritonéale : - phase correctrice : 50 UI/kg x 2/sem. - phase d'entretien : 25 à50 UI/kg x2/sem. en 2 inj. identiques Cancérologie : idem époétine bêta Alternativement, *EPREX* peut être administré à la dose de 450 UI/kg x 1/sem., soit ≈ 40 000 UI/sem. en 1 inj. hebdomadaire Puis adapter la posologie jusqu'à 300 UI x 3/sem. si l'augmentation de l'hémoglobinémie est < 1 g/dL	6 ser. 1 000 UI/0,5 mL	32,09	I	65 %	5,35
	6 ser. 2 000 UI/0,5 mL	63,13	I	65 %	10,52
	6 ser. 3 000 UI/0,3 mL	94,16	I	65 %	15,69
	6 ser. 4 000 UI/0,4 mL	125,20	I	65 %	20,87
	6 ser. 5 000 UI/0,5 mL	156,24	I	65 %	26,04
	6 ser. 6 000 UI/0,6 mL	187,22	I	65 %	31,20
	6 ser. 8 000 UI/0,8 mL	249,01	I	65 %	41,50
	6 ser. 10 000 UI/1 mL	310,81	I	65 %	51,80
	1 ser. 20 000 UI/0,5 mL	104,51	I	65 %	104,51
	1 ser. 30 000 UI/0,75 mL	156,24	I	65 %	156,24
	1 ser. 40 000 UI/1 mL	207,81	I	65 %	207,81
BINOCRIT					
Idem *EPREX*	6 ser. 1 000 UI/0,5 mL	30,57	I	65 %	5,09
	6 ser. 2 000 UI/1 mL	60,10	I	65 %	10,02
	6 ser. 3 000 UI/0,3 mL	89,60	I	65 %	14,93
	6 ser. 4 000 UI/0,4 mL	119,11	I	65 %	19,85
	6 ser. 5 000 UI/0,5 mL	148,64	I	65 %	24,77
	6 ser. 6 000 UI/0,6 mL	178,14	I	65 %	29,69
	6 ser. 8 000 UI/0,8 mL	236,91	I	65 %	39,49
	1 ser. 10 000 UI/1 mL	50,25	I	65 %	50,25
	6 ser. 10 000 UI/1 mL	295,68	I	65 %	49,28
	1 ser. 20 000 UI/0,5 mL	99,45	I	65 %	99,45
	1 ser. 30 000 UI/0,75 mL	148,64	I	65 %	148,64
	1 ser. 40 000 UI/1 mL	197,72	I	65 %	197,72

■ Darbépoétine alfa

ARANESP					
Utilisation restreinte	1 ser. 10 µg (0,4 mL)	12,52	I	65 %	12,52
Conservation : + 2 à + 8°C à l'abri	1 ser. 20 µg (0,5 mL)	24,32	I	65 %	24,32
de la lumière	1 ser. 30 µg (0,3 mL)	36,04	I	65 %	36,04
Ne pas secouer	1 ser. 40 µg (0,4 mL)	47,70	I	65 %	47,70
Indications : idem époétine alpha	1 ser. 50 µg (0,5 mL)	59,35	I	65 %	59,35
Insuffisance rénale chronique :	1 ser. 60 µg (0,3 mL)	71,01	I	65 %	71,01
0,45 µg/kg/sem. (IV ou SC),	1 ser. 80 µg (0,4 mL)	94,33	I	65 %	94,33
puis titrer la dose pour limiter	1 ser. 100 µg (0,5 mL)	117,65	I	65 %	117,65
l'augmentation de l'Hb (< 1 g/dL	1 ser. 130 µg (0,65 mL)	152,63	I	65 %	152,63
en 15 j) et atteindre l'Hb cible	1 ser. 150 µg (0,3 mL)	175,94	I	65 %	175,94
(10 à 12 g/dL)	1 ser. 300 µg (0,6 mL)	350,07	I	65 %	350,07
Cancérologie : 2,25 µg/kg/sem. en	1 ser. 500 µg (1 mL)	579,48	I	65 %	579,48
1 inj. SC ou 6,75 µg/kg/3 sem.	1 stylo prér. 40 µg (0,4 mL)	47,70	I	65 %	47,70
En pratique, prescription fréquente	1 stylo prér. 60 µg (0,3 mL)	71,01	I	65 %	71,01
de 500 µg/3 sem. ou 150 à	1 stylo prér. 80 µg (0,4 mL)	94,33	I	65 %	94,33
300 µg/sem.	1 stylo prér. 100 µg (0,5 mL)	117,65	I	65 %	117,65
	1 stylo prér. 150 µg (0,3 mL)	175,94	I	65 %	175,94
	1 stylo prér. 500 µg (1 mL)	579,48	I	65 %	579,48
	1 stylo prér. 300 µg (0,6 mL)	350,07	I	65 %	350,07

Propriétés

Époétine alpha et époétine bêta : hormones glycoprotéiques recombinantes d'origine humaine (r-HuEPO) stimulant la croissance des précurseurs érythroblastiques.

Darbépoétine alfa : protéine stimulant la croissance des précurseurs érythroblastiques. Demi-vie 3 fois supérieure à l'érythropoïétine humaine recombinante.

Indications

Néphrologie : anémie des insuffisants rénaux chroniques, dialysés ou non.

Cancérologie : anémie symptomatique des patients atteints de tumeurs malignes non myéloïdes et traités par chimiothérapie.

Hématologie : transfusion autologue programmée.

Contre-indications

HTA non contrôlée, allergie au produit.

Érythroblastopénie.

Grossesse : innocuité non établie.

Allaitement : éviter.

Les **ASE** sont un des produits dopants détectables dans le sang.

Précautions d'emploi

Efficacité nulle ou réduite en cas de : carence martiale, syndrome inflammatoire (infection), hyperparathyroïdisme majeur ou surcharge aluminique.

Corriger toute carence martiale avant le début du traitement ; une supplémentation martiale systématique en cours de traitement permet d'éviter une « carence fonctionnelle » et de prescrire des doses moindres.

Éviter une correction trop rapide de l'anémie (≥ 2 g/dL/mois d'hémoglobine) ; ne pas dépasser 12 g/dL d'hémoglobine. Réduire la dose de 25 % si le taux d'hémoglobine augmente au-delà de 12 g/dL.

Préférer la voie SC à la voie IV (utilisable en ambulatoire avant le stade de dialyse, plus économique).

Prudence en cas : d'hypertension artérielle (surveillance pour renforcer si besoin le traitement antihypertenseur), d'antécédents convulsifs.

Effets indésirables

HTA (apparition ou majoration, de façon dose-dépendante) : rarement sévère ; très rarement HTA maligne avec encéphalopathie et convulsions.

Syndrome pseudo-grippal (céphalées, vertiges, arthralgies) disparaissant après les premières semaines.

Réactions allergiques cutanées.

Douleurs locales (après injection SC).

Hyperviscosité (correction excessive de l'anémie) : moindre efficacité de la dialyse, risque de thrombose de l'accès vasculaire.

Augmentation (modérée) de la kaliémie et de la phosphorémie.

Rares cas d'érythroblastopénie par anticorps anti-EPO principalement décrits avec une formulation ancienne d'*EPREX* chez des insuffisants rénaux traités par voie sous-cutanée.

Interactions médicamenteuses

Ne pas mélanger à d'autres produits.

SYNDROME NÉPHROTIQUE

FICHE MALADIE

DÉFINITION

La définition du syndrome néphrotique est purement biologique ; il associe :
- une protéinurie > 3 g/24 h ;
- une hypoprotidémie < 60 g/L ;
- une hypoalbuminémie < 30 g/L.

Le syndrome néphrotique est dit « pur » s'il ne s'accompagne pas d'hématurie, ni d'hypertension artérielle, ni d'insuffisance rénale et que la protéinurie est sélective (constituée de plus de 85 % d'albumine) ; il est « impur » dans le cas contraire.

DIAGNOSTIC

CIRCONSTANCES DE DÉCOUVERTE

Sur le plan clinique, l'existence d'un syndrome néphrotique se traduit en général par :
- un syndrome œdémateux : classiquement, les œdèmes sont mous, blancs, « prennent le godet » et prédominent dans les territoires déclives. Ce syndrome œdémateux est parfois absent ;
- la survenue possible de diverses complications :
  - hyperlipidémie mixte (cholestérol et triglycérides) qui augmente le risque cardiovasculaire ;
  - hypercoagulabilité qui augmente le risque de thrombose veineuse (notamment celle des veines rénales, complication classique des glomérulonéphrites extramembraneuses) ;
  - immunodépression avec risque infectieux (complication potentialisée par l'usage de traitements immunosuppresseurs) ;
  - risque de surdosage médicamenteux par réduction de la fraction liée à l'albumine.

L'existence d'un syndrome néphrotique est pathognomonique d'une néphropathie glomérulaire.

DIAGNOSTIC ÉTIOLOGIQUE

Le diagnostic étiologique est orienté par la réalisation d'une biopsie rénale permettant de préciser la nature des lésions histologiques. Certaines situations permettent de se passer de ce geste (*cf.* tableau, p. 1047) : il s'agit des situations cliniques où le contexte permet de « deviner » le type d'atteinte histologique, donc le traitement adéquat.

▶ Néphropathies glomérulaires primitives

Trois types de glomérulopathies primitives sont responsables de la plupart des syndromes néphrotiques. Leur fréquence respective est différente dans les populations pédiatrique et adulte (*cf.* tableau, ci-dessous).

Indication à la biopsie rénale au cours du syndrome néphrotique

<table>
<tr><td colspan="2">Après :
• Contrôle de l'hémostase
• Échographie rénale (repérage et vérification de l'absence de rein unique)</td></tr>
<tr><td>Chez l'enfant</td><td>Chez l'adulte</td></tr>
<tr><td>90 % des syndromes néphrotiques sont liés à une néphrose lipoïdique (glomérulopathie primitive à lésions glomérulaires minimes).
On ne fait pas de biopsie rénale, sauf si :
• âge < 4 ou > 8 ans
• syndrome néphrotique impur
• corticorésistance</td><td>La biopsie rénale est systématique, sauf si :
• néphropathie diabétique probable (patient diabétique depuis plus de 10 ans avec lésions de rétinopathie diabétique)
• amylose documentée par biopsie à un autre site</td></tr>
</table>

Étiologie des syndromes néphrotiques primitifs

<table>
<tr><th></th><th></th><th>ENFANT</th><th>ADULTE</th></tr>
<tr><td rowspan="3">Syndrome néphrotique « pur »</td><td>Glomérulopathie à lésion glomérulaire minime (LGM)</td><td>90 %</td><td>15-20 %</td></tr>
<tr><td>Hyalinose segmentaire et focale (HSF)</td><td rowspan="2">10 %</td><td>15-20 %</td></tr>
<tr><td>Glomérulonéphrite extra-membraneuse (GEM)</td><td>40 %</td></tr>
<tr><td rowspan="3">Syndrome néphrotique « impur »</td><td>Glomérulonéphrite aiguë (GNA)</td><td rowspan="3">Rare ++</td><td rowspan="3">20 %</td></tr>
<tr><td>Glomérulonéphrite membrano-proliférative (GNMP)</td></tr>
<tr><td>Maladie de Berger</td></tr>
</table>

▶ Néphropathies glomérulaires secondaires

Avant de conclure à une glomérulopathie primitive, il faut soigneusement éliminer les causes de glomérulopathies secondaires qui doivent faire l'objet d'un traitement particulier (*cf.* tableau, ci-dessous).

Cette étape repose sur une anamnèse complète, un examen clinique soigné et fait appel à des examens paracliniques (notamment : étude du complément et de ses composants, anticorps antinucléaires, recherche d'une protéine monoclonale dans le sang et dans les urines, sérologies des hépatites B et Cainsi que du VIH).

Étiologie des syndromes néphrotiques secondaires

Générale	Diabète Drépanocytose
Immmunologique	Lupus érythémateux systémique Amylose AL (chaîne légère d'immunoglobuline) ou AA (protéine SAA) Purpura rhumatoïde Vascularites
Infectieuse	Glomérulonéphrite aiguë (GNA) post-streptococcique Infection de shunt atrio-ventriculaire Endocardite Hépatite B ou C VIH Syphilis Paludisme Filariose Bilharziose
Cancéreuse	Lymphome hodgkinien ou non hodgkinien Leucémie lymphoïde chronique Tumeur solide
Médicamenteuse	Sel d'or D-pénicillamine AINS

TRAITEMENT

TRAITEMENT SYMPTOMATIQUE COMMUN

• Repos au lit (attention : il favorise les thromboses veineuses).

• Régime :
  – Restriction sodée (2 g/j de NaCl).
  – Restriction hydrique à 1 000 mL/j en cas d'hyponatrémie.
  – Augmentation des apports protidiques (1 g/kg + fuite quotidienne urinaire/24 h).
  – Réduction des apports en cholestérol et prescription de statine si le cholestérol total reste > 7 mmol/L malgré le régime.

• Diurétiques : antialdostérone (**spironolactone**, 1 à 3 mg/kg/j) ou thiazidiques (**hydrochlorothiazide**, 12,5 à 25 mg/j) en première intention si la fonction rénale est normale. En cas d'insuffisance rénale, on aura recours aux diurétiques de l'anse (**furosémide**, doses adaptées à la fonction rénale).

• L'ultrafiltration lors d'une séance d'hémodialyse est réservée aux situations où les mesures précédentes se sont révélées inefficaces ou en cas de surcharge hydrosodée menaçante.

• IEC et/ou antagoniste des récepteurs de type I de l'angiotensine II : pour leur rôle anti-protéinurique.

• Prévention des thromboses veineuses : mobilisation active dans le lit, bas de contention. Si l'albuminémie est < 20 g/L, héparine de bas poids moléculaire et relais par antivitamine K (attention ! Adapter la posologie car il y a risque de surdosage) si le syndrome néphrotique persiste.

• Prévention des infections : rechercher et traiter un foyer infectieux ORL, stomatologique ou cutané. Pas de vaccin vivant.

TRAITEMENT SYMPTOMATIQUE SPÉCIFIQUE

▶ Syndrome néphrotique pur idiopathique par LGM ou HSF

<u>Adulte</u>

• Corticothérapie orale 1 mg/kg poursuivie jusqu'à 15 jours après la rémission (80 % des cas), puis décroissance sur 8 mois (peu de rechutes).

• S'il n'y a aucune réponse après 12 semaines (corticorésistance) : diminution progressive des corticoïdes et introduction de **cyclophosphamide** (8 semaines).
• En cas d'échec : **ciclosporine** (5 mg/kg/j) pour 1 à 2 ans.

Enfant

• Corticothérapie orale 60 mg/m^2/j pendant 4 semaines, puis 1 mois à la même dose mais toutes les 48 h, puis décroissance sur 3 mois (90 % de réponse rapide ; en cas de corticorésistance, une ponction-biopsie rénale s'impose).
• Rechutes et/ou corticodépendance imposent parfois le recours à un traitement immunosuppresseur (**ciclosporine** en première intention).

Remarque

En cas d'évolution vers l'insuffisance rénale chronique, la transplantation peut être discutée, en sachant que la maladie récidive sur le greffon dans un tiers des cas.

Glomérulonéphrite extra-membraneuse primitive

Le traitement symptomatique seul est institué pendant 6 à 12 mois (selon les facteurs pronostiques), car une rémission spontanée survient dans 30 % des cas.

En cas de persistance ou de risque d'évolution vers une insuffisance rénale (facteurs de mauvais pronostic, *cf.* encadré, ci-dessous) : protocole Ponticelli, c'est-à-dire traitement immunosuppresseur par **prednisone** et **chlorambucil** en alternance sur 6 mois.

CRITÈRES PRÉDICTIFS D'UNE ÉVOLUTION DÉFAVORABLE LORS D'UNE GEM PRIMITIVE

• Élévation initiale de la créatinine plasmatique.
• Lésions interstitielles ou glomérulaires sévères sur la biopsie rénale.
• Syndrome néphrotique sévère et symptomatique (œdèmes, hyperlipidémie).
• Protéinurie supérieure à 10 g/j et persistante.
• Homme de plus de 50 ans.
• Complications thromboemboliques sévères.

Autres situations

Le traitement est moins codifié que pour les autres glomérulopathies primitives. Schématiquement, il repose sur les corticoïdes, éventuellement associés aux immunosuppresseurs. Pour les glomérulonéphrites secondaires, il faut traiter la cause (traitement d'une poussée lupique, arrêt du médicament).

PRONOSTIC

Il est fonction de l'étiologie.

FICHE INFIRMIÈRE

EXAMENS

• Surveillance du poids et de la PA.
• Ionogrammes urinaire et sanguin pour surveiller l'évolution de la créatine.
• Protéinurie des 24 h

ÉDUCATION ET CONSEILS

Sur prescription médicale, différents régimes pourront être mis en place sous la surveillance de la diététicienne :

• un régime hyposodé ;
• une restriction des apports hydriques journaliers ;
• un régime hypolipidique ;
• si une corticothérapie est mise en place, régime adapté nécessaire (réduit en sel, pauvre en sucres rapides).

Avant sa sortie, le patient rencontrera la diététicienne qui lui donnera quelques conseils à propos des différents régimes qui lui seront prescrits.

FICHE TECHNIQUE

PONCTION-BIOPSIE RÉNALE

Sur prescription médicale, un bilan sanguin avec une étude de la coagulation sera fait.
L'infirmière s'assurera que le patient n'est pas sous anticoagulant ou antivitamine K, et qu'il n'a pas pris d'*ASPIRINE* au cours des 10 jours précédents.
L'infirmière installe une perfusion et une prémédication médicamenteuse est donnée sur prescription médicale pour détendre le malade.
La biopsie se déroule le plus souvent sous contrôle échographique.
Après l'examen, le patient doit observer un repos strict au lit d'une journée, afin de réduire le risque de complications hémorragiques.
Les critères de surveillance après l'examen sont :

- le pouls, la pression artérielle, la température, toutes les demi-heures ;
- la diurèse, notée avec précision, ainsi que la couleur des urines.

Les principaux risques après une ponction-biopsie rénale sont l'hémorragie et l'hématome post-ponction.
Le lendemain, une échographie du rein sera réalisée.
Le patient devra éviter toute activité physique importante pendant 2 semaines.

TRANSPLANTATION RÉNALE

FICHE MALADIE

GÉNÉRALITÉS

HISTORIQUE DE LA TRANSPLANTATION D'ORGANE

Les débuts de la transplantation coïncident avec les premières greffes de tissus réalisées à la fin du XIXe siècle : en 1869 à Genève, Jacques-Louis Reverdin réalise la première greffe épidermique, et en 1914 à Prague, Elschwig greffa la première cornée.

La maîtrise de la suture vasculaire, préalable technique indispensable à la transplantation d'organes vascularisés, fut rapidement obtenue dès le début du XXe siècle sous l'impulsion de l'École de chirurgie lyonnaise conduite par Alexis Carrel et Mathieu Jaboulay.

Jean Hamburger réalise à l'hôpital Necker en 1952, une allogreffe de rein chez un jeune patient en utilisant un greffon prélevé chez la mère (transplantation HLA semi-identique) et obtient une survie jusque-là inégalée de 21 jours. Peu après, John Merill et Joseph Murray rapportent le premier succès d'une transplantation rénale réalisée à Boston en 1954 entre deux jumeaux homozygotes (transplantation HLA identique).

Ces deux observations conduisent Jean Hamburger à postuler que certains facteurs génétiques contrôlent la compatibilité tissulaire entre donneur et receveur. La preuve scientifique confirmant cette hypothèse fut apportée en 1958 par les travaux de Jean Dausset, qui identifia les groupes leucocytaires caractéristiques de chaque individu, homologues chez l'homme des groupes H2 déjà décrits par l'Américain Snell chez la souris. L'expérience montra par la suite que les greffes étaient d'autant mieux tolérées que les groupes HLA du donneur et du receveur étaient proches.

Une fois identifié, l'obstacle immunologique fut progressivement vaincu grâce aux progrès des thérapeutiques immunosuppressives :

découverte des corticoïdes (1950), irradiation du receveur par les rayons X (1955), utilisation de l'azathioprine (1960). C'est finalement en 1959 que furent obtenus les deux premiers succès d'allogreffe rénale chez l'homme, entre jumeaux hétérozygotes, l'une à Boston, sous la direction de J. Merrill, l'autre à Paris sous la direction de Jean Hamburger. Par la suite, la transplantation rénale fut étendue aux greffes entre non-jumeaux. Cependant, le manque d'efficacité des thérapeutiques immunosuppressives exposait toujours à la perte rapide des greffons par rejet aigu, et les progrès plus lents des procédures de réanimation (notamment la lutte contre l'infection) posaient le problème de la survie des receveurs immunosupprimés.

En 1972, Jean-François Borel (Sandoz, Bâle) découvrit les propriétés immunosuppressives de la ciclosporine, capable de réduire considérablement la fréquence et l'intensité des crises de rejet. Dans le même temps, les progrès des thérapeutiques anti-infectieuses et des modalités de surveillance des transplantés permirent de réduire la mortalité des patients, ouvrant la voie à des survies prolongées et suscitant une explosion de programmes internationaux de transplantation dans le domaine du foie, du pancréas, du cœur-poumons et du poumon.

RÉSULTATS DE LA TRANSPLANTATION RÉNALE

En France, le nombre de personnes en insuffisance rénale terminale est estimé à 1 pour 10 000 soit environ 60 000 personnes. Chaque année 10 000 personnes débutent une suppléance essentiellement par dialyse. La transplantation rénale et la dialyse (dialyse péritonéale ou hémodialyse) sont les seules ressources thérapeutiques pour ces patients, mais la transplantation rénale présente l'avantage de cumuler chez eux un bénéfice individuel avec des avantages en termes de santé publique.

Sur le plan individuel, les progrès réalisés dans la prise en charge des transplantés ont permit d'obtenir une excellente survie du greffon (respectivement de 91 %, 70 % et 55 % à 1, 5 et 10 ans) et une très faible mortalité, inférieure à celle observée chez les patients en hémodialyse (survie de 96 %, 85 % et 83 % à 1, 5 et 10 ans, respectivement). De plus, plusieurs études ont montré que la qualité de vie des transplantés avec un greffon fonctionnel était largement supérieure à celle des patients en dialyse.

En termes de santé publique, la transplantation rénale présente l'avantage d'être beaucoup moins coûteuse que l'hémodialyse. Passé les deux premières années, les coûts annuels de prise en charge d'un patient transplanté sont inférieurs de 35 à 55 % par rapport à ceux d'un hémodialysé chronique. Concernant la dialyse péritonéale, l'avantage financier de la transplantation rénale est moins évident, mais cette dernière se révèle en revanche beaucoup plus performante. Ainsi, la transplantation rénale, qui présente un rapport coût/efficacité très supérieur aux techniques de dialyse, paraît s'imposer comme la technique de référence pour la prise en charge de l'insuffisance rénale chronique terminale, au moins chez les patients les plus jeunes et en bon état général.

INDICATIONS

La transplantation rénale doit être envisagée chez tout patient insuffisant rénal avancé (dialysé ou non) à condition que le bénéfice attendu dépasse les risques induits par la chirurgie et la prise au long cours des traitements immunosuppresseurs.

CONTRE-INDICATIONS À LA TRANSPLANTATION RÉNALE

Absolues :

- Cancer métastatique.
- Non-compliance au traitement.

Relatives :

- Age > 65 ans.

Temporaires :

- Infection évolutive.
- Antécédent de cancer chez un patient en rémission depuis moins de 5 ans.

PRÉPARATION DU RECEVEUR

ÉVALUATION DU RECEVEUR

Elle doit être multidisciplinaire (*cf.* encadré, p. 1053), impliquant les néphrologues mais aussi les urologues, les anesthésistes et d'autres intervenants selon les comorbidités présentes chez le patient.

AU TERME DE L'ÉVALUATION

Le patient :

• reçoit une information complète et loyale, concernant en particulier les risques et inconvénients induits par la transplantation d'organe :
– nécessité d'un traitement immunosuppresseur à vie et d'un suivi médical régulier ;
– risques inhérents au traitement immunosuppresseur (infections et cancers) ;
– risque cardiovasculaire majoré ;
– néphropathie chronique du greffon, responsable d'une altération des résultats au long cours ;
– possibilité d'une récidive sur le greffon de la maladie initiale ;

• est inscrit sur la liste d'attente du centre de transplantation qui le prend en charge. L'inscription est confirmée par l'Agence de la biomédecine. À partir de cet instant, le patient doit pouvoir être contacté sans délai par son néphrologue en cas de greffon disponible. Son dossier est revu.

CHOIX DU DONNEUR

Deux sources sont possibles pour obtenir un greffon rénal.

REIN DE CADAVRE

Le don est anonyme et gratuit.

Le donneur est un patient (indemne de néphropathie !) :

• en mort encéphalique. Le certificat est établi par deux médecins (dont un réanimateur) n'appartenant pas à l'équipe de prélèvement ;
• non inscrit sur le registre de refus de prélèvement d'organe (en pratique, la famille est également consultée) ;
• ayant des sérologies VHB, VHC et VIH négatives.

Conditions de prélèvement

	PATHOLOGIES	EXAMENS
Motivation/état neuropsychologique		Consultation avec un psychiatre
Cœur	Coronaropathie Insuffisance cardiaque	ECG Échographie cardiaque ± Scintigraphie myocardique et coronarographie
Vaisseaux (axes aorto-iliaques)	Anévrysme de l'aorte Athérome	Échographie-Doppler TDM abdominopelvienne sans injection
Appareil urinaire	Diurèse résiduelle Uropathie malformative	Échographie rénale et vésicale Cystographie ± TDM abdominale
Infections	Tuberculose Risque parasitaire (patient d'outre mer : anguillulose) Hépatite chronique Foyer infectieux	ECBU Sérologie VIH, VHC et VHB, CMV, EBV, HTLV, toxoplamose, TPHA/VDRL. ± Étude parasitologique des selles Radiographie du thorax (face et profil) Panoramique dentaire

	PATHOLOGIES	EXAMENS
	chronique (ORL ou stomatologique)	Radiographie des sinus Consultation ORL et stomatologique
Appareil digestif	Ulcère gastroduodénal Diverticulose colique Polype ou cancer du côlon	Fibroscopie œsogastroduodénale Côlonoscopie
Gynécologie	Foyer infectieux chronique Cancer du col, de l'utérus	Consultation gynécologique
Dermatologie	Cancer	Consultation dermatologique
Statut immunologique	–	Détermination du groupe sanguin ABO et Rhésus RAI Détermination des groupes HLA (A, B et DR) Recherche d'anticorps anti-HLA

Les groupes sanguins et HLA du donneur sont établis et le choix des receveurs potentiels est régi par l'Agence de biomédecine selon les règles de répartition (précisées par le *Journal officiel*) qui dépendent de la compatibilité ABO et HLA, de l'immunisation anti-HLA et de certaines priorités (enfants, greffes multiples).

En général, un prélèvement multi-organes est effectué. L'ischémie froide est définie comme le délai entre la perfusion du greffon par un liquide spécial réfrigéré lors du prélèvement et le déclampage des vaisseaux chez le receveur : durant cette période, le greffon est conservé à 4°C dans ce liquide de conservation à l'intérieur d'un container stérile (classiquement, l'ischémie froide du greffon rénal doit être inférieure à 36 h).

Une recherche d'anticorps spécifique du donneur est réalisée à partir de sérum du receveur (prélevé et congelé à intervalles réguliers) : c'est le test du *cross-match*. Si le *cross-match* est négatif, le patient est contacté par son néphrologue et doit rejoindre son centre de transplantation en urgence pour la greffe.

DONNEUR VIVANT

Ce choix présente des avantages : la transplantation est planifiée, il n'y a pas de délai d'attente sur liste et le temps d'ischémie froide est nul.

Le donneur est le plus souvent « apparenté » (frère, sœur ou parents), mais l'évolution de la législation permet désormais d'envisager des dons entre époux ou amis (« non apparentés »).

CONDITIONS DE PRÉLÈVEMENT DU DONNEUR

- Motivation spontanée, désintéressée et sincère du donneur.
- Présence de 2 reins, sans malformation ni néphropathie (échographie, bilan biologique).
- Artériographie préopératoire.
- Consentement confirmé devant le juge du tribunal de grande instance.

GESTE CHIRURGICAL

Il ne peut être effectué que dans un établissement bénéficiant d'une autorisation du ministère de la Santé.

L'intervention consiste à placer le greffon dans l'une des fosses iliaques du receveur (le plus souvent à droite).

Les anastomoses artérielles et veineuses sont faites en termino-latéral sur les vaisseaux iliaques (le plus souvent iliaque externe), tandis que l'anastomose urinaire peut être réalisée soit en urétéro-urétéral, soit en urétéro-vésical.

Une sonde vésicale et une sonde urétérale (type « JJ ») sont mises en place pour éviter la mise en tension des sutures avant la cicatrisation.

TRAITEMENT IMMUNOSUPPRESSEUR

Il est indispensable pour prévenir le rejet du greffon. Il doit être poursuivi tout au long de la transplantation et même parfois en partie après la remise en hémodialyse.

Il n'est pas dénué d'effets indésirables. Certains sont spécifiques d'une molécule, mais tous ces traitements augmentent le risque infectieux et celui de développer un cancer (notamment viro-induits). Il reste peu efficace contre la dégradation progressive de la fonction du greffon au long cours (après 10 ans). Le plus souvent, il consiste en une association de molécules de différentes classes (souvent trois), poursuivie au long cours, parfois associée à une induction (une autre molécule plus puissante est donnée pendant un temps bref juste après la transplantation pour une durée limitée).

La tendance générale est d'essayer de réduire ce traitement au maximum après la première année (année où le risque de rejet aigu est maximal).

Dans de très nombreux cas, on propose au patient transplanté de participer à une étude visant à améliorer nos connaissances sur ce type de traitement.

Traitement immunosuppresseur

Molécules utilisées en induction	**Anti-thymoglobuline** **Anti-CD3** **Anti-CD25** **Alemtuzumab (Campath)**
Molécules utilisées en traitement d'entretien	Corticoïdes : **méthylprédnisolone** IV pendant les premiers jours puis relais *per os* par de la **prednisone** en diminuant les doses progressivement Inhibiteurs des bases puriques : **azathioprine** ou **mycophénolate mofétil** Inhibiteurs de la calcineurine : **ciclosporine** ou **tacrolimus** Inhibiteurs de la mTOR : **sirolimus** ou **everolimus**

COMPLICATIONS

Cf. tableau, ci-dessous.

Complications aiguës et retardées de la greffe rénale

COMPLICATIONS	EXAMENS	DIAGNOSTICS POSSIBLES
Insuffisance rénale aiguë immédiate avec cassure de la diurèse	Échographie-Doppler	Nécrose tubulaire aiguë (ischémie froide prolongée ou problème peropératoire) Hypovolémie Complication chirurgicale (thrombose de l'artère du greffon, obstacle ou fuite sur les voies excrétrices) Rejet hyperaigu (présence dans le sérum du receveur d'anticorps préformés anti-donneur)
Insuffisance rénale retardée	Biopsie du greffon Dosage du taux résiduel de **ciclosporine/ tacrolimus**	Rejet aigu Néphrotoxicité des inhibiteurs de la calcineurine

COMPLICATIONS	EXAMENS	DIAGNOSTICS POSSIBLES
Insuffisance rénale progressive tardive	Biopsie du greffon Dosage du taux résiduel de **ciclosporine/tacrolimus**	Néphropathie chronique du greffon (rejet chronique, HTA) Néphrotoxicité des inhibiteurs de la calcineurine Récidive de la néphropathie initiale
Autres (conséquences du traitement immunosuppresseur)	–	Infections Cancers (cutanés et lymphome EBV induits) HTA Athérome accéléré Diabète Ostéoporose

FICHE INFIRMIÈRE

Préparation du patient et surveillance postopératoire : *cf.* Fiche technique, p. 1056.

SURVEILLANCE DU TRAITEMENT

Afin d'éviter tout risque de rejet du greffon, l'infirmier(e) doit s'assurer de la bonne observance médicamenteuse du patient

TRAITEMENT IMMUNOSUPPRESSEUR

▸ Corticoïdes

Ils seront administrés à heure fixe pendant le petit déjeuner (risque d'ulcère, de gastralgie). Pour éviter certains effets indésirables, d'autres médicaments seront associés tels qu'un protecteur gastrique, un antidécalcifiant (surtout chez la femme ménopausée, car il y a un risque plus élevé d'ostéoporose) et des anti-infectieux (risque infectieux).

▸ Ciclosporine et tacrolimus

Ils seront administrés à heure fixe en 2 prises à 12 h d'intervalle.

▸ Mycophénolate mofétil

La prise de ce médicament pourra être fractionnée en cas de diarrhées.

> L'infirmier(e) devra expliquer au patient tous les signes secondaires (œdèmes, prise de poids, hypertension artérielle, troubles ioniques, hyperglycémie, infections, ulcère gastroduodénal) de la corticothérapie et surveiller le patient à la recherche de l'un de ces signes.

TRAITEMENT ANTI-INFECTIEUX

L'infirmier(e) prend de manière quotidienne la température du patient et surveille tous les points d'entrée et la qualité des urines pour s'assurer qu'il n'y a pas de signes d'infection.

- *BACTRIM FORTE* (en prévention du *Pneumocystis*) : il sera administré 3 fois par semaine en 1 prise *per os*.
- *FUNGIZONE* (en prévention du *Candida*) : elle sera administrée après chaque repas en suspension buvable.
- *ZELITREX* : il sera administré *per os* en 3 prises journalières.

TRAITEMENT ANTICOAGULANT

Le patient, alité pendant les premiers jours postopératoires, présente un risque thromboembolique, c'est pourquoi l'infirmier(e) fera sur prescription 1 à 2 injections SC d'anticoagulant au patient. Cette injection se fera de préférence dans les cuisses, en changeant à chaque fois le point de ponction. Ce soin donne l'occasion à l'infirmier(e) de faire une surveillance clinique du mollet (surveillance du ballant du mollet, de la couleur et de la chaleur de celui-ci).

ÉDUCATION ET CONSEILS

ÉDUCATION MÉDICAMENTEUSE

L'infirmier(e) est un acteur très important dans l'éducation médicamenteuse ; en effet, il doit s'assurer qu'à sa sortie le patient connaît son traitement, les posologies et les horaires des prises. Pour cela, il doit faire participer le patient à chaque prise médicamenteuse, le questionner sur chaque médicament et sur les heures des prises.

Il est nécessaire d'insister sur le fait qu'aucune prise ne doit être oubliée et qu'il est fortement conseillé de respecter des horaires fixes adaptés à la vie quotidienne du patient en respectant toujours les 12 h d'intervalle pour éviter le risque de rejet du greffon.

Pour rassurer les patients qui ne se sentent pas prêts à prendre en main leur traitement, l'infirmier(e) peut préparer un tableau médicamenteux avec les différentes catégories de médicaments et les heures des prises. L'infirmier(e) peut également donner le numéro du service afin qu'au moindre doute le patient puisse joindre soit un médecin soit un(e) infirmier(e).

ÉDUCATION DIÉTÉTIQUE

Dans la plupart des cas, une diététicienne passera voir le patient avant sa sortie pour établir un menu type. Ce menu sera en général pauvre en sel et en sucres, en rapport avec la prise des corticoïdes (risque de rétention d'eau et risque d'hyperglycémie).

Le patient pourra à nouveau boire de grandes quantités d'eau : il est conseillé dans la première année de la transplantation de faire boire de l'eau minérale ou de Vichy au patient.

FICHE TECHNIQUE

PRISE EN CHARGE DU PATIENT TRANSPLANTÉ

Accueil du patient

- Interrogatoire infirmier pour connaître les allergies, les antécédents médicaux, chirurgicaux et l'origine de l'insuffisance rénale.
- Prise des constantes (pouls, pression artérielle, température).
- Peser le patient, demander le poids sec si le patient est dialysé.
- Faire un électrocardiogramme.
- Prélever le bilan de prétransplantation comprenant :
  – un bilan biologique : NFS, ionogramme, CRP, TP, TCA, INR, fibrinogène, glycémie, hémoglobine glyquée, et β-HCG s'il s'agit d'une femme ;
  – un bilan lipidique ;
  – un bilan hépatique ;
  – un bilan immunologique : groupe, Rhésus, RAI, typage HLA et recherche d'anticorps HLA ;
  – un bilan sérologique : hépatites A, B et C, HTLV-1 et 2, VIH, CMV et virus herpès.
  – Le patient aura une radiologie pulmonaire faite en urgence.
  – Prévenir le patient de rester strictement à jeun.
  – Auscultation par le médecin (le médecin examinera le patient, l'interrogera et s'assurera que tous les examens de prétransplantation ont été réalisés).

Préparation du patient avant le bloc opératoire

- Appel de l'anesthésiste de garde pour prévenir de l'arrivée du patient. Préciser son identité. En général, la consultation d'anesthésie se fera au bloc opératoire.
- Dépilation en short du patient ; s'assurer que la dépilation est bien faite si celle-ci est réalisée par le patient.
- Douche bétadinée, cheveux et corps.
- Mettre une casaque.
- Mettre un bracelet avec l'identité du patient.

- Enlever le vernis et toute prothèse, s'il y a.
- Perfuser le patient avec le soluté prescrit par le médecin.
- Mettre en place le protocole immunosuppresseur signé par le néphrologue du service avant que le patient descende au bloc.

Surveillance postopératoire du patient

À l'arrivée du patient en chambre, l'infirmier(e) devra surveiller différents éléments :

- Surveillance des constantes (pouls, pression artérielle, température).
- Surveillance de la qualité et de la quantité du liquide recueilli dans le(s) drain(s) ; s'assurer que le drain est toujours en aspiration.
- Surveillance de la qualité et de la quantité des urines recueillies dans le collecteur de la sonde à demeure. En effet, il peut y avoir une anurie, une oligurie, ou les urines peuvent être hématiques.
- Surveillance du système clos de la sonde urinaire à demeure.
- Surveillance du pansement et de la cicatrice (saignement, hématome).
- Évaluation de la douleur (EVA, EVS).
- Surveillance des voies d'abord : s'assurer que la perfusion et/ou le kit central ne sont pas bouchés et qu'ils sont perméables.
- Surveillance de la fistule artérioveineuse, si il y a (s'assurer de la présence du *thrill* et du souffle au stéthoscope).
- Surveillance de la reprise du transit (gaz et selles).

Lorsque le néphrologue aura examiné le patient et vu les différents paramètres relevés par l'infirmier(e), les compensations urinaires, volume à volume, pourront débuter sur prescription. Les compensations se feront en alternance dans les premiers jours postopératoires par un soluté isotonique à 0,9 %, un soluté sucré de type G5 % et par un **bicarbonate de calcium** isotonique.

Lorsque le patient transplanté est en anurie ou oligoanurie, l'infirmier(e) devra mettre en place sur prescription un diurétique en IV (LASILIX), afin de stimuler la diurèse. Par la suite, la surveillance continuera toutes les heures.

Surveillance journalière du patient transplanté

- Peser le patient quotidiennement.
- Prendre les constantes et relever la diurèse au minimum toutes les 4 h (surveillance variable selon la prescription).
- Prélever de manière quotidienne : ionogramme sanguin et urinaire, avec protéinurie des 24 h, créatinine, NFS, taux résiduel de ciclosporine ou de tacrolimus.
- Effectuer un ECBU de manière quasi quotidienne.
- Changer les drains jusqu'à l'ablation de ceux-ci.
- Refaire le pansement et surveiller la cicatrice (couleur, chaleur, écoulement).
- Pratiquer les soins locaux de la sonde urinaire jusqu'à l'ablation de celle-ci.

FICHE PHARMACOLOGIE

IMMUNOSUPPRESSEURS (TRANSPLANTATION) – ANTINÉOPLASIQUE

■ **Azathioprine ©**

IMUREL					
Transplantation : 1 à 3 mg/kg/j à adapter selon réponse clinique et tolérance hématologique Autres indications : 1 à 2,5 mg/kg/j	50 cp. pell. 25 mg 100 cp. pell. 50 mg	8,43 21,03	I I	100 % 100 %	0,17 0,21

Propriétés

Analogues des bases puriques à action cytotoxique et antiproliférative (agit sur les immunodépressions par action sur les cellules hématopoïétiques et les lymphocytes T).

Indications

Prévention du rejet des organes transplantés (en association avec d'autres **immunosuppresseurs**).

Maladies auto-immunes et inflammatoires (en particulier les formes corticorésistantes ou corticodépendantes afin de réduire la posologie des **corticoïdes**) : lupus érythémateux systémique, polyarthrite rhumatoïde sévère, myasthénie, hépatite auto-immune, purpura thrombopénique idiopathique, anémie hémolytique acquise auto-immune, sclérodermie, pemphigus, dermatomyosite, polymyosite, périartérite noueuse, maladie de Crohn, rectocolite hémorragique.

Contre-indications

Grossesse.

Hypersensibilité connue au produit.

Précautions d'emploi

Éviter le contact prolongé des comprimés avec la peau.

Éviter l'exposition solaire.

Surveiller l'hémogramme de façon hebdomadaire les 2 premiers mois, puis tous les 3 mois : diminuer ou arrêter en cas de leucopénie < 2 500/mm^3 ou de thrombopénie < 100 000/mm^3, en particulier en cas d'insuffisance hépatique ou rénale (utiliser une faible posologie initiale).

Le dosage sanguin des 6TGN (6-thioguanines nucléotides) permet de mieux adapter la posologie.

Déficit génétique en TPMT :

– déficit partiel : réduire la posologie initiale de 30 à 70 % ;

– déficit complet : substituer par un immunosuppresseur non tiopurinique ou réduire la posologie initiale à 10 % de la posologie standard.

Effets indésirables

Leucopénie dose-dépendante, réversible en 1 à 2 sem. (thrombopénie et anémie plus rares).

Sensibilité aux infections, fréquence accrue des cancers cutanés (en cas d'exposition solaire) et des tumeurs malignes.

Alopécie réversible.

Hépatite cholestatique.

Interactions médicamenteuses

Inhibiteurs de l'uricosynthèse (**allopurinol**) : risque d'aplasie médullaire imposant une réduction de posologie (75 %) et une surveillance hématologique accrue.

Curarisants : antagonisme (curares non dépolarisants) ou agonisme (curares dépolarisants).

Cytostatiques : effets additifs sur l'hématopoïèse.

Vaccins vivants atténués.

SURVEILLANCE D'UN PATIENT SOUS *IMUREL*

- NFS hebdomadaire pendant 2 mois puis
- NFS tous les 3 mois minimum.
- Diminution ou arrêt du traitement si leucopénie < 2 500/mm^3 ou thrombopénie < 130 000/mm^3.
- Diminuer la posologie en cas d'insuffisance hépatique ou rénale.

INHIBITEURS DE LA CALCINEURINE

Ciclosporine

SANDIMMUN					
2 à 5 mg/kg/j en perf. continue sur 24 h	10 amp. 50 mg	HOP	I		
NÉORAL					
5 mg/kg ; 2 à 15 mg/kg/j en 2 prises	60 caps. 10 mg 60 caps. 25 mg 60 caps. 50 mg 60 caps. 100 mg 30 gttes sol. buv. (100 mg/mL)	18,30 45,37 90,33 180,20 166,91	I I I I I	100 % 100 % 100 % 100 % 100 %	0,30 0,76 1,51 3,00 5,56

Propriétés

Immunosuppresseur inhibiteur de la calcineurine. Peptide interagissant avec la ciclophiline ; le complexe inhibe l'activité de la calcineurine, induisant un arrêt réversible et sélectif de la production d'IL-2 par les lymphocytes CD4.

Indications

Transplantation d'organes (en association aux **corticoïdes** et à l'**azathioprine**, dans la prévention du rejet).

Greffe de moelle osseuse (prévention ± traitement du rejet, et de la réaction du greffon contre l'hôte).

Utilisable dans le traitement des psoriasis, dermatite atopique, polyarthrite rhumatoïde, uvéites (formes graves et résistantes), aplasie médullaire (si allogreffe impossible), syndrome néphrotique idiopathique corticodépendant ou corticorésistant.

Contre-indications

Grossesse : éviter si possible.

Allaitement : déconseillé.

Hypersensibilité connue à la **ciclosporine**.

Affection maligne récente ou évolutive.

Infection évolutive.

Précautions d'emploi

Surveillance régulière du taux de **ciclosporine** (80 à 250 ng/mL dans le sang total) pour adaptation posologique.

Surveiller la fonction rénale et hépatique.

Effets indésirables

Insuffisance rénale aiguë tubulaire (après transplantation rénale, précoce, dose-dépendante, réversible) ou vasculaire (syndrome hémolytique et urémique) ; insuffisance rénale chronique progressive (après plusieurs années, fibrose interstitielle).

Hépatites cholestatiques, hypertension artérielle, infections opportunistes, pseudo-lymphomes, tumeurs cutanées.

Hypertrichose, acné, alopécie, hypertrophie gingivale, œdème facial, troubles digestifs (anorexie, nausées, vomissements, diarrhée), neurologiques (convulsions, encéphalopathies, paresthésies ou dysesthésies des extrémités, tremblements), ostéoarticulaires (goutte, algodystrophie).

Hyperkaliémie, hyperuricémie, dyslipémie.

Réactions allergiques (excipient des formes injectables).

Interactions médicamenteuses

Risque d'hyperkaliémie : **diurétiques épargneurs de potassium.**

Risque de rhabdomyolyse en association à certaines **statines.**

Risque de sous-dosage : **anticonvulsivants, antituberculeux.**

Risque de surdosage : jus de pamplemousse, **amiodarone**, **antagonistes calciques** (sauf **amlodipine**), **antifongiques, macrolides** et apparentés (sauf **spiramycine**), **inhibiteurs protéasiques.**

Risque accru de néphrotoxicité : **tacrolimus**, **aminosides**, **amphotéricine B**, **ganciclovir**. Éviter les vaccins à virus vivants atténués. Déconseillées : **érythromycine**, **nifédipine**, **melphalan** à forte dose.

Précautions : **amiodarone**, **antagonistes calciques** (sauf **amlodipine**), **colchicine**, inducteurs enzymatiques, inhibiteurs de l'HMG-CoA-réductase, **fluconazole**, **kétoconazole**, **itraconazole**, macrolides et apparentés (sauf **spiramycine**), **méthotrexate**, **octréotide**.

■ Tacrolimus

PROGRAF					
Transplantés rénaux : A. 0,2-0,3 mg/kg/j PO en 2 prises 12 h après la greffe E. 0,3 mg/kg/j en 2 prises PO Traitement du rejet : augmentation de la posologie du tacrolimus et des **corticoïdes**	50 gél. 0,5 mg 50 gél. 1 mg 50 gél. 5 mg	39,15 77,89 386,87	I I I	100 % 100 % 100 %	0,78 1,56 7,74
Si voie orale impossible : 0,01-0,05 mg/kg/24 h IVSE	10 amp. 5 mg/mL	HOP	I		
MODIGRAF					
Idem *PROGRAF*	50 sach. 0,2 mg 50 sach. 1 mg	60,39 299,73	I I	100 % 100 %	1,21 5,99
ADOPORT					
Idem *PROGRAF* À débuter dans les 24 h post-greffe	50 gél. 0,5 mg 50 gél. 1 mg 50 gél. 2 mg 50 gél. 5 mg	32,95 65,50 130,58 325,16	I I I I	100 % 100 % 100 % 100 %	0,66 1,31 2,61 6,50
ADVAGRAF					
À débuter dans les 24 h post-greffe A. 0,2-0,3 mg/kg/j PO en 1 prise/j le matin	30 gél. LP 0,5 mg 30 gél. LP 1 mg 30 gél. LP 3 mg 30 gél. LP 5 mg	23,61 46,90 139,88 232,59	I I I I	100 % 100 % 100 % 100 %	0,79 1,56 4,66 7,75
ENVARSUS					
À débuter dans les 24 h post-greffe A. 0,17 mg/kg/j en 1 prise le matin	30 cp. LP 0,75 mg 30 cp. LP 1 mg 30 cp. LP 4 mg	42,40 56,39 224,11	I I I	100 % 100 % 100 %	1,41 1,88 7,47

Propriétés

Immunosuppresseur très puissant qui inhibe la formation des lymphocytes cytotoxiques lesquels sont principalement responsables du rejet du greffon. Il supprime l'activation des lymphocytes T et la prolifération T-dépendante des lymphocytes B.

Indications

Prévention du rejet aigu d'organe après allogreffe rénale , hépatique ou cardiaque.

Traitement du rejet de l'allogreffe résistant à un traitement par d'autres traitements immunosuppresseurs.

Contre-indications

Hypersensibilité au **tacrolimus**.

Galactosémie congénitale, syndrome de malabsorption du glucose ou du galactose, déficit en lactates.

Précautions d'emploi

Limiter l'exposition au soleil et aux rayons UV.

Surveiller PA, ECG, bilan neurologique et visuel, glycémie à jeun, NFS, hémostase, fonction rénale et hépatique.

Surveiller la concentration plasmatique du **tacrolimus** pour adapter la posologie (prendre en compte les taux d'hémoglobine, d'hématocrite et la créatininémie).

Effets indésirables

Anémie, leucopénie, coagulopathie.
Hyperglycémie, diabète, hyper ou hypokaliémie, hypocalcémie, hyponatrémie.
Anxiété, confusion, dépression, convulsion, AVC.
Troubles neurosensoriels.
Insuffisance cardiaque, dyspnée.
Diarrhée, pancréatite, ascite.
Insuffisance rénale.
Rash, prurit, syndrome de Lyell.
Leucopénie, infections (en association avec la **ciclosporine** et les **corticoïdes**).
Risque accru de lymphome et d'autres tumeurs malignes (**cutanées**).

Interactions médicamenteuses

Inhibiteurs du CYP3A4 : jus de pamplemousse, **antifongiques** (**kétoconazole, fluconazole, voriconazole**), **érythromycine, clarithromycine, inhibiteur de la protéase du VIH, nifédipine, nicardipine.**
Inducteurs du CYP3A4 : **rifampicine, phénytoïne, millepertuis.**
Le **tacrolimus** est lui-même inhibiteur du CYP3A4 : il peut donc avoir une influence sur les médicaments métabolisés par ce dernier (**ciclosporine**, **phénytoïne**, contraceptifs stéroïdiens).

■ Évérolimus ©

CERTICAN					
Transplantés rénaux et cardiaques : A. 0,75 mg x 2/j à débuter dès que possible après la greffe À administrer en même temps que la **ciclosporine** Transplantés hépatiques : A. 1 mg x 2/j à débuter env 4 sem. post-greffe À administrer en même temps que le **tacrolimus** Prendre avec un verre d'eau et ne pas écraser	60 cp. 0,1 mg 60 cp. 0,25 mg 60 cp. disp. 0,25 mg 60 cp. 0,5 mg 60 cp. 0,75 mg 60 cp. 1 mg	30,40 75,41 75,41 150,41 225,18 299,87	I I I I I I	100 % 100 % 100 % 100 % 100 % 100 %	0,51 1,26 1,26 2,51 3,75 5,00

Propriétés

Inhibiteur du signal de prolifération qui prévient le rejet d'allogreffes. Son effet immunosuppresseur s'exerce sur la prolifération des cellules T mais également sur la fonction mTOR et enfin sur la prolifération stimulée par facteur de croissance des cellules tant hématopoïétiques que non hématopoïétiques, telles que, par exemple, les cellules musculaires lisses vasculaires.
L'**évérolimus** est métabolisé par l'isoenzyme CYP3A4 dans le foie.

Indications

Prévention du rejet d'organe chez les patients adultes présentant un risque immunologique faible à modéré recevant une allogreffe rénale ou cardiaque. L'**évérolimus** doit être utilisé en association avec de la **ciclosporine** sous forme de microémulsion et des corticoïdes.

Contre-indications

Hypersensibilité à l'**évérolimus** et au **sirolimus.**
Grossesse et **allaitement.**

Absence de contraception féminine orale efficace.
Intolérance au galactose.
Déficit en lactase.
Malabsorption glucose, galactose.

Précautions d'emploi

Surveillance des concentrations résiduelles dans le sang en cas d'insuffisance hépatique sévère.
Éviter l'exposition au soleil et UV.
Infections opportunistes plus fréquentes (pneumocystose).
Surveillance de la fonction rénale, de la cholestérolémie et de la triglycéridémie.

Effets indésirables

Infections virales, bactériennes, fongiques.
Leucopénie, anémie, troubles de la coagulation, syndrome hémolytique et urémique, purpura thrombopénique.
Épanchement péricardique, pleural, pneumopathie.
Douleurs abdominales, diarrhée, nausée, vomissements, élévation des transaminases.
Œdème de Quincke, éruption cutanée.
Tumeur maligne, lymphome, syndrome lymphoprolifératif, cancer cutané.

Interactions médicamenteuses

L'association d'**évérolimus** et d'inhibiteurs (p. ex. **kétoconazole**, **itraconazole**, **voriconazole**, **clarithromycine**, **télithromycine**, **ritonavir**) ou inducteurs (p. ex. **rifampicine**, **rifabutine**) puissants du CYP3A4 n'est pas recommandée.

INHIBITEURS DE LA SYNTHÈSE D'ADN

■ Mycophénolate mofétil ©

CELLCEPT					
Transplantés rénaux : 1 g x 2/j dans les 3 j post-greffe Transplantés cardiaques : 1,5 g x 2/j dans les 5 j post-greffe Transplantés hépatiques : 1,5 g x 2/j dans les 4 j post-greffe	100 gél. 250 mg 50 cp. 500 mg 32 doses 1 g/5 mL (pour susp. buv.) 4 fl. 500 mg inj. IV	50,50 50,50 186,77 HOP	I I I I	100 % 100 % 100 %	0,51 1,01 5,84

■ Acide mycophénolique

MYFORTIC					
Transplantés rénaux : 720 mg x 2/j débuté dans les 3 j post-greffe	120 cp. 180 mg 120 cp. 360 mg	110,31 219,99	I I	100 % 100 %	0,92 1,83

Propriétés

Immunosuppresseur, inhibiteur de l'inosine monophosphate déshydrogénase : la synthèse des purines, effet cytostatique plus marqué sur les lymphocytes B et T.

Indications

Prévention du rejet aigu d'organe après allogreffe rénale ou cardiaque, en association avec la **ciclosporine** et les **corticoïdes**.

Contre-indications

Hypersensibilité au **mycophénolate mofétil** ou à l'acide mycophénolique.
Déficits héréditaires rares de l'hypoxanthine guanine-phosphoribosyl transférase (HGPRT) tels que le syndrome de Lesch-Nyhan et le syndrome de Kelley-Seegmiller.
Femme en âge de procréer sans contraception efficace. Femme enceinte ou allaitante sauf en l'absence d'alternative thérapeutique.

Précautions d'emploi

Réduire la dose de 50 % chez les sujets âgés.
Si le débit de filtration glomérulaire est < 25 mL/min/1,73 m^2, la dose maximale est de 1 g/j.
Envisager l'interruption en cas de neutropénie.
Limiter l'exposition au soleil et aux rayons UV.

Surveiller l'apparition d'une neutropénie : numération globulaire hebdomadaire le 1er mois, x 2/mois au cours des 2e et 3e mois, puis x 1/mois la 1re année.
Contacter le médecin en cas d'infection, ecchymose ou saignement.
Éviter les vaccins vivants atténués.
Prudence en cas d'affection évolutive du tube digestif et du cycle entérohépatique, car l'efficacité de *CELLCEPT* pourrait être diminuée.
Grossesse : tératogénicité chez l'animal, pas de données humaines disponibles. Prévoir une contraception efficace chez la femme en âge de procéer.
Allaitement : passage dans le lait chez l'animal, pas de données humaines disponibles.

Effets indésirables

Dominés par les troubles digestifs : gastralgies, nausées.
Leucopénie, infections (en association avec la **ciclosporine** et les **corticoïdes**).
Risque accru de lymphome et d'autres tumeurs malignes (cutanées).

Interactions médicamenteuses

Aciclovir et **ganciclovir** : augmentation de la concentration des 2 produits.
Antiacides : diminution de l'absorption du **mycophénolate mofétil**.
Colestyramine : diminution de la concentration de **mycophénolate mofétil**.

INHIBITEUR DE CYTOKINE

■ Sirolimus

RAPAMUNE					
Transplantés rénaux à faible risque immunologique Dose de charge à J1 (3 à 15 mg) puis 1 à 5 mg/j *per os* : obtenir une concentration sérique de 3 à 10 ng/mL	30 cp. 0,5 mg	56,15	I	100 %	1,87
	30 cp. 1 mg	111,91	I	100 %	3,73
	30 cp. 2 mg	223,17	I	100 %	7,44
	30 mL sol. 1 mg/mL	223,81	I	100 %	7,46

Propriétés

Inhibiteur de mTOR. Il bloque la transduction du signal lymphocytaire en aval de l'IL-2. Sa demi-vie est très prolongée (57 h). Outre son action immunosuppressive, il s'agit d'un agent antiprolifératif et antiangiogénique.

Indications

Prévention du rejet aigu d'organe après allogreffe rénale. en association avec **corticoïdes** et **ciclosporine**.

Contre-indications

Hypersensibilité au **sirolimus.**
Grossesse et allaitement : éviter.

Précautions d'emploi

Éviter en cas de reprise retardée de fonction rénale et en cas de tubulopathie aiguë (inhibe la tubulogenèse réparative), et autour d'une intervention chirurgicale (retarde nettement la cicatrisation).
Réduire les doses de 30 % en cas d'insuffisance hépatique.
Surveiller la concentration plasmatique.
Limiter l'exposition au soleil et aux rayons UV.

Effets indésirables

Très fréquents : infections (notamment urinaires), dyslipémie, troubles digestifs (diarrhée, constipation, douleurs, nausées, vomissements), anémie, thrombocytopénie, acné, rash cutané, céphalées, tachycardie, hypertension, arthralgie, fièvre, douleur.

Interactions médicamenteuses

Inhibiteurs du CYP3A4 : **antifongiques (kétoconazole, fluconazole, voriconazole)**, **érythromycine, clarithromycine, josamycine, inhbiteur de la protéase du VIH, nifédipine, nicardipine.**

Inducteurs du CYP3A4 : **rifampicine, phénytoïne, millepertuis.**

Contraceptifs stéroïdiens : diminution de leur clairance par le **sirolimus.**

IMMUNOSUPPRESSEURS SÉLECTIFS ANTILYMPHOCYTAIRES

■ Basiliximab

SIMULECT					
Transplantés rénaux : A. : 1 dose de 20 mg IV 2 h avant la greffe, 2e dose 4 j post-greffe E. < 35 kg : 1 dose de 10 mg 2 h avant, 2e dose de 10 mg 4 j post-greffe	1 amp. 10 mg pdre + solv. 1 amp. 20 mg pdre + solv.	HOP HOP	I I		

Propriétés

Anticorps monoclonal dirigé contre la chaîne α du récepteur de l'IL-2 (récepteur exprimé à la surface des lymphocytes T en réponse à une stimulation antigénique) ; il empêche la liaison de l'IL-2, signal de prolifération des lymphocytes T au cours de la réponse immunitaire impliquée dans le rejet de l'allogreffe.

Indications

Prévention du rejet aigu d'organe après allogreffe rénale.

Contre-indications

Hypersensibilité au **basiliximab**.

Grossesse et allaitement : éviter.

Absence de contraception féminine orale efficace.

Précautions d'emploi

Réservé à la greffe rénale.

Effets indésirables

Constipation, nausées, diarrhée.

Infection urinaire, infections respiratoires hautes.

Œdèmes des membres inférieurs.

Hypertension artérielle, anémie, céphalées.

Hyperkaliémie, hypercholestérolémie, élévation de la créatinine.

Prise de poids.

Réactions d'hypersensibilité : éruption cutanée, urticaire, bronchospasme, œdème pulmonaire, insuffisance respiratoire et cardiaque, syndrome d'extravasation capillaire.

Lymphome, syndrome lymphoprolifératif.

Interactions médicamenteuses

Aucune.

■ Bélatacept

NULOJIX					
Phase initiale : 10 mg/kg/adm. à J1 J5 J14 J28 S8 S12 Phase d'entretien : 6 mg/kg x 1/mois à partir de S16	1 fl. 250 mg	HOP	I		

Propriétés

Se lie aux récepteurs CD80 et CD86 à la surface des cellules présentatrices de l'antigène. Il bloque donc la costimulation des lymphocytes T médiée par le CD28 et inhibe l'activation des lymphocytes T.

Indications

Prévention du rejet du greffon chez les adultes recevant une transplantation rénale. Il est recommandé d'ajouter à ce traitement un antagoniste des récepteurs de l'IL-2 pour l'induction thérapeutique.

Contre-indications

Patients transplantés séronégatifs ou de statut sérologique inconnu pour le virus d'Epstein-Barr.
Grossesse, allaitement.

Précautions d'emploi

Éviter l'exposition aux UV.

Effets indésirables

- Troubles généraux : néphropathie chronique d'allogreffe, hernie cicatricielle, œdème périphérique, fièvre, douleur thoracique, fatigue, sensation de malaise, retard de cicatrisation.
- Troubles mentaux : insomnie, anxiété, dépression.
- Troubles neurologiques : céphalées, tremblements, paresthésies, accident vasculaire cérébral, sensations vertigineuses, syncope, léthargie, neuropathie périphérique.
- Troubles cutanés : acné, prurit, alopécie, lésion cutanée, rash, sueurs nocturnes, hyperhidrose.
- Troubles du système immunitaire.

Interactions médicamenteuses

Éviter l'utilisation de vaccins vivants atténués.

ANTICORPS POLYCLONAUX

■ Immunoglobulines antilymphocytes humains (lapin)

GRAFALON					
Transplantation allogénique d'organe solide En préventif du rejet : 2 à 5 mg/kg/j pdt 5 à 21 j En curatif du rejet corticorésistant : 3 à 5 mg/kg/j pdt 5 à 14 j Conditionnement avant la transplantation de cellules souches : 10 à 30 mg/kg/j à commencer 3 j avant, pdt 2 j	10 fl. 20 mg/mL	HOP	I		

■ Immunoglobulines antithymocytes humains (lapin)

THYMOGLOBULINE					
Traitement préventif de forme aiguë de rejet de greffon : 1 à 1,5 mg/kg/j pdt 4 à 9 j	1 fl. 25 mg/5 mL	HOP	I		

Propriétés

Les globulines antilymphocytaires sont des immunoglobulines polyclonales anti-lymphocytes T humains, obtenues à partir du sérum de lapins préalablement immunisés.
L'immunoglobuline de lapin antithymocytes humains est un immunosuppresseur sélectif (agissant sur les lymphocytes T).

Indications

- Prophylaxie du rejet aigu après transplantation allogénique d'organe solide, en association avec d'autres **immunosuppresseurs** (p. ex. glucocorticoïdes, antagonistes de la purine, **inhibiteurs de la calcineurine** ou **inhibiteurs de mTOR**).

- Traitement du rejet résistant aux corticoïdes après transplantation allogénique d'organe solide.
- Conditionnement avant la transplantation de cellules-souches hématopoïétiques.

Contre-indications

- Toute infection non contrôlée sur le plan thérapeutique.
- Tumeur maligne.
- Vaccination par vaccin vivant atténué.
- Thrombopénie.

Précautions d'emploi

Traitement en service médical spécialisé avec surveillance clinique et biologique étroite.

Effets indésirables

Fièvre, frissons, dyspnée, nausées, vomissements, myalgies, prurit, hypotension, maladie sérique.

PARTIE 10

NEUROLOGIE

SCORE DE GLASGOW

FICHE MALADIE

DÉFINITION

Le score de Glasgow est destiné à évaluer la gravité à la phase initiale d'un traumatisme crânien. C'en est aussi un critère pronostique. Du fait de sa simplicité d'utilisation, il est aujourd'hui utilisé pour évaluer un patient comateux et d'en assurer la surveillance.

Score de Glasgow

Ouverture des yeux (E) :	Spontanée	4	
	Stimulation verbale	3	
	Stimulation douloureuse	2	
	Absente	1	
Réponse motrice (M) :	Sur ordre	6	TOTAL :
	A la douleur, orientée	5	Score 15 => normal
	A la douleur, retrait	4	Score 7 => coma grave
	A la douleur, flexion anormale	3	Score 3 => mort cérébrale
	A la douleur, extension	2	
	Absente	1	
Réponse verbale (V) :	Appropriée	5	
	Confuse	4	
	Incohérente	3	
	Incompréhensible	2	
	Absente	1	

MÉNINGITE

FICHE MALADIE

DÉFINITION

Une méningite est une inflammation des méninges, membrane qui entoure le cerveau et la moelle épinière, et qui est constituée par la pie-mère, l'arachnoïde et la dure-mère.

CAUSES ET MÉCANISMES

Cette inflammation peut être d'origine infectieuse (bactérienne, virale, voire mycosique ou parasitaire), néoplasique, ou s'intégrer dans le cadre d'une maladie générale type maladie inflammatoire.

La « couleur » du liquide céphalorachidien, le type de cellules retrouvées dans ce liquide et l'analyse de la biochimie du liquide orientent le diagnostic étiologique et permettent la classification en :

- méningite purulente (on y retrouve des polynucléaires neutrophiles) ;
- méningite à liquide clair (on y retrouve plutôt des lymphocytes).

DIAGNOSTIC

SIGNES CLINIQUES

Présence d'un syndrome méningé qui associe des céphalées intenses, une photophobie (intolérance à la lumière), des nausées avec souvent des vomissements en jet sans effort.

Le patient est couché dans le noir en « chien de fusil » et l'examen clinique objective une raideur de nuque.

On peut aussi retrouver un syndrome infectieux avec fièvre, frissons.

La présence de signes de choc et surtout celle d'un purpura imposent la réalisation d'un traitement en extrême urgence : *purpura fulminans.*

La présence d'anomalies à l'examen neurologique oriente vers une méningoencéphalite (atteinte des méninges et de l'encéphale) et fait suspecter une méningoencéphalite d'origine herpétique en premier lieu.

EXAMENS COMPLÉMENTAIRES

▶ Ponction lombaire

Elle permet de définir le type de méningite. Selon la présence ou non de critères de gravité, elle est réalisée avec ou sans urgence, voire après le traitement antibiotique s'il y a un *purpura fulminans* lié à une méningite à méningocoque ou pneumocoque.

Sans urgence, elle est réalisée après bilan d'hémostase et après *TDM cérébrale* s'il y a un doute sur un processus expansif intracrânien (tumeur, abcès) du fait du risque de décès par engagement du cerveau lors de la ponction lombaire. Elle doit s'associer à la mesure de la glycémie veineuse.

LCR normal

Aspect	Liquide clair, eau de roche
Cytologie	Absence d'hématies < 2 lymphocytes/mm^3
Biochimie	Protéines : entre 0,20 et 0,40 g/L La glycorachie est supérieure à 50 % de la glycémie
Bactériologie	Absence de germes

▶ Bilan biologique standard

Il met en évidence un syndrome inflammatoire éventuel, s'assure de la normalité de l'hémostase avant PL ou met en évidence une CIVD (coagulation intravasculaire disséminée) en cas de *purpura fulminans.*

TRAITEMENT

Le traitement diffère selon la cause.

- Pour le *purpura fulminans,* l'urgence est à l'antibiothérapie avant la ponction lombaire.
- Dans tous les cas, l'antibiothérapie est d'abord probabiliste puis adaptée à l'antibiogramme (après culture des bactéries en 48 h). Par voie IV, on peut administrer : **amoxicilline** (*CLAMOXYL*), **céfotaxime** (*CLAFORAN*), **ceftriaxone** (*ROCEPHÏNE*), **vancomycine** (*VANCOCINE*) ou un aminoside en mono- ou bithérapie.
- Pour une méningite tuberculeuse, on met en route pour 2 mois une quadrithérapie à base d'**isoniazide, rifampicine, éthambutol et pyrazinamide**, plus ou moins associée à une corticothérapie.
- Pour les méningoencéphalites herpétiques, le traitement repose sur l'**aciclovir** (*ZOVÏRAX*).
- D'autres traitements pourront être proposés selon le germe retrouvé et l'antibiogramme.
- Concernant les méningites virales autres que l'herpès, il n'y a pas de traitement spécifique.
- D'autres méningites s'inscrivent dans des maladies inflammatoires et relèvent du traitement de la maladie initiale (lupus, sarcoïdose, etc.).

Il existe une prophylaxie pour les sujets en contact avec un malade atteint spécifiquement du méningocoque dans les 10 jours avant l'hospitalisation. Elle repose sur la **rifampicine** (*RIFADINE*) ou la **spiramycine** (*ROVAMYCINE*).

Les méningites à pneumocoques et à *Haemophilus* peuvent être prévenues par une vaccination.

PRONOSTIC

Il existe plus de suspicions de méningite que de vraies méningites, mais l'éventuelle gravité justifie la prudence.

Le *purpura fulminans* et la méningoencéphalite herpétique avec retard au diagnostic et au traitement ont un pronostic très sévère ; les autres méningites virales sont le plus souvent bénignes.

FICHE INFIRMIÈRE

EXAMENS

Assister le médecin pour la ponction lombaire (*cf.* Fiche technique, ci-après).

SURVEILLANCE DU TRAITEMENT

Respecter le noir si la lumière gêne le patient. Les perfusions de *ZOVIRAX* doivent être passées très lentement car il existe une toxicité rénale.

L'apyrexie est un bon critère d'efficacité du traitement.

Il peut survenir une aggravation comme une crise d'épilepsie ou un coma : la surveillance de la conscience doit être régulière avec réalisation d'un score de Glasgow si nécessaire (*cf.* Score de Glasgow, p. 1069).

Le patient refuse souvent de s'alimenter à cause des nausées : veiller au respect des apports hydriques surtout s'il vomit et faire augmenter le débit de la perfusion de base si besoin.

ÉDUCATION ET CONSEILS

Il ya souvent peur de contagion de la part de l'entourage. La prophylaxie est très bien codifiée et les proches peuvent être reçus par le médecin du service ou par leur propre médecin traitant.

La vaccination contre l'*Haemophilus* est systématique chez le nourrisson, celle contre le pneumocoque est indiquée chez les sujets à risque : splénectomisés, drépanocytaires, bronchite chronique et porteurs de brèche ostéoméningée. La vaccination contre le méningocoque concerne les sous-types A, B et C, elle est conseillée chez les voyageurs en zone d'endémie.

FICHE TECHNIQUE

PONCTION LOMBAIRE

La ponction lombaire (PL) consiste à insérer une aiguille dans les espaces sousarachnoïdiens pour ponctionner du liquide céphalorachidien et, éventuellement, injecter une substance thérapeutique.

Il s'agit d'un acte médical secondé par l'infirmière, ce geste s'effectue de manière aseptique. On associe de façon systémique la mesure de la glycémie.

Contre-indications

- Effet de masse avec risque d'engagement (une simple hypertension intracrânienne sans effet de masse n'est pas une contre-indication).
- Trouble de l'hémostase ou prise d'anticoagulants.
- Problème infectieux local au point de ponction.

Matériel

- Chariot de soins avec boîte à aiguilles.
- Gants stériles pour le médecin et non stériles pour l'IDE.
- Champ stérile, compresses stériles, *BÉTADINE,* alcool et pansement sec.
- Aiguille à ponction lombaire (il en existe des noires, des jaunes ou des oranges et jaunes avec trocart pour la prévention des syndromes post-ponction lombaire).
- Trois tubes secs stériles au minimum.

Préparation du patient

- Rassurer le patient et expliquer le geste ; la ponction lombaire a mauvaise réputation.
- Ne pas hésiter à prémédiquer et à mettre de l'EMLA au point de ponction 1 h à 2 h avant. ►

• On peut parfois raser la zone du point de ponction.
• La bonne installation du patient est fondamentale. La PL peut être réalisée assise ou couchée.

Le patient doit enrouler son rachis dorso-lombaire « comme un chat », au besoin autour d'un oreiller. Si le patient est assis au bord du lit, on peut élever le lit pour le confort du médecin et surélever les pieds du patient sur une chaise, ce qui favorise l'enroulement du bas du dos. Une troisième personne est souvent nécessaire pour maintenir le patient et surveiller un éventuel malaise, car le médecin et l'IDE sont dans son dos.

Réalisation de la ponction lombaire

Le médecin repère le point de ponction puis effectue une première désinfection. Il enfile ensuite ses gants stériles et installe son champ stérile. Il effectue une deuxième désinfection. L'infirmière lui tend alors l'aiguille à ponction lombaire. Il introduit l'aiguille dans l'espace intervertébral entre L4 et L5 en regard des crêtes iliaques et pousse son aiguille progressivement en vérifiant régulièrement s'il y a écoulement du LCR en retirant le mandrin interne. Il laisse ensuite couler goutte à goutte le LCR (une dizaine de gouttes) dans chaque tube présenté ouvert par l'IDE avec ses gants non stériles. Chaque tube est recapuchonné. L'aiguille est ensuite retirée et déposée dans la boîte destinée à cet effet. La peau est nettoyée à l'alcool ou au sérum physiologique et on réalise un pansement sec. Les tubes sont ensuite étiquetés et envoyés sans attendre aux laboratoires de bactériologie, biochimie et anatomopathologie. Le plus souvent, les résultats bactériologiques sont téléphonés dans le service dans les heures qui suivent ; ils seront communiqués rapidement au médecin.

Complications

La ponction lombaire est dite traumatique lorsqu'un vaisseau sanguin est piqué. Le LCR s'éclaircit au fur et à mesure des tubes.

L'irritation d'une racine nerveuse se traduit par une douleur dans la jambe au cours du geste. Le syndrome post-ponction lombaire se manifeste par des céphalées en position assise et debout et disparaissant totalement en position allongée à plat. Des nausées et vomissements peuvent s'y associer. On interdisait auparavant aux patients de se lever après la ponction lombaire pendant plusieurs heures et on leur recommandait de bien boire ; ces mesures sont sans aucun intérêt mais encore souvent pratiquées. La seule prévention à ce jour est l'utilisation d'aiguilles prévues à cet effet. Si le syndrome post-ponction lombaire persiste, on a recours à un *blood patch* réalisé par les anesthésistes.

La survenue d'un sepsis, d'un engagement ou d'un hématome compressif sont des complications graves mais rares.

ÉPILEPSIE

FICHE MALADIE

DÉFINITION

L'épilepsie est une maladie chronique qui est caractérisée par une récurrence de crises épileptiques.

Le terme épilepsie vient du mot grec *epilambanein,* qui signifie « assaillir » ou « saisir violemment ». L'épilepsie a donc le sens d'une *attaque* ou, mieux, d'une maladie faite d'une succession d'attaques. Du fait d'un grand nombre de types d'épilepsies différents, il vaut mieux parler des épilepsies et non pas d'une épilepsie unique.

Le terme « crise comitiale » est synonyme de crise d'épilepsie.

CAUSES ET MÉCANISMES

La crise d'épilepsie est le résultat d'une réaction pathologique du cerveau. Cette réaction consiste en une activation anormale des cellules nerveuses du cerveau (« hypersynchronisation »).

Selon leur origine au niveau du cerveau, on distingue deux groupes de crises :

- les crises généralisées avec atteinte des deux hémisphères du cerveau qui entraînent une altération de la conscience pendant la crise. Les crises généralisées les plus connues sont la crise de type « grand mal » (composée d'une phase tonique avec raideur, suivie d'une phase clonique avec secousses musculaires) et les absences, qui se manifestent par une altération de la conscience pendant quelques secondes ;
- les crises partielles qui proviennent d'un point de départ spécifique du cerveau, qu'on dénomme le « foyer » épileptique. Ce foyer peut, par exemple, être dû à une cicatrice cérébrale après un traumatisme crânien ou à une tumeur cérébrale. La conscience est normale pendant les crises partielles « simples » et altérée pendant les crises partielles « complexes » et « secondairement généralisées ».

DIAGNOSTIC

SIGNES CLINIQUES

Une crise d'épilepsie peut prendre de nombreuses formes cliniques différentes.

La crise « classique » de type « grand mal » se déroule en trois phases :

- une phase tonique, où le patient présente une raideur des quatre membres et du tronc ;
- suivie d'une phase clonique avec secousses musculaires ;
- et, finalement, la phase stertoreuse où le patient reste comme endormi, avec une respiration bruyante.

Chaque phase dure environ 30 secondes à 1 minute. Une crise typique ne dure donc guère plus de 2 à 3 minutes en général. Au-delà, il faut craindre un état de mal épileptique qui est une urgence absolue avec un risque vital pour le patient.

Une crise partielle simple peut se manifester par des secousses d'un membre ou d'un côté du corps, sans altération de la conscience. En dehors des signes moteurs, le patient peut aussi présenter des troubles d'autres modalités, comme des sensations de fourmillements, des nausées, des perceptions olfactives ou des émotions (par exemple, sensation de bonheur). Pendant les crises partielles complexes, le patient paraît comme obnubilé, il est capable d'exécuter des mouvements automatiques (mâchonnements, frottement des mains) ou de répéter des paroles inadaptées.

Pour quelqu'un d'expérimenté, la description et l'observation des crises sont souvent évocatrices de la maladie.

Il faut parfois distinguer les vraies crises d'épilepsie des « pseudo-crises » (par exemple, crises psychogènes ou pertes de connaissance dues à un problème cardiovasculaire ou métabolique). Cependant, il ne faut pas oublier qu'un nombre non négligeable de patients présentent à la fois des crises d'épilepsie et des pseudo-crises.

EXAMENS COMPLÉMENTAIRES

Il faut toujours chercher une cause déclenchante de la crise. La détermination de la glycémie capillaire et la prise de température sont systématiques.

S'il s'agit d'un patient connu épileptique, il est parfois utile de faire un dosage du traitement antiépileptique. On réalisera un bilan plus spécifique en cas de suspicion de prise de toxiques ou de sevrage alcoolique.

S'il s'agit d'une première crise, le scanner cérébral et surtout l'IRM cérébral doivent être systématiques pour chercher une affection cérébrale sous-jacente (par exemple, tumeur, thrombose, hémorragie). En cas de suspicion de méningite, on réalisera une ponction lombaire.

ÉLECTROENCÉPHALOGRAMME (EEG)

L'EEG permet d'enregistrer, d'amplifier et de transcrire l'activité électrique des neurones cérébraux à l'aide d'électrodes placées sur le crâne.

Il doit être réalisé systématiquement pour faire le diagnostic d'épilepsie ou de syndrome épileptique. Il permet d'évaluer le risque de nouvelles crises et l'efficacité du traitement.

On distingue l'EEG interictal (en dehors des crises) et l'EEG ictal (pendant une crise). Un EEG simple dur une quinzaine de minutes mais, parfois, il est nécessaire de réaliser des EEG plus long, EEG ambulatoire (plusieurs jours) ou avec une surveillance vidéo (vidéo EEG). Pour encore plus de précision – par exemple, si un traitement chirurgical de l'épilepsie est prévu –, on peut aussi implanter les électrodes et les placer directement sur le cerveau (stéréo EEG).

Il n'existe pas de contre-indication à la réalisation d'un EEG.

L'EEG est un examen totalement indolore qui ne présente pas de danger pour le patient. Parfois, les patients sont effrayés par l'idée qu'on pourrait leur envoyer des courants électriques dans le cerveau lors de l'EEG. Il convient alors de leur expliquer que l'EEG est simplement un recueil des signaux électriques produits par le cerveau lui-même.

TRAITEMENT

TRAITEMENT MÉDICAMENTEUX

Il existe aujourd'hui une vingtaine de médicaments antiépileptiques.

Certains, comme le **valproate** (*DÉPAKINE*) ou la **lamotrigine** (*LAMICTAL*) ou le **lévétiracetam** (*KEPPRA*), sont efficaces pour un grand nombre de crises généralisées ou partielles, d'autres sont uniquement efficaces pour un certain type de crise, par exemple, la carbamazépine (*TEGRETOL*), l'**oxcarbazépine** (*TRICEPTAL*) ou le **lacosamide** (*VIMPAT*) pour les crises partielles.

Le **phénobarbital** (*GARDÉNAL*) est un vieil antiépileptique qui est efficace sur un grand nombre d'épilepsies. À cause de ses effets indésirables, il est de moins en moins utilisé.

Souvent, un seul médicament suffit pour contrôler les crises. Dans les cas plus compliqués, il peut être nécessaire d'associer plusieurs médicaments antiépileptiques chez le même patient.

Les traitements de crise ont pour but de réduire la durée de la crise ou de prévenir une nouvelle crise dans les heures ou jours suivants. On utilise le plus souvent les benzodiazépines comme le **clonazépam** (*RIVOTRIL*), **clobazam** (*URBANYL*) ou le **diazépam** (*VALIUM*). Ces thérapeutiques peuvent être administrées par voie orale ou, en cas d'urgence, par voie IVL ou intrarectale, voire IM.

TRAITEMENT DE L'ÉTAT DE MAL ÉPILEPTIQUE

Il s'agit d'une urgence thérapeutique qui peut nécessiter un matériel d'intervention.

Pose d'une voie veineuse périphérique, O_2 nasal. **Clonazépam** (*RIVOTRIL*) en IVL à renouveler une fois associé à **fosphénytoïne IV** (*PRODILANTIN*) ou **phénobarbital** (*GARDENAL* injectable). Si échec, *PRODILANTIN* ou *GARDENAL* suivant ce qui a été choisi précédemment. Si échec *PENTHOTAL* (patient intubé).

TRAITEMENT CHIRURGICAL

Dans certains cas, les patients épileptiques peuvent bénéficier d'un traitement chirurgical, mais cela n'est possible que pour les épilepsies partielles. Aujourd'hui, moins de 10 % des malades sont traités chirurgicalement.

PRONOSTIC

Les crises épileptiques ne causent qu'un trouble passager des fonctions cérébrales, elles n'abîment pas le cerveau d'une manière durable.

Les exceptions à cette règle sont les états de mal épileptique. Ce sont des crises de type « grand mal » qui durent plus de 10 minutes et qui peuvent entraîner une nécrose des neurones.

Il n'est pas rare que les malades épileptiques souffrent surtout des conséquences de leur maladie sur leur vie quotidienne et sociale.

La nécessité d'assumer sa maladie, le rejet que le malade rencontre à l'école ou dans la vie professionnelle, les frustrations de la vie quotidienne (limitation dans le sport, la conduite automobile) et les préjugés de la société envers sa maladie (l'épilepsie étant considérée

comme une maladie mentale ou héréditaire) sont un lourd fardeau pour le malade, souvent plus grave que la maladie elle-même.
Si parfois les malades épileptiques peuvent avoir des troubles neuropsychiatriques (ralentissement psychomoteur, troubles du comportement ou de l'élocution), ce n'est pas dû à l'épilepsie proprement dite, mais à la lésion cérébrale responsable de l'épilepsie.

Avec un traitement antiépileptique médicamenteux :
- 60 % des malades n'ont plus de crises ;
- 20 % sont considérablement améliorés ;
- 20 % sont résistants au traitement médicamenteux.

Parmi ce dernier groupe, environ la moitié peut bénéficier d'un traitement chirurgical.

FICHE INFIRMIÈRE

EXAMENS

- Surveillance des constantes : pression artérielle, pouls, température, saturation, glycémie capillaire.
- Électroencéphalogramme (en laboratoire ou aux urgences).

SURVEILLANCE DU TRAITEMENT

SOINS – TRAITEMENT

Conduite à tenir pendant une crise d'épilepsie

- Garder son calme, regarder sa montre pour connaître la durée de la crise et observer les symptômes.
- Éloigner les curieux.
- Éloigner tout objet dangereux.
- Ne pas chercher à maîtriser ni à immobiliser le patient.
- Appeler le médecin qui prescrira un traitement si la crise est prolongée ou récidive.
- Ne rien mettre dans la bouche sauf une canule de Guedel si cela est possible.
- Faciliter la respiration : desserrer la cravate, la ceinture.

En phase résolutive (après la phase clonique)

- Mise en position latérale de sécurité.
- Ne pas donner d'eau.
- Introduire une canule de Guedel.
- Couvrir le patient, le rassurer.
- Réinstaller le patient dans son lit, mettre les barrières.

EFFICACITÉ DU TRAITEMENT

Diminution ou disparition des crises. Normalisation de l'EEG.

EFFETS INDÉSIRABLES

La tolérance des antiépileptiques est en général bonne. Ils sont introduits progressivement pour être mieux tolérés. Exceptionnellement, ils peuvent donner des réactions secondaires très graves ou invalidantes. C'est pourquoi le suivi médical est indispensable.
Les effets indésirables couramment rapportés sont fatigue, troubles de concentration, sudation, vertige et prise de poids.
Les autres effets indésirables sont spécifiques pour chaque médicament et doivent être connus par le médecin prescripteur.

ÉDUCATION ET CONSEILS

Les crises épileptiques ne causent qu'un trouble passager de certaines fonctions cérébrales, elles n'abîment pas le cerveau d'une manière durable. C'est pourquoi la pensée – largement répandue – stipulant que les crises épileptiques conduisent à une baisse régulière de certaines fonctions du cerveau (par exemple l'intelligence) est infondée. Cependant, selon les circonstances de la survenue d'une crise d'épilepsie, celle-ci peut avoir des conséquences extrêmement graves pour le patient : par exemple crise pendant la conduite automobile, dans l'eau (piscine, baignoire), ou chez un ouvrier travaillant sur un échafaudage ou manipulant des machines.

De manière générale, un patient épileptique ne doit pas conduire si l'épilepsie n'est pas équilibrée, et son permis de conduire est soumis à un contrôle médical.

Il doit éviter toutes les situations dans lesquelles la survenue d'une crise pourrait avoir des conséquences fatales pour lui ou son entourage.

L'alcool, le manque de sommeil, la fièvre et, parfois, la stimulation lumineuse intermittente (stroboscope dans les discothèques, certains jeux vidéo ou informatiques) peuvent provoquer des crises d'épilepsie. Le patient doit être éduqué pour éviter ces facteurs déclenchants.

Référence

A. Matthes, H. Schneble. *Unser Kind hat Anfälle.* Desitin, Hamburg, 2001.

• Associations de patients : Épilepsie France, Fondation française pour la recherche sur l'épilepsie.

FICHE PHARMACOLOGIE

ANTIÉPILEPTIQUES – BENZODIAZÉPINES

■ Diazépam ©

VALIUM					
Crise d'angoisse, agitation, delirium tremens : A. 0,1 à 0,2 mg/kg par injection (voie IM ou IV lente) Crise convulsive N. et E. 0,5 mg/kg par voie intrarectale, max 10 mg État de mal épileptique : A. 2 mg/min en perfusion IV rapide jusqu'à 20 mg puis 100 mg/500 mL à 40 mL/h E. 0,2 à 0,3 mg/kg en IV lente N. 0,5 mg/kg en IV lente	6 amp. 10 mg/2 mL	2,33	I	65 %	0,39
A. 5 à 20 mg/j (anxiété) ou 20 à 40 mg/j (psychiatrie) E. 0,15 à 0,33 mg/kg toutes les 8 h (prévention des convulsions fébriles) ou 0,5 mg/kg/j (psychiatrie, exceptionnel)	30 cp. séc. 10 mg 600 gttes – fl. 20 mL (3 gttes = 1 mg)	1,27 2,23	I I	65 % 65 %	0,04 0,00
DIAZEPAM					
Idem *VALIUM*	40 cp. 2 mg 40 cp. 5 mg	0,87 0,92	I I	65 % 65 %	0,02 0,02

■ Clonazépam

RIVOTRIL					
A. 1 mg en IV lente ou IM	6 amp. 1 mg/mL	3,64	I	65 %	0,61
E. 0,25 à 0,5 mg en IV lente Progressivement : 0,05 à 0,1 mg/kg/j	28 cp. quadriséc. 2 mg 1 fl. 0,25 % (500 gttes avec 1 gtte = 0,1 mg)	1,45 1,53	I I	65 % 65 %	0,05 1,53

Prescription réservée aux neurologues. Assimilé aux stupéfiants.

■ Clobazam

URBANYL					
Épilepsie : A. 0,5 mg/kg/j E. > 6 ans : 5 mg/j en dose de charge puis 0,3 à 1 mg/kg/j en entretien Anxiété et sevrage alcoolique : A. 5 à 30 mg/j (max 120 mg/j)	30 gél. 5 mg 30 cp. séc. 10 mg 30 cp. séc. 20 mg	1,19 2,32 3,28	I I I	65 % 65 % 65 %	0,04 0,08 0,11

■ Midazolam

BUCCOLAM					
3 mois – 1 an : 2, 5 mg 1-5 ans : 5 mg 5-10 ans : 7,5 mg 10-18 ans : 10 mg	4 ser. 0,5 mL sol. bucc. 2,5 mg 4 ser. 1 mL sol. bucc. 5 mg 4 ser. 1,5 mL sol. bucc. 7,5 mg 4 ser. 2 mL sol. bucc. 10 mg	79,24 79,24 79,24 79,24	I I I I	65 % 65 % 65 % 65 %	19,81 19,81 19,81 19,81

Propriétés

Benzodiazépines : effet anticonvulsivant, anxiolytique, et myorelaxant. Action rapide par voie intrarectale et intraveineuse, demi-vie de 32 à 38 h, élimination urinaire. Non inducteur enzymatique.

Indications

Épilepsie et état de mal épileptique sous toutes ses formes. Douleurs de désafférentation.

Crises d'angoisse aiguës, delirium tremens.

BUCCOLAM : traitement des crises convulsives aiguës prolongées chez le nourrisson et l'enfant.

Contre-indications

Allergie au produit. Insuffisance respiratoire, myasthénie, syndrome d'apnées du sommeil. Insuffisance hépatique sévère.

Précautions d'emploi

Voie injectable : nécessite un matériel de réanimation respiratoire à proximité.

Utilisation prudente : sujets âgés, conducteurs de véhicules ou utilisateurs de machines, insuffisance hépatique ou rénale.

À éviter en cas d'antécédent d'alcoolisme ou de toxicomanie.

Grossesse : 1er trimestre : risque tératogène faible. 3e trimestre : risque de détresse respiratoire du nouveau-né.

Allaitement : à éviter, passage dans le lait.

Effets indésirables

Dose-dépendants : somnolence, difficultés de concentration, hypotonie, confusion mentale, sensations ébrieuses et parfois réactions paradoxales (excitation, irritabilité).

Syndrome de sevrage : anxiété, insomnie, tremblements, crampes. Risque de tolérance et dépendance.

Possibles hypersécrétions bronchiques (**clonazépam**), ou allergiques (rares).

Interactions médicamenteuses

Alcool déconseillé.

À associer avec précaution :

- **carbamazépine** (avec **clonazépam**) ;
- **cimétidine, inhibiteurs de la pompe à protons ;**
- **phénytoïne** (avec **diazépam et midazolam**) ;
- inhibiteurs puissants du CYP3A4 (avec midazolam) : **antifongiques azolés, macrolides, inhibiteurs de protéases, inhibiteurs calciques, atorvastatine, etc.** ;
- inducteurs puissants du CYP3A4 (avec **midazolam**) : **rifampicine, millepertuis**, jus de pamplemousse, etc.

À prendre en compte (avec tous) : **opiacés, buprénorphine, antipsychotiques**, autres **benzodiazépines, barbituriques, antidépresseurs sédatifs, antihistaminiques H1 (1re génération), antihypertenseurs centraux, baclofène**.

ANTIÉPILEPTIQUES – VALPROATE

■ Acide valproïque sel de sodium ©

DÉPAKINE					
En 2 ou 3 prises au cours des repas N. et E. 30 mg/kg/j (cp. non adaptés avant 6 ans) Adolescents et A. 20 à 30 mg/kg/j	40 cp. 200 mg 40 cp. 500 mg 40 mL sol. buv. 200 mg/mL 150 mL sirop 57,64 mg/mL	2,33 5,25 3,70 6,79	II II II II	65 % 65 % 65 % 65 %	0,06 0,13 0,09 0,05
DÉPAKINE CHRONO					
En 2 prises au cours des repas 10 à 15 mg/kg puis progressivement 20 à 30 mg/kg/j	30 cp. séc. 500 mg	6,81	II	65 %	0,23
MICROPAKINE LP					
Granules *per os* saupoudrés sur un aliment mou ou une boisson froide ou à température ambiante En 2 prises au cours des repas A. et E. 10-15 mg/kg/j puis progressivement 20-30 mg/kg/j	50 sach. 100 mg 30 sach. 250 mg 30 sach. 500 mg 30 sach. 750 mg 30 sach. 1 000 mg	3,04 7,18 14,28 21,40 28,49	II II II II II	65 % 65 % 65 % 65 % 65 %	0,06 0,24 0,48 0,71 0,95

Propriétés

GABAergique. Résorption complète, fixation aux protéines (90 %), demi-vie de 15 à 17 h, catabolisme hépatique, élimination urinaire. Non inducteur enzymatique.

Indications

Épilepsie généralisée convulsivante ou non, épilepsie partielle, syndromes de West et de Lennox-Gastaut, état de mal épileptique (forme IV).

Contre-indications

Hépatite aiguë ou chronique, antécédents familiaux d'hépatite sévère, notamment médicamenteuse.
Allergie au produit.

Précautions d'emploi

Bilan hépatique (transaminases, TP) initial puis mensuel (6 mois).

Adaptation de la posologie à la fonction rénale.

Grossesse : toutes les mesures doivent être prises pour éviter une grossesse sous **valproate**. Sa prescription est déconseillée chez une femme en âge de procréer sans contraception efficace.

Allaitement : possible avec contraception efficace.

DÉRIVÉS DE L'ACIDE VALPROÏQUE ET RISQUE TÉRATOGÈNE

Les **dérivés de l'acide valproïque** ne doivent pas être utilisés chez les filles, les adolescentes, les femmes en âge de procréer et les femmes enceintes sauf en cas d'inefficacité ou d'intolérance aux alternatives médicamenteuses en raison de son potentiel tératogène élevé et du risque de troubles neuro-développementaux chez les enfants exposés *in utero* au **valproate**.

Les femmes en âge de procréer doivent utiliser une contraception efficace pendant le traitement et être complètement informées des risques associés à son utilisation pendant la grossesse.

Le rapport bénéfice/risque doit être réévalué attentivement, à intervalles réguliers au cours du traitement, à la puberté, et de manière urgente lorsqu'une femme en âge de procréer, traitée par **valproate de sodium**, envisage une grossesse ou en cas de grossesse.
Le médecin doit s'assurer que la patiente a reçu une information complète sur les risques, à l'aide de documents tels que la brochure d'information patiente pour l'aider à comprendre les risques et a dûment complété et signé le formulaire d'accord de soins.
Le traitement par une spécialité à base de **valproate** ne peut être maintenu qu'après une réévaluation du rapport bénéfice/risque du traitement par un médecin spécialiste de l'épilepsie.

Effets indésirables

Hépatotoxicité : élévation transitoire des transaminases (30 %), mais quelques cas d'hépatites cytolytiques mortelles. Vérifier régulièrement le bilan hépatique les 6 premiers mois.
Céphalées, tremblement d'attitude, prise de poids, alopécie transitoire, aménorrhée, troubles digestifs transitoires.
États confusionnels, encéphalopathie, hyperammoniémie : notamment chez le sujet âgé, réversible lors de la diminution des doses ou à l'arrêt du traitement.
Pancréatite.
Effet tératogène : syndrome malformatif (9-15 %), spina bifida (2-3 %), autres malformations, diminution du QI (quotient intellectuel), troubles envahissants du développement.

Interactions médicamenteuses

Association contre-indiquée : **méfloquine.**
À associer avec précaution : **imipraminiques, phénytoine, barbituriques, carbamazépine, lamotrigine.**

ANTIÉPILEPTIQUES – BARBITURIQUES

Phénobarbital

GARDÉNAL					
A. 2 à 3 mg/kg/j au coucher E. < 20 kg : 5 mg/kg/j E. 20-30 kg : 3 à 4 mg/kg/j E. > 30 kg : 2 à 3 mg/kg/j Voie IM (exceptionnellement IV) A. 200 à 600 mg/j N. > 30 mois et E. 20 à 40 mg/j N. 12-30 mois : 10 à 20 mg/j	80 cp. 10 mg 30 cp. 50 mg 20 cp. 100 mg 1 fl. pdre 40 mg/2 mL 1 fl. pdre 200 mg/4 mL	2,53 1,17 1,72 9,18 HOP	II II II II II	65 % 65 % 65 % 65 %	0,03 0,04 0,09 9,18

Phénobarbital + caféine

ALEPSAL					
Idem *GARDÉNAL*	30 cp. 15 mg 30 cp. 50 mg 30 cp. 100 mg 30 cp. 150 mg	1,55 1,17 2,43 3,27	II II II II	65 % 65 % 65 % 65 %	0,05 0,04 0,08 0,11

Primidone

MYSOLINE					
A. 750 à 1 500 mg le soir (initier progressivement) E. < 2 ans : 250 à 500 mg/j E. 2-5 ans : 500 à 750 mg/j E. 6-10 ans : 750 à 1 000 mg/j E. > 10 ans : 750 à 1 500 mg/j	50 cp. 250 mg	7,74	II	15 %	0,15

Propriétés

Barbituriques. Résorption lente, métabolisme hépatique, élimination urinaire, demi-vie de 84 à 160 h, état d'équilibre atteint après 15 à 21 j.

Inducteur enzymatique.

Indications

Per os : crises généralisées d'emblée ou secondairement tonicocloniques et partielles (efficacité moindre dans le petit mal).

Injectable : état de mal épileptique (matériel de réanimation respiratoire à proximité).

Contre-indications

Allergie, déficit en G6PD.

Insuffisance respiratoire sévère, porphyries.

Grossesse : risque tératogène faible.

Allaitement : contre-indiqué (sauf en prévention du syndrome de sevrage).

Précautions d'emploi

Diminution des doses chez le sujet âgé, l'alcoolique et dans l'insuffisance hépatique.

Enfant : adjonction systématique de **vitamine D** (prévention du rachitisme) et d'**acide folique**.

Grossesse : risque de syndrome hémorragique chez le nouveau-né à prévenir systématiquement par adjonction de **vitamine K** à la naissance.

Inducteur enzymatique et baisse du taux plasmatique : des **antiépileptiques (carbamazépine, oxcarbazépine, valproate, lamotrigine, topiramate)**, des **antivitamines K**, des antibiotiques, de la **cimétidine**, de la **théophylline** et des contraceptifs oraux.

Effets indésirables

Somnolence, allergies, vertiges.

Confusion mentale, troubles mnésiques surtout chez le sujet âgé. Dépression.

Carences en folates et vitamine D. Ostéomalacie, rhumatisme gardénalique, maladie de Dupuytren.

ANTIÉPILEPTIQUES – HYDANTOÏNES

■ Phénytoïne

DI-HYDAN					
Posologie répartie en 1 ou 2 prises/j A. 2 à 6 mg/kg/j E. 3 à 8 mg/kg/j	60 cp. 100 mg	7,04	II	65 %	0,12
DILANTIN					
Dose de charge IV : A. 18 mg/kg à la vitesse de 1 mg/kg/min (max 50 mg/min ou 25 mg/min chez le sujet âgé) E. 10 mg/kg (max 50 mg/min) Dose d'entretien IV ou IM : A. 7 à 10 mg/kg/j E. 5 mg/kg/j	10 fl. 250 mg	HOP	II		

■ Fosphénytoïne

PRODILANTIN					
1,5 mg **fosphénytoïne** = 1 mg d'équivalent phénytoïne (EP) On exprime toujours les doses de *PRODILANTIN* en EP Dose de charge : 15 mg d'EP/kg IV (max 150 mg d'EP/min) Entretien : 4 à 5 mg d'EP/kg/j IV ou IM	10 amp. 750 mg	HOP	II		

Propriétés

Résorption digestive rapide, fixation aux protéines, métabolisme hépatique, élimination urinaire, demi-vie de 10 à 48 h, état d'équilibre atteint en 8 à 10 j.
Inducteur enzymatique.
La **fosphénytoïne** est une prodrogue de la **phénytoïne** ; ses effets antiépileptiques sont imputables à la **phénytoïne**.
Concentration maximale : 30 min après injection IM.
Élimination : idem que pour **phénytoïne**.

Indications

Épilepsies généralisées tonicocloniques ou partielles (sauf petit mal et crises myocloniques).
Névralgies faciales, effet antiarythmique, intoxications aux **digitaliques**.
État de mal tonicoclonique (sauf fosphénytoïne IM).

Contre-indications

Allergie ou intolérance.
Bloc sino-atrial (risque de BAV par voie parentérale).
Forme IM de la **fosphénytoïne** dans l'état de mal.
Allaitement.

Précautions d'emploi

Surveillance de la NFS, plaquettes, gencives.
Brossage soigneux et fréquent des dents.
Adjonction systématique d'**acide folique** et **vitamine D** si utilisation au long cours.
Risque de collapsus cardiovasculaire si utilisation de fortes doses parentérales.
Grossesse : risque de syndrome hémorragique chez le nouveau-né : apport systématique de **vitamine K**. Effet tératogène possible.

Effets indésirables

Somnolence.
Allergies (voire syndrome de Lyell), hépatites cholestatiques. Hypertrophie gingivale (20 %).
Doses élevées : syndrome cérébello-vestibulaire, confusion mentale, polynévrite, exacerbation des crises.
Carence en **acide folique et vitamine D**.
Troubles digestifs, lupus induit, acné, pigmentation brune du visage.

ANTIÉPILEPTIQUES – DÉRIVÉ DU SUCCINIMIDE

■ Éthosuximide

ZARONTIN					
En 1 à 2 prises/j A. 20 mg/kg/j E. 20 à 30 mg/kg/j	40 càc 250 mg (1 fl. = 200 mL)	6,05	II	65 %	0,15

Propriétés

Agirait sur les canaux calciques T. Demi-vie de 30 h (enfant) à 60 h (adulte), équilibre atteint en 7 j, élimination urinaire.

Indications

Traitement, en monothérapie ou en association à un autre **antiépileptique**, des épilepsies généralisées : absences, crises myocloniques et atoniques.

Contre-indications

Allergie.

Grossesse et allaitement : à éviter.

Effets indésirables

Troubles digestifs, allergies, somnolence, céphalées, rarement vertiges, ataxie, excitation, exacerbation des crises tonicocloniques ou partielles si associées.

Leucopénie, voire agranulocytoses rares.

Interactions médicamenteuses

Millepertuis.

Précautions avec la **carbamazépine.**

ANTIÉPILEPTIQUES – CARBAMAZÉPINE

■ Carbamazépine ©

TÉGRÉTOL					
Progressivement, en 2 ou 3 prises A. 10 à 20 mg/kg/j E. 10 à 15 mg/kg/j Mêmes doses en 2 ou 3 prises	50 cp. séc. 200 mg 30 c-mes. 100 mg (fl. 150 mL)	3,03 3,47	II II	65 % 65 %	0,06 0,12
TÉGRÉTOL LP					
Mêmes doses que *TÉGRÉTOL* en 2 prises	30 cp. séc. 200 mg 30 cp. séc. 400 mg	2,04 3,57	II II	65 % 65 %	0,07 0,12

Propriétés

Résorption lente, demi-vie de 8 à 24 h, équilibre atteint en 2 à 5 j, métabolisme hépatique, élimination urinaire.

Inducteur enzymatique.

Indications

Épilepsies partielles et tonicocloniques (déconseillé dans les absences et crises myocloniques).

Prévention des rechutes des troubles de l'humeur bipolaires, certains états maniaques.

Certaines douleurs (névralgies faciales, neuropathies douloureuses diabétiques).

Contre-indications

Allergie, bloc atrioventriculaire, association avec les **IMAO.**

Précautions d'emploi

Surveillance régulière du bilan hépatique et de la NFS.

Utilisation prudente si risque de glaucome par fermeture de l'angle, d'adénome de la prostate, d'insuffisance cardiaque.

Adapter la posologie en cas d'insuffisance hépatique, rénale.

Grossesse : risque de syndrome hémorragique chez le nouveau-né à prévenir par administration systématique de **vitamine K.**

Effets indésirables

Troubles digestifs, prise de poids, bouche sèche.

Dose-dépendants : somnolence, ataxie, vertiges, rarement confusion mentale ou agitation.

Imposant l'arrêt : neutropénie (2 %), thrombopénie, agranulocytose, aplasie, protéinurie, éruption cutanée (risque de syndrome de Lyell).

Interactions médicamenteuses

Celles des inducteurs enzymatiques.

ANTIÉPILEPTIQUES – DÉRIVÉS DU CARBOXAMIDE

■ Oxcarbazépine ©

TRILEPTAL					
A. 600 à 2 400 mg/kg/j en 2 prises E. 30 à 46 mg/kg/j en 2 prises	50 cp. 150 mg	7,14	II	65 %	0,14
	50 cp. 300 mg	14,22	II	65 %	0,28
	50 cp. 600 mg	18,67	II	65 %	0,37
	1 fl. susp. buv. 250 mL (60 mg/mL)	27,96	II	65 %	27,96

Propriétés

Après administration orale, l'oxcarbazépine est complètement absorbée et largement transformée en son métabolite actif (DMH). Son mécanisme d'action principal serait un blocage des canaux sodiques voltage-dépendants, ayant pour effet de stabiliser les membranes hyperexcitées, d'inhiber les décharges neuronales répétitives et de diminuer la propagation des influx synaptiques.

Pour le DMH : 40 % liés aux protéines, T_{max} de 4,5 h, demi-vie de 9,3 h, métabolisme hépatique, élimination rénale. État d'équilibre atteint en 2-3 j.

Indications

En monothérapie ou en association à un autre **antiépileptique** chez l'adulte et l'enfant de plus de 6 ans : épilepsies partielles avec ou sans généralisation secondaire.

Contre-indications

Hypersensibilité à l'un des constituants.

Grossesse et **allaitement** : pas de donnée clinique pour la grossesse. L'**oxcarbazépine** et son métabolite passent dans le lait, ce qui contre-indique l'allaitement pendant le traitement.

Précautions d'emploi

Comme pour tous les **antiépileptiques** :

- risque de somnolence nécessitant des précautions en cas de conduite ou d'utilisation de machines ;
- risque de rebond à l'arrêt brutal du traitement.

Particularités pour l'**oxcarbazépine** :

- risque d'hyponatrémies (2,7 % des patients traités) nécessitant une surveillance après 2 sem. de traitement puis pendant les 3 premiers mois, notamment chez les patients présentant des antécédents d'hyponatrémie, de troubles rénaux, chez le sujet âgé ou les patients recevant des traitements hyponatrémiants. L'hyponatrémie disparaît habituellement après arrêt ou diminution du traitement ;
- adapter les posologies en cas d'insuffisance rénale (clairance < 30 mL/min) en débutant à demi-dose ;
- risques de réactions d'hypersensibilité croisée avec la **carbamazépine** ;
- bien que les essais thérapeutiques n'aient pas montré d'effet sur la conduction cardiaque, les patients présentant des troubles préexistants doivent être surveillés attentivement ;
- inefficacité des contraceptifs oraux, autre méthode de contraception à choisir.

Effets indésirables

Hyponatrémies fréquentes (2,7 %) mais généralement asymptomatiques, favorisées par traitement hyponatrémiant associé. Contrôle avant traitement, à J15 et x 1/mois pendant 3 mois.

Réactions d'hypersensibilité dont œdèmes de Quincke, réactions d'hypersensibilité multisystémique.

Diplopie, vertiges, céphalées, somnolence, asthénie, agitation, insomnie, confusion, amnésie, troubles de l'humeur, apathie, nystagmus, tremblement.

Nausées, vomissements, constipations, diarrhées.

Élévation peu fréquente des transaminases ou phosphatases alcalines.

Acné, alopécie.
Très rares arythmies par bloc de conduction.

Interactions médicamenteuses

L'**oxcarbazépine** et son métabolite sont des inhibiteurs enzymatiques, notamment le CYP2C19. Ce sont de plus des inducteurs enzymatiques de CYP3A4, CYP3A5 et faiblement de l'UDP-glucuronyl transférase. Il en découle des interactions médicamenteuses multiples.
Résumé des interactions entre **oxcarbazépine** et autres **antiépileptiques** :

- avec la **carbamazépine** : diminution de 0-22 % du carbamazépine, diminution de 40 % du DMH ;
- avec le **phénobarbital** : augmentation de 14-15 % du phénobarbital, diminution de 30-31 % du DMH ;
- avec la **phénytoïne** : augmentation de 0-40 % de la phénytoïne, diminution de 29-35 % du DMH ;
- avec le **valproate** : pas d'influence sur les taux de **valproate**, diminution de 0-18 % du DMH.

Autres interactions : vérapamil, félodipine, cimétidine, **érythromycine**, **IMAO**, lithium.

■ Eslicarbazépine ©

ZEBINIX					
Initiale : 400 mg/j en 1 prise Entretien : 800 mg/j en 1 prise jusqu'à 1 200 mg/j À diviser par 2 en cas d'IR modérée	30 cp. 800 mg	73,59	I	65 %	2,45

Propriétés

Le mécanisme d'action exact de l'**acétate d'eslicarbazépine** est inconnu. Des études électrophysiologiques *in vitro* indiquent néanmoins que l'**acétate d'eslicarbazépine** et ses métabolites stabilisent l'inactivation des canaux sodiques voltage-dépendants, empêchant ainsi leur retour à un état activé et maintenant de ce fait les décharges neuronales répétées.

Indications

En monothérapie dans le traitement de l'épilepsie partielle de l'adulte avec ou sans généralisation secondaire, ou en association chez l'adulte, l'adolescent et l'enfant de plus de 6 ans présentant une épilepsie partielle avec ou sans généralisation secondaire.

Contre-indications

- Hypersensibilité à la substance active ou à l'un des excipients, patient de moins de 18 ans.
- Antécédent connu de bloc atrioventriculaire du 2e ou 3e degré, insuffisance hépatique sévère.

Précautions d'emploi

Le traitement par ce médicament a été associé à des effets indésirables du système nerveux central (ex : sensations vertigineuses et somnolence) pouvant augmenter le risque de survenue de blessures accidentelles. L'**acétate d'eslicarbazépine** peut diminuer l'efficacité des contraceptifs hormonaux. L'utilisation de formes contraceptives non hormonales supplémentaires est par conséquent recommandée pendant le traitement par ce médicament. Comme avec tous les autres **antiépileptiques**, l'arrêt de ce médicament doit se faire de manière progressive afin de limiter le risque possible de crises convulsives à l'arrêt du traitement.

Effets indésirables

Très fréquents : sensations vertigineuses, somnolence.
Fréquents : céphalées, trouble de la coordination et de la marche, vertiges, tremblements, nausées, vomissements, diarrhées.
Peu fréquents : troubles cardiovasculaires tels que palpitations, bradycardie, douleurs à la poitrine, hypotension, hypertension.

Interactions médicamenteuses

- Autres **antiépileptiques** :
  – l'utilisation concomitante de l'**acétate d'eslicarbazépine** et de l'**oxcarbazépine** n'est pas recommandée, car elle peut conduire à une surexposition aux métabolites actifs ;

– une augmentation de la posologie peut également être à prévoir en cas d'association avec la **phénytoïne** ;
– aucun ajustement posologique n'est nécessaire avec la **lamotrigine** ou le **topiramate**.
• Contraceptifs oraux : *cf.* Précautions d'emploi.
• Effet inducteur CYP3A4 : en raison de l'effet légèrement inducteur du *ZEBINIX*, une attention particulière doit être portée en cas d'administration concomitante de substrats de ce CYP tels que **simvastatine, rosuvastatine** et ceux à marge thérapeutique étroite comme les **antivitamines K** ou les **digitaliques**.
• **IMAO** : une interaction entre les deux médicaments est possible en raison d'une analogie structurale.

■ Rufinamide

INOVÉLON					
Posologie fonction du poids Dose initiale : 100 mg x 2/j (< 30 kg) ou 200 mg x 2/j (> 30 kg) Puis augmentation par paliers de 100 mg x 2/j (< 30 kg) ou 200 mg x 2/j (> 30 kg), tous les 2 j, en fonction de la réponse clinique Dose max : < 30 kg : 500 mg x 2/j (si pas de traitement associé par **valproate**) ou 300 mg x 2/j (si traitement associé par **valproate**) 30-50 kg : 900 mg x 2/j 50-70 kg : 1200 mg x 2/j ≥ 70 kg : 1600 mg x 2/j Arrêt progressif du traitement	10 cp. 100 mg 60 cp. 200 mg 60 cp. 400 mg 460 mL susp. buv. 40 mg/mL + 2 ser.	5,48 64,52 128,61 98,69	I I I I	65 % 65 % 65 % 65 %	0,55 1,08 2,14 0,21

Propriétés

Le **rufinamide** module l'activité des canaux sodiques, en prolongeant leur état inactif.

Indications

Traitement adjuvant des crises d'épilepsie associées au syndrome de Lennox-Gastaut chez les patients âgés de 4 ans ou plus.

Contre-indications

Hypersensibilité à l'un des constituants.

Précautions d'emploi

Déconseillé en cas de grossesse : contraception efficace non hormonale pendant traitement, pour les femmes en âge de procréer.
Diminution de l'intervalle QT.
Contient du lactose.
Arrêt progressif du traitement : diminution de 25 % de la dose tous les 2 j.

Effets indésirables

Très fréquent : somnolence, céphalées, vertiges, nausée, vomissements, fatigue.
Fréquent : infection ORL, anorexie, anxiété, état de mal épileptique, ataxie et troubles de la marche (chutes).
Peu fréquent : réaction d'hypersensibilité (incluant des syndromes DRESS et de Stevens-Johnson), idées suicidaires.

Interactions médicamenteuses

Augmentation des concentrations de **rufinamide** par le **valproate** (*cf.* Posologie).
Diminution des concentrations des médicaments métabolisés par le CYP3A4 : **contraceptifs hormonaux, statines** (sauf **pravastatine et rosuvastatine**), **ciclosporine, tacrolimus, carbamazépine, amiodarone, inhibiteurs de protéase du VIH, benzodiazépines.**
Médicaments à marge thérapeutique étroite : **antivitamine K, digoxine**.

ANTIÉPILEPTIQUES – DÉRIVÉ DU BENZISOXAZOLE

■ Zonisamide ©

ZONEGRAN					
Adultes : 300 à 500 mg/j en 1 ou 2 prises/j après la phase d'augmentation de posologie Pas d'indication chez l'enfant et l'adolescent	14 gél. 25 mg 14 gél. 50 mg 56 gél. 100 mg	4,16 4,16 16,22	I I I	65 % 65 % 65 %	0,30 0,30 0,29

Propriétés

Dérivé du benzisoxazole (qui comporte un radical sulfamide).

Structure chimique non apparentée aux autres **antiépileptiques** avec une faible activité anhydrase carbonique *in vitro*. Il agirait sur les canaux sodiques et calciques voltage-dépendants, Il aurait aussi un effet modulateur sur l'inhibition neuronale dans laquelle le GABA sert de médiateur.

Absorption quasi complète, 40 à 50 % liés aux protéines plasmatiques, demi-vie d'élimination de 60 h par voie urinaire, état d'équilibre 13 j.

Indications

En monothérapie dans le traitement de l'épilepsie partielle avec ou sans généralisation secondaire chez le patient adulte présentant une épilepsie nouvellement diagnostiquée.

En association chez le patient adulte dans le traitement de l'épilepsie partielle avec ou sans généralisation secondaire.

Contre-indications

Hypersensibilité au **zonisamide**, à l'un des excipients ou aux **sulfamides.**

Grossesse et **allaitement** : à éviter.

Enfants et adolescents de moins de 18 ans.

Précautions d'emploi

Comme pour tous les **antiépileptiques** :

- risque de somnolence nécessitant des précautions en cas de conduite ou d'utilisation de machines ;
- risque de rebond à l'arrêt brutal du traitement.

Particularités du **zonisamide** :

- éruptions cutanées graves y compris syndrome de Stevens-Johnson ;
- risque augmenté si sujet âgé de plus de 65 ans ;
- prudence si antécédents de lithiases rénales, ou si association avec médicaments favorisant leur formation tel le **topiramate.** Favoriser une bonne hydratation ;
- nécessité d'utiliser une contraception adéquate et pendant 1 mois après l'arrêt du traitement.

Effets indésirables

Très fréquents : somnolence, vertiges, anorexie et perte de poids, agitation, irritabilité, diplopie.

Réactions d'hypersensibilité, douleurs abdominales, troubles du transit, lithiases rénales, éruptions cutanées graves.

Très rares : rhabdomyolyse, syndrome myasthénique, pancréatite, troubles hématologiques graves, acidose métabolique.

ANTIÉPILEPTIQUES - LÉVÉTIRACÉTAM

■ Lévétiracétam ©

KEPPRA					
A. dose initiale : 500 mg x 2/j puis augmentation par paliers de 500 mg x 2/j toutes les 2 à 4 sem., jusqu'à 1 500 mg x 2/j E. 4-11 ans et adolescent (12-17 ans) de moins de 50 kg : dose initiale : 10 mg/kg x 2/j et jusqu'à 30 mg/kg/j si nécessaire	60 cp. 250 mg 100 cp. 250 mg 60 cp. 500 mg 100 cp. 500 mg 60 cp. 1 000 mg	18,36 HOP 25,18 HOP 25,18	I I I I I	65 % 65 % 65 %	0,31 0,42 0,42
N. > 1 mois et jusqu'à 4 ans Seringue doseuse graduée tous les 10 mg Posologie initiale : 10 mg/kg x 2/j Max 30 mg/kg x 2/j	1 fl. sol. buv. 150 mL (100 mg/mL) + ser. 1 mL 1 fl. sol. buv. 150 mL (100 mg/mL) + ser. 3 mL	25,09 25,09	I I	65 % 65 %	25,09 25,09
E. ≥ 4 ans, adolescents et A. Seringue doseuse graduée tous les 25 mg	1 fl. sol. buv. 300 mL (100 mg/mL) + ser. 10 mL	49,80	I		49,80
Fl. de 5 mL À diluer dans 100 mL de solvant quelle que soit la dose et à injecter en 15 min	10 fl. sol. à diluer pour perf.100 mg/mL	HOP	I		
LEVIDCEN					
Idem *KEPPRA*	60 sach. glé. enrobés 250 mg 60 sach. glé. enrobés 500 mg 60 sach. glé. enrobés 750 mg 60 sach. glé. enrobés 1 000 mg	26,58 52,75 78,93 105,10	I I I I	65 % 65 % 65 % 65 %	0,44 0,88 1,32 1,75

Propriétés

Nouvel antiépileptique dérivé de la pyrrolidone, dont le mécanisme d'action n'est pas encore élucidé.

Le **lévétiracétam** inhibe les canaux calciques et réduit la libération de calcium des réserves intracellulaires. Il inverse également l'effet inhibiteur du zinc et des bêta-carbolines sur les canaux GABAergiques et GLYCINergiques.

La biodisponibilité après absorption orale est proche de 100 %. La C_{max} est atteinte en 1 à 3 h après la prise. La demi-vie d'élimination est de 7 h, avec une élimination essentiellement rénale (95 %).

Indications

En monothérapie dans le traitement des crises partielles avec ou sans généralisation secondaire à partir de 16 ans.

En association dans le traitement :

- des crises partielles, avec ou sans généralisation secondaire, chez l'adulte, l'adolescent, l'enfant et le nourisson à partir de 1 mois.
- des crises myocloniques de l'adulte et de l'adolescent dès 12 ans présentant une épilepsie myoclonique juvénile ;
- des crises généralisées tonicocloniques primaires de l'adulte et de l'adolescent dès 12 ans présentant une épilepsie généralisée idiopathique.

Contre-indications

Hypersensibilité au **lévétiracétam.**
Hypersensibilité à la pyrrolidone.
Grossesse : non recommandé. La contraception est conseillée chez les femmes en âge de procréer.
Allaitement : pas de données cliniques suffisantes à l'heure actuelle.

Précautions d'emploi

Comme pour tous les **antiépileptiques** :
- risque de somnolence nécessitant des précautions en cas de conduite ou d'utilisation de machines ;
- risque de rebond à l'arrêt brutal du traitement.

Particularités du **lévétiracétam** :
- adapter les doses à la fonction rénale ;
- insuffisance hépatique sévère.

Effets indésirables

Asthénie, anxiété, dépression.
Amnésie, ataxie, diplopie, convulsions, vertiges, céphalées, hallucinations, confusion.
Anorexie, diarrhée, dyspepsie.
Leucopénie, neutropénie, pancytopénie.
Éruption cutanée.

Interactions médicamenteuses

Les taux plasmatiques des autres **antiépileptiques** ne sont pas modifiés.
Les médicaments éliminés par sécrétion tubulaire active peuvent réduire la clairance du métabolite principal du **lévétiracétam.**
Pas de modification de la pharmacocinétique des contraceptifs oraux avec le **lévétiracétam.**

ANTIÉPILEPTIQUES – GABAERGIQUES

■ Gabapentine ©

NEURONTIN					
Épilepsies partielles A. et E. > 12 ans : 900 à 3 600 mg/j en 3 prises E. ≥ 6 ans en association : 25 à 35 mg/kg/j en 3 prises	90 gél. 100 mg	7,57	I	65 %	0,08
	90 gél. 300 mg	18,15	I	65 %	0,20
	90 gél. 400 mg	21,76	I	65 %	0,24
	90 cp. 600 mg	26,86	I	65 %	0,30
	90 cp. 800 mg	26,86	I	65 %	0,30

Propriétés

Structure proche du GABA, mécanisme d'action encore inconnu.
Résorption de 60 %, élimination urinaire, demi-vie de 5 à 7 h.

Indications

Épilepsies partielles :
- adultes et enfants de plus de 12 ans : en monothérapie de 1re ou de 2e intention ou en association ;
- enfants à partir de 6 ans : en association.

Douleurs neuropathiques périphériques de l'adulte.

Contre-indications

Allergie connue à la gabapentine.
Grossesse, allaitement : innocuité non établie.

Effets indésirables

Somnolence, vertiges, ataxie, céphalées, tremblements, troubles digestifs, sensation de nez bouché, allergie cutanée, neutropénie, thrombopénie.

Précautions d'emploi

Non efficace dans les absences (peut même les aggraver).
Adaptation des doses à la clairance de la créatinine :

- > 80 mL/min : 900 à 3 600 mg/j ;
- < 80 mL/min : 600 à 1 800 mg/j ;
- < 50 mL/min : 300 à 600 mg/j ;
- < 30 mL/min : 150 à 600 mg/j ;
- < 15 mL/min : 150 à 300 mg/j.

■ Prégabaline ©

LYRICA					
Progressivement en 2 ou 3 prises A. 150 à 600 mg/j	56 gél. 25 mg	10,20	I	65 %	0,18
	84 gél. 25 mg	15,27	I	65 %	0,18
	100 gél. 25 mg	HOP	I		
	84 gél. 50 mg	25,42	I	65 %	0,30
	100 gél. 50 mg	HOP	I		
	56 gél. 75 mg	23,51	I	65 %	0,42
	100 gél. 75 mg	HOP	I		
	84 gél. 100 mg	35,12	I	65 %	0,42
	100 gél. 100 mg	HOP	I		
	56 gél. 150 mg	23,51	I	65 %	0,42
	100 gél. 150 mg	HOP	I		
	84 gél. 200 mg	35,12	I	65 %	0,42
	100 gél. 200 mg	HOP	I		
	56 gél. 300 mg	23,51	I	65 %	0,42
	100 gél. 300 mg	HOP	I		
	1 fl. 20 mg/mL	42,11	I	65 %	42,11

Propriétés

La **prégabaline** est un analogue de l'acide gamma-aminobutyrique. Il se lie à une sous-unité auxiliaire des canaux calciques voltage-dépendants dans le système nerveux central déplaçant fortement le 3H gabapentine.

Indications

Épilepsies partielles avec ou sans généralisation secondaire en association.
Autres indications : douleurs neuropathiques périphériques ou centrales de l'adulte et trouble anxieux généralisé chez l'adulte.

Contre-indications

Hypersensibilité à la prégabaline.
Malabsorption du glucose ou du galactose.
Grossesse et **allaitement** et **âge < 18 ans** : déconseillé.

Précautions d'emploi

Prudence si antécédents psychiatriques.
Augmentation très progressive des doses en cas d'insuffisance rénale (clairance < 60 mL/min).

Effets indésirables

Somnolence, asthénie, ataxie et vertiges, céphalées, irritabilité, troubles mnésiques, dépression, anorexie, agressivité, diplopie, vertiges, agueusie, troubles du langage.
Tachycardie, bloc atrioventriculaire, hypotension artérielle.
Rhabdomyolyse, élévation des CPK et des transaminases.
Douleurs abdominales, ulcère gastroduodénal.
Neutropénie, thrombopénie.

■ Vigabatrine

SABRIL					
Progressivement en 1 ou 2 prises A. 2 à 3 g/j E. 40 à 100 mg/kg/j (en instauration de traitement)	60 cp. séc. 500 mg	41,53	I	65 %	0,69
	60 sach. 500 mg (susp. buv.)	43,62	I	65 %	0,73

Propriétés

Inhibiteur sélectif de la GABA-transaminase.
Résorption rapide, élimination urinaire, demi-vie de 5 à 8 h mais l'efficacité dépend de la durée de resynthèse du GABA (2 à 5 j).

Indications

En association dans le cadre d'épilepsies partielles résistantes avec ou sans généralisation secondaire en monothérapie ou en association quand toutes les autres associations appropriées ont échoué.
En monothérapie : spasmes infantiles (syndrome de West).

Contre-indications

Allergie.
Grossesse et **allaitement** : déconseillé.

Précautions d'emploi

Prudence si antécédents psychiatriques.
Augmentation très progressive des doses en cas d'insuffisance rénale (clairance < 60 mL/min).

Effets indésirables

Troubles du champ visuel (1 patient/3) après des mois ou années de traitement, irréversibles, imposant un examen du champ visuel au début du traitement et tous les 6 mois.
Somnolence, asthénie, ataxie et vertiges, céphalées, irritabilité, troubles mnésiques, dépression, agressivité, diplopie.
Prise de poids, douleurs abdominales, diminution des transaminases hépatiques.

Interactions médicamenteuses

Phénytoïne : diminution de 20 % des concentrations de **phénytoïne** sans conséquences cliniques.

■ Tiagabine

GABITRIL					
A. et adolescent >12 ans : En association avec des médicaments inducteurs enzymatiques : 30 à 50 mg/j en débutant de 5 à 10 mg/j et en augmentant chaque sem. de 5 à 10 mg/j Sans association avec des inducteurs enzymatiques : 15 à 30 mg/j en débutant de 5 à 10 mg/j et en augmentant chaque sem. de 5 à 10 mg/j	50 cp. 5 mg 50 cp. 10 mg 50 cp. 15 mg	24,61 48,87 73,11	 I I	30% 30% 30%	0,49 0,98 1,46

Propriétés

Inhibiteur puissant et sélectif du captage de GABA neuronal et glial. Entraîne une augmentation de la concentration de GABA intracérébral, principal neurotransmetteur inhibiteur.
Absorption rapide, liaison à 95 % aux protéines, demi-vie de 7 à 9 h.

Indications

Crises partielles avec ou sans généralisation secondaire, en association.

Contre-indications

Absolues : hypersensibilité à la **tiagabine** et insuffisance hépatique sévère.
Relatives : épilepsies généralisées.
Éviter pendant la grossesse et l'allaitement.

Précautions d'emploi

Cp. à prendre en fin de repas (meilleure tolérance).
Posologies initiales plus faibles en cas d'antécédent d'anxiété généralisée et de dépression.

Effets indésirables

Sensation vertigineuse, asthénie et sédation.

ANTIÉPILEPTIQUES – ANTIGLUTAMATERGIQUES

■ Lamotrigine ©

LAMICTAL					
A. et E. ≥ 13 ans : 25 mg/j à S1 et S2, puis 50 mg/j à S3 et S4, puis augmentation par paliers de 50 à 100 mg toutes les 1 à 2 sem. E. 2-12 ans : 0,3 mg/kg/j à S1 et S2, puis 0,6 mg/kg/j à S3 et S4, puis augmentation par paliers de 0,6 mg/kg/j max toutes les 1 à 2 sem. (max 200 mg/j) Cf. Interactions médicamenteuses	30 cp. 2 mg 30 cp. 5 mg 30 cp. 25 mg 30 cp. 50 mg 30 cp. 100 mg 30 cp. 200 mg	4,73 3,25 4,99 8,18 11,87 11,87	I I I I I I	65 % 65 % 65 % 65 % 65 % 65 %	0,16 0,11 0,17 0,27 0,40 0,40

Propriétés

Action probable au niveau des canaux calcium-dépendants et sodiques. Inhibe la libération des neuromédiateurs excitateurs, notamment le glutamate.

Absorption rapide et complète, liaison à 55 % aux protéines, demi-vie de 29 h, élimination urinaire.

Indications

• Adultes et adolescents > 13 ans : épilepsies généralisées primaires ou secondaires et partielles en monothérapie ou en association, syndrome de Lennox Gastaut.

• Enfant de 2 à 12 ans : en monothérapie dans le traitement du petit mal épileptique (absences typiques) et en association dans les épilepsies partielles et généralisées.

• Prévention des épisodes dépressifs chez les patients > 18 ans souffrant de troubles bipolaires de type I.

Contre-indications

Allergie à la substance active ou à l'un des excipients.

Grossesse : prescription possible quel que soit le terme. La concentration plasmatique peut diminuer en fin de grossesse.

Allaitement : déconseillé.

Précautions d'emploi

Prudence chez les insuffisants rénaux.

Le **valproate de sodium** diminue le métabolisme de la **lamotrigine** et augmente de façon importante le risque d'effets indésirables cutanés graves (syndrome de Lyell, etc.).

L'association au **valproate de sodium** doit être réservée aux situations cliniques qui l'imposent, lorsque le bénéfice attendu l'emporte sur le risque.

Il est indispensable de respecter les posologies initiales préconisées, d'augmenter progressivement les doses, de renforcer la surveillance cutanée et d'arrêter le traitement si besoin.

Effets indésirables

Éruptions cutanées fréquentes (10 %) avec risque plus rare de syndrome de Lyell, de Stevens-Johnson, œdème de Quincke, favorisés par des posologies trop élevées, une augmentation trop rapide des doses, l'association au **valproate**.

Interactions médicamenteuses

Valproate : diminution des doses et paliers de **lamotrigine** de 50 %.

Inducteurs de la glucuronisation de la **lamotrigine (phénytoïne, carbamazépine, phénobarbital, rifampicine, primidone, lopinavir/ritonavir, atazanavir/ritonavir**, contraceptifs oraux ou traitements hormonaux substitutifs) : augmentation des doses et paliers de **lamotrigine** de 50 %.

Posologie initiale et progression à respecter

	1re ET 2e SEMAINES	3e ET 4e SEMAINES	POSOLOGIE D'ENTRETIEN
Sans **valproate**	50 mgj en 1 prise	100 mg/j en 2 prises	200 à 400 mg/j (2 prises)
Avec **valproate**	25 mg 1 j/2	25 mg/j en 1 prise	100 à 200 mg/j (1-2 prises)

■ Topiramate ©

EPITOMAX					
A. 200 à 600 mg/j en 2 prises E. 5 à 9 mg/kg/j en 2 prises Atteindre progressivement les doses minimales efficaces Migraine : 20 à 100 mg/j en 2 prises	28 gél. 15 mg	9,55	I	65 %	0,34
	28 gél. 25 mg	4,19	I	65 %	0,15
	28 gél. 50 mg	5,50	I	65 %	0,20
	28 cp. 50 mg	5,50	I	65 %	0,20
	28 cp. 100 mg	10,48	I	65 %	0,37
	28 cp. 200 mg	10,48	I	65 %	0,37

Propriétés

Nouvel antiépileptique classé comme monosaccharide sulfamate-substitué. Le **topiramate** diminue la fréquence à laquelle les potentiels d'action sont générés lorsque les neurones sont soumis à une dépolarisation soutenue, augmente la fréquence d'activation des récepteurs GABA-A par le GABA, antagonise faiblement l'activité excitatrice du glutamate sur les récepteurs AMPA.

En outre, le **topiramate** inhibe certaines enzymes de l'anhydrase carbonique.

Le T_{max} est atteint en 3,7 h. La demi-vie d'élimination est de 21 h, avec une élimination essentiellement rénale et un faible métabolisme hépatique (20 %).

Indications

En association aux autres **antiépileptiques** lorsque ceux-ci sont insuffisamment efficaces chez l'enfant > 2 ans et l'adulte :

• épilepsies généralisées tonicocloniques

• épilepsies partielles avec ou sans généralisation secondaire.

L'efficacité du **topiramate** n'a pas été démontrée dans les absences.

Contre-indications

Hypersensibilité à l'un des constituants.

Hypersensibilité aux **sulfamides**.

Grossesse et **allaitement** : pas de données cliniques suffisantes à l'heure actuelle. L'allaitement est déconseillé pendant le traitement.

Précautions d'emploi

Comme pour tous les **antiépileptiques** :

• risque de somnolence nécessitant des précautions en cas de conduite ou d'utilisation de machines ;

• risque de rebond à l'arrêt brutal du traitement.

Particularités du **topiramate** :

• adapter les doses à la fonction rénale. Le **topiramate** est éliminé par hémodialyse ;

• en raison du risque de fausses routes, les cp. ne sont pas adaptés à l'enfant de moins de 6 ans ;

• en raison de son activité inhibitrice de l'anhydrase carbonique, le risque de calculs rénaux est augmenté chez les patients prédisposés ;

• une perte de poids ou l'absence de prise de poids chez des enfants en période de croissance a été observée. Il convient donc de surveiller la courbe de poids chez l'enfant.

Effets indésirables

Étourdissements, ataxie, troubles de l'équilibre, ralentissement psychomoteur, troubles du langage, somnolence, difficultés de

mémorisation, confusion mentale, troubles de l'humeur.
Diplopie, nystagmus.
Fatigue, perte de poids, asthénie, anorexie.
Des cas isolés d'événements thromboemboliques ont été décrits sans que la relation directe avec la prise du **topiramate** soit établie.
Chez l'enfant : perte de poids ou absence de prise de poids, lymphocytose et plus rarement leucopénie.

Interactions médicamenteuses

Les taux plasmatiques des autres **antiépileptiques** ne sont pas modifiés sauf occasionnellement chez certains patients traités par la **phénytoïne** dont les taux plasmatiques peuvent augmenter.
La **phénytoïne** et la **carbamazépine** diminuent les taux plasmatiques du **topiramate**.
Risque de diminution de l'efficacité contraceptive des contraceptifs oraux par diminution des concentrations en œstrogènes.

ANTIÉPILEPTIQUES – AUTRES ANTIÉPILEPTIQUES

■ Lacosamide ©

VIMPAT					
Posologie initiale : 50-100 mg x 2/j Posologie entretien : 200 mg x 2/j	14 cp. 50 mg	6,43	I	65 %	0,46
	56 cp. 50 mg	25,57	I	65 %	0,46
	56 cp. 100 mg	50,73	I	65 %	0,91
	56 cp. 150 mg	75,91	I	65 %	1,36
	56 cp. 200 mg	101,07	I	65 %	1,80
	1 fl. 10 mg/mL (40 doses)	25,08	I	65 %	25,08

Propriétés

Des études électrophysiologiques *in vitro* ont montré que le **lacosamide** favorise de manière sélective l'inactivation lente des canaux sodiques voltage-dépendants, entraînant ainsi une stabilisation des membranes neuronales hyperexcitables.

Indications

En monothérapie ou en association dans le traitement des crises partielles avec ou sans généralisation secondaire chez l'adulte, l'adolescent et l'enfant à partir de 4 ans.

Contre-indications

Hypersensibilité à la substance active ou à l'un des excipients mentionnés à la rubrique « Liste des excipients ».
Blocs atrioventriculaires connus du 2e ou du 3e degré.

Précautions d'emploi

Surveillance psychiatrique et cardiaque.

Effets indésirables

Asthénie, dépression, irritabilité, confusion, insomnie, vertiges, céphalées, éruption cutanée.

Interactions médicamenteuses

Le **lacosamide** n'a pas d'effet inhibiteur ou inducteur des CYP2C19 et 3A4 cliniquement pertinent. Pas d'interactions médicamenteuses cliniquement significatives.

Pérampanel

FYCOMPA					
En une prise le soir, avant le coucher Posologie initiale : 2 mg/j Posologie d'entretien : 4-8 mg/j Posologie max : 12 mg/j	7 cp. 2 mg 28 cp. 4 mg 28 cp. 6 mg 28 cp. 8 mg 28 cp. 10 mg 28 cp. 12 mg 1 fl. susp. buv. 0,5 mg/mL	8,50 68,48 68,48 79,60 97,66 97,66 63,83	I I I I I I I	65 % 65 % 65 % 65 % 65 % 65 % 65 %	1,21 2,45 2,45 2,84 3,49 3,49

Propriétés

L'activation des récepteurs AMPA par le glutamate serait responsable de l'essentiel de la transmission synaptique excitatrice rapide dans le cerveau. Le **pérampanel** est un antagoniste sélectif, non compétitif de ces récepteurs entraînant une diminution de l'excitabilité neuronale.

Indications

En association dans le traitement des crises généralisées tonicocloniques primaires de l'adulte et de l'enfant de plus de 12 ans atteints d'épilepsie généralisée idiopathique.

Contre-indications

Hypersensibilité au principe actif ou à l'un des excipients.

Précautions d'emploi

Des idées suicidaires ont été rapportées lors de la mise sous traitement antiépileptique, une surveillance est donc recommandée. L'arrêt du traitement doit être progressif.

Effets indésirables

Fréquents ou très fréquents :

• troubles généraux : nausées, douleurs dorsales, fatigue, troubles de la marche ;

• métabolisme et nutrition : augmentation/perte d'appétit ;

• psychiatrie : agressivité, colère, anxiété, désorientation ;

• système nerveux : vertiges, somnolence, ataxie, troubles de l'équilibre ;

• oculaires : diplopie, vision trouble.

Interactions médicamenteuses

• Contraceptifs oraux : risque de diminution de leur efficacité, ajouter un autre type de contraception.

• Autres **antiépileptiques** : dans les études menées, la concentration de *FYCOMPA* est sensible aux propriétés inductrices des **phénytoïne**, **carbamazépine**, **oxcarbazépine**, **topiramate**. Lui-même augmente la concentration d'un tiers de l'**oxcarbazépine**.

• Autres médicaments : le **pérampanel** étant métabolisé par le CYP450, il est sensible aux inducteurs (**rifampicine**, **millepertuis**) et aux inhibiteurs puissants (**antifongiques azolés**).

ANTIÉPILEPTIQUES – RÉCAPITULATIF

Antiépileptiques classiques

	Activité	Posologie	Taux thérapeutiques	Particularités
Clobazam *URBANYL*	Épilepsies généralisées ou partielles	A. 0,5 mg/kg/j	Pas de relation dose-effet établie	Au décours d'une crise à doses rapidement décroissantes
Clonazépam *RIVOTRIL*	Toutes épilepsies	A. 2 mg/j E. 0,05 mg/kg/j	0,02-0,08 mg/L	Prescription limitée au neurologue sauf forme IV
Phénobarbital *GARDÉNAL*	Toutes épilepsies sauf petit mal	A. 3 mg/kg/j E. 4 mg/kgj	20-30 mg/L	Nombreux effets indésirables, inducteur enzymatique
Phénytoïne *DI-HYDAN*	Toutes épilepsies sauf petit mal	A. 3 mg/kg/j E. 8 mg/kg/j	10-15 mg/L	Nombreux effets indésirables, forme IV pour l'état de mal
Carbamazépine *TÉGRÉTOL*	Grand mal et épilepsie temporale	A. 10 mg/kg/j E. 10-20 mg/kg/j	2-10 mg/L	Inducteur enzymatique
Acide valproïque *DÉPAKINE*	Toutes épilepsies	A. et E. 20-30 mg/kg/j	60-80 mg/L	Contre-indiqué chez la femme en âge de procréer et enceinte
Éthosuximide *ZARONTIN*	Petit mal	A. et E. 30 mg/kg/j	40-60 mg/L	

Nouveaux antiépileptiques

	Indication	Posologie	Particularités
Lamotrigine *LAMICTAL*	Épilepsies généralisées ou partielles	200-400 mg en 2 prises	Augmentation progressive des doses Association au **valproate** déconseillée En monothérapie ou en association
Lévétiracétam *KEPPRA*	En monothérapie dans le traitement des crises partielles (> 16 ans) En association dans le traitement : – des crises partielles (âge > 1 mois) – des crises myocloniques (âge >12 ans) – des crises généralisées tonicocloniques primaires (âge >12 ans)	500 mg x 2/j à augmenter progressivement jusqu'à 1 500 mg x 2/j	Adapter les doses à la fonction rénale
Topiramate *EPITOMAX*	A. et E. (> 2 ans) Épilepsies généralisées et épilepsies partielles ; en monothérapie, après échec d'un traitement antérieur ou en association	200-600 mg/j en 2 prises	Risque de lithiase rénale
Oxcarbazépine *TRILEPTAL*	Épilepsies partielles	600-2 400 mg/j en 2 prises	En monothérapie ou en association Discret effet inducteur enzymatique
Eslicarbazépine *ZEBINIX*	E. > 12 ans Épilepsies partielles	1 prise le soir	Discret effet inducteur enzymatique
Lacosamide *VIMPAT*	Épilepsies partielles	50 à 200 mg x 2/j	Prudence si antécédents cardiaques
Gabapentine *NEURONTIN*	Épilepsies partielles en monothérapie si âge > 12 ans et en association si âge ≥ 6 ans	1 200-2 400 mg/j en 3 prises	Adapter les doses à la fonction rénale En monothérapie ou en association
Zonisamide *ZONEGRAN*	Épilepsies partielles en monothérapie chez l'adulte et en association chez l'enfant si âge ≥ 6 ans	300-500 mg/j	Risque de lithiase rénale
Eslicarbazépine *ZEBINIX*	Épilepsies partielles en monothérapie chez l'adulte ou en association à partir de 6 ans	400-1 200 mg/j	Adapter les doses à la fonction rénale

Nouveaux antiépileptiques

Pérampanel *FYCOMPA*	En association, épilepsie partielle et épilepsie généralisée tonicoclonique idiopathique si âge ≥ 12 ans	A. 4-12 mg en 1 prise le soir	Prudence si antécédents psychiatriques
Vigabatrin *SABRU*	Épilepsies partielles	A. 2-4 g/j (2 prises) E. 40-100 mg/kg/j (2 prises)	Prudence si antécédents psychiatriques En monothérapie ou en association
Tiagabine *GABITRU*	Épilepsies partielles	15-30 mg/j si pas d'inducteurs enzymatiques 30 à 50 mg/j si inducteurs enzymatiques	Prudence si antécédents psychiatriques Adapter les doses à la fonction rénale
Rufinamide *INOVÉLON*	Syndrome de Lennox-Gastaut	Fonction du poids	
Brivaracétam *BRIVIACT*	Crises partielles	A. ou adolescents > 50 kg : 50 à 200 mg/j en 2 prises	Adapter les doses en cas d'insuffisance hépatique
Cénobamate *ONTORZY*	Épilepsies non contrôlées ou crises partielles en association	12,5-200 mg/j	Augmentation progressive de la dose sur 12 sem.

HÉMORRAGIE MÉNINGÉE

FICHE MALADIE

DÉFINITION

L'hémorragie méningée est un épanchement de sang dans l'espace sous-arachnoïdien. Cet espace entoure le cerveau et la moelle. Il contient le liquide céphalorachidien et les artères cérébrales.

CAUSES ET MÉCANISMES

Environ 80 % des hémorragies méningées sont dues à une rupture d'anévrisme. Il s'agit d'une dilatation d'une artère cérébrale qui peut être innée ou acquise. Le risque de rupture augmente avec la taille de l'anévrisme. Un anévrisme de 10 mm est en général considéré à haut risque pour une rupture spontanée.

Cinq pour cent des hémorragies méningées sont dues à des ruptures de malformations artérioveineuses (MAV).

Plus rarement, une hémorragie méningée peut être due à une dissection artérielle, une thrombose cérébrale, un trouble de l'hémostase, une inflammation des vaisseaux (vascularite) ou un traumatisme crânien.

Dans 10 % des hémorragies méningées, la cause n'est pas retrouvée malgré un bilan extensif.

DIAGNOSTIC

SIGNES CLINIQUES

Les premiers symptômes sont des céphalées d'apparition brutale et des douleurs dans la nuque. Dans les cas graves, les patients présentent des troubles de connaissance ou un coma. Plus tardivement, on observe fréquemment une raideur de la nuque et des nausées et vomissements. Des troubles oculaires (diplopie, ptosis) peuvent également être présents.

Un quart des patients avec une rupture d'anévrisme ont présenté dans les jours ou semaines précédentes des signes prémonitoires (céphalées brutales avec discrète raideur de la nuque).

EXAMENS COMPLÉMENTAIRES

Le scanner cérébral sans injection doit être réalisé en urgence. L'IRM montre encore plus précisément l'hémorragie et les vaisseaux cérébraux. Si l'imagerie est normale, il faut réaliser une ponction lombaire à la recherche de sang.

Selon le cas, on complétera le bilan par une artériographie cérébrale qui pourra montrer l'origine du saignement.

En cas d'hémorragie méningée confirmée, il faut réaliser une échographie transcrânienne quotidienne pendant 10 jours à la recherche d'un vasospasme, complication redoutée de l'hémorragie méningée.

TRAITEMENT

Une rupture d'anévrisme met en jeu le pronostic vital et doit être traitée en urgence en milieu neurochirurgical.

Il faut traiter la rupture d'anévrisme :

- Le traitement endovasculaire : embolisation de l'anévrisme lors d'une artériographie (« *coiling* »). Cette technique est préférable si elle est réalisable.
- Le traitement chirurgical : fermeture de l'anévrisme par un clip métallique pendant une intervention neurochirurgicale (« *clipping* »).

Une malformation artérioveineuse peut également être embolisée lors d'une artériographie.

Si la cause du saignement ne peut pas être retrouvée, le traitement sera symptomatique (par exemple, assurance des fonctions vitales dans un service de réanimation). On associe un traitement médical afin de contrôler la pression artérielle, éviter le vasospasme qui peut intervenir entre le 4e et le 14e jour et être responsable d'infarctus cérébral.

Un traitement prophylactique est donné systématiquement par *NIMOTOP* (deux comprimés de 30 mg toutes les 4 h) pendant les premières 3 semaines de l'hospitalisation. Le traitement des vasospasmes repose sur une thérapie IV pour augmenter la pression artérielle, le volume et la fluidité du sang.

PRONOSTIC

- 20 % des patients avec une rupture d'anévrisme vont décéder avant d'arriver à l'hôpital.
- 20 % des patients décèdent pendant le premier mois d'hospitalisation.
- 20 % des patients vont garder un déficit neurologique permanent.

Le pronostic empire avec l'âge du patient, la taille de l'anévrisme et de l'échelle WFNS (*world federation of neurological surgeons*).

Un anévrisme qui a saigné et qui n'est pas traité a un haut risque de nouveau saignement : 4 % pendant les premières 24 h, 25 % en 2 semaines et 50 % en 6 mois. Ensuite, le risque diminue à 3 % par an. La létalité d'un deuxième saignement est, avec 60 %, encore plus élevée qu'après l'hémorragie initiale.

Échelle clinique de l'hémorragie sous-arachnoïdienne de la WFNS (World Federation of Neurological Surgeons).

GRADE	SYMPTOMATOLOGIE
I	Glasgow à 15 et absence de déficit moteur
II	Glasgow entre 14 et 13 et absence de déficit moteur
III	Glasgow entre 14 et 13 et existence de déficit moteur
IV	Glasgow entre 12 et 7 et absence ou existence de déficit moteur
V	Glasgow entre 6 et 3 et absence ou existence de déficit moteur

FICHE INFIRMIÈRE

EXAMENS

Numération sanguine, plaquettes, bilan d'hémostase, ionogramme sanguin, bilan hépatique, CRP, groupe sanguin et RAI.

Aider le médecin pour une éventuelle ponction lombaire (*cf.* Fiche technique, *chapitre* Méningite, p. 1071).

SURVEILLANCE DU TRAITEMENT

EFFICACITÉ DU TRAITEMENT

Évaluation des signes cliniques (céphalées, nausées, vomissement, déficit neurologique, troubles de conscience), surveillance des constantes (notamment de la pression artérielle) toutes les 2 h et du bilan biologique (notamment de la natrémie), échelle clinique WFNS. En cas d'aggravation, un nouveau scanner sera réalisé à la recherche d'un nouveau saignement, d'un infarctus ou d'une hydrocéphalie.

EFFETS INDÉSIRABLES

Bien que la pression artérielle ne doive pas dépasser 160 mmHg, il faut éviter une hypotension artérielle à cause de l'augmentation de risque de vasospasme. En cas de vasospasme, la pression artérielle doit être maintenue entre 160 mmHg et 200 mmHg.

ÉDUCATION ET CONSEILS

Prévenir le patient que les clips et le matériel utilisés lors d'une embolisation ne contre-indiquent pas la réalisation d'une IRM (contrairement à certains clips utilisés autrefois).

Les patients traités par embolisation doivent avoir une artériographie de contrôle après 6 à 12 mois.

Un patient qui présente un anévrisme non traité (par exemple, un anévrisme asymptomatique découvert fortuitement) nécessite des contrôles réguliers par IRM ou artériographie. La survenue de céphalées brutales chez un tel patient fait suspecter une rupture de l'anévrisme et le patient doit se faire conduire à l'hôpital le plus vite possible.

FICHE PHARMACOLOGIE

INHIBITEUR CALCIQUE SÉLECTIF DU CANAL CALCIQUE LENT

■ Nimodipine

NIMOTOP					
360 mg/j *per* os en 6 prises 1 à 2 mg/h IVSE à adapter à la PA	90 cp. 30 mg 1 fl. sol. perf. 10 mg/50 mL	41,73 HOP	I I	65 %	0,46

Propriétés

Inhibiteur calcique sélectif du canal calcique lent, ayant un effet vasodilatateur supérieur aux autres inhibiteurs calciques.

Absorption rapide, effet de premier passage hépatique, fixation aux protéines plasmatiques, demi-vie de 2 h, élimination biliaire.

Indications

Prévention et traitement du vasospasme des artères cérébrales secondaire à une hémorragie méningée.

Contre-indications

Grossesse : innocuité non démontrée.

Précautions d'emploi

Utiliser avec prudence la forme injectable en cas d'insuffisance hépatique, d'insuffisance cardiaque ou de troubles de conduction.

Utiliser avec prudence en cas d'œdème cérébral ou d'HTIC.

Effets indésirables

Céphalées, rougeur du visage, troubles digestifs, diminution modérée de la tension artérielle, élévation transitoire des transaminases.

Interactions médicamenteuses

Association contre-indiquée : **disulfirame** (soluté injectable contenant de l'alcool).

Associations déconseillées : autres **inhibiteurs calciques**, **méthyldopa**, **dantrolène** injectable.

HÉMATOME EXTRADURAL

FICHE MALADIE

DÉFINITION

L'hématome extradural est un épanchement de sang dans l'espace extradural entre la dure-mère et la calotte osseuse du crâne.

CAUSES ET MÉCANISMES

La rupture d'un vaisseau lors d'un traumatisme crânien est à l'origine de l'hématome extradural. Dans 80 % des cas, il s'agit d'un saignement artériel (souvent de l'artère méningée moyenne). Plus rarement, il s'agit d'un saignement veineux d'une veine durale ou du sinus sagittal ou transversal.

DIAGNOSTIC

SIGNES CLINIQUES

Quatre-vingt-dix pour cent des patients ont une perte de connaissance initiale. Un tiers d'entre eux va se réveiller ensuite avant de s'aggraver de nouveau. Il ne faut donc pas se laisser rassurer par le fait que le patient regagne la conscience mais réaliser le scanner cérébral en urgence.

Les patients présentent souvent des céphalées, une hémiparésie et des anomalies des pupilles. Des crises d'épilepsie peuvent aussi survenir dans cette phase initiale.

EXAMENS COMPLÉMENTAIRES

Le scanner cérébral sans injection, réalisé de façon systématique après chaque traumatisme crânien, montre un hématome biconvexe extradural et d'éventuelles fractures du crâne.

Deux tiers des hématomes extraduraux sont localisés au niveau temporal, le reste est pariétal et frontal.

TRAITEMENT

Il s'agit d'une urgence absolue qui nécessite une évacuation de l'hématome le plus vite possible. Si le service de neurochirurgie est à plus de 4 h, l'évacuation doit être réalisée aux urgences.

PRONOSTIC

Le pronostic vital immédiat est en jeu. Si l'hématome n'est pas évacué rapidement, le patient décédera de la compression du cerveau par l'hématome qui entraîne un engagement cérébral. Si l'hématome peut être évacué rapidement, le pronostic dépend surtout des pathologies associées.

FICHE INFIRMIÈRE

EXAMENS

NFS, plaquettes, ionogramme sanguin avec urée et créatinine, bilan d'hémostase, bilan hépatique, groupe sanguin et RAI.

SURVEILLANCE DU TRAITEMENT

Toutes les 15 min pendant les premières heures : pouls, pression artérielle, conscience, score de Glasgow, pupilles et examen neurologique par le médecin.

HÉMATOME SOUS-DURAL

FICHE MALADIE

DÉFINITION

L'hématome sous-dural est un épanchement de sang dans l'espace sous-dural entre la dure-mère et l'arachnoïde.

CAUSES ET MÉCANISMES

Le saignement est dû à une lésion des veines cortico-durales, des artères corticales ou des sinus veineux.

On distingue deux formes d'hématome sous-dural :

- L'hématome sous-dural aigu est en général associé à un traumatisme crânien sévère. Son évolution et les signes cliniques sont comparables à ceux de l'hématome extradural. Si l'hématome n'est pas évacué rapidement, le patient décédera d'engagement cérébral.
- L'hématome sous-dural chronique se rencontre plus fréquemment chez les personnes âgées, ayant des antécédents d'alcoolisme ou des troubles de l'hémostase (par exemple, traitement par antivitamines K). Chez un quart des patients, on ne retrouve pas de traumatisme crânien. Chez les autres, le traumatisme crânien peut être très léger ou remonter à plusieurs semaines.

DIAGNOSTIC

SIGNES CLINIQUES

Les signes cliniques et l'évolution de l'hématome sous-dural aigu sont comparables à ceux de l'hématome extradural.

Les patients avec un hématome sous-dural présentent fréquemment des céphalées et des troubles neuropsychologiques, par exemple un ralentissement psychomoteur. Les déficits neurologiques focalisés (par exemple, une hémiparésie), des anomalies pupillaires et des crises d'épilepsie sont plus rares. L'hématome sous-dural chronique peut aussi être complètement asymptomatique.

EXAMENS COMPLÉMENTAIRES

Le scanner cérébral montre l'hématome sousdural.

TRAITEMENT

La prise en charge de l'hématome sous-dural aigu est semblable au traitement de l'hématome extradural : il faut évacuer l'hématome le plus vite possible.

Le traitement de l'hématome sous-dural chronique dépend de la taille de l'hématome et des signes cliniques. Si l'hématome est abondant ou s'il y a un retentissement clinique important, il faut l'évacuer lors d'une intervention neurochirurgicale. Un hématome de petite taille ayant un retentissement clinique discret nécessite seulement une surveillance régulière et, éventuellement, un traitement par corticoïdes pour diminuer l'hypertension intracrânienne.

PRONOSTIC

Le pronostic de l'hématome sous-dural aigu est similaire au pronostic de l'hématome extradural. Outre la rapidité et la qualité de la prise en charge initiale, le pronostic dépendra surtout des pathologies associées.

Le pronostic de l'hématome sous-dural chronique est en général bon. La mortalité est inférieure à 10 %.

FICHE INFIRMIÈRE

EXAMENS

NFS, plaquettes, ionogramme sanguin avec urée et créatinine, bilan d'hémostase, bilan hépatique, groupe sanguin et RAI.

SURVEILLANCE DU TRAITEMENT

• Pour l'hématome sous-dural aigu, toutes les 15 min pendant les premières heures : pouls, pression artérielle, conscience, score de Glasgow, pupilles et examen neurologique par le médecin.

• Pour l'hématome sous-dural chronique : aucun soin particulier.

• Rechercher attentivement tout changement de comportement ou de la vigilance du patient, qui peut être le premier signe d'une majoration de l'hématome.

HYPERTENSION INTRACRÂNIENNE

FICHE MALADIE

DÉFINITION

Augmentation de la pression intracrânienne au-dessus de 25 mm H_2O.

CAUSES ET MÉCANISMES

Normalement, la pression intracrânienne est inférieure à 20 mm H_2O. Plusieurs affections peuvent être responsables d'une hypertension intracrânienne :

• une tumeur cérébrale qui comprime le cerveau et le système ventriculaire ;

• un œdème cérébral d'origine cytotoxique (par exemple, après un AVC) ou dû à une altération de la barrière hématocéphalique (par exemple, après un traumatisme crânien) ;

• une augmentation de la production de liquide céphalorachidien, par exemple à cause d'une tumeur du plexus choroïdien ;

• une diminution de la résorption du liquide céphalorachidien, par exemple après une hémorragie méningée ou une méningite.

Il existe aussi une augmentation de la pression intracrânienne idiopathique, autrefois dénommée « hypertension intracrânienne bénigne ». C'est une affection qui touche surtout des femmes obèses.

DIAGNOSTIC

La pression intracrânienne peut être mesurée lors d'une ponction lombaire (possible en cas d'hypertension intracrânienne bénigne) ou avec un cathéter placé dans le système ventriculaire lors d'une opération neurochirurgicale.

Cliniquement, l'hypertension intracrânienne peut se traduire par des céphalées avec nausées et vomissements, une raideur de la nuque, des troubles visuels et, dans les cas graves, une confusion ou un coma. Les symptômes sont souvent plus marqués le matin au réveil.

TRAITEMENT

• Mesures générales :
  – position allongée avec tête et tronc élevés 15-30° ;
  – éviter l'inclinaison latérale ou la torsion de la tête (augmentation de la pression intracrânienne en cas de compression des veines jugulaires) ;
  – hyperventilation à forte débit (par exemple 6 L/min), surtout pour les tumeurs cérébrales et les traumatismes crâniens (en cas d'AVC, l'hyperventilation est contre-indiquée) ;
  – limiter les apports hydriques.

• Corticoïdes : indiquée dans les tumeurs cérébrales pour diminuer l'œdème vasogénique et la production de LCR.

• Osmothérapie : par exemple *MANNITOL* en IV.

- Traitement étiologique (par exemple, opération d'une tumeur cérébrale).

Dans l'hypertension intracrânienne idiopathique ou due à une perturbation de l'équilibre entre la production et la résorption du LCR, une déviation ventriculaire ou des ponctions lombaires évacuatrices peuvent être réalisées.

Si l'hypertension intracrânienne est associée à un effet de masse (comme s'est souvent le cas dans les tumeurs cérébrales), la ponction lombaire est contre-indiquée à cause du risque de mort subite par engagement.

PRONOSTIC

Le pronostic dépend de la maladie sous-jacente. Les hypertensions intracrâniennes sans effet de masse ne mettent pas en danger le pronostic vital. En cas d'effet de masse, la complication la plus redoutée est l'engagement cérébral qui peut entraîner un coma et la mort du patient.

FICHE INFIRMIÈRE

EXAMENS

Des gaz du sang peuvent être nécessaires pour contrôler l'hyperventilation (le but est une diminution de la pCO_2 à 30-34 mmHg).

SURVEILLANCE DU TRAITEMENT

EFFICACITÉ DU TRAITEMENT

Amélioration ou disparition des signes cliniques de l'hypertension intracrânienne.

Scanner cérébral ou IRM cérébrale pour évaluation d'un éventuel effet de masse.

Contrôle de la pression du liquide céphalorachidien par cathéter ventriculaire ou lors d'une ponction lombaire.

EFFETS INDÉSIRABLES

Un problème de valve du cathéter ventriculaire ou des ponctions lombaires trop rapprochées peuvent parfois entraîner une hypotension intracrânienne et du LCR, qui se manifeste par des maux de tête positionnels (ils sont aggravés par la position assise ou debout et disparaissent en position allongée à plat).

ÉDUCATION ET CONSEILS

Le patient et son entourage doivent apprendre à reconnaître les signes d'hypertension intracrânienne. Il faut les avertir de prévenir le médecin ou de consulter aux urgences en cas d'apparition ou d'aggravation de symptômes liés à l'hypertension intracrânienne.

FICHE TECHNIQUE

PONCTION LOMBAIRE AVEC PRISE DE PRESSION

Préparation : *cf.* Fiche technique, *chapitre* Méningite, p. 1071.

Pour une prise de pression, la ponction lombaire doit être réalisée en position de décubitus latéral avec les genoux repliés sur le thorax.

Une fois l'aiguille en place, il faut brancher un manomètre, ou avec un tuyau de perfusion qu'on tient parallèle à la colonne vertébrale. Le LCR montera tout seul dans le tuyau. On peut vérifier la bonne connexion du système en demandant au patient de tousser ou de contracter les abdominaux, ce qui augmente temporairement la pression du LCR. Après avoir déterminé la pression, le tuyau est enlevé et on peut réaliser les prélèvements du LCR prévu.

S'il s'agit d'une ponction lombaire évacuatrice, on peut de nouveau contrôler la pression du LCR à la fin pour vérifier l'efficacité de la ponction.

FICHE PHARMACOLOGIE

ANTIŒDÉMATEUX CÉRÉBRAL

■ **Mannitol**

MANNITOL					
Flacon à 10 % (10 g/100 mL)	1 poche 250 mL (10 %)	HOP		NR	
500 à 1 000 mL/24 h en IVL	1 poche 500 mL (10 %)				
Flacon à 20 % (20 g/100 mL)	1 fl. 250 mL (20 %)	HOP			
250 à 500 mL/24 h en IVL	1 fl. 500 mL (20 %)	HOP			

Propriétés

Substances osmotiques actives, ne diffusant pas dans les espaces extracellulaires, non métabolisées et sécrétées par filtration glomérulaire sans réabsorption. Action antiœdémateuse au niveau cérébral et de la chambre antérieure de l'œil, rapide et prolongée.

Action diurétique (diurèse osmotique).

Indications

HTIC.

Traitement d'urgence des hypertonies oculaires aiguës.

Contre-indications

Absolues : hyperosmolarité plasmatique ou déshydratation intracellulaire, insuffisance rénale anurique avec obstacle.

Relative : insuffisance cardiaque.

Précautions d'emploi

Solution hypertonique 20 % à utiliser avec précaution, en perfusion sur 20 min.

Surveiller l'équilibre hydroélectrolytique en cas d'utilisation prolongée.

Effets indésirables

Risque d'œdème du poumon en cas d'insuffisance cardiaque ou de surdosage.

ACCIDENT VASCULAIRE CÉRÉBRAL

FICHE MALADIE

DÉFINITION

L'accident vasculaire cérébral (AVC) ischémique est une lésion du cerveau provoquée par la baisse ou l'interruption de la circulation sanguine qui irrigue les cellules neuronales. On parle aussi d'infarctus cérébral.

L'AVC hémorragique est une lésion du cerveau qui est due à un saignement d'un vaisseau cérébral.

Il faut distinguer l'AVC de l'accident ischémique transitoire (AIT). Dans l'AVC, il y a toujours une lésion cérébrale visible à l'IRM ou au scanner cérébral, même si tous les symptômes cliniques ont complètement disparu. Dans l'AIT, les symptômes cliniques sont transitoires (ils durent typiquement moins de 24 h et le plus souvent moins d'une heure) et, par définition, l'imagerie ne montre pas de lésion cérébrale.

Un patient qui a présenté un AIT est à haut risque de constituer un AVC dans les jours et semaines à venir. C'est pour cela que l'AIT est considéré comme une urgence neurologique qui nécessite en général une hospitalisation pour réalisation d'un bilan étiologique et instauration d'un traitement prophylactique.

CAUSES ET MÉCANISMES

Les principaux facteurs de risque qui prédisposent à un infarctus cérébral sont l'âge, l'hypertension artérielle, le diabète, les dyslipidémies et le tabagisme. Les principales causes d'infarctus cérébral sont :

- les maladies des grosses artères qui irriguent le cerveau (macroangiopathie), soit par une sténose de l'artère due à une plaque d'athérome, soit par la migration d'un caillot de sang ;
- des maladies du cœur (« cardiopathie emboligène ») qui entraînent la migration d'un caillot de sang provenant du cœur vers le cerveau où il bouche une artère ;
- les maladies des petites artères qui irriguent le cerveau (microangiopathie), surtout chez les patients hypertendus et/ou diabétiques, on parle d'AVC lacunaires.

Les principaux facteurs de risque pour une hémorragie cérébrale sont l'âge, l'hypertension artérielle, les troubles de l'hémostase (par exemple, traitement anticoagulant) et l'alcoolisme. Chez les patients jeunes, on retrouve fréquemment des malformations artérioveineuses ou des anévrismes à l'origine de l'hémorragie.

Un AVC ischémique peut aussi se compliquer d'une transformation hémorragique.

DIAGNOSTIC

SIGNES CLINIQUES

Les signes cliniques varient selon la sévérité et la localisation de l'AVC.

Souvent, les patients présentent des signes neurologiques d'installation brutale, par exemple une hémiparésie ou des troubles de langage ou des troubles de conscience.

Une lésion de l'hémisphère gauche du cerveau va entraîner un déficit de l'hémicorps droit, parfois associé à des troubles de langage (aphasie) et des troubles d'utilisation des objets (apraxie). Des troubles visuels peuvent également être observés de type hémianopsique.

Une lésion de l'hémisphère droit va entraîner un déficit de l'hémicorps gauche, parfois associé à une négligence de l'hémicorps et de l'hémi-espace gauche, et des troubles du schéma corporel avec, par exemple, des difficultés de l'habillage. Comme pour les lésions de l'hémisphère gauche, des troubles visuels peuvent également être présents.

Des lésions du tronc cérébral donnent typiquement une tétraplégie avec atteinte des nerfs crâniens gênant la phonation, la déglutition et certains mouvements oculaires, pouvant aller dans les cas graves jusqu'au *locked-in syndrome* (*cf. Le scaphandre et le papillon* de Jean-Dominique Bauby).

Les hémorragies cérébrales peuvent provoquer des maux de tête très importants.

Les signes cliniques dépendent de la topographie de la lésion.

EXAMENS COMPLÉMENTAIRES

Un bilan avec NFS, plaquettes, hémostase, ionogramme et créatinine, est réalisé systématiquement ainsi qu'un ECG. En recherche de facteurs de risque, on réalisera, sans urgence, un bilan lipidique avec dosage de cholestérol-HDL et LDL et de triglycérides, et une glycémie à jeun. Pour bilan du retentissement d'une hypertension artérielle, on dosera la protéinurie de 24 h.

Des examens radiologiques mettent en évidence la lésion cérébrale.

L'IRM peut montrer la lésion dès le début des troubles. La TDM cérébrale peut être normale dans les premières heures d'un infarctus cérébral. Elle sert souvent à dépister un hématome cérébral.

Les autres examens recherchent l'étiologie :

- Une échographie des vaisseaux du tronc supra-aortique (carotides et artères vertébrales) et transcrâniens (vaisseaux intracérébraux).
- L'échographie du cœur par voie transthoracique est systématique. Parfois, il est nécessaire de réaliser aussi une échographie cardiaque par voie transœsophagienne.
- Une ponction lombaire est parfois nécessaire pour chercher une hémorragie ou une vascularite (inflammation des vaisseaux cérébraux).
- Une artériographie cérébrale peut être nécessaire pour localiser un saignement ou pour chercher une maladie ou une malformation des artères cérébrales.

TRAITEMENT

SI AIT

• Aspirine pour empêcher la récidive.
• Traitement anticoagulants (HBPM) ou héparine si origine cardiaque. Puis relais ultérieur par anticoagulants.
• Endartériectomie, si sténose athéromateuse carotidienne ≥ 70 %.

SI ACCIDENT ISCHÉMIQUE, PRISE EN CHARGE OPTIMALE EN UNITÉ NEUROVASCULAIRE

• Thrombolyse par voie IV si l'infarctus date de moins de 4 h 30.
• Thrombolyse par voie intra-artérielle après le début, effectuée par un neuroradiologue interventionnel +/– associée à une thrombectomie.
• Antiagrégant (*ASPIRINE, PLAVIX*).
• Anticoagulant, souvent différé de quelques jours ou semaines car risque de transformation hémorragique de l'infarctus si origine cardiaque ou thrombo phlébite cérébrale dans ce cas d'emblée.
• Neurochirurgical : hémicraniectomie (dans les 48 premières heures) si infarctus œdémateux.
• Rééducation motrice dès que possible par un kinésithérapeute, rééducation de langage et des troubles de déglutition par un orthophoniste ou un ergothérapeute.
• Traitement des facteurs de risques cardiovasculaires : diabète, hypertension artérielle, dyslipidémie – arrêt du tabac et de l'alcool.

SI HÉMATOME : TRAITEMENT NEUROCHIRURGICAL OU ENDOVASCULAIRE D'UN ANÉVRYSME OU D'UNE MALFORMATION ARTÉRO-VEINEUSE

• Traitement d'une hypertension artérielle.
• Traitement du vasospasme (*NINOTOP*).

PRONOSTIC

L'AVC est une maladie grave et parfois mortelle. En France, les AVC sont la première cause de handicap, la deuxième cause de démence (après la maladie d'Alzheimer) et la troisième cause de décès (après les maladies cardiovasculaires et les tumeurs).
Cependant, le déficit neurologique causé par un AVC peut être partiellement ou même complètement réversible. Le pronostic dépend surtout de la sévérité de l'AVC, de l'âge du patient et de son état antérieur, ainsi que de la qualité de la prise en charge.

FICHE INFIRMIÈRE

EXAMENS

Réaliser les examens prescrits par le médecin :
• bilan sanguin avec NFS, plaquettes, ionogramme, urée, créatinine, VS, CRP, bilan hépatique complet, bilan lipidique ;
• bandelette urinaire ;
• Hémocultures si fièvre ;
• ECG.

SURVEILLANCE DU TRAITEMENT

• Qualité de l'accueil fondamental car patient anxieux ainsi que sa famille ;
• Recueil de données auprès du patient et de sa famille ;
• Installation en décubitus à plat ou à 30° (HTIC)/avec barrières ;
• PLS si le patient vomit en attendant un avis médical par sonde VG ;
• Surveillance des céphalées, des nausées, du comportement, de la vigilance, des pupilles et du déficit neurologique (échelle NIHSS) si thrombolyse ;
• Monitorage, FC, PA (objectifs : PAS max 220 mmHg et PAD max 120 mmHg pour AVC ischémique et PAS max 160 mmHg et PAD 95 mmHg si AVC hémorragique) :
  – Saturation O_2 et FR (pour éventuellement O_2 nasal et aspiration) ;
  – Température ;
  – Glycémie capillaire.
• Bas de contention (si hémiplégie, si hémorragie cérébrale).

ÉDUCATION ET CONSEILS

L'AVC est une maladie grave, mais une récupération partielle et même complète peut être possible. Après la phase initiale avec un éventuel traitement par thrombolyse, la rééducation par kinésithérapeute, orthophoniste et/ou ergothérapeute devient primordiale. Mais même après plusieurs mois, le patient peut continuer à s'améliorer.

Le traitement prophylactique dépend de l'étiologie de l'AVC. Après un infarctus cérébral, le patient doit souvent prendre un antiplaquettaire (ASPIRINE), un traitement hypolipémiant (statine) pour faire baisser le cholestérol et un traitement antihypertenseur. Expliquer au patient les facteurs de risque et comment il peut les influencer lui-même : arrêt du tabac, diminution d'une consommation alcoolique élevée, réduction d'une surcharge pondérale, régime adapté en cas d'hypercholestérolémie ou de diabète.

FICHE TECHNIQUE

TRAITEMENT THROMBOLYTIQUE PAR rt-PA INTRAVEINEUX (*ACTILYSE*) DANS L'INFARCTUS CÉRÉBRAL[1]

Se présenter immédiatement avec le médecin auprès du patient susceptible de recevoir du rt-PA.

Recueillir les paramètres cliniques et vitaux

Paramètres cardiovasculaires (monitoring portable) : pression artérielle, fréquence cardiaque, fréquence respiratoire, saturation, température.

Bilan biologique

- Prélever les tubes pour analyse biologique avant le scanner ou l'IRM cérébrale (NFS, plaquettes, TP, TCA, fibrinogène, INR, ionogramme sanguin, urée, créatinine, glycémie, groupe sanguin, RAI, β-HCG si doute).
- Hémocultures si fièvre ou valve cardiaque.
- Indiquer sur la fiche de prélèvement le numéro de téléphone où les résultats devront être communiqués.
- S'assurer de l'acheminement immédiat des tubes et de leur récupération rapide tout particulièrement pour la NFS et l'hémostase.
- Doser une glycémie capillaire au doigt.

Examen neurologique rapide avec le neurologue

- Déterminer si le patient a un déficit neurologique compatible avec un AVC.
- Déterminer si le début des symptômes est inférieur à 3 h.
- S'assurer de la réalisation du scanner cérébral ou de l'IRM cérébrale dans les délais.
- Poser une voie veineuse pour l'administration du rt-PA (à l'aide d'une poche de sérum physiologique à 0,9 %) de préférence sur le bras non déficitaire avec mise en place d'une rampe à 2 robinets.
- Réaliser un ECG.
- Aider le médecin dans le recueil des critères d'inclusion et d'exclusion.

Imagerie cérébrale

Scanner cérébral ou IRM cérébrale : le patient doit être accompagné en radiologie par le neurologue et l'infirmière.

1. D'après le guide *Procédure pour l'utilisation du traitement thrombolytique par rt-PA intraveineux (Actilyse) dans l'infarctus cérébral,* de Sonia Alamowitch et Katayoun Vahedi, Paris, 2003 (non publié).

Récupérer en urgence les résultats

NFS, plaquettes, TP, INR, TCA.

Après décision d'administrer le rt-PA

Poser une seconde voie d'abord veineuse pour l'éventuelle administration d'autres produits que le rt-PA (le rt-PA est incompatible avec d'autres médicaments ou solutés que le sérum physiologique !).

Calcul et préparation pour l'administration du rt-PA

Altéplase, *ACTILYSE* (lyophilisat de 10 mg, 20 mg ou 50 mg) :

- Choisir de préférence le bras non parétique.
- Préparer une seringue électrique.
- Obtenir le poids du patient et déterminer la dose totale à administrer (0,9 mg/kg sans dépasser 90 mg).
- La dose totale sera administrée selon le schéma posologique suivant :
  – Bolus : 10 % de la dose totale prélevés dans une seringue de 10 cc.
  – Dose d'entretien : 90 % restant de la dose totale à administrer en IVSE pendant 60 min.

Reconstitution du soluté de rt-PA

Dissoudre le lyophilisat d'**altéplase** (ACTILYSE) dans le flacon de solvant à l'aide de la canule de transfert pour obtenir une concentration de 1 mg/mL.

L'**altéplase** ne doit pas être mélangé à d'autres médicaments dans le même flacon pour perfusion ou dans le même cathéter.

Mode d'administration

Le rt-PA pourra être administré aux urgences, en radiologie ou dans l'unité neurovasculaire :

- Le bolus est administré en présence du neurologue : 10 % de la dose totale, prélevé dans une seringue de 10 cc, en bolus IVD sur 1 min.
- Immédiatement après : administration de la dose d'entretien, correspondant à 90 % de la dose totale, administrée sur 1 h en perfusion IVSE.
- S'assurer que le soluté de sérum physiologique est clampé au moment de l'administration de la seringue électrique.
- Après la fin de l'administration de l'altéplase, rincer la tubulure à l'aide de 50 cc de sérum physiologique à la même vitesse.

Surveillance

Surveiller le patient au moins toutes les heures pendant 24 h.

<u>*Paramètres vitaux*</u>

- Pression artérielle et pouls toutes les 15 min pendant toute la durée d'administration de l'altéplase et les 2 h suivantes.
- Puis toutes les 30 min pendant 6 h.
- Puis toutes les heures pendant 16 h.

<u>*Appeler le neurologue immédiatement*</u>

- En cas de suspicion de complication hémorragique :
  – Détérioration neurologique.
  – Signes d'hypertension intracrânienne : troubles de la vigilance, coma, céphalées, nausées, vomissements.
  – Saignement extériorisé.
  – PA systolique >185 mmHg ou PA diastolique >110 mmHg sur 2 mesures réalisées à 5-10 min d'intervalle.
- En cas de réaction allergique (œdème, urticaire).

Repos
Au lit en décubitus strict ou surélevé à 30° pendant au moins 24 h.

Précautions à prendre

Aucun traitement antiplaquettaire (*ASPÉGIC, PLAVIX, ASASANTINE*, autre AINS) ni anticoagulant (antivitamines K, héparine, HBPM) ne doit être administré pendant les 24 h suivant la thrombolyse par rt-PA.
Toute ponction artérielle, voie d'abord veineuse centrale, sonde naso-gastrique ou sonde urinaire est à éviter pendant les 24 h suivant la thrombolyse par rt-PA.

FICHE PHARMACOLOGIE

ANTIAGRÉGANT PLAQUETTAIRE

■ Clopidogrel

PLAVIX					
Initiation : dose de charge de 1 cp. à 300 mg dans le cadre d'un évènement aigu Entretien : 1 cp./j à 75 mg	30 cp. 75 mg 50 cp. 75 mg 30 cp. 300 mg	13,39 HOP HOP	I I I	65 %	0,45

Propriétés

Inhibiteur de l'agrégation plaquettaire et de la libération de certains facteurs plaquettaires, entraînant un allongement du temps de saignement dès le 2e j.
Résorption rapide, élimination urinaire.

Indications

Prévention secondaire des accidents ischémiques cérébraux.
Prévention des accidents ischémiques majeurs, notamment coronariens, chez les patients présentant une artérite des membres inférieurs (stade de claudication intermittente).

Contre-indications

Syndromes hémorragiques, ulcère évolutif. Troubles de l'hémostase avec allongement du temps de saignement.
Insuffisance hépatique sévère et hypersensibilité à la molécule.

Précautions d'emploi

Absence d'effets indésirables hématologiques, donc pas de surveillance biologique.
Grossesse et allaitement : innocuité non établie.

Effets indésirables

Cf. Cardiologie, p. 35.

Interactions médicamenteuses

Associations déconseillées : tout médicament anticoagulant, **AINS**.
Les **inhibiteurs de la pompe à protons** et en particulier l'oméprazole pourraient diminuer l'efficacité du **clopidogrel**.

CÉPHALÉES DE TENSION

FICHE MALADIE

DÉFINITION

Les maux de tête durent plus de 30 min et sont souvent bilatéraux, sans nausées ou vomissement. On distingue une forme épisodique (moins de 15 jours/mois), qui est extrêmement fréquente (environ un tiers de la population), et une forme chronique (céphalées pendant plus de 15 jours par mois depuis au moins 3 mois) qui touche environ 3 % de la population.

CAUSES ET MÉCANISMES

Il est supposé que les tensions psychiques (stress, fatigue) et les tensions physiques (musculaires, surtout des muscles péricrâniens) sont à l'origine des céphalées de tension. Les mécanismes exacts ne sont pas connus.

DIAGNOSTIC

Le diagnostic est fondé sur les signes cliniques ; les examens complémentaires sont uniquement nécessaires en cas de doute diagnostique.

Les céphalées de tension sont des céphalées « primaires », c'est-à-dire sans rapport avec une autre maladie sous-jacente, qui ne remplissent pas les critères des autres céphalées primaires, notamment de la migraine et des algies vasculaires de la face.

Les céphalées sont en général bilatérales, non pulsatiles, d'intensité faible ou moyenne, et ne s'aggravent pas lors de l'activité physique. Elles peuvent s'accompagner de cervicalgies.

TRAITEMENT

MESURES GÉNÉRALES

Thérapie comportementale, techniques de relaxation, biofeedback, aménagement des périodes de détente, activité régulière.

TRAITEMENT MÉDICAMENTEUX DE LA FORME ÉPISODIQUE

Traitement antalgique par **paracétamol** ou **acétylsalicylate de lysine** (*ASPÉGÎC*) ou **AINS**.

TRAITEMENT MÉDICAMENTEUX DE LA FORME CHRONIQUE

Amitriptyline (*LAROXYL*) à dose progressive pendant 6 à 12 mois.

PRONOSTIC

Les récidives sont fréquentes si on ne parvient pas à retrouver et à éliminer les facteurs à l'origine des céphalées : stress, hypertonies musculaires, manque de sommeil.

FICHE INFIRMIÈRE

ÉDUCATION ET CONSEILS

EXPLIQUER LA MALADIE

Rappeler au patient qu'il s'agit de céphalées primaires, sans rapport avec une maladie sous-jacente. Il faut donc rassurer le patient sur le caractère bénin de l'affection.

EXPLIQUER LE TRAITEMENT

Il y a un risque important que le patient développe une dépendance liée à l'utilisation des antalgiques. Une utilisation prolongée d'antalgiques peut aggraver des céphalées et ainsi créer un cercle vicieux dont le patient pourra sortir uniquement par un sevrage réalisé en milieu hospitalier.

Le patient doit suivre exactement le traitement prescrit par le médecin. Si le traitement n'est pas efficace ou mal toléré, il faut le signaler au lieu d'avoir recours à une automédication sauvage.

Certains patients doivent être motivés pour les techniques de relaxation ou une thérapie comportementale.

MIGRAINE

FICHE MALADIE

DÉFINITION

Céphalées primaires (sans autre maladie sousjacente) en général unilatérales, pulsatiles, avec nausées, vomissements et intolérance à la lumière (photophobie) ou aux bruits (phonophobie). On distingue une forme avec aura (15 %) et sans aura (85 %). On dénomme aura des symptômes neurologiques réversibles qui précèdent les maux de tête, par exemple des flashes lumineux, des troubles de la sensibilité ou des troubles de langage.

La migraine est une maladie fréquente qui touche au moins 15 % des femmes et 5 % des hommes.

CAUSES ET MÉCANISMES

La crise migraineuse est due à une contraction des vaisseaux cérébraux (vasospasmes) et à la libération de certaines substances dénommées médiateurs, comme la sérotonine. Une crise peut être déclenchée par différents facteurs qui varient d'un patient à l'autre : stress, bruit, certains aliments, médicaments, changements hormonaux (règles, ovulation), entre autres.

DIAGNOSTIC

Il est fondé sur les signes cliniques, les examens complémentaires sont uniquement nécessaires en cas de doute diagnostique.

La crise migraineuse peut durer entre 4 et 72 h. Les maux de tête sont typiquement pulsatiles, unilatéraux, d'intensité moyenne à sévère, et aggravés par l'activité physique. Les patients présentent souvent des nausées avec ou sans vomissements et les symptômes sont aggravés par la lumière et/ou les bruits.

Les symptômes de l'aura s'installent en 5 à 20 min et dure moins de 60 min. Plusieurs modalités peuvent êtres touchées, seule, successivement ou en même temps, notamment le système visuel, le système sensitif et le système du langage. On observe notamment :

- signes visuels positifs (par exemple, des flashes lumineux) ou négatif (scotome, hémianopsie) ;
- signes sensitifs positifs (par exemple, fourmillements) ou négatifs (par exemple, engourdissements) ;
- troubles de langage (par exemple, aphasie avec difficulté pour trouver des mots).

L'aura est en général, mais pas toujours, suivie d'une crise migraineuse.

Des signes moteurs (par exemple, faiblesse d'un côté) pendant une aura migraineuse sont exceptionnels et surviennent en général dans les rares formes familiales de migraine.

Dans la migraine basilaire, on peut aussi observer des auras avec vertiges, diplopie, acouphènes et troubles bilatéraux de la sensibilité.

TRAITEMENT

MESURES GÉNÉRALES PENDANT LA CRISE

Repos au lit, dans le noir et au calme.

MESURES GÉNÉRALES EN PROPHYLAXIE DE LA CRISE

Techniques de relaxation, thérapie de comportement, biofeedback, acupuncture. Sport, par exemple jogging.

MÉDICAMENTS PENDANT LA CRISE

▶ **Triptans**

Traitement spécifique de la crise migraineuse dès le début de la douleur :

- **Almotriptan** (ALMOGRAN).
- **Élétriptan** (RELPAX).

Les triptans ne doivent pas être pris pendant l'aura migraineuse. La dose est limitée à 2 prises par jour.

▶ **Aspirine**

- **Acétylsalicylate de lysine** (*ASPEGIC*) : 1 sachet de 1 000 mg (prises espacés de 4 h minimum, maximum 3 000 mg/24 h).
- *MIGPRIV* **[acétylsalicylate de lysine, métoclopramide]**, maximum 3 sachets par jour.

▶ Anti-inflammatoires non stéroïdiens (AINS)

À utiliser en cas d'aura migraineuse.

• **Kétoprofène** (*BI-PROFÉNID*) : 1/2 cp. à 1 cp. de 150 mg *per os*. Si ce traitement est inefficace, il ne faut pas renouveler le traitement pour la même crise. Un deuxième comprimé est uniquement indiqué si les symptômes de la crise sont initialement soulagés mais réapparaissent par la suite. Dans ce cas-là, il faut espacer les prises de 12 h minimum sans dépasser une dose de 300 mg en 24 h.

▶ Paracétamol

Le **paracétamol** est en général moins efficace que les AINS. Trop utilisés, ils génèrent une dépendance :

• *DAFALGAN* : 1 cp. de 1 000 mg *per os* (maximum : 4 000 mg/24 h, espacer les prises de 4 h minimum).

• *DAFALGAN* 600 mg suppositoire : 1 suppositoire à renouveler si besoin toutes les 6 h, sans dépasser 4 suppositoires/j (la voie rectale est préférable en cas de nausées et/ou vomissements).

▶ Dérivés de l'ergot de seigle

Ils sont en général moins efficaces que les triptans. Ils peuvent néanmoins être indiqués dans les crises prolongées. Des patients qui sont soulagés par leur traitement par dérivés de l'ergot de seigle peuvent continuer ce traitement.

• **Ergotamine tartrate** (*GYNERGÈNE CAFÉINÉ*) : 2 cp. à 1 mg *per os*, à renouveler en cas d'inefficacité après 30 min (sans dépasser 6 mg par 24 h, sans dépasser 10 cp. par semaine).

• **Diergotamine pernasale** (*DIERGO SPRAY*) : une pulvérisation (0,5 mg) dans chaque narine, à renouveler après 15 min en cas d'inefficacité (maximum : 4 pulvérisations par crise et par 24 h, sans dépasser 16 pulvérisations par semaine).

▶ Antiémétiques

• **Métoclopramide** (*PRIMPÉRAN*) : 1/2 à 1 cp. 3 fois/j (espacer les prises de 6 h minimum), ou 1/2 à 1 amp. à 10 mg en IVL (15 min) ou IM, 3 fois/j.

TRAITEMENT DE FOND MÉDICAMENTEUX

Il est indiqué si les crises sont fréquentes (> 3/mois) ou mal contrôlées par le traitement :

• β-bloquants : **métroprolol** *(LOPRESSOR, SELOKEN)* ; **propranolol** *(AVLOCARDYL)*.

• Antidépresseurs : **amitriptyline** *(LAROXYL)*.

• Antiépileptiques : **topiramate** *(EPUOMAX)*.

• **Aspirine** (100 mg/j) pour les migraines avec aura.

• Plus rarement : **oxétorone** *(NOCERTONE)*, **pizotifène** *(SANMIGRAN)*, **flunarizine** *(SIBÉLIUM)*, **valproate de sodium** *(DÉPAKINE)*.

PRONOSTIC

Les traitements permettent en général un contrôle satisfaisant des crises. Une guérison de la migraine n'est pas possible ; mais, souvent, les crises peuvent diminuer voire disparaître avec l'âge (ménopause).

FICHE INFIRMIÈRE

SURVEILLANCE DU TRAITEMENT

EFFICACITÉ DU TRAITEMENT

Un traitement de crise est efficace s'il entraîne une disparition ou une amélioration nette des symptômes en 2 h maximum dans au moins 2 crises sur 3.

Un traitement de fond est efficace s'il entraîne une réduction de la fréquence, la durée et l'intensité des crises d'au moins 50 %. On ne peut pas juger de l'efficacité avant 2 mois de traitement de fond.

EFFETS INDÉSIRABLES

• Triptans : oppression thoracique, fourmillements, bouffées de chaleur, vertiges, somnolence.

• AINS : nausées, vomissements, diarrhée, constipation, douleurs gastriques, crise d'asthme.

• Dérivés d'ergot de seigle : paresthésies, sensation de froideur, nausées, vomissements.
• β-bloquants : asthénie, refroidissement des extrémités, troubles digestifs (gastralgies, nausées, vomissements), impuissance, insomnie.
• *SIBÉLIUM* : sédation, somnolence, prise de poids, augmentation d'appétit, asthénie, troubles gastro-intestinaux, insomnie.
• *DÉPAKINE* : troubles digestifs, chute de cheveux, tremblements, somnolence, prise de poids, tératogène.
• *LAROXYL* : sécheresse de la bouche, constipation, troubles de l'accommodation, tachycardie, sueurs, troubles de la miction avec rétention urinaire, hypotension orthostatique, impuissance.
• *EPITOMAX* : amaigrissement, somnolence.

ÉDUCATION ET CONSEILS

EXPLIQUER LE TRAITEMENT

Le traitement doit être pris dès l'apparition des premiers symptômes de la crise. L'exception de cette règle est le traitement par triptans chez les patients souffrant d'une migraine avec aura : les triptans ne doivent jamais être pris pendant l'aura mais après, car ils sont souvent inefficaces et entraînent un risque d'infarctus cérébral. Dans ce cas le patient doit prendre un AINS ou de l'aspirine.

EXPLIQUER LA MALADIE

Pour mieux gérer sa maladie, le patient doit apprendre à reconnaître les facteurs qui peuvent provoquer chez lui une crise de migraine (stress, médicaments, certains aliments, etc.).

Il est utile que le patient note la fréquence et la durée des crises, les circonstances de leur apparition, les éventuels facteurs déclenchants et l'efficacité du traitement dans un agenda de migraine.

FICHE PHARMACOLOGIE

ANTIMIGRAINEUX – DÉRIVÉS DE L'ERGOT DE SEIGLE (TRAITEMENT DE LA CRISE)

■ Dihydroergotamine pernasale

DIERGOSPRAY					
1 pulv. dans chaque narine (jusqu'à 4 pulv./j)	1 fl. 4 mg/mL	4,51	II	30%	4,51

■ Ergotamine tartrate

GYNERGÈNE CAFÉINÉ					
2 cp. renouvelable 1 fois	20 cp. 1 mg	2,42	I	30%	0,12

Propriétés

Vasoconstricteur artériel ayant des effets identiques à ceux de l'ergotamine : antagoniste sérotoninergique 5-HT2, mais à fortes doses effet agoniste partiel b-adrénergique et effet sérotoninergique.

Parfois associé à un stimulant du système nerveux central (caféine) : *GYNERGÈNE CAFÉINÉ*. En général bonne résorption par voie nasale ou injectable, mais plus faible par voie orale (effet de premier passage hépatique important). Élimination biphasique par voie biliaire et fécale.

Indications

Traitement de la crise migraineuse.

Contre-indications

Allergie au produit.

Maladies cardiovasculaires quels qu'en soient le siège ou la cause : artériopathies oblitérantes, insuffisance coronarienne, syndrome de Raynaud, HTA, artérite cérébrale, thyrotoxicose.
Grossesse et **allaitement**, enfants de moins de 10 ans.

Précautions d'emploi

Doses maximales : 4 mg/j et 10 mg/sem. La survenue de paresthésies (fourmillements, etc.), de phénomènes douloureux ou de vasoconstriction des extrémités, même aux doses usuelles, impose l'arrêt du traitement (risque d'ergotisme aigu).

Effets indésirables

Troubles digestifs : épigastralgies, nausées.
Voie parentérale : paresthésies des extrémités, précordialgies.
Pour le **tartrate d'ergotamine** : possibilité de dépendance avec céphalées de rebond si utilisation pendant plus de 2 j/sem. ou au-delà des doses préconisées.
Ergotisme : *cf.* Ergotisme aigu.

Interactions médicamenteuses

Associations contre-indiquées : **sumatriptan, macrolides** (sauf **spiramycine**) car risque d'ergotisme.
Associations déconseillées : **bromocriptine**, méthylergométrine.

ANTIMIGRAINEUX – DÉRIVÉS DES TRICYCLIQUES

■ Pizotifène

SANMIGRAN					
Atteindre progressivement 2 à 3 cp./j (max : 6 cp./j)	50 cp. 0,5 mg	5,11	II	30%	0,10
	100 cp. 0,5 mg	9,28	II	30%	0,09

Propriétés

Dérivé des tricycliques. Antisérotoninergique, antihistaminique et faiblement anticholinergique. Léger effet antidépresseur.

Indications

Traitement de fond de la migraine.

Contre-indications

Glaucome par fermeture de l'angle et rétention urinaire liée à des troubles urétroprostatiques.

Précautions d'emploi

Grossesse : à éviter au 1er trimestre.
Allaitement : déconseillé.
Risque de somnolence chez les conducteurs de véhicules.

Effets indésirables

Somnolence, prise de poids. Rarement nausées, vertiges, douleurs musculaires.

Interactions médicamenteuses

Associations à éviter : **atropine** et autres substances atropiniques ; autres dépresseurs du SNC (**barbituriques, benzodiazépines, clonidine, hypnotiques**, etc.).
Alcool : majoration de l'effet sédatif.

■ Oxérotone

NOCERTONE					
1 à 2 cp. x 2/j	30 cp. séc. 60 mg	4,19	II	30%	0,14

Propriétés

Activité antisérotoninergique, antihistaminique et antiémétique.

Indications

Traitement de fond de la migraine.

Précautions d'emploi

Prise d'alcool fortement déconseillée.

Grossesse et **allaitement** : à éviter.
Risque de somnolence chez les conducteurs de véhicules.

Effets indésirables

Somnolence en début de traitement.
Rares diarrhées cédant à l'arrêt du traitement.

ALGIE VASCULAIRE DE LA FACE

FICHE MALADIE

DÉFINITION

Ces céphalées unilatérales, avec signes d'une dysrégulation vasculaire du même côté (larmes, congestion nasale, injection conjonctivale), surviennent de façon épisodique pendant 2 à 3 semaines avec intervalles libres ou de façon chronique pendant 1 an sans rémission ou alors inférieur à 1 mois.

CAUSES ET MÉCANISMES

Le mécanisme n'est pas connu. Les crises surviennent plus fréquemment et de façon périodique en printemps et en automne.

DIAGNOSTIC

Il repose sur les signes cliniques ; les examens complémentaires (IRM cérébrale, ponction lombaire) sont uniquement nécessaires en cas de doute diagnostique, notamment pour le premier épisode.

Chez plus de 50 % des patients, les crises surviennent pendant le sommeil, souvent entre 1 h et 3 h. Elles sont également fréquentes entre 13 h et 15 h.

Les céphalées s'installent rapidement et sans prodrome en quelques minutes ; elles sont strictement unilatérales (orbitaires, supraorbitaires et/ou temporales) et durent entre 15 et 180 min sans traitement. Elles sont souvent décrites « comme un couteau dans l'œil », d'intensité insupportable.

Elles sont accompagnées d'un ou de plusieurs signes de derégulation vasculaire du même côté qui ont donné le nom à cette maladie : une injection conjonctivale (« œil rouge »), une lacrymation, une congestion nasale ou une rhinorrée, un œdème de la paupière, des sueurs du front ou du visage et un signe de Claude Bernard-Horner (chute de paupière et rétrécissement de pupille).

Les patients sont souvent agités pendant leurs crises et ne tiennent pas assis.

Ils peuvent présenter jusqu'à 8 crises/j.

Dans la forme chronique, le patient présente des crises depuis plus d'un an avec des périodes de rémission qui sont inférieures à 1 mois.

TRAITEMENT

MESURES GÉNÉRALES

Éviter les facteurs déclenchants, comme par exemple alcool et nicotine.

TRAITEMENT DE LA CRISE

• Sumatriptan (*IMIJECT*) : 1 amp. A 6 mg en SC. Pas plus de 2 ampoules par jour.
• Oxygène : inhalation de 7 L/min d'oxygène

pur par masque pendant 15 à 20 min immédiatement après le début des crises.

• **Dihydroergotamine** : 1 amp. A 1 mg en SC (ne doit pas être utilisée en combinaison avec le **sumatriptan** ou un autretriptan). À utiliser si contre-indication du **sumatriptan**.

TRAITEMENT PROPHYLACTIQUE DANS LES FORMES ÉPISODIQUES ET CHRONIQUES

• *VÉRAPAMIL* : *per os* à augmenter progressivement. Nécessite un contrôle de la pression artérielle et de l'ECG avant et pendant la thérapie pour les formes épisodiques et chroniques.

• **Indométacine** (*INDOCID*) (150 mg/j) pour les formes épisodiques et chroniques.

• **Carbonate de lithium** (*TERALITHE*) pour les formes chroniques.

• Traitement chirurgical rare.

PRONOSTIC

Des rémissions spontanées sont observées chez 40 % des patients souffrant d'algies vasculaires de la face épisodiques, et chez 20 % des patients atteints de la forme chronique. Un traitement prophylactique n'a pas d'influence sur le pronostic de la maladie.

FICHE INFIRMIÈRE

SURVEILLANCE DU TRAITEMENT

EFFICACITÉ DU TRAITEMENT

• L'oxygénothérapie peut améliorer plus de la moitié des crises en 15 min.

• Le sumatriptan permet de couper la crise dans 15 min chez 70 % des patients.

• Le traitement prophylactique par *VÉRAPAMIL* entraîne une amélioration voire l'arrêt de l'épisode chez 70 % des patients.

EFFETS INDÉSIRABLES

Le *VÉRAPAMIL* peut entraîner des chutes de tension et des troubles de la conduction. Un contrôle des tensions et de l'ECG est nécessaire avant et pendant le traitement.

ÉDUCATION ET CONSEILS

Expliquer la maladie.

Trouver les facteurs déclenchants, qui peuvent varier d'un patient à l'autre : nicotine, alcool, effort physique (mais aussi le repos), lumière intense.

Certains médicaments, comme la **nifédipine** (*ADALATE*), peuvent aussi déclencher des crises et doivent être évités par le patient.

Contrairement à la migraine, les techniques de relaxation ou de biofeedback n'ont pas montré leur efficacité.

FICHE PHARMACOLOGIE

ANTIMIGRAINEUX – AGONISTES SÉROTONINERGIQUES 5-HT1

■ Sumatriptan ©

IMIGRANE					
1 inj. SC par crise Max 2 inj./24 h Respecter un intervalle d'au moins 1 h entre 2 inj.	2 ser. 6 mg 2 ser. 6 mg + injecteur		I I	NR NR	
1 cp. 50 mg par crise Max 300 mg/24 h Respecter un intervalle d'au moins 2 h entre 2 prises	6 cp. 50 mg	8,14	I	65 %	1,36

1 pulv. dans 1 seule narine par crise Max 2 pulv./24 h Respecter un intervalle d'au moins 2 h entre 2 pulv.	2 amp. 10 mg/0,1 mL pulv. nas. 6 amp. 20 mg/0,1 mL pulv. nas	6,92 19,58	I	65 % 65 %	3,46 3,26
IMIJECT					
1 inj. SC par crise Max 2 inj./24 h Respecter un intervalle d'au moins 1 h entre 2 inj.	2 ser. 6 mg 2 ser. 6 mg + injecteur	32,73 32,73	I I	65 % 65 %	16,36 16,36

Propriétés

Agoniste sélectif des récepteurs 5-HT1-like à la sérotonine principalement localisés au niveau des vaisseaux sanguins crâniens.

Biodisponibilité de 96 %, demi-vie de 2 h, métabolites inactifs excrétés par voie urinaire.

Indications

IMIGRANE : traitement de la crise migraineuse avec ou sans aura ; liste I, remboursement 65 %. La forme *IMIGRANE* spray 10 mg/0,1 mL est indiquée chez l'adolescent de 12 à 17 ans.
IMIJECT : traitement de la crise de l'algie vasculaire de la face ; médicament d'exception.

Contre-indications

Allergie au **sumatriptan** ou aux **sulfamides.**

Antécédent d'infarctus du myocarde, angor d'effort ou de repos, HTA non contrôlée, infarctus cérébral.

Enfant de moins de 15 ans et adulte de plus de 65 ans.

Précautions d'emploi

Grossesse et **allaitement** : déconseillé.

Injection sous-cutanée stricte.

Risque de déclenchement de crise convulsive chez les patients aux antécédents d'épilepsie.

En présence de facteurs de risque cardiovasculaire, l'évaluation du rapport bénéfice/ risque doit être faite et une surveillance doit être assurée (ECG). Noter que des douleurs thoraciques transitoires, intenses, peuvent survenir quelques minutes après injection de **sumatriptan**. Dans l'expérience actuelle, elles ne sont qu'exceptionnellement liées à un spasme coronaire.

Effets indésirables

Douleurs transitoires et réactions locales au point d'injection.

Réactions allergiques de tout type.

Symptômes transitoires suivant l'injection pouvant intéresser n'importe quelle partie du corps (notamment la poitrine) : douleur, chaleur, oppression, pesanteur, fourmillements.

Vertiges, somnolence, nausées, élévation transitoire de la tension artérielle.

Quelques rares cas de spasmes coronaires ont pu être objectivés.

Convulsions.

Élévation rare, transitoire des transaminases.

Interactions médicamenteuses

Associations contre-indiquées : **IMAO**, **dérivés de l'ergot de seigle**, autres traitements vasoconstricteurs, **inhibiteurs sélectifs de la recapture de la sérotonine (fluvoxamine, fluoxétine, paroxétine, citalopram).**

■ Naratriptan ©

NARAMIG					
Traitement de la crise de migraine de l'adulte à la phase céphalalgique (qu'il y ait ou non une aura) : 1 cp. Ajouter éventuellement 1 cp. après 4 h si, après amélioration partielle, les symptômes réapparaissent Ne pas dépasser 2 cp./24 h Non recommandé chez l'adolescent (12 à 17 ans) et l'enfant	6 cp. 2,5 mg 12 cp. 2,5 mg	7,74 15,41	I I	65 % 65 %	1,29 1,28

■ Zolmitriptan ©

ZOMIG					
Traitement de la crise de migraine de l'adulte à la phase céphalalgique (ne pas administrer au moment d'une aura) : 1 cp. Ajouter éventuellement 1 cp. après 2 h si, après amélioration partielle, les symptômes réapparaissent Ne pas dépasser 4 cp./24 h	6 cp. 2,5 mg 12 cp. 2,5 mg	6,58 13,11	I I	65 % 65 %	1,10 1,09
ZOMIGORO					
Idem *ZOMIG*	6 cp. orod. 2,5 mg 12 cp. orod. 2,5 mg	6,58 13,11	I I	65 % 65 %	1,10 1,09

■ Élétriptan ©

RELPAX					
1 cp. de 40 mg dès le début de la crise (mais après l'aura) Éventuellement renouvelable 1 fois si réapparition de la céphalée en respectant un délai de 2 h entre les prises	6 cp. 20 mg 6 cp. 40 mg 10 cp. 40 mg	6,58 6,58 10,93	I I I	65 % 65 % 65 %	1,10 1,10 1,09

■ Almotriptan ©

ALMOGRAN					
1 cp. de 12,5 mg dès le début de la crise Éventuellement renouvelable 1 fois si réapparition de la céphalée en respectant un délai de 2 h entre les prises	6 cp. 12,5 mg 12 cp. 12,5 mg	6,58 13,11	I I	65 % 65 %	1,10 1,09

■ **Frovatriptan ©**

TIGREAT					
1 cp. de 2,5 mg dès le début de la crise Éventuellement renouvelable 1 fois si réapparition de la céphalée en respectant un délai de 2 h entre les prises	2 cp. 2,5 mg 6 cp. 2,5 mg 12 cp. 2,5 mg	3,69 10,67 21,28	I I I	65 % 65 % 65 %	1,85 1,78 1,77

■ **Rizatriptan ©**

RIZATRIPTAN					
1 cp. à 5 mg dès le début de la crise à renouveler si efficacité partielle 2 h plus tard	12 cp. 5 mg 6 cp. ou cp. orodisp. 10 mg 12 cp. ou cp. orodisp. 10 mg	13,11 6,58 13,11	I I I	65 % 65 % 65 %	1,09 1,10 1,09

Propriétés

Les agonistes sérotoninergiques des récepteurs recombinants humains vasculaires 5-HT1D alpha et 5-HT1D bêta provoquent un double effet vasoconstricteur et inhibiteur de libération sur de nombreux neuropeptides (peptide lié au gène de la calcitonine, peptide vasoactif intestinal, substance P).

Le récepteur 5-HT1D bêta serait spécifique de l'effet vasoconstricteur et c'est sur lui que les agonistes de la 5-HT1 agiraient. Ils peuvent ainsi maîtriser rapidement, en moins d'une heure, la crise de migraine. Ils traversent également la barrière hémato-méningée atteignant les centres vasodilatateurs qu'ils neutralisent et contrôlent ainsi les algies vasculaires de la face.

L'absorption est rapide et complète et les concentrations plasmatiques sont maintenues pendant 4 à 6 h.

La répétition des prises n'entraîne pas d'accumulation du produit.

Plus de 60 % de la dose administrée par voie orale sont retrouvés dans les urines (principalement sous forme d'acide indole acétique) et environ 30 % dans les fèces sous forme inchangée.

Indications

L'indication type est la crise de migraine céphalalgique en phase aiguë. Les inhibiteurs de la 5-HT1 sont peu actifs s'ils sont administrés au moment d'une aura. Ils n'ont pas d'action préventive mais agissent mieux s'ils sont administrés dès le début de la crise céphalalgique.

Contre-indications

Tous les états au cours desquels une vasoconstriction peut être dangereuse : antécédents d'infarctus du myocarde, spasme coronarien, artérite des membres inférieurs.

Troubles du rythme cardiaque liés à une voie de conduction accessoire, syndrome de Wolff-Parkinson-White.

HTA non contrôlée.

Antécédents d'accidents ischémiques cérébraux.

Grossesse, allaitement : par mesure de précaution il n'est pas conseillé d'utiliser ces produits chez la femme enceinte ni pendant l'allaitement.

Précautions d'emploi

N'administrer que si le diagnostic de crise migraineuse est absolument certain.

Les autres causes de céphalées doivent en effet être dépistées car elles potentialisent les risques d'accidents ischémiques sous **agonistes sérotoninergiques HT1**.

Effets indésirables

Les effets les plus fréquents sont : nausées, vertiges ; sensation de somnolence, de chaleur, de fatigue générale, sécheresse de la bouche.

Les effets les plus sévères ont été des épisodes de tachycardie ventriculaire.

D'autres manifestations ont été notées : sensation de striction thoracique, myalgies, faiblesse musculaire, paresthésies.

Interactions médicamenteuses

Associations contre-indiquées :

• vasoconstricteurs alcaloïdes de l'ergot de seigle (**ergotamine** et dérivés de l'ergotamine). Il est conseillé d'attendre 24 h si le patient a absorbé ces produits, avant de lui prescrire des **agonistes de la 5-HT1** ;

• **IMAO** : risque d'HTA et de vasoconstriction artérielle.

Associations déconseillées :

• **propranolol ;**

• **antidépresseurs sérotoninergiques (fluoxétine, fluvoxamine, paroxétine)** : risque de vasoconstriction, de spasme coronarien, de syndrome sérotoninergique (agitation, confusion, collapsus, hyper- ou hypothermie, troubles musculaires).

NÉVRALGIE DU TRIJUMEAU

FICHE MALADIE

DÉFINITION

Cette douleur intense, souvent à type de décharges électriques, est strictement unilatérale, située dans le territoire d'une ou de plusieurs branches du trijumeau. Elle dure rarement plus que quelques secondes (maximum 2 min).

CAUSES ET MÉCANISMES

La douleur peut apparaître spontanément, par l'attouchement d'une zone gâchette, ou simplement par la mastication, la déglutition, le rasage, le lavage des dents.

Dans la forme idiopathique, les patients ne présentent aucun symptôme en dehors des crises et l'examen neurologique est normal.

La forme symptomatique est en général due à un conflit vasculo-nerveux entre une artère (rarement une veine) et le nerf trijumeau (V[e] paire crânienne). Plus rarement, une lésion inflammatoire (par exemple, lors d'une sclérose en plaques), ischémique (lors d'un AVC) ou une tumeur sont à l'origine de la névralgie symptomatique. Dans ces cas, l'examen neurologique est souvent anormal même entre les crises (par exemple, hyposensibilité dans le territoire touché).

DIAGNOSTIC

La description et l'observation de la crise permettent déjà de poser le diagnostic.

L'examen clinique montre l'existence ou l'absence des anomalies en dehors de la crise et renseigne ainsi sur l'étiologie probable de la névralgie.

Une IRM cérébrale est nécessaire à la recherche d'un conflit vasculo-nerveux ou d'une autre lésion symptomatique.

TRAITEMENT

• Le traitement est d'abord médicamenteux : **carbamazépine** (*TÉGRÉTOL*) ou **oxcarbazépine** (*TRILEPTAL*) à monter progressivement.

En 2e intention, **prégabaline** (*LYRICA*) ou **lamotrigine** (*LAMICTAL*) ou **baclofène** (*LIORESAL*) ou **amitriptyline** (*LAROXYL*)

Si ce traitement est inefficace au bout de quelques semaines, il faut passer à la chirurgie. On a le choix entre différentes techniques :

• Techniques percutanées : destruction d'une partie des fibres du trijumeau par thermocoagulation, microcompression avec un ballon, injection de glycérol.

• Décompression microvasculaire (Jannetta) du trijumeau par craniectomie suboccipitale sous anesthésie générale.

• Radiochirurgie par *gamma-knife* : destruction d'une partie des fibres du trijumeau par des rayons.

PRONOSTIC

Cinquante pour cent des patients sont soulagés par un traitement conservateur.

Les différentes techniques opératoires sont initialement efficaces dans plus de 90 % des cas. Elles se distinguent surtout par leur risque opératoire et le taux de récidive.

FICHE INFIRMIÈRE

EXAMENS

Chez le patient traité par *TÉGRÉTOL*, il peut être nécessaire de surveiller la carbamazépinémie. Avant une intervention neurochirurgicale, il faut prélever un bilan préopératoire (NFS, plaquettes, ionogramme, urée, créatinine, bilan hépatique, bilan d'hémostase, CRP, groupe sanguin, RAI).

SURVEILLANCE DU TRAITEMENT

EFFICACITÉ DU TRAITEMENT

Le traitement par *TÉGRÉTOL* sera débuté par 200 mg/j et augmenté tous les 5 jours jusqu'à la dose efficace (souvent entre 600 et 1 200 mg/j).

Si le patient n'est pas suffisamment soulagé au bout de quelques semaines, il faut passer à la chirurgie.

EFFETS INDÉSIRABLES

Asthénie, somnolence, vertiges, troubles digestifs, sécheresse buccale, troubles de l'accommodation et diplopie, surtout au début du traitement. Le *TÉGRÉTOL* peut aussi fréquemment provoquer des réactions cutanées allergiques, une thrombopénie et une leucopénie.

À l'exception de la décompression microvasculaire, le traitement chirurgical entraîne souvent une hypoesthésie dans le territoire du trijumeau dont il faut avertir le patient avant l'intervention.

PARALYSIE FACIALE PÉRIPHÉRIQUE

FICHE MALADIE

DÉFINITION

La paralysie faciale peut être centrale et ne toucher que la partie inférieure du visage ou être périphérique avec l'atteinte complète suivante : paralysie de la commande des muscles de la face, hyposécrétion lacrymale, hyperacousie douloureuse et hémi-agueusie des deux tiers antérieurs de la langue.

CAUSES ET MÉCANISMES

Les causes sont multiples : infectieuses, inflammatoires, tumorales, traumatiques, vasculaires, auto-immunes. Toutes les atteintes depuis le noyau de la VIIe paire crânienne (nerf facial) dans le tronc cérébral jusqu'à la terminaison du nerf peuvent donner une paralysie faciale périphérique.

DIAGNOSTIC

Le diagnostic est clinique. Les examens réalisés recherchent l'étiologie et tentent d'évaluer le pronostic de récupération :

- Bilan biologique avec sérologie VIH et maladie de Lyme.
- Test de Schirmer qui quantifie la sécrétion lacrymale.
- IRM, EMG selon l'étiologie suspectée.

TRAITEMENT

CORTICOTHÉRAPIE

Elle a pour but de diminuer la sévérité et la durée de la paralysie faciale : *CORTANCYL* ou *SOLUPRED* 1 mg/kg/j, débuté idéalement dans les 48 premières heures après avoir éliminé un éventuel zona.

Mesures associées : régime sans sel, pauvre en sucre, ajout de potassium, protecteur gastrique, surveillance tensionnelle et kaliémie.

PRISE EN CHARGE OCULAIRE

Il existe un risque majeur de kératite (*cf.* Kératites, *spécialité* Ophtalmologie), d'ulcère de cornée par déficit de sécrétion lacrymale et impossibilité de fermer l'œil.

Systématiquement, en préventif : larmes artificielles *CELLUVISC* 6 fois/j au minimum et occlusion palpébrale nocturne voire diurne dès apparition de la kératite avec pommade vitamine A au coucher.

KINÉSITHÉRAPIE

Associée à l'autoréeducation devant la glace. Elle doit être douce.

PRONOSTIC

Si aucune étiologie n'est retrouvée, on parle de paralysie faciale *a frigore*.

La récupération est complète dans 80 % des cas, 5 % des patients gardent un déficit partiel, un hémispasme facial ou le syndrome des « larmes de crocodile ».

FICHE INFIRMIÈRE

La paralysie faciale isolée n'est pas habituellement un motif d'hospitalisation en soi. Mais les patients sont parfois hospitalisés pour bilan ou présentent une autre pathologie associée.

SURVEILLANCE DU TRAITEMENT

SOINS – TRAITEMENT

- Corticoïdes à donner de préférence le matin du fait du risque d'insomnie. S'assurer que le patient est bien au régime sans sel et pauvre en sucre, surveillerau besoin la pression artérielle et la glycémie capillaire.
- Assurer l'occlusion palpébrale (*cf.* Fiche technique, ci-après), veiller à l'application régulière des collyres et surveiller à chaque changement l'absence d'œil rouge.
- Éventuellement, masser l'hémiface paralysée.

EFFICACITÉ DU TRAITEMENT

Observer s'il y a récupération ou non de la paralysie faciale.

EFFETS INDÉSIRABLES

Signaler les insomnies sous corticoïdes pour faire prescrire, si besoin, un hypnotique. Signaler les hyperglycémies et déséquilibre tensionnel éventuels.

ÉDUCATION ET CONSEILS

Apprendre au patient la mise en place de l'occlusion palpébrale, la surveillance de survenue d'une kératite, l'instillation des collyres en expliquant l'enjeu de ces soins.

Montrer la technique de massage des muscles de la face, au mieux sur conseils du kinésithérapeute.

FICHE TECHNIQUE

OCCLUSION PALPÉBRALE

Lavage préalable des mains à l'eau et au savon. Interdire l'alcool et les solutions de lavage de type hydro-alcoolique.

Il existe plusieurs manières d'occlure efficacement la paupière.

Ce qui est à proscrire formellement est la compresse stérile collée par des *strips* sur les paupières supérieure et inférieure car l'œil reste entrouvert et la compresse au contact de la cornée irrite celle-ci en permanence : kératite assurée.

On peut proposer les *strips* en « étoile », technique la plus simple et des plus efficaces mais qui peut arracher les cils et dont les changements itératifs sont parfois douloureux. Le *strip* peut être collé horizontalement en discrète traction uniquement sur la paupière supérieure fermée, cela évite d'abîmer les cils mais impose une surveillance plus intensive.

Pour des paralysies faciales moins sévères, il suffit parfois d'alourdir la paupière par des dispositifs destinés à cet effet vendus chez certains opticiens, ou par des électrodes pour ECG découpées en demi-lune.
Dans tous les cas, une surveillance pluriquotidienne s'impose car une lésion peut survenir en quelques heures. Au mieux, le patient gère lui-même la mise en place et la surveillance de l'occlusion. L'éducation se fait avec un miroir.

SCLÉROSE EN PLAQUES

FICHE MALADIE

DÉFINITION

La sclérose en plaques (SEP) se traduit par une atteinte inflammatoire de la substance blanche du cerveau, du cervelet ou de la moelle épinière. L'évolution est toujours chronique, soit rémittente, avec des poussées, soit progressive (secondairement à la forme rémittente), soit d'emblée. Chaque poussée étant plus ou moins régressive, les séquelles s'ajoutent au fil du temps.

Tous les tableaux cliniques peuvent être rencontrés : hémiplégie, paraplégie, troubles visuels, troubles de l'équilibre, troubles vésico-sphinctériens.

Il existe des formes rémittentes caractérisées par des poussées étalées dans le temps avec récupération plus ou moins complète à chaque fois et des formes plus progressives. D'autres formes sont mixtes. On parle de forme bénigne s'il existe une poussée sévère puis quelques poussées minimes sans déficience résiduelle.

CAUSES ET MÉCANISMES

La maladie débute en moyenne vers 30 ans et touche plus les femmes (60 %).

L'origine en est mal connue, mais il existe très probablement des facteurs environnementaux sur un terrain génétique prédisposant.

À ce jour, aucune étude n'a montré que la vaccination contre l'hépatite B augmentait le risque de SEP. La vaccination est toutefois à éviter chez les patients ayant déjà une SEP avérée car cela pourrait favoriser les poussées. Le rapport bénéfice/risque de la vaccination doit être évalué en cas d'antécédents familiaux de SEP.

DIAGNOSTIC

La succession d'épisodes neurologiques répétés dans le temps et touchant des zones différentes du système nerveux central est très évocatrice du diagnostic.

- Biologie standard : pas de syndrome inflammatoire.
- Ponction lombaire avec électrophorèse des protéines du LCR : elle montre une synthèse locale d'immunoglobulines G avec quelques cellules inflammatoires.
- IRM cérébrale et/ou médullaire, selon le tableau clinique présenté : elle met en évidence des hypersignaux (les « plaques ») localisés au niveau de la substance blanche. Celui-ci peut préciser leur ancienneté si l'examen est réalisé avec injection de gadolinium. Il existe des critères radiologiques (de McDonald) qui permettent de porter le diagnostic.
- Potentiels évoqués visuels et somesthésiques : ils peuvent mettre en évidence des lésions infracliniques.
- Sérologie JC virus A pour évaluer le risque de leucoencéphalite multifocale progressive (LEMP) avant et pendant le traitement immunosuppresseur.

TRAITEMENT

TRAITEMENT DE CRISE

Le but est de réduire la sévérité et la durée de la poussée.

Bolus de **méthylprednisolone** : *SOLUMÉDROL* (500 mg à 1 g/j).

Il s'agit d'un corticoïde puissant passé par voie IV pendant 3 à 5 jours.

On peut relayer le traitement IV par une corticothérapie orale (non systématique) pour les patients ayant présenté un rebond après arrêt d'un bolus efficace sur une poussée antérieure. Mesures associées : régime sans sel, pauvre en sucre, ajout de potassium, protecteur gastrique, surveillance tensionnelle, glycémie et kaliémie.

TRAITEMENT DE FOND

Le but est de réduire le nombre de poussées sur le long terme.

Immunomodulateurs

Ces traitements immunomodulateurs sont discutés au cas par cas, selon la forme de la maladie, sa sévérité et la fréquence des poussées. Ils sont rarement prescrits après la première poussée :

- **Interféron β**, type *BÉTAFÉRON, AVONEX, REBIF*. Proposé pour les formes rémittentes ou progressives. Il diminue les poussées de 30 %. En injection SC tous les 2 jours en IM, 1 inj. IM/semaine pour l'*AVONEX*.
- Copolymères type *COPAXONE*. Agit uniquement pour les formes rémittentes. En SC tous les jours.
- **Tériflunomide** (*AUBAGIO*) par voie orale dans les formes rémittentes. Contraception obligatoire et procédure d'élimination accélérée en cas de grossesse.
- **Diméthylfumarate** (*TECFIDERA*) par voie orale pour les formes rémittentes. Contraception obligatoire.

Immunosuppresseurs

- **Fingolimod** (*GILENYA*) *per os*, **natalizumab** (*TYSABRI*) ou **mitoxantrone** (*ELSEP*) pour les formes agressives.
- Ac anti-CD20 : **ocrélizumab**.

TRAITEMENT SYMPTOMATIQUE

- Douleurs neurogènes : on prescrit volontiers du *RIVOTRIL* en gouttes ou bien des antiépileptiques utilisés ici dans leur modalité antalgique comme *TÉGRÉTOL, NEURONTIN, LAMICTAL, LYRICA, TRILEPTAL* et plus rarement *RIVOTRIL*.
- Spasticité : le **baclofène** (*LIORESAL*) et le **dantrolène** (*DANTRIUM*) sont donnés seuls ou en association. Des gestes locaux utilisant l'alcoolisation de nerfs ou, de plus en plus, la **toxine botulique** sont réalisés par des médecins expérimentés. Certains patients très spastiques peuvent bénéficier d'une pompe à **baclofène** intrathécale. Le *SAVITEX*, analogue du cannabis, pourra être prescrit.
- Troubles vésico-sphinctériens : surtout en cas de séquelle de myélite (*cf.* Blessé médullaire, p. 1172).
- Tremblement : les anticholinergiques type *ARTANE* ou les β-bloquants type *AVLOCARDYL*.
- Syndrome dépressif : toutes les classes d'antidépresseurs sont utilisées, les tricycliques comme l'*ANAFRANIL* peuvent agir aussi sur les douleurs et la vessie.
- Troubles de la marche : *FAMPYRA* avec évaluation à J15, 1er test de marche.
- Kinésithérapie, ergothérapie.
- Soutien psychologique, stimulation cognitive.

PRONOSTIC

Globalement, les troubles de la marche apparaissent après 5 à 6 ans d'évolution, le patient ne peut plus sortir de son domicile après une quinzaine d'années et la médiane de survie est de 35 ans ; ces statistiques n'ont toutefois pas de recul suffisant quant aux nouveaux traitements de fond.

Il existe aussi des formes peu invalidantes même après une longue durée d'évolution.

FICHE INFIRMIÈRE

EXAMENS

Assister le médecin pour la ponction lombaire (*cf.* Fiche technique, *chapitre Méningite*, p. 1057).

Avant l'IRM

- S'assurer que le patient a enlevé tous ses bijoux et objets ferromagnétiques.
- S'assurer avec le médecin qu'il n'y a pas de contre-indication : port de pacemaker, clips neurochirurgicaux, éclats métalliques intraoculaires, etc.
- Informer le patient des modalités : durée souvent supérieure à 10 min, bruit assourdissant

de « métronome », patient allongé seul dans un tunnel.

Cet examen non invasif est mal vécu par les patients claustrophobes : ne pas hésiter à les prémédiquer. La réalisation de l'IRM est aussi illusoire chez les patients agités et peu coopérants.

Avant les potentiels évoqués somesthésiques et visuels

Ces examens peuvent mettre en évidence une atteinte des voies de la sensibilité et de la vision non détectable à l'examen clinique et à l'IRM. Le principe est de recueillir le signal cérébral (via des électrodes sur le scalp) d'une stimulation sensitive ou visuelle. Ces examens sont longs et durent de 30 min à 45 min en moyenne.

SURVEILLANCE DU TRAITEMENT

SOINS – TRAITEMENT

Tout bolus de corticoïdes doit être précédé d'une bandelette urinaire. S'il y a infection urinaire, on traite simultanément l'infection.

EFFICACITÉ DU TRAITEMENT

L'efficacité du bolus de corticoïdes s'évalue après quelques semaines.

L'évaluation du traitement de fond se fait sur plusieurs mois, car un recul est nécessaire.

EFFETS INDÉSIRABLES

Chez un patient sous corticothérapie à haute dose, on surveillera :

- l'absence d'hématome et de fragilité cutanée ;
- l'absence de consommation de sels et sucres rapides en grande quantité ;
- la qualité de l'endormissement et du sommeil ;
- l'absence de douleur gastrique ;
- l'état et la force musculaire ;
- le poids ;
- la température ;
- la pression artérielle ;
- la glycémie capillaire.

Chez un patient sous interféron β, on surveillera :

- un syndrome dépressif ;
- un syndrome pseudo-grippal efficacement prévenu par la prise de **paracétamol** et la réalisation de l'injection le soir au coucher ;
- une réaction locale au point d'injection justifiant d'alterner le site.

Chez un patient sous *COPAXONE*, on surveillera :

les nodules sous cutanés en expliquant bien la technique d'injection.

Chez un patient sous *AUBAGIO*, surveillance :

du bilan hépatique et d'un éventuel désir de grossesse. Sous *TECFIDERA*, on surveillera NFS, plaquette, bilan hépatique et rénal.

Chez un patient sous immunosuppresseur, on surveillera :

la survenue d'une leucoencéphalite multifocale progressive (LEMP) (sérologie virus JC).

Dans les formes évoluées :

soins de nursing.

ÉDUCATION ET CONSEILS

EXPLIQUER LA MALADIE ET LE TRAITEMENT

- L'infirmière a un rôle important dans l'éducation thérapeutique du patient ayant une SEP. L'infirmière fait partie d'un réseau comprenant le neurologue, le généraliste et le kinésithérapeute.

Le patient doit se connaître pour mieux signaler les poussées ultérieures et consulter rapidement : il doit être actif.

Une infection, un stress, un séjour en pays chaud peuvent aggraver les symptômes préexistants et mimer une poussée ; le patient doit éviter ces situations à risque ; l'infirmière doit lui rappeler.

Le traitement de fond est souvent pris en charge par le patient qui apprend à se faire ses injections.

L'infirmière devra expliquer la bonne pratique des injections et s'assurer que le geste est bien réalisé et que l'observance du traitement au domicile est bonne. Si le patient s'aggrave et n'a plus les capacités de préhension et la précision du geste lui permettant de se piquer seul, une infirmière à domicile doit être mobilisée. L'infirmière doit aussi apprendre la technique des endosondages au patient ou faire les sondages si le patient ne peut plus.

COMPORTEMENT INFIRMIER

Ne jamais prendre l'initiative d'annoncer le diagnostic de sclérose en plaques à un patient. L'annonce se fait par le médecin qui informe l'équipe soignante de ce qui a été dit. L'équipe peut ensuite tenir un discours plus cohérent et harmonieux avec le patient.

Pour les patients qui connaissent le diagnostic : savoir être à l'écoute du patient et de ses proches, informer de l'existence d'associations (Nafsep, Unisep, Arsep).

CONSEILS DANS LA VIE DE TOUS LES JOURS

• Apprendre au patient à mieux gérer sa fatigabilité. Il existe souvent un signe précurseur ou une durée de marche au-delà de laquelle le patient s'épuise : s'arrêter avant pour se reposer lui permet d'augmenter ses capacités à l'effort.

• La constipation est une gêne fréquente. L'augmentation et la régularisation des apports hydriques sont d'une aide précieuse.

• Les douches et bains froids sont souvent très efficaces spécifiquement pour la spasticité dans la sclérose en plaques. Cela peut constituer un traitement adjuvant, surtout au réveil, avant que les traitements oraux ne soient efficaces.

POUR L'ENTOURAGE

Informer et éduquer la famille qui devra faire face à un handicap évolutif. La SEP fait partie des pathologies prises en charge à 100 %.

FICHE PHARMACOLOGIE

ANTISPASTIQUES

■ **Baclofène** ©

LIORÉSAL					
A. initiation à 15 mg/j répartis en 2-3 prises, puis augmentation progressive tous les 3-4 j (max 80 mg/j voire 120 mg/j si surveillance hospitalière) E. de 6 à 18 ans > 33 kg : initiation à 0,3 mg/kg/j répartis en 2-4 prises, puis augmentation progressive toutes les 1-2 sem. (max 40 mg/j si < 8 ans, 60 mg/j si > 8 ans)	50 cp. 10 mg	5,43	I	30%	0,11
Sol. buv. en AAC Système doseur non inclus	1 fl. sol. buv. 300 mL (5 mg/5 mL)	HOP	I		
Voie intrathécale Sous surveillance médicale hospitalière spécialisée selon protocole particulier	1 amp. 0,05 mg/1 mL 1 amp. 10 mg/5 mL 1 amp. 10 mg/20 mL	HOP HOP HOP	I I I		
BACLOCUR					
Initiation : 15-20 mg/j en 2 à 4 prises pdt 3 j Augmentation par paliers de 10 mg tous les 3-4 j (max 80 mg/j)	30 cp. 10 mg 30 cp. 20 mg 30 cp. 30 mg 30 cp. 40 mg	4,57 9,02 13,49 17,97	I I I I	15 % 15 % 15 % 15 %	0,15 0,30 0,45 0,60

Propriétés

Analogue structural du GABA agissant surtout au niveau médullaire présynaptique.

Résorption rapide, liaison aux protéines plasmatiques (30 %), demi-vie de 3 à 4 h, élimination essentiellement urinaire.

Indications

LIORÉSAL : contractures spastiques (sclérose en plaques, affections médullaires ou cérébrales).
BACLOCUR (AMM) et *LIORÉSAL per os* (RTU) : réduction de la consommation d'alcool chez les patients alcoolo-dépendants à haut risque.
LIORÉSAL per os (RTU) : aide au maintien de l'abstinence après sevrage chez les patients alcoolo-dépendants.

Contre-indications

Allergies, myasthénie.
Grossesse et **allaitement** : innocuité non établie.

Précautions d'emploi

Utiliser avec prudence si : épilepsie, troubles psychiatriques, antécédents ulcéreux, affection vasculaire cérébrale, insuffisance respiratoire ou hépatique, et chez les conducteurs.
Voie intrathécale : protocole selon 3 étapes :
- sélection des répondeurs (dose-test de 25 mg en 1 min, augmentée par paliers de 25 mg/24 h, jusqu'à obtention d'une réponse 4 à 8 h après l'injection, ou jusqu'à 100 mg). Si pas de réponse à 100 mg non-répondeur ;
- détermination de la dose efficace chez les répondeurs ;
- traitement d'entretien en perfusion continue (10 à 1 200 mg/j).

Effets indésirables

Somnolence et/ou nausées transitoires fréquentes en début de traitement.
Plus rarement hypotonie musculaire, bouche sèche, élévation des transaminases.
Confusion, hallucinations (sujet âgé surtout).
Abaissement du seuil épileptogène.

■ Dantrolène

DANTRIUM					
Progressivement, jusqu'à la dose efficace (max 100 à 200 mg/j)	50 gél. 25 mg 30 gél. 100 mg 1 fl. lyoph. 20 mg	5,25 10,76 HOP	I I I	30 % 30 %	0,10 0,36

Propriétés

Agit directement sur les fibres musculaires striées, sans modifier la transmission neuromusculaire ni la conduction nerveuse.
Résorption digestive de 80 %, demi-vie de 8-10 h, élimination urinaire et fécale.

Indications

Spasticité pyramidale.

Contre-indications

Insuffisance hépatique grave, myasthénie.
Grossesse et **allaitement** : innocuité non établie.

Effets indésirables

Hépatites cytolytiques (cas mortels) : surveillance mensuelle du bilan hépatique.
Divers : troubles digestifs, somnolence, confusion, urines orangées, incontinence urinaire, éruptions cutanées acnéiformes.

■ Tizanidine

SIRDALUD					
AAC. Médicament à marge thérapeutique étroite Dose initiale max : 6 mg x 3/j Dose finale max : 36 mg/j *Cf.* Précautions d'emploi	30 cp. 4 mg	HOP	I		

Propriétés

Myorelaxant à action centrale (moelle épinière) par stimulation des récepteurs alpha-2-adrénergiques présynaptiques et donc inhibition de la libération d'acides aminés stimulant les récepteurs NDMA.
Effet analgésique central modéré.

Indications

ATU : spasticité de l'adulte due à des troubles neurologiques d'origine cérebralle ou médullaire, en cas d'échec ou d'intolérance aux autres **antispastiques**.

Contre-indications

Insuffisance hépatique sévère.
Hypersensibilité.
Grossesse et allaitement.
Cf. Interactions médicamenteuses.

Précautions d'emploi

Augmentation par paliers de 2 ou 4 mg x 1 ou 2/sem.
Diminution de dose progressive en cas d'arrêt pour éviter un syndrome de sevrage (hypertension et tachycardie de rebond).
Insuffisance rénale ou hépatique : dose initiale de 2 mg x 1/j
Contient du lactose.

Effets indésirables

Insomnie, troubles du sommeil, somnolence, vertiges, fatigue.
Hypotension, faiblesse musculaire.
Troubles gastro-intestinaux, sécheresse buccale, nausées, augmentation des transaminases.

Interactions médicamenteuses

Inhibiteurs du CYP1A2 (augmentation des concentrations plasmatiques) contre-indiqués (**fluvoxamine, ciprofloxacine**) ou déconseillés (autres **fluoroquinolones, contraceptifs oraux, amiodarone**, ticlopidine, etc.).
Rifampicine, tabac (diminution d'activité).
Antihypertenseurs, médicaments allongeant l'intervalle QT.
Hypnotiques (**benzodiazépines, baclofène**, etc.), **antihistaminiques**, alcool.

SEP (TRAITEMENT DE FOND) – INTERFÉRONS BÊTA

■ Interféron bêta-1b

BÉTAFÉRON					
Commencer à 62,5 µg en SC tous les 2 j puis augmenter progressivement jusqu'à 250 µg ou 8 MUI en SC tous les 2 j	15 fl. 250 µg/mL (8 MU)	529,15	I	65 %	35,28

■ Interféron bêta-1b recombinant

EXTAVIA					
250 µg en SC tous les 2 j	15 inj. 250 µg/mL	677,57	I	65 %	45,17

■ Interféron bêta-1a

AVONEX					
30 µg x 1/sem. en IM	4 ser. 30 µg/0,5 mL	629,34	I	65 %	157,34
	4 stylos 30 µg/0,5 mL	629,34	I	65 %	157,34
REBIF					
SC Initiation : 8,8 µg x 3/sem. (S1 et S2) puis 22 µg x 3/sem. (S3 et S4) Entretien : 44 µg x 3/sem. à partir de S5 (ou dose réduite à 22 µg x 3/sem. si besoin)	4 cart. sol. inj. 66 µg/1,5 mL (3 doses 22 µg)	525,96	I	65 %	131,49
	4 cart. sol. inj. 132 µg/1,5 mL (3 doses 44 µg)	676,83	I	65 %	169,21
	12 stylos ou ser. 22 µg	525,96	I	65 %	43,83
	12 stylos ou ser. 44 µg	676,83	I	65 %	56,40
	12 stylos ou ser. (6 x 8,8 µg + 6 x 22 µg) pour initiation	525,96	I	65 %	43,83

- **Peginterféron bêta-1a**

PLEGRIDY					
J1 : 63 µg J14 : 94 µg J28 : 125 µg Puis 125 µg tous les 14 j	2 ser. 63 µg + 94 µg 2 ser. 125 µg 2 stylos 63 µg + 94 µg 2 stylos 125 µg	629,34 629,34 629,34 629,34	I I I I	65 % 65 % 65 % 65 %	314,67 314,67 314,67 314,67

Propriétés

Le mécanisme d'action des **interférons β** dans la sclérose en plaques n'est pas encore bien élucidé. Ils ont tous montré leur efficacité dans les formes rémittentes pures en diminuant de 30 % le nombre de poussées dans la population étudiée. Les **interférons β-1b** et **β-1b recombinant** ont leur efficacité dans les formes secondairement progressives.

Indications

Interférons β-1a, **β-1b** et **β-1b recombinant** :

- traitement de fond de la SEP dans les formes rémittentes pures pour des patients ambulatoires ayant eu au moins 2 poussées lors des 2 dernières années ;
- traitement de fond pour les patients ayant eu un seul événement démyélinisant (ayant nécessité une corticothérapie IV) mais estimés à haut risque de récidive, l'IRM montrant un processus inflammatoire actif (9 lésions en T2 et au mois une rehaussée par le gadolinium sur 1re IRM et au moins 1 nouvelle lésion T2 ou une nouvelle lésion rehaussée par le gadolinium sur IRM réalisée à 3 mois).

Interférons β-1b et **β-1b recombinant** : traitement de fond de la SEP dans les formes secondairement progressives mais comportant encore des poussées si l'EDSS est ≥ 5 (marche seule possible sur 200 m, handicap fonctionnel relativement sévère).

Interféron β-1a pégylé (*PLEGRIDY*) : traitement de fond de la SEP dans les formes rémittentes récurrentes.

Contre-indications

Allergie au produit.

Antécédents dépressifs sévères, insuffisance hépatique, épilepsie non contrôlée.

Grossesse et **allaitement** : contre-indiqué. Pas de données chez la femme, mais embryotoxique chez le singe. Arrêter le traitement en cas de grossesse et prévenir la patiente de ces risques.

Précautions d'emploi

Surveillance attentive de l'apparition d'un syndrome dépressif ayant pu, dans de rares cas, entraîner une tentative de suicide.

Surveillance régulière de l'hémogramme et des transaminases.

Pour éviter les complications locales il faut éduquer le patient à changer de site à chaque injection.

Pour éviter le syndrome grippal on peut :

- soit débuter à 1/4 de dose pendant 1 sem. puis augmenter progressivement jusqu'à 8 MUI/j ;
- préférer l'injection le soir au coucher, et prendre 1 g de **paracétamol** en préventif.

Après 18 à 24 mois de traitement, on peut noter l'apparition d'anticorps neutralisants associée non systématiquement à une diminution d'efficacité (5 à 8 % après 3 ans d'*AVONEX*, 23 à 41 % pour *BÉTAFÉRON* et *EXTAVIA*, 13 à 14 % pour *REBIF* 44 µg).

BÉTAFÉRON et *EXTAVIA* : à conserver à moins de 25 °C.

AVONEX : à conserver entre + 2 et + 8 °C (ou à température ambiante pendant moins d'une sem.).

PLEGRIDY : à conserver entre + 2 et + 8 °C (ou à température ambiante pendant moins d'un mois).

Effets indésirables

Réactions locales : fréquentes au site d'injection, diminuant généralement avec la poursuite du traitement : inflammation, douleur, nécrose, hypersensibilité.

Réaction générale : syndrome pseudo-grippal avec fièvre, sueurs, myalgies, malaise fréquent mais régressif avec la poursuite du traitement.

Des allergies graves ont pu survenir (choc anaphylactique, bronchospasme).

Syndrome dépressif, anxiété, confusion.

Leucopénie, élévation des transaminases.

SEP (TRAITEMENT DE FOND) – IMMUNOMODULATEUR

■ Glatiramère acétate

COPAXONE					
20 mg SC x 1/j Durée de traitement à évaluer selon la clinique	28 ser. 20 mg/mL 12 ser. 40 mg/mL	629,08 586,77	I I	65 % 65 %	22,47 48,90

Propriétés

Immunomodulateur.

Indications

Réduction de la fréquence des poussées chez les patients ambulatoires (c'est-à-dire qui peuvent marcher seuls) atteints de sclérose en plaques évoluant par poussées de type récurrente/rémittente caractérisée dans les études cliniques par au moins 2 poussées récurrentes de troubles neurologiques au cours des 2 années précédentes. Il n'a pas été démontré d'effet bénéfique de l'**acétate de glatiramère** sur la progression du handicap.

Ce médicament est également indiqué chez les patients ayant présenté un seul évènement démyélinisant et qui sont considérés à haut risque de développer une sclérose en plaques cliniquement définie.

L'**acétate de glatiramère** n'est pas indiqué dans le traitement des formes progressives d'emblée ou secondairement progressives de sclérose en plaques.

Contre-indications

Hypersensibilité au produit.

Précautions d'emploi

Voie sous-cutanée uniquement.

À conserver entre + 2 et + 8 °C.

Prévenir de la possibilité de réactions post-injections transitoires : vasodilatation, oppression thoracique, palpitations et dyspnée.

Surveillance clinique, neurologique et hépatique recommandées pendant le traitement.

Déconseillé pendant la grossesse et l'allaitement.

À utiliser avec prudence chez les moins de 18 ans et chez le sujet âgé car aucune donnée n'est disponibles chez ce type de patients.

Effets indésirables

Réactions au site d'injection : érythème, douleur, induration, rash, douleur.

Réactions immédiates au site d'injection.

Troubles de l'état général : tachycardie, palpitations, vasodilatation, dyspnée, sueurs, frissons, douleur thoracique, oedème du visage, prise de poids.

Troubles nerveux : anxiété, nervosité, syncope, tremblements.

Troubles infectieux : herpès, candidose vaginale.

Lymphadénopathies.

Troubles visuels.

Interactions médicamenteuses

Aucune étude d'interaction n'a été menée.

SEP (TRAITEMENT DE FOND) – IMMUNOSUPPRESSEURS SÉLECTIFS

Natalizumab

TYSABRI					
300 mg (2 ser.) en SC toutes les 4 sem. 300 mg à diluer dans 100 mL d'une solution injectable de NaCl 0,9 % Perf. en IVL à un débit de 2 mL/min (environ 1 h) puis rincer avec solution injectable de NaCl 1 inj./4 sem. Traitement de 6 à 24 mois	2 ser. 150 mg 1 fl. (15 mL) sol. à diluer pour perf. 300 mg	HOP HOP	I I		

Propriétés

Anticorps monoclonal dirigé contre les molécules d'adhésion exprimées à la surface des leucocytes (intégrines α4). Il bloque donc la liaison de l'intégrine avec son récepteur VCAM1 et ainsi empêche la transmigration des leucocytes mononucléés à travers l'endothélium vers les tissus parenchymateux inflammatoires.

Indications

En monothérapie comme traitement de fond des formes très actives de SEP-RR pour les groupes suivants de patients âgés de 18 ans et plus :

- patients présentant une forme très active de la maladie malgré un traitement par interféron β (au moins 1 poussée dans l'année sous traitement et au moins 9 lésions T2 ou au moins 1 rehaussée par le gadolinium) ;
- patients ayant une SEP-RR sévère d'évolution rapide (2 poussées invalidantes ou plus dans l'année et présentant à l'IRM une ou plusieurs lésions rehaussées par le gadolinium ou augmentation nette de la charge lésionnelle en T2).

Contre-indications

- Hypersensibilité au **natalizumab**.
- Sérologie JC virus positive avant le traitement.
- Leucoencéphalite multifocale progressive (LEMP).
- Patients immunodéprimés.
- Association avec **interféron β** ou **acétate de glatiramère**.
- Cancers diagnostiqués en évolution.
- Enfants et adolescents.
- Grossesse et allaitement

Précautions d'emploi

Nécessité d'informer le patient des risques liés au traitement et en particulier du risque de LEMP. Carte d'alerte spéciale à lui remettre. Prudence pour la manipulation et la préparation de la perfusion.

Stratification du risque de LEMP avant traitement : par la recherche d'Ac anti-JC virus avant la 1re perfusion, par la durée du traitement qui augmente le risque (si > 2 ans) et si traitement antérieur par immunosuppresseurs. Surveillance de signes neurologiques pouvant évoquer une LEMP au long cours.

Surveillance pendant la perfusion et une heure après d'éventuelles réactions d'hypersensibilité.

Si aggravation ou réactions pendant la perfusion, rechercher des anticorps anti-**natalizumab** (10 % dans des études contrôlées sur 2 ans) à contrôler 6 sem. plus tard (dans les études, 6 % des patients gardent des anticorps).

Surveillance hépatique.

Effets indésirables

Céphalées, sensations vertigineuses, nausées, vomissements, urticaire, arthralgies, frisson, fièvre, fatigue, infection urinaire.

Réactions d'hypersensibilité lors de la perfusion (4 % des patients sur des études contrôlées de 2 ans). Risque augmenté si le traitement a été arrêté quelques mois.

Syndrome inflammatoire de reconstitution immunitaire (IRIS) lors de l'arrêt du *TYSABRI*.

LEMP.

Ocrélizumab

OCREVUS			
Dose initiale : 300 mg J1 et 300 mg J14 Puis, 600 mg/6 mois	1 fl. (10 mL) sol. à diluer pour perf. 300 mg	HOP	I

Propriétés

Anticorps monoclonal humanisé recombinant qui cible sélectivement les lymphocytes B exprimant le CD20.

Il est supposé que l'**ocrélizumab** entraîne une immunomodulation par la réduction du nombre et de la fonction des lymphocytes B exprimant le CD20.

Indications

Traitement des patients âgés de plus de 18 ans atteints de formes actives de SEP récurrente définies par des paramètres cliniques ou d'imagerie.

Contre-indications

- Hypersensibilité.
- Sérologie JC virus positive avant le traitement.
- Leucoencéphalite multifocale progressive (LEMP).
- Infection active en cours.
- Déficit immunitaire sévère.
- Affections malignes évolutives connues.
- Hépatite B active.
- Enfants et adolescents.
- Grossesse et allaitement.

Précautions d'emploi

Un dépistage du VHB doit être effectué chez tous les patients avant l'instauration du traitement.

Surveillance des signes neurologiques pouvant évoquer une LEMP au long cours.

Surveillance pendant et après la perfusion de signes d'hypersensibilité (pas uniquement lors de la 1re perf.).

Effets indésirables

- Réactions d'hypersensibilité liées à la perfusion.
- Infections.
- Neutropénies.

Interactions médicamenteuses

- Vaccins à virus vivants ou vivants atténués (aucune donnée).
- **Immunosuppreseurs** (hormis les **corticoïdes** pour le traitement symptomatique des poussées).

Fingolimod

GILENYA					
A. et E. > 40 kg : 0,5 mg/j E. < 40 kg : 0,25 mg/j	28 gél. 0,25 mg	1 175,31	I	65 %	41,98
	7 gél. 0,5 mg	HOP	I		
	28 gél. 0,5 mg	1 175,31	I	65 %	41,98

Propriétés

Premier représentant de la classe des modulateurs des récepteurs à la sphingosine 1-phosphate.

Le **fingolimod** est une prodrogue active après phosphorylation par la sphingosine-kinase 2.

L'administration par voie orale représente un avantage important dans le traitement de fond des formes très actives de sclérose en plaques.

Indications

En monothérapie comme traitement de fond des formes très actives de SEP-RR pour :

- les patients présentant une forme très active de la maladie malgré un traitement par **interféron** β (au moins 1 poussée dans l'année sous traitement et au moins 9 lésions T2 ou au moins 1 rehaussée par le gadolinium) ;

• les patients ayant une SEP-RR sévère d'évolution rapide (2 poussées invalidantes ou plus dans l'année et à l'IRM une ou plusieurs lésions rehaussées par le gadolinium ou augmentation nette de la charge lésionnelle en T2).

Contre-indications

Hypersensibilité au **fingolimod**.
Grossesse, allaitement.
En cas d'infection sévère, d'infection chronique active (hépatite, tuberculose) ou d'immunodéficience connue notamment avec un risque accru d'infection opportuniste et ce même en cas d'immunodéficience provoqué par un traitement médicamenteux.
Cancers évolutifs.
Traitements par **antiarythmiques de classe Ia** ou **III**.
Insuffisance hépatique sévère (classe C de Child-Pugh).

Précautions d'emploi

Le risque de survenue d'une bradycardie transitoire pouvant être associée à un BAV lors de la 1re administration de **fingolimod** justifie la mise en place d'une surveillance médicale étroite : réalisation d'un ECG 12 dérivations avant l'administration et 6 h après, surveillance ECG continue pendant 6 h, mesure de la pression artérielle et du rythme cardiaque toutes les heures. Chez les patients ayant présenté un trouble cardiaque cliniquement significatif, la surveillance est prolongée jusqu'à résolution complète du trouble.
Par ailleurs pratiquer avant le 1er traitement et en surveillance : NFS, sérologie VZV (vacciner contre VZV si négative), bilan hépatique (tous les 3 mois), bilan ophtalmologique (initial et à 3 mois), test de grossesse.
Donner la carte patient et le carnet de liaison.

Effets indésirables

Infections liées à la lymphopénie induite par le traitement, bradycardie, BAV, dépression, céphalées, vertiges, vision trouble, œdèmes maculaires, hypertension, toux, diarrhées, eczéma, alopécie, prurit, dorsalgie et asthénie. Une élévation des transaminases hépatiques est fréquente.

Interactions médicamenteuses

Les risques d'effets additifs sur le système immunitaire excluent la co-administration avec les **antinéoplasiques**, les **immunosuppresseurs** et **immunomodulateurs**.
En cas de traitement antérieur par immunomodulateurs pas de fenêtre thérapeutique si pas de cytopénie. Prudence si traitement antérieur par **natalizumab**.
La vaccination par un vaccin vivant atténué doit être évitée en raison du risque infectieux. Les vaccinations peuvent être moins efficaces durant le traitement.
La prudence s'impose en cas de co-administration avec des médicaments induisant une bradycardie.
Les médicaments inhibants le CYP3A4 peuvent impliquer une surexposition.

■ Tériflunomide

AUBAGIO					
14 mg x 1/j	28 cp. 7 mg		I	NR	
	28 cp 14 mg	694,44	I	65 %	24,80

Propriétés

Immunomodulateur et anti-inflammatoire. Inhibe une enzyme mitochondriale permettant la synthèse de novo de pyrimidine. Il en résulterait une réduction du nombre de lymphocytes activés.

Indications

Traitement des formes rémittentes de sclérose en plaques.

Contre-indications

Infection active sévère.

Immunodéficience sévère (ex : sida), insuffisance médullaire, cytopénie significative.
Hypoprotéinémie sévère (ex : syndrome néphrotique).
Insuffisance hépatique sévère, insuffisance rénale dialysée.
Grossesse ou femme en âge de procréer sans contraception. Allaitement.

Précautions d'emploi

Ne pas croquer ou écraser le comprimé.
Surveillance avant et pendant traitement : transaminases, formule sanguine, pression artérielle.
Élimination totale très longue après arrêt du traitement : 8 mois en moyenne, et jusqu'à 2 ans. Existence d'une procédure d'élimination accélérée incluant la **colestyramine** ou le **charbon actif** (diminution de la réabsorption intestinale) en 11 j minimum.
Vaccins vivants non recommandés.
Contient du lactose.

Effets indésirables

- Infections, neutropénie.
- Hypertension.
- Anxiété.
- Paresthésies, sciatique.
- Diarrhée, nausée, douleurs abdominales, augmentation de l'ALAT.
- Alopécie, éruption cutanée, acné.
- Pollakiurie, ménorragie.
- Douleurs musculosquelettiques.

Interactions médicamenteuses

Fenêtres thérapeutiques à respecter lors d'un changement de traitement de fond de la SEP (éviter l'effet cumulatif) : 3 mois après le **natalizumab**, 2 mois après le **fingolimod**, 3,5 mois après le **tériflunomide**. Aucune fenêtre lors d'un changement de l'**acétate de glatiramère** ou de l'**interféron bêta** au **tériflunomide**, ou vice versa.
Baisse de l'exposition au **tériflunomide** :
- inducteurs puissants des cytochromes P450 ;
- **colestyramine** ou **charbon actif** (sauf si élimination accélérée recherchée). *Cf.* Précautions d'emploi.

Augmentation de la concentration et des effets indésirables d'autres substances : substrats du CYP2C8, contraceptifs oraux, **rosuvastatine** (diminution de 50 % de la dose à prévoir), **kétoprofène**, **furosémide**, **ciprofloxacine**, **cimétidine**, **méthotrexate**, etc.
Baisse de la concentration d'autres substances : substrats du CYP1A2.

■ Cladribine

MAVENCLAD					
Dose recommandée : 3,5 mg/kg sur 2 ans Cycle de 1,75 mg/kg par an 1 cycle = 1 sem. au début du 1er mois puis 1 sem. au début du 2e mois de la même année	1 cp. 10 mg 4 cp. 10 mg 6 cp. 10 mg	1 229,47 4 685,69 6 962,09	I I I	15 % 15 % NR	1 229,47 1 171,42 1 160,35

Propriétés

Analogue nucléosidique de la désoxyadénosine. Il semblerait que son effet sur les lymphocytes B et T vienne interrompre la cascade d'événements immunitaires jouant un rôle dans la SEP.

Indications

Traitement des formes très actives de sclérose en plaques récurrente définies par des paramètres cliniques ou l'imagerie (IRM).

Contre-indications

- Hypersensibilité.
- Séropositivité VIH.
- Infection chronique active (tuberculose ou hépatite). Immunodépression y compris induite par un traitement immunosuppresseur ou myélosuppresseur.
- Affection maligne évolutive.
- Insuffisance rénale modérée ou sévère.
- Grossesse et allaitement.

Précautions d'emploi

Surveillance de la numération lymphocytaire :
- avant l'instauration du traitement lors de l'année 1 ;
- avant l'instauration du traitement lors de l'année 2 ;
- 2 et 6 mois après le début du traitement au cours de chaque année de traitement.

Surveiller l'immunodépression et les infections opportunistes (tuberculose).
Surveiller l'apparition d'affections malignes.
Surveiller les enzymes hépatiques.
Les femmes en âge de procréer doivent utiliser une contraception efficace durant le traitement et les 6 mois suivant la dernière prise.

Effets indésirables

Infections et infestations (herpès buccal, zona).
Lymphopénie et neutropénie.
Réactions d'hypersensibilité (prurit, urticaire, éruption cutanée, angio-œdème).
Atteinte hépatique.
Éruption cutanée, alopécie.

Interactions médicamenteuses

L'administration de tout autre médicament oral soit espacée d'au moins 3 h de la prise de cladribine.
Ne pas instaurer de cladribine en cas de prise d'un traitement immunosuppresseur ou myélosuppresseur.
Un **autre traitement de fond de la SEP** concomitant n'est pas recommandé.
Ne pas instaurer le traitement dans les 6 sem. suivant un vaccin vivant ou vivant atténué.

SEP (TRAITEMENT DE FOND) – HANDICAP À LA MARCHE

■ Fampridine

FAMPYRA					
10 mg x 2/j Adapter chez le sujet âgé ou insuffisant hépatique	28 cp. LP 10 mg 56 cp. LP 10 mg	73,82 147,23	I I	15 % 15 %	2,64 2,63

Propriétés

Ce médicament est un inhibiteur des canaux potassiques : il réduit le courant ionique à travers ces canaux, et par conséquent prolonge la repolarisation et améliore la formation du potentiel d'action dans les axones démyélinisés et donc potentiellement la conduction au niveau du SNC.

Indications

Amélioration de la capacité de marche des patients adultes atteints de sclérose en plaques et présentant un handicap à la marche.

Contre-indications

- Hypersensibilité à la **fampridine** ou à l'un des excipients.
- Épileptiques ou antécédents d'épilepsie.
- Clairance de la créatinine < 80 mL/min.

Précautions d'emploi

Bilan rénal avant le traitement.
Risque de convulsion pendant le traitement.

Effets indésirables

Fréquents :
- état général : douleurs dorsales, asthénie ;
- système nerveux : étourdissement, céphalées, troubles de l'équilibre, paresthésies, tremblement ;
- système respiratoire : dyspnée, douleur laryngo-pharyngée.

Interactions médicamenteuses

Ne pas utiliser avec :
- d'autres médicaments contenant de la **fampridine** (4-aminopyridine) ;
- des médicaments inhibant l'OCT2, tels que la **cimétidine**.

MALADIE DE PARKINSON

FICHE MALADIE

DÉFINITION

La maladie de Parkinson est la principale cause du syndrome extrapyramidal, défini par la triade :

- hypertonie (rigidité plastique) ;
- akinésie (lenteur et rareté des gestes) ;
- tremblement (de repos).

Peuvent s'y associer des troubles neurovégétatifs, psychiques, de l'équilibre et de la posture.

CAUSES ET MÉCANISMES

La maladie débute habituellement vers l'âge de 55 ans, mais il existe des formes précoces (avant 40 ans) et tardives (après 65 ans). Actuellement, 1 % de la population de plus de 55 ans est atteinte.

Ce tableau clinique est la conséquence d'une dégénérescence des neurones du *locus niger* (noyau pigmenté du tronc cérébral) impliqué dans le métabolisme dopaminergique. Il en résulte un déficit de la balance dopamine/acétylcholine.

DIAGNOSTIC

SIGNES CLINIQUES

Le patient consulte souvent pour :

- une marche à petits pas ;
- une humeur dépressive, un ralentissement dans les activités de la vie quotidienne ;
- un tremblement de repos, une voix monotone ;
- une amimie (rareté des expressions du visage), une lenteur et rareté des gestes ;
- des troubles vésico-sphinctériens, parfois.

Le diagnostic est essentiellement clinique et recherche la triade à l'examen.

> On éliminera les diagnostics différentiels pouvant donner un syndrome extrapyramidal : la prise d'antipsychotiques ou apparentés (*PRIMPÉRAN, VOGALÈNE*, **lithium**, *THÉRALÈNE, ALDOMET, SIBELIUM*) est à rechercher systématiquement à l'interrogatoire.

EXAMENS COMPLÉMENTAIRES

Un scanner ou une IRM cérébrale peuvent être prescrits selon le contexte.

Le test thérapeutique à la L-dopa est un excellent critère diagnostique.

TRAITEMENT

Il s'agit d'une maladie évolutive. L'objectif est donc de mesurer la gêne en vie quotidienne et le handicap du patient au fil du temps pour proposer le traitement adapté.

TRAITEMENT MÉDICAL

Quatre types de médicaments peuvent être utilisés pour diminuer les symptômes.

▶ L-dopa

On atteint la dose optimale de **L-dopa** (*MODOPAR, SINEMET*) par paliers successifs. La difficulté est de trouver la dose optimale mais aussi la juste répartition dans la journée pour éviter les effets début/fin de dose. Il faut parfois fractionner les prises jusqu'à 6/j ou utiliser les formes LP. Surviennent aussi des effets dits *ON/OFF*, souvent imprévisibles (*cf.* Fiche infirmière, p. 1137). Les effets *ON* correspondent aux moments où le traitement est efficace, le patient retrouve une motricité plus « fluide » et a parfois même des mouvements involontaires. Les moments *OFF* se manifestent par un blocage où le patient est « comme une statue », ne pouvant se lever de sa chaise ou sortir de son domicile. Ces deux phases peuvent alterner au cours de la journée.

▶ Agonistes dopaminergiques

Rotigotine (*NEUPRO*), **rasagiline** (*AZILECT*), **ropinirole** (*REQUIP*), **pramipexole** (*SIFROL*), plus rarement **bromocriptine** (*PARLODEL*) et **piribédil** (*TRIVASTAL*) sont proposés soit seuls à la phase initiale s'il y a peu de symptômes, soit plus tard lorsque la **L-dopa** ne suffit plus. Ils provoquent souvent des troubles confusionnels, une hypotension orthostatique ; la posologie doit être augmentée progressivement. Ils sont à éviter chez le sujet âgé ou en cas de troubles cognitifs.

▶ **Anticholinergiques**

ARTANE, LEPTICUR, AKINETON agissent plutôt sur le tremblement et sont très souvent responsables de confusion. Ils sont à éviter chez le sujet âgé.

▶ **Inhibiteurs de la COMT**

Le *COMTAN* augmente l'efficacité de la **L-dopa** et doit toujours être prescrit en association. Le *STALEVO* qui contient **L-dopa** + inhibiteur de la COMT est aussi proposé. On introduit ces traitements quand la maladie évolue et quand le patient devient fluctuant.

TRAITEMENT CHIRURGICAL

Proposé, encore rarement dans les formes invalidantes et en l'absence de contre-indication (âge < 75 ans, troubles cognitifs, séquelles d'AVC) :

• stimulation de certains noyaux gris centraux.

MESURES ASSOCIÉES

• Prise en charge en kinésithérapie et en ortHOPhonie.

• Traitement antidépresseur, recherche et traitement de troubles sphinctériens, urinaires ou de constipation.

• Recherche et prise en charge de démence, d'hallucination.

• Conseils diététiques : diminuer les protides pour faciliter l'absorption des traitements médicamenteux.

PRONOSTIC

La maladie évolue avec une aggravation progressive nécessitant un traitement de plus en plus complexe. La durée de vie est sensiblement normale mais les patients peuvent présenter des complications de décubitus au stade tardif.

FICHE INFIRMIÈRE

SURVEILLANCE DU TRAITEMENT

Le rôle de l'infirmière va évoluer avec le stade de la maladie.

• Initialement, il faudra rechercher des troubles digestifs liés à la prise de L-dopa et conseiller une prise au milieu du repas et la surveillance du poids. Il faut insister sur la prise des traitements à des horaires précis. On pourra aussi rechercher une hypotension orthostatique et si besoin apprendre le lever progressif.

• Secondairement, lors des phases des fluctuations « *ON-OFF* » et des dyskinésies : aider le patient à se mobiliser en cas de blocage à ne pas tomber ou se blesser lorsqu'il est dyskinétique. Insister sur l'importance du chaussage et l'absence d'obstacles dans la maison. Noter sur une feuille horaire de surveillance (en cas d'hospitalisation) les phénomènes « *ON-OFF* », les blocages au réveil et les dyskinésies. Il faut expliquer et veiller à la prise des comprimés à la bonne heure. Surveiller l'apparition d'une confusion mentale et rechercher des phénomènes hallucinatoires.

• Lors de la phase tardive, surveiller les complications de décubitus (état cutané, *bladder scan*, selles et température). Rechercher des troubles de déglutition et préconiser un type d'alimentation (mixé ou semi-liquide). Parfois pose d'une sonde nasogastrique. En ville aide à la toilette et à la constitution du pilulier.

• Recherche d'une confusion et d'hallucinations.

ÉDUCATION ET CONSEILS

POUR LE PATIENT

• Lui apprendre à reconnaître les effets *ON/OFF* et les mouvements anormaux ; le rassurer.

• Lui apprendre à réaliser des auto-étirements lors des phases *OFF*.

• Lui apprendre à prévenir l'hypotension au lever avec un passage assis puis debout progressif.

POUR LE PATIENT ET SON ENTOURAGE

• Informer de la possibilité d'épisodes confusionnels et de la nécessité de contacter un médecin pour en faire le bilan.

• Expliquer le traitement et l'intérêt de respecter les horaires de prise, surtout si l'équilibre est difficile. Réexpliquer en présence d'un proche si nécessaire ou aider à la réalisation d'un pilulier.

• Impliquer l'entourage dans la prévention des chutes : chaussures adaptées, suppression des tapis et obstacles au sol au domicile, utilisation d'une canne ou d'un déambulateur, aide humaine à la marche en terrain accidenté.

• Les proches auront peu à peu à faire face à la perte d'autonomie liée à la maladie et leur accompagnement est indispensable pour les activités de la vie quotidienne.

• Encourager une prise en charge rééducative en kinésithérapie et ortHOPhonie si besoin.

• Informer de l'existence d'association de malades.

France Parkinson : 10, rue des Terres-au-Cure, 75013 Paris. Tél. : 01 45 20 22 20.

Exemple de feuille « ON/OFF » à donner au patient afin d'assurer la surveillance du traitement

Date :	7h	8h	9h	10h	11h	12h	13h	15h	16h	17h	18h	19h	20h	21h	22h	23h	nuit
ON	-	-	-	-	-	-	-	-	-	-	-	-	-	-	-	-	-
Intermédiaire	-	-	-	-	-	-	-	-	-	-	-	-	-	-	-	-	-
OFF	-	-	-	-	-	-	-	-	-	-	-	-	-	-	-	-	-
MA	-	-	-	-	-	-	-	-	-	-	-	-	-	-	-	-	-
Traitement																	
Remarques																	

MA = mouvements anormaux.

FICHE PHARMACOLOGIE

ANTIPARKINSONIENS – AGONISTE DOPAMINERGIQUE MINEUR

■ Amantadine

MANTADIX					
100 à 400 mg en 2 ou 3 prises	50 caps. 100 mg	8,20	I	15 %	0,16

Propriétés

Utilisé comme agoniste dopaminergique.
Résorption rapide, élimination urinaire, demi-vie de 20 h doublée en cas d'insuffisance rénale sévère.

Indications

Maladie de Parkinson.
Traitement de l'hyperprolactinémie.

Contre-indications

Hypersensibilité au produit.
Grossesse et **allaitement** : déconseillé.

Précautions d'emploi

Les effets indésirables sont dose-dépendants.
Utiliser avec prudence en cas d'antécédents de troubles psychiques, de convulsions, d'insuffisance cardiaque ou d'œdèmes.

Adapter la posologie à la clairance de la créatinine :
- < 50 mL/min : 100 mg/j ;
- < 30 mL/min : 200 mg x 2/sem. ;
- < 20 mL/min : 100 mg x 3/sem. ;
- < 10 mL/min : 200 mg/100 mg en alternance tous les 7 j.

Ne pas prescrire au sujet déjà grippé : risque de résurgence virale.

Effets indésirables

Troubles neuropsychiques : insomnies fréquentes, difficultés de concentration, plus rarement agitation hypomaniaque, asthénie, état dépressif, confusion mentale, hallucinations, céphalées, vertiges, dysarthrie, myalgies.

Troubles digestifs, sécheresse buccale.

Autres : œdèmes des membres inférieurs avec livedo reticularis, dyspnée, toux, hypotension orthostatique, allergies, bouffées de chaleur.

Interactions médicamenteuses

Anticholinergiques : majoration du risque de troubles psychiques.

ANTIPARKINSONIENS – AGONISTE DOPAMINERGIQUE ERGOTÉ

Bromocriptine ©

PARLODEL					
En 3 prises, atteindre progressivement par paliers de 25 mg tous les 2 j : 10-40 mg/j en monothérapie 10-25 mg/j associé à la **lévodopa**	30 gél. 5 mg 30 gél. 10 mg	5,53 9,98	I I	65 % 65 %	0,18 0,33

Propriétés

Agoniste dopaminergique, dérivé de l'ergot de seigle, freinant la sécrétion de prolactine et de façon inconstante celle de GH, ayant une action antiparkinsonienne par stimulation des récepteurs D2 dopaminergiques et antagonisme des récepteurs D1.

Résorption intestinale rapide, effet de premier passage hépatique (90 %), demi-vie de 3 h, élimination biliaire.

Indications

Maladie de Parkinson.

Hyperprolactinémie.

Contre-indications

Hypersensibilité à l'ergot de seigle ou à ses analogues.

Insuffisance coronarienne.

Troubles psychiques sévères et/ou antécédents psychiatriques graves.

Grossesse : si HTA gravidique ou du post-partum.

Précautions d'emploi

Augmenter les doses très progressivement pour éviter les effets indésirables, notamment les troubles psychiques et l'hypotension orthostatique chez le sujet âgé.

Effets indésirables

Troubles psychiques : surtout chez le sujet âgé avec détérioration mentale : euphorie, somnolence, excitation, insomnies, confusion mentale, hallucinations visuelles.

Troubles digestifs transitoires : anorexie, nausées, vomissements.

Plus rarement : hypotension orthostatique, bouche sèche, constipation, syndrome de Raynaud, vertiges, dermite ocre, exceptionnellement œdème des membres inférieurs par fibrose rétropéritonéale, épanchement pleural, pneumopathies interstitielles (doses > 60 mg/j), accidents cardiovasculaires (HTA, AVC, infarctus du myocarde).

Interactions médicamenteuses

Associations déconseillées : **macrolides** (sauf **spiramycine**), méthylergométrine, **dérivés de** l'**ergot de seigle** et autres vasoconstricteurs, **antipsychotiques** et produits apparentés, **sympathomimétiques.**

Association à utiliser avec précaution : **griséofulvine.**

ANTIPARKINSONIENS – AGONISTES DOPAMINERGIQUES NON ERGOTÉS

Ropinirole ©

REQUIP					
0,25 mg x 3/j puis atteindre progressivement 3 à 9 mg/j en 3 prises	21 cp. 0,25 mg 21 cp. 0,5 mg 21 cp. 1 mg 21 cp. 2 mg 21 cp. 5 mg	2,23 3,28 4,99 7,90 16,12	I I I I I	65 % 65 % 65 % 65 % 65 %	0,11 0,16 0,24 0,38 0,77
ADARTREL					
Débuter à 0,25 mg le soir pdt 48 h puis 0,50 mg pdt 1 sem Augmentation progressive si nécessaire de 0,5 mg/sem. Max 2 mg/j cp. à prendre au plus tard 3 h avant le coucher	12 cp. 0,25 mg 28 cp. 0,5 mg 28 cp. 2 mg		I I I	NR NR NR	
REQUIP LP					
2 mg/j en 1 prise la 1re sem. puis 4 mg/j si besoin en augmentant de 2 mg/sem. jusqu'à 8 mg/j Max 24 mg/j	28 cp. 2 mg 28 cp. 4 mg 28 cp. 8 mg	6,49 12,00 23,52	I I I	65 % 65 % 65 %	0,23 0,43 0,84

Propriétés

Agoniste dopaminergique non ergoté des récepteurs D2/D3 qui stimule des récepteurs dopaminergiques du striatum.

Inhibition de la sécrétion de prolactine.

Biodisponibilité de 50 %, liaison faible aux protéines de 10 à 40 %, métabolisme cytochrome P450 dépendant, élimination urinaire.

Indications

Maladie de Parkinson : traitement de 1re intention en monothérapie ou en association à la **lévodopa** dans les formes évoluées.

ADARTREL : traitement symptomatique du syndrome des jambes sans repos modéré à très sévère. Seules les formes très sévères sont remboursées à 65 % (existence de troubles importants du sommeil et/ou retentissement important sur la vie familiale, sociale et/ou professionnelle).

Contre-indications

Hypersensibilité à la substance active.

Insuffisance rénale sévère (ClCr < 30 mL/min).

Insuffisance hépatique.

Précautions d'emploi

Somnolence et accès de sommeil d'apparition soudaine ; prévenir le patient, attention à la conduite automobile.

Troubles neuropsychiatriques.

Troubles du contrôle des impulsions (jeu pathologique, hypersexualité).

Hypotension orthostatique à rechercher.

L'arrêt du traitement doit être progressif en raison d'un risque d'apparition de syndrome malin des neuroleptiques.

Effets indésirables

Fréquents : hallucinations, jeu pathologique, hypersexualité, confusion, OMI.

Interactions médicamenteuses

œstrogènes à forte dose, **antipsychotiques**.

■ Pramipexole ©

SIFROL					
Formes non LP Parkinson en monothérapie ou associé à **L-dopa** Posologie initiale : Semaine 1 (S1) : 0,088 mg x 3/j S2 : 0,18 mg x 3/j S3 : 0,35 mg x 3/j Posologie d'entretien : 0,088 à 1,1 mg x 3/j Syndrome des jambes sans repos Posologie initiale : 0,088 mg x 1/j Posologie d'entretien : 0,088 à 0,54 mg x 1/j À prendre 2 à 3 h avant le coucher	30 cp. séc. 0,18 mg 100 cp. séc. 0,18 mg 30 cp. séc. 0,7 mg 100 cp. séc. 0,7 mg	5,07 16,76 20,09 66,28	I I I I	65 % 65 % 65 % 65 %	0,17 0,17 0,67 0,66
Formes LP Parkinson en monothérapie ou associé à **L-dopa** Posologie initiale : S1 : 0,26 mg x 1/j S2 : 0,52 mg x 1/j S3 : 1,05 mg x 1/j Posologie d'entretien : 0,26 à 1,05 mg x 1/j Max : 3,15 mg x 1/j	30 cp. LP 0,26 mg 30 cp. LP 0,52 mg 30 cp. LP 1,05 mg 30 cp. LP 2,1 mg	3,96 7,69 15,30 27,87	I I I I	65 % 65 % 65 % 65 %	0,13 0,26 0,51 0,93

Propriétés

Agoniste dopaminergique non ergoté des récepteurs D2/D3 qui stimule des récepteurs dopaminergiques du striatum. Diminution de la sécrétion de prolactine.

Biodisponibilité de 90 %, liaison plasmatique aux protéines faible de 20 %, élimination rénale.

Indications

Maladie de Parkinson : traitement de 1re intention en monothérapie ou en association à la **lévodopa** à un stade de fluctuations.

Syndrome des jambes sans repos très sévère.

Contre-indications

Hypersensibilité à la substance active.

Précautions d'emploi

Diminuer les doses si insuffisance rénale.

Somnolence et accès de sommeil d'apparition soudaine ; prévenir le patient, attention à la conduite automobile. Troubles neuropsychiatriques, hallucinations.

Troubles du contrôle des impulsions (jeu pathologique, hypersexualité).

Hypotension orthostatique à rechercher.

Pas d'arrêt brutal (risque de syndrome malin des neuroleptiques).

Effets indésirables

Troubles psychiques : surtout chez le sujet âgé avec détérioration mentale : euphorie, somnolence, excitation, insomnies, confusion mentale, hallucinations visuelles.

Troubles digestifs transitoires : anorexie, nausées, vomissements.

Plus rarement : hypotension orthostatique, bouche sèche, constipation, syndrome de Raynaud, vertiges, dermite ocre, exceptionnellement œdème des membres inférieurs par fibrose rétropéritonéale, épanchement pleural, pneumopathies interstitielles (doses > 60 mg/j), accidents cardiovasculaires (HTA, AVC, infarctus du myocarde).

Aggravation paradoxale du syndrome des jambes sans repos.

Rotigotine

NEUPRO					
Posologie initiale : 1 à 2 disp./j Max : 4 disp./j	7 disp. transderm. 2 mg/24 h	9,96	I	65 %	1,42
	30 disp. transderm. 2 mg/24 h	42,25	I	65 %	1,41
	7 disp. transderm. 4 mg/24 h	14,25	I	65 %	2,04
	30 disp. transderm. 4 mg/24 h	60,39	I	65 %	2,01
	30 disp. transderm. 6 mg/24 h	78,51	I	65 %	2,62
	30 disp. transderm. 8 mg/24 h	96,36	I	65 %	3,21

Propriétés

Agoniste dopaminergique (activation des récepteurs D3, D2 et D1) de type non ergoline destiné au traitement des signes et symptômes de la maladie de Parkinson et du syndrome des jambes sans repos.

Indications

- En monothérapie (sans **lévodopa**) pour le traitement des signes et symptômes du stade précoce de la maladie de Parkinson idiopathique.
- En association avec la **lévodopa**, quand, au cours de l'évolution de la maladie, jusqu'aux stades avancés, les effets de la **lévodopa** s'atténuent ou deviennent irréguliers et que des fluctuations de l'effet thérapeutique apparaissent.
- Traitement symptomatique du syndrome des jambes sans repos idiopathique d'intensité modérée à sévère chez l'adulte.

Interactions médicamenteuses

Cimétidine : diminue la clairance rénale du **pramipexole.**

Contre-indications

Ce médicament est contre-indiqué en cas :
- d'hypersensibilité au principe actif ou à l'un des excipients ;
- d'imagerie par résonance magnétique ou cardioversion.

Précautions d'emploi

À utiliser avec prudence en cas d'insuffisance rénale aiguë ou d'insuffisance hépatique sévère.

Une surveillance tensionnelle (risque d'hypotension orthostatique) et ophtalmologique est recommandée.

Effets indésirables

Effets indésirables cliniques fréquents :

• généraux : hypotension orthostatique, chutes, état de fatigue, hyperhydrose, vertiges ;
• comportementaux : troubles de la perception, somnolence ;
• nerveux : troubles de la conscience, céphalées ;
• cutanés : hypersensibilité, réactions au site d'administration, prurit, érythème ;
• gastro-intestinaux : nausées, vomissements, constipation, sécheresse buccale, dyspepsie, hoquet, perte de poids ;
• cardiovasculaires : hypertension, palpitations.

Interactions médicamenteuses

La rotigotine étant un agoniste de la dopamine, il est probable que les antagonistes de la dopamine, comme les **antipsychotiques (phénothiazines, butyrophénones, thioxanthènes)** ou le métoclopramide réduisent l'efficacité de ce médicament et leur administration concomitante doit être évitée. En raison d'effets additifs potentiels, la prudence est de rigueur chez les patients prenant des médicaments sédatifs ou d'autres dépresseurs du système nerveux central (ex : **benzodiazépines, antipsychotiques, antidépresseurs**) ou de l'alcool en association avec la rotigotine. Ce médicament est susceptible de potentialiser les effets indésirables dopaminergiques de la **L-dopa** et peut provoquer et/ou exacerber une dyskinésie préexistante, comme cela a été décrit pour d'autres **agonistes de la dopamine**.

ANTIPARKINSONIENS – AGONISTE DOPAMINERGIQUE INJECTABLE

■ Apomorphine chlorhydrate ©

APOKINON					
Stylos injecteurs avec cartouche de 30 mg/3 mL : apomorphine à 1 % ou amp. de sol. injectable À utiliser par paliers de 1 mg	5 cart. 5 mg/mL 1 stylo 30 mg/3 mL 5 stylos 30 mg/3 mL 10 amp. 50 mg/10 mL (0,5 %)	69,10 25,01 119,42 69,10	I I I I	65 % 65 % 65 % 65 %	13,82 25,01 23,88 6,91

Propriétés

Agoniste dopaminergique le plus puissant mais de durée d'action brève (45 à 90 min), stimulant les récepteurs dopaminergiques D1 et D2. Utilisable en injection SC, par le malade lui-même grâce au stylo injecteur en cas de blocage, ou en continu par pompe dans les formes à fluctuation plus grave.
Délai d'action très court de 2 à 10 min ; demi-vie de 34 min ; élimination par voie urinaire.

Indications

Traitement d'appoint des fluctuations sévères au cours de la maladie de Parkinson.

Contre-indications

Déficit intellectuel, troubles cognitifs, confusion mentale, manifestations psychotiques.
Insuffisance hépatique.
Allergie au produit (contient des sulfites).

Précautions d'emploi

Associer systématiquement un traitement par **dompéridone** pour éviter les nausées lors de l'utilisation : 20 mg x 3/j à débuter au moins 4 j avant le début du traitement.

Effets indésirables

Nausées, vomissements, hypotension orthostatique.
Troubles psychiques (notamment délires à thèmes sexuels avec désinhibition).
Allergies (sulfites).
Aux points d'injection : possibilité de nodules sous-cutanés inflammatoires lors de l'utilisation en pompe, prévenus par le changement du site d'injection.

ANTIPARKINSONIENS – INHIBITEURS DE LA MONAMINE-OXYDASE B

■ Sélégiline ©

DÉPRÉNYL					
En monothérapie : 5 mg x 2/j Avec **L-dopa** : 5 mg/j	30 cp. 5 mg 100 cp. séc. 5 mg	16,23 HOP	I I	65 %	0,54

■ Rasagiline ©

AZILECT					
1 mg/j	30 cp. 1 mg	37,60	I	65 %	1,25

■ Safinamide

XADAGO					
50 à 100 mg/j	30 cp. 50 mg 30 cp. 100 mg		I I	NR NR	

Propriétés

Inhibiteurs spécifiques de la monoamine oxydase de type B, empêchant ainsi le recaptage de la dopamine.

Indications

Maladie de Parkinson, en monothérapie pour retarder le recours à la dopathérapie (*AZILECT, DÉPRÉNYL*) ou en association à une dose stable de L-dopa (potentialisation).

Contre-indications

Hypersensibilité, insuffisance hépatique sévère.

Précautions d'emploi

Augmentation possible des effets indésirables de la **lévodopa**, améliorés après diminution de dose de celle-ci.

Effets indésirables

Céphalée, vertiges, nausée, légère augmentation des enzymes hépatiques, bradycardie, leucopénie, conjonctivite, dermatite, carcinome cutané.

Interactions médicamenteuses

Autres inhibiteurs de la monoamine-oxydase, antiémétiques neuroleptiques, antipsychotiques (sauf **clozapine**), **buproprion**, IRSNA, ISRS, antidépresseurs tricycliques, triptans, **dextrométhorphane**, sympathomimétiques, contraceptifs oraux, **tétrabénazine**. Alcool.

ANTIPARKINSONIENS – LÉVODOPA AVEC INHIBITEUR DE LA DOPA-DÉCARBOXYLASE

■ Lévodopa + bensérazide ©

MODOPAR					
Augmentation progressive des doses jusqu'à la posologie individuelle adaptée	60 gél. 62,5 (50 mg/12,5 mg)	3,06	I	65 %	0,05
	60 gél. 125 (100 mg/25 mg)	5,19	I	65 %	0,09
	60 gél. 250 (200 mg/50 mg)	8,98	I	65 %	0,15
	60 cp. séc. pour susp. buv. 125 (100 mg/25 mg)	5,74	I	65 %	0,10
	60 gél. LP 125 (100 mg/25 mg)	6,28	I	65 %	0,10

■ **Lévodopa + inhibiteur de la décarboxylase (ou carbidopa)** ©

SINEMET					
Augmentation progressive des doses jusqu'à la posologie individuelle adaptée	100 cp. 100 mg/10 mg 50 cp. 250 mg/25 mg	6,05 7,92	I I	65 % 65 %	0,06 0,16
SINEMET LP					
Augmentation progressive des doses jusqu'à la posologie individuelle adaptée	30 cp. 100 mg/25 mg 30 cp. 200 mg/50 mg	3,23 5,85	I I	65 % 65 %	0,11 0,19
DUODOPA					
Gel intestinal destiné à la nutrition par sonde entérale Posologie progressive en fonction du rapport bénéfice/risque Ne pas dépasser 200 mL (2 sach.)/j	7 sach. 100 mL 2 g/500 mg	HOP	I		

■ **Lévodopa + inhibiteur de la décarboxylase (ou carbidopa) + inhibiteur de la COMT** ©

STALEVO					
Augmentation progressive des doses jusqu'à la posologie individuelle adaptée	100 cp. 50 mg/12,5 mg/200 mg	43,46	I	65 %	0,43
	100 cp. 75 mg/18,75 mg/200 mg	44,60	I	65 %	0,45
	100 cp. 100 mg/25 mg/200 mg	45,18	I	65 %	0,45
	100 cp. 125 mg/31,25 mg/200 mg	46,61	I	65 %	0,47
	100 cp. 150 mg/37,5 mg/200 mg	47,47	I	65 %	0,47
	100 cp. 175 mg/43,75 mg/200 mg	48,62	I	65 %	0,49
	100 cp. 200 mg/50 mg/200 mg	49,77	I	65 %	0,50

Propriétés

La **lévodopa** est transformée au niveau du neurone en dopamine par la dopa-décarboxylase et compense ainsi le déficit en dopamine au niveau du striatum caractérisant la maladie de Parkinson. Le **bensérazide** est un inhibiteur de la décarboxylase périphérique, limitant ainsi les effets indésirables au niveau périphérique.

La **carbidopa** modifie le métabolisme de la **lévodopa** en empêchant sa décarboxylation périphérique en dopamine.

Indications

Maladie de Parkinson.

DUODOPA est indiqué dans le traitement de la maladie de Parkinson à un stade avancé avec fluctuations motrices et hyper/dyskinésie sévères et répondant à la lévodopa, lorsque les associations disponibles d'antiparkinsoniens n'ont pas donné de résultats satisfaisants.

Contre-indications

Infarctus du myocarde récent.

Affections cardiovasculaires décompensées (AVC aigu, arythmie ou insuffisance cardiaque sévères).

Psychoses graves.

Démences et confusion mentale.

Ulcère gastroduodénal en poussée.

Mélanome malin.

Grossesse : par prudence, contre-indiqué au 1er trimestre.

DUODOPA est également contre-indiqué en cas de glaucome à angle fermé et d'insuffisance rénale ou hépatique sévère.

Précautions d'emploi

Augmentation très progressive des doses, notamment chez le sujet âgé, par paliers, jusqu'à la dose efficace, en prises fractionnées (3 à 6/j), en dehors des repas.

Anesthésie générale : éviter les **anesthésiques** type halothane. Arrêter le médicament 6 à 12 h avant et le reprendre environ 24 h après.

Effets indésirables

Au début : anorexie, nausées, vomissements, hypotension orthostatique, céphalées, somnolence et plus rarement idéations paranoïdes, états psychotiques, troubles du rythme → commencer à doses faibles et augmenter très progressivement.

Fluctuations d'activité et/ou diminution de l'activité du traitement à long terme.

Mouvements anormaux involontaires tardifs : dystonies de fin de dose et/ou dyskinésies de milieu de dose.

Interactions médicamenteuses

Associations contre-indiquées : **IMAO** non sélectifs, **antipsychotiques**, réserpiniques, **vitamine B6.**

Associations déconseillées : **anesthésiques généraux**, papavérine.

DUODOPA est également contre-indiqué avec les **IMAO-A** et les **adrénergiques.**

ANTIPARKINSONIENS – ANTICHOLINERGIQUES

■ Trihexyphénidyle

ARTANE					
Cp. : 4 à 15 mg/j en 2 ou 3 prises	50 cp. 2 mg 20 cp. 5 mg	1,79 1,79	I I	65 % 65 %	0,04 0,09
Sol. buv. à 0,4 % : 2 à 6 mg/j 20 à 60 gttes/j	1200 gttes 0,1 mg (fl. 30 mL)	2,91	I	65 %	0,00
PARKINANE LP					
2 à 10 mg/j en 1 prise	50 gél. 2 mg 20 gél. 5 mg	1,50 1,50	I I	65 % 65 %	0,03 0,07

■ Tropatépine

LEPTICUR					
Forme inj. (voie IM) : 5 à 10 mg/j	1 amp. 10 mg/2 mL	3,60	I	65 %	3,60
Per os : 5 à 30 mg/j en 2 ou 3 prises	30 cp. séc. 10 mg 50 cp. 10 mg	3,62 HOP	I I	65 %	0,12

■ Bipéridène

AKINETON LP					
4 à 8 mg/j en 1 prise	30 cp. séc. LP 4 mg	2,94	I	65 %	0,10

Propriétés

Anticholinergiques par antagonisme des effets muscariniques centraux et périphériques.

Résorption rapide, élimination urinaire.

Indications

Maladie de Parkinson.

Syndromes parkinsoniens des **antipsychotiques.**

Contre-indications

Glaucome par fermeture de l'angle.
Obstacle urétro-prostatique.
Iléus paralytique, spasmes de l'œsophage.
Cardiopathies décompensées.
Détérioration intellectuelle, âge > 70 ans.

Précautions d'emploi

Utilisation prudente chez le sujet âgé.
Doses progressivement croissantes.
Pas d'arrêt brutal.
Grossesse et **allaitement** : à éviter.

Effets indésirables

Atropiniques, dose-dépendants : sécheresse buccale et oculaire, constipation, mydriase, troubles de l'accommodation, risque de glaucome par fermeture de l'angle, risque de rétention urinaire en cas d'obstacle urétro-prostatique.
Effets centraux : notamment chez le sujet âgé : excitation, euphorie, hallucinations, confusion mentale, effet amnésiant.

Interactions médicamenteuses

Atropine et autres substances atropiniques dont les antidépresseurs imipraminiques, la plupart des **antihistaminiques H1**, certains **antispasmodiques**, les **antipsychotiques phénotiaziniques**, les autres **antiparkinsoniens anticholinergiques**.

ANTIPARKINSONIENS – INHIBITEURS DE LA COMT

■ Entacapone ©

COMTAN					
1 à 2 cp. à chaque prise de **L-dopa** (max 2 g/j)	100 cp. 200 mg	36,07	I	65 %	0,36

■ Tolcapone

TASMAR					
1 cp. x 3/j	100 cp. 100 mg	119,45	I	15 %	1,19

Propriétés

Inhibiteurs de la catéchol-O-méthyltransférase (COMT). Diminuent la biotransformation de la L-dopa en 3-O-méthyldopa en périphérie par inhibition de la COMT. Doivent être administrés en même temps que de la L-dopa dont ils augmentent la disponibilité au niveau cérébral.
C_{max} en 1 h environ, effet de premier passage hépatique, biodisponibilité de 35 %, demi-vie de 30 min, élimination dans les fèces (90 %) et les urines (10 %).

Indications

Traitement adjuvant de la maladie de Parkinson, en association avec **L-dopa + bensérazide** (*MODOPAR*) ou **L-dopa + carbidopa** (*SINEMET*).

Contre-indications

Insuffisance hépatique, association aux **IMAO**, antécédents de rhabdomyolyse.
Grossesse : absence de données. À éviter.

Précautions d'emploi

Rares cas de rhabdomyolyse secondaire à des dyskinésies sévères chez des patients atteints de maladie de Parkinson.
Jamais décris avec l'**entacapone**.
La **tolcapone** ne doit être utilisée qu'en cas d'intolérance à l'**entacapone** et prescrite par un spécialiste en raison du risque d'hépatite fulminante. Le produit doit être arrêté s'il n'y a pas d'amélioration nette 3 sem. après le début du traitement. Nécessité d'un bilan hépatique tous les 15 j pendant 1 an puis toutes les 4 sem. pendant 6 mois et toutes les 8 sem. ensuite.

Effets indésirables

Nausées, vomissements, douleurs abdominales, diarrhée.
Augmentation isolée des transaminases.
Dyskinésies, hypotension orthostatique, hallucinations si surdosage.

Interactions médicamenteuses

Prudence avec **isoprénaline, épinéphrine (ou adrénaline), noradrénaline, dopamine, dobutamine, apomorphine**, alphaméthyldopa (médicaments métabolisés par la COMT).

ANTIPARKINSONIENS – SYMPATHOMIMÉTIQUE ALPHA-ADRÉNERGIQUE

■ Midodrine ©

GUTRON					
3 cp./j en 3 prises puis augmenter progressivement jusqu'à 12 cp./j en 3 ou 4 prises	30 cp. 2,5 mg	8,43	I	65 %	0,28
	90 cp. 2,5 mg	25,18	I	65 %	0,28

Propriétés

Alpha-adrénergique périphérique, sympathomimétique.
L'effet alpha-stimulant provoque une vasoconstriction veineuse puis artérielle, ce qui prévient l'hypotension orthostatique, augmente les résistances périphériques et provoque une élévation de la pression artérielle.

Indications

Traitement de l'hypotension orthostatique sévère survenant notamment dans le cadre des maladies neurologiques dégénératives.

Contre-indications

Absolues : HTA, bradycardie, rétention urinaire, cardiopathie sévère, glaucome à angle étroit, vasculopathie oblitérante sévère, thyrotoxicose, phéocromocytome, insuffisance rénale sévère, maladie de Raynaud, antécédents de douleurs angineuses. Association à l'**iproniazide**.
Relative : femme enceinte.

Précautions d'emploi

Prendre la dernière prise au plus tard à 18 h.
Réduire la posologie si HTA de décubitus.
Surveiller la fonction rénale.
Grossesse et allaitement : déconseillés.

Effets indésirables

Sensation de froid, fourmillements.
Mictions impérieuses.
HTA.

Interactions médicamenteuses

Guanéthidine et apparentés : majoration de l'effet hypertenseur, mydriase.
Iproniazide (*MARSILID*) : crise hypertensive ; arrêt au moins 15 j avant d'introduire la midodrine.

DÉMENCE

FICHE MALADIE

DÉFINITION

Il s'agit d'une détérioration globale et acquise des fonctions supérieures d'évolution progressive et chronique. Sa fréquence croît avec le vieillissement de la population et cela constitue un des principaux problèmes de santé publique. Actuellement, la démence concerne 5 à 20 % des personnes de plus de 65 ans et 20 à 50 % chez les plus de 80 ans.
Il faut bien distinguer démence et confusion. La confusion a souvent un début plus aigu et son évolution est réversible si on en traite la cause.

CAUSES ET MÉCANISMES

La cause la plus fréquente est la maladie d'Alzheimer, mais il faut, avant de retenir ce diagnostic, éliminer les autres causes de démence curables ou non.

Étiologie des démences

Démences secondaires (15 % à 20 %)	Hématome sous-dural chronique, tumeur, hydrocéphalie à pression normale Alcoolo-carentielle, carence en vitamine B12, toxique Hypothyroïdie Causes inflammatoires et infectieuses
Démences séquellaires (1 % à 5 %)	Anoxie cérébrale Traumatisme crânien
Démences vasculaires (10 % à 20 %)	Infarctus cérébraux répétés
Démences dégénératives (60 % à 70 %)	Alzheimer Démence à corps de Lewy Démence fronto-temporale Démence parkinsonienne

DIAGNOSTIC

SIGNES CLINIQUES

Le diagnostic repose sur l'association de troubles mnésiques (avec souvent des souvenirs anciens plus préservés), du jugement, d'un syndrome aphaso-apraxo-agnosique (aphasie : perte du langage ; apraxie : incapacité à réaliser certains gestes en dehors de toute paralysie ; agnosie : non-conscience de ces déficiences). Certains patients présentent aussi des troubles du comportement à type de désinhibition (chante à tue-tête, gloutonnerie, calembours). L'apparition des troubles est souvent insidieuse pour l'entourage.

Les examens réalisés ont deux objectifs :

- rechercher une étiologie curable ;
- évaluer la sévérité du déficit cognitif pour adapter la prise en charge médicamenteuse et humaine.

EXAMENS COMPLÉMENTAIRES

- NFS, VS.
- Ionnogramme sanguin avec calcémie, urée, créatinine et bilan hépatique.
- Folates, vitamine B12.
- Sérologies VIH et syphilis.
- Bilan thyroïdien : T4 et TSH.
- Électroencéphalogramme.
- IRM cérébrale.
- Suivant les cas : ponction lombaire avec études des biomarqueurs de la maladie d'Alzheimer ou de la protéine 14-3-3 (maladie de Creutzfeldt-Jakob).

De passation brève, en quelques minutes, il explore les capacités d'orientation, d'apprentissage, d'attention, de calcul, de mémoire, de langage et de représentation dans l'espace. Un bilan neuropsychologique peut compléter la prise en charge.

TRAITEMENT

- S'il s'agit d'une démence durable, le traitement spécifique est mis en place.
- Maladie d'Alzheimer : aucun médicament n'a fait la preuve de son efficacité : ils sont à éviter.
- Démence vasculaire : traitement des facteurs de risque cardiovasculaire.
- Traitements symptomatiques :
  - syndrome dépressif : traitement prudent car risque de confusion : antidépresseurs sérotoninergiques (**paroxétine**, *DEROXAT*). Anxiété : petites doses d'anxiolytiques.
  - Agitation : benzodiazépines ou neuroleptiques de dernière génération : **clozapine** (*LEPONEX*), **rispéridone** (*RISPERDAL*).
- Troubles sphinctériens, dépister les rétentions urinaires (baladder scan), étui pénien, sondages itératifs ou à demeure.
- Rééducation : motrice, de la marche. Toujours favoriser la mise au fauteuil 2 fois/j.
- Orthophonie (rééducation de l'aphasie, stimulation cognitive au stade débutant, dysarthrie et troubles de la déglutition). Autres : Taï-Chi, séances de chants, de cuisine, de bricolage, etc.

• Alimentation : suppléments protidiques : **oxoglurate d'ornithine** (*CETORNAN*). Assurer un bon apport liquidien.
• Soutien aux aidants : Association France Alzheimer, France Parkinson.

PRONOSTIC

L'évolution se fait progressivement vers la dépendance et la grabatisation. Certains patients sont volontiers fugueurs.

Il est important de favoriser le plus longtemps possible le maintien au domicile pour des raisons psychologiques et d'autonomie, mais les patients sont souvent institutionnalisés au décours de la maladie.

Il existe des structures en hôpital dejourqui facilitent ce maintien au domicile. Les séjours temporaires en hospitalisation permettent souvent auxfamilles defaire une pause. Les hospitalisations aiguës doivent être les plus brèves possibles car les changements d'environnement familier sont un des facteursd'aggravation.

FICHE INFIRMIÈRE

EXAMENS

Les patients agités seront prémédiqués avant la réalisation du scanner cérébral.

Les examens pour lesquels on fait habituellement signer un consentement éclairé seront expliqués en premier lieu au patient qui conserve un certain degré de jugement. Les examens seront aussi explicités aux proches afin de garantir la transparence de la prise en charge. La présence d'un membre de l'entourage est souvent rassurante dans le milieu hospitalier, l'accompagnement sera encouragé dans la mesure du possible.

SURVEILLANCE DU TRAITEMENT

SOINS – TRAITEMENT

Les patients déments sont souvent hospitalisés dans le cadre de l'urgence car il existe un événement aigu venant rompre l'équilibre précaire permettant le maintien au domicile.

Il peut s'agir d'une infection, d'un globe urinaire, d'un épisode confusionnel ou d'une fugue.

Il s'agit alors :
• de gérer le problème aigu ;
• de mettre en place un réseau facilitant le retour rapide au domicile via une infirmière à domicile, une hospitalisation à domicile ou l'orientation vers une structure d'institutionnalisation.

EFFICACITÉ DU TRAITEMENT

Les familles jugent au quotidien de l'efficacité du traitement. Le médecin objective une aggravation ou une amélioration via une mesure objective comme le MMS par exemple. L'IDE peut noter que le patient est plus cohérent, se repère mieux dans les services, est plus autonome pour les activités de repas, toilette ou habillage.

EFFETS INDÉSIRABLES

On peut constater des troubles digestifs ou des troubles du comportement à l'instauration du traitement.

ÉDUCATION ET CONSEILS

Il faut que l'entourage et l'équipe soignante travaillent en partenariat. Le conjoint connaît souvent les difficultés rencontrées en vie quotidienne, les attitudes qui sont rassurantes pour le patient et l'éventuel risque de fugue. Au mieux, l'accueil du patient se fait en présence d'un proche.

Pour prévenir le risque de fugue, la présence de l'entourage est souhaitable, il est aussi utile de faire visiter les lieux clés à l'arrivée pour qu'il y ait un début de familiarisation. On est parfois obligé d'instaurer un bracelet nominatif ou un signe distinctif du service d'origine visible. Ces mesures sont souvent mal vécues par les familles et il convient de les expliquer au préalable.

FICHE TECHNIQUE

COMPORTEMENT INFIRMIER FACE À UN PATIENT DÉMENT

Face à l'aphasie

Il faut encourager le patient à s'exprimer au cours de discussion à deux ou plus. Certains patients n'ont pas conscience de leur trouble et sont à canaliser, surtout en situation de groupe. Il faut utiliser un langage simple mais pas infantile. Si le patient ne retrouve pas un mot, tenter de le lui faire définir ou désigner pour préserver ses capacités de communication. Le chant est parfois un médiateur utile et convivial.

Face à l'apraxie

Lors des repas, de la toilette et de l'habillage, il faut encourager le patient à réaliser seuls ces gestes oubliés. L'infirmière peut l'aider en mimant l'action attendue, en posant des questions sur la séquence des gestes à réaliser ou en suggérant l'utilisation de tel ou tel outil. La répétition des gestes au quotidien est la meilleure rééducation. Veiller cependant à ne pas mettre le malade en situation d'échec permanente et réaliser pour lui ce qu'il ne peut faire de manière autonome.

Face à l'agnosie

La non-conscience des troubles est parfois préférable pour le patient car elle lui épargne une part des souffrances. Cela peut cependant aboutir à des situations de mise en danger. L'entourage doit en être informé et les soignants doivent encourager le malade à prendre conscience de ses limites.

FICHE PHARMACOLOGIE

ANTICHOLINESTÉRASIQUES D'ACTION CENTRALE

■ **Donépézil ©**

ARICEPT					
5 mg/j pdt 6 sem. puis augmenter éventuellement à 10 mg/j selon la réponse clinique	28 cp. pell. 5 mg 28 cp. pell. 10 mg 28 cp. orod. 5 mg 28 cp. orod. 10 mg	HOP	I I I I	NR NR NR NR	

■ **Rivastigmine ©**

EXELON					
Dose initiale = 1,5 mg matin et soir Puis atteindre 3 à 6 mg matin et soir par paliers de 3 mg/j tous les 15 j	56 gél. 1,5 mg 56 gél. 3 mg 56 gél. 4,5 mg 56 gél. 6 mg 1 fl. 50 mL sol. buv. 2 mg/mL		I I I I I	NR NR NR NR NR	
Dose initiale de 4,6 mg/j pdt 4 sem. puis 9,5 mg/j	30 disp. transderm. 4,6 mg/24 h 30 disp. transderm. 9,5 mg/24 h		I I	NR NR	

■ Galantamine ©

REMINYL			
Dose initiale : 8 mg/j en 2 prises pdt 4 sem. Dose d'entretien : 16 mg/j en 2 prises pdt 4 sem. Max : 24 mg/j	1 fl. sol. buv. 100 mL (4 mg/mL)		I	NR	
GALANTAMINE LP					
Idem REMINYL	28 gél. 8 mg 28 gél. 16 mg 28 gél. 24 mg		I I I	NR NR NR	

Propriétés

Anticholinestérasiques d'action centrale.

Donépézil : pic en 3-4 h, demi-vie de 70 h, pas d'interaction avec la nourriture, excrétion rénale.

Rivastigmine : absorption complète, pic en 1 h, diminution de la vitesse d'absorption avec la nourriture, demi-vie de 1 h, élimination rénale.

Galantamine : pic en 1 h, diminution de la vitesse d'absorption en 1 h.

Indications

Pour les 3 produits : formes légères à modérément sévères de la maladie d'Alzheimer.

Pour la **rivastigmine** : traitement symptomatique des formes légères à modérément sévères d'une démence chez les patients atteints d'une maladie de Parkinson.

Contre-indications

Hypersensibilité au produit.

Effets indésirables

Troubles digestifs (nausées, vomissements, diarrhée), crampes.

Asthénie, anorexie, agitation et agressivité.

Interactions médicamenteuses

Théophylline (diminution de sa clairance), cholinomimétiques et **anticholinergiques**, **AINS**.

ANTAGONISTE DES RÉCEPTEURS NMDA

■ Mémantine ©

EBIXA					
Posologie à atteindre progressivement : 1re sem. : 5 mg le matin 2e sem. : 5 mg matin et soir 3e sem. : 10 mg le matin et 5 mg le soir 4e sem. : 10 mg matin et soir ou 20 mg en 1 prise	56 cp. 10 mg 28 cp. 20 mg 1 fl. sol. buv. 50 mL (100 doses 5 mg)		I I I	NR NR NR	

Propriétés

Antagoniste non compétitif des récepteurs NMDA.

Biodisponibilité de 100 % ; élimination urinaire.

Indications

Formes modérément sévères à sévères de la maladie d'Alzheimer (MMS de 3 à 19).

Contre-indications

Hypersensibilité au produit.
Insuffisance rénale sévère : si < 29 mL/min, ne proposer que 10 mg/j.

Effets indésirables

Troubles digestifs (diarrhée).
Asthénie, anxiété, confusion, hallucinations, céphalée, vertiges, crise convulsive.
Augmentation de la libido, cystite.

Interactions médicamenteuses

Mémantine : augmentation des effets de la **L-dopa**, des agonistes dopaminergiques et des anticholinergiques.
Diminution des effets des barbituriques et des **antipsychotiques**.
Risque de psychose avec l'**amantadine**.
Augmentation des taux plasmatiques de médicaments comme la **cimétidine**, la **quinine**, la quinidine et la nicotine.
Diminution des taux de l'**hydrochlorothiazide**.
Augmentation de l'INR chez les patients traités par **anticoagulants oraux**.

ALCOOLISME - COMPLICATIONS NEUROLOGIQUES

FICHE MALADIE

DÉFINITION

L'alcoolisme est un trouble de conduite se caractérisant par l'abus et la dépendance à l'alcool.

Une consommation de plus de 40 à 60 g d'alcool par jour pour un homme ou de plus de 20 à 40 g par jour pour une femme est généralement considérée comme risque majeur d'atteinte à la santé.

CAUSES ET MÉCANISMES

Les complications neurologiques de l'alcoolisme peuvent relever de plusieurs causes.

INTOXICATION AIGUË

La toxicité directe de l'alcool sur le système nerveux peut entraîner des troubles de conscience allant jusqu'au coma. L'inhibition de la production hépatique de glucose par l'alcool entraîne souvent une hypoglycémie qui aggrave ce tableau.

INTOXICATION CHRONIQUE

Au niveau du système nerveux périphérique, elle peut entraîner des polyneuropathies avec troubles de la sensibilité. Au niveau du système nerveux central, on observe des démences sévères et irréversibles comme le syndrome de Korsakov (oubli à mesure). De plus, les accidents vasculaires cérébraux ischémiques et hémorragiques sont plus fréquents chez les alcooliques.

SYNDROME DE SEVRAGE ALCOOLIQUE, *DELIRIUM TREMENS*

Un arrêt brutal de l'alcool, par exemple pendant une hospitalisation, peut fréquemment provoquer des crises d'épilepsie. Le *delirium tremens* – autre complication du sevrage brutal – entraîne un état d'excitation avec tremblement et hallucinations et peut être mortel s'il n'est pas pris en charge à terme.

CARENCES NUTRITIONNELLES, NOTAMMENT EN VITAMINES

Un manque en **vitamine B1 (thiamine)** entraîne le syndrome de Gayet-Wernicke avec confusion ou troubles de conscience, perturbations des mouvements oculaires et troubles d'équilibre et de la marche. Un manque de **vitamine B6 (pyridoxine)** entraîne des polyneuropathies périphériques. Un manque de **vitamine B12** se manifeste par une anémie et des troubles de la marche en rapport avec une dégénérescence médullaire.

DIAGNOSTIC

SIGNES CLINIQUES

▶ Signes cliniques d'intoxication aiguë

Haleine qui sent l'alcool, yeux brillants, langue pâteuse, marche ébrieuse, confusion, agitation, désinhibition, troubles de la conscience.

▶ Signes cliniques de sevrage

Tremblement, sueurs, excitation, hallucinations, confusion.

▶ Signes neurologiques d'alcoolisation chronique

Sont souvent associés les signes de polyneuropathie (troubles de la marche, de l'équilibre, de la sensibilité distale) aux signes d'altération cognitive (troubles de mémoire, démence).

EXAMENS COMPLÉMENTAIRES

▶ Biologie

Alcoolémie, NFS, plaquettes, TP, transaminases (ASAT, ALAT), γ-GT, bilirubine, albuminémie, LDH, folates, B12, thiaminémie (B1).

▶ EMG

Signes de polyneuropathie.

▶ TDM/IRM cérébrale

Démence avec atrophie cérébrale.

TRAITEMENT

- Hydratation abondante.
- Vitaminothérapie (**vitamine B1, vitamine B6, vitamine PP**).
- Sédation (benzodiazépines) en cas de syndrome de sevrage.
- Arrêt définitif de l'alcoolisation.

PRONOSTIC

L'arrêt d'alcool doit être définitif. Les symptômes dus aux carences vitaminiques peuvent être réversibles après correction du déficit. Les complications neurologiques comme la polyneuropathie alcoolique ou une démence sévère sont en général irréversible.

Le traitement d'une épilepsie n'est pas possible si l'alcoolisation chronique est poursuivie.

FICHE INFIRMIÈRE

SURVEILLANCE DU TRAITEMENT

SOINS - TRAITEMENT

Prise en charge d'un patient en *pré-delirium tremens* : *cf.* Fiche technique, p. 1155.

EFFICACITÉ DU TRAITEMENT

▶ Score initial

<u>< 8</u>

- Surveillance et réévaluation du score après 6 h.

<u>≥ 8</u>

- *VALIUM* 10 mg/h *per os* pendant 6 h (sauf endormissement).
- *AVLOCARDYL* LP 1 cp./j.

▶ Score à la 6ᵉ heure

<u>≤ 8</u>

- *VALIUM* :
  - 10 mg/6 h pendant 36 h ;
  - puis /8 h pendant 18 h ;
  - puis /12 h pendant 18 h ;
  - puis une fois en 24 h puis arrêt.
- *AVLOCARDYL* LP 1 cp./j pendant 7 j.

<u>≥ 8</u>

- *VALIUM* 10 mg/6 h.
- *AVLOCARDYL* 1 cp./j.

EFFETS INDÉSIRABLES

Surveillance de la conscience. Le but est un patient calmé mais facilement réveillable.

Index de sevrage

	0	1	2	3
Température	< 37,5 °C	37,5-38 °C	38-38,5 °C	> 38,5 °C
Fréquence cardiaque	< 80/min	80-100/min	> 100-120/min	> 120/min
Tremblements	Absents	Uniquement si mains en extension	Spontanément aux membres supérieurs	Généralisés
Conscience	Normale	Ralentie	Somnolent	Stuporeux
Agitation	Absente	Moderée	Importante	Non contrôlable
Sueurs	Absentes	Paumes	Paumes et front	Généralisées
Hallucinations	Absentes	Transitoires, critiquées	Permanentes, critiquées	Non critiquées

Surveillance de la fonction respiratoire (saturation, fréquence respiratoire), car le **diazépam** peut entraîner une détresse respiratoire.

ÉDUCATION ET CONSEILS

Expliquer la maladie :

• Une dépendance alcoolique ne peut pas être guérie sans une aide professionnelle. Il ne faut jamais essayer de faire un sevrage soimême sans surveillance et prescriptions médicales (risque de complication grave comme crise d'épilepsie, *delirium tremens*).

• Pour diminuer le risque de rechute après un sevrage, il faut aussi rechercher la cause sousjacente de la dépendance. Ceci nécessite un travail psychologique et/ou psychiatrique approfondi.

• Si l'intoxication alcoolique est poursuivie, elle entraînera des séquelles irréversibles, notamment neurologique et hépatique.

FICHE TECHNIQUE

PRISE EN CHARGE D'UN PATIENT EN PRÉ-*DELIRIUM TREMENS*

- Chambre d'isolement éclairée.
- Hydratation (*per os*, IV ou SC), 3-6 L/j, avec apport calorique (jus de fruits, bouillon).
- **Vitamine B1 (thiamine,** *BEVITINE*, ampoule à 100 mg) : 500 mg à 1 g/24 h en IV.
- **Vitamine B6** (*BÉCILAN*, amp. à 250 mg) : 1-2 amp./24 h IM ou IVL.
- **Vitamine PP** (*NICOBION*) : 1 à 2 cp./j.
- **Oméprazole** 40 mg/24 h en IVL (20-30 min).
- *VALIUM* et *AVLOCARDYL* selon l'index de sevrage (*cf.*, p. 1173).

Attention ! À cause du risque de déclencher une encéphalopathie de Wernicke, il ne faut pas mettre une perfusion contenant du glucose avant d'avoir donné de la **vitamine B1**.

FICHE PHARMACOLOGIE

VITAMINOTHÉRAPIE B1 ET B6

■ Vitamine B1 (ou thiamine)

BÉNERVA					
Traitement d'attaque : 500 à 1 g/j Traitement d'entretien : 250-500 mg/j Inj. IM seulement : même posologie sous surveillance médicale stricte	40 cp. 250 mg 10 amp. 500 mg	HOP		NR	
BÉVITINE					
100 à 1 000 mg/j IV	5 amp. 100 mg	2,14		65 %	0,43

Propriétés

Bonne absorption digestive sauf en cas de gastrite éthylique concomitante. Élimination urinaire. Les réserves de l'organisme ne permettent de couvrir que 8 j en cas de carence d'apports.

Indications

Béribéri.

Alcoolisme : prévention des états carentiels, polynévrites, encéphalopathie de Gayet-Wernicke.

Proposée à fortes doses dans certains syndromes douloureux d'origine neurologique ou rhumatologique.

Contre-indications

Intolérance connue au produit.

Effets indésirables

Formes injectables : surveillance médicale stricte en raison des risques d'hypotension et exceptionnellement de choc anaphylactique. Douleurs au point d'injection.

■ Vitamine B6 (ou pyridoxine)

BÉCILAN					
Voie orale : 250 mg à 1 g/j IV ou IM : 100 à 750 mg/j	40 cp. séc. 250 mg 5 amp. 250 mg/5 mL	3,06		NR 65 %	
PYRIDOXINE					
IV ou IM : 250 mg à 1 g/j	10 amp. 250 mg	HOP			
VITAMINE B6					
Per os : 250 à 750 mg/j	20 cp. quadrisec. 250 mg			NR	

Propriétés

Absorption rapide, élimination urinaire.

Indications

Prophylaxie et traitement des états carentiels en vitamine B6.

Précautions d'emploi

Risque de choc anaphylactique avec les solutions injectables.

Effets indésirables

Risque de neuropathies sensitives en cas de surdosage (fortes doses > 2 g/j ou traitements prolongés). Réversibles en 6 mois environ après arrêt du traitement.

Interactions médicamenteuses

La vitamine B6 diminue l'action de la lévodopa par stimulation de la dopadécarboxylase périphérique.

NEUROPATHIES PÉRIPHÉRIQUES DIFFUSES

FICHE MALADIE

DÉFINITION

Il s'agit d'une atteinte du système nerveux périphérique (SNP). Le SNP comprend les motoneurones situés dans la corne antérieure de la moelle avec leurs axones jusqu'à la jonction neuromusculaire, ainsi que les fibres sensitives qui quittent la moelle par la racine postérieure. Les nerfs crâniens, à l'exception du premier (nerf olfactif) et du deuxième (nerf optique), font également partie du SNP.

On distingue les polynévrites, les multinévrites et les polyradiculonévrites.

CAUSES ET MÉCANISMES

POLYNÉVRITES

Atteinte diffuse de la fibre nerveuse, le plus souvent axonale, bilatérale et symétrique. L'hypoesthésie (diminution de la sensibilité) est typiquement en chaussettes, en gants puis en tablier abdominal et en calotte sur le cuir chevelu, ce qui traduit une atteinte des fibres les plus longues. Les lésions des fibres de petit calibre se traduisent par des troubles de la sensibilité thermoalgique (à la température ou à la douleur), les fibres de plus gros calibre par des troubles de la sensibilité proprioceptive (sens de position des articulations). Il existe parfois une atteinte neurovégétative (régulation de la fréquence cardiaque, de la pression artérielle, de la température).

Le diabète et l'alcoolisme sont les deux causes les plus fréquentes et représentent 50 % des étiologies.

MULTINÉVRITES

Atteinte successive et asymétrique de plusieurs troncs nerveux.

Sont donc atteints les troncs nerveux périphériques, tels que les nerfs médian, radial, cubital, crural, sciatique, poplité externe ou interne, ou bien les paires crâniennes. L'évolution se fait par poussées.

Les principales étiologies sont la lèpre (cas importés en France), le diabète et les vascularites (telles que la PAN, le Churg et Strauss ou le Wegener, le lupus, la polyarthrite rhumatoïde, la cryoglobulinémie). On peut aussi retrouver le VIH, la maladie de Lyme, la porphyrie, les infiltrations néoplasiques et des maladies familiales plus rares.

POLYRADICULONÉVRITES

Atteinte démyélinisante segmentaire et focale touchant les racines nerveuses, mais aussi les plexus et les troncs nerveux, résultant d'une inflammation dans les zones de contact nerf/sang.

La principale forme est le syndrome de Guillain-Barré (*cf.* Polyradiculonévrite aiguë inflammatoire – Syndrome de Guillain-Barré, p. 1159). Il existe aussi des formes chroniques dont les étiologies sont le VIH, les dysglobulinémies, les néoplasies, les maladies de système, la maladie de Lyme et le lymphome.

DIAGNOSTIC

SIGNES CLINIQUES

Le diagnostic repose sur un examen clinique minutieux pour cartographier les zones hypoesthésiques et en déduire une topographie tronculaire, longueur-dépendante ou autre.

La chronologie est aussi un précieux argument diagnostique.

EXAMENS COMPLÉMENTAIRES

▶ Biologie

Les examens recherchent la cause, orientés par l'interrogatoire et le contexte clinique. Sont systématiques ou presque : glycémie et HbA1C, bilan hépatique, sérologies hépatites B, C et VIH, électrophorèse des protéines plasmatiques, dosage folates et vitamine B12, recherche de cryoglobulinémie, T4 et TSH.

▶ Électromyogramme

Il permet de préciser la sévérité de l'atteinte, si celle-ci est axonale ou démyélinisante.

Ponction lombaire

Elle est parfois réalisée dans le bilan étiologique.

Biopsie neuromusculaire

Elle est réalisée sous anesthésie locale dans le territoire sensitif du nerf sciatique poplité externe ou du musculocutané le plus souvent. Cela consiste en un prélèvement d'un échantillon de nerf et de muscle, si possible dans un territoire atteint, pour pouvoir réaliser un diagnostic histologique.

TRAITEMENT

Il faut en premier lieu traiter la cause : arrêter l'intoxication alcoolique, mieux équilibrer le diabète… pour ralentir l'évolution de l'atteinte neurologique. Pour les atteintes dans le cadre de vascularites, on proposera des traitements lourds type immunosuppresseurs ou des immunoglobulines IV.

Il y a parfois des douleurs neurogènes associées que l'on peut traiter par des antalgiques classiques, mais plus efficacement par des antalgiques de la famille des antidépresseurs ou des antiépileptiques : **benzodiazépine** (*RIVOTRIL*), **tricyclique** (*ANAFRANIL*), **carbamazépine** (*TÉGRÉTOL*) ou *NRURONTIN*.

PRONOSTIC

Il est fonction de l'étiologie.

La récupération n'est pas toujours possible ; sinon, elle peut se faire sur plusieurs mois.

FICHE INFIRMIÈRE

EXAMENS

Biopsie neuromusculaire :

- Après une biopsie au tiers inférieur de la jambe, le membre est surélevé et l'appui est évité pendant 24 h à 48 h pour éviter l'œdème. En cas de diabète, ce délai est allongé.
- Le pansement est refait le lendemain, puis surveillance quotidienne de la cicatrice ; les fils sont enlevés au 8e jour.
- Le patient est informé de la possibilité de fourmillements et d'anesthésie en aval de la biopsie ; ces signes peuvent régresser mais pas toujours.

SURVEILLANCE DU TRAITEMENT

Les douleurs neurogènes sont souvent des douleurs chroniques et l'efficacité et la tolérance des traitements doivent être évaluées le plus « objectivement » possible pour éviter une escalade thérapeutique potentiellement dangereuse (*cf.* Fiche technique, ci-dessous). Le traitement préventif de la douleur est parfois plus efficace et il faut savoirtraiter précocement pour ne pas laisser la douleur s'installer. L'appréhension anxieuse rend l'évaluation ensuite très difficile.

Les antalgiques centraux créent souvent une somnolence ; ils sont donnés de manière très progressive selon la tolérance du patient en commençant le soir, par exemple pour le *RIVOTRIL*.

ÉDUCATION ET CONSEILS

Encourager au bon équilibre du diabète et au maintien du sevrage alcoolique.

FICHE TECHNIQUE

ÉVALUATION DE LA DOULEUR

Il existe plusieurs moyens d'évaluer la douleur :

- Les propos du patient mais aussi ses mimiques du visage lors des soins, de la toilette et des manipulations sont de précieux indicateurs. Bien sûr, ces éléments sont très subjectifs.

• L'échelle visuelle analogique permet de chiffrer entre zéro et 10 ou zéro et 100 l'intensité de la douleur. Le patient situe, sur une ligne non graduée, à quel niveau il évalue sa douleur entre le visage souriant (absence totale de douleur) et le visage grimaçant (douleur maximale ressentie par le passé ou imaginable), l'infirmière reporte le chiffre correspondant au verso de la réglette prévue à cet effet.
• Dans la même idée, le patient peut lui-même chiffrer sa douleur entre 0 et 10 ou 0 et 100 selon les mêmes définitions.
Il est aussi important de noter si la douleur est plus diurne ou nocturne, afin de mieux répartir les antalgiques sur 24 h.

POLYRADICULONÉVRITE AIGUË INFLAMMATOIRE SYNDROME DE GUILLAIN-BARRÉ

FICHE MALADIE

DÉFINITION

Le syndrome de Guillain-Barré est une polyradiculonévrite aiguë. Elle touche les racines des nerfs, les plexus ou les troncs nerveux et même les paires crâniennes et les fibres végétatives, par disparition des gaines de myéline qui permettent la bonne conduction de l'influx nerveux.

Le déficit s'installe en quelques semaines (phase d'extension), puis on observe une stabilité des lésions neurologiques (phase de plateau) et, enfin, une phase de récupération sur plusieurs semaines voire plusieurs mois.

Le pronostic vital est mis en jeu par l'atteinte respiratoire et par les troubles dysautonomiques pouvant donner des troubles de la pression artérielle et du rythme cardiaque avec éventuel arrêt cardiaque. Ces patients sont donc souvent hospitalisés à proximité d'une réanimation.

CAUSES ET MÉCANISMES

La physiopathologie est mal connue. Il s'agit probablement d'un trouble dysimmunitaire. Dans 40 % des cas, on retrouve une infection virale, une diarrhée, une vaccination dans les semaines précédentes.

Tous les âges de la vie sont touchés, même les enfants. L'incidence est de 1,5 pour 100 000 habitants.

DIAGNOSTIC

SIGNES CLINIQUES

L'examen clinique retrouve une abolition des réflexes ostéotendineux et le déficit sensitivo-moteur.

Il recherche une atteinte respiratoire (nécessité de ventilation assistée), des troubles de la déglutition (pose de sonde naso-gastrique) et des troubles neurovégétatifs.

EXAMENS COMPLÉMENTAIRES

• Bilan biologique standard : l'hyponatrémie est fréquente.

• Ponction lombaire : elle retrouve une dissociation albuminocytologique (augmentation de la protéinorachie avec absence de réaction cellulaire).

• Électromyogramme : il confirme l'atteinte démyélinisante avec ralentissement des vitesses de conduction nerveuse et blocs de conduction.

TRAITEMENT

Il existe deux types de traitement à visée étiologique :

• Plasmaphérèse : 4 à 6 échanges selon la gravité, à la fréquence d'un par 48 h, qui « épure » les immunoglobulines du patient.
• Veinoglobulines : ces immunoglobulines extérieures « modulent » celles du patient.

Ces deux thérapeutiques sont mises en place durant la phase d'extension. Elles limitent l'extension de la paralysie, raccourcissent la phase de plateau et accélèrent la reprise de la marche.

Des traitements symptomatiques sont associés tels que des HBPM préventives, des protecteurs gastriques.

PRONOSTIC

À la phase d'extension, il existe un risque de décès. La récupération est longue mais souvent complète ; elle correspond à la repousse des gaines de myéline. Les patients nécessitent régulièrement une prise en charge en rééducation au décours.

FICHE INFIRMIÈRE

EXAMENS

L'électromyogramme permet d'explorer le fonctionnement du système nerveux périphérique, de la jonction neuromusculaire et du muscle. Cet examen ne présente pas de contre-indication. Il faut informer le patient au préalable de l'utilisation de stimulations électriques désagréables voire douloureuses. La durée de l'examen est de 20 min à 40 min ; il peut parfois être réalisé au lit. Il faudra prévenir le médecin si le patient est sous anticoagulants.

La ponction lombaire est réalisée par le médecin, aidé par l'infirmière (*cf.* Fiche technique, *chapitre* Méningite, p. 1071).

SURVEILLANCE DU TRAITEMENT

SOINS – TRAITEMENT

Dans les formes peu sévères, le patient est hospitalisé en structure non réanimatoire.

La surveillance est rapprochée :
• déglutition avant chaque repas (*cf.* Fiche technique, ci-dessous) ;
• fréquence respiratoire 3 fois/j ;
• surveillance cutanée.

Dans les formes graves, le patient est transféré en structure de soins intensifs avec mise en place d'un scope, d'une sonde nasogastrique, d'une sonde urinaire et, si besoin, d'une ventilation assistée.

Il faut rester en alerte car la mobilisation des patients dysautonomiques peut entraîner des déséquilibres tensionnels ou des arrêts cardiaques. Les retournements lors de la toilette, par exemple, sont des gestes à surveiller.

EFFICACITÉ DU TRAITEMENT

Le traitement est habituellement efficace en quelques jours. Il est toujours difficile de dire pour un patient donné si la stabilisation neurologique est due au traitement ou s'il s'agit de l'évolution spontanée.

Elle s'évalue sur le testing musculaire, la déglutition et l'efficacité de la fonction respiratoire. Cette amélioration peut être subjective pour le patient et l'IDE, confirmée par les médecins.

EFFETS INDÉSIRABLES

La perfusion d'immunoglobulines polyvalentes peut provoquer une réaction méningée, des frissons, de la fièvre ou des phénomènes allergiques. Tous ces événements devront être signalés rapidement au médecin.

ÉDUCATION ET CONSEILS

Il existe parfois des récidives, le patient doit apprendre à signaler tout élément neurologique nouveau.

Les troubles de la sensibilité profonde sont fréquents et méconnus des patients. Ils occasionnent des chutes, surtout la nuit quand le patient n'a plus de repères visuels. L'en informer et mettre à disposition l'urinal ou le bassin. On peut aussi lui proposer d'être accompagné pour aller aux toilettes si la déambulation est possible.

FICHE TECHNIQUE

PRISE EN CHARGE DES TROUBLES DE LA DÉGLUTITION

Les troubles de la déglutition peuvent provoquer des fausses routes, avec éventuellement désaturation, et des pneumopathies d'inhalation. La prévention est donc primordiale :

- Veiller à la bonne installation du patient assis ou au moins semi-assis. La tête est en discrète flexion, dans l'axe du tronc.
- En cas de suspicion de fausses routes, on débutera l'alimentation par de l'eau gélifiée puis par des yaourts, crèmes et compotes. L'eau gazeuse réfrigérée est un bon intermédiaire car la stimulation des bulles et du froid facilite les réflexes de déglutition. L'eau plate est ensuite proposée avec prudence.
- En cas de fausse route, interrompre immédiatement l'alimentation.
- L'utilisation de pailles ou de verre type « canard » facilite souvent l'autonomie du patient pour boire seul ; mais les lèvres sont mal placées pour le premier temps buccal de la déglutition et cela peut créer des fausses routes, d'autant que le patient a souvent la tête contorsionnée.
- Attention ! Le bol de café au lait du petit déjeuner réunit toutes les difficultés de la déglutition (patient souvent moins bien installé au réveil et moins attentif, consistance liquide, sans bulles et tiède).

Si les troubles de déglutition persistent, on proposera une sonde naso-gastrique d'alimentation passée chez un patient semi-assis, voire une gastrostomie sur du plus long terme. S'il existe des fausses routes et pneumopathies d'inhalation à la salive, on peut mettre en place une trachéotomie avec ballonnet à basse pression pour protéger les voies respiratoires. Ces décisions sont prises médicalement après réflexion.

FICHE PHARMACOLOGIE

IMMUNOGLOBULINES POLYVALENTES

■ Immunoglobulines polyvalentes

TÉGÉLINE				
Voie IV 0,2 à 2 g/kg répartis sur plusieurs jours en fonction de l'indication	1 fl. 2,5 g/50 mL 1 fl. 5 g/100 mL 1 fl. 10 g/200 mL	HOP HOP HOP	I I I	
PRIVIGEN				
Voie IV 0,2 à 2 g/kg répartis sur plusieurs jours en fonction de l'indication	1 fl. 2,5 g/25 mL 1 fl. 5 g/50 mL 1 fl. 10 g/100 mL 1 fl. 20 g/200 mL 1 fl. 40 g/400 mL	HOP HOP HOP HOP HOP	I I I I I	

Immunoglobulines humaines polyvalentes, pour administration extravasculaire

HIZENTRA					
Voie SC Posologie d'attaque : 0,2-0,5 g/kg/j Posologie cumulée : 0,4-0,8 g/kg/mois	1 fl. 1 g/5 mL (200 mg/mL)	HOP	I		
	1 fl. 2 g/10 mL (200 mg/mL)	HOP	I		
	1 fl. 4 g/20 mL (200 mg/mL)	HOP	I		
	1 fl. 10 g/50 mL (200 mg/mL)	HOP	I		

Propriétés

Immunoglobulines polyvalentes d'origine humaine. Demi-vie d'environ 30 j, variable selon le statut immunitaire du receveur.

Indications

> Dans le contexte des fortes tensions d'approvisionnement en immunoglobulines humaines polyvalentes, les restrictions d'utilisation de ces médicaments ont été renforcées afin de respecter les usages prioritaires des Ig pour réserver ces traitements aux patients pour lesquels l'indication est **primordiale** et justifiée.

La posologie et le choix de l'immunglobuline dépendent de l'indication.

Voie IV :

- immunosubstitution : déficits immunitaires **primitifs** ou secondaires avec infections (myélome, leucémie lymphoïde chronique), allogreffe de cellules-souches hématopoïétiques ;
- immunomodulation : **purpura thrombopénique idiopathique, maladie de Kawasaki, syndrome de Guillain-Barré**, polyradiculonévrite chronique, neuropathie motrice multifocale, poussée aiguë de myasthénie (*TÉGÉLINE* seulement) ;
- hors AMM : myasthénie grave, **prophylaxie de la rougeole**, transplantation d'organe (**rejet de greffe** ou prophylaxie), anémie hémolytique auto-immune grave, hypogammaglobulinémie post-CAR-T anti-CD19, pemphigus, etc. ;

Voie SC : déficits immunitaires primitifs ou secondaires avec infections (myélome, leucémie lymphoïde chronique), polyradiculonévrite chronique.

Contre-indications

Hypersensibilité aux immunoglobulines homologues (notamment patient ayant un déficit en IgA avec anticorps anti-IgA).

HIZENTRA est contre-indiqué en cas d'hyperprolinémie.

Précautions d'emploi

La dose est délivrée en 2 j si la fonction rénale est normale et sur 5 j pour les sujets à risque (insuffisants rénaux, patients âgés avec hypovolémie et hyperviscosité, patients obèses, patients sous médicaments néphrotoxiques).

Pour être bien tolérée, l'immunoglobuline doit être portée à température ambiante.

La 1re injection doit être lente.

Le débit de perfusion doit être réduit pour les immunoglobulines concentrées à 100 mg/mL.

Réactions liées à la perfusion :

- s'assurer de la tolérance de l'administration des **immunoglobulines polyvalentes IV** par une perfusion lente (débit initial de 1 mL/kg/h pendant 30 min. Puis augmentation jusqu'à 4 mL/kg/h max) ;
- s'assurer d'une hydratation appropriée avant le début de la perfusion.

Médicaments dérivés du sang.

Effets indésirables

Élévation de la créatinine, insuffisance rénale aiguë.

Réaction méningée aseptique.

Frissons, hyperthermie, céphalées, nausées, vomissements, allergie, arthralgies modérées.

Anémie hémolytique.

Syndrome respiratoire aigu post-transfusionnel.

Rarement : hypotension, choc anaphylactique.

Le risque de transmission d'agents infectieux connus ou inconnus est faible mais persiste malgré :
- des contrôles stricts effectués lors de la sélection des dons (interrogatoire des donneurs, tests de dépistage VIH, VHB et VHC),
- les procédés d'extraction comportant des étapes d'élimination ou d'inactivation virale (notamment contre VIH, VHB et VHC). Certains virus non enveloppés y sont cependant résistants.

Interactions médicamenteuses

Elles entravent l'efficacité des vaccins vivants atténués (attendre au moins 6 sem.).

SCLÉROSE AMYOTROPHIQUE LATÉRALE (MALADIE DE CHARCOT)

FICHE MALADIE

DÉFINITION

La sclérose amyotrophique latérale (SLA) est une maladie dégénérative du système nerveux moteur qui touche les cellules nerveuses (neurones) situées dans le cortex cérébral frontal (premier motoneurone) et dans le tronc cérébral et la corne antérieur de la moelle (deuxième motoneurone).

La sclérose latérale primitive est une variante rare de la SLA qui touche essentiellement le premier motoneurone.

CAUSES ET MÉCANISMES

Plus de 90 % des patients présentent des formes sporadiques sans étiologie retrouvée. Les rares formes héréditaires peuvent être autosomiques dominantes ou autosomiques récessives.

Chez deux tiers des patients, la maladie débute vers l'âge de 55 ans par une faiblesse au niveau des pieds et des mains. Chez un tiers des patients, la maladie commence plus tard vers l'âge de 65 ans par des difficultés pour parler et pour avaler dues à une atteinte des derniers nerfs crâniens (syndrome bulbaire).

Les deux formes se complètent progressivement, atteignant les quatre membres, la parole, la déglutition et la respiration.

DIAGNOSTIC

Selon les critères de la Fédération mondiale de neurologie, le diagnostic de SLA repose sur des signes lésionnels du premier et du deuxième motoneurone dans la région bulbaire (territoire des derniers nerfs crâniens), cervicale, thoracique et lombaire. Le diagnostic est probable si le premier et le deuxième motoneurone sont touchés dans 2 des 4 régions. Il est sûr si les lésions touchent au moins 3 des 4 régions.

Le diagnostic de l'atteinte neuronale peut se faire cliniquement et avec l'aide de l'EMG.

SIGNES CLINIQUES

Cliniquement, l'atteinte du premier motoneurone se traduit par une faiblesse musculaire (parésie) et une augmentation du tonus musculaire à type de spasticité. L'atteinte du deuxième motoneurone peut entraîner une faiblesse, des fasciculations (activité musculaire spontanée visible n'entraînant pas de mouvement, les muscles « bougent tous seuls »), des crampes et éventuellement une atrophie musculaire.

EXAMENS COMPLÉMENTAIRES

L'EMG peut montrer les signes d'atteinte neuronale même dans les régions encore asymptomatiques.

Des tests génétiques sont disponibles pour quelques-unes des rares formes héréditaires.

TRAITEMENT

Le *RILUTEK* (**riluzol**), un antiglutamate non spécifique, ralentit l'évolution de la maladie avec une efficacité d'autant plus importante qu'il est introduit précocement.

Une rééducation individuelle et une prise en charge adaptée du handicap par une équipe pluridisciplinaire (médecin, infirmière, orthophoniste, kinésithérapeute) sont importantes pour assurer une meilleure qualité de vie.

On peut aussi ajouter des traitements symptomatiques vis-à-vis des crampes, de la constipation, de l'hypersalivation, etc.

Les troubles anxiodépressifs doivent être recherchés et traités.

Les patients présentent souvent une constipation qui doit être traitée régulièrement par des laxatifs. La stase salivaire peut être traitée par scopolamine.

Les patients avec troubles de la déglutition et perte de poids peuvent bénéficier d'une gastrostomie, d'éléments hyperprotidiques.

Les infections bronchopulmonaires sont traitées, sans attendre.

L'insuffisance respiratoire peut être traitée par oxygénothérapie à domicile. Dans les stades plus avancés, compte tenu du mauvais pronostic, il faut éviter une intubation en cas d'aggravation respiratoire.

PRONOSTIC

La moitié des patients décède dans les 3 années qui suivent le diagnostic. Après 6 ans, seulement un tiers des patients est encore en vie. Seul un quart des patients vit plus de 10 ans avec la maladie.

La plupart des patients décèdent suite à des problèmes respiratoires, soit par mort subite, soit par insuffisance respiratoire progressive, compliquée de surinfections pulmonaires.

FICHE INFIRMIÈRE

SURVEILLANCE DU TRAITEMENT

EFFICACITE DU TRAITEMENT

La posologie du *RILUTEK* est de 1 cp. toutes les 12 h. Ce traitement ralentit l'évolution de la maladie d'environ 30 %, tous les patients étant répondeurs, sans facteur prédictif.

EFFETS INDÉSIRABLES

Le plus fréquemment, on observe des nausées, des vomissements ou une asthénie. Plus rarement, on retrouve une élévation des transaminases hépatiques (contrôle du bilan hépatique tous les mois pendant les 3 premiers mois du traitement, puis tous les 3 mois) ou une neutropénie (contrôle de la NFS en cas de fièvre).

Les réactions allergiques sont très rares.

L'incidence de la SLA est estimée à environ 0,43 nouveaux cas par an pour 100 000 personnes et sa prévalence entre 1,2 et 1,4 pour 100 000 personnes.

ÉDUCATION ET CONSEILS

Il faut établir une relation de confiance avec le patient. Les patients connaissent en général très bien leur maladie, son évolution et le pronostic, et il ne faut pas essayer de leur dissimuler la vérité. Toutefois, il ne faut pas oublier de souligner les points positifs, notamment le fait que 20 % des SLA restent stables pendant des années, et que le traitement par *RILUTEK* ralentit l'évolution de la maladie.

FICHE PHARMACOLOGIE

INHIBITEUR GLUTAMATERGIQUE

■ Riluzole ©

RILUTEK					
50 mg x 2/j	56 cp. 50 mg	138,33	I	65 %	2,47
TEGLUTIK					
Idem *RILUTEK*	1 fl. 300 mL (5 mg/mL)	75,83	I	65 %	75,83

Propriétés

Mécanisme d'action incertain : le **riluzole** agirait par inhibition glutamatergique.
Absorption rapide, liaison aux protéines plasmatiques (97 %), demi-vie de 9 à 15 h, élimination essentiellement urinaire.

Indications

Sclérose latérale amyotrophique.

Contre-indications

Allergie.
Maladie hépatique ou transaminases > 3N avant l'instauration du traitement.
Grossesse et **allaitement**.

Précautions d'emploi

Utilisation prudente en cas d'atteinte hépatique. Contrôle des transaminases avant l'instauration du traitement, tous les mois pendant 3 mois, puis tous les 3 mois. Arrêt du traitement si transaminases > 5N.
Contrôle de l'hémogramme si syndrome fébrile à la recherche d'une neutropénie.
Pas d'étude réalisée chez l'enfant.

Effets indésirables

Les plus fréquents sont l'asthénie, les nausées, l'élévation habituellement transitoire des transaminases (arrêt du traitement si ALAT > 5N).
Moins fréquents : douleurs abdominales, vomissements, tachycardie, somnolence.
Neutropénie rare mais pouvant être sévère.

> Prescription initiale par un neurologue hospitalier, puis renouvellement possible par tout médecin.

MYOPATHIES

FICHE MALADIE

DÉFINITION

La myopathie est une pathologie touchant le muscle. Elle se traduit par un déficit moteur (perte de force musculaire) et parfois aussi par des douleurs musculaires.

CAUSES ET MÉCANISMES

Il existe deux grands groupes de myopathies : les myopathies héréditaires et les myopathies acquises.

MYOPATHIES HÉRÉDITAIRES

Parmi les myopathies héréditaires, la plus connue et la plus fréquente est la myopathie de Duchenne, ou dystrophie musculaire de Duchenne. Elle atteint 1 garçon sur 3 000 à 5 000 naissances masculines. Elle est liée à une mutation du gène d'une protéine du cytosquelette du muscle. Les premiers signes apparaissent vers 2/3 ans, avec un retard de la marche et des chutes fréquentes, puis une scoliose et un état grabataire vers 10 ans ; les troubles cardiorespiratoires entraînent un décès souvent vers 20 ans.

D'autres myopathies héréditaires ont un pronostic plus variable : maladie de Steinert, myopathie facio-scapulo-humérale, myopathie des ceintures, myopathie oculaire, etc.

MYOPATHIES ACQUISES

Parmi les myopathies acquises, les étiologies sont diverses :

- Certaines endocrinopathies, comme le syndrome de Cushing (hypercortisonisme), l'hypo- et l'hyperthyroïdie, peuvent au sein d'autres symptômes créer un déficit musculaire.
- Les toxiques, comme l'alcool ou les amphétamines, et quelques médicaments comme les corticoïdes, l'AZT, les fibrates et la colchicine sont aussi en cause.
- Les polymyosites sont des affections inflammatoires rares mais graves d'origine autoimmune. Il existe très souvent des douleurs musculaires, une altération de l'état général et un syndrome inflammatoire biologique. Dans les dermato-polymyosites, il existe aussi des lésions cutanées.

DIAGNOSTIC

SIGNES CLINIQUES

On cherche tout d'abord à confirmer la myopathie par l'examen clinique.

En plus de la perte de force musculaire, le diaphragme, le cœur, la sphère ORL étant aussi des muscles, il peut s'y associer des troubles respiratoires, cardiaques et de déglutition, qui font toute la sévérité de certaines myopathies.

EXAMENS COMPLEMENTAIRES

- Dosage des CPK (enzymes musculaires). Leur augmentation sanguine témoigne de la destruction musculaire.
- Électromyogramme qui montre un tracé trop riche pour l'effort fourni et élimine une atteinte du nerf.

Puis, les examens recherchent l'étiologie de la myopathie :

- bilan T4, TSH, cortisol pour éliminer une endocrinopathie ;
- syndrome inflammatoire avec NFS et CRP ;
- des dosages d'auto-anticorps comme les anticorps antinucléaires ou, plus spécifiquement, JO1. Des recherches génétiques seront demandées selon le contexte ;
- la biopsie musculaire, qui permet de préciser le diagnostic des myopathies inflammatoires.

La myoglobinurie est un déchet de la destruction du muscle. Son accumulation dans le sang peut abîmer les reins. Son dosage est donc recommandé pour prévoir une hyperhydratation si nécessaire.

TRAITEMENT

Pour les formes héréditaires, il n'existe malheureusement pas de traitement spécifique. On propose souvent une prise en charge en kinésithérapie, surtout lorsque l'atteinte respiratoire s'installe. Une ventilation assistée, avec ou sans trachéotomie, permet de suppléer un temps au déficit des muscles respiratoires ; elle peut être organisée au domicile. Les antibiotiques sont souvent nécessaires pour les infections intercurrentes. Un corset de type Garchois permet d'accompagner la croissance du rachis pour opérer d'une scoliose le plus tard possible et dans les meilleures conditions. Pour maintenir l'autonomie des enfants, il existe de nombreuses aides techniques comme le fauteuil roulant électrique ou les mini joysticks permettant l'accès à l'informatique et à la scolarité pendant le plus longtemps possible. Cette prise en charge spécialisée se fait au sein d'une équipe pluridisciplinaire. Un conseil génétique doit être proposé aux femmes transmettrices.

Pour les myopathies acquises liées à un toxique, un médicament ou une endocrinopathie, il convient d'en supprimer la cause.

Les myosites et dermatomyosites sont traitées par corticoïdes en première intention. En cas d'échec, des traitements plus lourds comme le **méthotrexate**, l'*IMUREL* voire des échanges plasmatiques ou des immunoglobulines polyvalentes, peuvent être proposés.

PRONOSTIC

Il dépend de la cause.

Pour les myosites inflammatoires, la mortalité survient dans 70 % des cas en l'absence de traitement. Le risque est lié à la récidive et aux rétractions musculotendineuses installées qui grèvent le pronostic fonctionnel.

FICHE INFIRMIÈRE

EXAMENS

L'électromyogramme se fait à partir de petites électrodes que le médecin pique directement dans le muscle. Cet examen peut être douloureux : le patient doit en être averti. Pour les enfants, on pourra appliquer de l'EMLA au préalable.

La biopsie musculaire est réalisée sous anesthésie locale dans un muscle déficitaire pour apporter le plus d'informations au diagnostic (*cf.* Fiche technique, p. 1168).

SURVEILLANCE DU TRAITEMENT

SOINS – TRAITEMENT

Les corticoïdes peuvent être administrés par bolus IV mais le plus souvent, le relais est *per os*.

Si possible, le traitement est administré le matin pour éviter les troubles du sommeil.

On peut proposer des antalgiques spécifiquement pour les séances de kinésithérapie.

EFFICACITÉ DU TRAITEMENT

- Diminution des douleurs mesurées sur l'échelle visuelle analogique.
- Diminution du déficit musculaire. On peut par exemple observer une reprise des transferts du lit au fauteuil et de la marche. La reprise des sauts et de la course est souvent plus longue.
- Le médecin et le kinésithérapeute veilleront à l'absence de rétraction musculotendineuse.

EFFETS INDÉSIRABLES

Les effets indésirables sont ceux de la corticothérapie à haute dose et au long cours (*cf.* Corticothérapie par voie générale, *spécialité* Rhumatologie). On surveillera le poids, la pression artérielle et l'onogramme sanguin (glycémie, kaliémie).

En cas de traitement immunosuppresseur, le suivi biologique est rapproché et on surveille la fièvre quotidiennement.

ÉDUCATION ET CONSEILS

Pour les myopathies héréditaires, le pronostic péjoratif justifie un soutien psychologique de l'enfant et de sa famille. L'écoute de l'équipe soignante a un rôle important. Les parents sont souvent très impliqués dans la prise en charge de leur enfant et assurent les soins de la vie quotidienne lorsque les enfants sont grabataires. L'infirmière peut leur faire partager ses connaissances sur les techniques de manipulations de l'enfant, l'installation au lit, puis sur des soins plus spécifiques comme la mise en place de la ventilation assistée, le nettoyage de la chemise interne de la trachéotomie. Il convient de garder les habitudes de l'enfant si celui-ci est ponctuellement hospitalisé et de privilégier la relation qu'il a avec ses parents.

Les associations de myopathes sont très médiatisées via le Téléthon, il faut cependant parfois informer les familles de leur existence.

Pour les myopathies acquises, le patient doit apprendre à signaler une rechute éventuelle. Des exercices d'auto-étirements sont souvent enseignés par les kinésithérapeutes.

L'observance du traitement et du régime associé est à encourager.

FICHE TECHNIQUE

BIOPSIE MUSCULAIRE

Cette biopsie consiste à prélever un fragment musculaire pour l'étudier secondairement en anatomopathologie afin de préciser un diagnostic.

Elle est réalisée au bloc opératoire ou stérilement au lit du patient.

La zone prélevée est choisie en fonction de l'atteinte clinique, dans une zone déficitaire et accessible. On prélève souvent au niveau du deltoïde (épaule) ou du court péronier latéral si une biopsie du nerf est associée.

Une anesthésie locale à la *XYLOCAÏNE* est réalisée ; on pratique ensuite une incision linéaire sur quelques centimètres. Le fragment musculaire est isolé et sera analysé secondairement. On s'assure ensuite d'une bonne hémostase locale et la plaie opératoire est suturée.

Le pansement de la plaie opératoire est surveillé et refait quotidiennement. Si la cicatrisation est satisfaisante, les fils sont retirés à J8.

Le patient ne ressent pas de paresthésies dans une biopsie musculaire isolée car le nerf est épargné.

MYASTHÉNIE

FICHE MALADIE

DÉFINITION

La myasthénie proprement dite (*myasthenia gravis*) est une maladie auto-immune rare qui peut entraîner une faiblesse musculaire fluctuante de tous les muscles du corps.

Il y a d'autres syndromes myasthéniques qui sont dus à des toxiques (par exemple, botulisme) ou associés à des tumeurs (paranéoplasiques, par exemple le syndrome de Lambert-Eaton, souvent en rapport avec un cancer pulmonaire).

CAUSES ET MÉCANISMES

Dans la myasthénie, les patients fabriquent des auto-anticorps qui sont dirigés contre une structure musculaire, dénommée la jonction neuromusculaire, empêchant ainsi la transmission du signal nerveux aux muscles. Ceci entraîne une fatigabilité anormale des muscles touchés. Les symptômes sont typiquement fluctuants et varient en fonction de l'activité musculaire. À cause de l'activité physique pendant la journée, les symptômes sont souvent plus marqués le soir, tandis que les patients vont mieux le matin au réveil.

La production des auto-anticorps est souvent en rapport avec des anomalies du thymus : trois quarts des patients présentent une hyperplasie du thymus ou un thymome (tumeur du thymus, en général bénigne). Comme la plupart des maladies auto-immunes, la myasthénie est plus fréquente chez la femme.

On distingue une forme généralisée qui touche tous les muscles du corps et une forme oculaire qui touche uniquement les muscles des yeux.

L'atteinte oculaire se traduit par un ptosis uni-ou bilatéral et/ou une diplopie.

Dans les formes généralisées, les muscles de l'épaule, de la nuque et de la hanche sont fréquemment touchés. L'atteinte des muscles du larynx et du pharynx provoque une dysarthrie et des troubles de déglutition. Dans les formes graves, il y a aussi une atteinte des muscles respiratoires.

L'importance des symptômes peut varier dans le temps. Une aggravation sévère et progressive en quelques jours est dénommée crise myasthénique. Elle survient souvent pendant les premières années de la maladie et nécessite une hospitalisation en réanimation.

DIAGNOSTIC

SIGNES CLINIQUES

La faiblesse musculaire varie pendant la journée en fonction de l'activité du muscle. Typiquement, les symptômes sont absents ou moins importants au réveil et s'aggravent au cours de la journée.

Des signes oculaires (diplopie, ptosis) sont fréquemment présents.

EXAMENS COMPLÉMENTAIRES

Les anticorps anti-RAC (anti-récepteur de l'acétylcholine) sont presque toujours élevés dans les formes généralisées, mais seulement dans 60 % des formes oculaires. Les anticorps anti-Musk sont positifs dans la moitié des myasthénies séronégatives (sans présence d'anticorps anti-RAC).

L'électromyogramme montre des anomalies spécifiques d'atteinte neuromusculaire (« décrément »).

Une TDM thoracique est réalisée à la recherche d'un thymome.

TRAITEMENT

MÉDICAMENTS

▶ Traitement anticholinestérasique

Il existe deux molécules différentes :

- **pyridostigmine** (*MESTINON*) ;
- **ambénonium** (*MYTELASE*).

Traitement à débuter de façon progressive.

▶ Traitement immunosuppresseur

Si le traitement anticholinestérasique est insuffisant :

- Corticoïdes (premier choix) : par exemple *CORTANCYL* 1 mg/kg/jour.
- Autres immunosuppresseurs : si les corticoïdes sont insuffisants ; par exemple, *ENDOXAN, IMUREL*.

▶ Immunoglobulines IV, plasmaphérèse

En cas de crise myasthénique.

TRAITEMENT CHIRURGICAL

Une thymectomie systématique est réalisée si âge < 40 ans ou en présence d'un thymome.

PRONOSTIC

La plupart des patients traités mènent une vie normale, mais il ne faut jamais oublier qu'une aggravation en forme de crise myasthénique est possible même après de nombreuses années.

Quarante pour cent des patients qui ne présentent que des signes oculaires au début de la maladie vont développer une myasthénie généralisée aux cours des 2 ans à venir. Pour les autres, une généralisation est peu probable après 4 ans d'évolution.

Pendant la grossesse, la maladie s'aggrave chez 20 % des patientes. Chez 40 %, il y a plutôt une amélioration ; 40 % ne présentent pas de modification de leurs symptômes.

FICHE INFIRMIÈRE

EXAMENS

- Les anticorps anti-RAC (anti-récepteur de l'acétylcholine) sont dosés de façon systématique.
- Les anticorps anti-Musk sont dosés si les anti-RAC sont négatifs.

SURVEILLANCE DU TRAITEMENT

EFFICACITÉ DU TRAITEMENT

Cliniquement, amélioration de la fatigabilité musculaire, des éventuels troubles de vision et de déglutition.

Pour évaluer la capacité respiratoire, on demande au patient d'inspirer profondément puis de compter le plus longtemps possible sans respirer. Le chiffre atteint servira de référence pour les contrôles ultérieurs.

EFFETS INDÉSIRABLES

Ce sont ceux du traitement anti-acétylcholinestérase : crampes abdominales, nausées, vomissements, diarrhée, hypersalivation, augmentation de la sécrétion lacrymale et bronchique, crampes,

▶

fasciculation, risque de troubles de déglutition et de respiration.

ÉDUCATION ET CONSEILS

EXPLIQUER LE TRAITEMENT

Expliquer au patient les effets indésirables du traitement qui peuvent aussi être des signes de surdosage.

Nécessité d'un suivi régulier.

EXPLIQUER LA MALADIE ET SES RISQUES

La complication la plus redoutée de la myasthénie est la crise myasthénique qui correspond à une poussée de la maladie. Elle peut être mortelle à cause de l'atteinte des muscles respiratoires et des troubles de la déglutition. Les symptômes s'installent en général en quelques jours. Il faut prévenir le patient qu'une crise myasthénique peut survenir à n'importe quel moment de la maladie, mais surtout pendant les premières années. Elle peut être reliée à une modification du traitement de fond, une prise de médicament contre-indiqué, un sepsis, un acte chirurgical, etc. Le patient doit consulter en urgence dès l'observation d'une aggravation de ses symptômes.

Un patient qui présente des troubles de déglutition est à grand risque de faire une pneumopathie d'inhalation, autre complication grave de la myasthénie. Les troubles de déglutition se voient surtout avec le liquide. Au moindre doute (par exemple, un patient qui tousse après avoir bu de l'eau), il faut interdire toutes les boissons. En cas de doute, on peut faire un test de déglutition, par exemple avec de l'eau gélifiée, pour évaluer la déglutition.

MEDICAMENTS CONTRE-INDIQUES

Donner une liste au patient avec les médicaments contre-indiqués. L'éduquer à prévenir toujours le médecin de sa maladie lors d'une consultation ou d'une prescription de médicaments.

FICHE TECHNIQUE

TEST AU GLAÇON

La faiblesse musculaire peut être réversible dans la myasthénie après application de froid sur un muscle :

- Emballer un glaçon dans un gant de toilette ou dans un torchon puis mettre le tout dans un sac en plastique.
- Appliquer le glaçon ainsi préparé sur une paupière en ptosis pendant 5 min.

Le test est positif si on constate immédiatement après un relèvement de la paupière.

FICHE TECHNIQUE

TEST AU TENSILON

Avant le test :

- Réaliser un ECG à la recherche des troubles de rythme ou de conduction.
- S'assurer que le chariot d'urgence avec masque et ballon est disponible, si jamais il faut ventiler le patient.
- Se laver les mains avant toute manipulation de matériel.
- Préparer une seringue de 10 mL avec 9 mL de sérum physiologique (NaCl 0,9 %) et une ampoule de *REVERSOL* (1 mL, 10 mg).
- Préparer une seringue avec une ampoule d'**atropine** (1 mg, ampoule de 1 mL).

Le test doit être réalisé en présence d'un médecin :

- Injecter 2 mL de la solution de *REVERSOL* en IVL (15-30 s).

- Attendre 45 s.
- Si absence d'amélioration des symptômes et bonne tolérance : injecter le reste de la dose en IVL (60 s).

L'effet sur la myasthénie doit être visible en moins d'une minute (par exemple, relèvement de paupière, disparition d'une diplopie). L'effet persistera pendant quelques minutes (mais pas plus de 5 min).

Effets indésirables : nausées, vomissements, diarrhées, crampes abdominales, crampes musculaires, hypersalivation, transpiration, hypotension, bradycardie, laryngospasme, dysphagie, augmentation de la sécrétion bronchique, bronchospasme.

L'antidote en cas de réactions graves est l'**atropine** en SC ou en IV.

Médicaments contre-indiqués ou à utiliser avec précaution dans la myasthénie

CONTRE-INDICATION ABSOLUE	A UTILISER AVEC PRÉCAUTION
En anesthésie : curares sauf l'**atracurium** (*TRACRIUM*) *Benzodiazépines* : **midazolam** (*HYPNOVEL*) *Anesthésiques généraux* : **halothane** (*FLUOTHANE*) *Myorelaxants et antispastiques* : **dantrolène** (*DANTRIUM*), **baclofène** (*LIORÉSAL*), **chlorproéthazine** (*NEURIPLÈGE*) *Antibiotiques* : aminosides, tétracyclines injectables et colistine (*COLIMYCINE*) *Sels de magnésium* : *DELBIASE, EFIMAG, IONIMAG, MAGNÉ* B6, MAG 2, etc. *Dérivés de la quinine* : **quinine** (*QUININE, QUINIMAX, HEXAQUINE, QUINIFORME*) ; *quinidine* (*CARDIOQUINE, LONGACOR, QUINIDURULE*), etc. ; **hydroquinidine** (*SÉRÉCOR*) *Médicaments sulfhydrés* : **D-pénicillamine** (*TROLOVOL*), tiopronine (*ACADIONE*)	*Benzodiazépines* : **alprazolam** (*XANAX*), **bromazépam** (*LEXOMIL*), **chlordiazépoxyde** (*LIBRAX*), **clobazam** (*URBANYL*), **clonazépam** (*RIVOTRIL*), **clorazépatedipotassique** (*TRANXÈNE*), **clotiazépam** (*VÉRATRAN*), **diazépam** (*VALIUM* et *NOVAZAM*), **estazolam** (*NUCTALON*), **loflazépate d'éthyle** (*VICTAN*), **loprazolam** (*HAVLANE*), **lorazépam** (*TÉMESTA*), **lormétazépam** (*NORDAZ, PRAXADIUM*), **oxazépam** (*SÉRESTA*), prazépam (*LYSANXIA*). *Myorelaxants* : **carisoprodol** (*FLEXARTAL*), **idrocilamide** (*SRILANE*), **méphénésine** (*DÉCONTRACTYL*), **méthocarbamol** (*LUMIRELAX*), **thiocolchicoside** (*COLTRAMYL*), **chlormézanone** (*ALINAM*) *Hypnotiques* : **zopiclone** (*IMOVANE*) et **zolpidem** (*STILNOX*) *Autres* : **oxybutynine** (*DITROPAN*), **phénytoïne** (*DILANTIN* et *DI-HYDAN*), **triméthadione**, β-*bloquants*

FICHE PHARMACOLOGIE

ANTICHOLINESTÉRASIQUES

■ Pyridostigmine bromure

MESTINON					
4 à 8 cp. en 4 à 6 prises/j (1 à 2 cp. dans l'atonie intestinale)	20 cp. 60 mg	4,52		65 %	0,23
1 à 2 cp. /j	50 cp. LP 180 mg	109,46	I	65 %	2,19

▶ ■ Ambénonium chlorure

MYTELASE					
3 à 10 cp. en 4 à 6 prises/j	50 cp. séc. 10 mg	4,87	I	65 %	0,10

■ Néostigmine

PROSTIGMINE					
2 à 5 amp. IM ou SC/j (1 à 2 mg dans l'atonie intestinale)	6 amp. 0,5 mg	2,33	I	65 %	0,39

Propriétés

Parasympathicomimétiques par inhibition de l'acétylcholinestérase.
Résorption digestive faible, métabolisme et élimination urinaire.

Indications

Myasthénie.
Atonie intestinale (syndrome d'Ogilvie).

Contre-indications

Allergie, asthme, maladie de Parkinson, obstruction mécanique des voies digestives ou urinaires.
Grossesse : innocuité non établie.

Précautions d'emploi

Éduquer le patient, lui apprendre les signes de surdosage et la conduite à tenir.

Effets indésirables

Risque de surdosage.

Signes muscariniques : crampes abdominales, nausées, vomissements, diarrhée, hypersalivation, augmentation des sécrétions lacrymales et bronchiques, myosis, bradycardie.
Signes nicotiniques : crampes, fasciculations, soubresauts musculaires, risque de troubles de déglutition et respiratoires avec apnée dans les formes sévères.

Interactions médicamenteuses

À éviter : **anticholinergiques**.
À associer avec précaution : **morphiniques** et **opiacés**.

Anticholinestérasique	Début de l'effet	Durée d'action
Pyridostigmine standard Forme LP	30 min 30 min	3 à 4 h 8 à 10 h
Ambénonium	30 min	4 à 6 h
Néostigmine	10 à 15 min	1 à 2 h

BLESSÉ MÉDULLAIRE

FICHE MALADIE

DÉFINITION

On parle de paraplégie si les membres supérieurs sont épargnés (atteinte à partir de D2) et de tétraplégie si les membres supérieurs sont déficitaires (atteinte au-dessus de D1).

À la phase initiale, le patient est en choc spinal puis, en quelques semaines, les automatismes médullaires vont se remettre en place. L'atteinte est alors dite spastique lorsque les réflexes sous-jacents à la lésion sont vifs, et flasque dans le cas contraire.

On inclut dans la paraplégie les atteintes du cône médullaire et de la queue-de-cheval.

CAUSES ET MÉCANISMES

Les étiologies sont diverses : traumatisme rachidien, myélite inflammatoire comme dans la SEP, infectieuse par spondylodiscite tumorale, vasculaire…

DIAGNOSTIC

L'examen clinique permet de définir le niveau de la lésion (dernier niveau sain) et le caractère complet ou incomplet via une classification ASIA (A : complet ; B : passages sensitifs jusqu'aux métamères sacrés ; Cet D : patients ayant une commande volontaire sous la lésion médullaire).

TRAITEMENT

On surveillera durant les premiers mois une éventuelle récupération spontanée.

L'objectif de la prise en charge est de redonner de l'autonomie au patient et de prévenir les complications secondaires.

SUR LE PLAN VÉSICO-SPHINCTÉRIEN

Il ya perte du contrôle mictionnel et, surtout, une hyperactivité vésicale pouvant créer un reflux vers les reins et, à long terme, une insuffisance rénale. Le mode mictionnel sécuritaire est l'autoou l'hétéro-sondage intermittent (selon les capacités de préhension) sous couvert d'un traitement anticholinergique pour déconnecter la vessie et prévenir le reflux : *DITROPAN, CERIS*. En cas de sondage difficile, on peut associer un alphabloquant type *OMIX, XATRAL, JOSIR* et *ZOXAN*. Certains patients pratiquent des méthodes de miction réflexe, par percussions de la vessie à travers la paroi abdominale, par exemple.

La sonde urinaire à demeure est contre-indiquée sur le long terme, sauf cas exceptionnels, car responsable de lésions urétrales, d'infections urinaires et de lithiases. On est parfois amené à proposer des techniques d'incontinentation par prothèse endo-urètrale chez l'homme ou Bricker dans les deux sexes.

POUR LES SELLES

Le problème est superposable et les soignants ou le patient réalisent une exonération digitale des selles tous les jours ou tous les 2 jours avec un lubrifiant type *KY* ou **vaseline**. Les suppositoires *d'ÉDUCTYL* peuvent déclencher le réflexe de défécation, en laissant le dispositif agir au moins 20 min.

POUR LA SPASTICITÉ ET LES SPASMES

Il ne s'agit pas de mouvements volontaires et ils sont souvent gênants pour la toilette, l'habillage et les transferts… On peut les diminuer par du *LIORÉSAL* (**baclofène**) (risque d'abaisser le seuil épileptogène) ou du *DANTRIUM* (surveillance du bilan hépatique). Les benzodiazépines comme le *VALIUM* sont parfois associées mais la somnolence est importante et on préfère quelquefois poser une pompe à baclofène directement branchée en intra-thécal.

POUR LES TROUBLES DYSAUTONOMIQUES

L'hypotension orthostatique est prévenue par des bas de contention et le port d'une gaine abdominale chez les patients ayant des abdominaux déficitaires. L'ajout de *GUTRON* (α+) est souvent très utile.

Les patients ayant un niveau lésionnel assez haut (au-dessus de D6) peuvent présenter des épisodes d'hyperréflexie autonome (HRA) se manifestant par des céphalées, une rougeur de la face et une hypertension artérielle parfois supérieure à 20 de systolique. Il faut alors rechercher rapidement une « épine irritative » comme un globe urinaire, un fécalome ou un ongle incarné.

SUR LE PLAN RESPIRATOIRE

Il existe une insuffisance respiratoire par paralysie des muscles intercostaux, une toux inefficace par paralysie des abdominaux et, parfois, une paralysie diaphragmatique nécessitant une aide à la ventilation pour les tétraplégiques ayant un niveau plus haut que C4.

La vaccination antigrippale est recommandée.

À la phase initiale, les patients tétraplégiques sont souvent trachéotomisés.

Un encombrement peut justifier des aspirations régulières.

PRÉVENTION DES ESCARRES

Utilité des matelas thérapeutiques type matelas *KINAIR* ou matelas à eau ou *CLINIPLOT*. Massages préventifs réguliers.

PRONOSTIC

L'espérance de vie des paraplégiques est conditionnée par l'atteinte rénale et celle des tétraplégiques par l'atteinte respiratoire. Grâce aux progrès des thérapeutiques actuelles, l'espérance de vie des paraplégiques se rapproche de la normale ; pour les tétraplégiques, le taux de mortalité reste plus élevé que dans la population générale. Il faut mentionner ici l'importance du taux de suicide pour les décès précoces.

FICHE INFIRMIÈRE

EXAMENS

Les patients anesthésiques aux membres inférieurs préfèrent souvent être prélevés aux pieds. Poser une perfusion au membre inférieur est en revanche déconseillé du fait du risque de thrombophlébite.

Les examens de type TDM avec injection justifient une perfusion, en tenir compte dans les apports hydriques et, au besoin, ajouter un sondage supplémentaire au décours.

Pour les rendez-vous extérieurs où le patient risque d'être longtemps sur un brancard, s'assurer de la présence de moyens de prévention des escarres et, au besoin, poser une sonde urinaire à demeure ponctuellement.

Pour les examens vésico-spinctériens, tels que le bilan urodynamique et l'urètrocystographie rétrograde, les urines doivent être stériles depuis 48 h et encore 48 h après. Un ECBU sera systématiquement réalisé au préalable et traité selon l'antibiogramme.

SURVEILLANCE DU TRAITEMENT

PRÉVENTION DES ESCARRES

L'escarre stade III doit être considérée comme une faute professionnelle. Il s'agit d'une pathologie trop fréquente chez le blessé médullaire complet. La prévention impose un contrôle cutané au moins 2 fois/j surtout dans les zones fragiles comme le sacrum et les talons (allongé), les ischions et les bords externes des pieds (assis au fauteuil) et les trochanters (décubitus latéral). Les massages, frictions et l'utilisation de matelas adaptés permettent d'éviter la survenue de rougeurs puis escarres. Il vaut mieux prévenir que guérir car la plupart des escarres sacrées, ischiatiques et trochantériennes sont chirurgicales chez le blessé médullaire (la cicatrisation est sinon de mauvaise qualité sans protection musculaire) et les escarres du bord externe du pied peuvent justifier une amputation du 5e orteil.

Les postures alternées sont utiles contre les rougeurs.

Les soins d'escarre sont souvent indolores du fait de l'atteinte médullaire. Les antalgiques sont néanmoins parfois utiles.

PRÉVENTION DES ATTITUDES VICIEUSES

L'installation au lit ou au fauteuil est importante. Mise en place de traversin anti-équin au pied du lit, parfois bottes en mousse ou attelles postérieures.

PRISE EN CHARGE VÉSICO-SPHINCTÉRIENNE ET ANO-RECTALE

Les sondages réalisés par l'infirmière (hétérosondages) sont réalisés de manière stérile. Au domicile, les patients réalisent leurs autosondages de manière propre.

La tenue du calendrier mictionnel est fondamentale (*cf.* Fiche technique, p. 1175), car elle permet au médecin d'apprécier la capacité vésicale, l'efficacité d'un traitement et de modifier la prise en charge si nécessaire.

L'évacuation des selles peut se faire sur les toilettes par *ÉDUCTYL*, exonération par le patient ou au lit par l'IDE. Les techniques réflexes (stimulation péri-anale, par exemple) suffisent parfois et permettent d'éviter un toucher rectal plus traumatique pour la muqueuse rectale.

PRISE EN CHARGE PSYCHOLOGIQUE

À la phase initiale et encore longtemps après, les patients peuvent présenter un syndrome dépressif. Cela peut se manifester par des pleurs ou des idées noires mais la survenue d'une escarre ou la difficulté à réaliser ses auto-sondages sont des signes indirects très fréquents de souffrance psychologique. La vigilance de tous les soignants et paramédicaux est fondamentale. La question du pronosticde récupération est souvent très difficile à aborder au tout début et une attitude réservée est préférable car les données scientifiques actuelles ne permettent pas de répondre de manière formelle. Ne pas tuer l'espoir.

ÉDUCATION ET CONSEILS

Le rôle de l'IDE est majeur car l'objectif n'est pas de guérir mais de rendre autonome et cela passe immanquablement par l'éducation du patient. Beaucoup d'activités de la vie quotidienne sont travaillées par les kinésithérapeutes et ergothérapeutes, puis mises en application au quotidien avec les infirmières et aides-soignants qui s'inscrivent dans cette continuité.

POUR LE PARAPLÉGIQUE

- Apprentissage de l'auto-surveillance cutanée.
- Apprentissage des auto-sondages.
- Apprentissage des exonérations.
- Aide initiale pour les transferts.
- Aide à la toilette et à l'habillage.

Un patient paraplégique séquellaire autonome hospitalisé transitoirement peut et doit réaliser seul ses soins habituels.

POUR LE TÉTRAPLÉGIQUE

La dépendance est bien plus grande. Selon ses capacités de préhension, il pourra ou non se transférer, se sonder, se laver, s'habiller et manger seul. Des aides techniques sont parfois mises en place pour l'alimentation, la sonnette ou une commande environnementale (télévision, téléphone, lumière, etc.).

FICHE TECHNIQUE

TENUE D'UN CALENDRIER MICTIONNEL

Le calendrier mictionnel est rempli par l'IDE puis par le patient, idéalement, s'il en a les capacités intellectuelles et motrices.

Chaque jour, sont reportés dans un tableau :

- horaire de chaque événement ;
- volume du sondage, de la miction volontaire (éventuellement par percussions abdominales) ou de la fuite s'il y a eu miction involontaire ;
- mesures éventuelles au ***BLADDERSCAN*** (échographie portative destinée à mesurer spécifiquement le volume urinaire intravésical) en précisant s'il s'agit d'une mesure au hasard, avant sondage, après fuite ou en contrôle post-mictionnel ;
- les mesures de vidange de poche reliée à l'étui pénien n'ont pas de valeur car résultent de plusieurs fuites dont on ne connaît ni les horaires ni les volumes.

Le patient ressent le besoin à partir de 600 mL d'urines dans la vessie ; il y a fuite par « trop-plein » à partir de 700 mL. Le volume mictionnel est le volume des urines recueillies dans la poche lors de l'auto-sondage. On ne mesure pas le résidu post-mictionnel car un sondage vide totalement la vessie.

Exemple de patient en auto-sondage

Horaire	Sensation de besoin	Fuite	Miction
8 h	Non	Non	500 mL
12 h	Non	Non	400 mL
16 h	Non	Non	300 mL
20 h	Oui	Oui	700 mL
0 h	Oui	Non	600 mL

Exemple de patient en miction réflexe

Horaire	Sensation de besoin	Fuite	Miction	Residu post-mictionnel
8 h	Oui	Oui	300 mL	50 mL
12 h	Oui	Non	400 mL	100 mL
16 h	Non	Non	100 mL	Non
21 h	Oui	Non	400 mL	50 mL
2 h	Oui	Oui	500 mL	100 mL

Ce patient ressent le besoin à partir de 300 mL ; il a parfois des fuites sur des volumes importants comme à 2 h du matin mais aussi sans qu'il n'y ait de gros volume comme à 8 h du matin. Le résidu post-mictionnel est ici mesuré par *BLADDERSCAN* après la miction par percussion abdominale. Il n'est pas indiqué de volume total des urines dans la poche reliée à l'étui pénien chez ce patient, car cela n'apporte pas d'informations sur le fonctionnement vésicosphinctérien.

TUMEURS CÉRÉBRALES

FICHE MALADIE

DÉFINITION

Classification des tumeurs cérébrales les plus importantes :

• Tumeurs neuroépithéliales : elles proviennent des cellules gliales du système nerveux central (les neurones eux-mêmes ne peuvent pas se multiplier et ne sont jamais à l'origine de tumeurs) ; exemples : astrocytome, oligodendrogliome, gliosarcome.

• Tumeurs méningées : elles ne proviennent pas du parenchyme, mais des méninges qui entourent le SNC ; exemple : méningiome.

• Lymphome cérébral primitif (LCP) : à la différence des autres tumeurs citées, il ne s'agit

- pas de tumeurs solides, mais de lymphocytes cancéreux qui infiltrent le SNC.
- Tumeurs sellaires : par exemple, adénome hypophysaire.
- Tumeurs métastatiques : les métastases représentent environ un tiers des tumeurs du SNC.
- Grade histologique selon l'OMS des tumeurs neuroépithéliales :
- Grade I : densité cellulaire augmentée ; guérison par chirurgie seule.
- Grade II : nombre de mitoses (multiplications cellulaires) augmenté.
- Grade III : prolifération endothéliale, par exemple néovascularisation.
- Grade IV : nécroses.

CAUSES ET MÉCANISMES

▶ Tumeurs neuroépithéliales

Pas de cause identifiée. Une tumeur grade II peut évoluer en grade III ou IV au cours de nombreuses années.

▶ Tumeurs méningées

Plus fréquentes chez la femme (cause hormonale) et chez les patients atteints de neurofibromatose.

▶ LCP (lymphome cérébral primitif)

Plus fréquents chez les personnes âgées ou immunodéprimées (patients VIH-positifs, patients transplantés).

▶ Tumeurs sellaires

À tout âge. Les symptômes sont dus soit à la production hormonale (par exemple, acromégalie), soit à la compression des structures adjacentes (par exemple, troubles visuelles par compression du chiasma des nerfs optiques).

▶ Tumeurs métastatiques

Les tumeurs primitives le plus souvent retrouvées sont le bronchocarcinome pulmonaire à petites cellules, le cancer du sein, le cancer de la prostate et le mélanome.

DIAGNOSTIC

SIGNES CLINIQUES

Les signes cliniques sont variables selon le siège de la tumeur : hémiparésie, aphasie, trouble de comportement, trouble d'équilibre, etc.

On trouve fréquemment des symptômes liés à l'hypertension intracrânienne : céphalées, nausées et vomissements surtout matinaux, flou visuel dû à l'œdème papillaire.

Des crises d'épilepsie sont présentes chez un tiers des patients.

EXAMENS COMPLÉMENTAIRES

L'imagerie cérébrale est primordiale (TDM avec produit de contraste, IRM).

Une biopsie stéréotaxique de la tumeur est souvent nécessaire pour déterminer sa nature exacte.

En cas de découverte de métastase sur la biopsie, il peut être nécessaire de chercher la tumeur primitive (si elle n'est pas déjà connue) : TDM thoraco-abdomino-pelvienne, mammographie, PSA (marqueur de cancer de prostate), examen dermatologique à la recherche d'un mélanome.

En revanche, des tumeurs cérébrales primitives ne donnent pratiquement jamais de métastases systémiques. Il n'est donc pas nécessaire de faire un bilan d'extension en dehors du cerveau et de la moelle.

En cas de découverte de lymphome cérébral, un test VIH (surtout si le sujet est jeune) et un examen ophtalmologique (recherche d'infiltration de l'œil) doivent être réalisés.

Une ponction lombaire peut être nécessaire à la recherche des cellules anormales ou des signes d'une infiltration des méninges par la tumeur. Avant la ponction, il faut réaliser un scanner cérébral de contrôle afin d'éliminer un effet de masse dû à la tumeur qui est une contre-indication à la ponction lombaire.

TRAITEMENT

Les tumeurs de grade I et les métastases peuvent être guéries par la chirurgie seule. Pour les autres tumeurs, chirurgie, chimiothérapie et radiothérapie sont utilisées seule ou en combinaison.

Antiépileptique si crise d'épilepsie.

L'hypertension intracrânienne peut être traitée par une corticothérapie *per os* ou IV et en traitement symptomatique antalgique (par exemple, **paracétamol**, *ACUPAN*) et antiémétique (par exemple, *PRIMPÉRAN*).

PRONOSTIC

Les lymphomes cérébraux et les tumeurs de grade I sont guérissables. Les tumeurs de grade II peuvent avoir une évolution très lente sur plusieurs années. Les tumeurs de grades III et IV sont des tumeurs très malignes avec une moyenne de survie qui varie entre quelques mois et quelques années.

Une métastase cérébrale solitaire peut être enlevée si sa localisation est accessible par la chirurgie, mais le pronostic dépend aussi de celui de la tumeur primitive sous-jacente.

FICHE INFIRMIÈRE

EXAMENS

Les traitements par chimiothérapie sont hématotoxiques et nécessitent une surveillance régulière de la formule sanguine et des plaquettes. Unesurveillancede lafonction rénaleet/ou hépatique peut également être nécessaire.

SURVEILLANCE DU TRAITEMENT

EFFICACITÉ DU TRAITEMENT

Signes cliniques

Régression ou disparition des signes d'hypertension intracrânienne (céphalées, nausées, vomissements).

Amélioration du déficit neurologique.

Signes radiologiques

Sur l'IRM ou le scanner cérébral, diminution de la masse tumorale et de l'effet de masse.

EFFETS INDÉSIRABLES

Radiothérapie :

- fatigue ;
- chute de cheveux (réversible) ;
- otite (si oreille irradiée) ;
- aggravation transitoire des troubles neurologiques.
- Chimiothérapie : variables selon la molécule utilisée. Par exemple :
- fatigue ;
- nausées, vomissements ;
- chute de cheveux ;
- aplasie médullaire avec anémie (chute des globules rouges), risque d'hémorragie (chute des plaquettes), risque d'infection (chute des globules blancs).

ÉDUCATION ET CONSEILS

EXPLIQUER LA MALADIE

La tumeur cérébrale n'est pas une maladie contagieuse ni héréditaire. Elle ne donne pratiquement jamais de métastases systémiques. Le pronostic dépend du type de la tumeur, mais il ne faut pas oublier que ce sont des statistiques fondées sur des études de milliers de patients qui n'ont qu'une valeur limitée pour un individu.

EXPLIQUER LE TRAITEMENT

La chirurgie, la radiothérapie et la chimiothérapie peuvent avoir des effets indésirables importants (par exemple, aggravation du déficit neurologique après la chirurgie, fatigue, nausées et vomissement pendant la radiothérapie, chute de cheveux ou aplasie médullaire dues à la chimiothérapie). Même pour les tumeurs incurables, le patient peut toujours bénéficier d'un traitement pour améliorer la qualité de vie et le temps de survie.

FICHE TECHNIQUE

INDICE DE KARNOFSKY

Cette échelle a été développée pour évaluer l'autonomie des patients atteints de tumeurs. Elle a aussi une valeur pronostique, un chiffre élevé étant en général associé à un meilleur pronostic et pouvant justifier un traitement plus agressif.

- 100 : Normal.
- 90 : Symptômes mineurs, n'empêchant pas le patient de mener une vie normale.
- 80 : Le patient peut mener une vie normale avec effort.
- 70 : Le patient ne peut plus mener sa vie antérieure comme avant, mais il n'a pas besoin d'aide.
- 60 : Autonome. A occasionnellement besoin d'aide.
- 50 : A souvent besoin d'aide.
- 40 : Grabataire.
- 30 : Très handicapé. Hospitalisation indiquée.
- 20 : Très malade. Hospitalisé.
- 10 : Processus fatal, s'aggravant rapidement.

CRAMPES

FICHE MALADIE

DÉFINITION

Une crampe est une contraction musculaire douloureuse, visible ou palpable, qui peut survenir spontanément ou après un effort musculaire.

Elle peut être précédée ou accompagnée par des fasciculations : ce sont des contractions musculaires visibles sous la peau n'entraînant pas de mouvement.

Les crampes disparaissent spontanément au bout de quelques secondes à quelques minutes.

CAUSES ET MÉCANISMES

Des crampes peuvent être d'origine organique ou fonctionnelle.

Dans le premier groupe, on retrouve des maladies du système moteur avec des atteintes au niveau des muscles (myopathies), au niveau des nerfs moteurs (par exemple, dans le cadre d'une polyneuropathie) ou de la corne antérieur de la moelle (par exemple, dans la sclérose amyotrophique latérale).

Les crampes d'origine fonctionnelle sont dues à un problème métabolique ou ionique qui empêche le bon fonctionnement des muscles.

Différentes pathologies peuvent en être à l'origine, par exemple l'insuffisance hépatique, l'insuffisance rénale, l'hyperthyroïdie ou l'artériosclérose (à cause de la mauvaise irrigation du muscle). Des efforts physiques, une déshydratation ou un manque de sommeil peuvent également prédisposer aux crampes.

L'alcool ainsi que de nombreux médicaments, notamment certains β-bloquants, les antagonistes calciques, les diurétiques et les hypolipémiants peuvent déclencher des crampes.

DIAGNOSTIC

- Bilan sanguin : ionogramme (avec magnésiémie et glycémie), créatinine, transaminases, CPK, TSH, T4.
- EMG en cas de suspicion de pathologie musculaire ou neuromusculaire.

TRAITEMENT

Pendant la crampe, l'étirement passif du muscle soulage en général le patient.

Le magnésium (*MAGNÉ B6*) peut être efficace en traitement préventif.

L'hexaquine (quinine) peut être proposée.

PRONOSTIC

Le pronostic dépend de l'étiologie des crampes, notamment de l'existenced'une maladie sous-jacente. La crampe en elle-même est douloureuse, mais pas dangereuse.

FICHE INFIRMIÈRE

SURVEILLANCE DU TRAITEMENT

SOINS – TRAITEMENT

MAGNÉ B6 : 6 à 8 cp./j en 2 à 3 prises.

EFFETS INDÉSIRABLES

Le *MAGNÉ B6* peut entraîner une diarrhée, des douleurs abdominales, des réactions cutanées et des réactions allergiques. En cas de surdosage (par exemple, à cause d'une insuffisance rénale), l'intoxication en magnésium peut entraîner des troubles de la vigilance et un arrêt cardiorespiratoire.

Une insuffisance rénale modérée doit être surveillée régulièrement. Une insuffisance rénale sévère est une contre-indication au traitement.

ÉDUCATION ET CONSEILS

Des crampes survenant à l'effort peuvent être évitées par un échauffement des muscles avant l'effort et une bonne hydratation.

> Les crampes sont un phénomène fréquent et non dangereux, mais elles peuvent parfois traduire une pathologie sous-jacente grave.

FICHE PHARMACOLOGIE

QUININE (DÉRIVÉ)

■ Quinine + thiamine + goménol

HEXAQUINE				
2 à 6 cp./j en 3-4 prises	18 cp. (quinine 120 mg, thiamine 32 mg)		I	NR

Propriétés

La **quinine** a une action curarisante et antitétanique modérée sur le muscle strié. Son action sur le muscle cardiaque aux doses préconisées est sans conséquence. Elle peut antagoniser la phytostigmine et aggraver un bloc neuromusculaire.

Absorption rapide, 70 % de liaison aux protéines plasmatiques, élimination urinaire, disparition quasi complète de la **quinine** 24 h après arrêt du traitement.

Indications

Proposée dans les crampes musculaires.

Contre-indications

Myasthénie, maladie de Stokes-Adams, fibrillation atriale, traitement concomitant par **quinidine**.

Précautions d'emploi

Grossesse : quelques cas d'anomalies oculaires ou d'atteintes auditives ont été signalés lors de la prise de fortes doses de **quinine** durant la grossesse. Cependant peu de risques aux doses préconisées.

Allaitement : possible.

Effets indésirables

Possibilité de bourdonnements d'oreille et de manifestations cutanées à fortes doses.

Interactions médicamenteuses

Quinidine : association contre-indiquée.

PRISE EN CHARGE DU MALADE GRABATAIRE

FICHE MALADIE

DÉFINITION

L'état grabataire est défini par la perte d'autonomie et la limitation de déplacement entre le lit et le fauteuil.

CAUSES ET MÉCANISMES

Il s'agit le plus souvent de sujets âgés, mais certaines pathologies neurologiques peuvent conduire précocement à ce même degré de dépendance : la sclérose en plaques, la sclérose latérale amyotrophique, la tétraplégie, autres maladies neurodégénératives, etc.

TRAITEMENT

Les prises en charge médicale et paramédicale sont étroitement liées pour prévenir les complications de décubitus, les syndromes dépressifs et les infections qui viennent s'ajouter chez un patient déjà fragile.

PRÉVENTION DE LA PHLÉBITE

Injections d'héparines de bas poids moléculaire préventives et mise en place de bas de contention.

PRÉVENTION DES ESCARRES

Mise en place d'un matelas préventif type *CLINIPLOT,* ou thérapeutique type matelas à eau, matelas à air ou matelas fluidisé. Éviter toutes sources de macération en luttant contre l'incontinence urinaire.

PRÉVENTION DE LA DÉSHYDRATATION

Apports hydriques répétés au cours de la journée. La mise en place d'une perfusion SC la nuit est souvent incontournable durant les périodes de canicule.

PRÉVENTION DE LA DÉNUTRITION

Assurer une alimentation suffisante et enrichie si besoin, en surveillant étroitement le poids et l'albumine. En cas de dénutrition massive ou de troubles de la déglutition, on peut proposer une sonde naso-gastrique temporaire, voire une gastrostomie plus définitive.

PRISE EN CHARGE VÉSICO-SPHINCTÉRIENNE

La rétention d'urines et la constipation sont fréquentes chez les patients dépendants, surtout s'il existe des troubles neurologiques sous-jacents.

- Pour les selles, on pourra donner des laxatifs doux type *FORLAX, DUPHALAC* ou *LANSOYL,* sur prescription médicale. En présence d'un retard de selles de plusieurs jours ou d'un fécalome, on pourra réaliser un lavement évacuateur type *NORMACOL* ou une évacuation manuelle des selles. Il existe aussi des diarrhées par hypersécrétion en amont d'un fécalome, dites « fausses diarrhées », à ne pas méconnaître.
- Pour les urines, les patients peuvent être en rétention d'urines ou globe urinaire. Cette situation est fréquente surtout chez les hommes ayant une hypertrophie prostatique, ou lors de prise de médicaments anticholinergiques comme certains antidépresseurs, les morphiniques, etc. D'autres patients sont incontinents.

PRISE EN CHARGE PSYCHOLOGIQUE

Les antidépresseurs sont souvent nécessaires, en complément d'une prise en charge par un psychologue.

PRONOSTIC

L'objectif est de maintenir le patient dans un état nutritionnel, psychologique et cutané correct, afin de prévenir les complications infectieuses et thromboemboliques auxquelles le patient est exposé et qui pourraient mettre en jeu son pronostic vital.

FICHE INFIRMIÈRE

EXAMENS

- S'assurer que le mode de transport vers la radiologie ou une consultation spécialisée est adapté. Une escarre peut très vite survenir lors de l'attente sur un brancard, y préférer le lit du patient avec matelas à eau par exemple.
- Veiller à ce que la nutrition entérale soit arrêtée car la position semi-assise ne sera probablement pas respectée.

SURVEILLANCE DU TRAITEMENT

PHLÉBITE

On a souvent recours aux **héparines de bas poids moléculaire**. Les bas ou bandes de contention sont souvent associés mais il faut savoir qu'un bas mal adapté fait garrot et génère une stase veineuse et un risque de phlébite majeur. Le massage périodique des jambes lors des soins de nursing fait partie intégrante de la prévention.

La constatation d'une jambe augmentée de volume ou douloureuse doit systématiquement être signalée au médecin. En attendant la conclusion médicale, le patient doit rester allongé.

ESCARRE

- Massage et friction des points d'appui pluriquotidiens. Les zones « à risque » sont le sacrum, les talons et l'occiput en position allongée, les ischions au fauteuil ; penser aux points d'appui plus inhabituels en cas de position vicieuse : face externe de jambe contre les barrières du lit, face interne des genoux chez les patients spastiques, etc.
- Alterner les positions comme le décubitus latéral droit et gauche ou quelques heures au fauteuil si possible.
- Prévenir les éléments d'aggravation comme la macération en assurant des changes réguliers, tout particulièrement chez ces patients « à risque ».
- Le choix du matelas sera discuté avec l'équipe médicale.
- Les suppléments nutritionnels sont souvent associés.

DÉSHYDRATATION

Pour assurer une hydratation correcte, il faut souvent proposer des apports hydriques répétés au cours de la journée. Une feuille de surveillance des apports hydriques peut être mise en place.

La vigilance s'impose pour les patients présentant des fausses routes, surtout aux liquides. Privilégier une bonne installation de la tête et du tronc. Boire sous surveillance d'un soignant et interrompre immédiatement en cas de fausse route. Un système d'aspiration doit être fonctionnel à proximité.

Si les apports *per os* sont insuffisants, les perfusions SC sont utiles. Cette voie permet une hydratation par glucosé ou sérum physiologique. On a l'habitude de passer les apports sur la nuit.

On peut également proposer une hydratation par une gastrostomie.

Si le patient demande à boire de manière itérative, le signaler au médecin qui prescrira un ionogramme sanguin à la recherche d'un déséquilibre de la natrémie, de la glycémie ou de la calcémie.

Le poids du patient est aussi un reflet de son hydratation.

DÉNUTRITION

Il existe fréquemment une dénutrition associée d'origine multifactorielle : perte d'appétit par syndrome dépressif et par refus de l'alimentation d'institution, fatigue pour s'alimenter seul, troubles de déglutition, difficulté pour exprimer ses besoins, perte de calories par une escarre ou une infection intercurrente.

- Fragmenter les apports en proposant, en accord avec le médecin et la diététicienne, des collations, des goûters et des suppléments nutritionnels.
- Proposer une alimentation de consistance adaptée si absence de dents ou troubles de la déglutition.

• Si nécessaire, une sonde naso-gastrique peut être mise en place pour éviter les fausses routes ou pour augmenter temporairement les apports caloriques. Les substituts de repas sont nombreux et leur composition est plus ou moins riche en glucides, lipides, protides, vitamines ou fibres. Le médecin et la diététicienne définissent en collaboration le type, la quantité et le débit délivrés sur la journée. Il s'agit d'une prescription médicale. L'utilisation de nutri-pompe est recommandée. Le patient doit être en position demi-assise tant que dure l'alimentation. La sonde naso-gastrique est mise en place pour une durée maximale de 1 mois ; au-delà, il faut envisager la pose d'une gastrostomie.
• Le poids du patient sera surveillé de manière rapprochée : pesée via le lève-malade au plus simple.
• Les dosages biologiques de l'albumine et de la préalbumine sont des indicateurs intéressants, surtout chez certains patients obèses mais dénutris.

PRISE EN CHARGE VÉSICO-SPHINCTÉRIENNE

La surveillance écrite des selles et des mictions (voire de couches mouillées) est le support de la prise en charge. Savoir que le transit d'un patient grabataire est souvent d'une selle tous les 2 ou 3 jours.

Le diagnostic de globe vésical est soupçonné devant l'absence de miction depuis plusieurs heures, des douleurs abdominales, voire un tableau confusionnel. La palpation de l'abdomen est parfois évidente, mais on peut avoir recours au *BLADDERSCAN,* dispositif d'échographie portatif qui renseigne sur le volume d'urines contenues dans la vessie. Un hétéro-sondage est alors réalisé de manière stérile. Si le volume vésical excède 500 cc, on clampera la sonde urinaire afin d'éviter un malaise vagal.

Si le patient présente une incontinence urinaire, il existe un risque de macération notable. S'assurer en premier lieu qu'il ne s'agit pas de mictions par regorgement sur un globe vésical. L'incontinence urinaire de l'homme peut être contournée par le port d'un étui pénien relié à une poche pour recueil d'urines vidangeable. Chez la femme, se discute la pose d'une sonde urinaire à demeure.

PRISE EN CHARGE PSYCHOLOGIQUE

La prise en charge psychologique est le travail de toute une équipe. La proximité patientinfirmières fait de celles-ci les acteurs principaux.

ÉDUCATION ET CONSEILS

Le patient est informé de la justification des différentes prises en charge.

L'entourage peut participer aux soins infirmiers sous surveillance de l'IDE ; cela peut constituer des moments privilégiés entre le patient et sa famille. Cette collaboration est proposée mais jamais imposée si ni le patient, ni les proches ne le désirent.

FICHE TECHNIQUE

INSTALLATION DU PATIENT DANS UNE BONNE POSITION

La bonne installation du patient a un rôle antalgique, préventif des escarres et des attitudes vicieuses, et contribue à assurer sa sécurité. Il n'existe pas une seule bonne installation pour un patient donné ; au contraire, il faut alterner ces positions au cours de la journée en tenant compte des mesures suivantes :
• L'infirmière prend connaissance des indications et contre-indications à la mobilisation (par exemple, repos strict au lit à la phase précoce d'une thrombophlébite).
• Elle fait la liste des lésions cutanées existantes et de leur topographie.
• Oreillers, traversins, potence, barrières de lit, cals en mousse, cerceaux seront utilisés au cas par cas.

▶

▶ **Décubitus dorsal**

À éviter chez l'insuffisant cardiaque, respiratoire et les patients dans le coma n'ayant plus de réflexe de déglutition.

• Patient allongé sur le dos, on place un oreiller plat sous la tête.

• Un traversin au pied du lit avec des cals en mousse et, parfois, un arceau sert à mettre les pieds à 90° dans l'axe des membres inférieurs pour éviter les rétractions en équin (pied tombant) ou en varus (vers l'intérieur).

• Chez le patient hémiplégique, on place un oreiller sous l'épaule pour prévenir l'algodystrophie (douleur et raideur de l'épaule) ; le membre supérieur est discrètement surélevé pour diminuer l'œdème.

• Chez le patient porteur d'une prothèse de hanche récente, on installe un coussin entre les cuisses pour prévenir les luxations en maintenant une abduction d'environ 20°.

Décubitus latéral

Le décubitus latéral strict est déconseillé car inconfortable et source d'escarres trochantériennes. On propose souvent un décubitus semi-latéral avec appui fessier.

• On peut placer un traversin derrière le dos et en avant pour maintenir le tronc. Étendre la jambe reposant sur le plan du lit et plier l'autre à 90° si possible, reposant sur un oreiller pour éviter l'adduction de hanche. Le bras est souvent plié à 90° lui aussi.

• Chez le patient hémiplégique, on installe le patient préférentiellement du côté non atteint. Le bras est placé de manière à ne pas entraîner de traction sur les ligaments ni sur les muscles de l'épaule pour prévenir l'algodystrophie ; il est légèrement surélevé par des coussins pour éviter l'œdème.

PARTIE 11

OPHTALMOLOGIE

PRATIQUE INFIRMIÈRE AVANT ET APRÈS UNE INTERVENTION EN OPHTALMOLOGIE

FICHE MALADIE

Par soucis de simplicité sont exposés dans ce chapitre les points communs concernant la pratique infirmière dans le cas de l'admission d'un patient qui va subir une intervention en ophtalmologie.

Il peut s'agir, le plus souvent, d'une opération :
- de la cataracte ;
- d'un décollement de la rétine ;
- d'un strabisme ;
- d'une plaie perforante du globe oculaire.

FICHE INFIRMIÈRE

EXAMENS, SOINS, SURVEILLANCE

À L'ARRIVÉE DU PATIENT

- La veille ou le matin de l'intervention, accueillir le patient et s'assurer de sa propreté.
- Vérifier que le patient n'a ni œil rouge, ni rhinite, ni angine, ni toux qui ferait reporter l'intervention.
- Noter tous les traitements généraux dans le dossier infirmier.
- Continuer les collyres en cours (antiseptique en préopératoire).
- Apporter au patient toutes les explications nécessaires sur son intervention.
- Vérifier que les dossiers d'anesthésie (consultation avec l'anesthésiste et bilan biologique) et d'ophtalmologie sont complets (en particulier, pour une cataracte, que le calcul d'implant a été fait).
- S'assurer que le patient est à jeun pour l'intervention.
- S'assurer qu'il a bien fait une toilette complète (douche + shampoing à la *BÉTADINE*), lui demander de retirer appareil dentaire, bijoux et vernis à ongles, et de se vêtir avec la tenue de bloc.

AVANT DE PARTIR AU BLOC OPÉRATOIRE

- Donner la prémédication : par exemple, *ATARAX*, 1 cp. 1 h avant le bloc.
- Dilater si besoin la pupille de l'œil à opérer (selon l'intervention) :
  – Exemple de protocole de dilatation : *MYDRIATICUM* + *NÉOSYNÉPHRINE* 10 % + *ATROPINE* 1 %, 1 gtte de chaque produit à – 120, – 90, – 60, – 30 min et au moment de descendre au bloc.
  – Autre protocole : *MYDRIASERT*, insert contenant ces mêmes produits dilatateurs pupillaires que l'on pose dans le cul-de-sac conjonctival inférieur 2 h avant le départ au bloc. L'insert libère les produits progressivement.
- Poser une voie veineuse chez les patients diabétiques ou en cas de perfusion d'un traitement avant le bloc ; sinon, la voie d'abord veineuse sera posée au bloc.
- Dans certains cas particuliers, on est amené à administrer au patient un traitement pré-ou peropératoire préventif d'une infection. Par exemple :
  – bolus d'antibiotiques IV : *CIFLOX* 200 mg + *PIPÉRILLINE* 4 g à passer en 20 min, 1 h avant le bloc ;
  – prophylaxie antivirale : *ZOVIRAX* la veille, le jour et le lendemain de l'intervention.
- Répondre aux questions du patient anxieux ; le rassurer.

JUSTE AVANT LE DÉPART AU BLOC

- Vérifier que la pupille de l'œil à opérer est bien dilatée.
- Rassurer le patient.

▶

AU RETOUR DU BLOC OPÉRATOIRE, SURVEILLANCE DU PATIENT

Le patient remonte avec un pansement et une coque sur l'œil opéré qu'il doit garder jusqu'au 1er pansement le lendemain matin. Par la suite, le pansement sera retiré. En revanche, la coque devra être portée la nuit pendant 1 semaine.

• Surveiller la perfusion, surveiller le pansement et la coque oculaire.

• Surveiller les constantes : pouls, pression artérielle, température.

• Surveiller la douleur : administrer les antalgiques si besoin (selon prescription).

> Si les douleurs sont importantes, en particulier si elles s'accompagnent de nausées et de vomissements, il faut suspecter une poussée d'hypertonie oculaire postopératoire : appeler le médecin ophtalmologiste qui examinera le patient et contrôlera la tension intraoculaire.

• Administrer les traitements éventuellement prescrits : antalgiques, hypotonisants oculaires (*DIAMOX*), antibiotiques, corticoïdes.

• Accompagner le lever du patient.

AVANT LA SORTIE DU PATIENT

Le patient sort le soir même de l'intervention ou le lendemain ; s'il sort le jour même, il reviendra le lendemain voir le chirurgien pour le 1er pansement. S'il sort le lendemain, le 1er pansement sera réalisé avant sa sortie.

• L'infirmière assiste le chirurgien pour le 1er pansement, s'il est réalisé avant la sortie du patient.

• Si tout va bien, le pansement est retiré et remplacé par une coque oculaire pour la nuit pendant 1 semaine.

• L'infirmière remet au patient tous les documents nécessaires :
  – ordonnance de sortie : collyres antibiotiques, anti-inflammatoires, dilatateurs et autres traitements ;
  – feuille de sortie signée par le médecin ;
  – compte rendu d'hospitalisation, compte rendu opératoire ;
  – rendez-vous de consultation postopératoire : à J1 (ambulatoire), à 7 jours et à 1 mois ;
  – arrêt de travail éventuel ;
  – bon de transport, si besoin.

ÉDUCATION ET CONSEILS

L'infirmière explique au patient :

• qu'il faut garder la coque la nuit pendant 1 semaine ;

• qu'il faut mettre régulièrement les collyres prescrits pendant 1 mois ;

• que les contrôles ophtalmologiques postopératoires sont prévus à J1, 1 semaine et 1 mois ;

• qu'il faut éviter de faire des efforts violents, de recevoir des chocs sur l'œil opéré ;

• qu'il faut éviter de mettre de l'eau, du savon, du shampoing au contact avec l'œil opéré pendant 8 jours ;

• qu'il faut attendre 1 mois pour que l'ophtalmologiste ajuste la puissance du verre correcteur, donc qu'il ne faut pas conduire avant 1 mois. De même, il est déconseillé de conduire, d'utiliser des machines ou des instruments dangereux, jusqu'à l'obtention des nouvelles lunettes ;

• qu'en cas de suture cornéenne, les fils seront retirés au second mois postopératoire, en fonction de l'astigmatisme ;

• et, surtout, que douleur, rougeur, baisse visuelle sont des signes d'alarme (*cf.* encadré, ci-dessous).

> L'infirmière doit expliquer au patient opéré que *douleur, rougeur* et/ou *baisse visuelle* sont des signes d'alarme qui doivent conduire le patient à consulter sans tarder.

Ils peuvent être les témoins d'une infection (endophtalmie) dont le pronostic est fonction de la précocité du traitement.

Bien insister sur le fait que *douleur, rougeur, baisse de l'acuité visuelle* sont des signes d'alarme qui doivent conduire le patient à consulter sans tarder. Ils peuvent être les témoins d'une infection (endophtalmie) dont le pronostic est fonction de la précocité du traitement.

Il faudra prévoir une correction optique lorsque la cornée aura cicatrisé (3 semaines pour une phakoémulsification, 3 mois pour une extraction extracapsulaire manuelle). En cas de suture cornéenne, les fils seront retirés au second mois postopératoire, en fonction de l'astigmatisme.

FICHE TECHNIQUE

PROTOCOLES DE DILATATION PUPILLAIRE

Exemple 1

MYDRIATICUM + NÉOSYNÉPHRINE + ATROPINE 1 % + *INDOCOLLYRE* : ajouter une goutte de chaque produit à – 120, – 90, – 60, – 30 min et au moment du départ du patient au bloc opératoire.

Exemple 2

MYDRIASERT : insert contenant ces mêmes produits dilatateurs pupillaires à mettre dans le cul-de-sac conjonctival inférieur 2 h avant le départ au bloc. L'insert libère les produits progressivement.

FICHE PHARMACOLOGIE

COLLYRES ANTI-INFLAMMATOIRES NON STÉROÏDIENS (AINS)

■ Indométacine

INDOCOLLYRE					
1 gtte x 4 à 6/j Inhibition du myosis peropératoire : 4 gttes la veille, puis 4 gttes dans les 3 h précédant l'intervention	5 mL (fl.) 20 unidoses 0,35 mL	3,06 2,96	I I	65 % 65 %	0,61 0,15

■ Flurbiprofène

OCUFEN					
1 gtte x 6/j	20 unidoses 0,4 mL (0,12 mg)	2,81	II	65 %	0,14
Inhibition du myosis peropératoire : 1 gtte toutes les 30 min, 2 h avant l'intervention	50 unidoses 0,4 mL (0,12 mg)	6,25	II	65 %	0,12

■ Diclofénac

VOLTARENOPHTA					
1 gtte x 3 à 4/j Inhibition du myosis peropératoire et prévention des manifestations inflammatoires : – jusqu'à 1 gtte x 5 dans les 3 h précédentes – jusqu'à 1 gtte x 3 dès la fin de l'intervention – puis 1 gtte x 3 à 5/j Traitement des manifestations douloureuses oculaires postopératoires : – 2 gttes dans l'heure précédant l'opération – 2 gttes dans l'heure suivant l'opération – puis 4 gttes dans les 24 h suivant l'opération	20 unidoses 0,1 % (0,3 mL)		II	NR	

■ Kétorolac

ACULAR					
1 à 2 gttes x 3 à 4/j	5 mL 0,5 % (fl.)	2,60	I	65 %	0,52

■ Bromfénac

YELLOX					
1 gtte x 2/j	5 mL (fl.)	3,57	I	65 %	0,71

Propriétés

Anti-inflammatoires non stéroïdiens, inhibant la production des prostaglandines de l'œil, utilisés pour réduire ainsi l'inflammation postopératoire.

Indications

Prévention de l'inflammation postopératoire, après intervention sur le segment antérieur (cataracte, trabéculectomie) ; prévention de l'œdème maculaire cystoïde survenant après extraction de cataracte.

Inhibition du myosis peropératoire.

Contre-indications

Hypersensibilité à l'un des composants ; kératites herpétiques.

Grossesse : aucun effet malformatif n'a été signalé.

Contre-indication à partir du 6e mois : au cours du 3e trimestre, les **AINS** exposent le fœtus à une hypertension artérielle pulmonaire par fermeture prématurée du canal artériel et en fin de grossesse à un allongement du temps de saignement.

Allaitement : innocuité non démontrée.

Lentilles de contact : à éviter en raison du risque d'adsorption du chlorure de benzalkonium sur la lentille.

Précautions d'emploi

Utiliser avec prudence en cas d'allergie à l'aspirine ou aux **AINS**.

Effets indésirables

Brûlures et rougeurs oculaires.

CHALAZION

FICHE MALADIE

DÉFINITION

Le chalazion est un granulome inflammatoire dû à la rétention des glandes de Meibomius situées dans l'épaisseur de la paupière. Il se présente comme une tuméfaction palpébrale inflammatoire disgracieuse et susceptible de surinfection.

CAUSES ET MÉCANISMES

Les glandes de Meibomius situées dans l'épaisseur de la paupière sécrètent en permanence le meibum. Normalement, ce meibum est fluide comme de l'huile. Dans certaines circonstances, ce meibum s'épaissit, ce qui l'empêche d'être excrété de la glande. La glande remplie de meibum épaissi augmente de volume : c'est le chalazion.

TRAITEMENT

TRAITEMENT MÉDICAL LOCAL

On essaie d'abord un traitement médical local :

- massages, après avoir réchauffé la paupière à l'aide d'une compresse d'eau tiède, visant à ramollir et à évacuer le meibum ;
- application d'une pommade antibiotique-corticoïde (par exemple, *STERDEX, CIDERMEX*).

EN CAS D'ÉCHEC : EXÉRÈSE CHIRURGICALE

Après avoir vérifié le bilan d'hémostase, l'exérèse peut se faire dans la salle de petite chirurgie. Après avoir anesthésié la paupière, on la retourne pour exposer sa face profonde, puis on effectue une petite incision au bistouri jusqu'au tarse en regard du chalazion, et on évacue à la curette son contenu.

PRONOSTIC

Plus on traite tôt médicalement et plus les chances de guérison sans avoir recours à la chirurgie sont importantes.

FICHE INFIRMIÈRE

ÉDUCATION ET CONSEILS

Il est important de conseiller à un patient qui présente un chalazion de débuter le traitement sans attendre pour faciliter la guérison.

Si on attend trop longtemps, il apparaît une coque fibreuse qui disparaît plus difficilement.

FICHE PHARMACOLOGIE

POMMADES CORTICOÏDES À USAGE OPHTALMOLOGIQUE

■ **Dexaméthasone + oxytétracycline**

STERDEX					
1 à 3 appl./j	12 unidoses 1,6 mg	2,00	I	30 %	0,17

■ **Dexaméthasone + néomycine + polymyxine B**

MAXIDROL					
1 à 2 appl./j	3,5 g (tube)	1,44	I	30 %	0,41

■ **Dexaméthasone + framycétine**

FRAKIDEX					
1 à 3 appl./j	5 g (tube)	1,35	I	30 %	0,27

Propriétés

Action anti-inflammatoire sur le segment antérieur de l'œil et ses annexes.

Indications

Blépharites, chalazions, orgelets.

Contre-indications

Formelles :
- ulcère cornéen (risque de perforation) ;
- infection oculaire d'origine virale (en particulier herpès cornéen ou zona ophtalmique : aggravation de l'infection).

Hypersensibilité à l'un des composants.
Grossesse : pas d'étude contrôlée chez la femme enceinte.
Allaitement : passage systémique présent, possibilité de passage dans le lait maternel.

Précautions d'emploi

Examen au biomicroscope préalable afin d'éliminer une contre-indication au traitement.
Surveillance de la pression intraoculaire (risque d'augmentation) et du cristallin (produit cataractogène) en cas de traitement prolongé.

Effets indésirables

Retard de cicatrisation des plaies cornéennes et sclérales.
Aggravation des infections oculaires d'origine virale (herpès, zona).
Hypertonie oculaire : risque de glaucome cortisonique.
Risque de cataracte cortisonique (sous-capsulaire postérieure) lors des traitements prolongés.

CONJONCTIVITES

FICHE MALADIE

DÉFINITION

Une conjonctivite est une inflammation de la muqueuse conjonctivale qui tapisse la face postérieure des paupières et la face antérieure de la sclère.

On distingue trois grands types de conjonctivites : les conjonctivites infectieuses bactériennes ou virales, les conjonctivites allergiques et les conjonctivites par sécheresse oculaire.

DIAGNOSTIC

SIGNES CLINIQUES COMMUNS

Picotements, sensation de sable dans l'œil, hyperhémie de la conjonctive, hypersécrétion claire ou purulente avec agglutination des cils ; la cornée est intacte.

CONJONCTIVITES INFECTIEUSES

▶ Conjonctivites bactériennes

Conjonctivites à germes banals

Elles sont souvent bilatérales, les sécrétions sont purulentes et les yeux très collés. Les principaux germes en cause sont les staphylocoques, les streptocoques, les entérobactéries, le pyocyanique et l'*Haemophilus*.

Traitement :

- Nettoyage des sécrétions : *DACRYOSÉRUM* ou sérum physiologique en *unidoses* à l'aide d'un coton à démaquiller.
- Collyre ou pommade antibiotique : par exemple, *RIFAMYCINE* collyre 6 fois/j et *RIFAMYCINE* pommade au coucher pour une durée totale de 10 jours.

Conjonctivites à Chlamydiae

Les *Chlamydiae* sont responsables du trachome, à l'état endémique en Afrique du Nord, en Asie ; elles sont plus fréquemment en France les agents des conjonctivites à inclusions.

Traitement : il repose sur les tétracyclines : par exemple, *POSICYCLINE* collyre.

▶ Conjonctivites virales

Adénovirus

Ils entraînent des kératoconjonctivites épidémiques extrêmement contagieuses, en général bénignes, mais pouvant laisser des séquelles cornéennes. Leur transmission se fait par les mains et les instruments ophtalmologiques. La rougeur est généralement unilatérale, très importante avec photophobie et larmoiement majeur.

Traitement :

- Nettoyage des sécrétions : *DACRYOSÉRUM* ou sérum physiologique en *unidoses* sur un coton à démaquiller.
- *RIFAMYCINE* collyre, voire coüyres corticoïdes à la phase tardive pour diminuer les signes inflammatoires.

Herpès

Il provoque des kératoconjonctivites.

Traitement : *ZOVIRAX* pommade.

▶ À part : les conjonctivites du nouveau-né et du nourrisson

La conjonctivite du 3e jour après la naissance évoque le gonocoque ; à partir du 5e jour, il s'agit plus souvent d'une conjonctivite à inclusions.

Chez le nourrisson, il faut penser à une imperforation des voies lacrymales.

CONJONCTIVITES ALLERGIQUES

Très fréquentes, elles surviennent sur un terrain allergique (asthme, rhume des foins, urticaire, eczéma), récidivent le plus souvent au printemps (pollens). Elles s'accompagnent de follicules conjonctivaux.

Elles nécessitent une éviction de l'allergène s'il est identifié, avec éventuellement désensibilisation générale.

▶ Traitement

- Localement, collyres antiallergiques (par exemple : *LÉVOPHTA + CROMOPTIC*) corticothérapie locale d'appoint (par exemple, *BACICOLINE*).
- Voire traitement antiallergique par voie générale (par exemple, *ZYRTEC*).

CONJONCTIVITES PAR SÉCHERESSE OCULAIRE

Ce sont des conjonctivites chroniques bilatérales. Le diagnostic est fait par le test de Schirmer. Le traitement consiste à administrer des larmes artificielles (par exemple, *ARTELAC*) et des agents mouillants à haute viscosité (par exemple, *CELLUVISC* unidoses).

FICHE INFIRMIÈRE

ÉDUCATION ET CONSEILS

Devant toute conjonctivite infectieuse, des mesures d'hygiène sont essentielles pour éviter la contamination : *cf.* Fiche technique, ci-dessous.

FICHE TECHNIQUE

MESURES ET CONSEILS D'HYGIÈNE DEVANT UNE CONJONCTIVITE INFECTIEUSE

Conseils concernant le personnel soignant

- Se laver les mains et désinfecter le matériel après chaque patient.
- Mettre des gants pour l'examen de tout patient suspect de conjonctivite infectieuse et utiliser des collyres unidoses pour la poursuite de l'examen.

Conseils concernant le malade

Expliquer au patient que la conjonctivite infectieuse est *très contagieuse,* et qu'il doit appliquer des mesures d'hygiène stricte pour éviter de la transmettre à son entourage :

- Éviter de toucher ou gratter ses yeux.
- Se laver souvent les mains, en particulier après tout contact avec les yeux (avant et après avoir mis les collyres).
- Affaires de toilette et linge de maison demeurent *personnels* (savon, serviettes, mouchoirs, draps).
- Consultation des proches en cas d'apparition de symptômes similaires.
- Arrêt de travail à discuter dans certains métiers (enseignants, personnel médical et paramédical).
- Interdiction de tout port de lentille de contact pendant toute la durée de l'infection.
- Ne pas interrompre prématurément le traitement ou diminuer la posologie : mettre des gouttes au moins 6-8 fois/j pendant 48 h, puis 4 fois/j pendant suffisamment longtemps (+++, total de 2 semaines) ; spontanément les patients ont tendance à arrêter leur traitement dès l'amélioration des symptômes.

FICHE PHARMACOLOGIE

ANTIBIOTIQUES LOCAUX – COLLYRES

Fluoroquinolones

■ Norfloxacine

CHIBROXINE					
1 à 2 gttes x 4/j 1er jour : 1 à 2 gttes toutes les 2 h pdt la journée	5 mL (fl.)	2,83	I	65 %	0,57

■ Ofloxacine

EXOCINE					
2 gttes/œil x 4/j	20 unidoses 0,5 mL (1,5 mg)	2,93	I	65 %	0,15

Un traitement > 15 j nécessite un nouvel avis ophtalmologique.

■ Ciprofloxacine

CILOXAN					
Abcès cornéens : administration même la nuit – 1er j : 2 gttes/15 min pdt les 6 premières h, puis 2 gttes/30 min – 2e j : 2 gttes/h – 3e -14e j : 2 gttes/4 h Conjonctivites, kératites, ulcères cornéens : – 1er et 2e j : 1 à 3 gttes/2 h – puis 1 à 2 gttes/4 h jusqu'à disparition de l'infection bactérienne	5 mL (fl. 0,3 %)	3,92	I	65 %	0,78

Aminosides

■ Tobramycine ©

TOBREX					
1 gtte x 3 à 8/j pdt 5 à 15 j Si infection sévère : 1 gtte/h jusqu'à amélioration, puis réduire progressivement les doses	5 mL (fl.)	1,55	I	65 %	0,31

■ Néomycine + polymyxine B

CÉBÉMYXINE					
1 gtte x 3 à 8/j pdt 7 j	10 mL (fl.)	2,09	I	30 %	0,21

Autres

■ Rifamycine

RIFAMYCINE CHIBRET					
1 à 2 gttes x 4 à 6/j pdt 7 j	10 mL (fl.)	2,42	I	65 %	0,24

■ Acide fusidique

FUCITHALMIC					
1 gtte x 2/j matin et soir	3 g (tube)	2,58	I	65 %	0,86

■ Azithromycine

AZYTER					
1 gtte x 2/j matin et soir pdt 3 j	6 unidoses (15 mg/g)	4,73	I	65 %	0,79

ANTIBIOTIQUES LOCAUX - COLLYRES - ASSOCIATION D'ANTIBIOTIQUE ET D'ANTI-INFLAMMATOIRE

■ Gentamicine + indométacine

INDOBIOTIC					
1 gtte x 4/j pdt 14 j	20 unidoses 0,35 mL	2,81	I	65 %	0,14

ANTIBIOTIQUES LOCAUX - POMMADES

■ Tobramycine

TOBREX					
2 à 3 appl./j (grain de blé) dont 1 le soir pdt 5 à 15 j Si infection sévère : 1 appl./3 à 4 h jusqu'à amélioration, puis réduire progressivement les doses	1 tube 5 g	2,42	I	65 %	2,42

■ Rifamycine

RIFAMYCINE CHIBRET					
1 à 2 appl./j dont 1 le soir pdt 7 j	1 tube 5 g	1,92	I	65 %	1,92

■ Ciprofloxacine

CILOXAN					
Abcès cornéens : application même la nuit – 1er et 2e j : 1 appl./1 à 2 h – 3e-14e j : 1 appl./4 h Conjonctivites, kératites, ulcères cornéens : – 1er et 2e j : 1 appl. x 3/j – puis 1 appl. x 2/j pdt 5 j	1 tube 3,5 g (0,3 %)	4,08	I	65 %	4,08

■ Chlortétracycline

AUREOMYCINE					
1 à 2 appl./j dont 1 le soir pdt 7 j Trachome : 1 appl. x 2/j pdt 6 sem	1 tube 5 g (1 %)		I	0 %	

Propriétés

Les collyres et les pommades antibiotiques ont une action antibactérienne de surface (segment antérieur de l'œil), du fait de la faible résorption intraoculaire par la cornée.

Le choix de l'antibiotique doit être adapté au germe en cause ; on s'aide d'un prélèvement bactériologique avec antibiogramme pour confirmer l'indication thérapeutique.

Indications

Infections bactériennes du segment antérieur de l'œil et de ses annexes : conjonctivites, kératites, ulcères cornéens, dacryocystites, blépharites, orgelets ; infections postopératoires et post-traumatiques.

Kératites virales, en association avec les antiviraux : adénovirus, herpès, zona.

Contre-indications

Lentilles de contact : retirer absolument les lentilles de contact lors de toute infection oculaire +++.

La **rifamycine** est contre-indiquée en cas de lentilles souples car elle les colore en rouge de façon irréversible.

Tous les autres **collyres antibiotiques** sont contre-indiqués en raison du risque d'adsorption sur la lentille souple de certains composants du collyre (chlorure de benzalkonium ou borate de phénylmercure).

Grossesse et **allaitement** : **fluoroquinolones** déconseillées (allongement du temps de saignement chez la mère et l'enfant).

Précautions d'emploi

Insister auprès du patient sur la nécessité d'instillations répétées et même la nuit.

Effets indésirables

Réactions locales allergiques, notamment avec la néomycine.

Possibilité de sélection de souches résistantes.

ANTIBIOTIQUES LOCAUX – INJECTION INTRACAMÉRULAIRE

■ Céfuroxime ©

APROKAM					
1 mg, soit 0,1 mL de la solution reconstituée (NaCl 0,9 % strict) 1 seule administration, lente	10 fl. 50 mg + 10 aig.	HOP	I		
ICECA					
1 mg, soit 0,1 mL de la solution reconstituée (NaCl 0,9 % strict) 1 seule administration, lente	25 fl. 50 mg + 25 aig.	HOP	I		

Indications

Antibioprophylaxie des endophtalmies postopératoires après une chirurgie de la cataracte.

Précautions d'emploi

Une précaution particulière doit être prise chez les patients ayant des antécédents de réactions allergiques aux pénicillines ou aux autres bêtalactamines.

Chez les patients à risque d'infections dues à des souches résistantes, p. ex. avec un SARM, un autre traitement antibiotique prophylactique doit être envisagé.

Effets indésirables

Œdème maculaire.

Mode d'administration

Exclusivement par voie intracamérulaire.

Reconstitution uniquement avec du sérum physiologique dans des règles d'asepsie strictes.

Après reconstitution, la solution doit être contrôlée visuellement afin de rechercher la présence de particules ou d'une coloration anormale avant administration.

Un flacon ne doit servir qu'au traitement d'un seul et unique œil.

AUTRES COLLYRES ANTIALLERGIQUES

■ Cromoglycate de sodium ©

CROMOPTIC					
1 gtte/œil x 2 à 6/j	10 mL (fl. cpte-gtte) 2 % 30 unidoses 0,35 mL 2 %	5,63 3,37		30 % 30 %	0,56 0,11
OPTICRON					
1 gtte/œil x 2 à 6/j	5 mL (fl.) 2 % 24 unidoses 0,35 mL	2,46 2,76		30 % 30 %	0,49 0,11
ALLERGOCOMOD					
1 gtte/œil x 2 à 6/j	10 mL (fl. pompe) 2 %	5,80		30 %	0,58
OPHTACALM					
1 gtte/œil x 2 à 6/j	10 unidoses 0,35 mL 2 %			NR	

■ Acide N-acétyl-aspartyl-glutamique

NAAXIA					
1 gtte/œil x 2 à 6/j	100 gouttes (fl. 5 mL 200 gouttes (fl. 10 mL)	 5,2		NR 30 %	

■ Azélastine

ALLERGODIL					
1 gtte/œil x 2/j En cas d'exposition importante : 4/j max	6 mL (fl.) 0,05%	4,79	I	30 %	0,80

■ Épinastine

PURIVIST					
1 gtte/œil x 2/j	5 mL (fl.) 0,5 mg/mL	5,35	I	30 %	1,07

Propriétés

Inhibition de la dégranulation des mastocytes à l'origine de la libération des médiateurs chimiques de l'allergie (**cromoglycate de sodium, acide N-acétyl aspartyl glutamique**).

Action antihistaminique (**lévocabastine**).

Blocage de l'activation du complément, inhibition de la synthèse des leucotriènes par les cellules sensibilisées, **acide N-acétyl aspartyl glutamique**.

Indications

Affections ophtalmologiques d'origine allergique (conjonctivites, blépharites).

Contre-indications

Hypersensibilité à l'un des constituants.

Par analogie avec les **anti-H1** par voie générale, association déconseillée avec l'alcool, car possible majoration de l'effet sédatif.

Précautions d'emploi

Grossesse et **allaitement** : innocuité non établie de la **lévocabastine**.

> D'une façon générale, privilégier les collyres sans conservateur (formes unidoses, *NAABAK, ZALERG*) qui sont moins agressifs pour la surface cornéenne et les seuls autorisés en cas de port de lentilles de contacts.

Effets indésirables

Picotements, brûlures, larmoiement, prurit.

COLLYRES ANTIALLERGIQUES – ANTIHISTAMINIQUES H1

Lévocabastine

LEVOFREE					
1 gtte x 2 à 4/j	5 mL (fl.) 30 unidoses	5,32 3,37	 II	30 % 30 %	1,06 0,11
ALLERGIFLASH					
1 gtte x 2 à 4/j	10 unidoses		NR		

Kétotifène ©

ZALERG					
1 gtte x 2/j Éliminer les 5 premières gouttes avant la 1re utilisation	5 mL (fl.) 0,25 mg/mL	4,87	II	30 %	0,97
ZAGRAPA					
1 gtte x 2/j	30 unidoses 0,25 mg/mL	3,37	II	30 %	0,11
KETAZED					
1 gtte x 2/j	10 mL (fl.) 0,25 mg/mL	7,72	II	30 %	0,77

Olopatadine

OPATANOL					
1 gtte x 2/j	5 mL (fl.) 0,5 mg/mL	5,63	I	30 %	1,13

ANTISEPTIQUES POUR LAVAGE OCULAIRE – COLLYRES

Picloxydine

VITABACT					
(sans benzalkonium) 1 gtte x 2 à 6/j	10 unidoses 0,4 mL 10 mL (fl.)	 1,34		NR 30 %	 0,13

Hexamidine

DÉSOMÉDINE					
2 gttes x 4 à 6/j	10 mL (fl.) 10 unidoses 0,6 mL			NR NR	

Céthexonium

BIOCIDAN					
1 gtte x 3 à 4/j	10 mL (fl.) 10 récipients unidose 0,1 mg/0,4 mL	1,71		30 %	0,17
MONOSEPT					
1 gtte x 3 à 4/j	30 unidoses 0,4 mL	2,92		30 %	0,10

■ Cétylpyridinium chlorure

NOVOPTINE					
1 gtte x 3 à 4/j	10 mL (fl.) 10 unidoses 0,4 mL			NR NR	

■ Acide acétylsalicylique

ANTALYRE					
Antiseptique et vasoconstricteur 1 gtte x 2 à 4/j	10 unidoses 0,4 mL			NR	

ANTISEPTIQUES POUR LAVAGE OCULAIRE – SOLUTÉS

■ Acide borique + borate de sodium ©

DACRYOSÉRUM					
Lavage oculaire 1 à 3/j	20 unidoses 5 mL			NR	
DACUDOSES					
(sans conservateur) Lavage oculaire 1 à 4/j	24 unidoses 10 mL	2,53		30 %	0,11
DACRYUM					
Lavage oculaire 1 à 3/j	10 unidoses 5 mL 30 unidoses 5 mL			NR NR	

Propriétés

Collyres : action antiseptique.
Solutés : isotoniques aux larmes, action décongestionnante et antiseptique.

Indications

Collyres : irritations conjonctivales, conjonctivites, kératites, blépharites, orgelets, chalazions.
Solutés : irritation des paupières, nettoyage des sécrétions dans les conjonctivites, blépharites.

Contre-indications

Allergie à l'un des constituants.
Lentilles de contact : le port de lentilles souples doit être évité pendant toute la durée d'un traitement contenant un conservateur (toutes les présentations en flacon) en raison du risque d'adsorption. En revanche, les unidoses sont autorisées (pas de conservateur).

Effets indésirables

Réaction allergique locale.

COLLYRES OU GELS POUR ŒIL SEC – SOLUTIONS AQUEUSES

■ Chlorure de sodium

LARMABAK					
1 gtte x 3 à 4/j Max 8/j	10 mL (fl.) 0,9 %	3,49		65 %	0,35
LARMES ARTIFICIELLES MARTINET					
1 gtte x 3 à 8/j	10 mL (fl.) 1,4 %	1,35		65 %	0,14

COLLYRES OU GELS POUR ŒIL SEC - SOLUTIONS VISQUEUSES À FAIBLE VISCOSITÉ

■ Povidone

REFRESH					
1 gtte x 4 à 8/j	30 unidoses 0,4 mL 90 unidoses 0,4 mL	2,92 7,82		65 % 65 %	0,10 0,09
NUTRIVISC					
1 gtte x 4/j	10 mL (fl.) 5 %	2,36		65 %	0,24
FLUIDABAK					
4 à 6 appl./j	10 mL (fl.) 1,5 %	3,49		65 %	0,35

■ Povidone + thiomersalate

DULCILARMES					
Avec conservateur 1 gtte dans le cul-de-sac conjonctival x 4 à 6/j	10 mL (fl.) 1,5 % 60 unidoses 0,4 mL (1,5 %)	4,52 5,50		65 % 65 %	0,45 0,09

■ Hypromellose

ARTELAC					
4 à 6 appl./j	60 unidoses 0,5 mL	5,50		65 %	0,09

■ Carbomère ©

AQUAREST					
1 gtte x 3 à 5/j	60 unidoses 0,6 g	5,50		65 %	0,09

■ Hyaluronate de sodium

VISMED					
1 à 2 gttes aussi souvent que nécessaire Fl. remboursé à 65 % (LPPR) sur prescription initiale par un ophtalmologiste pour 6 mois	20 unidoses 0,3 mL 1 fl. 10 mL 1 fl. 10 mL			NR NR NR	

COLLYRES OU GELS POUR ŒIL SEC - SOLUTIONS VISQUEUSES À HAUTE VISCOSITÉ

■ Carbomère 974 P (ou carbopol 974 P)

GEL-LARMES					
1 gtte x 2 à 4/j	30 unidoses 0,5 g	3,37		65 %	0,11
Avec conservateur 1 gtte x 2 à 4/j	10 g (tube)	2,99		65 %	0,30

LACRYVISC					
Avec conservateur 1 gtte x 2 à 4/j	15 g (tube)	4,09		65 %	0,27
SICCAFLUID					
1 à 4 appl./j	10 g (fl.) 2,5 mg/g	2,71		65 %	0,27

■ Carmellose sodique

CELLUVISC					
1 gtte x 2 à 4/j	30 unidoses 0,4 mL 90 unidoses 0,4 mL	2,92 7,82		65 % 65 %	0,10 0,09

■ Carbopol 980 NF + cétrimide

LACRIGEL					
Avec conservateur 1 gtte x 3 à 4/j	10 g (tube)	2,99		65 %	0,30

■ Carbopol 980 + cétrimide

LACRIFLUID					
Avec conservateur 1 gtte x 1 à 3/j	60 unidoses 0,4 g	5,50		65 %	0,09

■ Carbopol 980 + benzalkonium

LACRINORM					
Avec conservateur 1 gtte x 3 à 4/j	10 g (tube)	2,71		65 %	0,27

■ Carbomère 980

LIPOSIC					
3 à 5 appl./j	10 g (tube)	2,37		65 %	0,24

COLLYRES OU GELS POUR ŒIL SEC – POMMADE

■ Rétinol

VITAMINE A DULCIS					
2 à 3 appl./j dont 1 le soir au coucher	10 g (tube)	4,30		30 %	0,43
VITAMINE A FAURE					
1 à 2 gttes x 3 à 6/j	10 mL (fl.)	2,08		30 %	0,21

Propriétés

Ils remplacent les larmes en cas de syndrome sec authentifié par le test de Schirmer ; ils préviennent ainsi les complications de la sécheresse oculaire : picotements, kératites, conjonctivites.

Indications

Tous les syndromes secs, quelles que soient leurs causes : syndrome de Gougerot-Sjögren, maladies systémiques, médicaments.

Les produits à base d'acide hyaluronique sont à réserver aux syndromes secs graves.

Précautions d'emploi

Il faut répéter les instillations, en raison du temps de rétention court de ces produits, surtout avec les collyres, ce qui décourage souvent les patients. Les gels peuvent être appliqués moins souvent, mais entraînent un brouillard visuel gênant, lié à leur viscosité. Lentilles de contact : seuls les collyres dépourvus de conservateur sont autorisés.

Lentilles de contact : seuls les collyres dépourvus de conservateur sont autorisés.

Effets indésirables

Brouillard visuel avec les gels.

> D'une manière générale, il est recommandé d'utiliser les formes unidoses ou ABAK qui sont sans conservateur pour éviter la toxicité des conservateurs sur la surface oculaire.

COLLYRES OU GELS POUR ŒIL SEC – IMMUNOSUPPRESSEUR

■ Ciclosporine

IKERVIS					
1 gtte par oeil atteint x 1/j au coucher	30 unidoses (1 mg/mL) 90 unidoses (1 mg/mL)	HOP	I I	NR	
CICLOGRAFT					
1 gtte par oeil atteint x 2 à 3/j Max 6/j	30 unidoses 2 % (20 mg/mL)	HOP	I		
VERKAZIA					
1 gtte par oeil atteint x 4/j	120 unidoses 0,1 % (1 mg/mL)	361,16	I	30 %	3,01

Propriétés

Propriétés anti-inflammatoires en bloquant la libération des cytokines pro-inflammatoires telles que l'IL-2.

Indications

Traitement de la kératite sévère chez des patients adultes présentant une sécheresse oculaire qui ne s'améliore pas malgré l'instillation de substituts lacrymaux.

Contre-indications

Infection oculaire ou périoculaire active ou suspectée.
Hypersensibilité.

Précautions d'emploi

Agiter doucement avant emploi.
Prudence si antécédent d'herpès oculaire.
Lentilles de contact : les retirer avant instillation au coucher et les remettre au lever.

Effets indésirables

Oculaires : douleur, irritation, larmoiement, érythème palpébral, hyperémie, vision trouble.

Interactions médicamenteuses

Prudence : **β-bloquants** (diminution de la sécrétion lacrymale), **collyres corticoïdes** (potentialisation de l'effet immunosuppresseur).

DÉCOLLEMENT DE RÉTINE

FICHE MALADIE

DÉFINITION

Le décollement de rétine est un clivage entre les deux feuillets de la rétine qui sont normalement accolés – l'épithélium pigmentaire (feuillet externe) et la rétine neurosensorielle (feuillet interne) – souvent à partir d'une déchirure rétinienne.

CAUSES ET MÉCANISMES

Cette déchirure est la conséquence d'une traction du vitré (gel transparent qui occupe le segment postérieur du globe oculaire et adhère fortement à la rétine neurosensorielle) sur la rétine neurosensorielle (feuillet le plus interne de la rétine).

Avec l'âge et dans certaines conditions (notamment myopie, après traumatisme oculaire, après chirurgie de la cataracte), le gel vitréen se rétracte vers l'avant et tire sur la rétine neurosensorielle, entraînant avec lui un petit fragment de rétine : *c'est la déchirure rétinienne*. Le vitré s'infiltre alors par cette déchirure, séparant la rétine neurosensorielle de l'épithélium pigmentaire : *c'est le décollement de rétine*.

DIAGNOSTIC

SIGNES CLINIQUES

• La perception d'éclairs blancs, intenses, fixés (phosphènes), traduit l'existence d'une déchirure rétinienne. Ceci doit alerter et conduire rapidement à un examen du fond d'œil avant que cette déchirure ne se complique d'un décollement de rétine constitué.

• Un voile noir amputant le champ visuel, une baisse brutale de la vision sont les signes de décollement de rétine constitué.

EXAMENS COMPLÉMENTAIRES

À l'examen du fond d'œil, après dilatation pupillaire, la rétine décollée est saillante, grisée, plissée, mobile avec les mouvements de l'œil. On recherche très minutieusement la/les déchirures responsables du décollement de rétine.

TRAITEMENT

TRAITEMENT DE LA DÉCHIRURE RÉTINIENNE

C'est un traitement laser réalisé par l'ophtalmologiste, en ambulatoire. Il s'agit ainsi d'entourer la déchirure par des impacts de laser permettant d'arrêter son évolution vers le décollement de rétine.

> Il faut intervenir en urgence, avant que la déchirure ne se complique d'un décollement de rétine constitué.

TRAITEMENT DU DÉCOLLEMENT DE RÉTINE CONSTITUÉ

Il est toujours chirurgical. Il doit être réalisé rapidement pour éviter l'extension du décollement et l'apparition de rétractions fibreuses du vitré, qui compliquent le pronostic.

> Tout patient atteint de décollement de rétine doit être hospitalisé d'urgence, avoir un bilan préopératoire. Il doit rester au calme pour éviter l'extension du soulèvement.

Le principe du traitement chirurgical est de :

• rétablir le contact entre les deux feuillets rétiniens décollés au niveau de la déchirure ;

• créer une cicatrice adhérente entre les deux feuillets.

Deux types de chirurgie sont possibles :

• Chirurgie par voie externe, « cryoindentation » ; c'est la méthode la plus utilisée :

  – Le contact est rétabli par l'extérieur, grâce à la pose d'un matériel synthétique suturé fortement à la sclère en regard de la déchirure, qui plaque le feuillet rétinien externe contre le feuillet rétinien interne.

– La cicatrice adhérente entre les deux feuillets rétiniens est obtenue par l'application de froid sur la sclère en regard de la déchirure, dans le but d'éviter les récidives.

• Chirurgie par voie interne ou endoculaire, « vitrectomie-laser-gaz » :

– Elle consiste, après une vitrectomie (dissection et aspiration du vitré), à injecter dans le globe du gaz ou du silicone liquide, pour obturer la déchirure.

– Dans ce type de chirurgie, c'est l'application d'impacts de laser autour de la déchirure qui permet de créer une cicatrice solide entre les deux feuillets rétiniens, pour éviter les récidives.

PRONOSTIC

EN CAS DE DÉCHIRURE RÉTINIENNE

Lorsque le patient est vu au stade de déchirure sans décollement, on peut entourer la déchirure par photocoagulation au laser. Il échappe ainsi à une intervention chirurgicale et le pronostic est bien meilleur.

D'où l'intérêt de l'*examen systématique des sujets à risque* (myope, aphake, décollement de rétine controlatéral, œil traumatisé, antécédent familial de décollement de rétine) une fois par an, à la recherche de déchirures rétiniennes qu'il faut traiter rapidement par laser.

EN CAS DE DÉCOLLEMENT DE RÉTINE CONSTITUÉ

Lorsque le traitement chirurgical est réalisé rapidement, la réapplication de la rétine est obtenue dans 90 % des cas. Le liquide sous-rétinien disparaît en quelques jours. La récupération visuelle est retardée par rapport au résultat anatomique.

En l'absence de traitement rapide, le décollement s'étend, avec soulèvement de la macula, puis prolifération vitréo-rétinienne, ce qui entraîne la perte définitive de la vision.

FICHE INFIRMIÈRE

PRATIQUE INFIRMIÈRE AU STADE DE DÉCHIRURE RÉTINIENNE

En cas de perception de phosphènes évoquant la présence d'une déchirure rétinienne, inciter un patient à se rendre chez son ophtalmologiste pour un examen du fond d'œil à la recherche d'une déchirure rétinienne. La déchirure ainsi dépistée, elle peut être traitée au laser, ce qui permet d'éviter une hospitalisation et une intervention chirurgicale.

PRATIQUE INFIRMIÈRE CONCERNANT LE PATIENT AU STADE DE DÉCOLLEMENT DE RÉTINE CONSTITUÉ, QUI EST HOSPITALISÉ POUR ÊTRE OPÉRÉ

On insiste ci-dessous sur ce qui concerne particulièrement le décollement de rétine, les aspects généraux étant traités au chapitre « Pratique infirmière avant et après une intervention en ophtalmologie », p. 1187

SURVEILLANCE DU TRAITEMENT

À L'ARRIVÉE DU PATIENT (LA VEILLE OU LE MATIN DE L'INTERVENTION)

Accueillir le patient et s'assurer de sa propreté.

On insistera sur le positionnement préopératoire du patient qui permet de limiter l'extension du décollement de rétine. Le type de positionnement est déterminé par le chirurgien : il dépend du siège de la déchirure.

Par exemple, en cas de déchirure en rétine temporale de l'œil droit : positionnement tête penchée sur l'épaule droite en préopératoire.

AVANT DE PARTIR AU BLOC OPÉRATOIRE

Dilater la pupille de l'œil à opérer au maximum : *cf.* Fiche technique, *chapitre* Cataractes, p. 1191.

JUSTE AVANT LE DÉPART AU BLOC

Vérifier que la pupille de l'œil à opérer est bien dilatée ; rassurer le patient.

AU RETOUR DU BLOC OPÉRATOIRE, SURVEILLANCE DU PATIENT

Positionnement

Le positionnement postopératoire est *essentiel* pour favoriser l'action du gaz sur la réapplication de la rétine et l'obturation de la déchirure : par exemple, en cas de déchirure en rétine temporale de l'œil droit, après vitrectomie-gaz, positionnement tête penchée sur l'épaule gauche en postopératoire pour permettre au gaz de tamponner la déchirure.

Surveiller la douleur

• Administrer les antalgiques si besoin (selon prescription).

• Si les douleurs sont importantes, en particulier si elles s'accompagnent de nausées et de vomissements, il faut suspecter une *poussée d'hypertonie oculaire postopératoire* : appeler le médecin ophtalmologiste qui examinera le patient et contrôlera la tension intraoculaire.

AVANT LA SORTIE DU PATIENT

Ordonnance de sortie : collyres antibiotiques, anti-inflammatoires, dilatateurs et éventuel traitement hypotonisant oculaire (l'expansion du gaz peut entraîner une hypertonie oculaire transitoire). Par exemple : *CHIBRO-CADRON* 4 fois/j + *MYDRIATICUM* 4 fois/ j + *DIAMOX* ½ cp. 3 fois/j pendant 5 jours.

ÉDUCATION ET CONSEILS

L'infirmière explique au patient qu'en présence d'une bulle de gaz, la vision est très brouillée. Au fur et à mesure de la résorption du gaz, le patient verra progressivement diminuer la bulle qui va disparaître complètement en quelques semaines.

> Bien insister sur le fait que *douleur, rougeur, baisse visuelle* sont des signes d'alarme qui doivent conduire le patient à consulter sans tarder. Ils peuvent être les témoins d'une infection (endophtalmie) dont le pronostic est fonction de la précocité du traitement.

DÉGÉNÉRESCENCE MACULAIRE LIÉE À L'ÂGE

FICHE MALADIE

DÉFINITION

La dégénérescence maculaire liée à l'âge (DMLA) correspond au vieillissement de la partie centrale de la rétine (macula). Le centre de la macula est dénommé fovéola ; il assure la vision précise, la lecture, la reconnaissance des couleurs.

La DMLA est actuel lement la principale cause de baisse de vision après 65 ans dans les pays développés.

CAUSES ET MÉCANISMES

On distingue deux formes de DMLA :

• La forme atrophique correspond à l'accumulation de déchets sous la rétine qui conduit progressivement à sa destruction (80 % des cas).

• La forme exsudative est due au développement de vaisseaux sanguins anormaux provenant de la choroïde sous la rétine (20 % des cas).

TRAITEMENT

INJECTION INTRAVITRÉENNE D'AGENTS ANTI-VEGF

Les injections intravitréennes d'anticorps anti-VEGF ont révolutionné la prise en charge thérapeutique et le pronostic des DMLA exsudatives, avec des améliorations fonctionnelles et anatomiques dans quasiment toutes les forme cliniques de DMLA exsudatives, créant ainsi un bouleversement des indications et des modalités de surveillance et de retraitement.

Ces molécules aux propriétés antiangiogéniques sont injectées directement dans le vitré. Elles agissent en bloquant la néovascularisation et la perméabilité des néovaisseaux choroïdiens : les phénomènes exsudatifs régressent de façon spectaculaire, les gains d'acuité visuelle deviennent une réalité.

En pratique courante : le traitement est initié par une phase d'induction, suivie d'une phase de maintien. La 1re injection intravitréenne doit être réalisée le plus tôt possible.

PHOTOCOAGULATION LASER

Aujourd'hui, elle est exceptionnellement utilisée et réservée aux néovaisseaux choroïdiens extra-fovéolaires, situés très à distance du centre de la macula. Un rayon lumineux de haute énergie, de couleur rouge ou verte, va traverser l'œil du patient pour détruire les NVC. Les récidives sont fréquentes.

PHOTOTHÉRAPIE DYNAMIQUE (PDT)

Elle est supplantée par les injections intraveineuses d'agents anti-VEGF. Cette technique consistait à injecter un colorant qui sensibilisait l'endothélium après activation par un laser non thermique.

RÉÉDUCATION « BASSE-VISION »

Elle comprend l'ensemble des techniques permettant d'aider un patient malvoyant à mieux utiliser sa vision fonctionnelle résiduelle. Elle progresse grâce à la collaboration entre ophtalmologistes, orthoptistes, opticiens (aides optiques, éclairages adaptés), intervenants en activité de la vie journalière, psychologues.

PRONOSTIC

Le patient perd sa vision centrale, mais ne sera jamais aveugle complètement, car le champ visuel périphérique est conservé.

FICHE INFIRMIÈRE

ÉDUCATION ET CONSEILS

Il faut savoir orienter un patient malvoyant, dont la DMLA est au-delà de tout traitement médical, vers une rééducation « basse vision ».

De plus, on lui communique quelques adresses utiles (*cf.* encadré, ci-dessous).

ADRESSES UTILES AU PATIENT ATTEINT DE DMLA

Retina France
2, chemin du Cabirol, CS 90062 – 31771 Colomiers Cedex
Tél. : 05 61 30 20 50
N° AZUR : 0 810 30 20 50
www.retina.fr

Association Valentin Haüy
5, rue Duroc – 75007 Paris
Tél. : 01 44 49 27 27

APAM (Association des personnes aveugles et malvoyantes)
3, rue Jacquier – 75014 Paris
Tél. : 01 40 44 88 00

ARAMAV
Chemin du Belvédère – 30900 Nîmes
Tél. : 04 66 23 48 55
www.aramav.fr

Institut national des invalides
6, bd des Invalides – 75007 Paris

Société des infirmières françaises en ophtalmologie (SIFO)
Présidente : Mme Briand Momplaisir
AP-HP, 75000 Paris

Fédération nationale des associations des parents d'enfants déficients visuels
28, place Saint-Georges – 75009 Paris
Tél. : 01 49 95 36 00

Fondation pour la réadaptation des déficients visuels
BP 407 – 75122 Paris Cedex 03
Tél. : 01 43 87 04 11

Éditions Corps 16
Fournisseur de livres avec des caractères de grosse taille, spéciaux pour les déficients visuels 15, rue de la Comète – 75007 Paris
Tél. : 01 45 50 10 10

FICHE PHARMACOLOGIE

ANTIANGIOGÈNES – PAR VOIE INTRAVITRÉENNE

Ranibizumab

LUCENTIS					
IVT de 0,5 mg (0,05 mL) en dose unique Intervalle entre 2 doses : 4 sem. min Phase d'induction : 1 inj./mois pdt 3 mois Phase d'entretien : suivant activité de la DMLA	1 ser. prér. sol. inj. 10 mg/mL	433,55	I	100 %	433,55
RANIVISIO					
Idem *LUCENTIS*	1 flacon sol. inj. 10 mg/ml	325,62	I	100 %	325,62

Propriétés

Le VEGF (*Vascular Endothelial Growth Factor*) joue un rôle majeur dans le développement des néovaisseaux choroïdiens. Il se lie aux cellules endothéliales pour stimuler l'angiogenèse et augmenter la perméabilité vasculaire.
Le **ranibizumab** est un fragment d'anticorps spécifique du VEGF, auquel il se lie pour bloquer son action et ainsi inhiber l'angiogenèse.

Indications

- Forme néovasculaire (humide) de la dégénérescence maculaire liée à l'âge.
- Rétinopathie diabétique proliférante.
- Baisse visuelle due à :
  – un œdème maculaire diabétique ;
  – un œdème maculaire lié à une occlusion de la veine centrale de la rétine ou de branche veineuse rétinienne ;
  – une néovascularisation choroïdienne.

Contre-indications

Hypersensibilité.
Infection oculaire ou périoculaire active ou suspectée.
Inflammation intraoculaire active sévère.

Précautions d'emploi

Administration par voie intravitréenne stricte en conditions aseptiques par un ophtalmologiste qualifié ayant l'expérience des injections intravitréennes.
Choisir un point d'injection scléral différent à chaque injection.
Avant le traitement, le patient doit être informé qu'il doit s'auto-administrer un collyre antibactérien x 4/j pendant 3 j avant et après chaque injection.
Surveillance ophtalmologique x 1/mois pendant le traitement, accrue la semaine suivant l'injection.

Effets indésirables

Très fréquents : céphalées, hémorragie conjonctivale, douleur oculaire, corps flottant du vitré, hémorragie rétinienne, augmentation de la pression intraoculaire.
Endophtalmies.
Inflammation intraoculaires.
Décollement rhegmatogène de la rétine, déchirures de la rétine liés à la procédure d'injection.
Cataractes traumatiques iatrogènes.

■ Aflibercept

EYLÉA					
IVT de 2 mg (0,05 mL) en dose unique Intervalle entre 2 doses : 4 sem. min	1 ser. 90 µL (40 mg/mL)	640,71	I	100 %	640,71
	1 fl. 100 µL (40 mg/mL)	640,71	I	100 %	640,71

Propriétés

Protéine de fusion recombinante qui se lie au VEGF (*Vascular Endothelial Growth Factor*), inhibant la liaison à ses récepteurs à la surface des cellules endothéliales.

Indications

- Forme néovasculaire (humide) de la DMLA.
- Baisse visuelle due à :
  - un œdème maculaire diabétique ;
  - un œdème maculaire lié à une occlusion de la veine centrale de la rétine ou de branche veineuse rétinienne ;
  - une néovascularisation choroïdienne myopique.

Contre-indications

Hypersensibilité à l'**aflibercept** ou à l'un des excipients.
Inflammation ou infection oculaire/périoculaire, avérée ou suspectée.
Sujet à risque de décollement rétinien.
Trous maculaires de stades 3 et 4.

Précautions d'emploi

Glaucome, rétinopathie : utiliser avec prudence, surveillance ophtalmologique.
Interruption de traitement pendant les 28 j précédant ou suivant une chirurgie intraoculaire.

Effets indésirables

Endophtalmie liée à l'injection intravitréenne.
Élévation de la pression intraoculaire.
Immunogénicité : inflammation, photophobie, douleur.
Hémorragie intraoculaire.

■ Bévacizumab

AVASTIN					
A. : 1 IVT 1,25 mg en dose unique toutes les 4 sem. pdt 12 sem. Traitement de la néovascularisation choroïdienne secondaire à la DMLA RTU, avec organisation d'un suivi étroit des patients	1 fl. 4 mL (25 mg/mL) 1 fl. 16 mL (25 mg/mL)	HOP HOP	I I		

Cf. AVASTIN en Hématologie – Oncologie.

ANTIANGIOGÈNES – PAR VOIE INTRAVEINEUSE

■ Vertéporfine

VISUDYNE					
1re étape : perf. IV pdt 10 min, à la dose de 6 mg/m² de surface corporelle, diluée dans 30 mL de sol. pour perf. 2e étape, 15 min après le début de la perf. : activation de *VISUDYNE* par une lumière 1 à 4 inj./an	1 amp. 15 mg	1 192,17	I	100 %	1 192,17

Propriétés

La thérapie photodynamique (PDT) utilise l'énergie lumineuse pour activer un photosensibilisant en présence d'oxygène.

• 1re étape : injection IV d'un photosensibilisant, la vertéporfine, qui se fixe dans les néovaisseaux choroïdiens ;

• 2e étape : activation du photosensibilisant par une lumière du proche infrarouge, ce qui libère des radicaux libres prédominant au niveau de la paroi des néovaisseaux choroïdiens. Ceci provoque une lésion de la paroi et des phénomènes de thromboses.

Intérêt : sélectivité du traitement des néovaisseaux sans lésion de la rétine sus-jacente.

Indications

Néovascularisation choroïdienne rétrofovéolaire :

• à prédominance visible liée à une dégénérescence maculaire liée à l'âge ;

• due à la myopie forte.

Contre-indications

Porphyrie.

Hypersensibilité.

Insuffisance hépatique grave.

Précautions d'emploi

VISUDYNE ne doit être utilisé que par des ophtalmologistes expérimentés.

Utiliser immédiatement après dilution.

Photosensibilité des patients traités pendant les 48 h qui suivent la perfusion : vêtements protecteurs, lunettes de soleil haute protection. En revanche, exposition à la lumière intérieure ambiante encouragée pour favoriser l'élimination du médicament. Surveillance médicale étroite pendant la perfusion.

Effets indésirables

• Oculaires : vision trouble, floue, brouillée ou flashs lumineux, diminution de l'acuité visuelle, altération du champ visuel (halos gris ou noirs, scotomes et taches noires).

• Au point d'injection : douleur, œdème, inflammation, extravasation (vives douleurs, inflammation, formation de vésicules ou changement de coloration au site d'injection). En cas d'extravasation, perfusion interrompue immédiatement.

• Systémiques : douleur liée à la perfusion principalement au niveau des lombaires, nausées, photosensibilisation, asthénie, hypercholestérolémie.

Interactions médicamenteuses

VISUDYNE précipite en solution saline : **ne pas utiliser de sérum physiologique** ou d'autres solutions injectables.

Médicaments photosensibilisants : **tétracyclines, phénothiazines, sulfamides, diurétiques thiazidiques.**

Médicaments altérant l'endothélium vasculaire (augmentation de l'absorption) : **inhibiteurs calciques, polymixine B**, radiothérapie.

Antagonistes : vasodilatateurs, anticoagulants, **antiagrégants plaquettaires.**

PRÉVENTION NUTRITIONNELLE DE LA DMLA

■ Vitamines/minéraux + pigments maculaires + acides gras polyinsaturés

MACULA-Z					
1 caps./j avec un verre d'eau au cours du repas principal	30 caps. 120 caps.			NR NR	
MACULA-Z ORO					
1 cp./j à laisser fondre sous la langue	60 cp. orodisp.			NR	
NATUROPHTA MACULA					
2 caps./j en 1 prise avec un verre d'eau au cours du repas principal	60 caps. 100 caps.			NR NR	
NUTROF TOTAL					
2 caps./j en 1 prise avec un verre d'eau au cours du repas principal	60 caps. 180 caps.			NR NR	
PRESERVISION 3					
2 caps./j en 1 prise avec un verre d'eau au cours du repas principal	60 caps. 180 caps.			NR NR	
VISIOPREV					
2 caps./j en 1 prise avec un verre d'eau au cours du repas principal	60 caps.			NR	
VISIOPREV DUO					
2 caps./j en 1 prise avec un verre d'eau au cours du repas principal	60 caps.			NR	
OFTAMAC+					
1 caps./j en milieu de repas	60 caps. 180 caps.			NR NR	
SUVEAL DUO					
1 caps. ou 1 cp. en milieu de repas	30 caps. 90 caps. 180 caps.			NR NR NR	

Propriétés

Compléments alimentaires à visée oculaire. Ils associent des vitamines (E et C notamment), des minéraux (Zn et Cu), des pigments maculaires (lutéine et zéaxanthine notamment) ainsi que des acides gras polyinsaturés ω3 (DHA et EPA = acides docosahexaénoïque et éicosapenténoïque).

NATUROPHTA MACULA, VISIOPREV, VISIOPREV DUO et *OFTAMAC+* contiennent également les vitamines suivantes : B1, B2, B3, B6, B9 et B12.

L'action protectrice repose sur l'apport de caroténoïdes maculaires et sur l'effet antioxydant des autres composés.

Indications

Prévention et protection de la DMLA en supplémentation continue.

Toujours en association avec une alimentation variée et équilibrée.

Précautions d'emploi

Hypersensibilité à l'un des constituants.

Patient sous **antivitamines K.**

Patient diabétique.

ECTROPION - ENTROPION

FICHE MALADIE

ECTROPION

DÉFINITION, CAUSES ET MÉCANISMES

C'est uneéversion de la paupière, le plus souvent inférieure, son bord libre perdant le-contactavec le globe oculaire. On distingue l'ectropion atonique du vieillard (par relâchement des tissus), l'ectropion paralytique (paralysie faciale), les ectropions cicatriciels (plaies, brûlures).

Il entraîne un larmoiement gênant ; il peut se compliquer d'ulcère de cornée.

TRAITEMENT

Le traitement est chirurgical : il consiste à suspendre ou retendre la paupière mal positionnée.

ENTROPION

DÉFINITION, CAUSES ET MÉCANISMES

C'est le retournement en dedans du bord libre de la paupière. Il est responsable du frottement des cils sur la cornée avec un risque de kératite.

Il peut être congénital, spasmodique, sénile ou cicatriciel.

TRAITEMENT

Le traitement est chirurgical.

FICHE INFIRMIÈRE

ÉDUCATION ET CONSEILS

Diagnostic différentiel de l'œil rouge chez un sujet âgé : devant un patient âgé qui présente un œil rouge, il faut savoir *regarder les paupières* et suspecter une malposition des paupières, et non pas s'arrêter au simple diagnostic de conjonctivite à traiter par collyre antiseptique ou antibiotique.

GLAUCOMES

DÉFINITION

CARACTÉRISTIQUE COMMUNE À TOUS LES GLAUCOMES

Hypertonie aiguë ou chronique du globe oculaire entraînant une souffrance des fibres optiques.

L'absence de traitement conduit à la cécité totale et définitive par atrophie du nerf optique.

TYPES DE GLAUCOME

On distingue trois types de glaucome, de mécanismes et de tableaux cliniques, pronostics et traitements tout à fait différents :

- Glaucome aigu par fermeture de l'angle (GAFA) : tableau clinique marqué, urgence médicale.
- Glaucome chronique à angle ouvert (GCAO) : évolution insidieuse sans signes fonctionnels.
- Glaucome congénital : chez l'enfant, de mauvais pronostic fonctionnel.

RAPPEL ANATOMIQUE ET PHYSIOLOGIQUE

L'humeur aqueuse est sécrétée par le corps ciliaire dans la chambre postérieure de l'œil. Elle passe de la chambre postérieure de l'œil (entre iris et cristallin), à la chambre antérieure (entre cristallin et cornée), en traversant l'orifice pupillaire. Puis, elle s'évacue dans l'angle irido-cornéen, par le trabéculum qui joue le rôle d'un filtre, vers le canal de Schlemm, qui se draine dans les veines épisclérales, rejoignant ainsi la circulation générale.

GLAUCOME AIGU PAR FERMETURE DE L'ANGLE

FICHE MALADIE

CAUSES ET MÉCANISMES

La survenue d'une dilatation pupillaire (*cf.* encadré, ci-dessous) sur un œil anatomiquement prédisposé (œil court de l'hypermétrope, chambre antérieure et/ou angle étroit) entraîne la fermeture brutale de l'angle iridocornéen, bloquant l'évacuation de l'humeur aqueuse.

Ceci aboutit à une hypertonie aiguë pouvant atteindre 80 mmHg (la pression oculaire normale est inférieure à 20 mmHg).

> **CIRCONSTANCES ENTRAÎNANT UNE DILATATION PUPILLAIRE**
>
> Obscurité, stress, douleur intense, collyres mydriatiques, anesthésie générale, certains médicaments par voie générale (*ATURGYL, VISCÉRALGINE, DIARSED, ARTANE, LARGACTIL, ANAFRANIL*).

DIAGNOSTIC

La crise de glaucome aigu réalise un tableau bruyant :

- Typiquement chez une femme de 50 ans, hypermétrope, après une circonstance déclenchante (*cf.* encadré, ci-dessus), survenue brutale de douleurs oculaires, photophobie, larmoiement, céphalées, baisse de la vision avec halos colorés autour des lumières. Les symptômes oculaires s'accompagnent d'un grand malaise général, de nausées, vomissements, qui sont trompeurs et peuvent orienter le diagnostic vers une urgence abdominale.
- L'œil est très rouge avec cercle périkératique (autour de la cornée), la cornée trouble, la pupille en semi-mydriase aréflexique.
- À la palpation du globe à l'aide des 2 index, il est dur comme une bille de bois, signe que la tension oculaire est très élevée (> 50 mmHg).

L'évolution non traitée de cette crise conduit rapidement à la cécité par atrophie optique.

TRAITEMENT

Il s'agit d'une urgence médicale :

- hospitalisation, sédatifs, injection IVL de 1 amp. de *DIAMOX* IV ;
- puis perfusion de *MANNITOL* à 25 % en trois quarts d'heure ;
- ultérieurement, instillation prudente de collyre à la pilocarpine dans les *deux* yeux.

Une fois la crise passée, quelques jours plus tard, intervention (iridotomie au laser ou iridectomie chirurgicale) sur les *deux* yeux pour éviter la récidive.

> Il faut bien comprendre que la dilatation pupillaire est contre-indiquée chez un sujet présentant une prédisposition anatomique à la fermeture de l'angle, tant qu'il n'a pas subi une iridectomie.
>
> Autrement dit, il ne faut pas donner de collyres mydriatiques avant d'avoir examiné un patient à la lampe à fente, afin de vérifier s'il ne présente pas un angle iridocornéen étroit.

PRONOSTIC

Le glaucome aigu par fermeture de l'angle conduit à la cécité par atrophie optique au bout de quelques heures en l'absence de traitement.

FICHE INFIRMIÈRE

Le glaucome aigu par fermeture de l'angle est une *urgence médicale* : il nécessite une hospitalisation du patient en milieu ophtalmologique.

EXAMENS

Prélèvement sanguin pour ionogramme (le *DIAMOX* baisse la kaliémie), puis pose d'une voie veineuse.

SURVEILLANCE DU TRAITEMENT

SOINS – TRAITEMENTS

- Injecter une ampoule de *DIAMOX* (500 mg) en IVL, puis *DIAMOX* par voie orale (1 cp à 250 mg toutes les 8 h).
- Associer DIFFU-K : 1 gélule 3 fois/j (le *DIAMOX* entraîne des pertes urinaires de potassium qu'il faut compenser).
- Perfusion de 250 cc de Mannitol à 25 % en trois quarts d'heure (réchauffer le flacon au bain marie au préalable jusqu'à dissolution des cristaux).
- Instillation de collyres hypotonisants : **timolol** 0,50 %, 1 goutte 2 fois/j dans l'œil en crise de glaucome par fermeture de l'angle.

EFFICACITÉ DU TRAITEMENT

Rappeler le médecin ophtalmologiste au bout d'une heure de traitement pour qu'il vérifie que la tension intraoculaire a baissé de moitié. Si c'est le cas, instillation de collyre à la **pilocarpine** dans les *deux* yeux :

- Pour l'œil en crise : 1 goutte toutes les 10 min jusqu'à obtention du myosis (pupille resserrée), puis 4 fois/j jusqu'à l'iridotomie.
- Pour l'autre œil : traitement préventif, 1 goutte 4 fois/j jusqu'à l'iridotomie.

Une fois la crise passée, quelques jours plus tard, l'ophtalmologiste effectuera un traitement préventif des récidives en réalisant une petite perforation à la base de l'iris qui servira de court-circuit à l'évacuation de l'humeur aqueuse (iridotomie au laser ou iridectomie chirurgicale). Ce traitement sera réalisé sur les *deux* yeux (la prédisposition anatomique au glaucome par fermeture de l'angle existe sur les deux yeux).

EFFETS INDÉSIRABLES

Surveillance : pouls, pression artérielle, état d'hydratation, diurèse ; douleur, bilan sanguin (risque d'hypokaliémie, d'hyperglycémie surtout chez le diabétique, hyperuricémie).

GLAUCOME CHRONIQUE À ANGLE OUVERT

FICHE MALADIE

CAUSES ET MÉCANISMES

Le glaucome chronique à angle ouvert (GCAO) est dû à un ralentissement de l'écoulement de l'humeur aqueuse au niveau du trabéculum scléral, dû au vieillissement des tissus. Ceci entraîne une hypertonie oculaire chronique et modérée qui conduit progressivement à la cécité par altération progressive de la papille optique.

DIAGNOSTIC

La gravité du glaucome chronique à angle ouvert vient avant tout de son *insidiosité* : aucun signe fonctionnel ne vient alerter le patient : « *Le glaucome chronique à angle ouvert est un traître qui tue les fibres optiques à petit feu, sans que le patient ne s'en rende compte !* » Souvent, l'hypertonie est découverte lors de la mesure systématique de la tension oculaire au cours d'un examen ophtalmologique.

TRAITEMENT

TOUJOURS MÉDICAL AU DÉBUT

On commence par un collyre β-bloquant (par exemple, *TIMOPTOL*) ou une **prostaglandine** (par exemple, *XALATAN*). C'est un traitement à vie : il ne doit jamais être interrompu. Il faut surveiller la pression oculaire, la papille et le champ visuel.

EN CAS D'ÉCHEC

Trabéculorétraction au laser ou intervention chirurgicale (trabéculectomie), pour créer un passage direct de l'humeur aqueuse du corps ciliaire aux espaces sous-conjonctivaux.

PRONOSTIC

En l'absence de traitement, l'évolution se traduit par l'apparition très progressive (quelques années) de scotomes (lacunes dans le champ visuel), précédant l'atrophie optique qui conduit à la cécité.

FICHE INFIRMIÈRE

Le glaucome chronique à angle ouvert est une pathologie dans laquelle le patient est pris en charge par son ophtalmologiste en consultation, et qui ne nécessite pas de prise en charge par une infirmière sauf au stade chirurgical (*cf.* « Pratique infirmière avant et après une intervention en ophtalmologie », p. 1187).

Le rôle de l'infirmier(e) est :

- de connaître l'existence du glaucome chronique à angle ouvert, de son insidiosité et de sa gravité ;
- d'inviter toute personne à se faire examiner régulièrement par son ophtalmologiste pour dépistage du glaucome, avec une mesure systématique de la pression intraoculaire et un examen de la papille optique.

GLAUCOME CONGÉNITAL

FICHE MALADIE

CAUSES ET MÉCANISMES

Affection redoutable, le glaucome congénital est dû à une anomalie de développement de l'angle irido-cornéen, laissant subsister du tissu embryonnaire au fond de l'angle iridocornéen, ce qui empêche la résorption d'humeur aqueuse. Il apparaît souvent dès la naissance, et est le plus souvent bilatéral.

DIAGNOSTIC

Il est suspecté devant un enfant qui présente :

- un larmoiement ;
- une photophobie ;
- une cornée trouble au diamètre augmenté (mégalocornée).

Le diagnostic est confirmé par la prise de tension oculaire, au besoin sous anesthésie générale.

Le pronostic demeure sombre. Mais il faut savoir que les chances de conserver une fonction visuelle utile sont d'autant plus grandes que l'enfant est opéré précocement. D'où l'extrême importance de savoir reconnaître les symptômes du glaucome congénital pour adresser ces enfants le plus tôt possible à l'ophtalmologiste.

TRAITEMENT

Uniquement chirurgical, il est impératif dès que le diagnostic est posé (trabéculotomie, trabéculectomie), mais demeure très délicat.

PRONOSTIC

En l'absence de traitement, l'évolution est dramatique : augmentation du volume des globes oculaires (buphtalmie), lésions cornéennes et atrophie optique.

FICHE INFIRMIÈRE

Le rôle de l'infirmière est de connaître l'existence du glaucome congénital et de le suspecter devant un enfant avec de « grands yeux » qui est photophobe et larmoie. Il faut sans tarder adresser cet enfant à une consultation ophtalmologique pour suspicion de glaucome congénital.

FICHE PHARMACOLOGIE

ANTIGLAUCOMATEUX PAR VOIE GÉNÉRALE

■ Acétazolamide

DIAMOX					
A. 1 à 2 cp./j et max 4 cp./j E. 5 à 10 mg/kg/j Répartir les prises au cours des repas	24 cp. 250 mg	3,71	I	65 %	0,15
A. 1 à 2 g/j en IVDL E. 5 à 10 mg/kg/j en IVDL Possible par voie IM ou dans la tubulure de perfusion	1 fl. 500 mg IV 25 fl. 500 mg IV	13,06	I I	65 % NR	13,06

Propriétés

Hypotonisant oculaire : il diminue la formation d'humeur aqueuse en inhibant l'anhydrase carbonique au niveau du corps ciliaire. Au niveau du tubule rénal, augmentation de l'élimination urinaire de sodium, de potassium, et de bicarbonates.

Indications

• Les formes injectables sont utilisées dans la crise aiguë de glaucome par fermeture de l'angle en traitement d'attaque ; ce n'est qu'après 30 min qu'on débute le traitement par les collyres myotiques (*ISOPTO-PILOCARPINE*).

• Le *DIAMOX* en comprimés est prescrit :
  – dans la crise aiguë de fermeture de l'angle en relais au *DIAMOX IV* ;
  – dans le glaucome chronique, en cas d'hypertonie oculaire non équilibrée par les **collyres antiglaucomateux**.

Contre-indications

Antécédents de colique néphrétique, hypokaliémie non contrôlée.
Insuffisance hépatique ou rénale grave.
Insuffisance surrénale grave.
Grossesse : effet tératogène chez l'animal.
Allaitement : passage dans le lait maternel ; aucun effet nocif rapporté chez le nourrisson.

Précautions d'emploi

Prévenir l'hypokaliémie, en prescrivant systématiquement du potassium (*DIFFU-K*).

Effets indésirables

Hypokaliémie, hyperuricémie, lithiase rénale.
Asthénie, somnolence, troubles gastro-intestinaux, dysesthésies.
Éruptions cutanées, troubles hématologiques (thrombopénie, agranulocytose) par hypersensibilité aux **sulfamides**.

Interactions médicamenteuses

Augmentation du risque d'hypokaliémie en cas d'association aux **digitaliques, corticoïdes, diurétiques** (thiazidiques et de l'anse). En cas d'hypokaliémie, l'association à certains **antiarythmiques** (classe Ia, classe III) expose aux risques de torsades de pointes.

■ Mannitol

MANNITOL					
Crise aiguë de fermeture de l'angle A. 250 à 1000 mL en 30 min x 1/j E. 10 mL/kg x 1/j IVDL stricte	250 mL 10 % (1 poche) 500 mL 10 % (1 poche) 250 mL 20 % (10 fl.)	HOP HOP HOP		NR	
A. 125 à 500 mL x 1/j E. 5 mL/kg x 1/j IVDL stricte	500 mL 20 % (10 fl.) 250 mL 20 % (1 poche) 500 mL 20 % (1 poche)	 HOP HOP		NR	

Propriétés

Solution hypertonique entraînant une déshydratation du vitré par effet osmotique, diminuant ainsi la pression intraoculaire.

Indications

Hypertension intraoculaire.

Contre-indications

Hyperosmolarité plasmatique préexistante, déshydratation intracellulaire, insuffisance cardiaque.

Précautions d'emploi

Il est nécessaire de réchauffer le flacon au bain-marie jusqu'à dissolution des cristaux.
La solution étant hypertonique, perfuser à vitesse lente et régulière.

COLLYRES ANTIGLAUCOMATEUX – PARASYMPATHOMIMÉTIQUE (MYOTIQUE)

■ Pilocarpine ©

ISOPTO-PILOCARPINE					
1 gtte/instillation Selon chiffres tensionnels et type de glaucome	1 fl. 10 mL 2 %	1,71		65 %	1,71
PILOCARPINE FAURE					
1 gtte/instillation Selon chiffres tensionnels et type de glaucome Glaucome chronique à angle ouvert : 1 gtte x 3 à 4/j	100 unidoses 1 % 100 unidoses 2 %		I I	NR NR	

Propriétés

En entraînant un myosis qui tire sur les mailles du trabéculum, ils facilitent l'écoulement de l'humeur aqueuse.

Indications

Crise aiguë de fermeture de l'angle et glaucome chronique à angle ouvert.
Diagnostic des causes de mydriase.

Contre-indications

Uvéites antérieures (iritis, iridocyclite) dans lesquelles la pupille doit rester dilatée.
Allergie à la pilocarpine.

Précautions d'emploi

Pour la crise aiguë de fermeture de l'angle, les myotiques doivent être donnés au moins 30 min après le début des traitements hypotonisants, par voie générale (*MANNITOL, DIAMOX*) et dans les 2 yeux.
Chez les myopes, n'utiliser les **myotiques** qu'après vérification de la périphérie rétinienne (ils peuvent entraîner un décollement de rétine).
Risque de gêne visuelle chez les utilisateurs de machine.
Lentilles de contact à éviter en raison du risque d'adsorption du conservateur sur les lentilles.

Effets indésirables

Myosis qui peut gêner la vision des patients, modification possible du champ visuel.

Interactions médicamenteuses

Possibilité de potentialisation des curarisants (prévenir l'anesthésiste).

COLLYRES ANTIGLAUCOMATEUX – BÊTABLOQUANTS

■ Timolol ©

TIMOPTOL					
1 gtte x 1 à 2/j	1 fl. 3 mL 0,25 % 1 fl. 3 mL 0,50 % 1 fl. 5 mL 0,25 % 1 fl. 5 mL 0,50 %	3,49 3,72 5,61 6,01	I I I I	65 % 65 % 65 % 65 %	3,49 3,72 5,61 6,01
TIMOPTOL LP					
1 gtte x 1/j	1 fl. 2,5 mL 0,25 % 1 fl. 2,5 mL 0,50 %	6,04 6,53	I I	65 % 65 %	6,04 6,53
TIMABAK					
1 gtte x 2/j	1 fl. 5 mL 0,25 % 1 fl. 5 mL 0,50 %	5,32 5,71	I I	65 % 65 %	5,32 5,71
GELTIM LP					
1 gtte x 1/j le soir	30 unidoses 0,4 g (1 mg/g)	7,13	I	65 %	0,24

■ Bétaxolol

BETOPTIC					
1 gtte x 2/j matin et soir	1 fl. 3 mL 0,5 %	3,87	I	65 %	3,87

■ Cartéolol

CARTÉOL					
1 gtte x 2/j matin et soir	1 fl. 3 mL 1 % 1 fl. 3 mL 2 %	3,27 3,50	I I	65 % 65 %	3,27 3,50
CARTÉOL LP					
1 gtte x 1/j le matin	30 unidoses 0,2 mL 1 % 30 unidoses 0,2 mL 2 % 1 fl. 3 mL 1 % 1 fl. 3 mL 2 %	6,42 6,42 5,67 5,67	I I I I	65 % 65 % 65 % 65 %	0,21 0,21 5,67 5,67

■ Lévobunolol

BÉTAGAN					
1 gtte x 2/j	60 unidoses 0,4 mL 0,5 %	6,42	I	65 %	0,11

Propriétés

Ils diminuent la pression intraoculaire en réduisant la sécrétion d'humeur aqueuse par les procès ciliaires ; ils n'ont aucun effet ni sur le diamètre pupillaire, ni sur l'accommodation.

Indications

Glaucome chronique à angle ouvert ; glaucome de l'aphake, hypertonie intraoculaire.

Contre-indications

Du fait du passage du produit dans la circulation générale, ce sont celles de tous les **β-bloquants**.

Asthme, insuffisance cardiaque non contrôlée, BAV de haut degré non appareillé, bradycardie < 50/min, syndrome de Raynaud.

Hypersensibilité à l'un des constituants.

Lentilles de contact : au cours du traitement par le **timolol**, en collyre ou en gel, le port de lentilles de contact est déconseillé en raison du risque d'intolérance des lentilles (diminution de la sécrétion lacrymale liée d'une manière générale aux **β-bloquants**). Par ailleurs, la présence d'un conservateur dans les présentations en flacon contre-indique le port de lentilles souples.

Ce médicament peut être prescrit pendant la grossesse si besoin.

Allaitement : déconseillé.

Précautions d'emploi

Commencer toujours avec les collyres les moins dosés. Respecter 12 h d'intervalle entre chaque prise.

Ne pas administrer un autre **bêtabloquant** par la même voie.

Traitement à arrêter progressivement.

L'évaluation du traitement doit inclure une mesure de la pression intraoculaire après une période de traitement d'environ 4 sem.

Les autres collyres doivent être administrés avec un intervalle d'au moins 15 min avant ou après.

Le gel ophtalmique *GELTIM LP* doit être administré en dernier.

Effets indésirables

Effets oculaires : brûlures légères, larmoiement, hypoesthésie cornéenne (le plus souvent les **β-bloquants** sont bien tolérés localement).

Effets indésirables généraux : dus au passage systémique des **β-bloquants** par voie générale.

Interactions médicamenteuses

Ce sont celles des **β-bloquants** par voie générale, bien que les quantités de **β-bloquants** passant par voie générale soient faibles.

COLLYRES ANTIGLAUCOMATEUX – INHIBITEURS DE L'ANHYDRASE CARBONIQUE

■ Dorzolamide ©

TRUSOPT					
1 gtte x 3/j Si associé à un **collyre bêtabloquant** : 1 gtte x 2/j	1 fl. 5 mL (20 mg/mL)	5,12	I	65 %	5,12

■ Brinzolamide ©

AZOPT					
1 gtte x 2 à 3/j	1 fl. 5 mL (10 mg/mL)	4,07	I	65 %	4,07

Propriétés

Inhibiteurs de l'anhydrase carbonique (idem *DIAMOX*), ils réduisent la sécrétion de l'humeur aqueuse.

Indications

Glaucome chronique à angle ouvert et/ou hypertension intraoculaire.

En monothérapie : si un **agent β-bloquant** est contre-indiqué ou insuffisant.

En bithérapie : en association à un **agent β-bloquant** ou un **analogue de la prostaglandine** si monothérapie insuffisante.

Contre-indications

Hypersensibilité.

Insuffisance rénale sévère ou acidose hyperchlorémique car élimination rénale.
Grossesse et allaitement.
Cf. Contre-indications du **timolol**.

Précautions d'emploi

AZOPT, AZARGA : agiter doucement le flacon avant utilisation (suspensions).
Prudence chez les insuffisants hépatiques.
Lentilles de contact : les retirer avant instillation puis attendre 15 min avant de les remettre (chlorure de **benzalkonium**). Comprimer le sac lacrymal ou fermer les paupières pendant 2 min pour diminuer les effets indésirables systémiques.

Effets indésirables

Oculaires : vision floue, sensation de brûlure, irritation, hyperhémie, larmoiement, conjonctivite.
Systémiques : dysgueusie, nausées, céphalées.
Cf. Effets indésirables du **timolol**.

COLLYRES ANTIGLAUCOMATEUX – ALPHA-2-ADRÉNERGIQUES

■ Brimonidine ©

ALPHAGAN					
1 gtte x 2/j	1 fl. 5 mL (2 mg/mL)	5,75	I	65 %	5,75
BRIMAZED					
1 gtte x 2/j	60 unidoses 0,35 mL (2 mg/mL)		I	NR	

■ Apraclonidine

IOPIDINE					
1 gtte x 3/j	1 fl. 5 mL (5 mg/mL) 2 unidoses 0,25 mL 1 %	10,76 10,27	I I	65 % 65 %	10,76 5,14

Propriétés

Ces agonistes des récepteurs α_2-adrénergiques réduisent la production de l'humeur aqueuse par le corps ciliaire.
De plus la **brimonidine** a un second effet en augmentant l'écoulement d'humeur aqueuse par le corps ciliaire.
La **brimonidine**, du fait de sa sélectivité avec les récepteurs α_2-agonistes, n'entraîne ni mydriase, ni vasoconstriction des microvaisseaux (comparée à la propine). L'**apraclonidine** n'est que relativement sélective.

Indications

Glaucome chronique à angle ouvert.
Brimonidine :
- en monothérapie pour réduire la pression intraoculaire (PIO) si contre-indication, ou intolérance ou effet insuffisant des **β-bloquants** ;
- en bithérapie (associé à un autre traitement hypotonisant) si l'effet est insuffisant sur la PIO.

Apraclonidine : traitement supplémentaire à court terme (max 1 mois) du glaucome chronique chez des patients recevant déjà un traitement médical à dose maximale, en attendant le traitement chirurgical ou par laser.

Contre-indications

Hypersensibilité.
Grossesse et allaitement.
Brimonidine : nouveau-nés et nourrissons de moins de 2 ans.
Apraclonidine : antécédents de pathologie cardiovasculaire sévère ou instable.
Cf. Interactions médicamenteuses.
Cf. Contre-indications du **timolol** et du **brinzolamide**.

Précautions d'emploi

SIMBRINZA : agiter doucement le flacon avant utilisation (suspension).
Brimonidine : respecter un intervalle de 12 h entre chaque administration.

Lentilles de contact : les retirer avant instillation puis attendre 15 min avant de les remettre (chlorure de benzalkonium).
Comprimer le sac lacrymal ou fermer les paupières pendant 2 min pour diminuer les effets indésirables systémiques.

Effets indésirables

Oculaires : vision floue, sensation de brûlure, irritation, hyperhémie, larmoiement, conjonctivite.
Systémiques : somnolence, vertiges.
Cf. Effets indésirables du timolol et du brinzolamide.

Interactions médicamenteuses

Contre-indiqués : antidépresseurs tricycliques, miansérine, IMAO et sympathomimétiques systémiques.
Administrations d'autres topiques ophtalmiques espacées de 5 min.

COLLYRES ANTIGLAUCOMATEUX – ANALOGUES DE LA PROSTAGLANDINE F2-ALPHA

■ Latanoprost ©

XALATAN					
1 gtte le soir	1 fl. 2,5 mL 50 µg/mL 3 fl. 2,5 mL 50 µg/mL	5,36 15,18	I I	65 % 65 %	5,36 5,06
XIOP					
1 gtte le soir	30 unidoses 50 µg/mL 90 unidoses 50 µg/mL	7,67 20,56	I I	65 % 65 %	0,26 0,23

■ Travoprost ©

TRAVATAN					
1 gtte le soir	1 fl. 2,5 mL	5,56	I	65 %	5,56
VIZITRAV					
1 gtte le soir (sans conservateur)	1 fl. 2,5 mL 3 fl. 2,5 mL	9,41 26,71	I I	65 % 65 %	9,41 8,90
SINETRAV					
1 gtte le soir (sans conservateur)	1 fl. 2,5 mL 3 fl. 2,5 mL + syst.	7,03 19,91	I I	65 % 65 %	7,03 6,64

■ Bimatoprost ©

LUMIGAN					
1 gtte le soir	1 fl. 3 mL 0,1 mg/mL 1 fl. 3 mL 0,3 mg/mL	9,36 7,39	I I	65 % 65 %	9,36 7,39
AMIRIOX					
1 gtte le soir (sans conservateur)	1 1 fl. 3 mL 0,3 mg/ mL	7,03	I	65 %	7,03

ANALOGUES DE LA PROSTAGLANDINE F2-ALPHA EN ASSOCIATION

■ Latanoprost + timolol

XALACOM					
1 gtte x 1/j	1 fl. 2,5 mL 3 fl. 2,5 mL	7,32 19,57	I I	65 % 65 %	7,32 6,52

FIXAPOST					
1 gtte x 1/j	30 unidoses (50 µg/mL + 5 mg/mL)		I		

■ **Bimatoprost + timolol**

GANFORT					
1 gtte x 1/j matin ou soir, à la même h	1 fl. 3 mL (0,3 mg/mL + 5 mg/mL)	8,43	I	65 %	8,43
	30 unidoses (0,3 mg/mL + 5 mg/mL)	9,36	I	65 %	0,31

■ **Travoprost + timolol**

DUOTRAV					
1 gtte x 1/j matin ou soir, à la même h	1 fl. 2,5 mL	10,53	I	65 %	10,53

Propriétés

Bimatoprost : prostamide synthétique, apparenté à la prostaglandine F2-alpha, il améliore la résorption de l'humeur aqueuse par une double voie : par le trabéculum et par la voie uvéosclérale.
Latanoprost : analogue de la prostaglandine F2-alpha, il diminue la pression intraoculaire en augmentant l'écoulement par la voie uvéosclérale.

Indications

En bithérapie : en association à un **agent β-bloquant** si le résultat est insuffisant.
Glaucome chronique à angle ouvert.
En monothérapie : si un **agent β-bloquant** est contre-indiqué, ou induit un effet indésirable, ou est insuffisant.

Contre-indications

Grossesse et **allaitement**.
À éviter en cas de facteur de risque connu d'œdème maculaire : aphakie, pseudophakie avec rupture capsulaire postérieure, uvéite.

Précautions d'emploi

Lentilles de contact souples : attendre 15 min après instillation pour remettre les lentilles.
Ces traitements peuvent modifier progressivement et de façon définitive la couleur des yeux en augmentant la quantité de pigment brun dans l'iris. Avant l'instauration du traitement, les patients doivent être prévenus du risque de modification de la couleur de l'œil.
Essuyer soigneusement la peau après instillation pour éviter le contact du collyre avec les paupières, facteur de coloration cutanée.

Effets indésirables

Hyperhémie conjonctivale, kératites ponctuées superficielles, croissance des cils, pigmentation de la peau des paupières (réversible). De rares cas d'œdème maculaire cystoïde ont été rapportés.
Augmentation de la pigmentation brune de l'iris, en particulier chez les patients ayant des iris de plusieurs couleurs (bleu-marron, gris-marron, vert-marron, jaune-marron). Cet effet non réversible est observé chez 16 % de tous les patients traités pendant 12 mois avec **latanoprost** ; chez 1,5 % des patients avec **bimatoprost**.

KÉRATITES

FICHE MALADIE

DÉFINITION

Les kératites sont des affections inflammatoires et/ou dégénératives de la cornée, s'accompagnant ou non d'ulcération.

CAUSES ET MÉCANISMES

KÉRATITES INFECTIEUSES

- Abcès de cornée sous lentilles de contact (amibes +++).
- U lcère cornéen secondaire à une conjonctivite bactérienne (staphylocoque, streptocoque, *pseudomonas*).
- Ulcère mycosique.
- Surinfection d'un ulcère cornéen post-traumatique.
- Kératites virales : herpès (+++) (ulcère dendritique), zona, adénovirus, maladies infectieuses (rougeole, rubéole, varicelle, grippe).

KÉRATITES TRAUMATIQUES

- Kératite ponctuée superficielle : après photo-traumatisme ou coup d'arc des soudeurs ; après coup d'ongle, blessure par feuille de papier, gaz lacrymogènes.
- *Cf.* aussi Traumatismes oculaires, p. 1232.

KÉRATITES PAR SÉCHERESSE OCULAIRE

- Kératite sèche par impossibilité de fermer les paupières (paralysie faciale ; y penser chez les sujets comateux), par exophtalmie importante, par ectropion important.
- Kératoconjonctivite sèche (syndrome de Gougerot-Sjögren).

KÉRATITES DYSTROPHIQUES

- Kératite neuroparalytique par lésion du trijumeau, après zona ophtalmique.

KÉRATITES ALLERGIQUES

- Associées à une conjonctivite.

DIAGNOSTIC

Le sujet se plaint de douleurs oculaires, de larmoiement, photophobie, blépharospasme, baisse de l'acuité visuelle. L'œil est rouge avec un cercle périkératique.

Lorsqu'il existe une effraction de l'épithélium cornéen (érosion, ulcération), elle est mise en évidence à la lampe à fente, par le test à la fluorescéine : la lésion se colore en vert lorsqu'on éclaire en lumière bleu cobalt.

En cas d'abcès de cornée, il existe une ou des opacités cornéennes, accompagnées éventuellement d'un tyndall (présence de cellules inflammatoires en chambre antérieure) ou d'un hypopion (dépôt de pus en chambre antérieure).

TRAITEMENT

Il est fonction de l'étiologie.

> Les corticoïdes en collyre ou pommade sont formellement contre-indiqués dans toutes les kératites virales ulcérées.

▶ Dans tous les cas

Collyres antibiotiques, cicatrisants cornéens en collyre et en pommade ophtalmique, antalgiques par voie générale, atropine et pansements occlusifs si l'œil est très douloureux.

▶ Herpès

Traitement antiviral (*ZOVIRAX*) ± associé à un pelage cornéen.

▶ Abcès bactérien ou mycotique

Collyres renforcés[1] : par exemple, **ticarcilline, gentamycine, vancomycine**, *FORTUM*, amphotéricine B. Administration toutes les heures au début ; antibiothérapie à adapter à l'examen microbiologique direct, puis à la culture et à l'antibiogramme.

1. Les collyres renforcés sont préparés à partir des produits à usage IV, ce qui permet d'obtenir des concentrations plus élevées que celles des collyres du commerce. Ces préparations magistrales sont fabriquées à la pharmacie centrale des hôpitaux ; envoyer l'ordonnance de prescription.

▶ **Kératites neuroparalytiques**
Tarsorraphie (suture des paupières).

▶ **Au stade des séquelles cornéennes, avec taie ou leucome**
Kératoplastie (greffe de cornée).

PRONOSTIC

Il faut distinguer les kératites superficielles des kératites profondes (beaucoup plus graves).

Le pronostic est variable selon la cause et la profondeur de l'ulcération. En l'absence de traitement : risque de perforation, de pano-phtalmie (inflammation suppurative de toutes les parties de l'œil) ou de taie cornéenne persistante.

• Une kératite ponctuée superficielle liée à un coup d'arc guérit en quelques heures sans séquelle.
• L'évolution d'un abcès de cornée peut être dramatique : opacité cornéenne irréversible, perforation cornéenne, panophtalmie.

FICHE INFIRMIÈRE

Pratique infirmière devant un abcès de cornée, présumé d'origine bactérienne

Si l'abcès est étendu et/ou profond, le patient est hospitalisé pour recevoir un traitement antibiotique maximal et une surveillance rapprochée. En l'absence de traitement adapté, un abcès de cornée évolue vers la perforation ou la fonte purulente du globe.

EXAMENS

PRÉLÈVEMENTS

Assister le médecin ophtalmologiste lors des prélèvements à la lampe à fente au niveau de l'abcès de cornée :

• sous anesthésie de contact (oxybuprocaïne, *CÉBÉSINE*) ;
• grattage cornéen à l'écouvillon ou à la lame ;
• à ensemencer sur place immédiatement dans les milieux de culture correspondants ; prévenir le laboratoire pour qu'il fasse parvenir le matériel nécessaire ;
• selon orientation clinique : prélèvements bactériologique, virologique, mycologique et recherche d'amibes (porteur de lentilles).

CAS PARTICULIER DU PORTEUR DE LENTILLES DE CONTACT

Faire parvenir au laboratoire le liquide d'entretien, l'étui et la lentille pour recherche de germes.

SURVEILLANCE DU TRAITEMENT

SOINS – TRAITEMENTS

▶ **Traitement local**

• Débuter immédiatement le traitement par *CILOXAN* 0,3 % collyre + *TOBREX* 0,3 % collyre.
• Puis relais, dès que possible, par collyres renforcés : vancomycine 50 mg/mL + *FORTUM* 40 mg/mL. Dose de charge : 4 à 6 gttes pendant 5 min puis 1 gtte/h jour et nuit pendant les 48 premières heures. Posologie à adapter par la suite en fonction de l'efficacité du traitement.
• Dilatation pupillaire à but antalgique : *ATROPINE* 1 %, 1 gtte 2 fois/j.

▶ **Antibiothérapie générale**

En cas d'endophtalmie, perforation : antibiothérapie IV à large spectre ou selon orientation clinique. Par exemple :

• *TIENAM* 500 mg 3 fois/j et *CIFLOX* 200 mg 2 fois/j ;
• ou *TAVANIC*, perfusion d'1 h puis *per os* 500 mg/12 h, + *FOSFOCINE* 4 g/8 h.

EFFICACITÉ DU TRAITEMENT

Elle s'apprécie en examinant le patient tous les jours à la lampe à fente. L'infirmier(e) assiste le médecin pour l'examen.

L'infirmier(e) récupère les résultats du laboratoire – examen direct, culture et antibiogramme – et les communique au médecin.

Réévaluation clinique à 48 h :
- Amélioration progressive : poursuite de l'antibiothérapie pendant 8 à 15 jours en fonction de l'évaluation clinique.
- Pas d'amélioration ou aggravation des signes cliniques : revoir le choix des antibiotiques.

EFFETS INDÉSIRABLES

L'administration répétée des collyres renforcés est douloureuse et peut entraîner à la longue une toxicité cornéenne.
Surveillance de la perfusion en cas d'antibiothérapie générale.

Les corticoïdes en collyre ou pommade sont formellement contre-indiqués dans toutes les kératites virales ulcérées. Ils entraînent un retard de cicatrisation ; ils font flamber une kératite herpétique. Corollaire : il est absolument interdit de prescrire un collyre corticoïde sans examen ophtalmologique de la cornée à la lampe à fente.

Un abcès de cornée doit être diagnostiqué et traité *EN URGENCE*.
En quelques heures, en l'absence de traitement adapté, un abcès de cornée peut entraîner des séquelles graves et irréversibles.

FICHE PHARMACOLOGIE

CICATRISANTS CORNÉENS

■ Rétinol

VITAMINE A FAURE					
1 à 2 gttes x 3 à 6/j	10 mL (fl.)	2,08		30 %	0,21
VITAMINE A DULCIS					
2 à 3 appl./j dont 1 le soir au coucher	10 g (tube)	4,30		30 %	0,43

■ Cyanocobalamine

VITAMINE B12					
1 gtte x 3 à 4/j	10 unidoses 0,4 mL (0,2 mg)			NR	

Propriétés

Ils accélèrent la cicatrisation de la cornée.

Indications

Plaies, brûlures, traumatismes cornéens ; ulcérations d'origine infectieuse en association avec des **antibiotiques locaux.**

Contre-indications

Allergie à l'un des constituants.
La **vitamine B12** est à éviter chez les porteurs de lentilles souples (elle colore les lentilles en rose).

Effets indésirables

Réactions allergiques rares.

ANTIVIRAUX OPHTALMIQUES

■ Aciclovir

ACICLOVIR					
1 appl. (équivalent d'un grain de riz) x 5/j dans le cul-de-sac conjonctival inférieur, poursuivie jusque 3j après cicatrisation	1 tube pom. opht. 30 mg/g	9,64	I	65 %	9,64

Propriétés

Antiviral actif contre les virus de l'herpès (HSV) et varicelle-zona (VZV).

Inhibe spécifiquement la synthèse de l'ADN viral et la réplication du virus. Par ce double mécanisme, le métabolisme des cellules saines n'est pas affecté.

Indications

Kératites et kératoconjonctivites herpétiques.

Hors-AMM : zona ophtalmique en cas d'atteinte cornéenne.

Contre-indications

Hypersensibilité à l'**aciclovir**.

Précautions d'emploi

Éviter de toucher l'œil ou la paupière avec l'embout du tube.

Port de lentilles de contact déconseillé.

Conservation après ouverture : 30 j.

Effets indésirables

Rares : douleur transitoire à l'application, toxicité pour l'épithélium cornéen à long terme (kératite ponctuée superficielle.

■ Ganciclovir

VIRGAN					
Dans le cul-de-sac conjonctival inférieur Pdt la poussée : 1 gtte x 5/j Puis : 1 gtte x 3/j pdt 7 j Durée max : 21 j	1 tube gel 0,15 % (5 g)	10,70	I	65 %	10,70

■ Trifluridine

VIROPHTA					
Dans le cul-de-sac conjonctival inférieur Pdt la poussée : 1 gtte toutes les 2 h (max 9 gttes/j) Puis : 1 gtte x 5/j pdt 7 j Durée max : 21 j	1 prép. pour collyre 1 %	11,45	I	65 %	11,45

Propriétés

Le **ganciclovir** et la **trifluridine** inhibent la réplication de l'ADN viral.

Indications

Kératite due au virus *Herpes Simplex*.

Non indiqués dans le traitement des infections à CMV.

Contre-indications

VIRGAN déconseillé lors de la grossesse et l'allaitement. Contraception chez la femme comme chez l'homme pendant le traitement et pendant les 3 mois suivant son arrêt.

Hypersensibilité.

Précautions d'emploi

Port des lentilles de contact déconseillé : jaunissement provoqué par le chlorure de **benzalkonium**.

Conservation après ouverture : 4 sem. pour *VIRGAN* 15 j pour *VIROPHTA*.

Effets indésirables

Sensation de brûlure, picotement, irritation oculaire.

Interactions médicamenteuses

En cas de traitement concomitant avec un autre collyre, respecter 15 min d'intervalle entre les instillations. *VIRGAN* doit être le dernier utilisé.

LENTILLES DE CONTACT : PRÉCAUTIONS À CONNAÎTRE

FICHE MALADIE

Les lentilles de contact sont d'excellents moyens de correction optique.
Cependant, l'utilisateur, le médecin et l'infirmier(e) doivent savoir qu'en cas de nonrespect des règles d'entretien et des conditions d'utilisation, la lentille peut se transformer en véritable « bombe à retardement », pouvant conduire à des complications exceptionnelles mais gravissimes.

L'adaptation des lentilles de contact est un acte médical, qui doit être réalisé par un ophtalmologiste.

Cette adaptation consiste à éliminer les contre-indications médicales au port de lentilles, puis à déterminer la lentille la mieux adaptée au besoin du patient et aux caractéristiques de son œil, tout en respectant au mieux la sécurité.

FICHE INFIRMIÈRE

ÉDUCATION ET CONSEILS

Les règles d'entretien et conditions d'utilisation doivent être connues et respectées par tout porteur de lentilles.

C'est en les appliquant consciencieusement que le porteur de lentilles va éviter les complications (*cf.* Fiche technique ci-dessous).

FICHE TECHNIQUE

RÈGLES D'UTILISATION ET D'ENTRETIEN DES LENTILLES DE CONTACT

- Se laver soigneusement les mains (savon liquide non gras, non parfumé, sans lanoline), les rincer puis les sécher avec un papier à usage unique avant de manipuler les lentilles. Il faut veiller à avoir les ongles très propres et courts.
- Avant de poser les lentilles, il faut vérifier qu'elles se présentent dans le bon sens : elles doivent former un petit bol bien arrondi.
- Renouveler la solution de décontamination-conservation tous les jours ; déprotéiniser les lentilles traditionnelles 1 fois par semaine.
- Maintenir en permanence les lentilles en milieu humide : soit sur l'œil, soit dans les liquides d'entretien. À l'air libre, elles se dessèchent.
- Ne jamais dormir avec des lentilles à port journalier.
- Respecter la durée de vie des lentilles, des liquides d'entretien ; changer les étuis tous les mois.
- Ne jamais utiliser ni l'eau du robinet, ni de l'eau minérale pour rincer les lentilles.
- Le port des lentilles de contact est à proscrire en piscine, sauna, rivière : risque amibien (+++). Les amibes sont des parasites vivant dans l'eau. Elles ont une très grande affinité pour les lentilles et entraînent des kératites amibiennes gravissimes contre lesquelles notre arsenal thérapeutique est limité.
- Ne jamais mettre en contact les lentilles avec la salive.

• En cas de gêne, de sensation de corps étranger dans l'œil, d'hyperhémie conjonctivale (œil rouge), de douleur, de baisse visuelle, de photophobie, de blépharospasme, de présence de sécrétions, il est absolument impératif de :
– retirer immédiatement les deux lentilles ;
– consulter rapidement un ophtalmologiste.

OCCLUSION DE L'ARTÈRE CENTRALE DE LA RÉTINE

FICHE MALADIE

DÉFINITION

L'occlusion de l'artère centrale de la rétine (OACR) est l'arrêt aigu de toute circulation rétinienne qui entraîne, au bout de 20 min, une ischémie de toute la neurorétine à l'exception de la couche des photorécepteurs (dont l'apport en oxygène est d'origine choroïdienne).

CAUSES ET MÉCANISMES

Il peut s'agir d'une oblitération par thrombose locale sur des lésions artérielles d'artériosclérose, ou par artérite inflammatoire dans le cadre d'une maladie de Horton. Il peut s'agir d'une embolie à partir de plaques athéromateuses d'origine carotidienne ou d'une embolie d'origine cardiaque.

DIAGNOSTIC

L'OACR entraîne une cécité totale, brutale, unilatérale, indolore, et une abolition du réflexe photomoteur.

TRAITEMENT

En urgence : rechercher les signes de la maladie de Horton (signes cliniques, CRP, VS).

▶ En cas de suspicion de maladie de Horton

Au moindre doute sur une maladie de Horton, traiter en urgence : corticothérapie générale pour prévenir le *risque de bilatéralisation*, *SOLUMÉDROL* en bolus IV, puis relais par *CORTANCYL* et mesures associées.

▶ En cas de suspicion d'artériosclérose

Classiquement, différents moyens sont utilisés, mais ils sont le plus souvent inefficaces. Le traitement d'urgence n'a de valeur que s'il est débuté dans les heures qui suivent la baisse d'acuité visuelle.

• Hypotonisants par voie générale pour favoriser le courant sanguin dans les vaisseaux rétiniens : *DIAMOX* + mannitol.
• Programmer une ponction de chambre antérieure au bloc opératoire par un ophtalmologiste entraîné pour hypotoniser le globe.
• Injection IV de vasodilatateur.
• Héparine 500 UI/kg/24 h à la seringue électrique à la phase aiguë en l'absence de contre-indication, dose à adapter en fonction du TCA.
• Thrombolyse par voie générale dans les OACR vues précocement chez les sujets jeunes : urokinase ; thrombolyse *in situ* dans certains centres très spécialisés.

PRONOSTIC

Il demeure très défavorable. La récupération visuelle est souvent médiocre malgré le traitement entrepris en urgence. Exceptionnellement, dans les formes vues très précocement, le traitement médical institué en urgence peut permettre la lyse rapide d'un caillot fibrineux.

FICHE INFIRMIÈRE

EXAMENS

• Biologie : NFS, plaquettes, VS et CRP *en urgence* pour rechercher une maladie de Horton[1], glycémie, ionogramme sanguin, créatininémie, protidémie, électrophorèse des protéines plasmatiques, TP, TCA, fibrinémie, cholestérolémie, triglycéridémie.
• Consultation cardiologique, ECG, échographie-Doppler des vaisseaux du cou.
• À discuter pour chaque patient : HolterECG, Holter tensionnel avec ou non échographie cardiaque, biopsie d'artère temporale en cas de suspicion de maladie de Horton.

Il faut considérer toute cécité brutale, unilatérale, de durée brève, totalement réversible (cécité monoculaire transitoire) comme un signe prémonitoire capital, qui doit conduire absolument à rechercher un rétrécissement des artères carotides internes par échographie-Doppler.
Une sténose significative pourra ainsi bénéficier d'une cure chirurgicale visant à éviter les récidives et les accidents visuels et cérébraux définitifs.

SURVEILLANCE DU TRAITEMENT

• Pouls et PA 3 fois/j.
• NFS, plaquettes, TCA en cas d'héparinothérapie.
• Mesure de l'acuité visuelle, fond d'œil.

ÉDUCATION ET CONSEILS

Traitement des facteurs favorisants : diabète, hypertension artérielle, hyperlipidémie, tabagisme ; *ASPÉGIC, 250* mg 1 sachet/j au long cours.

OCCLUSION DE LA VEINE CENTRALE DE LA RÉTINE

FICHE MALADIE

DÉFINITION

L'occlusion de la veine centrale de la rétine (OVCR) est un accident fréquent, grave, secondaire à un ralentissement brutal du courant veineux rétinien.

CAUSES ET MÉCANISMES

Ses causes sont multiples ; les principales sont les sténoses carotidiennes (athérosclérose favorisée par un diabète, une hypertension artérielle, une hyperlipidémie, un tabagisme), les causes hématologiques à l'origine d'une hypercoagulabilité, les causes d'inflammation pariétale vasculaire (inflammation veineuse, phlébites, périphlébites), parfois secondaire à une maladie générale (sarcoïdose, syphilis, maladie de Behçet).

DIAGNOSTIC

La gêne visuelle immédiate est moins marquée que dans l'occlusion de l'artère centrale de la rétine (OACR), mais la gravité des OVCR est liée à l'ischémie rétinienne qui peut en résulter. L'ischémie rétinienne chronique entraîne le développement de néovaisseaux prérétiniens, prépapillaires et iriens, conduisant à de redoutables complications telles que le décollement de rétine tractionnel, l'hémorragie intravitréenne et le glaucome néovasculaire.

TRAITEMENT

Étiologique, dès que possible, et symptomatique :
• Dans les formes vues au début, héparine à dose curative en l'absence de contre-indication.

1. Au moindre doute : corticothérapie IV en bolus, *cf.* Fiche maladie ci-dessus.

• Hémodilution réalisée en milieu hospitalier, sous surveillance de l'anesthésiste : elle vise à diminuer la viscosité sanguine. Elle est réservée aux OVR datant de moins d'1 mois.
• *VEINAMITOL* 3 500 mg (troxérutine : correcteur rhéologique).
• Antiagrégants plaquettaires : *ASPÉGIC* au long cours.
• Photocoagulation au laser, guidée par les données de l'angiographie à la fluorescéine, de toutes les zones d'ischémie rétinienne pour éviter le développement de néovaisseaux. Grille maculaire au laser en cas d'œdème maculaire persistant avec acuité visuelle basse.
• Traitement de tous les facteurs de risque cardiovasculaire.

PRONOSTIC

Il est variable :
• Si l'acuité visuelle est peu perturbée d'emblée (formes œdémateuses), l'évolution est favorable.
• Si l'acuité visuelle est d'emblée effondrée (formes ischémiques), le pronostic est beaucoup plus sombre : l'acuité visuelle reste basse, avec risque du redoutable glaucome néovasculaire.

FICHE INFIRMIÈRE

EXAMENS

• Biologie : NFS, plaquettes,VS, CRP, glycémie, ionogramme sanguin, créatininémie, protidémie, électrophorèse des protéines plasmatiques, TP, TCA, fibrinémie, cholestérolémie, triglycéridémie, consultation cardiologique, ECG, échographie-Doppler des vaisseaux du cou.
• Angiographie à la fluorescéine (+++).
• À discuter pour chaque patient : Holter-ECG, Holter tensionnel, éventuelle échographie cardiaque.

SURVEILLANCE DU TRAITEMENT

• Acuité visuelle, tonus oculaire, fond d'œil.
• PA, pouls 3 fois/j.
• Hématocrite en cas d'hémodilution : 1 fois par semaine pendant 4 à 6 semaines.
• NFS, plaquettes ; TCA en cas d'héparinothérapie.

ÉDUCATION ET CONSEILS

La prévention des facteurs de risque cardiovasculaire est essentielle.

TRAUMATISMES OCULAIRES

ÉROSIONS CORNÉENNES, CORPS ÉTRANGERS SUPERFICIELS

FICHE MALADIE

DÉFINITION

Il s'agit d'une effraction superficielle de la cornée, avec ou sans corps étranger.

CAUSES ET MÉCANISMES

L'agent causal peut être un coup d'ongle, une branche d'arbre. Les corps étrangers sont souvent une projection de métal quand le marteau frappe sur le burin.

DIAGNOSTIC

Il est évoqué devant un œil rouge, douloureux, une photophobie, un larmoiement, et le contexte. Tout œil rouge doit faire suspecter la présence d'un corps étranger et impose qu'on retourne la paupière supérieure pour le rechercher. Fiché dans la cornée ou sous la paupière supérieure, il faudra l'extirper en totalité (y compris la rouille), après instillation d'un collyre anesthésique cornéen.

TRAITEMENT

On prescrira des collyres antibiotiques et cicatrisants, voire un collyre à base d'atropine et un pansement occlusif à visée antalgique, en cas de douleur importante.

PRONOSTIC

Il est très bon si le corps étranger est superficiel et retiré en totalité.

Néanmoins, si le corps étranger est profond, il peut laisser une cicatrice opaque gênant l'acuité visuelle.

FICHE INFIRMIÈRE

ÉDUCATION ET CONSEILS

Tout œil rouge doit faire suspecter la présence d'un corps étranger et impose qu'on retourne la paupière supérieure pour le rechercher.

Le traitement préventif consiste à porter des lunettes de sécurité au cours des travaux à risque.

BRÛLURES OCULAIRES

FICHE MALADIE

Les brûlures oculaires sont fréquentes et graves. En fait, le pronostic est surtout mauvais en cas de brûlures chimiques.

BRÛLURES THERMIQUES

Par retour de flamme, vapeur chaude, métal en fusion, explosion. Elles atteignent essentiellement paupières, conjonctive et cornée. Généralement, l'atteinte est limitée aux paupières.

BRÛLURES PAR UV : COUPS D'ARC DES SOUDEURS, OPHTALMIE DES NEIGES

Elles entraînent une kératite ponctuée superficielle (KPS) : la cornée comporte de multiples petites ulcérations très superficielles. La douleur éclate après quelques heures de latence (typiquement à 3 h du matin). Elle s'accompagne d'une photophobie, d'un larmoiement, d'un blépharospasme.

BRÛLURES PAR GAZ LACRYMOGÈNES

Les suspensions donnent une irritation très gênante, mais sans gravité des conjonctives et de la cornée (kératite ponctuée superficielle). Le traitement consiste avant tout à quitter le plus tôt possible tous les vêtements imprégnés et à prendre une douche énergique, avec lavage des cheveux pour se débarrasser de toutes les particules qui continuent à être irritantes.

BRÛLURES CHIMIQUES

Ce sont les plus fréquentes (en particulier, par produits domestiques chez les enfants) et aussi les plus graves, d'autant plus qu'il s'agit d'un produit concentré ou d'une base (soude, potasse, ammoniaque).

Le pronostic est étroitement lié à la rapidité de mise en œuvre du traitement.

Chaque minute compte : cf. Fiche infirmière, ci-dessous.

Le patient sera hospitalisé en cas d'atteinte grave ; en cas de brûlure récente et grave par base, se discute la ponction évacuatrice de la chambre antérieure en salle d'opération (si l'accident est récent) pour limiter la diffusion du toxique.

En cas de brûlures par base, les complications sont nombreuses :

- taie cornéenne (opacification secondaire de la cornée) ;
- symblépharon (fusion cicatricielle de la conjonctive à la paupière) ;
- rétraction cicatricielle des paupières.

FICHE INFIRMIÈRE

SURVEILLANCE DU TRAITEMENT

Traitement d'urgence : *cf.* Fiche technique., ci-après.

SOINS – TRAITEMENTS

- Collyres antibiotiques ou antiseptiques pour prévenir les surinfections bactériennes.
- Collyres et pommades cicatrisants.
- Collyres mydriatiques, pansement occlusif et antalgiques par voie générale en cas de douleurs.
- Vérifier l'état de la vaccination antitétanique.

EFFICACITÉ DU TRAITEMENT

- Vérifier que le liquide de rinçage coule bien au goutte-à-goutte dans l'œil du patient.
- Évaluer et traiter la douleur (par exemple, *DOLIPRANE*).

ÉDUCATION ET CONSEILS

Le traitement préventif consiste en le port de lunettes de protection en cas de situations à risque.

> Les collyres anesthésiques locaux sont à proscrire en administration répétée, car ils ralentissent la cicatrisation cornéenne.

FICHE TECHNIQUE

TRAITEMENT D'URGENCE D'UNE BRÛLURE CHIMIQUE OCULAIRE

Sur les lieux mêmes de l'accident, en urgence

- Lavage *immédiat, abondant, et répété* à l'eau ou au sérum physiologique des yeux et des culs-de-sac conjonctivaux.
- Noter les références exactes du produit responsable (nom de marque, nom chimique, concentration) ; au mieux, amener l'étiquette du flacon ou le flacon lui-même aux urgences ophtalmologiques.
- S'il s'agit d'une brûlure par gaz lacrymogène, prendre une douche avec shampoing dès que possible pour se débarrasser des particules irritantes.

Dès l'arrivée à l'hôpital, en attendant la venue du médecin

- Instillation d'1 goutte de collyre anesthésique (oxybuprocaïne).
- On répète le lavage ; il est pratique d'installer une poche de 500 mL ou 1 L de sérum physiologique sur un pied à perfusion et de fixer à l'aide de sparadrap la tubulure juste audessus de l'œil du patient : on règle le débit tel que le rinçage de l'œil s'effectue goutte à goutte.
- Interroger le patient :
  – sur la nature de ses signes fonctionnels : douleur, rougeur, baisse visuelle, photophobie ;
  – sur les circonstances de l'accident, la nature de l'agent responsable de la brûlure ; lui demander l'étiquette du produit ; se renseigner pour déterminer s'il s'agit d'un acide ou d'une base.
- Rassurer le patient en attendant l'arrivée du médecin qui, après examen à la lampe à fente, établira un bilan initial des lésions.

CONTUSIONS DU GLOBE OCULAIRE

FICHE MALADIE

Par coup de poing, balle de tennis, bouchon de champagne.
Ils peuvent entraîner un hématome palpébral, un hyphéma (épanchement sanguin dans la chambre antérieure), une résection traumatique de l'angle irido-cornéen, une luxation du cristallin. Des lésions de la périphérie rétinienne doivent être absolument recherchées ; leur traitement précoce par photocoagulation ou cryoapplication constitue la prévention du décollement de rétine.

PLAIES PÉNÉTRANTES DU GLOBE OCULAIRE AVEC OU SANS CORPS ÉTRANGER PROFOND

FICHE MALADIE

Le pronostic est lié à l'étendue en arrière de la plaie, à l'existence d'un corps étranger et à la précocité du traitement.
Le patient est laissé à jeun et perfusé. On devra débuter immédiatement une anti-biothérapie par voie IV et locale. On n'oubliera pas la prophylaxie antitétanique.
Les radiographies de l'orbite, le scanner, l'échographie aident à repérer le corps étranger.
La plaie sera explorée en salle d'opération et le corps étranger extrait, sous anesthésie générale sous microscope opératoire.

> Un œil « ouvert » est une urgence médico-chirurgicale.

FICHE INFIRMIÈRE

Tout préparer pour le bloc préopératoire :
- bilan biologique préopératoire (groupe, Rh, RAI, etc.) ;
- consultation d'anesthésie ;
- laisser à jeun strictement ;
- prévenir le bloc opératoire ;
- radiographies des orbites à la recherche d'un corps étranger radio-opaque.

SURVEILLANCE DU TRAITEMENT

SOINS – TRAITEMENTS

- Antibiotiques locaux dans un but préventif.
- Pansement oculaire.
- Voie veineuse et antibiothérapie IV synergique, à large spectre, à pénétration intraoculaire : par exemple, *CIFLOX* 200 mg/12 h + *PIPÉRILLINE* 4 g/8 h à passer en 30 min.
- Rappel de vaccination, sérum antitétanique si besoin.

EFFICACITÉ DU TRAITEMENT

Vérifier le passage de la perfusion.

> Devant tout traumatisme oculaire :
> - La mesure de l'acuité visuelle est médicolégale.
> - Penser à la prophylaxie du tétanos.
> - Ne jamais prescrire de collyres anesthésiques.

Revoir le patient de façon rapprochée au début, puis régulièrement en raison de la possibilité de complications tardives : cataracte, hypertonie et décollement de rétine.

ÉDUCATION ET CONSEILS

Le traitement préventif consiste à porter des lunettes de sécurité au cours des travaux à risques.

RÉTINOPATHIE DIABÉTIQUE

FICHE MALADIE

DÉFINITION

La rétinopathie diabétique est une des complications majeures du diabète (*cf.* Diabète *spécialité* Endocrinologie). Elle est fréquente : 200 000 à 400 000 patients atteints en France. Elle survient dans 90 % des cas après 10-15 ans d'évolution du diabète déséquilibré, tant de type 1 que de type 2.

La rétinopathie diabétique est d'autant plus précoce et sévère :

- que le diabète évolue depuis longtemps ;
- que l'équilibre glycémique est mauvais ;
- qu'il existe une HTA associée.

CAUSES ET MÉCANISMES

Les lésions de la rétinopathie diabétique sont dues à l'association d'obstruction et d'hyperperméabilité des capillaires rétiniens :

- L'obstruction des capillaires rétiniens entraîne l'apparition de vastes territoires d'ischémie rétinienne responsables de la prolifération de néovaisseaux à la surface de la rétine (rétinopathie diabétique proliférante) Ces néovaisseaux sont redoutables par leurs complications : hémorragies dans le vitré, décollement de rétine par traction, et glaucome néovasculaire, risquant d'entraîner des cécités définitives.
- L'hyperperméabilité des capillaires fait apparaître un œdème au niveau de la macula, responsable de baisse visuelle sévère (maculopathie œdémateuse).

DIAGNOSTIC

Au début, la rétinopathie diabétique évolue silencieusement durant de nombreuses années. Les symptômes surviennent tardivement ; ils sont dus aux complications.

> Le dépistage de la rétinopathie diabétique doit se faire par un examen systématique du fond d'œil chez le patient diabétique. Cet examen doit être réalisé 1 fois par an.

L'examen du fond d'œil après dilatation pupillaire met en évidence des microanévrysmes, des hémorragies, des exsudats, des anomalies veineuses. Lorsqu'il existe une rétinopathie diabétique dépistée par l'examen du fond d'œil, l'angiographie rétinienne à la fluorescéine et l'OCT (tomographie par cohérence optique) permettent de compléter les renseignements fournis par l'examen du fond d'œil et de guider le traitement.

TRAITEMENT

- Il repose avant tout sur l'équilibre optimal du diabète (HbA1c ≤ 7 %, avec le moins possibles d'hypo- ou d'hyperglycémies), de la pression artérielle et, de manière générale, de tous les facteurs de risque cardiovasculaire (+++). Cet équilibre nécessite la grande motivation du patient, et la collaboration des différents médecins : ophtalmologiste, diabétologue, généraliste.
- Dans les rétinopathies diabétiques évoluées, on réalise une photocoagulation au laser de toutes les zones d'ischémie rétinienne afin de favoriser la régression des néovaisseaux prérétiniens : photocoagulation
- panrétinienne (PPR) épargnant la région maculaire.
- Dans les formes sévères, on utilise également l'injection intravitréenne d'anticorps anti-VEGF. Les injections doivent être répétées.

• Dans les formes œdémateuses, on peut également utiliser l'injection d'anticorps anti-VEGF par voie intravitréenne.

• Dans les formes compliquées de décollement de rétine tractionnel, de glaucome néovasculaire, le traitement peut être chirurgical. Le pronostic visuel est très réservé.

PRONOSTIC

Il est fonction de l'ancienneté du diabète, de la qualité de son équilibre et de la pression artérielle.

L'évolution vers la malvoyance et la cécité en l'absence de traitement est inéluctable.

FICHE INFIRMIÈRE

ÉDUCATION ET CONSEILS

L'infirmière est amenée à prendre en charge des patients diabétiques en de multiples occasions, tant à l'hôpital qu'en libéral. À cette occasion, il lui appartient de, non seulement rappeler au patient la nécessité d'un équilibre optimal du diabète et de la pression artérielle, mais aussi de lui rappeler la nécessité d'une *surveillance annuelle du fond d'œil* chez son ophtalmologiste, dès la découverte du diabète.

Dans certaines circonstances de la vie où la rétinopathie diabétique risque d'évoluer rapidement, la surveillance doit être plus rapprochée :

• puberté et adolescence ;

• grossesse ;

• après chirurgie de la cataracte ;

• normalisation rapide de la glycémie (par exemple, lors de la pose d'une pompe à insuline chez un patient déséquilibré).

FICHE TECHNIQUE

LASER : RÉTINOPATHIE DIABÉTIQUE

Définition

Dans le cadre d'une rétinopathie diabétique, le traitement le plus couramment suivi est la photocoagulation à l'argon (laser) ou bien le laser krypton. L'objectif est de détruire les zones ischémiques et faire disparaître ainsi les néovascularisations qui mèneraient à une cécité par hémorragie.

Méthode

Administrer une goutte de collyre anesthésique sur l'œil à traiter.

Poser un verre d'observation à trois miroirs sur cet œil.

Le traitement compte 4 à 6 séances au total.

Conseils

Il est utile de recommander au patient de ne pas réaliser d'exercice physique violent à l'issue de l'intervention.

Lui préciser également qu'il observera une diminution de son champ visuel de façon systématique et à laquelle il devra s'adapter.

SCLÉRITES - ÉPISCLÉRITES

FICHE MALADIE

DÉFINITION

Inflammation de la sclère et inflammation de l'épisclère – souvent en fait difficile à distinguer l'une de l'autre –, elles se manifestent par des douleurs oculaires, augmentées par les mouvements du globe, associées à une rougeur violacée localisée par vasodilatation des vaisseaux épiscléraux.

CAUSES ET MÉCANISMES

Elles peuvent être dues à une allergie (+++), à une maladie générale (spondylarthrite ankylosante, polyarthrite rhumatoïde). Très souvent, aucune cause n'est identifiée.

TRAITEMENT

SYMPTOMATIQUE

Les AINS locaux ou les corticoïdes locaux font rapidement diminuer l'inflammation (en collyres, en injections sous-conjonctivales) : par exemple, *CHIBRO-CADRON,* dexaméthasone + néomycine, 4 fois/j pendant 15 jours àdiminuer progressivement (3 fois/j 15 jours ; 2 fois/j 15 jours ; 1 fois/j 15 jours, puis arrêt).

ÉTIOLOGIQUE

Quand la cause est retrouvée.

PRONOSTIC

Le plus souvent, il est très bon, lorsqu'il n'y a pas de pathologie sous-jacente.

STRABISME ET AUTRES TROUBLES VISUELS DE L'ENFANT

FICHE MALADIE

DÉFINITION

Le strabisme se caractérise par la déviation d'un axe oculaire par rapport à l'autre.

C'est une affection fréquente qui intéresse 4 % de la population infantile. Il apparaît en règle générale dans les quatre premières nnées de vie.

Le strabisme peut être :

• convergent : déviation des yeux en dedans ;

• divergent : déviation des yeux en dehors ;

• ou vertical : déviation des yeux dans le sens vertical.

De façon plus générale, les troubles visuels de l'enfant concernent 1 enfant sur 6 (18 %).

CAUSES ET MÉCANISMES

Deux points sont à souligner :

• Le plus souvent, le strabisme est un désordre d'origine fonctionnelle sans anomalie organique du globe oculaire.

• Néanmoins, il faut savoir que le strabisme peut être le *mode de révélation d'une pathologie organique grave,* telle qu'une cataracte congénitale ou un rétinoblastome.

• Particularités des troubles visuels de l'enfant : plus le diagnostic d'un trouble visuel est fait tôt, plus les chances de guérison ou d'amélioration sont grandes. En effet, il faut comprendre que, à la naissance, les centres et les voies visuels sont immatures. C'est le fait de les utiliser qui va entraîner leur spécialisation durant la période sensible des 3 premières années. En cas de strabisme non traité, les centres et les voies visuels ne vont pas se différencier normalement au cours de cette période sensible, ce qui entraîne une *amblyopie fonctionnelle* (acuité visuelle anormalement basse, sans lésion organique, qui ne peut être compensée optiquement).

D'où l'importance de déceler un problème à temps chez l'enfant.

La récupération est d'autant meilleure que la prise en charge est précoce. Tout se joue avant 3 ans.

TRAITEMENT

TRAITEMENT DE L'AMBLYOPIE

Le principe du traitement du strabisme, comme de tous les troubles visuels de l'enfant, est de donner aux deux yeux les conditions du meilleur développement fonctionnel : correction optique totale et parfaite par des lunettes à porter en permanence, traitement de l'amblyopie par occlusion de l'œil le meilleur (pansement *OPTICLUDE* collé directement sur peau).

Le traitement est prolongé (+++) durant des années, et nécessite une forte motivation des parents et une surveillance rapprochée par l'ophtalmologiste et l'orthoptiste.

En cas de strabisme, le traitement chirurgical est effectué vers l'âge de 4 ans, si la déviation est gênante esthétiquement. *Il ne dispense absolument pas du port de lunettes.*

TRAITEMENT DU PROBLÈME ORGANIQUE

En cas de cataracte congénitale, le traitement est chirurgical.

En cas de rétinoblastome, le traitement peut être soit conservateur (chimiothérapie, cryothérapie, laser), soit consister en une énucléation.

PRONOSTIC

Il est fonction de la précocité de la prise en charge pour éviter la constitution d'une amblyopie.

Par ailleurs, il dépend de la nature du trouble visuel.

FICHE INFIRMIÈRE

ÉDUCATION ET CONSEILS

Quand faut-il conduire un enfant chez l'ophtalmologiste ?

PRÉSENCE DE SIGNES D'APPEL : CONSULTATION SANS ATTENDRE

Strabisme

Dès la constatation de la déviation oculaire, adresser l'enfant à l'ophtalmologiste pour :

- éliminer une pathologie organique à traiter (rétinoblastome, cataracte congénitale, etc.) ;
- détecter et traiter au plus tôt une éventuelle amblyopie. Le pronostic est fonction de la précocité du traitement.

Autres troubles visuels

Pupille blanche, mégalocornée, nystagmus, suspicion de malvoyance ou tout autre signe d'appel.

ENFANT À RISQUE : VERS 9 MOIS-1 AN

Antécédents familiaux de porteurs de lunettes, de strabismes, de pathologies oculaires. Prématuré, problèmes néonataux.

TOUS LES ENFANTS VERS 2-3 ANS

De façon systématique, pour éliminer un trouble de la réfraction, un strabisme à petit angle ou tout autre problème.

La déviation des axes visuels est le signe le plus évident du strabisme, mais c'est le dépistage d'une affection organique de l'œil et la lutte contre l'amblyopie qui sont les principales préoccupations.
Le dommage esthétique est un problème secondaire.

UVÉITES

FICHE MALADIE

Les uvéites sont des inflammations de l'uvée (tunique vasculaire de l'œil) ; on distingue schématiquement :
• les uvéites antérieures : iritis ou iridocyclites, ou inflammation de l'iris et du corps ciliaire ;
• les uvéites postérieures : choroïdites, ou inflammation de la choroïde.

UVÉITES ANTÉRIEURES (IRIDOCYCLITES)

DÉFINITION

Inflammation de l'iris (iritis) ou du corps ciliaire (cyclite) ou des deux (iridocyclite).

CAUSES ET MÉCANISMES

L'uvéite antérieure ne représente parfois qu'un symptôme d'une maladie générale. Il faut ainsi rechercher des :
• causes infectieuses : foyers dentaires, ORL, urinaires ; herpès oculaire, toxoplasmose oculaire, tuberculose, brucellose, syphilis ;
• maladies de système : sarcoïdose, maladies rhumatismales (en particulier spondylarthrite ankylosante, polyarthrite rhumatoïde), maladie de Behçet, tuberculose, brucellose.
Le plus souvent, aucune étiologie n'est identifiée.

DIAGNOSTIC

Douleurs oculaires et péri-oculaires, accompagnées de larmoiement, de photophobie et de baisse de l'acuité visuelle.
La rougeur oculaire prédomine autour de la cornée (cercle périkératique). L'examen à la lampe à fente met en évidence une inflammation dans la chambre antérieure de l'œil, des synéchies entre l'iris et le cristallin.
L'évolution peut se faire par poussées qui régressent sous traitement, avec risque de récidives.

TRAITEMENT

SYMPTOMATIQUE

Corticoïdes (pour lutter contre l'inflammation) en collyres et injections sousconjonctivales ; mydriatiques (**atropine** 1 %, pour calmer les douleurs en mettant au repos le corps ciliaire, empêcher l'iris de s'accoler au cristallin).
Dans certains cas, on est obligé de prescrire une corticothérapie par voie générale.

ÉTIOLOGIQUE

Il est fondamental en cas d'uvéite résistant au traitement ou à répétition. Il faut hospitaliser le patient pour faire un bilan complet. Cette enquête étiologique repose avant tout sur un interrogatoire soigneux de tous les antécédents oculaires et généraux du patient et sur un examen clinique complet (examen dermatologique, en particulier), qui orienteront le choix des examens complémentaires à demander. La découverte d'une cause à cette uvéite conditionne le pronostic, car cela permet de prescrire un traitement étiologique qui empêchera la survenue des récidives.

UVÉITES POSTÉRIEURES (CHOROÏDITES)

DÉFINITION

Atteintes inflammatoires de la partie postérieure de l'uvée.

CAUSES ET MÉCANISMES

Tuberculose, toxoplasmose (+++), sarcoïdose, syphilis, allergie, rickettsioses, infection focale.

DIAGNOSTIC

Baisse de l'acuité visuelle par trouble vitréen, souvent associé, et selon le siège de la lésion.

TRAITEMENT

Corticoïdes, traitement de l'étiologie : par exemple, *ROVAMYCINE* + *MALOCIDE* en cas de toxoplasmose.

PRONOSTIC

Il est fonction de l'étiologie.

FICHE INFIRMIÈRE

Le plus souvent, s'il s'agit d'une atteinte grave ou d'une récidive d'uvéite, on programme une courte hospitalisation pour le bilan. Le traitement symptomatique aura été mis en route dès le diagnostic d'uvéite.

EXAMENS

À la recherche d'une étiologie de l'uvéite.

BILAN MINIMAL

- NFS, plaquettes.
- Vitesse de sédimentation, CRP.
- Radiographie pulmonaire.
- Intradermoréaction à la tuberculine.
- TPHA, VDRL.
- Bilan phosphocalcique.
- Enzyme de conversion de l'angiotensine.
- Recherche de l'antigène HLA B27 devant une uvéite antérieure.

SELON LE CONTEXTE ET L'ORIENTATION CLINIQUE

- Homme jeune et uvéite antérieure (suspicion d'uvéite liée à une spondylarthropathie) : radiographies de la charnière lombosacrée et des articulations sacro-iliaques.
- Femme jeune (suspicion de sarcoïdose) : intradermoréaction à l'eau et à la tuberculine, consultation dermatologique, consultation par le pneumologue, scanner thoracique, EFR, fibroscopie broncho-alvéolaire.
- Sujet méditerranéen (suspicion de maladie de Behçet) : examens dermatologiques et gynécologiques (aphtose) et recherche de HLA B5.
- Adolescent et foyer de choroïdite (suspicion de toxoplasmose oculaire) : sérologie toxoplasmose ; prévoir une ponction de chambre antérieure au bloc opératoire pour doser les anticorps anti-toxoplasme dans le liquide de chambre antérieure.

SURVEILLANCE DU TRAITEMENT

- **Atropine** 1 %, 1 gtte 2 fois/j, et *CHIBROCADRON* 1 gtte toutes les heures le 1er jour, puis 8 fois/j avec décroissance progressive en fonction de la réponse au traitement.
- *STERDEX* pommade, le soir.

ÉDUCATION ET CONSEILS

Expliquer au patient :

- qu'en cas d'évolution favorable sous traitement, la corticothérapie doit être diminuée très progressivement pour éviter un effet rebond à l'arrêt du traitement ;
- l'évolution possible en cas d'uvéite : la récidive est toujours possible. *Il faut consulter en urgence en cas de récidive des symptômes, pour redémarrer le traitement sans attendre.*

FICHE PHARMACOLOGIE

CORTICOÏDES INTRAVITRÉENS

Dexaméthasone

OZURDEX					
Dexaméthasone 0,7 mg 1 implant	1 implant vitréen + applicateur	950,96	I	100 %	950,96

Fluocinolone acétonide

ILUVIEN					
1 implant (peut diffuser jusqu'à 36 mois)	1 implant 190 µg	5 877,77	I	65 %	5 877,77

Propriétés

Suppression de l'inflammation en inhibant l'expression du VEGF et par conséquent l'œdème maculaire, les dépôts de fibrine, les fuites capillaires et la migration phagocytaire de la réponse inflammatoire.

Inhibition de la sécrétion de prostaglandines, dont certaines ont été identifiées comme des médiateurs de l'œdème maculaire cystoïde.

Indications

Œdème maculaire consécutif à une occlusion de la branche veineuse rétinienne ou de la veine centrale de la rétine.

Traitement des patients adultes présentant une inflammation du segment postérieur de l'œil de type uvéite non infectieuse.

Contre-indications

Hypersensibilité à la substance active ou à l'un des excipients.

Infection périoculaire ou oculaire active ou suspectée, incluant notamment la plupart des maladies virales de la cornée et de la conjonctive, dont la kératite épithéliale active à Herpès simplex (kératite dendritique), la vaccine, la varicelle, les infections mycobactériennes et les mycoses.

Glaucome avancé ne pouvant être correctement maîtrisé par la seule prise de médicaments.

Grossesse et **allaitement** : non recommandé.

Précautions d'emploi

Toute injection intravitréenne peut être associée à une endophtalmie, une inflammation intraoculaire, une augmentation de la pression intraoculaire et un décollement de la rétine. Il convient de toujours appliquer les techniques d'asepsie appropriées à l'injection. De plus, les patients doivent faire l'objet d'une surveillance après l'injection pour permettre un traitement précoce en cas d'infection ou d'augmentation de la pression intraoculaire.

Effets indésirables

Liés au produit : augmentation de la pression intraoculaire, cataracte, céphalées.

Liés à la procédure d'injection intravitréenne : hémorragie conjonctivale, trouble de la vision, douleur oculaire, photopsie, opacité ou corps flottants du vitré, déchirure et décollement de rétine.

AGENTS MYDRIATIQUES – COLLYRES

Tropicamide

MYDRIATICUM					
1 à 2 gttes 15 min avant examen ou intervention Examen skiascopique sous cycloplégie : 1 gtte x 4 à 6 toutes les 5 min, à débuter 45 min avant l'examen pdt 30 min	10 mL (fl.) 0,5 % 1 unidose 2 mg/0,4 mL 20 unidoses 2 mg/0,4 mL 100 unidoses 2 mg/0,4 mL	 1,23 6,14 	I I I I	0 % 65 % 65 % 0 %	 1,23 0,31

Phényléphrine

NÉOSYNÉPHRINE FAURE					
1 gtte dans l'œil, à renouveler si nécessaire après 15 min, sans dépasser 3 instillations	20 unidoses (2,5 %)			0 %	
	100 unidoses 0,4 mL (10 %)			0 %	
	1 fl. 5 mL (5 %)	2,11		65 %	2,11
	1 fl. 5 mL (10 %)	2,11		65 %	2,11

Cyclopentolate

SKIACOL					
1 gtte, à renouveler 10 min après si nécessaire	1 unidose 0,5 mL		I	0 %	

Atropine

ATROPINE ALCON					
1 à 2 gttes x 2 à 4/j	10 mL 0,3 % (fl.)	1,71	I	65 %	0,17
	10 mL 0,5 % (fl.)	2,64	I	65 %	0,26
	10 mL 1 % (fl.)	2,64	I	65 %	0,26

Propriétés

Dilatateurs de la pupille par :

- un effet parasympatholytique induisant une paralysie du sphincter de l'iris (**tropicamide**, **cyclopentolate** et **atropine** : mydriase passive) ;
- un effet sympathomimétique (phényléphrine : mydriase active).

Le **tropicamide** et la **phényléphrine** modifient peu l'accommodation ; le **cyclopentolate** et l'**atropine** sont cycloplégiques (paralysie du muscle ciliaire).

Durée d'action : tropicamide, cyclopentolate et phényléphrine : 3-4 h ; atropine : 1 sem.

Le *MYDRIATICUM* et la **phényléphrine** sont utilisés pour leur effet dilatateur pupillaire, le *SKIACOL* pour son effet cycloplégique et l'**atropine** pour ces deux effets. La **phényléphrine** potentialise l'action du **tropicamide**.

Indications

Tropicamide et **phényléphrine** :

- en diagnostic : fond d'œil ; angiographie ;
- en thérapeutique : dilatation préopératoire pour cataracte et décollement de rétine avant photocoagulation au laser.

Cyclopentolate : skiascopie, surtout chez l'enfant.

Atropine :

- en diagnostic : skiascopie en cas de strabisme ou de contre-indication au *SKIACOL* ;
- en thérapeutique : uvéites antérieures (iritis et iridocyclites) afin d'éviter les synéchies entre l'iris et le cristallin ; kératites pour réduire les douleurs.

Contre-indications

Tous : angle iridocornéen étroit, et chambre antérieure étroite +++ (risque de crise aiguë de fermeture de l'angle).

Phényléphrine et **atropine** : chez l'enfant âgé de moins de 12 ans.

Cyclopentolate : chez les enfants d'âge < 1 an, si antécédent de comitialité ou atteinte du système nerveux central. Ne pas utiliser en cas de trisomie 21.

Tous : hypersensibilité à l'un des composants.

Lentilles de contact : tous contre-indiqués : *MYDRIATICUM* et **atropine** du fait de la présence de chlorure de **benzalkonium** ; *NÉOSYNÉPHRINE* du fait de la présence de phényléphrine.

Précautions d'emploi

Vérifier systématiquement la profondeur de la chambre antérieure et/ou l'ouverture de l'angle iridocornéen avant d'instiller un **collyre mydriatique**.

Comprimer les points lacrymaux pour éviter le passage systémique (surtout chez l'enfant).

En cas de traitement concomitant par un autre collyre, espacer de 15 min les instillations.

Effets indésirables

L'effet cycloplégique se traduit par une gêne à la vision de près : *MYDRIATICUM, NÉOSYNÉPHRINE* et *SKIACOL* : pendant 3-4 h ; **atropine** : pendant 2 sem. Interdire la conduite automobile après instillation de ces collyres.

Atropine : réactions allergiques, bouche sèche, confusion chez le sujet âgé.

AGENTS MYDRIATIQUES – INSERT

Tropicamide + phényléphrine

MYDRIASERT					
1 insert par œil concerné, maximum 2 h avant l'examen ou la chirurgie	1 insert 20 inserts	 HOP	I I	0 %	

Propriétés

Insert ophtalmique combinant deux agents mydriatiques de synthèse : la **phényléphrine**, alpha-sympathomimétique, et le **tropicamide**, anticholinergique).

Indications

Obtention d'une mydriase préopératoire ou à visée diagnostique quand la monothérapie est connue pour être insuffisante.

Contre-indications

• Hypersensibilité aux constituants.

• Risque de glaucome par fermeture de l'angle : patients souffrant de glaucome à angle fermé (non traité préalablement par iridectomie) et patients présentant un angle étroit, prédisposé au glaucome déclenché par les **mydriatiques**.

• Âge < 12 ans..

Précautions d'emploi

• Ce médicament entraînant des troubles visuels persistants, conseiller au patient de se faire accompagner à la consultation.

• Protéger l'œil contre la lumière brillante à la fin de l'intervention/l'examen.

• Une hyperhémie oculaire peut augmenter l'absorption des substances actives contenues dans l'insert.

• *MYDRIASERT* ne doit pas être laissé dans le cul-de-sac conjonctival plus de 2 h.

• En cas de sécheresse oculaire sévère, l'addition d'une goutte de solution saline peut être nécessaire.

Effets indésirables

Inconfort visuel.

De très rares cas d'ulcère cornéen et d'œdème cornéen ont été observés lorsque l'insert a été oublié.

Les **agents mydriatiques** contenus dans cet insert peuvent causer les effets systémiques suivants, dont il faut tenir compte :

• élévation de la pression sanguine, tachycardie ;

• arythmie cardiaque ;

• tremblements, pâleur, céphalées, sécheresse buccale.

AGENTS MYDRIATIQUES – COLLYRES CORTICOÏDES

■ Dexaméthasone

DEXAFREE					
1 gtte x 4 à 6/j	30 unidoses 1 mg/mL	4,26	I	65 %	0,14
MAXIDEX					
1 gtte x 3 à 6/j Pour les affections sévères : 1 gtte/h max	3 mL (fl.) 0,1 %	1,09	I	65 %	0,36
AFLAVIS					
1 gtte x 4 à 6/j Pour les affections sévères : 1 gtte/h max	5 mL (fl.) 0,1 %	5,58	I	65 %	1,12
DEXOCOL					
1 gtte x 4 à 6/j Pour les affections sévères : 1 gtte/h max	6 mL (fl.) 0,1 %	6,77	I	65 %	1,13

■ Dexaméthasone + néomycine

CHIBRO-CADRON					
1 gtte x 3 à 6/j	5 mL (fl.)	1,95	I	30 %	0,39

■ Dexaméthasone + framycétine

FRAKIDEX					
1 gtte x 3 à 6/j Pour les affections sévères : 1 gtte/h max	5 mL (fl.)	1,64	I	30 %	0,33

■ Dexaméthasone + tobramycine ©

TOBRADEX					
1 gtte x 4 à 6/j	5 mL (fl.)	2,48	I	30 %	0,50

■ Dexaméthasone + néomycine + polymyxine B

MAXIDROL					
1 gtte x 3 à 6/j Pour les affections sévères : 1 gtte/h max	3 mL (fl.)	1,83	I	30 %	0,61

■ Fluorométholone

FLUCON					
1 gtte x 3/j	3 mL (fl.)	1,44	I	65 %	0,48

■ Hydrocortisone

SOFTACORT					
2 gttes x 2 à 4/j	30 unidoses 3,35 mg/mL		I	0 %	

■ Dexaméthasone + lévofloxacine

DUGRESSA					
1 gtte toutes les 6 h	5 mL (fl.) 1 mg/mL + 5 mg/mL		I		

Propriétés

Action anti-inflammatoire sur le segment antérieur de l'œil et ses annexes.

Indications

Inflammations du segment antérieur de l'œil et de ses annexes (uvéites antérieures, épisclérites et sclérites, conjonctivites allergiques, kératites non infectieuses).

Contre-indications

Formelles :
• ulcère cornéen (risque de perforation) ;
• infection oculaire d'origine virale (en particulier herpès cornéen ou zona ophtalmique : aggravation de l'infection).

Hypersensibilité à l'un des composants. **Grossesse** : pas d'étude contrôlée chez la femme enceinte.

Allaitement : passage systémique présent, possibilité de passage dans le lait maternel.

PRÉCAUTIONS D'EMPLOI

Examen au biomicroscope préalable afin d'éliminer une contre-indication au traitement
Surveillance de la pression intraoculaire (risque d'augmentation) et du cristallin (produit cataractogène) en cas de traitement prolongé

Effets indésirables

Retard de cicatrisation des plaies cornéennes et sclérales.

Aggravation des infections oculaires d'origine virale (herpès, zona).

Hypertonie oculaire : risque de glaucome cortisonique (sauf **fluorométholone**).

Risque de cataracte cortisonique (sous-capsulaire postérieure) lors des traitements prolongés.

ZONA OPHTALMIQUE

FICHE MALADIE

DÉFINITION

Le zona ophtalmique est une maladie infectieuse due à la récurrence du virus varicelle-zona (VZV) qui, après être resté quiescent, atteint le nerf ophtalmique de Willis (V1). Le zona ophtalmique représente 10 à 15 % des cas de zona ; c'est la deuxième localisation après le zona thoracique.

Le zona ophtalmique non compliqué débute par des douleurs unilatérales de l'hémiface, suivies d'une éruption vésiculeuse unilatérale douloureuse, au niveau du canthus interne, de l'aile du nez et de la partie nasale de la conjonctive bulbaire, accompagnée d'adénopathie prétragienne.

TRAITEMENT

Localisation du zona au nerf ophtalmique de Willis :

• Traitement général :
  – le valaciclovir (*ZELITREX*) pendant 7 jours accélère la guérison et diminue la fréquence des complications ;
  – antalgiques par voie générale.
• Traitement local :
  – aciclovir (*ZOVIRAX*) en pommade ;
  – cicatrisant cornéen en cas d'atteinte cornéenne.

Cf. Zona, *spécialité* Maladies infectieuses.

PRONOSTIC

La gravité provient du risque d'atteinte cornéenne avec anesthésie cornéenne, kératite interstitielle, puis kératite neuroparalytique.

Les douleurs sont souvent durables, intenses et rebelles au traitement.

Il existe un risque d'iridocyclites et de paralysies oculomotrices.

FICHE INFIRMIÈRE

ÉDUCATION ET CONSEILS

Devant un patient présentant une éruption unilatérale et douloureuse du visage, il faut penser au diagnostic de zona ophtalmique et l'adresser rapidement à l'ophtalmologiste.

Plus le traitement antiviral est débuté tôt, moins il y a de risques de complications oculaires et de survenue de douleurs postzostériennes.

PARTIE 12

ORL – PATHOLOGIE CERVICO-FACIALES

VERTIGES PÉRIPHÉRIQUES (OTOLOGIQUES)

FICHE MALADIE

DÉFINITION

Le vertige est une sensation de rotation[1] des objets par rapport au corps (ou l'inverse).

Il est à différencier d'un malaise (vagal, par exemple) ou d'un trouble de l'équilibre de cause neurologique.

Le vertige est dit périphérique quand il est lié à un dysfonctionnement du système vestibulaire (oreille interne), par opposition au vertige dit central qui résulte d'une atteinte neurologique du système nerveux central (cerveau, cervelet, tronc cérébral).

CAUSES ET MÉCANISMES

Les labyrinthes, situés dans le rocher au niveau de l'oreille interne, sont constitués par trois canaux et ampoules dans lesquels circulent un liquide (endolymphatique) et des cristaux (otolithes) qui informent notre cerveau sur la position de la tête, la rotation et l'accélération subies par l'organisme. Les labyrinthes travaillent en synergie. Lorsque l'un des deux est en dysfonction, il se crée une inadéquation sensorielle responsable de la sensation vertigineuse associée à des signes digestifs (nausées et vomissements).

La dysfonction d'un labyrinthe peut être due à un blocage mécanique d'une lithiase vestibulaire (*vertige paroxystique positionnel bénin*, ou VPPB), une hyperpression du liquide endolymphatique (*hydrops labyrinthique, maladie de Ménière*), une inflammation ou une destruction du labyrinthe (*labyrinthite infectieuse, toxique* ou *traumatique, tumeur du* nerf vestibulaire

DIAGNOSTIC

L'interrogatoire oriente le diagnostic vers une cause périphérique.

SIGNES CLINIQUES

L'examen des yeux permet de retrouver un signe caractéristique, le nystagmus, qui est un mouvement rythmique synchrone des deux yeux, composé d'une saccade rapide suivie d'un retour plus lent vers la position médiane des globes oculaires. Un nystagmus horizontal et rotatoire traduit une atteinte périphérique.

L'examen neurologique retrouve un trouble de l'équilibre postural et une déviation des index lors de l'occlusion des yeux.

L'examen otologique peut retrouver une cause (otite) ou une atteinte associée de l'audition (surdité associée à un vertige dans la maladie de Ménière).

EXAMENS COMPLÉMENTAIRES

Des examens complémentaires par imagerie (scanner des rochers, IRM de l'oreille interne) et explorations vestibulaires (épreuves caloriques, vidéonystagmographie) permettront de confirmer le diagnostic.

TRAITEMENT

Il est avant tout symptomatique puis, après confirmation du diagnostic étiologique, il sera complété par un traitement spécifique.

TRAITEMENT DE LA CRISE

- Repos au lit.
- Hospitalisation si les vertiges sont invalidants.
- Antivertigineux : **acétyl-leucine** (*TANGANIL*) IV ou *per os*.
- Antiémétique : **métoclopramide** (*PRIMPÉRAN*) IV ou *per os*.
- Manœuvre libératoire (dite de Sémont) en cas de vertige paroxystique positionnel bénin (VPPB).

1. Du latin *vertigo* : tournoiement.

TRAITEMENT ÉTIOLOGIQUE

- Rééducation vestibulaire.
- Antivertigineux : bétahistine (SERC), pendant 3 à 6 mois.
- Parfois, dans les cas sévères et rebelles, labyrinthectomie chimique (aminoside) ou chirurgicale.

PRONOSTIC

La guérison est obtenue dans la grande majorité des cas, grâce à la thérapeutique instaurée et à la compensation par le cerveau des informations erronées transmises par le labyrinthe pathologique.

FICHE INFIRMIÈRE

EXAMENS

- Prendre les constantes.
- Selon la prescription médicale, poser une voie veineuse périphérique.
- Prélever le bilan biologique selon prescription (NFS, ionogramme sanguin, CRP).

SURVEILLANCE DU TRAITEMENT

SOINS – TRAITEMENT

Rassurer le patient, l'allonger au calme. Administrer les médicaments :

- antivertigineux et antiémétique (*cf.* Fiche maladie, p. 1241) ;
- anxiolytique (non systématique) : chlorazépate (TRANXÈNE) IV Lent ou *per* os, à renouveler selon la prescription.

EFFICACITÉ DU TRAITEMENT

Diminution de la sensation vertigineuse et des signes digestifs (nausées, vomissements) ; possibilité pour le patient de se maintenir debout.

La persistance des symptômes, malgré le traitement parentéral, ou l'apparition de troubles neurologiques (altération de la vigilance, troubles visuels, paralysie ou troubles sensitifs des membres) doivent conduire à un nouvel examen médical en urgence.

ÉDUCATION ET CONSEILS

Après le repos au lit strict pendant la crise, il faut inciter le patient à se lever du lit et à marcher dès la diminution des vertiges afin de favoriser la compensation par le cerveau.

Une rééducation active vestibulaire par un kinésithérapeute est souhaitable.

FICHE PHARMACOLOGIE

ANTIVERTIGINEUX

■ Acétyl-leucine ©

TANGANIL					
1-2 cp. x 2-4/j pdt 10 j à 6 sem.	30 cp. 500 mg 60 cp. 500 mg	3,22 HOP		30 %	0,11
IV 1 amp. x 2-4/j inj. IVL pdt la crise	5 amp. 5 mL = 500 mg	2,31		30 %	0,46

Indications

Traitement symptomatique des vertiges.

Précautions d'emploi

Grossesse et allaitement : déconseillé.

■ Bétahistine ©

EXTOVYL					
1 gél. x 2-3/j au cours des repas	60 gél. LP 12 mg	4,48	I	30 %	0,07
LECTIL					
½-1 cp. x 3/j au cours des repas 1 cp. x 2-3/j au cours des repas	45 cp. séc. 16 mg 60 cp. 24 mg	5,58 5,83	I I	30 % 30 %	0,12 0,10
SERC					
1-2 cp. x 3/j au cours des repas pdt au moins 1 mois puis cures discontinues	90 cp. 8 mg	5,90	I	30 %	0,07
BETASERC					
1 cp. x 2/j pendant 2 à 3 mois à renouveler si nécessaire	60 cp. 24 mg	5,83	I	30 %	0,10

Propriétés

Analogue de l'histamine : diminution de la pression endolymphatique par vasodilatation des capillaires de la cochlée.

Indications

Traitement symptomatique des vertiges d'origine vestibulaire.
Traitement de fond de la maladie de Ménière (acouphènes, vertiges).

Contre-indications

Ulcère gastroduodénal évolutif.
Phéochromocytome.

Précautions d'emploi

Grossesse et allaitement : déconseillé.
Surveillance chez l'asthmatique.

Effets indésirables

Gastralgies.

Interactions médicamenteuses

Antihistaminique (antagoniste).

■ Flunarizine

SIBÉLIUM					
1 cp. le soir au coucher pdt 1 mois	30 cp. séc. 10 mg	7,49	I	15 %	0,25

Propriétés

Vestibulodépression.
Diminution du spasme vasculaire des artères cérébrales et augmentation de la déformabilité des globules rouges.
Antihistaminique anti-H1.

Indications

Traitement symptomatique des vertiges d'origine vestibulaire.
Traitement de fond de la migraine (en 2e intention).

Contre-indications

Maladie de Parkinson et autres syndromes extrapyramidaux.
Antécédents dépressifs.

Précautions d'emploi

Grossesse et allaitement : déconseillé.
Somnolence : diminution de la vigilance (conducteurs de machines).
Déconseillé chez les sujets âgés (révélation de syndromes extrapyramidaux).
Durée traitement < 2 mois.

Effets indésirables

Sédation.

Interactions médicamenteuses

Sédation : alcool, dépresseurs du SNC.
Atropiniques.
Œstroprogestatifs : galactorrhée.

■ Méclozine

AGYRAX					
1 à 3 cp./j avant les repas	15 cp. séc. 25 mg	1,92	I	30 %	0,13

Propriétés

Antihistaminique anti-H1.

Indications

Traitement symptomatique des vertiges.

Contre-indications

Glaucome à angle fermé.
Obstacle cervico-prostatique.

Précautions d'emploi

Grossesse : 1er trim.

Effets indésirables

Anticholinergique : sécheresse de la bouche, troubles de l'accommodation, rétention d'urine, confusion.
Somnolence : troubles de la vigilance (conducteurs de machines).

Interactions médicamenteuses

Dépresseur du SNC, alcool.
Atropiniques.

OTITES MOYENNES

FICHE MALADIE

DÉFINITION

L'otite moyenne aiguë (OMA) est une inflammation d'origine infectieuse, virale ou bactérienne, de l'oreille moyenne.

L'otite moyenne chronique est une altération de l'intégrité du tympan et/ou des osselets, parfois étendue aux cavités postérieures de l'oreille (mastoïde).

Les complications des otites chroniques peuvent engager le pronostic vital (méningite otogène, abcès cérébral), altérer la fonction auditive ou l'équilibre.

CAUSES ET MÉCANISMES

Les facteurs favorisants des otites sont l'inflammation et l'obstruction du rhinopharynx (rhinopharyngite virale), pouvant s'étendre via la trompe d'Eustache vers l'oreille moyenne.

Chez l'enfant, les végétations adénoïdes peuvent être responsables d'un foyer infectieux chronique favorisant l'inflammation de la trompe d'Eustache.

Le cholestéatome est un « kyste » se développant dans l'oreille moyenne, avec un potentiel de destruction osseuse et de surinfection pouvant conduire à des complications infectieuses cérébroméningées.

DIAGNOSTIC

- L'otoscopie permet d'apprécier la morphologie du tympan.
- L'audiométrie évalue la perte auditive.
- Le scanner des rochers, demandé dans certaines otites chroniques, recherche l'extension des lésions au sein des cavités de l'oreille moyenne.

OTITE MOYENNE AIGUË

On distingue trois stades évolutifs, associés à une fièvre :

• Otite moyenne aiguë congestive : le tympan est inflammatoire, il a perdu sa transparence et le cône lumineux.

• Otite moyenne aiguë collectée : le tympan est inflammatoire et bombant, ce qui traduit la collection purulente rétrotympanique. La douleur est paroxystique.

• Otite moyenne aiguë perforée : il devient difficile de voir le tympan du fait d'une otorrhée purulente et profuse. Après microaspiration, l'examen du tympan confirme la perforation, qui est souvent punctiforme dans le quadrant inférieur. On peut noter une défervescence thermique contemporaine de la perforation tympanique.

OTITES MOYENNES CHRONIQUES

Elles se classent en trois catégories principales.

▶ Otite séromuqueuse

Elles concernent essentiellement l'enfant entre 2 et 5 ans mais peuvent aussi se rencontrer chez l'adulte. Il s'agit d'un épanchement rétrotympanique séromuqueux (glu), volontiers bilatéral. Le tympan apparaît épaissi, mat, parfois rétracté, avec des bulles en arrière de la membrane tympanique. L'audiométrie retrouve une surdité de transmission inférieure à 30 dB.

La cause principale chez l'enfant d'une otite séromuqueuse chronique est une obstruction de l'orifice distal de la trompe d'Eustache par les végétations adénoïdes du cavum.

Chez l'adulte, une otite séromuqueuse doit faire suspecter une tumeur du rhinopharynx (cavum) ; l'examen clinique doit être complété par une rhinoscopie à l'optique ou au nasofibroscope. Si cet examen est normal, une dysfonction tubaire sera évoquée.

▶ Otite moyenne chronique non cholestéatomateuse

Le tympan est remanié, épaissi et mat, parfois inflammatoire, plus ou moins rétracté autour des reliefs ossiculaires. On recherchera une perforation tympanique. L'audiométrie retrouve une surdité de transmission supérieure à 30 dB. Le scanner des rochers appréciera l'intégrité de la chaîne ossiculaire.

▶ Otite moyenne chronique cholestéatomateuse

Le cholestéatome se définit par la présence dans les cavités de l'oreille moyenne d'un épithélium kératinisé (épiderme) doué d'un potentiel de desquamation, de migration et d'érosion.

Il s'agit d'un stade évolutif dont la morbidité peut mettre en jeu le pronostic vital (risque de méningite otogène, d'abcès cérébral). L'otoscopie est évocatrice lorsqu'elle retrouve une masse nacrée faisant issue dans le conduit auditif externe par une perforation tympanique.

L'audiogramme retrouve une surdité de transmission supérieure à 30 dB.

Le scanner des rochers confirme la présence d'un processus occupant ostéolytique détruisant les structures de l'oreille moyenne.

TRAITEMENT

Le traitement de l'otite moyenne aiguë fait appel aux antibiotiques *per os* de la famille des pénicillines A, de type **amoxicilline + acide clavulanique** (AUGMENTIN, 1 g 3 fois/j chez l'adulte) ou des céphalosporines.

Le traitement antalgique est adapté à la douleur : généralement **paracétamol**, parfois associé à la **codéine**.

L'otite séromuqueuse nécessite la mise en place d'un aérateur transtympanique.

Les otites moyennes chroniques nécessitent dans la majorité des cas un traitement chirurgical.

Les complications méningoencéphaliques imposent une antibiothérapie parentérale double, voire triple, parfois complétée par un traitement chirurgical.

PRONOSTIC

L'otite moyenne aiguë est résolutive en 1 semaine sous traitement antibiotique adapté. La douleur disparaît en 24 à 48 h.

Dans les cas d'infection par un germe résistant (pneumocoque à sensibilité diminué à la pénicilline), d'otite chronique avec cholestéatome ou de retard diagnostique, des complications peuvent survenir.

Les complications des otites moyennes sont :

• la paralysie faciale : survenant chez l'enfant, elle est généralement de très bon pronostic,

contrairement à celle survenant dans les otites avec cholestéatome ;
• la méningite purulente otogène, principalement due au pneumocoque, survenant essentiellement chez le nourrisson ou dans les otites chroniques avec cholestéatome ;
• la mastoïdite aiguë, donnant cliniquement une tuméfaction en arrière du pavillon de l'oreille ;
• l'abcès cérébral, par diffusion de l'infection des cavités postérieures de l'oreille moyenne.

FICHE INFIRMIÈRE

L'hospitalisation s'impose dans les complications des otites ou lorsqu'il y a échec du traitement antibiotique par voie orale.

EXAMENS

Bilan biologique, comprenant une NFS, un ionogramme sanguin, une série d'hémocultures si la température est supérieure à 38,5 °C.

SURVEILLANCE DU TRAITEMENT

SOINS – TRAITEMENT

• Voie veineuse périphérique.
• Antibiothérapie parentérale.
• Surveillance de la pression artérielle, du pouls, de la température et de l'état neurologique du patient.
• Surveillance de l'absence de phénomènes allergiques aux antibiotiques.

EFFICACITÉ DU TRAITEMENT

Apyrexie, disparition de la douleur.

> Surdité, vertiges ou complications neurologiques (troubles de la conscience, déficit moteur) doivent conduire à un nouvel examen clinique en urgence.

ÉDUCATION ET CONSEILS

On conseillera :
• de consulter rapidement en cas d'otalgie ;
• chez l'enfant, de réaliser une désinfection rhinopharyngée (lavages de nez au sérum physiologique) lorsqu'une rhinite débute.

FICHE PHARMACOLOGIE

GOUTTES AURICULAIRES (ANESTHÉSIQUES LOCAUX)

■ Lidocaïne + phénazone

OTIPAX				
Bain d'oreille 2-3/j pdt 5-7 j A. 5 gttes/bain E. 1-3 gttes/bain	1 fl. 15 mL	1,88	15 %	1,88

■ Procaïne + tétracaïne + phénol + éphédrine ©

OTYLOL				
Bain d'oreille 2-3/j pdt 5-7 j A. 4-5 gttes/bain E. 1-3 gttes/bain	1 fl. (10 mL)	1,20	15 %	1,20

■ Lidocaïne + hexamidine

AURIGOUTTE				
A. 4 gttes/oreille x 3/j E. et N. 2 gttes/oreille x 3/j Pdt 5 à 10 j	1 fl. 15 mL		NR	

Propriétés

Anesthésiques locaux : lidocaïne, procaïne, tétracaïne.
Antiseptiques : phénazone, phénol, hexamidine.
Vasoconstricteur alphamimétique : éphédrine.

Indications

Traitement antalgique des otites moyennes aiguës congestives et des myringites en complément de l'antibiothérapie.

Contre-indications

Perforation tympanique ++++.
Hypersensibilité à l'un des constituants.

Précautions d'emploi

Vérifier l'état du tympan avant traitement.
Durée du traitement toujours < 7 j.
Réchauffer avant utilisation.

Effets indésirables

Ototoxicité (en cas d'ouverture tympanique) : risque de surdité de perception endocochléaire irréversible et de vertiges.
Effets systémiques en cas de passage du produit par la trompe auditive.

GOUTTES AURICULAIRES ANTIBIOTIQUES NON OTOTOXIQUES

■ Rifamycine

OTOFA					
Bain d'oreille de 10 min x 2/j ou instillations locales : A. 5 gttes x 3/j E. 3 gttes x 3/j pdt 7-10 j	1 fl. compte-gttes (10 mL)	2,69	I	65 %	2,69

■ Ofloxacine ©

OFLOCET					
Solution auriculaire Bain d'oreille 10 min 1 dose x 2/j pdt 7-10 j	20 doses 0,5 mL (1,5 mg)	3,86	I	30 %	0,19

■ Ciprofloxacine + dexaméthasone

CILOXADEX					
À partir de 6 mois : 4 gttes/oreille x 2/j pdt 7 j	1 fl. (5 mL)	2,80	I	15 %	2,80

Propriétés

Antibiotiques (**fluoroquinolone** et **rifamycine**) actifs en application locale sur les bactéries Gram+ et Gram- des otites externes et moyennes aiguës et chroniques. Utilisation possible en cas de perforation tympanique (non ototoxique).
La dexaméthasone permet une action anti-inflammatoire

Indications

Otite externe avec tympan ou perforé.
Otorrhée sur otite chronique, sur aérateur trans-tympanique et sur cavité d'évidement.

Contre-indications

Allergie à l'un des constituants.
CILOXADEX : infections auriculaires virales et fongiques (en raison de la **dexaméthasone**).

Précautions d'emploi

Coloration des tissus (surveillance difficile) et salissant (**rifampicine**).
Durée du traitement < 10 j.

GOUTTES AURICULAIRES ANTIBIOTIQUES ET ANTIFONGIQUES

■ Polymyxine B + oxytétracycline + dexaméthasone + nystatine

AURICULARUM					
Poudrage : 1 insufflation tous 2-3 j Plombage (par l'ORL) : microaspiration à J15 Suspension : 1 bain d'oreille/j pdt 5-7 j renouvelable	1 fl. pdre + solv. amp. 10 mL	5,25	I	15 %	

Propriétés

Antibiotique : polypeptide (polymyxine), **tétracycline** (oxytétracycline) : synergiques et actifs sur *Haemophilus influenzae, E. coli,* staphylocoque doré, *Pseudomonas aeruginosa* mais résistance des streptocoques notamment pneumocoque.
Anti-inflammatoire : corticoïde (**dexaméthasone**).
Antifongique (**nystatine**) actif sur les champignons levuriformes et filamenteux (*Candida, Aspergillus*, etc.).

Indications

Otite externe mycosique.
Suppuration sur cavité d'évidement d'oreille.

Contre-indications

Perforation tympanique sèche (sans otorrhée).
Hypersensibilité à l'un des constituants.
Corticoïdes : infection locale virale (zona, herpès).

Précautions d'emploi

Vérifier l'état du tympan avant traitement.
Durée du traitement toujours < 7 j.
Surveillance par un spécialiste ORL pour pratiquer une microaspiration de l'oreille en fin de traitement et éviter l'accumulation de la poudre.

Effets indésirables

Ototoxicité (en cas d'ouverture tympanique) : risque de surdité de perception endocochléaire irréversible et de vertiges.
Sélection de germes résistants.
Accumulation de la poudre dans le CAE.

GOUTTES AURICULAIRES ANTIBIOTIQUES OTOTOXIQUES

Antibiotiques + corticoïdes

■ Néomycine + polymyxine B + fluocinolone

ANTIBIO SYNALAR					
Bain d'oreille x 2/j pdt 5-7 j A. 5 gttes/bain E. 1-3 gttes/bain	1 fl. (10 mL)	2,00	I	15 %	2,00

■ Néomycine + polymyxine B + dexaméthasone

POLYDEXA					
Idem *ANTIBIO SYNALAR*	1 fl. compte-gttes (10 mL)	1,83	I	15 %	1,83

■ Framycétine + polymyxine B + dexaméthasone

FRAMYXONE					
A. 3-5 gttes/oreille matin et soir	1 fl. (10 mL)	1,51	I	15 %	1,51

Antibiotique + corticoïde + anesthésique local

■ Néomycine + polymyxine B + fludrocortisone + lidocaïne

PANOTILE					
Idem *ANTIBIO SYNALAR*	8 mL (250 gttes)	1,77	I	15 %	0,22

Propriétés

Antibiotiques : **aminoside** (néomycine, framycétine), polypeptide (**polymyxine B**) : actifs sur *Haemophilus influenzae, E. coli,* staphylocoque doré, *Pseudomonas aeruginosa,* mais résistance des streptocoques notamment pneumocoque.
Anti-inflammatoire : **corticoïdes** (fluocinolone acétonide, dexaméthasone, fludrocortisone).
Anesthésique local : lidocaïne.

Indications

Otites externes à tympan fermé, notamment eczéma du conduit auditif externe (**corticoïde**).
Pour certains, otites moyennes aiguës congestives (**anesthésiques locaux**) à visée antalgique et en complément de l'antibiothérapie par voie générale.

Contre-indications

Perforation tympanique ++++.
Hypersensibilité à l'un des constituants.
Corticoïdes : infection locale virale (zona, herpès) ou fongique.

Précautions d'emploi

Vérifier l'état du tympan avant traitement.
Durée du traitement toujours < 7 j.
Ne pas instiller sous pression dans le conduit auditif externe mais possibilité d'utiliser un méchage du conduit type *Pop-Oto-Wick*.

Effets indésirables

Ototoxicité (en cas d'ouverture tympanique) : surdité de perception endocochléaire irréversible et vertiges.
Sélection de germes résistants.

GOUTTES AURICULAIRES CÉRUMINOLYTIQUES

■ Xylène

CÉRULYSE					
Bain d'oreille x 3/j pdt 3 j A. 4-5 gttes/bain E. 1-3 gttes/bain	1 fl. 10 mL sol. 5 %			NR	

Propriétés

Céruminolytique.

Indications

Bouchons de cérumen simples ou épidermiques du conduit auditif externe.

Contre-indications

Perforation tympanique ++++.
Hypersensibilité à l'un des constituants.

Précautions d'emploi

Vérifier l'état du tympan avant traitement.

Effets indésirables

Ototoxicité (en cas d'ouverture tympanique) : risque de surdité de perception endocochléaire irréversible et de vertiges.

ÉPISTAXIS

FICHE MALADIE

DÉFINITION

Une épistaxis est un saignement des fosses nasales s'extériorisant par les narines (épistaxis antérieure) et/ou par le rhinopharynx (épistaxis postérieure).

CAUSES ET MÉCANISMES

La majorité des épistaxis sont dues à une fragilité capillaire de la tache vasculaire située au niveau du tiers antérieur de la cloison nasale. L'épistaxis peut survenir lorsque la muqueuse est inflammatoire (rhinite), après un traumatisme nasal ; le saignement sera majoré par la prise de traitement anticoagulant (AVK, *ASPIRINE*) ou une poussée d'hypertension artérielle.

Parfois, elle s'intègre dans une maladie systémique ou une hémophilie. Exceptionnellement, elle est due à une tumeur (bénigne ou maligne) des fosses nasales.

TRAITEMENT

- Prise des constantes (pouls, pression artérielle).
- Rassurer le patient ; l'anxiété, naturelle dans ces circonstances, majore le saignement.
- Mouchage.
- Compression bidigitale du nez, tête penchée en avant pendant 10 min, si possible avec des glaçons à sucer (vasoconstriction au froid).
- En cas d'échec : anesthésie locale des fosses nasales (XYLOCAÏNE et vasoconstricteur), puis tamponnement nasal antérieur uniou bilatéral avec des mèches hémostatiques (*ALGOSTÉR1L, SURG1CEL*).
- En cas d'échec : tamponnement antéropostérieur uni-ou bilatéral par une sonde nasale à double ballonnet.
- En cas d'échec : embolisation artérielle ou ligature chirurgicale des artères sphéno-palatines et/ou ethmoïdales sous anesthésie générale. Un traitement antalgique parentéral peut s'avérer nécessaire pendant et après le méchage.

Une antibioprophylaxie est généralement prescrite pour diminuer le risque de surinfection naso-sinusienne.

Un traitement antihypertenseur permettra, dans le cas d'une poussée hypertensive, de mieux contrôler le saignement.

PRONOSTIC

- La récidive du saignement après tamponnement nasal est possible : le patient doit être surveillé au moins 2 h.
- L'hospitalisation est parfois nécessaire.
- Le pronostic vital n'est que rarement engagé.

FICHE INFIRMIÈRE

EXAMENS

- Constantes à surveiller : pression artérielle, pouls.
- Bilan biologique : NFS, TP-TCA, groupe-Rhésus.

SURVEILLANCE DU TRAITEMENT

SOINS – TRAITEMENT

On réalise un pansement (« mouchette ») après le méchage en plaçant une compresse sous les narines, maintenue par un sparadrap.

En cas d'épistaxis abondante ou chez un patient « fragile », on met en place une voie veineuse périphérique avec, selon la prescription, un soluté de remplissage ou une base, voire une transfusion de culots globulaires selon les examens biologiques et la tolérance clinique du saignement.

EFFICACITÉ DU TRAITEMENT

Arrêt du saignement extériorisé par les narines (épistaxis antérieure) et/ou par des crachats de caillots sanguins (épistaxis postérieure).

Demander au patient s'il ressent un écoulement dans l'arrière-gorge, ce qui signifie que l'épistaxis postérieure n'est pas contrôlée par le méchage : rappeler le médecin.

EFFETS INDÉSIRABLES

Les douleurs liées au méchage durent quelques minutes après celui-ci. En cas de sonde à doubles ballonnets, les douleurs sont plus importantes et nécessitent un traitement antalgique adapté (faisant parfois appel à une injection SC de **morphine**).

Un malaise vagal (lipothymie, sueurs, hypotension et pouls filant) survient souvent à la fin du méchage. Il faut alors demander de l'aide pour allonger le patient en surélevant ses jambes, contrôler la pression artérielle et le pouls. Ce type de malaise dure environ 5 min. En cas de persistance, éliminer une autre cause par un examen médical, notamment un malaise hypoglycémique (glycémie capillaire à contrôler en urgence).

ÉDUCATION ET CONSEILS

En cas de récidive, le patient doit connaître les premières mesures pour stopper une épistaxis : se moucher pour évacuer les caillots des fosses nasales, compression bidigitale du nez tête penchée en avant pendant 10 min en suçant des glaçons. Après cette manœuvre, si le saignement persiste, le patient doit consulter à nouveau le médecin en urgence.

FICHE TECHNIQUE

ÉPISTAXIS

Méthodes

Installer le patient en position demi-assise.

Le rassurer pour le calmer.

Sur prescription médicale :

- poser une voie d'abord veineuse avec un sérum salé isotonique NaCl 0,9 % ;
- réaliser un bilan biologique en urgence avec NFS, groupe-Rhésus, RAI, TP, TCA, ionogramme sanguin, fonction rénale, bilan hépatique ;
- réaliser un ECG ;
- monitorer le patient pour surveiller les paramètres hémodynamiques.

Méthode par méchage :

Préparer le matériel : plateau décontaminé, abaisse-langue, spéculum du nez, pince de Politzer, pansement gras, anesthésique local, compresses stériles, adhésif, gants non stériles, lunettes de protection, haricot jetable, sac d'élimination des déchets type DASRI, tablier de protection, source lumineuse, matériel d'aspiration monté.

Le médecin aide le patient à réaliser un mouchage énergique des fosses nasales pour éliminer les caillots.

Il réalise une anesthésie locale afin d'introduire au niveau des fosses nasales une pince coudée (pince de Politzer) munie d'un alginate de calcium (type *ALGOSTERIL*) pour réaliser l'hémostase. La mèche est comprimée des fosses nasales jusqu'à l'entrée de la narine.

Il prescrira ensuite une antibiothérapie prophylaxique.

Méthode par sonde à ballonnet :

Préparer le matériel : plateau décontaminé, sonde à ballonnet, seringue de 20 mL, ampoules de sérum physiologique, gants non stériles, lunettes de protection, haricot jetable, sac d'élimination des déchets type DASRI, tablier de protection, source lumineuse, matériel d'aspiration monté.

►

Le médecin introduit une sonde à ballonnet (type sonde de Foley) jusqu'au rhinopharynx et gonfle au sérum physiologique le ballonnet contre les choanes et clampe la sonde au niveau de l'entrée de la narine.

Le traitement de l'épistaxis grave est réalisé par le médecin avec l'aide d'une l'infirmière.

Conseils

Évaluer la douleur.
Surveiller les saignements : aspect, volume, durée, fréquence.
Noter l'heure à laquelle le saignement s'est arrêté.
Surveiller les complications :

- vertiges,
- malaise vagal,
- troubles du comportement.

Proposer une alimentation froide et sucer des glaçons.

FICHE PHARMACOLOGIE

HÉMOSTATIQUES NASAUX

■ Goménol

HUILE GOMÉNOLÉE				
E. > 6 ans : 2-4 gttes x 3/j A. 2-4 gttes x 3/j	1 fl. 2 % (22 mL) 1 fl. 5 % (22 mL)	I I	NR 0 %	
VASELINE GOMÉNOLÉE				
Pommade A. et E. > 6 ans : 1 appl./j	1 tube. 5 % (15 g)	I	NR	

■ Phénazone + tanin + hamamélis

HEC					
1 appl. muqueuse nasale x 2/j pdt 7 j	1 tube 25 g			NR	

■ Acide borique ©

HOMÉOPLASMINE					
A. et E. > 3 ans : 1 appl. muqueuse nasale x 2/j pdt 7 j	1 tube 40 g			NR	

Propriétés

Antiseptique, prévention des croûtes nasales.
HEC : hémostatique.
HOMÉOPLASMINE : visée trophique sur la muqueuse nasale.

Indications

Après épistaxis, méchage nasal et chirurgie endonasale.

Contre-indications

Hypersensibilité à l'un des constituants.

Précautions d'emploi

Courte durée de traitement : < 7 j.

SINUSITES

SINUSITE MAXILLAIRE AIGUË

FICHE MALADIE

DÉFINITION

Il s'agit d'une infection bactérienne uni- ou bilatérale des cavités sinusiennes maxillaires.

CAUSES ET MÉCANISMES

Les sinus sont des cavités aériennes de la face tapissées de muqueuse, communiquant avec les fosses nasales, et sujettes à des pathologies inflammatoires ou infectieuses.

Les sinus de la face sont bilatéraux, plus ou moins développés selon les individus ; de haut en bas : les sinus frontaux et ethmoïdaux, en arrière le sphénoïde, en bas et arrière du malaire (pommette), les sinus maxillaires.

DIAGNOSTIC

Un sinus maxillaire surinfecté provoquera des algies faciales importantes localisées en arrière de la pommette, majorées à l'antéflexion de la tête. La fièvre est modérée (38,5 °C). L'examen retrouve une rhinorrhée purulente faisant issue sous le cornet moyen.

Une radiographie des sinus en incidence de Blondeau confirme le diagnostic, avec une opacité du sinus maxillaire infecté.

TRAITEMENT

Le traitement fait appel aux antibiotiques pendant 8 jours et aux corticoïdes en cure courte pendant 5 jours, avec un traitement antalgique efficace.

On complète ce traitement par des soins locaux associant des lavages de nez au sérum physiologique pendant 10 jours avec un décongestionnant nasal pendant 5 jours.

L'antibiothérapie est probabiliste : de nombreux antibiotiques sont actifs pour le traitement des sinusites non compliquées ; on peut retenir **l'amoxicilline + acide clavulanique** (*AUGMENTIN*, 1 g 2 fois/j), une **céphalosporine de troisième génération**, le **cefpodoxime proxétil** (ORELOX, 200 mg 2 fois/j), ou la pristinamycine (*PYOSTACINE*, 1 g 2 fois/j). Le traitement corticoïde peut être la **prednisolone** (*SOLUPRED*, 1 mg/kg/j).

Selon la douleur, le traitement antalgique sera de niveau I avec du **paracétamol** (*DOLIPRANE* 500 mg, 1 à 2 cp. 3 fois/j) ou de niveau II avec de la **codéine** en plus (*EFFERALGAN CODÉINÉ*, 500 mg, 1 à 2 cp. 3 fois/j).

De nombreux topiques sont utilisés comme traitement d'appoint local. On pourra prescrire, après les lavages de ne zau sérum physiologique, un décongestionnant nasal associant un vasoconstricteur à un anti-inflammatoire (*DFTURGYLONE*, 1 pulv. 3 fois/j).

PRONOSTIC

L'apyrexie et la diminution de la douleur sont obtenues en 2 jours, la disparition de la rhinorrhée en 1 semaine.

Les complications des sinusites maxillaires sont la sinusite bloquée, ou empyème sinusien, la pan-sinusite maxillo-ethmoïdofrontale, la cellulite orbitaire, pouvant compromettre la fonction oculaire. Ces complications nécessitent une hospitalisation pour anti-biothérapie par voie parentérale, drainage des sinus si nécessaire pour isoler le germe, et surveillance.

FICHE INFIRMIÈRE

Les formes hyperalgiques ou compliquées de sinusite seront hospitalisées.

EXAMENS

- Bilan biologique : NFS et CRP.
- Hémocultures si la température est supérieure à 38,5 °C.

SURVEILLANCE DU TRAITEMENT

SOINS – TRAITEMENT

Perfuser et administrer les antibiotiques. Surveillance des constantes, en particulier de la température.

EFFICACITÉ DU TRAITEMENT

La douleur s'atténue généralement en 48 h. L'antibiothérapie initialement parentérale sera administrée par voie orale 48 h après apyrexie. La rhinorrhée devient claire puis s'arrête en 7 à 10 jours.

EFFETS INDÉSIRABLES

Allergie aux antibiotiques.

ÉDUCATION ET CONSEILS

On enseignera la technique de lavage de nez au sérum physiologique pour prévenir les infections rhino-sinusiennes.

SINUSITES CHRONIQUES ET CHIRURGIE ENDONASALE

FICHE MALADIE

DÉFINITION

Inflammation chronique des cavités sinusiennes de la face, bilatérale dans la polypose naso-sinusienne.

CAUSES ET MÉCANISMES

La polypose naso-sinusienne est une maladie touchant la muqueuse des sinus, d'étiologie allergo-immunologique.

DIAGNOSTIC

SIGNES CLINIQUES

- Rhinorrhée chronique émaillée de surinfection des sinus.
- Obstruction nasale chronique.
- Anosmie parfois définitive.
- Formation polypoïde à la rhinoscopie, touchant l'ensemble des sinus et comblant les fosses nasales.

EXAMENS COMPLÉMENTAIRES

Le scanner des sinus confirme le diagnostic et précise la topographie des atteintes sinusiennes.

TRAITEMENT

Traitement antibio-corticoïde des épisodes de surinfection pendant 8 à 10 jours : *cf.* Traitement d'une sinusite maxillaire aiguë, p. 1253.

Traitement au long cours : désinfection rhinopharyngée avec une solution saline (*STÉRIMAR*, 3 à 6 lavages de nez/j) associée à une corticothérapie locale (**budésonide**, *RHINOCORT*, 2 pulvérisations/j dans chaque narine).

Traitement chirurgical : par voie endonasale, pour réaliser l'exérèse des polypes et faire une chirurgie fonctionnelle des sinus maxillaires (méatotomie moyenne et ethmoïdectomie). Des mèches sont placées en postopératoire dans les deux fosses nasales pendant 24 à 48 h.

PRONOSTIC

On constate une stabilité des lésions polypoïdes pendant 5 à 10 ans, puis une récidive de polypes ou de confinement des sinus après 10 ans, nécessitant une nouvelle intervention.

FICHE INFIRMIÈRE

Nous envisageons ici la prise en charge d'un patient opéré des sinus.

EXAMENS

- Bilan biologique demandé par l'anesthésiste.
- Groupe-RAI.

SURVEILLANCE DU TRAITEMENT

SOINS – TRAITEMENT

- Prémédication avant la chirurgie.
- Antalgiques adaptés en postopératoire.
- Antibioprophylaxie postopératoire.
- Surveillance des constantes.
- Humidification des mèches nasales au sérum physiologique toutes les 8 h.
- Changer la mouchette placée sous le nez 2 fois/j.
- Alimentation « lacté froid » pendant 24 à 48 h.

EFFICACITÉ DU TRAITEMENT

Douleur postopératoire évaluée et contrôlée ; pas de saignement extériorisé par les narines (épistaxis antérieure) ou par la gorge (épistaxis postérieure).

EFFETS INDÉSIRABLES

Malaise vagal ou hypotension lors du déméchage ; épistaxis abondante nécessitant un nouveau méchage.

ÉDUCATION ET CONSEILS

Lavage de nez 3 à 4 fois par jour avec une solution saline (*STÉPIMAP, PHYSIOMEP*) pendant 1 mois.

FICHE TECHNIQUE

SINUS ET CHIRURGIE ENDONASALE ENDOSCOPIQUE : POSTOPÉRATOIRE

Définition

La chirurgie endonasale endoscopique assure surtout un traitement fonctionnel des sinusites afin de rétablir l'aération et le drainage des sinus. Elle n'entraîne pas de cicatrice visible et est peu douloureuse. L'intervention est de courte durée (30 à 60 minutes pour chaque sinus). Le plus gênant peut être le méchage réalisé en fin d'intervention qu'il est nécessaire de conserver pendant 48 heures afin d'éviter tout saignement.

La période postopératoire consiste à surveiller les paramètres vitaux du patient, sa douleur, déceler la moindre complication et réaliser les soins de méchage.

Méthode

Surveiller les paramètres hémodynamiques du patient : pouls, pression artérielle, température, fréquence respiratoire et saturation en oxygène.

Évaluer la douleur.

Surveiller la survenue de complications et alerter le chirurgien au moindre signe :

- Hématome compressif rétro-orbitaire lié à une effraction préopératoire de la paroi orbitaire. Cette complication peut survenir dans les 3 heures qui suivent l'intervention. Les signes pour la reconnaître : œdème palpébral et oculaire. C'est un cas d'urgence à signaler aussitôt au chirurgien.

Saignements : examiner régulièrement le fond de gorge du patient avec un abaisse-langue pour observer un saignement postérieur et changer régulièrement la mouchette située dans chaque narine pour identifier le moindre saignement antérieur.
Rhinorrhée de LCR : fuite de liquide céphalorachidien par les narines marquant une brèche méningée et engendrant un risque de méningite.
Administrer les traitements postopératoires prescrits : antalgiques, corticoïdes, antibiotiques. Ablation des mèches nasales : le retrait des mèches est réalisé par le chirurgien.
Il existe deux grands types de mèches :
• Des mèches de petites tailles, grasses, imbibées de pommade corticoïde associée parfois à un antibiotique. Ces petites mèches préviennent la formation de croûtes au niveau cicatriciel et permettent de réduire la réaction inflammatoire post-interventionnelle.
• Ces mèches sont mises en place pour une durée de 10 jours environ et sont maintenues au moyen d'attelles.
• Des tampons (grosses mèches) sont mis en place pour éviter les saignements postopératoires par tamponnement. Ces mèches sont retirées par le chirurgien après 48 heures sous contrôle endoscopique.

FICHE PHARMACOLOGIE

SOLUTIONS DE LAVAGE NASAL

Sérum physiologique pour lavage nasal

PHYSIODOSE					
1 à 6 instillations/j/narine	15 unidoses 5 mL 30 unidoses 5 mL 40 unidoses 5 mL			NR NR NR	

Eau stérile isotonique + soufre

SOLUTÉ PRÉ					
1 à 6 pulv./narine/j	10 amp. 10 mL 4 fl. 100 mL			NR NR	

Eau de mer stérile isotonique

STÉRIMAR					
1 à 4 pulv./narine/j	1 fl. (50 mL) 1 fl. (100 mL)			NR NR	

Propriétés

Lavage des fosses nasales.

Indications

Rhinites et sinusites aiguës et chroniques. Nettoyage des fosses nasales chez le nourrisson.

Contre-indications

Aucune.

Précautions d'emploi

Instillation nasale sans pression pour éviter la contamination de l'oreille moyenne par la trompe auditive.
Pas de mouchage pendant 10 min après instillation mais éponger (ou mouche-bébé chez le nourrisson).
Utilisation dans les 24 h après ouverture.
Ne pas utiliser par voie injectable.

ANTIALLERGIQUES PAR VOIE NASALE

Corticoïdes par voie nasale

■ Béclométasone

BÉCONASE					
Suspension nasale A. 1-2 pulv./narine x 3-4/j E. > 3 ans : 1 pulv./narine x 2-4/j	1 fl. (200 pulv.)	5,60	I	30 %	5,60
RINOCLENIL					
Suspension nasale 100 µg/dose A. 1 pulv./narine x 1-2/j E > 3 ans : 1-2 pulv./narine x 1-2/j	1 fl. (120 pulv.)	6,62	I	30 %	6,62

■ Triamcinolone

NASACORT					
A. 2 pulv. le matin puis 1 pulv./j E. > 6 ans : 1 pulv. le matin < 3 mois	1 fl. (120 pulv.)	7,47	I	30 %	7,47

■ Tixocortol ©

PIVALONE					
Suspension nasale 1 % 1-2 pulv./narine x 2-4/j	1 fl. (100 pulv.)	1,79	II	30 %	1,79

■ Budésonide ©

RHINOCORT					
A. et E. > 6 ans : 1-2 pulv./narine x 2/j	1 fl. (120 pulv.)	5,47	I	30 %	5,47

■ Fluticasone

FLIXONASE					
2 pulv./narine/j le matin, puis 1 pulv./narine/j	1 fl. (120 pulv.)	5,60	I	30 %	5,60
AVAMYS					
A. 2 pulv./narine/j en 1 fois E. > 6 ans : 1 pulv./narine/j	1 fl. (120 pulv.)	5,60	I	30 %	5,60
FIXORINOX					
Idem *FLIXONASE*	1 fl. (120 pulv.)	4,99	I	30 %	4,99

■ Mométasone furoate ©

NASONEX					
A. et E. > 3 ans : 2 pulv./narine/j le matin, puis 1 pulv./narine/j	1 fl. (140 pulv.)	4,46	I	30 %	4,46

Propriétés

Corticostéroïdes d'action locale antiallergique et anti-inflammatoire sans effet glucocorticoïde systémique.

Indications

Rhinites vasomotrices d'origine allergique.
Sinusites chroniques allergiques et polypose nasosinusienne.

Contre-indications

Enfant d'âge < 3 ans (*NASONEX*) et < 6 ans pour les autres **corticoïdes par voie nasale**.
Hypersensibilité à l'un des constituants.
Épistaxis, infection locale ou bronchopulmonaire virale, bactérienne ou fongique importante et non traitée.

Précautions d'emploi

Instillations après lavage du nez ou mouchage.
Association avec antibiothérapie par voie générale en cas d'infection bactérienne sévère.
Traitement prolongé (observance thérapeutique) à dose minimale efficace.

Effets indésirables

Intolérance locale : picotements, éternuements, assèchement de la muqueuse nasale.
Allergie : œdème cutanéo-muqueux facial.

Association antihistaminique + corticoïde

■ Azélastine + fluticasone

DYMISTA					
Traitement symptomatique de la rhinite allergique 1 pulv./narine/adm. x 2/j	1 fl. 120 doses 137 µg/50 µg	13,32	I	30 %	13,32

Propriétés

Association d'azélastine et de **fluticasone**, qui a des effets synergiques sur l'amélioration des symptômes de la rhinite et de la rhinoconjonctivite allergiques.

- **Azélastine** : antiallergique d'action prolongée antagoniste sélectif des récepteurs H1, stabilisateur des mastocytes et exerçant des propriétés anti-inflammatoires.
- **Fluticasone** : **corticostéroïde** qui possède une action anti-inflammatoire puissante

Un soulagement des symptômes nasaux d'allergie est observé dans les 15 min suivant l'administration par voie nasale.

Contre-indications

Hypersensibilité aux substances actives ou à la classe des **antihistaminiques.**
Non recommandé chez les enfants de moins de 12 ans.

Précautions d'emploi

Cf. **Corticoïdes par voie nasale.**

Effets indésirables

Céphalées, dysgueusie, épistaxis.

Interactions médicamenteuses

Cf. Fluticasone.
Pas d'études menées avec l'azélastine.

Inhibiteur de la dégranulation des mastocytes de la muqueuse nasale

■ Cromoglycate disodique

CROMORHINOL					
1 pulv./narine x 4-6/j	1 fl. 15 mL (2 %)			0 %	

Propriétés

Inhibition de la libération des médiateurs chimiques de l'inflammation par les mastocytes de la muqueuse nasale.

Indications

Rhinites et sinusites chroniques d'origine allergique.

Précautions d'emploi

Grossesse : déconseillé pendant le 1er trim.

Effets indésirables

Irritation locale transitoire.

Antihistaminique

■ **Azélastine**

ALLERGODIL					
A. et E. > 6 ans : 1 pulv. dans chaque narine x 2/j	1 fl. 17 mL (0,127 mg/dose)	6,99	1	30 %	6,99
ALONEST					
A. et E. > 6 ans : 1 pulv. dans chaque narine x 2/j	1 fl. 20 mL (0,19 mg/dose)	6,22	1	30 %	6,22

Indications

Traitement symptomatique des rhinites saisonnières et perannuelles d'origine allergique.

Contre-indications

Hypersensibilité.

Interactions médicamenteuses

Association déconseillée avec l'alcool car risque de baisse de la vigilance.

ANTISEPTIQUES SOUFRÉS

■ **Sulfure de sodium + levure ©**

ACTISOUFRE					
1 amp./narine x 2/j pdt 1-3 mois ½-2 amp./j bain de bouche pdt 1-3 mois	30 amp. 10 mL			NR	
1 pulv. x 3/j *per os* ou /narine	1 fl. press. 100 mL			NR	

■ **Thiosulfate de sodium + de magnésium**

DÉSINTEX					
1 amp. à boire avant repas x 2/j	14 amp. 5 mL			NR	
1 cp. x 2/j au cours des repas	60 cp.			NR	

■ **Soufre + rétinol ©**

SOLACY					
A. 1 gél. x 3/j pdt 15 j	45 gél. 90 gél.			NR NR	
SOLACY PEDIATRIQUE					
6-30 mois : 1 cp./j pdt 3 mois 30 mois – 5 ans : 2 cp./j pdt 3 mois > 5 ans : 3 cp./j pdt 3 mois	60 cp. pour susp. buv.			NR	

Propriétés

Action trophique et antiseptique sur la muqueuse respiratoire.

Indications

Rhinites et pharyngites aiguës et chroniques.

Contre-indications

Intolérance au soufre.
Régime hyposodé (pour *ACTISOUFRE*).

Effets indésirables

Gastralgies.

DÉCONGESTIONNANTS NASAUX EN INHALATIONS

■ Eucalyptol + thym + terpinéol + pin + romarin ©

CALYPTOL INHALANT					
1 amp. dans un bol d'eau chaude x 2-3/j pdt 5-7 j	10 amp. 5 mL			NR	

■ Eucalyptol + menthol + gaïacol

ESSENCE ALGÉRIENNE					
A. et E. > 12 ans : qq gttes dans un verre d'eau chaude x 3-4/j pdt 5-7 j	1 fl. 20 mL			NR	

■ Lavande + thymol + thym + romarin ©

PÉRUBORE INHALATION					
A. et E. > 12 ans : 1 caps. dans un bol d'eau chaude x 3/j pdt 5 j max	15 caps.			NR	

■ Camphre + menthol

VICKS INHALER					
A. et E. > 12 ans : 1 inhalation x 3/j	1 tampon imprégné			NR	

■ Niaouli essence

GOMENOL SOLUBLE					
A. et E. > 12 ans : 1 amp. x 1-2/j En aérosol, à diluer dans NaCl 0,9 % ou eau	5 amp. 5 mL 100 amp. 5 mL	 HOP		NR	

Propriétés

Décongestionnant et antiseptique des voies aériennes supérieures.

Indications

Inflammations aiguës rhinopharyngées.

Contre-indications

Enfant d'âge < 3 ans.
Hypersensibilité à l'un des constituants.
Convulsions de l'enfant.

Mode d'administration

Inhalations répétées 3-4 fois/j.
La dose prescrite dans un bol d'eau chaude mais non bouillante, à inhaler sous un torchon ou avec un masque à inhalation.

Effets indésirables

Irritation locale.

DÉCONGESTIONNANTS NASAUX PAR VOIE ORALE

Vasoconstricteur + AINS

■ **Pseudoéphédrine + ibuprofène**

RHINADVIL RHUME IBUPROFENE/PSEUDOEPHEDRINE					
A. et E. > 15 ans : 1 cp. x 2/j pdt 5 j	20 cp. 30 mg (ibuprofène 200 mg)		I	NR	

Antihistaminique H 1+ antipyrétique, antalgique

■ **Paracétamol + acide ascorbique + phéniramine ©**

FERVEX				
A. et E. > 15 ans : 1 sach. x 2-3/j	8 sach. 25 mg (paracétamol 500 mg)			NR
FERVEX sans sucre A. et E. > 15 ans : 1 sach. x 2-3/j	8 sach. 25 mg (paracétamol 500 mg)			NR
FERVEX RHUME PARACETAMOL/VITAMINE C/PHENIRAMINE				
E. 6-10 ans : 1 sach. x 2/j E. 10-12 ans : 1 sach. x 3/j E. 12-15 ans : 1 sach. x 4/j	8 sach. 10 mg (paracétamol 280 mg)			NR

■ **Paracétamol + chlorphénamine**

FERVEXRHUME				
A. 1 cp./prise Max 4 prises/24 h	16 cp. 500 mg/4 mg			NR

Vasoconstricteur + antipyrétique + antihistaminique H 1

■ **Pseudoéphédrine + paracétamol + diphénhydramine ©**

ACTIFED RHUME JOUR et NUIT					
A., E. > 15 ans : 1 cp. blanc jusqu'à x 3/j (4 h d'intervalle, 8 si insuffisance rénale sévère), 1 cp. bleu le soir au coucher Si nécessaire 4 j max	16 cp. (paracétamol 500 mg)		I	NR	

■ **Pseudoéphédrine + paracétamol + triprolidine**

ACTIFED RHUME					
1 cp. jusqu'à x 3/j (6 h d'intervalle min)	15 cp. séc. 50 mg (paracétamol 500 mg)		I	NR	

Propriétés

- Alpha-sympathomimétique (pseudoéphédrine) : vasoconstricteur des muqueuses rhinopharyngées et tubaires diminuant la rhinorrhée et l'obstruction nasale.
- Antihistaminique anti-H_1 (phéniramine) : antiallergique.
- Antalgique-antipyrétique (**paracétamol**, **ibuprofène**).

Indications

Traitement symptomatique des rhinites et sinusites aiguës infectieuses et des poussées aiguës de rhinites chroniques vasomotrices allergiques ou non allergiques.

Contre-indications

Hypersensibilité à l'un des constituants, association aux **IMAO non sélectifs**.
Pour les anti-H1 : glaucome à angle fermé, risque de rétention aiguë d'urine par obstacle cervico-prostatique.
Pour le **paracétamol** : insuffisance hépatocellulaire.
Pour l'**ibuprofène** : **grossesse** et **allaitement**, ulcère gastroduodénal en évolution, insuffisance rénale sévère, insuffisance hépatocellulaire sévère.

Précautions d'emploi

Déconseillé en cas de : **grossesse** (1er trimestre), **allaitement**, angor, HTA, hyperthyroïdie, troubles psychiques, épilepsie, antécédent de convulsion fébrile, obstacle cervico-prostatique.
Pour les anti-H1 : troubles de la vigilance. Pour **paracétamol**, **ibuprofène** : *cf.* Antalgiques.
Traitement de courte durée < 7 j.

Effets indésirables

Sécheresse de bouche, insomnie, anxiété, céphalées, sueurs, troubles digestifs.
Arrêt en cas de : tachycardie, palpitations, troubles du rythme, angor, excitation.
Pour les anti-H1 : somnolence, réaction paradoxale d'excitation, effets anticholinergiques.
Pour **paracétamol** et **ibuprofène** : se référer au chapitre Rhumatologie.

Interactions médicamenteuses

Associations contre-indiquées : **IMAO non sélectifs** (crise HTA).
Associations déconseillées : **anesthésiques volatils halogénés**, **bromocriptine**, **guanéthidine**, réserpinique, **digitaliques**.
Pour les anti-H1 : autres **anticholinergiques**, alcool, dépresseurs du SNC.

DÉCONGESTIONNANTS NASAUX EN PULVÉRISATIONS NASALES

Vasoconstricteur simple

■ Oxymétazoline

ATURGYL					
1 pulv./narine x 3/j pdt 5-7 j	1 fl. pulv. (15 mL)	1,44	II	15 %	1,44
PERNAZENE					
A. 1 pulv./narine x 3/j pdt 5 j	1 fl. pulv. (12 mL)	1,33	II	15 %	1,33

Vasoconstricteurs + antiseptiques

■ Éphédrine + thiosulfate de sodium

RHINO SULFURYL					
A. et E. > 30 mois : 1 pulv./narine x 3-5/j pdt 5-7 j	1 fl. pulv. (24 mL)		II	NR	

Vasoconstricteurs + corticoïde

■ Naphazoline + prednisolone

DÉRINOX					
1 pulv./narine x 3/j pdt 5-7 j	1 fl. pulv. (15 mL)		II	NR	

Vasoconstricteur + antiseptique + mucolytique

■ Tuaminoheptane + benzalkonium + N-acétyl cystéine

RHINOFLUIMUCIL					
A. 2 pulv./narine x 3-4/j pdt 5-7 j E. > 3 ans : 1 pulv./narine x 1-2/j pdt 5-7 j	1 fl. pulv. (10 mL)		II	NR	

Propriétés

Vasoconstricteur α-sympathomimétique de la muqueuse nasale : éphédrine, **oxymétazoline, naphazoline, tuaminoheptane.**
Antiseptique : **thiosulfate de sodium, cétrimide, benzalkonium.**
Corticoïde antiallergique : **prednisolone.**
Mucolytique : **acétylcystéine.**

Indications

Traitement symptomatique par voie locale de l'obstruction nasale au cours des affections rhinopharyngées aiguës (rhinites, sinusites, rhinopharyngites) ou des poussées aiguës de rhinites vasomotrices allergiques (intérêt de l'association de corticoïdes) ou non allergiques.

Contre-indications

Hypersensibilité à l'un des constituants (en particulier les **aminosides**).
Association aux **IMAO non sélectifs.**
Glaucome par fermeture de l'angle.
E. < 3 ans (pour éphédrine et tuaminoheptane), E. < 7 ans pour les autres vasoconstricteurs, E. < 12 ans pour naphazoline.
Utilisation prolongée > 7 j.

Précautions d'emploi

Déconseillés en cas d'angor, HTA, hyperthyroïdie.
Respirer par la bouche (et non par le nez) pendant la pulvérisation et pendant la minute qui suit.
Ne pas utiliser pendant plus de 7 j.

Effets indésirables

Sécheresse nasale, brûlure rétropharyngée (pour l'**acétylcystéine**).
Usage prolongé > 10 j : effet rebond après traitement pouvant évoluer vers une rhinite iatrogène hypertrophique surtout en cas de reprise du traitement.
Effets systémiques sympathomimétiques (sauf **tuaminoheptane**) : insomnie, céphalées, palpitations, HTA.
Allergie locale aux produits associés (anesthésiques, **antiseptiques** et antibiotiques).

Interactions médicamenteuses

Associations contre-indiquées : **IMAO non sélectifs** (crise d'HTA).
Associations déconseillées : anesthésiques volatils halogénés, **bromocriptine**, guanéthidine, réserpiniques, **digitaliques.**

ANTI-INFECTIEUX LOCAUX PAR VOIE NASALE

Antiseptiques

■ **Hexamidine**

DÉSOMÉDINE					
4-6 pulv./j	1 fl. pulv. (10 mL)			NR	

■ **Benzalkonium**

HUMEX FOURNIER					
Sol. nasale 1 pulv./narine x 4/j	1 fl. pulv. (15 mL)			NR	

■ **Benzododécinium + polyosorbate 80**

PRORHINEL RHUME					
E. 2 pulv./narine x 3/j	20 amp. 5 mL		I	NR	

■ **Benzododécinium**

RHINÉDRINE					
A. 2 pulv. x 3-4/j E. > 30 mois : 1 pulv. x 3-4/j	1 fl. pulv. (13 mL)		I	NR	

Antibiotique

■ **Mupirocine**

BACTROBAN					
1 appl. x 2 à 3/j pdt 5 j max	1 tube pom. 2 %	4,73	I	65 %	4,73

Propriétés

Antibiotique d'origine naturelle produit par fermentation de *Pseudomonas fluorescens.*

Indications

Éradication du portage nasal à *S. aureus* dans les staphylococcies cutanées récidivantes. Prévention des auto-infections à *S. aureus* chez les hémodialysés.

Contre-indications

Hypersensibilité.

Précautions d'emploi

À utiliser avec précaution en cas de porphyrie cutanée.

Effets indésirables

Picotement et brûlure au site d'application.

Association

■ Chlorobutanol + menthol

BALSAMORHINOL					
A. 3-4 gttes/narine x 4-5/j E. > 3 ans : 1-2 gttes/narine x 4/j	1 fl. compte-gttes (20 mL)		I	NR	

Propriétés

Antiseptique (**hexamidine**, chlorobutanol, **benzalkonium, benzododécinium**).
Mucolytique : **polysorbate**.

Indications

Infection rhinopharyngée d'allure bactérienne.

Contre-indications

Hypersensibilité à l'un des constituants. **Corticoïdes** : enfant < 3 ans, infection virale (herpès, zona) ou fongique non traitée, épistaxis.
Huile soufrée, **goménol** : convulsion.

Précautions d'emploi

Chlorhexidine : incompatible avec les **antiseptiques** anioniques.
Durée du traitement < 7 j.
Ne pas se moucher violemment au cours des 10 min après le lavage des fosses nasales.

Effets indésirables

Allergie.
Sélection de germes résistants.

ANGINE – PHLEGMON ET CELLULITE CERVICALE

FICHE MALADIE

DÉFINITION

L'angine est une inflammation des amygdales d'origine virale ou bactérienne.

L'abcès, ou phlegmon péri-amygdalien peut conduire, du fait des rapports anatomiques de la loge amygdalienne, à une extension de l'infection vers le cou et constituer une cellulite cervicale.

CAUSES ET MÉCANISMES

L'étiologie virale prédomine dans 70 à 80 % des cas (herpès virus et adénovirus).

L'atteinte bactérienne est l'apanage du streptocoque, en particulier du groupe bêtahémolytique, qui montre une virulence particulière pouvant se compliquer de rhumatisme articulaire aigu ou de lésion des valvules cardiaques.

L'extension de l'abcès péri-amygdalien vers la région cervicale peut rapidement mettre en jeu le pronostic vital.

DIAGNOSTIC

ANGINE

L'angine se diagnostique cliniquement : la douleur et la dysphagie sont associées à une fièvre modérée ; l'examen de l'oropharynx retrouve des amygdales inflammatoires avec des exsudats blanchâtres, c'est la forme classique de l'angine érythémato-pultacée.

Pour confirmer l'origine streptococcique d'une angine et la traiter pour prévenir les complications de la maladie poststreptococcique, on peut pratiquer un test de dépistage rapide par écouvillonnage des amygdales (sensibilité du test : environ 90 %).

PHLEGMON

Lorsqu'il existe un trismus, une dysphagie majeure et une fièvre élevée, le diagnostic de phlegmon est à suspecter. Il est confirmé par l'examen qui retrouve une région amygdalienne bombée, avec un œdème et une déviation de la luette.

CELLULITE CERVICALE

La cellulite cervicale donne un tableau septique majeur, avec une fièvre élevée, une tachycardie, une altération de l'état général. À l'examen clinique, on note un empâtement latérocervical inflammatoire et douloureux à la palpation. On éliminera une extension vers le pharyngolarynx en réalisant une nasofibroscopie sous anesthésie locale ; en effet, un œdème laryngé nécessite une prise en charge médicochirurgicale en urgence. Un état de l'extension locorégionale sera fait en urgence par un scanner cervicothroracique injecté (recherche d'abcès profond, d'extension vers le médiastin).

TRAITEMENT

ANGINE

L'angine streptococcique à test de dépistage rapide positif ou chez un sujet présentant des facteurs de risque (valvulopathie) impose une antibiothérapie par pénicilline A ou céphalosporine :

- **amoxicilline** (*CLAMOXYL*) :1 g 2 fois/j pendant 6 jours ;
- **céfuroxime axetil** (ZINNAT) : 250 mg 2 fois/j pendant 4 jours.

En cas d'allergie à la pénicilline, on a recours aux macrolides : **josamycine** (*JOSACINE*), 250 mg 2 fois/j pendant 5 jours.

Dans les autres cas, le traitement est uniquement symptomatique.

Le traitement antalgique et antipyrétique fait appel au **paracétamol**, associé si nécessaire à la **codéine**. Des bains de bouche et gargarismes antiseptiques (*ÉLUDRIL, HEXTRIL*) sont associés au traitement antalgique.

PHLEGMON

Le phlegmon amygdalien, lorsqu'il est collecté, se traite par ponction sous anesthésie locale, ce qui permet de drainer l'abcès et d'obtenir une bactériologie avec anti-biogramme du germe. À ce traitement est associée une antibiothérapie probabiliste parentérale active sur les streptocoqueset les anaérobies, par exemple **amoxicilline + acide clavulanique** (*AUGMENTIN*), 1 g 3 fois/j IV jusqu'à l'apyrexie et la disparition du trismus. L'antibiothérapie sera secondairement adaptée au résultat bactériologique et sera poursuivie 10 jours. Des bains de bouche antiseptiques (*ÉLUDRIL*) seront faits après les repas. L'alimentation sera mixée.

En cas d'extension du phlegmon, une amygdalectomie « à chaud » est réalisée en urgence. CELLULITE CERVICALE La cellulite cervicale est une infection sévère des espaces profonds du cou faisant suite à un foyer infectieux de la cavité buccale ou de l'oropharynx.

Le traitement peut être médical initialement, par une double antibiothérapie parentérale associant une céphalosporine (**céfotaxime**, *CLAFORAN*) à du **métronidazole** (*FLAGYL*). Lorsqu'il existe une collection ou que l'infection cervicale s'étend, la chirurgie en urgence s'impose : cervicotomie large, lavage et drainage par lames des espaces profonds du cou. Du fait de la mortalité péri-opératoire élevée, le patient est transféré en service de réanimation.

PRONOSTIC

ANGINE SIMPLE

Résolution de la douleur en 48 h ; aspect normal des amygdales en 1 semaine.

PHLEGMON

Apyrexie en 48 h avec diminution nette de la douleur et disparition du trismus.

CELLULITE CERVICALE

Si l'infection reste contrôlée et drainée, le pronostic est favorable ; en cas d'extension vers le thorax, le taux de décès peut atteindre 50 % malgré la chirurgie et la réanimation médicale.

FICHE INFIRMIÈRE

Un patient présentant une angine compliquée d'un phlegmon ou évoluant vers une cellulite cervicale sera hospitalisé.

EXAMENS

- Perfuser avec une voie veineuse de bon calibre.
- Prélever le bilan biologique (NFS, CRP, hémocultures).

SURVEILLANCE DU TRAITEMENT

SOINS - TRAITEMENT

- Administrer antalgiques et antibiothérapie parentérale selon les posologies prescrites.
- S'assurer que le patient réalise avec efficacité ses gargarismes.
- En cas de cellulite cervicale drainée chirurgicalement, faire 2 fois/j des irrigations par les lames de drainage au sérum bétadiné, suivies d'une réfection du pansement cervical.
- Surveillance des constantes.

EFFICACITÉ DU TRAITEMENT

Apyrexie et diminution de la douleur sont les éléments princeps de la guérison.

> Dépister une dyspnée, témoin d'une extension vers le larynx : appeler le médecin en urgence.
> Dépister une extension de l'infection cervicale en notant toutes les 2 h les limites de l'inflammation cutanée (érythème).

EFFETS INDÉSIRABLES

Lors de l'administration des antibiotiques, surveiller l'absence de manifestations allergiques.

ÉDUCATION ET CONSEILS

On conseillera :

- de consulter en cas de mal de gorge persistant ;
- de ne pas prendre d'antibiotique ou d'anti-inflammatoire sans prescription médicale, l'automédication étant à l'origine de nombreuses angines compliquées.

FICHE PHARMACOLOGIE

ANTISEPTIQUES BUCCAUX – COLLUTOIRES

Antibactérien antiseptique

■ **Biclotymol**

HEXASPRAY					
1-2 pulv. buccales x 3/j	1 fl. pulv. (30 mL)			NR	

Antibactériens + anesthésique local

■ **Hexétidine + acide propionique + chlorobutanol**

ANGI-SPRAY					
A. 4-6 pulv./j E. 6-15 ans : 2-3 pulv./j	1 fl. pulv. (40 mL)			NR	

■ **Chlorhexidine + tétracaïne**

ÉLUDRIL					
A. 3-5 pulv./j E. (6-12 ans) : 2-3 pulv./j	1 fl. pulv. (40 mL)			NR	

■ **Hexamidine + lidocaïne**

COLLUDOL					
A. 1-2 pulv. x 3/j E. > 6 ans : 1 pulv. x 1-3/j	1 fl. pulv. (30 mL)			NR	

■ **Benzalkonium + lidocaïne**

HUMEX MAL DE GORGE					
A. 1 pulv. x 4-6/j E. > 6 ans : 1 pulv. x 2-3/j	1 fl. pulv. (35 mL)			NR	

■ **Amylmétacrésol + alcool dichlorobenzylique + lidocaïne**

STREPSILSPRAY					
A. 2 pulv. x 1-6/j E. > 12 ans : 2 pulv. x 1-4/j	1 fl. pulv. (20 mL)			NR	

Propriétés

Antiseptiques (hexétidine, acide propionique, **chlorhexidine**, hexamidine, **benzalkonium**, amylmétacrésol, alcool dichlorobenzylique, cétylpyridinium, biclotymol).
Anesthésiques locaux (chlorobutanol, lidocaïne, **tétracaïne**, choline).

Indications

Traitement local d'appoint antibactérien et symptomatique des inflammations buccales et oropharyngées infectieuses : gingivites, stomatites, aphtes, pharyngites, traumatismes buccaux.

Contre-indications

Enfant < 3 ans (risque de laryngospasme).
Hypersensibilité à l'un des constituants.

Précautions d'emploi

Traitement d'appoint devant être associé à une antibiothérapie si nécessaire. Durée de traitement < 5 j.
Anesthésiques locaux : risques de fausses routes alimentaires surtout chez l'enfant < 12 ans ; ne pas utiliser avant les repas et les boissons.

Effets indésirables

Coloration brune réversible de la langue et des dents (chlorhexidine).

ANTISEPTIQUES BUCCAUX - PASTILLES ET COMPRIMÉS À SUCER

Antibactérien antiseptique

■ Biclotymol

HUMEX					
Miel-citron ou fruits rouges, sans sucre 4 à 6/j	24 past. 20 mg			NR	

Antibactériens + anesthésique local

■ Chlorhexidine + tétracaïne

DRILL					
Avec sucre : sans arôme, citron-menthe Sans sucre : sans arôme, anis-menthe, pamplemousse, sureau-litchi, miel-rosat A. 4 past./j E. > 6 ans : 2-3 past./j	24 past.			NR	
CANTALÈNE					
+ lysozyme A. 6 cp./j E. > 6 ans : 3 cp./j	24 cp. à sucer			NR	

■ Amylmétacrésol + alcool dichlorobenzylique + lidocaïne ©

STREPSILS LIDOCAÏNE					
A. 8 past./j max E. > 6 ans : 4 past./j max	36 past.			NR	

ORL - PATHOLOGIE CERVICO-FACIALES

ANTISEPTIQUES BUCCAUX – BAINS DE BOUCHE – GARGARISMES

Antiseptiques

■ Polyvidone iodée ©

BÉTADINE					
1-2 càc dans un verre d'eau x 4-6/j	1 fl. pulv. (125 mL) 10 unidoses 10 mL (10 %)	HOP		NR	

■ Chlorhexidine

PREXIDINE					
1-3 bains de bouche/j pur ou dilué de moitié	1 fl. 0,12 % (200 mL) 1 fl. 0,12 % (500 mL)	2,22		15 % NR	2,22
PAROEX					
1 càs (15 mL) x 1-3/j	1 fl. 0,12 % (100 mL) 1 fl. 0,12 % (300 mL) 1 fl. 0,12 % (500 mL)	HOP 2,44		15 % NR	2,44
ELUDRILPÉRIO					
2 doses/j	1 fl. 0,2 % (200 mL)	2,44		15 %	2,44

■ Benzoate + salicylate + bicarbonate + borate + thymol + eucalyptol

GLYCO-THYMOLINE 55					
Bains de bouche : diluer au quart x 3/j Appl. locale : diluer de moitié	1 fl. (250 mL)			NR	

■ Hexétidine ©

HEXTRIL					
Pur ou dilué de moitié : 1 dose 15 mL x 2-3/j	13 gobelets 0,1 % (200 mL) 26 gobelets 0,1 % (400 mL)			NR NR	

■ Peroxyde d'hydrogène

DENTEX					
10 mL (1 gobelet doseur)/appl. x 3/j pdt 7 j max	1 fl. 300 mL			NR	

Antiseptiques + anesthésiques buccaux

■ Cétylpyridinium + chlorobutanol

ALODONT					
A. 1 dose 15 mL pure x 3/j E. 7-12 ans : 1 dose diluée de moitié x 3/j	13 gobelets			NR	

■ Chlorhexidine + chlorobutanol ©

ELUDRILPRO					
10-15 mL x 2/j	1 fl. 0,5 % (200 mL) 1 fl. 0,5 % (500 mL)			NR NR	
ELUDRIL					
Idem *ELUDRILPRO*	1 fl. 0,5 % (90 mL)	1,58		15 %	1,58

ANTISEPTIQUES BUCCAUX – GELS BUCCAUX

■ Cétalkonium + choline

PANSORAL					
1 appl. locale x 4/j	15 g (tube)			NR	

■ Minocycline

PAROCLINE					
Parodontose Appl. dans les poches parodontales toutes les 2 sem. Max 4-6 sem.	3 appl. gel dentaire 2 % (10 mg)	HOP	I		

ANTISEPTIQUES BUCCAUX – ANTIFONGIQUES BUCCAUX

■ Miconazole

DAKTARIN					
1 c-mes. x 4/j à distance des repas, à avaler ensuite	12 c-mes. 2,5 mL 25 c-mes. 2,5 mL	4,12 7,26	I I	65 % 65 %	0,34 0,29
LORAMYC					
1 cp. buccal/j (7 à 14 j)	14 cp. 50 mg	64,69	I	65 %	4,62

■ Amphotéricine B

FUNGIZONE					
A. 1-2 càc x 2/j pdt 15 j-3 sem. E. 1 càc/10 kg/j en 2 prises	1 fl. 10 %. 8 càc susp. buv. (40 mL)	4,85	I	65 %	4,85

■ Nystatine

MYCOSTATINE					
E. 10-40 doses/j N. 5-30 doses/j en 3 prises pdt 3 sem.	24 doses 100 000 UI	2,00	I	65 %	0,08

Propriétés

Antiseptiques à large spectre :

- **bactéricides** sur toutes les bactéries en 5 min et **antifongiques** sur *Candida* et dermatophytes : **polyvidone iodée**, **chlorhexidine**, **hexétidine**, **cétalkonium** (ammonium quaternaire), cétylpyridinium ;
- **bactériostatique** : **minocycline** ;
- **fongicide** (levures, dermatophytes, pityriasis versicolor) : **miconazole** ;
- **anticandidosiques** : **amphotéricine B**, **nystatine**.

Anesthésique de contact et antalgique : chlorobutanol.

Anti-inflammatoires et antalgiques : choline, **acide salicylique**.
Agent physiologique de défense de l'organisme : lysozyme.

Indications

Prévention et traitement des infections localisées de la muqueuse de la cavité buccale et de l'oropharynx (après prélèvement bactériologique et mycologique).

Contre-indications

Hypersensibilité à l'un des constituants.
E. < 3 ans.

Précautions d'emploi

Réévaluation nécessaire à 5 j en cas de persistance des symptômes et/ou de fièvre.
Déconseillé chez E. < 6 ans.
Laisser en bouche 2 min mais ne pas avaler (sauf anticandidosique).
Déconseillé en cas d'exploration de la thyroïde par l'iode radioactif (iode).
Présence éventuelle d'alcool à prendre en compte en cas de grossesse, d'allaitement et chez l'enfant.

Effets indésirables

Coloration brune réversible de la langue et des dents (**chlorhexidine**).
Surcharge iodée avec possible dysfonctionnement thyroïdien en cas de traitement prolongé (**iode**).

Interactions médicamenteuses

Iode : antiseptiques mercuriels (formation de composés caustiques).
Miconazole : sulfamides hypoglycémiants, AVK, phénytoïne.
Minocycline : rétinoïdes (voie générale), **AVK.**

ANTALGIQUES ET ANTI-INFLAMMATOIRES BUCCAUX

Gels et crèmes buccaux

■ **Lidocaïne**

AFTAGEL					
+ zinc 1 appl. x 3/j	1 tube gel (15 mL)			NR	
DYNEXAN					
0,5 g x 4/j	1 tube crème 2 % (10 g)	3,53	II	30 %	3,53
DYNEXANGIVAL					
0,2 g (un pois) x 4-6/j	1 tube crème 1 % (10 g)			NR	
XYLOCAINE VISQUEUSE					
1 à 3 càc/j.	10 càc (5 mL) à 2 %	2,11	II	65 %	0,21

■ **Rhubarbe + acide salicylique**

PYRALVEX					
2-4 appl./j	1 tube (15 g)			NR	

Solutions gingivales

■ **Amyléine**

DENTOBAUME				
+ lévomenthol Placer un tampon imprégné de sol. au contact de la gencive ou de la dent douloureuse	1 fl. (4 mL)		NR	

DOLODENT					
2-3 appl./j	1 fl. pompe (27 g)			NR	

■ **Rhubarbe + acide salicylique**

PYRALVEX					
2-4 appl./j	1 fl. (10 mL)			NR	

Comprimés

■ **Bétaméthasone**

BUCCOBET					
5 à 10 cp./j	50 cp. à sucer 0,1 mg		I	NR	

■ **Tétracaïne**

SOLUTRICINE TÉTRACAÏNE					
6 cp./j	24 cp. à sucer 0,2 mg			NR	

Propriétés

Anesthésiques locaux : **amyléine, lidocaïne, tétracaïne.**
Anti-inflammatoire : **rhubarbe, acide salicylique, bétaméthasone.**
Protecteur cutané et des muqueuses : zinc.

Indications

Parodontopathies, aphtes, gingivites, lésions inflammatoires locales sauf :
DENTOBAUME : douleurs aiguës gingivo-dentaires (urgence en attente de visite chez une spécialiste).
DOLODENT : douleurs liées à la poussée dentaire.

Contre-indications

Hypersensibilité à l'un des constituants.
Lésions buccales virales : *BUCCOBET*.
E. < 6 ans : *BUCCOBET, PYRALVEX, DYNEXAN, DYNEXANGIVAL*.
E. < 10 ans : *DENTOBAUME*.

Précautions d'emploi

Ne pas avaler.
PYRALVEX : présence d'alcool à prendre en compte (30 % dans le gel, 60 % V/V dans la sol.)
Réévaluation de la conduite à tenir en cas de persistance des symptômes à 5 j (*SOLUTRICINE, DYNEXAN, DYNEXANGIVAL*) ou 10 j (*BUCCOBET*) max.
Anesthésiques locaux : risques de fausses routes alimentaires surtout chez l'enfant < 12 ans ; ne pas utiliser avant les repas et les boissons.
DYNEXAN, DYNEXANGIVAL, AFTAGEL, DENTOBAUME : allaitement déconseillé, prudence en cas d'antécédent d'épilepsie (dérivés terpéniques).

Collutoire

■ **Ambroxol**

LYSOPAÏNE AMBROXOL					
Soulagement des maux de gorge aigus par action mucolytique A. et E > 12 ans : 4 pulv. x 6/j	1 fl. 30 mL (17,86 mg/mL)			NR	

La pharmacologie de l'**ambroxol** est décrite en Pneumologie (fluidifiants bronchiques).

DYSPNÉE LARYNGÉE AIGUË

FICHE MALADIE

DÉFINITION

La dyspnée laryngée résulte d'une difficulté respiratoire liée à la réduction de calibre de la filière laryngée.

CAUSES ET MÉCANISMES

L'étiologie est :

• mécanique : corps étranger, tumeur du larynx ;

• infectieuse (surtout chez le petit enfant) : épiglottite, laryngite.

DIAGNOSTIC

Le maître symptôme est la bradypnée inspiratoire bruyante (stridor laryngé) :

• temps inspiratoire allongé ;

• tirage inspiratoire sus-claviculaire, sussternal voire intercostal ;

• temps expiratoire normal.

On a fréquemment une toux rauque et une dysphonie.

La cyanose n'apparaît que dans les formes sévères s'accompagnant de sueurs : le malade est assis dans son lit, penché en avant, « cherchant de l'air », les veines jugulaires sont dilatées et turgescentes.

La laryngoscopie indirecte au miroir ou la fibroscopie laryngée précise l'étiologie. L'examen cervical local recherche une cicatrice, une tumeur cervicale ou des signes témoignant d'une irradiation cervicale antérieure. La palpation des aires ganglionnaires cervicales est systématique.

Les examens radiologiques sont pratiqués si l'état clinique du patient le permet. Le plus performant est le scanner cervical avec injection de produit de contraste.

La laryngoscopie directe en suspension sous microscope sous anesthésie générale a un but diagnostique et thérapeutique, car on peut intuber le patient, réaliser une désobstruction laryngée au laser CO_2 ou faire une trachéotomie en urgence selon les constatations endoscopiques.

> Le risque d'arrêt cardiorespiratoire est majeur : l'équipe paramédicale doit anticiper une telle éventualité en préparant le chariot d'urgence pour une réanimation médicale.

TRAITEMENT

Selon l'étiologie :

• Manœuvre d'Heimlich pour désenclaver un corps étranger bloqué dans le larynx (l'opérateur se place debout derrière le malade en dyspnée sévère et réalise une hyperpression brutale au niveau du creux épigastrique).

• Corticoïdes en injection (SOLUMÉDROL

• 1 mg/kg/j toutes les 12 h) et en aérosols au masque (*PULMICORT,* 1 amp./aérosol 3 fois/j) pour les épiglottites et les laryngites, souvent associés à une antibiothérapie probabiliste active sur *Haemophilus influenzae* (ceftriaxone, ROCÉPHINE 1 g 3 fois/j chez l'adulte, 100 mg/kg/j chez l'enfant).

• En cas de tumeur du larynx : trachéotomie en urgence sous anesthésie locale ou générale ou désobstruction du larynx au laser CO_2.

PRONOSTIC

Il est fonction de l'étiologie. Il n'y a pas de séquelle neurologique s'il n'y a pas eu d'arrêt cardiorespiratoire.

FICHE INFIRMIÈRE

EXAMENS

- Selon la tolérance de la dyspnée, rassurer le patient, prendre la saturation O_2, préparer un masque à oxygène, ainsi que le chariot d'urgence.
- Mettre en place une voie veineuse de bon calibre.
- Prélever le bilan biologique (gaz du sang) en fonction de la prescription médicale.

SURVEILLANCE DU TRAITEMENT

SOINS – TRAITEMENT

Suivre les consignes et les prescriptions médicales. Garder le patient sous surveillance clinique rapprochée (monitorage cardio-respiratoire et surveillance horaire).

EFFICACITÉ DU TRAITEMENT

Diminution de la dyspnée avec une fréquence respiratoire revenant à la normale, disparition du stridor laryngé et saturation en oxygène se normalisant. Le patient est moins angoissé.

> En cas d'hypoxie sévère avec signes d'hypercapnie (cyanose, sueurs, troubles de la conscience), il faut avertir le médecin, prendre la saturation O_2 et les constantes, administrer de l'oxygène au masque et rester près du patient jusqu'à l'arrivée du médecin.

EFFETS INDÉSIRABLES

Obstruction de canule de trachéotomie par un bouchon de sécrétions : enlever la chemise interne de la canule, aspiration trachéale, rassurer le patient, vérifier le flux d'air passant par la canule, replacer la chemise interne après l'avoir nettoyée, prévenir le médecin.

ÉDUCATION ET CONSEILS

- Apprentissage de la manœuvre de Heimlich.
- Suppression des potentiels corps étrangers pouvant être inhalés par les enfants (cacahuètes, pièces de monnaie, etc.).
- Consulter dès les premiers symptômes de dyspnée.
- Apprentissage de l'aspiration trachéale chez le patient trachéotomisé.

FICHE TECHNIQUE

MANŒUVRE DE HEIMLICH

Définition

La manœuvre de Heimlich est une méthode d'extraction d'un corps étranger trachéal à réaliser en urgence devant toute personne qui étouffe.

Reconnaître les signes de suffocation :

- le patient ne parvient ni à parler ni à respirer ;
- il se cyanose (devient bleu) ;
- il porte par réflexe ses mains à son cou.

Méthode

- Se placer derrière le patient.
- Placer ses bras sous les bras du patient.
- Repérer le creux de l'estomac situé juste au-dessous du sternum.
- Mettre le poing fermé au niveau de ce creux (entre le sternum et le nombril). ►

• Recouvrir le poing fermé avec l'autre main et réaliser une pression d'un coup sec vers soi et vers le haut.
• Recommencer si le geste n'a pas réussi la première fois.

Conseils

Parallèlement, faire alerter le médecin ou le Samu par le 15, par l'aide d'une tierce personne.

CANCERS ORL

FICHE MALADIE

DÉFINITION

Développement d'un processus malin (carcinome épidermoïde) de la muqueuse de la sphère ORL. L'extension locorégionale se fait par l'atteinte des ganglions cervicaux et des structures anatomiques adjacentes (mandibule, vaisseaux). Les métastases sont rares lors du diagnostic initial.

CAUSES ET MÉCANISMES

Le tabac et l'alcool sont les facteurs de risques de ces cancers, avec une synergie du risque en cas de double intoxication, notamment pour les cancers de la cavité buccale.

DIAGNOSTIC

SIGNES CLINIQUES

Le patient se plaint, selon la localisation du cancer, de douleurs, de saignement extériorisé par la bouche, de dysphonie voire de dyspnée, d'une masse cervicale découverte fortuitement.

L'examen clinique inspecte minutieusement la sphère ORL qui se décompose successivement en cavité buccale, oropharynx, larynx et hypopharynx.

La palpation cervicale recherche une adénopathie suspecte.

On réalise souvent une nasofibroscopie sous anesthésie locale pour apprécier l'extension de la tumeur.

EXAMENS COMPLÉMENTAIRES

La preuve histologique est nécessaire et s'obtient par des biopsies réalisées sous anesthésie générale lors de la pan-endoscopie des voies aérodigestives supérieures (VADS).

Une imagerie par scanner injecté cervicofacial est nécessaire pour la décision thérapeutique.

Le bilan d'extension comporte une fibroscopie bronchique, une fibroscopie œsogastrique, une radiographie pulmonaire. Une consultation de stomatologie éliminera un foyer infectieux dentaire avant la radiothérapie. D'autres examens seront pratiqués en fonction du bilan initial.

À l'issue du bilan, on peut établir une classification TNM de la tumeur (taille de la tumeur, extension ganglionnaire et métastases) et décider de la démarche thérapeutique.

TRAITEMENT

On dispose de trois outils thérapeutiques pouvant être associés pour traiter un cancer ORL. Il s'agit de la chirurgie, de la radiothérapie externe et de la chimiothérapie. La décision thérapeutique est discutée en comité pluridisciplinaire de cancérologie et sera effective après accord du patient.

CHIRURGIE

La chirurgie associe toujours une exérèse de la tumeur et un curage ganglionnaire cervical correspondant au territoire de drainage lymphatique de la lésion.

• Au niveau de la cavité buccale, on realise une pelvi-glossectomie pour enlever une tumeur du plancher buccal. L'exérèse peut enlever une partie de la mandibule en conservant sa continuité (mandibulectomie non interruptrice) ou en enlevant la moitié de celle-ci (mandibulectomie interruptrice).

• Au niveau de l'oropharynx, l'exérèse (oropharyngectomie) est effectuée selon la taille de la tumeur par voie buccale ou par voie transmandibulaire (buccopharyngectomie transmandibulaire, BPTM).

• Au niveau du larynx :

– On peut, si la tumeur est de petite taille (T1 ou T2), effectuer une laryngectomie partielle sus-glottique (au-dessus des cordes vocales) ou sus-cricoïdienne (au-dessus du cricoïde, situé au-dessus du premier anneau trachéal). Ces laryngectomies font appel à une reconstruction du larynx dans le même temps pour pouvoir assurer le passage de l'air, la phonation et la déglutition sans fausses routes. Une trachéotomie transitoire (5 à 7 jours) permet au patient de respirer jusqu'à ce que le néolarynx soit fonctionnel.

– Lorsque l'extension de la tumeur l'impose, on réalise une exérèse du larynx (laryngectomie totale, LT) plus ou moins étendue au pharynx (pharyngolaryngectomie totale, PLT). Le patient sera porteur d'un trachéostome (abouchement de la trachée à la peau) définitif. La parole sera possible par acquisition de la voix œsophagienne ou, dans certains cas, par un implant phonatoire créant une fistule entre la trachée et l'œsophage.

Concernant les curages ganglionnaires, ils sont uni- ou bilatéraux, plus ou moins étendus :

• Le curage cervical fonctionnel enlève les ganglions cervicaux.

• Le curage cervical radical enlève en plus des ganglions la veine jugulaire interne, le muscle sternocléidomastoïdien et, parfois, le nerfspinal, en fonction de l'extension ganglionnaire.

Des drains de Redon sont mis en place avant la fermeture pour prévenir la constitution d'hématomes. La peau est suturée par des fils ou des agrafes. Un pansement cervical compressif est réalisé en fin d'intervention.

Une sonde nasogastrique sera systématiquement mise en place au décours de l'opération pour assurer l'alimentation et l'administration des médicaments. On peut être amené en fonction de l'évolution à poser une gastrostomie par voie endoscopique ou une jéjunostomie par voie chirurgicale.

RADIOTHÉRAPIE EXTERNE

La radiothérapie externe est soit associée à la chirurgie (traitement adjuvant) ou à la chimiothérapie (radiochimiothérapie concomitante), soit plus rarement exclusive. La durée est généralement de 6 semaines avec une séance 5 jours sur 7. La dose de rayons délivrée varie de 50 à 70 Gy.

CHIMIOTHÉRAPIE

La chimiothérapie est pratiquée en complément de la chirurgie (chimiothérapie néoadjuvante) ou associée à la radiothérapie (radiochimiothérapie concomitante).

Pour les cancers du larynx de stade T3, elle permet d'éviter parfois une laryngectomie totale en cas de bonne sensibilité à la chimiothérapie (2 à 3 cures). Une radiothérapie complémentaire sera alors effectuée. Il s'agit du protocole de préservation d'organe.

En général, les médicaments utilisées sont le cisplatine et le 5-fluoro-uracile en perfusion IV continue pendant 5 jours toutes les 3 semaines.

IMMUNOTHÉRAPIE

On utilise les inhibiteurs de PD-1 en monothérapie ou en association avec la chimiothérapie dans les cancers métastatiques ou récidivants et non résécables, ou bien en cas de progression sous chimiothérapie. Les tumeurs doivent exprimer PD-L1.

PRONOSTIC

La finalité thérapeutique est d'obtenir une rémission complète du processus néoplasique. On parle de poursuite évolutive lors de la persistance du processus tumoral à l'issue du traitement.

La consultation tous les 3 mois puis tous les 6 mois recherche, par la clinique et l'imagerie, une récidive ou l'apparition d'une nouvelle localisation.

Passé le délai de 5 ans, on peut parler de guérison. La surveillance clinique est à vie au moins 1 fois par an.

Le taux de récidive est directement corrélé à la reprise de l'intoxication éthylo-tabagique.

FICHE INFIRMIÈRE

SURVEILLANCE DU TRAITEMENT

SOINS – TRAITEMENT

- Vérifier la bonne position de la sonde nasogastrique par auscultation et radiographie avant son utilisation.
- Administrer les médicaments (antibiotiques, antalgiques) par la sonde ou par voie parentérale.
- Réaliser le pansement cervical et les soins de trachéotomie 1 fois/j. Le premier changement de canule de trachéotomie doit se faire en présence du médecin.
- Réaliser des aspirations trachéales régulières en fonction de l'encombrement trachéobronchique du patient.
- Faire 3 fois/j les soins de bouche et bains de bouche dans les chirurgies de la cavité buccale.
- Selon la prescription médicale, effectuer des aérosols.
- Placer un humidificateur en permanence près de la canule de trachéotomie.

EFFICACITÉ DU TRAITEMENT

- On surveille les constantes, notamment la fréquence respiratoire et la saturation SaO_2 (une fois par équipe).
- On apprécie le flux aérien en plaçant la main à quelques centimètres de la canule.
- La douleur est évaluée par échelle visuelle analogique.
- Le bon fonctionnement des drains de Redon est vérifié et ceux-ci régulièrement quantifiés.
- Lors de la reprise de l'alimentation *per os*, on quantifie l'apport alimentaire et le patient est pesé 1 fois/j.

EFFETS INDÉSIRABLES

Encombrement trachéobronchique important et dyspnée (bouchon dans la canule) seront signalés. En cas de dyspnée aiguë, la chemise interne de la canule sera enlevée et nettoyée, le patient sera aspiré. Hématome cervical, désunion des sutures cervicales ou surinfection locale doivent être signalés au médecin.

ÉDUCATION ET CONSEILS

- Soins de trachéostomie (après laryngectomie totale) à apprendre au patient.
- Éducation du patient pour l'aspiration trachéale.
- Éducation à l'utilisation de la sonde nasogastrique ou de la gastrostomie.
- Éducation aux soins de bouche.
- Éducation à l'arrêt du tabac et de l'alcool.

FICHE TECHNIQUE

CANCERS ORL : PRISE EN CHARGE POSTOPÉRATOIRE

Définition

La prise en charge du patient venant d'avoir une intervention chirurgicale pour un cancer ORL consiste à le surveiller étroitement dès son retour du bloc après passage en SSPI (salle de soins post-interventionnelle [salle de réveil]). Il s'agit de la réalisation des premiers soins postopératoires, puis d'un accompagnement psychologique important en lien avec la perturbation de l'image corporelle car il s'agit le plus souvent d'une chirurgie mutilante.

Au retour du bloc, le patient porte :
- une sonde naso-gastrique,
- deux voies d'abord périphériques,
- une sonde nasale ou trachéale à oxygène,
- une canule de trachéotomie avec ballonnet gonflé,
- un pansement cervical modérément compressif qui ne couvre pas l'orifice de trachéotomie,
- des drains de redons,
- parfois un pansement thoracique si une prise de lambeau musculo-cutané a été réalisée,
- et une pompe d'analgésie contrôlée (PCA) par morphine.

Méthode

- Surveillance postopératoire :
  – paramètres hémodynamiques : pouls, pression artérielle, température, conscience ;
  – évaluer la douleur ;
  – surveiller le retour du transit (risque de constipation avec la morphine) ;
  – rechercher des signes de sevrage alcoolique ou tabagique ;
  – vérifier la survenue de saignements au niveau local (cicatrice) et général (redons).
- Rassurer le patient en permanence lors des soins : le fait de ne pouvoir parler sitôt après l'intervention et d'avoir une trachéotomie engendre beaucoup d'angoisse.
- Assurer les soins de nursing : aider le patient à faire sa toilette, réaliser la réfection de son lit, réaliser la prévention d'escarres, l'aider à s'installer en position demi-assise puis au fauteuil dès J1 de l'intervention pendant au moins 1 heure.
- Respiration : évaluer la fréquence respiratoire, déceler la moindre dyspnée. Faire sur prescription les aérosols médicamenteux en complément des séances de kinésithérapie quotidiennes programmées. Vérifier la bonne perméabilité et tolérance à la trachéotomie.
- Administrer les traitements postopératoires prescrits.
- Alimentation : vérifier le bon positionnement de la sonde naso-gastrique par une radiographie de contrôle au moindre doute. Administrer l'alimentation entérale selon la prescription.
- Soins de canule et trachéotomie : réaliser les aspirations trachéales, les soins locaux de canule, vérifier la bonne humidification de la trachéotomie pour éviter son obstruction.
- S'il y a un pansement : vérifier son aspect et suivre le protocole médical pour sa réfection.
- Si le patient est initialement fumeur ou alcoolique, prendre le temps d'hospitalisation pour l'accompagner dans le projet indispensable du sevrage pour éviter l'apparition d'autres tumeurs.
- L'éducation du patient et de son entourage aux soins de trachéotomie doit idéalement être instaurée avant l'intervention et mise en pratique dès les premiers jours postopératoires.
- La rééducation vocale, commencée également avant l'opération est mise en pratique par l'orthophoniste dès la reprise de l'alimentation pour acquérir l'apprentissage de la prothèse vocale. L'apprentissage de la voix demandera un délai supplémentaire.
- Envisager le projet de sortie du patient : son degré d'autonomie, évaluer la progression des différentes éducations, son état psychologique, l'équipement et les aides qui lui seront nécessaires à domicile.

Conseils

Transmettre l'ensemble des données du patient, des soins réalisés, et des résultats observés dans le dossier de soins du patient.

Signaler le moindre problème ou progrès à l'ensemble des collaborateurs : médecin, psychologue, diététicienne, orthophoniste.

TUMÉFACTION PAROTIDIENNE

FICHE MALADIE

DÉFINITION

La parotide est une glande salivaire qui a la particularité d'être traversée par le nerf facial innervant l'hémiface, et qui peut être le siège d'une tuméfaction diffuse ou localisée au sein du parenchyme parotidien.

La parotidite est une atteinte bactérienne ou virale de la glande, parfois favorisée par un obstacle mécanique.

La parotide peut être le siège de tumeurs, bénignes dans 80 % des cas.

CAUSES ET MÉCANISMES

Les parotidites infectieuses sont d'origine virale (oreillons) ou bactérienne.

La glande peut aussi augmenter de volume par rétention du fait d'un blocage au niveau de son canal excréteur (canal de Stenon) résultant d'un calcul.

Les tumeurs parotidiennes sont dans 8 cas sur 10 des tumeurs bénignes (adénomes pléiomorphes, cystadénolymphomes). Les tumeurs malignes sont essentiellement le carcinome adénoïde kystique, ou cylindrome, l'adénocarcinome ou le carcinome épidermoïde.

DIAGNOSTIC

La parotidite se manifeste par une tuméfaction latérofaciale et préauriculaire, sensible à la palpation, parfois avec un érythème cutané en regard. L'examen endobuccal permet de retrouver du pus à l'orifice du canal de Stenon (qui sera prélevé par écouvillonnage pour examen bactériologique).

La tumeur parotidienne est découverte par le patient lui-même ou fortuitement au cours d'un examen médical.

Plus rarement, une paralysie faciale périphérique sera le témoin d'une tumeur parotidienne comprimant le nerf facial ; le diagnostic de tumeur maligne est alors fortement suspecté.

L'échographie ou, mieux, l'IRM permettra de préciser la topographie de la tumeur.

TRAITEMENT

La parotidite se traite médicalement par antibiothérapie probabiliste (amoxicilline **+ acide clavulanique**, *AUGMENTIN*, 1 g 2 fois/j) associée à un traitement antalgique adapté, et une bonne hydratation du patient par voie parentérale si nécessaire. Un traitement par sialogogues (SULFARLEM, 1 cp. 2 fois/j) et bains de bouche (*ÉLUDRIL* 3 fois/j) sera associé.

Un traitement anti-inflammatoire par corticoïdes peut être prescrit en cure courte (**prednisolone**, *SOLUPRED*, 1 mg/kg/j pendant 3 jours).

Les tumeurs de la parotide se traitent chirurgicalement par parotidectomie partielle (exofaciale) ou totale, complété au besoin par un curage cervical ganglionnaire.

PRONOSTIC

La parotidite sous traitement efficace est résolutive en 8 jours environ.

La chirurgie parotidienne peut provoquer comme séquelle une paralysie faciale, généralement partielle et transitoire.

Le risque de récidive à distance des tumeurs (bénignes ou malignes) constitue le principal facteur pronostique.

FICHE INFIRMIÈRE

EXAMENS

En cas de parotidite : prélever un bilan biologique comprenant une NFS, un ionogramme sanguin et une CRP.

En cas de chirurgie parotidienne : bilan biologique préopératoire.

SURVEILLANCE DU TRAITEMENT

SOINS – TRAITEMENT

On administre les antibiotiques et on assure une bonne hydratation par voie veineuse périphérique.

Après parotidectomie, la paralysie faciale transitoire impose une protection oculaire de l'œil avec larmes artificielles toutes les 4 h, application de pommade **vitamine A** ophtalmique le soir et pansement oculaire occlusif.

Les constantes sont surveillées, notamment pouls, PA et température.

EFFICACITÉ DU TRAITEMENT

Dans les parotidites, apyrexie et diminution de la tuméfaction parotidienne sont habituellement obtenues en 48 h.

En période postopératoire d'une parotidectomie, on surveillera la régression de la paralysie faciale et la protection oculaire. Le pansement sera refait tous les jours. Le drainage par Redon du site opératoire est vérifié et quantifié.

EFFETS INDÉSIRABLES

- Hématome de la région parotidienne ou désunion cicatricielle.
- Paralysie faciale secondaire.
- Parotidite évoluant vers une cellulite cervicale : *cf.* Angine – Phlegmon et cellulite cervicale, p. 1266.

EDUCATION ET CONSEILS

En cas de fortes chaleurs, les conseils d'hydratation sont prodigués.

En cas de paralysie faciale persistante, le patient sera éduqué à l'instillation de larmes artificielles et la protection oculaire nocturne.

FICHE PHARMACOLOGIE

FLUOR DENTAIRE

■ Fluorure de sodium

FLUOREX					
N. 6-18 mois : 1 dose/j N. > 18 mois et E. < 4 ans : 2 doses/j E. 4-6 ans : 3 doses/j E. > 6 ans : 4 doses/j	1 fl. 120 doses (0,25 mL/dose)	1,34		30 %	1,34
ZYMAFLUOR					
E. 2-4 ans : 1 cp./j	100 cp. 0,5 mg	1,29		30 %	0,01

■ Fluorure de calcium

FLUORURE DE CALCIUM CRINEX					
F. enceinte > 4ᵉ mois, allaitante E. > 4 ans : 4 cp./j E. 2-4 ans : 2 cp./j E. < 2 ans : 1 cp./j	200 cp. 0,25 mg	1,55		30 %	0,01

Propriétés

Renforce la dureté de l'émail.

Inhibe la dégradation enzymatique des hydrates de carbone.

Indications

Prophylaxie de la carie dentaire.

Interactions médicamenteuses

Diminution de l'absorption en cas de prise simultanée de laitages ou d'**antiacides.**

SIALOLOGUES

■ Substitut salivaire

ARTISIAL					
1 pulv. x 6-8/j	1 fl. pulv. (100 mL)	3,62		15 %	3,62

■ Anétholtrithione

SULFARLEM					
A. 2 cp. x 3/j E. 10-15 ans : 1 cp. x 3/j E. 6-10 ans : 1 cp. x 2/j À prendre 30 min avant les repas	60 cp. 12,5 mg	1,31		15 %	0,02
SULFARLEM S					
A. 1 cp. x 3/j au moment des repas	60 cp. 25 mg	2,05		15 %	0,03

Propriétés

Substitut salivaire : *ARTISIAL*.

Sialologue et stimulateur sécrétion biliaire : anétholtrithione.

Indications

Prévention et traitement des hyposialies pathologiques et iatrogènes : irradiation cervicale, médicamenteuse (**antipsychotique, antidépresseur, IMAO, antiparkinsonien, tranquillisant**).

Troubles dyspeptiques : **anétholtrithione.**

Contre-indications

Obstruction des voies biliaires (**anétholtrithione**).

Grossesse et **allaitement** : **anétholtrithione.**

Effets indésirables

Ramollissement des selles et urines foncées (**anétholtrithione**).

■ Pilocarpine chlorhydrate

SALAGEN					
A. Posologie initiale : 1 cp. x 3/j pdt 1 mois Posologie d'entretien : 1 à 2 cp. x 3/j	84 cp. 5 mg		I	NR	

Propriétés

La **pilocarpine** accroît la sécrétion des glandes exocrines telles que les glandes sudoripares, salivaires et lacrymales, les glandes exocrines de l'estomac, des intestins et du pancréas, et la sécrétion des cellules muqueuses de l'appareil respiratoire.

Indications

Hyposialie et xérostomie post-radiothérapique chez l'adulte.
Traitement des sécheresses buccales et oculaires au cours du syndrome de Gougerot-Sjögren, en cas d'inefficacité des traitements locaux.

Contre-indications

- Hypersensibilité à la substance active ou à l'un des excipients.
- Affections cardiaques ou rénales non maîtrisées, asthme non contrôlé, autres maladies chroniques pour lesquelles les agonistes cholinergiques représentent un risque.

Précautions d'emploi

Réalisation d'un fond d'œil avant instauration du traitement.
Prudence chez les sujets âgés plus sensibles à la déshydratation.
Surveillance médicale étroite en cas de maladies chroniques pulmonaires (asthme, BPCO), cardiovasculaires, digestives ou neurologiques en raison des effets anticholinergiques.

Effets indésirables

Très fréquents : syndrome grippal, hyperhidrose, céphalées, pollakiurie.

Interactions médicamenteuses

Pas de contre-indication stricte avec un autre médicament mais association déconseillée avec le **fingolimod** en raison du risque de bradycardie.
Surveillance clinique étroite recommandée en cas d'association à des traitements pouvant provoquer des torsades de pointes.

PARTIE 13

PÉDIATRIE

FIÈVRE CHEZ L'ENFANT

FICHE MALADIE

DÉFINITION

L'hyperthermie est définie par une température centrale supérieure ou égale à 38 °C. La fièvre est une hyperthermie liée au dérèglement du centre de contrôle de la température corporelle, par opposition aux hyperthermies où le système de contrôle fonctionne normalement mais est dépassé (coup de chaleur, par exemple).

CAUSES ET MÉCANISMES

Les causes de fièvre chez l'enfant sont très majoritairement infectieuses (virales, bactériennes). Plus rares, certaines pathologies non infectieuses peuvent donner de la fièvre : maladies inflammatoires, tumeurs, pathologies neurologiques.

DIAGNOSTIC

Le diagnostic de fièvre est effectué par mesure de la température corporelle (*cf.* Fiche technique, ci-après).

> La démarche diagnostique devant une fièvre consiste à en trouver l'étiologie. Il s'agit le plus souvent d'une infection virale, mais cela doit rester un diagnostic d'élimination et il faut toujours de principe éliminer une infection bactérienne sévère, d'autant plus que l'enfant est plus jeune.

SIGNES CLINIQUES

Un examen clinique méticuleux recherche un foyer infectieux : angine, otite, pneumopathie, méningite, ostéoarthrite, infection abdominale. La bandelette urinaire est réalisée facilement chez le nourrisson en l'absence d'orientation clinique à la recherche d'une leucocyturie, d'une nitriturie.

EXAMENS COMPLÉMENTAIRES

Des examens complémentaires peuvent être réalisés en fonction de l'âge de l'enfant (systématiques avant 3 mois), de la tolérance de la fièvre (systématiques en cas de mauvaise tolérance), de l'existence d'un foyer clinique.

Le bilan comporte, selon le contexte : NFS-plaquettes, hémoculture, CRP ± procalcitonine, ECBU, ponction lombaire, radiographie de thorax ; en retour de zone d'endémie palustre, frottis sanguin et goutte épaisse systématiques.

TRAITEMENT

TRAITEMENT ÉTIOLOGIQUE

Il s'agit d'une antibiothérapie ciblée sur le foyer suspecté en cas de fièvre présumée d'origine bactérienne. Si la fièvre est bien tolérée, sans foyer bactérien suspecté, chez l'enfant de plus de 3 mois, la fièvre est présumée virale et aucun traitement antibiotique n'est prescrit.

TRAITEMENT SYMPTOMATIQUE

Il comporte des mesures physiques : découvrir l'enfant, ne pas surchauffer la pièce, augmenter les apports hydriques. Le refroidissement externe souvent préconisé ne se justifie qu'en cas d'hyperthermie majeure, notamment chez un nourrisson déshydraté et surcouvert donc ne pouvant assurer sa thermorégulation. Dans les autres cas, le refroidissement externe est inutile car il ne modifie pas le point de contrôle hypothalamique de la température corporelle.

On y associe un traitement médicamenteux qui abaisse le point de contrôle hypothalamique de la température corporelle et qui a pour seul objectif d'améliorer le confort de l'enfant. Il n'a en effet jamais été prouvé qu'il diminuait l'incidence des complications. En première intention, on utilise une monothérapie (le **paracétamol**, car il a peu d'effets indésirables). L'adjonction d'ibuprofène en alternance est possible si le **paracétamol** ne suffit pas, en respectant les contre-indications. Une bithérapie d'emblée ne se justifie pas.

PRONOSTIC

Les complications de la fièvre sont :
- les convulsions hyperthermiques ;
- la déshydratation aiguë ;
- rarement, un syndrome d'hyperthermie majeure avec collapsus, atteinte multiviscérale (notamment cérébrale) chez un enfant en général trop couvert.

En dehors de ces complications, le pronostic est uniquement celui de la maladie qui a causé la fièvre.

FICHE INFIRMIÈRE

EXAMENS

- Mesurer la température corporelle de l'enfant : *cf.* Fiche technique, ci-dessous.
- Réaliser de principe une bandelette urinaire chez le nourrisson.
- Par ailleurs, réaliser les examens pour rechercher la cause de la fièvre.

SURVEILLANCE DU TRAITEMENT

SOINS – TRAITEMENT

Découvrir tout enfant fébrile. Réaliser les mesures physiques de refroidissement lorsque celles-ci sont nécessaires et administrer les traitements antipyrétiques.

EFFICACITÉ DU TRAITEMENT

Surveiller la température corporelle : la guérison de l'infection se jugera notamment sur l'apyrexie.

L'efficacité du traitement antipyrétique se juge quant à elle avant tout sur le confort de l'enfant.

EFFETS INDÉSIRABLES

Dépister toute modification clinique qui pourrait orienter vers une cause d'infection requérant un traitement spécifique (infection bactérienne). Les signes suivants doivent notamment être recherchés : troubles de conscience, comportement anormal, tachycardie, mauvais teint, baisse tensionnelle, oligurie, polypnée, geignement.

ÉDUCATION ET CONSEILS

EXPLIQUER LA FIÈVRE

La fièvre est un symptôme, elle n'est pas grave en soi. Elle témoigne en général d'une infection bactérienne, qui sera traitée par antibiotiques, ou d'une infection virale, qui guérira toute seule ; la fièvre mettra alors 2à5 jours à disparaître. La cause de l'infection peut mettre quelques jours à se démasquer et il ne faut pas hésiter à consulter de nouveau si de nouveaux signes apparaissent ou si la fièvre persiste plus de 3 jours.

EXPLIQUER LE TRAITEMENT

Découvrir l'enfant pour lui permettre d'évacuer sa chaleur ; lui proposer régulièrement de l'eau à boire pour éviter une déshydratation. En dehors de ces mesures qui préviennent la survenue de complications, il s'agit d'un traitement de confort.

FICHE TECHNIQUE

MESURER LA TEMPÉRATURE CORPORELLE DE L'ENFANT

Différents types de thermomètre sont utilisables. Les thermomètres à mercure sont abandonnés, remplacés par les thermomètres électroniques ; ils sont fiables, précis (0,1 °C), et leur temps de réponse est faible.

La température centrale peut être mesurée au niveau rectal, mais des mesures répétées peuvent provoquer des ulcérations de la paroi rectale. La température peut être mesurée sous la langue à bouche fermée (pour éviter le refroidissement par la circulation d'air), le résultat est toutefois moins fiable. La température peut être mesurée au niveau inguinal ou axillaire (à proximité d'une grosse artère), si on prend bien soin de positionner l'extrémité du thermomètre dans le pli, à l'abri de la circulation d'air ; en ajoutant 0,5 °C à la valeur obtenue, celle-ci reflète assez bien la température centrale. Enfin, la température centrale peut être mesurée au niveau tympanique par thermomètre à infrarouges. La mise en place du thermomètre dans le conduit auditif externe doit être soigneuse si on veut que la mesure soit fiable. La prise de température au niveau du front est moins fiable.

FICHE PHARMACOLOGIE

ANTIPYRÉTIQUES

■ Paracétamol

DOLIPRANE					
Fièvre, douleur : 60 mg/kg/24 h en 4 à 6 prises	12 sach. 100 mg	1,43		65 %	0,12
	12 sach. 150 mg	1,43		65 %	0,12
	12 sach. 200 mg	1,43		65 %	0,12
	12 sach. 300 mg	1,43		65 %	0,12
	12 sach. 500 mg	1,16		65 %	0,10
	8 cp. efferv. 1 000 mg	1,16		65 %	0,14
	10 sup. séc. 100 mg	1,33		65 %	0,13
	10 sup. 150 mg	1,33		65 %	0,13
	10 sup. 200 mg	1,33		65 %	0,13
	10 sup. 300 mg	1,33		65 %	0,13
	8 sup. 1 000 mg	1,46		65 %	0,18
	16 cp. 500 mg	1,16		65 %	0,07
	16 cp. efferv. 500 mg	1,16		65 %	0,07
	100 cp. 500 mg	HOP			
	8 cp. 1 000 mg	1,16		65 %	0,14
	8 cp. efferv. 1 000 mg	1,16		65 %	0,14
	100 cp. 1 000 mg	HOP			
	100 cp. efferv. 1 000 mg	HOP			
	16 gél. 500 mg	1,16		65 %	0,07
	100 gél. 500 mg	HOP			
Susp. buv. (2,4 %) : dose poids/prise	1 fl. 100 mL	1,38		65 %	1,38
EFFERALGANMED					
Idem DOLIPRANE (*pédiatrie*)	16 cp. efferv. séc. 500 mg	1,16		65 %	0,07
	16 cp. 500 mg	1,16		65 %	0,07
	8 cp. efferv. 1 000 mg	1,16		65 %	0,14
DOLKO					
Idem DOLIPRANE (*pédiatrie*)	12 sach. 500 mg	1,16		65 %	0,10
	18 c-mes. 60 mg/2 mL (fl. 90 mL)	1,38		65 %	0,08
	16 cp. séc. 500 mg	1,16		65 %	0,07
	8 cp. séc. 1 000 mg	1,16		65 %	0,14
PARALYOC					
Idem DOLIPRANE (*pédiatrie*)	10 lyoph. 250 mg	1,43		65 %	0,14
	16 lyoph. 500 mg	1,97		65 %	0,12

Propriétés

Antalgique périphérique et antipyrétique. Résorption digestive rapide et complète (action *per os* en 30 min). Liaison faible aux protéines plasmatiques, métabolisme hépatique puis élimination essentiellement urinaire sous forme active (< 5 %) et sous forme de dérivés conjugués inactifs (1/2 vie = 2 h).

Indications

Traitement symptomatique de la fièvre et des douleurs d'intensité modérée.

Contre-indications

Insuffisance hépato-cellulaire.
Allergie au **paracétamol** (exceptionnelle).

Précautions d'emploi

Ne pas dépasser les doses maximales.
Espacer les prises de 8 h minimum en cas d'insuffisance rénale sévère.

Effets indésirables

Réactions allergiques (exceptionnelles) : rash cutané, urticaire.
Thrombopénies (exceptionnelles).
Surdosage (dose > 150 mg/kg en 1 prise) : cytolyse hépatique apparaissant dans les premières 24 h avec risque de nécrose irréversible massive et mort par encéphalopathie hépatique. Traitement : lavage gastrique précoce (2 premières heures ; inefficace si forme sirop), administration de Nacétylcystéine par voie orale ou en perfusion IV lente, traitement symptomatique. Surveillance de la **paracétamol**émie et des transaminases.

■ Ibuprofène

ADVILMED					
7,5 mg/dose-kg E et N. 20 à 30 mg/kg/j en 3 prises	533 doses-kg 20 mg/1 mL	2,64		65 %	0,00
20 à 30 mg/kg/j en 3 prises	30 cp. 100 mg	1,65		65 %	0,05
ANTARÈNE					
10 mg/dose-kg	300 doses-kg 20 mg/mL	1,52		65 %	1,52
E. et N. 20 à 30 mg/kg/j en 3 prises Idem *ADVIL*	40 cp. 100 mg	1,96		65 %	0,05

La pharmacologie est développée en Rhumatologie dans Anti-inflammatoires non stéroïdiens à visée antalgique.

CONVULSIONS FÉBRILES

FICHE MALADIE

DÉFINITION

Une convulsion est dite fébrile lorsque l'enfant a une température corporelle supérieure à 38 °C au moment de la convulsion (ou bien juste avant ou juste après).

CAUSES ET MÉCANISMES

Il faut distinguer :

- les convulsions fébriles liées à une infection intracérébrale (méningite bactérienne, encéphalite herpétique, neuropaludisme) ;
- les convulsions fébriles idiopathiques, beaucoup plus fréquentes, survenant entre 6 mois et 5 ans, où la fièvre est la seule cause

de la convulsion. Dans 90 % des cas, cette fièvre est d'origine virale ;

• les convulsions favorisées par la fièvre chez des enfants ayant une épilepsie.

DIAGNOSTIC

Le diagnostic de la convulsion est clinique tout comme celui de la fièvre.

En présence d'une convulsion fébrile, l'examen clinique doit rechercher la cause de la fièvre, aidé si besoin d'examens complémentaires. Il faut s'attacher à rechercher des signes d'infection intracérébrale, surtout si la convulsion est dite complexe, c'est-à-dire en présence d'un des éléments suivants :

• Âge < 1 an ou antécédents neurologiques.

• Crise focale.

• Crise de durée > 15 min ou se répétant dans les 24 h.

• Anomalie neurologique post-critique : raideur de nuque, troubles de conscience, signes de localisation.

En cas de crise complexe et au moindre doute en cas de crise simple, l'examen clinique doit s'aider d'examens complémentaires : ponction lombaire, goutte épaisse, voire scanner cérébral, électroencéphalogramme. À ces examens s'ajoutent ceux prescrits dans le bilan étiologique de la fièvre (*cf.* Fièvre chez l'enfant, p. 1297).

Ce n'est qu'après avoir éliminé une cause intracérébrale qu'on peut conclure à une convulsion fébrile idiopathique (entre 6 mois et 5 ans).

TRAITEMENT

Le traitement d'urgence comporte 3 volets :

• Traitement anticonvulsivant si l'enfant convulse encore : benzodiazépine, en général **diazépam** (VALIUM) par voie intrarectale en l'absence de voie d'abord veineuse.

• Prise en charge optimale de la fièvre (*cf.* Fièvre chez l'enfant, p. 1297).

• Traitement étiologique le cas échéant : traitement antibiotique si la fièvre est présumée d'origine bactérienne, **aciclovir** (*ZOVIRAX*) en cas de suspicion d'encéphalite herpétique, quinine (*QUINIMAX*) en cas de suspicion de neuropaludisme (retour d'un pays d'endémie).

PRONOSTIC

Le pronostic des crises convulsives secondaires à une infection intracérébrale est le pronostic de l'infection en question.

Le pronostic des crises convulsives idiopathiques simples est bon, avec une guérison sans séquelle sur le développement psychomoteur. Le risque de récidive est important (30 % la première année) mais ne justifie pas de traitement anticonvulsivant au long cours. Ce risque s'amende après l'âge de 5 ans.

Le pronostic des crises convulsives complexes est moins bon, notamment avant 1 an, car il existe un risque d'évolution vers une épilepsie ultérieure, parfois sévère.

FICHE INFIRMIÈRE

EXAMENS

• Mesurer la température corporelle de l'enfant et réaliser de principe une glycémie capillaire devant toute convulsion.

• Réaliser de principe une bandelette urinaire chez le nourrisson, ainsi que les examens pour rechercher la cause de la fièvre et/ou une infection intracérébrale.

• Préparer le matériel pour la réalisation de la ponction lombaire (*cf.* Fiche technique, *chapitre* Méningite, *spécialité* Neurologie.

SURVEILLANCE DU TRAITEMENT

SOINS – TRAITEMENT

Si l'enfant convulse toujours, s'assurer de la liberté des voies aériennes, installer l'enfant en position latérale de sécurité pour éviter une inhalation en cas de vomissement, administrer de principe de l'oxygène, contrôler ses constantes vitales, puis administrer en urgence le traitement anticonvulsivant prescrit par le médecin. La voie IV est préférée si une voie d'abord est disponible. Dans le cas contraire, administrer du diazépam (*VALIUM*) par voie intrarectale, en adaptant une canule intrarectale à l'extrémité de la seringue ; pour éviter au produit de ressortir, les fesses de l'enfant doivent être maintenues serrées pendant plusieurs minutes.

Découvrir l'enfant fébrile. Réaliser les mesures physiques de refroidissement lorsque celles-ci sont nécessaires, et administrer les traitements antipyrétiques.

Le cas échéant, injecter par voie IV les médicaments anti-infectieux prescrits.

EFFICACITÉ DU TRAITEMENT

Surveiller l'heure pour pouvoir noter la durée de la convulsion. La fin de la convulsion clinique est définie par l'arrêt des mouvements anormaux. Il s'ensuit en général une période de coma post-critique avec respiration bruyante, stertoreuse, qui n'est pas la convulsion elle-même.

Dépister, pour prévenir le médecin, une récidive de convulsion : reprise de mouvements anormaux, parfois discrets (mouvements oculaires, mâchonnements). Surveiller le retour normal à la conscience en 20 à 30 min ; s'assurer qu'il n'apparaît pas de signes neurologiques focaux (réactivité motrice, pupilles). Surveiller la température corporelle.

EFFETS INDÉSIRABLES

L'administration de benzodiazépines peut entraîner une dépression respiratoire ; surveiller la fréquence respiratoire, prévenir le médecin en cas de ralentissement de celle-ci. L'administration de benzodiazépines peut également entraîner une hypotension ; surveiller pression artérielle et fréquence cardiaque.

ÉDUCATION ET CONSEILS

EXPLIQUER LA CONVULSION

La survenue d'une convulsion est très impressionnante pour les parents. Expliquer qu'il est normal que l'enfant soit assez long à reprendre conscience.

En cas de convulsions fébriles bénignes idiopathiques, rassurer les parents quant à la guérison sans séquelles. Expliquer le risque de récidives en précisant que celles-ci ne mettent pas en jeu la vie de l'enfant. Le traitement adéquat de la fièvre n'empêche pas toujours la récidive car la convulsion est souvent inaugurale de l'épisode fébrile.

EXPLIQUER LE TRAITEMENT

Traiter la fièvre de manière adéquate peut aider à éviter la récidive de convulsions :

- Découvrir l'enfant pour lui permettre d'évacuer sa chaleur.
- Lui proposer régulièrement de l'eau à boire pour éviter une déshydratation.
- Expliquer l'administration des médicaments antipyrétiques.

En cas de convulsions récidivantes, il est parfois proposé aux parents d'avoir du *VALIUM* intrarectal à domicile en cas de récidive : montrer aux parents la manière de l'administrer.

ÉPILEPSIE DE L'ENFANT ET DU NOURRISSON

FICHE MALADIE

DÉFINITION

L'épilepsie est une maladie chronique caractérisée par la répétition de crises convulsives.

CAUSES ET MÉCANISMES

Il existe de nombreuses formes d'épilepsie chez l'enfant (spasmes en flexion, absences, crises partielles ou généralisées) ; la maladie pouvant sedéclarerdès les premiers moisdevieetjusqu'à l'adolescence. L'épi lepsie peut êtreisolée(essentielle) ou faire partie d'une maladie plus générale (anomalie chromosomique, maladie métabolique, séquelle d'une anoxie périnatale).

DIAGNOSTIC

Il est en général facile si l'on assiste à une crise généralisée : perte de connaissance brutale avec accès d'hypertonie des membres et du tronc, puis mouvements cloniques des membres, puis phase de récupération avec hypotonie et respiration bruyante. Sinon, dans les formes partielles ou les absences, l'électro-encéphalogramme (EEG) permettra de confirmer l'origine épileptique d'une crise et de préciser le type d'épilepsie.

Après une première crise, il faut éliminer une cause neurologique (scanner ou mieux IRM) ou métabolique (hypoglycémie, hypocalcémie, hyponatrémie, hyperammoniémie).

TRAITEMENT

Le traitement fera appel en première intention à une monothérapie qui sera le plus souvent le **valproate de sodium** (*MICROPAKINE*) en cas de crises généralisées ou la **carbamazépine** (*TÉGRÉTOL*) en cas de crises partielles. Des traitements plus lourds seront prescrits par le neurologue en cas d'échappement aux traitements usuels.

PRONOSTIC

Le pronostic est très variable selon le type d'épilepsie et la réponse au traitement ; mais un certain nombre d'épilepsies de l'enfant peuvent guérir et l'on peut essayer d'arrêter le traitement antiépileptique au bout de deux ans sans crise si l'EEG est normal.

FICHE INFIRMIÈRE

EXAMENS

Bilan préthérapeutique (*MICROPAKINE*) : NFS ; transaminases.

Surveillance des constantes : pouls, PA, température, glycémie capillaire.

SURVEILLANCE DU TRAITEMENT

SOINS – TRAITEMENT

Mise en route du traitement antiépileptique à dose progressive.

Traitement d'une crise convulsive : *cf.* Fiche technique, ci-dessous.

SURVEILLANCE

Efficacité du traitement : disparition des crises convulsives ; normalisation de l'EEG.

Effets indésirables : risque de somnolence ou d'excitation en début de traitement.

ÉDUCATION ET CONSEILS

Rassurer les parents qui sont toujours très choqués par les convulsions de leur enfant. Ne pas occulter le risque de récidive mais les préparer à faire face : explication de l'ordonnance de *VALIUM* intrarectal ou *BUCCOLAM* paralingual remise aux parents, insister sur la nécessité d'une bonne observance du traitement.

L'enfant épileptique doit mener la même vie que ses camarades d'école en étant particulièrement attentif aux situations à risque : à la piscine par exemple. Mise en place d'un projet d'accueil individualisé pour qu'il y ait du *VALIUM* ou du *BUCCOLAM* à l'école.

Chez l'adolescent, éviter les situations favorisant les crises : manque de sommeil, alcool, abus de jeux vidéo, discothèque (stroboscope).

FICHE TECHNIQUE

PRISE EN CHARGE D'UNE CRISE CONVULSIVE

1) Dès que possible

- mise en position latérale de sécurité ;
- assurer la liberté des voies aériennes, oxygène au masque ;
- surveillance des fonctions vitales (scope) ;
- **diazépam** (*VALIUM*) intrarectal (0,5 mg/kg) ;
- renouveler le **diazépam** (*VALIUM*) 1 fois si les crises persistent à 10 min ;
- noter le type, la topographie et la durée de la crise ;
- interrogatoire de l'entourage et recherche d'une cause ;
- prendre la température et faire une glycémie capillaire.

2) Si la crise persiste à 20 min

- mettre en place une voie veineuse ;
- prélèvements sanguins : pour ionogramme, glycémie, NFS, dosage des antiépileptiques si traitement au long cours ;
- assurer les fonctions vitales : liberté des voies aériennes, oxygène au masque, intubation si besoin ;
- corriger une hypoglycémie éventuelle ;
- traiter la cause (méningite, encéphalite) ;
- administrer une dose de **clonazépam** (*RIVOTRIL*) 0,02 à 0,04 mg/kg ;
- administrer parallèlement **phénobarbital** (*GARDÉNAL*) 15-20 mg/kg IVL ou **phénytoïne** (*DILANTIN*) 10-15 mg/kg IVL, surtout en cas d'épilepsie connue ou dans la crainte d'une dépression respiratoire.

3) Persistance des crises à 40-50 min : état de mal épileptique (EDME)

- injecter l'anticonvulsivant à action prolongée non choisi initialement : **phénobarbital** (*GARDÉNAL*) ou **phénytoïne** (*DILANTIN*) ;
- surveillance étroite cardio-respiratoire.

4) Persistance des crises : EDME réfractaire

- contacter une unité de réanimation ;
- intubation si non faite ;
- contrôle hémodynamique strict ;
- anesthésie barbiturique par **thiopental** ou **benzodiazépine** (*HYPNOVEL*) ou (*RIVOTRIL*) en IV continu.

FICHE PHARMACOLOGIE

ANTIÉPILEPTIQUES PÉDIATRIQUES

Sultiame

OSPOLOT					
ATU Posologie individuelle Dose d'entretien atteinte par paliers de 1-2 sem. : 5 à 10 mg/kg répartis en 3 prises/j	50 cp. 50 mg	HOP			

Propriétés

Sulfamide inhibiteur de l'anhydrase carbonique centrale.

Indications

ATU : syndrome des pointes-ondes continues du sommeil (POCS) après échec des thérapeutiques disponibles.

Contre-indications

Hypersensibilité, trouble de la fonction rénale, antécédent de trouble psychiatrique, hyperthyroïdie, hypertension artérielle non traitée, porphyrie.

Précautions d'emploi

Contrôle étroit de l'hémogramme et de la fonction rénale, en particulier en début de traitement.

Effets indésirables

Surtout en début de traitement (régression en 1- 2 sem. ± réduction transitoire de dose) : tachypnée, hyperpnée, dyspnée, hoquet, douleurs gastriques, nausées, vomissements, perte d'appétit, paresthésies, vertiges, céphalées. Tachycardie, diplopie.

Rares myélosuppression, augmentation continue de créatininémie, exanthème allergique, acide métabolique, pensées suicidaires : arrêt du traitement.

Interactions médicamenteuses

Phénytoine, barbituriques, diazépam, imipramine, diclofénac, ibuprofène, naproxène, warfarine, oméprazole, proguanil, propranolol, rétinol (activité augmentée par le **sultiame**).

Phénytoine, barbituriques, carbamazépine (diminution d'activité du **sultiame**).

Alcool déconseillé.

Vigabatrine

KIGABEQ					
En 2 prises/j avant ou après les repas Syndrome de West : 50 mg/kg/j puis augmentation par paliers de 25 mg/kg/j tous les 3 j (max 150 mg/kg/j) Épilepsie partielle résistante : 40 mg/kg/j puis 500-1 000 mg/j (10 à 15 kg) ou 1 000-1 500 mg/j (15 à 30 kg)	100 cp. 100 mg 50 cp. 500 mg	56,77 141,26	I I	65 % 65 %	0,57 2,83

Propriétés

Inhibiteur irréversible sélectif de la GABA-transaminase, entraînant une augmentation de la concentration du GABA.

Indications

Syndrome de West. Épilepsie partielle résistante.

Contre-indications

Hypersensibilité.

PÉDIATRIE

Précautions d'emploi

Dépistage systématique dès le début, régulièrement pendant le traitement puis après arrêt de toute anomalie du champ visuel.
Suivi de la fonction rénale.
Crise de rebond en cas d'arrêt brutal : réduction progressive sur 2 à 4 sem. si besoin.

Effets indésirables

Anomalie du champ visuel, vision floue, diplopie, nystagmus.
Somnolence, troubles du langage, de l'attention, de la mémoire, paresthésies, céphalées, vertiges.
Agitation, nervosité, dépression.
Fatigue, anémie, arthralgies, nausées, vomissements, prise de poids.

Interactions médicamenteuses

Aucune à prévoir.

■ Stiripentol

DIACOMIT					
Dose répartie en 2 ou 3 prises, avec de la nourriture Augmentation progressive jusqu'à 50 mg/kg/j soit 20 mg/kg/j pdt 1 sem. puis 30 mg/kg/j pdt 1 sem. puis : E. > 6 ans : 50 mg/kg/j E. 6-12 ans : 40 mg/kg/j pdt 1 sem., puis 50 mg/kg/j E. > 12 ans : augmentation par paliers de 5 mg/kg/j chaque sem.	60 gél. 250 mg 60 gél. 500 mg 60 sach. 250 mg 60 sach. 500 mg	174,86 356,36 174,86 356,36	I I I I	65 % 65 % 65 % 65 %	2,91 5,94 2,91 5,94

Propriétés

Augmente le taux cérébral de GABA et potentialise l'activité d'autres **anticonvulsivants.**

Indications

Convulsions tonicocloniques généralisées de l'épilepsie myoclonique sévère du nourrisson, insuffisamment contrôlées par l'association **clobazam/valproate de sodium**.

Contre-indications

Hypersensibilité. Antécédent de psychose sous forme d'épisodes délirants.

Précautions d'emploi

Forme sachet et forme gélule non bioéquivalentes : changement sous surveillance clinique.
Surveillance du taux de croissance, de la NFS, de la fonction hépatique.

Effets indésirables

Neutropénie, anorexie, diminution d'appétit, perte de poids, nausées, vomissements, insomnie, irritabilité, somnolence, hypotonie, augmentation des GGT.

Interactions médicamenteuses

Carbamazépine, **phénytoïne**, **phénobarbital** contre-indiqués. Diminution des doses de **clobazam** et **valproate de sodium** en cas d'effets indésirables.
Substrats des cytochromes 2C19, 2D6, 3A4.
Produits laitiers, boissons gazeuses, jus de fruits, caféine, **théophylline**.

■ Felbamate

TALOXA				
7,5 à 15 mg/kg/j en 2 ou 3 prises, puis augmentation progressive par paliers de 7,5 à 15 mg/kg/j à intervalles d'au moins 1 sem. Max 45 mg/kg/j et 3600 mg/j	60 cp. 600 mg 1 fl. 600 mg/5 mL (46 doses 600 mg)	HOP HOP	I I	

Propriétés

Augmentation du seuil épileptogène.

Indications

Syndrome de Lennox-Gastaut, à partir de 4 ans, en complément du traitement antérieur, non contrôlé par les autres médicaments antiépileptiques appropriés disponibles.

Contre-indications

Antécédent de trouble hématologique ou hépatique.
Hypersensibilité.

Précautions d'emploi

NFS et bilan hépatique avant le début du traitement puis toutes les 2 sem.
Arrêt progressif si besoin.

Effets indésirables

Nausées, vomissements, anorexie, perte de poids, insomnie, somnolence, diplopie, vision anormale.
Rares : thrombocytopénie, anémie, neutropénie, voire aplasie médullaire, hépatite sévère, insuffisance hépatique aiguë.

Interactions médicamenteuses

Diminuer de 20-30 % la posologie de la **carbamazépine**, la **phénytoïne**, le **phénobarbital** et/ou **l'acide valproïque** lors de l'introduction du **felbamate.**
Contraceptifs oraux.

DOULEUR DE L'ENFANT

FICHE MALADIE

DÉFINITION, CAUSES ET MÉCANISMES

La douleur est une expérience sensorielle et émotionnelle désagréable, associée à un dommage tissulaire présent ou potentiel, ou décrite en terme d'un tel dommage.
La douleur aiguë est un signal d'alarme utile car elle protège l'enfant (en lui permettant par exemple de retirer sa main d'un objet brûlant, etc.).
Mais lorsque la douleur est chronique, elle devient une maladie en elle-même avec des mécanismes divers (neurophysiologiques, psychologiques, etc.) et des phénomènes comportementaux spécifiques.

DIAGNOSTIC

Il repose sur des grilles d'hétéro-évaluation (EDIN) ou des échelles d'auto-évaluation (EVA) adaptées à l'âge de l'enfant qui permettent de chiffrer la douleur : faible, modérée ou forte.

TRAITEMENT

BUT

Le but du traitement est de soulager rapidement l'enfant douloureux en attendant l'efficacité du traitement étiologique. Il faut savoir rassurer l'enfant et prendre en charge son anxiété associée.

MODALITÉS

Il existe trois paliers thérapeutiques distincts. La réévaluation régulière de la douleur résiduelle permet, en cas d'efficacité insuffisante, d'augmenter la posologie ou de passer au palier supérieur (toujours après avoir éliminé une éventuelle complication passée inaperçue).

PRÉVENTION

Utilisation d'anesthésiques locaux (crème EMLA) et de gaz analgésique (MEOPA) pour tout acte diagnostic ou thérapeutique douloureux : prise de sang, ponction lombaire, suture, pansement de brûlure, etc.

FICHE INFIRMIÈRE

EXAMENS

Examens nécessaires à l'exploration de la cause de la douleur.

SOINS – TRAITEMENT

Administration des antalgiques, par voie orale ou veineuse, en systématique ou selon la cotation de la douleur.

SURVEILLANCE

Évaluation régulière de la douleur avec l'échelle la mieux adaptée à l'âge de l'enfant. En cas de traitement par morphine, surveillance de la fonction respiratoire et préparation de l'antidote : *NARCAN*.

HYPERTENSION ARTÉRIELLE DE L'ENFANT

FICHE MALADIE

DÉFINITION

La pression artérielle normale varie en fonction de l'âge de l'enfant, l'hypertension artérielle (HTA) est donc définie par rapport à des courbes de PA normale (établies en fonction de l'âge ou de la taille). On définit ainsi trois zones en fonction des percentiles (p.) :

- HTA limite : entre le 90e et le 95e p.
- HTA confirmée : > 95e p.
- HTA menaçante : > 95e p. + 30 mmHg.

En pratique, points de repère pour HTA menaçante nécessitant un traitement immédiat :

- nouveau-né : PAs > 120 mmHg, PAd > 85 mmHg ;
- 6 semaines -4ans : PAs > 140 mmHg, PAd > 95 mmHg ;
- 4-18 ans : normes selon la taille :
  - 120 cm : PAs > 150 mmHg, PAd > 105 mmHg.
  - 160 cm : PAs > 170 mmHg, PAd > 110 mmHg.

CAUSES ET MÉCANISMES

Contrairement à l'adulte, chez qui l'HTA est le plus souvent idiopathique, une cause est retrouvée à l'HTA de l'enfant dans 80 à 85 % des cas.

- Causes rénales (40 %) : glomérulonéphrites, syndrome hémolytique et urémique, polykystose rénale, tumeur rénale, insuffisance rénale aiguë ou chronique, hypoplasies segmentaires, reins cicatriciels de pyélonéphrites et, surtout, sténose de l'artère rénale (15 % environ des HTA).
- Coarctation de l'aorte (30 %).
- Phéochromocytome (1 %).
- Causes endocriniennes et métaboliques (syndrome de Cushing, hyperaldostéronisme, hyperthyroïdie, déficit en 11-hydroxylase, hypercalcémie).
- Causes toxiques et médicamenteuses (plomb, mercure, gouttes nasales vasoconstrictrices, corticothérapie, réglisse).
- Idiopathique (15 à 20 %).

Penser aux HTA transitoires : douleur, hypercapnie, hypertension intracrânienne.

DIAGNOSTIC

Le diagnostic de l'HTA est clinique, effectué sur des mesures de PA répetées, éventuellement confortées par un Holter tensionnel.

Le bilan devant une HTA consiste à en trouver la cause :

- HTA limite : ionogramme sanguin, urée, créatinine, calcémie ; recherche de protéinurie, hématurie, glycosurie ; échographie rénale.
- HTA confirmée (examens orientés selon le bilan initial) : catécholamines urinaires, écho-Doppler rénal, angio-scanner abdominal, échographie cardiaque, aldostérone, rénine, voire ponction-biopsie rénale en cas de doute sur une néphropathie.

TRAITEMENT

TRAITEMENT DE LA CRISE D'HTA

• Avant 6 mois ou en cas de mauvaise tolérance cardiaque ou neurologique : traitement par voie IV continue par inhibiteurs calciques (**nicardipine**, *LOXEN*) ± **β-bloquants** (**labétalol**, *TRANDATE*). La mise en route du traitement est urgente.

• En cas de poussée bien tolérée après 6 mois : traitement oral par inhibiteurs calciques (**nifédipine**, *ADALATE*).

TRAITEMENT DE FOND DE L'HTA

Le traitement médicamenteux de l'HTA est prescrit si elle est permanente et non accessible à un traitement étiologique : monothérapie dans un premier temps (70 à 80 % d'efficacité), bi-voire trithérapie si nécessaire. Les médicaments utilisés sont des inhibiteurs de l'enzyme de conversion, des β-bloquants, des inhibiteurs calciques, d'autres vasodilatateurs, ou des antihypertenseurs centraux.

On y associe des règles hygiéno-diététiques : activité physique, correction de l'obésité, régime modérément sodé.

PRONOSTIC

En dehors du pronostic de l'affection causale, l'HTA en elle-même peut être responsable de complications :

• Complications chroniques : rétinopathie hypertensive, néphropathie hypertensive, hypertrophie ventriculaire gauche.

• Complications aiguës : manifestations hémorragiques (épistaxis), insuffisance cardiaque aiguë, complications cérébrales (céphalées, vertiges, bourdonnements, paresthésie ou, plus grave : convulsions, hémiplégie, paralysie faciale, amaurose, coma).

PÉDIATRIE

FICHE INFIRMIÈRE

EXAMENS

• Prise de pression artérielle : elle doit être effectuée au repos, en position allongée. Le brassard doit être de taille adaptée, c'est-àdire recouvrant les deux tiers du bras ou, mieux, adapté à la mesure du périmètre brachial du patient. La mesure manuelle est avantageusement remplacée par la mesure automatisée. Trois mesures successives sont nécessaires pour affirmer l'HTA. Une HTA dans la zone menaçante nécessite l'appel immédiat du médecin.

• Réaliser de principe une bandelette urinaire.

• Réaliser le bilan sanguin.

SURVEILLANCE DU TRAITEMENT

SOINS – TRAITEMENT

L'administration d'antihypertenseurs par voie veineuse est effectuée obligatoirement à l'aide d'un pousse-seringue électrique, après vérification de la posologie administrée.

La **nifédipine** (*ADALATE*) s'administre par voie orale, en utilisant la forme galénique adaptée à l'enfant (suspension). Éviter l'administration sublinguale qui entraîne des chutes tensionnelles brutales.

EFFICACITÉ DU TRAITEMENT

Surveillance régulière de la pression artérielle, d'autant plus rapprochée que l'HTA est sévère. L'objectif est d'obtenir une pression artérielle hors de la zone menaçante en moins de 1 h et une pression artérielle normale en 24 h.

EFFETS INDÉSIRABLES

L'administration d'antihypertenseurs expose à un risque d'hypotension, d'autant plus mal tolérée qu'elle est brutale. Cette hypotension brutale se voit après une prise médicamenteuse orale, notamment de **nifédipine** (*ADALATE*). Il est donc indispensable de surveiller régulièrement la pression artérielle dans l'heure qui suit la prise.

L'utilisation de la voie IV continue permet d'être plus progressif. L'administration doit toujours être effectuée sous surveillance scopique, car il existe un risque de mort brutale en cas d'erreur de débit ou de bolus malencontreux.

ÉDUCATION ET CONSEILS

EXPLIQUER L'HTA

L'HTA est une augmentation de la pression du sang dans les artères. Elle est souvent, chez l'enfant, le signe d'une maladie rénale, cardiovasculaire ou endocrinienne. Il est nécessaire d'effectuer un bilan complet à la recherche de cette maladie.

EXPLIQUER LE TRAITEMENT

Des complications graves peuvent être secondaires à l'HTA. Un traitement régulièrement suivi permet de prévenir la survenue de ces complications. Le contrôle d'un surpoids, d'une activité physique régulière, et un régime modérément salé font partie intégrante du traitement. Une poussée d'HTA sévère peut nécessiter une hospitalisation et un traitement IV. En cas d'encéphalopathie hypertensive, il est normal que les symptômes mettent plusieurs jours à régresser après contrôle adéquat de la pression artérielle.

ASTHME DE L'ENFANT

FICHE MALADIE

DÉFINITION

L'asthme est une maladie inflammatoire chronique des voies aériennes qui se caractérise par la répétition d'épisodes de dyspnée expiratoire (sifflante) survenant de façon spontanée, plus souvent en fin de nuit, ou déclenchée par l'effort, par un épisode infectieux banal (rhume), par un contact avec un allergène.

CAUSES ET MÉCANISMES

L'asthme survient sur un terrain génétique prédisposé et peut être déclenché ou aggravé par des facteurs environnementaux : allergie respiratoire, pollution dont le tabagisme passif, infections virales des voies aériennes.

Les signes cliniques sont liés à l'inflammation chronique des bronches responsable d'une hyperréactivité bronchique : toux, dyspnée, sifflements.

DIAGNOSTIC

Il est le plus souvent facile quand on assiste à une crise. Classiquement, surtout chez le nourrisson, on ne retient le diagnostic qu'à partir du troisième épisode de dyspnée expiratoire. Il doit aussi être évoqué devant une toux sèche et persistante, surtout à prédominance nocturne, ou devant une gêne respiratoire à l'effort. Dans ce cas, le diagnostic pourra être confirmé, après 4 ans, par la réalisation d'explorations fonctionnelles respiratoires (EFR) ; qui permettront aussi le suivi de la maladie sous traitement. Avant 4 ans, la disparition des symptômes après mise en route d'un traitement de fond est également un bon test diagnostic.

TRAITEMENT

Le traitement de la crise simple fait appel à domicile à des bronchodilatateurs β2-mimétiques en spray (**salbutamol**, **terbutaline**) administrés à l'aide d'une chambre d'inhalation adaptée à l'âge de l'enfant (*BABYHALER, VOLUMATIC, ABLESPACER, VORTEX*, etc.) : 2 bouffées à répéter toutes les 10 minsi besoin dans la première heure.

Le traitement d'une crise d'asthme sévère, ayant résisté au traitement précédent, justifie un passage aux urgences pour administration répétée des mêmes β2-mimétiques sous forme d'aérosols, associé à une corticothérapie orale (*CÉLESTÈNE* ou *SOLUPRED*). En cas d'amélioration, l'enfant sera rendu à ses parents (éventuellement après une courte hospitalisation) avec poursuite des β2-mimétiques et des corticoïdes pendant quelques jours.

L'absence d'amélioration définit l'asthme aigu grave avec risque vital nécessitant une admission en réanimation pour oxygénothérapie, hydratation intraveineuse, aérosols de β2-

mimétiques en continu associés à de l'**ipratropium bromure** (*ATROVENT*), voire sulfate de Mg ou β2-mimétiques en intraveineux, corticothérapie intraveineuse.

Le traitement de fond a pour but d'éviter les crises et les symptômes intercritiques (toux nocturne ou à l'effort). Il repose sur la corticothérapie inhalée éventuellement associée à des bronchodilatateurs (32-mimétiques de longue durée d'action. Il repose également sur l'éducation des patients et de leur famille (réalisée au mieux au sein d'« Écoles de l'Asthme ») afin de surveiller l'état de base par la mesure régulière du *peak flow,* de limiter les facteurs d'aggravation (tabac, allergènes connus), de traiter toute crise débutante de manière adaptée (remise d'un protocole de soins aux parents et à l'école).

PRONOSTIC

L'asthme reste une maladie mortelle (environ 900 décès par an en France), surtout chez l'adolescent qui néglige son traitement ; mais avec un traitement et un suivi adapté l'asthmatique peut mener une vie tout à fait normale et même faire du sport en compétition. Chez le nourrisson, quand l'asthme est surtout lié aux infections ORL répétées, la maladie peut complètement disparaître en grandissant.

FICHE INFIRMIÈRE

EXAMENS

Débitmètre de pointe (*peak flow*), à réaliser après chaque nébulisation, si l'enfant est en âge de le faire (après 8 ans) et surtout si la famille connaît la valeur de base : *cf.* Fiche technique, ci-après.

SURVEILLANCE DU TRAITEMENT

SOINS – TRAITEMENT

Réalisation des nébulisations de bronchodilatateurs qui doivent être administrées au masque avec un débit de 6 L/min d'oxygène, toutes les 20 min initialement.

Administration des corticoïdes.

SURVEILLANCE

Monitorage cardio-respiratoire avec surveillance continue de la saturation en oxygène (SpO_2).

Dépister les signes de gravité d'une crise d'asthme : *cf.* Fiche technique, ci-après.

ÉDUCATION ET CONSEILS

L'asthme est une des maladies chroniques de l'enfant pour laquelle l'observance du traitement est la moins bonne : crainte (non justifiée) des effets indésirables des corticoïdes ; longues périodes sans symptômes ; administration incorrecte des traitements.

L'apprentissage initial et la vérification régulière de la bonne prise des traitements inhalés sont donc primordiaux au mieux lors de séances collectives (École de l'asthme). Les systèmes de sprays nécessitent une bonne coordination de l'inspiration au déclenchement du spray, ce qui est rarement obtenu avant l'adolescence. En cas de difficulté, et systématiquement avant l'âge de 6 ans, l'utilisation d'une chambre d'inhalation est préférable.

Entre 6 et 12 ans, voire plus, les systèmes inhalateurs en poudre sont de plus en plus utilisés car ils ne nécessitent pas de coordination particulière et sont faciles à transporter.

L'adaptation du traitement de fond et la prise en charge des crises seront mieux gérées si l'enfant et ses parents disposent d'un plan d'action personnalisé écrit auquel se référer.

La prise en charge des crises à l'école nécessite la mise en place d'un projet d'accueil individuel.

L'éducation comprend aussi la lutte contre tout ce qui peut favoriser ou aggraver une crise d'asthme : tabagisme passif, allergènes avérés ou potentiels.

ALLERGÈNE	MESURE D'ÉVICTION
Animaux de compagnie	Éviction des animaux de compagnie et nettoyage de la maison, notamment les tapis et les surfaces rembourrées. Encourager les écoles à interdire les animaux de compagnie.
Acariens	Laver les vêtements et la literie à l'eau chaude (55-60 °C) toutes les 1 à 2 semaine(s). Passer au congélateur les jouets en peluche 1 fois par semaine. Envelopper le matelas, les oreillers et les couettes dans des housses imperméables aux acariens. Utiliser des dispositifs de déshumidification.
Cafards	Nettoyer la maison. Éradication professionnelle des cafards. Envelopper oreillers et matelas dans des housses imperméables aux cafards.
Moisissures	Décontamination des surfaces moisies à l'eau de Javel faiblement concentrée. Utiliser des dispositifs de déshumidification. Réparation des fuites favorisant les moisissures. Éviction des tapis. Utilisation de systèmes de filtration des particules.

FICHE TECHNIQUE

CRITÈRES DE GRAVITÉ D'UNE CRISE D'ASTHME

	ASTHME LÉGER	ASTHME MODÉRÉ	ASTHME SÉVÈRE	ARRÊT RESPIRATOIRE IMMINENT
Dyspnée	• À la marche • Peut s'allonger	• En parlant • Position assise • Nourrisson inhabituellement calme, cris plus brefs, difficultés d'alimentation	• Enfant restant au repos • Alimentation impossible • Enfant penché en avant	
Parole	Normale	Phrases isolées	Mots isolés	
Vigilance	Agitation possible	Agitation habituelle	Agitation habituelle	• Somnolence • Confusion
Fréquence respiratoire	Augmentée	Augmentée	> 30/min	Pauses

FRÉQUENCE RESPIRATOIRE NORMALE EN FONCTION DE L'ÂGE				
• < 2 mois • 2-12 mois • 1-5 ans • 6-8 ans	• < 60/min • < 50/min • < 40/min • < 30/min			
Mise en jeu des muscles respiratoires accessoires (signes de lutte)	Inhabituelle	Habituelle	Habituelle	Asynergie thoraco-abdominale
Sibilants	Modérés, uniquement expiratoires	Importants	Importants	Silence auscultatoire
Fréquence cardiaque	< 100/min	100-120/min	> 120/min	Bradycardie
FRÉQUENCE CARDIAQUE NORMALE EN FONCTION DE L'ÂGE				
• 2-12 mois • 1-2 ans • 2-8 ans	• < 160/min • < 120/min • < 110/min			
Pouls paradoxal	Absent Ou < 10 mmHg	Peut être présent 10-25 mmHg	Souvent présent 25-40 mmHg	Son absence suggère l'épuisement respiratoire
DEP (% de la valeur théorique ou de la meilleure valeur obtenue)	> 80 %	60-80 %	< 60 %	
PaO_2 sous air	Normale	> 60 mmHg	< 60 mmHg Cyanose possible	
$PaCO_2$	< 45 mmHg	< 45 mmHg	> 45 mmHg	
SaO_2	> 95 %	90-95 %	< 90 %	

FICHE PHARMACOLOGIE

Cf. Fiches pharmacologies de l'asthme *spécialité* Pneumologie, p. 1375 à 1392.

PÉDIATRIE

OTITES DU NOURRISSON ET DE L'ENFANT

FICHE MALADIE

Principaux germes :
- *Haemophilus influenzae.*
- *Streptococcus pneumoniae.*
- *Moraxella catarrhalis.*
- *Pseudomonas aeruginosa* (< 3 mois ++).
- Streptocoque A, staphylocoque, etc.

DISTINCTION DE 3 STADES

- Otite congestive.
- Otite suppurée collectée.
- Otite suppurée avec otorrhée spontanée.

PARTICULARITÉS CLINIQUES SELON LE GERME

- *Haemophilus* :
  - fièvre modérée, conjonctivite.
- Pneumocoque :
  - fièvre élevée, otalgie intense.

PRINCIPAUX DIAGNOSTICS DIFFÉRENTIELS

- Otite séreuse (tympan mat, épanchement souvent translucide rétrotympanique).
- Myringite aiguë (virale ++, phlyctène translucide ou hémorragique sur le tympan).
- Otite externe (otalgie ++, CAE inflammatoire, tympan normal).

COMPLICATIONS

- Mastoïdite.
- Paralysie faciale.
- Labyrinthite.
- Méningite.
- Abcès cérébral.
- Thrombophlébite du sinus latéral.
- Otite séromuqueuse.

FACTEURS FAVORISANTS DES OTITES À RÉPÉTITION

- Vie en collectivité (crèche).
- Hypertrophie des végétations.
- Reflux gastro-œsophagien.
- Immunodépression.
- Tabagisme passif.
- Carence martiale.

FACTEURS DE RISQUE DE PNEUMOCOQUE DE SENSIBILITÉ DIMINUÉE À PÉNICILLINE (PSDP)

- Vie en collectivité.
- Otite récente.
- Traitement antibiotique récent.
- Âge < 18 mois.

TRAITEMENT

- **Antalgiques, antipyrétiques (paracétamol, ibuprofène).**
- Gouttes auriculaires antalgiques (*OTIPAX*) : 3 instillations/j.
- Désinfection rhinopharyngée (sérum physiologique) si besoin.
- **Antibiotiques** (durée 8-10 jours < 2 ans ; 5 jours > 2 ans).

OTITE DE DÉCOUVERTE RÉCENTE NON TRAITÉE

▶ **Âge < 2 ans**

Traitement systématique par amoxicilline en première intention (80 à 90 mg/kg/jr en 2 ou 3 prises).

Cefpodoxime proxétil (*ORELOX*) : en 2 prises *per os*.

Si allergie pénicilline

BACTRIM ou *PÉDIAZOLE*, traitement d'emblée seulement si fièvre élevée ou otalgie intense, sinon traitement si persistance des symptômes à 48h.

▶ **Âge > 2 ans**

Idem (*cf.* ci-dessus). Attendre 48 heures avant de débuter les antibiotiques, sauf si forme très fébrile ou très douloureuse, car guérison spontanée fréquente à cet âge.

▶ **En cas d'intolérance alimentaire associée**

Possibilité de traitement par une injection unique (IM ou IV) de **ceftriaxone** (*ROCEPHINE*).

Contrôle otoscopique souhaitable en fin de traitement.

EN L'ABSENCE D'AMÉLIORATION CLINIQUE (FIÈVRE, ASPECT LOCAL DU TYMPAN) À 48-72 H DE TRAITEMENT

• Prélèvement bactériologique ++ (paracentèse).

• **Amoxicilline ac clavulanique** (*AUGMENTIN*) en 3 prises *per os* puis adaptation (selon germe, sensibilité et CMI) :

– si pneumocoque de sensibilité diminuée à la pénicilline : poursuite de **amoxicilline** (*CLAMOXYL*) : à plus forte dose *per os* ou traiter par **ceftriaxone** (*ROCÉPHINE*) ;

– si *Haemophilus* : **amoxicilline-acide clavulanique** (*AUGMENTIN*) : *per os* ou **cefpodoxime proxétil** (*ORELOX*) : *per os*.

• Réévaluation après 72 h du changement de traitement.

INDICATION DE PARACENTÈSE

• Otite hyperalgique malgré traitement.
• Échec de l'antibiothérapie probabiliste.
• Age < 3 mois (pyocyanique ++).
• Immunodépression.
• Complications (méningite, mastoïdite, etc.).

BRONCHIOLITE

FICHE MALADIE

DÉFINITION

Dyspnée expiratoire survenant chez un nourrisson de moins de 2 ans en période automnohivernale (octobre à mars).

CAUSES ET MÉCANISMES

Affection virale (VRS dans 75 % des cas) qui cause une inflammation et un encombrement des bronches, responsable d'une symptomatologie proche d'une crise d'asthme : polypnée, dyspnée et sifflements ; dans un contexte de rhinopharyngite modérément fébrile.

DIAGNOSTIC

Il est essentiellement clinique.

Une radiographie de thorax ne sera demandée qu'en cas de forme sévère ou très fébrile pour éliminer une atélectasie ou un foyer pulmonaire.

TRAITEMENT

Le traitement est symptomatique, destiné à passer le cap de la dyspnée aiguë. Il est réalisé le plus souvent à domicile mais une hospitalisation est nécessaire en cas de signes de luttes marqués (polypnée > 60/min), de difficultés alimentaires (quantités < 1/2 des quantités habituelles) ou d'hypoxie (SpO_2 < 94 %).

L'hospitalisation est quasi systématique si âge < 6 semaines, prématurité < 34 SA, ATCD cardiaque ou pulmonaires chroniques.

PRONOSTIC

Il est excellent avec guérison sans séquelle dans la majorité des cas. Mais il existe un risque de récidives et d'évolution vers une maladie asthmatique (éventuel rôle propre du VRS + rôle du terrain atopique personnel ou familial).

FICHE INFIRMIÈRE

EXAMENS

Afin d'affirmer l'origine virale de l'infection, notamment chez les nourrissons fébriles de moins de 3 mois, on peut effectuer une recherche de VRS par immunofluorescence sur les sécrétions naso-pharyngées prélevées lors d'une aspiration.

SURVEILLANCE DU TRAITEMENT

SOINS – TRAITEMENT

- Installation en proclive.
- Oxygénothérapie nasale pour obtenir une SpO_2 > 94 %. Dans les formes les plus sévères, surtout chez les nourrissons de moins de 6 semaines et les anciens prématurés, une ventilation assistée transitoire en réanimation pourra être nécessaire.
- Dans les formes peu sévères, alimentation épaissie et fractionnée au biberon. Si l'intensité de la dyspnée gêne l'alimentation, gavage gastrique ou duodénal, voire perfusion (glucosé à 5 % + électrolytes) 90 à 120 mL/kg/j selon l'âge.
- Kinésithérapie respiratoire (1 à 3 séance(s)/j).
- Désobstructions rhinopharyngées au sérum physiologique et aspirations à la demande.
- La prescription d'aérosols de bronchodilatateurs n'est pas systématique ; elle ne ralentit pas l'évolution de la bronchiolite mais peut permettre de passer un cap difficile. Plus l'enfant est jeune, moins le **salbutamol** (*VENTOLINE*) a de chances d'être efficace.
- Antibiothérapie : indiquée uniquement en cas de surinfection bactérienne.
- Traitement antipyrétique.

SURVEILLANCE

Surveillance continue de la fréquence cardiaque, de la fréquence respiratoire et de la saturation en oxygène par scope. Surveillance des signes de lutte ; de la tolérance de l'alimentation.

Prévenir le médecin en cas de modification de ces paramètres pouvant faire craindre une aggravation nécessitant un passage en réanimation pour ventilation assistée.

ÉDUCATION ET CONSEILS

Insister en maternité auprès des parents des bébés qui naissent pendant la période à risque (septembre à janvier) sur les conseils simples afin de prévenir la maladie : lavage des mains ; éviter le contact avec des enfants enrhumés plus grands (et donc décaler l'entrée en crèche au printemps si possible) ; port de masque pour les adultes malades.

MUCOVISCIDOSE

FICHE MALADIE

DÉFINITION, CAUSE ET MÉCANISMES

La mucoviscidose est la plus fréquente des maladies autosomiques récessives. Son incidence en France est de 1/2 500 naissances (avec fréquence des hétérozygotes dans la population de 1/50). Le gène de la mucoviscidose est situé sur le bras long du chromosome 7. Ce gène code pour une protéine transmembranaire CFTR, qui en cas de mutation (ΔF 508 dans 70 % des cas) entraîne un dysfonctionnement des canaux Na et Cl, conduisant à une hyperviscosité du mucus et à une hyperexcrétion de chlore.

DIAGNOSTIC

DÉPISTAGE NÉONATAL

Il est réalisé systématiquement en France depuis 2002, en même temps que le test de Guthrie, par dosage de la trypsine immunoréactive plus ou moins recherche de mutation du gène de la mucovicidose par biologie moléculaire si le dosage est élevé.

APRÈS LA NAISSANCE

Test de la sueur > 60 mEq/L à 2 reprises (nécessite 100 mg de sueur minimum, poids > 4 kg, attention aux faux positifs) ; à confirmer par une recherche de mutation du gène de la mucoviscidose.

TRAITEMENT

La prise en charge est multidisciplinaire (médicale, infimière, kinésithérapique, diététique, psychologique) et organisée dans des centres de ressources et de compétences pour la mucoviscidose (CRCM) en collaboration avec le médecin traitant ou l'hôpital de proximité.

TRAITEMENT DE L'ATTEINTE RESPIRATOIRE

▶ Kinésithérapie respiratoire

Elle doit être systématique, dès le diagnostic. Quotidienne, voire pluriquotidienne en période d'exacerbation, elle permet le drainage des sécrétions bronchiques.

▶ Traitement des surinfections pulmonaires

À envisager souvent dès la survenue de signes d'exacerbation (modification de l'expectoration, de la toux, de la tolérance à l'effort).

• Antibiothérapie guidée par les derniers ECBC.

• Germes fréquents : *Haemophilus influenzae, Staphylococcus aureus, Pseudomonas aeruginosa*.

TRAITEMENT DE L'ATTEINTE DIGESTIVE

▶ Régime hypercalorique normolipidique

130 % des apports recommandés pour l'âge, à équilibrer avec la diététicienne au cas par cas (utilité des suppléments nutritionnels type *FORTIMEL*).

▶ Apports de sodium (en cas de forte chaleur)

4 à 5 mEq/kg/j (transpiration abondante).

▶ Supplémentations vitaminiques liposolubles : A, D, E et K (pour le nourrisson)

- Vitamine A : 5 000 à 10 000 U/j.
- Vitamine D : 800 U/j.
- Vitamine E : 10 à 20 mg/kg/j.
- Vitamine K : 10 mg/trimestre (nourrisson).

▶ Insuffisance pancréatique exocrine (85 %)

Extraits pancréatiques avant les repas, *CRÉON* : 2 000 à 10 000 U/kg/j de lipase (max. 250 000 UI/j), réparties en 3 prises. Dose individuelle à trouver pour un bon confort digestif.

▶ En cas de mauvais état nutritionnel

Utilisation ponctuelle ou au long cours :

• de nutrition entérale (par sonde gastrique ou gastrostomie), souvent nocturne ;

• de nutrition parentérale sur cathéter implantable.

PRONOSTIC

Le pronostic dépend de l'importance de l'atteinte respiratoire qui est inéluctable. Avec la prise en charge actuelle, la médiane de survie est d'environ 30 à 40 ans.

La transplantation pulmonaire améliore le pronostic avec une médiane de survie de 8 ans et une espérance de 76 % à 1 an, 56 % à 5 ans et 47 % à 10 ans.

FICHE INFIRMIÈRE

EXAMENS

• Radiographie de thorax au moins 1 fois/an ; scanner thoracique si besoin.
• EFR à la demande.
• Examen cytobactériologique des crachats (ECBC) régulièrement, pour recherche de colonisation à *Pseudomonas aeruginosa, Staphylococcus aureus.*
• Bilan biologique au moins 1 fois/an : bilan nutritionnel, bilan inflammatoire, sérologies aspergillaires.
• Échographie abdominale et échographie cardiaque tous les 3 ou 4 ans.

SURVEILLANCE DU TRAITEMENT

TRAITEMENT – SOINS

Administration des antibiotiques par voie IV ou par aérosols si besoin.

SURVEILLANCE

Visite dans le CRCM référent au moins une fois par mois jusqu'à l'âge de 6 mois, tous les 2 mois jusqu'à l'âge d'un an, puis tous les trimestres.
Surveillance de la fonction respiratoire : FR, SpO_2, *peak-flow et/ou spirométrie, ECBC.* Surveillance de la fonction digestive : poids et indice de masse corporelle, alimentation, transit.

ÉDUCATION ET CONSEILS

La mucoviscidose, comme toutes les maladies chroniques de l'enfance, expose au risque de mauvaise observance des traitements notamment à l'adolescence. Il faut donc profiter de chaque consultation ou hospitalisation pour insister sur l'importance des traitements et sur l'hygiène de vie : pas de tabac, ni d'alcool :
• consulter rapidement un médecin en cas de douleurs abdominales, vomissements, perte de poids, grande fatigue avec perte de la soif, modification de l'état respiratoire ;
• ne pas oublier la kinésithérapie respiratoire quotidienne ;
• adapter les doses d'extraits pancréatiques à la richesse en graisse de chaque repas et à l'aspect des selles selon les prescriptions médicales ;
• augmenter la supplémentation en sel et s'hydrater davantage en cas d'effort prolongé ou de forte chaleur selon les prescriptions médicales ;
• respecter une hygiène de vie rigoureuse afin de diminuer le risque d'infection : se laver, et faire laver à l'entourage, régulièrement les mains, particulièrement avant et après les aérosols et la kiné, mais aussi dans tous les actes de la vie quotidienne (repas, etc.) ; porter un masque lors des consultations hospitalières, faire porter un masque à l'entourage s'il présente une infection ORL ou bronchique ; ne pas fumer et ne pas s'exposer à la fumée de cigarette ;
• vérifier les vaccinations : vaccinations classiques + pneumocoque tous les 3 ans + grippe tous les ans ;
• ne jamais interrompre un traitement sans avis médical même si tout semble bien aller ;
• pratiquer une activité physique ou sportive régulière adaptée aux capacités respiratoires ;
• refaire tous les ans le projet d'accueil individualisé (PAI) pour favoriser l'intégration scolaire ; privilégier un mode de garde individuel plutôt que collectif pour le nourrisson ;
• toujours emporter avec soi la « carte de soins et d'information mucoviscidose » qui vous a été remise afin de pouvoir la présenter à tout médecin prenant en charge votre enfant en urgence.

FICHE TECHNIQUE

TEST DE GUTHRIE

Le test de Guthrie (du nom du médecin américain qui l'a mis au point en 1962) ne dépistait initialement que la phénylcétonurie.

Il permet actuellement de dépister 5 maladies asymptomatiques à la naissance et dont la prise en charge précoce permet d'éviter une évolution défavorable :

- phénylcétonurie ;
- hypothyroïdie congénitale ;
- hyperplasie congénitale des surrénales ;
- mucoviscidose ;
- drépanocytose.

Les quatre premières maladies sont dépistées chez tous les enfants ; la drépanocytose n'est recherchée que dans les populations à risques : enfant dont au moins un des parents est originaire d'un des pays suivants : pays d'Afrique noire, Cap-Vert, Antilles, Guyane, Amérique du Sud (Brésil), Noirs d'Amérique du Nord, Inde, Océan Indien (Madagascar, Réunion, Maurice, Seychelles, Comores), pourtour du Bassin Méditerranéen : Afrique du Nord (Algérie, Tunisie, Maroc), Italie du Sud et Sicile, Grèce, Turquie, Moyen-Orient (Liban, Syrie, Yémen, Arabie Saoudite, Oman, Emirats Arabes Unis, Bahreïn) et Corse.

Ce test nécessite le recueil de quelques gouttes de sang qui sont ensuite déposées sur du papier buvard lui-même envoyé dans des centres de référence pour analyse.

Le recueil de sang se faisait initialement par prélèvement capillaire au niveau du talon. De plus en plus, compte tenu du nombre plus important de maladies dépistées et de la douleur engendrée par le prélèvement capillaire (avec également des risques d'infection), ce prélèvement est effectué par voie veineuse sur le dos de la main.

Pour être fiable vis-à-vis du dépistage de la phénylcétonurie, le recueil ne peut être effectué qu'après 3 jours d'alimentation soit au mieux à 72 h de vie chez le nourrisson bien portant.

Les valeurs seuils des différents dosages ont été choisies pour ne pas méconnaître un seul malade ; de ce fait un certain nombre d'enfants dépistés ne sont en fait pas malade (faux positifs). Tout test positif à la naissance nécessite donc une confirmation avant mise en route d'un traitement ou d'un suivi particulier.

TUBERCULOSE

FICHE MALADIE

DÉFINITION

Maladie infectieuse à transmission interhumaine due à une mycobactérie : *Mycobacterium tuberculosis* (bacille de Koch).

CAUSES ET MÉCANISMES

Les enfants sont le plus souvent contaminés par un adulte de leur entourage. Après contamination aéroportée au niveau bronchique, la maladie peut rester latente pendant plusieurs mois ou années avant de se déclarer : les formes pulmonaires sont les plus fréquentes mais il existe aussi des atteintes méningées, ganglionnaires, ou osseuses (mal de Pott).

DIAGNOSTIC

En l'absence de signe clinique et radiologique (tuberculose latente), le diagnostic repose sur la mise en évidence d'un virage tuberculinique : intradermoréaction à la **tuberculine**

(*TUBERTEST*) > 5 mm en l'absence de vaccination ou > 10-15 mm après vaccination ou sur un test QuantiFERON (*cf.* Fiche technique *spécialité* Pneumologie, p. 1408) positif.
En présence de signes cliniques (tuberculose maladie : fièvre, toux, altération de l'état général avec amaigrissement), le diagnostic repose en plus sur la radio du thorax complétée par un scanner thoracique et sur la mise en évidence de la mycobactérie sur les tubages gastriques, et sur le LBA obtenu par fibroscopie bronchique.

TRAITEMENT

TRAITEMENT PRÉVENTIF

Il repose sur la vaccination par le BCG (bacille de Calmette et Guérin), vaccination obligatoire jusqu'en 2007 et actuellement toujours fortement conseillée en Île-de-France.

TRAITEMENT DE LA TUBERCULOSE LATENTE

Il repose sur l'association de deux antituberculeux (**isoniazide** et **rifampicine**) pendant 3 mois.

TRAITEMENT DE LA TUBERCULOSE MALADIE

Il repose sur l'association de 3 ou 4 antituberculeux (**isoniazide, rifampicine, pyrazinamide, ± éthambutol**) pendant 2 mois puis bithérapie pendant 4 mois.

PRONOSTIC

Le plus souvent favorable si le traitement est bien suivi.

FICHE INFIRMIÈRE

(*cf.* Tuberculose adulte, p. 1405)

FICHE PHARMACOLOGIE

Cf. Fiches pharmacologies Tuberculose, *spécialité* Pneumologie, p. 1405 à 1417.

ANÉMIE SIDÉROPENIQUE

FICHE MALADIE

DÉFINITION

Anémie microcytaire arégénérative avec fer sérique bas, ferritine basse, coefficient de saturation bas, CTF augmentée ; secondaire à un manque de fer par défaut d'apport, malabsorption ou pertes excessives.
Également appelée anémie par carence martiale.

CAUSES ET MÉCANISMES

CAUSE ANTÉNATALE

- Carence maternelle importante.
- Prématurité, hypotrophie.
- Grossesse gémellaire.
- Hémorragie fœto-maternelle.

BESOINS ACCRUS

Polyglobulie des cardiopathies cyanogènes.

SURVEILLANCE

Surveillance clinique : mesure de la PA, de FC et de la température toutes les 3 à 6 h ; contrôle du poids 2 fois par jour ; vérifier la reprise de la diurèse avant la 6e h de réhydratation ; surveiller la fréquence et la consistance des selles.

Surveillance de la voie d'abord : risque de diffusion si débit important.

Surveillance biologique : contrôle du ionogramme sanguin toutes les 6 h tant qu'il reste perturbé (hypo- ou hypernatrémie, insuffisance rénale fonctionnelle).

ÉDUCATION ET CONSEILS

Bien expliquer aux parents le mode de transmission oro-fécal des gastroentérites et leur prévention surtout en cas de voyage à l'étranger :

- bien se laver les mains avant et après les changes des nourrissons, avant et après la préparation et l'administration des repas ;
- utiliser uniquement de l'eau minérale en bouteille ;
- laver et peler les fruits et les légumes ;
- bien faire cuire les viandes, surtout le steak haché ;
- préférer les produits laitiers pasteurisés et éviter ceux à base de lait cru, surtout avant l'âge de 3 ans.

Les règles d'hygiène doivent aussi être parfaitement bien appliquées par le personnel médical et paramédical travaillant dans les crèches et dans les services hospitaliers car la gastroentérite à rotavirus est la première cause d'infection nosocomiale en pédiatrie.

Le virus est très résistant à l'air libre et peut être transmis non seulement directement à partir des mains en cas de non respect des durées de lavage (préférer les solutions hydroalcoolique), mais aussi à partir des surfaces (plan de travail, table à langer, etc.) qui ont pu être souillées et doivent donc être également régulièrement désinfectées.

PÉDIATRIE

FICHE TECHNIQUE

PRISE EN CHARGE D'UNE DÉSHYDRATATION SÉVÈRE

En cas de déshydratation avec perte de poids > 10 %, et surtout si signes de choc (tachycardie, allongement du temps de recoloration cutanée, extrémités froides et marbrées, hypotension), la priorité est à la mise en place d'une voie d'abord veineuse, si possible en moins de 5 à 10 min. En cas d'échec en périphérie, le médecin, ou l'infirmière si elle a été formée, pourra être amené(e) à poser une voie intra-osseuse au niveau du tibia.

Sur cette voie on passera initialement : 20 mL/kg de sérum physiologique, en moins de 15 min, à répéter 1 ou 2 fois si besoin jusqu'à disparition des signes de choc ; puis relais par la perfusion prescrite par le médecin.

FICHE PHARMACOLOGIE

SOLUTÉS DE RÉHYDRATATION ORALE

■ Solutés de réhydratation orale

ADIARIL					
Énergie 105 kcal/L, osmolarité 250 mOsm/L, glucose 13,3 g/L, saccharose 12,5 g/L, Na^+ 60 mmol/L, K^+ 20 mmol/L, citrates 10 mmol/L	10 sach. 7 g			NR	

NOVALAC HYDRANOVA					
Énergie 108 kcal/L, osmolarité 245 mOsmol/L, glucose 25,5 g/L, Na^+ 60 mmol/L, K^+ 20 mmol/L, Cl^- 61 mmol/L, citrates 10 mmol/L	10 sach. 6,5 g			NR	
VIATOL					
Énergie 80 kcal/L, osmolarité < 270 mOsm/L, glucose 20 g/L, Na^+ 50 mmol/L, K^+ 25 mmol/L, citrates 12,5 mmol/L, bicarbonates 30 mmol/L	10 sach. 6,5 g			NR	

Propriétés

Solutés de réhydratation orale ayant un apport équilibré en glucose et en électrolytes permettant de compenser les pertes digestives causées par une diarrhée aiguë.

Indications

Prévention et correction des déshydratations au cours des diarrhées aiguës de l'enfant.

Précautions d'emploi

Conserver à l'abri de l'humidité et de la chaleur.

Une fois la solution reconstituée (1 sach. pour 200 mL d'eau), conservation possible au réfrigérateur pendant 24 h.

Pour une meilleure absorption, administrer entre les repas. Les quantités administrées sont régulées par la soif du nourrisson.

L'efficacité du traitement doit être surveillée rigoureusement (poids, état d'hydratation, etc.).

Reprendre l'alimentation dès que possible. Administrer exclusivement ces solutés plus de 3 j entraîne rapidement une dénutrition importante.

Les vomissements chez l'enfant diarrhéique ne sont pas une contre-indication à la réhydratation orale. Celle-ci doit être particulièrement fractionnée. L'apport de glucose fait rapidement cesser des vomissements entretenus par une cétose de jeûne.

MALADIE CŒLIAQUE

FICHE MALADIE

DÉFINITION

Intolérance à une protéine, le gluten, contenue dans les céréales (blé, orge, seigle).

CAUSES ET MÉCANISMES

Cette intolérance conduit à une atrophie des villosités de la muqueuse de l'intestin grêle responsable d'une diarrhée chronique par malabsorption, entraînant une cassure de la courbe de poids, puis de la taille.

DIAGNOSTIC

BILAN DE MALABSORPTION

- Protidémie, albuminémie, cholestérolémie.
- NFS, hémostase, fer sérique, folates.
- Vitamines A, D, E, K.

BILAN IMMUNOLOGIQUE

Recherche d'anticorps (IgG et IgA) antitransglutaminase et anti-endomysium.

Leur taux est proportionnel à l'intensité d'exposition au gluten, permettant ainsi de surveiller par leur décroissance l'observance du régime sans gluten.

BIOPSIE DU GRÊLE (AU COURS D'UNE GASTROSCOPIE)

Elle reste indispensable pour confirmer définitivement le diagnostic et doit montrer une atrophie villositaire totale ou subtotale (non spécifique).

TRAITEMENT

Régime sans gluten.

Exclusion complète de tous les aliments contenant une des 3 céréales suivantes : blé, orge, seigle.

L'avoine, jadis incriminée, semble actuellement être non pathogène, permettant ainsi son introduction dans l'alimentation.

Le régime sans gluten strict est très difficile car l'étiquetage des produits de grande consommation n'est pas toujours complet : orienter les patients vers le site de l'association française des intolérants au gluten (www.afdiag.org) qui recense les produits permis et interdits.

PRONOSTIC

Après un minimum de 5 ans de régime, et au mieux après la fin de la puberté, ont peut discuter une réintroduction du gluten car un certain nombre d'enfants peuvent devenir tolérants. En cas de récidive des symptômes cliniques (diarrhée) ou biologiques (malabsorption), il faut reprendre le régime à vie.

ALLERGIES ALIMENTAIRES DE L'ENFANT

FICHE MALADIE

DÉFINITION, CAUSES ET MÉCANISMES

Manifestations cutanées (eczéma, urticaire), digestives (diarrhées, vomissements) ou respiratoires (crise d'asthme, œdème de Quincke) liées à l'ingestion d'un aliment.

Les principaux allergènes chez l'enfant sont le lait, l'œuf, l'arachide, le poisson et la moutarde.

DIAGNOSTIC

Il ne faut pas confondre sensibilisation cutanée (*prick test* positif) et allergie réelle ; en effet, devant des *prick tests* positifs, il faudra rechercher une positivité des IgE spécifiques associés en l'absence de laquelle pourra se discuter une éventuelle réintroduction de l'allergène incriminé.

Bilan diagnostique :
- interrogatoire ;
- tests cutanés (*prick tests*);
- IgE spécifiques (orientés par clinique et tests cutanés) ;
- test de provocation orale (TPO) : réalisé en milieu hospitalier après disparition des symptômes sous régime d'exclusion, guidé par la décroissance des IgE spécifiques ; contre-indiqué en cas de manifestations cliniques de type immédiat (choc anaphylactique).

TRAITEMENT

RÉGIME D'EXCLUSION

Le seul traitement est l'éviction complète du ou des aliment(s) incriminé(s). Pour certains aliments (œuf, arachide, etc.), détermination d'un seuil de tolérance après test de provocation orale en milieu hospitalier permettant, en cas de seuil élevé, une alimentation en collectivité scolaire.

Dans l'allergie aux protéines du lait de vache, remplacement du lait par une formule à base d'hydrolysat de protéines (*ALFARE, PEPTIJUNIOR*), par un lait « végétal » (*MODILAC RIZ*), ou par une préparation d'Acides aminés (*NEOCATE*).

TRAITEMENT D'URGENCE

Prescription d'une trousse d'urgence comprenant au minimum un antihistaminique H1 oral, un corticoïde oral et selon les cas de l'**adrénaline** injectable en sous-cutané sous forme de stylo injecteur (*ANAPEN*).
Rédaction d'un projet d'accueil individualisé (PAI) avec prescription d'une trousse d'urgence + éventuels paniers repas, si enfant fréquente une collectivité.

PRONOSTIC

Dans un certain nombre de cas, notamment en cas d'allergie aux protéines de lait, l'allergie peut disparaître en grandissant. Parfois, au contraire, l'allergie s'aggrave à chaque nouveau contact avec risque vital.

FICHE INFIRMIÈRE

EXAMENS

Réalisation possible des tests cutanés après formation par le médecin allergologue.

SURVEILLANCE

Risque de choc anaphylactique lors des tests de provocation par voie orale ou lors des tests de réintroduction après éviction : mise en place d'une voie d'abord ; surveillance de la pression artérielle, du pouls, de l'apparition de signes cutanés ou muqueux ou respiratoires d'allergie ; préparation d'une seringue d'adrénaline (ampoules d'1 mL = 1 mg) : injecter 0,01 mL / kg sans dépasser 0,5 mL, par voie intramusculaire ; en cas de réaction allergique sévère.

ÉDUCATION ET CONSEILS

Un régime d'exclusion stricte d'un aliment est d'autant plus difficile à réaliser que l'enfant est jeune et fréquente une collectivité.
La prévention d'une réaction allergique sévère passe donc par l'éducation des parents : remise d'une liste écrite des aliments interdits ; formation des parents à la lecture des étiquettes des produits alimentaires du commerce, au dépistage des premiers signes d'allergie, à l'administration de l'**adrénaline** IM (*ANAPEN*).

VOMISSEMENTS DU NOURRISSON

FICHE MALADIE

DÉFINITION

Rejet actif et involontaire par la bouche du contenu gastrique.

CAUSES ET MÉCANISMES

C'est un symptôme très fréquent, aux étiologies multiples, la plupart du temps bénignes ; certaines causes sévères sont toutefois à écarter. Il est donc important de trouver l'étiologie des vomissements.

DIAGNOSTIC

CAUSES DIGESTIVES

- Occlusion : malformation digestive, volvulus, invagination intestinale aiguë, hernie étranglée, iléus méconial du nouveau-né, maladie de Hirschprung, etc.
- Sténose du pylore.
- Appendicite aiguë, péritonite (iléus réflexe).
- Gastroentérite aiguë.
- Allergie alimentaire.
- Reflux gastro-œsophagien.
- Pathologie hépato-biliaire ou pancréatique.
- Erreur diététique, *forcing* alimentaire.

CAUSES EXTRA-DIGESTIVES

- Infectieuses : toute infection (méningée, ORL, pulmonaire, urinaire).
- Neurologiques (HTIC) : infections, hématomes intracrâniens, hémorragies, tumeurs.
- Troubles métaboliques : hyponatrémie, hypercalcémie, acidocétose diabétique, maladies innées du métabolisme, hyperplasie congénitale des surrénales.
- Toxiques (vitamines D, A, etc.) ou médicamenteuses.
- Vomissements psychologiques : diagnostic d'élimination.
- Penser à la pérennisation de vomissements par l'acétonémie du jeûne (bandelette urinaire).

TRAITEMENT

TRAITEMENT SYMPTOMATIQUE

- **Antiémétisant, dompéridone** (*MOTILIUM*) : suspension : 0,75 mg/kg/j en 3 prises (1 dose poids/prise) ou **métopimazine** (*VOGALENE*) : 1 mL/kg/j en 3 prises (1 dose poids/ prise) (ou par voie rectale, suppositoire sécable à 5 mg : 1/2 à 1 sup. x 2 à 3/j).
- En cas de déshydratation, essayer des solutés de réhydratation en petites quantités répétées, voire en gavage, ou bien perfuser.

PÉDIATRIE

FICHE INFIRMIÈRE

EXAMENS

Bilan biologique à visée étiologique (NFS, CRP) et pour apprécier le retentissement (ionogramme sanguin).

Bilan radiologique à visée étiologique (ASP, échographie).

SURVEILLANCE DU TRAITEMENT

Administration des **antiémétisants**.

Perfusion pour réhydratation intraveineuse si vomissements persistants malgré les **antiémétisants.**

SURVEILLANCE

Noter la fréquence, l'abondance et l'aspect des vomissements : tout vomissement bilieux (« vert ») doit faire évoquer une origine chirurgicale.

FICHE PHARMACOLOGIE

ANTIÉMÉTIQUE

■ Métopimazine

VOGALÈNE					
En 3 prises : < 6 ans : 1 mg/kg/j 6-12 ans : 1,5-3 sup./j >12 ans : 3 à 6 sup./j	10 sup. séc. 5 mg	1,43	II	30 %	0,14
6-12 ans : 1-2 lyocs/j	16 lyocs 7,5 mg	2,79	II	30 %	0,17
≤ 15 kg : 1 graduation de la seringue (0,33 mg)/kg x 1 à 3/j > 15 kg : 1 à 3 càc x 1 à 3/j	30 càc 0,1 %	2,53	II	30 %	0,08

Propriétés

Antipsychotique antiémétique, sans effet anticholinergique. La métopimazine renforce le péristaltisme du tube digestif supérieur :

- augmentation du tonus du sphincter inférieur de l'œsophage ;
- inhibition de la relaxation du fundus gastrique et stimulation de l'activité motrice ;
- élargissement du pylore au moment de son ouverture ;
- augmentation de la fréquence, de l'amplitude et de la durée des contractions duodénales.

Indications

Nausées, vomissements.
Reflux gastro-œsophagien, œsophagite.

Contre-indications

Dyskinésies tardives aux **antipsychotiques**.
Hémorragie, obstruction ou perforation gastro-intestinale.

Précautions d'emploi

Réduire la posologie chez l'insuffisant rénal ou hépatique.

Effets indésirables

Troubles extrapyramidaux (rares).
Gynécomasties, galactorrhée, aménorrhée.

Interactions médicamenteuses

Risque de potentialisation des antihypertenseurs et des dépresseurs du système nerveux central : **hypnotiques**, sédatifs, **analgésiques**, anesthésiques.

INFECTIONS URINAIRES

FICHE MALADIE

DÉFINITION

Infection bactérienne des voies urinaires basses (la cystite) ou hautes (la pyélonéphrite).

CAUSES ET MÉCANISMES

L'enfant se contamine par voie ascendante à partir de la flore digestive présente au niveau du périnée et qui remonte l'urètre. La clinique et la biologie permettent de différencier cystite (pollakiurie, brûlures mictionnelles, douleurs abdominales, dysurie, hématurie macroscopique) et pyélonéphrite (idem + fièvre, frissons, douleurs lombaires, syndrome inflammatoire).

Les germes en cause sont le plus souvent des bacilles Gram négatif (*Escherichia coli*, Klebsielle) et plus rarement des cocci Gram positifs (entérocoque, staphylocoque).

DIAGNOSTIC

Il repose sur l'interprétation de l'ECBU qui doit montrer une leucocyturie ≥ 10 000/mL et une bactériurie monomicrobienne ≥ 100 000/mL. La difficulté avant l'acquisition de la propreté est de recueillir les urines stérilement soit par pose de poche urinaire, soit par sondage. Après l'âge de 3 mois, une bandelette urinaire négative permet d'éliminer une infection urinaire. En cas de fièvre, on recherche des signes biologiques d'inflammation.

TRAITEMENT

Antibiothérapie probabiliste initiale puis adaptée à l'antibiogramme :

- soit d'emblée par voie orale en cas de cystite : **amoxicilline – ac clavulanique** (*AUGMENTIN*) ou **sulfaméthoxazole + triméthoprime** (*BACTRIM*) ou céfixime (*OROKEN*) ;
- soit initialement par voie veineuse pendant 3 à 4 jours avant relais oral en cas de pyélonéphrite : **ceftriaxone** (*ROCÉPHINE*) si bacilles Gram négatif ou **amoxicilline** (*CLAMOXYL*) si cocci Gram positif ± aminoside si âge < 3 mois ou sepsis.

PRONOSTIC

Le pronostic d'un premier épisode infectieux urinaire est excellent, mais il existe un risque de récidive qui peut conduire à des cicatrices rénales responsables d'HTA en cas de pyélonéphrites répétées. C'est pourquoi on réalise systématiquement une échographie devant tout premier épisode infectieux urinaire et une cystographie rétrograde à la recherche d'un reflux vésico-urétéral si l'échographie est anormale ou en cas de récidive de pyélonéphrite.

FICHE INFIRMIÈRE

EXAMENS

NFS, CRP, ionogramme sanguin.
Examen cytobactériologique des urines (ECBU).
Échographie rénale.

SURVEILLANCE DU TRAITEMENT

SOINS – TRAITEMENT

Administration des antipyrétiques et des antibiotiques IV : *POCEPHINE* en IVDL ou *CLAMOXYL* en IVDL.

SURVEILLANCE

Surveillance de la température en cas de pyélonéphrite.

ÉDUCATION ET CONSEILS

Conseils pour limiter le risque de récidive : lutte contre la constipation, boissons suffisantes et mictions régulières, bonne hygiène aux toilettes. Former les parents à la lecture de la bandelette urinaire (leucocytes, nitrites), à réaliser à domicile en cas de fièvre inexpliquée pour dépister une récidive.

PÉDIATRIE

ÉNURÉSIE

FICHE MALADIE

DÉFINITION

Absence de contrôle mictionnel nocturne après l'âge de 5 ans.

CAUSES ET MÉCANISMES

Il s'agit le plus souvent d'une énurésie primaire isolée avec antécédents familiaux identiques fréquents ; mais il faut savoir éliminer une :

- anomalie neurologique : atteinte de la commande nerveuse vésicale (miction par regorgement), comitialité ;
- malformation urologique (abouchement urétéral ectopique) ;
- infection urinaire, urétrite, oxyurose ;
- polyurie (diabète insipide, diabète sucré) ;
- immaturité vésicale, dyssynergie vésico-sphinctérienne.

DIAGNOSTIC

Aucun examen n'est nécessaire si l'interrogatoire est typique et si l'examen clinique de la région périnéale est normal.

TRAITEMENT

Il associe mesures éducatives (systématiques) et traitement médicamenteux (éventuel).

TRAITEMENT ÉDUCATIF

▶ Information des parents

Bannir les mesures répressives, corriger un laxisme excessif.
Expliquer le caractère incontrôlé et inconscient de l'énurésie.
Ne pas mettre de couches.

▶ Information de l'enfant

Déculpabiliser l'enfant, bien lui expliquer sa pathologie et sa bénignité.

L'impliquer dans le traitement (tenue d'un carnet où l'enfant note les nuits « sèches » : soleil, et « mouillées » : nuage), valoriser tous les progrès obtenus.

▶ **Mesures physiques**

Diminuer les boissons le soir.

Miction complète avant d'aller se coucher.

Parfois, réveil 2-3 h après le coucher pour uriner.

Gymnastique mictionnelle : apprendre à l'enfant à pousser et à se retenir.

▶ **Pipistop**

Appareil à louer en pharmacie, il réveille l'enfant dès l'émission des premières gouttes d'urine. Utilisable après 7 ans (l'enfant doit pouvoir s'en servir seul), il permet de nets progrès en quelques semaines.

▶ **Psychothérapie**

Seulement en cas de troubles du comportement associés.

TRAITEMENT MÉDICAMENTEUX

Utiliser un des deux médicaments suivants :

• antispasmodique anticholinergique, **oxybutynine** (*DITROPAN*): uniquement dans les énurésies associées à une immaturité vésicale ; tenir par ailleurs un calendrier mictionnel diurne (mictions régulières et complètes) ;

• analogue de l'ADH, **desmopressine** (*MINIRIN*) : le soir au coucher par cure de 3 mois renouvelable si récidive. Ne pas prendre de boisson dans les 8 h après la prise de *MINIRIN*.

TRAITEMENT PRÉVENTIF

Ne pas chercher à obtenir la propreté trop tôt (avant 16 mois).

PRONOSTIC

Le pronostic est globalement bon, avec ou sans traitement, mais l'énurésie peut parfois persister jusqu'à l'adolescence.

DIABÈTE

FICHE MALADIE

DÉFINITION, CAUSES ET MÉCANISMES

Hyperglycémie chronique par défaut d'action de l'insuline. Chez l'enfant, il s'agit presque toujours d'une maladie auto-immune, le diabète de type 1 ou insulinodépendant, qui est liée à une destruction des cellules sécrétrices d'insuline dans le pancréas.

DIAGNOSTIC

Le diagnostic est en théorie facile devant l'association d'un syndrome polyuropolydipsique avec amaigrissement : la bandelette urinaire retrouve la présence d'une glycosurie et la glycémie capillaire est > 2 g/L. Malheureusement, par défaut d'information des parents et des médecins, la maladie se révèle encore une fois sur deux par une acidocétose : l'enfant est alors déshydraté, parfois dans le coma, avec présence d'acétone en plus du sucre dans les urines, présence d'une acidose sur les gaz du sang.

La recherche d'anticorps anti-insuline et antiîlots permet de confirmer la nature autoimmune du diabète.

TRAITEMENT

Le traitement vise à maintenir la glycémie des patients aussi proche que possible de la normale (5,5 mmol/L, 1 g/L) : il associe des mesures médicamenteuses (insuline) et diététiques.

INSULINOTHÉRAPIE

▶ **Doses d'insuline**

0,8 à 1,5 U/kg/j, variables selon l'âge de l'enfant (plus élevées à la puberté), selon son activité, à adapter en fonction des résultats des glycémies capillaires réalisées plusieurs fois par jour, afin de maintenir un taux d'hémoglobine glyquée < 7 %.

Schémas d'injections

Après la phase initiale qui peut nécessiter (indispensable en cas d'acidocétose) une perfusion intraveineuse continue d'insuline à la seringue, l'insuline est administrée par voie sous-cutanée au stylo. Il existe une contradiction entre la *précision* du traitement qui demande de mieux répartir le nombre d'injections et le *confort* qui s'accommode à moins de 3 ou 4 inj/j. L'injection doit être immédiatement préprandiale avec l'insuline ultrarapide (analogue type *HUMALOG* ou *NOVORAPIDE*).

Schéma à 2 injections (répartition indicative)

- 1 injection avant le petit déjeuner : 70 % de la dose quotidienne répartis en 1/3 ultrarapide et 2/3 intermédiaire.
- 1 injection avant le dîner : 30 % de la dose quotidienne répartis en 1/3 ultrarapide et 2/3 intermédiaire.

Schéma à 3 injections (répartition indicative)

- 1 injection avant le petit déjeuner : insuline ultrarapide (20 % de la dose totale quotidienne).
- 1 injection avant le déjeuner : insuline ultrarapide (20 % de la dose totale quotidienne).
- 1 injection avant le dîner : insuline ultrarapide (20 % de la dose quotidienne) + ultralente (40 % de la dose quotidienne).

L'insuline à la pompe est utilisée pour améliorer le confort du patient et l'équilibre du diabète. Elle permet de délivrer de l'insuline en continu à des débits variables le jour et la nuit et des bolus préprandiaux.

Lieu d'injection

Sous-cutanée stricte, dans les bras ou le ventre le matin et les cuisses ou les fesses le soir (sans alterner car vitesse de résorption différente). Déplacer le point d'injection pour éviter les lipodystrophies. Utiliser des aiguilles courtes ++ chez l'enfant (5 mm ou 8 mm surtout).

Insulinothérapie en boucle fermée (pédiatrie)

Il s'agit d'un dispositif qui vise à imiter le fonctionnement naturel du pancréas. C'est la raison pour laquelle ces systèmes sont aussi appelés « pancréas artificiel ».

Le système comporte :

- une pompe à insuline qui délivre de l'insuline en continu,
- un capteur de mesure en continu du glucose,
- un algorithme d'intelligence artificielle qui est installé dans la pompe ou dans un appareil de commande type smartphone. Cet algorithme calcule automatiquement les doses d'insuline à injecter en fonction de la glycémie mesurée par le capteur.

Actuellement, le patient doit indiquer à l'appareil la quantité de sucre ingéré au cours du repas car ces systèmes n'ont pas encore la capacité de gérer de manière totalement autonome les doses d'insuline supplémentaires à administrer lors des différentes prises alimentaires.

CONTRÔLES GLYCÉMIQUES

La surveillance des glycémies peut se faire :

- à l'aide d'un capteur collé sur la peau qui mesure la glycémie dans le liquide interstitiel. La glycémie est alors lue par un smartphone ou une télécommande qu'on approche du capteur ;
- de façon traditionnelle par une glycémie capillaire : une goutte de sang est obtenue en piquant le bout d'un doigt. La goutte de sang est mise sur une bandelette, elle-même placée dans un lecteur de glycémie.

MESURES DIÉTÉTIQUES

Ration quotidienne

1 000 kcal + 100 kcal par année d'âge avec répartition des glucides 55 %, lipides 30-35 %, protides 10-15 % de la ration calorique quotidienne, à répartir harmonieusement entre les 3 repas sans modifier au quotidien cette répartition ; éviter les sucres à index glycémique élevé (sucres rapides). Donner des sucres lents à chaque repas.

En cas de schéma à 2 injections

Petit déjeuner, éventuelle collation vers 10 h (sucres lents), déjeuner vers 12 h, goûter sans sucres lents vers 16 h (laitage, fruit), dîner. Parfois, collation vers 22 h chez l'adolescent.

En cas de schéma à 3 injections

Trois repas d'horaires plus libres : petit déjeuner (20 % des glucides quotidiens), déjeuner (35 % des glucides), dîner (45 % des glucides). Modulation possible des doses d'insuline en fonction de la richesse glucidique des repas (insulinothérapie fonctionnelle).

PRONOSTIC

Les progrès des traitements insuliniques ont permis d'améliorer la qualité de vie des diabétiques au quotidien, mais il persiste un risque de complications à long terme si l'équilibre n'est pas optimal : lésions oculaires, rénales ou nerveuses. Le traitement peut lui-même être source de complications : les hypoglycémies.

FICHE INFIRMIÈRE

(*cf.* Diabète adulte)

FICHE PHARMACOLOGIE

Cf. Fiches pharmacologies *spécialité* Endocrinologie.

RACHITISME CARENTIEL

FICHE MALADIE

DÉFINITION

Il s'agit des signes cliniques et radiologiques liés à un défaut d'apport de vitamine D. Maladie devenue exceptionnelle en France du fait de la supplémentation systématique des nourrissons.

CAUSES ET MÉCANISMES

La vitamine D est rare dans l'alimentation et sa principale source provient de l'exposition solaire trop rare en Europe, surtout l'hiver. La vitamine D sert à l'absorption du calcium au niveau digestif et à sa fixation sur les os. En son absence, on observe des déformations progressives des os bien visibles aux membres inférieurs (*genu valgum*) et sur le thorax (chapelet costal). L'hypocalcémie entraîne une fatigue musculaire et peut provoquer des convulsions.

DIAGNOSTIC

Le diagnostic évoqué sur la clinique et les radiographies des membres et du thorax est confirmé par le dosage de la calcémie, basse, et de la vitamine D, effondrée.

TRAITEMENT

TRAITEMENT PROPHYLACTIQUE : VITAMINE D2 OU D3

▶ Chez la femme enceinte

Vitamine D, ergocalciférol (*UVESTÉROL D*) : dose n 1 (= 1 000 UI) *per os* par jour, pendant le dernier trimestre de grossesse si ce dernier se déroule en hiver.

▶ Chez tous les enfants de la naissance à 18 mois

Vitamine D, ergocalciférol (*UVESTÉROL D*) : dose n 1 (= 1 000 UI) *per os* par jour ; chez les prématurés, les enfants noirs : dose n 2 (= 1 500 UI) par jour.

▶ En cas de doute sur l'observance

Vitamine D, colécalciférol (*UVEDOSE D3*) : 1 amp. buvable à 100 000 UI *per os*, tous les 3 mois, jusqu'à 18 mois (à poursuivre jusqu'à 5 ans pendant le semestre d'hiver).

TRAITEMENT CURATIF

▶ Traitement initial si calcémie < 1,75 mmol/l

• Perfusion de calcium, gluconate de calcium (*CALCIUM LAVOISIER GLUCONATE 10 %*) : 1 g/m²/j de calcium-élément en IV continu ; diluer au 1/5e (10 mL dans 40 mL de glucosé 5 %).

• Associer 1,25 $(OH)_2$ D3, dérivé hydroxylé de la vitamine D, **calcitriol** (*ROCALTROL*) : 1 µg = 4 capsules 2 fois/j *per os*.

▶ **Dès que calcémie > 2 mmol/L**
Vitamine D, **cholécalciférol** (*VITAMINE D3 BON*) : 1 amp. buvable à 200 000 UI *per os*.
Arrêt du *ROCALTROL* 24 h après la vitamine D mère.

Calcium, **gluconate de calcium** (*CALCIUM-SANDOZ*) : 1 g/m²/j de calcium-élément *per os* en 2 ou 3 prises pendant 15 jours à 2 mois selon l'intensité de la déminéralisation.
Après le traitement, reprendre une prophylaxie normale.

PRONOSTIC

Le pronostic est excellent.

FICHE PHARMACOLOGIE

CALCIUM

■ Calcium ©

CACIT					
Calcithérapie à forte dose : 500 à 1 200 mg/j (calcium-élément)	60 cp. efferv. 500 mg 30 cp. efferv. 1 g	5,29 5,29		65 % 65 %	0,09 0,18
CALCIFORTE					
Idem *CACIT*	30 amp. buv. 500 mg	4,01		65 %	0,13
CALCIDOSE					
Idem *CACIT*	60 sach. pdre 500 mg	5,29		65 %	0,09
CALCIPRAT					
Idem *CACIT*	60 cp. 500 mg 60 cp. 750 mg 30 cp. 1 000 g	5,29 5,29 5,29		65 % 65 % 65 %	0,09 0,09 0,18
CALPEROS					
Idem *CACIT*	60 cp. séc. à sucer 500 mg	5,29		65 %	0,09
CALTRATE					
Idem *CACIT*	60 cp. séc. 600 mg	5,29		65 %	0,09
CALCIDIA					
2 à 3 sach./j	20 sach. glé 1,54 g	4,43		65 %	0,22

Propriétés

Apport calcique.

Indications

Carences calciques en période de croissance, de grossesse et d'allaitement.
Traitement d'appoint des ostéoporoses.

Contre-indications

Hypersensibilité à l'un des constituants.
Hypercalcémie, hypercalciuries avec lithiase calcique, calcifications tissulaires (néphrocalcinoses).
Immobilisations prolongées s'accompagnant d'hypercalcémie et/ou d'hypercalciurie : le traitement calcique ne doit être utilisé qu'à la reprise de la mobilisation.

Précautions d'emploi

En cas d'insuffisance rénale contrôler régulièrement la calcémie et la calciurie et éviter l'administration de fortes doses.

En cas de traitement de longue durée et/ou d'insuffisance rénale, il est nécessaire de contrôler la calciurie et de réduire ou d'interrompre momentanément le traitement si celle-ci dépasse 7,5 mmol/24 h (300 mg/24 h), chez l'adulte.

En cas de traitement associé à base de **digitaliques, tétracyclines, vitamine D**, fluorure de sodium (*cf.* Interactions médicamenteuses).

En raison de la présence d'aspartam dans certains produits, l'administration devra alors être évitée en cas de phénylcétonurie.

Effets indésirables

Constipation, flatulence, éructations, nausées ; une sensation de bouche sèche a été signalée au moment de la prise des comprimés.

Hypercalciurie, hypercalcémie en cas de traitement prolongé à fortes doses, ou d'association à la **vitamine D**.

Risque d'hypophosphatémie.

Interactions médicamenteuses

Digitaliques : l'administration orale de calcium, surtout si elle est associée à la **vitamine D**, risquant d'augmenter la toxicité des **digitaliques**, nécessite une stricte surveillance clinique et électrocardiographique.

Tétracyclines par voie orale : il est recommandé de décaler d'au moins 3 h la prise de calcium (interférence possible de l'absorption des **tétracyclines**).

Vitamine D à fortes doses : un contrôle hebdomadaire de la calciurie et de la calcémie est indispensable en raison du risque d'hypercalcémie.

En cas de traitement à base de fluorure de sodium ou par **biphosphonates**, il est conseillé de prendre le calcium à distance de ces produits (respecter un délai minimal de 2 h avant de prendre du calcium).

Diurétiques thiazidiques : risque d'hypercalcémie par suite de la réduction de l'élimination urinaire du calcium.

RETARD PUBERTAIRE

FICHE MALADIE

DÉFINITION

Absence de caractères sexuels secondaires après 13 ans chez la fille (pas de développement mammaire), et 14 ans et demi chez le garçon (testicules > 25 mm).

CAUSES ET MÉCANISMES

ORIGINE PÉRIPHÉRIQUE

▶ Chez la fille

- anomalies chromosomiques : syndrome de Turner, trisomie 21 ;
- pseudo-hermaphrodisme masculin (caryotype masculin avec phénotype féminin) : déficit en 5-a-réductase, insensibilité aux androgènes ;
- résistance aux gonadotrophines ;
- lésion ovarienne (auto-immune, infectieuse, post-radiothérapie) ;
- dysgénésie gonadique.

▶ Chez le garçon

- anomalies chromosomiques : Klinefelter, 45 X/XY, anomalies de l'Y ;
- anorchidie bilatérale ;
- hypoplasie des cellules de Leydig ;
- atrophie testiculaire (infectieuse, auto-immune, traumatique, médicamenteuse).

ORIGINE CENTRALE

Déficit en gonadotrophines dans le cadre d'un hypopituitarisme, le plus souvent tumoral mais parfois lié à une histiocytose, une sarcoïdose, une radiothérapie.

Déficit en gonadotrophines isolé (syndrome de Kallmann-de Morsier).

Étiologie fonctionnelle :

- syndromes polymalformatifs (Prader-Willi, Laurence-Moon-Biedl) ;
- maladies chroniques générales ;
- toxicomanie ;
- stress, sport de haut niveau.

RETARD PUBERTAIRE SIMPLE

Reste un diagnostic d'élimination malgré sa grande fréquence.

DIAGNOSTIC

Courbe de croissance.

Âge osseux.

Estradiol ou testostérone (selon le sexe), prolactine, T4, TSH.

FSH et LH de base et après stimulation par LH-RH.

Échographie pelvienne (fille).

Caryotype.

IRM cérébrale (si origine centrale).

TRAITEMENT

Il associe un traitement étiologique si possible et un traitement hormonal : œstrogène ou testostérone selon le sexe.

PRONOSTIC

Il dépend de la cause : il est excellent en cas de retard pubertaire simple ; dans les autres cas le traitement de la cause ou le traitement hormonal permettent l'apparition des caractères sexuels secondaires ; mais il peut persister un certain degré d'hypofertilité.

PUBERTÉ PRÉCOCE

FICHE MALADIE

DÉFINITION

Apparition précoce des caractères sexuels secondaires :

- avant 8 ans chez la fille (développement mammaire ± pilosité pubienne et/ou axillaire) ;
- avant 10 ans chez le garçon (testicules > 30 mm ± pilosité pubienne et/ou axillaire).

CAUSES ET MÉCANISMES

DÉVELOPPEMENT ISOLÉ D'UN CARACTÈRE PUBERTAIRE

Développement mammaire isolé (prémature télarche) : fréquent avant 2 ans ; absence d'imprégnation des organes génitaux internes, absence d'avance de l'âge osseux (radio du poignet) et absence d'accélération staturale ; pas de traitement ; régresse le plus souvent ou reste stable parfois ; surveiller l'absence de survenue d'autres signes pubertaires et d'accélération de la vitesse de croissance.

Pilosité pubienne isolée (prémature pubarche) ; éliminer un bloc surrénalien par un test au *SYNACTHÈNE* (forme non classique d'un bloc en 21-hydroxylase ++) ; pas de traitement, surveiller l'absence d'apparition d'autres signes pubertaires.

PUBERTÉ PRÉCOCE CENTRALE

Tumeur intracrânienne.

Kyste arachnoïdien, hydrocéphalie.

Secondaire à méningite, irradiation, traumatisme crânien.

Idiopathique (20 % chez le garçon, 80 % chez la fille).

PUBERTÉ PRÉCOCE PÉRIPHÉRIQUE (PLUS RARE)

▶ **Chez la fille**

- tumeur ovarienne ou surrénale ; kyste ovarien ;
- prise d'œstrogènes (pommade, comprimé, etc.) ;
- syndrome de Mac Cune Albright ;
- hyperplasie congénitale des surrénales (virilisation).

▶ **Chez le garçon**

- sécrétion tumorale de hCG ;
- tumeur testiculaire ou surrénale ;

- testotoxicose familiale ;
- hyperplasie congénitale des surrénales.

DIAGNOSTIC

- Âge osseux (voir ci-dessus).
- Échographie pelvienne (fille).
- Testostérone ou estradiol (selon le sexe).
- 17 OHP.
- Test à la LH-RH.
- IRM cérébrale (si puberté précoce centrale).

TRAITEMENT

PUBERTÉ PRÉCOCE CENTRALE

Traitement étiologique si possible.
Traitement freinateur selon certains critères à discuter au cas par cas (âge < 9 ans, avance d'AO de plus de 2 ans, pronostic de taille finale mauvais, etc.) : analogue de la GnRH, **leuproréline** (*ENANTONELP* 3,75 mg) en IM ou SC 1 fois/mois.

PUBERTÉ PRÉCOCE PÉRIPHÉRIQUE

Traitement étiologique principalement (étiologie souvent tumorale).
En cas de bloc surrénalien, traitement freinateur par hormones glucocorticoïdes (**hydrocortisone**).

PRONOSTIC

Il dépend de la cause et de la précocité de la prise en charge ; avec risque de petite taille définitive.

FICHE PHARMACOLOGIE

ANALOGUES DE LA LH-RH (PÉDIATRIE)

▪ Leuproréline

ENANTONE LP					
Puberté précoce : 1/2 fl. < 20 kg 1 fl. > 20 kg 1 inj. SC ou IM/mois	1 fl. 3,75 mg + disp.	109,49	I	65 %	109,49
1 inj. SC ou IM/3 mois	1 fl. 11,25 mg + disp.	324,63	I	65 %	324,63

▪ Triptoréline

DÉCAPEPTYL					
Puberté précoce : 1/2 fl. IM < 20 kg 1 fl. IM > 20 kg	1 fl. 2 mL = 3 mg LP	109,49	I	65 %	109,49

Propriétés

Peptides de synthèse, analogues de la LH-RH naturelle. Action initiale de stimulation de la sécrétion des hormones gonadotropes (élévation des taux sanguins de FSH et LH). L'administration continue prolongée entraîne en 2 à 4 sem. une inhibition de cette sécrétion aboutissant à un hypogonadisme. Ce dernier persiste pendant toute la durée du traitement sans phénomène d'échappement, il est réversible en 4 sem. à l'arrêt du traitement.

Après injection IM : phase de libération rapide pendant 1 ou 2 j à partir des microsphères, puis stabilisation de la libération pendant environ 1 mois.

Indications

Puberté précoce.

Contre-indications

Sensibilité particulière à l'alcool benzylique (**leuproréline**).

Précautions d'emploi

Conservation à moins de 25 °C.
Possibilité de survenue de petites métrorragies dans 30 % des cas ; associer pendant le 1er mois de traitement cyprotérone 100 mg/j.

Effets indésirables

Petites hémorragies vaginales (30 %).
Possibilité de réaction locale au point d'injection.
La tolérance du traitement dans cette indication est excellente.

Interactions médicamenteuses

Prudence en cas d'association avec des médicaments hyperprolactinémiants.

SATURNISME

FICHE MALADIE

DÉFINITION

Le saturnisme est un état d'intoxication chronique de l'enfant par le plomb.

CAUSES ET MÉCANISMES

L'intoxication touche le plus souvent les populations défavorisées qui vivent dans des immeubles anciens (< 1948) contenant des peintures au plomb qui s'écaillent et que les enfants mangent, ou dont l'eau est apportée par des conduites en plomb. Le plomb s'accumule dans l'organisme et est responsable des différentes manifestations cliniques.

DIAGNOSTIC

SIGNES CLINIQUES

La maladie peut être totalement asymptomatique et il faut penser à la rechercher chez tous les patients qui vivent dans un habitat à risque et en cas d'anémie inexpliquée.
Douleurs abdominales et constipation.
Fatigue et pâleur dues à l'anémie.
Troubles du comportement en cas d'atteinte neurologique, surtout chez l'enfant avant 6 ans.
Hypertension artérielle.

EXAMENS COMPLÉMENTAIRES

NFS : anémie microcytaire.
ASP : visualise le plomb au niveau du tube digestif.
Dosage du plomb qui permet de distinguer 5 classes d'intoxication de gravité croissante :

- < 100 µg/L : classe I ;
- 100-149 µg/L : classe IIA ;
- 150-249 µg/L : classe IIB ;
- 250-449 µg/L : classe III ;
- 450-700 µg/L : classe IV ;
- > 700 µg/L : classe V.

TRAITEMENT

TRAITEMENT PRÉVENTIF

Déclaration obligatoire.
Enquête visant à identifier et éliminer la source de contamination par le plomb.
Recherche systématique de saturnisme dans la fratrie.

TRAITEMENT CURATIF

Il dépend de la plombémie dont le dosage devra être vérifié.

▶ Classes I, II, III

Pas de traitement étiologique, mais suivi de la plombémie tous les 3 mois. Si plombémie > 250 µg/L, envisager un traitement (*cf.* classe IV) si plombémie reste élevée avec anémie persistante.

▶ Classe IV

Traitement *per os* par DMSA pendant 5 jours : 3 cures à 10-15 jours d'intervalle.

▶ Classe V

Hospitalisation en urgence pour hyperhydratation IV 3 L/m²/j et traitement chélateur du plomb.
Si plombémie entre 700 et 1 000 µg/L : chélateur du plomb, **calcium édétate de sodium (EDTA)** (*CAIATÁTRACÉMATE DISODIQUE*) : 1 000 mg/m²/j en IVC, pendant 5 jours + DMSA

PÉDIATRIE

30 mg/kg/j (ou 1 000 mg/m²/j) en 3 prises pendant 5 jours : 3 cures.

Si plombémie > 1 000 µg/L. Schéma de chélation identique au palier précédent mais prévoir d'emblée 5 cures, et augmenter la posologie de l'EDTA à 1 500 mg/m²/j si signes cliniques d'encéphalopathie.

PRONOSTIC

Évolution favorable des atteintes hématologique, digestive et rénale.

Séquelles possibles en cas d'atteinte neurologique : épilepsie, cécité, retard des acquisitions.

FICHE PHARMACOLOGIE

CHÉLATEURS DU PLOMB

■ EDTA calcique (ou calcium édétate de sodium)

CALCIUM ÉDÉTATE DE SODIUM					
Saturnisme classes IV et V : 1 000 mg/m²/j en IV pdt 5 j	10 amp. 500 mg		II	NR	

Propriétés

Chélateur des métaux lourds (plomb, cuivre, fer, cobalt, métaux radioactifs) éliminé par filtration glomérulaire (72 % en 24 h) sous forme de composé stable avec ces métaux.

Indications

Intoxications saturnines.

Intoxications par les métaux lourds (chrome, fer, cobalt, cuivre, métaux radioactifs, etc.).

Contre-indications

Insuffisance rénale.

Précautions d'emploi

Grossesse : effet tératogène non exclu (utilisation chez la femme enceinte à discuter selon risque propre de l'intoxication).

Injection IV lente (irritation veineuse).

Effets indésirables

Perfusion trop rapide : céphalées, vomissements, fièvre.

Hypotension transitoire.

Congestion nasale.

Risque de majoration brutale d'une hypertension intracrânienne en cas d'encéphalopathie saturnine (associer le **dimercaprol** à l'**EDTA**).

Surdosage : insuffisance rénale aiguë par tubulopathie aiguë.

■ Dimercaprol

BAL					
Saturnisme classe V : 300 mg/m²/j en 4 inj. IM pdt 5 j	12 amp. 200 mg		II	NR	

Propriétés

Chélateur des métaux qui inhibent le système pyruvate oxydase (or, arsenic, mercure, etc.).

Excrétion urinaire complète en moins de 24 h sous forme de composé stable avec ces métaux.

Indications

Intoxications par l'arsenic, le mercure, les sels d'or.

Traitement adjuvant des saturnismes graves, en association à l'**EDTA**.

Contre-indications

Grossesse : tératogène à fortes doses chez l'animal (utilisation chez la femme enceinte à discuter selon risque propre de l'intoxication).
Ne pas dépasser 50 mg lors de la 1re injection (teste la sensibilité individuelle).
Associer une hyperhydratation.
Absence d'intérêt en cas d'anurie.
Toxicité augmentée en cas d'insuffisance rénale ou hépatique.
Injection IM stricte.
Risque d'hémolyse en cas de déficit en G6PD.

Effets indésirables

Tachycardie, HTA, céphalées, vomissements, sensations de brûlures du visage, hypersialorrhée, rhinorrhée, hypersudation.
Douleurs au point d'injection.
Surdosage : HTA, coma, convulsions.

■ Succimer = acide dimercaptosuccinique (DMSA)

SUCCICAPTAL					
A. et E. 10 mg/kg x 3/j pdt 5 j puis x 2/j pdt 2 sem. Posologie A. max : 1,8 g/j	15 gél. 200 mg 15 gél. 100 mg	103,72 103,72	I I	65 % 65 %	6,91 6,91

Propriétés

Forme des complexes stables hydrosolubles avec les métaux lourds, éliminés par voie urinaire.

Indications

Intoxications par le plomb et le mercure.

Contre-indications

Hypersensibilité.
Non recommandé pendant l'allaitement et la grossesse.

Précautions d'emploi

La gélule peut être ouverte et son contenu mélangé à des aliments.
Suivi des concentrations plasmatiques pdt 10 j environ après arrêt du traitement possible phénomène de rebond (relargage des stocks osseux). Plusieurs cycles dans les cas sévères.
Conservation à l'abri de la lumière.
Contient du lactose.

Effets indésirables

Nausée, vomissements, diarrhée, élévation transitoire des transaminases.
Éruption cutanée.
Possibilité d'odeur désagréable (haleine, urines).

PALUDISME DE L'ENFANT

FICHE MALADIE

DÉFINITION

Le paludisme est une infection à parasite du genre *Plasmodium*, transmise par la piqûre de moustiques de type anophèle dans les pays tropicaux et subtropicaux.

CAUSES ET MÉCANISMES

Une fois transmis par la piqûre du moustique, le parasite migre vers le foie où il se multiplie activement. Puis il est libéré dans le sang et infecte les globules rouges, provoquant leur lyse et l'apparition des symptômes de la maladie, 8 jours à plusieurs semaines après la piqûre infectante (voire plusieurs mois pour certaines espèces).

DIAGNOSTIC

Les signes cliniques et biologiques évocateurs d'accès palustre chez un enfant ayant voyagé ou vivant en zone d'endémie sont : une fièvre, un « syndrome grippal » (céphalées, sueurs, douleurs diffuses), des signes digestifs (diarrhée, vomissements), une hépatomégalie ou une splénomégalie, une anémie, une thrombopénie, une cytolyse hépatique, un ictère.

Il faut rechercher des signes d'accès sévère (état de choc, hémorragies, insuffisance respiratoire, rénale ou hépatique, anémie intense, ictère, acidose, hypoglycémie) ou de neuropaludisme (coma, convulsions).

Le diagnostic est confirmé par la recherche de parasites dans les globules rouges, sur un frottis sanguin et sur une goutte épaisse (la goutte épaisse est plus sensible car elle concentre les parasites mais ne permet pas le diagnostic d'espèce). Il existe maintenant des tests diagnostic au lit du malade, sous forme de bandelettes réactives qui recherchent la présence d'antigènes de *Plasmodium* dans le sang.

> La recherche de *Plasmodium* doit être effectuée chez tout enfant fébrile ayant été récemment en zone d'endémie, même en l'absence d'autres signes évocateurs.

TRAITEMENT

CURATIF

Le traitement est médicamenteux. L'enfant est particulièrement exposé aux formes sévères du paludisme à *Plasmodium falciparum*. Le traitement de toute suspicion d'accès palustre est donc urgent. Il doit être entrepris sur la simple suspicion clinique si la confirmation ne peut être obtenue rapidement, y compris en cas de prophylaxie bien conduite. Il diffère selon la sévérité de l'accès palustre :

- Traitement oral en cas d'accès simple. Les médicaments les plus couramment utilisés sont **l'artéméther + luméfrantrine** (*RIAMET*), la **méfloquine** (*LARIAM*), l'association **atovoquone-proguanil** (*MALARONE*), la **quinine** (*QUINIMAX*).
- Traitement IV par **quinine** ou **artésunate** (*MALACEF*) en cas d'accès sévère, de neuropaludisme ou de vomissements empêchant l'absorption orale.

PRÉVENTIF

Un enfant voyageant en zone d'endémie palustre doit bénéficier d'un traitement prophylactique. Ce traitement diminue le risque d'infection sans le supprimer complètement. Il comporte deux volets aussi importants l'un que l'autre :

- Prophylaxie du moustique le soir et la nuit (moustique nocturne) : vêtements amples et imprégnés de répulsifs, moustiquaire imprégnée d'insecticides, climatisation, treillis anti-moustiques aux fenêtres, diffuseur d'insectifuges.
- Chimioprophylaxie : par l'association **atovaquone-proguanil** (*MALARONE*) ou **doxycycline** ou **méfloquine** (*LARIAM*). À débuter de 1 à 10 jours avant le départ et à poursuivre pendant 1 à 4 semaines après le retour. Le choix dépend du pays et est susceptible d'évoluer.

Chimioprophylaxie antipaludique chez l'enfant

MÉDICAMENT	PRÉSENTATION	POSOLOGIE	COMMENTAIRES, DURÉE, INDICATIONS
LARIAM (méfloquine)	cp. séc. à 250 mg	5 mg/kg/sem. 15-19 kg : 1/4 cp./sem. >19 à 30 kg : 1/2 cp./ sem. > 30 à 45 kg : 3/4 cp./ sem.	Contre-indications : convulsions, troubles neuropsychiatriques Déconseillé : pratique de la plongée 10 j avant + séjour + 3 sem. après
MALARONE enfants (atovaquone-proguanil)	cp. à 62,5/ 25 mg	5 à < 7 kg : 1/2 cp./j (hors AMM) 7 à < 11 kg : 3/4 cp./j (hors AMM) 11 à < 21 kg : 1 cp./j 21 à < 31 kg : 2 cp./j 31 à 40 kg : 3 cp./j	Prendre avec un repas ou une boisson lactée Séjour + 7 j après Durée : 3 mois consécutifs max.
MALARONE (atovaquone-proguanil)	cp. à 250 mg/ 100 mg	1 cp./j Poids > 40 kg	
DOXYPALU (doxycycline) *GRANUDOXY-Gé* (doxycycline)	cp. à 50 mg cp. à 100 mg cp. séc. à 100 mg	<40 kg : 50 mg/j = 40 kg : 100 mg/j	Contre-indication : âge < 8 ans Prendre au dîner Séjour + 4 sem. après

PRONOSTIC

Il diffère selon l'espèce de *Plasmodium*. Le *Plasmodium falciparum* peut provoquer un accès sévère et/ou un neuropaludisme et peut donc entraîner le décès en l'absence de traitement ou en cas de traitement tardif. Le pronostic d'un accès simple bien traité est excellent. Le paludisme à *Plasmodium falciparum* ne récidive pas après guérison ; une nouvelle infection est toutefois possible car il ne s'agit pas d'une maladie immunisante. Les *Plasmodium vivax, P. ovale* et *P. malariae* ne donnent pas d'accès sévère ni de neuropaludisme, mais peuvent récidiver à distance de l'épisode initial même en l'absence de réinfection.

Sous traitement efficace, la guérison clinique survient en 3 ou 4 jours, la guérison parasitologique en 6 jours (une goutte épaisse positive à J7 définit la résistance au traitement).

PÉDIATRIE

FICHE INFIRMIÈRE

EXAMENS

Réaliser les examens prescrits par le médecin ; en général : frottis sanguin, goutte épaisse, NFS-plaquettes, ionogramme sanguin, fonction rénale, transaminases, bilirubine. Ces examens sont en général répétés dans les premiers jours, à une fréquence variable selon la sévérité.

SURVEILLANCE DU TRAITEMENT

SOINS – TRAITEMENT

Administrer le traitement antipaludéen, par voie orale ou par voie IV. Surveiller que le traitement oral n'est pas vomi.

> La **quinine** IV doit être administrée par perfusion lente (en général sur 4 h). Il existe un risque mortel en cas de surdosage ou de perfusion trop rapide.
> La prescription doit être claire, la posologie et la dilution doivent être vérifiées et l'administration effectuée par un dispositif contrôlant la vitesse d'administration (pousse-seringue ou pompe à perfusion).

EFFICACITÉ DU TRAITEMENT

Surveillance de la température (qui met plusieurs jours à décroître).

Surveillance clinique et glycémies capillaires à la recherche de signes faisant craindre l'évolution vers un accès sévère (tachycardie, baisse tensionnelle, tachypnée, hémorragie, pâleur intense, ictère intense, oligurie, hypoglycémie) ou vers un neuropaludisme (troubles de conscience, convulsions, déficit neurologique).

EFFETS INDÉSIRABLES

La **méfloquine** peut donner des effets indésirables neurologiques. On ne l'utilise plus en 1re intention.

L'administration de **quinine** IV doit se faire sous scope ; toute modification du rythme cardiaque ou de l'aspect des complexes peut témoigner d'un surdosage et doit être signalée d'urgence au médecin.

ÉDUCATION ET CONSEILS

EXPLIQUER LA MALADIE

Le paludisme est une maladie liée à un parasite transmis par le moustique. L'évolution est en règle générale favorable si le traitement a été débuté précocement. Il est normal que les symptômes mettent plusieurs jours à disparaître. Il n'est pas nécessaire d'isoler l'enfant, il n'y a pas de transmission interhumaine directe.

EXPLIQUER LE TRAITEMENT

Le traitement doit être administré sur toute la durée prescrite. La quinine provoque de manière systématique des acouphènes qui ne doivent pas faire interrompre le traitement. S'assurer de l'absence de vomissements lorsque le traitement est administré par voie orale.

EXPLIQUER LA PROPHYLAXIE

Insister sur la prophylaxie du moustique, au moins aussi importante que la chimioprophylaxie. Insister sur la durée de la chimioprophylaxie, qui n'a d'intérêt que si elle est poursuivie, comme prescrit, plusieurs semaines après le retour de zone d'endémie.

MÉNINGITE PURULENTE DU NOURRISSON ET DE L'ENFANT

FICHE MALADIE

DÉFINITION

Infection localisée au niveau des méninges, liée à une bactérie pyogène (provoquant l'apparition de pus).

CAUSES ET MÉCANISMES

Chez le nourrisson après 2 mois, les germes les plus fréquemment en cause sont le pneumocoque (*Streptococcus pneumoniae*) et le méningocoque (*Neisseria meningitidis*), le premier étant le plus fréquent chez le nourrisson, le deuxième le plus fréquent chez le grand enfant. L'*Haemophilus influenzae* est devenu exceptionnel depuis la vaccination.

La porte d'entrée est en général une infection ORL. Le germe colonise les méninges par voie sanguine et s'y multiplie. La réaction inflammatoire provoquée par cette multiplication peut entraîner une hypertension intracrânienne, une atteinte de la vascularisation cérébrale, des convulsions.

DIAGNOSTIC

SIGNES CLINIQUES

Une méningite doit être suspectée lorsqu'un enfant fébrile présente un ou plusieurs des signes suivants :

- syndrome méningé (douleur et raideur de la nuque et du dos), quasiment constant chez le grand enfant mais absent chez le nourrisson ;
- convulsions ;
- troubles de conscience, coma ;
- altération marquée de l'état général, cris plaintifs, geignements (parfois seuls signes d'alerte chez le nourrisson).

EXAMENS COMPLÉMENTAIRES

La ponction lombaire (*cf.* Fiche technique, *spécialité* Neurologie, *chapitre* Méningite), effectuée au moindre doute clinique, confirme le diagnostic en montrant des polynucléaires, une hypoglycorachie ou des germes à l'examen direct. Le diagnostic différentiel est une méningite virale où la ponction lombaire montre un liquide lymphocytaire, sans hypoglycorachie ni germe à l'examen direct.

Les marqueurs inflammatoires (procalcitonine, CRP, leucocytose) ont une valeur d'orientation vers une infection bactérienne.

TRAITEMENT

TRAITEMENT CURATIF

Le traitement antibiotique est une urgence vitale. Il doit être entrepris au moindre doute clinique sans attendre les résultats de la ponction lombaire, voire sans attendre la ponction lombaire elle-même si elle ne peut être réalisée immédiatement.

L'antibiothérapie comporte en général une céphalosporine de 3e génération : **céfotaxime** (*CLAFORAN*) ou **ceftriaxone** (*ROCEPHINE*). De la **vancomycine** (*VANCOCINE*) est associée en cas de suspicion de méningite à pneumocoque en raison du risque de résistance de ce germe aux céphalosporines.

Les autres mesures comportent : une expansion volémique en cas de troubles hémodynamiques, un traitement anticonvulsivant en cas de convulsion, une corticothérapie précoce en cas de méningite à pneumocoque, un traitement symptomatique de la fièvre.

PROPHYLAXIE DE L'ENTOURAGE

Uniquement indiquée pour les méningites à méningocoque, elle concerne l'enfant atteint de méningite lui-même, tous les sujets exposés à ses sécrétions rhinopharyngées, notamment tous les sujets vivant au même domicile, tous les camarades de jeux et voisins de classe (ensemble de l'établissement pour les crèches et écoles maternelles). Cette prophylaxie est effectuée par **rifampicine** (*RIFADINE*) pendant 48 h.

TRAITEMENT PRÉVENTIF

Une vaccination existe pour l'*Haemophilus,* pour le pneumocoque (le vaccin couvre environ 85 % des pneumocoques rencontrés en France) et pour les méningocoques A et C (le méningocoque C est responsable d'environ un tiers des méningites à méningocoque en France).

PRONOSTIC

Le pronostic est d'autant moins bon qu'il y a eu un retard au traitement. La méningite peut se compliquer de convulsions, de poussée d'hypertension intracrânienne, d'hydrocéphalie, de thrombophlébite cérébrale, d'hyponatrémie. Il existe un risque vital, le décès étant le plus souvent liée à une poussée d'hypertension intracrânienne avec ischémie cérébrale dans les méningites à pneumocoque, à des troubles hémodynamiques par septicémie associée dans les méningites à méningocoque.

Il existe également un risque de séquelles, se manifestant par une comitialité (10 % des méningites), un retard psychomoteur ou une hypoacousie (10 % pour le méningocoque, 30 % pour le pneumocoque).

FICHE INFIRMIÈRE

EXAMENS

• Réaliser le bilan sanguin prescrit ; en général : NFS-plaquettes, hémoculture, procalcitonine et/ou CRP, ionogramme sanguin.

• Préparer le matériel pour la réalisation de la ponction lombaire (*cf.* Fiche technique, *chapitre* Méningite, *spécialité* Neurologie).

SURVEILLANCE DU TRAITEMENT

SOINS – TRAITEMENT

Injecter les médicaments prescrits. L'administration des antibiotiques est réalisée par voie veineuse et représente une priorité.

EFFICACITÉ DU TRAITEMENT

La fièvre peut persister plusieurs jours.

Il faut dépister cliniquement la survenue de complications par une évaluation neurologique répétée, notamment dans les 24 premières heures où la dégradation peut être très rapide : état de conscience, convulsions, signes déficitaires, symétrie et réactivité pupillaire. L'hypertension intracrânienne peut se manifester par des variations brutales de la fréquence cardiaque ou de la pression artérielle. Chez le nourrisson, la surveillance du périmètre crânien est quotidienne.

EFFETS INDÉSIRABLES

En dehors d'éventuelles allergies médicamenteuses, la tolérance au traitement ne pose pas de problème. Si des médicaments anticonvulsivants ont été administrés, il faut toutefois surveiller l'absence de signes de dépression respiratoire.

ÉDUCATION ET CONSEILS

EXPLIQUER LA MALADIE

La méningite est provoquée par la prolifération de bactéries dans les méninges. Si le tableau initial est peu sévère et que le traitement est précoce, l'évolution est souvent favorable. Il est normal que la fièvre dure plusieurs jours. Il y a un risque de séquelles ultérieures, notamment des convulsions ou une hypoacousie qui sera dépistée par un audiogramme réalisé à distance.

EXPLIQUER LE TRAITEMENT

Le traitement doit être administré par voie veineuse à l'hôpital. Une ponction lombaire de contrôle sera effectuée vers le deuxième jour de traitement pour vérifier l'efficacité de celui-ci (sauf en cas de méningite à méningocoque).

EXPLIQUER LA PROPHYLAXIE DE L'ENTOURAGE DANS LA MÉNINGITE À MÉNINGOCOQUE

Des gens bien portants peuvent héberger le méningocoque dans leur gorge : la prophylaxie de l'entourage est indispensable pour supprimer ce portage et éviter la dissémination du germe.

EXPLIQUER LA VACCINATION

La vaccination contre l'*Haemophilus b*, contre la méningocoque C et contre le pneumocoque n'est pas obligatoire mais doit être conseillée de manière systématique.

FICHE PHARMACOLOGIE

VACCINS ANTIMÉNINGOCOCCIQUES

Vaccins polyosidiques conjugués

■ Vaccin antiméningococcique C

NEISVAC					
E. : 1 inj. IM à 5 mois puis 1 inj. à 12 mois Rattrapage E. > 12 mois et A. jusqu'à 24 ans : 1 inj. unique	1 ser. prér. 0,5 mL	20,48	I	65 %	20,48

■ Vaccin antiméningococcique A C Y W-135

NIMENRIX					
A et E. : 1 inj. IM	1 fl. pdre + ser.	41,23	I	65 %	41,23
MENVEO					
A et E. : 1 inj. IM	1 fl. pdre + ser.	39,22	I	65 %	39,22

Vaccin protéique

■ Vaccin antiméningococcique B

BEXSERO					
IM profonde N. 2-3 mois : 3 doses à 1 mois d'intervalle + 1 dose de rappel au mois 6 mois après, entre 12 et 15 mois N. 3-5 mois : 2 doses à 2 mois d'intervalle + 1 dose de rappel au mois 6 mois après, entre 12 et 15 mois N. 6-11 mois : 2 doses à 2 mois d'intervalle + 1 dose de rappel au mois 2 mois après, dans la 2e année N. 12-23 mois : 2 doses à 2 mois d'intervalle + 1 dose de rappel 12 à 23 mois après E. > 2 ans : 2 doses à 1 mois d'intervalle	1 ser. 0,5 mL	83,70	I	65 %	83,70

PÉDIATRIE

Propriétés

Vaccins antigéniques préparés à partir de méningocoques des sérogroupes correspondants (et de protéines recombinantes pour *BEXSERO*).

La conjugaison des antigènes avec une protéine induit une réponse immunitaire thymodépendante intense et durable.

Indications

Vaccination contre le sérogroupe C obligatoire chez tous les enfants (*NEISVAC*).

Vaccination contre les sérogroupes A, C, Y, W et B recommandée pour les personnes avec un déficit en fraction terminale du complément, recevant un traitement anti-C5, porteuses d'un déficit en properdine ou ayant une asplénie anatomique ou fonctionnelle et chez les personnes ayant reçu une greffe de cellules-souches hématopoïétiques.

Vaccination autour d'un cas des sérogroupes A, C, Y ou W.

Contre-indications

Hypersensibilité.

NEISVAC : N. < 2 mois.

NIMENRIX : N. < 6 sem.

MENVEO, BEXSERO : N. < 2 ans.

Précautions d'emploi

Conservation entre + 2 et + 8 °C.

Effets indésirables

Rougeur au point d'injection, fébricule, céphalées, somnolence, fatigue.

INFECTIONS MATERNO-FŒTALES

FICHE MALADIE

DÉFINITION

Infections transmises de la mère à son bébé avant, pendant ou après la naissance.

CAUSES ET MÉCANISMES

Le nouveau-né est en général contaminé par voie ascendante par les germes qui colonisent le périnée de sa mère juste avant, juste après, ou pendant l'accouchement.

PRINCIPAUX GERMES RESPONSABLES

Streptocoques du groupe B : 40 %.

Escherichia coli K1 : 40 %.

Listeria monocytogenes : 1 à 2 %.

Streptocoques non B : 7 %.

Autres bacilles Gram négatif ou cocci Gram positif : 10 %

DIAGNOSTIC

Éléments évocateurs d'infection materno-fœtale devant faire pratiquer un bilan infectieux chez le nouveau-né.

ÉLÉMENTS OBSTÉTRICAUX

Infection cervico-vaginale ou urinaire récente.

Syndrome pseudogrippal récent (listériose).

Souffrance fœtale aiguë inexpliquée.

Prématurité inexpliquée.

Rupture de la poche des eaux > 12 h.

Fièvre, frissons pendant ou après l'accouchement.

Liquide amniotique louche.

CLINIQUE

Détresse respiratoire, apnées.

Geignement, hypotonie.

Troubles hémodynamiques, teint gris.

Hypothermie/hyperthermie.

Ballonnement abdominal, vomissements.

Hyperglycémie.

Hépato-splénomégalie.

Ictère, éruption cutanée, purpura.

TRAITEMENT

ANTIBIOTHÉRAPIE

Débutée en cas de présomption d'infection, en attendant le résultat des cultures bactériologiques, elle doit être systématique en cas de fièvre maternelle, de détresse respiratoire inexpliquée, de liquide gastrique positif à l'examen direct, et au moindre doute. Elle associe :

- **céphalosporine de 3e génération, céfotaxime** (*CLAFORAN*): 100 mg/kg/j en 2 ou 3 inj. ;
- **aminopénicilline, amoxicilline** (*CLAMOXYL*) : 100 mg/kg/j en 2 ou 3 inj. ;
- **aminoside, gentamicine** (*GENTAMICINE*) : 5 mg/kg/j en 1 à 2 inj.

En cas de méningite : doubler les doses de *CLAFORAN* et *CLAMOXYL*.

Après résultat des cultures, adaptation de l'antibiothérapie (ou arrêt si bilan négatif) :

- streptocoque B, *Listeria*, strepto D : *CLAMOXYL* seul ;
- *E. coli* K1 : *CLAFORAN* seul.

Durée de l'antibiothérapie = 10 jours (15 à 21 jours dans les méningites). Arrêt de l'aminoside à la négativation du syndrome inflammatoire.

MESURES ASSOCIÉES

- Oxygénothérapie, voire intubationventilation.
- Maintien de l'hémodynamique.
- Pas d'alimentation en phase aiguë, perfusion.
- Monitorage cardiorespiratoire, PA, saturation, température, diurèse.
- Surveillance poids, périmètre crânien, NFS plaquettes, CRP.

PRONOSTIC

Le pronostic dépend du germe en cause (streptocoque plus sévère), de l'extension de l'infection (méningite plus grave), de la précocité du diagnostic et du traitement.

PÉDIATRIE

FICHE INFIRMIÈRE

EXAMENS

Bilan infectieux :

- NFS plaquettes, CRP, fibrine, hémostase.
- Hémocultures.
- Prélèvements périphériques (oreilles, ombilic, anus, aisselles).
- Prélèvement du liquide gastrique.
- Première aspiration trachéale (si intubation).
- Radio de thorax.
- PL : systématique (avant antibiothérapie ou secondairement selon l'état clinique).
- Antigènes solubles sang/LCR/urines pour streptocoque *B/E. coli* K1.

SURVEILLANCE DU TRAITEMENT

Administration des antibiotiques.
Soins habituels de tout nouveau-né.

SURVEILLANCE

Monitorage cardio-respiratoire.

ÉDUCATION ET CONSEILS

Dépistage du portage du streptocoque B par réalisation systématique en fin de grossesse d'un prélèvement vaginal qui permet, si positif, d'administrer préventivement des antibiotiques à la mère pendant l'accouchement ; mesure qui a permis une nette diminution des infections materno-fœtales à streptocoque B.

ICTÈRE DU NOUVEAU-NÉ

FICHE MALADIE

DÉFINITION

L'ictère est la coloration jaune de la peau et des muqueuses (cornée) secondaire à l'accumulation dans le sang de bilirubine.

CAUSES ET MÉCANISMES

ICTÈRES À BILIRUBINE LIBRE

Avec hémolyse

- Iso-immunisation ABO ou Rh, plus rarement dans les autres groupes.
- Accident transfusionnel.
- Infections : bactéries, CMV, toxoplasmose, rubéole, herpès.
- Hémolyses constitutionnelles : déficit en G6PD, en pyruvate kinase, sphérocytose, etc.

Sans hémolyse

- Ictère physiologique (= immaturité de la glycuro-conjugaison), augmenté par prématurité, diabète maternel, polyglobulie, résorption d'hématomes, jeûne, etc.
- Ictère au lait de mère.
- Hypothyroïdie.
- Obstruction digestive (sténose du pylore).
- Syndrome de Gilbert.
- Maladie de Crigler-Najjar.
- Résorption d'un céphalhématome.

ICTÈRES À BILIRUBINE MIXTE OU CONJUGUÉE

- Obstacles sur les voies biliaires : toujours évoquer et éliminer une atrésie des voies biliaires extra-hépatiques devant un ictère à bilirubine conjuguée car le pronostic dépend de l'âge de la prise en charge chirurgicale : bien meilleur avant 6 semaines.
- Maladies génétiques et métaboliques : syndrome d'Alagille, mucoviscidose, déficit en alpha-1-antitrypsine, etc.
- Hépatites infectieuses bactériennes ou virales (*E. coli*, CMV, toxoplasmose).
- Nutrition parentérale prolongée.

DIAGNOSTIC

Il repose sur la mesure sanguine de la bilirubine totale et de sa fraction conjuguée après dépistage systématique par voie transcutanée (Bilicheck) en maternité.

TRAITEMENT

- Ictère à bilirubine mixte ou conjuguée : traitement de la cause.
- Ictère à bilirubine libre : traitement de la cause et photothérapie : l'éclairement de la peau par une lumière bleue spécifique permet une photodécomposition de la bilirubine libre en métabolites hydrosolubles ensuite éliminés par voie urinaire.

PRONOSTIC

L'ictère régresse en général en quelques jours, permettant d'arrêter la photothérapie. La guérison se fait sans séquelles. La prise en charge précoce et énergique des ictères sévères a en effet quasiment fait disparaître l'ictère nucléaire (la bilirubine libre est toxique pour le cerveau).

FICHE INFIRMIÈRE

EXAMENS

Mesure des taux de bilirubine.

SURVEILLANCE DU TRAITEMENT

Photothérapie classique : le nouveau-né doit être installé en simple couche dans sa couveuse, alternativement sur le dos et sur le ventre, les rampes de photothérapie étant placées à 35-40 cm au-dessus du bébé. Photothérapie continue ou discontinue (3 h sur 6) selon l'importance de l'ictère.

Photothérapie intensive pour les ictères les plus sévères : le nouveau-né est installé dans un hamac avec des rampes de photothérapie placées au-dessus et en dessous de lui. Séances de 4 h à répéter selon l'évolution du taux de bilirubine.

SURVEILLANCE

La photothérapie est toxique pour les yeux, il est donc indispensable de veiller à ce que les yeux des nouveau-nés sous lampe soient protégés par des lunettes opaques qui ne doivent pas obstruer les narines.

Monitorage cardio-respiratoire.

Surveillance régulière de la température corporelle et de l'état d'hydratation (si photothérapie > 12 h/24 majorer l'apport hydrique de 10 à 20 %).

EXAMENS

Bilicheck : appareil permettant la surveillance d'un nourrisson ictérique par mesure transcutanée de la bilirubine. Les mesures doivent être effectuées à distance d'une séance de photothérapie.

Le dosage sanguin de la bilirubine est plus précis et doit être préféré dans le situation à risque : ictère sévère, prématurité.

ALIMENTATION DU NOURRISSON

FICHE MALADIE

ALIMENTATION LACTÉE

QUEL LAIT DONNER ?

▶ Allaitement maternel

Le lait maternel est parfaitement adapté à la physiologie du nouveau-né (besoins nutritionnels et capacité de digestion) et présente des avantages, notamment immunitaires, que le lait artificiel n'a pas. Il est recommandé idéalement jusqu'à l'âge de 6 mois.

Il est contre-indiqué dans certaines pathologies maternelles : psychose grave, VIH, tuberculose évolutive, prise de médicaments toxiques pour l'enfant, abcès du sein.

▶ Allaitement mixte

Compléter chaque tétée par du lait artificiel (suspicion d'insuffisance de lait maternel) ou alterner tétée et biberon (convenance maternelle).

▶ Allaitement artificiel

Proposer un lait 1er âge jusqu'à 4 mois (révolus), puis un lait 2e âge à partir du 5e mois. En cas de prématurité ou d'hypotrophie,

PÉDIATRIE

proposer un aliment lacté de régime pour nouveau-nés de faible poids de naissance.

QUELLE QUANTITÉ DONNER ?

- Durant le premier mois :
  - 1re semaine : J1 : 6 x 10-20 mL puis augmenter chaque jour de 10 mL chaque repas (6 x /j) jusqu'à J8 ;
  - 2e semaine : 6 x 70-80 mL ;
  - 3e semaine : 6 x 80-90 mL ;
  - 4e semaine : 6 x 90-100 mL.
  - Répartition en général entre 6 ou 7 repas par jour.
- Durant le deuxième mois : 6 x 120 mL.
- Vers 3-4 mois : 5 x 150 mL.
- Quand l'enfant grandit, les besoins en fonction du poids diminuent (120 mL/kg/j à 6 mois, 100 mL/kg/j à 1 an, 80 mL/kg/j à 2 ans).

Ne pas oublier que ces quantités sont indicatives et que l'enfant régule sa soif.

On peut chez le petit nourrisson s'aider de la méthode de calcul suivante : diviser le poids (en g) par 10 + 200 mL, à diviser par le nombre de repas quotidiens.

QUEL NOMBRE DE REPAS ?

De manière indicative :

- 6 ou 7 repas chez le nouveau-né eutrophique à terme, 7 ou 8 repas chez le nouveau-né hypotrophe ou prématuré ;
- 5 repas à partir de 2 mois ;
- 4 repas à partir de 4 mois.

▶ Farines

Adjointes au biberon, elles peuvent être utilisées à partir de 2 mois, en utilisant des farines sans gluten avant 6 mois. Elles ne sont pas indispensables avec les laits artificiels actuels.

DIVERSIFICATION

Débuter celle-ci au 5e mois (soit 4 mois révolus). Introduire les nouveaux aliments un par un et par petites quantités au début pour familiariser l'enfant au goût du nouvel aliment. L'alimentation à la cuillère peut débuter rapidement après le début de la diversification, en maintenant un apport de 500 mL au minimum de lait par jour.

Le risque allergique d'une introduction précoce de protéines végétales ou animales chez des nourrissons à haut risque d'allergie (atopie familiale importante) est soulevé par de nombreux auteurs et justifie de repousser la diversification après 6 mois, et même après 9 mois pour le poisson et l'œuf, mais pas après un an car les dernières études montrent qu'une introduction trop tardive est aussi délétère qu'une introduction trop précoce (notion de « fenêtre » d'introduction idéale).

▶ Fruits

Jus de fruits (ampoules buvables vers 4 mois). Introduction de fruits cuits vers 5 mois (petits pots, compote), de fruits frais vers 9 mois. Éviter les fruits allergisants avant 1 an (fraises, kiwi, fruits exotiques)

▶ Légumes

Vers 5 mois, ils peuvent être au début mélangés au biberon, puis administrés à la cuillère sous forme de purée (légumes frais cuits ou surgelés en galets ou petits pots), en commençant par 2-3 càc.

▶ Protéines animales

- Initialement volailles puis bœuf puis jambon, elles sont introduites vers le 6e mois, bien cuites et hachées, en commençant par 10 g puis rapidement 30 g (au déjeuner). Porc (sauf jambon) et mouton vers 1 an.
- Puis sont introduits rapidement les poissons. Plus tard, introduction de l'œuf (le jaune vers 9 mois, puis le blanc vers 12 mois, max. × 2/ sem.).
- Introduction des petits-suisses, fromages blancs vers 5-6 mois en diminuant la ration lactée du biberon du repas correspondant. Intraduction du fromage vers 9 mois.

• Introduction du gluten vers 6 mois sous forme de farines avec gluten ou biscuits pour nourrisson vers 8 mois.

À partir de 1 an, passage au lait de croissance (enrichi en fer) ou au lait de vache classique. À partir de 1 an, l'alimentation est assez proche de celle de l'adulte.

FICHE INFIRMIÈRE

ÉDUCATION ET CONSEILS

ALLAITEMENT MATERNEL

• Déroulement de la tétée : nettoyage du mamelon avec de l'eau minérale, un seul sein (en alternant) ou les deux par tétée, durée 15-20 minutes au calme.

• Éviter pour la mère : les excitants (alcool, thé, café, drogues, etc.), les aliments acides trop fréquents (agrumes, tomates, etc.), les aliments donnant un goût au lait (chou, ail, etc.).

• Si le lait maternel ne suffit pas à l'enfant, il peut être complété par un lait artificiel, habituellement un lait hypoallergénique (surtout si terrain atopique familial).

ALLAITEMENT ARTIFICIEL

• Tous les laits en poudre se reconstituent à raison d'une mesurette rase de lait pour 30 mL d'eau (minérale ou bouillie) ; la stérilisation des biberons n'est pas indispensable mais le biberon doit être donné juste après sa préparation.

• Respecter si possible un minimum de 2 h et maximum 5 h entre chaque repas (sein ou biberon), en laissant l'enfant s'adapter à son propre rythme.

FICHE PHARMACOLOGIE

LAITS ARTIFICIELS

LAITS	BLÉDINA	GALLIA	GUIGOZ	MEAD JOHNSON
Laits pour nourrisson (0-4 mois)	Blédilait 1	Gallia 1 Gallia Calisma 1	Guigoz Guigoz Evolia Relais 1 Guigoz Expert 1	Enfamil 1 Enfamil Nutribaby 1
Laits de suite (5-12 mois)	Blédilait 2 Blédilait Relais 2	Gallia 2 Gallia Calisma 2	Guigoz 2 Guigoz Evolia Relais 2 Guigoz Expert 2	Enfamil 2 Enfamil Nutribaby 2
Laits HA (atopie familiale)		Gallia HA 1 et 2	Guigoz Expert HA 1 et 2	Enfamil HA
Laits très épaissis (RGO)	Blédilait AR 1 et 2	Gallia AR 1 et 2	Guigoz Expert AR Guigoz Formule épaissie 1 et 2	Enfamil AR 1 et 2
Laits enrichis en ferments lactiques (coliques, constip.)		Gallia Lactobifidus 1 et 2 Gallia Action-coliques	Guigoz Pelargon 1 et 2 Guigoz Expert AC	Enfalac

LAITS	BLÉDINA	GALLIA	GUIGOZ	MEAD JOHNSON
Laits épaissis et riches en ferments lactiques	Blédilait Premium 1 et 2	Galliagest Premium 1 et 2	Guigoz Formule épaissie 1 et 2	
Laits sans ou appauvris en lactose (intolérance lactose/diarrhée 3-12 mois)		Diargal	Diarigoz (HA + appauvri en lactose), utilisable entre 1 et 3 mois	O-lac
Laits sans PLV et sans lactose (IPLV/diarrhée < 3 mois/ mucoviscidose)		Galliagène		Pregestimil Nutramigen
Laits pour NN faible poids (jusqu'à 3 kg)		PréGallia	PréGuigoz Expert AGPI-CL	
Lait de soja (intolérance au lactose/ coliques-douleurs)		Gallia Soja		Enfamil Soja 1 et 2
Lait de croissance (1-3 ans)	Blédilait Croissance	Gallia Croissance Galliagest Croissance Gallia Junior	Guigoz Croissance	

LAITS*	MILUPA	NESTLÉ	PICOT	SODILAC
Laits pour nourrisson (0-4 mois)	Milumel 1	Nidal 1 bifidus	Picot 1	Modilac 1
Laits de suite (5-12 mois)	Milumel 2	Nidal 2 bifidus Nestlé Baby	Picot 2	Modilac 2
Laits HA (atopie familiale)	Milumel HA	Nidal HA 1 et 2		Modilac HA
Laits épaissis (RGO)	Milumel AR 1 et 2	Nidal AR 1 et 2	Picot AR 1 et 2	Modilac AR 1 et 2
Laits enrichis en ferments lactiques (coliques, constip.)		Pergalon 1 et 2	Picot Picoba 1 et 2	Modilac transit

LAITS	MILUPA	NESTLÉ	PICOT	SODILAC
Laits épaissis et riches en ferments lactiques		Nidal confort bifidus 1 et 2	Picot Épailis 1 et 2	
Laits sans ou appauvris en lactose (intolérance lactose/diarrhée 3-10 mois)	HN 25 (appauvri) à HN RL (sans)	AL-110		Modilac sans lactose
Laits sans PLV et sans lactose (IPLV/ diarrhée avant l'âge de 3 mois/ mucoviscidose)		Alfaré	Picot Peptijunior	
Laits pour prématurés (jusqu'à 3 kg)	Pré-Milumel	PréNidal AGPI-CL		PréModilac PréModilac AGPI-CL
Laits de soja (intolérance lactose/ coliques-douleurs)			Nutricia soja 1 et 2	Modilac soja 1 et 2
Laits de riz (intolérance aux PLV/lactose)			Picot riz 1 et 2	Modilac riz 1 et 2
Laits de croissance (1-3 ans)	Milumel croissance	Nestlé croissance	Picot Croissance	

*Laits de régime disponibles à la Pharmacie centrale des Hôpitaux (PCH) pour les enfants présentant des allergies aux hydrolysats de protéines de lait de vache et/ou polyallergies alimentaires (NEOCATE) et pour ceux présentant une maladie métabolique nécessitant l'éviction de certains acides aminés (laboratoire SHS International).
HA : hypoallergénique ; AR : antirégurgitation ; PLV : protéine de lait de vache.

DÉVELOPPEMENT PSYCHOMOTEUR DU NOURRISSON ET DE L'ENFANT

FICHE MALADIE

DÉFINITION

Le développement psychomoteur est lié à la maturation du système nerveux et à la stimulation affective.

MÉCANISMES

Un développement psychomoteur normal nécessite une intelligence normale, des fonctions motrices et sensorielles efficaces, une stimulation et un niveau affectif suffisants.

DIAGNOSTIC

Les éléments du développement psychomoteur à analyser sont la motricité, l'adaptivité (préhension manuelle), le langage, la vision, l'audition, le contrôle sphinctérien, l'adaptation sociale.

En cas de retard confirmé, un bilan étiologique pluridisciplinaire doit être réalisé.

Étapes normales du développement

Nouveau-né	Tonus	Hypertonie périphérique (quadriflexion) et hypotonie axiale. Gesticulation spontanée globale et symétrique. Réflexes archaïques présents (succion, *grasping,* marche automatique, Moro, points cardinaux). Orientation vers la lumière. Rythme du sommeil : 21 h/24 h.
Nourrisson (1 mois-2 ans)	Tonus	Tenue de tête stable : 2-4 mois. Redressement en ventral sur les avant-bras : 3-4 mois. Retournement en position ventrale/dorsale : 6-7 mois. Station assise avec appui : 5-7 mois. Station assise sans appui : 8-9 mois. Rampe, marche à 4 pattes : 9-10 mois. Station debout avec appui : 9-10 mois. Station debout sans appui : 11-12 mois. Marche : 12-18 mois. Court, monte avec aide les escaliers : 18 mois.
	Préhension et gesticulation spontanée	Début de la préhension : 3 mois. Tenue du biberon : 6 mois. Joue avec ses mains : 3-4 mois. Porte les objets à la bouche : 7-8 mois. Passage d'objet d'une main à l'autre : 6 mois. Préhension pouce-index : 9 mois. Pointe les objets avec l'index : 9-10 mois. Lâche volontairement les objets : 12 mois. Empile 3 cubes : 15-18 mois.
	Langage	Gazouillis, vocalises : 2-3 mois. Dit « papa », « maman » : 9 mois. Jargon 3-5 mois : 9-15 mois. 10 à 20 mots : 18 mois. 50 mots, 1re phrase : 2 ans.
	Vision, oculomotricité	Poursuite oculaire brève possible dès la naissance. Suit transitoirement des yeux : 1 mois. Suivi oculaire sur 180° : 2-3 mois.
	Rythme	Sommeil : 18 h vers 2 mois ; 16-18 h vers 4 mois ; 14-15 h vers 9 mois ; 13-15 h vers 1 an. Repas : 6-7 repas à 1 mois ; 5 repas de 2 à 4 mois ; 4 repas après 4-5 mois.
	Adaptation affective et sociale	Premiers mois : satisfaction des besoins digestifs et importance des contacts physiques. Sourire-réponse : 2 mois. Réagit à son nom : 7-8 mois. Angoisse de la séparation maternelle, peur de l'étranger : 8-9 mois. « Au revoir », « Bravo » : 10-11 mois. Répond aux ordres, identifie les objets : 18 mois.

Enfant de 2 à 6 ans	Motricité	Monte et descend les escaliers, coup de pied dans un ballon : 24 mois. Tricycle : 2-3 ans. Saute sur un pied : 4 ans. Saute à la corde : 5 ans.
	Langage et compréhension	100 mots, phrases courtes, « non », opposition : 2 ans. « Je », 300 mots : 3 ans.
	Graphisme	Traits vertical et horizontal : 24-30 mois. Rond, croix, triangle : 24-30 mois. Carré : 4 ans.
	Propreté	Diurne : 18 mois-3 ans. Nocturne : 2-5 ans.

FICHE INFIRMIÈRE

RÔLE D'ALERTE

L'infirmière a un rôle d'alerte lorsqu'elle constate un comportement de l'enfant différent du comportement attendu à cet âge.

Les éléments suivants doivent tout particulièrement éveiller l'attention :

- Asymétrie de gesticulation.
- Absence de réaction au bruit précoce.
- Absence de suivi oculaire à 1 mois.
- Absence de tenue tête ou de redressement à 5 mois.
- Absence de la station assise seul à 10 mois.
- Absence du réflexe de parachute à 10-12 mois.
- Absence de marche autonome à 18 mois.
- Enfant silencieux, stagnation du langage.
- Enfant qui se met debout sans se mettre assis (hypertonie).

Ils doivent aboutir à une consultation médicale. L'examen doit être effectué au calme, hors des périodes de faim et de sommeil, et répété à plusieurs semaines d'intervalle avant de pouvoir parler de retard psychomoteur. En cas de prématurité, il est classique d'évaluer les performances en fonction de l'âge corrigé de l'enfant.

ÉDUCATION ET CONSEILS

La notion de retard psychomoteur, lourde de conséquences psychologiques, ne doit pas être évoquée devant les parents tant que le diagnostic n'a pas été confirmé par des examens cliniques répétés dans le temps, effectués par un pédiatre.

PÉDIATRIE

FICHE TECHNIQUE

SCORE D'APGAR

Le score d'Apgar (du nom de la pédiatre américaine qui l'a mis au point en 1952) est une des méthodes qui permet d'évaluer rapidement la bonne adaptation du nouveau-né à la vie extra-utérine juste après sa naissance : il est calculé à une, trois, cinq et dix minute de vie par la sage-femme ou le pédiatre.

Il repose sur l'appréciation de cinq paramètres : la fréquence cardiaque prise au cordon, la respiration, le tonus, la réactivité et la coloration (*cf.* tableau ci-dessous).

Chaque paramètre est coté 0, 1 ou 2 : le score total peut donc varier de 0 à 10.

Si le score est supérieur ou égal à 8, le nouveau-né présente une bonne adaptation à la vie extra-utérine, la prise en charge sera peu agressive et consistera en une simple désobstruction des voies aériennes supérieures associée à un séchage ; un apport d'oxygène transitoire peut être nécessaire.

Si le score est compris entre 4 à 7, le nouveau-né est en détresse modérée et des soins sérieux sont nécessaires : en plus de la désobstruction des voies aériennes supérieures et du séchage, l'administration d'oxygène est indispensable, le plus souvent au masque et au ballon.
Si le score est inférieur ou égal à 3 à une minute, le bébé est dit né en état de mort apparente et des manœuvres lourdes de réanimation (ventilation au masque et au ballon et massage cardiaque externe) doivent être entreprises et l'enfant sera transféré dans un service de réanimation en l'absence d'amélioration spectaculaire.

Score d'APGAR

	0	1	2	TOTAL
Fréquence cardiaque	< 80 /min	De 80 à 100/ min	> 100 /min	
Respiration	Absente	Lente ou irrégulière	Rapide et régulière	
Tonus musculaire	Flasque	Léger tonus	Bon tonus	
Réactivité	Pas de réponse	Faible réponse	Bon cri	
Coloration	Cyanose complète ou pâleur	Cyanose des extrémités	Tout rose	

TROUBLE DÉFICITAIRE DE L'ATTENTION AVEC HYPERACTIVITÉ (TDAH)

FICHE MALADIE

DÉFINITION

Ce syndrome regroupe une hyperactivité, un déficit attentionnel, une impulsivité ; chez un enfant dont les troubles durent depuis plus de 6 mois et qui ont commencé avant l'âge de 7 ans.

CAUSES ET MÉCANISMES

L'origine précise du trouble est inconnue ; mais il existe en fait un défaut de la vigilance qui entraîne une hyperactivité paradoxale ; c'est pourquoi le traitement fait appel à des psychostimulants, les amphétamines.

DIAGNOSTIC

Il repose sur l'interrogatoire et l'examen clinique afin d'éliminer certaines pathologies qui peuvent présenter un tableau d'hyperactivité en plus de leurs caractéristiques propres.

PATHOLOGIES ORGANIQUES

Hyperthyroïdie, hypoglycémie, intoxication au plomb, divers troubles neurologiques avec ou sans retard mental.

PATHOLOGIES PSYCHIATRIQUES

Troubles du spectre autistique, dépression ou manie, environnement social perturbé, comportement oppositionnel.

TRAITEMENT

APPROCHE FAMILIALE

Information et soutien adapté aux familles : guidance interactive.

ABORD PSYCHOTHÉRAPIQUE

Il vise à diminuer l'agitation motrice, améliorer le contrôle des impulsions et de la coordination motrice, améliorer les interactions sociales. Il associe prise en charge de groupe et thérapie individuelle.

TRAITEMENT MÉDICAMENTEUX

Controversé, c'est un appoint à l'abord psychothérapique, surtout en cas d'hyperactivité invalidante.

En traitement de fond, on peut dans certains cas utiliser après l'âge de 6 ans, et après bilan cardiovasculaire, un psychostimulant, **méthylphénidate** (*RITALINE*) : 0,3 mg/kg/j en 2 prises à distance des repas ; puis augmenter progressivement en plusieurs semaines jusqu'à 0,5 à 1 mg/kg/j (maximum 2 mg/kg/j). Prescription réservée aux neurologues, psychiatres, pédiatres (prescription hospitalière initiale). Ce traitement est efficace dans 75 % des cas dans les 15 j ; l'amélioration des résultats scolaires semblerait toutefois de courte durée dans beaucoup de cas. Ce traitement peut être prolongé plusieurs mois ou années ; le suivi peut être optimisé avec des échelles de comportement.

PRONOSTIC

RISQUES IMPORTANTS

- Persistance des symptômes à l'adolescence, voire à l'âge adulte.
- Échec scolaire.
- Comportement antisocial.
- Abus des substances toxiques.

FACTEURS DE BON PRONOSTIC

- Statut économique et social élevé.
- Bon niveau intellectuel.
- Bonne acceptation de la part de l'entourage.
- Absence d'agressivité.
- Plus les symptômes sont importants et durent longtemps, moins le pronostic est bon, d'où l'importance d'un traitement efficace.

FICHE PHARMACOLOGIE

PSYCHOSTIMULANT

■ **Méthylphénidate chlorhydrate ©**

RITALINE					
Syndrome hyperkinétique : 0,3 à 0,5 mg/kg/j (max 1 mg/kg/j) en 2 prises à distance des repas Posologie à atteindre progressivement	30 cp. séc. 10 mg 28 gél. LP 10 mg 28 gél. LP 20 mg 28 gél. LP 30 mg 28 gél. LP 40 mg 28 gél. LP 5 mg	5,40 11,67 17,44 22,21 28,52 9,81	S S S S S S	65 % 65 % 65 % 65 % 65 % 65 %	0,18 0,42 0,62 0,79 1,02 0,35
CONCERTA					
Syndrome hyperkinétique : 1 prise/j le matin Dose initiale de 18 mg puis augmentation par paliers toutes les sem. Max : 54 mg/j	28 cp. LP 18 mg 28 cp. LP 36 mg 28 cp. LP 54 mg	13,33 18,12 21,21	S S S	65 % 65 % 65 %	0,48 0,65 0,76

Propriétés

Stimulant du système nerveux central ; augmente la concentration des monoamines dans les fentes synaptiques.

Indications

Syndrome hyperkinétique non amélioré par l'abord psychothérapique.

Méthylphénidate à libération immédiate : narcolepsie en cas d'inefficacité du **modafinil** chez le patient > 6 ans.

Contre-indications

Hypersensibilité au **méthylphénidate**.
Manifestations d'angoisse ou psychotiques.
Hyperthyroïdie.
Affections cardiovasculaires sévères.
Glaucome.
Antécédents personnels ou familiaux de tics moteurs, maladie de Gilles de la Tourette.
Âge < 6 ans.
Fille en âge de procréer.
Traitement par **IMAO** non sélectifs.

Précautions d'emploi

Prudence en cas d'épilepsie.
Surveiller la tension artérielle.
Respecter des périodes d'arrêt du traitement (pendant les vacances).
Risque de dépendance psychique.
Positivation des contrôles antidopage.
Éviter l'absorption d'alcool.

Effets indésirables

Nervosité, insomnies (diminuer les doses, donner le matin).
Diminution passagère de l'appétit.
Plus rarement : céphalées, somnolence, vertiges, dyskinésies, troubles de l'accommodation, exacerbation de tics.
Douleurs abdominales, nausées, vomissements, sécheresse buccale.
Possibilité de ralentissement de la croissance sans retentissement sur la taille finale.
Augmentation des transaminases, rarement hépatite sévère.
Occasionnellement : palpitations, tachycardie, HTA.
Hypersensibilité (éruption, prurit, arthralgies, etc.).
Risque carcinogène chez l'animal, non constaté chez l'homme.
Potentiel tératogène non exclu.
Surdosage : vomissements, tremblements, hyperréflexie, convulsions, agitation, confusion, hallucinations, céphalées, HTA, tachycardie, réactions vasomotrices, mydriase. Traitement symptomatique.

Interactions médicamenteuses

IMAO non sélectifs contre-indiqués.
Déconseillés : **vasopresseurs**, alcool, **guanéthidine**.
Diminuer la posologie d'**anticonvulsivants**, de **tricycliques**.
Arrêter le traitement avant une anesthésie par halogénés.

Prescription

Réservée aux neurologues, psychiatres, pédiatres ; règle des 28 j ; renouvellement non restreint ; prescription hospitalière initiale et annuelle.

TROUBLES DU SOMMEIL DE L'ENFANT

FICHE MALADIE

INSOMNIES

ÉTIOLOGIE

▶ Rechercher une cause exogène

- Pathologie intercurrente (asthme, allergie alimentaire, poussée dentaire, coliques, etc.).
- Cause environnementale (bruit).
- Erreurs de régime chez le nourrisson.

▶ Rechercher une cause psychologique

- Peurs du coucher (obscurité, fantômes).
- Angoisse de séparation.
- Relation opposante avec les parents.
- S'assurer de l'absence de maladie psychiatrique sous-jacente.

TRAITEMENT

Le plus souvent, des mesures éducatives simples et un soutien psychologique permettent de bien améliorer la situation (veilleuse la nuit, porte entrouverte, comportement adapté des parents, respect des rites d'endormissement).

En cas d'échec, si l'insomnie est mal vécue par l'enfant, il est possible d'utiliser un traitement médicamenteux sur une courte durée, par exemple **sirop homéopathique** (*QUIÉTUDE* après 1 an) ou **phytothérapie** (*EUPHYTOSE* cp après 6 ans). Ne pas utiliser d'hypnotiques puissants, dont les effets indésirables sont trop importants.

PARASOMNIES

CAUCHEMARS

Très fréquents entre 3 et 5 ans, ils ne nécessitent un traitement qu'en cas de troubles sous-jacents relevant d'une psychothérapie.

TERREURS NOCTURNES

Elles touchent les enfants de 3 à 6 ans : éveil brutal avec peur intense, hallucinations, impossibilité de contact, amnésie de l'épisode. Les épisodes peu fréquents ne nécessitent pas de traitement, mais leur répétition peut faire envisager une prise en charge comportementale (relaxation, etc.), voire un traitement médicamenteux, par exemple **antidépresseur tricyclique, imipramine** (*TOFRANIL*) le soir au coucher.

SOMNAMBULISME

Fréquent, il débute souvent entre 4 et 8 ans. Le somnambulisme ne nécessite pas de traitement sauf dans les formes sévères avec épisodes répétés, déambulation prolongée, prise de risques faisant craindre un accident.

On propose alors une prise en charge comportementale (relaxation, etc.), voire un traitement médicamenteux par antidépresseur.

SOMNILOQUIE, BRUXISME

Fréquents, ils ne nécessitent habituellement pas de traitement. Chez le grand enfant (2e dentition), le bruxisme peut nécessiter une gouttière plastique la nuit pour éviter des anomalies de positionnement dentaire.

RYTHMIES D'ENDORMISSEMENT

Elles sont fréquentes. Se poser la question d'un terrain psychiatrique si elles persistent au-delà de 3 ans.

SÉVICES À ENFANTS

FICHE MALADIE

DÉFINITION

Les sévices regroupent les violences physiques ou psychologiques, et les négligences affectant gravement la santé physique ou psychologique de l'enfant.

CAUSES ET MÉCANISMES

Différents types de sévices sont rencontrés :

• Syndrome des enfants battus : ecchymoses, fractures multiples d'âges différents, hématomes sous-duraux, voire plaies, brûlures.

• Syndrome des enfants secoués : hématomes sous-duraux, contusions parenchymateuses cérébrales, hémorragies rétiniennes provoqués par des secousses violentes.

• Sévices sexuels.

• Carences : il peut s'agir d'une carence nutritionnelle (cassure staturo-pondérale), d'une carence affective, d'une carence de soins pouvant aboutir à des accidents (manque de surveillance).

• Syndrome de Münchhausen par procuration : c'est le plus souvent la mère qui simule par des gestes iatrogènes volontaires une pathologie chez son enfant (saignement, injections d'insuline).

DIAGNOSTIC

L'hospitalisation est impérative en cas de danger immédiat, soit avec l'accord des parents, soit par l'intermédiaire du procureur de la République (dérogation légale au secret professionnel) qui peut faire une ordonnance de placement provisoire (OPP). L'hospitalisation permet de faire le bilan et le traitement des lésions, de conforter le diagnostic par les entretiens avec les parents et l'observation de l'enfant en l'absence et en présence de la famille, d'évaluer le danger encouru par l'enfant.

En l'absence de danger immédiat, l'hospitalisation ne s'impose pas. Il est possible de faire un signalement auprès du médecin de la cellule de recueil des informations préoccupantes (CRIP) du département du domicile de l'enfant.

TRAITEMENT

La conjonction des divers éléments recueillis au cours de l'hospitalisation permet d'élaborer un projet thérapeutique, de décider d'un signalement adapté : procureur de la République, médecin de la CRIP.

Ce signalement peut aboutir à un suivi social (PMI), à des aides matérielles ou éducatives (ASE), à un signalement au procureur de la République qui peut saisir le juge pour enfants. Ce dernier pourra décider si nécessaire de mesures d'assistance éducative, d'un placement, voire d'une déchéance de l'autorité parentale.

PRONOSTIC

À court terme, il existe un risque de récidive. À long terme, les séquelles psychologiques sont très fréquentes, parfois invalidantes. Il s'y associe parfois des séquelles physiques des sévices.

FICHE INFIRMIÈRE

RÔLE D'ALERTE

L'infirmière a un rôle d'alerte médicale en cas de constatation de sévices à un enfant.

Le signalement est obligatoire sous peine de non-assistance à personne en danger ; il n'y a pas de secret médical opposable à ce devoir de signalement. Il n'est pas nécessaire d'apporter la preuve des faits pour effectuer un signalement. Signalement ne veut pas dire sanction ; un signalement à la PMI n'aboutit pas forcément à un signalement judiciaire et l'affaire sera classée sans suite si la maltraitance suspectée ne se confirme pas.

Le signalement permet d'aider l'enfant mais aussi d'aider la famille de l'enfant lorsque celle-ci est dépassée par la gestion de la prise en charge d'un enfant.

CALENDRIER VACCINAL

FICHE MALADIE

DÉFINITION

Il s'agit des recommandations nationales éditées tous les ans par le Haut Conseil de la santé publique en matière de vaccination. Seules les vaccinations contre la diphtérie, le tétanos et la poliomyélite restent obligatoires en France.

PRINCIPALES RECOMMANDATIONS VACCINALES

• BCG intradermique : recommandé dès le 1er mois de vie pour les nourrissons à risque : tous ceux vivant en Île-de-France et dans les autres régions, ceux dont l'un des parents est originaire d'un pays ou sévit la tuberculose.

• Diphtérie, tétanos, polio (dTP) : vaccination obligatoire à 2, et 4 mois et rappel à 11 mois. Les rappels ultérieurs à 6, 11, 25 ans puis tous les 20 ans sont fortement recommandés et s'effectuent avec un vaccin pauvre en anticorps antidiphtérie (dTP) après 6 ans pour limiter les effets indésirables.

• Coqueluche (Ca) : primo-vaccination universelle à 2, 4 et 11 mois puis rappels à 6 et 11 ans. Un rappel est conseillé à l'âge adulte pour les futurs parents et pour les personnels de santé s'occupant de nourrissons de moins de 6 mois.

• *Haemophilus influenzae b* (Hib) : vaccination universelle conseillée à 2 et 4 mois avec rappel à 11 mois uniquement.

• Hépatite B (Hep B) : le schéma vaccinal comprend 2 doses à 1 mois d'intervalle puis 1 rappel à 5-12 mois. Il doit être débuté dès la naissance pour les nouveau-nés de mere HBs +, sinon à partir de 2 mois. Un rattrapage est souhaitable à l'adolescence si oubli. Le vaccin est obligatoire à l'âge adulte pour tous les personnels de santé : rattrapage si non fait avant.

• Pneumocoque : vaccination universelle conseillée à 2 et 4 mois avec rappel à 11 mois avec le vaccin contenant 13 valences (Pn13 = *PRÉVENAR*). Des rappels ultérieurs tous les 5 ans avec le vaccin contenant 23 valences (Pn23 = *PNEUMO-23*) sont conseillés pour les patients à risque d'infection sévère à pneumocoque (drépanocytaires, immunodéprimés, *etc.*).

• Rougeole, oreillons, rubéole : vaccination universelle conseillée à 12 mois avec 2e dose avant 2 ans. Un rattrapage est conseillé afin que tous les enfants entre 2 et 16 ans aient reçu 2 doses et que tous les adolescents entre 17 et 28 ans aient reçu 1 dose. Ensuite, seule la vaccination contre la rubéole est conseillée pour toutes les femmes en âge d'avoir des enfants et non protégées.

• Papillomavirus humain (HPV) : vaccination recommandée pour tous les adolescents entre 11 et 14 ans (2 doses espacés de 5 à 13 mois) avec rattrapage possible de 15 à 19 ans (3 doses selon un schéma 0, 2 et 6 mois).

• Grippe : vaccination universelle tous les ans pour toutes les personnes âgées de plus de 65 ans. Vaccination annuelle recommandées à partir de 6 mois chez l'enfant à risque de forme sévère (asthme, cardiopathie, diabète, maladie rénale). Vaccination également fortement recommandée pour tous les professionnels de la santé.

• Covid-19 : vaccination recommandée à partir de 6 mois, enfants et adolescents atteints de comorbidités.

	Vaccins contre	Naissance	2 mois	3 mois	4 mois	5 mois	11 mois	12 mois	16-18 mois	6 ans	11-14 ans	15 ans	16-18 ans
Recommandations générales	Diphtérie (D), Tétanos (T), coqueluche acellulaire (Ca), Poliomyélite (P)		DTCaP		DTCaP		DTCaP			DTCaP			
	Haemophilus influenzae b (Hib)		Hib		Hib		Hib						
	Hépatite B (Hep B)		Hep B		Hep B		Hep B						
	Pneumocoque (PnC)[1]		PnC		PnC		PnC						
	Rotavirus		Rota	Rota	± Rota[2]								
	Méningocoques C					MnC*		MnC*					
	Méningocoque B[3]			MnB		MnB		MnB					
	Méningocoque ACWY (vaccin conjugué)										1 dose de ACWY entre 11 et 14 ans		
	Rougeole (R), Oreillons (O), Rubéole (R)[4]							ROR 1	ROR 2				
	Diphtérie (D), Tétanos (T), coqueluche acellulaire (ca), Poliomyélite (P)[5]										dTcaP		
	Papillomavirus humains (HPV) chez jeunes filles et jeunes garçons										2 doses selon le schéma 0, 5-13 mois** : vaccin nonavalent* (11/14 ans)		
Rattrapage	Hépatite B							3 doses selon le schéma 0, 1, 6 mois ou, de 11 à 15 ans révolus, 2 doses selon le schéma 0, 6 mois[6]					
	Méningocoque ACWY (vaccin conjugué)											1 dose entre 15 et 24 ans[7]	
	Papillomavirus humains (HPV) chez jeunes filles et jeunes garçons											3 doses selon le schéma 0, 2, 6** mois avec le vaccin nonavalent (15 à 19 ans révolus)	
	Rougeole (R), Oreillons (O), Rubéole (R)									2 doses à au moins 1 mois d'intervalle, si pas de vaccin antérieur 1 dose si une seule dose vaccinale antérieure			

* La vaccination peut être réalisée avec le vaccin ACWY (1 dose à 6 mois et 1 dose à 12 mois), dès lors que le vaccin sera pris en charge par l'assurance maladie dans le cadre du droit commun

** L'intervalle minimum entre 2 doses est de 5 mois

	Vaccins contre	Naissance	2 mois	3 mois	4 mois	5 mois	11 mois	12 mois	16-18 mois	6 ans	11-14 ans	15 ans	16-18 ans
Recommandations générales	Diphtérie (D), Tétanos (T), coqueluche acellulaire (Ca), Poliomyélite (P)		DTCaP		DTCaP		DTCaP			DTCaP			
	Haemophilus influenzae b (Hib)		Hib		Hib		Hib						
	Hépatite B (Hep B)		Hep B		Hep B		Hep B						
	Pneumocoque (PnC)[1]		PnC		PnC		PnC						
	Rotavirus		Rota	Rota	± Rota[2]								
	Méningocoques C					MnC*		MnC*					
	Méningocoque B[3]			MnB		MnB		MnB					
	Méningocoque ACWY (vaccin conjugué)										1 dose de ACWY entre 11 et 14 ans		
	Rougeole (R), Oreillons (O), Rubéole (R)[4]							ROR 1	ROR 2				
	Diphtérie (D), Tétanos (T), coqueluche acellulaire (ca), Poliomyélite (P)[5]										dTcaP		
	Papillomavirus humains (HPV) chez jeunes filles et jeunes garçons										2 doses selon le schéma 0, 5-13 mois** : vaccin nonavalent* (11/14 ans)		
Rattrapage	Hépatite B							3 doses selon le schéma 0, 1, 6 mois ou, de 11 à 15 ans révolus, 2 doses selon le schéma 0, 6 mois[6]					
	Méningocoque ACWY (vaccin conjugué)												1 dose entre 15 et 24 ans[7]
	Papillomavirus humains (HPV) chez jeunes filles et jeunes garçons											3 doses selon le schéma 0, 2, 6** mois avec le vaccin nonavalent (15 à 19 ans révolus)	
	Rougeole (R), Oreillons (O), Rubéole (R)									2 doses à au moins 1 mois d'intervalle, si pas de vaccin antérieur 1 dose si une seule dose vaccinale antérieure			

* La vaccination peut être réalisée avec le vaccin ACWY (1 dose à 6 mois et 1 dose à 12 mois), dès lors que le vaccin sera pris en charge par l'assurance maladie dans le cadre du droit commun

** L'intervalle minimum entre 2 doses est de 5 mois

[1] Pn C : vaccin pneumococcique conjugué 15-valent (*VAXNEUVANCE*) ou 13-valent (Prevenar 13). Pour les nourrissons âgés de 7 à 11 mois non vaccinés antérieurement : 2 doses de VPC15 (*VAXNEUVANCE*) ou de VPC13 (*PREVENAR 13*) administrées à 2 mois d'intervalle, suivies d'une dose de rappel 1 an plus tard. Pour les nourrissons âgés de 12 à 23 mois non vaccinés antérieurement : 2 doses de VPC15 (*VAXNEUVANCE*) ou de VPC13 (*PREVENAR 13*) administrées à au moins 2 mois d'intervalle.
Vaccination méningococcique tétravalente ACWY : vaccination à l'âge de 6 et 12 mois avec le vaccin *NIMENRIX*. Vaccination entre 11 et 14 ans, et entre 15 et 24 ans révolus avec les vaccins *NIMENRIX* ou *MENQUADFI* ou *MENVEO*.

[2] Rotavirus : schéma à 2 doses pour *ROTARIX* ou 3 doses pour *ROTATEQ*. Il est recommandé de réaliser le schéma vaccinal complet avec le même vaccin.

[3] Le schéma de vaccination contre le méningocoque B jusqu'à 2 ans dépend de l'âge du nourrisson à l'initiation de la vaccination. Nourrissons de 2 à 5 mois : 2 doses de 0,5 mL chacune à au moins 2 mois d'intervalle et rappel entre 12 et 15 mois, au moins 6 mois après la dernière dose. Nourrissons de 6 à 11 mois : 2 doses de 0,5 mL chacune à au moins 2 mois d'intervalle, et rappel entre 12 et 24 mois, au moins 2 mois après la dernière dose. Nourrisson de 12 à 23 mois : 2 doses de 0,5 mL chacune à au moins 2 mois d'intervalle et rappel 12 à 23 mois après la dernière dose.

[4] ROR : les nourrissons avec une indication de vaccination contre la rougeole avant l'âge de 12 mois doivent recevoir par la suite 2 doses additionnelles de vaccin trivalent contre la rougeole, les oreillons et la rubéole (ROR) : 1re dose additionnelle donnée à 12 mois, puis 2e dose additionnelle donnée à 16-18 mois, en respectant un intervalle minimal d'un mois entre les doses.

[5] dTcaP : vaccin combiné diphtérie, tétanos, poliomyélite et coqueluche avec des doses réduites d'anatoxine diphtérique (d) et d'antigènes coquelucheux (ca).

[6] Ce schéma vaccinal à 2 doses n'est possible qu'avec les vaccins ayant l'AMM pour cette indication (*ENGERIX B* 20 µg) en respectant un intervalle de 6 mois entre les 2 doses. Le vaccin *ENGERIX B* 10 µg n'est pas adapté au schéma vaccinal à 2 doses.

[7] Dans l'attente d'une couverture vaccinale suffisante permettant la mise en place d'une immunité de groupe, une vaccination de rattrapage selon le même schéma vaccinal à une dose est aussi recommandée entre 15 et 24 ans révolus.

[8] Une dose recommandée dès la naissance pour les enfants originaires de Guyane, Mayotte ou ayant un membre de l'entourage atteint d'une tuberculose récente.

[9] Sont concernés : **a.** les femmes enceintes, quel que soit le trimestre de la grossesse ; **b.** les enfants à partir de l'âge de 6 mois s'ils sont atteints des pathologies spécifiques suivantes, - affections bronchopulmonaires chroniques répondant aux critères de l'ALD 14 (asthme et BPCO), - insuffisances respiratoires chroniques obstructives ou restrictives quelle que soit la cause, y compris les maladies neuromusculaires à risque de décompensation respiratoire, les malformations des voies aériennes supérieures ou inférieures, les malformations pulmonaires ou les malformations de la cage thoracique, - maladies respiratoires chroniques ne remplissant pas les critères de l'ALD mais susceptibles d'être aggravées ou décompensées par une affection grippale, dont asthme, bronchite chronique, bronchiectasies, hyper-réactivité bronchique, dysplasies broncho-pulmonaires, - mucoviscidose, - cardiopathies congénitales cyanogènes ou avec une HTAP et/ou une insuffisance cardiaque, - insuffisances cardiaques graves, - valvulopathies graves, - troubles du rythme graves justifiant un traitement au long cours, - maladies des coronaires, - antécédents d'accident vasculaire cérébral, - formes graves des affections neurologiques et musculaires (dont myopathie, poliomyélite, myasthénie, maladie de Charcot), - paraplégies et tétraplégies avec atteinte diaphragmatique, - néphropathies chroniques graves, - syndromes néphrotiques, - drépanocytoses, homozygotes et doubles hétérozygotes S/C, thalasso-drépanocytoses, - diabètes de type 1 et de type 2, - déficits immunitaires primitifs ou acquis (pathologies oncologiques et hématologiques, transplantation d'organe et de cellules souches hématopoïétiques, déficits immunitaires héréditaires, maladies inflammatoires et/ou auto-immunes recevant un traitement immunosuppresseur), excepté les personnes qui reçoivent un traitement régulier par immunoglobulines, personnes infectées par le VIH quel que soit leur âge et leur statut immunovirologique, - maladie hépatique chronique avec ou sans cirrhose ; **c.** l'entourage familial des nourrissons âgés de moins de 6 mois avec des facteurs de risque de grippe grave ; **d.** les personnes obèses avec un IMC ≥ 40 kg/m² ; **e.** les enfants et adolescents séjournant dans un établissement médicosocial d'hébergement, quel que soit leur âge.

La vaccination contre la grippe saisonnière peut être proposée chaque année à tous les enfants âgés de 2 à 17 ans révolus.

[10] Sont concernés : **a.** les jeunes de plus d'un an séjournant dans des structures collectives pour l'enfance et la jeunesse handicapées ; **b.** les enfants atteints de mucoviscidose ou de pathologie hépatobiliaire chronique susceptible d'évoluer vers une hépatopathie chronique (notamment dues aux virus de l'hépatite B et de l'hépatite C) ; **c.** les enfants des familles dont l'un au moins des membres est originaire d'un pays de haute endémicité et susceptibles d'y séjourner ; **d.** les personnes dans l'entourage familial d'un patient atteint d'hépatite A.

[11] À la naissance pour les enfants nés de mère Ag HBs positif : vaccination dans les 12 h qui suivent la naissance avec un vaccin ayant l'AMM pour cet âge et immunoglobulines anti-HBs administrées simultanément en des points différents. 2e et 3e doses respectivement à l'âge de 1 et 6 mois. Schéma en 4 doses (0-1-2-6 mois) pour les prématurés < 33 sem. ou de moins de 2 kg. L'efficacité de cette prévention doit être évaluée à partir de l'âge de 9 mois par une recherche d'antigène HBs et anticorps anti-HBs, préférentiellement 1 à 4 mois après la dernière dose vaccinale.

[12] Sont exposés à un risque particulier les adolescents : **a.** accueillis dans les services et institutions pour l'enfance et la jeunesse handicapées ; **b.** accueillis dans les institutions psychiatriques ; **c.** ayant des relations sexuelles avec des partenaires multiples ; **d.** voyageurs ou résidents dans des pays de moyenne ou forte endémie (après évaluation des risques) ; **e.** usagers de drogues par voie parentérale ; **f.** susceptibles de recevoir des transfusions massives et/ou itératives ou de médicaments dérivés du sang (hémophiles, dialysés, insuffisants rénaux, etc.) ; **g.** candidats à une greffe d'organe, de tissus ou de cellules ; **h.** entourage d'une personne infectée par le virus de l'hépatite B ou porteur chronique de l'antigène HBs (famille vivant sous le même toit) ; **i.** partenaires sexuels d'une personne infectée par le virus de l'hépatite B ou porteur chronique de l'antigène HBs.

[13] Pour les personnes aspléniques ou ayant un déficit en fraction terminale du complément ou en properdine ou recevant un traitement anti-complément, et celles ayant reçu une greffe de cellules souches hématopoïétiques. La vaccination est également recommandée pour l'entourage familial des personnes à risque élevé d'infection invasive à méningocoque.

[14] La vaccination est recommandée, avec une dose du vaccin tétravalent conjugué, pour les personnes ayant un déficit en complément ou en properdine, recevant un traitement anti-complément ou aspléniques, et celles ayant reçu une greffe de cellules souches hématopoïétiques. La vaccination est également recommandée pour l'entourage familial des personnes à risque élevé d'infection invasive à méningocoque. cf. rapport du HCSP du 7 novembre 2014 : http://www.hcsp.fr/explore.cgi/avisrapportsdomaine?clefr=504.

[15] Une dose complémentaire de vaccin pneumococcique conjugué VPC15 ou de VPC13 est recommandée à l'âge de 3 mois (avec un rappel à l'âge de 11 mois) pour les prématurés et les nourrissons à haut risque de faire une infection à pneumocoque (IP), c'est-à- dire les enfants : **a.** immunodéprimés (aspléniques ou hypospléniques incluant les drépanocytoses majeures ; atteints de déficits immunitaires héréditaires ; infectés par le VIH, quel que soit le statut immunologique ; sous chimiothérapie pour tumeur solide ou hémopathie maligne ; transplantés ou en attente de transplantation d'organe solide ; greffés de cellules souches hématopoïétiques ; traités par immunosuppresseur, biothérapie et/ou corticothérapie pour une maladie auto-immune ou inflammatoire chronique ; atteints de syndrome néphrotique) ; **b.** non immunodéprimés porteurs d'une maladie sous- jacente prédisposant à la survenue d'IP (cardiopathie congénitale cyanogène, insuffisance cardiaque) ; insuffisance respiratoire chronique, bronchopneumopathie obstructive, emphysème ; asthme sévère sous traitement continu ; insuffisance rénale ; hépatopathie chronique d'origine alcoolique ou non ; diabète non équilibré par le simple régime ; patients présentant une brèche ostéo-méningée, un implant cochléaire ou candidats à une implantation cochléaire.

[16] Pour les enfants à risque élevé d'IP, âgés de 2 ans à moins de 5 ans (cf. ci-dessus note n° 15) non préalablement vaccinés avec le vaccin conjugué 13-valent ou 15-valent, la vaccination pneumococcique est recommandée selon le schéma suivant : 2 doses de vaccin conjugué 15-valent ou 13-valent, administrées à 2 mois d'intervalle suivies d'une dose de vaccin non conjugué 23-valent (VPP23) administrée au moins 2 mois après la précédente dose du vaccin conjugué 13-valent ou 15-valent (Pn C). **Pour ceux préalablement vaccinés avant l'âge de 24 mois avec le vaccin conjugué 13-valent ou 15-valent :** une dose de vaccin non conjugué 23-valent (VPP23), administrée au moins 2 mois après la précédente dose de vaccin conjugué.

[17] **Pour les enfants** âgés de 5 ans et plus et les adolescents (jusqu'à 17 ans), quel que soit le risque.

[18] Le schéma vaccinal est de 2 doses espacées de 4 à 8 sem. ou de 6 à 10 sem. selon le vaccin utilisé, quel que soit l'âge ; recommandé chez les enfants sans antécédent de varicelle et dont la sérologie est négative, en contact étroit avec des personnes immunodéprimées ou candidats receveurs d'une greffe d'organe et en post-exposition dans les 3 j suivant l'exposition à un cas de varicelle chez les adolescents de plus de 12 ans non immunisés.

[19] La vaccination contre la varicelle est contre-indiquée pendant la grossesse. La grossesse doit être évitée dans le mois suivant la vaccination : il convient de conseiller aux femmes ayant l'intention de débuter une grossesse de différer leur projet d'un mois.

FICHE PHARMACOLOGIE

VACCINS INFANTILES

■ Vaccin antidiphtérique + antitétanique + anticoquelucheux + antipoliomyélique (DTCaP)

INFANRIXTETRA					
Primovaccination : 1 dose IM à 2 mois et 1 dose à 4 mois Rappel : 1 dose à 11 mois Rappels ultérieurs : 1 dose à 6 ans puis cf. *REPEVAX* puis *REVAXIS*	1 ser. prér. 0,5 mL	13,01		65 %	13,01

■ Vaccin antidiphtérique + antitétanique + anticoquelucheux + antipoliomyélique (DTCaP) + anti-Haemophilus influenzae b

INFANRIXQUINTA					
Primovaccination : 1 dose IM à 2 mois et 1 dose à 4 mois Rappel : 1 dose à 11 mois Rappels ultérieurs : cf. *INFANRIXTETRA* puis *REPEVAX* et *REVAXIS*	1 ser. prér. 0,5 mL	23,58		65 %	23,58

■ Vaccin antidiphtérique + anticoquelucheux + antipoliomyélique + antitétanique (DTCaP) + anti-Haemophilus influenzae b + antihépatite B

INFANRIX HEXA					
Primovaccination : 1 dose IM à 2 mois et 1 dose à 4 mois Rappel : 1 dose à 11 mois Rappels ultérieurs : cf. *INFANRIXTETRA* puis *REPEVAX* et *REVAXIS*	1 ser. prér.	32,05	I	65 %	32,05

Propriétés

Vaccins contenant des anatoxines diphtérique, tétanique et pertussique, les virus poliomyélitiques atténués type 1, 2 et 3 ± un polyoside d'*Haemophilus Influenzae* type b conjugué à la protéine tétanique ± antigène Hbs recombinant adsorbé.

Indications

Prévention conjointe des infections invasives à hépatite B, *Haemophilus Influenzae* type b, diphtérie, tétanos, coqueluche et poliomyélite en primovaccination et en rappel.

Contre-indications

Hypersensibilité aux vaccins tétanos, diphtérie, coqueluche, poliomyélite et *Haemophilus Influenzae* type b.

Infection fébrile sévère.

Déconseillé pendant la grossesse et l'allaitement.

Effets indésirables

Érythème au point d'injection.

Céphalée, rhinite.

Prurit, urticaire.

Réaction anaphylactique.

Convulsion, épisode d'hypotonie.

Vaccin antidiphtérique (dose réduite) + antitétanique + anticoquelucheux (dose réduite) + antipoliomyélitique (dTcaP)

REPEVAX					
Rappels après primovaccination par DTCaP Entre 11 et 13 ans : 1 dose À 25 ans : 1 dose ou cf. REVAXIS si dose de vaccin coquelucheux reçue depuis moins de 5 ans	1 ser. prér. 0,5 mL	21,69		65 %	21,69

Propriétés

Vaccins combinés contre le tétanos (anatoxine), la diphtérie (faible dose d'anatoxine), la poliomyélite (virus inactivés sérotypes 1, 2 et 3) et la coqueluche (acellulaire).

Indications

Vaccination de rappel des adolescents et des adultes contre la diphtérie (faible dose), le tétanos, la poliomyélite et la coqueluche.

Contre-indications

Hypersensibilité aux anatoxines tétanique, diphtérique, coquelucheuse et le virus poliomyélitique, aux antibiotiques présents à l'état de traces (néomycine, **polymyxine B**), ou en cas de réaction sévère à une administration antérieure d'un vaccin.

Antécédent de complication neurologique après vaccination.

Précautions d'emploi

Grossesse, allaitement : déconseillé.

Différer la vaccination en cas d'infection fébrile intercurrente.

À conserver entre + 2 et + 8 °C. Agiter avant l'emploi.

Effets indésirables

Réactions douloureuses, érythémateuses ou nodulaires au point d'injection, abcès aseptique exceptionnel.

Frissons, fièvre. Diarrhée, vomissements. Rash cutané, choc anaphylactique.

Interactions médicamenteuses

Aucune.

Vaccin antipneumococcique polyvalent

PREVENAR 13					
N. entre 2 et 6 mois : 1 dose à 2 mois et 1 dose à 4 mois + 1 dose de rappel à 11 mois N. non vaccinés entre 7 et 11 mois : 2 doses à 1 mois d'intervalle et 3e dose 1 an plus tard N. non vaccinés entre 12 et 23 mois : 2 inj. à au moins 2 mois d'intervalle	1 ser. prér.	50,30	I	65 %	50,30

Propriétés

Vaccin polyosidique conjugué préparé à partir d'antigènes purifiés de 13 sérotypes de pneumocoques.

Indications

Prévention des infections à *Streptococcus pneumoniae* (septicémie, méningite, pneumonie, bactériémie) causées par les sérotypes

1, 3, 4, 5, 6A, 6B, 7F, 9V, 14, 18C, 19A, 19F et 23F chez les nourrissons et les jeunes enfants de 2 mois à 2 ans et chez les enfants non vaccinés de 2 à 5 ans.

Contre-indications

Hypersensibilité au vaccin pneumococcique.
Hypersensibilité à l'anatoxine diphtérique.
Maladie fébrile aiguë.

Précautions d'emploi

Conserver entre + 2 et + 8 °C.
Risque de réaction anaphylactique après administration du vaccin.
Injection intramusculaire contre-indiquée si thrombopénie ou trouble de la coagulation.
L'utilisation du *PREVENAR* ne se substitue pas à celle des vaccins polysaccharidiques 23-valents chez les enfants de plus de 24 mois avec un risque élevé d'infections à *Streptococcus pneumoniae* (immunodépression, drépanocytose).
Traitement antipyrétique prophylactique recommandé.

Effets indésirables

Réactions locales fréquentes : rougeur, douleur, induration au point d'injection (disparaît en 24-48 h).
Fièvre, convulsions fébriles.
Rash, urticaire, érythème polymorphe.
Réaction d'hypersensibilité, œdème facial, œdème de Quincke, dyspnée, bronchospasme, choc anaphylactique.

Interactions médicamenteuses

Le vaccin peut être effectué (à des sites d'injection différents) en même temps que d'autres vaccins pédiatriques.

■ Vaccin antirotavirus

ROTARIX					
Schéma vaccinal en 2 doses orales à 2 et 3 mois de vie Fin du schéma avant 6 mois	1 tube unidose de 1,5 mL	58,45	I	65 %	58,45
ROTATEQ					
Schéma en 3 doses orales à 2, 3 et 4 mois de vie Fin du schéma avant 8 mois	1 dose vaccinante	52,16	I	65 %	52,16

Propriétés

Vaccin vivant atténué oral (*rotavirus* humain souche RIX 4414 pour le *ROTARIX* et sérotypes *rotavirus* G1, G2, G3, G4, P1 pour le *ROTATEQ*).

Indications

Prévention des gastro-entérites aiguës à rotavirus chez les nourrissons :
– *ROTARIX* chez les nourrissons de 6 à 24 sem. ;
– *ROTATEQ* chez les nourrissons de 6 à 32 sem.
Depuis le 12 juillet 2022, recommandés pour la prévention des infections à rotavirus.

Contre-indications

Hypersensibilité au **vaccin antirotavirus.**
Antécédent d'invagination intestinale aiguë ou maladie congénitale intestinale exposant à cette pathologie.
Immunodépression, infection asymptomatique par le VIH.
Maladie fébrile aiguë.
Vomissement, diarrhée.

Précautions d'emploi

Injection intraveineuse contre-indiquée.

Effets indésirables

Infections respiratoires supérieures.
Fièvre, asthénie.
Irritabilité, somnolence.
Nausées, diarrhée, douleurs abdominales, régurgitations.
Dermatite, éruption cutanée.

Interactions médicamenteuses

Le vaccin peut être administré en même temps que d'autres vaccins pédiatriques.

■ Vaccin antirougeoleux, antirubéoleux, antiourlien

PRIORIX					
N. : 1 dose SC à 12 mois + 1 dose de rappel entre 16 et 18 mois	1 dose vaccinante 10 doses vaccinantes	12,89 HOP		65 %	12,89

Propriétés

Vaccin à virus vivants atténués contre la rougeole, les oreillons et la rubéole.

Indications

Vaccination combinée contre la rubéole, les oreillons et la rougeole.

Contre-indications

Grossesse (pas d'indication à une interruption de grossesse en cas de vaccination par erreur).
Allergie connue à la néomycine ou à tout constituant du vaccin.
Déficits immunitaires congénitaux ou acquis touchant l'immunité cellulaire.
Intolérance au fructose (présence de sorbitol).

Précautions d'emploi

Faire un test de grossesse avant la vaccination et assurer une contraception efficace pendant les 2 mois après la vaccination.
Associations vaccinales : se reporter à chaque vaccin.
Utiliser avec précaution en cas d'allergie à l'œuf.
Protection limitée dans les 72 h post-exposition au virus rougeoleux.
Chez les nouveau-nés de mère infectée par le VIH, attendre la séronégativité de l'enfant par Western-blot ou, en cas de séropositivité, tenir compte du nombre de lymphocytes CD4.
Conservation entre + 2 et + 8 C.

Effets indésirables

Se reporter aux effets indésirables de chacun des vaccins isolément (entre 0,5 et 4 % d'effets indésirables).

Interactions médicamenteuses

Se reporter à chaque vaccin isolément.

PARTIE 14

PNEUMOLOGIE

ASTHME

FICHE MALADIE

DÉFINITION

L'asthme est une maladie inflammatoire chronique des voies aériennes associant des symptômes respiratoires paroxystiques (sifflements, toux, dyspnée) et une obstruction bronchique réversible. C'est une maladie fréquente dont l'incidence est en augmentation. En France la prévalence chez l'adulte est de 6 %. La mortalité liée à l'asthme est de 1 000 décès par an en moyenne.

CAUSES ET MÉCANISMES

L'inflammation chronique des bronches responsable des symptômes de l'asthme résulte de l'interaction entre les gènes d'un individu et son environnement :

• Prédisposition génétique : plus de 100 gènes sont impliqués dans l'asthme et la prédisposition allergique (notion d'atopie). Le risque de développer un asthme est d'autant plus important si il existe un antécédent d'asthme chez les parents (25 % si l'un des deux parents est asthmatique, plus de 50 % si les deux parents le sont) ;

• Facteurs environnementaux : exposition aux allergènes respiratoires, aux infections virales, au tabac et à la pollution.

À cette inflammation chronique, s'associe une hyperréactivité bronchique qui correspond à la contraction exagérée des voies aériennes en réponse à différents stimuli.

DIAGNOSTIC

SIGNES CLINIQUES

L'asthme est une maladie chronique qui évolue par poussées (exacerbations ou crise d'asthme). Les symptômes d'asthme sont une dyspnée, des sifflements, une oppression thoracique et de la toux de brève durée, paroxystique et récidivante. La crise d'asthme se définit par l'augmentation progressive des symptômes sans retour à la normale. Lors d'une crise d'asthme il est essentiel de savoir reconnaître les signes de gravité définissant un *asthme aigu grave* (*cf.* encadré ci-dessous).

SIGNES DE GRAVITÉ

• Impossibilité de parler : parle avec des mots.
• Assis penché en avant.
• Agitation.
• Fréquence respiratoire > 30/min.
• Utilisation des muscles respiratoires accessoires.
• Fréquence cardiaque > 120/min.
• Saturation en air ambiant < 90 % en AA.
• Débit expiratoire de pointe (*peak flow*) < 50 % de la meilleure valeur ou< 150 L/min.
• Gravité extrême (mort imminente) : cyanose, respiration paradoxale, pause respiratoires, silence auscultatoire, bradycardie, collapsus, trouble de la conscience.

En dehors des crises, le diagnostic est suspecté à partir de l'histoire clinique : toux sèche récidivante, aggravé la nuit et au réveil. Déclenchement des symptômes par les infections virales, l'effort, l'exposition aux allergènes ou irritants. Le diagnostic est affirmé par les résultats des épreuves fonctionnelles respiratoires.

EXAMENS COMPLÉMENTAIRES

▶ Débit expiratoire de pointe (DEP, ou *peak flow*)

La mesure du DEP, ou *peak flow,* permet d'évaluer de manière simple l'obstruction bronchique. Il peut être utile dans le suivi des malades ou lors d'une crise afin d'en évaluer la sévérité (valeurs normales du DEP : *cf.* figure, p. 1364 de la Fiche technique).

▶ Explorations fonctionnelles respiratoires (EFR)

Les EFR permettent une étude précise des débits et volumes respiratoires. En dehors de la crise, les EFR peuvent être normales. Elles mettent en évidence un syndrome obstructif en partie ou totalement réversible après un traitement bronchodilatateur.

Radiologie du thorax

Au cours de la crise, elle met en évidence une distension thoracique et permet d'éliminer une complication (pneumothorax, pneumopathie).

Gaz du sang artériel

Les gaz du sang n'ont d'intérêt qu'en cas de crise (*cf.* Fiche technique, *chapitre* Embolie pulmonaire, *spécialité* Cardiologie) ; ils retrouvent une hypoxie associée à une hypocapnie. La présence d'une normocapnie ou d'hypercapnie témoigne d'un épuisement respiratoire, traduisant la gravité de la crise.

Biologie

La numération montre souvent une hyperéosinophilie isolée modérée.

TRAITEMENT

TRAITEMENT DE LA CRISE SIMPLE

En cas de crise simple, il est recommandé au patient de prendre deux bouffées de β_2-mimétiques de courte durée d'action (salbutamol, terbutaline).

En l'absence d'amélioration satisfaisante, il est nécessaire de renouveler la prise par intervalles de 10 min.

En cas de non-amélioration après 6 à 8 bouffées, il faut considérer qu'il s'agit d'un asthme aigu grave et appeler le « 15 ».

En cas de crise sévère, il est essentiel qu'une corticothérapie orale soit débutée afin de diminuer les risques de récidives et de « rebonds » du bronchospasme.

Si le patient dispose d'un *Peak Flow* à domicile, la mesure du DEP lui permet d'objectiver la réponse au traitement bronchodilatateur.

TRAITEMENT DE L'ASTHME AIGU GRAVE

L'asthme aigu grave nécessite la prise en charge dans une unité de surveillance continue ; la mise en place de voies veineuses est systématique.

Le traitement comprend l'oxygénothérapie, les nébulisations répétées de bronchodilatateurs (salbutamol, *VENTOLINE,* ou terbutaline, *BRICANYL,* possiblement associés à l'ipratropium bromure, *ATROVENT*). En cas de résistance, les β_2-mimétiques peuvent être administrés par voie SC ou IV.

Une corticothérapie est systématiquement associée (initialement IV relayée par voie orale). En cas de signes infectieux, une antibiothérapie probabiliste est débutée.

TRAITEMENT DE FOND

Le but du traitement est le contrôle de l'asthme (absence de symptomes chroniques, rares crises, absence de limitation des activités). La voie inhalée est privilégiée pour l'administration des traitements de fond (plus grande efficacité et peu d'effets indésirables). La corticothérapie inhalée est la base du traitement. La dose du traitement est adaptée à la sévérité du patient et diminuée à la dose minimale efficace. L'ajustement du traitement de fond se fait dans le cadre d'une consultation après au moins trois mois de traitement. En cas de contrôle imparfait, un traitement par bronchodilatateurs de longue durée d'action (β_2-mimétiques de longue durée d'action) peut être associé à la corticothérapie inhalée. Si le contrôle n'est pas obtenu, les β_2-mimétiques de longue durée d'action peuvent être remplacés par un traitement oral par anti-leucotriène (montélukast, *SINGULAIR*). En cas d'asthme sévère, le traitement se discute dans un centre expert et peut faire appel à la corticothérapie orale à la dose minimale efficace et/ou à un traitement par perfusion d'anticorps anti-IgE (omalizumab, *XOLAIR*). Dans les asthmes sévères et réfractaires, on peut également proposer un traitement anti-interleukine 5 ou anti-interleukine 5 récepteur (anti-IL5 anti-IL5R) ou bien un traitement anti-interleukine-4.

L'absence de contrôle de l'asthme doit toujours faire rechercher un facteur déclenchant à éliminer ou la prise incorrecte des traitements.

TRAITEMENT DES FACTEURS FAVORISANTS

Il est indispensable de limiter l'exposition aux allergènes en cas d'allergie connue. De même, l'exposition aux irritants doit être limitée ; l'arrêt du tabac est impératif.

La présence d'un reflux gastro-œsophagien ou d'une sinusite chronique doit être recherchée systématiquement et ils doivent être traités car ils constituent un facteur de décompensation classique de l'asthme.

COMPLICATIONS ET PRONOSTIC

INSUFFISANCE RESPIRATOIRE AIGUË

Le recours à la ventilation mécanique lors d'une crise d'asthme est un tournant dans la prise en charge car il s'agit d'une ventilation, difficile du fait de l'obstruction bronchique, associée à de nombreuses complications. La crainte reste le décès par un bronchospasme aigu non amélioré par les traitements.

PNEUMOTHORAX OU PNEUMOMÉDIASTIN

Le pneumothorax est une complication grave, en particulier en cas de ventilation mécanique ; il nécessite la réalisation d'une exsufflation en urgence suivie d'un drainage (*cf.* Pneumothorax, p. 1425).

Un pneumomédiastin est parfois retrouvé lors d'une crise ; il s'agit en général d'une complication bénigne qui nécessite une simple surveillance.

FICHE INFIRMIÈRE

EXAMENS

Débitmètre de pointe (*peak flow*) : *cf.* Fiche technique, ci-après.

SURVEILLANCE DU TRAITEMENT

SOINS – TRAITEMENT

À la différence de la BPCO, les nébulisations peuvent être réalisées sous oxygène en l'absence d'hypercapnie. En cas de crise, les nébulisations sont répétées de manière rapprochée lors de la première heure, puis espacées (le plus souvent toutes les 4 h).

La précocité de l'administration de la corticothérapie dans l'asthme aigu grave est essentielle, le traitement doit être administré le plus rapidement possible après sa prescription.

EFFICACITÉ DU TRAITEMENT

La surveillance de l'efficacité du traitement repose essentiellement sur la mesure du DEP et les symptômes du patient. En cas de crise, le DEP est réalisé avant et après chaque aérosol.

EFFETS INDÉSIRABLES

Une surveillance accrue des patients présentant une crise d'asthme est nécessaire afin de rechercher une aggravation (*cf.* encadré « Signes de gravité » Fiche maladie, p. 1375). En cas de corticothérapie inhalée, il est nécessaire de se rincer la bouche après chaque prise afin d'éviter le développement de mycose buccale.

ÉDUCATION ET CONSEILS

PRISE DES TRAITEMENTS INHALÉS

L'absence de contrôle d'un asthme malgré une prise en charge adaptée est le plus souvent liée à une prise incorrecte des traitements inhalés. Les médicaments inhalés nécessitent un apprentissage et la vérification régulière de la bonne prise du traitement. Tous ces traitements nécessitent une coordination correcte du patient.

Les systèmes en sprays doseurs nécessitent de coordonner l'inspiration au déclenchement du spray. En cas de difficulté, il est possible d'administrer ces sprays à l'aide de chambre d'inhalation ce qui permet de s'affranchir de ce problème (le patient respire dans la chambre après avoir déclenché le spray).

Les systèmes inhalateurs en poudre sont de plus en plus utilisés, ils permettent au patient de choisir le moment de l'inhalation après l'avoir enclenché (systèmes , *Turbuhaler*, inhalateur type *Foradil*).

Malgré la multitude des systèmes, il n'existe aucun système parfait et seule une bonne éducation permet une prise correcte.

ÉDUCATION

Il est nécessaire de rappeler au patient le rôle aggravant pour l'asthme de l'exposition au tabac. L'infirmier doit être en mesure d'expliquer l'utilisation des différents substituts

nicotiniqueset d'orienter le malade vers une consultation spécialisée.
La bonne utilisation du débitmètre de pointe doit être vérifiée.
Une vaccination grippale annuelle est conseillée aux sujets asthmatiques.

FICHE TECHNIQUE

DÉBITMÈTRE DE POINTE (*PEAK FLOW*)

Il permet de mesurer le débit expiratoire maximal lors d'une expiration forcée. Il existe des valeurs théoriques du DEP (fonction de l'âge, de la taille et du sexe, *cf.* figure ci-dessous), permettant d'exprimer les valeurs en pourcentage de la théorique.
La mesure est réalisée en position debout, en s'assurant que la main du patient ne bloque pas le curseur indiquant les valeurs. Le patient prend une inspiration profonde maximale puis place l'embout dans la bouche et expire le plus fort et le plus rapidement possible. La manœuvre est répétée à 3 reprises et la meilleure valeur est retenue.

Débit expiratoire de pointe

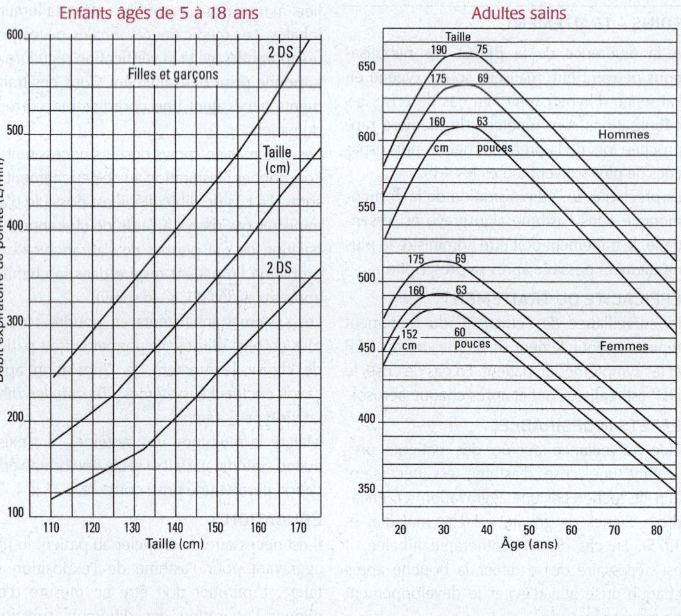

FICHE TECHNIQUE

AÉROSOL

Définition

L'aérosol est un dispositif non invasif qui permet une meilleure fluidité des sécrétions bronchiques grâce à l'humidification des voies respiratoires supérieures par inhalation d'une brume (brouillard).

C'est un acte infirmier exécuté sur prescription médicale.

L'aérosol permet une grande rapidité d'action médicamenteuse, avec des résultats cliniques souvent immédiats.

Son action locale atténue les effets indésirables. Par ailleurs, les composés parfois fragiles évitent les sucs digestifs grâce à ce procédé.

Certains médicaments passent dans la circulation et peuvent avoir le même effet qu'une injection intraveineuse.

Ils sont indiqués dans les syndromes obstructifs bronchiques et notamment l'asthme et la bronchite chronique.

Matériel nécessaire

- Manomètre à air à brancher sur la prise murale adaptée, située à la tête du lit du patient.
- Embout spécifique permettant d'adapter directement le raccord de l'aérosol.
- Masque naso-buccal avec nébuliseur médicamenteux.
- Mouchoirs, crachoirs.
- Produits pour l'aérosol : flacon d'eau stérile ou ampoule d'eau stérile, médicaments selon la prescription médicale (antiseptique bronchique, broncho-dilatateur).

Préparation du patient

- Prévenir le patient du soin, il dure environ 15 minutes.
- Planifier le soin en fonction des repas : réaliser un aérosol à distance des repas : une heure avant ou après car il existe un risque de vomissement et respecter un délai régulier (selon la fréquence prescrite) entre les séances d'aérosol.
- Évaluer l'état clinique et s'assurer de la participation du patient.
- Installer le patient : assis ou demi-assis confortablement.
- Donner des conseils : se moucher, garder la position pendant toute la séance d'aérosol et éviter de parler, de bouger le masque.

Le soin

- Faire moucher et cracher avant de commencer, réaliser une aspiration bucco-pharyngée si besoin.
- Réaliser le montage du masque.
- Vérifier le bon fonctionnement du système : absence de fuite d'air (connexions de la tubulure au nébuliseur) et formation d'un brouillard sortant du masque.
- Branchement du système auprès du patient : réglage du masque à l'aide de l'élastique de façon atraumatique, expliquer au patient de respirer normalement pendant la séance.
- Le brouillard doit être projeté directement en face de la bouche du patient.
- Mettre à portée de main les mouchoirs, le crachoir et la sonnette.
- Noter l'heure du branchement.

À la fin du soin

- Fermer le manomètre.
- Enlever le masque du patient, il sera changé toutes les 24 heures.
- Sécher le visage si nécessaire et proposer au patient de se moucher.

▶

• Débrancher le système de la source murale (sauf si le patient doit recevoir plusieurs aérosols par jour).
• Noter sur les transmissions l'état du patient : amélioration de la respiration.

FICHE PHARMACOLOGIE

CORTICOÏDES INHALÉS

■ Béclométasone ©

MIFLASONE					
Pdre pour inhalation buccale Asthme, traitement de fond Formes légères à modérées : E. 200-500 µg/j en 2 prises A. 400-1 000 µg/j en 2 prises Formes sévères : E. 1 000 µg/j A. 2 000 µg/j	60 gél. pdre 400 µg	8,47	I	65 %	0,14
BÉCOTIDE					
Inhalation buccale Traitement continu anti-inflammatoire de l'asthme persistant A. 500-1 000 µg/j (formes légères à modérées) E. 500 µg/j (formes légères à modérées) E. 2 000 µg/j (formes sévères)	200 doses 250 µg	14,35	I	65 %	0,07
QVAR AUTOHALER					
Flacon pressurisé pour inhalation buccale Formes légères à modérées : A. et E. (≥ 4 ans) : 200-400 µg/j en 2 prises Formes sévères : A. et E. (≥ 4 ans) : 800 µg/j en 2 prises	200 doses 100 µg	20,92	I	65 %	0,10
QVARSPRAY					
Idem *QVAR AUTOHALER*	100 doses 100 µg	7,48	I	65 %	0,07
BECLOSPIN					
Traitement continu de l'asthme chez l'adulte et l'enfant Traitement des enfants âgés de 5 ans ou moins, ayant des épisodes récurrents de sibilances E. < 12 ans : 400-800 µg/j E. > 12 ans et A. 800-1 600 µg/j	20 unidoses 400 µg/1 mL 20 unidoses 800 µg/2 mL	11,66 16,77	I I	65 % 65 %	0,58 0,84

BECLOSPRAY					
Flacon pressurisé pour inhalation buccale Formes légères à modérées : E. 250-500 µg/j A. 500-1000 µg/j Formes sévères : E. 1 000 µg x 2/j A. 2 000 µg x 2/j	200 doses 50 µg 200 doses 250 µg	2,93 14,88	I I	65 % 65 %	0,01 0,07
BEMEDREX EASYHALER					
Traitement de l'asthme persistant Formes légères : A. 400-800 µg/j en 2 prises (max 1 600 µg/j en 2 à 4 prises) Formes sévères (A.) : Pologie initiale : 800-1 600 µg/j en 2 à 4 prises Posologie d'entretien : 400-800 µg/j en 2 prises (max 1 600 µg/j en 2 à 4 prises)	200 doses 200 µg	20,42	I	65 %	0,10

■ Budésonide ©

PULMICORT TURBUHALER					
Inhalateur/pdre Asthme, traitement de fond Formes légères à modérées : E. 200-400 µg/j en 2 prises A. 400-800 µg/j en 2 prises Formes sévères : E. 800-1 600 µg/j A. 400-800 µg/j	200 bouf. 100 µg 200 bouf. 200 µg 100 bouf. 400 µg	15,39 18,48 18,48	I I I	65 % 65 % 65 %	0,08 0,09 0,18
NOVOPULMON NOVOLIZER					
Aérosol-doseur	200 doses 200 µg	20,42	I	65 %	0,10
Asthme, traitement de fond (en fonction du stade de la maladie)	200 doses 200 µg + inhalateur	20,42	I	65 %	0,10
E. 200 µg/j en 2 prises ou 200-400 µg/j en	100 doses 400 µg	20,42	I	65 %	0,20
1 prise (max 400 µg/j en 2 prises)	100 doses 400 µg + inhalateur	20,42	I	65 %	0,20
A. 200-400 µg/j en 1 à 2 prises (max 800 µg/j en 2 prises)	200 doses 400 µg + inhalateur	32,55	I	65 %	0,16
MIFLONIL BREEZHALER					
Inhalateur/pdre Asthme, traitement de fond E. 400 µg x 1/j A. 400-800 µg/j Dans les formes légères : E. 400-800 µg/j A. 800-1 600 µg/j	60 gél. pdre 200 µg 60 gél. pdre 400 µg	5,93 11,81	I I	65 % 65 %	0,10 0,20

PULMICORT					
Traitement de fond de l'asthme lorsque les inhalateurs pressurisés ou à poudre sèche sont inadaptés : E. 250-2 000 µg/j (dose de 2 000 µg réservée à l'asthme sévère) A. 500-4 000 µg/j	200 bouf. susp. p. inhal. 0,5 mg/2 mL 200 bouf. susp. p. inhal. 1 mg/2 mL	17,08 24,20	I I	65 % 65 %	0,09 0,12

■ Fluticasone

FLIXOTIDE					
Aérosol-doseur Asthme, traitement de fond (en fonction du stade de la maladie) E. 50-200 µg x 2/j A. 100-1 000 µg x 2/j	120 bouf. 50 µg 120 bouf. 125 µg 120 bouf. 250 µg	6,71 12,60 23,70	I I I	65 % 65 % 65 %	0,06 0,11 0,20
FLIXOTIDE DISKUS					
Inhalateur/pdre Asthme léger à modéré, traitement de fond : E. 50-100 µg x 2/j A. 100-500 µg x 2/j Asthme sévère, traitement de fond : E. 200 µg x 2/j A. 500-1 000 µg x 2/j	60 doses 100 µg 60 doses 250 µg 60 doses 500 µg	6,71 12,60 23,70	I I I	65 % 65 % 65 %	0,11 0,21 0,39

■ Ciclésonide

ALVESCO					
Fl. pressurisé pour inhalation buccale Asthme persistant, traitement de fond A. et E. > 12 ans : 80 ou 160 µg x 1/j le matin ou le soir	60 doses 80 µg 60 doses 160 µg	12,33 21,09	I I	65 % 65 %	0,21 0,35

■ Mométasone

ASMANEX TWISTHALER					
A. et E. > 12 ans, posologie initiale : 400 µg x 1 à 2/j	60 doses 200 µg 30 doses 400 µg 60 doses 400 µg	12,27 12,27 24,49	I I I	65 % 65 % 65 %	0,20 0,41 0,41

Propriétés

Corticoïdes associant une action locale puissante (sur l'inflammation bronchique) à une très faible activité systémique (métabolisation hépatique en dérivés inactifs) pour des doses < 2 000 µg/j.

Indications

Traitement de fond de l'asthme.
Toux spasmodique, BPCO spastique.

Mises en garde

Prudence et surveillance rapprochée en cas de tuberculose ou infection mycotique pulmonaire évolutive, ou ulcère digestif non traité.
Grossesse 1er trimestre et **allaitement** : n'utiliser qu'en cas de nécessité absolue.

Précautions d'emploi

Éducation : vérifier l'utilisation correcte du système d'inhalation ; éventuellement, s'aider

d'une chambre d'inhalation pour les sprays. Prévenir le patient que ce n'est pas un traitement de la crise d'asthme ! L'effet des **corticoïdes inhalés** nécessite un délai de quelques jours et est maximal après quelques mois.
Prévention des candidoses : rincer la bouche, gargariser, puis avaler un verre d'eau après chaque prise. Préférer 2 prises/j.

Effets indésirables

Uniquement locaux, réversibles à l'arrêt : irritation pharyngée, raucité de la voix, candidose oropharyngée (5 à 10 % ; prévenue par des mesures d'hygiène buccale simples).
Rare : réaction paradoxale (toux, bronchospasme) liée aux excipients (gaz propulseur).

MODE D'EMPLOI DES AÉROSOLS-DOSEURS

- Retirer le capuchon, agiter l'aérosol-doseur.
- Puis inspirer lentement (4 s) et profondément en déclenchant la pulvérisation (au début de l'inspiration).
- Retenir la respiration pendant 5 à 10 s (poumons « remplis »), puis reprendre sa respiration normale.
- Attendre 30 à 60 s avant la bouffée suivante. **50 % des patients ne savent pas les utiliser**.

Il y a 3 possibilités qui suppriment le problème de la coordination « mains-poumons », mais qui doivent être expliquées au patient :
- aérosol-doseur à autodéclenchement, type *Autohaler* (nécessité d'un débit inspiratoire minimal) ;
- système d'inhalation de poudre, type *Turbuhaler, Diskus* ou *Clickhaler ;*
- utilisation du spray avec une chambre d'inhalation, type *Nebuhaler, Aéroscopic, Volumatic, Aérochambre.* Dans ce cas, la bouffée est pulvérisée dedans, et l'inspiration profonde doit être faite dans les 5 s suivant le déclenchement.

ASSOCIATIONS DE CORTICOÏDE INHALÉ ET BÊTA-2-STIMULANT DE LONGUE DURÉE D'ACTION

Budésonide + formotérol

SYMBICORT TURBUHALER					
Traitement de fond de l'asthme (en fonction du palier de sévérité) : A. : 100-800 µg x 2/j E. > 12 ans : 100-400 µg x 2/j E. < 12 ans : 200 µg x 2/j Traitement symptomatique de la BPCO : 400 µg x 2/j	120 doses 100 µg/6 µg 120 doses 200 µg/6 µg 60 doses 400 µg/12 µg	28,65 28,65 28,65	I I I	65 % 65 % 65 %	0,24 0,24 0,48
SYMBICORT RAPIHALER					
Traitement de fond de l'asthme chez l'adulte (en fonction du palier de sévérité) : 2-4 inhal. x 2/j Pour soulager les symptômes de la crise d'asthme : 2 inhal. supplémentaires, ne jamais dépasser 12 inhal. BPCO A. et E > 12 ans. : 2 doses/inhal. x 2/j	120 doses 100 µg/3 µg 120 doses 200 µg/6 µg	15,74 28,65	I I	65 % 30 %	 0,24

PNEUMOLOGIE

GIBITER EASYHALER					
Traitement régulier de l'asthme persistant A. et E. > 12 ans : 1-2 doses/inhal. x 2/j (max : 4 doses/inhal. x 2/j) Traitement symptomatique de l'asthme persistant A. 1-2 doses/prise x 2/j jusqu'à 6 doses/prise x 2/j Traitement symptomatique de la BPCO A. 2 doses/inhal. x 2/j	120 doses 160 µg/4,5 µg/dose 60 doses 320 µg/9 µg	26,25 26,25	I I	65 % 65 %	 0,44
DUORESP SPIROMAX					
Traitement continu de l'asthme persistant A. et E > 12 ans. : 1-2 doses/adm. x 2/j Traitement symptomatique de l'asthme persistant A. 2 doses/j en 1 à 2 prises jusqu'à 6 doses/adm. x 2/j Max : 4 doses/adm. x 2/j Traitement symptomatique de la BPCO A. 2 doses/adm. x 2/j	120 doses 160 µg/4,5 µg 60 doses 320 µg/9 µg	26,25 26,25	I I	65 % 65 %	0,22 0,44

Pour la pharmacologie de cette association, se référer aux pharmacologies respectives des **corticoïdes inhalés** et des **bronchodilatateurs de longue durée d'action**.

■ Fluticasone + salmétérol ©

SERETIDE DISKUS					
Traitement de fond de l'asthme : 1-2 inhal. x 2/j (en fonction du palier de sévérité) Traitement symptomatique de la BPCO : 1 inhal. x 2/j	28 doses 100 µg/50 µg 60 doses 100 µg/50 µg 28 doses 250 µg/50 µg 60 doses 250 µg/50 µg 28 doses 500 µg/50 µg 60 doses 500 µg/50 µg	HOP 19,95 HOP 23,38 HOP 26,16	I I I I I I	 65 % 65 % 65 %	 0,33 0,39 0,44

Pour la pharmacologie de cette association, se référer aux pharmacologies respectives des **corticoïdes inhalés** et des **bronchodilatateurs de longue durée d'action**.

■ Fluticasone + formotérol

FLUTIFORM					
Inhal. /flacon pressurisé Traitement de fond de l'asthme persistant 2 inhal. x 2/j (matin et soir)	120 doses 50 µg/5 µg 120 doses 125 µg/5 µg	25,31 31,40	I I	65 % 65 %	0,21 0,26

Pour la pharmacologie de cette association, se référer aux pharmacologies respectives des **corticoïdes inhalés** et des **bronchodilatateurs de longue durée d'action**.

■ Fluticasone + vilantérol

RELVAR ELLIPTA					
Traitement continu de l'asthme A. et E. > 12 ans : 1 inhal./j Traitement symptomatique de la BPCO (92 µg/22 µg) A. 1 inhal./j	30 doses 92 µg/22 µg 90 doses 92 µg/22 µg 30 doses 184 µg/22 µg 90 doses 184 µg/22 µg	29,85 88,74 29,85 88,74	I I I I	65 % 65 % 65 % 65 %	1,00 0,99 1,00 0,99

Pour la pharmacologie de cette association, se référer aux pharmacologies respectives des **corticoïdes inhalés** et des **bronchodilatateurs de longue durée d'action**.

■ Béclométasone + formotérol

INNOVAIR					
Traitement de fond de l'asthme persistant en 2ᵉ intention A. 1-2 inhal. x 1 à 2/j	120 doses 100 µg/6 µg 120 doses 200 µg/6 µg	29,64 29,64	I I	65 % 65 %	0,25 0,25
INNOVAIR NEXTHALER					
Inhal./pdre Traitement de fond de l'asthme persistant en 2ᵉ intention A. 1-2 inhal. x 2/j Max : 8 inhal./j BPCO : 2 inhal. x 2/j	120 bouf. 100 µg/6 µg 360 bouf. 100 µg/6 µg 120 bouf. 200 µg/6 µg 360 bouf. 200 µg/6 µg	28,99 86,16 28,99 86,16	I I I I	65 % 65 % 65 % 65 %	0,24 0,24 0,24 0,24
FORMODUAL					
Traitement continu de l'asthme persistant en 2ᵉ intention A. 1-2 inhal. x 2/j Traitement symptomatique de la BPCO sévère A. 2 doses/inhal. x 2/j	120 doses 100 µg/6 µg 120 doses 200 µg/6 µg	29,64 29,64	I I	65 % 65 %	0,25 0,25
FORMODUAL NEXTHALER					
Traitement continu de l'asthme persistant en 2ᵉ intention : A. 1-2 doses/inhal. x 2/j Traitement symptomatique de la BPCO sévère A. 2 doses/inhal. x 2/j	120 doses 100 µg/6 µg 120 doses 200 µg/6 µg	28,99 28,99	I I	65 % 65 %	0,24 0,24

Pour la pharmacologie de cette association, se référer aux pharmacologies respectives des **corticoïdes inhalés** et des **bronchodilatateurs de longue durée d'action**.

■ Mométasone + indacatérol

ATECTURA BREEZHALER					
Traitement continu de l'asthme insuffisament contrôlés par la prise d'un β2-stimulant d'action brève A. et E. : 1 dose x 1/j	10 gél. 125 µg/62,5 µg 30 gél. 125 µg/62,5 µg 10 gél. 125 µg/127,5 µg 30 gél. 125 µg/127,5 µg 10 gél. 125 µg/260 µg 30 gél. 125 µg/260 µg	HOP 22,67 HOP 22,67 HOP 28,30	I I I I I I	 65 % 65 % 65 %	 0,76 0,76 0,94

Pour la pharmacologie de cette association, se référer aux pharmacologies respectives des **corticoïdes inhalés** et des **bronchodilatateurs de longue durée d'action**.

ANTILEUCOTRIÈNE

■ Montélukast ©

SINGULAIR					
Asthme, traitement de fond : 1 cp./j le soir	28 sach. glé. 4 mg	9,32	I	65 %	0,33
E. 2-5 ans : 4 mg	28 cp. à croquer 4 mg	9,32	I	65 %	0,33
E. 6-15 ans : 5 mg	28 cp. à croquer 5 mg	9,32	I	65 %	0,33
A. et E. > 15 ans : 10 mg	28 cp. 10 mg	9,32	I	65 %	0,33

Propriétés

Antagoniste des récepteurs des leucotriènes (substances pro-inflammatoires broncho-constrictrices) ; inhibition de la broncho-constriction induite par l'effort. L'effet bronchodilatateur est observé 2 h après la prise orale.

Indications

Traitement de fond de l'asthme léger à modéré, *en adjonction* aux **corticoïdes inhalés** lorsque ceux-ci ne permettent qu'un contrôle insuffisant de l'asthme.
Traitement préventif de l'asthme d'effort.

Contre-indications

Hypersensibilité à l'un des composants.

Mises en garde

Prévenir le patient qu'il ne s'agit pas d'un traitement de la crise d'asthme !
Grossesse et **allaitement** : n'utiliser qu'en cas de nécessité absolue.

Précautions d'emploi

Enfant : prendre à distance du repas (2 h).

Effets indésirables

Bénins et rares : douleurs abdominales, céphalées.

ANTICORPS MONOCLONAUX (ASTHME) – ANTI-IGE

■ Omalizumab

XOLAIR					
Asthme allergique persistant sévère non contrôlé : dose adaptée au poids et au dosage d'IgE totales Urticaire : 1 inj. de 300 mg x 1/mois chez l'adulte et l'enfant à partir de 12 ans	1 ser. prér. 75 mg/0,5 mL 1 ser. prér. 150 mg/1 mL	160,60 319,51	I I	65 % 65 %	160,60 319,51

Propriétés

L'**omalizumab** est un anticorps monoclonal humanisé qui se fixe de manière sélective aux immunoglobulines E (IgE) humaines. Il empêche la fixation des IgE aux récepteurs de haute affinité FcepsiRI, réduisant ainsi la quantité d'IgE circulantes pouvant déclencher la chaîne de réactions allergiques.

Indications

Traitement additionnel, pour améliorer le contrôle de l'asthme chez les adultes et les adolescents (à partir de 12 ans) atteints d'asthme allergique persistant sévère, ayant un test cutané positif ou une réactivité *in vitro* à un pneumallergène perannuel, et qui, malgré un traitement quotidien par un **corticoïde inhalé** à forte dose et un **bêta2-agoniste inhalé à longue durée d'action**, présentent une réduction de la fonction pulmonaire (VEMS < 80 % de la valeur théorique), des symptômes diurnes ou des réveils nocturnes fréquents, et des exacerbations sévères, multiples et documentées de l'asthme.
Le traitement par **omalizumab** ne doit être envisagé que chez les patients présentant un asthme dont la dépendance aux IgE a été établie sur des critères probants.

Traitement additionnel de l'urticaire chronique spontanée chez les adultes et adolescents (à partir de 12 ans) présentant une réponse insuffisante aux traitements antihistaminiques anti-H1.

Contre-indications

Hypersensibilité à la substance active ou à l'un des excipients.

Précautions d'emploi

Dose et fréquence d'administration adaptées et déterminées en fonction du taux initial d'IgE (UI/mL), mesuré avant le début du traitement, et du poids corporel (kg).

Les injections SC sont faites dans la région deltoïde du bras. En cas d'impossibilité, elles peuvent être réalisées dans la cuisse.

Effets indésirables

Lors des essais cliniques, les événements indésirables le plus fréquemment rapportés ont été des réactions au point d'injection, notamment une douleur, un gonflement, un érythème et un prurit au point d'injection, ainsi que des maux de tête. La plupart de ces réactions ont été d'intensité légère ou modérée.

ANTICORPS MONOCLONAUX (ASTHME) – ANTI-IL-5

■ Mépolizumab

NUCALA					
E. < 11 : 40 mg SC/4 sem. E. ≥ 12 et A. : 100 mg SC/4 sem.	1 fl. 100 mg 1 ser. prér. 40 mg 1 ser. prér. 100 mg 1 stylo 100 mg 3 stylos prér. 100 mg	946,41 947,06 947,06 947,06 2 739,4	I I I I I	65 % 65 % 65 % 65 % 65 %	946,41 947,06 947,06 947,06 913,13

Propriétés

Anticorps monoclonal humanisé qui cible l'IL-5 humaine avec une affinité et une spécificité élevées. L'IL-5 est la principale cytokine intervenant dans la croissance et la différenciation, le recrutement, l'activation et la durée de vie des éosinophiles. En inhibant la voie de signalisation de l'IL-5, le **mépolizumab** réduit la production et la durée de vie des éosinophiles.

Indications

Traitement additionnel, dans l'asthme sévère réfractaire à éosinophiles.

Contre-indications

Crise d'asthme, hypersensibilité, âge < 18 ans.

Précautions d'emploi

Les éosinophiles peuvent être impliqués dans la réponse immunitaire à certaines helminthoses. Les patients présentant une infestation à helminthes doivent être traités avant l'instauration du traitement. En cas d'infestation parasitaire au cours du traitement par **mépolizumab** et d'échec au traitement antiparasitaire administré, un arrêt temporaire du **mépolizumab** doit être envisagé.

Effets indésirables

Réaction au point d'injection, fièvre, céphalées, eczéma, réactions d'hypersensibilité, infection urinaire, douleur abdominale, pharyngite, congestion nasale, infection pulmonaire.

■ Benralizumab

FASENRA					
Voie SC A. et sujet âgé Phase initiale : 1 ser./4 sem. pdt 8 sem. Phase usuelle : 1 ser./8 sem.	1 ser. prér. 30 mg 1 stylo 30 mg	1 996,42 1 996,42	I I	65 % 65 %	1 996,42 1 996,42

Propriétés

Anticorps monoclonal humanisé qui se lie au récepteur humain de l'IL-5 avec une affinité et une spécificité élevées. Le récepteur de l'IL-5 est spécifiquement exprimé à la surface des éosinophiles et des basophiles. Cela provoque l'apoptose des éosinophiles et des basophiles par cytotoxicité cellulaire dépendante des anticorps accrue, qui réduit l'inflammation éosinophilique.

Indications

Indication remboursée : traitement de fond additionnel de l'asthme sévère à éosinophiles non contrôlé malgré une corticothérapie inhalée à forte dose associée à des **β2-agonistes de longue durée d'action**, uniquement chez les patients répondant aux critères suivants :

• taux d'éosinophiles sanguins ≥ 300 cellules/µL à l'instauration du traitement ;

ET

• au moins 2 épisodes d'exacerbations asthmatiques ayant nécessité un traitement par **corticostéroïde oral** (≥ 3 j chacun) dans les 12 mois précédents malgré un traitement de fond associant des **corticostéroïdes inhalés** à dose élevée et un **bronchodilatateur** d'action longue (stade 4/5 GINA) ;

OU

• un traitement par corticothérapie orale pendant au moins 6 mois au cours des 12 mois précédents.

Contre-indications

Crise d'asthme sévère.

Précautions d'emploi

Infections parasitaires (helminthiques) : traiter l'infection avant instauration du traitement.

Effets indésirables

Réactions d'hypersensibilité, fièvre, réactions au site d'injection, céphalées, pharyngite.

BRONCHODILATATEURS – THÉOPHYLLINE ET DÉRIVÉS

■ Théophylline

DILATRANE					
Traitement de fond de l'asthme (en association aux **corticoïdes inhalés**), BPCO spastiques : E. (sirop) : Posologie initiale : 10-12 mg/kg/j en 2 prises Posologie d'entretien : 10-16 mg/kg/j en 2 prises A. (cp. LP) : Posologie initiale : 5-8 mg/kg/j en 2 prises Posologie d'entretien : 7-12 mg/kg/j en 2 prises	40 c-mes. 50 mg 30 gél. LP 50 mg 30 gél. LP 100 mg 30 gél. LP 200 mg 30 gél. LP 300 mg	2,69 1,27 1,67 1,95 2,25	II II II II II	30 % 30 % 30 % 30 % 30 %	0,07 0,04 0,06 0,07 0,08
TEDRALAN					
Posologie initiale : 5-8 mg/kg/j en 2 prises Posologie d'entretien : 7-12 mg/kg/j en 2 prises	30 gél. 200 mg	1,61	II	30 %	0,05

Propriétés

Bronchodilatateur (par relaxation du muscle lisse bronchique) inhibiteur de la phosphodiestérase ; la bronchodilatation est inférieure à celle des **β_2-stimulants** (en partie en raison de la limitation des doses).

Action anti-inflammatoire à des doses inférieures aux doses « bronchodilatatrices ».

Action stimulante centrale (et analeptique respiratoire).

Absorption irrégulière par voie rectale, métabolisation hépatique puis excrétion urinaire, délai d'action > 1 h, demi-vie de 5 h (10 h pour formes LP).

Indications

Traitement symptomatique continu (utilisé « en 3e ligne ») de l'asthme (si **corticoïdes inhalés** seuls insuffisants, éventuellement associés à des **β_2-mimétiques inhalés de longue durée d'action**), et des BPCO spastiques.

> La **théophylline** n'a pas d'indication en 1re intention dans la crise d'asthme ! (c'est pourquoi les formes injectables n'ont pas été mentionnées ici).

Contre-indications

Intolérance à la **théophylline**.

Surtout : interactions médicamenteuses.

Précautions d'emploi

La marge thérapeutique des théophyllines est étroite (taux efficace proche du taux toxique), imposant une posologie adaptée à chaque cas (terrain, survenue d'effets indésirables) et un **contrôle des taux sériques** : commencer à 8 à 10 mg/kg/j (poids idéal, chez l'obèse) ; diminuer de 50 % si insuffisance hépatique.

> Théophyllinémie efficace : 10 à 15 mg/L.
> Théophyllinémie toxique : 20 mg/L.

Utiliser avec prudence en cas de coronaropathie, insuffisance cardiaque, hyperthyroïdie, comitialité, fièvre, ulcère gastroduodénal, fin de grossesse, âge avancé.

> Préférer les formes à libération prolongée.

Effets indésirables

Variables, aux doses thérapeutiques : nervosité, excitabilité, pesanteur gastrique, céphalées.

À plus forte dose : tachycardie, nausées, vomissements, diarrhée, insomnie, tremblements (peuvent révéler un surdosage !)

> Surdosage : agitation, confusion mentale, convulsions, hyperthermie, troubles du rythme cardiaque, hypotension.
> Prise en charge en réanimation !

Interactions médicamenteuses

Associations contre-indiquées : **troléandomycine** (risque de surdosage en **théophylline**).

Associations déconseillées : **érythromycine** (risque de surdosage en **théophylline**).

Associations augmentant la théophyllinémie : **allopurinol, cimétidine, fluoroquinolone, fluconazole, fluvoxamine, mexilétine, ticlopidine, clarithromycine, roxithromycine.**

Les inducteurs enzymatiques (**phénobarbital, carbamazépine, phénytoïne, rifampicine**) diminuent la théophyllinémie.

Le tabagisme et l'alcool diminuent la demi-vie d'élimination de la **théophylline**.

BRONCHODILATATEURS – BÊTA-2-STIMULANTS D'ACTION BRÈVE

■ Salbutamol ©

VENTOLINE					
Crise d'asthme : 2 bouf. à répéter 15 min après si besoin Asthme d'effort : 2 bouf. 15 min avant l'effort	200 bouf. 100 µg	3,58	I	65 %	0,02

PNEUMOLOGIE

VENTOLINE					
Crise d'asthme résistant au « spray » à domicile : 1 amp. SC ou IM	6 amp. (mL) 0,5 mg/1 mL	1,58	I	65 %	0,26
	60 unidoses 2,5 mg/ 2,5 mL	10,81	I	65 %	0,18
Crise d'asthme sévère (ou décompensation de BPCO) : nébuliser 1 unidose avec un générateur d'aérosol ; répéter selon les besoins	60 unidoses 5 mg/2,5 mL	16,08	I	65 %	0,27
VENTILASTIN NOVOLIZER					
Idem *VENTOLINE*	200 doses pdre 100 µg pour inh.	7,65	I	65 %	0,04
AIROMIR AUTOHALER					
Idem *VENTOLINE* 100 µg	200 bouf. 100 µg	6,91	I	65 %	0,03

■ Terbutaline ©

BRICANYL					
Asthme aigu grave (ou décompensation de BPCO) chez l'adulte : nébuliser 1 unidose avec un générateur d'aérosol ; répéter toutes les 20 à 30min selon les besoins	20 inhal. 5 mg/2 mL	5,40	I	65 %	0,27
État de mal asthmatique chez l'enfant : 0,1-0,2 mg/kg ; répéter toutes les 20 à 30 min selon les besoins Traitement symptomatique de l'asthme aigu grave chez l'adulte (état de mal asthmatique) en perfusion continue	10 amp. 0,5 mg/1 mL	2,63	I	65 %	0,26
BRICANYL TURBUHALER					
Avec système d'inhal. *Turbuhaler* Crise d'asthme : 1 inhal., à répéter 15 min après si besoin Asthme d'effort : 1 inhal. 15 min à 30 min avant l'effort	120 doses 500 µg	3,61	I	65 %	0,03

Propriétés

Agonistes spécifiques des récepteurs β_2-adrénergiques des muscles lisses, donc bronchodilatateurs ; très peu d'effet sur les récepteurs β_1-cardiaques.

Voie inhalée : action dès la 1re min, maximale à 15 min, et persistant pendant 6 à 8 h. Passage systémique infime.

Voie SC : délai < 20 min, durée 6 h.

Indications

Voie inhalée : traitement de la crise d'asthme ; traitement de fond de l'asthme (si **corticoïdes inhalés** seuls insuffisants : 3 prises/j), des BPCO spastiques ; prévention de l'asthme d'effort.

Nébulisation : traitement de choix de la crise d'asthme sévère ; décompensation de BPCO.

Voie SC : crise d'asthme résistant au spray, à domicile.

Perfusion IV : asthme aigu grave (en réanimation !).

Contre-indications

Aucune si indication formelle !

Précautions d'emploi

Formes injectables : éviter en cas d'infarctus myocardique en phase aiguë, angor instable ;

prudence en cas de cardiopathie obstructive, coronaropathie, hyperthyroïdie, HTA, diabètes.
Voie inhalée : consulter si plus de 10 à 15 bouf./j (= asthme instable) ; vérifier la prise correcte des sprays (mode d'emploi : *cf.* **Corticoïdes inhalés**) ; traiter toute surinfection bronchique.
Sportifs : réaction positive au contrôle antidopage.

Effets indésirables

Exceptionnels par voie inhalée : tremblements, palpitations, tachycardie sinusale, nausées, nervosité, vertiges.
Voie parentérale : hyperglycémie, hypokaliémie.

Interactions médicamenteuses

Voie parentérale : ne pas associer avec l'**halothane** ; incompatibilité avec d'autres spécialités, ou solutés alcalins.

BRONCHODILATATEURS – BÊTA-2-STIMULANTS DE LONGUE DURÉE D'ACTION

Formotérol ©

FORADIL					
Pdre pour inhalation en gél. + inhalateur Traitement de fond de l'asthme (en association avec **corticoïdes inhalés**), BPCO spastique A. : 1 à 2 gél. à inhaler x 2/j E. > 6 ans : 1 gél. à inhaler x 2/j Prévention de l'asthme d'effort chez l'adulte : 1 gél. à inhaler 15 à 30 min avant l'effort	30 gél. 12 µg 60 gél. 12 µg	5,61 11,16	I I	65 % 65 %	0,19 0,19
FORMOAIR					
Fl. pressurisé Traitement de fond de l'asthme (en association avec **corticoïdes inhalés**), BPCO spastique : 1 bouf. x 2/j Si cas sévère : 2 bouf. x 2/j	100 doses 12 µg	28,03	I	65 %	0,28
ASMELOR NOVOLIZER					
Idem *FORMOAIR*	60 doses 12 µg	16,46	I	65 %	0,27

Salmétérol

SEREVENT					
Asthme, traitement de fond (en association avec **corticoïdes inhalés**), BPCO spastique chez l'adulte : 2 à 4 bouf. x 2/j Asthme, traitement de fond (en association avec **corticoïdes inhalés**) chez l'enfant > 4 ans : 2 bouf. x 2/j Prévention de l'asthme d'effort : 2 bouf. 30 à 60 min avant l'effort	120 bouf. 25 µg	16,46	I	65 %	0,14

SEREVENT					
SEREVENT DISKUS					
50-100 mg matin et soir	60 doses 50 µg	16,46	I	65 %	0,27

■ **Bambutérol**

OXÉOL					
1 (à 2) cp./j en 1 prise le soir (max 20 mg/j)	30 cp. séc. 10 mg	5,90	I	65 %	0,20

■ **Indacatérol**

ONBREZ BREEZHALER					
1 gél. à inhaler/j	10 gél. 150 µg	HOP	I		
	30 gél. 150 µg	22,04	I	65 %	0,73
	10 gél. 300 µg	HOP	I		
	30 gél. 300 µg	22,04	I	65 %	0,73

■ **Olodatérol**

STRIVERDI RESPIMAT					
2 bouf. en 1 prise/j à heure fixe	60 doses 2,5 µg	22,74	I	30 %	0,38
	180 doses 2,5 µg	67,56	I	30 %	0,38

Propriétés

Agonistes spécifiques des récepteurs β_2-adrénergiques des muscles lisses, donc bronchodilatateurs ; très peu d'effet sur les récepteurs β_1-cardiaques.
Voie inhalée : action en 5 min (*FORADIL* et *ONBREZ*), 10 min (*STRIVERDI RESPIMAT*) à 15 min (*SEREVENT*), persistant pendant au moins 12 h. Passage systémique très faible.
Voie orale : action en 1 à 3 h, persistant 12 h (**bambutérol** : 24 h).

Indications

Traitement symptomatique continu de l'asthme (en association avec **corticoïdes inhalés**) quand il nécessite des **β_2-stimulants** quotidiens, ou asthme nocturne. BPCO spastique. Prévention de l'asthme d'effort.

NE TRAITENT PAS LA CRISE D'ASTHME !

Contre-indications

Aucune si indication formelle.
Grossesse et **allaitement** (**bambutérol**).

Précautions d'emploi

Prudence si cardiopathie obstructive, coronaropathie, hyperthyroïdie, HTA, diabètes.
Voie inhalée : vérifier la prise correcte des sprays (*cf.* **Corticoïdes inhalés** ; pour *FORADIL* : percer la gélule dans l'inhalateur puis inhaler) ; traiter toute surinfection bronchique. Sportifs : réaction positive au contrôle antidopage.

Effets indésirables

Exceptionnels par voie inhalée (et rares par voie orale) : tremblements, palpitations, tachycardie sinusale, nausées, nervosité, vertiges, céphalées, hyperglycémie, hypokaliémie, crampes musculaires.

Interactions médicamenteuses

Halothane, digitaliques : troubles du rythme ventriculaire.

BRONCHOPNEUMOPATHIE CHRONIQUE OBSTRUCTIVE

FICHE MALADIE

DÉFINITION

La bronchopneumopathie chronique obstructive (BPCO) est une maladie respiratoire chronique définie par une obstruction permanente et progressive des voies aériennes. Le tabagisme en est la cause la plus fréquente. La BPCO est un problème de santé publique. En France, elle concerne 5 à 10 % de la population des plus de 45 ans soit environ 3,5 millions de sujets, dont environ 1 million est symptomatique et environ 16 000 décès par an.

Le terme BPCO inclut :

• La bronchite chronique (toux productive quotidienne durant au moins 3 mois par an pendant au moins deux années consécutives) associée à une obstruction aux épreuves fonctionnelles respiratoires (EFR).

• L'emphysème pulmonaire (destruction des lobules pulmonaires) associé à une obstruction aux EFR.

CAUSES ET MÉCANISMES

Le risque de BPCO est lié à la quantité totale de particules inhalées au cours de la vie :

• TABAC : La moitié des sujets qui fument encore à 60 ans ont une BPCO.

• EXPOSITIONS PROFESSIONNELLES : 15 % des causes de BPCO.

• POLLUTION ATMOSPHÉRIQUE : déclenchement d'exacerbation.

• FACTEUR GÉNÉTIQUE : déficit en a_1 antitrypsine seul facteur de risque génétique de BPCO. Il en résulte un emphysème dit panlobulaire (atteinte associée des vaisseaux).

DIAGNOSTIC

SIGNES CLINIQUES

La dyspnée est le principal symptôme ; elle survient initialement pour des efforts importants puis peut s'aggraver, gênant les patients dans leur vie quotidienne.

La toux est fréquente : persistante ou intermittente, le plus souvent productive.

EXAMENS COMPLÉMENTAIRES

▶ Électrocardiogramme (ECG) et échographie cardiaque

Une évaluation cardiaque est nécessaire au cours de la BPCO pour rechercher des signes d'hypertension pulmonaire ou une insuffisance ventriculaire gauche qui peut aggraver la condition respiratoire.

▶ Dosage d'α_1-anti-trypsine

Il est indiqué chez les patients jeunes ou ayant peu fumé. La découverte d'un déficit peut donner lieu à une supplémentation.

▶ Radiologie du thorax

La radiographie met en évidence une distension thoracique (aplatissement des coupoles, augmentation des espaces clairs rétrocardiaque et rétrosternal). Elle peut mettre aussi en évidence des bulles correspondant à des zones de parenchyme détruit (emphysème). Des pathologies associées peuvent être découvertes (cancer pulmonaire, hypertension artérielle pulmonaire, pneumothorax).

▶ Épreuves fonctionnelles respiratoires (EFR)

Les EFR mettent en évidence une obstruction bronchique.

▶ Scanner thoracique

Le scanner thoracique permet d'évaluer plus finement l'atteinte pulmonaire et permet aussi de dépister des pathologies associées (en particulier un cancer pulmonaire).

▶ Gaz du sang

Les gaz du sang réalisés en air ambiant permettent de dépister les sujets insuffisants respiratoires qui nécessiteront un traitement par oxygène de longue durée (*cf.* Fiche technique, *chapitre* Embolie pulmonaire, *spécialité* Cardiologie). L'apparition d'une hypercapnie (augmentation de la pCO_2) est un critère de gravité dans l'évolution de la maladie.

En cas de décompensation aiguë, les gaz du sang permettent d'évaluer la gravité et la tolérance du malade. L'apparition d'une acidose (pH < 7,40) traduit une impossibilité du malade à s'adapter à son insuffisance respiratoire.

▶ Examen cytobactériologique des crachats (ECBC)

Il n'est pas indispensable mais peut permettre, lorsqu'il est réalisé dans de bonnes conditions, d'adapter l'antibiothérapie lors des bronchites aiguës infectieuses des sujets BPCO. L'ECBC permet aussi de rechercher une colonisation bronchique à des germes résistants aux antibiotiques usuels.

COMPLICATIONS

BRONCHITES AIGUËS ET PNEUMONIES

La diminution des défenses locales est à l'origine d'épisodes infectieux, touchant les bronches (bronchites aiguës) ou le parenchyme pulmonaire (pneumonies).

PNEUMOTHORAX

Il doit être systématiquement recherché en cas de décompensation respiratoire aiguë.

COMPLICATIONS THROMBOEMBOLIQUES

Les phlébites et les embolies pulmonaires sont plus fréquentes chez ces malades et généralement plus difficiles à confirmer.

TRAITEMENT

L'élément principal de la prise en charge consiste en l'arrêt de l'intoxication tabagique dans les pathologies liées au tabac (BPCO post-tabagique, emphysème pulmonaire). L'arrêt du tabac est efficace sur les symptômes et permet de stabiliser la maladie. Les substituts nicotiniques (patchs, gommes) et les consultations spécialisées permettent d'améliorer les chances de sevrage.

Du fait d'une diminution des défenses locales au niveau pulmonaire, il est recommandé de vacciner ces patients contre la grippe annuellement et contre le pneumocoque.

BRONCHITE CHRONIQUE OBSTRUCTIVE ET EMPHYSÈME

Il n'existe pas de traitement étiologique de la maladie, en dehors de l'arrêt de l'intoxication tabagique.

Les traitements sont destinés à diminuer les symptômes (dyspnée, toux, expectorations) et le nombre de décompensations.

Les traitements bronchodilatateurs (β_2-mimétiques et anticholinergiques) permettent une diminution de la sensation de dyspnée. La kinésithérapie respiratoire régulière peut apporter une amélioration clinique. Dans certaines formes d'emphysème (bulles localisées, principalement), un traitement chirurgical de « réduction de volume pulmonaire » peut être discuté.

INSUFFISANCE RESPIRATOIRE CHRONIQUE

L'évolution de la BPCO peut se faire vers l'insuffisance respiratoire chronique définie comme l'incapacité de l'appareil respiratoire d'assurer l'oxygénation du sang. La définition est une PaO_2 inférieure à 70 mm Hg mesurée aux gaz du sang au repos à distance d'une exacerbation et en air ambiant.

DÉCOMPENSATION RESPIRATOIRE AIGUË

L'existence d'une décompensation respiratoire mal tolérée nécessite l'hospitalisation.

En cas d'hypoxémie, une oxygénothérapie est débutée et adaptée à l'oxymétrie du patient et aux contrôles gazométriques. Un apport excessif d'oxygène peut être délétère en aggravant l'hypercapnie.

Le traitement bronchodilatateur est majoré et administré initialement sous la forme de nébulisations (β_2-mimétiques et atropiniques). Une corticothérapie orale à faible dose peut être nécessaire en cas de bronchospasme résistant aux bronchodilatateurs.

Une antibiothérapie est instaurée en cas de contexte infectieux.

FICHE INFIRMIÈRE

EXAMENS

Les gaz du sang sont une ponction artérielle (artère radiale ou fémorale) qui permet d'étudier les gaz du sang artériel et d'évaluer les échanges gazeux du patient : *cf.* Fiche technique, *chapitre* Embolie pulmonaire, *spécialité* Cardiologie, p. 85.

SURVEILLANCE DU TRAITEMENT

SOINS – TRAITEMENT

Oxygénothérapie

L'oxygénothérapie doit être considérée comme un médicament : il ne s'agit pas d'une thérapeutique dénuée d'effets indésirables. L'oxygénothérapie doit être adaptée à la saturation en oxygène avec pour objectif une saturation entre 88 % et 92 %.

Chez les sujets hypercapniques, une augmentation des débits en oxygène peut être à l'origine d'une encéphalopathie hypercapnique pouvant nécessiter le recours à la ventilation mécanique.

Nébulisations

Les aérosols sont réalisés sous air afin de limiter les apports excessifs en oxygène.

SURVEILLANCE DE LA PRISE MÉDICAMENTEUSE

Les patients bénéficient souvent de traitements inhalés délivrés par différents systèmes. Il est nécessaire de vérifier lors de chaque hospitalisation la prise correcte de ces systèmes.

ÉDUCATION ET CONSEILS

Il est essentiel que le malade comprenne la gravité de sa pathologie et la nécessité absolue d'arrêter l'intoxication tabagique. L'hospitalisation est souvent un moment privilégié pour cesser l'intoxication. L'infirmier doit être en mesure d'expliquer l'utilisation des différents substituts nicotiniques et d'orienter le malade vers une consultation spécialisée. Il est important de limiter la prise de somnifères chez les patients avec une BPCO, ces médicaments pouvant entraîner une exacerbation (hypoventilation et aggravation de l'hypercapnie).

FICHE TECHNIQUE

OXYGÉNOTHÉRAPIE

Définition

L'oxygénothérapie consiste à faire pénétrer l'oxygène dans l'arbre trachéobronchique d'un patient afin de rétablir ou maintenir un taux normal d'oxygène dans le sang.

Elle est indiquée en cas de : dyspnée, cyanose, marbrures, chute de la saturation en oxygène, anémie car l'hémoglobine est le transporteur de l'oxygène dans le sang, asthme et insuffisance respiratoire aiguë ou chronique.

Méthode

<u>Matériel nécessaire</u>

Un manomètre détendeur à oxygène que l'on branche sur la source d'oxygène située à la tête du lit du malade.

▶

Un appareil d'oxygénation (lunettes à oxygène, masque à oxygène ou un masque à oxygène à haute concentration) muni d'un prolongateur que l'on adapte directement au manomètre à oxygène.
Un prolongateur que l'on adapte directement au manomètre à oxygène.

Technique et conduite à tenir

L'oxygène est en général utilisé en continu et le débit est fixé par le médecin.
Appliquer la prescription médicale (débit, matériel à utiliser).
Prévenir le patient du soin.
Le faire moucher avant de lui installer le masque ou les lunettes.

Surveillance

Clinique

Observation de l'état du patient pendant l'oxygénothérapie : cyanose, polypnée, agitation, sueurs, céphalées.

Biologique

Gaz du sang (*cf.* Fiche technique, Gaz de sang, p. 85).

Recommandations incontournables

Veiller à ce que le patient ne fume pas dans la chambre (risque d'explosion).
Ne pas utiliser de vaseline sur un patient oxygéné car risque de brûlures.
Les lunettes à oxygène ou le masque seront changés chaque jour.

FICHE TECHNIQUE

VENTILATION NON INVASIVE (VNI)

Définition

Il s'agit d'un mode de ventilation mécanique où le patient est connecté à un respirateur par l'intermédiaire d'un masque facial ou nasal. Le respirateur fournit une aide inspiratoire au patient lui permettant de mieux ventiler et d'éliminer le CO_2. Elle est indiquée dans l'insuffisance respiratoire chronique en cas de défaillance de la pompe ventilatoire (pathologie neuro musculaire) ou chez les patients instables avec une $PaCO_2$ élevée. Comme l'oxygénothérapie, la VNI peut être réalisé au domicile du patient, elle est installée par un prestataire privé. La ventilation est utilisée toutes les nuits et peut parfois être prolongé la journée.

Méthode

Matériel nécessaire

Machine de VNI fournie par un prestataire.
Masque facial ou nasal adapté au patient.
Eau stérile pour l'humidificateur chauffant.
Prolongateur d'oxygène adapté à l'appareil.

Technique et conduite à tenir

Mettre en place le masque adapté au patient (nasal ou facial) fourni par le prestataire : après avoir positionné le masque sur le visage, ajuster sans trop sérer les fixations afin de limiter les fuites.
Remplir d'eau stérile l'humidificateur chauffant (présent sur certains modèles permettant de réduire la sécheresse des muqueuses liée à l'oxygénothérapie).

Si le patient requiert l'administration d'oxygène, brancher directement le prolongateur à la machine ou sur le masque (selon les modèles). Ne pas administrer l'oxygène par lunettes qui seraient responsable de fuites importantes.
Les réglages (taux d'aide inspiratoire et niveau de pression expiratoire) sont entré dans l'appareil par le technicien du prestataire fournissant la machine ou le médecin.

Surveillance

Clinique

Surveillance de la tolérance de la VNI : beaucoup de fuites peuvent être source d'un inconfort et conduire à un arrêt prématuré de la séance. Ajuster le masque ou prévenir le médecin médecin pour modifier les réglages de l'appareil.
Surveiller l'état cutané du patient : des séances répétés avec un masque non adapté peuvent être responsable d'escarres dont la prise en charge précoce est indispensable.

Biologique

Gaz du sang, une séance bien conduite permet de diminuer la $PaCO_2$.

Conseils

Les sociétés qui installent la VNI à domicile proposent généralement une formation auprès des proches et du patient sur le bon usage de l'appareil qui est loué.
Enfin, les services de ces sociétés sont constamment joignables 24 h/24 et 7 jours sur 7.

FICHE PHARMACOLOGIE

ANTICHOLINERGIQUES

■ Ipratropium bromure ©

ATROVENT					
Arérosol-doseur Traitement de fond de l'asthme (associer **corticoïdes inhalés**), BPCO : 2 bouf. x 3 à 4/j	200 doses 20 µg (fl. press. + embout)		I	NR	
Asthme aigu grave, BPCO décompensée (associer **β_2-stimulants**) A. : nébuliser 1 unidose de 0,5 mg avec générateur d'aérosol x 3/j max E. : nébuliser 1 unidose de 0,25 avec générateur d'aérosol x 3/j max	10 unidoses (2 mL) 0,25 mg (E.) 30 unidoses (2 mL) 0,25 mg (E.) 10 unidoses (2 mL) 0,5 mg 30 unidoses (1 mL) 0,5 mg	3,54 9,18 3,74 14,72	I I I I	65 % 65 % 65 % 65 %	0,35 0,31 0,37 0,49

Propriétés

Bronchospasmolytiques anticholinergiques agissant sur les récepteurs muscariniques bronchiques ; passage systémique infime.

Effet bronchodilatateur moindre que celui des **β_2-stimulants**, plus retardé (max. après 30 min), mais plus prolongé (6 à 10 h).

PNEUMOLOGIE

Indications

Traitement symptomatique continu de l'asthme (en association aux **corticoïdes inhalés**), des BPCO spastiques.
Crise d'asthme, en complément des β_2-fomimétiques ou en cas de contre-indication de ceux-ci.

Contre-indications

Nébulisation : glaucome à angle fermé.

Précautions d'emploi

Grossesse 1er trimestre et **allaitement** : déconseillé.
Traiter toute surinfection bronchique.
Vérifier la prise correcte des sprays.

Effets indésirables

Rares : bouche sèche, irritation pharyngée (atténués par le rinçage de la bouche).

■ Tiotropium bromure

SPIRIVA					
BPCO : 1 gél. à inhaler/j à heure fixe	30 gél. 18 µg	22,74	I	65 %	0,76
SPIRIVA RESPIMAT					
BPCO : 2 bouf./j en 1 prise à heure fixe	60 doses 2,5 µg 180 doses 2,5 µg	22,74 67,56	I I	65 % 65 %	0,38 0,38

Propriétés

Antagoniste spécifique des récepteurs muscariniques (« anticholinergique ») de longue durée d'action.

Indications

Traitement bronchodilatateur continu destiné à soulager les symptômes des patients présentant une bronchopneumopathie chronique obstructive.

Contre-indications

Antécédent d'hypersensibilité (allergie) au **bromure de tiotropium**, à l'**atropine** ou à ses dérivés (ipratropium ou oxitropium), ou au lactose (excipient).

Effets indésirables

Bouche sèche, irritation pharyngée (atténués par le rinçage de la bouche), constipation.
Rares : dysurie, rétention aiguë d'urine.

■ Glycopyrronium

SEEBRI BREEZHALER					
BPCO : 1 gél. à inhaler/j à heure fixe	10 gél. 44 µg 30 gél. 44 µg	HOP 22,04	I I	 65 %	 0,73

Propriétés

Antagoniste des récepteurs muscariniques (anticholinergique) de longue durée d'action administré par voie inhalée une fois par jour en traitement bronchodilatateur continu dans la BPCO.

Indications

Traitement bronchodilatateur continu chez l'adulte pour soulager les symptômes de la BPCO.

Contre-indications

Bronchospasme : traitement de fond et non de secours.

Hypersensibilité, âge < 18 ans.

Précautions d'emploi

Effets anticholinergiques : utiliser avec prudence chez les patients présentant un glaucome à angle fermé ou une rétention urinaire.
Insuffisance rénale sévère car exposition prolongée à la substance donc risque de majoration des effets indésirables.
Antécédents de maladies cardiovasculaires car non étudié chez ce type de patients.

Effets indésirables

Fréquents :

• système nerveux : céphalées, hypoesthésie, insomnie ;

• troubles gastro-intestinaux : carie, dyspepsie, gastralgie, sécheresse buccale.

Interactions médicamenteuses

L'utilisation concomitante d'autres anticholinergiques n'est pas recommandée.

■ Uméclidinium

INCRUSE ELLIPTA					
BPCO : A. 1 dose/j à heure fixe	30 doses 55 µg	22,74	I	65 %	0,76

Propriétés

Antagoniste des récepteurs muscariniques (anticholinergique) de longue durée d'action administré par voie inhalée une fois par jour en traitement bronchodilatateur continu dans la BPCO.

Indications

Traitement symptomatique de la BPCO chez l'adulte.

Contre-indications

Hypersensibilité, âge < 18 ans.

Précautions d'emploi

• Ne doit pas être utilisé chez les patients présentant un asthme pour absence d'étude.

• Bronchospasme paradoxal : interruption immédiate du traitement en cas de survenue lors de l'administration *d'INCRUSE*.

• Aggravation de la maladie : réévaluation bénéfice/risque.

• À utiliser avec précaution chez les patients présentant une pathologie cardiovasculaire sévère, en particulier en cas d'arythmies cardiaques.

• Activité antimuscarinique : à utiliser avec prudence chez les patients présentant une rétention urinaire ou un glaucome à angle fermé.

Effets indésirables

État général : infection urinaire, céphalées. Cardiovasculaires : fibrillation atriale, rythme idioventriculaire accéléré, tachycardie supraventriculaire, extrasystoles supraventriculaires.

Respiratoires : infection des voies respiratoires supérieures, pharyngite, rhinite, rhinopharyngite, toux.

Interactions médicamenteuses

Non recommandé avec les autres antimuscariniques en raison de l'absence d'études et du risque de potentialisation des effets indésirables.

ASSOCIATIONS DE BÊTA-2-STIMULANT ET ANTICHOLINERGIQUE

■ Fénotérol + ipratropium bromure

BRONCHODUAL					
Crise d'asthme : 1 à 2 bouf. Prévention de l'asthme d'effort : 1 à 2 bouf. 15 à 30 min avant l'exercice BPCO : 2 bouf. x 2 à 4/j	200 bouf. 50 µg/20 µg	7,51	I	65 %	0,04

Pour la pharmacologie de cette association, se référer aux pharmacologies respectives des **bêta-2-stimulants d'action brève** et des **anticholinergiques.**

PNEUMOLOGIE

■ Indacatérol + glycopyrronium

ULTIBRO BREEZHALER					
Traitement bronchodilatateur continu pour la BPCO A. 1 gél./j	10 gél. 85 µg/43 µg 30 gél. 85 µg/43 µg	HOP 34,86	I I	 30 %	 1,16

Pour la pharmacologie de cette association, se référer aux pharmacologies respectives des **bêta-2-stimulants de longue durée d'action** et des **anticholinergiques**.

■ Olodatérol + tiotropium

SPIOLTO RESPIMAT					
Traitement bronchodilatateur continu pour la BPCO A. 2 bouf./adm. x 1/j	60 doses 2,5 µg/2,5 µg 180 doses 2,5 µg/2,5 µg	37,37 111,31	I I	30 % 30 %	

Pour la pharmacologie de cette association, se référer aux pharmacologies respectives des **bêta-2-stimulants de longue durée d'action** et des **anticholinergiques**.

■ Vilantérol + uméclidinium

ANORO ELLIPTA					
Traitement bronchodilatateur continu pour la BPCO A. 1 inhal. x 1/j à heure fixe	30 bouf. 55 µg/22 µg 90 doses 55 µg/22 µg	39,32 117,15	I I	30 % 30 %	1,31

Pour la pharmacologie de cette association, se référer aux pharmacologies respectives des **bêta-2-stimulants longue durée d'action** et des **anticholinergiques**.

VACCINS ANTIPNEUMOCOCCIQUES

■ Vaccin pneumococcique polyvalent 23 valences (VPP23)

PNEUMOVAX					
Prévention des infections à pneumocoques : 1 inj. SC ou IM tous les 5 ans	1 ser. prér.	18,67		65 %	18,67

Propriétés

Vaccin préparé à partir d'antigènes purifiés des 23 sérotypes (principaux en pathologie humaine) de pneumocoques.

L'immunité acquise vis-à-vis de ces sérotypes apparaît dès le 10e-15e j après l'injection, et dure 5 ans.

Indications

Prévention des infections à pneumocoques, en particulier respiratoires, chez les sujets « à risque » (après l'âge de 2 ans), notamment les patients souffrant de bronchopneumopathie chronique obstructive ou d'insuffisance respiratoire chronique, splénectomisés ou aspléniques (ou patients devant subir une splénectomie), drépanocytaires, etc.

Contre-indications

Grossesse.

Forte réaction après une injection antérieure.

Injection antérieure ou infection à pneumocoque datant de moins de 5 ans.

Précautions d'emploi

Conserver entre + 2 et + 8 °C.
Respecter le délai de 5 ans avant de revacciner (risque de réactions sévères, type « phénomène d'Arthus », en cas de revaccination précoce).

Effets indésirables

Possibilités de réactions d'hypersensibilité.
Réactions locales fréquentes : rougeur, douleur, induration au point d'injection (disparaît en 24-48 h) ; plus rarement associées à une fièvre à 38 °C (voire myalgies, asthénie, frissons, céphalées) pendant 24 h.
Réactions majorées en cas de revaccination trop précoce.

Interactions médicamenteuses

Les traitements immunosuppresseurs peuvent diminuer ou même annuler la réponse immunitaire.
Le vaccin peut être effectué (à des sites d'injection différents) en même temps que le vaccin antigrippal.

■ Vaccin pneumococcique polyosidique conjugué 13 valences (VPC13)

PREVENAR 13					
Prévention des infections à pneumocoques (vaccin obligatoire depuis 2021) : 1 inj. IM en trois doses (pour les enfants entre 6 semaines et 6 mois) avec 1 mois d'intervalle minimum.	1 ser. prér.	50,30		65 %	50,30

Propriétés

Vaccin contenant les sept polyosides capsulaires pneumococciques (4, 6B, 9V, 14, 18C, 19F, 23F) + six polyosides (1,3, 5, 6A, 7F, 19A) conjugués à la protéine vextrice CRM_{197}.

Indications

Prévention des infections à pneumocoques, en particulier respiratoires, chez les prématurés, les nourissons et enfants âgés de 6 sem. à 5 ans.
Les enfants de 5 à 17 ans peuvent recevoir une seule dose de *PREVENAR 13* s'ils ont été préalablement vaccinés par du *PREVENAR 13*.
Les adultes non anterieurement vaccinés peuvent recevoir une dose de **PREVENAR 13** suivie d'une dose de *PNEUMOVAX* 8 sem. plus tard.

Contre-indications

Forte réaction après une injection antérieure.
Hypersensibilité.

Précautions d'emploi

Conserver entre + 2 et + 8 °C.
Si vaccination antérieure de *PNEUMOVAX*, une injection par *PREVENAR 13* n'est possible qu'avec un intervalle de 1 an.

Effets indésirables

Cf. PNEUMOVAX.

Interactions médicamenteuses

Cf. PNEUMOVAX.

CANCER BRONCHO-PULMONAIRE

FICHE MALADIE

DÉFINITION – ÉPIDÉMIOLOGIE

Le cancer broncho-pulmonaire est la 2e cause de cancer chez l'homme et la 3e chez la femme en France. Il est la 1re cause de mortalité par cancer en France (31 000/an) et dans le monde. Son incidence est proche de la mortalité (49 000 nouveaux cas en France en 2017, 67 % d'hommes et 33 % de femmes). La survie à 5 ans tous stades confondus est inférieure à 20 %

CAUSES ET MÉCANISMES

Le tabagisme est la 1re cause de cancer broncho-pulmonaire. Le risque diminue chez les ex-fumeurs. Cette diminution est d'autant plus importante que le sevrage est précoce.

Le cancer broncho-pulmonaire est le plus fréquent des cancers professionnels. L'amiante est le facteur de risque professionnel le plus connu. L'effet carcinogène est synergique avec celui du tabac.

La pollution atmosphérique joue également un rôle.

TYPE HISTOLOGIQUE

On distingue :

- Cancer bronchique non à petites cellules : 85 % (CBNPC) :
  - épidermoïde (30-40 %) ;
  - adénocarcinome (30-40 %) : en augmentation, surtout chez les femmes ;
  - grandes cellules/indifférencié (5-10 %).
- Cancer bronchique à petites cellules : 15 % (CBPC).

DIAGNOSTIC

SIGNES CLINIQUES

Les signes peuvent être :

- généraux (fièvre, altération de l'état général, asthénie, anorexie, amaigrissement) : on parle d'amaigrissement s'il existe une perte de 5 % du poids corporels en 3 mois (par exemple perte de 10 kg en 3 mois chez un patient de 80 kg) ;
- respiratoires (toux, dyspnée, hémoptysie, douleur thoracique) ;
- liés à une atteinte métastatique : os, cerveau, surrénale, foie ;
- liés à un syndrome paranéoplasique : hyponatrémie par exemple ;
- liés à un phénomène thromboembolique (embolie pulmonaire ou thrombose veineuse profonde).

EXAMENS COMPLÉMENTAIRES

▶ Diagnostic histologique

- Endoscopie bronchique avec biopsie.
- En cas de négativité, on pratique un examen qui permettrait de biopsier la lésion ou une métastase : scanner avec ponction-biopsie, échoendoscopie transbronchique, biopsie d'une lésion à distance, médiastinoscopie ou vidéothoracoscopie.

L'obtention d'une quantité suffisante de tissu tumoral est indispensable pour obtenir des analyses moléculaires complémentaires et l'accès à une thérapie innovante.

▶ Bilan d'extension

- TDM thoracique avec injection. IRM thoracique en cas de tumeur de l'apex.
- TDM abdominale et surrénales.
- IRM cérébrale préférentiellement ou TDM cérébrale injectée.
- Tomographie par émission de positons (TEP-TDM).
- Confirmation anatomopathologique de toute métastase susceptible de modifier le traitement.

▶ Bilan d'opérabilité

À effectuer en cas de bilan d'extension négatif. On vérifie en particulier la fonction respiratoire (épreuves fonctionnelles respiratoires avec VEMS, DLCO). La fonction cardiaque (ECG d'effort, échographie) est également évaluée.

TRAITEMENT

Le bilan permet d'établir la classification TNM de la tumeur qui prend en compte la taille (T pour *Tumor*), l'atteinte ganglionnaire (N pour *Node*) et la présence de métastase (M pour *Metastasis*).
Le traitement est alors décidé en réunion de concertation pluridisciplinaire (RCP) où sont présents au moins trois médecins de spécialités différentes : un pneumologue, un oncologue/pneumologue, un radiothérapeute, un chirurgien, un radiologue, un anatomopathologiste. Le médecin référent du patient l'informe du diagnostic et du projet thérapeutique.

CHIRURGIE

L'ablation de la tumeur est actuellement le seul traitement curatif. On pratique une ablation large : lobectomie pulmonaire voire pneumonectomie avec curage ganglionnaire.

RADIOTHÉRAPIE

Elle peut être utilisée pour cibler la tumeur elle-même, seule ou en association avec la chirurgie et la chimiothérapie. On peut également la proposer pour cibler les métastases.

CHIMIOTHÉRAPIE

Elle peut être :
- néoadjuvante, c'est-à-dire le premier traitement utilisé, avant une chirurgie ou une radiothérapie dans le but de réduire la taille de la tumeur ;
- adjuvante, c'est-à-dire être concomitante de la chirurgie ou de la radiothérapie ;
- palliative : pour la prise en charge d'une tumeur inopérable.

IMMUNOTHÉRAPIE

Elle permet au système immunitaire de reconnaître les cellules cancéreuses et de les détruire. Des résultats spectaculaires ont été obtenus, que ce soit dans les tumeurs métastatiques ou localisées.
Les effets indésirables sont moins marqués et le traitement est mieux toléré que la chimiothérapie. Des complications auto-immunes sont susceptibles d'apparaître.
On l'administre lorsque les tumeurs expriment de façon élevée un marqueur prédictif d'efficacité (*programmed death-ligand 1* [PD-L1]), seule ou en association avec la chimiothérapie. Des études sont en cours pour l'utiliser en néoadjuvant.

THÉRAPIES CIBLÉES

Elles ciblent des marqueurs de croissance tumoraux. On les utilise dans les adénocarcinomes broncho-pulmonaires inopérables en cas de marqueur oncogénique affirmé à l'immunohistochimie.

SOINS DE SUPPORT ET DE CONFORT

Ils doivent systématiquement être associés au traitement de la tumeur : traitement de la douleur, alimentation, kinésithérapie respiratoire, prise en charge des complications du traitement, soutien psychologique.

PRONOSTIC

Il dépend du stade. Pour les cancers localisés, la survie à 5 ans dépasse 50 % mais, pour les cancers métastatiques, elle est inférieure à 5 %. Les cancer broncho-pulmonaire non à petites cellules ont un meilleur pronostic que ceux à petites cellules.

FICHE INFIRMIÈRE

EXAMENS

Participer à l'organisation du bilan diagnostique et thérapeutique :

- endoscopie bronchique avec biopsies ;
- épreuves fonctionnelles respiratoires ;
- scanners, IRM ;
- TEP-scan.

ÉDUCATION ET CONSEILS

- Consultation d'annonce infirmière : explication de la maladie et du projet thérapeutique ; reformulation de ce qui a été dit lors de la consultation médicale.
- Instaurer un climat de confiance.
- Expliquer la maladie et les objectifs du traitement : nommer les examens à réaliser, leurs buts, le calendrier de réalisation.
- Appliquer et expliquer le programme de la RCP.
- Expliquer le déroulement de la chimiothérapie et de ses effets indésirables éventuels : lieu de perfusion, rythme d'administration, fatigue, anorexie, nausées, vomissements, lésions cutanéo-muqueuses, troubles sensitifs, risque infectieux, alopécie.
- Expliquer la surveillance : clinique, biologique (NFS, ionogramme).
- Anticiper l'anxiété lorsque les patients se retrouvent seuls à leur domicile avec leur entourage.
- Anticiper les nécessité d'adaptation du mode de vie.
- Proposer des aides : assistance sociale, psychologues, bénévoles.

FICHE TECHNIQUE

ENDOSCOPIE BRONCHIQUE

La fibroscopie bronchique est un examen endoscopique qui permet de visualiser la trachée, les bronches et d'effectuer des prélèvements si nécessaire (bactériologiques ou histologiques, à partir de biopsies).

Il s'agit d'un acte médical qui peut parfois être mal toléré et nécessite donc certaines précautions et une étroite surveillante.

Indications

- Hémoptysies (afin de visualiser l'origine du saignement).
- Diagnostic par biopsies (cancer principalement).
- Prélèvements à la recherche d'infection pulmonaire.
- Extraction d'un corps étranger.

Contre-indications

- Insuffisance respiratoire sévère.
- Troubles de coagulation sévères, surtout en cas de biopsies (plaquettes < 50 000/mm^3, *ASPIRINE,* anticoagulants).

Réalisation de l'examen

Le patient doit être à jeun ; il est positionné en position assise ou semi-assise.

Une anesthésie locale est réalisée au niveau des voies aériennes supérieures (nez, larynx).

Le fibroscope est introduit par le nez et avancé jusqu'aux cordes vocales avant d'entrer dans la trachée puis les bronches.

Il ne s'agit pas d'un examen douloureux (le poumon ne possédant pas de récepteurs de la douleur), mais la présence du fibroscope dans les bronches peut provoquer un réflexe de toux, généralement diminué par l'anesthésie locale.

Des prélèvements bactériologiques peuvent être réalisés :

• Aspiration bronchique : les sécrétions sont aspirées par le fibroscope et recueillies dans un piège.

• Lavage broncho-alvéolaire : du sérum physiologique est instillé dans les bronches du malade puis aspiré.

• Brosse bactériologique ou prélèvement distal protégé : ces examens permettent de faire des prélèvements distaux sans contamination par les voies aériennes supérieures.

En cas d'anomalies visualisées lors de l'examen, des biopsies des bronches peuvent être réalisées à l'aide d'une pince. Ce type de prélèvement peut se compliquer de saignements importants et est contre-indiqué en cas de troubles de l'hémostase sévères.

Rôle de l'infirmier(e)

Avant l'examen :

• S'assurer que le patient est à jeun.

• Vérifier la présence d'examen biologique d'hémostase.

• En cas de suspicion de tuberculose, s'assurer que 3 examens des crachats ont été réalisés et qu'ils n'ont pas mis en évidence de tuberculose à l'examen direct.

• Expliquer le déroulement de l'examen.

• Prendre les constantes (fréquence cardiaque, pression artérielle, saturation).

• Retirer les prothèses dentaires.

• Vérifier que l'ensemble du matériel est fonctionnel.

• S'assurer que le chariot d'urgence est accessible.

Pendant l'examen :

• Vérifier l'évolution des constantes (absence de désaturation).

• Port de masque et de gants non stériles.

• Rassurer le patient.

• Assister le médecin dans les différents actes (biopsies, prélèvements bactériologiques).

Après l'examen :

• Surveillance des constantes (fréquence cardiaque, pression artérielle, saturation).

• Vérifier l'absence d'hémoptysie : en cas de biopsies, des crachats de sang peuvent être expectorés par le malade dans les heures qui suivent l'examen.

• S'assurer que le patient reste à jeun au moins 2 h après l'examen (risque de fausses routes à cause de l'anesthésie du larynx).

• Si un lavage broncho-alvéolaire a été réalisé, expliquer au malade qu'il peut avoir de la fièvre dans les heures qui suivent.

• S'assurer de l'envoi rapide des prélèvements aux différents laboratoires.

• Désinfection et décontamination du fibroscope.

TUBERCULOSE

FICHE MALADIE

DÉFINITION

La tuberculose est une maladie infectieuse à transmission interhumaine. Le nombre de cas de tuberculose en France est de l'ordre de 5 000 cas par an avec de grandes disparités régionales (région parisienne fortement touchée). La tuberculose tue encore 3 millions de personnes chaque année dans le monde (cinquième cause de décès au niveau mondial).

CAUSES ET MÉCANISMES

La tuberculose est une maladie transmissible secondaire à l'infection par une mycobactérie : *Mycobacterium tuberculosis* (bacille de Koch).

Les sujets présentant une baisse de l'immunité sont particulièrement à risque de développer la maladie :

- personnes âgées ;
- sujets éthylo-tabagiques ;
- immunodéprimés (sida, néoplasie, hémopathie, immunosuppresseurs).

DIAGNOSTIC

SIGNES CLINIQUES

Les signes cliniques dépendent de sa localisation mais associent en général une fièvre, une altération de l'état général : fatigue, anorexie et amaigrissement. La porte d'entrée est en général respiratoire, ce qui explique sa localisation préférentielle au niveau pulmonaire.

- La primo-infection tuberculeuse correspond au premier contact infectant ; elle est le plus souvent latente mais peut évoluer d'emblée vers une tuberculose maladie.
- La tuberculose maladie correspond le plus souvent à une atteinte pulmonaire isolée (80 %) ou à une atteinte pleurale.
- Une dissémination par voie hématogène peut être à l'origine d'atteintes diverses : miliaire pulmonaire (atteintes micronodulaires disséminées), osseuses (mal de Pott), urinaires, surrénaliennes, hépatiques, cérébrales.

EXAMENS COMPLÉMENTAIRES

▶ Bactériologie

Le diagnostic de tuberculose repose sur l'isolement de *Mycobacterium tuberculosis* dans les prélèvements bactériologiques de sujets suspects de tuberculose. Il s'agit principalement de prélèvements respiratoires (expectorations, tubages gastriques, aspirations bronchiques perfibroscopiques, liquide pleural), mais d'autres prélèvements peuvent être nécessaires selon la localisation (urines, liquide céphalorachidien, biopsies d'organes). Un examen direct est réalisé sur ces prélèvements à la recherche de bacilles acidoalcoolo-résistants (BAAR) après coloration de Ziehl-Nielsen ou immunofluorescence. Cet examen direct est complété systématiquement par la mise en culture des prélèvements. Du fait d'une croissance lente, l'identification de *Mycobacterium tuberculosis* et l'obtention d'un antibiogramme nécessitent plusieurs semaines, mais on n'attendra pas les résultats pour débuter le traitement.

▶ Radiologie du thorax

Dans la forme pulmonaire, elle montre classiquement la présence d'infiltrats et de nodules prédominant dans les sommets, associés parfois à des cavernes et des adénopathies médiastinales.

Elle peut mettre en évidence un épanchement pleural (pleurésie tuberculeuse) ou des micronodules disséminés (miliaire tuberculeuse).

▶ Intradermoréaction à la tuberculine

Une réaction phlycténulaire témoigne d'un contact infectant avec *Mycobacterium tuberculosis*.

▶ Test immunologique QuantiFERON

Ce test est plus sensible et plus spécifique que l'intradermoréaction à la tuberculine. Il s'agit d'un test évaluant la production d'interféron par les lymphocytes du sang. Le résultat est obtenu en 24 h (*cf.* Fiche technique, p. 1408).

Le résultat peut être positif, négatif ou indéterminé.

▶ Sérologie VIH

L'infection par le VIH est un facteur de risque de tuberculose : une sérologie VIH doit être proposée systématiquement au patient.

TRAITEMENT

TUBERCULOSE MALADIE

Le traitement est constitué le plus souvent d'une trithérapie associant **l'isoniazide**, la **rifampicine** et le **pyrazinamide** pour une durée de 2 mois, suivie d'une bithérapie par **isoniazide et rifampicine** pendant 4 mois.

En cas de contre-indication au **pyrazinamide**, **l'éthambutol** est utilisé en remplacement. Le traitement des formes autres que pulmonaires nécessite une durée de traitement supérieur à 1 an. L'antibiothérapie est secondairement adaptée à l'antibiogramme. Le bilan préthérapeutique comprend un bilan hépatique (transaminases), une fonction rénale (urée, créatinine), un bilan ophtalmologique (en cas de traitement par **l'éthambutol**). La prise des antituberculeux se fait en une prise unique quotidienne à jeun environ 1 heure avant le petit déjeuner (meilleure absorption de la **rifampicine**).

Il existe des associations d'antituberculeux permettant de simplifier la prise médicamenteuse et donc d'améliorer l'observance.

PRONOSTIC

Lorsque le traitement est pris de manière correcte et pour une durée satisfaisante, la guérison est habituelle. En cas de prise anarchique du traitement, des résistances de *Mycobacterium tuberculosis* peuvent apparaître, pouvant rendre la prise en charge ultérieure difficile.

FICHE INFIRMIÈRE

EXAMENS

PRÉLÈVEMENTS BACTÉRIOLOGIQUES

La probabilité d'isoler *Mycobacterium tuberculosis* dépend en grande partie de la qualité des prélèvements et donc de leurs conditions de réalisation. Les prélèvements doivent être recueillis dans des tubes stériles et acheminés rapidement au laboratoire ; quand cela est nécessaire, les prélèvements peuvent être conservés 24 h à 4 °C. Ces prélèvements sont réalisés trois jours de suite afin d'augmenter leur rentabilité.

▶ **Expectorations**

Le recueil des expectorations se fait au mieux le matin, dans un effort de toux, après avoir éliminé la salive de la bouche. Ce prélèvement a une sensibilité supérieure au tubage gastrique lorsque le patient est capable d'expectorer de manière satisfaisante.

▶ **Tubage gastrique**

Cf. Fiche technique, ci-après.

INTRADERMORÉACTION À LA TUBERCULINE (IDR)

Après désinfection de la peau à l'éther, une injection intradermique stricte de 0,1 mL (soit 10 unités) de tuberculine est réalisée à la face antéro-externe de l'avant-bras à distance d'une veine. L'aiguille intradermique courte est introduite sous l'épiderme tangentiellement à la peau et provoque un « phénomène de peau d'orange ». La zone est entourée d'un trait de crayon et la largeur de l'induration est mesurée après 72 h. On considère une IDR inférieure à 5 mm comme négative et une IDR supérieure à 7 mm comme positive.

▶ **Test QuantiFERON**

Il s'agit d'un prélèvement sanguin pour détecter l'interféron. Le sang est prélevé sur des tubes héparinés. Le résultat est obtenu en 24 h de façon qualitative : positif, négatif, indéterminé (*cf.* Fiche technique, ci-après).

SURVEILLANCE DU TRAITEMENT

SOINS – TRAITEMENT

▶ **Isolement**

En cas de suspicion de tuberculose pulmonaire, un isolement respiratoire est mis en place jusqu'à ce que trois prélèvements respiratoires confirment l'absence de BAAR à l'examen direct.

En cas de positivité de l'examen direct, l'isolement respiratoire est maintenu au moins 15 jours ou jusqu'à négativation des prélèvements. Le patient est placé en chambre individuelle et l'entrée dans la chambre nécessite le port d'un masque de protection pour les soignants et les visites.

Il n'y a pas lieu de prendre des mesures d'isolement pour les sujets atteints de tuberculose autre que pulmonaire ou laryngée.

▶

Surveillance de la prise médicamenteuse

La prise des médicaments se fait en une fois par jour, en dehors de tout repas (par exemple, le matin à jeun). La coloration orange des urines par la **rifampicine** peut permettre de s'assurer de la prise des médicaments.

EFFICACITÉ DU TRAITEMENT

La surveillance de l'efficacité du traitement repose principalement sur l'amélioration clinique (apyrexie, disparition des signes respiratoires, reprise de poids). En cas de positivité des examens bactériologiques, il est nécessaire de vérifier la négativation des prélèvements.

EFFETS INDÉSIRABLES

La surveillance de la tolérance porte essentiellement sur le dosage des transaminases. Une perturbation du bilan hépatique nécessite la réadaptation du traitement antituberculeux. En cas de traitement par **l'éthambutol**, une surveillance ophtalmologique est nécessaire à la recherche d'altération de la vision des couleurs.

Des épisodes d'hémoptysies peuvent survenir dans l'évolution d'une tuberculose pulmonaire.

ÉDUCATION ET CONSEILS

Il est nécessaire de rappeler au patient l'importance d'une prise régulière et constante le matin, au réveil, des médicaments pour une durée minimale de 6 mois afin d'éviter les risques de récurrences et de résistance.

Il s'agit d'une affection de longue durée prise en charge à 100 %.

La tuberculose est une maladie à déclaration obligatoire, le cas est déclaré aux services de lutte antituberculeuse afin de réaliser une enquête à la recherche du sujet contaminant et des sujets contaminés.

Pour l'entourage familial et collectif proche, il est proposé de réaliser un examen clinique, une IDR et une radiologie de thorax.

FICHE TECHNIQUE

TUBAGE GASTRIQUE

Le tubage gastrique est destiné à recueillir les sécrétions bronchiques dégluties pendant la nuit.

Il est réalisé obligatoirement à jeun, au réveil, avant toute vidange gastrique, ce qui nécessite donc une hospitalisation.

Le patient est installé en position demi-assise et une sonde siliconée graduée est introduite par le nez jusqu'à l'estomac. Il est conseillé au patient de déglutir de manière régulière jusqu'au positionnement de la sonde. Un contrôle de la position de la sonde gastrique est réalisé par auscultation du creux épigastrique après injection d'air. Après vérification, on réalise une aspiration à l'aide d'une seringue à gros embout adapté au bout de la sonde. Le liquide ainsi obtenu est recueilli dans des tubes stériles et envoyé au laboratoire.

FICHE TECHNIQUE

TEST QUANTIFERON

Définition

Le *QuantiFERON*, précisément dénommé *QuantiFERON-TB Gold Tube* est un prélèvement sanguin à visée diagnostique pour dépister une infection à *Mycobacterium tuberculosis* (tuberculose). Il s'agit d'une méthode de dépistage complémentaire aux examens de dépistage de la tuberculose qui existent déjà comme la radiographie pulmonaire.

L'analyse de ce prélèvement consiste à mettre en contact le sang du patient avec des antigènes particuliers ; en cas de tuberculose, les lymphocytes du patient vont reconnaître les antigènes du *QuantiFERON* et produire de l'interféron-gamma.
L'analyse du prélèvement porte alors sur la quantification de l'interféron-gamma produit. Les résultats permettent ensuite d'orienter les médecins sur la nécessité ou non d'instaurer un traitement préventif contre le développement de tuberculose – maladie en cas de contamination dépistée.

Réalisation du prélèvement

Chaque étape du prélèvement est commune à tous les prélèvements sanguins, pour rappel, il est important de :
• vérifier la prescription médicale ;
• préparer les documents nécessaires : demande d'examen, étiquettes du patient ;
• vérifier l'identité du patient : il est impératif de faire décliner au patient son identité (s'il en est capable), c'est-à-dire son nom, son prénom, sa date de naissance et également le nom de jeune fille pour les femmes mariées.

Conditions particulières du prélèvement *QuantiFERON*

La réalisation du prélèvement pour *QuantiFERON* nécessite d'utiliser **3 tubes de prélèvements** à gel très spécifiques dont **les conditions de conservation** sont particulières : les tubes se conservent avant usage entre + 2 et + 8 °C afin de garantir la qualité du **réactif contenu** dans chaque tube.
Chaque tube a un réactif distinct :
• un tube à bouchon gris : il s'agit d'un tube de contrôle ;
• un tube à bouchon rouge : il contient un réactif porteur d'antigènes TB ;
• un tube à bouchon pourpre : il s'agit d'un tube de contrôle complémentaire (contrôle mitogène).
Ces tubes ont une contenance de 1 mL (les tubes portent une ligne indiquant le volume de sang à prélever). La vitesse de remplissage des tubes est connue pour être particulièrement lente : il faut compter environ 3 secondes pour aspirer 1 mL de sang par tube. Il est particulièrement important de remplir les tubes jusqu'à la ligne indicatrice pour garantir les résultats de l'analyse.
Attention, il est impératif de mettre les tubes à température ambiante 30 minutes avant de réaliser le prélèvement afin d'éviter la destruction des antigènes (un choc thermique entre le lieu de stockage (2 à 4 °C) et le contact du sang du patient (37 °C) provoquerait la destruction des antigènes et le test serait ininterprétable).
Le prélèvement s'effectue toujours après avoir utilisé un tube de purge, notamment si l'on utilise des aiguilles « *butterfly* » (à ailettes) pour réaliser le prélèvement. Effectivement, la tubulure de l'aiguille de type « butterfy » doit être purgée afin de pouvoir remplir convenablement les tubes dédiés au *QuantiFERON*.
Les réactifs étant collés à la paroi des tubes, il est ensuite important d'agiter chaque tube pendant au moins 5 secondes pour assurer un contact optimal entre le réactif et le sang prélevé. Une fois prélevés, les tubes sont acheminés directement au laboratoire qui les placera en incubateur à 37 °C. Il ne faut en aucun cas mettre les prélèvements réalisés au réfrigérateur. Leur acheminement immédiat au laboratoire est impératif pour garantir la qualité des résultats d'analyse.

FICHE PHARMACOLOGIE

ANTITUBERCULEUX – ANTIBIOTIQUES

■ Isoniazide

RIMIFON					
Tuberculose A. 4-5 mg/kg/j en 1 prise le matin à jeun E. 10 mg/kg/j	200 cp. 50 mg 100 cp. 150 mg	37,72 44,03	I I	65 % 65 %	0,19 0,44
A. 4-5 mg/kg/j en 1 inj./j (max : 300 mg/j) E. 10-15 mg/kg/j (max : 300 mg/j)	6 amp. 500 mg/5 mL	HOP	I		

Propriétés

Antituberculeux majeur, bactéricide, à très bonne diffusion tissulaire et à pénétration intracellulaire.
Catabolisation hépatique par N-acétylation : dose idéale = 3 mg/kg chez acétyleurs lents (le plus fréquent en Europe), 6 mg/kg chez acétyleurs rapides.
Taux sérique efficace : 1 à 2 μg/mL à la 3e h.

Indications

Tuberculose (en association avec d'autres **antituberculeux**) ; chimioprophylaxie primaire ou secondaire de la tuberculose ; traitement des infections à mycobactéries atypiques sensibles (*M. kansasii*).

Contre-indications

Hypersensibilité connue à l'**isoniazide** (rare).
Insuffisance hépatique sévère.

Précautions d'emploi

Grossesse : éviter au 1er trimestre (sauf nécessité) ; adjoindre de la **pyridoxine** (*VITAMINE B6*).
Allaitement : éviter (passage important dans le lait maternel).

Prise unique quotidienne le matin, à jeun (attendre 30 min pour déjeuner).
Insuffisance rénale : réduire les doses initiales de moitié (adapter à l'isoniazidémie).
Surveillance régulière (x 1/sem. le 1er mois, puis x 1/mois) des transaminases : si > 3N, diminuer de moitié la dose ; si > 6N, arrêt.
Prudence en cas d'antécédents convulsifs ou psychiatriques.
Ne pas boire d'alcool.
Chez l'éthylique, la femme enceinte, les insuffisants rénaux, patients dénutris, infectés par le VIH ou ayant une neuropathie existante, adjoindre : **pyridoxine** (*VITAMINE B6*, 50 mg/j) en prévention des neuropathies.

Effets indésirables

Nausées, vomissements, épigastralgies.
Hépatotoxicité : élévation fréquente des transaminases ; hépatite cytolytique plus rare, généralement aiguë (avec ou sans ictère, réversible à l'arrêt), pouvant être sévère ; favorisée par la **rifampicine** (inducteur enzymatique), le **pyrazinamide**, l'alcoolisme.
Neuropathies (par carence en vit. B6) périphériques, annoncées par des paresthésies distales, favorisées par la dénutrition, l'alcoolisme (et acétyleurs lents) ; troubles psychiques (insomnie, euphorie, excitation, accès maniaques, délires aigus, surtout en association avec le **disulfirame**, l'**éthionamide**, ou le **niridazole**) ; plus rarement, convulsions, névrite optique.
Réactions d'hypersensibilité (très rares) : fièvre, éruption cutanée, acné, éosinophilie.
Exceptionnels : algodystrophie (syndrome épaule-main), syndrome lupique, myalgies, arthralgies, anorexie.
Surdosage : vomissements, vertiges, hallucinations, troubles visuels, voire coma convul-

sif, hyperglycémie avec acidocétose. Nécessite réanimation, traitement symptomatique, **pyridoxine** à fortes doses.

Interactions médicamenteuses

Déconseillés : **phénytoïne** et **carbamazépine**, dont les taux sériques sont augmentés (adapter la posologie) ; **disulfirame** ; **anesthésiques** volatils halogénés (augmentent l'hépatotoxicité de l'**isoniazide**).

À utiliser avec précaution : **corticoïdes** (augmentation de leur efficacité, et diminution des taux sériques d'**isoniazide**) ; **kétoconazole** (dont le taux plasmatique est diminué) ; **rifampicine, pyrazinamide,** et tout médicament hépatotoxique ou inducteur enzymatique (**barbiturique**).

Topiques gastro-intestinaux : intervalle de 2 h entre les prises.

■ Rifampicine

RIFADINE					
Tuberculose A. 10 mg/kg/j en une prise le matin à jeun ou perf. IV lente (1 h 30) dans 250 mL G5 %	8 gél. 300 mg 30 gél. 300 mg 60 gél. 300 mg 24 c-mes. 100 mg (susp. buv. 120 mL) 1 amp. pour perf. 600 mg	4,63 14,25 HOP 5,50 5,58	I I I I I	65 % 65 % 65 % 65 %	0,58 0,47 0,23 5,58
RIMACTAN					
Idem *RIFADINE*	30 gél. 300 mg	12,24	I	65 %	0,41

Propriétés

Antituberculeux majeur (< 1 % de résistance primaire), activité bactéricide intra- et extracellulaire (également antilépreux, antimycobactéries atypiques, et bactéricide sur cocci Gram+ et cocci Gram-, *Listeria monocytogenes, Brucella, Legionnella pneumophila, Chlamydia trachomatis,* entre autres) ; excellente diffusion tissulaire (surtout poumons, foie, reins) ; désacétylation hépatique, auto-induction enzymatique.

Indications

Tuberculose (en association avec d'autres **antituberculeux**) ; chimioprophylaxie antituberculeuse (+ **isoniazide**) ; autres infections à mycobactéries atypiques sensibles ; lèpre (polythérapie) ; brucellose ; infections sévères (polythérapie) à bactéries sensibles (dont légionellose) ; prophylaxie des méningites à méningocoque.

Contre-indications

Hypersensibilité aux rifamycines ; porphyrie.

Précautions d'emploi

Grossesse (dernières semaines) : *VITAMINE K1* chez la mère en fin de grossesse et l'enfant à la naissance (prévention de syndrome hémorragique) ; **allaitement** : éviter.

Pas de prise discontinue (risque d'hypersensibilité).

Insuffisance hépatique : débuter à 5 mg/kg/j (max 900 mg/j), avec rifampicinémie.

Insuffisance rénale avec clairance < 30 mL/min : espacer les prises.

Surveiller : bilan hépatique et NFS-plaquettes (à J8, J30, puis x 1/mois).

La forme buvable contient du sucre (2 g/c-mes.) et des sulfites (risque d'allergie).

Effets indésirables

Coloration rouge des urines (= observance !), crachats, larmes, lentilles de contact.

Nausées, vomissements, troubles gastrointestinaux ; perturbation du cycle menstruel.

Manifestations allergiques (surtout si prise discontinue) : fièvre, prurit, urticaire, syndrome grippal, dyspnée asthmatiforme, collapsus, thrombopénie (rares cas de purpura :

arrêt du traitement), éosinophilie, leucopénie, anémie hémolytique.

Hépatotoxicité faible en monothérapie, mais augmentation de l'hépatotoxicité de l'**isoniazide**.

Interactions médicamenteuses

C'est un inducteur enzymatique !

Déconseillée : contraception orale (diminution de son efficacité).

À associer avec précaution (en raison de l'induction enzymatique, diminuant l'efficacité) : **anticoagulants oraux, inhibiteurs calciques,** quinidiniques et **disopyramide, ciclosporine, gluco-** et **minéralocorticoïdes, fluconazole, itraconazole, kétoconazole, hormones thyroïdiennes, méthadone, phénytoïne, terbinafine, théophylline, sulfamides hypoglycémiants, bêtabloquants** à biotransformation hépatique principale (**métoprolol, propranolol**).

Augmentation de l'hépatatoxicité de l'**isoniazide** : surveillance clinico-biologique.

■ Rifabutine

ANSATIPINE					
Tuberculose multirésistante : 3-4 gél. x 1/j Prévention des infections à *Mycobacterium Avium Complex* (MAC) chez les patients VIH+ (CD4 < 100/mm^3) : 2 gél. x 1/j	30 gél. 150 mg	96,52	I	65 %	3,22

Propriétés

Antimycobactérien bactériostatique, actif sur le BK même multirésistant (1/3 des souches résistant à la **rifampicine** sont sensibles à la **rifabutine**) et les mycobactéries atypiques (M. *fortuitum, M. xenopi, M. kansasii, M. avium intracellulare*) ; diffusion ubiquitaire (sauf cerveau) ; pénétration intracellulaire ; élimination principalement urinaire ; demi-vie = 40 h.

Indications

Tuberculose multirésistante, en particulier à la **rifampicine** (en association avec d'autres **antituberculeux**) ; prévention des infections à *Mycobacterium Avium Complex* (MAC) chez les patients VIH+ avec CD4 < 100/mm^3.

Contre-indications

Hypersensibilité aux rifamycines.

Insuffisance rénale.

Précautions d'emploi

Grossesse et **allaitement** : éviter par précaution (médicament nouveau).

Avant d'instituer un traitement préventif des infections à MAC chez le patient VIH+, éliminer une infection à mycobactérie évolutive.

Insuffisance hépatique sévère : réduire la dose.

Surveillance régulière : NFS-plaquettes, bilan hépatique.

Si association à la **clarithromycine** (ou autres **macrolides**) ou au **fluconazole** : réduire la dose à 300 mg/j, et surveiller l'apparition éventuelle d'uvéite.

Effets indésirables

Coloration rouge des urines (= observance), crachats, larmes, lentilles de contact.

Myalgies, arthralgies, rash cutané, fièvre.

Modification du goût (3 %).

Neutropénie (2 %) nécessitant l'arrêt ; thrombopénie, anémie.

Surtout en association avec d'autres **antituberculeux** : troubles digestifs (nausées, vomissements, dyspepsie) ; troubles hépatiques (augmentation des transaminases, ictère).
Exceptionnel : uvéite réversible, parfois sévère, lors d'utilisation de fortes doses, en association avec la **clarithromycine** (ou autres **macrolides**) ± **fluconazole**.

Interactions médicamenteuses

C'est un inducteur enzymatique (cependant beaucoup plus faiblement que la **rifampicine**).
Déconseillée : contraception orale (envisager une autre méthode de contraception).
Associer avec précaution : **anticoagulants oraux**, **ciclosporine, corticoïdes** ; le **fluconazole** et la **clarithromycine** (ils augmentent les taux sériques de **rifabutine**).

■ Pyrazinamide

PIRILÈNE					
Tuberculose A. 30 mg/kg/j en 1 prise le matin à jeun (max 2 g/j)	60 cp. 500 mg	10,78	I	65 %	0,18

Propriétés

Antituberculeux bactéricide, surtout sur les BK intracellulaires (car milieu acide : macrophages), inactif sur les mycobactéries atypiques et *M. bovis* ; bonne diffusion tissulaire (et LCR) et pénétration intracellulaire ; métabolisation hépatique en dérivé actif, élimination urinaire ; demi-vie = 9 h.

Indications

Tuberculose sous toutes ses formes (en association avec d'autres **antituberculeux**).

Contre-indications

Grossesse et **allaitement** (aucune donnée !).
Insuffisance hépatique.
Hyperuricémie non contrôlée.
Insuffisance rénale.
Porphyrie.

Précautions d'emploi

Bilan préthérapeutique minimal : bilan hépatique, uricémie, bilan rénal.
Surveillance des transaminases (surtout si éthylisme ou antécédent d'hépatite) à J8, J15, J21, J30, J45, J60 et si apparition de troubles digestifs ou subictère ; si transaminases > 3N, arrêt immédiat du *PIRILÈNE*.
Surveillance mensuelle de la fonction rénale.
Ne pas dépasser 2 mois de traitement.

Effets indésirables

Hépatite cytolytique : élévation des transaminases fréquente ; rares cas d'hépatites sévères voire fulminantes (surtout en association avec l'**isoniazide**) ; l'apparition de signes digestifs (anorexie, nausées, vomissements, douleurs abdominales), d'asthénie marquée, de fièvre, ou *a fortiori* de subictère, doit alerter : faire en urgence bilan hépatique avec TP.
Hyperuricémie très fréquente (> 50 % des cas, attestant de l'observance) [voir aussi : Précautions d'emploi] ; arthralgies dans 1 % des cas, répondant à un traitement symptomatique (**aspirine**) ; si arthralgie persistante ou goutteuse malgré **uricosurique** : arrêt du *PIRILÈNE*.
Rare : rash, érythème, photosensibilisation.

Interactions médicamenteuses

Associer avec précaution : **isoniazide** (addition de la toxicité hépatique), ainsi que tout autre médicament hépatotoxique, **éthionamide**.

■ Éthambutol

DEXAMBUTOL					
Tuberculose A. 15-25 mg/kg/j en 1 prise le matin à jeun	50 cp. 500 mg	4,21	I	65 %	0,08
MYAMBUTOL					
A. 20-25 mg/kg/j en 1 prise Voie parentérale (IM ou IV) à utiliser quand voie orale impossible	50 cp. 400 mg 50 amp. 1 000 mg/10 mL	3,43 HOP	I I	65 %	0,07

Propriétés

Antituberculeux majeur, bactériostatique, actif aussi sur *M. kansasii, M. avium* ; excellente diffusion tissulaire et pénétration intracellulaire ; demi-vie = 4 h, élimination urinaire ; pas de passage dans le lait maternel.

Indications

Tuberculose sous toutes ses formes (en association avec d'autres **antituberculeux**) ; infections à mycobactéries atypiques sensibles ; la posologie peut être portée à 25 mg/kg/j (durée max : 2 mois) en cas de rechute ou de résistance du BK aux autres **antituberculeux**.

Contre-indications

Hypersensibilité connue à l'**éthambutol**. Névrite optique.

Précautions d'emploi

Insuffisance rénale : diminuer les doses, à 15 mg/kg/j si clairance créatinine < 100 mL/min, et 10 mg/kg/j si clairance créatinine < 70 mL/min ; si dialyse : 5 mg/kg/j (et 7 mg/kg/j les jours de dialyse) ; surveiller les taux sériques.
Donc : bilan rénal avant traitement !

Examen ophtalmologique initial, puis à J15, J30, puis tous les mois (surtout si alcoolisme, tabagisme, diabètes, lésions oculaires antérieures, traitement conjoint par l'**isoniazide**, le **disulfirame**, les **anti-inflammatoires**, les **antipaludéens** de synthèse) : acuité visuelle, champ visuel, vision des couleurs, fond d'œil ; arrêt immédiat de l'**éthambutol** au moindre signe de névrite optique (les troubles régressent généralement en quelques mois) ; cette toxicité est favorisée par le surdosage et l'insuffisance rénale.

Grossesse et **allaitement** : utilisation possible.

Effets indésirables

Rares : troubles oculaires à type de névrite optique rétrobulbaire (souvent axiale), avec baisse de l'acuité visuelle, scotome central, rétrécissement du champ visuel, et dyschromatopsie rouge/vert.

Exceptionnels : nausées, vomissements, rash cutané allergique, vertiges, confusion, hyperuricémie, leucopénie.

Interactions médicamenteuses

Topiques gastro-intestinaux : espacer la prise de 2 h au moins.

■ Bédaquiline

SIRTURO					
Posologie d'attaque : 4 cp. en 1 prise/j pdt 14 j Posologie d'entretien : 2 cp. en 1 prise toutes les 48 h pdt 22 sem. Max : 6 cp./sem. pdt 24 sem.	24 cp. 100 mg	HOP	I		

Propriétés

La **bédaquiline** inhibe spécifiquement l'ATP, ce qui entraîne des effets bactéricides tant sur les bacilles tuberculeux en réplication que sur les bacilles dormants.

Indications

Traitement en association de la tuberculose pulmonaire multirésistante chez l'adulte, lorsque l'utilisation d'un autre schéma thérapeutique efficace est impossible pour des raisons de résistance ou d'intolérance.

Contre-indications

Arythmie ventriculaire.
Hypersensibilité, allaitement, âge < 18 ans.

Précautions d'emploi

Tolérance cardiovasculaire : réalisation d'un ECG avant l'instauration du traitement et au minimum tous les mois après le début du traitement. Les taux de potassium, calcium et magnésium sériques doivent être mesurés avant traitement et corrigés s'ils sont anormaux.
Surveillance hépatique, rénale, thyroïdienne : bilan complet recommandé avant traitement.

Effets indésirables

Céphalées, vertiges.
Arthralgies, myalgies.
Nausées, vomissements, diarrhées.
Augmentation des transaminases, allongement de l'intervalle QT.

Interactions médicamenteuses

Métabolisation par le CYP3A4 : prudence en cas d'utilisation concomitante avec un inducteur ou inhibiteur puissant du CYP.
Association avec un médicament allongeant l'intervalle QT : surveillance régulière.

■ Délamanid

DELTYBA					
A. : 100 mg x 2/j pdt 24 sem.	48 cp. 50 mg	HOP	I		

Propriétés

Inhibition de la synthèse des composants de la paroi cellulaire des mycobactéries.

Indications

Tuberculose pulmonaire multirésistante (TB-MR) en association à d'autres **antituberculeux**, lorsque l'utilisation d'un autre schéma thérapeutique efficace est impossible pour des raisons de résistance ou d'intolérance.

Contre-indications

- Albumine sérique < 2,8 g/dL.
- Prise de puissants inducteurs du CYP3A4.

Précautions d'emploi

Patients présentant des facteurs de risque cardiaque.

Effets indésirables

Palpitations, allongement de l'intervalle QT

Interactions médicamenteuses

Inducteurs du CYP3A4.
Médicaments allongeant l'intervalle QT.

ASSOCIATIONS D'ANTIBIOTIQUES

Isoniazide + rifampicine + pyrazinamide

RIFATER					
Tuberculose chez l'adulte : 1 cp./10 à 12 kg de poids corporel en 1 prise/j le matin, pdt les 2 premiers mois de traitement	60 cp. 50 mg/120 mg/300 mg	20,74	I	65 %	0,35

Pour la pharmacologie de cette association, se référer aux pharmacologies respectives de chaque DCI.

Isoniazide + rifampicine

RIFINAH					
Tuberculose chez l'adulte : 1 cp./30 kg de poids corporel en 1 prise/j le matin, pdt les 4 derniers mois de traitement	30 cp. 150 mg/300 mg	18,04	I	65 %	0,60

Pour la pharmacologie de cette association, se référer aux pharmacologies respectives de chaque DCI.

L'hépatotoxicité de leurs composants s'accumule, donc surveillance clinico-biologique rapprochée !
D'autres **antituberculeux** (tel l'**éthambutol**) peuvent être associés.

Ces formes combinées permettent une administration simplifiée, et *a priori* une meilleure observance ; par ailleurs, en cas de mauvaise observance, elles évitent la sélection d'un mutant résistant.

VACCIN BCG

BCG

VACCIN BCG					
Prévention de la tuberculose : inj. intradermique E. < 1 an : 0,05 mL E. > 1 an et A. : 0,1 mL	5 fl. pdre + solv. (1 mL)	HOP			

Propriétés

Vaccin préparé à partir de bacilles vivants atténués (souche de Calmette et Guérin) ; efficacité estimée à 50 % pour les formes pulmonaires et à 80 % pour les formes disséminées, surtout chez l'enfant.

Indications

Prévention de la tuberculose de primo-infection (*cf.* **Propriétés**).

Contre-indications

Déficit de l'immunité cellulaire, comme le sida (enfants de mère VIH+ : attendre quelques mois pour connaître le statut VIH de l'enfant ; vacciner si séronégatif).
Contre-indication temporaire : dermatose évolutive.

Précautions d'emploi

Grossesse : à éviter (vaccin vivant).
Vérifier (sauf chez le nouveau-né) la négativité des réactions tuberculiniques.
Conserver à l'obscurité et au froid (+ 4 à + 8 °C) ; ne pas conserver > 4 h après reconstitution.
Technique : injection intradermique stricte (donnant une papule « en peau d'orange »)

de 0,1 mL de vaccin reconstitué (demi-dose = 0,05 mL chez l'enfant < 1 an), à la face externe du tiers moyen du bras gauche. Contrôler les tests tuberculiniques 3 à 12 mois plus tard ; si positifs, recontrôler à 11 ans ; si négatifs (5-10 % des cas) : revacciner une fois par voie intradermique.

Effets indésirables

Suites normales : un nodule apparaît après 2 à 4 sem., pouvant s'ulcérer (puis il s'assèche, laissant une cicatrice indélébile, dans 90 % des cas) : pansements secs.
Dans 10 % des cas : adénite (disparaît en 1 mois ; ne pas ponctionner), rarement suppurée.
Très rare : ostéite.
Exceptionnel : BCGite généralisée (terrain : immunodépression majeure) → traitement anti-BK.

Interactions médicamenteuses

Cette vaccination peut être associée à toute autre vaccination.

> Le dépistage et le traitement efficace, bien suivi, des patients contagieux atteints de tuberculose-maladie constituent l'arme majeure contre la dissémination de la maladie.

INFECTIONS BRONCHO-PULMONAIRES ET GRIPPE

FICHE MALADIE

DÉFINITION

Les pneumonies sont des infections touchant le parenchyme pulmonaire. La fréquence est de 400 à 600 000 cas par an en France. Il s'agit d'une maladie potentiellement grave même chez les sujets sains (mortalité jusqu'à 15%), première cause de décès par maladie infectieuse. Elles peuvent être communautaires ou nosocomiales (survenue après 48 h d'hospitalisation).

La grippe est une infection pulmonaire virale très contagieuse. Au cours d'une saison épidémique, environ 10% de la population mondiale (5% des adultes et 20% des enfants) est infectée par le virus de la grippe. C'est plus de 30 % au cours d'une pandémie.

On estime que la grippe est responsable selon les années d'environ 10 000 décès par an en France.

CAUSES ET MÉCANISMES

Les principales bactéries responsables de pneumonie sont le pneumocoque, les germes dits « atypiques » (*Chlamydia* et mycoplasme) et l'*Haemophilus influenzae*. La fréquence des infections par ces bactéries dépend du terrain sous-jacent (germes « atypiques » chez le sujet jeune, *Haemophilus* et pneumocoque chez les patients atteints de bronchite chronique, légionellose et germes anaérobies chez le sujet avec un terrain fragile).

La grippe est un virus infectant la muqueuse respiratoire. Les gènes codant pour ses protéines se modifient d'année en année, raison pour laquelle une vaccination annuelle est nécessaire pour être protégé.

La Covid-19 est décrite dans la partie Maladies infectieuses, p. 905.

DIAGNOSTIC

SIGNES CLINIQUES

Classiquement, il existe un début brutal associant une fièvre (> 39 °C), des frissons, une toux, possiblement associés à une dyspnée et à la présence d'expectorations. Parfois, le tableau peut être trompeur, en particulier chez le sujet âgé (absence de fièvre, peu de signes respiratoires, symptômes généraux au premier plan).

Certains éléments peuvent orienter le diagnostic mais aucun critère clinique ou radiologique ne permet de réaliser un diagnostic bactériologique.

EXAMENS COMPLÉMENTAIRES

▶ Radiologie du thorax

Il existe classiquement un syndrome alvéolaire. Elle permet de rechercher des éléments de gravité ou des complications (atteinte bilatérale, épanchement pleural associé, abcès). La radiologie de thorax permet de surveiller l'évolution, en particulier l'absence d'extension après le début du traitement.

▶ Biologie

La numération retrouve le plus souvent une hyperleucocytose associée à un syndrome inflammatoire (augmentation de la CRP et du fibrinogène).

▶ Bactériologie

- Une recherche d'antigènes urinaire (antigénurie) de pneumocoque ou de légionelle peut orienter le diagnostic.
- Un examen cytobactériologique des crachats ou un prélèvement réalisé lors d'une fibroscopie bronchique peut permettre de déterminer le germe responsable.
- Les sérologies (légionelle ou germes atypiques) permettent un diagnostic rétrospectif de l'infection.

▶ Virologie

Prélèvement nasal à la recherche de la grippe (test rapide ou envoi en virologie).

▶ Gaz du sang artériel

Les gaz du sang permettent d'évaluer le retentissement de la pneumonie sur les échanges gazeux, en particulier en cas de pathologie pulmonaire sous-jacente (*cf.* Fiche technique, *chapitre* Embolie pulmonaire, *spécialité* Cardiologie, p. 85).

TRAITEMENT

Le traitement repose sur une antibiothérapie précoce adaptée au terrain et à la gravité. L'antibiothérapie sera secondairement adaptée à l'antibiogramme en cas d'identification du germe responsable et poursuivie pour une durée de 7 à 10 jours. Il est essentiel de surveiller la disparition de la fièvre après 48 h d'antibiothérapie.

Une oxygénothérapie peut être nécessaire en cas d'hypoxie. En cas de suspicion de grippe en période épidémique, un traitement antiviral par inhibiteur de la neuraminidase (**oseltamivir** ou **zanimivir**) doit être débuté précocement pour une durée de 5 jours. Les patients suspects de grippe doivent être isolés (isolement goutelettes).

PRONOSTIC

L'évolution est en règle favorable lorsqu'une antibiothérapie adaptée est débutée précocement.

La survenue d'une insuffisance respiratoire aiguë ou d'un sepsis nécessite une prise en charge en réanimation et parfois une ventilation mécanique.

La présence d'un épanchement pleural nécessite une ponction pleurale exploratrice diagnostique, voire un drainage pleural thérapeutique.

FICHE INFIRMIÈRE

EXAMENS

PRÉLÈVEMENTS BACTÉRIOLOGIQUES

L'examen bactériologique des crachats (ECBC) doit être réalisé rapidement mais ne doit pas retarder la mise en route du traitement.

GAZ DU SANG

Il s'agit d'une ponction artérielle (artère radiale ou fémorale) qui permet d'étudier les gaz du sang artériel et d'évaluer les échanges gazeux du patient : *cf.* Fiche technique, *chapitre* Embolie pulmonaire, *spécialité* Cardiologie.

SURVEILLANCE DU TRAITEMENT

SOINS – TRAITEMENT

Le pronostic des pneumonies bactériennes est directement lié au délai de prise en charge et en particulier du début de l'antibiothérapie. Ainsi, l'antibiothérapie doit être débutée le plus rapidement possible après la prescription. Une surveillance accrue des patients atteints de pneumonies doit être réalisée dans les premières heures à la recherche de signes de choc (hypotension, marbrures, tachycardie) ou de signes de détresse respiratoire (polypnée, cyanose, troubles de conscience). Une déshydratation est souvent associée à la pneumonie, il est donc nécessaire de surveiller la prise régulière d'eau par le malade. Des troubles de déglutition, en particulier chez le sujet âgé, peuvent être à l'origine de pneumonie d'inhalation. En cas de trouble de déglutition, l'alimentation sera adaptée (semiliquide) et donnée en position assise.

EFFICACITÉ DU TRAITEMENT

La surveillance de l'efficacité du traitement repose essentiellement sur la fièvre. En cas de traitement adapté, l'apyrexie est obtenue en 48 h. Les signes respiratoires cliniques, les signes radiologiques et le syndrome inflammatoire biologique sont en général plus long à disparaître.

ÉDUCATION ET CONSEILS

Il est nécessaire de rappeler au patient le rôle favorisant de l'intoxication tabagique dans la survenue des pneumonies.

Une vaccination antigrippale annuelle est conseillée aux sujets de plus de 65 ans ou présentant des pathologies respiratoires chroniques.

Pour les sujets à risque (BPCO, splénectomie, insuffisance cardiaque ou respiratoire), il est conseillé de réaliser une vaccination antipneumococcique (PNEUMO *23* une fois tous les 5 ans).

FICHE TECHNIQUE

ASPIRATIONS BRONCHIQUES

Définition

L'aspiration bronchique consiste à évacuer les sécrétions bronchiques stagnant au niveau de la trachée du patient qu'il soit sous ventilation spontanée ou sous ventilation assistée (intubé ou trachéotomisé).

Ce soin s'effectue avec trois grands objectifs :

- restaurer la perméabilité des voies aériennes du patient ;
- maintenir une ventilation efficace du patient ;
- prévenir toute infection broncho-pulmonaire.

Les aspirations bronchiques dites également aspirations trachéales ou endotrachéales, sont indiquées dans le cadre d'un encombrement bronchique du patient intubé ou trachéotomisé ou du patient en ventilation spontanée qui n'a pas la capacité d'expectorer naturellement.

Les signes de l'encombrement bronchique se caractérisent par :

- un tirage thoraco-abdominal ;
- un bruit hydro-aérique ;
- une diminution de la saturation.

Préparation des produits et matériels

- Un régulateur de vide (manomètre d'aspiration) dont le niveau de dépression s'étend de 0 à 1000 mbar/hPa.

PNEUMOLOGIE

- Un tuyau d'aspiration qui liera le régulateur de vide au recueil d'aspiration.
- Un sac d'aspiration muni d'un système antireflux.
- Un réceptal pour insérer le sac d'aspiration.
- Un support mural de réceptal d'aspiration pour garantir le maintien droit et sécurisé du recueil d'aspiration.
- Un digivide appelé aussi « stop-vide ».
- Des sondes stériles d'aspiration trachéale de divers calibres (n° 14, n° 16 et n° 18).
- Un flacon de silicone en spray (Siisonde).
- Une paire de gants non stériles à usage unique.
- Un paquet de compresses stériles.
- Un flacon d'eau stérile de 500 mL ou d'1 litre pour rincer le circuit d'aspiration.
- Un antiseptique iodé en monodoses.
- Un adaptateur de flacon pour aspirer la solution de rinçage de type *Clean-vac.*
- Des masques à usage unique.
- Un sac poubelle type Dasri.

Préparation du patient

- Expliquer le soin au patient afin d'obtenir sa coopération.
- Chaque étape du soin sera clairement expliquée au patient afin de limiter son angoisse lors du soin.
- Installer le patient confortablement en position demi-assise.

Réalisation du soin

- Vérifier la prescription médicale.
- Procéder à une friction hydro-alcoolique des mains.
- Préparer le système d'aspiration : adapter le sac d'aspiration dans le réceptal, relier le tuyau branché au niveau du régulateur de vide au système de recueil d'aspiration, brancher un tuyau sur le sac d'aspiration et y adapter à l'extrémité terminale le « stop-vide ».
- Préparer la solution de rinçage du circuit : intégrer une monodose d'antiseptique iodé dans le flacon d'eau stérile et le fermer avec l'adaptateur de rinçage d'aspiration.

Dans le cas d'un patient ventilant spontanément qui n'expectore pas naturellement

- Procéder à une friction hydro-alcoolique des mains.
- Mettre un masque et une paire de gants non stériles.
- Oter stérilement la sonde trachéale de son étui tout en l'adaptant au « stop-vide ».
- Saisir la sonde stérilement au moyen d'une compresse stérile et en la maintenant solidement en forme de boucle.
- Lubrifier la sonde de silicone à distance.
- Introduire la sonde stérilement par une narine avec douceur tout en rassurant le patient et la descendre sans aspirer jusqu'au carrefour aéro-pharyngé, ne pas aller au-delà de la carène.
- Tourner légèrement la sonde sur elle-même et la remonter doucement tout en aspirant (en obstruant le stop-vide) jusqu'à sortir de la narine.
- Laisser le patient se reposer tout en le rassurant.
- Désadapter la sonde et la jeter aussitôt avec la compresse utilisée.
- Rincer le circuit d'aspiration en aspirant une dose de solution antiseptique préalablement préparée.
- Jeter les gants et le masque.

Dans le cas d'un patient ventilé artificiellement intubé ou trachéotomisé

- Procéder à une friction hydro-alcoolique des mains.
- Mettre un masque et une paire de gants non stériles.
- Vérifier la pression du ballonnet de la sonde d'intubation.

• Oter stérilement la sonde trachéale de son étui tout en l'adaptant au « stop-vide ».
• Saisir au moyen d'une compresse stérile la sonde et la maintenir solidement en forme de boucle.
• Lubrifier la sonde de silicone à distance.
• Oter le bouchon de l'opercule du raccord annelé de la sonde d'intubation.
• Introduire la sonde stérilement par une narine avec douceur tout en rassurant le patient et la descendre sans aspirer jusqu'à la carène (ne pas aller au-delà sinon l'on aspire une bronche souche).
• Tourner légèrement la sonde sur elle-même et la remonter doucement tout en aspirant (en obstruant le stop-vide) jusqu'à sortir de la narine.
• Réadapter le bouchon de l'opercule du raccord annelé de la sonde d'intubation.
• Laisser le patient se reposer tout en le rassurant.
• Désadapter la sonde et la jeter aussitôt avec la compresse utilisée.
• Rincer le circuit d'aspiration en aspirant une dose de solution antiseptique préalablement préparée afin d'éliminer toute sécrétion adhérant aux parois du circuit.
• Jeter les gants et le masque.

Surveillance et évaluation

• Surveiller tout au long du soin la saturation en oxygène du patient.
• Observer l'aspect et la texture des sécrétions bronchiques aspirées.
• Détecter les signes d'encombrement bronchique.
• Évaluer le bénéfice du soin : disparition du tirage et du bruit hydroaérique, meilleure ventilation du patient (il est adapté au rythme respiratoire de la ventilation artificielle, la saturation, la fréquence respiratoire sont optimales).
• Évaluer la douleur car ce soin peut être traumatisant pour le patient.
• Évaluer le degré d'anxiété du patient car ce soin donne au patient l'impression d'étouffement, c'est pourquoi il doit être réalisé de façon douce et brève.

PLEURÉSIE

FICHE MALADIE

DÉFINITION

La pleurésie est définie par la présence d'un épanchement liquidien dans la cavité pleurale. La cavité pleurale est physiologiquement virtuelle, la présence d'un épanchement pleural est donc toujours pathologique.

CAUSES ET MÉCANISMES

On distingue les pleurésies exsudatives (riches en protides), les pleurésies transsudatives (pauvres en protides) et les pleurésies purulentes.

PLEURÉSIES EXSUDATIVES

Les pleurésies exsudatives sont le plus souvent liées à une inflammation de la plèvre et peuvent être liées à des causes diverses :

• Les pleurésies néoplasiques correspondent le plus souvent à des localisations secondaires de cancer autre que pleural, mais peuvent être aussi secondaires à un cancer primitif de la plèvre (mésothéliome).
• Les causes infectieuses pouvant se révéler par une pleurésie exsudative comprennent la tuberculose, les pleurésies compliquant une pneumonie bactérienne (para-pneumonique) ou une pleurésie virale.
• L'embolie pulmonaire ou les maladies systémiques (en particulier le lupus ou la polyarthrite rhumatoïde) peuvent se compliquer de pleurésie exsudative.

PLEURÉSIES TRANSSUDATIVES

Les causes principales de pleurésies transsudatives sont l'insuffisance cardiaque, la cirrhose et l'insuffisance rénale.

PLEURÉSIES PURULENTES

Les pleurésies purulentes sont dues à l'infection par des bactéries de la cavité pleurale, en particulier le pneumocoque et les germes anaérobies.

HÉMOTHORAX

La présence de sang dans la cavité pleurale (hémothorax) peut faire suite à un traumatisme ou à un geste pleural (ponction, biopsie ou drainage).

DIAGNOSTIC

SIGNES CLINIQUES

La présence d'un épanchement pleural peut être totalement asymptomatique. Le motif de consultation habituelle est la survenue d'une douleur thoracique de type pleurale (augmentée à la toux et à l'inspiration). Une toux est souvent présente, augmentée aux changements de position. En cas d'épanchement important, une dyspnée peut révéler la pleurésie. L'examen clinique retrouve une abolition des vibrations vocales, une abolition du murmure vésiculaire et une matité.

Des signes de mauvaise tolérance clinique respiratoire ou hémodynamique doivent être systématiquement recherchés.

EXAMENS COMPLÉMENTAIRES

▶ Radiologie du thorax

La radiologie est réalisée en position debout ou assise et met en évidence une opacité homogène concave en haut et en dedans. En cas d'épanchement important, elle peut mettre en évidence une opacité complète d'un hémithorax avec refoulement de la silhouette cardiaque.

▶ Ponction pleurale

Il s'agit de l'examen de référence pour orienter le diagnostic, le liquide pleural prélevé est envoyé en bactériologie, en biochimie (protides, LDH, glycopleurie) et en anatomopathologie.

La pleurésie exsudative est définie par un rapport protides pleuraux/protides plasmatiques > 0,5 ou par un rapport LDH pleural/LDH plasmatique > 0,6.

▶ Ponction-biopsie pleurale

La biopsie pleurale permet de prélever à l'aveugle des morceaux de plèvre afin de réaliser un examen anatomopathologique. Cet examen est particulièrement rentable en cas de tuberculose pleurale ou de pleurésie néoplasique.

▶ Échographie pleurale

En cas de doute sur un épanchement cloisonné, une échographie pleurale permet de confirmer le diagnostic et de réaliser un repérage avant ponction ou drainage.

TRAITEMENT

En cas de pleurésie exsudative, l'objectif du traitement est l'évacuation du liquide pleurale (ponction évacuatrice ou drainage thoracique) associée au traitement de la maladie causale.

En cas de pleurésie transudative, le traitement repose principalement sur le traitement de la cause.

En présence d'un épanchement purulent, un drainage thoracique doit être réalisé dans les délais les plus brefs, associé à une antibiothérapie probabiliste secondairement adaptée à l'antibiogramme.

Dans tous les cas, la *kinésithérapie respiratoire* constitue l'élément essentiel du traitement ; elle permet de plus de limiter les séquelles de la pleurésie (en particulier en cas de pleurésie purulente).

Les antalgiques et l'oxygénothérapie peuvent être nécessaires.

COMPLICATIONS ET PRONOSTIC

Les complications sont principalement représentées par les séquelles fonctionnelles, surtout en cas de pleurésie purulente. Ces séquelles correspondent à une pachypleurite (épaississement de la plèvre) limitant les mouvements respiratoires, pouvant aboutir à une insuffisance respiratoire chronique.

FICHE INFIRMIÈRE

SURVEILLANCE DU TRAITEMENT

SOINS – TRAITEMENT

Assister le médecin dans la réalisation de la ponction pleurale

La ponction pleurale est réalisée dans des conditions d'asepsie stricte (désinfection cutanée, champs et gants stériles). Après anesthésie locale, une aiguille est introduite en aspiration dans la cavité pleurale au niveau de la matité, en règle général 2 doigts audessous de la pointe de l'omoplate. Le liquide prélevé est adressé en bactériologie après avoir été ensemencé sur des flacons d'hémoculture (aérobie et anaérobie), en biochimie et en anatomopathologie.

Assister le médecin dans la réalisation des biopsies pleurales

Après anesthésie locale, l'épanchement pleural est repéré par ponction pleurale. La peau est ensuite incisée à l'aide d'un bistouri et une aiguille à biopsie pleurale est introduite afin de prélever plusieurs fragments de plèvre.

Lors des manœuvres de retrait de l'aiguille pour retirer les prélèvements, il est demandé au patient de garder l'apnée afin d'éviter l'entrée d'air dans la cavité pleurale. Le plus souvent, un drain thoracique est placé dans la plèvre par l'orifice réalisé pour les biopsies pleurales afin d'évacuer le liquide restant.

> Les troubles de l'hémostase sont une contre-indication à la réalisation de ce geste.

Assister le médecin dans la réalisation d'un drainage thoracique

L'objectif est de placer dans la cavité pleurale un drain thoracique relié à un système d'aspiration (– 20 cm d'eau). Après anesthésie locale, la mise en place du drain se fait dans des conditions d'asepsie stricte. Le drain thoracique est ensuite mis en place dans le 5e espace intercostal sur la ligne axillaire antérieure, et dirigé vers le bas en arrière.

En cas d'épanchement purulent, il peut être nécessaire de réaliser des lavages quotidiens au sérum physiologique auquel peut être associé un traitement fibrinolytique (en cas d'épanchement cloisonné).

Le drain thoracique est laissé en place jusqu'à l'assèchement de la pleurésie (en pratique moins de 100 cm^3 de liquide par jour).

Le pansement de drain doit être refait tous les jours.

EFFICACITÉ DU TRAITEMENT

Une radiologie de thorax au lit est réalisée quotidiennement lors d'un drainage thoracique.

La dépression dans le bocal d'aspiration doit être de l'ordre de 20 cm d'eau. La quantité de liquide recueillie et l'existence d'un bullage dans le bocal d'aspiration doivent être régulièrement contrôlées et notées.

EFFETS INDÉSIRABLES

Les ponctions ou biopsies pleurales peuvent se compliquer de pneumothorax ou d'hémothorax.

Une radiologie thoracique est réalisée de manière systématique après ponction ou biopsie pleurale.

ÉDUCATION ET CONSEILS

En cas de drainage, il faut apprendre au patient à se déplacer avec le drain en vérifiant l'absence de désadaptation du système d'aspiration.

Le patient doit être clairement informé du déroulement des différents gestes qui vont être réalisés.

Il est nécessaire d'expliquer au patient que le drainage thoracique peut être poursuivi plusieurs jours voire plusieurs semaines.

FICHE TECHNIQUE

PONCTION PLEURALE

Méthode

Préparation, du matériel

Ponction pleurale exploratrice :

- Solution hydro-alcoolique.
- Antiseptique fort (*BÉTADINE, HIBITANE*), compresses stériles, gants stériles, champs stériles.
- Un ou deux cathéters de gros calibre, un robinet trois voies et une à deux seringues de 50 mL.
- Tubes de prélèvement : bactériologie, biochimie et anatomopathologie.
- Un pansement occlusif stérile transparent (type *TÉGADERM*).
- Une protection absorbante.
- Un sac d'élimination des déchets type Dasri.
- Un conteneur à aiguilles.

Ponction pleurale évacuatrice :

- Solution hydro-alcoolique.
- Antiseptique fort (*BÉTADINE, IBITANE*), compresses stériles, gants stériles, champs stériles.
- Un ou deux cathéters de gros calibre, et une à deux seringues de 50 mL.
- Tubes de prélèvement : bactériologie, biochimie et anatomopathologie.
- Un pansement occlusif stérile transparent (type *TÉGADERM*).
- Une protection absorbante.
- Un sac d'élimination des déchets type Dasri.
- Un conteneur à aiguilles.
- Xylocaïne 1 %, une seringue 10 cc et une aiguille sous-cutanée.
- Un robinet trois voies muni d'un prolongateur.
- Plusieurs redons (type *BIOREDON*) et les tubulures adaptées.

Réalisation de la ponction

Informer le patient du déroulement du soin, qu'il est rapide et non douloureux.

Lui demander de s'installer à califourchon sur une chaise, penché vers l'avant, dos rond, bras repliés sur un oreiller.

Mettre une protection absorbante au bas du dos.

Faire une friction hydro-alcoolique des mains.

Préparer l'ensemble du matériel sur un champ stérile pour le médecin, en respectant les conditions de stérilité des dispositifs médicaux.

Imbiber les compresses stériles d'antiseptique fort.

Réaliser une large antisepsie de la zone cutanée à ponctionner (antisepsie en 3 temps).

Le médecin s'habille d'une surblouse à usage unique, un masque à usage unique et des lunettes de protection.

Il fait un lavage antiseptique des mains, puis enfile les gants stériles.

Il réalise le quatrième temps de l'antisepsie.

S'il s'agit d'une ponction évacuatrice, il procède à l'anesthésie locale.

Il ponctionne la zone d'épanchement et réalise les prélèvements nécessaires à l'analyse du liquide.

S'il s'agit d'une ponction évacuatrice, il branche ensuite le système d'aspiration au robinet trois voies connecté au prolongateur lié au cathéter collé à la peau le temps de l'évacuation.

À l'issu de l'acte, le médecin procède au retrait du cathéter et fait un pansement sec occlusif stérile et compressif au point de ponction.

Faire une friction hydro-alcoolique des mains.

Surveillance

Si la ponction est évacuatrice : surveiller les paramètres hémodynamiques (pression artérielle, fréquence cardiaque, fréquence respiratoire, saturation en oxygène) et surveiller, quantifier et qualifier le volume de liquide évacué.
À l'issu de la ponction pleurale, aider le patient à se réinstaller confortablement.
Une radiographie de contrôle post-ponction est réalisée pour déceler tout pneumothorax iatrogène.
Contrôler la fonction respiratoire : fréquence respiratoire et saturation.
Acheminer rapidement les tubes de prélèvements au laboratoire avec les demandes d'examen. Réaliser la décontamination, l'élimination du matériel selon la procédure et son rangement. Écrire dans les transmissions l'acte, son déroulement avec la quantité et la qualité du volume évacué et l'état clinique du patient.

Conseils

Il faut savoir identifier rapidement la survenue de tout incident ou accident lors du geste ou au décours et alerter le médecin aussitôt :

- ponction hémorragique ;
- pneumothorax : survient le plus souvent au décours de la ponction ;
- lipothymie : survient surtout avec l'angoisse du patient par rapport au geste. Interrompre le geste, allonger le patient en surélevant les membres inférieurs ;
- Œdème pulmonaire a vacuo : en cas d'évacuation de la pleurésie trop rapide, un œdème pulmonaire se manifestant par une dyspnée et de la toux peut survenir. Il faut alors interrompre le geste. La prévention passe par la réalisation d'une manométrie pleurale au cours de l'évacuation.

PNEUMOTHORAX

FICHE MALADIE

DÉFINITION

Le pneumothorax est défini par la présence d'air dans la cavité pleurale, secondaire à une brèche des espaces alvéolaires (effraction interne) ou un traumatisme de la paroi thoracique (effraction externe).
La présence d'air peut être associée à un épanchement pleural liquidien (hydropneumothorax), à un épanchement de sang (hémopneumothorax) ou à un épanchement purulent (pyopneumothorax).
La conséquence du pneumothorax est le collapsus partiel ou complet du poumon.

CAUSES ET MÉCANISMES

- Le pneumothorax peut survenir de façon spontané ou après un traumatisme.
- Le pneumothorax spontané idopathique survient sur un poumon sain, chez le sujet jeune avec le plus souvent un morphotype longiligne. Il est lié à la rupture de « blebs » (petites bulles dans la plèvre).
- Le pneumothorax spontané secondaire survient en présence d'une maladie respiratoire sous-jacente (emphysème, asthme, fibrose, pneumonie, cancer), le plus souvent chez le sujet de plus de 50 ans. Il est en général moins bien toléré.
- Le pneumothorax traumatique peut être en rapport avec un traumatisme direct (plaie pénétrante par balle, arme blanche ou fracture de côte), un traumatisme indirect (écrasement thoracique), ou d'origine iatrogènesuiteàune procédure médicale (ponction trans-thoracique, ponction pleurale, voieveineuse centrale).

DIAGNOSTIC

SIGNES CLINIQUES

Le motif de consultation habituelle est la survenue d'une douleur thoracique pleurale en « coup de poignard » augmentée à la toux et à l'inspiration, pouvant s'associer à une dyspnée. L'examen clinique retrouve une abolition des vibrations vocales, une abolition du murmure vésiculaire et une hypersonorité d'un hémithorax. Il peut s'y associer un emphysème sous-cutané (présence d'air dans les tissus sous-cutanés). Il est important de rechercher des signes de mauvaise tolérance clinique respiratoire ou hémodynamique.

EXAMEN COMPLÉMENTAIRE : RADIOLOGIE DU THORAX

Elle doit être réalisée de face. Elle met en évidence un décollement du poumon (hyperclarté) et permet de rechercher des signes de gravité (déviation du médiastin, décollement bilatéral, brides, hémopneumothorax).

TRAITEMENT

L'objectif du traitement est l'évacuation de l'air présent dans la cavité pleurale spontanément, par exsufflation à l'aiguille ou drainage thoracique. Les antalgiques sont prescrits de manière systématique et l'oxygénothérapie peut être nécessaire.

EN PRÉSENCE DE SIGNES DE GRAVITÉ

Une « décompression » en urgence peut être réalisée par ponction à l'aide d'une aiguille IM au niveau du 2e espace intercostal en médioclaviculaire. L'aiguille est laissée en place, faisant communiquer la cavité pleurale à l'air ambiant en attendant la mise en place d'un drain thoracique. Une oxygénothérapie et la mise en place d'une voie veineuse sont nécessaires.

EN L'ABSENCE DE SIGNES DE GRAVITÉ

La prise en charge dépend de la taille du pneumothorax, de la tolérance et des antécédents du patient :

- En cas de premier épisode de pneumothorax minime, une abstention thérapeutique est préconisée, associée à du repos, des antalgiques et une surveillance radiologique.
- En cas de premier épisode de pneumotho rax complet ou partiel (décollement oxillaire de plus de 2 cm), le pneumothorax doit être évacué par exsufflation à l'aiguille ou drainage thoracique.
- En cas de récidive homo-ou controlatérale, un drainage thoracique sera réalisé et un traitement chirurgical pourra être proposé (symphyse pleurale chirurgicale).

PRONOSTIC

La récidive est la principale complication des pneumothorax : elle survient dans plus de 30 % des cas après un premier pneumothorax.

La persistance d'un bullage après drainage thoracique signe l'existence d'une brèche pleurale persistante pouvant nécessiter la réalisation d'une symphyse pleurale chirurgicale.

FICHE INFIRMIÈRE

SURVEILLANCE DU TRAITEMENT

ASSISTER LE MÉDECIN DANS LA RÉALISATION D'UN DRAINAGE THORACIQUE

L'objectif est de placer dans la cavité pleurale un drain thoracique relié à un système d'aspiration. La mise en place du drain se fait dans des conditions d'asepsie stricte. Une anesthésie locale est réalisée à l'aide de *XYLOCAÏNE* 1 %. Le drain thoracique est ensuite mis en place dans le 5e espace intercostal sur la ligne axillaire antérieure ou dans le 2e espace intercostal sur la ligne médioclaviculaire, et dirigé vers le haut. Le pansement de drain doit être refait tous les jours.

EFFICACITÉ DU TRAITEMENT

Une radiologie dethorax au lit doit être réalisée quotidiennement lors d'un drainage thoracique. La dépression dans le bocal d'aspiration doit être de l'ordre de –20 cm d'eau. L'existence d'un bullage dans le bocal d'aspiration doit être régulièrement contrôlée car elle témoigne de la persistance d'air dans la cavité pleurale.

EFFETS INDÉSIRABLES

Le principal risque est la récidive après drainage. En cas de douleur thoracique, une radiologie thoracique doit être réalisée à la recherche d'une récidive.

Un traitement antalgique doit être systématiquement instauré et adapté à la douleur du patient.

ÉDUCATION ET CONSEILS

Il est indispensable d'informer le patient sur les risques de récidives (un tiers des patients récidivent dans les 2 ans suivant le premier épisode).

Il est nécessaire de rappeler au patient le rôle favorisant de l'intoxication tabagique dans la survenue des pneumothorax et conseiller un arrêt définitif permettant de diminuer la fréquence des récidives.

La plongée sous-marine est formellement interdite en cas d'antécédent de pneumothorax, de même que la très haute montagne et le parachutisme.

Attendre 6 semaines après la guérison avant de prendre un avion.

HÉMOPTYSIE

FICHE MALADIE

DÉFINITION

L'hémoptysie est le rejet de sang par la bouche provenant des voies aériennes sous-glottiques ; il s'agit classiquement d'un crachat de sang rouge survenant lors d'un effort de toux.

> L'hémoptysie est une urgence médicale car elle peut mettre en jeu le pronostic vital.

CAUSES ET MÉCANISMES

L'hémoptysie doit toujours être considérée comme pathologique et faire rechercher une cause.

Rarement, la cause est évidente :

- traumatismes thoraciques ;
- complications iatrogènes (ponction, biopsies) ;
- inhalation d'un corps étranger.

En dehors de ces situations, les causes les plus fréquentes sont :

- le cancer bronchique primitif ;
- la tuberculose pulmonaire active ou séquelle (aspergillome sur une caverne) ;
- les dilatations des bronches (en particulier séquellaires de tuberculose) ;
- les pneumopathies infectieuses (abcès pulmonaire).

Un traitement anticoagulant constitue un facteur de risque de ne pas contrôler le saignement, mais il ne peut pas expliquer à lui seul la survenue d'une hémoptysie (même en cas de surdosage).

DIAGNOSTIC

SIGNES CLINIQUES

L'hémoptysie survient classiquement lors d'un effort de toux, mais il est parfois difficile de confirmer l'origine sous-glottique du saignement. Il faut distinguer l'hémoptysie des autres rejets de sang par la bouche, en particulier de l'hématémèse (origine digestive) et de l'épistaxis déglutie (origine ORL).

> Il est indispensable de quantifier l'importance de l'hémoptysie en évaluant le volume de sang rejeté :
> • Hémoptysie de faible abondance : stries de sang et crachats hémoptoïques.
> • Hémoptysie de moyenne abondance : de l'ordre d'un demi-verre.
> • Hémoptysie de grande abondance : plus de 200 mL, mettant enjeu le pronostic vital.

EXAMENS COMPLÉMENTAIRES

Scanner thoracique

Le scanner thoracique est l'examen clé. Il permet d'orienter vers la cause du saignement et d'établir une cartographie vasculaire en vue d'une éventuelle embolisation.

Endoscopie bronchique

L'endoscopie bronchique est systématique ; elle permet de confirmer le diagnostic, de localiser le saignement (permet de guider l'artériographie) et de rechercher la cause.

En cas de saignement actif lors de la fibroscopie, elle peut permettre de réaliser l'hémostase parinstillation locale de vasoconstricteurs (en pratique : **adrénaline** diluée).

Artériographie bronchique

L'artériographie bronchique est réalisée en cas de perspective de traitement par embolisation.

TRAITEMENT

Dans tous les cas, la survenue d'une hémoptysie nécessite l'hospitalisation pour surveillance et réalisation d'exploration à visée diagnostique.

EN CAS D'HÉMOPTYSIE ABONDANTE OU RÉCIDIVANTE

Il est nécessaire de mettre en place une voie veineuse et une oxygénothérapie. Un traitement vasoconstricteur IV (terlipressine), répété toutes les 4 h si nécessaire, est débuté. La réalisation d'une fibroscopie bronchique permet de confirmer l'arrêt du saignement et de réaliser l'hémostase le cas échéant.

En cas d'échec du traitement médical, une artériographie avec embolisation est réalisée. Il est exceptionnellement nécessaire de réaliser une thoracotomie d'hémostase en cas d'échec de toutes les autres thérapeutiques.

EN CAS D'HÉMOPTYSIE CATACLYSMIQUE

Une intubation sélective à l'aide d'une sonde de Carlens peut être nécessaire.

PRONOSTIC

Le risque vital lié à l'hémoptysie n'est pas le choc hémorragique mais *l'inondation alvéolaire* à l'origine d'une asphyxie.

FICHE INFIRMIÈRE

SURVEILLANCE DU TRAITEMENT

SOINS – TRAITEMENT

La surveillance du malade ayant présenté une hémoptysie est essentielle. Elle recherche des signes de mauvaise tolérance (saturation, fréquence respiratoire).

L'infirmier(e) assiste le médecin dans la réalisation de la fibroscopie bronchique : *cf.* Fiche technique, p. 1404.

En cas d'hémoptysie récidivante, le matériel nécessaire à la réalisation d'une seringue de vasoconstricteur (terlipressine) est disposé dans la chambre du malade.

EFFICACITÉ DU TRAITEMENT

Une feuille de surveillance des hémoptysies doit être mise en place, détaillant le nombre, le volume et les circonstances de chaque hémoptysie.

EFFETS INDÉSIRABLES

L'injection de terlipressine doit être réalisée de manière IV stricte (risque de nécrose en cas d'extravasation). Elle peut être à l'origine de poussées hypertensives et d'angor chez le sujet coronarien.

ÉDUCATION ET CONSEILS

Lors de l'hospitalisation, il faut expliquer au patient l'importance d'appeler en cas d'hémoptysie (quelle que soit la quantité) et de recueillir l'ensemble de ces expectorations (pour quantification).

Après sa sortie, le patient doit être prévenu qu'il peut persister pendant quelques jours des crachats de sang noir (correspondant à l'évacuation des caillots initialement formés). Toute récidive d'hémoptysie de sang rouge est une urgence nécessitant une prise en charge immédiate.

SARCOÏDOSE

FICHE MALADIE

DÉFINITION

La sarcoïdose est une maladie granulomateuse systémique d'étiologie inconnue. Elle touche principalement le poumon et le médiastin, mais elle peut toucher d'autres organes. L'incidence de la sarcoïdose est estimée entre 5 à 20 pour 100 000 habitants en France. Elle touche principalement les sujets entre 20 et 40 ans. Les sujets Noirs (Caraïbes, Afrique noire) sont plus fréquemment atteints et présentent des formes plus sévères.

CAUSES ET MÉCANISMES

La sarcoïdose est secondaire à un conflit immunitaire dont l'origine n'a pas encore été identifiée. La responsabilité de différents agents infectieux a été invoquée mais aucun n'a été formellement retenu.

DIAGNOSTIC

Le diagnostic de sarcoïdose est évoqué devant un faisceau d'argument (manifestations cliniques, radiologiques et biologiques). Le diagnostic est confirmé par l'examen histologique mettant en évidence un granulome tuberculoïde sans nécrose et après exclusion des autres pathologies susceptibles d'être associées à une granulomatose.

SIGNES CLINIQUES

▶ Atteinte médiastino-pulmonaire

L'atteinte médiastino-pulmonaire est la plus fréquente (90 % des cas) et est, dans deux tiers des cas, asymptomatique. Elle peut être révélée par des symptômes respiratoires (toux, dyspnée), par une manifestation extrathoracique associée ou devant une altération de l'état général.

▶ Autres organes

L'ensemble des organes peut être touché par cette atteinte granulomatose diffuse. Ces localisations sont souvent à l'origine du pronostic de la pathologie :

- Localisations oculaires : uvéite.
- Localisations cardiaques : trouble de conduction.
- Localisations neurologiques : atteinte périphérique (paralysie faciale) ou centrale.
- Localisations hépatiques, cutanées, osseuses, rénales.

EXAMENS COMPLÉMENTAIRES

▶ Radiologie du thorax

Elle est essentielle dans les formes médiastino-pulmonaire, car elle est un facteur pronostique d'évolution.

- Type 0 : radiographie normale (10 % des cas).
- Type I : adénopathies médiastinales isolées (50 % des cas).
- Type II : adénopathies et atteinte pulmonaire interstitielle (15 % des cas).
- Type III : atteinte interstitielle sans adénopathie (15 % des cas).
- Type IV : fibrose pulmonaire (10 % des cas).

En cas d'atteinte pulmonaire, la radiographie de thorax peut être complétée par un scanner thoracique afin de mieux caractériser les lésions.

▶ Examen anatomo-pathologique

Le diagnostic repose en partie sur la mise en évidence de la lésion histologique caractéristique, le granulome tuberculoïde sans nécrose.

Les zones accessibles et suspectes d'être atteintes doivent être biopsiées (biopsies bronchiques, cutanées, ponction d'adénopathie ou ponction-biopsie hépatique).

▶ Électrocardiogramme

L'ECG permet de dépister des atteintes cardiaques asymptomatiques pouvant mettre en jeu le pronostic vital.

▶ Exploration fonctionnelle respiratoire et gaz du sang

Ils évaluent le retentissement respiratoire de l'atteinte pulmonaire.

Biologie

Les examens biologiques sont peu spécifiques et sont peu utiles au diagnostic.

L'enzyme de conversion de l'angiotensine sérique est en général élevée et peut aider au suivi (diminution des taux lors du contrôle de la maladie).

Une lymphopénie modérée est souvent retrouvée.

La calcémie peut être augmentée en raison d'une activation de la vitamine D par les macrophages sarcoïdiens.

DIAGNOSTIC DIFFÉRENTIEL

Avant de poser le diagnostic de sarcoïdose, il est essentiel d'éliminer une tuberculose pulmonaire qui peut se présenter sous des formes radiologiques et histologiques proches (*cf.* Tuberculose, p. 1405).

D'autres pathologies plus rares peuvent être à l'origine d'une granulomatose diffuse : syphilis, lèpre, infection fongique, borréliose.

TRAITEMENT

Dans la plupart des cas, une simple surveillance clinique et radiologique sans traitement permet de s'assurer de la guérison spontanée de la sarcoïdose (en particulier si elle est asymptomatique et de stade I ou II). Une corticothérapie peut être indiquée en cas :

- de localisations graves (oculaires, cardiaques, neurologiques) ;
- d'atteinte respiratoire grave évolutive ;
- d'évolutivité avec des signes généraux (fièvre, amaigrissement).

Cette corticothérapie est débutée à fortes doses et diminuée très progressivement (durée > 18 mois).

> Avant le début du traitement, il faut s'assurer de l'absence de tuberculose qui pourrait s'aggraver sous corticothérapie.

PRONOSTIC

La plupart des cas de sarcoïdose guérissent spontanément sans séquelle.

Dans les atteintes médiastino-pulmonaires, le pronostic est étroitement lié au stade radiologique :

- Évolution spontanément favorable dans les 2 ans dans plus de 70 % des cas de type 0, I ou II.
- Possibilité d'évolution vers la fibrose pulmonaire pour les stades II ou III.
- Absence de guérison pour les stades IV qui peuvent évoluer vers l'insuffisance respiratoire chronique.

Certaines atteintes extrapulmonaires peuvent mettre en jeu le pronostic fonctionnel de l'organe atteint (atteinte oculaire, neurologique ou rénale) ou le pronostic vital (atteinte cardiaque).

FICHE INFIRMIÈRE

SURVEILLANCE DU TRAITEMENT

EFFICACITÉ DU TRAITEMENT

La surveillance de l'efficacité du traitement repose sur l'évolution clinique et radiologique. En cas de traitement par corticothérapie, il faut rappeler au patient que le traitement est long mais le plus souvent efficace.

EFFETS INDÉSIRABLES

La prescription au long cours de corticoïdes doit s'accompagner de mesures associées afin de diminuer la fréquence des effets indésirables (prévention de l'ostéoporose, surveillance des glycémies, vaccinations) (*cf.* Corticothérapie par voie générale).

En cas d'intradermoréaction à la tuberculine positive, il est conseillé de réaliser une prophylaxie antituberculeuse lors de la mise en route de la corticothérapie.

ÉDUCATION ET CONSEILS

Du fait du risque d'hypercalcémie liée à la sarcoïdose, il est conseillé au patient un régime pauvre en calcium et la vitamine D est contre-indiquée.

PATHOLOGIES RESPIRATOIRES LIÉES À L'AMIANTE

FICHE MALADIE

DÉFINITION

Les pathologies respiratoires liées à l'amiante sont liées à l'inhalation des poussières d'amiante (fibres). Il s'agit le plus souvent de maladies professionnelles (utilisation comme isolant thermique, fibrociments ou dans la confection des systèmes de freinage). Depuis 1996, la France a interdit la fabrication et le commerce de fibres d'amiante.

L'amiante est responsable de plusieurs pathologies respiratoires :

- l'asbestose (fibrose pulmonaire) ;
- les plaques pleurales et la fibrose diffuse de la plèvre ;
- la pleurésie bénigne ;
- le cancer pulmonaire ;
- le mésothéliome pleural.

CAUSES ET MÉCANISMES

Les fibres d'amiante sont généralement fines et peuvent atteindre l'espace alvéolaire après inhalation. Ces fibres sont à l'origine de deux phénomènes, pouvant toucher les poumons ou la plèvre : elles ont un effet fibrosant et un effet cancérogène.

PATHOLOGIES NON MALIGNES

▶ Asbestose

Il s'agit d'une fibrose interstitielle pulmonaire diffuse, débutant en général 10 ans après le début de l'exposition. Cette pathologie peut évoluer vers l'insuffisance respiratoire chronique.

▶ Plaques pleurales et fibrose diffuse de la plèvre

Ces lésions sont les atteintes les plus fréquemment retrouvées chez les sujets exposés à l'amiante. Elles sont en général asymptomatiques, mais peuvent s'associer à des atélectasies pulmonaires en regard.

La fibrose diffuse de la plèvre correspond à un épaississement des feuillets pleuraux ; elle peut faire suite à une pleurésie bénigne.

▶ Pleurésie bénigne

L'exposition à l'amiante peut être responsable de pleurésie exsudative bénigne récidivante. Dans ces circonstances, se pose toujours le diagnostic d'une atteinte néoplasique (mésothéliome).

PATHOLOGIES MALIGNES

▶ Cancer pulmonaire

L'exposition aux fibres d'amiante est un facteur de risque majeur de cancer pulmonaire. En cas d'exposition isolée, le risque de développer un cancer pulmonaire est de 10, mais de 100 en cas d'intoxication tabagique associée.

▶ Mésothéliome pleural

Le mésothéliome pleural est directement lié à l'exposition à l'amiante. Il s'agit d'une pathologie néoplasique au pronostic très péjoratif. Le diagnostic est posé en général grâce à des biopsies pleurales réalisées lors d'une thoracoscopie.

DIAGNOSTIC

EXAMENS COMPLÉMENTAIRES

▶ Radiologie du thorax

Elle peut mettre en évidence une fibrose pulmonaire (asbestose), des épaississements pleuraux avec des calcifications (plaques pleurales) ou un épanchement pleural (pleurésie bénigne ou néoplasique). Elle permet aussi de diagnostiquer un cancer pulmonaire ou l'apparition d'un mésothéliome pleural.

La radiographie de thorax est un examen de dépistage et de surveillance indispensable pour les sujets suspects d'avoir été exposé à l'amiante.

▶ Tomodensitométrie du thorax

Elle permet d'évaluer plus précisément les atteintes pleurales et respiratoires des sujets exposés.

▶ Endoscopie bronchique

Une endoscopie bronchique peut être réalisée en cas de suspicion d'exposition à l'amiante, avec réalisation d'un lavage bronchoalvéolaire. Le liquide recueilli permet de confirmer l'exposition à l'amiante (fibres d'amiante dans le lavage).

▶ Explorations fonctionnelles respiratoires (EFR) et gaz du sang

Ces examens permettent d'évaluer le retentissement respiratoire en cas d'asbestose.

TRAITEMENT

Il n'existe pas de traitement spécifique des pathologies liées à l'exposition aux fibres d'amiante.

En cas de cancer pulmonaire, le traitement est identique à celui des sujets non exposés. Pour le mésothéliome pleural, des schémas spécifiques de chimiothérapie sont réalisés.

SURVEILLANCE ET PRÉVENTION

La prise en charge repose principalement sur le dépistage des sujets exposés (médecine du travail, suivi des patients exposés) et la surveillance clinique et radiologique des patients ayant une exposition confirmée.

La prévention repose sur le respect des lois interdisant l'utilisation de l'amiante et les seuils d'exposition en milieu de travail.

Ces affections font l'objet de réparation en tant que maladie professionnelle et les sujets suspects d'avoir été exposés doivent être pris en charge dans le cadre des pathologies professionnelles.

PRONOSTIC

Les complications sont nettement marquées par le risque de développer des pathologies néoplasiques (cancer pulmonaire et mésothéliome pleural).

En cas de fibrose pulmonaire, l'évolution peut se faire vers l'insuffisance respiratoire chronique.

FICHE INFIRMIÈRE

ÉDUCATION ET CONSEILS

Le tabagisme constitue un facteur de risque multiplicatif en association avec l'amiante pour le cancer pulmonaire, il est donc indispensable d'aider tous les sujets exposés à arrêter l'intoxication tabagique.

TOUX

FICHE MALADIE

DÉFINITION

La toux est un mécanisme de défense normal de l'appareil respiratoire. Il s'agit d'une cause fréquente de consultation en pneumologie. La toux peut être banale mais aussi le premier symptôme d'une pathologie respiratoire sévère.

CAUSES ET MÉCANISMES

La toux est secondaire à la stimulation de récepteurs spécifiques situés à différents niveaux de l'appareil respiratoire :

- voies aériennes supérieures : nez, pharynx, larynx ;
- voies aériennes inférieures : trachée, bronches
- plèvre, péricarde et diaphragme.

L'activation de ces récepteurs va transmettre une stimulation au centre de la commande de la toux (au niveau du tronc cérébral), qui va à son tour stimuler le nerf phrénique et déclencher le réflexe de toux.
La toux est un mécanisme de défense utile car elle permet le drainage trachéobronchique, en particulier en cas de sécrétions bronchiques abondantes ou d'inhalations potentiellement dangereuses (corps étranger, liquide gastrique, sécrétions ORL, substances toxiques).
La toux peut devenir très invalidante lorsqu'il s'agit d'une stimulation inadaptée et répétée du réflexe.

DIAGNOSTIC

SIGNES CLINIQUES

La toux est un réflexe se décomposant en trois phases :
• Inspiration profonde.
• Blocage de l'air inspiré au niveau du larynx par contraction des muscles expiratoires et fermeture de la glotte.
• Expiration rapide par ouverture brutale de la glotte, permettant l'expulsion de l'air et des sécrétions bronchiques.
Deux situations cliniques sont à différencier :
• Toux aiguë : en particulier en cas d'infections banales des voies aériennes (rhinite, laryngite, bronchite) ou d'infections plus graves (pleurésie, pneumonie).
• Toux chronique (> 3 semaines) : la toux peut être la première manifestation d'une pathologie respiratoire grave (cancer, bronchite chronique, asthme) et nécessite donc des explorations complémentaires.
Le tabac est la cause la plus fréquente de toux chronique car il s'agit d'un irritant des voies respiratoires. La toux du fumeur peut aussi être le premier signe d'une bronchite chronique post-tabagique.
Il est nécessaire de rechercher des médicaments pouvant entraîner une toux (cause fréquente et souvent oubliée) : les inhibiteurs de l'enzyme de conversion, en particulier.

Les causes de toux sont multiples et variées ; il est donc important de caractériser au mieux la toux pour orienter les examens complémentaires :
• Toux sèche ou productive : la présence d'expectorations abondantes témoigne d'une hypersécrétion bronchique.
• Facteurs déclenchants : lors des repas (troubles de déglutition), position allongée (reflux gastro-œsophagien), nocturne ou à l'effort (asthme, insuffisance cardiaque), au changement de position (plèvre).

ÉTIOLOGIE DES TOUX CHRONIQUES
• Tabac.
• Pathologie ORL chronique : écoulement postérieur, sinusite chronique, rhinite.
• Asthme.
• Reflux gastro-œsophagien.
• Bronchite chronique, bronchopneumopathie chronique obstructive.
• Pathologies interstitielles chroniques.
• Tuberculose.
• Médicaments.
• Cancer pulmonaire ou ORL.
• Pleurésie.
• Insuffisance cardiaque gauche

EXAMENS COMPLÉMENTAIRES

Les examens complémentaires seront orientés par les caractéristiques et les facteurs déclenchant la toux. En cas de toux aiguë isolée, il n'est pas nécessaire de réaliser des explorations.

▶ Radiologie du thorax

La radiologie de thorax permet d'orienter le diagnostic vers une cause pulmonaire (bronchite chronique, dilatations des bronches, cancer, pleurésie). En cas d'anomalies radiologiques, cet examen peut être complété par un scanner thoracique.

▶ Épreuves fonctionnelles respiratoires

Les épreuves fonctionnelles respiratoires sont particulièrement utiles en cas de doute sur un asthme ou une bronchopneumopathie chronique obstructive.

▶ Endoscopie bronchique

L'endoscopie bronchique est utile en cas de doute sur l'inhalation d'un corps étranger (*cf.*

Fiche technique, *chapitre* Hémoptysie). Elle peut aussi être nécessaire dans l'exploration d'anomalies radiologiques (syndrome interstitiel, suspicion de cancer).

Les autres examens seront réalisés en fonction du contexte : pH-métrie à la recherche d'un reflux gastro-œsophagien, échographie cardiaque en cas de doute sur une insuffisance cardiaque, scanner des sinus en cas de suspicion de sinusite chronique.

TRAITEMENT

Le traitement de la toux est celui du facteur déclenchant. Dans la majorité des cas, la toux est un phénomène réflexe utile et les traitements antitussifs sont à éviter.

> Les traitements antitussifs sont contre-indiqués chez l'insuffisant respiratoire, le sujet âgé et en cas de toux productive.

Chez le fumeur, l'intoxication tabagique doit être stoppée dans tous les cas. La persistance de la toux après arrêt de l'intoxication nécessite des investigations complémentaires.

Chez les patients présentant une toux chronique, il existe le plus souvent plusieurs facteurs impliqués : tous les facteurs déclenchants doivent être traités pour faire disparaître la toux.

PRONOSTIC

En cas de toux productive ou chez l'insuffisant respiratoire, les traitements antitussifs peuvent se compliquer d'encombrement bronchique par la perte du réflexe de toux et donc la stagnation des sécrétions bronchiques dans les voies aériennes.

Un effort de toux peut parfois se compliquer de pneumothorax, pouvant nécessiter une prise en charge spécifique (*cf.* Pneumothorax). En cas d'ostéoporose importante, en particulier chez le sujet âgé, la toux peut entraîner des fractures de côtes.

FICHE PHARMACOLOGIE

ANTITUSSIFS – OPIACÉS

■ Codéine

NÉO-CODION					
Toux sèche : 1 cp. ou 1 càs x 2 à 4/j	20 cp. 15 mg 12 càs 15 mg (1 fl. 180 mL)	2,02		NR 30 %	0,17

■ Codéine + éthylmorphine

TUSSIPAX					
A. et E. > 15 ans : 1 cp. x 3/j	15 cp. 10 mg + 10 mg	1,79	I	30 %	0,12

■ Dextrométhorphane ©

TUSSIDANE					
3-4 c-mes./j espacées d'au moins 4 h	25 c-mes. 1,5 mg/mL (1 fl. 125 mL)	1,77		30 %	0,07
	50 c-mes. 1,5 mg/mL (1 fl. 250 mL)	2,24		30 %	0,04
½-1 cp. x 3 à 4/j	12 cp. 30 mg	1,71	I	30 %	0,14
NODEX					
1 dose à renouveler toutes les 4 h Max 4/j	10 doses 10 mL	HOP			

Propriétés

Antitussifs opiacés (action dépressive sur les centres respiratoires et de la toux). Demi-vie d'environ 3 h.

Le **dextrométhorphane** est moins puissant que la **codéine** et la **codéthyline** : non dépresseur respiratoire à dose thérapeutique (60 à 120 mg/j, en espaçant les prises d'au moins 4 h), moindre risque de somnolence.

Indications

Traitement symptomatique des toux sèches non productives gênantes.

Contre-indications

Allaitement : risque d'hypotonie ou de pause respiratoire pour l'enfant.
Grossesse : éviter, surtout en fin de grossesse (risque de dépression respiratoire ou syndrome de sevrage chez le nouveau-né).
Insuffisance respiratoire.
Toux de l'asthmatique ou toux productive.

Précautions d'emploi

Avant de prescrire un **antitussif**, rechercher les causes de la toux qui requièrent un traitement spécifique.
Respecter les toux productives.
Pas de traitement prolongé au-delà de quelques jours (risque de dépendance, surtout à forte dose).
Ne pas boire d'alcool.
Prudence chez les conducteurs et utilisateurs de machines (somnolence) ou en cas d'hypertension intracrânienne (pourrait être majorée).
Diabète : préférer les spécialités sans sucre.
Sujets âgés ou insuffisance hépatique : réduire la posologie initiale de moitié.
Réaction positive au contrôle antidopage.

Effets indésirables

Constipation, somnolence, vertiges, nausées, vomissements.
Rares : risque de bronchospasme, réactions cutanées allergiques, dépression respiratoire.
À doses supra-thérapeutiques : risque de dépendance et de syndrome de sevrage à l'arrêt.
Surdosage (intoxication opioïde) : myosis, bradypnée (risque d'arrêt respiratoire), cyanose, somnolence, rash, vomissements, prurit, ataxie → assistance respiratoire, **naloxone**.

Interactions médicamenteuses

IMAO : association contre-indiquée avec le **dextrométhorphane**.
Déconseillé : alcool (majoration de l'effet sédatif).
Prendre en compte (majoration de la dépression centrale) : **analgésiques morphiniques** ou autres dépresseurs du SNC.

> Les spécialités associant un ou plusieurs autres principes actifs ne sont pas citées ici. Seules les formes adultes sont présentées (ne pas donner aux enfants < 15 ans).

ANTITUSSIFS – ANTIHISTAMINIQUES

■ Alimémazine

THÉRALÈNE					
Toux sèche : 1-2 cp. x 1 à 4/j ou 5-10 gttes x 1 à 4/j E. 0,5-1 mg/kg/j en 2 à 4 prises	50 cp. séc. 5 mg 1200 gttes 1 mL (fl. 30 mL)	1,31 1,49	II II	15 % 15 %	0,03 0,00

■ Oxomémazine ©

TOPLEXIL					
Gobelets dos. 5 ou 10 mL Toux sèche : A. 10 mL x 1 à 4/j E. 1 mL/kg de poids	1 fl. 150 mL (33 mg/mL)		I	NR	

Propriétés

Antihistaminiques H1 (récepteurs centraux et périphériques), ayant une action antitussive, antisérotoninergique, sédative, et faiblement anticholinergique. Demi-vie = 4 h.

Indications

Traitement symptomatique des toux sèches gênantes non productives, en particulier nocturnes ou allergiques/irritatives.

Contre-indications

Liées à l'effet anticholinergique : risque de glaucome par fermeture de l'angle, ou de rétention aiguë d'urine (troubles urétro-prostatiques).
Insuffisance respiratoire.
Toux productive.
Grossesse (1er et 3e trimestres) et **allaitement** : à éviter.

Précautions d'emploi

Avant de prescrire un **antitussif**, rechercher les causes de la toux qui requièrent un traitement spécifique.
Respecter les toux productives.
Pas de traitement prolongé au-delà de quelques jours (réexaminer la situation clinique).
Ne pas boire d'alcool.
Prudence chez les conducteurs et utilisateurs de machine (somnolence).
Diabète : tenir compte de la présence de saccharose dans la solution buvable et le sirop. Sujets âgés : réduire la posologie initiale de moitié.

Effets indésirables

Somnolence diurne.
Effets atropiniques : augmentation de la viscosité des sécrétions bronchiques, sécheresse buccale, troubles de l'accommodation (risque de glaucome aigu), constipation, rétention urinaire, confusion mentale ou excitation chez le sujet âgé.
Rares : allergies cutanées, photosensibilisation, leucopénie.
Rarement, après administration prolongée de fortes doses : syndromes parkinsoniens.
Exceptionnel : agranulocytose.
Surdosage : coma ou excitation, convulsions, mydriase, parfois rougeur des téguments (face), hyperthermie → **anticonvulsivants**, assistance respiratoire.

Interactions médicamenteuses

Déconseillé : alcool (majoration de l'effet sédatif).
Prendre en compte (majoration de la dépression centrale) : **analgésiques morphiniques**, ou autres dépresseurs du SNC, **hypnotiques**.
Prendre en compte (addition des effets atropiniques) : autres **anticholinergiques**.

> Les spécialités associant un ou plusieurs autres principes actifs ne sont pas citées ici. Seules les formes adultes sont présentées.

ANTITUSSIFS – NON OPIACÉ ET NON ANTIHISTAMINIQUE

■ Oxéladine

PAXÉLADINE					
Double c-mes. : 2,5 et 5 mL Toux sèche : E. 15-20 kg : 2,5 mL x 3 ou 4/j E. 20-30 kg : 5 mL x 2 à 3/j E. 30-50 kg : 5 mL x 3 à 5/j A. 5 mL x 5/j max	1 fl. 100 mL 0,2 %			NR	

Propriétés

Antitussif d'action centrale, non opiacé non antihistaminique, non dépresseur respiratoire à doses thérapeutiques.

Indications

Traitement symptomatique des toux sèches non productives gênantes.

Contre-indications

Grossesse : 1er trimestre.

Précautions d'emploi

Cet **antitussif** peut être utilisé en cas d'insuffisance respiratoire.

Avant de prescrire un **antitussif**, rechercher les causes de la toux qui requièrent un traitement spécifique.

Respecter les toux productives.

> Les spécialités associant un ou plusieurs autres principes actifs ne sont pas citées ici. Seules les formes adultes sont citées.

FLUIDIFIANTS BRONCHIQUES

■ Acétylcystéine ©

MUCOMYST					
1 sach. x 3/j	18 sach. 200 mg			NR	
MUCODRILL					
A. 1 cp./j Ne pas utiliser plus de 8 à 10 j sans avis médical	10 cp. eff. 600 mg			NR	

■ Carbocistéine ©

BRONCHOKOD					
A. 1 càs x 3/j	16 gobelets doseurs 15 mL 5 %			NR	

■ Ambroxol ©

SURBRONC					
1-2 cp./prise x 2/j	30 cp. 30 mg			NR	
30-60 mg/prise (5-10 mL) matin et soir	1 fl. 100 mL			NR	

Propriétés

Action mucorégulatrice ou mucolytique : rupture des liaisons entre glycoprotéines. Diminuent la viscosité du mucus, favorisant l'expectoration des sécrétions bronchiques.

Indications

Traitement d'appoint des troubles de la sécrétion bronchique au cours d'affections bronchiques (surtout aiguës).

Contre-indications

Ulcère gastroduodénal évolutif (**acétylcystéine, carbocistéine**).

Voies inhalée ou intratrachéale contre-indiquées en cas de bronchospasme.

Précautions d'emploi

Grossesse et **allaitement** : à éviter.

Diabète : utiliser les formes « sans sucre ».

S'assurer d'un drainage bronchique efficace par la toux et/ou la kinésithérapie.

Ne pas associer avec des **antitussifs** ni avec des substances asséchant les sécrétions (atropiniques).

Effets indésirables

Gastralgies, nausées/vomissements, diarrhée : réduire la dose.

Risque d'inondation bronchique chez le malade incapable d'expectorer, indiquant une aspiration bronchique en urgence.

Exceptionnels : céphalées, vertiges, somnolence, réactions allergiques.
Voie locale : toux, bronchospasme.

SEVRAGE TABAGIQUE

FICHE MALADIE

GÉNÉRALITÉS

Le tabagisme est un problème de santé publique majeur, il s'agit de la première cause « évitable » de maladies et de mortalité. Le tabagisme est à l'origine de pathologies cardiovasculaires, de pathologies pulmonaires (bronchite chronique post-tabagique) et de cancers (pulmonaire, ORL, vessie).
On distingue :
- le tabagisme *actif* qui correspond à la consommation de tabac directe ;
- le tabagisme *passif* qui est l'inhalation passive de fumée de tabac provenant des fumeurs.

On sait actuellement que le tabagisme passif entraîne les mêmes risques que le tabagisme actif.
En France, la consommation régulière de tabac touche un homme sur 3 et une femme sur 4. La consommation de tabac a diminué progressivement ces dernières années chez les hommes mais elle reste actuellement en augmentation chez les jeunes et les femmes. La consommation de tabac est responsable d'environ 70 000 morts par an en France (en particulier par cancers, insuffisances respiratoires et maladies cardiovasculaires).

PATHOLOGIES LIÉES À LA CONSOMMATION DE TABAC

En général, le risque est proportionnel à la quantité de tabac consommé ; cette quantité est estimée par le nombre de paquets années (nombre de paquets années = nombre de paquets quotidiens x durée en années de l'intoxication).

PATHOLOGIES RESPIRATOIRES
- Bronchopneumopathie chronique obstructive.
- Cancers bronchiques.
- Pneumothorax.
- Autres : histiocytose X, bronchiolite du fumeur.

PATHOLOGIES CARDIOVASCULAIRES
- Infarctus, angine de poitrine.
- Hypertension artérielle.
- Artérite des membres inférieurs.

AUTRES CANCERS
- Cancer ORL.
- Cancer de l'œsophage.
- Cancer de la vessie.

PATHOLOGIES MATERNO-FŒTALES
- Grossesses pathologiques, hypotrophie fœtale.
- Mort subite du nourrisson.

L'arrêt du tabac peut diminuer le risque de ces pathologies ou améliorer leur évolution, justifiant l'importance d'une prise en charge spécifique du sevrage tabagique.

DÉPENDANCE

L'inhalation de fumée de tabac provoque :
- un passage rapide de nicotine dans le sang entraînant un effet psychoactif ;
- une dépendance physique (manque de nicotine) ;
- une dépendance psychique par conditionnement, survenant au long terme.

L'évaluation de la dépendance peut se faire à l'aide du test simplifié de Fargerstrom (*cf.* encadré).

TEST SIMPLIFIÉ DE FARGERSTROM

1. À quel moment après le réveil fumez-vous votre première cigarette ?

• Moins de 5 minutes	3
• 6 à 30 minutes	2
• 31 à 60 minutes	1
• Après 60 minutes	0

2. Trouvez-vous difficile de ne pas fumer dans les endroits interdits ?

• Oui	1
• Non	0

3. Quelle cigarette trouvez-vous la plus indispensable ?

• La première	1
• Une autre	0

4. Combien de cigarettes fumez-vous par jour ?

• 10 ou moins	0
• 11 à 20	1
• 21 à 30	2
• 31 ou plus	3

5. Fumez-vous de façon plus rapprochée dans les premières heures après le réveil que pendant le reste de la journée ?

• Oui	1
• Non	0

6. Fumez-vous même si une maladie vous oblige à rester au lit ?

• Oui	1
• Non	0

Score de dépendance :

- 0-2 : Pas de dépendance.
- 3-4 : Dépendance faible.
- 5-6 : Dépendance moyenne.
- 7-8 : Dépendance forte.
- 9-10 : Dépendance très forte.

SEVRAGE TABAGIQUE

Les autorités publiques ont pris différentes mesures de prévention :

- Campagnes d'information.
- Loi antitabac : réglementation de la publicité, interdiction de fumer dans les lieux publics, mentions obligatoires sur les paquets de cigarettes.
- Augmentation du prix du tabac.
- Réglementation sur la vente du tabac aux adolescents.

Le sevrage tabagique doit être proposé systématiquement à tout fumeur, quels que soient son âge, sa consommation et les pathologies associées.

Les chances de succès du sevrage tabagique dépendent de la volonté du sujet mais les traitements pharmaceutiques et le suivi spécialisé peuvent améliorer les résultats.

SUBSTITUTS NICOTINIQUES

Ils permettent de remplacer la nicotine apportée par la fumée de cigarettes et donc d'éviter les symptômes de manque liés au sevrage.

De nombreuses formes de substituts sont disponibles (patch, gomme, tablette sublinguale, inhaleur). Chaque dispositif a ses avantages et ses inconvénients et le choix doit se porter vers celui qui a le plus de chance d'être accepté par le patient.

La dose est adaptée en fonction de la consommation tabagique habituelle et des signes éventuels de sevrage ou de surdosage.

BUPROPION

Le bupropion est un antidépresseur qui a montré son efficacité en association avec les substituts nicotiniques. Il est débuté 2 semaines avant le début du sevrage et poursuivi pendant plusieurs semaines. Il peut donner des insomnies.

VARÉNICLINE

Agoniste partiel des récepteurs nicotiniques. Augmentation de dose progressive pendant une durée maximum de 12 semaines. Les principaux effets secondaires sont : nausées, céphalées, cauchemars, insomnie, dépression et suicide.

CIGARETTE ÉLECTRONIQUE

Elles génèrent de la vapeur, imitation de la fumée.

Les cartouches de e-liquide contiennent de la nicotine à différentes concentrations. La cigarette électronique peut être utilisée en association avec les substituts nicotiniques pour faciliter l'arrêt du tabac.

FICHE INFIRMIÈRE

Sevrage tabagique hospitalier

ÉDUCATION ET CONSEILS

Au cours d'une hospitalisation, le sevrage tabagique est obligatoire. Les équipes médicales et paramédicales sont donc sensibilisées pour informer et accompagner les patients fumeurs lors du séjour à l'hôpital pour cesser de fumer. Pour cela, divers dispositifs sont proposés au patient.

Rappeler au patient qu'il est interdit de fumer dans l'enceinte de l'hôpital.

Des supports médicamenteux seront prescrits par le médecin en fonction de la dose de nicotine quotidiennement inhalée par l'usage de la cigarette : patchs nicotiniques, gommes à mâcher, comprimés sublinguaux.

Un accompagnement psychologique est également proposé si le patient le souhaite.

Des consultations antitabac existent de plus en plus au sein des établissements de santé : proposer au patient un rendez-vous pour assurer une meilleure efficacité et tolérance au sevrage tabagique. Ce type de consultation peut être négocié en urgence par le médecin au cours de l'hospitalisation. Il est en revanche recommandé de proposer un rendezvous au patient à sa sortie pour un suivi optimal à l'issu de son séjour.

FICHE PHARMACOLOGIE

SUBSTITUTS NICOTINIQUES

■ **Nicotine ©**

NICOPATCHLIB					
1 pch. chaque matin (sur peau glabre : bras, tronc) Laisser 24 h	7 pch. 7 mg	5,82		65 %	0,83
	28 pch. 7 mg	23,09		65 %	0,82
	7 pch. 14 mg	5,82		65 %	0,83
	28 pch. 14 mg	23,09		65 %	0,82
	7 pch. 21 mg	5,82		65 %	0,83
	28 pch. 21 mg	23,09		65 %	0,82
NICORETTESKIN					
Idem *NICOPATCHLIB* Retirer au coucher (appliqué 16 h)	7 pch. 10 mg	5,82		65 %	0,83
	28 pch. 10 mg	23,09		65 %	0,82
	7 pch. 15 mg	5,82		65 %	0,83
	28 pch. 15 mg	23,09		65 %	0,82
	7 pch. 25 mg	5,82		65 %	0,83
	28 pch. 25 mg	23,09		65 %	0,82
NICORETTE					
Sans sucre, menthe fraîche, menthe glaciale, fruits 8 à 12/j, à chaque fois qu'est ressenti le besoin de fumer, sans dépasser 30/j pour les gommes à 2 mg et 15/j pour celles à 4 mg À mâcher lentement pdt 30 min	30 gom. 2 mg			NR	
	105 gom. 2 mg	11,24		65 %	0,11
	210 gom. 2 mg	22,42		65 %	0,11
	30 gom. 4 mg	11,24		65 %	0,37
	105 gom. 4 mg			NR	
	20 cp. 2 mg			NR	
	80 cp. 2 mg			NR	

NICORETTE INHALEUR					
Inhaler une cartouche à la façon d'une cigarette, 20 min. chaque fois qu'est ressenti le besoin de fumer	6 cart. + inhal. buccal 42 cart. + inhal. buccal			NR NR	
NICOTINELL					
Gommes sans sucre fruit, menthe	24 gom. 2 mg			NR	
Idem *NICORETTE*	96 gom. 2 mg	10,28		65 %	0,11
Cp. à sucer à la menthe	36 cp. 1 mg			NR	
Idem *NICORETTE*	96 cp. 1 mg	8,24		65 %	0,09
	144 cp. 1 mg	12,32		65 %	0,09
	204 cp. 1 mg			NR	
	36 cp. 2 mg			NR	
	96 cp. 2 mg	10,28		65 %	0,11
	144 cp. 2 mg	12,32		65 %	0,09
	204 cp. 2 mg			NR	
NICORETTESPRAY					
Max 2 pulv./prise Max 4 pulv./h Max 64 pulv./j	150 doses 1 mg/dose			NR	

Propriétés

Délivrance de nicotine visant à éviter les symptômes de « manque » lors du sevrage tabagique (irritabilité, agressivité, difficultés de concentration). Patch : absorption systémique transcutanée, débutant 1 h après l'application, atteignant un plateau après 8-10 h. Gomme, cp. ou inhaleur : absorption immédiate par la muqueuse buccale.

Indications

Traitement de la dépendance nicotinique (évaluée par exemple par le test de Fagerström ; *cf.* Sevrage tabagique), lors du sevrage tabagique.

Contre-indications

Grossesse et **allaitement** ; enfants.

Infarctus du myocarde en phase aiguë, angor instable, AVC récent, arythmie sévère.

Précautions d'emploi

Arrêt complet du tabac !

> Doit s'insérer dans une stratégie globale d'arrêt du tabac.

Prudence si maladie cardiovasculaire.

Effets indésirables

Céphalées, irritabilité, anxiété, vertiges, nausées, douleurs abdominales, troubles du transit.
Patchs : prurit, érythème léger (changer le site d'application chaque jour, rash cutané localisé (retirer le patch), somnolence, insomnie (retirer le patch au coucher).
Gommes : irritation pharyngée.

PNEUMOLOGIE

AIDE AU SEVRAGE TABAGIQUE

■ Bupropion chlorhydrate

ZYBAN LP					
Sevrage tabagique : 1 cp./j pdt 6 j, puis 1 cp. x 2/j pdt 6 à 8 sem.	60 cp. 150 mg		I	NR	

Le soutien psychologique et l'accompagnement du fumeur vers l'arrêt font partie intégrante de la prise en charge médicale. Il existe des livrets d'information destinés au patient. Peut être utilisé en association avec des **substituts nicotiniques** (ce qui augmente le taux de succès), sous surveillance (PA).

Propriétés

Inhibiteur sélectif de la recapture neuronale des catécholamines (noradrénaline et dopamine), classé comme **antidépresseur**. La dépendance psychique au tabac serait médiée par la voie dopaminergique, et la dépendance physique (responsable des symptômes de manque) impliquerait le système noradrénergique.

Indications

Aide au sevrage tabagique, accompagné d'un soutien de la motivation, chez les patients présentant une dépendance à la nicotine.
Débuter le traitement avant l'arrêt effectif du tabac, et décider d'une date précise d'arrêt au cours de la 2e sem.

Contre-indications

- Hypersensibilité connue au **bupropion** ou à l'un des excipients.
- Trouble convulsif évolutif ou antécédent convulsif ; ou tumeur du SNC connue.
- Sevrage alcoolique ou des **benzodiazépines** en cours.
- Boulimie, anorexie mentale (ou antécédent) ou trouble bipolaire.
- Insuffisance hépatique sévère.

Précautions d'emploi

Grossesse et **allaitement** : déconseillé.
Sujets < 18 ans : déconseillé.
Utilisation de **psychostimulants** ou anorexigènes : déconseillé.
- Ne pas boire d'alcool.
- Prudence en cas de facteurs de risque abaissant le seuil épileptogène (antécédent de traumatisme crânien, diabète traité), et chez les conducteurs et utilisateurs de machines.
- Sujet âgé, insuffisance rénale, insuffisance hépatique légère à modérée : réduire la posologie à 1 cp./j.
- Ne pas poursuivre si inefficace après 7 sem.

Effets indésirables

Nausées, vomissements, sécheresse buccale, trouble du goût, douleur abdominale, constipation ; fièvre, sueurs.
Insomnie, tremblements, troubles de la concentration, céphalées, vertiges, dépression, agitation, anxiété, confusion.
Tachycardie, élévation de la PA (parfois sévère).
Convulsions (incidence 1/1 000) : arrêter le traitement.
Réactions d'hypersensibilité (éruption cutanée, prurit, dyspnée, douleur thoracique, etc.) : arrêter le traitement.
Surdosage : hallucinations, somnolence, voire coma : réanimation, traitement symptomatique.

Interactions médicamenteuses

Contre-indiqués : **IMAO**.
Déconseillés : **psychostimulants** ou anorexigènes.
À utiliser avec précaution : médicaments abaissant le seuil épileptogène (**corticoïdes, antipsychotiques, antidépresseurs, antipaludéens, tramadol, théophylline, quinolones, antihistaminiques**, sédatifs), inducteurs enzymatiques (**barbituriques, carbamazépine, phénytoïne**) ou inhibiteurs enzymatiques (**valproate**), **lévodopa**, insuline et **hypoglycémiants, β-bloquants, propafénone, flécaïnide**.

■ Varénicline tartrate

CHAMPIX					
Sevrage tabagique : 0,5 mg/j de J1 à J3, 0,5 mg x 2/j de J4 à J7, 1 mg x 2/j de J8 à la fin du traitement	56 cp. 0,5 mg 28 cp. 1 mg 56 cp. 1 mg	54,98	I I I	65 % NR NR	0,98

Propriétés

Activité agoniste partielle de la **varénicline** au niveau du récepteur nicotinique alpha4ß2 où sa liaison produit un effet suffisant pour soulager les symptômes de besoin impérieux et de manque (activité agoniste), tout en entraînant simultanément une réduction des effets de récompense et de renforcement du tabagisme en empêchant la liaison de la nicotine aux récepteurs alpha4ß2 (activité antagoniste).

Indications

Aide au sevrage tabagique, accompagné d'un soutien de la motivation, chez les patients présentant une dépendance à la nicotine.

Le patient doit fixer une date pour arrêter de fumer. L'administration de *CHAMPIX* doit débuter 1 à 2 sem. avant cette date.

Les patients doivent être traités par *CHAMPIX* durant 12 sem. Pour les patients qui ont réussi à arrêter de fumer à la fin des 12 sem., une cure supplémentaire de traitement de 12 sem. par *CHAMPIX* à 1 mg x 2/j peut être envisagée. Pour les patients qui ne parviennent pas à arrêter de fumer au cours du traitement initial ou qui rechutent après le traitement, aucune donnée n'est disponible sur l'efficacité d'une cure supplémentaire de traitement de 12 sem.

Contre-indications

Hypersensibilité à la substance active ou à l'un des excipients.

Précautions d'emploi

Insuffisant rénal sévère (ClCr < 30 mL/min), dose recommandée : 1 mg x 1/j.

Aucun ajustement posologique n'est nécessaire chez l'insuffisant hépatique et chez le sujet âgé.

Ne pas utiliser avant 18 ans.

Grossesse et allaitement : déconseillé.

Effets indésirables

Nausées, céphalées, insomnie et rêves anormaux.

Interactions médicamenteuses

Déconseillés :

- **produits de substitution nicotinique** (PSN) : lorsque la **varénicline** et un **PSN** transdermique ont été administrés de façon concomitante, une diminution de la pression artérielle a été observée. L'incidence des nausées, des céphalées, des vomissements, des sensations vertigineuses, de la dyspepsie et de la fatigue a été plus élevée avec l'association qu'avec le **PSN** administré seul.
- **cimétidine** en cas d'insuffisance rénale sévère.

SYNDROME D'APNÉE DU SOMMEIL

FICHE MALADIE

DÉFINITION

Le syndrome d'apnée obstructive du sommeil (SAOS) est défini par l'association d'une somnolence diurne excessive, de critères cliniques (ronflements sévères et quotidiens, sensations d'étouffement pendant le sommeil, éveils répétés pendant le sommeil, sommeil non réparateur, et fatigue diurne) et la réalisation d'une polysomnographie permettant de mettre en évidence des apnées et des désaturations pendant le sommeil.

On parle d'apnée centrale quand il n'y a pas d'effort ventilatoire pendant l'apnée.

On estime la prévalence du syndrome d'apnées obstructives du sommeil à 2% pour les femmes et 4% pour les hommes de 30 à 60 ans.

Le SAOS est associé à une augmentation de la mortalité toutes causes et notamment les accidents de la route et de la mortalité cardiovasculaire.

CAUSES ET MÉCANISMES

Les facteurs favorisants sont l'obésité (70% des patients avec un SAOS sont en surpoids), le sexe (prédominance masculine), l'âge entre 50 et 70 ans.

Le SAOS est lié à la présence d'une obstruction intermittente et répétée des voies aériennes supérieures pendant le sommeil. Cette obstruction est principalement située au niveau du pharynx

DIAGNOSTIC

SIGNES CLINIQUES

• Symptômes nocturnes : ronflements, pauses respiratoires pendant le sommeil constatées par l'entourage, sensation d'étouffement pendant le sommeil, agitation nocturne, polyurie nocturne.

• Symptômes diurnes : somnolence, fatigue, troubles de la mémoire et de la concentration, troubles de la libido, céphalées matinales.

EXAMENS COMPLEMENTAIRES

▶ Epreuves fonctionnelles respiratoires

Aucune perturbation spirométrique ni d'anomalie gazométrique. Recherche d'un trouble ventilatoire restrictif associé.

▶ Enregistrements nocturnes

• La polygraphie ventilatoire peut être réalisé en ambulatoire. Elle permet l'analyse du flux aérien naso-buccal, des mouvements thoracoabdominaux, capteurson pour les ronflements, saturation, capteur de position et dérivation ECG. C'est l'examen essentiel pour le diagnostic de syndrome d'apnée du sommeil.

• La polysomnographie est réalisée lors d'une nuit d'hospitalisation dans un laboratoire du sommeil. En plus des données de la polygraphie ventilatoire sont recueillis : l'électroencéphalogramme, l'électromyogramme des muscles du cou et l'électro-occulogramme.

L'objectif est de déterminer les différents stades du sommeil et détecter les micros réveils.

TRAITEMENT

PRISE EN CHARGE DU SURPOIDS

Conseils alimentaires systématiques. Reprise d'une activité physique régulière. La chirurgie de l'obésité morbide peut permettre une diminution des apnées.

LIMITER CERTAINS MEDICAMENTS ET SUBSTANCES

Les benzodiazépines, myorelaxants et morphiniques aggravent le SAOS. Il faut également éviter la consommation excessive d'alcool le soir.

VENTILATION EN PRESSION POSITIVE CONTINUE (PPC)

La PPC permet de lever l'obstacle des voies aériennes responsable de l'apnée. La pression positive est délivrée par un petit respirateur via un masque nasal ou bucco-nasal. L'appareil de ventilation en PPC est fourni par un prestataire sur prescription médicale.

ORTHESE D'AVANCEE MANDIBULAIRE

Appareil orthopédique permettant de dégager le carrefour aéropharyngé avec maintien en position avancée de la mandibule pendant le sommeil. L'orthèse d'avancée mandibulaire est proposée en cas d'intolérance à la PPC.

COMPLICATIONS ET PRONOSTIC

NEUROPSYCHOLOGIQUES

Première cause de somnolence diurne excessive. Retentissement professionnel et risque d'accident de la route multiplié d'un facteur 2 à 3. Reprise de la conduite autorisée après 1 mois de traitement efficace. CARDIOVASCULAIRES Développement ou aggravation d'une hypertension artérielle. Majoration du risque de développer une insuffisance cardiaque ou coronarienne. Augmentation du risque d'accident vasculaire cérébral (AVC) par 2 à 3.

ENDOCRINOLOGIQUES

Aggravation d'un diabète par mécanisme d'insulino-résistance et dyslipidémie.

FICHE INFIRMIÈRE

SURVEILLANCE DU TRAITEMENT

SOINS

Aide à l'installation de l'appareil de ventilation. S'assurer du bon état du masque et de l'absence de fuite après mise en place. En cas de fuite ajustement minutieux grâce aux fixations du masque. Certains respirateurs sont équipés d'un humidificateur, s'assurer que le niveau d'eau est correct avant de commencer la séance.

Si le masque ou l'appareil est défectueux, le prestataire fournissant le matériel peut intervenir rapidement pour les remplacer.

EFFETS SECONDAIRES

La ventilation en PPC peut être source d'un inconfort en raison de fuites, d'une sécheresse muqueuse ou d'un réglage de pression trop important. Bien adapter le masque pour améliorer le confort.

ÉDUCATION ET CONSEILS

EXPLIQUER LA MALADIE

Le syndrome d'apnée du sommeil est une maladie chronique. Le traitement bien conduit permet une amélioration des symptômes et de la qualité de vie.

Une bonne observance de traitement est essentielle, il faut encourager la mise en place de la ventilation en PPC même au cours d'une hospitalisation.

FICHE TECHNIQUE

VENTILATION EN PRESSION POSITIVE CONTINUE (PPC)

Définition

Il s'agit d'un mode de ventilation mécanique où le patient est connecté au respirateur par l'intermédiaire d'un masque facial ou nasal. Le respirateur fournit une pression positive continue stable à l'inspiration et à l'expiration dont le but est de lever l'obstruction des voies aériennes supérieures qui est responsable de l'apnée. Le niveau de pression positive (exprimé en cmH_2O) est progressivement augmenté pour obtenir l'équilibre entre efficacité sur la disparition des apnée et bonne tolérance.

Contrairement à la VNI le respirateur ne délivre pas de pression supplémentaire au moment de l'inspiration.

La PPC est installée au domicile du patient par un prestataire privé qui est garant du bon fonctionnement de l'appareil, du bon état du masque et qui récupère les informations d'utilisation de la machine pour les transmettre au médecin prescripteur.

Méthode

Matériel nécessaire :

Appareil de PPC fournie par un prestataire.

Masque facial ou nasal adapté au patient Eau stérile pour l'humidificateur chauffant.

Technique et conduite à tenir :

Mettre en place le masque adapté au patient (nasal ou facial) fourni par le prestataire : après avoir positionné le masque sur le visage, ajuster sans trop sérer les fixations afin de limiter les fuites.

Remplir d'eau stérile l'humidificateur chauffant (présent sur certains modèles permettant de réduire la sécheresse des muqueuses)

Si le patient requiert l'administration d'oxygène, brancher directement le prolongateur à la machine ou sur le masque (selon les modèles). Ne pas administrer l'oxygène par lunettes qui seraient responsable de fuites importantes.

Les réglages (principalement niveau de pression positive continue) sont entrés dans l'appareil par le technicien du prestataire fournissant la machine ou le médecin.

Surveillance

Clinique

Surveillance de la tolérance de la PPC : beaucoup de fuites peuvent être source d'un inconfort et conduire à un arrêt prématuré de la séance. Ajuster le masque ou prévenir le médecin pour modifier les réglages de l'appareil.

Surveiller l'état cutané du patient : des séances répétés avec un masque non adapté peuvent être responsable d'escarre dont la prise en charge précoce est indispensable.

Conseils

Les sociétés qui installent la PPC à domicile proposent généralement une formation auprès des proches et du patient sur le bon usage de l'appareil qui est loué. Enfin, les services de ces sociétés sont constamment joignables 24 h/24 et 7 jours sur 7.

PNEUMOPATHIES INTERSTITIELLES DIFFUSES

FICHE MALADIE

DÉFINITION

Les pneumopathies interstitielles diffuses (PID) sont des maladies affectant l'espace interstitiel pulmonaire, c'est à dire le tissu conjonctif de soutien des bronches, des vaisseaux et la cloison des lobules pulmonaires. L'atteinte peut être une infiltration ou une destruction fibreuse.

Les principales pneumopathies interstitielles chroniques sont : la fibrose pulmonaire idiopathique (FPI), la lymphangite carcinomateuse, la sarcoïdose, les pneumopathies médicamenteuses et l'insuffisance cardiaque gauche. D'autre causes plus rares existent et sont également recherchées dans le bilan diagnostic : infections (tuberculose, pneumocystose), pneumoconiose (atteinte pulmonaire liée à l'amiante), pneumopathie d'hypersensibilité, maladies de système (lupus, polyarthrite rhumatoïde).

La manifestation clinique est une dyspnée d'aggravation progressive plus ou mois associée à une toux sèche. La radiographie thoracique et le scanner thoracique mettent en évidence des opacités localisées dans le secteur interstitiel (syndrome interstitiel).

L'objectif de la prise en charge est de poser le diagnostic précis afin de mettre en place un traitement adapté à la cause, au stade de fibrose pulmonaire le traitement vise à ralentir l'évolution.

CAUSES ET MÉCANISMES

FIBROSE PULMONAIRE IDIOPATHIQUE

De cause inconnue, son incidence est d'environ 10 cas/100 000 habitants. L'âge moyen de survenue est 65 ans. Pronostic global sombre avec survie médiane à 3 ans.

LYMPHANGITE CARCINOMATEUSE

Il s'agit de la progression d'un cancer avec une localisationtumoraledans letissu interstitiel pulmonaire. Les cancers fréquemment en cause sont pulmonaires, mammaires et gastriques.

PNEUMOPATHIE MÉDICAMENTEUSE

Certains médicaments peuvent être responsable d'une pneumopathie interstitielle. L'apparition d'une dyspnée dans les semaines suivant l'introduction d'un nouveau médicament doit faire suspecter le diagnostic et les médicaments incriminés doivent être arrêté. Si ils sont tenus pour responsable, ils sont contre indiqués à vie. De nombreux médicaments peuvent être responsables, les plus fréquemment retrouvés sont l'amiodarone, le méthotrexate et les chimiothérapies.

INSUFFISANCE CARDIAQUE GAUCHE

Il s'agit d'un œdème pulmonaire chronique. On peut réaliser un test au diurétique pour éliminer cette cause.

DIAGNOSTIC

SIGNES CLINIQUES

Il s'agit d'une dyspnée d'effort d'apparition progressive. La dyspnée peut être associée à une toux sèche. On retrouve parfois un hippocratisme digital (doigt en baguette de tambour).

L'interrogatoire doit rechercher toute prise médicamenteuse, toxicomanie, tabagisme ou exposition professionnelle.

EXAMENS COMPLÉMENTAIRES

▶ Radiographie thoracique

Permet de mettre en évidence le syndrome interstitiel et de suivre l'évolution.

▶ Scanner thoracique

Permet de caractériser plus finement l'atteinte pulmonaire et d'orienter le diagnostic.

▶ Épreuves fonctionnelles respiratoires

Indispensable pour évaluer le retentissement de l'atteinte pulmonaire sur la fonction respiratoire.

▶ Endoscopie bronchique avec réalisation d'un lavage broncho-alvéolaire (LBA)

La composition du LBA permet d'orienter vers le type de pathologie interstitielle.

▶ Bilan biologique

Vise à rechercher les nombreuses causes de pneumopathie interstitielle. Comprend au minimum : NFS, CRP, BNP (insuffisance cardiaque), créatininémie, enzyme de conversion de l'angiotensione, calcémie (sarcoïdose), bilan autoimmun et sérologie VIH.

TRAITEMENT

Le traitement est adapté à la cause retrouvée :

- traitement du cancer en cas de lymphangite carcinomateuse ;
- diurétiques en cas d'insuffisance cardiaque gauche ;
- arrêt définitif d'un médicament incriminé ;
- corticothérapie pour la sarcoïdose.

Le traitement de la fibrose pulmonaire idiopathique est symptomatique (antitussifs, oxygénothérapie). Certains médicaments comme la **pirfénidone** (ESBRIET) et le **nintedanib** ralentissent la progression de la FPI. La transplantation pulmonaire doit toujours être envisagée.

FICHE INFIRMIÈRE

ÉDUCATION ET CONSEILS

Sevrage tabagique

Le tabagisme contribue à aggraver la dyspnée et la toux chez les patients avec une atteinte interstitielle. Il est indispensable d'aider les sujets atteints à arrêter toute intoxication tabagique.

Oxygénothérapie

Avec l'aggravation de la pathologie interstitielle et la dégradation des échanges gazeux, l'oxygénothérapie au long cours devient nécessaire. Veiller à ce que le patient ne fume pas dans la chambre (risque d'explosion). Ne pas utiliser de vaseline sur un patient oxygéné car il y a un risque de brûlures.

Ventilation non invasive (VNI)

Elle est indiquée quand la pathologie interstitielle est à l'origine d'une insuffisance respiratoire restrictive compliquée d'hypercapnie. Le respirateur fournit une aide inspiratoire au patient lui permettant de mieux ventiler et d'éliminer le CO_2.

Faire attention au confort du patient respirant sous ventilation non invasive. En cas de fuites, ajuster le masque sans trop le serrer. Cela permet aux bords siliconés de se gonfler et d'assurer une meilleure étanchéité.

Les sociétés qui installent la VNI et l'oxygénothérapie au domicile proposent généralement une formation auprès des proches et du patient sur le bon usage de l'appareil qui est loué. Enfin, les services de ces sociétés sont constamment joignables 24 h/24 et 7 jours sur 7.

PARTIE 15

PSYCHIATRIE

ANXIÉTÉ GÉNÉRALISÉE

FICHE MALADIE

DÉFINITION

L'anxiété est une émotion normale en réponse au stress dans la vie quotidienne. Elle devient pathologique quand elle est source de détresse pour l'individu qui ne la contrôle plus. Le trouble d'anxiété généralisée (TAG) est défini comme une anxiété et des soucis excessifs, incontrôlables, chroniques, relatifs à des situations de la vie quotidienne. Cette anxiété est à l'origine d'une souffrance qui altère le fonctionnementdu patientdans saviecourante. Elleest associée à des symptômes physiques traduisant l'hyperactivation neurovégétative et l'hypervigilance. Elle touche 5 % de la population.

CAUSES ET MÉCANISMES

Les causes et mécanismes du TAG ne sont pas connus. Le sexe féminin est un facteur de risque de TAG avec un sex-ratio femme/homme de 2 pour 1. Il existe une prédisposition génétique au TAG partagée avec la dépression. Le TAG est également associé aux événements de vie stressants tels qu'un divorce, un déménagement ou la perte de son emploi.

TRAITEMENT

En l'absence de complication, le traitement du TAG est ambulatoire. Les mesures hygiénodiététiques (réduction de la prise de café, arrêt de l'alcool et du tabac, pratique régulière de l'exercice physique) et l'accompagnement psychothérapeutique sont indispensables.

La durée de traitement du TAG est de 6 mois au moins. Les psychothérapies structurées, en particulier les thérapies cognitives et comportementales, doivent être privilégiées par rapport aux traitements médicamenteux.

Parmi les traitements médicamenteux, plusieurs options sont possibles :

- les antidépresseurs inhibiteurs sélectifs de la recapture de la sérotonine type a venlafaxine LP (*EFFEXOR LP*) ou la paroxétine (*DEROXAT*) au long cours ;
- les benzodiazépines, dont la prescription ne peut être envisagée que sur une courte période (12 semaines au maximum).

À l'exception des benzodiazépines, dont l'effet anxiolytique est rapide, les autres molécules ont un délai d'action de 1 à 3 semaines. Les formes modérées de TAG peuvent bénéficier d'un traitement par l'**hydroxyzine** (*ATARAX*) ou de la phytothérapie par *EUPHYTOSE*. En cas d'anxiété associée à un trouble de la personnalité, la thérapie cognitive ou la psychothérapie analytique sont conseillées, en fonction des attentes du patient. La combinaison du traitement médicamenteux à la thérapie cognitive et comportementale ou à la psychothérapie analytique constitue une alternative.

PRONOSTIC

Une fois le trouble apparu, il semble très durable, avec des durées moyennes d'évolution chez les patients consultant d'environ 20 ans. Le taux de rémission (disparition des symptômes) est faible : 15 % à un an, 25 % à deux ans et 38 % à cinq ans. Le cours évolutif habituel du TAG est marqué par une stabilité symptomatique au long cours, à laquelle se surajoutent des épisodes d'aggravation de quelques jours ou semaines, que certains ont dénommés « double anxiété ».

Les complications du TAG sont celles habituellement observées dans les troubles anxieux : dépression, abus et/ou dépendance à une substance (en particulier alcool et benzodiazépines), handicap socioprofessionnel. L'alcool possède des propriétés anxiolytiques pouvant entraîner l'initiation d'un alcoolisme. L'alcoolisme peut entraîner secondairement une dépression et faciliter des conduites suicidaires. La survenue d'autres troubles anxieux est courante au cours de l'évolution de l'anxiété généralisée.

FICHE INFIRMIÈRE

EXAMENS

Aucun examen n'est recommandé pour le diagnostic positif du TAG.

Un bilan paraclinique est parfois nécessaire pour éliminer un diagnostic différentiel : recherche de toxiques dans le sang et/ou les urines, recherche d'une affection médicale générale (hyperthyroïdie, phéochromocytome, hypoglycémie, hyperparathyroïdie), voire d'une maladie organique grave (par exemple, cancer).

SURVEILLANCE DU TRAITEMENT

SOINS – TRAITEMENT

En l'absence de complication, le traitement du TAG est ambulatoire. Le traitement médicamenteux est administré *per os*.

EFFICACITÉ DU TRAITEMENT

L'efficacité de la prise en charge du TAG s'évalue sur la diminution des symptômes et de leur retentissement dans la vie quotidienne. Les patients doivent retrouver un bien-être général sur une période prolongée pour être considérés en rémission. À l'exception des benzodiazépines, dont l'effet anxiolytique est rapide, les autres molécules ont un délai d'action de 1 à 3 semaines. Le patient doit en être averti.

EFFETS INDÉSIRABLES

Les benzodiazépines, dont la prescription ne peut dépasser 12 semaines sans réévaluation, peuvent entraîner une somnolence. Une réduction de posologie est alors nécessaire.

Les effets indésirables des traitements antidépresseurs ISRS (inhibiteurs sélectifs de recapture de la sérotonine) sont souvent transitoires ou cèdent après ajustement de la posologie. Ils peuvent justifier un changement de molécule s'ils sont mal tolérés et susceptibles d'entraîner une malobservance (par exemple, impuissance). Les antidépresseurs IRSNA (inhibiteur de la recapture de la sérotonine et de la noradrénaline) (par exemple, **venlafaxine**, *EFFEXOR*) peuvent favoriser une hypertension artérielle chez les sujets à risque et des rétentions aiguës d'urine chez les patients âgés. En cas de surdosage sous antidépresseurs *ISRS* ou IRSNA, un tableau de syndrome sérotoninergique peut apparaître : confusion, agitation, syndrome pyramidal, tremblement, myoclonies, ataxie, convulsion, voire coma. Rare mais grave, ce tableau impose l'arrêt immédiat du traitement.

ÉDUCATION ET CONSEILS

Le patient doit connaître les caractéristiques de l'anxiété et se servir des outils mis à sa disposition en psychothérapie afin de mieux maîtriser les symptômes. Toute consommation d'alcool à visée anxiolytique doit être reprise avec lui pour prévenir le risque d'alcoolisme et de dépression secondaire. La crainte de devenir dépendant des médicaments est souvent exprimée. Il faut expliquer au patient que seule la prise prolongée de benzodiazépines entraîne un risque de dépendance. Ce risque est absent pour les autres classes thérapeutiques. Certains patients sont opposés à la prescription d'un antidépresseur qu'ils assimilent au seul traitement de la dépression. Des explications sur les effets spécifiques des ISRS et IRSNA sur l'anxiété sont nécessaires. Enfin, certaines mesures hygiénodiététiques suffisent à améliorer la symptomatologie : réduction de la prise de café, arrêt de l'alcool et du tabac, pratique régulière de l'exercice physique.

FICHE PHARMACOLOGIE

ANXIOLYTIQUES

Benzodiazepines à demi-vie longue

■ **Clobazam**

URBANYL					
Anxiété généralisée : 10 à 60 mg/j en 2 à 3 prises Crise d'angoisse aiguë : 10 à 20 mg en 1 fois Prévention et traitement du delirium tremens : 10 à 60 mg/j Sevrage alcoolique : 10 à 60 mg pdt 3 à 6 sem. Formes chroniques de l'épilepsie, en association avec le traitement de base : 0,5 mg/kg/j	30 gél. 5 mg 30 cp. séc. 10 mg 30 cp. séc. 20 mg	1,19 2,32 3,28	I I I	65 % 65 % 65 %	0,04 0,08 0,11
LIKOZAM					
Traitement symptomatique à court terme (2-4 sem.) de l'anxiété sévère, invalidante ou responsable d'un état de détresse inacceptable A. Posologie usuelle : 20 à 30 mg/j, max : 60 mg/j Sujet âgé – Posologie usuelle : 10 à 20 mg/j, max : 20 mg/j	1 fl. 150 mL susp. buv. 1 mg/mL	HOP	I		

■ **Clorazépate dipotassique**

TRANXÈNE					
Anxiété généralisée, anxiété réactionnelle, crise d'angoisse aiguë, prévention du delirium tremens, sevrage alcoolique Posologie à adapter : 5 à 150 mg/j Voie IV lente ou IM (agitation, agressivité, crise d'angoisse, prémédication) : 20 à 200 mg/24 h	30 gél. 5 mg 50 gél. 5 mg 30 gél. 10 mg 50 gél. 10 mg 28 gél. 20 mg 50 gél. 20 mg 5 inj. 20 mg/2 mL	 HOP 2,34 HOP 3,67 HOP 12,60	I I I I I I I	NR 65 % 65 % 65 %	 0,08 0,13 2,52

■ **Chlordiazépoxyde + bromure de clidinium**

LIBRAX					
Traitement symptomatique des manifestations anxieuses sévères Association : le bromure de clidinium est un **antispasmodique anticholinergique** contre-indiqué en cas de risque de glaucome par fermeture de l'angle ou de rétention urinaire par obstacle prostatique (*cf.* Gastro-entérologie) 2 à 4 cp./j	30 cp. 5 mg/2,5 mg		I	NR	

■ Diazépam ©

VALIUM					
Crises d'angoisse paroxystiques, crise d'agitation, delirium tremens Posologie à adapter : 5 à 25 mg/j Voie IVL ou IM (agitation, agressivité, crise d'angoisse, état de mal convulsif) Posologie variable, en moyenne : 0,1 à 0,2 mg/kg par inj. à renouveler jusqu'à 4 fois/24 h	30 cp. séc. 10 mg 1 fl. 20 mL sol. buv. 600 gttes (1 mg = 3 gttes) 6 amp. inj. (10 mg/2 mL)	1,27 2,23 2,33	I I I	65 % 65 % 65 %	0,04 2,23 0,39

■ Loflazépate d'éthyle

VICTAN					
Traitement symptomatique des manifestations anxieuses sévères et/ou invalidantes Posologie moyenne : 1 à 3 mg/j	30 cp. séc. 2 mg	2,33	I	65 %	0,08

■ Prazépam ©

LYSANXIA					
Traitement symptomatique des manifestations anxieuses sévères et/ou invalidantes Prévention et traitement du delirium tremens et des autres manifestations du sevrage alcoolique Posologie moyenne de 20 à 40 mg/j	40 cp. séc. 10 mg 20 cp. séc. 40 mg 1 fl. sol. buv. 15 mg/mL 600 gttes (1 mg = 2 gttes)	2,17 2,09	I I I	65 % NR 65 %	0,05 2,09

Benzodiazépines à demi-vie courte

■ Alprazolam ©

XANAX					
Traitement symptomatique des manifestations anxieuses sévères et/ou invalidantes Prévention et traitement du delirium tremens et des autres manifestations du sevrage alcoolique Posologie à adapter : 0,5 à 4 mg/j en 2 à 3 prises	30 cp. séc. 0,25 mg 30 cp. séc. 0,5 mg	1,23 1,65	I I	65 % 65 %	0,04 0,05

■ Bromazépam ©

LEXOMIL					
Anxiété généralisée, réactionnelle, crise d'angoisse, prévention et traitement du delirium tremens, sevrage alcoolique Instauration du traitement : 6 mg/j répartis en 3 prises : 1,5 mg matin, 1,5 mg midi, 3 mg le soir À adapter en fonction de la réponse thérapeutique Posologie moyenne : 3 à 15 mg/j en 2 à 3 prises Posologie maximale : 36 mg/j	30 cp. quadriséc. 6 mg 100 cp. quadriséc. 6 mg	1,69 HOP	I I	65 %	0,06
BROMAZEPAM					
Idem *LEXOMIL*	120 cp. 1,5 mg	1,84	I	65 %	0,02

■ Clotiazépam

VÉRATRAN					
Anxiété généralisée, réactionnelle, crise d'angoisse, prévention et traitement du delirium tremens, sevrage alcoolique Posologie moyenne : 10 à 30 mg/j en 2 à 3 prises	30 cp. 5 mg 30 cp. séc. 10 mg	1,31 2,04	I I	65 % 65 %	0,04 0,07

■ Lorazépam ©

TÉMESTA					
Idem *VÉRATRAN* Posologie moyenne : 2 à 5 mg/j en 2 à 3 prises	30 cp. séc. 1 mg 30 cp. séc. 2,5 mg	1,03 1,86	I I	65 % 65 %	0,03 0,06

■ Oxazépam

SÉRESTA					
Anxiété réactionnelle, anxiété généralisée, crise d'angoisse Posologie moyenne : 20 à 60 mg/j en 3 à 4 prises Prévention et traitement du delirium tremens, sevrage alcoolique Dans les premiers j, des posologies de l'ordre de 200 à 300 mg/j peuvent être justifiées Diminuer les doses après 24 à 48 h, dose moyenne : 150 mg/j en 3 à 4 prises	30 cp. 10 mg 100 cp. 10 mg 20 cp. séc. 50 mg 100 cp. 50 mg	1,25 HOP 1,89 HOP	I I I I	65 % 65 %	0,04 0,09

Propriétés

Agonistes GABAergiques, les **benzodiazépines (BZD)** sont : anxiolytiques, sédatives, anticonvulsivantes, myorelaxantes, amnésiantes.

Indications

Anxiété généralisée, anxiété réactionnelle (trouble de l'adaptation, état de stress post-traumatique), traitement d'appoint des autres troubles anxieux (phobies, panique, TOC, etc.), crise d'angoisse, prévention et traitement du delirium tremens, sevrage alcoolique, contracture musculaire et tétanos, épilepsie et état de mal convulsif.

Contre-indications

Insuffisance respiratoire et hépatique sévère (risque d'encéphalopathie), hypersensibilité aux **benzodiazépines**, syndrome d'apnées du sommeil.

Précautions d'emploi

Toutes les **BZD** : durée de prescription limitée à 12 sem.

Risque de dépendance donc de syndrome de sevrage en cas d'arrêt brutal : décroissance progressive des doses.

Grossesse : à éviter par prudence.

Alprazolam, **bromazépam**, chlordiazépoxide, **clobazam**, **clorazépate**, **diazépam**, **lorazépam**, **oxazépam**, **prazépam** : envisageables toute la grossesse. Si le traitement est poursuivi jusqu'à l'accouchement, tenir compte d'un risque possible d'imprégnation néonatale immédiate (hypotonie, etc.) ou de sevrage néonatal à distance de la naissance (hyperexcitabilité, agitation, etc.). Ces signes sont réversibles. Le pouvoir tératogène des **BZD** n'a jamais été démontré.

En cas de prise de **BZD** à fortes doses aux 2e et/ou 3e trimestres de grossesse, une diminution des mouvements actifs fœtaux et de la variabilité du rythme cardiaque fœtal a été décrite. Un traitement en fin de grossesse par **BZD** même à faibles doses peut être responsable chez le nouveau-né de signes d'imprégnation tels qu'hypotonie axiale, troubles de la succion entraînant une mauvaise prise de poids. Ces signes sont réversibles, mais peuvent durer 1 à 3 sem. en fonction de la demi-vie de la **BZD** prescrite. À doses élevées, une dépression respiratoire ou des apnées, et une hypothermie réversibles peuvent apparaître chez le nouveau-né. Un syndrome de sevrage néonatal est possible, même en l'absence de signes d'imprégnation.

L'utilisation de **prazépam** (*LYSANXIA*) est envisageable au cours de la grossesse quel qu'en soit le terme, dans le strict respect des indications et des posologies.

En fin de grossesse, s'il s'avère nécessaire d'instaurer un traitement par **prazépam** (*LYSANXIA*), éviter de prescrire des doses élevées et tenir compte, pour la surveillance du nouveau-né, des effets décrits.

Allaitement : déconseillé.

Myasthénie : contre-indication relative.

Effets indésirables

Ils sont en rapport avec la dose ingérée et la sensibilité individuelle. Ils peuvent s'atténuer au cours du temps, ce qui traduit le développement d'une tolérance lors d'une administration prolongée.

EFFETS PRINCIPAUX

Asthénie, sensation ébrieuse, somnolence, baisse de vigilance (sujet âgé, début de traitement, conducteurs de véhicules), hypotonie musculaire (risque de chute chez le sujet âgé), amnésie antérograde, dépression respiratoire (*cf.* Interactions médicamenteuses), phénomènes de rebond anxieux à l'arrêt du traitement (à distinguer du syndrome de sevrage, *cf. ci-après*).

EFFETS INDÉSIRABLES PLUS RARES

Réactions paradoxales avec irritabilité, agressivité, euphorie, sensations ébrieuses, déambulations, actes automatiques amnésiques, désinhibition et passage à l'acte suicidaire.

EFFETS EXCEPTIONNELS

Éruptions cutanées, modifications de la libido.

DÉPENDANCE

Le problème principal avec les **BZD** est le risque de développement d'une dépendance avec ou sans tolérance. Ce risque est accru en cas de prescription de doses élevées, d'emploi prolongé (> 3 mois), d'escalade des doses, du recours à des **BZD** à demi-vie courte, d'antécédents de dépendance.

Le syndrome de sevrage se manifeste après une diminution des doses ou un arrêt trop brutal de la prescription. Il survient en quelques jours lors de l'arrêt de **BZD** à demi-vie brève, en 1 à 3 sem. lors de l'interruption de **BZD** à demi-vie longue. Les signes de sevrage associent à des degrés divers et selon la gravité : anxiété, insomnie, vertiges, anorexie, agitation, tremblements, myoclonies, courbatures, douleurs, sueurs profuses, hypersensibilité sensorielle, saveur métallique dans la bouche, signes psychotiques, convulsions, hyperthermie. Le syndrome de sevrage ne doit pas être confondu avec des phénomènes de rebond, une rechute anxieuse, ou un sevrage alcoolique.

Le traitement du syndrome de sevrage est symptomatique. Il consiste à réintroduire des **BZD** et à les diminuer très progressivement. Le traitement préventif repose sur le respect des règles de prescription des **BZD** (arrêté du 7 octobre 1991).

Interactions médicamenteuses

Pharmacodynamiques.

L'association à des dépresseurs du système nerveux central peut entraîner une dépression respiratoire. Celle-ci est d'autant plus marquée lors de l'emploi de fortes doses, par voie rapide. On évite donc l'association des **BZD** aux : **antidépresseurs sédatifs, antihistaminiques H1, barbituriques**, autres **anxiolytiques** ou **hypnotiques, antihypertenseurs centraux, dérivés opiacés, antipsychotiques**, alcool.

L'association à la **clozapine** (*LÉPONEX*) pourrait entraîner un collapsus avec arrêt cardiorespiratoire.

Intoxication

Les **BZD** sont classiquement ingérées lors des intoxications médicamenteuses volontaires. Le risque létal reste faible lorsque les **BZD** sont prises seules.

Le traitement du surdosage est symptomatique : charbon activé, surveillance clinique. Le **flumazénil** (*ANEXATE*) est utilisé dans les formes graves ou comme test diagnostique. Le lavage gastrique n'est pas recommandé en cas d'intoxication pure aux **BZD**.

ANXIOLYTIQUES NON BENZODIAZÉPINES

■ Buspirone ©

BUSPIRONE					
Anxiété réactionnelle, trouble de l'adaptation avec humeur anxieuse : 10 à 40 mg/j Anxiété généralisée :10 à 60 mg/j en 2 à 3 prises Traitement d'appoint de l'anxiété au cours des névroses : 10 à 40 mg/j	20 cp. séc. 10 mg	3,52	I	65 %	0,18

■ Hydroxyzine ©

ATARAX					
Anxiété : 50 à 300 mg/j en 2 à 3 prises Traitement symptomatique des manifestations allergiques diverses : 50 à 100 mg/j	30 cp. séc. 25 mg 1 fl. 200 mL sirop 1 càc = 10 mg	1,80 1,92	I I	65 % 65 %	0,06 1,92

■ Étifoxine

STRÉSAM					
Manifestations psychosomatiques de l'anxiété : 3 à 4 gél./j	60 gél. 50 mg		I	NR	

■ Prégabaline ©

LYRICA					
Troubles anxieux généralisés de l'adulte : Semaine 1 (S1) : 150 mg/j en 2 à 3 prises S2 : 300 mg/j si bonne tolérance en 2 à 3 prises Posologie d'entretien : 150 à 600 mg/j en 2 à 3 prises Posologies à adapter chez l'insuffisant rénal Contre-indiqué avant 18 ans	56 gél. 25 mg	10,20	I	65 %	0,18
	84 gél. 25 mg	15,27	I	65 %	0,18
	100 gél. 25 mg	HOP	I		
	84 gél. 50 mg	25,42	I	65 %	0,30
	100 gél. 50 mg	HOP	I		
	56 gél. 75 mg	23,51	I	65 %	0,42
	100 gél. 75 mg	HOP	I		
	84 gél. 100 mg	35,12	I	65 %	0,42
	100 gél. 100 mg	HOP	I		
	56 gél. 150 mg	23,51	I	65 %	0,42
	100 gél. 150 mg	HOP	I		
	84 gél. 200 mg	35,12	I	65 %	0,42
	100 gél. 200 mg	HOP	I		
	56 gél. 300 mg	23,51	I	65 %	0,42
	100 gél. 300 mg	HOP	I		
	1 fl. 473 mL (20 mg/mL)	42,11	I	65 %	42,11

■ Cyamémazine ©

TERCIAN					
États anxieux au cours des troubles névrotiques : 25 à 100 mg/j en 2 prises États anxieux au cours des psychoses : 100 à 400 mg/j en 2 à 3 prises Mélancolie anxieuse et/ou délirante en association aux **antidépresseurs** : 100 à 300 mg/j États d'agressivité chez l'adulte : 1 à 2 amp. en IM à renouveler si besoin	30 cp. 25 mg	4,60	I	65 %	0,15
	100 cp. 25 mg	HOP	I		
	25 cp. 100 mg	11,67	I	65 %	0,47
	50 cp. 100 mg	HOP	I		
	1 fl. sol. buv. 40 mg/mL 1200 gttes (1 mg = 1 gtte)	5,02	I	65 %	5,02
	5 amp. 50 mg/5 mL	15,87	I	65 %	3,17

Propriétés

L'**hydroxyzine** (*ATARAX*) est un antihistaminique H1 et un anticholinergique.

La **buspirone** est un agoniste partiel 5-HT1A pré- et post-synaptique et un antagoniste D2 présynaptique.

L'**étifoxine** (*STRÉSAM*) agit sur le canal chlore du complexe GABA.

L'ensemble de ces molécules ont surtout des propriétés anxiolytiques et sédatives. Aucun de ces produits n'est anticonvulsivant.

La **prégabaline** est un analogue de l'acide gamma-aminobutyrique.

Indications

Anxiété réactionnelle et anxiété généralisée pour la **buspirone** et la **prégabaline** en particulier.

Contre-indications

Grossesse : **buspirone** déconseillée ; **étifoxine** à éviter par prudence. Si un traitement doit être instauré, et s'il est poursuivi jusqu'à l'ac-

couchement, tenir compte d'un risque possible de sédation néonatale. **Hydroxyzine** : envisageable. Si le traitement est poursuivi jusqu'à l'accouchement, tenir compte d'un risque possible, chez le nouveau-né, de sédation et de signes atropiniques (tachycardie, etc.).
Allaitement : toutes les molécules sont déconseillées.
La **buspirone** est contre-indiquée avec les **IMAO**, et dans l'insuffisance hépatique grave.
L'**hydroxyzine** doit être utilisée avec prudence en cas de glaucome à angle étroit et d'adénome prostatique.

Précautions d'emploi

Grossesse : éviter l'**hydroxyzine** lors du 1er trimestre.

Effets indésirables

Neuropsychiques : tous les produits peuvent induire une somnolence diurne en début de traitement (conducteurs de machines). Céphalées, vertiges, ataxie, troubles de l'accommodation, voire excitation paradoxale plus rarement.
Syndrome confusionnel chez le sujet âgé avec l'**hydroxyzine**.
Autres effets indésirables non spécifiques et transitoires : nausées, douleurs abdominales, diarrhée, etc.
Pharmacodépendance observable avec l'**hydroxyzine**. La **buspirone** n'entraîne pas de dépendance.
Syndrome de sevrage possible avec la **prégabaline**.

TROUBLE PANIQUE

FICHE MALADIE

DÉFINITION

L'attaque de panique (crise d'angoisse) est définie par la survenue brutale de symptômes psychiques et physiques atteignant leur acmé en moins de 10 minutes. Les symptômes psychiques les plus fréquents sont la peur de mourir, la peur de perdre le contrôle de soi, la déréalisation (sentiment inhabituel d'irréalité) et la dépersonnalisation (sentiment inhabituel de détachement de soi). Les symptômes physiques les plus fréquents sont cardiorespiratoires (tachycardie, palpitations, douleur thoracique, impression d'étouffer) et neurovégétatifs (sueurs, tremblements, vertiges, nausées, frissons ou bouffées de chaleur, paresthésies).
Le *trouble panique* est défini par la répétition d'attaques de panique dont certaines sont spontanées. Cette répétition entraîne une crainte persistance d'avoir d'autres attaques de panique (anxiété anticipatoire) et des préoccupations à propos de leurs conséquences possibles. On distingue le trouble panique avec ou sans agoraphobie.
L'*agoraphobie* est définie par la peur des situations dans lesquelles il pourrait être difficile (ou gênant) de s'échapper ou dans lesquelles on ne pourrait ne pas trouver de secours en cas de malaise et/ou d'attaque de panique.

CAUSES ET MÉCANISMES

Les causes du trouble panique ne sont pas connues et plusieurs théories explicatives sont proposées. La théorie cognitive est à connaître et son explication au patient fait partie intégrante de la thérapeutique. Chez le sujet sain, la perception d'un danger (le plus souvent externe) entraîne des modifications physiologiques : élévation de la fréquence cardiaque, de la pression artérielle et de la fréquence respiratoire ; hypervigilance ; tension musculaire. Ces modifications préparent le sujet à l'action (fuite ou combat). Chez le sujet paniqueur, ces modifications physiologiques sont perçues elles-mêmes comme un danger (interne cette fois) : peur de suffoquer, peur de « faire une crise cardiaque ». Cette distorsion cognitive (croyance erronée) entraîne un cercle vicieux en augmentant les conséquences physiologiques de l'anxiété.

Par ailleurs, une hyperréactivité neurovégétative existe chez les sujets paniqueurs. Certaines substances peuvent déclencher des attaques de panique chez un sujet prédisposé : caféine, alcool, cannabis.

TRAITEMENT

En l'absence de complication, le traitement du trouble panique est ambulatoire. Il repose sur la psychothérapie et/ou la chimiothérapie, en association avec des mesures générales d'éducation du patient : explication de la théorie cognitive du trouble panique, mesures hygiéno-diététiques (réduction de la prise de café, arrêt de l'alcool et du tabac, pratique régulière de l'exercice physique).

La chimiothérapie repose sur les benzodiazépines et les antidépresseurs inhibiteurs sélectifs de la recapture de la sérotonine type :

- Le médicament de choix de l'attaque de panique est une benzodiazépine d'action rapide par voie orale (par exemple, **alprazolam**, *XANAX*). Il s'agit d'un traitement ponctuel. La voie IM est à proscrire.
- Le médicament de choix du trouble panique est un antidépresseur sérotoninergique (par exemple, **citalopram**, *SEROPRAM*). Il s'agit d'un traitement prolongé à poursuivre au moins 6 mois. Une majoration transitoire des symptômes anxieux est courante pendant les 2 premières semaines de traitement. On peut dans ce cas prescrire un traitement anxiolytique systématique par *benzodiazépine* (par exemple, **alprazolam**, *XANAX*) avec arrêt progressif au bout de 2 semaines.

Concernant la psychothérapie, seules les techniques cognitives et comportementales ont montré leur efficacité. Elles reposent sur la relaxation comportementale, l'exposition aux manifestations physiologiques anxiogènes et la restructuration cognitive. La relaxation comportementale utilise le contrôle de la respiration et/ou de la tension musculaire. La restructuration cognitive consiste à amener le patient à mettre en doute ses croyances erronées.

Le trouble panique peut également faire poser l'indication d'une psychothérapie psychanalytique en fonction des attentes du patient.

PRONOSTIC

L'évolution du trouble panique est très variable mais favorable dans la majorité des cas. Environ 30 % des patients présentent une évolution défavorable. La complication spécifique du trouble panique est la constitution d'une agoraphobie (*cf.* Troubles phobiques, p. 1461). Cette agoraphobie peut entraîner un profond retentissement socioprofessionnel. Comme dans tous les troubles anxieux, les autres complications à redouter sont la dépression et les conduites suicidaires, l'abus et/ou la dépendance à une substance, en particulier alcool ou benzodiazépines.

FICHE INFIRMIÈRE

EXAMENS

La réalisation d'un ECG est importante lors d'une première consultation pour attaque de panique. Cet examen est réalisé à visée diagnostique (par exemple, éliminer un trouble du rythme cardiaque) et thérapeutique (rassurer le patient sur le caractère bénin des troubles). En cas de doute, d'autres examens peuvent être pratiqués afin d'éliminer une cause organique : glycémie, TSH, recherche de phéochromocytome, etc. Ces examens ont la plupart du temps été réalisés avant l'orientation du patient en psychiatrie, à la suite d'une consultation en médecine générale ou aux urgences.

SURVEILLANCE DU TRAITEMENT

SOINS – TRAITEMENT

En l'absence de complication, le traitement du trouble panique est ambulatoire. Le traitement médicamenteux est administré *per os*. Le traitement de l'attaque de panique aux urgences repose sur un isolement du patient au calme, un entretien de réassurance et, si l'anxiété ne diminue pas rapidement, sur une prescription médicamenteuse.

EFFICACITÉ DU TRAITEMENT

L'efficacité du traitement de l'attaque de panique s'apprécie sur la diminution des symptômes psychiques et physiques. L'efficacité des benzodiazépines est en règle rapide. L'efficacité du traitement du trouble panique s'apprécie sur la diminution de la fréquence d'attaques de panique et des conduites d'évitement. L'objectif du traitement est de diminuer la souffrance subjective du patient et le retentissement des troubles phobiques sur sa qualité de vie.

EFFETS INDÉSIRABLES

Les benzodiazépines, dont la prescription ne peut dépasser 12 semaines sans réévaluation, peuvent entraîner une somnolence. Une réduction de posologie est alors nécessaire.

Les effets indésirables des traitements antidépresseurs ISRS (inhibiteurs sélectifs de recapture de la sérotonine) sont souvent transitoires ou cèdent après ajustement de la posologie. Ils peuvent justifier un changement de molécule s'ils sont mal tolérés et susceptibles d'entraîner une malobservance (par exemple, impuissance). En cas de surdosage sous antidépresseurs ISRS, un tableau de syndrome sérotoninergique peut apparaître : confusion, agitation, syndrome pyramidal, tremblement, myoclonies, ataxie, convulsion, voire coma.

Rare mais grave, ce tableau impose l'arrêt immédiat du traitement.

ÉDUCATION ET CONSEILS

Reconnaître la souffrance du patient est primordial. En effet, après avoir été plusieurs fois aux urgences où le médecin leur a dit qu'ils n'avaient « rien », ces patients pensent ne pas être pris au sérieux. Quant à l'orientation en psychiatrie, elle reste volontiers stigmatisante. Il faut reprendre avec le patient le fait que l'origine « psy » n'empêche pas une souffrance réelle et majeure. La théorie cognitive du trouble panique doit être expliquée au patient. On peut éventuellement donner des conseils de lecture à visée informative et psychothérapeutique. Il faut insister sur l'importance du traitement et de la psychothérapie ambulatoire.

TROUBLES PHOBIQUES

FICHE MALADIE

DÉFINITION

Les *troubles phobiques* sont définis par la peur d'une situation ou d'un objet dénué de dangerosité propre. La confrontation avec cette situation ou cet objet déclenche invariablement une anxiété et/ou une gêne intense, voire une véritable attaque de panique (non spontanée dans ce cas). En l'absence de l'objet ou de la situation, le sujet présente une anxiété anticipatoire et des conduites d'évitement parfois handicapantes. Le patient reconnaît habituellement le caractère irrationnel de cette peur. Par ailleurs, pour porter le diagnostic de trouble phobique, les symptômes doivent entraîner un retentissement et/ou une souffrance dans la vie du sujet.

L'*agoraphobie* est définie par la peur des situations dans lesquelles il pourrait être difficile (ou gênant) de s'échapper, ou dans lesquelles on pourrait ne pas trouver de secours en cas de malaise et/ou d'attaque de panique.

La *phobie sociale* est définie par la peur persistante et intense d'une ou plusieurs situations sociales ou bien de situations de performance durant lesquelles le patient est en contact avec des gens non familiers ou exposé à l'observation attentive d'autrui. Le patient craint d'agir de façon embarrassante ou humiliante. On distingue les phobies sociales focalisées, ne concernant que quelques situations phobogènes (par exemple, peur de parler en public), et les phobies sociales généralisées, concernant la plupart des situations sociales.

CAUSES ET MÉCANISMES

Les causes des troubles phobiques ne sont pas connues et plusieurs théories explicatives sont proposées. La théorie cognitive et comportementale est à connaître et son explication au patient fait partie intégrante de la thérapeutique. La phobie serait acquise par conditionnement répondant et renforcée par conditionnement opérant. Le plus souvent, le conditionnement répondant résulte d'une expérience traumatique (par exemple, agression dans le métro). Il établit une association entre un stimulus neutre (le métro) et une réponse émotionnelle (la peur déclenchée par l'agression). Le plus souvent, le conditionnement opérant résulte d'un renforcement négatif par évitement. Il consiste à créer une association entre l'évitement d'un stimulus neutre (le métro) et la diminution d'une réponse émotionnelle (la peur). Plus le patient évite, plus son anxiété diminue, plus le stimulus devient anxiogène, plus le patient évite, etc. Selon le patient, c'est la peur qui est à l'origine de l'évitement. Selon la théorie cognitive et comportementale, c'est l'évitement qui est à l'origine de la peur.

Par ailleurs, la prédisposition aux troubles phobiques comporte certains traits de personnalité innés, dits de tempérament. Ces traits de personnalité prédisposent essentiellement à l'évitement des stimuli anxiogènes, donc à la consolidation d'un trouble phobique par renforcement négatif.

TRAITEMENT

En l'absence de complication, le traitement des troubles phobiques est ambulatoire. Il repose sur la chimiothérapie et/ou les thérapies cognitives et comportementales.

La chimiothérapie est indiquée dans la phobie sociale et l'agoraphobie avec attaques de panique. Elle repose sur un antidépresseur sérotoninergique (par exemple, **paroxétine**, *DEROXAT* 20 mg 1 cp./j). En cas d'anxiété de performance (trac) sans véritable phobie sociale, on pourra avoir recours à la prise ponctuelle d'un *β-bloquant* (par exemple, **propranolol**, *AVLOCARDYL* 40 mg ¼ cp. 1 h avant exposition). En l'absence d'attaque de panique, on évitera la prise ponctuelle *de benzodiazépines* qui s'apparente à une conduite d'évitement.

La thérapie cognitive et comportementale a montré son efficacité dans les troubles phobiques. Il s'agit du traitement de référence des phobies spécifiques. Elle repose sur la relaxation et l'exposition :

- La relaxation comportementale utilise le contrôle de la respiration et/ou de la tension musculaire.
- L'exposition consiste à s'opposer aux conduites d'évitement en s'exposant au stimulus anxiogène de manière régulière et prolongée.

En pratique, l'efficacité de la technique nécessite de s'exposer suffisamment longtemps pour ressentir une diminution de l'anxiété d'au moins 50 %. Une exposition irrégulière et courte aggrave le trouble. L'exposition peut être progressive ou brutale, imaginaire ou réelle. Sa réalisation implique souvent une pratique concomitante de la relaxation. En cas de phobie sociale, la thérapie cognitive et comportementale repose également sur des techniques d'affirmation de soi.

Une psychothérapie psychanalytique peut être proposée en fonction des attentes du patient.

PRONOSTIC

Les phobies spécifiques et la phobie sociale focalisée ont généralement un meilleur pronostic que l'agoraphobie et la phobie sociale généralisée. Comme pour tous les troubles anxieux, les complications à redouter sont la dépression et le risque suicidaire associé, l'abus ou à la dépendance à une substance (en particulier alcool et benzodiazépines) et le handicap social généré par l'évitement. La phobie sociale est associée à un risque particulièrement élevé d'alcoolisme secondaire. Cet alcoolisme accentue le risque de dépression et de conduites suicidaires.

FICHE INFIRMIÈRE

EXAMENS

Les troubles phobiques ne nécessitent pas d'examen complémentaire.

SURVEILLANCE DU TRAITEMENT

SOINS – TRAITEMENT

En l'absence de complication, le traitement du trouble d'anxiété généralisé est ambulatoire (*cf.* Anxiété généralisée, p. 1451). Le traitement médicamenteux est administré *per os*.

EFFICACITÉ DU TRAITEMENT

L'efficacité du traitement s'apprécie sur la diminution de l'anxiété lors de la confrontation aux stimuli phobogènes et sur la diminution de l'anxiété anticipatoire. L'objectif du traitement est de diminuer la souffrance subjective du patient et le retentissement des troubles phobiques sur sa qualité de vie.

EFFETS INDÉSIRABLES

Les benzodiazépines, dont la prescription ne peut dépasser 12 semaines sans réévaluation, peuvent entraîner une somnolence. Une réduction de posologie est alors nécessaire.

Les effets indésirables des traitements antidépresseurs ISRS (inhibiteurs sélectifs de recapture de la sérotonine) sont souvent transitoires ou cèdent après ajustement de la posologie. Ils peuvent justifier un changement de molécule s'ils sont mal tolérés et susceptibles d'entraîner une malobservance (par exemple, impuissance). En cas de surdosage sous antidépresseurs ISRS, un tableau de syndrome sérotoninergique peut apparaître : confusion, agitation, syndrome pyramidal, tremblement, myoclonies, ataxie, convulsion, voire coma.

Rare mais grave, ce tableau impose l'arrêt immédiat du traitement.

Les β-bloquants utilisés dans l'anxiété de performance peuvent entraîner une bradycardie et une hypotension orthostatique qui nécessitent de réduire la posologie.

ÉDUCATION ET CONSEILS

Les mécanismes cognitifs et comportementaux qui sous-tendent les phobies doivent être expliqués au patient. Il faut insister sur l'intérêt et sur l'importance de la psychothérapie et, le cas échéant, sur les bénéfices attendus d'un traitement médicamenteux. Concernant la phobie sociale, il faut encourager le patient à évoquer d'éventuelles alcoolisations avec le médecin. Le risque d'alcoolisme secondaire doit être clairement exposé en distinguant bien les effets anxiolytiques et dépressogènes de l'alcool.

TROUBLES OBSESSIONNELS COMPULSIFS (TOC)

FICHE MALADIE

DÉFINITION

Les obsessions sont des idées et/ou des images répétitives et stéréotypées qui font intrusion dans les pensées du malade. Les obsessions sont caractérisées par leur caractère intrusif, égodystonique (vécues par le sujet comme étrangères voire contraires à son système de valeurs) et incontrôlable. Elles sont toutefois identifiées par le patient comme étant produites par son propre psychisme.

Les compulsions sont des activités répétitives et stéréotypées que le patient se sent contraint d'effectuer. Classiquement, les compulsions répondent aux obsessions du patient et diminuent l'anxiété liée aux obsessions.

Les troubles obsessionnels compulsifs (TOC) sont définis par l'existence d'obsessions et/ou de compulsions suffisamment intenses pour entraîner une souffrance importante et/ou un retentissement sur la vie quotidienne du sujet. Certaines associations sont classiques : les « laveurs » présentent des obsessions à type de contamination et/ou de saleté et des compulsions à type de rituels de lavage ; les « vérificateurs » présentent des obsessions à type de doute pathologique (par exemple, avoir verrouillé une porte) et des compulsions à type de vérification.

CAUSES ET MÉCANISMES

Les causes des TOC ne sont pas connues et plusieurs théories explicatives sont proposées. Les théories psychanalytiques insistent sur la notion de névrose obsessionnelle qui associe les TOC à une structure de personnalité obsessionnelle. Cette association est en réalité peu fréquente (environ 15 % des cas). Les théories cognitives et comportementales insistent sur les distorsions cognitives (catastrophisme) et le renforcement négatif par les compulsions. Les théories biologiques insistent sur le défaut d'inhibition de programmes moteurs archaïques. Ces différentes approches ne sont pas exclusives.

Enfin, certaines lésions cérébrales s'accompagnent de symptômes obsessionnels et/ou compulsifs. Le tableau clinique est en général atypique ou incomplet.

TRAITEMENT

En l'absence de complication, le traitement des TOC est ambulatoire. Il repose sur la chimiothérapie et/ou la thérapie cognitive et comportementale. En raison d'un retentissement socioprofessionnel parfois majeur, le maintien d'une activité professionnelle est une priorité dans le traitement des TOC.

La chimiothérapie repose sur les antidépresseurs sérotoninergiques sélectifs (**fluoxétine**, *PROZAC*, **paroxétine**, *DEROXAT*, **sertraline**, *ZOLOFT*) ou non sélectifs (**clomipramine**, *ANAFRANIL*). L'effet anti-obsessionnel de ces molécules est retardé et indépendant de leur effet antidépresseur. Il s'agit d'un effet continu, lent et progressif pouvant survenir après 8 à 12 semaines de traitement. En cas de réponse au traitement, celui-ci sera maintenu au moins 6 à 12 mois avant d'envisager une réduction de la dose.

La thérapie cognitive et comportementale a montré son efficacité dans les TOC. Elle repose sur la restructuration cognitive et des techniques comportementales d'exposition et de prévention de la réponse. Ces techniques sont particulièrement efficientes en cas de compulsions extériorisées. Les TOC avec obsessions prédominantes, voire sans compulsion, répondent mieux à une chimiothérapie en première intention. En cas de TOC sévère et chronique, l'association de la psychothérapie et de la chimiothérapie se justifie d'emblée.

La psychothérapie psychanalytique montre des résultats inconstants, limités aux TOC peu sévères chez des patients demandeurs de ce type de prise en charge.

PRONOSTIC

Environ 50 % des patients sont améliorés par une monothérapie sérotoninergique. On ne connaît pas de facteur prédictif de la réponse aux antidépresseurs sérotoninergiques. Environ 70 % des patients sont améliorés par la thérapie cognitive et comportementale. Après arrêt du traitement, cette amélioration est plus durable que celle obtenue avec la chimiothérapie. Tous traitements confondus, moins de 50 % des patients entrent en rémission (disparition des symptômes). Comme pour tous les troubles anxieux, les complications à redouter sont la dépression et le risque suicidaire associé, l'abus ou la dépendance à une substance (en particulier alcool et benzodiazépines) et le handicap socioprofessionnel.

FICHE INFIRMIÈRE

EXAMENS

Quand lasymptomatologieesttypique, les-TOC ne nécessitent pas d'examens complémentaires. La prescription de **clomipramine** (*ANAFRANIL*) nécessite au minimum la réalisation d'un ECG afin de dépister une contre-indication au traitement.

SURVEILLANCE DU TRAITEMENT

SOINS – TRAITEMENT

En l'absence de complication, le traitement de l'état de stress post-traumatique est ambulatoire. Le traitement médicamenteux est administré *per os*.

EFFICACITÉ DU TRAITEMENT

L'efficacité du traitement des TOC s'apprécie à moyen terme sur la diminution de la fréquence des obsessions et des compulsions. L'objectif du traitement à long terme est de diminuer la souffrance subjective du patient et le retentissement des TOC sur sa qualité de vie. L'effet anti-obsessionnel de ces molécules est retardé et indépendant de leur effet antidépresseur. Il s'agit d'un effet continu, lent et progressif pouvant survenir après 8 à 12 semaines de traitement. En cas de réponse au traitement, celui-ci sera maintenu au moins 6 à 12 mois avant d'envisager une réduction de la dose.

EFFETS INDÉSIRABLES

Les effets indésirables des traitements antidépresseurs ISRS (inhibiteurs sélectifs de recapture de la sérotonine) sont souventtransitoires ou cèdent après ajustement de la posologie. Ils peuvent justifier un changement de molécule s'ils sont mal tolérés et susceptibles d'entraîner une malobservance (par exemple, impuissance). En cas de surdosage sous antidépresseurs ISRS, un tableau de syndrome sérotoninergique peut apparaître : confusion, agitation, syndrome pyramidal, tremblement, myoclonies, ataxie, convulsion, voire coma. Rare mais grave, ce tableau impose l'arrêt immédiat du traitement.

Les antidépresseurs tricycliques (par exemple, **clomipramine**, *ANAFRANIL*) sont moins bien tolérés que les *ISRS*. Ils sont contre-indiqués en cas de glaucome à angle fermé, d'adénome prostatique et d'infarctus récent. L'intoxication médicamenteuse volontaire par antidépresseurs tricycliques est potentiellement mortelle et impose une hospitalisation en urgence.

ÉDUCATION ET CONSEILS

Il faut expliquer au patient que les TOC sont une maladie fréquente et l'encourager à se documenter sur ses troubles auprès de l'AF-TOC (Association française des troubles obsessionnels compulsifs). Il faut également expliquer les bénéfices attendus du traitement. Le délai d'action, relativement long, de la psychothérapie et/ou des traitements médicamenteux doit être précisé. ▶

Il est inutile sinon nuisible de raisonner le patient (« Mais enfin, ça ne sert à rien de faire ça »). Cette attitude n'est pas thérapeutique et peut renforcer l'autodépréciation du patient. Si le patient justifie ses compulsions, on peut utiliser le questionnement (« Que se passerait-il si vous ne le faisiez pas ? ») pour amener le patient à verbaliser des cognitions catastrophiques. Concernant les obsessions, on peut conseiller au patient de ne pas lutter contre leur survenue mais de simplement attendre leur disparition. Il faut insister sur l'importance de poursuivre une activité professionnelle, avec aménagement adéquat si les symptômes sont trop importants.

FICHE PHARMACOLOGIE

ANTIPSYCHOTIQUES

Phénothiazines aliphatiques

■ Chlorpromazine

LARGACTIL					
Psychoses aiguës : 100 à 600 mg/j Psychoses chroniques : 25 à 150 mg/j État d'agitation, états maniaque et hypomaniaque : 100 à 350 mg/j Syndrome confusionnel : 25 à 100 mg/j en 2 ou 3 prises Manifestation d'agressivité des psychoses de l'adulte : 1 à 2 amp. x 3/j en IM Préparation à l'anesthésie	50 cp. séc. 25 mg 30 cp. séc. 100 mg 1 fl. 30 mL sol. buv. 1 200 gttes (1 mg = 1 gtte) 5 amp. inj. 25 mg/5 mL	2,60 4,52 2,90 5,75	I I I I	65 % 65 % 65 % 65 %	0,05 0,15 2,90 1,15

■ Lévomépromazine

NOZINAN					
États anxieux accompagnant les états psychotiques aigus : 50 à 300 mg/j État d'excitation psychomotrice : accès maniaque, bouffées délirantes : 50 à 200 mg/j en 2 à 3 prises Mélancolie anxieuse et dépression grave : 50 à 150 mg/j en 2 prises États psychotiques chroniques : 50 à 100 mg/j en 1 ou 2 prises	20 cp. séc. 25 mg 20 cp. séc. 100 mg 1 fl. sol. buv. 40 mg/mL 1 200 gttes (1 mg = 1 gtte) 1 fl. sol. buv. 40 mg/mL 5 000 gttes (1 mg = 1 gtte) 5 amp. sol. inj. IM 25 mg/1 mL	3,58 10,60 6,03 HOP 1,81	I I I I I	65 % 65 % 65 % 65 %	0,18 0,53 6,03 0,36

Phénothiazines pipéridinées

■ Propériciazine

NEULEPTIL					
Agressivité au cours des affections psychiatriques : 10 à 60 mg/j Traitement d'appoint des psychoses chroniques : 50 à 200 mg/j	50 gél. 10 mg 1 fl. sol. buv 1 % 1 200 gttes (0,25 mg = 1 gtte) 1 sol. buv. 4 % 1 200 gttes (1 mg = 1 gtte)	5,87 2,86 5,61	I I I	65 % 65 % 65 %	0,12 2,86 5,61

■ Pipotiazine

PIPORTIL					
Psychoses chroniques : délires chroniques, schizophrénies, psychoses hallucinatoires chroniques 5 à 20 mg/j, max 30 mg/j	20 cp. séc. 10 mg	11,02	I	65 %	0,55

Thioxanthènes

■ Zuclopenthixol

CLOPIXOL					
États psychotiques aigus et chroniques (schizophrénies, délire chronique, psychose hallucinatoire chronique) : 20 à 200 mg/j en 2 à 3 prises États d'agitation psychomotrice au cours des schizophrénies, des états maniaques : 50 à 200 mg/j Déséquilibre psychopathique grave : 50 à 150 mg/j	30 cp. 10 mg 30 cp. 25 mg 56 cp. 25 mg	4,08 9,12 HOP	I I I	65 % 65 %	0,14 0,30

■ Flupentixol

FLUANXOL					
Traitement d'attaque des psychoses à dominante déficitaire, anxieuse et dépressive : 50 à 200 mg/j Traitement des psychoses chroniques : 20 à 50 mg/j en 1 prise États d'excitation et d'agitation psychomotrice : 100 à 200 mg/j en 2 à 3 prises	1 fl. sol. buv. 4 % 400 gttes (1 mg = 1 gtte)	5,34	I	65 %	5,34

Benzamides

■ Sulpiride ©

DOGMATIL					
Psychoses aiguës : 400 à 1 600 mg/j en 2 à 3 prises Psychoses déficitaires : 50 à 500 mg/j	30 gél. 50 mg 100 gél. 50 mg 12 cp. séc. 200 mg 150 cp. séc. 200 mg 1 sol. buv. 1 g/200 mL 40 càc 25 mg (5 mg = 20 gttes)	2,32 HOP 2,64 HOP 1,62	I I I I I	30 % 65 % 30 %	0,08 0,22 1,62

■ Amisulpride ©

SOLIAN					
Psychoses productives : schizophrénies paranoïdes et troubles délirants persistants : 300 à 1 000 mg/j en 2 à 3 prises Psychoses déficitaires : 50 à 150 mg/j	30 cp. séc. 100 mg 150 cp. séc. 100 mg 60 cp. séc. 200 mg 30 cp. séc. 400 mg 6 amp. inj. 200 mg/4 mL 1 fl. sol. buv. 60 mL (100 mg/mL) avec pipette doseuse	9,39 HOP 36,22 13,23 HOP 39,98	I I I I I I	65 % 65 % 65 % 65 %	0,31 0,60 0,44 39,98

■ Tiapride ©

TIAPRIDAL					
États d'agitation et d'agressivité chez le sujet âgé et l'éthylique : 200 à 400 mg Ex : 2 à 4 amp. en IM/j Algies intenses et rebelles Mouvements choréiques : 300 à 800 mg/j	20 cp. séc. 100 mg 150 cp. 100 mg 12 amp. 100 mg/2 mL 1 fl. 30 mL sol. buv. 5 mg = 1 gtte	2,15 HOP 4,09 10,09	I I I I	30 % 30 % 30 %	0,11 0,34 10,09

Butyrophénones

■ Halopéridol

HALDOL					
États psychotiques aigus : 5 à 30 mg/j États psychotiques chroniques : 3 à 8 mg/j en traitement d'entretien	40 cp. 1 mg 30 cp. 5 mg 5 amp. inj. 5 mg/mL 1 fl. 30 mL sol. buv. 2 mg/mL 1 mg = 10 gttes	1,09 2,07 1,14 1,56	I I I I	30 % 65 % 65 % 65 %	0,03 0,07 0,23 1,56

■ Pipampérone

DIPIPÉRON					
États d'agressivité, en particulier sujet âgé : 5 à 10 gttes x 3/j Psychoses chroniques : 40 à 120 mg/j	20 cp. 40 mg 1 fl. 30 mL sol. buv. 4 % 600 gttes (2 mg = 1 gtte)	1,41 1,97	I I	65 % 65 %	0,07 1,97

Dibenzo-oxazépine

■ Loxapine

LOXAPAC					
Psychoses chroniques : 50 à 300 mg/j Psychoses aiguës, états d'agitation, états maniaques : 200 à 600 mg/j en 2 à 3 prises	30 cp. 25 mg 30 cp. 50 mg 30 cp. 100 mg 1 fl. sol. buv. 25 mg/mL 1 mg = 1 gtte 10 amp. inj. 50 mg/2 mL	4,33 8,58 15,39 3,53 HOP	I I I I I	65 % 65 % 65 % 65 %	0,14 0,29 0,51 3,53

Apparentés aux butyrophénones

■ Pimozide

ORAP					
Psychoses chroniques : – antidéficitaire : 1 à 3 mg/j – antiproductif : 4 à 20 mg/j	30 cp. 1 mg 30 cp. 4 mg	1,42 3,96	I I	65 % 65 %	0,05 0,13

■ Penfluridol

SÉMAP					
États psychotiques chroniques A. 1 à 3 cp. en 1 prise hebdomadaire Sujet âgé : 1 cp. en 1 prise hebdomadaire	6 cp. 20 mg	2,77	I	65 %	0,46

ANTIPSYCHOTIQUES CLASSIQUES D'ACTION PROLONGÉE

■ Zuclopenthixol décanoate

CLOPIXOL ACTION PROLONGÉE					
Traitement initial des psychoses aiguës, des états maniaques, et des moments féconds des psychoses chroniques : 50 à 200 mg en 1 seule inj. en IM profonde pour 72 h À renouveler rarement 8 h après la 1re inj. Prévoir relais *per os* après 72 h	1 amp. inj. (IM) 200 mg/mL	6,17	I	65 %	6,17

■ Zuclopenthixol acétate

CLOPIXOL ACTION SEMI-PROLONGÉE					
Psychoses chroniques : schizophrénies, délire paranoïde, psychose hallucinatoire chronique – Phase initiale : 0,5 amp. en IM profonde puis 1 amp. la semaine suivante – Phase d'entretien : 1 à 2 amp. en IM profonde/2 à 4 sem.	5 amp. inj. (IM) 50 mg/mL	HOP	I		

PSYCHIATRIE

Flupentixol décanoate

FLUANXOL LP					
Psychoses chroniques : – à visée antidéficitaire : 20 à 80 mg toutes les 2 sem. en IM profonde – à visée antidélirante : 80 à 300 mg en IM profonde toutes les 2 à 3 sem.Traitement de fond des troubles du comportement chez les éthyliques : 100 mg en IM toutes les 3 sem.(risque de dyskinésie tardive)	1 amp. inj. 100 mg/mL	6,17	I	65 %	6,17

Pipotiazine

PIPORTIL L4					
Psychoses chroniques : 20 à 200 mg en IM profondes toutes les 3 à 4 sem.	3 amp. 25 mg/mL 1 amp. 100 mg/4 mL	9,63 9,20	I I	65 % 65 %	3,21 9,20

Rispéridone ©

RISPERDALCONSTA LP					
Psychoses aiguës et chroniques en particulier schizophrénies en relais du traitement *per os* : 1 injection IM/2 sem. avec poursuite du RISPERDAL *per os* en relais pendant 3 sem.	1 amp. 25 mg/2 mL 1 amp. 37,5 mg/2 mL 1 amp. 50 mg/2 mL	67,40 87,29 107,21	I I I	65 % 65 % 65 %	67,40 87,29 107,21

Aripiprazole

ABILIFY MAINTENA					
Traitement d'entretien en IM de la schizophrénie chez l'adulte équilibré sous traitement, en relais de la forme orale A. 300 à 400 mg x 1/mois Si traitement par inhibiteur CYP3A4 ou du CYP2D6 : 160 à 200 mg	1 fl. (pdre + solv) 300 mg/2 mL 1 ser. prér. 400 mg	238,33 238,33	I I	65 % 65 %	238,33 238,33

Palipéridone ©

XEPLION					
Traitement d'entretien de la schizophrénie chez l'adulte stabilisé ou ayant répondu à la **rispéridone** ou la **palipéridone** : 1 inj. IM dans le deltoïde à J1 = 150 mg et J8 ± 2 j = 100 mg puis 1 inj. mensuelle (± 7 j) Dose d'entretien : 75 mg à adapter en fonction de la tolérance et de l'efficacité entre 25 et 150 mg À administrer dans le deltoïde ou le fessier Ne doit pas être utilisée si le contrôle immédiat des symptômes est recherché	1 ser. prér. 25 mg 1 ser. prér. 50 mg 1 ser. prér. 75 mg 1 ser. prér. 100 mg 1 ser. prér. 150 mg	71,46 142,53 185,10 227,57 340,75	I I I I I	65 % 65 % 65 % 65 % 65 %	71,46 142,53 185,10 227,57 340,75

TREVICTA					
Traitement d'entretien trimestriel de la schizophrénie chez les patients adultes cliniquement stables sous injections mensuelles de **palipéridone** A. 175 à 525 mg/prise toutes les 10 à 14 sem. Conversion inj. mensuelle → trimestrielle Dose mensuelle : 50 mg → dose initiale trimestrielle : 175 mg Dose mensuelle : 75 mg → dose initiale trimestrielle : 263 mg Dose mensuelle : 100 mg → dose initiale trimestrielle : 350 mg Dose mensuelle : 150 mg → dose initiale trimestrielle : 525 mg	1 ser. prér. 175 mg 1 ser. prér. 263 mg 1 ser. prér. 350 mg 1 ser. prér. 525 mg	475,52 612,78 746,35 1 102,31	I I I I	65 % 65 % 65 % 65 %	475,52 612,78 746,35 1 102,31

■ Halopéridol

HALDOL DECANOAS					
États psychotiques chroniques : 1 inj. IM toutes les 4 sem.	1 amp. inj. 50 mg/mL 5 amp. inj. 50 mg/mL	2,77 11,61	I I	65 % 65 %	2,77 2,32

ANTIPSYCHOTIQUES ATYPIQUES

Dibenzodiazépines

■ Clozapine ©

LÉPONEX					
Schizophrénies résistantes : 50 à 800 mg/j Délivrance particulière : spécialistes et psychiatres Surveillance régulière de la NFS avec un carnet de contrôle	28 cp. 25 mg 28 cp. 100 mg	4,10 13,56	I I	65 % 65 %	0,15 0,48

Les génériques sont conditionnés /30 cp.

■ Olanzapine ©

ZYPREXA					
Schizophrénie : 10 mg/j en 1 seule prise avec adaptation posologique de 5 à 20 mg/j en fonction de l'état clinique du patient Épisode maniaque : 15 mg/j puis idem schizophrénie Trouble bipolaire : prévention des rechutes chez un patient ayant répondu au *ZYPREXA* lors d'un épisode maniaque	28 cp. 5 mg 28 cp. 7,5 mg 28 cp. 10 mg 56 cp. 10 mg 1 fl. sol. inj. IV 10 mg	23,83 15,91 HOP HOP	I I I I I	65 % 65 % NR 	0,85 0,57

ZYPREXA VELOTAB					
Idem *ZYPREXA*	28 cp. orod. 5 mg 28 cp. orod. 10 mg	23,83	I I	65 % NR	0,85

■ Quétiapine ©

XEROQUEL LP					
Voie orale, une seule prise quotidienne Schizophrénie : 300 mg à J1, 600 mg à J2 Traitement d'entretien : 400-800 mg/j Épisode dépressif caractérisé : 50 mg à J1, 100 mg à J2, 200 mg à J3 et 300 mg à J4 Entretien : 200-600 mg/j Troubles bipolaires : 300-800 mg/j À adapter en fonction de la clinique, des caractéristiques du patient et du traitement associé	10 cp. 50 mg LP 30 cp. 50 mg LP 100 cp. 50 mg LP 30 cp. 300 mg LP 60 cp. 300 mg LP 100 cp. 300 mg LP 30 cp. 400 mg LP 60 cp. 400 mg LP 100 cp. 400 mg LP	6,57 19,60 HOP 36,78 73,14 HOP 54,41 108,40 HOP	I I I I I I I I I	65 % 65 % 65 % 65 % 65 % 65 %	0,66 0,65 1,23 1,22 1,81 1,81

Benzisoxazole

■ Rispéridone ©

RISPERDAL					
A. psychoses aiguës et chroniques en particulier schizophrénies : 4 à 8 mg/j Traitement à court terme des épisodes maniaques aigus modérés à sévères E. troubles du comportement (tels que hétéro-agressivité, automutilation, impulsivité majeure, et stéréotypies sévères) observés dans les syndromes autistiques, en monothérapie	60 cp. 1 mg 60 cp. 2 mg 30 cp. 4 mg 1 fl. 30 mL sol. buv. 1 mg/mL avec seringue doseuse 1 fl. 60 mL sol. buv. 1 mg/mL avec seringue doseuse 1 fl. 120 mL sol. buv. 1 mg/mL avec seringue doseuse	8,11 16,13 8,53 5,11 10,14 20,23	I I I I I I	65 % 65 % 65 % 65 % 65 % 65 %	0,14 0,27 0,28 5,11 10,14 20,23

Dihydroxyquinolone

■ Aripiprazole ©

ABILIFY					
Schizophrénie : 15 mg/j en une seule prise Traitement et prévention des récidives des épisodes maniaques modérés à sévères des troubles bipolaires de type I A. 15 à 30 mg/j en une seule prise E. > 13 ans : 2 mg/j les premiers j, 5 mg/j les j suivants pour atteindre 10 mg/j pendant 12 sem. et posologie d'entretien	28 cp. 5 mg 28 cp. 10 mg 28 cp. 15 mg 28 cp. orod. 10 mg 28 cp. orod. 15 mg 1 fl. 150 mL sol. buv. 1 mg/mL 1 inj. IV 7,5 mg/mL	23,83 23,83 23,83 23,83 23,83 35,37 HOP	I I I I I I I	65 % 65 % 65 % 65 % 65 % 65 %	0,85 0,85 0,85 0,85 0,85 35,37

ANTIPSYCHOTIQUE ATYPIQUE D'ACTION PROLONGÉE

Olanzapine ©

ZYPADHERA					
Traitement de maintien chez les patients adultes schizophrènes 1 inj. toutes les 2 à 4 sem.	1 inj. IM 210 mg LP 1 inj. IM 300 mg LP 1 inj. IM 405 mg LP	HOP HOP HOP	I I I		

Propriétés

Le terme **antipsychotique** a remplacé celui de neuroleptique.

Delay et Denicker ont défini les **antipsychotiques** comme des molécules capables :

- d'entraîner une sédation et une réduction des états d'agitation et d'excitation ;
- d'avoir une activité antidélirante et sur les hallucinations ;
- de créer d'un état d'indifférence psychomotrice ;
- de produire des symptômes extrapyramidaux ;
- d'agir principalement au niveau sous-cortical.

On distingue actuellement des **antipsychotiques** conventionnels de 1re génération et des **antipsychotiques dits de 2e génération, ou atypiques (APA)**. Il n'existe pas à l'heure actuelle de consensus pour définir les propriétés des APA. La notion d'atypicité correspond au fait que ces molécules ne répondent pas à la définition classique, en particulier parce qu'elles induisent moins d'effets extrapyramidaux par diminution des effets anti-D2 nigrostrié, par effets anti-5HT2. L'effet anti-5HT2 est également responsable d'une diminution des effets indésirables au niveau hypothalamohypohysaire (moins d'aménorrhée-galactorrhée) et mésocortical (moins de symptômes négatifs secondaires).

Les **antipsychotiques** bloquent principalement les récepteurs centraux dopaminergiques (D1, D2, D3, D4).

Ils possèdent également à des degrés divers des propriétés anticholinergiques, adrénolytiques, antisérotoninergiques 5-HT2, antihistaminiques H1. Ces différents sites d'action expliquent les effets thérapeutiques variés des **antipsychotiques** et les différences d'action observées entre ces molécules.

L'**aripiprazole** (*ABILIFY*) est un agoniste dopaminergique partiel. Il occupe les récepteurs dopaminergiques centraux dont il diminue la disponibilité pour la dopamine endogène.

En dehors de leurs propriétés antipsychotiques, les **antipsychotiques** peuvent être utilisés en anesthésie, comme antiémétisants et contre les manifestations allergiques.

Les classifications sont établies à partir des effets thérapeutiques prédominants, des effets indésirables, de la possibilité d'utilisation en urgence.

Classification thérapeutique des antipsychotiques

ANTIPSYCHOTIQUES SÉDATIFS	ANTIPSYCHOTIQUES ANTIPRODUCTIFS	ANTIPSYCHOTIQUES ANTIDÉFICITAIRES
• *LARGACTIL* • *FLUANXOL* • *NOZINAN* • *NEULEPTIL* • *TERCIAN* • *CLOPIXOL* • *TIAPRIDAL* • *DIPIPÉRON*	• *HALDOL* • *PIPORTIL* • *SÉMAP* • *LOXAPAC*	• *ORAP* • *PIPORTIL* • *SOLIAN* • *DOGMATIL*

Classification des antipsychotiques en fonction de leur atypicité

ANTIPSYCHOTIQUES ATYPIQUES	ANTIPSYCHOTIQUE ATYPIQUE DE NOUVELLE GÉNÉRATION
• *LÉPONEX* • *ZYPREXA* • *RISPERDAL* • *XEROQUEL*	• *ABILIFY*

Antipsychotiques utilisés préférentiellement en situation d'urgence : *CLOPIXOL*, *LOXAPAC*, *ABILIFY*.

Indications

Les **antipsychotiques** sont indiqués de façon privilégiée dans le traitement des troubles psychotiques aigus et chroniques : troubles délirants persistants, schizophrénies, troubles psychotiques aigus et transitoires. Ils constituent un traitement symptomatique d'appoint dans les troubles affectifs délirants maniaques ou dépressifs, les syndromes confusionnels, les états d'agitation, les états d'angoisse sévères avec dépersonnalisation, les troubles de personnalité limite, les états névrotiques graves.

Dans tous les cas, le maintien au long cours de ces traitements doit être régulièrement rediscuté en tenant compte du risque de dyskinésie tardive.

Les indications neurologiques des **antipsychotiques** sont les tics et la maladie de Gilles de la Tourette. Les antipsychotiques atypiques (**clozapine**) auraient un intérêt dans les formes graves de la maladie de Parkinson avec symptômes psychotiques.

Contre-indications

Il n'existe pas de réelle contre-indication absolue aux **AP**. Les contre-indications sont liées aux effets indésirables de ces médicaments. L'emploi des **AP** est déconseillé dans les situations cliniques suivantes :

- maladie de Parkinson en raison du risque de majoration des signes extrapyramidaux ;
- dyskinésie tardive (cf. ci-après) ;
- phéochromocytome pour les benzamides ;
- glaucome à angle fermé, adénome de prostate pour les AP anticholinergiques ;
- toute fièvre inexpliquée ;
- les syndromes catatoniques (contre-indication initiale aux AP en raison du risque accru de syndrome malin) ;
- en cas d'antécédents d'agranulocytose, éviter la **clozapine** ;
- arythmie, angor, éviter les **phénothiazines** ;
- porphyrie ; utiliser préférentiellement la **chlorpromazine** (*LARGACTIL*).

Précautions d'emploi

Grossesse : la grossesse constitue une contre-indication relative aux **antipsychotiques.**

Les nouveaux **antipsychotiques** n'ont pas encore démontré leur absence d'effets tératogènes. On évite également de prescrire au 1er trimestre et à l'approche du terme.

Chlorpromazine (*LARGACTIL*) et **halopéridol** (*HALDOL DECANOAS*) : possibles toute la grossesse. Si le traitement est poursuivi jusqu'à l'accouchement, en particulier à fortes doses, tenir compte d'un risque possible chez le nouveau-né de signes atropiniques (tachycardie, etc.), de signes extrapyramidaux (hypertonie, etc.) et de sédation. Les signes atropiniques sont majorés en cas d'association aux correcteurs antiparkinsoniens.

Risque d'hypotension maternelle lors de l'utilisation de la forme injectable.

Envisageables toute la grossesse : **lévomépromazine, pipotiazine, propériciazine, amisulpride, sulpiride, tiapride, lévomépromazine, pipotiazine, propériciazine, clozapine, loxapine, olanzapine.**

À éviter par prudence toute la grossesse : **pipampérone, flupentixol, zuclopenthixol, pimozide.**

En cours d'évaluation : **rispéridone, aripiprazole.**

Allaitement : déconseillé.

Effets indésirables

EFFETS PSYCHIATRIQUES

Somnolence souvent liée à une posologie trop importante (conducteurs de véhicules).

Syndrome confuso-onirique : principalement les produits anticholinergiques, lors d'administration chez le sujet âgé et en cas de lésion cérébrale. On conseille d'arrêter le traitement antipsychotique.

Dépression. L'effet dépressiogène des **antipsychotiques** est encore discuté. Dans ce cas on conseille généralement de réduire les doses d'**antipsychotique** et d'adjoindre un **antidépresseur** dans un second temps.

Les **antipsychotiques** antidéficitaires administrés à faible dose peuvent entraîner parfois une réactivation délirante et anxieuse transitoire. Il faut distinguer cet effet des symptômes de l'akathisie.

EFFETS NEUROLOGIQUES

Ils sont d'autant plus marqués que le produit possède des propriétés antiproductives et antidopaminergiques. Les **antipsychotiques atypiques** induisent peu ce type de troubles neurologiques.

▶ Dyskinésies et dystonies aiguës précoces

Trismus, torticolis, plafonnement du regard, crise oculogyre, etc. Impressionnants, ils cèdent à la prise de correcteurs anticholinergiques injectables (**tropatépine**, *LEPTICUR* 10 mg 1 amp. *per os* ou IM si besoin). Ils surviennent précocement en début de traitement.

▶ Syndrome parkinsonien d'imprégnation aux antipsychotiques

Akinésie, bradykinésie, hypertonie extrapyramidale, tremblement parkinsonien. Ils surviennent plus tardivement après 2 à 3 sem. de traitement. En fonction de la réponse thérapeutique, on peut, dans un premier temps, conseiller la réduction de la posologie de **antipsychotiques** et dans un second temps prescrire un correcteur **antiparkinsonien**, ex : **tropatépine**, *LEPTICUR* 1 cp. x 2/j, **bipéridène** (*AKINETON RETARD*), 1 cp. x 2/j.

▶ Syndrome hyperkinétique

Akathasie-tasikinésie. Le syndrome d'impatience motrice et psychique est très mal toléré par les patients. Le syndrome hyperkinétique répond mal aux **antiparkinsoniens**. On peut proposer de diminuer les doses de **antipsychotiques** (il existe des akathasies de sevrage) ou d'associer des **β-bloquants** : **propranolol** 40 mg ¼ à ½ x 3/j ou des **benzodiazépines** : **diazépam** (*VALIUM*) 10 à 30 mg/j.

▶ Dyskinésies tardives

Redoutables, elles représentent à long terme le danger principal des traitements prolongés par **antipsychotiques**. Elles peuvent apparaître après quelques semaines (en particulier chez le sujet âgé) ou quelques mois voire années de traitement. De nombreux facteurs favorisent leur apparition : le sexe féminin, les troubles affectifs, la dose totale reçue de **antipsychotiques**, l'âge.

Certains schizophrènes présentent des dyskinésies tardives spontanées sans avoir jamais pris de **antipsychotiques**. Les dyskinésies tardives sont d'expressions cliniques très polymorphes. Elles sont plus fréquentes au niveau facial et axial : mouvements involontaires lents, syndrome bucco-linguo-facial, protrusion de la langue, rotation choréo-athétosique des membres, protrusion du bassin, dysphagies, dysphonies, difficultés respiratoires.

Les **antiparkinsoniens** ne sont pas efficaces pour corriger les dyskinésies tardives. Le traitement est préventif et consiste à arrêter les **antipsychotiques** lorsque la prescription n'est plus justifiée. S'il est nécessaire de poursuivre le traitement antipsychotique et en cas d'apparition des dyskinésies tardives, on peut conseiller les **benzodiazépines** type **clonazépam** (*RIVOTRIL*) ou **diazépam** (*VALIUM*), réduire les doses d'**antipsychotique** ou changer pour les molécules atypiques type **olanzapine.**

EFFETS NEUROVÉGÉTATIFS

Ils sont plus fréquents avec les **antipsychotiques** sédatifs (**phénothiazines** et anticholinergiques) : hypotension orthostatique, à l'origine de chutes, effets atropiniques.

EFFETS MÉTABOLIQUES

Les **antipsychotiques**, en particulier **atypiques** (p. ex. **olanzapine** : *ZYPREXA*), augmentent plusieurs facteurs de risque cardiovasculaire : poids, cholestérolémie, glycémie. La surveillance de ces paramètres avant et après traitement est indispensable. Une prise en charge diététique précoce est souhaitable en cas de prise de poids, voire à visée préventive.

EFFETS CARDIOVASCULAIRES

Hypotension orthostatique, baisse de la pression diastolique, effet anesthésique local du myocarde, tachycardie, troubles de conduction : période réfractaire plus longue, temps de conduction ventriculaire plus lent, variation de l'excitabilité du nœud sinusal, blocs AV, arythmies, aplanissement de l'onde T, prolongation du segment QT.

INCIDENTS ET ACCIDENTS

Insuffisance hépatique

Réduire les posologies et privilégier les **butyrophénones**. Les **phénothiazines aliphatiques** sont contre-indiquées.

Insuffisance rénale

Pas de contre-indication mais adaptation des posologies. Chez les hémodyalisés et lors, par exemple, de phases psychotiques aiguës, on peut conseiller 10 mg d'**halopéridol** (*HALDOL*) en IV après la séance, à renouveler lors de la séance suivante.

Effets endocriniens

Prise de poids, trouble de la libido.

Dysménorrhée, aménorrhée, galactorrhée liée à l'hyperprolactinémie, surtout avec les **benzamides** (**amisulpride** : *SOLIAN*, **sulpiride** : *DOGMATIL*).

Autres effets

- **Effets oculaires** : rétinites pigmentaires, dépôts cornéens.
- **Effets dermatologiques** : rashs cutanés, pigmentation, réaction de photosensibilisation aux **phénothiazines** (*LARGACTIL*).
- **Effets digestifs** : hépatite cholestatique à la **chlorpromazine** (*LARGACTIL*), hépatite cytolytique plus rare.
- **Effets sanguins** : agranulocytose. Cet accident peut survenir avec tous les **antipsychotiques**, mais principalement avec la **clozapine** (0,5 à 1 % des prescriptions). Ce traitement impose une surveillance régulière et sa délivrance est conditionnée à la vérification hebdomadaire pendant 18 sem. puis mensuelle de la numération formule sanguine.

SYNDROME MALIN DES ANTIPSYCHOTIQUES (NEUROLEPTIQUES)

Bien que son incidence soit réputée faible (0,5 %), il est de gravité exceptionnelle (mortalité de 20 à 30 % des cas sans traitement, de 10 % avec traitement). Il serait observé chez le sujet jeune, de sexe masculin, lors d'injections répétées d'**antipsychotiques** incisifs et lors de troubles organiques associés. Il doit être redouté et recherché systématiquement devant toute fièvre inexpliquée sous **antipsychotiques**. Les autres signes rencontrés sont : torpeur, confusion, pâleur, sueurs, rigidité extrapyramidale diffuse, instabilité tensionnelle, tachycardie. Sur le plan biologique, il existe une hyperleucocytose, une élévation des enzymes hépatiques et des CPK.

Devant le moindre signe suspect, il est impératif d'arrêter les **antipsychotiques** et de mettre en place un traitement et une surveillance médicale.

Dans les formes graves, le malade est transféré en réanimation. On propose alors des traitements à base de **dantrolène**, de *PARLODEL*, voire des **corticoïdes**. Certains ont proposé un traitement par **nifédipine**. Le syndrome malin est apparenté aux hyperthermies malignes sous anesthésie, aux catatonies létales. On discute actuellement de l'intérêt thérapeutique des sismothérapies. Le traitement symptomatique est fondamental.

Le risque de récidive est inconnu, mais serait estimé à 50 %. Après 2 à 3 sem. d'arrêt des

antipsychotiques, on propose une molécule d'une classe différente ou un **antipsychotique** de famille différente à faible dose avec une surveillance étroite de la température.

Interactions médicamenteuses

L'association à la **lévodopa** est déconseillée en raison d'un antagonisme réciproque. Les **antipsychotiques** peuvent potentialiser les **antihypertenseurs** et les dépresseurs du SNC. L'association au **lithium** serait confusiogène. La coprescription de *DÉPAMIDE* ou *DÉPAKOTE* entraîne l'équivalent d'une augmentation de 30 à 40 % des doses de **antipsychotiques**.

TROUBLES HYSTÉRIQUES

FICHE MALADIE

DÉFINITION

Le diagnostic d'hystérie a disparu des classifications modernes au profit de plusieurs souscatégories diagnostiques : les troubles dissociatifs, les troubles de conversion et la personnalité histrionique.

Les *troubles dissociatifs* sont définis par l'OMS comme « une perte partielle ou complète des fonctions normales d'intégration des souvenirs, de la conscience de l'identité ou des sensations immédiates, et du contrôle des mouvements volontaires ». Ces troubles sont d'origine psychogènes et ne sont pas expliqués par une affection somatique, en particulier neurologique. Il s'agit donc d'un diagnostic d'exclusion, ne pouvant être porté qu'après élimination des autres causes par un bilan clinique et paraclinique.

La notion de *conversion* renvoie plus particulièrement à des symptômes sensoriels et/ou moteurs. Elle sous-entend que des affects pénibles sont convertis en symptômes. La notion de troubles dissociatifs renvoie plus particulièrement à une « conversion psychique » : amnésie dissociative, personnalité multiple.

La *personnalité histrionique* est caractérisée par la quête d'attention et des réponses émotionnelles excessives. Le sujet est mal à l'aise dans les situations où il n'est pas au centre de l'attention d'autrui. Il utiliserégulièrementson aspect physique pour attirer l'attention sur soi. L'interaction avec autrui est souvent caractérisée par une attitude de séduction et une érotisation des comportements. Le sujet surestime l'intimité de ses relations avec autrui. L'expression émotionnelle est théâtrale mais superficielle et rapidement changeante, la façon de parler très subjective mais pauvre en détail. La suggestibilité est importante.

CAUSES ET MÉCANISMES

Les causes des troubles dissociatifs et des conversions ne sont pas connues. La théorie psychanalytique insiste sur la notion de névrose hystérique dans laquelle la personnalité histrionique constitue la toile de fond sur laquelle apparaissent les troubles dissociatifs et conversifs. Ces symptômes correspondraient à un échec du refoulement de pulsions sexuelles intolérables pour l'appareil psychique du sujet. Cet échec conduirait à un retour du refoulé sous la forme de manifestations sensorielles et/ou motrices sans signification sexuelleexplicite. Selon une approche plus comportementale, les troubles de conversion seraient renforcés par l'existence de bénéfices secondaires (par exemple, mobilisation de l'entourage). L'approche systémique élargit la notion de bénéfice secondaire à l'entourage. Les proches peuvent en effet tirer des bénéfices psychologiques et/ou matériels de la désignation comme malade de l'un des leurs. Des modèles neurobiologiques plus récents s'appuient sur l'imagerie cérébrale fonctionnelle pour mettre en évidence des anomalies du fonctionnement cérébral lors des conversions motrices. Ces différentes approches sont complémentaires.

TRAITEMENT

Le traitement des troubles hystériques est essentiellement ambulatoire. L'hospitalisation risque de renforcer les symptômes et d'entraîner une dépendance à l'institution. Elle ne se justifie qu'en cas de symptômes invalidants et/ou de complications. Lorsque d'importants bénéfices secondaires s'opposent à l'abandon des symptômes, isoler le patient de son entourage peut s'avérer nécessaire. Dans tous les cas, l'explication de la nature des symptômes à l'entourage est une étape importante visant à limiter les attitudes de renforcement ou, au contraire, de rejet.

Environ 50 % des troubles de conversion cèdent rapidement quand le patient est convaincu qu'il ne souffre pas d'une maladie somatique grave. Le bilan clinique et paraclinique fait donc partie des mesures thérapeutiques. Les troubles de conversion sont particulièrement sensibles à la réassurance et à la suggestion. Si les symptômes persistent, l'hypnose, la relaxation comportementale ou la narcoanalyse peuvent être proposées.

La psychothérapie est fondamentale dans la prise en charge au long cours des troubles hystériques. Elle permet de réduire la consommation médicamenteuse, le nombre d'hospitalisations et la fréquence des arrêts de travail. Aucune technique psychothérapeutique n'a fait la preuve de sa supériorité. Les troubles hystériques sont une indication classique de la psychothérapie psychanalytique. Celle-ci s'adresse à des sujets capables d'introspection et demandeurs.

La chimiothérapie n'a de place que dans le traitement des complications.

PRONOSTIC

Le principal facteur pronostique des troubles de conversion est la durée d'évolution. Une prise en charge précoce est souhaitable pour éviter le risque d'une chronicisation des troubles. L'importance des bénéfices secondaires est également un facteur de mauvais pronostic. Les complications à redouter sont la dépression, les conduites suicidaires, l'abus ou dépendance aux psychotropes et le handicap socioprofessionnel.

FICHE INFIRMIÈRE

EXAMENS

Les examens complémentaires visent à éliminer un diagnostic différentiel (par exemple, sclérose en plaques). En fonction du symptôme, ils sont réalisés en ambulatoire par le médecin traitant ou lors d'une hospitalisation en médecine.

Les diagnostics de conversion et de troubles dissociatifs sont des diagnostics d'élimination. En revanche, une fois le diagnostic posé, aucun examen supplémentaire n'est nécessaire.

SURVEILLANCE DU TRAITEMENT

Le traitement des troubles hystériques est peu codifié. Les principaux incidents sont iatrogènes. La prescription des psychotropes sera limitée au minimum. L'hospitalisation peut renforcer les bénéfices secondaires, participer à la pérennisation des symptômes, voire entraîner une dépendance à l'institution.

À l'opposé, le diagnostic de « troubles hystériques » peut retarder la prise en charge d'affections somatiques graves. Rappelons qu'il s'agit d'un diagnostic d'exclusion.

SOINS – TRAITEMENT

Les patients présentant une conversion sont généralement suivis en ambulatoire. Les patients souffrant de troubles dissociatifs sont parfois hospitalisés car ils peuvent avoir des troubles du comportement. Il est important de limiter tout bénéfice secondaire sans être rejetant vis-à-vis du patient. Trop souvent, ces patients sont considérés comme des simulateurs. Il s'agit d'une idée fausse. Le conflit psychique qui s'exprime par ces symptômes est inconscient et ses répercussions physiques involontaires. Les bénéfices secondaires ne sont pas la cause du symptôme mais contribuent à son entretien. Les entretiens infirmiers visent à mettre des mots sur les conflits internes afin que ceux-ci puissent être reconnus et élaborés avec le patient.

EFFICACITÉ DU TRAITEMENT

L'efficacité du traitement des troubles conversifs et/ou dissociatifs s'apprécie sur la diminution et/ou la disparition des symptômes. L'efficacité du traitement de la personnalité histrionique s'apprécie sur l'amélioration du fonctionnement global, la diminution de la souffrance subjective, la raréfaction des arrêts de travail.

ÉDUCATION ET CONSEILS

Il est important d'expliquer la nature psychique des symptômes au patient sans qu'il se sente considéré comme un comédien. On peut, par exemple, lui dire que son « inconscient » est particulièrement fort et capable de s'exprimer par le corps. Environ 50 % des troubles de conversion cèdent rapidement quand le patient est convaincu qu'il ne souffre pas d'une maladie somatique grave. Le bilan clinique et paraclinique fait donc partie des mesures thérapeutiques. Les troubles de conversion sont particulièrement sensibles à la réassurance et à la suggestion. L'explication de la nature des symptômes à l'entourage est également une étape importante visant à limiter les attitudes de renforcement ou, au contraire, de rejet.

ÉTAT DE STRESS POST-TRAUMATIQUE

FICHE MALADIE

DÉFINITION

L'état de stress post-traumatique est défini par l'apparition différée d'une symptomatologie anxieuse à la suite d'un événement particulièrement traumatisant dont le patient a été la victime ou le témoin impuissant. En dehors des symptômes anxieux non spécifiques (hypervigilance, irritabilité, tension musculaire, etc.), le syndrome de répétition est caractéristique de l'état de stress post-traumatique. Il s'agit de la reviviscence de l'événement traumatisant sous forme de cauchemars, de souvenirs intrusifs extrêmement vivaces, voire d'illusions ou d'hallucinations. Le syndrome de répétition s'accompagne souvent d'un évitement des stimuli associés à l'événement et susceptibles de déclencher une reviviscence.

L'événement traumatisant peut être une agression physique et/ou sexuelle, un accident de la circulation, un attentat, une catastrophe naturelle, etc. Les formes prolongées d'état de stress post-traumatique peuvent entraîner des modifications durables de la personnalité.

CAUSES ET MÉCANISMES

Les causes de l'état de stress post-traumatique ne sont pas connues. Le traumatisme est une cause nécessaire mais non suffisante. En réponse à un traumatisme identique, certains sujets développent un état de stress post-traumatique et d'autres non. Cette constatation impose de considérer le rôle d'une vulnérabilité biopsychologique. Parmi les facteurs psychologiques, une élévation de la sensibilité aux affects négatifs, ou névrosisme (neuroticisme), favoriserait la survenue du trouble. Parmi les facteurs biologiques, des anomalies de la réponse biologique au stress ont été retrouvées chez les apparentés sains des patients, suggérant une prédisposition génétique.

TRAITEMENT

Le traitement comporte un volet préventif et un volet curatif. Le traitement préventif vise à éviter la constitution d'un état de stress posttraumatique par une approche psychothérapeutique précoce. Le traitement curatif repose sur la psychothérapie et/ou la chimiothérapie (**antidépresseur**, **anxiolytique**, **hypnotique**).

Le traitement préventif comporte la mise à disposition des victimes d'un milieu sécurisant favorisant la verbalisation. Les techniques de *debriefing,* très médiatisées, restent l'objet de controverses en raison d'études montrant leur nocivité potentielle. La prescription précoce d'**anxiolytiques** de type **benzodiazépines** permettrait d'atténuer la trace mnésique du traumatisme.

Le traitement curatif fait appel en premier lieu aux thérapies cognitives et comportementales. Les techniques cognitives d'immersion sont les plus utilisées. Il s'agit de faire revivre mentalement le traumatisme et d'obtenir une diminution de la charge émotionnelle par abréaction (*catharsis*). On peut utiliser la thérapie cognitive fondée sur la désensibilisation par des mouvements oculaires (EMDR : *eye movement desensitization and reprocessing*). Le recours à la relaxat i on comportementale est parfois indispensable pour permettre l'immersion. La désensibilisation par mouvements oculaires rapides procède d'un principe similaire. Les techniques comportementales d'exposition *in vivo* sont utiles en cas d'évitement invalidant. La psychothérapie analytique est à réserver aux troubles anciens et peu sévères chez des patients demandeurs.

La chimiothérapie peut compléter utilement la psychothérapie. Plusieurs **antidépresseurs** ont montré une certaine efficacité. Seule la **paroxétine** (*DEROXAT*) possède une autorisation de mise sur le marché en France. Les **benzodiazépines** peuvent être utilisées lors d'exacerbation des symptômes anxieux. Aucune chimiothérapie n'a toutefois montré d'efficacité prolongée sur le syndrome de répétition.

PRONOSTIC

Le principal facteur de mauvais pronostic est la durée d'évolution du trouble au moment de la prise en charge. Par ailleurs, l'évolution spontanée de l'état de stress post-traumatique est lentement favorable. Les complications à redouter sont la dépression, les conduites suicidaires, l'abus et/ou la dépendance à une substance (en particulier benzodiazépine et alcool) et le handicap socioprofessionnel.

FICHE INFIRMIÈRE

EXAMENS

L'état de stress post-traumatique ne nécessite pas d'examens complémentaires.

SURVEILLANCE DU TRAITEMENT

SOINS – TRAITEMENT

En l'absence de complication, le traitement de l'état de stress post-traumatique est ambulatoire. Le traitement médicamenteux est administré *per os.*

EFFICACITÉ DU TRAITEMENT

L'efficacité du traitement s'évalue à court terme sur la diminution des symptômes anxieux neurovégétatifs, à moyen terme sur la raréfaction des conduites d'évitement et à long terme sur l'amendement du syndrome de répétition. L'objectif du traitement est de diminuer la souffrance subjective du patient et le retentissement de l'état de stress posttraumatique sur sa qualité de vie.

EFFETS INDÉSIRABLES

Les benzodiazépines, dont la prescription ne peut dépasser 12 semaines sans réévaluation, peuvent entraîner une somnolence. Une réduction de posologie est alors nécessaire.

> L'intensité du syndrome de stress post-traumatiques peut entraîner un risque de passage à l'acte suicidaire et justifier une hospitalisation. Ce risque est à évaluer en fonction des propos du patient. Il ne faut pas avoir peur de poser explicitement la question : « Est-ce que vous souffrez tellement que vous avez pensé à vous tuer ? »

Les effets indésirables des traitements antidépresseurs ISRS (inhibiteurs sélectifs de recapture de la sérotonine) sont souvent transitoires ou cèdent après ajustement de la posologie. Ils peuvent justifier un changement de molécule s'ils sont mal tolérés et susceptibles d'entraîner une malobservance (par exemple, impuissance). En cas de surdosage sous antidépresseurs ISRS, un tableau de syndrome sérotoninergique peut apparaître : confusion, agitation, syndrome pyramidal, tremblement, myoclonies, ataxie, convulsion, voire coma. Rare mais grave, ce tableau impose l'arrêt immédiat du traitement.

ÉDUCATION ET CONSEILS

Il faut expliquer au patient que les symptômes vont s'amoindrir grâce à la prise en charge thérapeutique. Les patients sont souvent en demande d'explication sur ce phénomène très intrusif dans leur vie psychique. Une façon simple de leur expliquer les choses est de dire que le traumatisme, par son imprévisibilité et son caractère menaçant, s'est accompagné d'une forte émotion. Cette explosion émotionnelle explique que l'événement n'ait pas pu être rangé comme les autres souvenirs ni s'intégrer à l'histoire du sujet. La psychothérapie vise à réintégrer cet événement dans l'histoire du sujet en diminuant la charge émotionnelle qui y est liée. Pour diminuer la souffrance due au syndrome de répétition, on peut conseiller aux sujets de tenter de visualiser la scène de l'extérieur, comme dans un film ou un acteur jouerait leur rôle.

TROUBLES DU SOMMEIL

FICHE MALADIE

DÉFINITION

L'insomnie est définie par une plainte portant sur une diminution quantitative et/ou qualitative du sommeil. L'insomnie concerne plus d'un quart de la population. On distingue l'insomnie aiguë, qui dure quelques jours à quelques semaines, et l'insomnie chronique, qui dure quelques mois à quelques années.

L'hypersomnie est définie par une plainte portant sur une augmentation quantitative et une diminution qualitative du sommeil. L'hypersomnie concerne 5 % de la population.

Dans les deux cas, la quantité et la qualité du sommeil sont souvent insuffisantes pour permettre au patient de se sentir reposé.

CAUSES ET MÉCANISMES

INSOMNIE AIGUË

L'insomnie aiguë est souvent contemporaine de facteurs de stress. Ceux-ci entraînent une hypervigilance responsable de l'insomnie. L'insomnie aiguë peut également accompagner une pathologie psychiatrique aiguë. La dépression s'accompagne d'insomnie et/ou d'hypersomnie. L'insomnie matinale avec réveils précoces est caractéristique des épisodes dépressifs mélancoliques. La réduction du besoin de sommeil est caractéristique des épisodes maniaques dont elle est souvent le signe inaugural.

INSOMNIE CHRONIQUE

L'insomnie chronique peut être secondaire à une pathologie somatique (en particulier neurologique), à une pathologie psychiatrique (en particulier les troubles anxieux), à une prise médicamenteuse (par exemple, antidépresseurs). Il peut également s'agir d'une insomnie chronique primaire, c'est-à-dire isolée et sans facteur déclenchant évident.

HYPERSOMNIE

L'hypersomnie peut être secondaire à une pathologie somatique (syndrome d'apnées du sommeil, narcolepsie), à une pathologie psychiatrique (dépression), à une prise médicamenteuse (psychotropes, antalgiques).

INVERSION DU CYCLE NYCTHÉMÉRAL

L'association d'une insomnie nocturne et d'une hypersomnie diurne définit l'inversion du cycle nycthéméral. Elle se rencontre en cas de décalage horaire mais également dans la confusion mentale. La confusion mentale est une urgence diagnostique et souvent thérapeutique. Le patient somnole pendant la journée et s'agite pendant la nuit.

TRAITEMENT

Le traitement des troubles du sommeil repose en premier lieu sur la recherche et le traitement d'une cause.

Le traitement symptomatique de l'insomnie aiguë repose sur la prescription d'un hypnotique. On choisira une benzodiazépine ou une molécule apparentée (**zolpidem**, *STILNOX* 10 mg, **zopiclone**, *IMOVANE* 7,5 mg). Cette prescription doit être limitée à 4 semaines. En cas de non-réponse aux *benzodiazépines,* on peut utiliser l'**alimémazine** (*THÉRALÈNE,* 10 à 40 mg) en comprimés ou en gouttes. La **mélatonine** est indiquée pour le traitement à court terme de l'insomnie primaire après 55 ans, du fait de la diminution de sa production avec l'âge.

Le traitement de l'insomnie chronique primaire repose en première intention sur la thérapie cognitive et comportementale et des conseils d'hygiène de vie. Il faut notamment encourager le patient à adopter des horaires de réveil fixes et à éviter les excitants après 16 h. La relaxation comportementale est particulièrement indiquée. La prescription de psychotropes doit être limitée au strict minimum.

PRONOSTIC

Le pronostic des troubles du sommeil secondaires à une pathologie sous-jacente dépend de l'évolution de cette pathologie. Le pronostic des insomnies aiguës est plus favorable que celui des insomnies chroniques. Le traitement des insomnies chroniques primaires est souvent long et délicat. Il requiert une participation active du sujet et un soutien psychologique important.

FICHE INFIRMIÈRE

EXAMENS

Les troubles du sommeil aigus compliquant un trouble psychiatrique ou des facteurs de stress évidents ne justifient pas d'examens complémentaires. En cas d'hypersomnie diurne, on pratiquera une polysomnographie avec mesure des latences multiples d'endormissement et enregistrement d'une nuit de sommeil. La confusion mentale est une urgence diagnostique et thérapeutique et les examens complémentaires doivent être réalisés rapidement (*cf.* Confusion mentale, p. 1496).

SURVEILLANCE DU TRAITEMENT

SOINS – TRAITEMENT

Les hypnotiques sont administrés par voie *per os,* au mieux 30 à 60 min avant le coucher. Il ne faut pas hésiter à délivrer un traitement prescrit « si besoin ». La disponibilité potentielle de ce traitement médicamenteux permet de diminuer l'anxiété anticipatoire et de favoriser l'endormissement. Il faut faire préciser au médecin la conduite à tenir après une certaine heure (par exemple, diminution de la dose du traitement si besoin de moitié). Enfin, il faut veiller à ce que le patient ne consomme pas d'excitant après 16 h (café ou thé notamment).

EFFICACITÉ DU TRAITEMENT

L'efficacité du traitement s'apprécie sur la reprise d'un sommeil satisfaisant en quantité et en qualité. L'objectif du traitement à long terme est de diminuer la souffrance subjective du patient et le retentissement des troubles du sommeil sur sa qualité de vie.

EFFETS INDÉSIRABLES

Les hypnotiques apparentés aux benzodiazépines peuvent entraîner une somnolence diurne, des céphalées, des nausées et des sensations vertigineuses qui nécessitent une diminution de traitement. Certains patients peuvent présenter des cauchemars, des hallucinations hypnagogiques (d'endormissement), voire un syndrome confuso-onirique *a minima*.

> La dépression mélancolique s'accompagne d'une insomnie avec réveils précoces. Habituellement, les symptômes dépressifs atteignent leur intensité maximale à ce moment et le risque de passage à l'acte suicidaire est majeur. Il faut être particulièrement vigilant : « Le mélancolique se suicide à l'aube ». Il faut l'encourager à solliciter l'équipe soignante et savoir anticiper cette demande difficile à formuler.

> Une insomnie aiguë sévère peut inaugurer une inversion de l'humeur et précéder un épisode maniaque lors du traitement d'une dépression. L'état du patient au réveil permet de distinguer l'insomnie maniaque et l'insomnie dépressive avec un patient en pleine forme dans le premier cas et un patient au plus bas dans le second.

ÉDUCATION ET CONSEILS

Concernant les insomnies chroniques, il faut commencer par des conseils d'hygiène de vie. Il faut notamment encourager le patient à adopter des horaires de réveil fixes, à éviter les excitants après 16 h et à pratiquer l'exercice physique dans la journée. Le cas échéant, il faut insister sur l'intérêt de pratiquer la relaxation comportementale et de limiter l'automédication. Toute prise de psychotropes doit être soumise à l'évaluation d'un médecin. Concernant les insomnies aiguës, les patients sont en général très anxieux de ne plus parvenir à s'endormir un soir de plus. Ils s'astreignent à des horaires de coucher trop précoces et essaient de s'endormir sur commande. Cette attitude renforce l'anxiété anticipatoire (peur de ne pas réussir à dormir) et l'hypervigilance, et favorise l'insomnie. Il faut au contraire leur conseiller de se lever, se mettre dans un endroit calme et faiblement éclairé et de lire en s'efforçant de se concentrer uniquement sur ce qu'ils font. Quelques exercices de relaxation comportementale peuvent être enseignés.

FICHE PHARMACOLOGIE

HYPNOTIQUES

Benzodiazépines

■ Estazolam

NUCTALON					
Insomnie occasionnelle et transitoire : ½ à 1 cp. le soir Insomnie chronique (à déconseiller) : ½ à 1 cp. le soir	20 cp. séc. 2 mg	1,81	I	15 %	0,09

■ Nitrazépam

MOGADON					
Insomnie : 2,5 à 5 mg le soir	20 cp. séc. 5 mg		I	NR	

■ Lormétazépam ©

LORMETAZEPAM					
Insomnie : 0,5 à 2 mg le soir	14 cp. 1 mg 14 cp. 2 mg	0,98 1,36	I I	15 % 15 %	0,07 0,10

■ Loprazolam

HAVLANE					
Insomnie occasionnelle, transitoire : 1 cp. le soir Insomnie chronique (à déconseiller) : 1 cp. le soir	20 cp. séc. 1 mg	2,42	I	15 %	0,12

■ Eszopiclone

NOXIBEN					
Insomnie : dose initiale de 1 mg puis 2 à 3 mg le soir pendant 1 mois Insomnie chronique : 1 cp. le soir jusqu'à 6 mois Patients âgés : 1 à 2 mg le soir Patients non âgés sous traitement inhibiteur puissant du CYP3A4 : 2 mg le soir	14 cp. 1 mg 14 cp. 2 mg 14 cp. 3 mg	1,61 1,61 1,61	I I I	15 % 15 % 15 %	0,12 0,12 0,12

Antihistaminiques

■ Doxylamine ©

DONORMYL					
Insomnie : ½ à 2 cp. le soir	10 cp. séc. 15 mg 10 cp. efferv. 15 mg		I I	NR NR	

■ Prométhazine

PHÉNERGAN					
Insomnie : 1 à 2 cp. le soir	10 cp. 25 mg		I	NR	

■ Alimémazine

THÉRALÈNE					
Insomnie : 5 à 20 mg au coucher Traitement symptomatique des manifestations allergiques diverses : rhinite, conjonctivite, urticaire : 5 à 40 mg/j en en 2 à 3 prises	50 cp. 5 mg 1 fl. 30 mL sol. buv. 4 % 1 200 gttes (1 mg = 1 gtte) 1 fl. 100 mL sol. buv. 4 % 4 000 gttes (1 mg = 1 gtte)	1,31 1,49 HOP	II II II	15 % 15 %	0,03 1,49

Imidazopyridine

■ Zolpidem ©

STILNOX					
Insomnie occasionnelle, transitoire : 1 cp. le soir (½ à 1 cp. chez le sujet de plus de 65 ans)	7 cp. séc. 10 mg	1,22	I	15 %	0,17
	14 cp. séc. 10 mg	1,78	I	15 %	0,13
	100 cp. 10 mg	HOP	I		

Cyclopyrrolone

■ Zopiclone ©

IMOVANE					
Insomnie occasionnelle, transitoire : 1 cp. à 7,5 mg le soir 1 cp. à 3,75 mg ou ½ cp. à 7,5 mg le soir chez les patients > 65 ans ou présentant une insuffisance rénale, hépatique ou respiratoire	5 cp. 3,75 mg	1,04	I	15 %	0,21
	14 cp. 3,75 mg	1,64	I	15 %	0,12
	30 cp. 3,75 mg	HOP	I		
	5 cp. séc. 7,5 mg	1,06	I	15 %	0,21
	14 cp. séc. 7,5 mg	2,08	I	15 %	0,15
	20 cp. séc. 7,5 mg	HOP	I		

Propriétés

Les **hypnotiques** ont des propriétés proches des **anxiolytiques**. Les **benzodiazépiniques**, les **cyclopyrrolones**, les **imidazopyridines** agissent sur les récepteurs GABAergiques. Les autres molécules sont **antihistaminiques** ou assimilées aux **antipsychotiques**.

Indications

Les **hypnotiques** sont indiqués en cas d'insomnie aiguë (occasionnelle et transitoire). Les insomnies chroniques ne représentent pas une indication de ces produits en raison du risque de dépendance. Le risque de dépendance des **BZD** impose des règles de prescription et une limitation d'emploi. Le renouvellement de la délivrance d'un **hypnotique** et/ou **anxiolytique** n'est possible qu'à l'intérieur de la durée de prescription limitée à 2, 4 ou 12 sem. selon le cas et seulement si le prescripteur a précisé le nombre de renouvellements ou la durée de traitement. Il ne peut avoir lieu qu'après un délai déterminé résultant de la posologie et des quantités précédemment délivrées (arrêté du 7 octobre 1991). Lorsqu'un médicament contient un ou plusieurs **hypnotiques** et **anxiolytiques** et qu'il comporte l'indication « insomnie » sur son AMM, il est soumis à la réglementation la plus stricte (art. R.5132-21 du CSP). Ne peuvent être prescrits pour une durée > 4 sem : **clorazépate dipotassique, estazolam, loprazolam, lormétazépam, nitrazépam, zopiclone, zolpidem.**

Contre-indications

Elles sont identiques à celles des **BZD** : myasthénie, insuffisance respiratoire et/ou hépatique sévère, hypersensibilité.

Précautions d'emploi

cf. Précautions d'emploi des benzodiazépines.

Effets indésirables

SUR LE SOMMEIL

Les **BZD** entraînent une modification de l'architecture du sommeil avec une diminution du sommeil paradoxal et du sommeil lent profond. Le **zopiclone** et le **zolpidem** semblent mieux préserver cette architecture du sommeil.

À l'arrêt du traitement on peut observer :
- un rebond de sommeil paradoxal avec des rêves désagréables pour les **BZD** ;
- un rebond d'insomnie avec les produits à demi-vie courte ou pour des posologies élevées ;

PSYCHIATRIE

• une anxiété de sevrage avec les **benzodiazépines**.

SUR L'ÉTAT DE VEILLE

Les produits à demi-vie longue peuvent entraîner une somnolence diurne, des réveils peu agréables (sensation de « gueule de bois »), des troubles mnésiques (syndrome amnésie-automatisme avec le **zolpidem** : *STILNOX*).

Syndromes extrapyramidaux avec les apparentés aux antipsychotiques.

PHARMACODÉPENDANCE

Les **hypnotiques** avec une biodisponibilité rapide et une demi-vie courte peuvent induire des phénomènes de dépendance.

Interactions médicamenteuses

Éviter l'utilisation d'alcool ou d'autres sédatifs.

Agonistes de la mélatonine

■ **Mélatonine ©**

CIRCADIN					
2 mg x 1/j 1-2 h avant le coucher et après le repas	30 cp. LP 2 mg		II	NR	
SLENYTO					
NN > 2 ans et E. jusqu'à 18 ans Posologie initiale : 2 mg en 1 prise 30 min à 1 h avant le coucher Posologie d'entretien : 2 à 5 mg en 1 prise 30 min à 1 h avant le coucher Max : 10 mg en 1 prise 1 à 2 h avant le coucher	60 cp. LP 1 mg 30 cp. LP 5 mg	39,07 99,93	I I	65 % 65 %	0,65 3,33

Propriétés

La mélatonine est une hormone naturellement sécrétée par l'organisme, dont les récepteurs sont impliqués dans la régulation des rythmes circadiens, en particulier le rythme veille-sommeil.

Indications

CIRCADIN : traitement à court terme de l'insomnie primaire, en monothérapie, chez les patients de 55 ans ou plus.

Traitement du trouble du rythme veille-sommeil associé à des troubles développementaux et des maladies neurogénétiques comme le syndrome de Rett, le syndrome de Smith-Magenis, le syndrome d'Angelman, la sclérose tubéreuse ou des troubles du spectre autistique chez les nourrissons et enfants entre 2 et 18 ans (*SLENYTO*) et chez les enfants de 6 à 18 ans (*CIRCADIN* sous conditions particulières de prescription : prescription initiale réservée aux pédiatres, aux neurologues et aux psychiatres – renouvellement par tout médecin).

Contre-indications

Hypersensibilité.
Âge < 18 ans (manque de données).

Précautions d'emploi

Peut entraîner une somnolence diurne.
Contient du lactose.
Maladie auto-immune, insuffisance hépatique, grossesse : traitement déconseillé (manque de données).

Effets indésirables

Fréquents chez l'enfant : sautes d'humeur, agressivité, irritabilité, somnolence, céphalées, endormissement soudain, fatigue, obnubilation, sinusite.

Des effets indésirables peuvent survenir chez l'adulte mais leur fréquence est moindre (de peu fréquents à rares).

Interactions médicamenteuses

Diminution de l'activité de la **mélatonine** :
- **consommation d'alcool fortement déconseillée** ;
- tabac, **carbamazépine**, **rifampicine** : prudence.

Augmentation de l'activité de la **mélatonine** :
- **fluvoxamine** déconseillée ;
- **cimétidine**, **quinolones**, œstrogénothérapie : prudence.

Phytothérapie

■ Passiflore

ANXEMIL						
A. et E. > 12 ans État neurotonique et troubles mineurs du sommeil Posologie usuelle : 1 à 2 cp./prise matin et soir Posologie max : 4 cp./prise matin et soir	42 cp. 200 mg 98 cp. 200 mg				NR NR	

■ Passiflore + valériane + aubépine + ballote

EUPHYTOSE						
A. et E. > 6 ans États anxieux et troubles mineurs du sommeil 1 à 2 cp./prise x 3/j	120 cp. 180 cp.				NR NR	

Propriétés

Médicaments à base de **passiflore** seule ou associée à d'autres plantes aux propriétés sédatives et relaxantes.

Indications

Indiqués dans les cas de tension nerveuse légère ou les troubles mineurs du sommeil. *EUPHYTOSE* est également indiqué dans les troubles mineurs d'anxiété.

Contre-indications

Hypersensibilité.

Utilisation déconseillée en cas de grossesse ou d'allaitement.

Précautions d'emploi

Exceptionnellement hypersensibilité, tachycardie et nausées.
EUPHYTOSE : rares troubles digestifs et hépatiques dus à la présence de valériane et d'aubépine.

Effets indésirables

Utilisation concomitante avec des sédatifs chimiques (tels que des **benzodiazépines**) déconseillée.

TROUBLES PSYCHOTIQUES AIGUS ET TRANSITOIRES

FICHE MALADIE

DÉFINITION

Il s'agit d'un syndrome et non d'une maladie. Les troubles psychotiques aigus et transitoires correspondent à la survenue brutale d'une expérience délirante comportant des perturbations des perceptions, des hallucinations et des idées délirantes. Il s'y associe souvent des troubles du comportement, une insomnie et une humeur labile oscillant entre tristesse et euphorie.

CAUSES ET MÉCANISMES

Les causes des troubles psychotiques aigus et transitoires ne sont pas connues. Les troubles psychotiques aigus et transitoires seraient secondaires à la survenue d'un stress sur un terrain vulnérable. La vulnérabilité aux troubles psychotiques met en jeu certains neuromédiateurs (dopamine), des facteurs de risque génétiques et des anomalies du développement cérébral précoce. Le stress peut être social (par exemple, rupture amoureuse) ou pharmacologique (par exemple, consommation decannabis).

TRAITEMENT

Il s'agit d'une urgence psychiatrique.

Lestroubles du comportement nécessitent le plus souvent une hospitalisation. Celle-ci permet de rechercherune cause « non psychiatrique » et de mettre en place un cadre thérapeutique sécurisant. En l'absence de consentement, les troubles psychotiques aigus peuvent donner lieu à une hospitalisation à lademande d'un tiers, voire une hospitalisation d'office (en cas d'atteinte à l'ordre public ou à la sûreté des personnes).

Le traitement médicamenteux par antipsychotique est fondamental. En cas de persistance de la symptomatologie après 4 à 6 semaines de traitement bien conduit, il faut augmenter les doses ou changer de molécule. En cas de résistance au traitement antipsychotique, d'agitation majeure et/ou de mise en jeu du pronostic vital (risque suicidaire, refus de s'alimenter), on peut avoir recours à l'électroconvulsivothérapie. En cas de bonne réponse au traitement antipsychotique, celui-ci doit être poursuivi 6 à 12 mois après rémission (disparition des symptômes).

L'agitation, les symptômes anxieux et/ou l'insomnie peuvent justifier le recours à un traitement sédatif par un antipsychotique sédatif (par exemple, **cyamémazine**, *TERCIAN*) ou une benzodiazépine (par exemple, **lorazépam**, *TÉMESTA*). Rigidité extrapyramidale gênante et dystonies aiguës peuvent être traitées par correcteurs anticholinergiques (par exemple, tropatépine, *LEPTICUR*). L'akathisie peut être traitée par benzodiazépine (akathisie nocturne) ou β-bloquant (akathisie diurne).

PRONOSTIC

Il est impossible de prédire l'évolution d'un trouble psychotique aigu pour un patient donné. En revanche,dans lecas d'un premierépisode, il est possibledeschématiser l'évolution ainsi :

- un quart de guérison sans récidive ;
- un quart de guérison avec récidive(s) à l'identique ;
- un quart d'évolution vers un trouble schizophrénique ;
- un quart d'évolution vers un trouble bipolaire de l'humeur.

Après rémission du trouble psychotique aigu, la dépression post-psychotique est possible. Bien que leur pertinence ne soit pas clairement démontrée, de nombreux facteurs pronostiques ont été décrits dans les troubles psychotiques aigus et transitoires. Il faut entendre par facteur de mauvais pronostic, un facteur de risque d'évolution vers une schizophrénie.

FACTEURS DE BON PRONOSTIC	FACTEURS DE MAUVAIS PRONOSTIC
Antécédents personnels ou familiaux de troubles de l'humeur	Antécédent personnel de personnalité schizoïde ou schizotypique Antécédents familiaux de schizophrénie
Facteur déclenchant net	Absence de facteur déclenchant net
Début brutal	Début insidieux
Participation affective intense	Participation affective peu intense
Symptomatologie riche	Symptomatologie pauvre
Bonne réponse aux **antipsychotiques**	Mauvaise réponse aux **antipsychotiques**

FICHE INFIRMIÈRE

EXAMENS

Un premier épisode psychotique aigu nécessite la réalisation d'examens complémentaires pour éliminer une origine « non psychiatrique » et rechercher une contre-indication au traitement antipsychotique : NFS, plaquettes, ionogramme sanguin, urée, créatinine, glycémie, TSH, recherche de toxiques urinaires, imagerie cérébrale, EEG.

Le recours à un antipsychotique nécessite, si possible, la réalisation d'un ECG préthérapeutique afin de dépister un segment QT long congénital (marqueur de risque de troubles du rythme).

SURVEILLANCE DU TRAITEMENT

SOINS – TRAITEMENT

La prise des médicaments sera surveillée. En cas de doute sur la prise réelle, le recours à une forme buvable facilite la surveillance du traitement. En cas d'agitation importante ou de refus du traitement oral, le traitement antipsychotique peut être administré par voie IM, dans le quart supéro-externe de la fesse. De même, la contention physique doit être utilisée en cas de passage à l'acte auto-ou hétéroagressif. Elle nécessite l'action coordonnée de quatre soignants et le maintien d'un contact verbal permanent avec le patient. Le but et les modalités de la contention sont clairement précisés au patient.

EFFICACITÉ DU TRAITEMENT

L'efficacité du traitement antipsychotique s'évalue cliniquement en deux temps. Le traitement doit être rapidement efficace sur l'anxiété, l'agitation, les troubles du sommeil, la méfiance et l'hostilité du patient. L'efficacité des **antipsychotiques** sur la symptomatologie psychotique proprement dite (hallucinations, idées délirantes) est beaucoup plus longue. Il est rare d'observer un effet antipsychotique patent avant 2 semaines de traitement et le choix de la molécule ne doit pas être remis en cause avant 4 à 6 semaines de traitement continu.

EFFETS INDÉSIRABLES

La tolérance du traitement s'apprécie sur les plans clinique et paraclinique.

Sur le plan clinique, on se fie au comportement du patient qui doit être apaisé, sans dormir en permanence. Le médecin doit être averti d'un patient trop endormi, ce qui entraîne un risque de chute, de fausse route et de mauvaise observance ultérieure. L'administration de **antipsychotiques** peut s'accompagner de dystonies aiguës, extrêmement angoissantes pour le patient. Celles-ci touchent fréquemment le visage avec un trismus empêchant le patient de s'exprimer. Dans ce cas, il faut rassurer le patient sur l'absence de gravité des troubles et leur caractère rapidement réversible. La prescription par le médecin d'un correcteur anticholinergique oral (par exemple, ▶

tropatépine, *LEPTICUR*) ou, le plus souvent, en IM, doit être réalisée en urgence.

Les **antipsychotiques** peuvent également s'accompagner d'une rigidité extrapyramidale avec marche à petit pas et roue dentée aux membres supérieurs. Il faut en prévenir le médecin qui soit adaptera les doses, soit changera de molécule, soit prescrira un traitement correcteur anticholinergique.

Le syndrome malin des **antipsychotiques** est un accident rare mais grave : *cf.* Fiche technique, ci-après.

Sur le plan paraclinique, la surveillance de la tolérance du traitement nécessite la réalisation des examens suivants : ECG, NFS, plaquettes, ionogramme sanguin, urée, créatinine, glycémie, bilan hépatique.

Un patient sous contention nécessite une surveillance très régulière (au minimum toutes les 30 minutes). Les doses reçues sont parfois importantes et nécessitent la surveillance de la vigilance et des constantes cardiorespiratoires (fréquence cardiaque, fréquence respiratoire, pression artérielle). Il faut veiller à l'hydratation du patient. Une présence et un contact verbal rassurants doivent aider le patient à vivre la contention comme un acte thérapeutique et non répressif.

> Le risque de passage à l'acte auto- ou hétéro-agressif est important lors d'un trouble psychotique aigu. On aura soin d'établir un inventaire à l'entrée du patient et de conserver tout objet potentiellement dangereux.

ÉDUCATION ET CONSEILS

Un premier épisode psychotique est toujours un bouleversement pour le patient. Le premier contact avec la psychiatrie est extrêmement important. Il déterminera en grande partie la façon dont le patient s'inscrira dans l'alliance thérapeutique actuelle et future. L'équipe soignante joue un rôle majeur d'écoute, de réassurance et d'éducation. L'éducation porte sur deux axes :

- l'explication de l'épisode actuel ;
- les conseils pour éviter les rechutes.

Il est généralement inutile d'argumenter un patient délirant (« C'est dans votre tête »). Cela peut donner au patient l'impression qu'il n'est pas pris au sérieux. Rappelons qu'un patient souffrant d'hallucinations verbales entend réellement des voix. Essayez donc de vous convaincre que le livre que vous avez dans les mains n'existe pas ! L'annonce du diagnostic revient au médecin mais toute l'équipe soignante participe à son explication. Il faut insister sur la poursuite du suivi médical et du traitement antipsychotique après la sortie (même en cas de rémission complète). Le patient doit être averti du risque de rechutes. Il faut éclaircir avec lui le contexte de survenue de son épisode psychotique, souvent favorisé par un stress (en général social ou toxique). Certains livrets éducatifs très utiles peuvent être donnés au patient lors de sa sortie.

FICHE TECHNIQUE

SYNDROME MALIN DES ANTIPSYCHOTIQUES (NEUROLEPTIQUES)

Cette urgence médicale doit être suspectée systématiquement chez un patient sous antipsychotique présentant certains des signes suivants : hyperthermie, confusion, rigidité extrapyramidale, sueurs abondantes, tachycardie, encombrement bronchique, douleurs diffuses, polypnée, mutisme. Le médecin complète l'examen clinique par la prescription d'un bilan biologique en urgence : NFS, plaquettes, CRP, ionogramme sanguin, urée, créatinine, glycémie, calcémie, bilan hépatique, CPK, hémocultures. Dans ce cas, les **antipsychotiques** sont proscrits jusqu'à ce que le diagnostic soit réfuté. Si le diagnostic est confirmé, le patient doit être transféré en unité de soins intensifs.

Syndrome malin des antipsychotiques

SYMPTOMES	EXAMENS
Hyperthermie Confusion Rigidité extrapyramidale Sueurs abondantes Tachycardie Encombrement bronchique Douleurs diffuses Polypnée Mutisme	NFS, plaquettes CRP Ionogramme sanguin, urémie, créatininémie Calcémie Bilan hépatique CPK Hémocultures

SCHIZOPHRÉNIES

FICHE MALADIE

DÉFINITION

Il s'agit d'une maladie fréquente, touchant 1 % de la population dans le monde. Sa fréquence est identique chez l'homme et chez la femme, avec un début plus précoce chez l'homme.

Il s'agit d'une maladie très hétérogène au niveau clinique et il n'existe pas à proprement parler *une* mais *des* schizophrénies.

Le diagnostic repose sur l'évolution des troubles qui doivent persister plus de 6 mois. Ils associent à des degrés divers des hallucinations (en particulier verbales et cénesthésiques), des idées délirantes, une désorganisation de la pensée et du comportement et une symptomatologie dite « négative » : perte du plaisir social, apragmatisme, apathie. La notion classique de « dissociation mentale » constitue encore pour de nombreux cliniciens l'anomalie caractéristique de la schizophrénie. Elle désigne la perte de l'homogénéité des affects (discordance, ambivalence), de la pensée (trouble du cours de la pensée, troubles du langage) et du comportement.

La schizophrénie est une maladie chronique dont la symptomatologie semble se stabiliser et s'apaiser après 20 à 30 ans d'évolution. On parle alors de schizophrénie *résiduelle*.

CAUSES ET MÉCANISMES

Les causes des schizophrénies ne sont pas connues.

Le modèle neurodéveloppemental est actuellement le modèle dominant. Il postule que l'apparition de la symptomatologie schizophrénique chez l'adolescent ou l'adulte jeune témoigne d'un développement défectueux du cerveau. Cette vulnérabilité neurodéveloppementale comporterait des facteurs de risque génétiques et environnementaux précoces (hypoxie néonatale). À l'adolescence, la survenue de la puberté et des stress sociaux associés participerait au déclenchement de la schizophrénie.

Les mécanismes mettent en jeu une anomalie chronique de régulation de certains neuromédiateurs (dopamine). Les antipsychotiques agissent sur les hallucinations et les idées délirantes en bloquant certains récepteurs dopaminergiques.

Les classifications actuelles comportent trois grandes formes cliniques :

- La schizophrénie *paranoïde* est caractérisée par la prépondérance des hallucinations et des idées délirantes lors d'épisodes schizophréniques aigus.
- La schizophrénie désorganisée, ou *hébéphrénie,* est caractérisée par la désorganisation de la pensée et du comportement.

• La schizophrénie *catatonique* est caractérisée par les troubles moteurs suivants : alternance de moments d'agitation et de stupeur, mutisme, négativisme (évitement du contact), bizarrerie de la posture, maintien des attitudes imposées. Les symptômes catatoniques peuvent se rencontrer également dans les troubles de l'humeur et les affections cérébrales lésionnelles (par exemple, tumeur cérébrale).

TRAITEMENT

Le traitement des épisodes schizophréniques aigus est superposable à celui des troubles psychotiques aigus et transitoires. Le meilleur traitement antipsychotique est souvent celui qui a été efficace et bien toléré par le passé. Dans le cas d'une schizophrénie débutante, les antipsychotiques atypiques sont recommandés en première intention : **aripiprazole** (*ABILIFY*), **rispéridone** (*RISPERDAL*), **amisulpride** (*SOLIAN*), **olanzapine** (*ZYPREXA*). En cas de refus des soins, les formes buvables voire injectables peuvent s'avérer utiles. La **clozapine** (*LEPONEX*) peut être utilisée en cas de schizophrénie résistante (échec thérapeutique de deux traitements antipsychotiques bien conduits).

Le traitement de fond de la schizophrénie s'envisage selon trois axes fondamentaux : chimiothérapie, psychothérapie et sociothérapie.

La chimiothérapie repose sur un traitement antipsychotique au long cours à la dose minimale efficace. Le meilleur traitement antipsychotique est souvent celui qui a été efficace et bien toléré lors de la dernière exacerbation symptomatique. En cas de mauvaise compliance, les antipsychotiques d'action prolongée (voie IM) peuvent être utilisés chez un patient demandeur. La monothérapie est un objectif souhaitable mais pas toujours réalisable. En cas de pronostic vital engagé, l'électroconvulsivothérapie peut également être efficace sur la symptomatologie catatonique. En cas de trouble de l'humeur associé, le traitement d'un syndrome dépressif repose en premier lieu sur l'ajustement du traitement antipsychotique. La psychothérapie de soutien est toujours indiquée. Directive, elle permet d'instaurer une relation de confiance entre le patient et l'équipe soignante. Elle vise à faire accepter au patient la maladie et la nécessité d'un traitement et à l'aider dans son adaptation à la réalité. La cure psychanalytique est classiquement contre-indiquée. Les psychothérapies cognitives et comportementales sont particulièrement utiles en cas d'hallucinations ou d'idées délirantes résiduelles. Les thérapies de groupe visent à restaurer les compétences sociales des patients. Les thérapies familiales visent à limiter les rechutes en essayant de restaurer un équilibre familial favorable.

La sociothérapie a pour but la réinsertion du patient dans la société. Elle va de la simple exonération du ticket modérateur jusqu'aux prises en charge institutionnelles assurées par les structures du secteur : hôpital de jour, foyer d'hébergement, appartement thérapeutique, centre d'aide par le travail (CAT), centre d'accueil thérapeutique à temps partiel (CATTP).

PRONOSTIC

On ne dispose pas d'éléments fiables permettant de prédire un pronostic chez un patient donné. On peut néanmoins dégager des éléments pronostiques généraux.

Facteurs de bon pronostic	Facteurs de mauvais pronostic
Sexe féminin	Sexe masculin
Début tardif et/ou brutal	Début précoce et/ou insidieux
Bon niveau socio-éducatif prémorbide	Troubles cognitifs prémorbides
Forme paranoïde	Hébéphrénie
Absence d'atrophie cérébrale associée	Atrophie cérébrale associée
Traitement précoce	Traitement tardif
Bonne réponse aux antipsychotiques	Mauvaise réponse aux antipsychotiques

FICHE INFIRMIÈRE

EXAMENS

Un premier épisode psychotique aigu nécessite la réalisation d'examens complémentaires pour éliminer une origine « non psychiatrique » et rechercher une contre-indication au traitement antipsychotique : NFS, plaquettes, ionogramme sanguin, urée, créatinine, glycémie, TSH, recherche de toxiques urinaires, imagerie cérébrale, EEG.

Le recours à un antipsychotique nécessite si possible la réalisation d'un ECG préthérapeutique afin de dépister un segment QT long congénital (marqueur de risque de troubles du rythme).

Le diagnostic de schizophrénie est clinique et ne nécessite pas d'examens complémentaires particuliers.

SURVEILLANCE DU TRAITEMENT

SOINS – TRAITEMENT

Le traitement de la schizophrénie repose idéalement sur un traitement antipsychotique *per os* en monothérapie. En cas de traitement par un antipsychotique d'action prolongée, l'excipient huileux nécessite en général le recours à une seringue en verre. Une alternative à la seringue en verre consiste à plonger l'ampoule dans de l'eau à 37 °C pendant quelques minutes. L'injection IM est à faire dans le quadrant supéro-externe de la fesse, toutes les 2 à 4 semaines.

EFFICACITÉ DU TRAITEMENT

L'efficacité du traitement antipsychotique s'apprécie sur l'état clinique du patient dont la symptomatologie psychotique doit progressivement s'amender : les hallucinations, le délire et la désorganisation régressent ou disparaissent. Le patient retrouve un comportement social adapté. Cette efficacité n'est pas immédiate mais différée, nécessitant un délai de 2 à 6 semaines. L'efficacité des antipsychotiques est généralement meilleure sur les hallucinations et les idées délirantes que sur la désorganisation et les symptômes négatifs.

EFFETS INDÉSIRABLES

La tolérance du traitement s'apprécie sur les plans clinique et paraclinique selon les mêmes modalités que lors des troubles psychotiques aigus et transitoires (*cf.* Troubles psychotiques aigus et transitoires, p. 1488). Sur le plan clinique, il faut dépister des dyskinésies tardives, complication des traitements antipsychotiques prolongées. Il s'agit de mouvements anormaux, lents et répétitifs, qui intéressent préférentiellement le visage (protrusion linguale, mâchonnement) ou le tronc (balancements). Ces dyskinésies répondent peu à la diminution des doses et sont parfois irréversibles. Elles ne sont pas améliorées par les anticholinergiques.

Lors d'un traitement par clozapine, la NFS doit être surveillée toutes les semaines pendant 18 semaines puis tous les mois.

Lors d'un traitement antipsychotique prolongé, il faut surveiller régulièrement le poids, le bilan lipidique et la glycémie, en particulier avec la clozapine et l'olanzapine.

ÉDUCATION ET CONSEILS

Sauf exception, il est préférable d'annoncer le diagnostic au patient. Il faut lui expliquer que sa maladie est chronique et qu'il doit poursuivre le suivi médical et le traitement antipsychotique afin d'éviter des rechutes trop fréquentes, même s'il se sent « bien ».

Il doit également être attentif aux signes précédant ses rechutes (stress social, troubles du sommeil, anxiété, retrait social, incurie, inquiétude des proches le trouvant « moins bien ») ou les accompagnant (apparition des voix, sentiment de persécution ou idées « bizarres », difficultés à comprendre autrui) pour venir consulter précocement.

La dépression et le suicide étant fréquents chez les patients schizophrènes, le patient doit également venir consulter s'il se sent plus triste, s'il n'a plus de goût à vivre ou s'il a des idées suicidaires.

▶ Des conseils sur son hygiène de vie sont utiles : éviter le surmenage, dormir suffisamment, éviter les toxiques. Il doit également connaître l'utilité des traitements et leurs effets indésirables. Il faut l'encourager à évoquer les effets indésirables afin que le traitement soit modifié et non pas arrêté à l'insu de l'équipe soignante. Sur tous ces points, des livrets éducatifs spécialement conçus pour les patients et leur famille sont un excellent support de soins.

Lors des prises en charge institutionnelles (CATTP, hôpital de jour), le rôle infirmier est d'aider la réinsertion sociale du patient en l'aidant à avoir des comportements sociaux adaptés et en favorisant son autonomie (activités quotidiennes, aide dans la recherche d'un logement).

TROUBLES DÉLIRANTS PERSISTANTS

FICHE MALADIE

DÉFINITION

L'ancienne catégorie des délires chroniques non schizophréniques comprenait la psychose hallucinatoire chronique (PHC), les délires paranoïaques et la paraphrénie. Dans les classifications actuelles, la PHC est considérée comme une schizophrénie d'apparition tardive caractérisée par l'absence du syndrome dissociatif et par la richesse du syndrome hallucinatoire.

Les troubles délirants persistants sont définis par la persistance d'idées délirantes non expliquées par une schizophrénie ou un trouble de l'humeur. Ces idées délirantes correspondent à des situations rencontrées dans la vie réelle (par exemple, être sur écoute téléphonique). Parmi les troubles délirants persistants, les délires paranoïaques sont caractérisés par la prédominance de l'interprétation comme mécanisme et de la persécution comme thème. Le délire de jalousie (conviction délirante d'être trompé) ou l'érotomanie (conviction délirante d'être aimé) font partie des délires paranoïaques passionnels. La paraphrénie est caractérisée par un délire imaginatif dont la richesse contraste avec l'adaptation du sujet à la réalité.

CAUSES ET MÉCANISMES

Les causes des troubles délirants persistants ne sont pas connues. Les hallucinations, qui pourraient relever de la même physiopathologie que la schizophrénie, sont absentes ou discrètes. Leur présence doit faire reconsidérer le diagnostic. Les mécanismes avancés par la théorie psychanalytique (déni, projection) sont essentiellement descriptifs et ne possèdent pas de valeur étiologique démontrée. Les principaux facteurs de risque des troubles délirants persistants sont non spécifiques : sexe féminin, âge supérieur à 50 ans, immigration, bas niveau socio-économique, handicap sensoriel.

TRAITEMENT

Les principes du traitement sont la chimiothérapie antipsychotique et l'instauration d'un cadre thérapeutique visant à prévenir la désinsertion socioprofessionnelle et les complications médico-légales (passage à l'acte hétéro-agressif).

Le cadre thérapeutique est souvent contraint lors de la première prise en charge. En effet, les patients souffrant de troubles délirants persistants rencontrent souvent la psychiatrie à l'occasion d'une exacerbation du délire et/ou de troubles du comportement. L'hospitalisation est alors souvent indispensable. En cas d'hospitalisation à la demande d'un tiers (HDT), le tiers demandeur risque de devenir le persécuteur désigné. C'est pourquoi, il est souvent nécessaire de procéder à une hospitalisation d'office (HO). Cette mesure introduit la loi comme tiers, ce qui peut être en soi thérapeutique. À l'issue de l'hospitalisation, le suivi est au mieux assuré par les structures institutionnelles du secteur.

La chimiothérapie repose sur un traitement antipsychotique au long cours à la dose minimale efficace. Les antipsychotiques atypiques sont recommandés en première intention : **amisulpride** (*SOLIAN*), **aripiprazole** (*ABILIFY*), **olanzapine** (*ZYPREXA*), **rispéridone** (*RISPERDAL*). En cas de mauvaise compliance, les antipsychotiques d'action prolongée (voie IM) peuvent être utilisés chez un patient demandeur. Le but du traitement est de diminuer l'adhésion au délire et donc le risque de passage à l'acte hétéro-agressif.

Le syndrome de Kretschmer est caractérisé par des idées délirantes de référence et de persécution survenant dans un contexte dépressif. Ce trouble doit être considéré comme une variété de dépression avec caractéristiques psychotiques non congruentes à l'humeur. Le traitement fait donc appel à une bithérapie associant antidépresseur et antipsychotique.

PRONOSTIC

L'hétérogénéité de cette catégorie diagnostique ne permet pas de décrire un pronostic univoque. Les principales complications à redouter sont la désinsertion socioprofessionnelle et le passage à l'acte hétéro-agressif. La présence d'un persécuteur désigné et l'exaltation passionnelle sont les principaux facteurs de risque de passage à l'acte hétéro-agressif. À long terme, les idées délirantes persistent souvent avec un degré d'adhésion diminué. On parle alors d'enkystement du délire pour désigner le détachement du patient par rapport à ses idées délirantes. Les troubles délirants persistants évoluent parfois sur un mode récurrent avec alternance de périodes de rémission et d'exacerbation symptomatique. Ce mode évolutif doit faire évoquer le diagnostic de trouble de l'humeur sous-jacent et envisager la prescription d'un thymorégulateur.

FICHE INFIRMIÈRE

EXAMENS

Une symptomatologie psychotique d'apparition tardive justifie la réalisation d'examens complémentaires pour éliminer une origine « non psychiatrique » et rechercher une contre-indication au traitement antipsychotique : NFS, plaquettes, ionogramme sanguin, urée, créatinine, glycémie, TSH, recherche de toxiques urinaires, imagerie cérébrale, EEG. Chez la personne âgée, il faudra prévoir un bilan neuropsychologique pour éliminer une altération cognitive qui favorise une réaction délirante à un stress.

Dans les psychoses hallucinatoires chroniques, il n'est pas rare que les hallucinations soient sous-tendues par des altérations sensorielles (par exemple, cataracte, hypoacousie, acouphènes). Des consultations spécialisées seront à prévoir en fonction des altérations suspectées. Le recours à un antipsychotique nécessite si possible la réalisation d'un ECG préthérapeutique afin de dépister un segment QT long congénital (marqueur de risque de troubles du rythme).

SURVEILLANCE DU TRAITEMENT

SOINS – TRAITEMENT

Les antipsychotiques seront administrés le plus souvent en prise unique *per os*. La prise des médicaments sera surveillée. En cas de doute sur la prise réelle, le recours à une forme buvable facilite la surveillance du traitement. En cas d'agitation importante ou de refus du traitement oral, le traitement antipsychotique peut être administré par voie IM.

La contention physique peut être utilisée en cas de passage à l'acte auto-ou hétéro-agressif. Elle nécessite l'action coordonnée de quatre soignants et le maintien d'un contact verbal permanent avec le patient. Le but et les modalités de la contention sont clairement précisés au patient. En cas de traitement par un antipsychotique d'action prolongée, l'excipient huileux nécessite le recours à une seringue en verre. Une alternative à la seringue en verre consiste à plonger l'ampoule dans de l'eau à 37 °C pendant quelques minutes. L'injection est à faire par voie IM dans le quadrant supéro-externe de la fesse, toutes les 2 à 4 semaines.

EFFICACITÉ DU TRAITEMENT

L'efficacité du traitement antipsychotique s'apprécie sur l'état clinique du patient dont la symptomatologie délirante doit progressivement s'amender. Le patient retrouve un comportement social adapté. Cette efficacité est différée, nécessitant un délai de 4 à 6 semaines.

EFFETS INDÉSIRABLES

La tolérance du traitement s'apprécie sur les plans clinique et paraclinique selon les mêmes modalités que lors des troubles psychotiques aigus et transitoires (*cf.* Troubles psychotiques aigus et transitoires, p. 1488). Sur le plan clinique, il faut dépister des dyskinésies tardives, complication des traitements antipsychotiques prolongées. Il s'agit de mouvements anormaux, lents et répétitifs, qui intéressent préférentiellement le visage (protrusion linguale, mâchonnement) ou le tronc (balancements). Ces dyskinésies répondent peu à la diminution des doses et sont parfois irréversibles. Elles ne sont pas améliorées par les anticholinergiques. Lors d'un traitement par clozapine, la NFS doit être surveillée toutes les semaines pendant 18 semaines puis tous les mois.

Lors d'un traitement antipsychotique prolongé, il faut surveiller régulièrement le poids, le bilan lipidique et la glycémie, en particulier avec la clozapine et l'olanzapine.

ÉDUCATION ET CONSEILS

Il faut idéalement amener le patient à nuancer ses croyances délirantes en lui faisant proposer une autre interprétation des événements. Il faut lui expliquer le risque élevé de récidive des symptômes en cas d'interruption du traitement antipsychotique. On insistera sur les bénéfices attendus de ce traitement et la nécessité de poursuivre le suivi médical même s'il se sent « bien » afin de « garder les idées claires ». Dans la mesure du possible, il faut également informer les proches de la nécessité du traitement.

CONFUSION MENTALE

FICHE MALADIE

DÉFINITION

La confusion mentale est un syndrome aigu non spécifique secondaire à un trouble de la vigilance. L'état confusionnel témoigne d'une souffrance cérébrale diffuse mais généralement réversible. Les signes les plus fréquents sont une altération de la vigilance allant de la simple obnubilation au coma, des troubles de l'attention, une perplexité anxieuse, un état de stupeur ou d'agitation, une inversion du cycle nycthéméral. L'onirisme est caractéristique et associe à l'hypovigilance des illusions voire des hallucinations visuelles.

CAUSES ET MÉCANISMES

La confusion mentale est une urgence diagnostique. Elle doit être considérée comme ayant une cause organique jusqu'à preuve du contraire. Les principales causes deconfusion mentale sont :

- neurologiques : hémorragie cérébrale ou méningée, traumatisme crânien, hématome sous- ou extradural, tumeur cérébrale, méningo-encéphalite, abcès cérébral, épilepsie ;

• métaboliques : troubles hydro-électrolytiques, acidocétose diabétique, hypoglycémie, encéphalopathie thyroïdienne, hépatique, rénale, respiratoire ;

• toxiques : abus d'une substance psychotrope, intoxication au CO, sevrage en alcool ou en benzodiazépines.

Chez le sujet âgé et/ou dément, toute affection médicale aiguë peut entraîner un état confusionnel. Chez l'alcoolique, la confusion mentale ne doit être imputée à une alcoolisation aiguë qu'après élimination d'une autre cause organique (par exemple, hypoglycémie, hématome sous-dural).

Ce n'est qu'après avoir éliminé une cause organique que l'on peut évoquer une confusion psychogène : mélancolie stuporeuse, manie confuse, épisode psychotique aigu (en particulier dans le *post-partum*), trouble dissociatif sévère.

TRAITEMENT

La confusion mentale est une urgence thérapeutique. Le traitement est symptomatique et étiologique.

Le traitement étiologique est prioritaire. Il peut nécessiter une hospitalisation en urgence en milieu spécialisé (par exemple, évacuation d'un hématome extradural au bloc neurochirurgical).

Le traitement symptomatique repose sur la correction de troubles hydro-électrolytiques favorisant la confusion (par exemple, hyponatrémie) et sur la diminution et/ou l'arrêt des médicaments non indispensables.

PRONOSTIC

Le pronostic de la confusion mentale est celui de l'affection causale.

FICHE INFIRMIÈRE

EXAMENS

Les examens à réaliser sont orientés par le contexte clinique, en fonction de la cause suspectée.

En l'absence d'orientation clinique, on réalise : NFS, CRP, ionogramme sanguin, urée, créatinine, glycémie, calcémie, bilan hépatique, recherche de toxiques urinaires, alcoolémie, ECG, EEG, scanner cérébral sans injection de produit de contraste.

Il faut penser aux hémocultures en cas de fièvre, au frottis avec goutte épaisse en cas de séjour en zone impaludée, aux gaz du sang artériel en cas de détresse respiratoire.

Cette liste n'est pas limitative.

SURVEILLANCE DU TRAITEMENT

SOINS – TRAITEMENT

La prescription médicale dépend de l'affection causale. En cas d'agitation incontrôlable, le recours aux psychotropes nécessite d'avoir écarté une intoxication médicamenteuse volontaire. La profondeur de l'hypovigilance peut contre-indiquer la voie *per os* en raison du risque de fausse route. En cas de traitement par voie IV, une contention transitoire est parfois nécessaire.

EFFICACITÉ DU TRAITEMENT

L'efficacité du traitement de la cause s'évalue sur la rémission du syndrome confusionnel : retour à une conscience claire et récupération d'une orientation temporo-spatiale. En général, la rémission est lente, notamment chez le sujet âgé. Des symptômes confusionnels *a minima* peuvent parfois persister transitoirement le soir avant de s'amender définitivement. Une amnésie rétrograde de l'épisode confusionnel est habituelle.

Un patient confus présente souvent des troubles du comportement voire un risque de passage à l'acte auto- et/ou hétéro-agressif. Une erreur grave serait de coller à ce patient l'étiquette « psy ». Le syndrome confusionnel est une urgence diagnostique et thérapeutique dont la cause est somatique jusqu'à preuve du contraire. Les patients psychiatriques sont rarement désorientés et exceptionnellement obnubilés. En l'absence d'intervention appropriée, l'état confusionnel peut évoluer rapidement vers le coma, nécessitant l'intervention du médecin réanimateur, voire le décès. Il ne faut pas hésiter à contenir physiquement le patient pour le protéger.

De même, il faut savoir dépister rapidement une déshydratation secondaire à l'agitation.

ÉDUCATION ET CONSEILS

Une amnésie rétrograde de l'épisode confusionnel est habituelle. Il faut expliquer au patient ce qui s'est passé et la cause de la confusion. L'éducation spécifique dépend de la cause. Il ne faut pas négliger d'expliquer l'épisode confusionnel aux proches en cas de troubles du comportement pouvant être reprochés au patient.

TROUBLES DE L'HUMEUR

FICHE MALADIE

DÉFINITIONS

Un *épisode dépressif* est défini par la permanence pendant au moins deux semaines de plusieurs symptômes dépressifs : humeur triste, perte d'intérêt et/ou de plaisir (anhédonie), perte d'énergie et asthénie, autodépréciation pouvant aller de la perte de confiance en soi à un sentiment de culpabilité, idées suicidaires, difficultés de concentration, agitation ou ralentissement psychomoteur, perturbations du sommeil et/ou de l'appétit. Un *épisode maniaque* est défini par la permanence pendant au moins une semaine (ou moins si une hospitalisation est nécessaire) de plusieurs symptômes maniaques : humeur expansive et/ou irritable, idées de grandeur, réduction du besoin de sommeil, logorrhée, fuite des idées, distractibilité, désinhibition comportementale dans des activités agréables mais potentiellement dommageables (conduites sexuelles à risque, achats inconsidérés).

Les symptômes dépressifs ou maniaques doivent être suffisamment importants pour entraîner un retentissement significatif sur le fonctionnement global du sujet.

Le *trouble dépressif récurrent* est défini par au moins deux épisodes dépressifs sans antécédent d'épisode maniaque. Il correspond à l'ancienne maladie maniaco-dépressive *unipolaire.*

Le *trouble bipolaire de l'humeur* est défini par au moins un épisode maniaque avec ou sans antécédent d'épisode dépressif. Il correspond à l'ancienne maladie maniaco-dépressive *bipolaire.*

La prévalence sur la vie entière est de 10 % pour la dépression (épisode dépressif isolé ou trouble dépressif récurrent) avec 1 homme pour 2 femmes et de 1 % pour le trouble bipolaire de l'humeur avec 1 homme pour 1 femme.

CAUSES ET MÉCANISMES

Les causes et mécanismes des troubles de l'humeur ne sont pas connus. Les facteurs de risque sont biologiques, psychologiques et socio-environnementaux :

- Parmi les facteurs biologiques, les facteurs génétiques paraissent plus importants dans le trouble bipolaire que dans la dépression.
- Parmi les facteurs psychologiques, certains traits de personnalité tels que la sensibilité aux affects négatifs, ou névrosisme (*neuroticism*), sont des facteurs de risque non spécifiques de dépression.
- Parmi les facteurs socio-environnementaux, les événements de vie stressants augmentent

le risque d'épisode dépressif mais aussi maniaque.

Il faut insister sur l'importance des interactions entre les facteurs bio-psycho-sociaux. Par exemple, l'impact d'un événement de vie stressant dépend du génotype et réciproquement.

Par définition, les troubles de l'humeur secondaires compliquent une affection somatique (par exemple, dépression compliquant une hypothyroïdie, une maladie de Parkinson) ou psychiatrique (par exemple, dépression compliquant un alcoolisme, un trouble anxieux).

TRAITEMENT

Le traitement d'un trouble de l'humeur répond à trois objectifs principaux :

- Le traitement d'attaque a pour but d'obtenir la rémission (disparition des symptômes).
- Le traitement de consolidation a pour but de maintenir cette rémission au moins 6 mois, c'est-à-dire de prévenir les rechutes.
- Le traitement de maintenance a pour but de maintenir cette rémission au-delà de 6 mois, c'est-à-dire de prévenir les récidives.

ÉPISODE DÉPRESSIF

Le traitement d'attaque de l'épisode dépressif est spécifique et symptomatique. Le traitement spécifique repose sur les antidépresseurs et la psychothérapie. Les dépressions d'intensité légère peuvent être traitées en ambulatoire par une psychothérapie seule. Les dépressions d'intensité moyenne et sévère nécessitent le recours à un antidépresseur en première intention. Les dépressions à caractéristiques psychotiques nécessitent de recourir soit à l'association d'un antidépresseur et d'un antipsychotique, soit à l'électroconvulsivothérapie (ECT). L'ECT est également indiquée en cas de dépression résistante ou mélancolique, caractérisée par la culpabilité, le ralentissement et l'insomnie matinale. L'hospitalisation est indiquée, si besoin sous contrainte, en cas de pronostic vital engagé (risque suicidaire, refus de s'alimenter), de caractéristiques psychotiques ou si le traitement l'exige (ECT).

Le traitement symptomatique de l'épisode dépressif peut faire appel transitoirement aux anxiolytiques et/ou aux hypnotiques.

Le traitement de consolidation de l'épisode dépressif repose sur la poursuite pendant 6 mois du traitement ayant permis d'obtenir la rémission.

TROUBLE DÉPRESSIF RÉCURRENT

Le traitement de maintenance du trouble dépressif récurrent est indiqué à partir du troisième épisode ou dès le deuxième si celui-ci est particulièrement grave ou rapproché (intervalle < 5 ans). Il repose en première intention sur la poursuite au-delà de 6 mois du traitement ayant permis d'obtenir la rémission. En deuxième intention, c'est-à-dire en cas de récidive sous antidépresseur, on peut avoir recours à un sel de lithium comme thymorégulateur.

ÉPISODE MANIAQUE

Le traitement d'attaque de l'épisode maniaque est spécifique et symptomatique. Il nécessite le plus souvent une hospitalisation, éventuellement sous contrainte en cas de refus des soins. Le traitement spécifique repose sur un antipsychotique et/ou un thymorégulateur antimaniaque. Les antipsychotiques classiques (par exemple, **chlorpromazine**, *LARGACTIL*) ont l'avantage d'être également un bon traitement symptomatique de l'agitation maniaque. En revanche, leur mauvaise tolérance neurologique contre-indique leur usage au long cours chez les patients bipolaires. Les thymoréguiateurs antimaniaques (par exemple, **lithium**, *TÉRALITHE*) ont l'avantage d'être mieux tolérés à court terme et de prévenir les rechutes à long terme. En revanche, comme les antipsychotiques atypiques (par exemple, **olanzapine**, *ZYPREXA*), leur délai d'action sur les symptômes d'agitation maniaque (environ 2 semaines) nécessite souvent la prescription transitoire d'un traitement symptomatique.

Le traitement symptomatique de l'épisode maniaque est indiqué lorsque l'agitation maniaque n'est pas contrôlée par le traitement spécifique. Il repose soit sur un antipsychotique classique à visée sédative (par exemple,

cyamémazine, *TERCIAN*), soit sur une *benzodiazépine* à forte dose (par exemple, **lorazépam**, *TÉMESTA*).

TROUBLE BIPOLAIRE

Le traitement de maintenance du trouble bipolaire est indiqué dès le premier épisode maniaque. Il repose sur la prescription à long terme d'un thymorégulateur, c'est-à-dire d'un médicament préventif des récidives maniaques et dépressives. Le **lithium** (*TÉRALITHE*) reste le traitement de référence mais des alternatives sont disponibles : **carbamazépine** (*TÉGRÉTOL*), **valpromide** (*DÉPAMIDE*) en cas de contre-indication ou d'intolérance au **lithium**, **olanzapine** (*ZYPREXA*) en cas de réponse favorable à l'**olanzapine** lors d'un épisode maniaque.

PSYCHOTHÉRAPIE, INFORMATION DU PATIENT, PRISE EN CHARGE SOCIALE

La psychothérapie occupe une place fondamentale dans le traitement des troubles de l'humeur. La psychothérapie de soutien est associée à tous les temps du traitement. Les épisodes dépressifs à caractéristiques psychotiques et les épisodes maniaques constituent une contre-indication des psychothérapies structurées. Celles-ci prennent leur place dans le traitement d'attaque des dépressions d'intensité légère à modérée et dans le traitement de consolidation et de maintenance du trouble dépressif récurrent et du trouble bipolaire. Les thérapies cognitives et comportementales sont celles dont l'efficacité est la mieux démontrée dans les troubles de l'humeur.

L'information du patient sur la nature des troubles ainsi que sur les objectifs et modalités du traitement est une étape critique de la prise en charge, en particulier en cas de trouble bipolaire. Elle conditionne l'alliance thérapeutique, donc l'observance médicamenteuse, donc l'efficience du traitement.

La prise en charge sociale complète la prise en charge des troubles de l'humeur. Elle vise à maintenir l'insertion sociale (familiale, professionnelle, etc.) du patient. Insistons sur les mesures de protection des biens (sauvegarde de justice, curatelle) en cas de décisions inconsidérées lors d'épisodes maniaques (par exemple, dépenses inconsidérées, mariage).

PRONOSTIC

Le pronostic à court terme de l'épisode maniaque est généralement bon. Il est marqué par le risque d'inversion de l'humeur, c'est-à-dire d'épisode dépressif. Le pronostic à court terme de la dépression est moins bon. Environ 50 % des patients ne répondent pas à un premier antidépresseur. Parmi eux, 50 % ne répondront pas non plus à un second antidépresseur. La résistance à deux traitements antidépresseurs bien conduits définit la dépression résistante qui concerne donc 25 % des patients. Le risque suicidaire est le risque majeur des épisodes dépressifs. Le **lithium** est le seul médicament à avoir démontré son efficacité dans la prévention du suicide.

Les troubles de l'humeur, bipolaires ou non, ont le plus souvent une évolution chronique marquée par un risque élevé de récidive. Concernant la dépression, 75 % des patients rechutent dans l'année qui suit un arrêt prématuré du traitement. Le traitement de maintenance a pour objectif de rendre les récidives moins fréquentes, moins longues et moins graves.

Le trouble dépressif récurrent concerne environ deux tiers des patients ayant présenté un premier épisode dépressif. Il s'agit d'une affection chronique ayant un impact très important sur le fonctionnement global du sujet. La dépression est actuellement considérée par l'Organisation mondiale de la santé (OMS) comme la quatrième maladie la plus invalidante à l'échelon planétaire.

FICHE INFIRMIÈRE

EXAMENS

L'instauration d'un traitement par lithium nécessite la réalisation d'un bilan préthérapeutique : β-HCG, NFS, VS, TSH, ionogramme sanguin, bilan hépatique, créatinine, protéinurie des 24 h, ECG, EEG. Si ce bilan est normal, le traitement peut être instauré. L'électroconvulsivothérapie (*cf.* Fiche technique, p. 1503) nécessite obligatoirement un ECG et une consultation par un anesthésiste qui prescrira le bilan préthérapeutique. L'imagerie cérébrale n'est pas recommandée à titre systématique.

Le traitement par **lithium** impose une surveillance de la lithémie. La lithémie le matin à jeun doit être comprise entre 0,5 et 0,8 mmol/L ou, pour le **lithium** LP, entre 0,8 et 1,2 mmol/L. Pour équilibrer un traitement par lithium, la lithémie se dose 5 jours après modification de la posologie, 12 h après la dernière prise et à jeun. Il faut utiliser un tube sec. À plus long terme, un traitement par **lithium** nécessite la surveillance biologique suivante : lithémie tous les 3 mois, créatinine tous les 6 mois, TSH tous les ans.

SURVEILLANCE DU TRAITEMENT

SOINS – TRAITEMENT

Les antidépresseurs s'administrent généralement *per os*. Dans certains cas de dépression sévère ou d'impossibilité de prise *per os*, l'administration IV est possible (par exemple, **clomipramine**, *ANAFRANIL*, **citalopram**, *SEROPRAM*).

Les traitements anxiolytiques sont répartis sur la journée et se prennent *per os*. Les traitements anxiolytiques ou sédatifs prescrits « si besoin » ne sont à administrer que si la réassurance ou le recadrage verbal est insuffisant(e). L'agitation maniaque est associée à un risque élevé de passage à l'acte hétéro-agressif. Dans certains cas, ce risque peut justifier une contention physique transitoire. Il s'agit d'une prescription médicale. Elle nécessite l'action coordonnée de quatre soignants et le maintien d'un contact verbal permanent avec le patient. Le but et les modalités de la contention sont clairement précisés au patient.

La surveillance du risque suicidaire fait partie de la prescription médicale. Un inventaire minutieux est impératif dans le but de ne laisser au patient aucun objet tranchant (par exemple, ciseaux, objet en verre, rasoir) ou avec lequel il pourrait se pendre (par exemple, lacets, câble électrique, ceinture).

Une surveillance rapprochée (par exemple, toutes les 30 min) peut être nécessaire initialement.

Les traitements thymorégulateurs s'administrent en général *per os*.

EFFICACITÉ DU TRAITEMENT

L'efficacité des antidépresseurs est différée.

Il faut attendre 2 à 4 semaines pour qu'une amélioration des symptômes dépressifs soit observée. Classiquement, les symptômes moteurs disparaissent en premier, suivis par les symptômes anxieux puis la tristesse et l'anhédonie. Le traitement ne doit pas être jugé inefficace avant 4 semaines de traitement bien conduit. Concernant le risque suicidaire, il est à évaluer en fonction des propos du patient. Il ne faut pas avoir peur de poser explicitement la question : « Est-ce que vous souffrez tellement que vous avez pensé à vous tuer ? »

Le traitement anxiolytique doit soulager le patient.

L'efficacité d'un traitement antimaniaque s'apprécie dans les mêmes délais. Le traitement symptomatique de l'agitation doit être efficace rapidement (en 2 à 4 h).

L'efficacité des thymorégulateurs s'apprécie à long terme sur la diminution du nombre de récidives.

Concernant l'efficacité de l'ECT, on réalise au moins 6 séances avant de se prononcer sur son efficacité.

EFFETS INDÉSIRABLES

Les patients peuvent se plaindre d'effets indésirables des traitements antidépresseurs ▶

ISRS (inhibiteurs sélectifs de recapture de la sérotonine). Ces derniers (céphalées, hypotension orthostatique, nausée, anxiété, prise de poids) sont souvent transitoires ou cèdent après ajustement de la posologie. Ils peuvent justifier un changement de molécule s'ils sont mal tolérés et susceptibles d'entraîner une malobservance (par exemple, impuissance).

Les antidépresseurs tricycliques (par exemple, **clomipramine**, *ANAFRANIL*) sont moins bien tolérés que les ***ISRS***. Ils sont contre-indiqués en cas de glaucome à angle fermé, d'adénome prostatique et d'infarctus récent. L'intoxication médicamenteuse volontaire par antidépresseurs tricyciiques est potentiellement mortelle.

Les antidépresseurs IRSNA (**venlafaxine**, *EFFEXOR*, **milnacipran**, *IXEL*) peuvent favoriser une hypertension artérielle chez les sujets à risque et des rétentions aiguës d'urine chez les patients âgés.

En cas de surdosage sous antidépresseurs ISRS ou IRSNA, un tableau de syndrome sérotoninergique peut apparaître : confusion, agitation, syndrome pyramidal, tremblement, myoclonies, ataxie, convulsion, voire coma. Rare mais grave, ce tableau impose l'arrêt immédiat du traitement.

Chez des patients déprimés dont le diagnostic de trouble bipolaire n'a jamais été posé, les antidépresseurs peuvent provoquer une inversion de l'humeur avec apparition de symptômes maniaques. Dans ce cas, le médicament antidépresseur doit être arrêté et un thymorégulateur introduit.

Tolérance des antipsychotiques : *cf.* Troubles psychotiques aigus et transitoires, p. 1488.

Le surdosage en **lithium** constitue une urgence médicale. Les symptômes sont les suivants : asthénie, tremblements, hypotonie musculaire (> 1,2 mmol/L), nausées, diarrhée, dysarthrie, ataxie, confusion mentale (> 1,6 mmol/L), coma hyper-réflexique avec oligo-anurie (> 2 mmol/L). La probabilité de surdosage augmente en cas d'association médicamenteuse contre-indiquée : anti-inflammatoires, diurétiques, inhibiteurs de l'enzyme de conversion.

Comme après toute crise convulsive généralisée, l'ECT entraîne une confusion postcritique pouvant durer quelques minutes à quelques heures avec désorientation temporelle et spatiale. Il faut rassurer les patients et avertir les familles du caractère bénin et transitoire de la confusion. Par ailleurs, on constate une amnésie rétrograde étendue transitoire chez un certain nombre de patients.

Le **lithium** est non dénué de toxicité rénale au long cours (*cf.* Intoxications au lithium).

ÉDUCATION ET CONSEILS

ÉPISODE DÉPRESSIF

Il faut expliquer au patient et à la famille que la dépression est avant tout une maladie et non pas, comme beaucoup le leur diront, un « manque de caractère » pour lequel « il suffit de se remuer ». Cette image de la dépression est très culpabilisante et fausse. Il faut conseiller au patient de ne pas vouloir aller « trop vite » et de se fixer des objectifs raisonnables pour ne pas l'exposer à des échecs qui renforceront son pessimisme et son autodépréciation. Cette dernière est augmentée par les troubles cognitifs qui accompagnent la dépression (attention, concentration, mémoire). Il faut expliquer que les troubles cognitifs font partie des symptômes dépressifs. Il doit comprendre que l'on peut sortir de la dépression et qu'il peut espérer redevenir « comme avant ». Toutefois, des informations sont à donner concernant la rémission de la dépression. Elle se fait lentement et ses irrégularités ne sont pas synonymes de rechutes ; l'amélioration des symptômes doit s'apprécier de façon générale. Il faut insister sur l'importance de la prise en charge psychothérapeutique ambulatoire et sur le traitement antidépresseur qui doit être poursuivi pendant au moins 6 mois, même après disparition de la symptomatologie dépressive.

ÉPISODE MANIAQUE, TROUBLE BIPOLAIRE

Lors de l'épisode maniaque, il est impératif de poser un cadre strict à ces patients souvent épuisants. Lors de la rémission, le cadre sera assoupli afin de permettre au patient de recouvrer progressivement son autonomie. Un patient en sortie d'épisode maniaque est souvent culpabilisé et a besoin d'explications sur ce qui lui arrive. Il faut s'appuyer sur le retentissement de ses symptômes (par exemple, retentissement financier, professionnel, conjugal) pour lui expliquer qu'il s'agit d'une maladie :

- dont les épisodes aigus lui font perdre le contrôle de ses actes (diminuer le sentiment de culpabilité) ;
- qui va nécessiter un traitement au long cours indispensable pour réduire lafréquence des récidives.

Letrouble bipolairedoitêtre bien expliquéau patient et à sa famille. Ils doivent également connaître les signes évocateurs de récidive, le but et les modalités du traitement thymorégulateur et les règles d'hygiène de vie à respecter : sommeil régulier, éviter le surmenage, les excitants. En cas de traitement par lithium, il est important de donner au patient la liste des recommandations à respecter (par exemple, pas de régime sans sel, bonne hydratation) et des signes évoquant un surdosage.

FICHE TECHNIQUE

ÉLECTROCONVULSIVOTHÉRAPIE

L'ECT se réalise souvent le matin chez un patient informé du rapport bénéfice/risque très favorable. Il faut penser à retirer un éventuel dentier et conseiller au patient de vider sa vessie. Une prémédication anxiolytique est souvent nécessaire en utilisant un **anxiolytique** non **benzodiazépinique** (par exemple, **hydroxyzine**, *ATARAX*).

FICHE PHARMACOLOGIE

ANTIDÉPRESSEURS

Classification et prescription

L'objectif pharmacologique global des **antidépresseurs** est d'accroître la neuromédiation noradrénergique et sérotoninergique par augmentation de la concentration intrasynaptique des neuromédiateurs.

Selon les molécules, les profils d'action sont différents et plus ou moins sélectifs sur ces neurotransmetteurs : inhibition de la recapture, inhibition de l'enzyme de dégradation (MAO), augmentation de la libération des neuromédiateurs. L'**agomélatine** a un mécanisme d'action inédit d'agoniste mélatoninergique et d'antagoniste des récepteurs 5-HT2C.

L'augmentation de la concentration intrasynaptique ne doit pas être isolée d'un contexte plus large d'actions impliquant des effets sur d'autres médiateurs (propriétés anticholinergiques, adrénolytiques, etc.) et sur les récepteurs : désensibilisation des récepteurs β-adrénergiques, des récepteurs présynaptiques 5-HT1A, action sur les seconds messagers.

Les **antidépresseurs** peuvent être classés selon leurs mécanismes d'action, leurs effets sélectifs sur la neurotransmission monoaminergique, les effets indésirables ou la famille chimique.

En fonction du mécanisme d'action, il convient de distinguer :

- les molécules agissant sur les trois monoamines :
  - **tricycliques : clomipramine, imipramine, amitriptyline, dolusépine, trimipramine, duoxépine,**
  - **inhibiteurs de la monoamine-oxydase (IMAO) : moclobémide, iproniazide** ;
- les **inhibiteurs sélectifs de la recapture de la sérotonine (ISRS) : fluoxétine, paroxétine, sertraline, fluvoxamine, citalopram, escitalopram** ;
- les **inhibiteurs de la recapture de la sérotonine et de la noradrénaline (IRSNA) : milnacipran, venlafaxine, duloxétine** ;
- les **antidépresseurs noradrénergiques et sérotoninergiques spécifiques (NASSA)**. Ils facilitent la transmission noradrénergique et sérotoninergique en bloquant les récepteurs α_2-présynaptiques et les récepteurs 5-HT2 et 5-HT3 post-synaptiques : **mirtazapine, miansérine** ;
- les autres molécules avec des mécanismes d'action différents : **tianeptine, agomélatine, millepertuis, vortioxétine, eskétamine.**

PRESCRIPTION DES ANTIDÉPRESSEURS

1) Il n'y a pas lieu d'associer systématiquement en début de traitement un **anxiolytique**, un **hypnotique**, un **thymorégulateur**, un **antipsychotique**.

2) Il n'y a pas lieu de prescrire en 1re intention plus d'un **antidépresseur**.

3) Il n'y a pas lieu de poursuivre un traitement antidépresseur plus de 6 mois après l'obtention de la rémission complète de l'épisode dépressif, sauf en cas d'antécédents d'épisodes dépressifs caractérisés récurrents et rapprochés.

ANTIDÉPRESSEURS

Tricycliques et apparentés

■ Clomipramine ©

ANAFRANIL					
Épisodes dépressifs caractérisés y compris les épisodes sévères chez les patients hospitalisés : 75 à 200 mg/j en 1 prise le soir TOC : 100 à 200 mg/j Prévention des attaques de panique avec ou sans agoraphobie : 75 à 150 mg/j Énurésie nocturne de l'enfant : 10 à 25 mg/j	60 cp. 10 mg 50 cp. 25 mg 20 cp. 75 mg 5 amp. inj. 25 mg/2 mL	2,10 3,24 2,59 2,07	I I I I	65 % 65 % 65 % 65 %	0,03 0,06 0,13 0,41

■ Imipramine

TOFRANIL					
Épisodes dépressifs caractérisés y compris les épisodes sévères hospitalisés : 3 à 6 cp. 25 mg/j en 2 prises Énurésie nocturne de l'enfant : 10 à 50 mg/j Algie rebelle : 75 à 150 mg/j	60 cp. 10 mg 100 cp. 25 mg	1,41 3,59	I I	65 % 65 %	0,02 0,04

Amitriptyline

LAROXYL					
Épisodes dépressifs caractérisés y compris les épisodes sévères hospitalisés : 75 à 150 mg/j Algies rebelles : 75 à 150 mg/j Énurésie de l'enfant : 10 à 50 mg/j	60 cp. 25 mg 100 cp. 25 mg 20 cp. 50 mg 1 fl. sol. buv. 40 mg/mL 800 gttes (1 mg = 20 gttes) 12 amp. inj. 50 mg/2 mL	3,39 HOP 2,66 4,66 10,25	I I I I I	65 % 65 % 65 % 65 %	0,06 0,13 4,66 0,85

Dosulépine

PROTHIADEN					
Épisodes dépressifs caractérisés : 75 à 150 mg/j	50 gél. 25 mg 20 cp. 75 mg	4,73 5,18	I I	65 % 65 %	0,09 0,26

Trimipramine

SURMONTIL					
Épisodes dépressifs caractérisés : 75 à 150 mg/j	50 cp. séc. 25 mg 20 cp. séc. 100 mg 1 fl. sol. buv. 30 mL 1 200 gttes (1 mg = 1 gtte)	6,28 10,54 6,83	I I I	65 % 65 % 65 %	0,13 0,53 6,83

Doxépine

QUITAXON					
Épisodes dépressifs caractérisés : 75 à 150 mg/j	40 cp. séc. 10 mg 20 cp. séc. 50 mg	1,45 3,28	I I	65 % 65 %	0,04 0,16

Maprotiline

LUDIOMIL					
Antidépresseur apparenté aux tricycliques Épisodes dépressifs caractérisés y compris les épisodes sévères : 75 à 225 mg/j	50 cp. 25 mg 28 cp. 75 mg	4,44 7,51	I I	65 % 65 %	0,09 0,27

Propriétés

Inhibition de la recapture de la noradrénaline et de la sérotonine : effet thérapeutique.

Composante histaminergique : effet sédatif.

Effet anticholinergique central et périphérique : effets indésirables.

Propriétés adrénolytiques pouvant provoquer une hypotension orthostatique.

Indications

Épisodes dépressifs caractérisés.

Traitement des troubles obsessionnels-compulsifs.

Prévention des attaques de panique avec ou sans agoraphobie.

Traitement de certains états dépressifs apparaissant lors des schizophrénies, en association avec un traitement antipsychotique.

Traitement des douleurs neuropathiques de l'adulte.

Contre-indications

- Risque connu de glaucome par fermeture de l'angle.
- Risque de rétention urinaire lié à des troubles urétro-prostatiques.

• Infarctus du myocarde récent.
• Association avec les **IMAO** non sélectifs.

L'épilepsie est une contre-indication relative : la **maprotiline** est le plus épileptogène des **antidépresseurs.**

Précautions d'emploi

Suicides/idées suicidaires et aggravation clinique : surveillance étroite des patients jusqu'à obtention d'une amélioration clinique (plusieurs semaines).

Insomnie ou nervosité en début de traitement : diminution de la posologie ou traitement transitoire symptomatique.

À utiliser avec prudence :
• chez le sujet âgé présentant :
  – une plus grande sensibilité à l'hypotension orthostatique et à la sédation,
  – une constipation chronique (risque d'iléus paralytique),
  – une éventuelle hypertrophie prostatique ;
• chez les sujets porteurs de certaines affections cardiovasculaires : bilan cardiovasculaire initial complet ;
• en cas d'insuffisances hépatiques et rénales, en raison du risque de surdosage.

Effets indésirables

Troubles mentaux : asthénie, confusion, troubles de la mémoire, agitation, délire, troubles de la libido.

Troubles nerveux : somnolence, tremblements, céphalées, convulsions, ataxie et neuropathies périphériques.

Troubles cutanés : réactions cutanées incluant urticaire, éruption maculo-papuleuse, vascularite et prurit, sueurs.

Acouphènes.

Troubles gastro-intestinaux : nausées, vomissements, douleurs abdominales.

Effets anticholinergiques : vision floue, trouble de l'accommodation, mydriase, sécheresse buccale, constipation.

Interactions médicamenteuses

Contre-indiqués avec les **IMAO** non sélectifs.

Tout médicament pouvant induire un syndrome sérotoninergique : arrêt préconisé.

Les **tricycliques** voient leurs effets latéraux se majorer en cas d'association avec les molécules anticholinergiques, les **antihypertenseurs** périphériques ou centraux.

Inhibiteurs de la monoamine-oxydase (IMAO)

■ Moclobémide

MOCLAMINE					
3 à 6 cp./j en 3 prises	30 cp. séc. 150 mg	7,15	I	65 %	0,24

■ Phénelzine

NARDIL					
A. Posologie initiale : 15 mg x 3/j Phase II : 60 à 90 mg/j en 3 prises	60 cp. 15 mg			NR	

■ Iproniazide

MARSILID					
Posologie initiale : 1 à 3 cp./j Posologie d'entretien : ½ à 1 cp./j	30 cp. 50 mg	115,20	I	65 %	3,84

Propriétés

Inhibiteurs de la monoamine-oxydase non sélectifs A et B (**phénelzine, iproniazide**) ou sélectif A (**moclobémide**).

Indications

IMAO non sélectifs : traitement de 2e intention des épisodes dépressifs caractérisés.

Moclobémide : traitement des épisodes dépressifs caractérisés y compris les épisodes sévères.

Contre-indications

Moclobémide : états confusionnels aigus, allaitement.

IMAO non sélectifs : phéochromocytome, insuffisance cardiaque congestive, insuffisance rénale sévère, maladie rénale, antécédents de maladie du foie ou tests hépatique anormaux. Les **IMAO** sont contre-indiqués en association avec les autres **IMAO**, les **ISRS**, les **triptans**.

Précautions d'emploi

Surveillance tensionnelle.

Insuffisance hépatique : réduction des posologies de moitié pour le **moclobémide.**

Effets indésirables

Sensiblement les mêmes que ceux des **tricycliques** (en raison notamment de leurs effets anticholinergiques et sérotoninergiques), mais à moindre fréquence.

Interactions médicamenteuses

- Relais **IMAO**-autre **antidépresseur** ou l'inverse, on recommande les schémas suivants :
  - relais possible 48 h après l'arrêt des **IMAO** ;
  - attendre 4 à 5 j d'interruption des tricycliques pour prescrire les **IMAO** ;
  - arrêt de la **fluoxétine** (*PROZAC*) pendant 4 à 5 sem. puis relais possible par les **IMAO.**
- Association IMAO + ISRS déconseillée.
- Association IMAO + NASSA déconseillée.

Inhibiteurs sélectifs de la recapture de la sérotonine (ISRS)

■ Paroxétine ©

DEROXAT					
Épisodes dépressifs caractérisés : 20 à 50 mg/j Anxiété généralisée évoluant depuis au moins 6 mois : 20 à 50 mg/j Phobie sociale : 20 à 50 mg/j TOC : 40 à 60 mg/j Prévention des attaques de panique : 40 à 60 mg/j (posologie initiale : 10 mg/j) Adaptation individuelle et progressive des doses quelle que soit l'indication	14 cp. séc. 20 mg	2,40	I	65 %	0,17
DIVARIUS					
Idem DEROXAT	28 cp. 20 mg	4,43	I	65 %	0,16

■ Fluoxétine ©

PROZAC					
Épisodes dépressifs caractérisés : 20 à 60 mg/j TOC : adaptation progressive et individuelle des doses : 20 à 60 mg/j	14 gél. 20 mg	3,54	I	65 %	0,25
FLUOXETINE					
Idem *PROZAC*	14 ser. 20 mg/5 mL 28 cp. séc. 20 mg	4,77 3,92	I I	65 % 65 %	0,34

PSYCHIATRIE

■ Citalopram

SEROPRAM					
Épisodes dépressifs caractérisés : 1 à 3 cp./j ou 0,4 à 1,2 mL/j Prévention des attaques de panique avec ou sans agoraphobie Adaptation progressive et individuelle des doses : 1 à 1 cp. ½/j ou 0,4 à 0,6 mL/j	28 cp. séc. 20 mg	5,54	I	65 %	0,20
	1 fl. 15 mL sol. buv. 40 mg/mL 2 mg = 1 gtte	21,87	I	65 %	21,87
Épisodes dépressifs caractérisés : 20 à 60 mg/j en 1 perf. lente dans un soluté isotonique (débit max 20 mg/h)	10 amp. inj. 20 mg/0,5 mL	HOP	I		

■ Escitalopram ©

SEROPLEX					
Épisodes dépressifs caractérisés : 10 à 20 mg/j Trouble panique avec ou sans agoraphobie : 5 mg/j pdt 1 sem. puis 10 mg/j Anxiété sociale : 5 à 20 mg/j	28 cp. 5 mg	5,46	I	65 %	0,20
	56 cp. 5 mg	HOP	I		
	28 cp. séc. 10 mg	5,46	I	65 %	0,20
	56 cp. séc. 10 mg	HOP	I		
	28 cp. séc. 15 mg	5,46	I	65 %	0,20
	56 cp. séc. 15 mg	HOP	I		
	28 cp. séc. 20 mg	5,46	I	65 %	0,20
	56 cp. séc. 20 mg	HOP	I		
	1 fl. 15 mL sol. buv. 20 mg/mL 1 mg = 1 gtte	12,25	I	65 %	12,25

■ Sertraline ©

ZOLOFT					
Épisodes dépressifs caractérisés et TOC : adaptation individuelle et progressive des doses de 50 à 200 mg/j	7 gél. 25 mg	1,27	I	65 %	0,18
	30 gél. 25 mg	HOP	I		
	28 gél. 50 mg	4,10	I	65 %	0,15
	30 gél. 50 mg	HOP	I		

■ Fluvoxamine ©

FLOXYFRAL					
Épisodes dépressifs caractérisés : 100 à 300 mg/j TOC : posologie progressive, pouvant aller jusqu'à 300 mg/j	30 cp. séc. 50 mg	8,35	I	65 %	0,28
	15 cp. séc. 100 mg	7,51	I	65 %	0,50

Propriétés

Inhibiteurs sélectifs de la recapture de la sérotonine.

Indications

Épisodes dépressifs caractérisés.

Troubles obsessionnels compulsifs : **fluoxétine** (*PROZAC*), **paroxétine** (*DEROXAT*), **sertraline** (*ZOLOFT*), **escitalopram** (*SEROPLEX*), **fluvoxamine** (*FLOXYFRAL*).

Prévention des attaques de panique avec ou sans agoraphobie : **paroxétine** (*DEROXAT*), **citalopram** (*SEROPRAM*), **escitalopram** (*SEROPLEX*).

Phobie sociale : **paroxétine** (*DEROXAT*), **escitalopram** (*SEROPLEX*).

Anxiété généralisée évoluant depuis au moins 6 mois : **paroxétine** (*DEROXAT*), **escitalopram** (*SEROPLEX*).
État de stress post-traumatique : **paroxétine** (*DEROXAT*).

Contre-indications

Hypersensibilité aux différentes molécules.
Association avec les IMAO non sélectifs et sélectifs B, **sumatriptan** (syndrome sérotoninergique).
Enfant de moins de 15 ans (en l'absence d'étude).
Grossesse, allaitement : déconseillés.

Précautions d'emploi

Association aux **IMAO** A réversibles (*cf.* **Interactions médicamenteuses**).
Insuffisant rénal et hépatique : utilisation des doses les plus faibles recommandées.

Effets indésirables

Effets digestifs : nausées, gastralgie (en début de traitement), bouche sèche.
Effets hépatiques : élévation modérée des aminotransférases.
Effets neuropsychiques : nervosité, somnolence, insomnie, tremblements.

> **SYMPTOMATOLOGIE DU SYNDROME SÉROTONINERGIQUE**
>
> Au moins trois signes et en l'absence d'introduction récente d'**antipsychotiques** ou d'augmentation de posologie d'**antipsychotiques** antérieurement prescrits (similitude avec le syndrome malin) :
> – signes psychiques : confusion, hypomanie, agitation, coma ;
> – signes moteurs : myoclonies, tremblements, hyperréflectivité, rigidité, incoordination motrice ;
> – signes neurovégétatifs : hypo ou hypertension artérielle, tachycardie, hyperthermie, sueurs, frissons ;
> – signes digestifs : diarrhée.

Les symptômes nécessitent parfois une hospitalisation et peuvent évoluer de façon suraiguë.
Le traitement curatif associe à la suppression du traitement sérotoninergique la prescription éventuelle de **propranolol** ou d'une **benzodiazépine : lorazépam** (*TÉMESTA*).
Le traitement préventif s'appuie sur les éléments suivants :
- éviter les associations de psychotropes prosérotoninergiques ;
- adapter les posologies lors d'une monothérapie ;
- prévoir un délai de 2 sem. lors du relais d'un **IMAO** classique par **ISRS** ;
- veiller à l'élimination totale de l'**ISRS** et de tous ses métabolites avant toute substitution d'un **ISRS** par un **IMAO** classique (prévoir 5 sem. lors du passage de la **fluoxétine** à un **IMAO** sélectif et non sélectif).

Effets sexuels : anorgasmie, retard à l'éjaculation, dysérection.
Effets cutanés : éruptions, urticaire.
Effets endocrinologiques : prise de poids, hyponatrémie (sujet âgé).
Effets psychiques : levée d'inhibition et majoration du risque suicidaire, virage maniaque.
Effets indésirables plus rares, voire exceptionnels : hépatites cytolytiques ou mixtes, aggravation de dyskinésies bucco-faciales, syndrome extrapyramidal, hyperprolactinémie avec galactorrhée, vascularite, syndrome de Lyell, maladie sérique.

Interactions médicamenteuses

Pharmacocinétiques : les **ISRS** sont des inhibiteurs du cytochrome P450 2D6. À ce titre ils peuvent augmenter les taux plasmatiques des médicaments métabolisés par le foie. Donc surveillance clinique et dosage plasmatique en cas d'association avec : **carbamazépine**, **lithium**, **phénytoïne**, **anticoagulants oraux** (contrôle INR), **β-bloquants**, **diazépam**.
Pharmacodynamiques : l'augmentation des posologies ou l'association à des médicaments prosérotoninergiques (**IMAO** sélectifs et non sélectifs, **clomipramine, imipramine, lithium**, **sumatriptan**) peuvent provoquer un syndrome sérotoninergique parfois létal.

PSYCHIATRIE

Inhibiteurs de la recapture de la sérotonine et de la noradrénaline (IRSNA)

■ Milnacipran ©

MILNACIPRAN					
Épisodes dépressifs caractérisés : 50 à 150 mg/j en 2 prises	56 gél. 25 mg 56 gél. 50 mg	5,08 5,14	I I	65 % 65 %	0,09 0,09

■ Venlafaxine ©

EFFEXOR LP					
Épisodes dépressifs caractérisés y compris sévères chez des patients hospitalisés, anxiété généralisée évoluant depuis au moins 6 mois : 75 à 225 mg/j en 1 seule prise	30 gél. LP 37,5 mg 30 gél. LP 75 mg	4,53 4,88	I I	65 % 65 %	0,15 0,16

■ Duloxétine ©

CYMBALTA					
Épisodes dépressifs caractérisés et traitement de douleurs neuropathiques : 60-120 mg/j en 1 prise	28 gél. 30 mg 28 gél. 60 mg	6,81 6,81	I I	65 % 65 %	0,24 0,24

Propriétés

Potentialisent l'activité des neurotransmetteurs au niveau du système nerveux central par inhibition de la recapture de la sérotonine et de la noradrénaline.

Indications

Traitement du trouble panique, avec ou sans agoraphobie.
Traitement et prévention des récidives des épisodes dépressifs caractérisés.
Traitement de l'anxiété généralisée et sociale (phobie sociale).

Contre-indications

Association à un **IMAO**.

Précautions d'emploi

- Symptômes de sevrage fréquents à l'arrêt du traitement, en particulier si celui-ci est brutal.
- Suicide/idées suicidaires ou aggravation clinique. L'amélioration clinique pouvant ne pas survenir avant plusieurs semaines de traitement, les patients doivent être surveillés étroitement jusqu'à obtention de cette amélioration. L'expérience clinique montre que le risque suicidaire peut augmenter en tout début de rétablissement.
- Population pédiatrique : utilisation déconseillée chez les enfants et adolescents de moins de 18 ans.
- Syndrome sérotoninergique : *cf.* **ISRS**.
- Glaucome à angle fermé : surveillance chez les patients à risque.
- Système cardiovasculaire : surveillance chez les patients à risque.
- Antécédents de convulsions : surveillance étroite.
- Prudence chez les patients sous **anticoagulants** et sous **antiagrégants plaquettaires**.

Effets indésirables

- Troubles généraux : frissons, asthénie, sensations de froid.
- Troubles mentaux et du comportement : insomnie, état confusionnel, dépersonnalisation, nervosité, rêves anormaux, agitation.
- Troubles nerveux : sensations vertigineuse, céphalées, sédation, akathisie, tremblements, paresthésies.
- Troubles cutanés : éruption, prurit.

• Troubles sanguins : troubles menstruels avec augmentation des saignements ou saignements irréguliers.
• Troubles des organes des sens : diminution de la vision, trouble de l'accommodation incluant vision trouble, mydriase, dysgueusie, acouphènes.
• Troubles rénaux et génito-urinaires : anorgasmie, diminution de la libido, retard mictionnel, rétention urinaire, pollakiurie.
• Troubles cardiovasculaires : hypertension, vasodilatation, palpitations, tachycardie.
• Troubles respiratoires : bâillements, dyspnée.

Interactions médicamenteuses

Déconseillés : médicaments augmentant le risque de syndrome sérotoninergique.
Contre-indiqués avec les **IMAO** sélectifs ou non.
À éviter : médicaments augmentant l'intervalle QT.

Antidépresseurs noradrénergiques et sérotoninergiques spécifiques (NASSA)

■ Mirtazapine ©

NORSET					
Épisodes dépressifs caractérisés – Posologie initiale : 15 à 30 mg/j le soir – Posologie d'entretien : 15 à 45 mg/j le soir au coucher ou matin et soir	30 cp. 15 mg	2,88	I	65 %	0,10

■ Miansérine ©

MIANSERINE					
Épisodes dépressifs caractérisés : 30 à 90 mg/j	30 cp. 10 mg 30 cp. 30 mg 14 cp. 60 mg 30 cp. 60 mg	2,15 4,25 2,70 HOP	I I I I	65 % 65 % 65 %	0,07 0,14 0,19

AUTRES ANTIDÉPRESSEURS

■ Tianeptine ©

STABLON					
Épisodes dépressifs caractérisés : 1 cp. x 3/j	28 cp. 12,5 mg 100 cp. 12,5 mg	6,25 HOP	I I	65 %	0,22

■ Agomélatine ©

VALDOXAN					
Épisodes dépressifs caractérisés chez l'adulte : 1 cp./j au coucher puis 2 cp./j en une seule prise en cas d'inefficacité de la posologie initiale	28 cp. 25 mg 100 cp. 25 mg	24,35 HOP	I I	15 %	0,87

■ Millepertuis (extrait sec) ©

MILDAC					
État dépressif A. 600 mg/j en 1 prise de préférence le matin Sujet âgé : 300 mg x 2 à 3 prises/j	40 cp. 300 mg 15 cp. 600 mg			NR NR	

Vortioxétine

BRINTELLIX					
Épisode dépressif caractériséA. – Posologie initiale : 10 mg/j en 1 prise – Posologie usuelle : 5 à 20 mg/j en 1 prise pdt 6 mois min *Sujet âgé :* – Posologie initiale : 5 mg/j en 1 prise – Posologie usuelle : 5 à 20 mg/j en 1 prise pdt 6 mois min	28 cp. 5 mg 56 cp. 5 mg 28 cp. 10 mg 56 cp. 10 mg 28 cp. 15 mg 56 cp. 15 mg 28 cp. 20 mg 56 cp. 20 mg	11,16 HOP 22,26 HOP 25,79 HOP 31,52 HOP	I I I I I I I I	30 % 30 % 30 % 30 %	0,40 0,80 0,92 1,13

Propriétés

Tianeptine : activité nette sur les plaintes somatiques, en particulier les plaintes digestives liées à l'anxiété et aux troubles de l'humeur mais dont le mécanisme d'action précis chez l'homme n'est pas connu.

Agomélatine : agoniste mélatoninergique (récepteurs MT1 et MT2) et antagoniste des récepteurs 5-HT2C.

Millepertuis : phytothérapie.

Vortioxétine : agit par modulation directe de l'activité des récepteurs sérotoninergiques et l'inhibition du transporteur de la sérotonine conduisant à la modulation de la neurotransmission dans plusieurs systèmes : sérotonine, mais probablement aussi noradrénaline, dopamine, histamine, acétylcholine, GABA et glutamate.

Indications

NASSA, tianeptine, agomélatine et **vortioxétine** : épisode dépressif caractérisé.

Millepertuis : état dépressif.

Contre-indications

Le principal risque est celui d'accès hypertensifs brutaux lors d'interactions médicamenteuses ou alimentaires.

Agomélatine : maladie du foie sous-jacente.

Précautions d'emploi

• **Grossesse** : contre-indication relative aux antidépresseurs. Aucun effet tératogène n'a vraiment été démontré pour les antidépresseurs. Il est cependant prudent de conseiller d'éviter les nouveaux **antidépresseurs**, et d'employer les **antidépresseurs** plus anciens.

• Éviter la prescription d'antidépresseurs le 1er trimestre de grossesse et surveiller particulièrement le nouveau-né lors de l'administration d'anticholinergiques (risque de sevrage).

• **Allaitement** : déconseillé.

• Insuffisance rénale : réduire la posologie des **NASSA**.

• **Agomélatine** : surveillance hépatique à l'instauration puis aux sem. 6, 12 et 24 ; arrêt si transaminases > 3N.

Effets indésirables

EFFETS NEUROPSYCHIQUES

Suivant le profil de la molécule :

• sédation, somnolence diurne (conducteurs de véhicules et d'engins : **mirtazapine, miansérine** p. ex.). Cet effet disparaît après quelques jours de traitement ;

• céphalées ;

• convulsions : abaissement du seuil épileptogène. La prescription doit être prudente chez l'épileptique avec une surveillance clinique et EEG régulière.

EFFETS DIGESTIFS ET HÉPATIQUES

Certains produits peuvent induire des hépatites cytolytiques ou mixtes : **miansérine, tianeptine, agomélatine.**

Une surveillance régulière du bilan hépatique (ALAT, ASAT principalement) peut être recommandée.

EFFETS DIVERS

Prise de poids (**miansérine**).

Les troubles cutanés sont rares en dehors de rashs cutanés allergiques.

Agranulocytose (rare) : **NASSA**.

Interactions médicamenteuses

Contre-indiqués avec les **IMAO** sélectifs ou non.

À éviter : médicaments augmentant l'intervalle QT.

Déconseillés : médicaments augmentant le risque de syndrome sérotoninergique.

L'**agomélatine** est métabolisée à 90% par le CYP1A2 et son association avec des **fluoroquinolones** et **β-bloquants** pose problème. Son association avec des inhibiteurs puissants du CYP1A2 (**fluvoxamine, ciprofloxacine**) est contre-indiquée. L'association avec des œstrogènes (inhibiteurs modérés du CYP1A2) et les inducteurs modérés du CYP1A2 comme le **propranolol** doit être envisagée avec précaution.

■ Eskétamine

SPRAVATO					
Par pulv. intrasale J1 : 56 mg Puis 56 à 84 mg x 1/sem. pdt 4 sem. Puis 56 à 84 mg x 1/sem. ou /2 sem. pdt 4 mois	1 fl. 56 mg 0,2 mL = 2 pulv.	HOP	S		

Propriétés

Antagoniste non sélectif et non compétitif des récepteurs NMDA au glutamate : augmentation transitoire de la libération de glutamate entraînant à son tour des augmentations de la signalisation neurotrophique qui contribuent à la restauration de la fonction synaptique dans ces régions du cerveau impliquées dans la régulation de l'humeur et du comportement émotionnel.

Indications

En association à un **ISRS** ou un **IRSNA** : traitement des épisodes dépressifs caractérisés résistants chez l'adulte n'ayant pas répondu à au moins 2 **antidépresseurs** différents au cours de l'épisode dépressif actuel modéré à sévère.

Contre-indications

- Antécédents connus d'hémorragie intracérébrale.
- Maladie anévrismale connue.
- Patients pour qui une augmentation de la pression artérielle ou de la pression intracrânienne constitue un risque grave.

Précautions d'emploi

Traitement réalisé en milieu hospitalier sous surveillance clinique rapprochée en particulier à J1 et surveillance tensionnelle car risque d'hypertension y compris intracrânienne.

Effets indésirables

- Troubles nerveux et du comportement : dissociation, anxiété, euphorie, dysgueusie, sensation vertigineuse, sédation, hypoesthésie, céphalée, altération mentale, tremblements, léthargie, dysarthrie, sensation d'ébriété, hyperhidrose.
- Troubles gastro-intestinaux : nausées, vomissements, bouche sèche.
- Troubles cardiovasculaires : tachycardie, augmentation de la pression artérielle.

Interactions médicamenteuses

Risque de sédation augmenté en cas d'association avec des médicaments dépresseurs centraux (**benzodiazépines, opioides**).

Risque accru d'augmentation de la pression artérielle en cas d'association avec des **psychostimulants** ou **IMAO**.

THYMORÉGULATEURS

Sel de lithium

■ Lithium

TÉRALITHE					
Prévention des récidives des psychoses bipolaires et des troubles schizoaffectifs : 2 à 5 cp./j en 2 prises pour une lithiémie comprise entre 0,5 et 0,8 mEq/L ou 2 à 4 cp./j de *TÉRALITHE 400 LP* en 1 prise le soir pour une lithiémie entre 0,8 et 1,2 mEq/L Traitement curatif des épisodes maniaques et hypomaniaques : 2 à 5 cp./j en 2 prises pour une lithiémie comprise entre 0,6 à 0,9 mEq/L	100 cp. séc. 250 mg 60 cp. séc. LP 400 mg	7,62 6,77	II II	65 % 65 %	0,08 0,11

Anticonvulsivants

■ Carbamazépine ©

TÉGRÉTOL					
Prévention des récidives dans les troubles bipolaires : 400 à 800 mg/j en 2 à 3 prises Traitement curatif des épisodes maniaques ou hypomaniaques : 400 à 1 200 mg/j en 2 à 3 prises Troubles caractériels intercritiques dans l'épilepsie : 400 à 600 mg/j	50 cp. séc. 200 mg 1 fl. 150 mL (30 càc 100 mg) 30 cp. séc. 200 mg	3,03 3,47 2,04	II II II	65 % 65 % 65 %	0,06 3,47 0,07
TÉGRÉTOL LP Troubles bipolaires Traitement préventif : 400 à 800 mg/j en 2 prises Traitement curatif : 600 à 1 200 mg/j en 2 prises	30 cp. séc. 400 mg	3,57	II	65 %	0,12

■ Valpromide

DÉPAMIDE					
Prévention des rechutes des troubles bipolaires : 2 à 4 cp./j Traitement curatif des épisodes maniaques, mixtes : 4 à 10 cp./j État d'agressivité d'origines diverses : 2 à 4 cp./j	30 cp. 300 mg 50 cp. 300 mg	4,14 HOP	II II	65 %	0,14

■ Divalproate de sodium ©

DÉPAKOTE					
Traitement des épisodes maniaques en cas de contre-indication ou d'intolérance au **lithium** Posologie initiale : 750 mg/j en 2 à 3 prises, à augmenter rapidement jusqu'à la dose minimale efficace : 1 000 à 2 000 mg (max 2 500 mg)	30 cp. 250 mg 90 cp. 250 mg 90 cp. 500 mg	4,21 HOP 24,52	II II II	65 % 65 %	0,14 0,27

■ Lamotrigine ©

LAMICTAL					
Prévention des épisodes dépressifs chez les patients présentant un trouble bipolaire de type I et qui ont une prédominance d'épisodes dépressifs A. 200 à 400 mg en 2 prises/j à atteindre progressivement par paliers de 25 à 50 mg tous les 15 j Diminuer la dose quotidienne de moitié si association avec le **valproate**	30 cp. 2 mg 30 cp. 5 mg 30 cp. 25 mg 30 cp. 50 mg 30 cp. 100 mg 30 cp. 200 mg	4,73 3,25 4,99 8,18 11,87 11,87	I I I I I I	65 % 65 % 65 % 65 % 65 % 65 %	0,16 0,11 0,17 0,27 0,40 0,40

Propriétés

On ne connaît pas parfaitement les mécanismes d'action des **thymorégulateurs**. On évoque :

- un effet stabilisant de membrane du lithium ;
- une modification de l'activité des protéines G dépendantes pour les **sels de lithium** ;
- une action sur les neuromédiateurs centraux, en particulier sérotoninergiques pour le **lithium** et GABAergiques pour les **anticonvulsivants**.

Indications

Quatre produits sont officiellement reconnus pour le traitement préventif des troubles bipolaires : les **sels de lithium**, la **carbamazépine**, le **valpromide** et l'**olanzapine** (*ZYPREXA*). L'**acide valproïque** (*DÉPAKINE*) et le **divalproate de sodium** (*DÉPAKOTE*) sont utilisés hors AMM dans cette indication.

Les indications classiques sont :

- traitement préventif des accès maniaques et dépressifs ;
- traitement curatif des états maniaques et hypomaniaques. Dans les troubles bipolaires atténués (type II), on emploie préférentiellement les anticonvulsivants.

La **lamotrigine** est reconnue dans la prévention des épisodes dépressifs chez les patients présentant un trouble bipolaire de type I et qui ont une prédominance d'épisodes dépressifs.

Dans les formes résistantes de dépression, les sels de lithium peuvent potentialiser les antidépresseurs sérotoninergiques (effet starter).

Les **sels de lithium** sont efficaces à un degré moindre dans la prévention des troubles dépressifs récurrents.

Les **thymorégulateurs** sont utilisés en association avec les **antipsychotiques** dans les troubles schizoaffectifs.

Les **thymorégulateurs** ont aussi des indications « annexes » :

- alcoolisme périodique pour le **lithium** ;
- agressivité pour la **carbamazépine** (*TÉGRÉTOL*) et le **valpromide** (*DÉPAMIDE*).

Contre-indications

Ne sont envisagés ici que les effets indésirables des **sels de lithium**. Les effets indésirables des **anticonvulsivants** sont développés au chapitre Épilepsie.

GROSSESSE

Le 1er trimestre de la grossesse est une contre-indication aux **sels de lithium** qui favorisent la survenue de malformations cardiaques. En préventif, les **sels de lithium** doivent toujours être prescrits chez les femmes avec une contraception.

On peut réintroduire le **lithium** aux 2e et 3e trimestres de grossesse avec une surveillance régulière des lithiémies. On conseille d'arrêter le **lithium** une semaine avant l'accouchement.

ALLAITEMENT

L'allaitement est contre-indiqué avec **les sels de lithium**. Ceux-ci doivent être réintroduits précocement chez la mère après l'accouchement. La période du post-partum constitue en effet une période à haut risque de rechute maniaque ou dépressive.

INSUFFISANCE RÉNALE

Le **lithium** est contre-indiqué dans les formes graves. Ailleurs, il est utilisé avec une surveillance très rapprochée des taux plasmatiques.

AUTRES CONTRE-INDICATIONS

Le **lithium** est contre-indiqué de façon absolue en cas de bloc sino-atrial, en association avec les salidiurétiques, en cas de régime désodé (risque accru d'intoxication lithiémique) et dans l'insuffisance cardiaque sévère.

Les dysthyroïdies ne représentent qu'une contre-indication relative. Il est en effet préférable d'adapter le traitement hormonal substitutif et de poursuivre la lithiothérapie.

Effets indésirables

Le **lithium** est par définition prescrit pour une durée très longue voire indéfinie. Bien toléré au début de traitement, on peut voir apparaître à plus ou moins long terme, des effets indésirables parfois gênants (prise de poids, dysthyroïdie, polyuropolydypsie, etc.) qui peuvent inciter le patient à arrêter son traitement. La surveillance et le dépistage des effets latéraux du **lithium** doit donc être constante tout au long de la prescription.

EFFETS NEUROLOGIQUES

Tremblement fin des extrémités : d'attitude et d'action, il persiste parfois toute la durée du traitement. Sa majoration récente doit faire craindre une intoxication au **lithium.** Il peut être traité en réduisant les doses de **lithium** ou en associant des **β-bloquants : propranolol, ¼ cp. x 3/j.**

Des syndromes extrapyramidaux ont été décrits sous **lithium** sans prise d'**antipsychotique**. Ils surviennent parfois lors des associations avec les **ISRS**. Ils disparaissent à la baisse de posologie.

L'apparition d'autres signes neurologiques doit faire craindre un début d'intoxication au **lithium** : dysarthrie, confusion, céphalées, troubles de l'équilibre, vertiges.

EFFETS PSYCHIQUES ET COGNITIFS

Certains patients se plaignent d'un émoussement affectif, d'une indifférence, de baisse de la créativité artistique, de difficultés de concentration, de difficultés mnésiques après un traitement prolongé par les **sels de lithium**. Différents de ceux d'un tableau dépressif, ces symptômes sont souvent la conséquence de lithiémies un peu trop élevées. Il s'agit alors de réduire la posologie afin d'obtenir des lithiémies comprises entre 0,5 et 0,7 mEq/L avec du **lithium** (*TÉRALITHE*) 250 mg.

EFFETS ENDOCRINIENS

Dysthyroïdie : le **lithium** peut induire un goitre euthyroïdien, une thyrotoxicosie et le plus souvent une hypothyroïdie. L'arrêt du **lithium** n'est pas justifié. Il faut d'abord faire le bilan étiologique de la dysthyroïdie et ensuite proposer en association avec le **lithium** une hormonothérapie substitutive. La correction des dysthyroïdies est essentielle dans les troubles de l'humeur. L'hypothyroïdie pourrait, en effet, induire des cycles rapides ou des états mixtes.

Syndrome polyuropolydypsique. Il est lié à un diabète insipide néphrogénique. Il est souvent modéré (< 3 L/24 h). Les formes graves incitent à arrêter le lithium et à changer de **thymorégulateur**.

Hyperparathyroïdie : aussi rare que classique, elle fait interrompre le **lithium.** D'authentiques adénomes parathyroïdiens ont pu être révélés par les sels de **lithium**.

Prise de poids (5 à 20 kg) : c'est un des problèmes majeurs du **lithium.** Le **lithium** aurait un effet *insuline-like*. Il faut donc conseiller un régime hypocalorique.

EFFETS DIGESTIFS

Ils consistent surtout en nausées, gastralgie, diarrhée, douleurs abdominales en début de traitement.

L'apparition récente chez un patient tolérant jusqu'alors bien son traitement doit faire suspecter une intoxication et doser la lithiémie en urgence.

EFFETS HÉPATIQUES

Le **valpromide** (*DÉPAMIDE*) et le **divalproate de sodium** (*DÉPAKOTE*) peuvent entraîner des hépatites aiguës cytolytiques. Surveiller de façon régulière le bilan hépatique (ALAT, ASAT, TP).

EFFETS RÉNAUX

On a décrit des insuffisances rénales chroniques par néphropathie interstitielle voire par glomérulopathie. Elles sont très rares. Elles justifient néanmoins la surveillance annuelle de la créatinine plasmatique à visée préventive.

EFFETS CUTANÉS

Majoration d'une acné.

Aggravation ou apparition d'un psoriasis.

Plus rarement rash cutané, prurit, lupus.

EFFETS HÉMATOLOGIQUES

Le **lithium** entraîne classiquement une hyperleucocytose, et a parfois été proposé dans le traitement du syndrome de Felty. L'induction de leucémies lymphoïdes chroniques n'est pas démontrée.

EFFETS CARDIOLOGIQUES

Rares effets sur la repolarisation (aplatissement de l'onde T) et exceptionnelles arythmies ventriculaires (surtout en cas de surdosage).

INTOXICATION HYPERLITHIÉMIQUE

Elle survient pour des lithiémies < 1,2 mEq/L. Elle peut être dramatique et entraîner le décès du patient ou laisser des séquelles définitives : syndrome cérébelleux, troubles mnésiques. Elle est favorisée par un régime désodé, la prise de médicaments anti-inflammatoires, des erreurs de dosage, une déshydratation, une fièvre ou une intoxication volontaire.

On la suspecte devant toute apparition de signes digestifs et neurologiques : dysarthrie, céphalées, nausée, diarrhées, vomissements, confusion, tremblement majoré, vertiges, syndrome cérébelleux, nystagmus. Les formes graves évoluent vers le coma et le collapsus cardiovasculaire. Le traitement est initialement symptomatique : arrêt du **lithium,** contrôle de la lithiémie, réhydratation, diurèse osmotique. Dans les formes graves le transfert en réanimation s'impose.

Le traitement préventif repose sur l'éducation du malade et le dépistage précoce.

Interactions médicamenteuses

Elles sont nombreuses.

Classiquement, les **anti-inflammatoires non stéroïdiens** peuvent augmenter la lithiémie. Les **tétracyclines**, le **métronidazole** auraient le même effet.

L'association **antipsychotique-lithium** doit être prudente en raison du risque de confusion et de neurotoxicité.

Les **ISRS** associés au **lithium** entraînent parfois un syndrome sérotoninergique.

Les **corticoïdes** et les bases xanthiques diminuent la lithiémie.

Les **diurétiques** sont contre-indiqués avec les **sels de lithium**.

PSYCHOSTIMULANTS

Sulbutiamine

ARCALION					
2-3 cp./j répartis entre le matin et le midi	30 cp. enr. 200 mg 60 cp. enr. 200 mg 30 cp. enr. 200 mg en pilulier			NR NR NR	

Propriétés

Psychostimulant non amphétaminique, dérivé de la vitamine B1 (thiamine), à activité antiasthénique et énergisante.

Indications

Traitement de l'inhibition physique ou psychique avec baisse d'activité et apathie. **Ne dispense pas d'un traitement spécifique par antidépresseur en cas d'épisode dépressif avéré.**

Contre-indications

Hypersensibilité.
Enfant, nourrisson, nouveau-né.

Précautions d'emploi

Grossesse, allaitement : traitement déconseillée (manque de données).
Contient du lactose.

Effets indésirables

Neuropsychiques : tremblements, malaises, céphalées, agitation.
Allergie cutanée.
Intolérance digestive.

Interactions médicamenteuses

Aucune à ce jour (manque de données) : prudence.

Méthylphénidate chlorhydrate

MEDIKINET					
E. > 6 ans et A. Posologie initiale : 5 mg/j le matin Posologie d'entretien : 5 à 60 mg/j le matin	28 gél. 5 mg 28 gél. 10 mg 28 gél. 20 mg 28 gél. 30 mg 28 gél. 40 mg	9,81 13,12 19,61 24,97 32,03	S S S S S	65 % 65 % 65 % 65 % 65 %	0,35 0,47 0,70 0,89 1,14

Propriétés

Stimulant léger du SNC ayant des effets mentaux plus importants que les effets moteurs. Son mode d'action chez l'homme n'est pas entièrement connu : ses effets seraient dus à une stimulation corticale et à une stimulation de la substance réticulée du tronc cérébral.

Indications

Prise en charge thérapeutique globale du trouble déficitaire de l'attention avec hyperactivité (TDAH) chez l'enfant ≥ 6 ans et chez l'adulte, lorsque des mesures correctives seules s'avèrent insuffisantes.

Contre-indications

Glaucome, phéochromocytome.
Hyperthyroïdie.
Autres troubles psychiatriques : dépression, bipolarité, anorexie, schizophrénie.
Troubles cardiovasculaires ou cérébrovasculaires.

Précautions d'emploi

Le traitement par **méthylphénidate** n'est pas indiqué chez tous les enfants atteints de TDAH et la décision d'utiliser le médicament doit reposer sur une évaluation très minutieuse de la gravité et de la chronicité des symptômes de l'enfant en tenant compte de son âge.

Effets indésirables

Fréquents ou très fréquents :
- état général : pyrexie, soif, asthénie ;
- troubles nerveux : céphalées, vertiges, dyskinésie, hyperactivité psychomotrice, somnolence, paresthésie, céphalée de tension ;
- troubles psychiatriques : insomnie, nervosité, anorexie, labilité émotionnelle, agressivité, agitation, anxiété, dépression, irritabilité, comportement anormal, sautes d'humeur, tics, diminution de la libido, tension nerveuse, bruxisme, attaque de panique ;
- troubles immunitaires : prurit, alopécie, rash, urticaire ;
- troubles musculaires : arthralgie, tension et contractures musculaires ;
- troubles gastro-intestinaux : sécheresse de la bouche, troubles digestifs incluant nausées et vomissements, douleurs abdominales, constipation ;
- troubles cardiovasculaires : arythmie, palpitation, tachycardie, hypertension ;
- troubles respiratoires : rhinopharyngite, sinusite, toux.

Interactions médicamenteuses

Contre-indiqué avec les **IMAO**.
Précaution avec les **antihypertenseurs**, les médicaments dopaminergiques.

TROUBLES DU COMPORTEMENT ALIMENTAIRE

FICHE MALADIE

DÉFINITION

L'anorexie mentale est caractérisée par une restriction alimentaire volontaire aboutissant à une perte de poids intentionnel. Cette perte de poids aboutit à un poids inférieur de 15 % à la normale : *body mass index* (BMI) ou indice de masse corporelle (IMC) = poids (kg)/ taille²(m) < 17,5 kg/m². L'aménorrhée complète le tableau. La restriction alimentaire est associée à une sélection alimentaire stricte et à une hyperactivité physique. Le poids influence excessivement l'estime de soi. Il existe presque toujours une peur de grossir avec une perturbation de l'image du corps pouvant aller jusqu'au déni de la maigreur. La présence de vomissements provoqués ou de prises médicamenteuses (laxatifs, diurétiques) est un facteur de mauvais pronostic.

La « boulimie nerveuse » (*bulimia nervosa*) est caractérisée par la survenue répétée d'accès d'hyperphagie associée à une préoccupation excessive concernant le contrôle du poids. La présence de vomissements provoqués ou de prises médicamenteuses (laxatifs, diurétiques) est un facteur de mauvais pronostic. Les accès d'hyperphagie entraînent un sentiment de culpabilité et non de plaisir. La notion de perte de contrôle lors des accès d'hyperphagie est indispensable au diagnostic.

Ces deux troubles peuvent être associés. Ils surviennent avec prédilection à l'adolescence et presque exclusivement chez la femme. La prévalence de l'anorexie mentale est inférieure à 1/100 000 en population générale mais peut atteindre 1/200 chez les jeunes filles.

CAUSES ET MÉCANISMES

Les causes et mécanismes de l'anorexie mentale ne sont pas connus. La théorie psychanalytique insiste sur le refus de la sexualité, le rôle de la structure familiale (absence réelle ou symbolique du père, idéalisation de la mère) et les difficultés d'autonomisation. La théorie cognitive insiste sur le trouble princeps de l'image du corps et les distorsions cognitives autour des aliments. La théorie comportementale insiste sur le renforcement mutuel entre restriction alimentaire et crises de boulimie. Enfin, il existe une forte héritabilité génétique avec de très probables interactions entre génotype (patrimoine génétique) et environnement (notamment familial).

TRAITEMENT

Le traitement repose avant tout sur la prise en charge psychothérapeutique et nutritionnelle. Le traitement pharmacologique a une place réduite dans les troubles du comportement alimentaire. Il a en revanche toute sa place dans le traitement des dénutritions importantes (par exemple, traitement d'une hypokaliémie menaçante). Certaines équipes ont recours aux **inhibiteurs sélectifs de la recapture de la sérotonine** en cas de conduites boulimiques. Aucune molécule n'a d'autorisation de mise sur le marché dans cette indication.

Le traitement à court terme est ambulatoire dans les anorexies sans facteurs de gravité et dans la boulimie. L'hospitalisation est indiquée dans l'anorexie en cas de dénutrition importante, de troubles ioniques engageant le pronostic vital et de dépression avec risque suicidaire. L'instauration d'une alliance thérapeutique est un objectif primordial mais souvent difficile à atteindre. En cas d'hospitalisation, la signature d'un contrat de poids (poids de visite, poids de sortie) est une mesure thérapeutique classique.

La prise en charge nutritionnelle vise à corriger les perturbations métaboliques en restaurant un poids minimal. Elle repose sur la diversification des apports et la prise en compte de la dimension relationnelle des repas. En l'absence de risque vital à court terme, seul le poids fait l'objet d'une surveillance. La suppression des conduites de « purge » (recours aux vomissements, laxatifs, diurétiques) est un objectif prioritaire. La réalimentation par voie entérale (sonde gastrique) est à réserver à des cas d'une exceptionnelle gravité.

La prise en charge psychothérapeutique est individuelle et/ou familiale. La psychothérapie individuelle repose sur les thérapies cognitives et comportementales et/ou les thérapies d'inspiration psychanalytiques. L'abord familial est essentiel dans la prise en charge des anorexiques. Il peut s'agir de simples entretiens familiaux ou d'une psychothérapie familiale plus structurée de type systémique ou psychanalytique.

Le traitement à long terme est ambulatoire et coordonné par un médecin référent. La prise en charge nutritionnelle comporte la tenue d'un carnet alimentaire, pouvant servir de base pour amorcer une thérapie cognitive et comportementale, et la prescription d'un régime alimentaire équilibré avec trois repas par jour. La poursuite de la psychothérapie individuelle est essentielle.

PRONOSTIC

Le pronostic des troubles du comportement alimentaire est réservé. En effet, les conduites anorexiques et boulimiques ont tendances à s'auto-entretenir par renforcement. La présence de vomissements provoqués ou de prises médicamenteuses est un facteur de mauvais pronostic.

Pour l'anorexie mentale, on peut retenir les chiffres suivants :

- un tiers de rémission complète (guérison) ;
- un tiers de rémission partielle ;
- un tiers d'évolution chronique.

Le taux de mortalité atteint 5 à 10 % en raison de la dénutrition. Le pronostic vital peut être mis en jeu à court terme par des troubles du rythme cardiaque secondaires à l'hypokaliémie (dénutrition, vomissements, diurétiques, laxatifs).

Le pronostic de la boulimie est moins bien connu.

Les principales complications sont la dépression, les conduites suicidaires, la désinsertion socioprofessionnelle et les conduites addictives.

FICHE INFIRMIÈRE

EXAMENS

Certains examens complémentaires sont indiqués dans le bilan d'une anorexie mentale : ionogramme sanguin avec une kaliémie (+++), urée, créatinine, bilan phosphocalcique, NFS, ferritinémie, bilan hépatique, bilan lipidique, TSH.

En cas d'hypokaliémie, il est indispensable d'évaluer son retentissement cardiaque en pratiquant un ECG.

SURVEILLANCE DU TRAITEMENT

SOINS – TRAITEMENT

En cas d'hospitalisation, les interventions de l'équipe soignante doivent être en permanence inspirées par le souci d'instaurer et de maintenir une alliance thérapeutique avec des patientes suscitant souvent un important contre-transfert. Il faut veiller au respect du contrat de poids. En revanche, on ne surveille pas la prise alimentaire. Il faut éviter la répétition institutionnelle des conflits familiaux autour des repas. La pesée est effectuée à heure fixe, idéalement le matin en pyjama à jeun. Certaines tentatives de manipulation sont courantes (par exemple, boire des litres d'eau avant la pesée). Le contrat de poids n'est pas systématique mais tout contrat instauré doit être strictement respecté. En cas de pronostic vital engagé par la dénutrition, l'alimentation peut exceptionnellement faire appel à une sonde nasogastrique jusqu'à atteindre un BMI compatible avec une nouvelle tentative d'alimentation *per os* (BMI entre 14 et 15).

Une hypokaliémie sera supplémentée *per os* en l'absence de retentissement à l'ECG. En cas de retentissement à l'ECG, une supplémentation par voie IV s'impose.

Les patientes boulimiques ou anorexiques qui se font vomir peuvent présenter un syndrome de Malory-Weiss : saignements œsophagiens secondaires aux vomissements répétés. Elles ont fréquemment un mauvais état bucco-dentaire avec de nombreuses caries qu'il faut dépister.

EFFICACITÉ DU TRAITEMENT

Dans l'anorexie, l'efficacité du traitement s'évalue à court terme sur la diminution des conduites de « purge » (recours aux vomissements, laxatifs, diurétiques) et à moyen terme sur la prise de poids, l'augmentation du BMI et le retour des règles.

Dans la boulimie, l'efficacité du traitement s'évalue à court terme sur la diminution des conduites de « purge » (recours aux vomissements, laxatifs, diurétiques) et à moyen terme sur la diminution des accès boulimiques.

Dans les deux troubles, l'assouplissement des cognitions pathologiques est un objectif à long terme. Ces cognitions concernent principalement l'image du corps et l'autonomisation. L'atteinte ou non de cet objectif conditionnera le maintien de l'amélioration symptomatique obtenue.

In fine, l'objectif principal du traitement est de diminuer la souffrance subjective de la patiente et le retentissement des troubles alimentaires sur sa qualité de vie, notamment familiale.

INCIDENTS À DÉPISTER

Les situations d'échec dans la prise en charge peuvent entraîner l'apparition d'une symptomatologie dépressive avec risque de passage à l'acte suicidaire.

Chez les patients anorexiques, la prise de poids peut être extrêmement anxiogène. Elle doit donc être progressive et l'équipe doit rester disponible pour être à l'écoute du ressenti des patientes. De même, la nutrition par sonde nasogastrique est souvent vécue comme extrêmement intrusive en raison de la perte de contrôle qu'elle implique. Les patientes peuvent avoir des réactions d'opposition, arrachant la sonde et ne communiquant plus avec l'équipe soignante. Pour éviter cela, il est primordial de ne pas avoir de rejet vis-à-vis de ces patientes et de ne pas donner aux soins une dimension punitive. Il faut expliquer à la patiente qu'il est pour l'instant trop difficile et trop anxiogène de s'alimenter *per os* de façon suffisante. La sonde est là pour la soulager et lui permettre d'aller à son rythme dans la journée. Elle doit être rassurée sur le fait que les apports de la sonde sont très progressifs. Là encore, il faut permettre à la patiente de verbaliser son ressenti.

ÉDUCATION ET CONSEILS

Il faut expliquer aux patientes et à leurs proches l'intérêt d'une prise en charge au long cours et, le cas échéant, d'une thérapie familiale. Une éducation sur le plan nutritionnel est associée au suivi psychothérapeutique. Par exemple, on pourra insister sur l'importance de la durée des repas qui permet d'allonger la sensation de satiété. Un conseil rassurant est de ne pas aller trop vite dans la guérison. Il faut prévenir les patientes du risque de rechute. Si une rechute survient, elle sera alors moins culpabilisante.

Sans diminuer l'importance de cette éducation, il faut également savoir décentrer la relation de la problématique alimentaire. Les patientes anorexiques et/ou boulimiques induisent souvent une focalisation générale de l'entourage sur cette problématique alimentaire. L'équipe soignante doit veiller à nepas entrer dans ce fonctionnement. Elle doit au contraire encourager les patientes à « aller plus loin », en particulier dans la verbalisation des émotions et de leur ambivalence.

ALCOOLISME – SEVRAGE ET DÉPENDANCE

FICHE MALADIE

DÉFINITION

L'alcoolisme ou dépendance alcoolique est défini par les critères suivants :

• Tolérance : effets décroissants de l'alcool à consommation constante (ou effets constants au prix d'une consommation croissante).

• Syndrome de sevrage à l'arrêt de la consommation.

• Consommation souvent plus importante que prévue.

• Désir ou efforts infructueux pour contrôler la consommation.

• Temps important consacré à rechercher, consommer et récupérer des effets de l'alcool.

• Réduction des activités sociales à cause de la consommation.

• Poursuite de la consommation en dépit de la conscience de ses conséquences négatives. Le *delirium tremens* est un accident de sevrage alcoolique. Il associe un syndrome confusionnel, une agitation anxieuse, des hallucinations et des signes neurovégétatifs : hyperthermie, tremblements, sueurs, tachycardie, instabilité tensionnelle, déshydratation. Les hallucinations visuelles figurant des animaux sont caractéristiques (zoopsies).

CAUSES ET MÉCANISMES

Les causes de l'alcoolisme sont multiples. Elles comportent des facteurs de risque génétiques, psychologiques et sociaux.

Les gènes de la prédisposition à la dépendance alcoolique commencent à être identifiés. Aucun gène n'est ni nécessaire ni suffisant pour entraîner un alcoolisme. L'initiation de la consommation alcoolique dépend de facteurs environnementaux culturels et familiaux, mais également de certains traits de personnalité (par exemple, impulsivité).

La dépendance à une substance, quelle qu'elle soit, implique les voies dopaminergiques mésolimbiques.

Tout comme les benzodiazépines, l'alcool est un agoniste du récepteur au GABA. Le GABA est le principal neurotransmetteur inhibiteur du système nerveux central. La principale cause du *delirium tremens* est une chute brutale de la stimulation du récepteur au GABA en raison du sevrage.

TRAITEMENT

Le traitement à court terme repose sur le sevrage thérapeutique en alcool. Ce sevrage doit être planifié et intégré dans un projet de soins global. Il sera souvent précédé d'entretiens motivationnels. Le sevrage thérapeutique en alcool peut nécessiter une hospitalisation afin d'isoler le patient d'un milieu défavorable, de prévenir un accident de sevrage et/ou de réaliser un bilan somatique. La prévention du syndrome de sevrage repose sur l'hydratation, la prescription d'une benzodiazépine et la vitaminothérapie B. L'hydratation par voie orale est toujours préférable en l'absence de troubles de la vigilance. En cas d'insuffisance hépatique associée, la benzodiazépine de choix est l'**oxazépam** (*SÉRESTA*). En cas de syndrome de sevrage compliqué d'un *delirium* le traitement est administré par voie IV. Le traitement est guidé par l'évolution du score de Cushman.

Score de Cushman : index de gravité du syndrome de sevrage alcoolique

Caractéristiques/score	0	1	2	3
Pouls (sans fièvre) (/min)	< 80	81- 100	101-120	> 120
Âge (ans)	Pression artérielle systolique (mmHg)			
18-30	< 125	126-135	136-145	> 145
31-50	< 135	136-145	146-155	> 155
> 51	< 145	146-155	156-165	> 165
Fréquence respiratoire (/min)	< 16	16-25	26-35	> 35
Tremblements	0	De la main en extension	Tout le membre supérieur	Généralisés
Sueurs	0	Paumes	Paumes et front	Généralisées
Agitation	0	Discrète	Généralisée et contrôlable	Généralisée et incontrôlable
Troubles sensoriels	0	Photophobie, phonophobie, prurit	Hallucinations non critiquées	Hallucinations non critiquées

7 items cotés de 0 à 3. Score total entre 0 et 21.
Score < 7 : état clinique contrôlé ; score de 7 à 14 : sevrage modéré ; score > 14 : sevrage sévère

Le traitement à long terme repose sur une prise en charge multidisciplinaire. La psychothérapie vise une restauration narcissique autour du projet de sevrage. Le suivi médical permet de dépister et, le cas échéant, de traiter les complications somatiques de l'alcoolisme. La fréquentation d'une association d'anciens alcooliques permet de renforcer la motivation pour le maintien de l'abstinence. La chimiothérapie reposera en première intention sur un médicament diminuant l'appétence pour l'alcool (**naltrexone**, *REVIA*, et **acamprosate**, AOTAL). Le **baclofène** (*LIORÉSAL*) à forte dose est également efficace chez certains patients et a obtenu une autorisation dans cette indication. Le **nalméfène** (*SELINCRO*) peut également être proposé. En deuxième intention, on pourra avoir recours à un médicament antabuse (**disulfirame**, *ESPÉRAL*) chez un patient motivé et informé des risques. Si le traitement de la comorbidité psychiatrique est essentiel, la prescription des antidépresseurs n'est pas recommandée avant 4 semaines de sevrage complet, sauf en cas d'une dépression sévère.

PRONOSTIC

La réussite d'un sevrage thérapeutique en alcool repose d'abord sur une indication bien posée. Il n'existe pas de contre-indications mais certaines non-indications sont associées à un risque élevé de rechute à court terme : absence de demande (par exemple, sevrage imposé par une hospitalisation), absence de projet thérapeutique global, situation de crise (affective, sociale, professionnelle). En dehors de ces situations, le taux de rechute reste élevé et ne doit décourager ni le patient ni les soignants. C'est la répétition des tentatives qui permettra l'obtention d'une abstinence définitive. Le pronostic vital et fonctionnel est engagé à court terme par le risque de mort violente (accident, suicide) et à long terme en raison du risque de complications somatiques (par exemple, cancer des voies aérodigestives supérieures, cirrhose hépatique). L'association au tabagisme est la règle (80 à 95 % des patients) et entraîne une surmortalité considérable.

FICHE INFIRMIÈRE

EXAMENS

Le bilan d'entrée comprend habituellement : NFS, bilan hépatique, TP, ionogramme sanguin, créatinine, glycémie.

D'autres examens peuvent être prescrits en cas de point d'appel clinique en faveur d'une complication (parexemple, cirrhose hépatique, cancer des voies aérodigestives supérieures).

SURVEILLANCE DU TRAITEMENT

SOINS – TRAITEMENT

Le traitement médicamenteux préventif et curatif du syndrome de sevrage est administré *per os*.

En cas de syndrome de sevrage compliqué (par exemple, *delirium tremens*), il est administré par voie parentérale.

Le recours à la voie IM, parfois utilisée pour la vitaminothérapie, impose le contrôle préalable de l'hémostase en raison du risque élevé d'insuffisance hépatocellulaire due à une éventuelle cirrhose hépatique.

La contention doit être réservée aux agitations d'une exceptionnelle gravité.

Le traitement préventif des rechutes alcooliques est administré *per os*.

EFFICACITE DU TRAITEMENT

L'efficacité du traitement préventif ou curatif du syndrome de sevrage est évaluée sur l'absence d'apparition ou la régression des symptômes de sevrage : sueurs, tremblements, tachycardie, anxiété, etc.

L'efficacité du traitement de l'alcoolisme est évaluée sur la durée des périodes d'abstinence et sur la diminution des conséquences négatives psychologiques (par exemple, anxiété, dépression), sociales (par exemple, arrêts de travail, violences conjugales) et somatiques (par exemple, pancréatite aiguë, traumatisme crânien).

L'objectif à long terme du traitement est de diminuer la souffrance subjective du patient et le retentissement de l'alcoolisme sur sa qualité de vie et celle de ses proches, ainsi que sur son espérance de vie.

INCIDENTS À DÉPISTER

Le sevrage thérapeutique en alcool impose la surveillance de la fréquence cardiaque et respiratoire, de la pression artérielle et de la température. Il faut repérer rapidement l'apparition de sueurs, de tremblements, d'une altération de la vigilance, d'une agitation voire d'une crise convulsive. En cas de consommation très importante d'alcool (ou de dépendance comorbide aux benzodiazépines), les patients peuvent tout de même présenter un syndrome de sevrage en dépit du traitement préventif. Si les signes de sevrage sont passés inaperçus, l'apparition de symptômes confusionnels (*cf.* Confusion mentale, p. 1496), voire d'hallucinations visuelles, est un signe d'alarme. Le *delirium tremens* nécessite un transfert rapide en unité de soins intensifs.

ÉDUCATION ET CONSEILS

L'alcoolisme est malheureusement encore considéré comme une maladie honteuse et le déni est habituel chez le patient alcoolique. Il faut faire prendre conscience au patient de la nocivité de son alcoolisme en le renvoyant aux faits (conséquences somatiques et sociales) mais sans être moralisateur. Certains patients imputent leur consommation d'alcool à leurs problèmes sociaux et familiaux. Il est important de reprendre la chronologie des événements et de séparer les problèmes initiaux qui ont motivé la prise d'alcool de ceux que celle-ci a entraînés. L'alcoolisme doit être présenté comme une maladie. Il ne faut pas insister sur la quantité mais sur la perte de contrôle de la consommation. Il faut ainsi justifier l'objectif d'une abstinence totale et définitive. Il faut donner des informations sur les modalités de prises en charge possibles. Les patients alcooliques connaissent généralement plusieurs rechutes. Il s'agit d'une trajectoire normale qui doit être valorisée (implication dans les soins, durée de l'abstinence). Enfin, il est inutile de vouloir sevrer un patient qui n'a pas réellement envie d'arrêter de boire. Il faut l'accompagner, le conseiller et travailler avec lui les avantages d'un sevrage.

FICHE PHARMACOLOGIE

DÉSINTOXICATION ALCOOLIQUE

■ Acamprosate ©

AOTAL					
Sevrage alcoolique : ≥ 60 kg : 2 cp. matin, midi et soir < 60 kg : 2 cp. matin, 1 cp. midi et 1 cp. soir	60 cp. 333 mg 180 cp. 333 mg	9,79 29,23	II II	65 % 65 %	0,16 0,16

Propriétés

Stimule le système GABAergique inhibiteur et antagonise les acides aminés excitateurs (glutamate).

Indications

Maintien de l'abstinence chez le sujet alcoolo-dépendant.

Contre-indications

Grossesse et allaitement.

Âge < 18 ou > 65 ans.

Insuffisance hépatique grave notamment cirrhose classée Child C.

Précautions d'emploi

Durée recommandée de traitement : 1 an.

Effets indésirables

Diarrhées, nausées, vomissements, douleurs abdominales, prurit, troubles de la libido.

▪ Naltrexone chlorhydrate ©

NALTREXONE					
Alcoolo-dépendance psychique : 1 cp. le matin pendant 3 mois	28 cp. séc. 50 mg	25,60	I	65 %	0,91

Propriétés

Antagoniste des opiacés. Pas d'effet antabuse.

Indications

Maintien de l'abstinence chez les patients alcoolo-dépendants.

Contre-indications

Hypersensibilité à la **naltrexone,** insuffisance hépatocellulaire ou hépatite aiguë, dépendance aux **opiacés** (risque de syndrome de sevrage aigu), âge > 60 ans.

Grossesse : déconseillé.

Allaitement : déconseillé.

Précautions d'emploi

Risque de syndrome de sevrage grave d'installation rapide (5 min) et durable (48 h) chez les sujets dépendants aux **opiacés**. Surveillance des fonctions hépatique et rénale. Durée recommandée de traitement : 3 mois.

Effets indésirables

Céphalées, nausées, vomissements, insomnies, douleurs abdominales, asthénie, somnolence, myalgie.

▪ Disulfirame

ESPÉRAL					
Sevrage alcoolique : 1 cp. le matin à jeun, puis diminuer à ½ cp.	20 cp. séc. 500 mg	1,80	I	65 %	0,09

Propriétés

Inhibiteur de l'acétaldéhyde-déshydrogénase provoquant un effet antabuse (malaise, tachycardie, hypotension artérielle, nausées, vomissements).

Indications

Maintien de l'abstinence chez le sujet alcoolo-dépendant.

Contre-indications

Grossesse : contre-indiqué.

Allaitement : contre-indiqué.

Effets indésirables

Insuffisance hépatique ou respiratoire sévère, diabète, comitialité, insuffisance coronarienne, prise d'alcool récente (inférieure à 24 h), troubles psychiques graves, neuropathie périphérique.

Interactions médicamenteuses

Alcool (effet antabuse avec risque de collapsus cardiovasculaire, de troubles du rythme, d'angor, d'œdème cérébral ou d'hémorragie méningée), **isoniazide**, **nitro-5-imidazolés**, **phénytoïne** (troubles neuropsychiques), **warfarine** (risque hémorragique).

▪ Nalméfène

SELINCRO					
À prendre chaque jour où le patient perçoit le risque de boire de l'alcool, de préférence 1 à 2 h avant une consommation d'alcool anticipée Max 1 cp./j	14 cp. 18 mg	42,85	I	30 %	3,06

Propriétés

- Antagoniste des récepteurs opioïdes μ et δ.
- Agoniste partiel des récepteurs opioïdes.

Indications

Réduction de la consommation d'alcool chez les patients :

- adultes dépendants à l'alcool,
- avec une consommation d'alcool à risque élevé qui persiste 2 sem. après l'évaluation initiale,
- sans symptôme physique de sevrage et ne nécessitant pas un sevrage immédiat,
- en association à un suivi psychosocial continu.

Contre-indications

Hypersensibilité.
ATCD récent de dépendance aux opioïdes, symptômes aigus du syndrome de sevrage aux opioïdes, consommation récente d'opioïdes.
ATCD récent de syndrome de sevrage alcoolique (avec hallucinations, convulsions et delirium tremens).
Insuffisances hépatique et/ou rénale sévères.

Précautions d'emploi

Non recommandé chez la femme enceinte et pendant l'allaitement (manque de données).
Prudence chez les patients atteints de troubles psychiatriques, de troubles convulsifs, insuffisants rénaux ou hépatiques, âgés.
Contient du lactose.

Effets indésirables

Très fréquents : insomnie, vertiges, céphalées, nausées.
Fréquents : diminution de l'appétit, troubles du sommeil, état confusionnel, baisse de libido, somnolence, tremblements, paresthésie, vomissements, tachycardie, etc.

Interactions médicamenteuses

Contre-indiqués : **analgésiques opioïdes** (diminution de l'activité voire effet nul des **opioïdes**) :

- interruption de *SELINCRO* pendant la sem. qui précède une administration prévue d'**opioïdes** ;
- si administration en urgence nécessaire, augmentation de la posologie de l'**opioïde** et surveillance étroite du patient (fonction respiratoire) ;
- penser aux sirops **antitussifs** et **antidiarrhéiques** contenant des opioïdes.

Augmentation de l'exposition au **nalméfène** : **diclofénac, fluconazole, médroxyprogestérone, acide méfénamique.**
Diminution de l'exposition au **nalméfène** : dexaméthasone, **phénobarbital, rifampicine, oméprazole.**

TOXICOMANIES

FICHE MALADIE

DÉFINITIONS

La toxicomanie est un trouble des conduites caractérisé par l'existence d'un abus ou d'une dépendance à une substance.
L'abus de substance est défini par au moins une des manifestations suivantes au cours des 12 derniers mois :

- Utilisation répétée d'une substance conduisant à l'incapacité de remplir ses obligations sociales, familiales et professionnelles.
- Utilisation répétée d'une substance dans des situations où cela peut être physiquement dangereux (par exemple, conduite automobile).
- Problèmes judiciaires répétés liés à l'utilisation d'une substance.

• Utilisation de la substance malgré des problèmes persistants ou récurrents causés ou exacerbés par les effets de la substance.

La dépendance à une substance est définie par les critères suivants :

• Tolérance : effets décroissants à consommation constante (ou effets constants au prix d'une consommation croissante).
• Syndrome de sevrage à l'arrêt de la consommation.
• Consommation souvent plus importante que prévue.
• Désir ou efforts infructueux pour contrôler la consommation.
• Temps important consacré à rechercher, consommer et récupérer des effets de la substance.
• Réduction des activités sociales à cause de la consommation.
• Poursuite de la consommation en dépit de la conscience de ses conséquences négatives.

Parmi les substances en cause, on distingue les psycho-analeptiques ou psychostimulants (amphétamines, ecstasy, cocaïne), les psycholeptiques (benzodiazépines, barbituriques) et les psychodysleptiques (hallucinogènes – cannabis – LSD – stupéfiants – opiacés).

Le surdosage en opiacés (overdose) est caractérisé par un coma stuporeux peu réactif avec hypoventilation et myosis serré. Le syndrome de sevrage aux opiacés est caractérisé par un état d'agitation anxieuse, un syndrome polyalgique (céphalées, courbatures, douleurs abdominales) et des signes neurovégétatifs (mydriase, tachycardie, sueurs, tremblements).

CAUSES ET MÉCANISMES

Les causes de la dépendance à une substance sont multiples.

Elles comportent des facteurs de risque génétiques, psychologiques et sociaux. Des gènes de prédisposition à la dépendance à certaines substances commencent à être identifiés. Aucun gène n'est ni nécessaire ni suffisant pour entraîner une dépendance.

L'initiation de la consommation dépend de facteurs environnementaux culturels et familiaux mais également de certains traits de personnalité (par exemple, impulsivité).

La dépendance à une substance, quelle qu'elle soit, implique les voies dopaminergiques mésolimbiques.

TRAITEMENT

Le traitement à court terme repose sur le sevrage thérapeutique. Ce sevrage doit être planifié et intégré dans un projet de soins global. Il sera souvent précédé d'entretiens motivationnels. Le sevrage thérapeutique peut nécessiter une hospitalisation afin d'isoler le patient d'un milieu défavorable, de prévenir un accident de sevrage et/ou de réaliser un bilan somatique. Le sevrage en opiacés doit être conduit en milieu hospitalier. La chimiothérapie associe un traitement spécifique par un agoniste α_2 central (**guanfacine,** *ESTULIC,* ou **clonidine,** *CATAPRESSAN*) et un traitement symptomatique. On privilégiera les *antalgiques* non morphiniques (**paracétamol** en première intention, **noramidopyrine** en deuxième intention) et les anxiolytiques non *benzodiazépiniques* (*antipsychotique* sédatif type **cyamémazine**, *TERCIAN*).

Le traitement à long terme repose sur une prise en charge multidisciplinaire. La psychothérapie vise une restauration narcissique autour du projet de sevrage. Le suivi médical permet de dépister et, le cas échéant, de traiter les complications somatiques de l'intoxication chronique (par exemple, hépatite virale chronique). La prise en charge sociale est un axe fondamental du traitement. La chimiothérapie repose sur le traitement d'une éventuelle comorbidité psychiatrique. Le traitement substitutif de la dépendance aux opiacés (**buprénorphine**, *SUBUTEX* ou **méthadone,** *MÉTHADONE*) est à réserver aux situations d'échecs répétés du sevrage.

PRONOSTIC

La réussite d'un sevrage thérapeutique repose d'abord sur une indication bien posée. Il n'existe pas de contre-indications mais certaines non-indications sont associées à un risque élevé de rechute à court terme :

absence de demande (par exemple, sevrage imposé par une hospitalisation), absence de projet thérapeutique global, situation de crise (affective, sociale, professionnelle). En dehors de ces situations, le taux de rechute reste élevé et ne doit décourager ni le patient ni les soignants. C'est la répétition des tentatives qui permettra l'obtention d'une abstinence définitive. Le pronostic vital et fonctionnel est engagé à court terme par les risques liés à l'intoxication aiguë (par exemple, overdose aux opiacés) et par les risques de mort violente (homicide, accident, suicide) et, à long terme, par les complications somatiques (par exemple, contamination par le VIH). L'association au tabagisme est la règle (80 à 95 % des patients) et entraîne une surmortalité considérable. L'insertion sociale est un facteur pronostique particulièrement important. Cette insertion est souvent gravement menacée en cas de dépendance aux opiacés qui est souvent associée à la délinquance et à la prostitution.

FICHE INFIRMIÈRE

EXAMENS

Les patients toxicomanes ont rarement recours au système de santé.

En cas d'hospitalisation, on pratique un bilan global destiné à dépister complications et comorbidité : NFS, VS, ionogramme, urée, créatinine, glycémie, bilan hépatique, sérologies hépatite B, C et VIH (avec le consentement du patient).

SURVEILLANCE DU TRAITEMENT

SOINS – TRAITEMENT

Dans le cadre d'un sevrage thérapeutique, les médicaments sont délivrés par voie *per os*. Il ne faut pas hésiter à délivrer les traitements prescrits « si besoin ». La délivrance des agonistes α_2 doit être différée en cas d'hypotension (PA systolique < 100 mmHg) ou de bradycardie (FC < 50/min). Les patients toxicomanes sont volontiers revendicatifs et manipulateurs concernant les prescriptions médicamenteuses et le cadre de soin. L'équipe doit maintenir une cohérence sans faille dans la prise en charge. La rédaction d'un contrat de soins peut faciliter le respect du cadre. Il faut éviter toute attitude de rejet qui risque de diminuer l'alliance thérapeutique. Les traitements substitutifs sont prescrits par voie *per os*. Leur délivrance est encadrée par voie réglementaire.

EFFICACITÉ DU TRAITEMENT

Dans le cadre d'un sevrage thérapeutique, l'efficacité du traitement est évaluée sur l'intensité des signes de sevrage. L'efficacité d'un traitement substitutif s'apprécie à court terme sur l'absence des signes de sevrage et à long terme sur la réinsertion du patient et la diminution des prises de risque.

INCIDENTS À DÉPISTER

Les signes de sevrage doivent être dépistés ainsi que les signes de surdosage (*cf.* Définitions, p. 1527).

Lors d'un sevrage thérapeutique en opiacés, la surveillance hémodynamique est nécessaire en prévention d'une hypotension sévère avec les agonistes α_2 central : PA et FC sont à mesurer avant chaque prise. Celle-ci sera différée en cas d'hypotension (PA systolique < 100 mmHg) ou de bradycardie (FC < 50/min).

Lors d'une hospitalisation pour un sevrage thérapeutique, le patient doit respecter le cadre de l'hospitalisation. Le non-respect du cadre sera sanctionné par une sortie disciplinaire en mettant en avant la disponibilité de l'équipe pour une autre tentative. De même, un patient ne désirant plus continuer son sevrage ne doit pas être maintenu à l'hôpital.

ÉDUCATION ET CONSEILS

Lors d'une hospitalisation n'ayant pas pour but le sevrage, il faut aborder avec le patient les nombreuses conséquences négatives de sa dépendance et lui fournir les coordonnées des centres spécialisés susceptibles de l'aider. Néanmoins, il est important qu'il reste acteur de son devenir. Il ne faut pas en faire un « assisté » mais un patient soutenu dans des démarches dont il garde l'initiative.

Lors d'une hospitalisation pour sevrage thérapeutique, il faut valoriser les efforts fournis par le patient et travailler avec lui le projet de vie qu'il désire mettre en œuvre à sa sortie.

Il est fréquent que les patients rechutent, même lorsqu'ils ont fait preuve de beaucoup de volonté pour arrêter. Afin de diminuer le sentiment d'échec et d'autodépréciation en cas de rechute chez des patients à l'estime de soi fragile, on peut également les préparer à une éventuelle rechute en les assurant de la possibilité d'une nouvelle prise en charge si nécessaire. Après un sevrage en opiacés, il faut prévenir le patient de réduire sa consommation habituelle de moitié en cas de rechute. La désensibilisation secondaire au sevrage augmente en effet le risque d'overdose.

FICHE PHARMACOLOGIE

MORPHINE (SEVRAGE AUX OPIACÉS)

Méthadone

MÉTHADONE AP-HP					
Prescription initiale par médecin exerçant en centre de soins pour toxicomanes, sur ordonnance sécurisée, limitée à 7 j Nécessité d'une surveillance médicale pluri-hebdomadaire (contrôle urinaire) Mise en place du traitement : 20 à 30 mg, 10 h au moins après la dernière prise d'opiacés, en une prise unique quotidienne, à augmenter à 40 à 60 mg/j en 1 à 2 sem. puis de 10 mg/sem., en fonction de la réponse clinique jusqu'à 100 mg	1 unidose 5 mg/3,75 mL	0,74	S	65 %	0,74
	1 unidose 10 mg/7,5 mL	0,81	S	65 %	0,81
	1 unidose 20 mg/15 mL	0,96	S	65 %	0,96
	1 unidose 40 mg/15 mL	1,01	S	65 %	1,01
	1 unidose 60 mg/15 mL	1,08	S	65 %	1,08
	7 gél. 1 mg	2,22	S	65 %	0,32
	7 gél. 5 mg	3,62	S	65 %	0,52
	7 gél. 10 mg	4,16	S	65 %	0,59
	7 gél. 20 mg	5,22	S	65 %	0,75
	7 gél. 40 mg	5,70	S	65 %	0,81
	1 fl. sirop 1,33 mg/mL	HOP	S		

Propriétés

Agoniste morphinique.

Indications

Traitement substitutif des pharmacodépendances majeures aux opiacés.

Contre-indications

Enfant (moins de 15 ans), insuffisance respiratoire grave, hypersensibilité à la **méthadone.**

Précautions d'emploi

Nécessité d'une prise en charge médico-psycho-sociale conjointe. Risque de syndrome de sevrage aigu en cas d'interruption brutale du traitement. Surveillance plus particulière des sujets âgés ou présentant une pathologie somatique grave (asthme, insuffisance respiratoire, rénale, hépatique ou surrénalienne, hypothyroïdie, diabète).

Grossesse : évaluation du rapport bénéfice/risque pour la mère et l'enfant, risque de sevrage chez le nouveau-né.
Allaitement : pourrait prévenir le risque de sevrage aigu chez le nouveau-né.

Effets indésirables

Troubles respiratoires (dépression voire arrêt respiratoire si surdosage), cardiaques (flush facial, bradycardie, palpitations, hypotension artérielle avec risque de choc voire d'arrêt cardiaque si surdosage), troubles neuropsychiques (euphorie, agitation, somnolence, céphalées, vertiges), digestifs (constipation, nausées, vomissements, spasmes des voies biliaires), génito-urinaires (dysurie, troubles de la libido), allergiques (urticaire, prurit, œdèmes), hypersudation.

Interactions médicamenteuses

Alcool, agonistes/antagonistes morphiniques (syndrome de sevrage), autres dérivés morphiniques (dépression respiratoire), dépresseurs du SNC, **IMAO**, **antidépresseurs** sérotoninergiques, **cimétidine**, **rifampicine**, **phénytoine** (sevrage), acidifiant et alcalinisant urinaires.

Antidote

La **naloxone** est destinée à empêcher le mauvais usage du produit par voie IV.

■ Buprénorphine ©

SUBUTEX					
Prescription sur ordonnance sécurisée pour une durée de 28 j Délivrance fractionnée de 7 j Instauration du traitement : 0,8 à 2 mg/j en une prise, 4 h au moins après la dernière prise de stupéfiants Augmentation des doses à 16 mg/j en une prise selon la réponse clinique	7 cp. subling. 0,4 mg 7 cp. subling. 2 mg 7 cp. subling. 8 mg	1,81 4,36 12,99	I I I	65 % 65 % 65 %	0,26 0,62 1,86
BUPRENORPHINE					
Idem *SUBUTEX*	7 cp. subling 1 mg	2,46	I	65 %	0,35
BUVIDAL					
Dose recommandée en fonction de la dose de **buprénorphine** subling. administrée Administration hebdomadaire ou mensuelle	1 ser. 8 mg 1 ser. 16 mg 1 ser. 24 mg 1 ser. 32 mg 1 ser. 64 mg 1 ser. 96 mg 1 ser. 128 mg	HOP HOP HOP HOP HOP HOP HOP	I I I I I I I		
SIXMO					
Réservée aux addictologues ou exerçant en CSAPA Posologie : 4 implants en une seule inj./6 mois	4 implants 74,2 mg	HOP	I		

Propriétés

Agoniste/antagoniste morphinique (analgésique-opioïde).

Indications

Traitement substitutif d'une pharmacodépendance majeure aux opiacés.

Contre-indications

Hypersensibilité à la **buprénorphine,** enfant (moins de 15 ans), insuffisance respiratoire ou hépatique sévère, intoxication alcoolique aiguë et delirium tremens.
Grossesse : déconseillé.
Allaitement : déconseillé.

Précautions d'emploi

Risque de pharmacodépendance, détournement du traitement par usage en IV. À utiliser avec précaution chez l'insuffisant respiratoire, rénal ou hépatique.

Effets indésirables

Constipation, céphalées, insomnies, asthénie, somnolence, nausées, vomissements, hypotension orthostatique, sueurs, dépression respiratoire.
Certains toxicomanes utilisent la **buprénorphine** (*SUBUTEX*) en injection IV après avoir dissous les cp. dans de l'eau ou du jus de citron. Des infections et des hépatites cytolytiques ont été rapportées par cette voie.

Interactions médicamenteuses

Alcool (somnolence), **benzodiazépines** et autres dépresseurs du SNC, **IMAO**.
Inhibiteurs du CYP3A4 (augmentation des concentrations de **buprénorphine) : antifongiques azolés, inhibiteurs de protéases**, etc.
Inducteurs du CYP3A4 (pas d'étude, surveillance étroite) : **phénobarbital, carbamazépine, phénytoïne, rifampicine**, etc.

Mode d'administration

Avant l'insertion SC de l'implant **SIXMO :** les patients doivent être stabilisés sous **buprénorphine** subling. et la prise de **buprénorphine** subling. doit être interrompue 12 à 24 h avant.

■ Buprénorphine + naloxone ©

SUBOXONE					
Prescription sur ordonnance sécurisée pour une durée de 28 j Délivrance fractionnée de 7 j Induction (J1) : 2-8 mg/j (de buprénorphine) Entretien : posologie fonction de la réponse clinique, avec adaptation par paliers de 2 à 8 mg Après stabilisation : diminution possible de la fréquence d'administration, mais sans modifier la dose prise par sem. **Ne jamais dépasser 24 mg/j**	7 cp. 2 mg/0,5 mg 7 cp. 8 mg/2 mg	3,11 8,96	I I	65 % 65 %	0,44 1,28
ZUBSOLV					
Administration sous la surveillance d'un médecin spécialisé dans la prise en charge des addictions Induction : 1,4 mg/0,36 mg ou 2,9 mg/0,71 mg Entretien : posologie en fonction de la réponse clinique Après stabilisation : diminution possible de la fréquence d'administration, mais sans modifier la dose prise/sem., puis modification possible de la posologie progressivement à une dose d'entretien plus faible Ne jamais dépasser 17,2 mg/j	7 cp. 1,4 mg/0,36 mg 28 cp. 1,4 mg/0,36 mg 7 cp. 2,9 mg/0,71 mg 28 cp. 2,9 mg/0,71 mg 7 cp. 5,7 mg/1,4 mg 28 cp. 5,7 mg/1,4 mg 7 cp. 8,6 mg/2,1 mg 28 cp. 8,6 mg/2,1 mg 7 cp. 11,4 mg/2,9 mg 28 cp. 11,4 mg/2,9 mg	1,78 6,89 3,34 14,13 6,28 27,86 9,40 41,58 12,51 55,30	I I I I I I I I I I	65 % 65 % 65 % 65 % 65 % 65 % 65 % 65 % 65 % 65 %	0,25 0,25 0,48 0,50 0,90 1,00 1,34 1,49 1,79 1,97

Propriétés

La **naloxone** est destinée à empêcher le mauvais usage du produit par voie IV, en précipitant le syndrome de sevrage.
Cf. **buprénorphine.**

Précautions d'emploi

ZUBSOLV n'est pas interchangeable avec *SUBOXONE* ou une autre spécialité contenant de la **buprénorphine.**

SUICIDE (TENTATIVE DE)

FICHE MALADIE

DÉFINITION

Le terme de suicide désigne un décès survenu à l'issue d'une tentative de suicide. On compte environ 15 000 suicides par an en France, ce qui en fait la première cause de mortalité entre 20 et 30 ans ; 60 % des suicides se font par pendaison ou utilisation d'une arme à feu. Les patients dits « suicidés » sont des patients effectivement décédés à la suite d'une tentative de suicide.

Le terme de tentative de suicide (TS) désigne le comportement par lequel un sujet tente de se donner la mort sans y parvenir. On compte environ 150 000 tentatives de suicide par an en France ; 95 % des TS se font par phlébotomie et/ou intoxication médicamenteuse volontaire associée à une alcoolisation dans un cas sur deux. Les patients dits « suicidants » sont des patients ayant réalisé une tentative de suicide. Dans la majorité des cas, des idées suicidaires sont présentes dans les jours précédant le passage à l'acte. Les patients dits « suicidaires » sont des patients ayant des idées suicidaires en l'absence de passage à l'acte caractérisé.

CAUSES ET MÉCANISMES

Les causes d'une TS sont multiples. Pour le professionnel de santé, il importe de connaître les facteurs de risque de passage à l'acte devant des idées suicidaires : l'existence d'antécédents de TS (+++), l'existence d'une pathologie psychiatrique évolutive, l'existence d'un projet planifié, la mise à disposition de moyens létaux, un niveau important de souffrance, une impulsivité importante, un événement précipitant, une situation de rupture de soins. L'alcoolisme et l'abus d'alcool sont des facteurs de risque majeurs de passage à l'acte suicidaire grave.

Les facteurs démographiques associés au suicide sont le sujet âgé, le sexe masculin et le milieu rural. Les facteurs démographiques associés à la TS sont le sujet jeune, le sexe féminin et le milieu urbain. L'isolement social et/ou familial est associé aux conduites suicidaires en général.

TRAITEMENT

Le traitement des conséquences somatiques de la TS est une priorité.

Dans un second temps, un avis psychiatrique est systématique à l'issue de la TS dès lors que le sujet est conscient. L'objectif de cet avis est d'évaluer le risque de récidive suicidaire en recherchant les facteurs de risque susmentionnés. Il faut y ajouter la présence ou non d'une critique du geste suicidaire et, le cas échéant, la qualité de cette critique. En cas de risque de récidive à court terme, le seul moyen de limiter efficacement ce risque à court terme est de proposer une hospitalisation en milieu spécialisé, si besoin sous contrainte.

PRONOSTIC

Le pronostic à long terme dépend essentiellement de la prise en charge des troubles psychiatriques concomitants. Sur la vie entière, 10 % des patients suicidants finissent par se suicider, dont 1 % dans l'année qui suit. Le traitement adapté de la pathologie psychiatrique sous-jacente est un objectif fondamental pour améliorer ce pronostic (par exemple, chimiothérapie par lithium en cas de trouble bipolaire).

FICHE INFIRMIÈRE

EXAMENS

Les examens complémentaires à réaliser en urgence sont prescrits en fonction des moyens employés. À l'entrée dans le service de psychiatrie, aucun examen complémentaire n'est systématique en dehors de ceux prescrits par le médecin des urgences (par exemple, décroissance des transaminases et vérification du TP après une intoxication au **paracétamol**).

SURVEILLANCE DU TRAITEMENT

SOINS – TRAITEMENT

Aux urgences, il n'est pas rare que les suicidants suscitent un rejet de la part de l'équipe médicale. Il faut éviter de donner aux soins une dimension punitive (par exemple, indication abusive de lavage gastrique). Les suicidants ne sont ni àchouchouter, ni àsermonner. Il nefaut pas craindre de parler aux patients s'ils en expriment le besoin. Les principes de la prévention du risque suicidaire, bien connus des services de psychiatrie, sont moins appliqués aux urgences. Les patients suicidants sont susceptibles de récidiver aux urgences et la prévention du risque suicidaire fait partie de la prescription médicale (*cf.* encadré, ci-après).

EFFICACITÉ DU TRAITEMENT

L'efficacité de la prise en charge s'évalue sur la mise à distance puis la disparition des idéations suicidaires et sur l'obtention d'une critique satisfaisante du geste suicidaire. Il faut s'assurer de la mobilisation de l'entourage et de la prise en compte par les intervenants des situations de crise, notamment familiale, sentimentale et/ou professionnelle.

> Le principal risque est la récidive suicidaire. Un inventaire minutieux est impératif dans le but de ne laisser au patient aucun objet tranchant (par exemple, ciseaux, objet en verre, rasoir) ou avec lequel il pourrait se pendre (par exemple, lacets, câble électrique, ceinture). Une surveillance rapprochée (par exemple, toutes les 30 min) peut être nécessaire initialement.

Un patient sous contention nécessite une surveillance très régulière (au minimum toutes les 30 min). Les doses reçues sont parfois importantes et nécessitent la surveillance de la vigilance et des constantes cardiorespiratoires (fréquence cardiaque, fréquence respiratoire, pression artérielle). Il faut veiller à l'hydratation du patient. Une présence et un contact verbal rassurants doivent aider le patient à vivre la contention comme un acte thérapeutique et non répressif.

ÉDUCATION ET CONSEILS

Les patients et leurs proches ont parfois tendance à banaliser le geste suicidaire, notamment en cas de prise médicamenteuse minime. Il faut absolument insister sur la gravité du passage à l'acte, en informant le patient et les proches sur les conséquences gravissimes (décès) qu'il aurait pu avoir. Il faut soutenir le patient et sa famille et les encourager dans la recherche de solutions destinées à prévenir la récidive suicidaire. Certains patients souffrant de troubles de la personnalité ont recours à la tentative de suicide pour attirer l'attention sur leur souffrance. Il faut expliquer aux patients la dangerosité d'une telle attitude. Jusqu'à preuve du contraire tout « appel à l'aide » est une urgence psychiatrique à haut risque de récidive suicidaire. Il faut proposer un suivi ambulatoire à chaque patient suicidant sortant. Ces patients doivent être encouragés à consulter rapidement en cas de réapparition d'une idéation suicidaire.

TROUBLES PSYCHIATRIQUES DU *POST-PARTUM*

FICHE MALADIE

DÉFINITION

Si le *post-partum* est une période à risque pour les troubles psychiatriques, leur sémiologie est peu spécifique.

Le terme « psychose puerpérale » regroupe les décompensations psychotiques du *post-partum.* Elle concerne 1 à 2 femmes pour 1 000 accouchements, avec un pic d'incidence entre la 2e et la 3e semaine du *postpartum.* Les troubles psychotiques survenant dans les 6 premiers mois du *post-partum* relèvent dans 75 % des cas d'un trouble bipolaire de l'humeur. La patiente est volontiers désorientée, agitée, avec une intense labilité émotionnelle, ce qui rend le tableau très bruyant et le diagnostic rapide. Le risque de passage à l'acte auto-et hétéroagressif (vis-à-vis de l'enfant) est important. Le *post-partum* est également une période à risque de rechute schizophrénique.

Associant fatigue, anxiété et labilité émotionnelle avec crises de larmes, le « *post-partum blues* » touche 30 à 60 % des accouchées dans les 10 premiers jours après l'accouchement. Cet état est bref et peu intense. Si le trouble persiste au-delà du 10e jour, on ne parle plus de « *post-partum blues* » mais de dépression postnatale précoce. La dépression postnatale concerne 10 à 20 % des accouchées. Habituellement, la pathologie débute entre 4 et 6 semaines après l'accouchement, mais on parle de dépression postnatale jusqu'à 1 an après l'accouchement. L'humeur est irritable, caractérisée par un sentiment de découragement et d'incompétence vis-à-vis des soins à donner au nourrisson. La culpabilité dépressive est souvent majorée par le contexte social qui postule qu'une jeune maman « a tout pour être heureuse ». Cette culpabilité rend l'évaluation difficile et les plaintes somatiques fréquentes.

CAUSES ET MÉCANISMES

Les causes et mécanismes des troubles psychiatriques du *post-partum* ne sont pas connus. Les principaux facteurs de risque de psychose puerpérale sont les antécédents personnels et familiaux de troubles psychiatriques, notamment de troubles bipolaires, et des facteurs de stress spécifiques comme la primiparité et le célibat de la mère.

On considère actuellement que le « *post-partum blues* » est un processus d'adaptation émotionnel de la mère à la présence du nouveau-né. Il permettrait le développement des interactions précoces mère-bébé. En revanche, l'intensité du « *post-partum blues* » est un facteur de risque de dépression postnatale et son dépistage est une démarche importante.

Les facteurs de risque de dépression postnatale sont multiples et importants à repérer :

- des antécédents personnels et familiaux de dépression ;
- des antécédents de fausse couche, de mort fœtale *in utero,* d'accouchement prématuré ou d'IVG ;
- une ambivalence importante à l'égard de la grossesse ;
- une faible estime de soi ;
- des facteurs environnementaux : enfants en bas âge, problèmes financiers, décès ou séparation, manque de temps pour s'occuper de soi, mauvaise qualité de la relation conjugale, de la relation mère-fille, faible soutien social.

TRAITEMENT

La prise en charge individuelle des troubles psychiatriques du *post-partum* ne diffère pas de celle proposée généralement pour les troubles du même ordre. Leur principale spécificité thérapeutique repose sur l'accompagnement du développement des interactions précoces mère-bébé. La présence de l'enfant auprès de sa mère, dès que son état psychique l'autorise, est donc fondamentale pour évaluer la qualité de ces interactions. Cette évaluation permet de poser l'indication d'interventions psychothérapeutiques précoces (thérapies mère-bébé) et d'anticiper les relais éventuellement nécessaires pour l'enfant après l'hospitalisation (famille, assistante maternelle). Dans les cas nécessitant une hospitalisation, celle-ci est idéalement mise en place dans une unité psychiatrique mère-bébé.

La prise en charge du « *post-partum blues* » est fondée sur l'accompagnement, l'information et le renforcement du sentiment de compétence maternelle. Ces mesures essentielles peuvent être associées éventuellement à un traitement anxiolytique léger et ponctuel.

PRONOSTIC

Deux tiers des femmes souffrant d'une psychose puerpérale développeront un trouble bipolaire de l'humeur par la suite. Les femmes ayant une pathologie bipolaire connue ont un risque de rechute d'environ 20 % en *post-partum*. De même, le risque de rechute augmente au fil des grossesses chez les femmes ayant un ou plusieurs antécédents de psychoses puerpérales, notamment en cas de grossesses rapprochées. Concernant la dépression postnatale, les patientes peuvent guérir spontanément en quelques mois, mais le trouble peut aussi évoluer à bas bruit pendant plusieurs années. Il faut alors craindre un retentissement sur les interactions précoces mère-bébé. En l'absence de soutien social et/ou familial, quelques mois suffisent pour influencer négativement le développement psychoaffectif de l'enfant. Même une prise en charge précoce n'évite parfois que partiellement ces conséquences. La dépression postnatale est ainsi un facteur de risque de psycHOPathologie chez l'enfant et l'adolescent (par exemple, trouble des conduites).

FICHE INFIRMIÈRE

EXAMENS

Les examens à réaliser sont identiques à ceux préconisés pour les troubles du même ordre. En cas de psychose puerpérale, l'imagerie cérébrale est particulièrement importante pour éliminer le diagnostic différentiel de thrombophlébite cérébrale.

SURVEILLANCE DU TRAITEMENT

SOINS – TRAITEMENT

Chez les accouchées ne souhaitant ou ne pouvant pas allaiter, il est généralement prescrit un agoniste dopaminergique (par exemple, **bromocriptine,** *PARLODEL*) pour diminuer la montée laiteuse. Avant d'administrer ce traitement, il faut rechercher des antécédents psychiatriques. En cas d'antécédent de trouble bipolaire, de schizophrénie ou d'épisode psychotique aigu, les agonistes dopaminergiques sont déconseillés pour ne pas favoriser une rechute.

Le traitement des troubles psychiatriques du *post-partum* ne diffère pas de celui proposé généralement pour les troubles du même ordre. Un avis pédiatrique est indispensable en cas d'allaitement sous psychotrope. Les patientes allaitant se montrent parfois peu compliantes au traitement par crainte de passage dans le lait maternel. Dans le cas d'une dépression postnatale nécessitant une chimiothérapie, il ne faut pas hésiter à administrer des inhibiteurs sélectifs de recapture de la sérotonine (par exemple, **fluoxétine,** *PROZAC*). Aucun effet indésirable sur le bébé n'a été constaté en cas d'allaitement. Les anxiolytiques peuvent avoir un effet légèrement sédatif sur le bébé. En cas de traitement prolongé par *benzodiazépines,* il faut rappeler à la mère que l'arrêt du traitement doit se faire progressivement. Il existe en effet un risque de syndrome de sevrage chez elle et chez le bébé. Dans le cas d'une psychose puerpérale nécessitant de fortes doses de antipsychotiques, il est rare que la patiente soit en état d'allaiter. Néanmoins, si la patiente en manifeste le désir, il est possible dans un premier temps de lui faire tirer son lait en attendant que le traitement psychotrope soit diminué.

Les incidents à dépister sont identiques à ceux recherchés dans les troubles de l'humeur, la schizophrénie ou les troubles psychotiques aigus et transitoires.

EFFICACITÉ DU TRAITEMENT

L'efficacité du traitement s'apprécie sur la diminution des symptômes dépressifs ou délirants chez la mère. Il faut également évaluer l'amélioration des interactions mère-bébé avec une maman qui s'ajuste mieux aux demandes relationnelles et aux besoins de son enfant. La maman doit se sentir peu à peu rassurée et valorisée dans ses compétences maternelles. Du côté de l'enfant, on doit assister à l'augmentation des attitudes d'engagement relationnel. Au contraire, les attitudes d'hypertonie et d'hypervigilance anxieuses, mais aussi d'hypotonie dépressive et d'hypersomnie de protection doivent diminuer. Les difficultés de régulation émotionnelle et attentionnelle du nouveau-né se manifestent par des réactions végétatives (bâillement, hoquet, régurgitations) dont il faut également en surveiller la diminution.

EFFETS INDÉSIRABLES

En cas d'allaitement sous psychotropes, un avis pédiatrique sera demandé si des troubles neurologiques ou comportementaux sont observés chez le bébé.

La spécificité de la surveillance tient encore une fois à la présence du nouveau-né. Sa sécurité doit toujours être évaluée. Un incident courant est une sédation trop importante de la mère qui ne s'occupe alors plus convenablement de son bébé (par exemple, pas de réveil par les pleurs).

> Avant que le traitement soit réellement efficace, il faut toujours se préoccuper des soins donnés au bébé, parfois complètement délaissé par une mère souffrante. Dans les cas extrêmes, le risque de suicide s'accompagne d'un risque d'infanticide, toujours à évaluer. Quel que soit le diagnostic étiologique, une maman délirante ne doit pas être laissée seule avec son bébé.

ÉDUCATION ET CONSEILS

Toute maman qui vient d'accoucher doit être avertie de la fréquence du « *post-partum blues* » et de son caractère bénin et transitoire. Il faut lui conseiller de consulter rapidement un psychiatre si cet état se prolonge ou si le moral chute au bout de quelques semaines ou mois. Une consultation rapide permettra de limiter les conséquences d'une dépression sur le bébé. De même, il est conseillé aux patientes ayant déjà eu des troubles psychiatriques du *post-partum* de consulter préventivement.

Une maman souffrant d'un « *post-partum blues* » ou d'une dépression postnatale doit être réconfortée, rassurée et maternée. Il ne faut pas bousculer une patiente déjà culpabilisée par ce qu'elle ne parvient pas à faire et « que toutes les autres mamans font ». Il s'agit d'une patiente qui va demander de la disponibilité à toute l'équipe soignante. Seul l'étayage des soignants permet de renforcer le sentiment de compétence maternelle et d'améliorer les soins donnés au bébé. Les objectifs maternels peuvent parfois être minimisés pour réduire les situations de mise en échec et une aide active est parfois proposée : intervention de la PMI, d'une travailleuse familiale, visites à domicile (infirmières, puéricultrices).

Les conseils concernant les interactions mère-bébé sont parfois vécus comme des reproches et renforcent le découragement. Il faut donc montrer beaucoup de tact, notamment quand

▶ il s'agit de réajuster les comportements maternels aux attentes du bébé. De même, les compliments adressés à une maman consciente de ses limites sont parfois ressentis comme de la compassion. Une stratégie satisfaisante est de valoriser l'enfant, de pointer ses capacités, les soins apportés et sa bonne santé. La mère bénéficie indirectement de cette valorisation, très rassurante sur la qualité de ses compétences maternelles.

Enfin, il est indispensable de prendre en compte le père dans la prise en charge psychiatrique de la mère et de l'enfant. Il faut savoir que les troubles du *post-partum* (dépression, décompensation psychotique) existent également chez les pères !

PARTIE 16

RHUMATOLOGIE – ORTHOPÉDIE

DOULEUR EN RHUMATOLOGIE

FICHE MALADIE

DÉFINITION

L'IASP (*International Association for Study of Pain*) propose de définir la douleur comme « une expérience sensorielle et émotionnelle désagréable associée à un dommage tissulaire présent ou potentiel, ou décrite en termes d'un tel dommage ».

Au cours des affections de l'appareil locomoteur, la douleur est souvent considérée comme la manifestation la plus importante, avant le handicap fonctionnel.

ANALYSE DE LA DOULEUR

La prise en charge des patients, qui peut dans certains cas être le fait d'une équipe (médecins, infirmier(e)s, kinésithérapeutes, psychologues, aides-soignant(e)s), est différente selon l'expression de la symptomatologie.

PARMI LES DOULEURS AIGUËS

▶ Douleur articulaire aiguë

La douleur articulaire aiguë de l'accès goutteux, ou de la poussée de bursite calcaire, se caractérise par son caractère explosif, l'intensité particulière de la douleur et de l'impotence ; c'est une douleur d'origine inflammatoire.

▶ Douleur rachidienne aiguë

La douleur rachidienne aiguë du lumbago se caractéristique par son intensité et par l'impotence qu'elle entraîne ; c'est une douleur mécanique dont la durée sera en général inférieure à 1 semaine.

▶ Névralgies d'origine disco-rachidienne

La douleur y est excruciante ou lancinante ; elle subit des recrudescences mécaniques liées aux mouvements dans la sciatique, des recrudescences inflammatoires nocturnes au début des cruralgies et de nombreuses névralgies cervico-brachiales. Le traitement doit être adapté à l'intensité des symptômes, à leur horaire et dans le temps en fonction du temps d'évolution de la névralgie. C'est la durée prolongée de certaines sciatiques, plus que l'existence d'un déficit neurologique, qui conduit à envisager un geste thérapeutique sur le disque (nucléolyse ou chirurgie).

▶ Ostéalgies

La douleur de la fracture est localisée, mécanique, et son traitement est mécanique : immobilisation jusqu'à consolidation dans des délais habituellement connus.

La douleur du tassement vertébral ostéoporotique est celle d'une fracture, liée au mouvement, à la toux, etc. La consolidation se fait en 6 à 8 semaines ; l'impotence douloureuse dépasse rarement 3 semaines.

▶ Douleurs postopératoires

Du fait qu'elles sont attendues et prévisibles, elles bénéficient souvent de protocoles adaptés de prise en charge.

DOULEUR CHRONIQUE

Son évolution prolongée, sur des mois ou des années, se fait souvent sur un mode cyclique, avec des ondes évolutives. Elle nécessite pour être correctement combattue de prendre en considération :

- son intensité et son retentissement psychologique ;
- l'impotence qui peut l'accompagner ;
- son évolution dans le temps : on ne traitera pas de la même façon le fond douloureux permanent d'une gonarthrose et la poussée congestive qui en émaille souvent l'évolution ;
- son horaire et ses facteurs d'aggravation.

TRAITEMENT

En plus du traitement étiologique, lorsqu'il existe, le traitement symptomatique de la douleur est nécessaire. Il existe plusieurs classifications possibles de la douleur et des médicaments utilisés pour la combattre.

CLASSIFICATION SELON L'INTENSITÉ DE LA DOULEUR

La classification préconisée par l'OMS pour les douleurs chroniques cancéreuses, comporte 3 niveaux successifs :

- le niveau I correspond à des douleurs légères à modérées ;
- le niveau II (IIa et IIb) correspond à des douleurs modérées à sévères et/ou à l'échec des antalgiques utilisés pour le niveau I ;
- le niveau III correspond à des douleurs intenses et/ou à l'échec des antalgiques utilisés pour le niveau II.

> Cette classification peut servir de référence en pathologie rhumatologique, mais elle doit en pratique être adaptée à chaque cas particulier.

CLASSIFICATION SELON LES MODALITÉS DE PRESCRIPTION

La législation française classe les médicaments, dont les antalgiques, selon les modalités de prescription.

Certains, dont le **paracétamol**, ne figurent sur aucune liste ; leur vente est libre, mais le conditionnement en est généralement réduit. Pour les autres, ils figurent sur les listes suivantes :

- Liste I : Prescription sur simple ordonnance, non renouvelable, sauf en cas de mention expresse contraire. La délivrance se fait pour 30 jours au maximum, sur présentation de l'ordonnance.
- Liste II : Prescription sur simple ordonnance, renouvelable sur présentation de l'ordonnance, sauf en cas de mention expresse contraire. La délivrance se fait par fraction de 30 jours, et l'ordonnance doit dater de moins de 3 mois.
- Liste des stupéfiants.

CLASSIFICATION SELON LA COMPOSITION PHARMACOLOGIQUE

▶ Antalgiques non morphiniques

Ce sont ceux que l'on peut qualifier d'usuels : **paracétamol**, salicylés, analgésiques de la famille des anti-inflammatoires non stéroïdiens ; ils font partie des antalgiques de niveau I. Signalons le **néfopam** (*ACUPAN*, par voie IM), beaucoup moins utilisé en pratique rhumatologique.

▶ Antalgiques opioïdes faibles

Ils ne donnent lieu, pour un usage normal, ni à accoutumance ni à assuétude : **codéine, tramadol**, qui sont généralement prescrits en association avec le **paracétamol**. Fréquemment utilisés en rhumatologie, ils font partie des antalgiques de niveau II et sont, ou non, inscrits sur la liste I ou la liste II. Parmi les antalgiques de niveau II, on trouve des produits qui ne peuvent être délivrés qu'après prescription sur ordonnance sécurisée (*TEMGÉSIC*), et d'autres qui peuvent être délivrés sur ordonnance simple (**tramadol**).

▶ Opiacés majeurs

Ce sont les alcaloïdes naturels de l'opium et les dérivés semi-synthétiques de l'opium, les analgésiques de synthèse « majeurs », dont la prescription est réglementée (ordonnance sécurisée, règle des 7 jours, des 14 jours ou des 28 jours). Ils font partie des antalgiques de niveau III.

Ils ont en rhumatologie, hormis en cas de métastases osseuses de cancers, des indications relativement limitées et brèves, essentiellement au cours des névralgies aiguës : dans certaines formes réellement hyperalgiques de sciatique, dans les cruralgies et les névralgies cervico-brachiales, à l'acmé de la douleur, dans les premières semaines de leur évolution. Cette prescription est donc *a priori* limitée dans le temps.

La prescription de morphiniques au long cours, dont l'objectif est seulement de réduire l'intensité de la douleur, reste très rare en rhumatologie et suit des règles de prescription strictes.

FICHE INFIRMIÈRE

ÉVALUATION DE LA DOULEUR

Il existe différents modes d'évaluation de la douleur, adaptés à des circonstances ou même des patients différents ; le rôle de l'infirmier(e) est particulièrement intéressant.

La simple *observation attentive* du patient apporte beaucoup d'éléments :

- masque de la douleur ;
- position antalgique, mouvements évités ;
- formulation de la plainte ;
- comportement du patient.

L'appréciation du *degré d'anxiété* est importante.

Plus l'anxiété est grande, plus la perception du trouble douloureux sera forte. Cette perception peut varier selon les individus et en fonction de leur culture, de leur éducation et de la connaissance de leur pathologie ; elle n'est pas toujours prévisible par l'équipe soignante. L'image de l'hôpital peut faire peur et entraîner une anxiété qui est majorée selon le motif de l'hospitalisation et l'idée que le patient s'en fait. La souffrance psychologique ne sera pas la même selon que le patient doit subir un geste à visée diagnostique ou thérapeutique, invasif ou non.

L'emploi d'une *échelle visuelle analogique* (EVA) de la douleur est fréquent et tente de chiffrer les variations de l'intensité de la douleur chez un même patient ; cette échelle :

- est utile pour l'appréciation de l'effet des médications antalgiques prescrites et, dans ce cas, le relevé sera fait plusieurs fois par jour (au cours des névralgies, des protocoles antidouleur postopératoires, de certains essais thérapeutiques) ;
- n'est cependant pas toujours adaptée (à certains patients, à de nombreuses douleurs chroniques) et ne doit pas être considérée isolément ; certains travaux ont montré que malgré une faible diminution de l'EVA, les patients pouvaient néanmoins estimer que la prise en compte de leur douleur avait été satisfaisante.

PERSONNALISATION DE L'ACTION INFIRMIÈRE À UN PATIENT DONNÉ

- *Horaire adapté des prises médicamenteuses* : anti-inflammatoires donnés au coucher, antalgiques donnés au cours de la nuit ou immédiatement au réveil, facilitant le lever des patients atteints de polyarthrite rhumatoïde ; antalgiques donnés peu avant des soins ou examens pouvant être douloureux.
- *Attention particulière pour les soins infirmiers* : toilette après le « dérouillage matinal », respect des positions antalgiques.
- *Matériel adapté* : hauteur du lit, confort du matelas, table de chevet à portée, etc.
- *Écoute attentive et éducation du patient pour la prise en charge de sa douleur* : lui rappeler de signaler sa douleur, que certains antalgiques dont il a l'habitude peuvent être autorisés en « autoadministration ».

SURVEILLANCE DU TRAITEMENT

La surveillance porte à la fois sur l'appréciation de l'efficacité du traitement antalgique (EVA et appréciation personnelle), la reconnaissance d'effets indésirables connus ou indésirables, et sur la transmission aux médecins responsables de cette appréciation. Elle dépend bien entendu des médications administrées.

ÉDUCATION ET CONSEILS

Il est important d'expliquer au patient les modalités d'action de la médication antalgique (délai et durée d'action), les éventuels effets indésirables (sans être alarmiste), et de contribuer à lui faire analyser le plus précisément possible les caractères de sa douleur.

> Les facteurs psychologiques influencent considérablement le vécu de la douleur.

FICHE TECHNIQUE

PERFUSION DE PARACÉTAMOL

Présentation

Solution pour perfusion IV (claire, légèrement jaune) à 10 mg/mL : flacon de 100 mL, boîte de 12.

À usage unique. Toute solution non utilisée doit être éliminée.

Indications

Traitement de courte durée des douleurs d'intensité modérée, en particulier en période post-opératoire, et traitement de courte durée de la fièvre.

Mode de préparation

Se laver les mains avant toute manipulation du matériel.

Vérifier le produit visuellement pour détecter toute particule et jaunissement. Il ne doit pas être mélangé avec d'autres médicaments.

Avant la perfusion

Vérifier l'absence de contre-indication : hypersensibilité au **paracétamol,** insuffisance hépatocellulaire sévère, enfants.

Vérifier la posologie prescrite : 1 g de **paracétamol** par administration, soit un flacon de 100 mL, jusqu'à 4 fois/j.

Modalités d'administration

La solution de **paracétamol** est administrée en perfusion IV de 15 minutes.

Respecter un intervalle d'au moins 4 h entre deux administrations (6 h chez l'insuffisant rénal sévère). La dose maximale journalière ne doit pas excéder 4 g.

En fin de perfusion, comme pour toute préparation injectable en flacon de verre, une surveillance étroite est nécessaire (tout particulièrement lors d'une perfusion sur voie centrale, pour éviter tout risque d'embolie gazeuse).

Efficacité

Le **paracétamol** permet un début de soulagement de la douleur dans les 5 à 10 minutes suivant le début de l'administration. Le pic de l'effet antalgique est obtenu en 1 h et la durée de cet effet est habituellement de 4 à 6 h.

Surveillance

Certains effets indésirables sont cliniquement décelables :

- malaise, réaction d'hypersensibilité générale ;
- hypotension ;
- de très rares cas de réactions d'hypersensibilité, allant du simple rash cutané ou urticaire au choc anaphylactique, ont été rapportés et nécessitent l'arrêt du traitement.

Conservation

À une température ne dépassant pas 30 °C. Ne pas conserver au réfrigérateur, ne pas congeler.

FICHE PHARMACOLOGIE

ANTALGIQUES/ANTIPYRÉTIQUES USUELS – SALICYLÉS

Acide acétylsalicylique

ASPÉGIC					
Douleurs d'intensité légère à modérée : 3 g/j max Affections rhumatismales : 3 à 6 g/j 4 h min entre les prises Ne pas dépasser 1 g par administration Dose réduite chez le sujet âgé	20 sach. 500 mg 20 sach. 1 g 30 sach. 1 g	1,58 2,67	65 % 65 % NR	0,08 0,13	
Voie parentérale : IM profonde, IV ou perf.	6 fl. pdre + sol. 1 g	7,38	65 %	1,23	
ASPIRINE UPSA					
Idem *ASPÉGIC*	20 cp. efferv. 500 mg 20 cp. efferv. 1 g	1,58 2,44	65 % 65 %	0,08 0,12	
ASPIRINE DU RHONE					
Idem *ASPÉGIC*	20 cp. 500 mg 50 cp. 500 mg 20 cp. à croquer 500 mg		NR NR NR		

Propriétés

Antalgique périphérique, antipyrétique, anti-inflammatoire à dose élevée.

Antiagrégant plaquettaire.

Indications

Traitement symptomatique des douleurs d'intensité légère à modérée et/ou d'états fébriles. Affections rhumatismales.

Contre-indications

Allergie avérée à l'**aspirine** et aux **AINS**.

Ulcère gastroduodénal évolutif.

Toute maladie hémorragique et si risque hémorragique.

Interactions médicamenteuses : autres **AINS**, **anticoagulants oraux** si ≥ 3 g/j, **méthotrexate** à dose ≥ 15 mg/sem., etc.

Grossesse : contre-indiqués à partir du 6e mois ; avant, uniquement si nécessaire et en traitement ponctuel.

Allaitement : déconseillés.

Précautions d'emploi

Ce sont celles des **AINS**, plus antécédents d'ulcère gastroduodénal ou d'hémorragie digestive, d'asthme ; insuffisance rénale, métrorragies ou ménorragies, dispositif intra-utérin.

Compte tenu de l'effet antiagrégant plaquettaire, rapide et durable, prévenir le patient des risques hémorragiques pouvant survenir en cas de geste chirurgical, même mineur.

Effets indésirables

Sur le système nerveux central : bourdonnements d'oreille, baisse de l'acuité auditive, céphalées (surdosage).

Gastro-intestinaux : ulcère, hémorragies patentes ou occultes ; douleurs abdominales.

Hématologiques : syndromes hémorragiques avec augmentation du TS, persistant 4 à 8 j après l'arrêt de l'**aspirine**.

Réaction d'hypersensibilité : œdème de Quincke, urticaire, asthme, anaphylaxie.

Interactions médicamenteuses

- Autres **AINS** : augmentation du risque ulcérogène et hémorragique ; association déconseillée.
- **Anticoagulants oraux** : augmentation du risque hémorragique. Salicylés à faible dose : surveillance du TS ; à fortes doses : contre-indication.
- **Héparines** : augmentation du risque hémorragique ; association déconseillée.
- **Antidiabétiques hypoglycémiants** : majoration du risque hypoglycémiant.
- **Glucocorticoïdes** : diminution de la salicylémie en cours de traitement, majoration à l'arrêt du corticoïde.
- Diurétiques : précautions d'emploi si fortes doses de salicylés (hydratation, fonction rénale).
- **Inhibiteurs de l'enzyme de conversion** : précautions d'emploi si fortes doses de salicylés (hydratation, fonction rénale). Réduction de l'effet antihypertenseur.
- **Méthotrexate** : contre-indiqué si dose > 15 mg/sem. ; au-dessous, surveillance hebdomadaire de l'hémogramme, accrue chez le sujet âgé et si fonction rénale altérée.
- **Uricosuriques** (**probénécide**) : diminution de l'effet uricosurique ; association déconseillée.
- **Interféron alpha** : risque d'inhibition de l'action de l'interféron ; association déconseillée.
- **Topiques gastro-intestinaux** : augmentation de l'excrétion rénale des salicylés ; à prendre en compte.
- **Dispositif intra-utérin** : risque de moindre efficacité, controversé, à prendre en compte.

ANTALGIQUES/ANTIPYRÉTIQUES USUELS – PARACÉTAMOL

Paracétamol

DOLIPRANE					
Traitement symptomatique des douleurs d'intensité légère à modérée et/ou états fébriles 4 h min d'intervalle entre les prises A. et E. > 50 kg : 1 à 3 g/j, max 4 g/j E. < 50 kg : 15 mg/kg toutes les 6 h	16 cp., cp. efferv., gél. ou sach. 500 mg	1,16		65 %	0,07
	8 cp., cp. efferv., gél. ou sach. 1 g	1,16		65 %	0,14
	8 sup. 1 g	1,46		65 %	0,18
	12 sach.-doses 100, 150, 200 ou 300 mg	1,43		65 %	0,12
	1 fl. 100 mL (2,4 %) = 160 doses-kg	1,38		65 %	1,38
	10 sup. séc. 100, 150, 200 ou 300 mg	1,33		65 %	0,13
PARALYOC					
Idem *DOLIPRANE*	10 cp. à sucer 250 mg	1,43		65 %	0,14
	16 cp. à sucer 500 mg	1,97		65 %	0,12
EFFERALGANMED					
Idem *DOLIPRANE*	12 sach.-doses ou sup. 80 mg	1,16		65 %	0,10
PARACETAMOL					
Idem *DOLIPRANE*	20 poches 10 mL (10 mg/mL)	HOP	I		
	50 poches 50 mL (10 mg/mL)	HOP	I		
	50 poches 100 mL (10 mg/mL)	HOP	I		

Propriétés

Antalgique périphérique et antipyrétique.

Indications

Traitement symptomatique des douleurs d'intensité légère à modérée et/ou des états fébriles.

Contre-indications

Allergie au **paracétamol**.
Insuffisance hépatocellulaire.

Précautions d'emploi

En cas d'insuffisance rénale sévère, les prises doivent être espacées de 8 h.
En cas de régime désodé, tenir compte de l'apport de sel dans les comprimés effervescents (environ 400 mg de Na/cp.).
En cas de régime hypoglucidique, tenir compte de la présence de saccharose dans certains sachets de poudre.
Voie injectable : éviter la voie centrale.

Effets indésirables

Rares cas d'accidents allergiques : rashs cutanés avec érythème ou urticaire, nécessitant l'arrêt du traitement.
Rares cas d'anomalies biologiques hépatiques, hépatites exceptionnelles (surdosage).

Interactions médicamenteuses

La prise de **paracétamol** peut fausser le dosage de l'acide urique sanguin par la méthode à l'acide phosphotungstique et le dosage de la glycémie par la per- oxydase.

ASSOCIATIONS D'ANTALGIQUES ET D'ANTIPYRÉTIQUES – IBUPROFÈNE + PARACÉTAMOL

■ Ibuprofène + paracétamol

CETAFEN					
A. > 50 kg : 100 mL/6 h A. < 50 kg : 1,5 mL/kg/6 h (max 75 mL)	10 fl. 10 mg + 3 mg/mL (100 mL)	HOP	I		

Propriétés

Association d'un **anti-inflammatoire non stéroïdien** et d'un antalgique périphérique.

Indications

Traitement symptomatique de courte durée des douleurs aiguës modérées dans le cas de traitement oral impossible.

Contre-indications

Celles de l'**ibuprofène** et du **paracétamol**.

Précautions d'emploi

Celles de l'**ibuprofène** et du **paracétamol**.

Effets indésirables

Ceux de l'**ibuprofène** et du **paracétamol**.

ASSOCIATIONS D'ANTALGIQUES ET D'ANTIPYRÉTIQUES – TRAMADOL + PARACÉTAMOL

■ Tramadol + paracétamol ©

IXPRIM					
Traitement symptomatique des douleurs modérées à intenses 2 cp. par prise avec 6 h min d'intervalle entre les prises Max 8 cp./j	20 cp. pell. 37,5 mg + 325 mg 20 cp. efferv. 37,5 mg + 325 mg	3,04 2,13	I I	65 % 65 %	0,15 0,11

RHUMATOLOGIE

Propriétés

Antalgique de palier II, qui permet d'agir sur 3 niveaux de la douleur : en périphérie par le **paracétamol**, sur les récepteurs opioïdes centraux et les récepteurs monoaminergiques par le **tramadol**.

Indications

Traitement symptomatique des douleurs intenses à modérées ne répondant pas aux antalgiques périphériques utilisés seuls. Réservé à l'adulte.

Dans la douleur d'origine dentaire, il est apparu que cette association a une efficacité supérieure à celle de chacun des composants pris isolément ; la tolérance semble également meilleure que celle du **tramadol**, utilisé seul.

Contre-indications

Celles du **tramadol**, surtout, et celles du **paracétamol**.

Insuffisance rénale sévère.

Précautions d'emploi

Celles du **tramadol**, surtout, et celles du **paracétamol**.

Chez le sujet âgé de plus de 75 ans, il est recommandé d'espacer les prises de 9 h.

En cas d'insuffisance rénale modérée (clairance entre 10 et 30 mL/min) : augmenter de 2 fois l'intervalle entre les prises, soit toutes les 12 h.

Dans les douleurs chroniques s'assurer, le cas échéant avec des pauses thérapeutiques, que la poursuite du traitement est nécessaire.

Effets indésirables

Ceux du **tramadol**, surtout, et ceux du **paracétamol**.

Interactions médicamenteuses

Celles du **tramadol**, surtout, et celles du **paracétamol**.

ASSOCIATIONS D'ANTALGIQUES ET D'ANTIPYRÉTIQUES – CODÉINE + PARACÉTAMOL

■ Codéine + paracétamol ©

CODOLIPRANE					
1 à 2 cp./prise avec 4 h min entre les prises Max 6 cp./j Sujet âgé : posologie divisée par 2	16 cp. séc. 20 mg + 400 mg 100 cp. 20 mg + 400 mg 16 cp. 30 mg + 500 mg 100 cp. 30 mg + 500 mg 16 gél. 30 mg + 500 mg 100 gél. 30 mg + 500 mg	1,72 HOP 1,72 HOP 1,72 HOP	 I I I I I	65 % 65 % 65 %	0,11 0,11 0,11
DAFALGAN CODÉINE					
Idem *CODOLIPRANE*	16 cp. pell. 30 mg + 500 mg 16 cp. efferv. séc. 30 mg + 500 mg	1,72 1,72	I I	65 % 65 %	0,11 0,11
LINDILANE					
Idem *CODOLIPRANE*	16 cp. 25 mg + 400 mg	1,72	I	65 %	0,11
CLARADOL CODÉINÉ					
Idem *CODOLIPRANE*	16 cp. séc. 20 mg + 500 mg	1,72	I	65 %	0,11
KLIPAL					
Idem *CODOLIPRANE*	16 cp. 25 mg + 300 mg 12 cp. 50 mg + 600 mg	1,62 1,72	I I	65 % 65 %	0,10 0,14

Propriétés

Association d'antalgiques périphérique et central, dont l'effet est potentialisé ; antipyrétique.

Indications

Douleurs modérées ou intenses ne répondant pas à l'utilisation d'**antalgiques** périphériques.

Contre-indications

Celles du **paracétamol** + celles de la **codéine** :
- insuffisance respiratoire ;
- hypersensibilité à la **codéine** ;
- enfant < 15 ans.

Précautions d'emploi

Celles du **paracétamol** + celles de la **codéine** :
- absorption d'alcool déconseillée ;
- sportifs : risque de réaction positive des tests de contrôle antidopage ;
- prudence en cas de conduite et d'utilisation de machines.

Grossesse : éviter pendant le 1er trimestre.
Allaitement : éviter.

Effets indésirables

Ceux du **paracétamol** + ceux de la **codéine** :
- états vertigineux, somnolence ;
- constipation ;
- nausées, vomissements ;
- bronchospasme, dépression respiratoire ;
- réactions cutanées allergiques.

Interactions médicamenteuses

Celles du **paracétamol** surtout.

ASSOCIATIONS D'ANTALGIQUES ET D'ANTIPYRÉTIQUES – CODÉINE + IBUPROFÈNE

■ Codéine + ibuprofène

ANTARENE CODEINE					
A. 1 à 2 cp./prise Respecter 4 à 6 h entre 2 prises Max 6 cp./j Durée de traitement max recommandée : 5 j	20 cp. 30 mg + 200 mg 10 cp. 60 mg + 400 mg	2,01 2,01	I I	65 % 65 %	0,10 0,20

Propriétés

Association d'un **anti-inflammatoire non stéroïdien** et d'un **analgésique opioïde**.

Indications

Traitement des épisodes douloureux de courte durée de l'adulte d'intensité moyenne à sévère ne répondant pas à un antalgique non opioïde seul.

Contre-indications

- E. < 15 ans.
- Grossesse au-delà de 24 sem. d'aménorrhée.
- Hypersensibilité à l'un des composants.
- Antécédents d'allergie ou d'asthme déclenchés par la prise d'**ibuprofène** ou de substances d'activité proche telles qu'autres **AINS** et **acide acétylsalicylique**,
- Ulcère gastroduodénal en évolution.
- Insuffisance hépatique, rénale ou cardiaque sévère.
- Allaitement en dehors d'une prise ponctuelle.
- Lupus érythémateux systémique.
- Insuffisance respiratoire quel qu'en soit le degré.

Précautions d'emploi

Ceux de l'**ibuprofène** + ceux de la **codéine**.
Sujet âgé : diminuer la posologie initiale de moitié par rapport à la posologie recommandée et l'augmenter secondairement en fonction de la tolérance et des besoins.

Effets indésirables

Ceux de l'**ibuprofène** + ceux de la **codéine**.

Interactions médicamenteuses

Ceux de l'**ibuprofène** + ceux de la **codéine**.

ASSOCIATIONS D'ANTALGIQUES ET D'ANTIPYRÉTIQUES – AVEC CAFÉINE ET AUTRES

■ Paracétamol + caféine

CLARADOL 500 CAFÉINE					
Idem *DOLIPRANE*	16 cp. quadriséc. 500 mg + 50 mg	1,46	I	65 %	0,09
DALFEINE					
Idem *DOLIPRANE*	16 cp. 500 mg + 65 mg			NR	
CEFALINE HAUTH					
Idem *DOLIPRANE*	10 sach. 500 mg + 50 mg			NR	

Propriétés

Caféine : stimulant central, potentialisant l'effet antalgique du **paracétamol**.

Indications

Traitement symptomatique d'affections douloureuses et/ou fébriles.

Contre-indications

Allergie au **paracétamol**.
Insuffisance hépatocellulaire.

Précautions d'emploi

Celles du **paracétamol**.

Tenir compte de la teneur en sodium des comprimés effervescents (environ 400 mg de Na/cp.).

Sportifs : risque de réaction positive aux tests de contrôle antidopage en cas d'absorption simultanée de thé, café.

Effets indésirables

Ceux du **paracétamol** + ceux de la caféine : possibilité d'excitation, insomnie, palpitations.

Interactions médicamenteuses

Celles du **paracétamol** (dosage de l'acide urique), et celles de la caféine : interaction avec **ciprofloxacine** et **norfloxacine** (risque de surdosage en caféine).

■ Paracétamol + opium ou codéine ± caféine ©

PRONTALGINE					
1 à 2 cp. x 1 à 3/j ; ne pas dépasser 6 cp./j	18 cp. 400 mg paracétamol + 20 mg codéine + 50 mg caféine		I	NR	
LAMALINE					
3 à 5 gél./j (ne pas dépasser 2 gél. par prise, ni 10 gél./j)	16 gél. 500 mg paracétamol + 15 mg opium + 30 mg caféine	1,41	II	65 %	0,09
1 sup. x 1 à 3/j (les prises doivent être espacées d'au moins 4 h)	10 sup. 300 mg paracétamol + 10 mg opium + 50 mg caféine	2,27	II	65 %	0,23

IZALGI					
A. 1 gél x 1 à 4/j Espacer les prises de 6 h Si insuffisance rénale sévère : espacer les prises de 8 h	16 gél. 500 mg paracétamol + 25 mg opium 100 gél. 500 mg paracétamol + 25 mg opium	1,58 HOP	I I	65 %	0,10

Propriétés

Paracétamol : analgésique périphérique.
Opium et **codéine** : analgésique central.
Caféine : stimulant central.

Indications

Traitement symptomatique d'affections douloureuses.

Contre-indications

Grossesse et **allaitement** : contre-indiqué (**opium**).
Adénome prostatique avec rétention urinaire, risque de glaucome avec fermeture de l'angle.

Précautions d'emploi

Réduire les doses chez le sujet âgé et chez l'insuffisant respiratoire chronique.

Sportifs : risque de réaction positive des tests de contrôle antidopage.
Conduite et utilisation de machines.

Effets indésirables

Cf. **paracétamol** + :
- liés à l'**opium** : majoration d'une tendance à la constipation ;
- liés à la caféine : possibilité d'excitation, insomnie, palpitations.

Interactions médicamenteuses

Liées à l'opium et à la codéine : association d'alcool déconseillée. Prendre en compte les associations avec d'autres dépresseurs du système nerveux central et d'autres **morphiniques**.
Liées à la caféine : interaction avec **ciprofloxacine** et **norfloxacine** (risque de surdosage en caféine).

■ Paracétamol + acide acétylsalicylique + caféine

ACTRON					
A. 1 à 2 cp./prise Espacer les prises de 4 h Max : 7 cp./j	20 cp. efferv. 133 mg + 267 mg + 40 mg 30 cp. efferv. 133 mg + 267 mg + 40 mg			NR NR	

Cf. *CLARADOL* 500 *CAFEINE* et *ASPÉGIC*.

Propriétés

Association de 2 antalgiques périphériques (**paracétamol**, **aspirine**) et d'un stimulant central (caféine).

RHUMATOLOGIE

■ Acide acétylsalicylique + vitamine C

ASPIRINE UPSA VITAMINE C					
A. et E. > 50 kg : 1 à 2 cp./prise, max 9 cp./j Espacer les prises de 4 à 6 h E. 20-26 kg : 1 cp./prise, max 4 cp./j E. 27-36 kg : 1 cp./prise, max 6 cp./j. E. 37-50 kg : 1 à 2 cp./prise, max 8 cp./j	20 cp. efferv. 300 mg + 200 mg			NR	

Propriétés

Cf. **acide acétylsalicylique.**

La vitamine C apporte un effet légèrement stimulant : à éviter en fin de journée.

■ Paracétamol + vitamine C

DOLIPRANEVITAMINEC					
Cf. **paracétamol**	16 cp. 500 mg + 150 mg 16 cp. efferv. 500 mg + 150 mg			NR NR	

Propriétés

Cf. **paracétamol.**

La vitamine C apporte un effet légèrement stimulant : à éviter en fin de journée.

ANTALGIQUE PUR

■ Néfopam ©

ACUPAN					
Traitement symptomatique des affections douloureuses aiguës 20 mg/inj. Max 120 mg/j en IV ou IM 6 h min entre les inj. par voie IM 4 h min entre les perf. IV	5 amp. 2 mL (20 mg) IM profonde ou IV très lente	2,58	I	65 %	0,52

Propriétés

Antalgique non morphinique, d'action centrale.

Indications

Traitement symptomatique des affections douloureuses.

Contre-indications

Enfants de moins de 15 ans.

Convulsions ou antécédent de troubles convulsifs.

Risques de rétention urinaire liés à des troubles urétroprostatiques.

Risque de glaucome par fermeture d'angle.

Précautions d'emploi

Le **néfopam** n'est ni un **morphinique** ni un antagoniste des morphiniques. De ce fait, arrêter un **morphinique** chez un patient physiquement dépendant risque d'aboutir à un syndrome de sevrage. Le **néfopam** n'accélère pas le sevrage d'un tel patient.

Précautions d'emploi chez l'insuffisant hépatique ou rénal.

Grossesse et **allaitement** : en l'absence de données, **ne pas prescrire**.

Effets indésirables

Ont été signalés par ordre décroissant de fréquence : sueurs, somnolence, nausées avec ou sans vomissements, malaise, ainsi que des manifestations de type atropinique sous forme de sécheresse buccale, tachycardie, palpitations, vertiges, rétention d'urine, excitabilité, irritabilité.

Interactions médicamenteuses

Certains effets indésirables du **néfopam** peuvent être majorés par les sympathicomimétiques ou **anticholinergiques**, notamment en cas d'administration concomitante de :

- **antispasmodiques atropiniques ;**
- **antiparkinsoniens anticholinergiques ;**
- **antidépresseurs imipraminiques et antipsychotiques phénothiaziniques ;**
- **antihistaminiques H1 ;**
- **disopyramide.**

ANTALGIQUES OPIACÉS – SELS MORPHINIQUES

Morphine sulfate

MOSCONTIN LP					
Posologie initiale : 60 mg/j	14 cp. 10 mg 14 cp. 30 mg 14 cp. 60 mg 14 cp. 100 mg 14 cp. 200 mg	3,23 7,17 14,81 21,93 40,40	S S S S S	65 % 65 % 65 % 65 % 65 %	0,23 0,51 1,06 1,57 2,89
SKÉNAN LP					
Idem *MOSCONTIN*	14 gél. 10 mg 14 gél. 30 mg 14 gél. 60 mg 14 gél. 100 mg 14 gél. 200 mg	3,09 6,81 14,11 20,85 40,40	S S S S S	65 % 65 % 65 % 65 % 65 %	0,22 0,49 1,01 1,49 2,89
ACTISKENAN					
Libération immédiate Posologie initiale : 10 mg toutes les 4 h	14 cp. orod. 1 mg 14 cp. orod. 2,5 mg 14 gél. ou cp. orod. 5 mg 14 gél. ou cp. orod. 10 mg 14 gél. ou cp. orod. 20 mg 14 gél. 30 mg	1,73 1,73 1,73 2,13 3,53 5,17	S S S S S S	65 % 65 % 65 % 65 % 65 % 65 %	0,12 0,12 0,12 0,15 0,25 0,37
SÉVRÉDOL					
Idem *ACTISKENAN*	14 cp. 10 mg 14 cp. 20 mg	2,31 3,93	S S	65 % 65 %	0,16 0,28
ORAMORPH					
Libération immédiate 10 mg toutes les 4 h	10 unidoses 10 mg/5 mL 1 fl. compte-gttes 20 mg/1 mL 10 unidoses 30 mg/5 mL 10 unidoses 100 mg/5 mL	4,07 10,53 4,07 4,07	S S S S	65 % 65 % 65 % 65 %	0,41 10,53 0,41 0,41

Morphine chlorhydrate

MORPHINE (CHLORHYDRATE) AGUETTANT					
Douleur aiguë : 1 à 3 mg IV toutes les 10 min jusqu'à analgésie satisfaisante puis si nécessaire 5 à 10 mg SC toutes les 4 à 6 h ou analgésie contrôlée par le patient Douleur chronique : Posologie initiale : 0,3 mg/kg/j en perf. continue IV ou 0,5 mg/kg/j en perf. continue SC	10 amp. 0,1 mg/mL (5 mL) 10 amp. 10 mg/mL (1 mL) 10 amp. 10 mg/mL (5 mL) 10 amp. 10 mg/mL (10 mL) 10 amp. 40 mg/mL (10 mL)	7,00 8,22 14,31 15,59 46,96	S S S S S	65 % 65 % 65 % 65 % 65 %	0,70 0,82 1,43 1,56 4,70
MORPHINE (CHLORHYDRATE) RENAUDIN					
Idem *MORPHINE AGUETTANT*	10 poches 10 mg/mL (100 mL) 10 poches 20 mg/mL (100 mL) 10 amp. 20 mg/mL (1 et 5 mL)	HOP HOP HOP	S S S		

Propriétés

Analgésiques opioïdes, agissant sur le système nerveux central (action dose-dépendante), et sur le muscle lisse.

Indications

Douleurs persistantes intenses ou rebelles aux analgésiques de niveau plus faible, en particulier douleurs cancéreuses.

Contre-indications

Allaitement : contre-indication formelle.

Précautions d'emploi

Avec les formes à libération prolongée, la dose journalière doit être répartie en 2 prises, le plus souvent équivalentes, à 12 h d'intervalle.

Il ne faut pas s'attarder plus de 24 à 48 h sur un palier qui s'avère inefficace. Le patient doit être vu de manière rapprochée tant que la douleur n'est pas contrôlée ; dans ce cas la posologie doit être augmentée de 50 % environ.

Réduire la posologie dans les cas suivants : insuffisance rénale, insuffisance respiratoire, sujet âgé.

Prudence en cas de constipation, d'adénome prostatique avec risque de rétention urinaire, d'hypertension intracrânienne.

Sportifs : risque de réaction positive des tests de contrôle antidopage.

En raison de la baisse de vigilance induite par ce médicament, l'attention est attirée sur les risques liés à la conduite d'un véhicule et à l'utilisation d'une machine.

Grossesse : la **morphine**, dans les conditions normales d'utilisation, peut être prescrite si besoin au cours de la grossesse. En fin de grossesse, en cas de prises ponctuelles élevées, de traitement chronique voire de toxicomanie, une surveillance néonatale doit être envisagée, afin de prévenir les risques de dépression respiratoire ou de sevrage chez l'enfant.

Insuffisance respiratoire décompensée, insuffisance hépatocellulaire sévère.

Association à la **buprénorphine**.

Effets indésirables

Les plus fréquents aux doses habituelles sont la somnolence, une confusion, des nausées et vomissements, une constipation. Les premiers sont transitoires, la constipation en revanche ne cède pas à la poursuite du traitement.

Tous ces effets sont prévisibles et doivent donc être anticipés afin d'optimiser le traitement ; ils peuvent nécessiter une thérapeutique correctrice.

On peut également noter : sédation, excitation, cauchemars, plus spécialement chez le sujet âgé, avec éventuellement hallucinations ; dépression respiratoire ; rétention urinaire.

Interactions médicamenteuses

Association contre-indiquée : agonistes-antagonistes morphiniques (**buprénorphine**, **nalbuphine**) : diminution de l'effet antalgique par blocage compétitif des récepteurs, avec risque d'apparition d'un syndrome de sevrage.

Association déconseillée avec l'alcool : majoration de l'effet sédatif des analgésiques morphiniques.

Association à prendre en compte : dépresseurs du système nerveux central tels que autres dérivés morphiniques (**analgésiques** et **antitussifs**), **antidépresseurs sédatifs**, **antihistaminiques H1 sédatifs**, **barbituriques**, **benzodiazépines**, **anxiolytiques autres que benzodiazépines**, **antipsychotiques**, **clonidine** et apparentés : majoration de la dépression centrale (sédation et respiration).

Prescription

Sur ordonnance sécurisée, règle des 28 j.

■ Fentanyl ©

DUROGÉSIC					
1 patch à garder 72 h	5 pch. 12 µg/h	10,42	S	65 %	2,08
	5 pch. 25 µg/h	14,83	S	65 %	2,97
	5 pch. 50 µg/h	19,50	S	65 %	3,90
	5 pch. 75 µg/h	27,02	S	65 %	5,40
	5 pch. 100 µg/h	33,07	S	65 %	6,61
INSTANYL					
Pulvérisation nasale 50 µg à renouveler après 15 min si besoin x 4/j	1 fl. 50 µg/dose (10 doses)	50,92	S	65 %	50,92
	1 fl. 100 µg/dose (10 doses)	50,92	S	65 %	50,92
	1 fl. 200 µg/dose (10 doses)	50,92	S	65 %	50,92
PECFENT					
Pulvérisation nasale 100 µg à renouveler après 15 min si besoin x 4/j	1 fl. 100 µg/dose (8 doses)	43,11	S	65 %	43,11
	1 fl. 400 µg/dose (8 doses)	43,11	S	65 %	43,11
BREAKYL					
Dose initiale : 200 µg puis titration jusqu'à la dose efficace Espacer les administrations de 4 h	28 films orod. 200 µg	145,05	S	65 %	5,18
	28 films orod. 400 µg	145,05	S	65 %	5,18
ABSTRAL					
Dose initiale : 100 µg puis titration jusqu'à la dose efficace Espacer les administrations de 2 h Max 4 doses/j	10 cp. subling. 100 µg	47,89	S	65 %	4,79
	30 cp. subling. 100 µg	142,84	S	65 %	4,76
	10 cp. subling. 200 µg	47,89	S	65 %	4,79
	30 cp. subling. 200 µg	142,84	S	65 %	4,76
	10 cp. subling. 300 µg	47,89	S	65 %	4,79
	30 cp. subling. 300 µg	142,84	S	65 %	4,76
	10 cp. subling. 400 µg	47,89	S	65 %	4,79
	30 cp. subling. 400 µg	142,84	S	65 %	4,76
	30 cp. subling. 600 µg	142,84	S	65 %	4,76
	30 cp. subling. 800 µg	142,84	S	65 %	4,76

ACTIQ					
Cp. avec appl. buc. Dose initiale : 200 µg x 1 à 2/j puis titration jusqu'à dose efficace Max 4 cp./j	3 cp. 200 µg 3 cp. 400 µg 3 cp. 600 µg 3 cp. 800 µg 3 cp. 1 200 µg 3 cp. 1 600 µg	18,17 18,17 18,17 18,17 18,17 18,17	S S S S S S	65 % 65 % 65 % 65 % 65 % 65 %	6,06 6,06 6,06 6,06 6,06 6,06
EFFENTORA					
Dose initiale : 100 µg puis titration jusqu'à la dose efficace Espacer les administrations de 4 h	4 cp. gingiv. 100 µg 28 cp. gingiv. 100 µg 4 cp. gingiv. 200 µg 28 cp. gingiv. 200 µg 28 cp. gingiv. 400 µg 28 cp. gingiv. 600 µg 28 cp. gingiv. 800 µg	12,09 83,49 12,09 83,49 83,49 83,49 83,49	S S S S S S S	65 % 65 % 65 % 65 % 65 % 65 % 65 %	3,02 2,98 3,02 2,98 2,98 2,98 2,98
RECIVIT					
Dose initiale : 133 µg puis titration jusqu'à dose efficace	30 cp. subling. 133 µg 30 cp. subling. 267 µg 30 cp. subling. 400 µg 30 cp. subling. 533 µg 30 cp. subling. 800 µg	178,42 155,38 155,38 155,38 155,38	S S S S S	65 % 65 % 65 % 65 % 65 %	5,95 5,18 5,18 5,18 5,18

Propriétés

Analgésique central.

Indications

Formes à libération prolongée (*DUROGÉSIC*) : traitement des douleurs chroniques sévères qui ne peuvent être correctement traitées que par des analgésiques opioïdes
Formes à libération immédiate (tous sauf *DUROGÉSIC*) : traitement des accès douloureux paroxystiques chez l'adulte recevant déjà un traitement de fond opioïde pour des douleurs chroniques d'origine cancéreuse.

Contre-indications

À adapter dans le contexte du traitement des douleurs cancéreuses chroniques.
Insuffisance respiratoire, syndrome abdominal aigu d'origine inconnue, insuffisance hépatocellulaire grave, traumatisme crânien et hypertension intracrânienne, état convulsif, intoxication alcoolique aiguë, delirium tremens, **IMAO**.

Les solutions nasales sont également contre-indiquées en cas d'épisodes récurrents d'épistaxis et chez les moins de 18 ans.

Précautions d'emploi

Sujet âgé.
Insuffisance hépatique.
Accoutumance.
Hypertension intracrânienne.
BREAKYL : mucite (adaptation de dose).

Effets indésirables

Constipation, nausées, vomissements, confusion.
Sédation, excitation, délire, hallucinations, rétention urinaire, dépression respiratoire, augmentation de la pression intracrânienne, de la voie biliaire principale.
Dépendance physique, psychique, syndrome de privation.

Antidote

Naloxone.

■ Hydromorphone

SOPHIDONE					
4 mg ≈ 30 mg de **sulfate de morphine**	14 gél. 4 mg	10,20	S	65 %	0,73
	14 gél. 8 mg	19,34	S	65 %	1,38
	14 gél. 16 mg	36,18	S	65 %	2,58
	14 gél. 24 mg	51,01	S	65 %	3,64

Propriétés

Analgésique stupéfiant agoniste sélectif des récepteurs μ.

Indications

Traitement des douleurs intenses d'origine cancéreuse en cas de résistance ou d'intolérance à la **morphine**.

Contre-indications

Absolues :
- douleur aiguë ;
- insuffisance respiratoire décompensée ;
- enfant de moins de 7 ans ;
- insuffisance hépatocellulaire sévère ;
- épilepsie non contrôlée ;
- allaitement ;
- **buprénorphine**, **nalbuphine** (*cf.* Interactions médicamenteuses) ;
- **IMAO**, sélectifs ou non.

Relatives :
- grossesse ;
- alcool ou médicaments contenant de l'alcool.

Précautions d'emploi

Les gélules doivent être avalées entières sans être mâchées, à 12 h d'intervalle.

En cas de traitement prolongé, l'arrêt brutal peut entraîner un syndrome de sevrage, caractérisé par les symptômes suivants : anxiété, irritabilité, frissons, mydriase, bouffées de chaleur, sudation, larmoiement, rhinorrhée, nausées, vomissements, crampes abdominales, diarrhées, arthralgies. On évitera l'apparition de ce syndrome de sevrage par une diminution progressive des doses.

L'**hydromorphone** doit être utilisée avec précaution dans les cas suivants :
- insuffisant rénal et insuffisant hépatique ;
- insuffisant respiratoire : la fréquence respiratoire sera surveillée attentivement. La somnolence constitue un signe d'appel d'une décompensation ;
- sujet âgé : en réduisant notamment la posologie initiale ; risques de confusion, de constipation, de rétention urinaire ;
- hypertension intracrânienne.

Effets indésirables

Les plus fréquents aux doses habituelles sont la somnolence, une confusion, des nausées et vomissements, une constipation. Les premiers sont transitoires et leur persistance doit faire rechercher une cause associée. La constipation, en revanche, ne cède pas à la poursuite du traitement. Tous ces effets sont prévisibles et doivent donc être anticipés.

On peut également noter :
- sédation, excitation, cauchemars, plus spécialement chez le sujet âgé, avec éventuellement hallucinations ;
- dépression respiratoire ;
- augmentation de la pression intracrânienne, qu'il convient de traiter dans un premier temps ;
- rétention urinaire en cas d'adénome prostatique ou de sténose urétrale.

Interactions médicamenteuses

Associations contre-indiquées :
- agonistes-antagonistes morphiniques (**buprénorphine, nalbuphine**) ;
- **IMAO** sélectifs ou non : risque d'apparition d'un syndrome sérotoninergique ; respecter un délai de 15 j avant l'instauration d'un traitement par **hydromorphone**.

Associations déconseillées ou à prendre en compte :
- alcool : majoration par l'alcool de l'effet sédatif des analgésiques morphiniques. L'altération de la vigilance peut rendre dangereuses la conduite de véhicules et l'utilisation de machines ;
- autres dépresseurs du système nerveux central.

■ Oxycodone ©

OXYCONTIN LP					
Posologie quotidienne totale à répartir en 2 prises, le plus souvent équivalentes, à 12 h d'intervalle Posologie initiale : 10 mg x 2/j	28 cp. 5 mg 28 cp. 10 mg 28 cp. 15 mg 28 cp. 20 mg 28 cp. 30 mg 28 cp. 40 mg 28 cp. 60 mg 28 cp. 80 mg 28 cp. 120 mg	2,98 5,11 7,72 10,17 15,41 20,44 26,97 33,55 53,53	S S S S S S S S S	65 % 65 % 65 % 65 % 65 % 65 % 65 % 65 % 65 %	0,11 0,18 0,28 0,36 0,55 0,73 0,96 1,20 1,91
OXYNORM					
Posologie initiale : 5 mg x 4-6/j	14 gél. 5 mg 14 gél. 10 mg 14 gél. 20 mg 5 amp. 10 mg/mL (1 mL) 5 amp. 10 mg/mL (2 mL) 4 amp. 10 mg/mL (20 mL) 5 amp. 50 mg/mL (1 mL) 1 sol. buv. 10 mg/mL (30 mL)	1,56 2,58 4,80 HOP HOP HOP HOP HOP	S S S S S S S S	65 % 65 % 65 %	0,11 0,18 0,34
OXYNORMORO					
Idem OXYNORM	14 cp. orod. 5 mg 14 cp. orod. 10 mg 14 cp. orod. 20 mg	1,56 2,58 4,80	S S S	65 % 65 % 65 %	0,11 0,18 0,34

Propriétés

Analgésique opioïde, l'**oxycodone** est un agoniste opioïde pur.

Son action antalgique est similaire qualitativement à celle de la **morphine**, comme ses actions sur les muscles lisses, les centres respiratoires et la toux.

10 mg d'**oxycodone** par voie orale sont équivalents à 20 mg de **morphine** orale.

Indications

Douleurs chroniques d'origine cancéreuse, intenses ou rebelles aux antalgiques de niveau plus faible, chez l'adulte (à partir de 18 ans).

Contre-indications

Absolues :

- enfant de moins de 18 ans ;
- hypersensibilité connue à l'**oxycodone**, ou à l'un des composants de ce médicament ;
- insuffisance respiratoire décompensée ;
- insuffisance hépatocellulaire sévère ;
- allaitement ;
- **buprénorphine, nalbuphine.**

Relatives : grossesse, alcool.

Précautions d'emploi

L'**oxycodone** doit être utilisée avec précaution dans les cas suivants :

- hypovolémie : risque de collapsus ;

- insuffisance rénale, insuffisance hépatique ;
- insuffisance respiratoire, en particulier lorsque d'autres traitements antalgiques d'action centrale sont prescrits simultanément ;
- sujets âgés, en particulier en cas de confusion, constipation, coprescriptions, pathologie urétroprostatique ;
- hypertension intracrânienne ;
- sportifs : l'**oxycodone** induit une réaction positive des tests pratiqués lors des contrôles antidopage.

Effets indésirables

Les effets indésirables les plus fréquents aux doses habituelles sont prévisibles et doivent donc être anticipés afin d'optimiser le traitement : constipation, somnolence, confusion, nausées et vomissements. On peut également noter :

- sédation, excitation, cauchemars, plus spécialement chez le sujet âgé, avec éventuellement hallucinations ;
- céphalées, vertiges ;
- dépression respiratoire, avec, au maximum, apnée ;
- augmentation de la pression intracrânienne ;
- dysurie et rétention urinaire.

De rares hypotensions ou bradycardies graves ont été décrites.

Interactions médicamenteuses

Associations contre-indiquées : agonistes-antagonistes morphiniques (buprénorphine, nalbuphine).

Associations déconseillées ou à prendre en compte :

- alcool ;
- autres dépresseurs du système nerveux central, notamment en cas de conduite automobile ou d'utilisation de machines.

Équianalgésies

1 **morphine** orale = ½ **morphine** SC = ⅓ **morphine** IV (délais d'action approximatifs de la morphine LI : orale 40 min, SC 20 min, IV 10 min)

1 **morphine** orale pour 24 h = 1/2,4 **fentanyl** transdermique pour 72 h (ratio de 1/100 si les unités de dose et de durée sont conservées) = 1/7,5 **hydromorphone** orale = ½ **oxycodone** orale 1 **morphine** IV = 1 **oxycodone** IV ou SC 1 **oxycodone** orale = ½ **oxycodone** SC ou IV **Fentanyl** transmuqueux : pas d'équianalgésie, titration obligatoire

Détermination de la dose de *DUROGÉSIC*

1) Patient n'ayant jamais reçu de morphine : utiliser le dispositif 25 µg/h lors de de l'administration initiale.

2) Pour les patients ayant déjà reçu de la morphine : calculer la dose analgésique (mg) à l'aide du tableau suivant, sur 24 h.

Dose analgésique (mg) équivalente à 30 mg de morphine orale		
PRODUIT	IM	ORALE
Morphine	10	
Buprénorphine	0,3	0,8 (sublinguale)

3) Extrapoler les doses de *DUROGÉSIC* à partir du tableau suivant.

Morphine orale mg/j	*DUROGÉSIC* */72 h	**Morphine**	
		IV mg/j	SC mg/j
60	25 µg/h	20	30
120	50 µg/h	40	60
180	75 µg/h	60	90
240	100 µg/h	80	120
300	125 µg/h	100	150

RHUMATOLOGIE

Morphine orale mg/j	*DUROGÉSIC* */72 h	**Morphine**	
		IV mg/j	SC mg/j
360	150 µg/h	120	180
420	175 µg/h	140	210
480	200 µg/h	160	240
540	225 µg/h	180	270
600	250 µg/h	200	300
660	275 µg/h	220	330
720	300 µg/h	240	360
780	325 µg/h	260	390
840	350 µg/h	280	420
900	375 µg/h	300	450
960	400 µg/h	320	480

*L'évaluation initiale de l'effet analgésique du *DUROGÉSIC* ne peut se faire qu'après un port de 24 à 72 h d'un dispositif transdermique.

ANTALGIQUES OPIACÉS – AUTRES OPIACÉS

■ Buprénorphine

TEMGÉSIC					
1 à 2 cp. x 3/j IM, IV, SC 1 à 2 amp. par inj. toutes les 6-8 h en aigu et toutes les 12 h en chronique	20 cp. subling. 0,2 mg 50 cp. subling. 0,2 mg 10 amp. 0,3 mg	8,19 HOP HOP	I I I	65 %	0,41

■ Nalbuphine ©

NALBUPHINE					
½ à 1 amp. IV, IM ou SC toutes les 3 à 6 h jusqu'à 8 amp./j	10 amp. 20 mg/2 mL		I	NR	

Propriétés

Analgésique central, de longue durée d'action, avec des propriétés de type agoniste-antagoniste morphinique.

Indications

Douleurs intenses, en particulier postopératoires et néoplasiques.

Mode d'administration

Les comprimés ne doivent pas être avalés ni croqués ; les placer sous la langue et les laisser se dissoudre lentement.

Contre-indications

Grossesse : innocuité non démontrée.
Allaitement : passage dans le lait.

Insuffisances respiratoire sévère, et hépatocellulaire grave.
Intoxication alcoolique aiguë et delirium tremens.
Association à la **morphine** (*cf.* Interactions) et aux **IMAO**.

Précautions d'emploi

Réduire la posologie dans les cas suivants : insuffisance rénale, insuffisance respiratoire, sujet âgé.
Sportifs : risque de réaction positive aux tests de contrôle antidopage.
En raison du risque de somnolence il est déconseillé de conduire un véhicule et d'utiliser une machine.

Effets indésirables

Habituellement : somnolence, nausées, vomissements, sueurs, lipothymies et sensations vertigineuses.
Plus rarement dépression respiratoire.
Très rarement hallucinations.
Risque faible de dépendance physique et psychique (utilisation abusive).

Interactions médicamenteuses

Associations contre-indiquées : **morphine, IMAO.**
Association déconseillée avec l'alcool : majoration de l'effet sédatif des **analgésiques morphiniques.**
Association à prendre en compte : dépresseurs du système nerveux central (*cf.* **morphine sulfate**).

Prescription

Sur ordonnance sécurisée, règle des 28 j.

■ Tramadol ©

TOPALGIC					
50 à 100 mg/prise 4 h min entre les prises. Ne pas dépasser 400 mg/j Sujet > 75 ans : 9 h min entre les prises	30 gél. 50 mg 100 gél. 50 mg 5 amp. 100 mg 1 fl. 10 mL sol. buv. 100 mg/mL	3,42 HOP HOP 4,60	I I I I	65 % 65 %	0,11 4,60
TOPALGIC LP					
100 à 200 mg x 2/j	30 cp. LP 100 mg 100 cp. LP 100 mg 30 cp. LP 150 mg 30 cp. LP 200 mg 100 cp. LP 200 mg	6,26 HOP 8,82 11,37 HOP	I I I I I	65 % 65 % 65 %	0,21 0,29 0,38
MONOCRIXO LP					
Idem **TOPALGIC LP**	15 gél. 100 mg 15 gél. 150 mg 15 gél. 200 mg	3,28 4,48 5,71	I I I	65 % 65 % 65 %	0,22 0,30 0,38
OROZAMUDOL					
Idem *TOPALGIC*	30 cp. orod. 50 mg	3,42	I	65 %	0,11

Propriétés

Analgésique opioïde, central. Les autres effets des opioïdes sont moindres.

Indications

Traitement des douleurs modérées à intenses de l'adulte.

Contre-indications

Grossesse : innocuité non démontrée.
Allaitement : contre-indication par prudence.
Hypersensibilité connue au **tramadol** ou aux opiacés.

Intoxication aiguë ou surdosage avec des dépresseurs du SNC, dont l'alcool.
Insuffisances respiratoire sévère et hépatocellulaire grave.

Précautions d'emploi

Consommation d'alcool déconseillée.
Réduire la posologie en cas d'insuffisance rénale, d'insuffisance respiratoire, si sujet âgé.
Prudence en cas d'hypertension intracrânienne.
Sportifs : risque de réaction positive des tests de contrôle antidopage.
En raison du risque de somnolence, il est déconseillé de conduire un véhicule et d'utiliser une machine.

Effets indésirables

Habituellement : nausées, vomissements, somnolence, céphalées, vertiges, hypersudation, sécheresse buccale, constipation en cas de prise prolongée.
Plus rarement : douleurs abdominales, rash, asthénie, euphorie, troubles mineurs de la vision.
Très rarement : anaphylaxie, convulsions (par abaissement du seuil épileptogène).

Interactions médicamenteuses

Associations contre-indiquées : **IMAO**.
Association déconseillée avec l'alcool, les morphiniques agonistes-antagonistes (**buprénorphine**), la **carbamazépine** et autres inducteurs enzymatiques, les médicaments pouvant diminuer le seuil épileptogène.
Association à prendre en compte : dépresseurs du système nerveux central (*cf.* **morphine sulfate**), **antitussifs** en particulier chez le sujet âgé.
Antiacides : respecter un intervalle de 2 h entre leur prise et celle du **tramadol**.

ANTI-INFLAMMATOIRES NON STÉROÏDIENS (AINS)

FICHE MALADIE

DÉFINITION

Les anti-inflammatoires sont des médications utilisées pour lutter contre les mécanismes de l'inflammation, qu'elle soit locale ou généralisée et quelle qu'en soit la cause. Ils appartiennent à des classes chimiques différentes les unes des autres :

• anti-inflammatoires stéroïdiens, représentés essentiellement par des glucocorticoïdes (*cf.* Corticothérapie par voie générale, p. 1576 *et* Corticothérapie locale, p. 1582) ;

• anti-inflammatoires non stéroïdiens (AINS), très nombreux : dérivés pyrazoliques, dérivés aryl-carboxyliques, dérivés indoliques, oxicams, fénamates, etc., qui sont souvent doués également d'une action analgésique périphérique et d'une action antipyrétique ; les dérivés salicylés (ASPIRINE) sont utilisés beaucoup plus pour leur action analgésique que pour leur action anti-inflammatoire, plus modeste.

MÉCANISMES D'ACTION

L'inhibition des prostaglandines et des leucotriènes est à la base de l'action anti-inflammatoire, mais aussi de certains de leurs effets indésirables. L'effet anti-inflammatoire des AINS « classiques » s'explique par le blocage de la cyclo-oxygénase 2 (COX 2) qui s'oppose à l'action pro-inflammatoire des prostaglandines. Malheureusement, ils inhibent en même temps la cyclo-oxygénase 1 (COX 1) qui, elle, a une action cytoprotectrice digestive en favorisant la synthèse des prostaglandines.

La famille d'AINS « coxib » la plus récente, agit sélectivement sur la cyclo-oxygénase 2, ne bloquant que l'action pro-inflammatoire des prostaglandines, ce qui s'accompagne d'une moindre toxicité gastrique. Néanmoins, cette famille augmente le risque cardiaque et reste peu utilisée.

ABSORPTION

La plupart des AINS sont absorbés par la muqueuse intestinale (voie orale ou rectale) ; ceux qui sont injectables par voie IM sont directement acheminés vers le foie. Ils se distribuent à tout l'organisme, en particulier aux nerfs, aux séreuses et aux organes glandulaires (digestifs). Certains traversent la barrière placentaire, ce qui explique que la grossesse représente une contre-indication habituelle des AINS. Métabolisés par le foie, ils sont éliminés par les reins ; leur durée de demi-vie est variable : 6 à 72 h, selon le produit.

EFFETS INDÉSIRABLES INDÉSIRABLES

Les effets indésirables indésirables sont, pour certains, communs à la plupart des familles chimiques ; il en est ainsi de la toxicité gastrique, d'autant plus grande que l'action anti-inflammatoire est plus importante et pouvant justifier l'emploi (systématique pour certains) de protecteurs gastriques. La toxicité gastrique est augmentée chez le sujet âgé, les sujets tabagiques, et le risque hémorragique doit être constamment présent à l'esprit.

Toutefois, la famille des coxibs présente une bien meilleure tolérance gastrique, les risques de perforation d'ulcère ou d'hémorragie étant particulièrement diminués. Cependant, la survenue d'effets indésirables d'ordre cardiovasculaire a conduit à en limiter l'utilisation.

D'autres effets indésirables sont particuliers à chaque famille, comme l'interférence avec les antivitamines K.

> La toxicité existe quelle que soit la voie d'introduction dans l'organisme.

Enfin, rappelons que les anti-inflammatoires non stéroïdiens diminuent l'efficacité des dispositifs intra-utérins.

INDICATIONS

Tous les syndromes comportant une inflammation, localisée ou généralisée :

- aiguë : la prescription sera alors relativement brève ;
- chronique : ils sont alors souvent utilisés à la dose minimale active, associés ou non à un traitement de fond de l'inflammation.

Ils ont aussi souvent une action antalgique propre, une action inhibitrice sur l'agrégation plaquettaire : de ce fait, leur prise doit être interrompue au moins 24 h avant une intervention chirurgicale. La famille des coxibs n'a que peu ou pas d'effet antiagrégant plaquettaire.

CHOIX DU PRODUIT

On ne peut définir de hiérarchie précise entre les différents AINS, l'essentiel étant d'obtenir un équilibre entre l'efficacité et la tolérance. Le choix du produit est guidé par :

- une préférence du patient (intolérance ou efficacité lors d'une prescription préalable) ;
- la chronopharmacologie : les oxicams se prescrivent en 1 seule prise quotidienne, ce qui est plus simple chez un sujet polymédicamenté, mais ils ont une demi-vie prolongée, ce qui constitue plutôt un inconvénient chez le sujet âgé ;
- des propriétés particulières à chaque famille.

FICHE INFIRMIÈRE

Principales interactions médicamenteuses

Organe	Effets indésirables	Sujets à risque	Précautions
Tube digestif	Nausées Épigastralgies Douleurs abdominales Diarrhées Ulcère gastrique ou duodénal Hémorragies digestives Perforations digestives	Sujets de plus de 65 ans Antécédents de gastrite ou d'intolérance préalable	Traitement protecteur par inhibiteur de la pompe à protons ou misoprostol
Reins Système cardiovasculaire	Insuffisance rénale fonctionnelle Néphropathie interstitielle Syndrome néphrotique Rétention hydro-sodée Hyponatrémie Hypokaliémie Aggravation d'une HTA Augmentation du risque cardiovasculaire	Sujets âgés, déshydratés Traitements associés : diurétiques, IEC HTA préalable Insuffisance cardiaque, insuffisance ventriculaire gauche, artériopathies	Surveillance de la fonction rénale Limiter la prise prolongée de coxib
Bronches	Asthme, bronchospasme	Antécédents d'asthme à l'*ASPIRINE*	Interrogatoire
Système nerveux	Acouphènes, surdité Céphalées, vertiges	*ASPIRINE* à dose toxique Prise d'*INDOCID*	Interrogatoire
Peau	Réactions allergiques prurigineuses, purpura vasculaire, syndromes de Lyell, de Stevens-Johnson, érythème polymorphe	Antécédents allergiques	
Hématologie	Agranulocytose, thrombopénie, anémie, voire aplasie médullaire Troubles de la crase sanguine	Traitements associés	Indications, posologie, durée limitées (8 j)
Foie	Élévation des transaminases Hépatite cytolytique, cholestatique ou mixte		Surveillance biologique ALAT, ASAT, γ-GT, phosphatases alc.

SURVEILLANCE DU TRAITEMENT

SOINS - TRAITEMENTS

Perfusion d'un AINS : *cf.* Fiche technique, ci-après.

EFFETS INDÉSIRABLES

Les effets indésirables des AINS ainsi que les interactions médicamenteuses à éviter ou surveiller font l'objet des deux tableaux suivants.

Principales interactions médicamenteuses

Association	Risque de l'interaction	Précautions
Autres AINS Antalgiques dérivés des AINS	Augmentation du risque ulcérogène et hémorragique digestif	Association déconseillée
ASPIRINE	Risque hémorragique	Association déconseillée
Anticoagulants oraux	Augmentation du risque hémorragique	Si le traitement est indispensable : adaptation des antivitamines K à TP, INR
Héparines	Augmentation du risque hémorragique	Si le traitement est indispensable : surveillance clinique et biologique pour les héparines non fractionnées.
Diurétiques	Insuffisance rénale aiguë si le sujet est déshydraté	Hydratation, surveillance de la fonction rénale (au début surtout)
Inhibiteurs de l'enzyme de conversion	Insuffisance rénale aiguë si le sujet est déshydraté Diminution de l'effet antihypertenseur	Éviter l'association Si le traitement est indispensable : hydratation, surveillance de la fonction rénale (au début surtout)
Antagonistes des récepteurs de l'angiotensine 2 (ARA 2)	Insuffisance rénale aiguë si le sujet est déshydraté Diminution de l'effet antihypertenseur	Éviter l'association Si le traitement est indispensable : hydratation, surveillance de la fonction rénale (au début surtout)
β-bloquants	Réduction de l'effet antihypertenseur	À prendre en compte
Lithium	Surdosage	Déconseillé ou contrôle de la lithémie
Méthotrexate à dose élevée (> 15 mg/sem., cancérologie)	Toxicité hématologique accrue (association déconseillée pour kétoprofène)	Contre-indication (mais pas en rhumatologie où les doses demeurent faibles ; d'où une simple surveillance biologique)
Ciclosporine	Addition des effets néphrotoxiques, sujet âgé surtout	À prendre en compte
Zidovudine	Toxicité hématologique (réticulocytes)	NFS et réticulocytes 8 et 15 j après le début du traitement
Sulfamides hypoglycémiants	Risque d'hypoglycémie avec les pyrazolés	Éviter l'association
Stérilet	Risque de grossesse par inefficacité	Prévenir la patiente

Certains AINS ont en outre des interactions médicamenteuses propres, qui sont signalées pour chacun des produits (*cf.* Fiche pharmacologie, ci-après).

ÉDUCATION ET CONSEILS

Dans tous les cas de traitement anti-inflammatoire, l'infirmière peut légitimement demander au malade s'il n'a jamais eu d'ulcère gastroduodénal ou de gastrite.

Au cours du traitement, elle doit signaler toute intolérance et ne pas négliger la surveillance de la couleur des selles (méléna traduisant une hémorragie).

Elle doit s'assurer que le malade prend bien son traitement gastroprotecteur (pansement gastrique avant le repas, produit antiacide 1 h 30 après le repas, inhibiteur de la pompe à protons sans horaire particulier) lorsqu'il a été prescrit, ce qui n'est pas systématique.

FICHE TECHNIQUE

PERFUSION D'UN AINS

Indications

- Sciatique hyperalgique.
- Rhumatisme inflammatoire en poussée.

Contre-indications

- Sujet âgé de 70 ans ou plus.
- Antécédent connu d'allergie à l'ASPIRINE ou à un *AINS*.
- Ulcère gastroduodénal en poussée.
- Sigmoïdite diverticulaire (en particulier en cas de poussée récente avec traitement antibiotique).
- Insuffisance hépatique ou rénale sévère.
- HTA non contrôlée.
- Traitement concomitant par *CYCLOTÉRIAM*.
- Grossesse.

Modalités d'administration

- Perfusion de 500 mL de G5, sur 3 h, pendant 1 à 3 jours, de *PROFÉNID* 300 mg.
- Une héparinisation du cathéter peut être nécessaire.
- On associe habituellement la prise d'un inhibiteur de la pompe à protons (IPP) pour prévenir une lésion gastrique, et un antalgique ou un myorelaxant, par voie orale.

Surveillance infirmière

Rechercher systématiquement la survenue de :

- épigastralgies ;
- douleurs abdominales ;
- éruption cutanée et réaction allergique ;
- œdèmes des membres inférieurs.

FICHE PHARMACOLOGIE

ANTI-INFLAMMATOIRES NON STÉROÏDIENS – ARYLCARBOXYLIQUES

■ **Kétoprofène ©**

PROFÉNID					
Rhumatismes inflammatoires chroniques ; poussées d'arthrose, de rhumatismes abarticulaires Posologies variables selon le tableau clinique : 100 à 300 mg/j Idem *PROFÉNID*	20 gél. 50 mg 30 cp. 100 mg 100 cp. 100 mg 12 sup. 100 mg 6 amp. 100 mg IM 14 gél. LP 200 mg	1,47 5,54 HOP 2,71 4,18 6,85	II II II II II II	65 % 65 % 30 % 30 % 65 %	0,07 0,18 0,23 0,70 0,49
TOPREC					
1 à 3 cp./j	20 cp. 25 mg	2,35		65 %	0,12
BI-PROFÉNID LP					
1 à 2 cp./j	20 cp. LP 100 mg	3,59	II	65 %	0,18
PROFEMIGR					
1 cp./j	10 cp. 150 mg 100 cp. 150 mg	2,44 HOP	II II	65 %	0,24
KETOPROFENE					
100 à 300 mg/j	10 poches 100 mg/ 100 mL IV	HOP	II		

■ **Diclofénac ©**

VOLTARÈNE					
Rhumatismes inflammatoires chroniques Poussées d'arthrose, de rhumatismes abarticulaires Posologies variables : 75 à 150 mg/j	30 cp. 25 mg 30 cp. 50 mg 10 sup. 100 mg	1,59 2,86 2,36	II II II	65 % 65 % 30 %	0,05 0,10 0,24
VOLTARÈNE LP					
Idem *VOLTARÈNE*	30 cp. 75 mg 15 cp. 100 mg	5,57 4,48	II II	65 % 65 %	0,19 0,30
FLECTOR					
Idem *VOLTARÈNE*	21 sach.-dose 50 mg	2,59	II	65 %	0,12
DICLOFENAC					
1 inj. IM/j	2 amp. 75 mg/3 mL	HOP	II		

■ **Acéclofénac ©**

CARTREX					
Idem *VOLTARÈNE* 100 à 200 mg/j	30 cp. 100 mg	3,48	II	65 %	0,12

Naproxène ©

NAPROSYNE					
Rhumatismes inflammatoires chroniques, poussées d'arthrose, de rhumatismes abarticulaires Posologies variables : 500 à 1 000 mg/j	10 cp. 250 mg 10 cp. 500 mg 8 cp. 1000 mg	1,27 2,69 3,25	II II II	65 % 65 % 65 %	0,13 0,27 0,41
APRANAX					
Idem *NAPROSYNE*	30 cp. 275 mg 15 cp. 750 mg 16 cp. séc. 550 mg	3,36 4,88 2,14	II II II	65 % 65 % 65 %	0,11 0,33 0,13
ALEVETABS					
Idem *NAPROSYNE*	24 cp. 220 mg	2,19	II	65 %	0,09

Ibuprofène ©

ADVIL					
200 à 1 200 mg/j	20 cp. 200 mg 30 cp. 200 mg 20 cp. 400 mg	 1,83		NR NR 65 %	 0,09
SPIFEN					
Idem *ADVIL*	30 cp. 200 mg 20 cp. 400 mg 20 sach. 400 mg	1,52 1,92 2,40	II II II	65 % 65 % 65 %	0,05 0,10 0,12
ADVILMED					
7,5 mg/dose-kg E. et N. 20 à 30 mg/kg/j en 3 prises E. entre 20 et 30 kg	533 doses-kg 20 mg/1 mL 30 cp. 100 mg	2,64 1,65		65 % 65 %	0,00 0,05
ANTARÈNE					
10 mg/dose-kg E. et N. 20 à 30 mg/kg/j en 3 prises Idem *ADVIL*	300 doses-kg 20 mg/mL 40 cp. 100 mg	1,52 1,96		65 % 65 %	0,01 0,05
IBUPROFENE					
IV Idem *ADVIL*	10 poches 400 mg/ 100 mL	HOP	II		

Flurbiprofène

CEBUTID					
Rhumatismes inflammatoires chroniques ; poussées d'arthrose, de rhumatismes abarticulaires Posologies variables selon le tableau clinique : 100 à 300 mg/j Proposé comme antiagrégant plaquettaire à demi-vie courte (relais **aspirine** ou **clopidogrel**) : 50 mg/j en 2 prises	30 cp. 50 mg 15 cp. 100 mg 16 gél. LP 200 mg	2,70 2,70 5,90	II II II	65 % 65 % 65 %	0,09 0,18 0,37

■ Étodolac

LODINE					
Rhumatismes inflammatoires chroniques ; poussées d'arthrose, de rhumatismes abarticulaires Posologies variables selon le tableau clinique : 200 à 400 mg/j	30 cp. 200 mg 20 cp. 300 mg	5,64 5,36	II II	65 % 65 %	0,19 0,27

■ Acide tiaprofénique ©

SURGAM					
Rhumatismes inflammatoires chroniques, poussées d'arthrose, lombalgies, règles douloureuses et traitement d'appoint dans les phénomènes inflammatoires de la sphère ORL A. dose d'attaque 200 mg x 3/j puis 300-400 mg/j à répartir en plusieurs prises E. 10 mg/kg/j à répartir en 2 ou 3 prises	30 cp. séc. 100 mg 15 cp. séc. 200 mg	1,88 1,49	II II	65 % 65 %	0,06 0,10

■ Dexkétoprofène

KÉTESSE					
Douleur d'intensité légère à modérée (douleurs dentaires, dysménorrhées) : 12,5 mg x 4 à 6/j ou 25 mg x 1 à 3/j PO Douleur d'intensité modérée à sévère (postopératoire, colique néphrétique, lombalgie) si voie orale inadaptée : 50 mg x 2 à 3/j IM ou IV	20 cp. 25 mg 20 sach. 25 mg 6 amp. 50 mg/2 mL	 HOP	II II II	NR NR	

■ Nabumétone

NABUCOX					
Rhumatismes inflammatoires chroniques, poussées d'arthrose, de rhumatismes articulaires : 1 à 2 g/j	28 cp. pell. 500 mg 14 cp. disp. 1 g 28 cp. disp. 1 g	4,61 4,61 8,64	I I I	65 % 65 % 65 %	0,16 0,33 0,31

Propriétés

Anti-inflammatoire, antalgique, antipyrétique.

Action inhibitrice sur la synthèse des prostaglandines, et sur l'agrégation plaquettaire.

Indications

Traitement symptomatique au long cours des rhumatismes inflammatoires chroniques, et de certaines arthroses ; traitement de courte durée de poussées de rhumatisme abarticulaire, d'arthrite microcristalline, d'arthrose, de lombalgies, de cervicalgies, de radiculalgies sévères.

Contre-indications

Celles des **AINS** en général, plus :
- **grossesse** : à partir du 6e mois ;
- **allaitement**.

Précautions d'emploi

Celles des **AINS** en général, celles liées à la forme galénique.
Au cours des traitements prolongés, contrôler la formule sanguine, les fonctions hépatique et rénale.

Effets indésirables

Ceux des **AINS** en général.
Nabumétone : réactions allergiques fréquentes (rash, prurit, œdème), troubles auditifs (acouphènes).

Interactions médicamenteuses

Celles des **AINS** en général, et en particulier le **méthotrexate** à dose supérieure à 15 mg/sem.
Pour le **naproxène** : interférence possible avec le dosage urinaire des 17-cétostéroïdes et de l'acide 5-hydroxy-indolacétique (cesser l'administration 48 h avant le dosage).

ANTI-INFLAMMATOIRES NON STÉROÏDIENS – OXICAMS

■ Piroxicam ©

FELDÈNE					
Arthrose, rhumatismes abarticulaires Posologies variables selon le tableau clinique : 10 à 20 mg/j, en 1 seule prise ; rarement 40 mg/j	15 gél. 20 mg	2,38	I	30 %	0,16
FELDÈNE DISPERSIBLE					
Idem *FELDÈNE*	15 cp. disp. 20 mg	2,38	I	30 %	0,16

■ Piroxicam bêtacyclodextrine

BREXIN					
Idem *FELDÈNE*	14 cp. séc. 20 mg 14 cp. efferv. 20 mg	5,12 5,12	I I	30 % 30 %	0,37 0,37

Pour la cyclodextrine, dégradée en glucose, limiter l'utilisation prolongée chez le diabétique.

■ Ténoxicam

TILCOTIL					
Idem *FELDÈNE*	15 cp. séc. 20 mg	5,83	I	65 %	0,39

■ Méloxicam ©

MOBIC					
Posologie variable : 7,5 à 15 mg x 1/j	10 cp. 7,5 mg 10 cp. 15 mg 3 amp. 1,5 mL/15 mg	2,09 3,83 2,67	I I I	65 % 65 % 30 %	0,21 0,38 0,89

ANTI-INFLAMMATOIRES NON STÉROÏDIENS - INDOLIQUES

■ Indométacine

INDOCID					
Rhumatismes inflammatoires chroniques ; poussées d'arthrose, de rhumatismes abarticulaires Posologies variables selon le tableau clinique : 50 à 150 mg/j	30 gél. 25 mg 10 sup. 100 mg	2,78 3,43	I I	65 % 30 %	0,09 0,34
CHRONO-INDOCID					
1 à 2 gél./j	20 gél. 75 mg	6,19	I	65 %	0,31

■ Sulindac

ARTHROCINE					
A. 200 à 400 mg/j en 1 à 2 prises Posologie maximale : 400 mg/j	40 cp. séc. 100 mg 30 cp. séc. 200 mg	4,18 6,50	I I	65 % 65 %	0,10 0,22

Propriétés

Anti-inflammatoire, antalgique, antipyrétique.

Action inhibitrice sur la synthèse des prostaglandines, et sur l'agrégation plaquettaire.

Indications

Traitement symptomatique au long cours des rhumatismes inflammatoires chroniques, et de certaines arthroses ; traitement de courte durée de poussées de rhumatisme abarticulaire, d'arthrite microcristalline, d'arthrose, de lombalgies, de cervicalgies, de radiculalgies sévères.

Contre-indications

Celles des **AINS** en général, plus :

- antécédents d'allergie aux composants, à l'**aspirine** et autres **AINS** ;
- insuffisance hépatique ou rénale sévère.

Grossesse et **allaitement**.

Précautions d'emploi

Celles des **AINS** en général, plus :

- celles liées à la forme galénique ;
- sujet âgé (plus d'effets indésirables), troubles psychiques, Parkinson, épilepsie.

Au cours des traitements prolongés : contrôle de la formule sanguine, des fonctions hépatique et rénale, et nécessité de surveillance oculaire.

Effets indésirables

Ceux des **AINS** en général, plus :

- céphalées, sensations d'étourdissement, de tête vide, acouphènes, surtout au début (souvent transitoires ; prévenir le patient, tester la 1re prise le soir au coucher) ;
- anomalies rétiniennes et cornéennes.

Interactions médicamenteuses

Celles des **AINS** en général, plus :

- **desmopressine** (*MINIRIN* ; action potentialisée) ;
- **topiques gastro-intestinaux** : diminution de l'absorption de l'**indométacine** ; prendre les **antiacides** à distance (2 h).

ANTI-INFLAMMATOIRES NON STÉROÏDIENS – INHIBITEURS SÉLECTIFS DE LA COX-2

■ Célécoxib ©

CELEBREX					
Arthrose : 200 mg en 1 ou 2 prises à augmenter si besoin à 200 mg x 2/j Polyarthrite rhumatoïde : 200 à 400 mg en 2 prises	30 gél. 100 mg 30 gél. 200 mg	3,48 6,69	I I	65 % 65 %	0,12 0,22

■ Étoricoxib ©

ARCOXIA					
Arthrose : 30 mg x 1/j Max 60 mg x 1/j	28 cp. 30 mg 28 cp. 60 mg	4,43 6,94	I I	30 % 30 %	0,16 0,25

■ Parécoxib

DYNASTAT					
Posologie d'attaque : 40 mg Posologie d'entretien : 20 à 40 mg x 2 à 4/j sans dépasser 80 mg/j Durée de traitement max : 3 j	10 fl. 40 mg	HOP	I		

Propriétés

Balance COX1/2 :

• COX-1 : production de prostaglandines à taux basal, dont thromboxane (vasoconstriction, coagulation) et d'autres permettant entre autres la sécrétion de mucus protecteur gastrique ;

• COX-2 : production d'un surplus de prostaglandines en cas d'inflammation dont la prostacycline (vasodilatatrice, antiagrégante plaquettaire, inhibitrice du thromboxane).

Anti-inflammatoire sélectif de la cyclo-oxygénase 2 (COX-2) = déséquilibre de la balance : effet anti-inflammatoire avec meilleure tolérance digestive théorique mais augmentation de la coagulation (thrombus).

Indications

Coxibs PO : traitement symptomatique de l'arthrose, de la polyarthrite rhumatoïde et de la spondylarthrite ankylosante.

Les **coxibs** ne sont pas indiqués dans la prévention cardiovasculaire et ne peuvent se substituer à l'**aspirine** à faible dose.

Parécoxib : traitement à court terme des douleurs post- opératoires chez l'adulte.

Contre-indications

Hypersensibilité, réactions allergiques aux **AINS.**

Insuffisance hépatique ou rénale sévère.

Maladie inflammatoire de l'intestin.

Insuffisance cardiaque congestive (NYHA II à IV), cardiopathie ischémique, artériopathie ou antécédent d'accident vasculaire cérébral.

Ulcère gastroduodénal évolutif ou saignement gastro-intestinal.

Grossesse et allaitement.

Parécoxib : les précédentes + antécédents de réactions allergiques médicamenteuses graves de tout type, traitement de la douleur postopératoire après pontage coronarien.

Précautions d'emploi

Surveillance étroite de la pression artérielle.

Déshydratation : augmentation de la toxicité rénale.

Peut masquer une fièvre ou d'autres signes d'inflammation.

Contient du lactose.

Effets indésirables

Hypersensibilité, prurit.
Infarctus du myocarde, hypertension.
Infection des voies respiratoires supérieures, toux dyspnée, infection urinaire.
Insomnie, hypertonie, vertiges, céphalées.
Nausées, douleur abdominale, diarrhée.
Syndrome pseudo-grippal, arthralgie.
Œdèmes.
Parécoxib : ceux précédents + douleurs dorsales, agitation, insomnie, oligurie, hypokaliémie, pharyngite, insuffisance respiratoire.

Interactions médicamenteuses

Antivitamines K, AOD : risque hémorragique augmenté.
Antihypertenseurs (**IEC, antagonistes des récepteurs de l'angiotensine II**, diurétiques, **bêtabloquants**) : réduction des effets et toxicité rénale.
Substrats du CYP2D6 : augmentation de leurs concentrations.
Inducteurs du CYP2C19 : diminution de l'activité des **coxibs**.
Inhibiteurs du CYP2C19 (**fluconazole**) : augmentation importante des concentrations des **coxibs**.
Ciclosporine, tacrolimus : risque d'augmentation de la néphrotoxicité.
Méthotrexate (polyarthrite rhumatoïde) : toxicité à surveiller.
Lithium : augmentation de la concentration du produit.
Association à l'**aspirine** (faible dose) possible pour son activité antiagrégante plaquettaire mais risque accru d'ulcère gastro-intestinal.

ANTI-INFLAMMATOIRES NON STÉROÏDIENS – FÉNAMATES

■ Acide méfénamique

PONSTYL					
Douleurs : 1 à 2 gél. x 3/j Dysménorrhées : 2 gél. x 3/j Ménorragies fonctionnelles : 2 gél. x 1 à 3/j pdt 2 à 5 j dès le 1er j des règles Au cours d'un repas	20 gél. 250 mg	2,88	II	65 %	0,14

■ Acide niflumique

NIFLURIL					
A. et E. > 12 ans : 2 à 3 gél./j	30 gél. 250 mg	2,20	II	65 %	0,07

■ Morniflumate

NIFLURIL					
6 à 30 mois : ½ sup. x 2/j (200 mg/j) 30 mois à 12 ans : 1 sup. par 10 kg de poids/j Max 3 sup./j (1 200 mg/j)	8 sup. séc. E. 400 mg	1,74	II	30 %	0,22

Propriétés

Activités antalgique, antipyrétique, anti-inflammatoire et inhibition de courte durée des fonctions plaquettaires, par inhibition de la synthèse des prostaglandines.

Indications

Douleurs d'intensité légère à modérée.
Rhumatismes aigus ou inflammatoires chroniques, arthroses douloureuses.

PONSTYL : dysménorrhées et ménorragies fonctionnelles inexpliquées.

Contre-indications

Hypersensibilité ou antécédent d'allergie ou d'asthme déclenché par les **AINS**.
Ulcère évolutif, antécédent d'ulcère, de perforation digestive ou d'hémorragie récurrente.
Insuffisance hépatique, rénale, cardiaque sévère.
Grossesse (prise déconseillée jusqu'à 24 SA = 5 mois puis contre-indiquée). Allaitement déconseillé.

Précautions d'emploi

Effets indésirables accrus chez le sujet âgé et le patient atteint de maladie inflammatoire chronique de l'intestin (MICI). Association à un **inhibiteur de la pompe à protons** recommandée.
Présence de lactose.

Effets indésirables

Gastro-intestinaux : ulcère peptique, hémorragie, perforation, exacerbation d'une MICI.
Vertiges, somnolence.

Interactions médicamenteuses

Autres **AINS**, **acide acétylsalicylique** ≥ 500 mg/prise, **anticoagulants oraux**, héparines (majoration des effets indésirables).
Lithium (augmentation de la lithémie).
Méthotrexate > 20 mg/sem., **pémétrexed** (toxicité accrue).

ANTI-INFLAMMATOIRES NON STÉROÏDIENS À USAGE TOPIQUE

■ Diclofénac Ⓖ

VOLTARÈNE ÉMULGEL					
Tendinites et arthrose doigts et genoux : x 3 à 4/j Œdèmes postopératoires et post-traumatiques : x 2 à 4/j	1 fl. 100 mL (1 %) 1 tube 50 g (1 %)	2,70 1,88		30 % 30 %	2,70
FLECTOR					
Idem *VOLTARÈNE ÉMULGEL*	1 tube 60 g (1 %) 1 fl. 100 g (1 %)	2,07 2,68		30 % 30 %	2,07 2,68
FLECTOR TISSUGEL EP					
Arthrose du genou, douleur tendino-ligamentaire : 1 appl. matin et soir pdt 7 j	5 emplâtres 1 % 10 emplâtres 1 %			NR NR	
ANTALCALM					
Douleur tendino-ligamentaire : 1 appl. matin et soir pendant 7 j max	5 emplâtres 140 mg			NR	

■ Kétoprofène Ⓖ

KÉTUM					
2 à 3 appl. de 4 g/j	1 tube 60 g (2,5 %) 1 tube 120 g (2,5 %)		II II	NR NR	

■ Acide niflumique

NIFLUGEL					
Tendinites ; traumatologie bénigne 1 appl. x 3/j de 5 à 10 cm3	1 tube 60 g gel (2,5 %)	2,14	I	30 %	2,14

■ Ibuprofène ©

CLIPTOL					
Traumatologie bénigne : 1 appl. x 3/j Traitement de 5 j max	1 tube 50 g (5 %)			NR	
IBUFETUM					
Idem *CLIPTOL*	1 tube 60 g (5 %)	1,98		30 %	1,98

■ Acide salicylique + diéthylamine

ALGESAL BAUME					
Idem *CLIPTOL*	1 tube 40 g			NR	

■ Acide salicylique + diéthylamine + myrtécaïne

ALGESAL SURACTIVE					
Idem *CLIPTOL* Myrtécaïne : anesthésique local	1 tube 40 g 1 tube 100 g			NR NR	

Propriétés

Action anti-inflammatoire (**AINS**) et antalgique locale.

Indications

Arthrose des petites articulations.
Tendinites des membres supérieurs et inférieurs.
Traumatologie bénigne (entorses).
Traitement symptomatique de la lombalgie aiguë.
Traitement des veinites post-sclérothérapie, en cas de réaction inflammatoire intense.

Contre-indications

Grossesse : contre-indication à partir du 6e mois.
Allaitement : à éviter, par prudence.
Allergie au produit et aux substances d'activité proches telles qu'autres **AINS**, **aspirine**.
Allergie à l'un des excipients.
Peau lésée, quelle que soit la lésion : dermatoses suintantes, eczéma, lésion infectée, brûlure ou plaie.
Enfant (moins de 15 ans).

Précautions d'emploi

Réservé à l'adulte.
Faire pénétrer le gel par un massage doux et prolongé.
Bien se laver les mains après chaque utilisation. Ne pas appliquer sur les muqueuses ni sur les yeux.
Il est déconseillé d'appliquer le gel sous pansement occlusif.
L'apparition d'une éruption après application du gel impose l'arrêt immédiat.

Effets indésirables

Effets liés à la voie d'administration :
- réactions cutanées locales à type de rougeur, prurit et sensations de brûlures ;
- exceptionnellement, réactions plus sévères à type d'eczéma bulleux ou phlycténulaires, pouvant s'étendre ou se généraliser secondairement ;
- réactions cutanées de photosensibilisation.

Réactions d'hypersensibilité :
- dermatologiques ;
- respiratoires : la survenue de crises d'asthme peut être liée chez certains sujets à une allergie à l'**aspirine** ou à un **AINS**. Dans ce cas, ce médicament est contre-indiqué ;
- générales : réactions de type anaphylactique.

Autres effets systémiques des **AINS** : ils sont fonction du passage transdermique du principe actif et donc de la quantité de gel appliquée, de la surface traitée, du degré d'intégrité cutanée, de la durée de traitement et de l'utilisation ou non d'un pansement occlusif (effets digestifs, rénaux).

Interactions médicamenteuses

Peu probables pour un usage normal.

RHUMATOLOGIE

CORTICOTHÉRAPIE PAR VOIE GÉNÉRALE

FICHE MALADIE

DÉFINITIONS

Les anti-inflammatoires sont des médications utilisées pour lutter contre les mécanismes de l'inflammation, qu'ellesoit locale ou généralisée et quelle qu'en soit la cause. Ils appartiennent à des classes chimiques différentes les unes des autres :

• anti-inflammatoires stéroïdiens, représentés essentiellement par des glucocorticoïdes naturels qui sont les hormones surrénaliennes et les glucocorticoïdes synthétiques, beaucoup plus souvent utilisés ;

• anti-inflammatoires non stéroïdiens (*cf.* AINS, p. 1562).

À côté des glucocorticoïdes naturels (cortisol et **cortisone**), un certain nombre de produits de synthèse ont été préparés avec pour but principal l'augmentation de l'activité anti-inflammatoire :

• la **prednisone** ou delta-cortisone (*CORTANCYL*) et la **prednisolone** (*HYDROCORTANCYL, SOLUPRED*) ont un effet anti-inflammatoire cinq fois supérieur à celui de l'hydrocortisone ;

• une action anti-inflammatoire encore plus puissante est obtenue avec : **méthylprednisolone** (*MEDROL, DÉPO-MÉDROL*), **dexaméthasone** (*DÉCADRON, DECTANCYL*), **bétaméthasone** (*BETNESOL, CELESTENE*), **triamcinolone** (*KENACORT, HEXATRIONE*), **cortivazol** (ALTÍM), pour ne citer que les plus couramment utilisés.

Le *CORTANCYL* reste le produit de référence.

MÉCANISMES D'ACTION

Le mécanisme de l'action anti-inflammatoire, complexe, fait intervenir, entre autres :

• la diminution de la diapédèse des polynucléaires neutrophiles et de l'exsudation ;

• l'inhibition de la synthèse des médiateurs chimiques de l'inflammation, en particulier les prostaglandines et les leucotriènes.

À côté de leur action anti-inflammatoire, les glucocorticoïdes et dérivés synthétiques ont d'autres actions expliquant à la fois leurs autres utilisations thérapeutiques et leurs effets indésirables indésirables :

• effet immunodépresseur ou immunomodulateur, utilisé en thérapeutique rhumatologique et dans les greffes d'organe, mais responsable de l'aggravation de maladies virales bénignes, comme la varicelle, chez les sujets sous corticoïdes ;

• action sur le métabolisme glucidique : effet hyperglycémiant (diabète induit) ;

• action sur le métabolisme protéique : négativation du bilan azoté par augmentation du catabolisme protéique, responsable entre autres d'arrêt de la croissance, d'atrophie musculaire et d'ostéoporose ;

• action sur le métabolisme phosphocalcique, diminuant l'absorption intestinale du calcium, contribuant aussi à l'ostéoporose ;

• action minéralocorticoïde, favorisant la rétention sodée et l'excrétion urinaire du potassium ;

• action sur le métabolisme lipidique, responsable du faciès cushingoïde des traitements prolongés ;

• action ulcérogène gastrique ;

• action sur le système nerveux, etc.

MODALITÉS D'UTILISATION

VOIE ORALE

L'utilisation en tant qu'agent anti-inflammatoire de ces produits se fait essentiellement par voie orale.

D'une façon générale, il existe entre les différentes préparations commercialisées, une correspondance approximative : l'action anti-inflammatoire d'un comprimé de *CORTANCYL* à 5 mg correspond approximativement à celle d'un comprimé de *CÉLESTÈNE* à 0,5 mg, ou à celle d'un comprimé de **triamcinolone** à 4 mg, etc.

La posologie anti-inflammatoire varie en fonction de chaque cas, et se situe en moyenne entre 10 et 30 mg/j de **prednisone**.

ASSAUT CORTISONIQUE, OU BOLUS

Il s'agit d'une méthode réservée à des cas très particuliers en milieu hospitalier spécialisé : formes graves de rhumatismes inflammatoires chroniques, de maladies systémiques, formes pouvant mettre en jeu le pronostic vital.

Elle consiste à administrer une dose très élevée d'un corticoïde, par exemple 300 à 1 000 mg de *SOLUMÉDROL*, en perfusion dans 250 mL de sérum physiologique, pendant 3 h, 3 jours de suite (*cf.* Fiche infirmière, ci-après). Un bilan cardiovasculaire préalable est indispensable, ainsi qu'une surveillance rigoureuse.

RÈGLES D'UTILISATION

Les règles d'utilisation des glucocorticoïdes doivent être strictes :

• le moins souvent possible, aux doses les moins élevées possibles ;

• à condition d'avoir éliminé une contre-indication.

CONTRE-INDICATIONS IMPÉRATIVES

• Hypertension artérielle sévère.

• Diabète décompensé.

• Psychopathie aiguë.

• Infection qui ne serait pas « couverte » par une antibiothérapie efficace.

CONTRE-INDICATIONS RELATIVES

Par exemple, en fonction du rapport risque/bénéfice :

• Antécédent d'ulcère gastroduodénal.

• Insuffisance rénale.

• Thrombose vasculaire.

FICHE INFIRMIÈRE

EXAMENS

Recueil et surveillance des résultats des analyses biologiques (ionogramme sanguin, glycémie voire hémoglobine glyquée, VS et CRP) et des autres examens complémentaires, surtout au cours des corticothérapies prolongées (radiographie thoracique, densitométrie osseuse).

SURVEILLANCE DU TRAITEMENT

SOINS – TRAITEMENTS

Il est important de surveiller l'état cutané (la fragilité cutanée augmente très vite au cours des corticothérapies prolongées), de relever la survenue d'une fièvre non attendue et de signaler les effets indésirables éventuels.

Bolus de corticoïdes : *cf.* Fiche technique, ci-après.

EFFETS INDÉSIRABLES

Les effets indésirables indésirables sont très nombreux.

Accidents de surcharge hormonale

Ils sont en général liés à la posologie prolongée ou élevée nécessaire au traitement : syndrome cushingoïde, rétention sodée, hypokaliémie, diabète, ostéoporose et amyotrophie. L'ostéoporose peut être prévenue par l'adjonction d'un traitement spécifique (calcium et diphosphonates).

Accidents liés au « terrain »

Ils ne sont pas nécessairement proportionnels à la posologie et à la prolongation du traitement :

• Accidents digestifs.

• Accidents psychiques : états d'agitation, syndromes maniaques, psychoses hallucinatoires ou obsessionnelles.

• Accidents oculaires.

• Ostéonécrose aseptique de la tête fémorale, etc.

Surinfections

• Réveil d'une tuberculose ancienne qui doit particulièrement être redouté et surveillé, plus encore chez le sujet âgé.

• Surinfection à germes banals, assez fréquente, nécessitant alors une antibiothérapie.

• Mycoses généralisées, aggravation d'une maladie virale (varicelle), sont plus à craindre si la corticothérapie est prescrite dans une hémopathie.

Accidents de blocage hypophyso-surrénalien

L'atrophie surrénalienne est très fréquente pour peu que le traitement soit supérieur à 20 mg/j de *CORTANCYL* et prolongé plus de 3 semaines. Habituellement, l'insuffisance surrénale qui en résulte est spontanément régressive à l'arrêt du traitement ; il est de règle, pour éviter les phénomènes de rebond et la décompensation de l'insuffisance surrénale, lorsqu'on décide d'arrêter une corticothérapie, de baisser les doses par paliers.

Principaux effets indésirables indésirables des glucocorticoïdes

Organes	Effets indesirables	Precautions
Squelette	Ostéoporose Ostéonécrose épiphysaire	Apport calcique, vit. D, biphosphonates
Muscles	Atrophie musculaire Myopathie de la ceinture pelvienne	Avec **triamcinolone** surtout
Tube digestif	Flatulences, gastralgies, gastrite Ulcère gastrique ou duodénal Hémorragies digestives Perforations coliques Pancréatites	Traitement préventif si antécédent ulcéreux Diverticulose colique
Peau	Acné, érythrose du visage Purpura et hématomes Hirsutisme, vergetures Atrophie cutanée Retard à la cicatrisation	Prévention des traumatismes cutanés
Endocrinologie	Obésité Syndrome cushingoïde Retard de croissance (enfant) Insuffisance surrénale	Régime hypocalorique
Métabolisme	Hyperglycémie, diabète Rétention sodée : risque d'aggravation d'une HTA, d'une insuffisance cardiaque ou rénale. Fuite potassique (crampes)	Limiter les sucres « rapides » Restriction sodée au-delà de 10 mg/j de *CORTANCYL* Apport de potassium
Squelette	Ostéoporose Ostéonécrose épiphysaire	Apport calcique, vit. D, biphosphonates
Vaisseaux	Thrombose vasculaire	
Système nerveux	Excitation, insomnie Syndrome maniaque ou dépressif	Fractionnement des doses
Œil	Cataracte, glaucome	Surveillance ophtalmologique
Immunologie	Sensibilité aux infections Réveil de tuberculose ancienne Anguillulose maligne	Radiographie de thorax Africains, Antillais

FICHE TECHNIQUE

BOLUS DE CORTICOÏDES

Indications

- Rhumatismes inflammatoires et maladies auto-immunes en poussée.
- Hypercalcémie menaçante.
- Compression neurologique (néoplasique).

Contre-indications

- Infection locale ou générale.
- Ulcère gastroduodénal en poussée.
- Thrombose veineuse.
- Insuffisance cardiaque non contrôlée.

Modalités d'administration

À adapter selon l'indication et le patient :

- Perfusion dans 500 mL de G5 sur 3 h, 1 à 3 jours consécutifs, de *SOLUMÉDROL*, 300 mg à 1 g, par exemple.
- Relais par voie orale (en général 75 % de la dose initiale à J4, 50 % à J5, 25 % à J6, puis dose moindre adaptée, sur une période à déterminer).
- Régime sans sel et apport de potassium.
- Une héparinisation du cathéter peut être nécessaire.

Surveillance infirmière

- Pression artérielle, très régulièrement.
- Noter la survenue éventuelle d'un flush, d'insomnies et d'un état d'excitation.
- Nécessité d'un examen clinique lors de la contre-visite, jusqu'au 7e jour.

FICHE PHARMACOLOGIE

CORTICOÏDES SYSTÉMIQUES – CORTICOÏDES PAR VOIE ORALE

■ Prednisone ©

CORTANCYL					
Rhumatismes inflammatoires Posologie variable	30 cp. 1 mg 30 cp. séc. 5 mg 20 cp. séc. 20 mg 100 cp. 20 mg	1,20 1,84 2,35 HOP	I I I I	65 % 65 % 65 %	0,04 0,06 0,12

■ Prednisolone ©

SOLUPRED					
Idem *CORTANCYL*	30 cp. orod. 5 mg 50 cp. orod. 5 mg 20 cp. efferv. 20 mg 20 cp. orod. 20 mg 50 cp. orod. 20 mg	2,37 HOP 3,38 3,52 HOP	I I I I I	65 % 65 % 65 %	0,08 0,17 0,18

Méthylprednisolone

MÉDROL					
Équivalence anti-inflammatoire pour 5 mg de **prednisone** : 4 mg	30 cp. séc. 4 mg 20 cp. séc. 16 mg 100 cp. séc. 16 mg 30 cp. séc. 100 mg	2,52 4,51 HOP 35,03	I I I I	65 % 65 % 65 %	0,08 0,23 1,17

Dexaméthasone

DECTANCYL					
Équivalence anti-inflammatoire pour 5 mg de **prednisone** : 0,75 mg	30 cp. séc. 0,5 mg	3,69	I	65 %	0,12

Bétaméthasone ©

BETNESOL					
Équivalence anti-inflammatoire pour 5 mg de **prednisone** : 0,75 mg	30 cp. efferv. 0,5 mg	2,02	I	65 %	0,07
CÉLESTÈNE					
Équivalence anti-inflammatoire pour 5 mg de **prednisone** : 0,75 mg	1 200 mL (fl. sol. buv. 40 gttes = 1 mL = 0,5 mg) 20 cp. disp. séc. 2 mg	2,89 3,99	I I	65 % 65 %	0,00 0,20

CORTICOÏDES SYSTÉMIQUES – CORTICOÏDES PAR VOIE INJECTABLE

Méthylprednisolone ©

SOLUMÉDROL					
Équivalence anti-inflammatoire pour 5 mg de **prednisone** : 4 mg	1 fl. + solv. 40 mg/2 mL 10 fl. 40 mg/2 mL 1 fl. + solv. 120 mg 10 fl. 120 mg/2 mL 10 fl. 500 mg 1 fl. pdre solv. 1 g	1,88 HOP 3,98 HOP HOP 11,75	I I I I I I	65 % 65 % 65 %	1,88 3,98 11,75

Bétaméthasone

CÉLESTÈNE					
Équivalence anti-inflammatoire pour 5 mg de **prednisone** : 0,75 mg	1 amp. 4 mg/1 ml	1,36	I	65 %	
CÉLESTÈNE CHRONODOSE					
Équivalence anti-inflammatoire pour 5 mg de **prednisone** : 0,75 mg	1 amp. 5,7 mg/mL	2,02	I	65 %	2,02

Dexaméthasone

DEXAMETHASONE					
Équivalence anti-inflammatoire pour 5 mg de **prednisone** : 0,75 mg IV ou IM	5 amp. 4 mg/1 mL	26,90	I	100 %	5,38
	10 amp. 4 mg/1 mL	HOP	I		
	20 amp. 4 mg/1 mL	HOP	I		
	10 amp. 20 mg/5 mL	HOP	I		

Propriétés

Action anti-inflammatoire puissante, effet immunodépresseur, action sur les métabolismes glucidique, phosphocalcique, lipidique, effet minéralocorticoïde.

Indications

Rhumatismes inflammatoires et connectivites.
Certaines névralgies sévères.

Contre-indications

Grossesse : retard de croissance possible.
Allaitement : à éviter.
États infectieux ou mycosique non contrôlés, hépatites aiguës.
Herpès et zona ophtalmiques.
États psychotiques.
Vaccins vivants.
Il n'existe toutefois aucune contre-indication absolue pour une corticothérapie d'indication vitale.

Précautions d'emploi

Risque de déséquilibre d'un diabète, de rétention hydrosodée, d'aggravation d'une HTA, de fuite potassique, d'ostéoporose, de réveil d'une tuberculose.
En cas d'antécédent ulcéreux, contrôle fibroscopique et traitement préventif éventuel.
Arrêt progressif du traitement pour limiter le risque d'insuffisance surrénale aiguë, de même en cas de stress quelconque.

Effets indésirables

Ostéoporose, ostéonécrose épiphysaire, atrophie musculaire, myopathie ceinture pelvienne, flatulences, gastralgies, gastrite, ulcère gastrique ou duodénal, hémorragies digestives, perforations coliques, pancréatites.
Acné, érythrose du visage, purpura et hématomes, hirsutisme, vergetures, atrophie cutanée, retard à la cicatrisation.
Obésité, syndrome cushingoïde, retard de croissance (enfant), insuffisance surrénale, hyperglycémie, diabète, rétention sodée : risque d'aggravation d'une HTA, d'une insuffisance cardiaque ou rénale.
Fuite potassique (crampes).
Thrombose vasculaire.
Excitation, insomnie, syndrome maniaque ou dépressif.
Cataracte, glaucome.
Sensibilité aux infections, réveil de tuberculose ancienne.
Anguillulose maligne.

Interactions médicamenteuses

Risque de torsades de pointes avec certains **antiarythmiques**.
Digitaliques, autres **hypokaliémiants**, **aspirine**, **héparine** et **AVK**, **antidiabétiques oraux** et insuline, **phénobarbital**, **rifampicine**, **antihypertenseurs**, vaccins vivants atténués, **interféron** α.

CORTICOTHÉRAPIE LOCALE : INFILTRATIONS

FICHE MALADIE

DÉFINITION

Il s'agit ici de l'utilisation d'un dérivé corticoïde par injection locale :

• soit juxta-articulaire (au contact d'un tendon, dans une bourse synoviale de glissement) ;

• soit intra-articulaire ;

• soit intrarachidienne :

– voie épidurale, c'est-à-dire dans l'espace épidural autour du cul-de-sac dure-mérien ;

– voie intradurale, selon la technique dite de Luccherini, à l'intérieur du cul-de-sac dure-mérien, après avoir soustrait quelques millilitres de liquide céphalorachidien ;

– voie foraminale, dans le trou de conjugaison

PRÉCAUTIONS À PRENDRE

• Pas d'injection intra-articulaire sans radiographie de l'articulation à infiltrer.

• Pas d'infiltration sans avoir éliminé une arthrite infectieuse, *a fortiori* tuberculeuse.

• Pas d'infiltration pendant une infection en évolution (angine, bronchite, sinusite, etc.).

• Certains s'assurent, par une mesure préalable de la VS ou des facteurs de la coagulation, de l'absence de syndrome inflammatoire associé ou d'un risque hémorragique, cliniquement inattendus.

• Peser les avantages chez les sujets à risques (diabétiques, sujets sous anticoagulants chez qui il faudra interrompre les antivitamines K en général 3 jours avant, etc.).

• En cas d'injection épidurale ou intradurale, certains demandent aussi l'arrêt préalable de la prise d'ASPIRINE ou d'antiagrégants plaquettaires.

RISQUES ET EFFETS INDÉSIRABLES

EFFETS GÉNÉRAUX

Il ne faut absolument pas méconnaître que cette voie d'introduction des corticoïdes comporte les mêmes risques que ceux de la voie orale, et que la répétition des injections réalise une véritable corticothérapie parentérale.

> Parmi les effets métaboliques, le plus fréquent est l'effet diabétogène :
>
> • chez un diabétique insuliné, il oblige parfois à augmenter les doses d'insuline (jusqu'à les doubler) ;
>
> • chez un diabétique traité par hypoglycémiants oraux, il peut obliger à introduire de l'insuline de façon habituellement transitoire et, parfois, définitive ;
>
> • chez un sujet prédisposé, la corticothérapie locale peut déclencher un diabète (une seule injection peut suffire).

COMPLICATIONS LOCALES

En fait, habituellement, les principaux effets indésirables sont d'ordre local et dominés par le risque infectieux qui représente en réalité une complication :

• L'inoculation accidentelle d'un germe peut transformer un geste bénin en une redoutable complication : l'infection articulaire, qui expose à des séquelles fonctionnelles. C'est dire l'importance de l'asepsie dans la préparation du matériel destiné à l'injection et dans le geste lui-même.

• Une réaction douloureuse dans les toutes premières heures suivant l'infiltration n'est pas exceptionnelle ; brève, elle ne dure guère plus de 24 h et ne s'accompagne pas de fièvre. Elle est le fait d'une réaction inflammatoire aux produits injectés sous forme de suspension de microcristaux de corticoïde.

• Une atrophie du tissu cellulaire et graisseux sous-cutané est possible au lieu même de l'injection et semble être plutôt le fait de certains produits (triamcinolone) ou d'injections répétées.

• On a accusé les injections locales de corticoïdes de fragiliser les tendons et de les exposer à la rupture ; cette éventualité est très exceptionnelle en pratique.

PRODUITS DISPONIBLES

Le médecin a le choix entre les dérivés cortisoniques sous forme soluble et ceux sous forme de suspension.

En principe et en règle générale, les dérivés sous forme de suspension sont moins rapidement absorbés et, par conséquent, d'efficacité souvent plus prolongée que les dérivés solubles.

PRODUITS SOUS FORME DE SUSPENSION

- **Cortivazol** : *ALTIM*.
- **Bétaméthasone** : *DIPROSTÈNE*.
- **Méthylprednisolone** : *DÉPO-MÉDROL*.
- **Triamcinolone** : *HEXATRIONE, ou KENACORT RETARD*.
- **Prednisolone** : *HYDROCORTANCYL*.

La présentation en ampoule-seringue limite encore le risque septique.

PRODUITS HYDROSOLUBLES

- **Bétaméthasone** : *BETNESOL* (injection intradurale et péridurale permise pour les radiculalgies).
- **Bétaméthasone** : *CÉLESTÈNE* injectable (injection intradurale contre-indiquée et injection péridurale déconseillée compte tenu du risque de brèche).

ANESTHÉSIE LOCALE

Avant de réaliser une infiltration périarticulaire, il est parfois utile de mélanger au dérivé corticoïde 1 ou 2 mL d'un anesthésique local, par exemple lidocaïne, *XYLOCAÏNE* à 1 % (flacon de 20 mL).

FICHE INFIRMIÈRE

EXAMENS

Recueil des examens demandés tels que radiographies et, parfois, VS et CRP, hémostase, glycémie, glycosurie.

SURVEILLANCE DU TRAITEMENT

Bien que le geste thérapeutique de l'injection soit exclusivement fait par un médecin, l'infirmier(e) participe aux précautions locales, dominées par la notion d'asepsie stricte (*cf.* Fiche technique, ci-après).

FICHE TECHNIQUE

INJECTION INTRA-OU PÉRI-ARTICULAIRE D'UN DÉRIVÉ CORTICOÏDE

Le malade

- Le rassurer sur l'innocuité du geste, qui peut se faire dans son lit ou dans une salle de soins ou de radiologie, et lui expliquer que l'injection est presque indolore.
- S'enquérir de ses antécédents, tout particulièrement : diabète, ulcère gastroduodénal, traitement anticoagulant ou allergie à un anesthésique local, qui peuvent justifier des précautions particulières ; dans ces cas, le rappeler à l'opérateur. De même, s'il existe un état infectieux en cours.
- Vérifier que la peau de la région qui sera ponctionnée soit propre et qu'il n'existe pas d'infection cutanée de voisinage ; le rasage de la peau n'est pas indispensable, et est affaire de cas particuliers.

Préparation du matériel

Elle comporte un impératif absolu, l'asepsie ; en effet, l'inoculation accidentelle d'un germe transformerait un geste bénin en une redoutable complication : l'infection articulaire, qui expose à des séquelles fonctionnelles. Le risque est majoré par l'emploi des dérivés de la cortisone. On aura à sa disposition :

- un désinfectant pour la peau et les bouchons des flacons : alcool iodé, *BÉTADINE* ou autre, voire un désinfectant incolore efficace (chlorhexidine dosée à 0,5 % et non à 0,05 %), selon l'habitude du service ;

- des compresses stériles ;
- une paire de gants stériles pour l'opérateur qui prélèvera lui-même le produit.

Le plus souvent, on utilise des médicaments déjà contenus dans la seringue, ce qui diminue le risque de contamination pendant la manipulation. Si ce n'est pas le cas, il faut prévoir des aiguilles de gros calibre pour prélever le médicament à injecter, des seringues à usage unique de 1 à 2 mL (ou de 5 à 10 mL si un anesthésique est mélangé, ce qui est rare) et pour l'injection un jeu d'aiguilles à usage unique ; les deux modèles le plus souvent utilisés sont, pour les aiguilles longues : 5 cm × 8/10 mm (21 G) et pour les aiguilles courtes : 2,5 cm × 5/10 mm (25 G).

Si l'on doit retirer du liquide articulaire avant l'injection, prévoir pour son analyse des flacons stériles, contenant de l'héparine sèche (héparinate de sodium), que l'on agitera après remplissage pour éviter la coagulation trop rapide du liquide, et des étiquettes.

Il existe deux types de dérivés de la cortisone qui peuvent être injectés :

- les dérivés hydrosolubles, essentiellement l'*HYDROCORTANCYL*, en flacons de 5 mL (125 mg), qui ont une durée d'action relativement courte ;
- les dérivés présentés sous forme de suspension de microcristaux, qui ont une action étalée sur 2 à 3 semaines : *ALTIM, DIPROSTÈNE*, qui sont contenus dans une seringue, *HEXATRIONE* qui doit être prélevé.

Après l'injection

Il faut savoir qu'une réaction douloureuse n'est pas exceptionnelle dans les minutes ou plus souvent les heures qui suivent : 1 fois sur 7 environ. Elle est habituellement transitoire (24 à 48 h au maximum), d'intensité modérée et ne s'accompagne pas de fièvre. Elle peut nécessiter un traitement antalgique ou anti-inflammatoire prescrit par le médecin.

L'effet thérapeutique bénéfique de l'injection commence, pour les suspensions, selon les produits entre la 6e et la 24e h après l'infiltration. Il peut être retardé et son éventuelle inefficacité ne s'apprécie qu'après la première semaine. La durée varie selon le corticoïde employé et l'intensité des symptômes. L'effet bénéfique est plus rapide pour les produits hydrosolubles.

Une aggravation des douleurs avec fièvre survenant dans les jours qui suivent l'injection est inhabituelle. Il faut prévenir le médecin pour qu'il s'assure qu'il ne s'agit pas d'une complication infectieuse (prévoir alors le matériel pour une éventuelle ponction exploratrice de l'articulation).

FICHE PHARMACOLOGIE

CORTICOÏDES INJECTABLES PAR VOIE LOCALE

Prednisolone

HYDROCORTANCYL					
Indications : celles de la corticothérapie générale Injection intra-articulaire : 0,5 à 2 mL Injection périarticulaire : 0,5 à 2 mL Injection épidurale ou intrarachidienne : 75 à 125 mg	1 fl. 5 mL susp. inj. 25 mg/mL	4,80	I	65 %	4,80

Bétaméthasone ©

BETNESOL					
Corticothérapie locale (voies intra- et périarticulaires) : ¼ à 1 mL, tous les 3 à 21 j	3 amp. inj. 4 mg/mL	2,16	I	65 %	0,72
CÉLESTÈNE					
Corticothérapie locale (voies intra- et périarticulaires) : ½ à 1 amp. Voies intradurale contre-indiquée, et péridurale déconseillée	1 amp. 4 mg/mL	1,36	I	65 %	1,36
DIPROSTÈNE					
0,5 à 1 mL	1 inj. 5 mg/mL	4,29	I	65 %	4,29

Méthylprednisolone

DÉPO-MÉDROL					
Voies périarticulaires : 10 à 40 mg, renouvelables tous les 7 à 10 j Voies intra-articulaires : 4 à 80 mg, toutes les 2 sem., puis espacer	1 fl. 40 mg/1 mL	HOP	I		

Triamcinolone

HEXATRIONE					
Voie intra-articulaire : 0,5 à 2 mL x 1/mois	1 amp. 40 mg/2 mL	9,36	I	65 %	9,36
KENACORT RETARD					
Idem *HEXATRIONE*	1 fl. 40 mg/1 mL	2,05	I	65 %	2,05

Propriétés

Anti-inflammatoires stéroïdiens d'action puissante et rapide.

Indications

Injection intra-articulaire : arthrite inflammatoire, arthrose en poussées.

Injection dans les parties molles : talalgies, syndrome du canal carpien, maladie de Dupuytren.

Contre-indications

Grossesse : pas de contre-indication pour un traitement local occasionnel.

Allaitement : déconseillé pendant le traitement.

Infection bactérienne ou mycosique non contrôlée par un traitement spécifique.

Certaines infections virales en évolution, notamment varicelle, herpès et zona à manifestations oculaires.

Goutte.

Ulcère gastroduodénal en évolution.

États psychotiques.

Cirrhose alcoolique avec ascite.

Hépatites aiguës à virus A, B ou non A – non B.

Hypersensibilité à l'un des composants.

Toute affection cutanée évolutive au niveau du point d'injection est une contre-indication à la forme injectable.

CÉLESTÈNE : injection intradurale contre-indiquée et injection péridurale déconseillée compte tenu du risque de brèche.

Précautions d'emploi

L'injection doit être faite en peau saine.

Nécessité d'une asepsie rigoureuse.

La corticothérapie peut favoriser la survenue de complications infectieuses.

L'attention des sportifs est attirée sur la possibilité de réaction positive aux tests pratiqués lors des contrôles antidopage.

Effets indésirables

> Certains ne concernent que des injections répétées, d'autres peuvent suivre 1 seule injection.

- Rares cas de réactions d'hypersensibilité :
  - vasodilatation périphérique ;
  - lombalgies transitoires ;
  - exceptionnellement œdème de Quincke, choc anaphylactique.
- Effets indésirables propres à la voie locale :
  - propres à la voie d'administration : arthrites septiques et infections, péridurites et méningites, bursite septique, abcès ;
  - propres au corticoïde injecté : atrophie localisée des tissus musculaires, sous-cutanés et cutanés ; risque de rupture tendineuse.
- Désordres hydroélectrolytiques : hypokaliémie, alcalose hypokaliémique, rétention hydrosodée avec parfois hypertension artérielle, voire insuffisance cardiaque congestive.
- Troubles endocriniens et métaboliques : syndrome de Cushing iatrogène, inertie de la sécrétion d'ACTH parfois définitive, atrophie corticosurrénale, parfois définitive, diminution réversible de la tolérance au glucose, manifestation d'un diabète sucré latent, balance azotée négative due au catabolisme protidique, arrêt de la croissance chez l'enfant, prise de poids, parfois irrégularités menstruelles, hirsutisme.

> Le risque de déséquilibre d'un diabète connu est à prendre en compte systématiquement.

- Troubles musculo-squelettiques : atrophie musculaire, ostéoporose, avec parfois tassements vertébraux, ostéonécrose aseptique des têtes fémorales, ruptures tendineuses.
- Troubles digestifs : ulcères gastroduodénaux, hémorragies ulcéreuses, perforation d'ulcère, ulcérations du grêle.
- Troubles cutanés : atrophie cutanée, retard de cicatrisation, purpura, ecchymoses, acné surtout dorsale, hypertrichose.
- Troubles neuropsychiques : surexcitation avec euphorie et troubles du sommeil, rarement : accès d'allure maniaque, états confusionnels ou confuso-oniriques, possibilité de convulsions.
- Troubles oculaires : certaines formes de glaucome et de cataracte.

Interactions médicamenteuses

Elles ne concernent que les corticothérapies prolongées, donc *a priori* pas les injections locales de corticoïdes, pour un usage habituel.

ARTHROSE (GÉNÉRALITÉS)

FICHE MALADIE

DÉFINITION

L'arthrose est une affection dégénérative du cartilage articulaire extrêmement répandue. Entre 40 et 50 ans, 15 % de la population a au moins une lésion radiologique d'arthrose et ce chiffre passe à 85 % après 70 ans.

Cliniquement, l'arthrose des mains est la plus fréquente des localisations, suivie de l'arthrose des genoux, puis de l'arthrose de la hanche. L'arthrose de l'épaule, celle du coude, du poignet sont très rares, celle de la cheville exceptionnelle, et sont en général secondaires à un traumatisme local. L'arthrose du rachis sera envisagée à part.

CAUSES ET MÉCANISMES

L'étiologie de l'arthrose n'est pas encore connue ; elle est vraisemblablement multifactorielle : héréditaire et « mécanique » par mauvaise adaptation des surfaces articulaires entre elles. Le surpoids est un facteur de risque important.

FACTEURS DE RISQUE

Parmi les facteurs de risque, qui ne sont pas tous identifiés, certains semblent différents selon les localisations :

- Dans l'arthrose des doigts, on évoque une prédisposition génétique.
- Dans la coxarthrose, qui touche environ 1 % de la population française, le risque le mieux connu est l'existence d'une dysplasie de hanche ; ces malformations congénitales, de degrés divers, sont recherchées dès la naissance, ce qui permet de prendre des mesures immédiates et de prévenir ou de retarder la survenue de l'arthrose à l'âge adulte.
- Dans l'arthrose du genou, si certaines formes sont manifestement secondaires à une déviation de l'axe du membre (*genu varum, genu valgum*), à une mauvaise adaptation des surfaces articulaires d'origine traumatique (fractures, entorse grave, lésion méniscale), plus souvent l'arthrose du genou est dite primitive ; on invoque les microtraumatismes répétés liés au surmenage, et même la surcharge pondérale mais sans preuve formelle.

MÉCANISMES DES LÉSIONS D'ARTHROSE

La lésion initiale touche le cartilage qui se fissure en surface puis en profondeur, s'ulcère et progressivement se détruit, mettant à nu l'os sous-chondral.

Le cartilage lésé perd ses propriétés physiques d'élasticité et de résistance mécanique et s'use plus ou moins rapidement.

De part et d'autre de la zone cartilagineuse arthrosique, l'os se condense et des géodes peuvent y apparaître.

Une inflammation synoviale chronique est souvent associée, mais reste au second plan.

DIAGNOSTIC

SIGNES CLINIQUES

L'arthrose des membres inférieurs entraîne des douleurs dites « mécaniques » lors de la mise en charge et la mise en fonction de l'articulation, atténuées par le repos. Elles sont exagérées par l'effort, la fatigue et augmentent en fin de journée. Elles ne subissent habituellement pas de recrudescence nocturne ni d'exacerbation au réveil. Le handicap fonctionnel est fonction de l'intensité de la douleur mais aussi des déformations articulaires.

L'arthrose des doigts se caractérise par la déformation des articulations atteintes, rapidement visible, et par les douleurs qui l'accompagnent.

EXAMENS COMPLÉMENTAIRES

L'arthrose se caractérise par des images radiologiques de condensation osseuse qui apparaissent dans les zones d'hyperpression (où peuvent se développer des géodes) et, surtout, une ostéophytose marginale (ce sont les « becs de perroquet » du rachis). Plus tard, apparaît un pincement de l'interligne qui traduit l'usure cartilagineuse.

TRAITEMENT

L'origine de l'arthrose étant pratiquement inconnue, le traitement est essentiellement symptomatique lors des poussées douloureuses et/ou « congestives » : mise au repos et médications.

TRAITEMENT MÉDICAMENTEUX

Le premier objectif recherché est l'amélioration de la fonction et la diminution de la douleur, qui relève d'abord des antalgiques.

Les anti-inflammatoires sont utilisés en complément, pour diminuer la part « congestive » des symptômes, mais souvent aussi pour leur effet antalgique propre.

Les risques thérapeutiques, dans un traitement souvent prolongé, doivent donc être mesurés.

Les injections intra-articulaires de dérivés de la **cortisone** (dénommées « infiltrations »), bien utilisées, constituent un traitement symptomatique important dans les poussées douloureuses. Les injections d'**acide hyaluronique** (dites de « visco-supplémentation ») ont souvent un effet non négligeable et parfois durable dans les formes peu évoluées.

Les médications dites « anti-arthrosiques symptomatiques d'action lente » (AASAL) peuvent représenter un traitement d'appoint, en cure discontinue, dans la mesure où, en général après 2 à 3 mois, elles permettent à certains sujets de diminuer leur consommation d'antalgique.

TRAITEMENT CHIRURGICAL

Dans les formes où le traitement médical n'est pas suffisant, et lorsque la destruction cartilagineuse irréversible est trop importante, le traitement chirurgical (avant tout actuellement la mise en place d'une prothèse articulaire) rend des services considérables.

PRONOSTIC

Le pronostic de l'arthrose est individuellement délicat à prévoir. En effet, bien que l'aggravation anatomique soit inéluctable, et souvent l'aggravation fonctionnelle, il n'y a pas de parallélisme strict entre la présence des lésions arthrosiques et celle des manifestations en rapport, ni en ce qui concerne leur intensité, ni en ce qui concerne leur rythme évolutif. Il ne faut donc pas systématiquement inquiéter à l'avance les patients arthrosiques. Seule la surveillance régulière de l'évolution permettra de repérer les formes à retentissement sévère, justiciables lorsque le traitement médical est devenu inefficace, d'un traitement chirurgical, aujourd'hui dominé par la mise en place de prothèses pour les articulations des membres.

FICHE INFIRMIÈRE

APPRÉCIATION DU HANDICAP

Les infirmier(e)s participent à l'adaptation et à la rééducation de la personne présentant un handicap d'origine arthrosique :

- en analysant les modalités de survenue de la douleur et son intensité (échelle visuelle analogique, EVA), les gestes et fonctions rendus difficiles, et en tenant compte des constatations pendant les soins infirmiers lors des hospitalisations ;
- en l'aidant à rechercher les personnes susceptibles de lui procurer un soutien (famille, amis, visiteurs de malades), une aide (assistante sociale, kinésithérapeute).

Il peut être utile de lui communiquer les adresses d'associations de malades atteints de la même affection que lui, ou d'organismes scientifiques.

Le handicap pour le genou et la hanche peut être apprécié et suivi par l'indice algofonctionnel de Lequesne. L'indication opératoire est justifiée si le handicap est important (score de 8 à 10 points) ou très important (11 à 13 points), malgré un traitement médical bien conduit.

Indice algofonctionnel de Lequesne

I. Douleur ou gêne		II. Périmètre de marche maximale (en consentant à souffrir) :	
A. La nuit au lit :			
– même immobile	2	– limité mais supérieur à 1 km	1
B. Le matin lors du dérouillage :		– environ 1 km(±15 min)	2
– pendant 1 à 15 min	1	– 500 à 900 m (± 8 à 15 min)	3
– pendant plus de 15 min	2	– 300 à 500 m	4
C. Lors de la station debout ou du piétinement pendant 1/2 h	1	– 100 à 300 m	
		– moins de 100 m	
		– 1 canne ou une	5
		canne-béquille	6
		– 2 cannes ou	+1
		cannes-béquilles	+2

D. Lors de la marche : – seulement après quelque distance – très rapidement et de façon croissante	1 2		
E. Hanche : lors de la station assise prolongée (2 h) sans se relever	1		
F : Genou : pour se relever d'un siège sans s'aider des bras	1		
III. Difficultés de la vie quotidienne/hanche :		III. Difficultés de la vie quotidienne/genou :	
– mettre ses chaussettes par devant	0 à 2	– monter un étage	0 à 2
– ramasser un objet à terre	0 à 2	– descendre un étage	0 à 2
– monter et descendre un étage	0 à 2	– s'accroupir	0 à 2
– sortir d'une voiture, d'un fauteuil profond	0 à 2	– marcher en terrain irrégulier	0 à 2
IV. Retentissement sur l'activité sexuelle, seulement pour l'indication opératoire à la hanche chez les femmes en activité génitale	0 à 2	*Cotations III et IV :* – pas de difficulté : 0 ; – possible avec difficulté modeste : 0,5 ; – moyenne : 1 ; – importante : 1,5 ; – impossible : 2.	

RHUMATOLOGIE

FICHE PHARMACOLOGIE

ANTIARTHROSIQUES SYMPTOMATIQUES D'ACTION LENTE (AASAL)

■ Diacéréine ©

ART					
1 gél. matin et soir, au milieu du repas	30 gél. 50 mg		I	NR	

Propriétés

Antiarthrosique d'action lente (l'effet apparaît vers le 30e j de traitement et est significatif vers le 45e j).
Son mécanisme d'action reste encore mal expliqué.

Indications

Traitement symptomatique des manifestations fonctionnelles de l'arthrose.
Remarque : l'action est différée ; le délai de 30 à 45 j nécessaire au développement de l'effet antalgique peut nécessiter d'initier le traitement par les **antalgiques**/anti-inflammatoires habituels dont l'action est immédiate.

Contre-indications

Grossesse : il est recommandé de ne pas administrer la **diacéréine** pendant les 3 premiers mois.
Allaitement : contre-indication.
Allergie avérée à la rhéine et aux substances d'activité proche.
Insuffisance hépatique sévère.
Ne pas administrer à l'enfant (moins de 15 ans).

Précautions d'emploi

Chez l'insuffisant rénal (clairance de la créatinine inférieure à 30 mL/min), les posologies quotidiennes sont à réduire de moitié.

Effets indésirables

L'effet indésirable le plus fréquemment signalé est une diarrhée bénigne ou des selles molles, des douleurs abdominales.
Le traitement peut entraîner une coloration des urines variant du jaune orangé au rouge, voire au marron.

Interactions médicamenteuses

L'administration d'un **antiacide** d'action locale simultanée ou décalée de 1 h par rapport à la prise d'*ART* diminue significativement la quantité de rhéine circulante.
L'administration concomitante d'*ART* et d'**anti-H2** de type **cimétidine** ne modifie pas de façon significative les paramètres pharmacocinétiques plasmatiques et urinaires de la rhéine.

■ Chondroitine sulfate sodique

CHONDROSULF					
1 gél. ou sach. x 3/j aux repas	84 gél. 400 mg 30 sach. 1 200 mg		I	NR NR	
STRUCTUM					
1 gél. x 2/j aux repas	60 gél. 500 mg		I	NR	

Propriétés

Antiarthrosique d'action lente (l'effet est retardé de 2 mois environ et peut persister après l'arrêt du traitement).

Indications

Traitement symptomatique à action retardée des manifestations fonctionnelles de l'arthrose (gonarthrose et coxarthrose).

Contre-indications

Grossesse et **allaitement** : absence de données.
Allergie à l'un des constituants du produit.
Enfant (moins de 16 ans).

Précautions d'emploi

Prise au moment des repas.

Effets indésirables

Cutanés : des éruptions érythémateuses de type allergique ont été décrites.
Digestifs : rarement nausées, vomissements.

■ Insaponifiables de soja et d'avocat

PIASCLÉDINE					
1 gél./j au milieu d'un repas	30 gél. 300 mg 60 gél. 300 mg 90 gél. 300 mg			NR NR NR	

Indications

Utilisé en traitement d'appoint des douleurs arthrosiques.
Médication à visée trophique.

Effets indésirables

Rares régurgitations à odeur lipidique qui peuvent être évitées en prenant la gélule au milieu d'un repas.

■ Glucosamine

FLEXÉA					
2 cp. x 1/j	60 cp. 625 mg			NR	
OSAFLEXAN					
1 sachet-dose/j à dissoudre dans un verre d'eau	30 sach. 1 178 mg			NR	
STRUCTOFLEX					
2 gél. x 1/j	60 gél. 625 mg			NR	

Propriétés

Composant endogène stimulant la synthèse du liquide synovial et de la matrice du cartilage.
Le soulagement des symptômes peut n'apparaître qu'après plusieurs semaines de traitement mais reconsidérer la poursuite du traitement après 2 ou 3 mois.

Indications

Soulagement des symptômes de l'arthrose légère à modérée du genou.

Contre-indications

Allergie aux crustacés.

Précautions d'emploi

Contient du sodium.

Effets indésirables

Maux de tête, fatigue.
Douleur abdominale, nausée, diarrhée, constipation.

Interactions médicamenteuses

Anticoagulants coumariniques (**warfarine**, **acénocoumarol**) : augmentation de l'effet anticoagulant.

ARTHROSE DES DOIGTS

FICHE MALADIE

DÉFINITION, CAUSES ET MÉCANISMES

Les doigts sont une des localisations les plus fréquentes de la maladie arthrosique, et l'on reconnaît souvent à son origine des facteurs familiaux.

DIAGNOSTIC

Habituellement bilatérale, volontiers déformante, ses manifestations cliniques sont, globalement, très rarement douloureuses et de façon intermittente ; une gêne fonctionnelle peut être notée, variable selon les individus et leur activité.

On distingue cliniquement :

• la rhizarthrose (arthrose de la racine du pouce), qui correspond à l'atteinte de l'articulation trapézo-métacarpienne ; elle entraîne dans les formes évoluées une subluxation en dehors du pouce ;

• les nodosités d'Heberden, qui sont la localisation la plus fréquente, sur les articulations interphalangiennes distales (IPD), entre la 2e et la 3e phalange, réalisant une saillie dorsale ;

• les nodosités de Bouchard, qui sont la localisation sur les articulations interphalangiennes proximales (IPP), entre la 1re et la 2e phalange ;

• l'arthrose du 1er orteil, qui porte le nom *d'hallux rigidus,* ou *d'hallux valgus* lorsqu'elle s'accompagne d'une déviation en dehors de l'extrémité de l'orteil ; elle est favorisée par le port de chaussures à bout trop étroit et à talons hauts.

TRAITEMENT

Le traitement ne s'adresse qu'aux manifestations douloureuses.

TRAITEMENT LOCAL

• Réduction de l'activité articulaire, port d'une orthèse d'immobilisation (pour le pouce, immobilisation en abduction), en matériau thermoplastique moulé, qui limite peutêtre aussi la déformation.

• Application locale biquotidienne d'un gel anti-inflammatoire (AINS), souvent utile si elle est faite avec assiduité : *VOLTARÈNE EMULGEL, KÉTUM, GELDÈNE, NIFLUGEL*, etc.

• Injections intra-articulaires de corticoïdes, plus efficaces pour la rhizarthrose que pour les autres localisations.

• Voire injection intra-articulaire, sous contrôle radiologique, d'acide hyaluronique.

TRAITEMENT MÉDICAMENTEUX

• Antalgiques usuels : *ASPIRINE,* s'il est bien toléré ; paracétamol, régulièrement ou occasionnellement, en particulier prise dans la demi-heure précédant une activité importante.

• Prescription éventuelle d'un antiarthrosique symptomatique d'action lente (AASAL), dans la mesure où, après en général 2 à 3 mois, il permet de diminuer la consommation d'antalgique :

– **diacerhéine** (*ART 50*) ;

– **chondroïtine sulfate sodique** : *CHONDROSULF,* ou *STRUCTUM* ;

– **insaponifiables d'avocat et de soja** (*PIASCLÉDINE* 300) ;

– **oxacéprol** (*JONCTUM 200 mg*) : 1 gél. 3 fois/j, au début des repas.

• Très rarement, prescription d'un AINS par voie orale, en cure courte lors d'une poussée congestive, en particulier dans les formes érosives.

TRAITEMENT CHIRURGICAL

Exceptionnellement, en cas d'impotence majeure et durable du pouce, on pourra discuter une intervention chirurgicale : arthroplastie par prothèse ou, éventuellement, arthrodèse (pour obtenir un pouce stable et indolore chez un travailleur manuel, par exemple).

Certaines arthroses des IPP peuvent également bénéficier de prothèses.

PRONOSTIC

Après une période douloureuse de quelques mois ou années, ces localisations deviennent généralement indolores, même si elles laissent une déformation inesthétique (dans la rhizarthrose, la déformation est plus en rapport avec la subluxation du pouce qu'avec l'ostéophytose).

FICHE INFIRMIÈRE

EXAMENS

Il n'y a pas d'examens particuliers pour cette pathologie ambulatoire.

SURVEILLANCE DU TRAITEMENT

SOINS – TRAITEMENTS

Préparation du matériel pour une injection intra-articulaire : *cf.* Fiche technique, *chapitre* Corticothérapie locale, p. 1583.

Préparation éventuelle du matériel de confection d'une orthèse d'immobilisation.

EFFICACITÉ DU TRAITEMENT

Il faut se rappeler que les médications AASAL ne sont pas des antalgiques à effet immédiat, et le rappeler au patient.

EFFETS INDÉSIRABLES

Ils sont propres à chaque produit : en particulier diarrhée, et réaction cutanée pour les gels AINS ; réaction douloureuse après injection de corticoïdes, banale le 1er jour, mais sujette à interprétation si elle est décalée ou accompagnée de fièvre et de signes inflammatoires locaux.

ÉDUCATION ET CONSEILS

Rassurer les patients.

> Cette localisation de l'arthrose est très fréquente. Pour l'arthrose des doigts, particulièrement, l'atténuation des douleurs est commune après quelques années d'évolution.

ARTHROSE DU GENOU

FICHE MALADIE

DÉFINITION

La gonarthrose, ou arthrose du genou, est une des localisations les plus fréquentes de l'arthrose des membres.

CAUSES ET MÉCANISMES

Certaines gonarthroses sont secondaires :

- à une mauvaise adaptation des surfaces articulaires d'origine traumatique (fractures du tibia, des condyles fémoraux, de la rotule, entorse grave, lésion méniscale) ;
- à une déviation axiale du genou : *genu valgum* ou *genu varum,* à une subluxation externe de la rotule.

Le plus souvent l'arthrose du genou est dite primitive et cette localisation très fréquente de l'arthrose touche habituellement une femme près de la ménopause ; elle est le plus souvent bilatérale.

DIAGNOSTIC

SIGNES CLINIQUES

Les douleurs de l'arthrose des genoux sont dites « mécaniques » : à la marche, dans les escaliers (à la montée et plus encore à la descente), au lever après une station assise prolongée, à l'accroupissement.

On peut reproduire une douleur à la palpation de l'interligne fémoro-tibial, à la mobilisation de la rotule que l'on appuie en même temps sur la trochlée fémorale (« signe du rabot » : sensation de raclement douloureux parfois audible).

Il existe une légère limitation douloureuse des mouvements du genou, en flexion surtout ; l'examen du malade debout peut mettre en évidence une déviation de l'axe du membre inférieur, *genu valgum* (jambes en « X ») ou *genu varum* (jambes en « O »), qui peut être primitive et à l'origine de l'arthrose ou, à l'opposé, être secondaire à l'arthrose.

Dans les formes évoluées, les deux genoux sont gros et déformés. Le gonflement articulaire est habituellement froid et ne s'accompagne d'aucun signe inflammatoire ; il est dû à l'hypertrophie des tissus périarticulaires et à la prolifération osseuse (ostéophyte). Parfois, il existe aussi un épanchement de liquide synovial dans l'articulation ; l'analyse montre son caractère « mécanique », pauvre en cellules.

SIGNES RADIOGRAPHIQUES

L'examen radiographique comporte plusieurs incidences :

- Cliché de profil, étudiant l'interligne fémororotulien (ou fémoro-patellaire) où commencent généralement les lésions arthrosiques.
- Clichés de face, qui doivent toujours être pris debout, « en charge ». Les lésions peuvent atteindre un seul ou les deux compartiments de l'interligne fémoro-tibial (externe ou interne). On y retrouve :
  - le pincement de l'interligne qui traduit l'usure du cartilage ;
  - l'ostéophytose marginale sur le tibia ou les condyles fémoraux, la rotule, avec un aspect souvent acéré des épines tibiales ;
  - l'ostéosclérose, de part et d'autre du pincement ; les géodes y sont très rares.
- Clichés en incidence « axiale » du genou, qui permettent une meilleure étude de l'interligne fémoro-rotulien dans les lésions débutantes, et qui permettent également de mettre en évidence une malformation ou une malposition de la rotule à l'origine de l'arthrose (subluxation externe).

TRAITEMENT

Le traitement médical fait appel aux médications antalgiques, dont l'*ASPIRINE* et le **paracétamol** sont la base, aux **anti-inflammatoires** non stéroïdiens, en cures brèves et qui nécessitent une surveillance rigoureuse, aux injections intra-articulaires de dérivés corticoïdes, qui doivent être faites avec une très grande asepsie et à une fréquence très espacée, ou aux injections d'acide hyaluronique.

Il est complété par des mesures d'hygiène physique : réduire ou fractionner la station debout et la marche ; éviter les escaliers ; cure d'amaigrissement, rééducation (rééducation des quadriceps et de la mobilité) et, parfois, cures thermales.

Le traitement chirurgical fait appel, parfois, aux ostéotomies correctrices d'une grande déviation axiale et à la correction éventuelle d'une subluxation externe de la rotule mais, surtout, dans les cas fonctionnellement sévères, aux prothèses totales du genou, qui ont transformé le pronostic de ces formes.

PRONOSTIC

L'évolution est généralement lente et relativement bien tolérée, mieux que celle de la coxarthrose.

Sur un fond douloureux d'intensité très variable, mais généralement modeste et intermittent, peuvent survenir des épisodes franchement plus douloureux et des épisodes avec épanchement de liquide synovial.

Comme il est fréquent au cours de l'arthrose, il n'y a pas, à un moment donné, de parallélisme entre les lésions radiologiques et la douleur ; toutefois, l'existence d'un *genu varum* entraîne plus de douleurs.

FICHE INFIRMIÈRE

EXAMENS

En consultation externe, la pratique infirmière consiste à s'assurer que les radiographies prescrites, les résultats d'analyse d'un épanchement synovial précédent sont bien disponibles.

En cas d'hospitalisation pour mise en place d'une prothèse, la surveillance postopératoire porte sur l'état local (pansements, redons, etc.) mais aussi sur la prévention des complications thromboemboliques (traitement anticoagulant préventif, état des mollets, température et pouls).

SURVEILLANCE DU TRAITEMENT

SOINS - TRAITEMENTS

En consultation externe, l'infirmier(e) peut être amené(e) à préparer le matériel nécessaire pour une injection intra-articulaire d'un dérivé de la **cortisone** ou d'**acide hyaluronique** (*cf.* Corticothérapie locale, p. 1582, Visco-supplémentation, ci-après), ou pour l'évacuation du liquide synovial (*cf.* Fiche technique, ci-après).

EFFICACITÉ DU TRAITEMENT

Appréciation de la diminution de l'intensité de la douleur (échelle visuelle analogique, EVA), de l'amélioration de la fonction articulaire, et appréciation « globale » du patient. L'action favorable des injections locales de corticoïdes ne commence habituellement que 24 h après l'injection ; celle de l'acide hyaluronique est retardée.

EFFETS INDÉSIRABLES

Rechercher les effets indésirables connus de certains antalgiques (constipation pour les dérivés codéinés ou le **tramadol**), des anti-inflammatoires (gastralgies, diarrhée, etc.), des injections locales de corticoïdes (réaction douloureuse banale dans les 24 premières heures, inquiétante si elle est retardée et plus encore si elle est fébrile).

ÉDUCATION ET CONSEILS

Les conseils peuvent porter sur les modalités de prise des médications et sur leurs risques connus, sur l'intérêt de la rééducation (renforcement des quadriceps, assouplissement), sur l'utilité de l'amaigrissement en cas de surcharge pondérale.

> L'objectif des traitements (local, médicamenteux, voire parfois chirurgical) est d'améliorer la fonction articulaire, la marche, et de restituer une autonomie fonctionnelle au patient.

FICHE TECHNIQUE

PREPARATION DU MATERIEL POUR UNE PONCTION EVACUATRICE DU GENOU

Lorsqu'une ponction articulaire est effectuée, la préparation du matériel est dominée par la notion d'asepsie, qui doit être rigoureuse pour qu'il n'y ait pas de contamination extérieure pouvant fausser l'interprétation des résultats attendus. On aura à sa disposition :

- un haricot, un plateau stérile, des compresses stériles et du sparadrap ;
- une paire de gants stériles pour l'opérateur et un champ perforé stérile ;
- un désinfectant pour la peau et les bouchons des flacons : alcool iodé, *BÉTADINE* ou autre, voire un désinfectant incolore efficace (**chlorhexidine** en solution à 0,5 %), selon l'habitude du service, ainsi que de l'alcool à 90 ° ;

- des seringues à usage unique, d'une contenance de 20 mL au moins. Pour évacuer le liquide synovial d'un genou, on utilise une aiguille de 5 à 6 cm de long et d'un calibre de 11/10e de mm (19 G). Si l'on pense que le liquide à prélever risque d'être de nature infectieuse, il est préférable d'utiliser une aiguille de gros calibre. C'est l'opérateur qui adaptera l'aiguille choisie à la seringue ;
- des flacons stériles, contenant de l'héparine sèche (héparinate de sodium), que l'on agitera après remplissage pour éviter la coagulation trop rapide du liquide ;
- des étiquettes qui auront été préparées pour adresser le ou les flacons dans les laboratoires qui feront l'analyse cytologique, bactériologique, chimique et la recherche de microcristaux.

VISCO-SUPPLÉMENTATION

FICHE MALADIE

DÉFINITION ET MODE D'ACTION

Il s'agit de l'utilisation de produits dont l'effet consiste, pour leurs promoteurs, à apporter une « visco-supplémentation » à l'articulation et, de ce fait, à diminuer la douleur et la gêne et à accroître l'amplitude articulaire.

Ces produits sont de la famille de l'acide hyaluronique ; celui-ci est un composant normal du liquide synovial (auquel il confère ses propriétés visco-élastiques) qui joue un rôle important dans la « lubrification » des surfaces cartilagineuses en contact.

Ils ne sont pas, pour la plupart, considérés comme des médicaments mais sont classés dans la catégorie « Dispositifs médicaux » du dictionnaire *Vidal*.

Certains sont disponibles directement en pharmacie, d'autres non, et le patient doit alors s'adresser au laboratoire avec une ordonnance du prescripteur. Ils sont actuellement pris en charge partiellement par l'assurance-maladie. Le reste pouvant être pris ou non en charge par les mutuelles complémentaires, leur prix étant très variable).

INDICATIONS

L'indication principale est l'arthrose du genou.

Certains des produits peuvent également être injectés dans la hanche arthrosique, dans l'articulation trapézo-métacarpienne (rhizarthrose du pouce), de préférence sous contrôle radiologique, ou dans d'autres articulations arthrosiques des membres.

TRAITEMENT

Le traitement consiste habituellement, pour le genou, en 3 injections de produit à 1 semaine d'intervalle, par voie strictement intraarticulaire et avec les précautions habituelles d'asepsie, et après évacuation d'un éventuel épanchement. D'autres modalités sont possibles ou à l'étude.

Il est recommandé que l'injection, qui doit être faite par un rhumatologue, un chirurgien orthopédiste ou un médecin de médecine physique et de réadaptation, soit suivie d'une période de repos physique et, parfois, de l'application d'une poche de glace.

Ce traitement ne doit pas être renouvelé dans la même articulation avant 6 à 9 mois.

PRONOSTIC

Les résultats obtenus avec ces produits, peuvent être intéressants pour un patient donné, mais il semble qu'une hauteur « suffisante » de cartilage restant soit nécessaire pour que l'effet soit appréciable.

FICHE INFIRMIÈRE

SURVEILLANCE DU TRAITEMENT

SOINS – TRAITEMENTS

L'infirmier(e) intervient dans ce type de traitement dans les mêmes conditions que pour une injection intra-articulaire d'un dérivé de la cortisone (*cf.* Fiche technique, *chapitre* Corticothérapie locale, p. 1583). Pour la désinfection cutanée, les règles sont les mêmes ; mais il est déconseillé en général d'utiliser les produits à base d'ammoniums quaternaires (**chlorure de benzalkonium**) ou la **chlorexidine** qui sont susceptibles d'entraîner une précipitation du produit.

EFFETS INDÉSIRABLES

Une rougeur ou un œdème local modéré peuvent survenir après l'injection ; très rarement une réaction inflammatoire articulaire conduit à évacuer le genou et à prescrire un AINS.

ÉDUCATION ET CONSEILS

Rappeler au patient qu'un repos physique est conseillé pendant les 24 h qui suivent l'injection, et que ces produits ont une action décalée et retardée.

FICHE PHARMACOLOGIE

VISCO-SUPPLÉMENTATION

■ Hyaluronate de sodium

HYALGAN					
Traitement symptomatique de l'arthrose	1 ser. 20 mg/2 mL		I	NR	

Propriétés

Agent de remplacement et supplément temporaire du liquide synovial, qui vise à rétablir les propriétés physiologiques et rhéologiques des tissus de l'articulation arthrosique, à réduire la douleur et la gêne, et à accroître l'ampleur du mouvement.

Indications

Arthrose du genou essentiellement ; plus rarement arthrose de la hanche, voire rhizarthrose du pouce (injection de préférence sous contrôle radiologique).

Contre-indications

Hypersensibilité à la substance active ou à l'un de ses excipients.

Ne pas injecter sur un genou infecté ou en cas de poussée inflammatoire importante, ni en cas de stase veineuse ou lymphatique de la jambe, ni en cas d'infection ou de lésion cutanée au site de l'injection.

Le produit n'a pas été évalué chez la femme enceinte ni chez l'enfant, circonstances inhabituelles d'arthrose.

Précautions d'emploi

Ne pas injecter par voie intravasculaire, ni en dehors de la cavité articulaire ou dans le tissu synovial ou la capsule.

Ne pas injecter en cas d'épanchement important ; toujours aspirer un éventuel liquide avant l'injection.

Pour la désinfection cutanée, il est conseillé dans les notices d'éviter les produits à base

d'ammonium quaternaire (chlorure de benzalkonium) ou de **chlorhexidine** qui sont susceptibles d'entraîner une précipitation du produit.
Il est recommandé que l'injection, qui doit être faite par un rhumatologue, un chirurgien orthopédiste ou un médecin de médecine physique et de réadaptation, soit suivie d'une période de repos physique, et parfois de l'application d'une poche de glace.

Effets indésirables

Réaction d'hypersensibilité (allergie aux produits d'origine aviaire et à certaines protéines) : démangeaison, éruption, urticaire.

Une rougeur ou un œdème local modéré peuvent survenir après l'injection ; très rarement une réaction inflammatoire articulaire conduit à évacuer le genou (le liquide sera systématiquement analysé pour écarter une cause infectieuse ou microcristalline) et à prescrire un **AINS**.
Une asepsie rigoureuse, une injection en dehors de tout contexte infectieux général et local doivent permettre d'éviter le risque d'infection articulaire.

Interactions médicamenteuses

Le produit n'a pas d'effet systémique connu.

SYNDROME FÉMORO-PATELLAIRE

FICHE MALADIE

DÉFINITION ET DIAGNOSTIC

La définition du syndrome fémoro-patellaire, ou fémoro-rotulien, est symptomatique et fonctionnelle ; il est caractérisé par une douleur de la face antérieure du genou majorée par les contraintes imposées à l'appareil extenseur : descente d'escaliers, position assise prolongée, accroupissement.
L'examen radiographique étudie la position de la rotule par rapport à la trochlée fémorale, sur des incidences dites « axiales », en flexion du genou (30°). Rarement, on demande une étude du défilé fémoro-rotulien par scanner.

CAUSES ET MÉCANISMES

Ce syndrome peut :
- être le témoin d'une arthrose du genou, en particulier fémoro-rotulienne, et en précéder l'apparition radiologique ;
- mais aussi survenir chez des sujets jeunes, traduisant une dysplasie de la rotule ou de la trochlée fémorale, une chondromalacie ou simplement un surmenage rotulien (sportifs), parfois un traumatisme.

TRAITEMENT

Il comporte dans la majorité des cas :
- la mise au repos relatif ;
- la prescription d'antalgiques : **paracétamol** ;
- la kinésithérapie éventuellement : 15 séances de rééducation, avec renforcement du quadriceps (et du vaste interne quand il existe aussi une tendance à la subluxation externe de la rotule). Le sujet aura toujours intérêt à poursuivre très régulièrement les exercices appris (auto-rééducation).

En cas d'épanchement associé, une cure brève d'un AINS, ou 1 à 2 injections intraarticulaires de corticoïdes, sont indiquées, comme dans la gonarthrose.
Dans de très rares cas, une intervention chirurgicale, de réaxation de la rotule, peut être proposée.

PRONOSTIC

Très favorable, en particulier chez le sujet jeune, même s'il peut avoir une tendance à se prolonger sur plusieurs mois, voire plus.

FICHE INFIRMIÈRE

SURVEILLANCE DU TRAITEMENT

On se référera à la Fiche infirmière du *chapitre* Arthrose du genou, p. 1595.

Préparation du matériel pour une injection intra-articulaire : *cf.* Fiche technique, *chapitre* Corticothérapie locale, p. 1583.

ÉDUCATION ET CONSEILS

L'infirmier(e) rassurera le patient quant au pronostic.

ARTHROSE DE LA HANCHE

FICHE MALADIE

DÉFINITION

La coxarthrose, ou arthrose de la hanche, est une localisation très fréquente de l'arthrose qui touche environ 1 % de la population.

CAUSES ET MÉCANISMES

Certaines coxarthroses sont secondaires à une mauvaise adaptation des deux pièces de l'articulation (cotyle et tête fémorale), en général une malformation : il s'agit essentiellement d'une subluxation congénitale de la hanche ou d'une dysplasie congénitale faisant intervenir une insuffisance cotyloïdienne et/ou une *coxa valga*.

Très souvent la coxarthrose est dite primitive, volontiers bilatérale et sans facteur étiologique reconnu.

DIAGNOSTIC

SIGNES CLINIQUES

Les douleurs de la coxarthrose sont dites « mécaniques » : apparues et aggravées à l'appui, à la fatigue, à la marche qui peut être limitée ; calmées par le repos et le décubitus. Elles siègent à l'aine, irradiant à la face antérieure de la cuisse ; à la région trochantérienne, irradiant à la face externe de la cuisse ; à la fesse, irradiant à la face postérieure de la cuisse ; parfois la douleur siège exclusivement au genou.

L'examen clinique apprécie la limitation douloureuse des mouvements de la hanche.

Douleur et raideur sont responsables d'une impotence fonctionnelle d'importance variable : au début fatigabilité anormale, douleur au démarrage, au lever d'une chaise, puis gêne pour marcher et boiterie ; difficulté à porter le pied sur le genou opposé, à mettre ses chaussettes et ses chaussures, à couper les ongles des pieds.

EXAMENS COMPLÉMENTAIRES

L'examen radiographique comporte un cliché du bassin de face debout et des clichés de chaque hanche de face et en « faux profil ». Il montre les signes de l'arthrose : pincement localisé de l'interligne qui traduit l'usure cartilagineuse ; ostéophytose marginale, fémorale et cotyloïdienne ; ostéocondensation de part et d'autre du pincement et dans laquelle des géodes peuvent se creuser. Il permet de distinguer les coxarthroses secondaires des coxarthroses primitives.

TRAITEMENT

Il doit tenir compte de différents facteurs : unilatéralité ou bilatéralité de l'atteinte, stade et mode évolutif, étiologie, secondaire ou non à une malformation ; degré d'impotence et retentissement fonctionnel, professionnel ou social.

Il fait appel le plus souvent :

- à des mesures d'hygiène physique : réduire la station debout et la marche, pratique de la natation et de la bicyclette, amaigrissement ;

• aux médications antalgiques dont l'*ASPIRINE* et le **paracétamol** sont la base ;
• aux anti-inflammatoires non stéroïdiens, qui nécessitent une surveillance rigoureuse ;
• parfois aux antiarthrosiques symptomatiques d'action lente ;
• à la rééducation, de préférence en piscine, aux cures thermales.

Cependant, la chirurgie a une place importante dans le traitement de la coxarthrose. Il s'agit très schématiquement :

• parfois, de la chirurgie corrective des malformations architecturales, à un stade précoce, alors que les lésions arthrosiques sont débutantes et symptomatiques : ostéotomies de correction, butées ostéoplastiques ; elles ralentissent l'évolution ;
• surtout, chez les sujets plus âgés (en général après 65 ans) et lorsque le traitement médical est inefficace, d'arthroplastie ou prothèse totale de la hanche, remplaçant à la fois la tête et le cotyle pathologique.

Si cette intervention a profondément bouleversé le pronostic de la coxarthrose, il n'en reste pas moins que la majorité des coxarthroses ressort d'un traitement médical.

PRONOSTIC

D'une façon générale, la limitation des mouvements s'accentue progressivement. Mais l'évolution, pour un malade donné, est généralement assez difficile à schématiser. Comme il est fréquent en matière d'arthrose, à un moment donné, il n'y a pas de parallélisme strict entre les lésions anatomiques et les douleurs. Il est ainsi des formes indolores ou peu douloureuses de coxarthroses radiologiquement évoluées. À l'opposé, il est des formes évolutives particulières par l'importance des douleurs ou par la rapidité de la destruction anatomique (coxarthrose destructrice rapide). C'est l'importance du retentissement fonctionnel qui est l'élément principal dans l'indication de la mise en place d'une prothèse de hanche.

FICHE INFIRMIÈRE

EXAMENS

En consultation externe, la pratique infirmière consiste à s'assurer que les radiographies prescrites, les résultats d'analyses sont bien disponibles, et à prévoir les rendez-vous ultérieurs. La remise d'une fiche de conseils pratiques est toujours utile pour les patients opérés (*cf.* Fiche technique, ci-après).

SURVEILLANCE DU TRAITEMENT

SOINS – TRAITEMENTS

En cas d'hospitalisation pour mise en place d'une prothèse, la surveillance postopératoire porte sur l'état local, mais aussi sur la prévention des complications thromboemboliques (traitement anticoagulant préventif, état des mollets, température et pouls) : *cf.* Fiche technique, ci-après.

EFFICACITÉ DU TRAITEMENT

Appréciation de la diminution de l'intensité de la douleur (échelle visuelle analogique, EVA), de l'amélioration de la fonction articulaire, et appréciation « globale » du patient. Surveillance du traitement anticoagulant postopératoire (INR, en cas d'antivitamines K).

EFFETS INDÉSIRABLES

Recherche des effets indésirables connus de certains antalgiques (constipation pour les dérivés codéinés ou le **tramadol**), des anti-inflammatoires (gastralgies, diarrhée, etc.).

Signes de surdosage en anticoagulants (gingivorragies, hématomes, autres saignements), thrombopénie pour les patients sous héparine de bas poids moléculaire.

ÉDUCATION ET CONSEILS

Les conseils peuvent porter sur les modalités de prise des médications et sur leurs risques connus, sur l'intérêt de la rééducation, sur l'utilité de l'amaigrissement en cas de surcharge pondérale.

C'est l'importance du retentissement fonctionnel qui est l'élément principal dans l'indication de la mise en place d'une prothèse de hanche (cf. Indice algofonctionnel de Lequesne, chapitre Arthrose (généralités)).

CONSEILS AUX PATIENTS OPÉRÉS AVEC MISE EN PLACE D'UNE PROTHÈSE DE HANCHE

Le rôle de l'infirmier(e) est important. On donnera les conseils suivants.

D'une façon générale :

- La rééducation, qui peut se faire à domicile, sera poursuivie, de façon à renforcer les muscles fessiers et à obtenir une bonne stabilité.
- L'aide d'une canne, ou d'une canne anglaise, prise de la main opposée au côté de la prothèse, est utile au début seulement.
- Bien préciser qu'un mouvement particulier est interdit, de façon définitive : l'association de flexion + adduction + rotation interne de la hanche opérée ; c'est-à-dire la hanche fléchie, avec le genou du côté opposé : croisement de jambe.

Pendant environ deux mois :

- Pour se coucher : surélever les pieds du lit d'environ 15 à 20 cm (livres, briques, etc.), mettre un oreiller entre les jambes si l'on dort sur le côté.
- S'asseoir les jambes écartées, sur des sièges hauts et fermes, en évitant les sièges bas et mous.
- Pour enfiler les collants, chaussettes, slip, pantalon, écarter les genoux et, si besoin, se faire aider.
- Pour se chausser, éviter les chaussures à lacets, boucles, fermeture Éclair, bottes, s'aider d'un chausse-pied long, et préférer les mocassins, les escarpins qui ne nécessitent pas de se pencher en avant.
- Pour la toilette, éviter la baignoire et préférer la douche.
- Pour ramasser les objets à terre, ne pas s'accroupir et ne pas se mettre sur le genou du côté opéré. Éviter les objets lourds et s'aider éventuellement pour les petits objets d'une pince téléscopique.
- En voiture, éviter de conduire pendant les 2 premiers mois (trajets longs) ; pour rentrer, s'asseoir dos à la voiture puis pivoter, les 2 jambes en même temps. Reculer le siège le plus possible, et le rehausser éventuellement pour éviter une trop forte flexion de la hanche.
- Pour les rapports sexuels, qui sont permis, respecter les positions interdites.

Après le deuxième mois :

- La vie normale est autorisée.
- La marche et la natation sont possibles ; les sports violents sont cependant interdits. Toute infection dentaire, urinaire, cutanée ou bronchopulmonaire doit faire consulter et être traitée, pour éviter que l'infection ne se propage à la prothèse.
- Les injections IM du côté opéré sont interdites.
- Respecter les visites de contrôle postopératoires, et y apporter tous les clichés précédents.

FICHE TECHNIQUE

MALADE OPÉRÉ DE PROTHÈSE DE HANCHE POUR COXARTHROSE

Au retour de la salle d'opération, en salle de réveil et en salle, prendre connaissance du compte rendu opératoire, des antécédents du malade, des soins et de la surveillance particuliers demandés.

Surveillance postopératoire immédiate

Soins généraux :

- Prévenir en cas d'agitation du malade, qu'il faut rassurer lors de son réveil.
- Surveillance du pouls, de la pression artérielle (toutes les demi-heures ou heures le 1er jour), dont les chiffres seront transcrits sur la pancarte. La chute de la pression artérielle,

l'accélération du pouls sont les témoins d'un choc nécessitant un traitement rapide et l'appel du médecin anesthésiste.
• Surveillance de la respiration, d'une sonde d'oxygénothérapie éventuelle.
• Prise de la température, qui peut s'élever le 1er jour.
• Surveillance de la diurèse et d'une éventuelle sonde urinaire.
Soins locaux :
• Le malade est en décubitus dorsal strict, le membre opéré étant en extension et en rotation nulle (rotule « au zénith »), éventuellement maintenu dans cette position par un sac de sable le long de la face externe du pied et de la cheville, pour éviter la rotation externe.
• Vérifier l'absence de saignement au niveau du pansement.

Surveillance ultérieure et soins

Soins locaux :
• Surveillance des drains de Redon : vérifier leur bonne fixation, le vide ; les changer toutes les 6 h et noter le volume en signalant les pertes importantes ; prévenir le chirurgien en cas d'obturation. Ablation selon prescription, en général entre le 2e et le 3e jour, selon le saignement recueilli.
• Pansement sec et occlusif, aseptique, en évitant les souillures par l'urine.
• Ablation des fils ou des agrafes, selon prescription, dès cicatrisation.
Soins généraux :
• Prévention des thrombo-phlébites et embolies pulmonaires.
• Prévention des escarres.
• Prévention de l'encombrement bronchopulmonaire.
• Aider au bon fonctionnement vésical et intestinal.
Soins propres à la mise en place d'une prothèse de hanche :
• Prudence lors des manœuvres pour changer les draps et alèses : maintenir une légère abduction des hanches par un triangle d'abduction ou des coussins entre les genoux ; se faire aider.
• Prévention des positions vicieuses dans le lit.
• Début assez précoce de la rééducation au lit : exercices de posture en légère flexion au début, puis contractions statiques musculaires, mise au fauteuil avant la remise en charge et la reprise de la marche (jamais seul, et avec des cannes-béquilles).

Préparation de la sortie

• Rendez-vous pour le cliché de contrôle avant la prochaine consultation.
• Prescriptions médicamenteuses (antalgiques, éventuellement antivitamines K en relais de l'héparine).
• Remettre une *fiche de conseils pratiques* au patient : continuer la rééducation à domicile ou en maison de repos, interdiction de croiser les jambes (risque de luxation de la prothèse), éviter de trop fléchir le tronc et de porter des charges lourdes ; pas d'injection IM du côté de la prothèse (*cf.* aussi encadré ci-dessus).

CERVICALGIES AIGUËS - TORTICOLIS

FICHE MALADIE

DÉFINITION

Le terme torticolis est habituellement attribué à une contracture douloureuse d'un muscle (le stemodéidomastoïdien) qui maintient la tête en rotation et inclinaison latérale ; c'est la forme la plus fréquente des cervicalgies aiguës.

CAUSES ET MÉCANISMES

En dehors de la contracture musculaire, les mécanismes de cervicalgie aiguë peuvent être : un accident de blocage discal, une entorse cervicale, un épisode viral. À partir de 30 ans, il n'est pas rare qu'une arthrose cervicale associée soit mise en évidence sur des radiographies.

Très rarement en pratique, une cervicalgie aiguë représente la première manifestation d'une spondylodiscite infectieuse, d'une métastase osseuse, ou de certaines formes de chondrocalcinose.

DIAGNOSTIC

Dans la forme habituelle, la contracture musculaire est évidente et il n'y a ni fièvre ni altération de l'état général. Il n'y a pas de signe radiologique, hormis l'association à une arthrose cervicale. Il n'y a pas de syndrome biologique inflammatoire.

TRAITEMENT

Certaines formes mineures, qui peuvent ne durer que 24 à 36 h, ne nécessitent parfois aucun traitement.

Dans les formes habituelles, on associera : le repos relatif, la chaleur locale ; les antalgiques usuels pendant 4 à 6 jours, voire une immobilisation par collier cervical souple, en mousse, amovible.

Dans les formes hyperalgiques, exceptionnelles, après s'être assuré de l'absence de lésion osseuse autre qu'arthrosique, ou avoir mis en évidence une calcification périodontoïdienne de chondrocalcinose, il peut être nécessaire de prescrire pour une courte durée une corticothérapie et, exceptionnellement, un antalgique plus puissant.

Les manipulations vertébrales n'ont pas d'indication dans les formes aiguës. Les infiltrations locales d'anesthésiques et/ou de corticoïdes ne semblent pas nécessaires.

PRONOSTIC

Il est toujours favorable. L'évolution habituelle se fait vers la guérison en 1 semaine ou moins, le traitement ne paraissant pas raccourcir l'évolution.

FICHE INFIRMIÈRE

Dans cette pathologie ambulatoire il n'y a pas de rôle spécifique de l'infirmier(e), si ce n'est de rassurer le patient, d'évaluer la douleur et de dispenser le traitement.

> L'existence de fièvre est inhabituelle au cours d'un torticolis.

FICHE PHARMACOLOGIE

MYORELAXANTS

■ **Thiocolchicoside ©**

MIOREL					
1 gél. x 1 à 3/j	12 gél. 4 mg 24 gél. 4 mg		I I	NR NR	
1 amp. x 2/j	5 amp. IM 4 mg/2 mL		I	NR	

Propriétés

Myorelaxant non benzodiazépinique.

Indications

Traitement d'appoint des contractures musculaires douloureuses en rhumatologie ; en pathologie rachidienne aiguë pour la voie IM.

Contre-indications

Grossesse : à éviter.

Allaitement : utilisation déconseillée.

Allergie au **thiocolchicoside**.

Précautions d'emploi

Réduire la posologie en cas de diarrhée.

Effets indésirables

Possibilités de manifestations allergiques. Gastralgies, diarrhées. Pour la forme injectable, rares cas d'excitation ou d'obnubilation passagère.

■ **Adénosine triphosphate**

ATÉPADÈNE					
Dorsalgies primitives : 1 gél. x 2-3/j	30 gél. 30 mg 60 gél. 30 mg			NR NR	

Propriétés

L'**adénosine triphosphate** intervient dans le métabolisme du tissu musculaire et nerveux.

Indications

Dorsalgies primitives.

CERVICALGIES CHRONIQUES – ARTHROSE CERVICALE

FICHE MALADIE

DÉFINITION

On entend sous ces termes les manifestations douloureuses en relation avec l'arthrose cervicale, d'intensité généralement subaiguë et dont l'évolution se fait par poussées de quelques semaines, fréquemment récidivantes.

CAUSES ET MÉCANISMES

Outre la discarthrose qui siège électivement dans le segment inférieur du rachis cervical, il existe des lésions d'uncarthrose (l'uncus est une saillie osseuse aux coins supéro-externes des vertèbres cervicales), semblables aux lésions arthrosiques habituelles.

DIAGNOSTIC

SIGNES CLINIQUES

Les déformations liées à l'unco-discarthrose cervicale, très fréquentes, sont surtout source de raideur, de craquements ou de « bruits de sable ».

Les poussées douloureuses peuvent être favorisées par des mouvements brusques du cou, une position immobile prolongée, une exposition au froid ou aux courants d'air. Les douleurs siègent à la partie postérieure du cou et peuvent irradier à la base du crâne, voire à la tête. Une contracture musculaire est assez fréquente.

Quelquefois l'arthrose cervicale est responsable de névralgie cervico-brachiale, avec ou sans hernie discale associée. Exceptionnellement, la moelle épinière peut être comprimée : myélopathie cervicarthrosique.

EXAMENS COMPLÉMENTAIRES

Les radiographies montrent habituellement un pincement des disques intervertébraux C5-C6 et des disques sus- ou sous-jacents (discarthrose) et une ostéophytose, soit antérieure, soit développée aux dépens de l'uncus et qui peut déformer et rétrécir le « trou de conjugaison », qui est le lieu de passage des racines nerveuses issues de la moelle épinière.

> Très souvent, la prescription des radiographies a pour but de rechercher, pour l'écarter, une pathologie osseuse d'autre nature que l'arthrose.

TRAITEMENT

Le traitement, qui comporte deux volets, médicamenteux et non médicamenteux, doit tenir compte de l'intensité de la douleur et de la gêne fonctionnelle, de la durée de la poussée, des facteurs d'entretien.

- Le repos doit être ici relatif et « adapté » : il faut éviter la fatigue et le port de paquets lourds, les positions du cou trop longtemps maintenues en flexion, en extension ou en inclinaison latérale.
- Pendant les longs trajets en voiture et transports en commun : appuie-tête, collier cervical souple. Pour le travail devant un écran : faire très régulièrement des mouvements du cou, voire l'interrompre brièvement par intermittence.
- La chaleur locale, l'utilisation d'un coussin spécial avec un creux pour le coucher, peuvent améliorer le confort.

TRAITEMENTS « PHYSIQUES »

Ils ont une place certaine si la responsabilité de l'arthrose est reconnue, et à la condition formelle de ne pas aggraver les douleurs.

La kinésithérapie cervicale, précédée ou associée à des massages des muscles cervicaux et scapulaires, est souvent utile ; le patient apprendra les mouvements qu'il devra poursuivre chez lui. La physiothérapie locale antalgique (infrarouges, ondes courtes, fangothérapie) y est associée par certains.

Les manipulations vertébrales, faites par un médecin rhumatologue entraîné disposant des radiographies, peuvent donner de très bons résultats, mais il ne faut pas insister quand aucun résultat n'est obtenu au bout de 2 à 3 séances.

TRAITEMENTS MÉDICAMENTEUX

Pour des douleurs subaiguës et modérées, on prescrit seul ou l'on associe de façon variable : un antalgique usuel, *ASPIRINE* ou **paracétamol**, un **myorelaxant**, en prise unique vespérale, qui peuvent être poursuivis pendant plusieurs semaines, s'ils sont efficaces et bien tolérés.

Dans les poussées intercurrentes plus douloureuses, on pourra prescrire : soit des antalgiques plus puissants, soit une cure de 2 à 4 semaines d'un AINS.

Dans les cas où des manifestations neurovégétatives existent (impressions vertigineuses, bourdonnements d'oreille), dont l'examen ORL n'aura pas mis en évidence de cause précise et dont la relation directe avec la cervicarthrose n'est pas prouvée, on pourra associer soit un antivertigineux, soit un anxiolytique, quand une participation anxieuse paraît évidente.

PRONOSTIC

Bien qu'il s'agisse d'une affection chronique, il faut souligner deux points importants :

• Il n'y a pas, à un moment donné, de parallélisme entre l'importance anatomique de l'arthrose et l'importance des manifestations cliniques.

• L'aggravation anatomique est constante, source de raideur, mais l'aggravation des douleurs ou des autres manifestations cliniques n'est pas inéluctable.

FICHE INFIRMIÈRE

Dans cette pathologie, essentiellement traitée en ambulatoire, le rôle de l'infirmier(e) est limité.

SURVEILLANCE DU TRAITEMENT

Essentiellement la tolérance des médications, surtout lorsqu'il s'agit de prises prolongées d'anti-inflammatoires (*cf.* Anti-inflammatoires non stéroïdiens, p. 1562).

ÉDUCATION ET CONSEILS

Rassurer les patients, en leur rappelant que le pronostic n'est pas défavorable, et leur rappeler les conseils simples déjà cités précédemment.

DORSALGIES CHRONIQUES – DORSAGO

FICHE MALADIE

La présence de douleurs radiculaires, d'altération de l'état général, est inhabituelle dans la majorité des dorsalgies, et doit faire rechercher une cause organique autre que la dorsarthrose associée.

DÉFINITION

La dorsalgie est un symptôme clinique :
• douleur de la région du dos (rachis dorsal),
• élément de tableaux cliniques différents et dont les causes sont nombreuses.

CAUSES ET MÉCANISMES

Les dorsalgies n'étant qu'un symptôme, il faut s'attacher à leur retrouver ou à écarter une de leurs causes organiques possibles : spondylarthrite ankylosante, spondylodiscites à germes banals et mal de Pott, ostéoporose à l'occasion d'un tassement vertébral, cancer secondaire des os (métastase), myélome. En cas de dorsalgie nocturne ou de décubitus, on peut penser à un ostéome ostéoïde (tumeur osseuse bénigne) ou à une tumeur intrarachidienne (affections rares). Une scoliose, une maladie de Scheuermann peuvent, à l'adolescence, être responsables, temporairement, de dorsalgies. En l'absence de signes rachidiens, il faut penser à une affection viscérale à distance (aortique, pleurale, médiastinale).

L'arthrose du rachis dorsal (dorsarthrose) est dans l'immense majorité des cas indolore, néanmoins, par assimilation avec la cervicarthrose ou la discarthrose lombaire, on lui décrit des symptômes douloureux peu spécifiques.

Nous envisagerons surtout une forme fréquente et bénigne de dorsalgies, à laquelle on a donné le nom d'insuffisance dorsale douloureuse des jeunes femmes (dorsalgie dite « essentielle », qui coïncide fréquemment avec des signes radiologiques d'arthrose dorsale, primitive ou secondaire à des séquelles de maladie de Scheuermann) et les tableaux particuliers du dorsago (dorsalgie aiguë).

DIAGNOSTIC ET TRAITEMENT

Il est de difficulté variable selon l'origine de la dorsalgie, et est guidé par les symptômes associés, le contexte et les circonstances de survenue de la douleur.

> La présence de douleurs radiculaires, d'altération de l'état général, est inhabituelle dans la majorité des dorsalgies, et doit faire rechercher une cause organique autre que la dorsarthrose associée.

INSUFFISANCE DORSALE DOULOUREUSE DES FEMMES JEUNES

Ce tableau clinique, très fréquent, est caractérisé par la survenue de dorsalgies dans la région moyenne du dos, déclenchées ou aggravées par la position assise : secrétaires, dactylos, saisie informatique devant un écran, couturières, mécanographes, etc., à l'occasion d'un surmenage dorsal et surtout d'un état dépressif.

La sensation de brûlures dorsales en est très évocatrice.

Le traitement en est difficile, malgré le bon pronostic du syndrome. Il comporte :

- repos, toujours utile : ménager la colonne dorsale, éviter le port d'objets lourds, la position prolongée en cyphose, conseiller un siège avec appui dorsal dur ;
- éventuellement massages et rééducation portant sur les muscles dorsaux, avec poursuite à domicile des mouvements appris ;
- antalgiques mineurs ; sédatifs ou psychotoniques, en fonction du psychisme de la patiente.

Une psychothérapie, dont les premiers éléments sont une écoute patiente, attentive et un examen clinique rigoureux, est parfois indiquée.

Il est très rarement nécessaire de conseiller un changement de profession.

DORSAGO

Le tableau de dorsalgie aiguë doit d'abord évoquer et faire écarter une affection dont elle ne serait que le symptôme apparent, comme dans les dorsalgies chroniques. Deux tableaux cliniques particuliers peuvent être envisagés en plus :

- Le dorsago d'origine discale, bien que moins fréquent que le lumbago et d'aussi bon pronostic, relève d'un traitement semblable.
- La dorsalgie aiguë fébrile, lorsque rien n'évoque une origine infectieuse, doit faire évoquer une calcification discale aiguë, confirmée par des radiographies ; elle relève d'un bref traitement AINS et d'antalgiques à dose suffisante.

PRONOSTIC

Sauf en cas de lésion organique grave, le pronostic « médical » est habituellementfavorable. Néanmoins, dans beaucoup de formes de dorsalgies, du fait de la participation detroubles psychologiques, la prise en charge des patientes est difficile et la plainte devient chronique.

FICHE INFIRMIÈRE

EXAMENS

Recueil des examens complémentaires biologiques (NFS, VS, CRP) ou radiographiques qui auront été prescrits pour écarter une étiologie organique à l'origine des douleurs.

ÉDUCATION ET CONSEILS

Rassurer les patientes, les conduire à aborder les problèmes psychologiques éventuels et conseiller une activité physique régulière.

NÉVRALGIE CERVICO-BRACHIALE COMMUNE

FICHE MALADIE

DÉFINITION

La névralgie cervico-brachiale (NCB) est une douleur du membre supérieur qui traduit la souffrance d'une racine issue du rachis cervical.

CAUSES ET MÉCANISMES

Le plus souvent, l'origine de cette névralgie est une hernie discale cervicale ou une uncodiscarthrose cervicale (la racine étant comprimée au niveau du trou de conjugaison entre deux vertèbres), et l'on parle de névralgie cervico-brachiale commune. Parfois, la névralgie cervico-brachiale, dite « secondaire », est due à une autre cause, vertébrale ou intracanalaire : infection, métastase, tumeur bénigne, etc. ; ces causes doivent être écartées systématiquement, le pronostic et le traitement en étant radicalement différents.

DIAGNOSTIC

SIGNES CLINIQUES

Le trajet de la douleur commence au cou et irradie vers le bras, l'avant-bras et certains doigts, où elle peut s'accompagner de paresthésies dont le territoire correspond au métamère de la racine en cause. Son intensité est très variable et a une tonalité lancinante, fréquemment désagréable. Elle est augmentée par les mouvements du cou, parfois par la toux.

À l'examen, il est fréquent de réveiller la douleur par certains mouvements cervicaux. On recherche l'existence possible d'un déficit neurologique radiculaire.

EXAMENS COMPLÉMENTAIRES

On demande des radiographies du rachis cervical, habituellement pour écarter l'hypothèse de névralgie cervico-brachiale secondaire. Elles montrent fréquemment une uncodiscarthrose cervicale, avec images de rétrécissement d'un ou plusieurs trous de conjugaison, ou de pincements discaux. Dans les formes inhabituellement prolongées, on peut demander un scanner ou, plutôt, une IRM, pour visualiser le siège du conflit et sa nature : discale pure ou associée à un ostéophyte.

Il n'y a pas de syndrome inflammatoire biologique.

ÉVOLUTION

Dans la majorité des névralgies cervicobrachiales, l'évolution se fait schématiquement en 2 phases :

- une phase initiale, nettement plus douloureuse, avec souvent une recrudescence nocturne qui dure 2 à 3 semaines ;
- puis, pendant quelques semaines, la névralgie s'atténue progressivement et en « dents de scie ».

TRAITEMENT

DANS LES FORMES « HABITUELLES »

À la période initiale, qui dure 2 à 3 semaines, on associera :

- le repos et la limitation des mouvements du cou avec, éventuellement, un collier de soutien cervical. La nuit, le dos et la nuque seront calés confortablement avec des oreillers ; certains patients sont soulagés en position demi-assise. Un arrêt de travail peut se justifier ;
- des antalgiques : **paracétamol,** seul, ou plus souvent en association, en particulier pour la prise du soir qui sera retardée autant que possible ;
- un myorelaxant ;
- un AINS : par voie orale (protection gastrique si nécessaire).

Après cette période initiale, deux circonstances sont à envisager :

- Si l'amélioration est satisfaisante, la reprise de l'activité sera progressive, en évitant le surmenage du rachis cervical ; un antalgique usuel peut être utile.
- Dans les autres cas, des douleurs, traînantes mais tolérables, peuvent persister pendant parfois plusieurs mois. Après avoir confirmé

le caractère « commun » de la névralgie cervico-brachiale, le traitement précédent sera poursuivi, à la posologie minimale active, en s'assurant de sa bonne tolérance. Un anxiolytique peut lui être associé parfois.

Il faut signaler la persistance parfois très prolongée de paresthésies, désagréables plus que douloureuses.

DANS LES FORMES HYPERALGIQUES

Lorsque la douleur est d'emblée majeure, ou lorsqu'elle n'a pas été atténuée par quelques jours du traitement d'une névralgie cervicobrachiale commune, tout en s'assurant qu'il ne s'agit pas d'une névralgie cervicobrachiale « symptomatique », il devient indispensable de prescrire un traitement plus actif :

- antalgiques majeurs, pour une courte période, par exemple : *TRAMADOL* ou dérivé morphinique, en prenant en compte la possibilité d'effets indésirables ;
- AINS en perfusion ou, plus souvent, cortico-thérapie par voie orale, sous réserve des contre-indications et avec les précautions habituelles, selon un schéma dégressif, en fractionnant la dose en 2 prises, la plus élevée le soir. Régime peu salé et apport éventuel de potassium ;
- corticothérapie locale, par voie foraminale ou par voie intradurale, selon la technique de Luccherini (ponction lombaire), en milieu hospitalier. Cette voie donne d'excellents résultats, mais peut entraîner un syndrome post-ponction lombaire et d'exceptionnelles complications graves : thrombophlébites cérébrales, infection, qui doivent toujours être prises en considération par le prescripteur.

Après cette phase hyperalgique, le traitement rejoint celui de la forme d'intensité moyenne.

DANS LES FORMES RÉELLEMENT REBELLES

Au-delà de 2 à 3 mois d'un traitement médical bien conduit et bien suivi, il peut être légitime de discuter les indications d'un geste neurochirurgical, après avoir vérifié, en général par une IRM, l'existence d'une hernie discale concordant avec la clinique.

Cette situation reste exceptionnelle en pratique.

PRONOSTIC

Quatre-vingts pour cent des névralgies cervico-brachiales communes guérissent dans un délai maximum de 8 semaines. Il est exceptionnel de proposer une intervention neurochirurgicale.

FICHE INFIRMIÈRE

EXAMENS

Recueil des radiographies et de la biologie usuelle.

SURVEILLANCE DU TRAITEMENT

SOINS – TRAITEMENTS

Préparation éventuelle du matériel pour une injection intradurale (*cf.* Fiche technique, *chapitre* Névralgie sciatique, p. 1617).

EFFICACITÉ DU TRAITEMENT

Échelle visuelle analogique de la douleur et appréciation globale de la douleur.

EFFETS INDÉSIRABLES

Essentiellement ceux des AINS ou de la corticothérapie générale ou locale.

ÉDUCATION ET CONSEILS

Il est très important de rassurer le patient en lui rappelant le bon pronostic habituel, même si la douleur initiale est intense, et la durée moyenne d'une névralgie cervico-brachiale. On peut lui dire qu'il ne s'agira, dans la très grande majorité des cas, que d'un « accident de parcours ».

Après l'épisode, on lui conseillera le ménagement simple du rachis cervical, d'éviter le port de charges, l'exposition au froid.

LUMBAGO

FICHE MALADIE

DÉFINITION

On désigne habituellement par le mot lumbago, une douleur de la région rachidienne lombaire, intense, survenue brusquement, s'accompagnant de signes de blocage des mouvements du rachis lombaire, et dont l'origine principale est discale ou musculaire. On emploie aussi ce mot pour désigner toute douleur aiguë de la région lombaire, sans préjuger de sa cause.

CAUSES ET MÉCANISMES

Le blocage brusque d'un fragment discal sous le ligament vertébral postérieur (protrusion discale), après un effort de soulèvement, est le mécanisme le plus courant ; il s'accompagne en général d'une contracture des muscles paravertébraux.

Ne sont pas envisagés ici les lumbagos symptomatiques d'affections rachidiennes inflammatoires, infectieuses ou malignes, dont le contexte est habituellement différent, justifiant de répéter l'examen clinique, de demander une vitesse de sédimentation, de relire les clichés lorsqu'un lumbago se prolonge.

DIAGNOSTIC

SIGNES CLINIQUES

Un adulte jeune, à la suite d'un effort de soulèvement (valise, caisse lourde), ressent une vive douleur, parfois un craquement, dans la région lombaire et a des difficultés à se redresser. Cette douleur très intense est médiane et ne s'accompagne pas d'irradiation ; elle est aggravée bien souvent par la toux, l'éternuement, le rire et elle est calmée par le repos.

À l'examen clinique, on remarque une importante contracture des muscles paravertébraux lombaires, figeant le sujet dans une attitude déhanchée latéralement et en flexion antérieure. Si l'examen cherche à vaincre cette attitude antalgique, la douleur est augmentée.

EXAMENS COMPLÉMENTAIRES

Radiologiquement, on peut voir un aspect normal du rachis lombaire ou simplement une attitude antalgique, ou un pincement discal, comme dans la sciatique.

ÉVOLUTION

Sous l'influence du repos, strict quand l'impotence est absolue – sur plan dur, en décubitus dorsal, jambes demi-fléchies –, ou simplement « relatif » dans les formes moins invalidantes, et des médications antalgiques, la guérison complète va survenir en 5 à 10 jours dans l'immense majorité des cas. Très rarement, une authentique sciatique peut succéder à un lumbago.

TRAITEMENT

FORMES MINEURES

Elles peuvent ne durer que quelques jours et ne nécessitent parfois comme traitement que la prescription d'un antalgique et un repos relatif.

FORMES « HABITUELLES »

Le traitement comporte :

- le repos, plus ou moins strict, en fonction de l'impotence fonctionnelle et de l'activité du sujet ;
- des antalgiques usuels ;
- un myorelaxant.

Les AINS ne sont pas indispensables initialement.

FORMES AIGUËS

On pourra ajouter : un antalgique plus puissant et, lorsque les antalgiques usuels, n'ont pas eu d'efficacité sur la douleur au bout de 24 à 48 h, un AINS, en cure brève de quelques jours, par voie orale le plus souvent, éventuellement par voie IM les 2 premiers jours. Le repos s'impose, au lit, en recherchant la position la plus confortable, pendant quelques jours, un lever trop précoce risquant de prolonger l'évolution ; la station assise est déconseillée.

Il convient, en outre, de rassurer le malade, très vite inquiété par la sensation de blocage et l'intensité de la douleur.

Après la phase aiguë, la reprise du travail sera prudente : le port d'une ceinture de contention lombaire peut être utile.

Il faut éviter, en tout cas sans prendre de précaution particulière : le port de charges, les efforts de soulèvement, les mouvements brusques de flexion-extension du rachis lombaire, la station assise prolongée, les voyages ou trajets prolongés.

Ces précautions sont également utiles pour tenter de diminuer le risque de récidives.

À distance de la période douloureuse, une dizaine de séances de gymnastique vertébrale (en évitant tout surmenage et tout effort brutal) sont un complément justifié pour renforcer la musculature lombaire et abdominale (« verrouillage lombaire »), et il faut faire prendre conscience au patient des mouvements à éviter et de ceux qui sont préférables.

Dans les métiers exposés aux efforts, des aménagements de poste peuvent être demandés, temporairement ou définitivement, mais le changement de profession ne doit pas être demandé sans en avoir pesé tous les inconvénients.

PRONOSTIC

Cet épisode aigu peut rester unique dans l'existence du sujet, mais il expose à la survenue de récidives et d'autres manifestations de la détérioration discale : sciatique, lombalgies chroniques. Rien ne permet d'en prévoir le rythme ni l'éventualité ; toutefois, la prise de mesures de prévention est importante.

FICHE INFIRMIÈRE

ÉDUCATION ET CONSEILS

La prise de mesures de prévention est importante, et comporte des règles d'hygiène physique simples (renforcement de la musculature lombo-abdominale, éviter les mouvements automatiques et brusques du rachis lombaire, la station assise prolongée), l'amélioration des conditions de travail dans le domaine ergonomique.

Lors d'un premier lumbago, il faut expliquer au patient qu'il a fait un « accident de parcours », certes susceptible de récidiver, voire de se compliquer de sciatique, mais qu'il ne doit pas se considérer comme un « invalide de la colonne vertébrale ».

LOMBALGIES

FICHE MALADIE

DÉFINITION

Une lombalgie est un symptôme qui désigne une douleur de la région rachidienne lombaire, mais parfois une douleur se projetant dans une fosse lombaire.

La lombalgie peut être récente, ou chronique lorsqu'elle dure, par définition, plus de 3 mois.

La lombalgie peut être d'intensité aiguë, subaiguë ou « modérée ».

CAUSES ET MÉCANISMES

Nous n'envisagerons pas ici les « lombalgies symptomatiques » : spondylodiscites, spondylarthrite ankylosante et spondylarthropathies

inflammatoires, tumeurs bénignes ou malignes rachidiennes ou intrarachidiennes, myélome, métastases osseuses et épidurites néoplasiques, tassements vertébraux ostéoporotiques, pathologies de voisinage diverses, dont le contexte particulier permet de faire le diagnostic ; l'imagerie et la biologie sont des éléments importants pour aboutir au diagnostic étiologique.
Seuls quelques tableaux de lombalgies chroniques sont envisagés ici. Selon le mécanisme et l'étiologie les tableaux cliniques réalisés sont différents.

RADIOGRAPHIES

L'examen radiologique standard montre, selon les cas, des images caractéristiques de :

- la discarthrose lombaire : pincement généralement global d'un ou des disques lombaires inférieurs ; ostéosclérose des plateaux vertébraux adjacents ; ostéophytes aux bords antérieurs ou latéraux des plateaux vertébraux (« becs-de-perroquet ») ;
- l'arthrose interapophysaire postérieure : condensation des articulations interapophysaires, hyperlordose et, parfois, spondylolisthésis arthrosique.

Il n'est habituellement pas indiqué de demander un scanner ni une IRM.

> Il faut souligner qu'il n'y a pas, à un moment donné, de parallélisme anatomo-clinique : la discarthrose visible radiologiquement n'entraîne pas toujours de manifestation douloureuse, et sa présence ne signe pas obligatoirement la responsabilité de la détérioration du disque dans une lombalgie chronique.

DIAGNOSTIC ET TRAITEMENT

LOMBALGIE STATIQUE

La lombalgie statique se caractérise par :

- la survenue de douleurs de type mécanique en position assise et debout prolongée, en fin de journée ou en fin de matinée ;
- la dissociation entre l'importance des douleurs décrites et, à l'examen, une mobilité assez bien conservée voire indolore en antéflexion ;
- divers facteurs organiques dont le rôle relatif n'est pas toujours évident à préciser : spondylolisthésis, arthrose interapophysaire postérieure, hyperlordose, insuffisance musculaire, discopathie ;
- la fréquence de facteurs psychologiques et socio-professionnels associés, qui devront être appréciés et discutés avec le patient car ils entretiennent les poussées.

Le traitement comporte des antalgiques usuels à dose suffisante, des séances de gymnastique de rééducation avec renforcement de la musculature lombo-abdominale et gymnastique en cyphose, en particulier dans les hyperlordoses.
Dans certains cas, où le rôle d'une articulation interapophysaire postérieure peut être retenu, il peut être indiqué de faire une injection locale de corticoïde, sous contrôle radiologique.

LOMBALGIE FONCTIONNELLE

La lombalgie fonctionnelle se caractérise par :

- la prédominance des éléments psychologiques : sensation de brûlure permanente, non influencée par les mouvements ni par l'horaire mais par la fatigue et les contrariétés ;
- à l'examen clinique, une bonne mobilité du rachis mais des douleurs surtout à la pression des masses musculaires.

Le traitement commence par un interrogatoire attentif, par un examen minutieux, par un diagnostic rassurant de bénignité, éléments importants d'une psychothérapie indispensable. Il sera complété par quelques antalgiques usuels non agressifs à dose modérée, et éventuellement par des massages et une rééducation à condition qu'ils soient bien tolérés et n'aggravent pas les douleurs.
Dans certains cas où la lombalgie ne fait que témoigner d'une authentique dépression nerveuse, un traitement antidépresseur peut être nécessaire.

LOMBALGIE COMMUNE DISCALE

La lombalgie commune discale (discopathie, discarthrose lombaire) est très fréquente. À partir de la trentaine, les disques sont le siège de lésions dégénératives ; l'anneau fibreux se fissure, ce qui permet l'issue de fragments du nucleus pulposus, réalisant des tableaux aigus (lumbago, sciatique), subaigus ou chroniques.

La poussée de lombalgie commune est spontanée ou succède à un lumbago, voire à une sciatique ; elle peut durer 1 à 2 mois ou plus. Les douleurs sont de type mécanique. Il s'agit de douleurs lombaires diffuses, médianes ou prédominant d'un côté, irradiant parfois dans une fesse, très caractéristiques par leurs circonstances de survenue :

- à l'effort, à la fatigue physique importante, aux mouvements avec en particulier des douleurs lors du redressement de la colonne lombaire, qui se fait « en deux temps » ;
- après une station debout ou assise prolongée (expositions, cinéma, voiture) ;
- elles sont calmées par le repos et la nuit ; mais le matin, au réveil, il existe fréquemment une raideur douloureuse qui cède après quelques mouvements : dérouillage matinal relativement court.

Leur intensité est très variable d'un malade à l'autre : simple courbature pénible mais supportable chez les uns ; elles peuvent être plus intenses et créer un handicap fonctionnel considérable chez d'autres sujets, en particulier s'ils exercent des métiers nécessitant des efforts de soulèvement.

L'évolution de ces douleurs est également variable, mais généralement elle est discontinue dans le temps, par poussées qui durent plusieurs semaines à plusieurs mois, parfois aggravées d'épisodes aigus, de lumbago, de sciatique ou de cruralgie.

Le traitement de la poussée comporte, le repos relatif, souvent utile au début, associé à des antalgiques : **paracétamol.** Lorsqu'il existe aussi une douleur au réveil ou une douleur nocturne lors des mouvements, on peut y adjoindre un myorelaxant ou, pendant 1 à 2 semaines, un AINS au dîner.

Dans certaines formes très prolongées, on peut proposer 1 ou 2 injections épidurales de corticoïdes.

Dans les formes récidivantes, il faut souvent proposer en plus une gymnastique de rééducation, avec renforcement de la musculature lombo-abdominale et exercices de « verrouillage » ; les séances seront progressives pour ne pas aggraver les douleurs et de préférence en piscine. Le sujet devra par la suite faire régulièrement lui-même les exercices. Chez le sujet exerçant un travail éprouvant pour le rachis, avant d'envisager une réorientation professionnelle, il peut être utile de prescrire, en particulier lors de la reprise du travail : soit une ceinture de contention lombaire ou, beaucoup plus rarement, un corset d'immobilisation vertébrale pour une immobilisation plus importante.

Dans tous les cas, des conseils de ménagement du rachis sont nécessaires et ils devront être appliqués même à distance des crises.

FICHE INFIRMIÈRE

SURVEILLANCE DU TRAITEMENT

On se référera aux Fiches infirmières des *chapitres* Lumbago, p. 1611 et Névralgie sciatique, p. 1617.

ÉDUCATION ET CONSEILS

Il est nécessaire de rassurer les patients (*cf.* Fiche technique, ci-après), et de rappeler qu'il n'y a souvent aucun parallélisme entre les manifestations douloureuses et l'importance des images radiologiques.

FICHE TECHNIQUE

CONSEILS AU PATIENT ATTEINT DE LOMBALGIE CHRONIQUE D'ORIGINE DISCALE

Expliquer le mécanisme schématique

Le mécanisme schématique de la majorité des lombalgies dites communes correspond à divers degrés de la pathologie disco-vertébrale.

Normalement

Le disque intervertébral, qui sert d'amortisseur et de charnière entre les vertèbres (ici les 3 derniers disques, L3-L4, L4-L5, L5-S1), comporte deux parties : un anneau fibreux périphérique, très adhérent aux plateaux vertébraux adjacents, et un noyau central « gélatineux », le nucleus, qui est solide, mobile. Lors d'une flexion en avant le noyau se déplace en arrière puis reprend sa place lors du redressement ; il en est de même dans les mouvements latéraux.

À partir de la trentaine

Les disques sont le siège de lésions dégénératives ; l'anneau fibreux se fissure, ce qui permet l'issue de fragments du nucleus. Lorsque ces petits fragments du nucleus migrent vers l'arrière, ils le font selon plusieurs degrés :

• si le fragment reste bloqué sous le ligament vertébral postérieur (protrusion discale), c'est le tableau douloureux du lumbago, qui s'accompagne habituellement d'une contracture musculaire réflexe, elle-même douloureuse ;

• ailleurs, il refoule ou rompt ce ligament (hernie discale) et entre parfois en contact avec une racine nerveuse. Le conflit disco-radiculaire réalise selon le niveau : une sciatique le plus souvent, une cruralgie parfois ou, exceptionnellement, un syndrome de la « queue de cheval », seule véritable urgence.

Faire comprendre au patient les points suivants

• Au cours d'un lumbago (qui ne durera que 1 à 2 semaines au maximum), le risque de passage à une sciatique (qui peut durer 4 à 6 semaines) est important ; des précautions simples, de bon sens, peuvent limiter ce risque.

• Une bonne compréhension des mécanismes permet de mieux « gérer » sa colonne vertébrale.

• De nombreux conseils d'utilisation et d'hygiène de vie sont publiés par divers organismes, mais en pratique quelques gestes simples, pourvu qu'ils soient appliqués de façon quasi automatique, sont suffisants. Les « écoles du dos » sont utiles, mais surtout chez des lombalgiques chroniques appartenant à des professions exposées.

Rassurer le patient sur son avenir

L'évolution ne se fait pas de façon inéluctable vers l'aggravation.

• Les manifestations aiguës (lumbago, sciatique) sont plus fréquentes au début de l'évolution de la détérioration discale ; elles ne représentent, en quelque sorte, que des accidents de parcours.

• Ensuite, au cours de l'évolution, il existe un risque, certes accru mais pas inéluctable, de lombalgies chroniques, sous forme de manifestations traînantes d'intensité moindre, parfois entrecoupées d'accidents aigus de blocage. Ces manifestations sont habituellement de moins en moins fréquentes, au prix d'une accentuation de la raideur.

• Très souvent cependant, la détérioration discale, même associée à une ostéophytose des berges des plateaux vertébraux (« becs de perroquet »), n'entraîne aucun symptôme.

NÉVRALGIE CRURALE – CRURALGIE

FICHE MALADIE

DÉFINITION

La cruralgie est une névralgie du membre inférieur, habituellement le fait d'une hernie discale, traduisant l'irritation d'une racine nerveuse lombaire (L4 ou L3, voire L2).

CAUSES ET MÉCANISMES

L'étiologie la plus fréquente est une hernie discale, dont le siège est souvent foraminal, qui comprime une racine nerveuse lombaire. Il ne faut pas méconnaître une étiologie autre : métastases osseuses, spondylodiscite, tumeur intrarachidienne. En l'absence de signes rachidiens à l'examen clinique, il faut penser à une atteinte tronculaire.

La névralgie crurale dite idiopathique est particulièrement douloureuse et fréquente chez le sujet âgé. L'association à un diabète est possible et mérite d'être recherchée, au moins pour certains traitements.

DIAGNOSTIC

SIGNES CLINIQUES

La douleur commence au rachis lombaire et irradie au membre inférieur, à la face antérieure ou externe de la cuisse, parfois à la face antérieure de la jambe.

L'évolution habituelle dure 2 à 3 mois, avec assez souvent une diminution franche des douleurs après la 3e semaine. Une recrudescence nocturne est habituelle au début de la névralgie crurale, et n'est pas nécessairement le fait d'une tumeur intrarachidienne ou d'un cancer secondaire du rachis.

À l'examen, le rachis lombaire est enraidi, douloureux, et certains mouvements réveillent en outre la douleur crurale. On recherche des signes neurologiques d'irritation radiculaire : hypoesthésie de la face antérieure de la cuisse, diminution ou abolition du réflexe rotulien, voire déficit moteur (parésie du psoas ou du quadriceps).

EXAMENS COMPLÉMENTAIRES

Les clichés standards doivent être lus attentivement (ils montrent habituellement une discopathie, en L3-L4 ou étagée), et une enquête biologique minimum sera effectuée (VS, glycémie). Il est très rare d'avoir à demander un scanner ou une IRM lombaire, qui montrent alors la hernie discale responsable, si ce n'est pour écarter une autre étiologie quand le tableau clinique y incite.

TRAITEMENT

Le traitement de la névralgie crurale, discale ou idiopathique, est conduit de la même façon que pour une sciatique discale commune, avec quelques particularités.

PENDANT LA PHASE AIGUË

On prescrit des antalgiques plus puissants, en particulier pour la nuit, par exemple *LAMALINE* ou *TRAMADOL,* voire un *dérivé morphinique,* un *myorelaxant*. Les *anti-inflammatoires* par voie générale sont souvent indiqués dès le début mais, quand ils s'avèrent insuffisants, on aura alors rapidement recours à la corticothérapie : **prednisolone** (*CORTANCYL*), en l'absence de diabète et avec les précautions habituelles de cette prescription, pour une période brève.

Un traitement corticoïde par voie locale (épidurale voire intradurale) peut être rapidement envisagé, de préférence en milieu hospitalier.

APRÈS LA PHASE AIGUË

Le traitement et les conseils sont ceux de la sciatique (*cf.* Névralgie sciatique, p. 1617). Des paresthésies et des dysesthésies dans le territoire du crural persistent assez souvent après la guérison de la douleur.

Une rééducation musculaire peut aider à la récupération de la force musculaire du quadriceps et du psoas.

NÉVRALGIE CRURALE PROLONGÉE OU RÉCIDIVANT À COURT TERME

Dans cette éventualité rare, après un traitement bien conduit et suivi, et après épreuve du repos strict au lit, on peut envisager une indication opératoire après confirmation de la hernie discale par un scanner, voire une IRM.

PRONOSTIC

Il est favorable : 55 % des névralgies crurales guérissent en 6 semaines, et 85 % en 12 semaines ; presque toutes guérissent dans un délai plus long.

FICHE INFIRMIÈRE

On se référera à la Fiche infirmière du *chapitre* Névralgie sciatique, p. 1604.

NÉVRALGIE DU FÉMORO-CUTANÉ

FICHE MALADIE

DÉFINITION

La névralgie du fémoro-cutané, souvent dénommée méralgie paresthésique, correspond à l'irritation d'une des racines du nerf fémoro-cutané (L2 ou L3) ou du nerf lui-même, une fois constitué.

CAUSES ET MÉCANISMES

L'irritation des racines peut siéger au rachis ou au bassin mais, le plus souvent, la névralgie résulte d'une irritation du nerf lors de son passage sous le fascia iliaca à la hauteur de l'épine iliaque antéro-supérieure, à la suite de microtraumatismes répétés (appui de sac à dos, par exemple).

Le diabète sucré peut être en cause dans cette névralgie.

DIAGNOSTIC

Le tableau se caractérise par des dysesthésies à tonalité plus désagréable que douloureuse à la face externe de la cuisse (sur une surface en forme de raquette à manche supérieur). Il n'y a pas de signes moteurs.

TRAITEMENT

Il diffère selon le siège de l'atteinte.

- Dans les formes canalaires habituelles, l'abstention peut suffire. Les infiltrations locales sont parfois utiles : on injecte un dérivé de la cortisone, parfois mélangé à un anesthésique au niveau de l'émergence du nerf sous l'épine iliaque antéro-supérieure.
- Dans les formes rebelles ou récidivantes et gênantes, la résection de l'épaississement du fascia iliaca avec libération du nerf comprimé a été proposée et a donné des résultats favorables.
- Dans les formes d'origine rachidienne, le repos relatif, les antalgiques mineurs peuvent suffire, mais un traitement AINS est parfois nécessaire, pour une courte période.
- Dans les formes d'origine pelvienne, il est parfois possible d'identifier un éventuel facteur de compression extrinsèque du nerf, sur lequel un geste est parfois envisagé, en fonction de la nature présumée de la compression.

PRONOSTIC

Il est bénin, et il faut rassurer le malade, mais le traitement est fréquemment décevant et les paresthésies peuvent perdurer des années, souvent de manière intermittente toutefois.

FICHE INFIRMIÈRE

SURVEILLANCE DU TRAITEMENT

Injection intra- ou périarticulaire d'un dérivé corticoïde : *ci.* Fiche technique, *chapitre* Corticothérapie locale, p. 1566.

ÉDUCATION ET CONSEILS

L'infirmier(e) rassurera le patient quant au pronostic.

NÉVRALGIE SCIATIQUE LOMBOSCIATIQUE DISCALE

FICHE MALADIE

DÉFINITION

La sciatique est une névralgie du membre inférieur ; la lombosciatique en est la forme la plus fréquente, une hernie discale comprimant l'une des racines du nerf sciatique, L5 ou S1.

CAUSES ET MÉCANISMES

À partir de la trentaine, les disques sont le siège de lésions dégénératives ; l'anneau fibreux se fissure, ce qui permet l'issue de fragments du nucleus pulposus.
Lorsque ces petits fragments du nucleus migrent vers l'arrière, ils le font selon plusieurs degrés. Si le fragment refoule le ligament vertébral postérieur, on parle de hernie discale, et quand il le rompt de hernie discale exclue. La hernie, latéralisée, entre parfois en contact avec une racine nerveuse, réalisant alors un conflit disco-radiculaire qui donne, selon le niveau : une sciatique de type L5 pour le disque compris entre les 4e et 5e vertèbres lombaires ou une sciatique detype S1 pour le disque compris entre la 5e vertèbre lombaire et le sacrum.
Toutes les sciatiques ne sont pas d'origine discale, l'irritation des racines, ou du tronc du nerf, pouvant être d'autre nature : métastases osseuses, spondylodiscite, tumeur intrarachidienne ; le tableau clinique est différent. Elles ne sont pas envisagées ici.

DIAGNOSTIC

SIGNES CLINIQUES

À la suite d'un effort de soulèvement ou d'un mouvement brusque en général, le sujet ressent une vive douleur lombaire qui s'accompagne plus ou moins rapidement d'une douleur du membre inférieur, caractéristique par son trajet unilatéral :

- pour la racine L5 : à la face postérieure de la fesse, puis à la face postéro-externe de la cuisse, à la face externe de la jambe, sur le dessus du pied vers le gros orteil ;
- pour la racine S1 : à la face postérieure de la cuisse, dans le mollet à la face postérieure de la jambe, au talon, derrière la malléole, à la plante du pied, le long de son bord externe. Cette douleur est aggravée par la toux, l'éternuement et elle est en général calmée par le repos. Elle est souvent associée à des fourmillements ou à un engourdissement. Lorsqu'on peut examiner le patient debout, il existe une position antalgique, d'une part en légère flexion antérieure, d'autre part penché latéralement soit du côté de la sciatique (attitude antalgique directe), soit plus souvent du côté opposé (attitude antalgique croisée). Les muscles paravertébraux sont le siège d'une contracture douloureuse et les mouvements du rachis lombaire sont limités ; mais ils le sont de façon élective pour les mouvements qui s'opposent à l'attitude antalgique.

Chez le patient couché, la surélévation de la jambe étendue réveille la douleur sciatique dans tout le membre inférieur ; c'est le signe de Lasègue qui a une valeur considérable.
La même douleur peut aussi apparaître par surélévation du membre non douloureux (signe de Lasègue croisé).

L'atteinte de la racine peut encore se traduire :

- par des troubles de la sensibilité superficielle dans le territoire cutané correspondant à L5 ou à S1. On doit s'assurer de l'absence d'anesthésie « en selle » (autour de l'anus) ou de troubles sphinctériens (rétention aiguë d'urine) qui traduisent la compression de plusieurs racines et sont le signe d'un syndrome de la « queue de cheval », circonstance très rare mais véritable urgence chirurgicale ;
- par une diminution ou une abolition du réflexe achilléen pour la racine S1 ;
- par des troubles moteurs appréciables au pied : difficulté à relever le gros orteil ou le pied, voire impossibilité de marcher sur le talon (signe du talon) pour la racine L5 ; difficulté à étendre le pied, voire impossibilité de marcher sur la pointe (signe de la pointe) pour la racine S1.

C'est l'intensité du déficit moteur qui définit les formes dites paralysantes, et non l'intensité de la douleur.

L'état général du sujet est généralement bon et il n'existe pas de signes biologiques d'inflammation.

EXAMENS COMPLÉMENTAIRES

L'examen radiologique standard montre soit un pincement global, soit un bâillement du disque en cause. Il permet surtout de s'assurer que la structure osseuse est normale, et qu'il n'y a pas d'autres lésions qu'une arthrose.

Le scanner est l'examen de choix. On ne doit le demander que si l'on a un doute diagnostique, ou lorsqu'après un traitement médical prolongé et bien conduit, on envisage d'opérer le patient.

La hernie discale réalise une image de volume important qui fait saillie, latéralement, dans le canal rachidien, où elle comprime la racine en cause. La hernie est dite « exclue » quand elle a perdu le contact avec le reste du disque, ce qui peut avoir une incidence thérapeutique.

L'IRM est très performante, mais cet examen ne sera réalisé que lorsque le scanner n'est pas contributif ou dans les sciatiques déjà opérées.

Beaucoup de patients guéris de leur sciatique ont encore l'image de hernie sur le scanner, ce qui ne doit pas inquiéter ni conduire à une opération. Une telle image est fréquente chez des sujets n'ayant jamais souffert de leur rachis lombaire.

Le traitement de la majorité des sciatiques par hernie discale est presque exclusivement médical.

TRAITEMENT

TRAITEMENT « MÉDICAL »

Il associe, de façon variable selon l'intensité des manifestations :

- le repos, élément indispensable dans les formes très douloureuses, généralement sur un plan dur, en décubitus dorsal, jambes demi-fléchies. Une épreuve de repos strict est parfois nécessaire, pendant 5 à 7 j, au besoin en hospitalisation. Dans certaines formes, l'immobilisation par ceinture de soutien, voire corset en résine, peut être utile ;
- les antalgiques à dose suffisante, parfois les décontracturants musculaires ;
- les anti-inflammatoires non stéroïdiens par voie générale (orale ou plus rarement IM, voire en perfusion) ;
- les injections épidurales de corticoïdes, c'est-à-dire dans l'espace épidural autour du cul-de-sac dure-mérien, soit au niveau L4-L5, soit au niveau du premier trou sacré ;
- les injections foraminales de corticoïdes, sous contrôle radiologique, quand le siège de la hernie est dans le foramen (trou de conjugaison) ;
- voire les injections intradurales de corticoïdes (selon la technique dite de Luccherini) à l'intérieur du cul-de-sac dure-mérien, après avoir soustrait quelques millilitres de liquide céphalorachidien ; *il est formellement proscrit*

d'injecter par cette voie des anesthésiques locaux. L'asepsie doit être rigoureuse. Cette voie donne d'excellents résultats, mais peut entraîner un syndrome post-ponction lombaire (le sujet doit rester en position allongée pendant quelques heures) et d'exceptionnelles complications graves : thrombophlébites cérébrales, infection, qui doivent toujours rester à l'esprit du prescripteur.

TRAITEMENT « RADICAL »

Dans les formes qui, après un traitement médical bien conduit, dépassent le délai habituel de guérison (6 à 8 semaines), ou dans certaines formes hyperalgiques ou compliquées, on est amené à discuter d'un traitement plus « radical ». Son objectif est la guérison de la douleur « radiculaire » sciatique, qui est alors obtenue dans la grande majorité des cas et dès le réveil, mais il ne met pas nécessairement le patient à l'abri de douleurs lombaires ultérieures, car le disque traité est déjà pathologique, ni de sciatique par hernie à un autre étage. En accord avec le patient, en fonction de critères anatomiques et cliniques propres à chaque méthode, le choix se fait entre :

- une nucléotomie chirurgicale percutanée, une chirurgie « mini-invasive » (hernie de petit volume et non « exclue »), qui ont des suites plus courtes ;
- un traitement chirurgical conventionnel : exérèse de la hernie discale et curetage du disque pathologique pour limiter le risque de récidives. L'intervention se fait sous anesthésie générale ; le résultat est satisfaisant dans 9 cas sur 10 environ. Les suites opératoires sont simples, avec sortie vers le 10e jour, et reprise de l'activité habituelle, lorsqu'elle n'est pas déconseillée, entre la 4e et la 12e semaine.

À distance de la guérison, quelques séances de gymnastique vertébrale (en évitant tout surmenage et tout effort brutal) sont un complément justifié pour renforcer la musculature lombaire et abdominale (« verrouillage lombaire ») et faire prendre conscience au patient des mouvements à éviter et de ceux qui sont préférables.

SCIATIQUE PARALYSANTE

C'est l'intensité du déficit moteur qui définit les formes dites paralysantes, et non l'intensité de la douleur.

L'existence d'un déficit moteur discret est assez fréquente au cours d'une sciatique commune ; il ne s'agit pas alors d'une sciatique paralysante, et son pronostic est habituellement très favorable.

En cas de déficit important, se traduisant par un steppage (L5) ou l'impossibilité de se tenir sur la pointe du pied (S1) :

- si la paralysie est vue précocement, l'indication chirurgicale est justifiée pour la majorité des auteurs, surtout lorsqu'elle ne coïncide pas avec la disparition des douleurs ; toutefois, les chances de récupération sont meilleures avant 50 ans qu'après, ce dont on doit tenir compte ;
- si la paralysie est vue tardivement, il n'y a pas, *a priori,* d'indication chirurgicale. Le déficit relève d'une rééducation souvent longue. Si la paralysie fait partie d'un syndrome de la « queue de cheval », l'indication opératoire est impérative et représente une urgence neurochirurgicale.

PRONOSTIC

La guérison de la douleur sciatique survient en 6 semaines dans 50 % des cas, en 12 semaines dans 70 % des cas, et dans un délai plus long dans 90 à 95 % des cas.

Après guérison de la douleur sciatique, la lombalgie peut disparaître ou persister (*cf.* Lombalgies, p. 1611). Des paresthésies et des dysesthésies dans le territoire sciatique persistent assez souvent après la guérison de la douleur ; elles n'ont pas de caractère de gravité.

Il faut expliquer au patient qu'il a fait un « accident de parcours», certes susceptible de récidiver, mais qu'il ne doit pas se considérer comme un « invalide de la colonne vertébrale ».

Dans les métiers exposés aux efforts, des aménagements de poste peuvent être demandés, temporairement ou définitivement, mais le changement de profession ne doit pas être demandé sans en avoir pesé tous les inconvénients.

FICHE INFIRMIÈRE

EXAMENS

Recueil des radiographies usuelles, voire du scanner, de la biologie.

SURVEILLANCE DU TRAITEMENT

SOINS – TRAITEMENTS

En cas d'hospitalisation, le repos est un des éléments essentiels de la guérison. Il devra être strict pendant le séjour et il faut donc aider le malade pour ses repas, sa toilette, ses besoins.

Deux symptômes doivent être signalés d'urgence au médecin s'ils apparaissent pendant l'évolution : une paralysie des muscles du pied ou des troubles sphinctériens (troubles de la miction ou de la défécation, traduisant une atteinte des racines nerveuses de la « queue de cheval », ils constituent une urgence chirurgicale).

Injection de corticoïde par voie épidurale ou intradurale : *cf.* Fiche technique, ci-après.

EFFICACITÉ DU TRAITEMENT

Appréciation de l'intensité de la douleur sur l'échelle visuelle analogique (EVA).

EFFETS INDÉSIRABLES

Demander au patient s'il n'a pas d'antécédent ulcéreux ou d'intolérance aux AINS.

Syndrome post-ponction lombaire éventuel.

ÉDUCATION ET CONSEILS

Expliquer la maladie au patient (mécanisme et évolution habituelle) :

- L'origine discale de la sciatique se reconnaît sur des arguments cliniques et ne nécessite pas nécessairement d'être visualisée par un scanner.
- L'évolution naturelle, aidée par le traitement médical, se fait vers la guérison en 6 à 8 semaines, sans nécessité d'intervention chirurgicale, malgré la hernie, dans la majorité des cas.

Expliquer le traitement au patient, en particulier en cas d'infiltration.

Revenir sur les conseils d'hygiène qui auront été donnés :

- La prévention de récidives de sciatique ou de lombalgie chronique comporte des règles d'hygiène physique simples (renforcement de la musculature lombo-abdominale, éviter les efforts de soulèvement, les mouvements automatiques et brusques du rachis lombaire, la station assise prolongée, les voyages ou trajets prolongés en voiture, train, etc.), l'amélioration des conditions de travail dans le domaine ergonomique.
- Il y a intérêt à conseiller au sujet une activité physique régulière, par exemple la natation.

FICHE TECHNIQUE

INJECTION DE CORTICOÏDE PAR VOIE ÉPIDURALE OU INTRADURALE

Préparation du chariot

La préparation du chariot est pratiquement identique pour les deux types d'injection ; les différences sont signalées.

En bas du chariot : haricot, boîte de recueil des aiguilles.

En haut :

- compresses stériles, plateau ;
- jeu d'aiguilles : aiguilles à ponction lombaire, ou parfois aiguilles IM longues pour une épidurale, selon l'opérateur ; aiguilles « pompeuses » et seringues pour prélever le corticoïde à injecter ;
- très souvent, 1 ampoule de 5 mL d'*HYDROCORTANCYL* 125 mg, pour une intradurale, dont une partie peut être injectée, à la fin, en épidural ; *ALTIM* ou autre corticoïde retard pour la voie épidurale seulement ;

• gants stériles, de taille adaptée à l'opérateur (qui ne sont pas systématiquement utilisés par tous les médecins, et toujours après un lavage préalable très soigneux des mains), et champ stérile ;
• désinfectant cutané : généralement *BÉTADINE,* mais l'opérateur peut en choisir un autre aussi efficace ;
• alcool pour enlever le désinfectant coloré après le geste ;
• pansement adhésif ;
• tubes stériles, pour analyse du liquide céphalorachidien prélevé en cas d'injection intradurale.

Avant l'injection

Préparation du patient. L'infirmier(e) lui conseille d'aller aux toilettes, du fait du repos suivant l'injection.

Il ou elle peut utilement s'assurer qu'il n'y a pas eu de fièvre ni d'infection générale depuis la prescription de l'injection, et que le patient ne prend pas d'anticoagulants (certains opérateurs évitent ces injections en cas de traitement par anti-inflammatoire, antiagrégant plaquettaire ou *ASPIRINE*).

L'infirmier(e) rassure le patient, lui explique la simplicité habituelle du geste et son déroulement, et l'installe assis au milieu du lit, le dos exposé à la lumière, avec un oreiller entre les bras pour lui permettre de faire « le dos rond ».

La hauteur du lit sera réglée pour simplifier le geste de l'opérateur, lui-même souvent assis. En servant l'opérateur, l'infirmier(e) peut surveiller la réaction du patient et continuer à le rassurer.

Après l'injection

L'infirmier(e) va réinstaller le patient en position allongée sur le dos, et lui donne quelques consignes :
• en cas d'épidurale, repos pendant 2 h, puis autorisation de se lever ; beaucoup d'injections épidurales peuvent être réalisées en ambulatoire ;
• en cas d'intradurale, classiquement, le décubitus doit être dorsal strict pendant 2 h environ, et le repos couché plus long, jusqu'à 10 h. Il sera conseillé de boire beaucoup dans la journée (jusqu'à 2 L d'eau). Ces précautions paraissent utiles pour diminuer le risque de survenue d'un syndrome post-ponction lombaire.

L'infirmier(e) n'oubliera pas de mettre à portée du patient la sonnette d'alarme et certains de ses effets personnels.

Le patient sera revu dans l'après-midi par l'infirmier(e) et, éventuellement, par un médecin.

SCOLIOSES

FICHE MALADIE

DÉFINITION

La scoliose est définie par une incurvation du rachis dans le plan frontal, associée à une rotation des corps vertébraux. Il faut la distinguer, en particulier chez l'enfant, de l'attitude scoliotique, qui disparaît en flexion antérieure et lors du décubitus, et au cours de laquelle il n'y a pas de rotation des corps vertébraux.

CAUSES ET MÉCANISMES

On oppose :
• d'une part, les scolioses idiopathiques, qui commencent dans l'enfance et sont les plus susceptibles d'évoluer, et les scolioses secondaires : scolioses post-paralytiques, scolioses secondaires à des tumeurs rachidiennes d'évolution lente ou des malformations vertébrales,

• scolioses associées à des dysplasies conjonctives et/ou osseuses ;
• d'autre part, les scolioses survenant avant maturité osseuse et les scolioses de l'adulte.

DIAGNOSTIC

SIGNES CLINIQUES

Le diagnostic repose sur l'inspection de la colonne vertébrale, debout de dos ; on marque d'un point la saillie des épineuses vertébrales. Normalement, un fil à plomb partant de la saillie de l'épineuse de la 7e vertèbre cervicale, nettement palpable, suit la ligne des épineuses et passe par le sillon interfessier.
Les déviations latérales permanentes traduisent l'existence d'une scoliose. Les scolioses importantes s'accompagnent d'une gibbosité, avec saillie latérale (dorsale ou lombaire). On désigne la direction d'une scoliose selon la convexité de la courbure ; souvent la scoliose a une double courbure (dorsale et lombaire).

EXAMENS COMPLÉMENTAIRES

Radiologiquement, la scoliose s'étudie sur un cliché de face de l'ensemble du rachis jusqu'au bassin (clichés successifs de haut en bas). Plus le rayon de courbure de la scoliose est grand, moins la scoliose est apparente. Les corps vertébraux subissent une rotation, qui fait dévier la ligne des épineuses, normalement rectiligne.

PRONOSTIC

Il est exceptionnel que les scolioses aient un retentissement neurologique (sur la moelle épinière et les racines qui en émergent). Elles peuvent avoir un retentissement sur la cage thoracique, voire la respiration. Elles peuvent participer à la survenue de douleurs dorsales, ou lombaires moins souvent, à l'adolescence. L'évolution des scolioses, lorsqu'elles sont dépistées dans l'enfance, doit être surveillée, certaines formes plus évolutives (dorsales), étant susceptibles de traitements orthopédiques.

TRAITEMENT

CHEZ L'ENFANT

Les décisions thérapeutiques tiennent compte :
• du temps de croissance restant et du statut pubertaire, de latendance évolutive, à 4 mois d'intervalle ;
• du retentissement somatique éventuel, respiratoire voire neurologique ;
• du retentissement psychoaffectif.
Les scolioses inférieures à 30°, ne nécessitent pas de traitement tant qu'elles ne sont pas évolutives. Dans le cas contraire, elles relèvent :
• d'une rééducation avec corset orthopédique la nuit avant la puberté ;
• d'une immobilisation plus conséquente en phase pubertaire ;
• d'une rééducation seule après la poussée pubertaire.
Les scolioses supérieures à 30° justifient l'avis et la prise en charge éventuelle en service spécialisé, tant pour les décisions d'immobilisation par plâtres successifs ou corsets, que pour les décisions chirurgicales.

CHEZ L'ADULTE

Les scolioses sont habituellement longtemps bien tolérées.
Dans certains cas, la survenue répétée de lombo-radiculalgies mécaniques fait discuter la responsabilité directe de la scoliose ; celle-ci ne doit être envisagée que lorsque les symptômes ne régressent pas après un traitement classique.
Les indications opératoires sont exceptionnelles, et les complications semblent plus fréquentes que chez l'enfant.

ATTITUDES SCOLIOTIQUES

L'attitude scoliotique, à la différence de la scoliose vraie, disparaît dans le décubitus, et dans la flexion antérieure du rachis.
Elles sont envisagées ici pour rappeler :
• que les douleurs qui leur sont attribuées ou associées sont souvent d'origine musculaire ;
• que les antalgiques ne sont pas toujours nécessaires et encore moins les AINS ;

• que la kinésithérapie est certes utile pour corriger la mauvaise posture, mais qu'elle ne doit pas être prolongée trop longtemps ;
• que l'activité sportive doit être encouragée, en particulier la natation, mais aussi toute activité physique « gratifiante » donc susceptible d'être poursuivie régulièrement ;
• qu'il ne faut pas transformer ces sujets jeunes en malades potentiels chroniques, et qu'il faut dédramatiser certaines situations, en particulier les comparaisons familiales ;
• que la prise en charge psychoaffective est très importante.

FICHE INFIRMIÈRE

SURVEILLANCE DU TRAITEMENT

Dans les scolioses vraies de l'adolescent, on surveille particulièrement la tolérance du matériel d'immobilisation.

ÉDUCATION ET CONSEILS

Dans les attitudes scoliotiques, l'infirmier(e) rassurera l'enfant et ses parents quant au pronostic.

MONOARTHRITES INAUGURALES

FICHE MALADIE

DÉFINITION

Le terme monoarthrite désigne toute affection inflammatoire (aiguë ou chronique, selon le mode évolutif) qui ne touche qu'une seule articulation à la fois.

CAUSES ET MÉCANISMES

La plupart des affections rhumatismales peuvent se révéler, ou se manifester, par un tableau de monoarthrite isolée en apparence (*cf.* tableau, ci-après).

Dans cette circonstance, l'enquête étiologique doit être pragmatique et privilégier la recherche d'une cause relevant d'un traitement urgent (antibiothérapie des arthrites septiques), spécifique (colchicinothérapie dans la goutte) ou presque spécifique (chondrocalcinose). La recherche étiologique sera, pour les autres causes, orientée par le reste du contexte clinique : examens biologiques, radiographies, enquête familiale.

DIAGNOSTIC

SIGNES CLINIQUES

Une monoarthrite aiguë se manifeste par des douleurs de « type inflammatoire », qui sont souvent plus importantes la nuit, ont une recrudescence matinale au réveil (« dérouillage matinal » long) et s'atténuent dans la journée. Il existe un gonflement de l'articulation avec rougeur de la peau, augmentation de la chaleur locale et, habituellement, peu de signes généraux.

EXAMENS COMPLÉMENTAIRES

Dans les formes inaugurales, il est habituel que la radiographie soit normale (sauf en cas de chondrocalcinose), mais l'échographie peut montrer un épanchement articulaire ou un épaississement inflammatoire de la synoviale. L'analyse du liquide synovial prélevé par ponction, la biopsie synoviale dans les formes prolongées, peuvent aider au diagnostic étiologique.

TRAITEMENT

En dehors des cas spécifiques envisagés plus haut, le traitement, non spécifique, comporte essentiellement un anti-inflammatoire non stéroïdien, à dose suffisante et avec une protection gastrique éventuelle ; il sera poursuivi jusqu'à guérison et parallèlement à l'enquête étiologique. Parfois, une injection intraarticulaire d'un dérivé corticoïde est indiquée.

PRONOSTIC

Il dépend de l'étiologie retrouvée.

MONOARTHRITE RHUMATISMALE

La monoarthrite rhumatismale, entité clinique d'étiologie indéterminée, est caractérisée par son pronostic, en règle générale favorable, et guérit sans séquelles dans un délai de 2 à 3 mois, voire 6 à 9 mois.

Le traitement repose sur les AINS ou une injection intra-articulaire de corticoïdes, voire une synoviorthèse chimique (acide osmique) ou par isotope radioactif, dans les formes prolongées. Comme il s'agitd'un diagnostic d'élimination, une réserve s'impose : certaines affections rhumatismales définies peuvent se démasquer tardivement (maladie rhumatoïde, spondylarthrite, psoriasis, etc.).

Monoarthrites inaugurales

	Penser d'abord à	Contexte clinique	Demander	Plus rarement
Monoarthrites infectieuses	Arthrite septique	Après infiltration Urétrite gonococcique Contexte infectieux	Culture du liquide, prélèvement urétral, hémocultures, ECBU	Autres arthrites septiques, tuberculose, brucellose, monoarthrite parasitaire
Monoarthrites microcristallines	Goutte	Homme, siège au pied (1er MTP), genou	Cristaux d'urate dans le liquide synovial, uricémie élevée	
	Chondrocalcinose	Sujet âgé (H, F) postopératoire	Uricémie normale, cristaux de pyrophosphate dans le liquide synovial, radiographies des poignets et des genoux	
Monoarthrites inflammatoires	Monoarthrite rhumatoïde Monoarthrite rhumatismale isolée, d'étiologie inconnue	Femme 35 à 55 ans Fréquence + Pronostic habituel favorable en quelques mois, mais réserves	Latex Waaler-Rose Diagnostic d'élimination	Parfois : spondylarthrite et spondylarthropathies, rh. psoriasique Plus rarement : autres rhumatismes inflammatoires

FICHE INFIRMIÈRE

EXAMENS

Préparation du matériel pour une ponction articulaire ou une infiltration.

SURVEILLANCE DU TRAITEMENT

SOINS – TRAITEMENTS

Assistance au patient, en fonction de son impotence.

Ponction articulaire évacuatrice : *cf.* Fiche technique, ci-après.

EFFICACITÉ DU TRAITEMENT

Appréciation de la douleur par l'échelle visuelle analogique (EVA), du gonflement.

EFFETS INDÉSIRABLES

Tolérance des AINS, de la colchicine.

> Il faut toujours écarter en premier lieu l'hypothèse d'arthrite septique car son traitement, radicalement différent, est une urgence.

FICHE TECHNIQUE

PONCTION ARTICULAIRE ÉVACUATRICE

Le malade

• Le rassurer sur l'innocuité du geste qui peut se faire dans son lit, ou dans une salle de soins, et lui expliquer que l'évacuation du liquide sous tension diminuera sa douleur.

• S'assurer qu'il n'est pas sous traitement anticoagulant et, dans cette hypothèse, le rappeler à l'opérateur.

• Vérifier que la peau de la région qui sera ponctionnée est propre ; le rasage de la peau n'est pas indispensable et sera affaire de cas particuliers.

Préparation du matériel

Elle comporte un impératif absolu : l'asepsie, qui doit être rigoureuse ; il ne faut pas hésiter à changer le matériel si l'on a un doute.

On aura à sa disposition :

• un haricot, un plateau stérile, des compresses stériles et du sparadrap ;

• une paire de gants stériles pour l'opérateur et un champ perforé stérile ;

• un désinfectant pour la peau et les bouchons des flacons : alcool iodé, *BÉTADINE* ou autre, voire un désinfectant incolore efficace (chlorhexidine à 0,5 %), selon l'habitude du service ;

• des seringues à usage unique, d'une contenance de 20 mL au moins ; l'aiguille ou le trocart seront choisis en fonction de l'articulation ; en général, pour évacuer le liquide synovial d'un genou, on utilise une aiguille de 5 à 6 cm de long et d'un calibre de 11/10e de millimètre (19 G) ; si l'on pense que le liquide à prélever risque d'être de nature infectieuse, il est préférable d'utiliser une aiguille de gros calibre ; c'est l'opérateur qui adaptera l'aiguille choisie à la seringue ;

• des flacons stériles, contenant de l'héparine sèche (héparinate de sodium), que l'on agitera après remplissage pour éviter la coagulation trop rapide du liquide ;

• des étiquettes auront été préparées pour adresser le ou les flacons dans les laboratoires qui feront les analyses cytologique, bactériologique, chimique et la recherche de microcristaux.

Dans certains cas

• Si une anesthésie locale est décidée (ce qui est très rare), on préparera séparément le matériel ; l'infirmier(e) doit s'enquérir auprès du malade d'une éventuelle allergie ou intolérance à l'anesthésique (révélée au cours d'une extraction dentaire ou d'une infiltration faite antérieurement).

• L'évacuation du liquide synovial est suivie d'une injection intra-articulaire d'un dérivé de la cortisone ; le matériel doit être préparé séparément (ci Fiche technique, *chapitre* Corticothérapie locale, p. 1566).

POLYARTHRITE INAUGURALE

FICHE MALADIE

DÉFINITION

Le terme oligoarthrite est utilisé lorsque l'inet celui de polyarthrite lorsque plus de trois articulations sont touchées en même temps flammation touche deux ou trois articulations, ou successivement.

Devant une polyarthrite inaugurale

D'abord	penser à écarter une **septicémie**, une **endocardite**, qui relèvent d'une antibiothérapie urgente
	chez un **sujet jeune**, évoquer : – une polyarthrite gonococcique : antibiothérapie urgente, – un syndrome de Fiessinger-Leroy-Reiter : AINS
Ensuite	évoquer les **rares** formes polyarticulaires de **goutte** et **chondrocalcinose** : *COLCHICINE* et/ou AINS
Les autres polyarthrites inaugurales relèvent au début de :	Traitement symptomatique, en fonction de : intensité des symptômes sujet âgé ↓ PPR ↓ Aspirine ———> AINS ———————> Corticothérapie

CHONDROCALCINOSE ARTICULAIRE

FICHE MALADIE

DÉFINITION

La chondrocalcinose articulaire diffuse (CCA) est une affection fréquente, caractérisée par le dépôt de cristaux de pyrophosphate de calcium dans le cartilage articulaire ; il n'y a pas de stigmate sanguin de la maladie. Celle-ci, qui touche également les deux sexes, augmente de fréquence après 50 ans.

Très souvent asymptomatique, elle est alors découverte fortuitement sur des radiographies ; la maladie peut se manifester par des signes articulaires.

CAUSES ET MÉCANISMES

La cause de la chondrocalcinose articulaire diffuse est inconnue. Il existe des formes familiales et certaines formes « secondaires » ou « associées » (hyperparathyroïdie, hémochromatose, diabète, en particulier).

Les crises articulaires sont dues à la libération de cristaux de pyrophosphate dans l'articulation ; à la longue, les crises sont responsables d'arthropathies destructrices.

DIAGNOSTIC

D'une part, la chondrocalcinose articulaire réalise des accès aigus inflammatoires monoarticulaires ressemblant à ceux de la goutte, d'où le nom de *pseudo-goutte calcaire* qui lui est souvent donné. Ces accès, qui sont fréquents au gros orteil, au poignet, surviennent volontiers après un traumatisme ou une intervention chirurgicale ; chez la femme, ce diagnostic doit être évoqué avant celui de la goutte. Lorsque l'accès touche une grosse arti-culation, comme le genou, l'analyse du liquide synovial permet d'y mettre en évidence les cristaux de pyrophosphate de calcium.

D'autre part, elle réalise des arthropathies chroniques qui peuvent aboutir à la destruction plus ou moins rapide de l'articulation, entraînant un handicap fonctionnel parfois sévère.

Les signes radiographiques sont très caractéristiques, sous forme d'un liséré calcique :

- qui double les extrémités osseuses d'une articulation (genoux en particulier) ;
- ou incruste et rend visibles le ligament triangulaire du carpe (poignets), les ménisques des genoux, et la symphyse pubienne qui sont les localisations préférentielles.

TRAITEMENT

Le traitement de la crise associe : le repos, selon l'impotence, un anti-inflammatoire non stéroïdien, à dose efficace et prolongée jusqu'à la fin de l'accès ; une protection gastrique doit être associée car il s'agit habituellement de sujets âgés.

Au genou, une ponction évacuatrice de l'articulation peut être éventuellement faite, et être complétée par une injection intra-articulaire de corticoïdes, avec les précautions habituelles.

À signaler que la colchicine est assez souvent efficace.

Il n'y a pas de traitement de fond et le traitement ne concerne que les crises.

PRONOSTIC

Très favorable pour les crises articulaires aiguës qui réagissent habituellement vite au traitement, il doit être néanmoins réservé pour certaines arthropathies destructrices fonctionnellement invalidantes.

Toutefois, un très grand nombre de chondrocalcinoses articulaires resteront toujours asymptomatiques.

> Chez la femme, ce diagnostic doit être évoqué avant celui de la goutte.

FICHE INFIRMIÈRE

SURVEILLANCE DU TRAITEMENT

SOINS – TRAITEMENTS

Ponction évacuatrice du genou : *cf.* Fiche technique, *chapitre* Arthrose du genou, p. 1595.

Injection intra-articulaire de corticoïdes : *cf.* Fiche technique, *chapitre* Corticothérapie locale, p. 1583.

EFFETS INDÉSIRABLES

Effets indésirables de la colchicine : *cf.* Fiche infirmière, *chapitre* Goutte, p. 1630.

GOUTTE

FICHE MALADIE

DÉFINITION

La goutte est une maladie métabolique liée à l'accumulation d'acide urique dans les humeurs et les tissus (surtout dans les articulations).

Elle se manifeste sous forme d'accès articulaires aigus ou subaigus, très caractéristiques au gros orteil chez l'homme, d'arthropathies chroniques, de dépôts dans les tissus mous (tophus) et, parfois, de coliques néphrétiques.

CAUSES ET MÉCANISMES

L'acide urique est le produit terminal de la dégradation des purines, qui proviennent d'une synthèse qui s'effectue à l'intérieur de l'organisme, de la dégradation dans l'organisme des constituants essentiels des noyaux cellulaires (les acides nucléiques) et, enfin, de l'alimentation qui apporte également des acides nucléiques.

Chez le goutteux, il existe une surcharge urique : l'uricémie est élevée, au-dessus de 420 pmol/L (70 mg/L). Toutefois, tous les sujets ayant une surcharge urique ne feront pas nécessairement des crises articulaires.

La goutte primaire, la plus fréquente, est une maladie héréditaire frappant les hommes de plus de 40 ans, bien plus rarement les femmes, et alors surtout après la ménopause. Elle est due à un excès de la synthèse des bases puriques dans l'organisme. L'alimentation trop abondante, trop riche en viande ou en graisse, l'alcoolisme, ne peuvent provoquer à eux seuls la goutte, mais ils la favorisent et l'aggravent.

Dans la goutte secondaire, plus rare, deux mécanismes sont en cause :

- soit la dégradation excessive des cellules au cours de certaines maladies du sang (leucémies), mais aussi au cours des traitements anticancéreux (ces médicaments, en détruisant les cellules cancéreuses, libèrent les acides nucléiques qu'elles contiennent) ;
- soit la diminution de l'élimination urinaire de l'acide urique par une maladie rénale (insuffisance rénale chronique) ou sous l'influence de certains médicaments (diurétiques).

L'accès articulaire goutteux est dû à la libération dans l'articulation de cristaux d'acide urique, responsables d'une inflammation aiguë.

DIAGNOSTIC

La crise peut survenir sans raison apparente, mais est souvent déclenchée par des erreurs de régime (*cf.* Traitement, ci-après), un surmenage physique, un traumatisme, une intervention chirurgicale, la prise de certains médicaments (diurétiques).

Des signes précurseurs (ou prodromes) précèdent parfois de quelques heures l'accès de goutte aiguë : vague gêne douloureuse de l'articulation qui sera touchée, sensation de lourdeur d'un membre inférieur, nervosité, insomnie, troubles digestifs.

SIGNES CLINIQUES

L'accès typique siège à la racine du gros orteil : il réalise une arthrite aiguë de la 1re articulation métatarsophalangienne.

La douleur a un début extrêmement brutal et souvent nocturne ; elle atteint son maximum en quelques heures pour devenir atroce, exacerbée par le moindre contact, notamment les draps, entraînant une insomnie et rendant tout mouvement impossible.

Localement, il existe des signes inflammatoires très nets : le gros orteil atteint est gonflé, rouge, luisant, chaud. Une fièvre plus ou moins franche accompagne habituellement ce tableau clinique.

En l'absence de traitement, la crise dure quelques jours (avec recrudescence nocturne), puis les signes inflammatoires locaux disparaissent ainsi que la douleur. À la suite de la crise, la fonction articulaire reste parfaitement normale.

Sous l'influence de la colchicine, médicament quasi spécifique de la crise de goutte aiguë, les signes disparaissent beaucoup plus rapidement (en quelques heures). Ceci représente un véritable test diagnostique dans les formes où le diagnostic clinique demeure douteux.

Plus rarement, la première crise atteint une autre articulation que le gros orteil (genou, cheville, mains, etc.) ou même plusieurs articulations simultanément.

Enfin, en dehors des jointures, l'inflammation goutteuse peut encore intéresser les tendons, notamment le tendon d'Achille et les bourses séreuses.

EXAMENS COMPLÉMENTAIRES

L'élévation de l'uricémie est pratiquement constante (supérieure à 420 pmol/L chez l'homme et 360 pmol/L chez la femme). Lorsque le diagnostic reste incertain, la ponction de l'articulation (si elle est possible) permet de trancher de manière formelle en révélant des cristaux d'acide urique dans le liquide synovial.

TRAITEMENT MÉDICAMENTEUX ET ALIMENTATION

Il faut bien distinguer le traitement de la crise aiguë de celui de la maladie goutteuse ; leurs objectifs sont différents.

TRAITEMENT DE LA CRISE AIGUË

Le traitement de la crise aiguë repose sur la colchicine et/ou les anti-inflammatoires non stéroïdiens :

• La colchicine est administrée par voie orale, 2 à 3 cp. à 1 mg le premier jour, puis à dose décroissante les 5 à 8 j suivants. Il ne faut jamais prendre 2 cp. à la fois car cela entraîne souvent des troubles digestifs, notamment une diarrhée. Celle-ci peut être atténuée par la diminution des doses et par des antidiarrhéiques. La colchicine à forte dose est très toxique et doit être gardée hors de portée.

La **colchicine** ne modifie pas l'uricémie. Elle est plus efficace si elle est instituée précocement et à doses suffisantes. Contre-indications relatives de la colchicine lors des accès aigus : l'intolérance digestive sévère traduisant l'hypersensibilité du malade ; l'existence d'une affection digestive en évolution, notamment une colopathie ; l'âge et l'athéromatose diffuse en raison d'un risque de déshydratation aiguë avec ses conséquences.

• Les anti-inflammatoiresnon stéroïdiens sont en général utilisés en cas de forte intolérance digestive à la colchicine, ou d'inefficacité, et sont contre-indiqués en cas d'ulcère gastroduodénal et d'insuffisance rénale.

TRAITEMENT DE FOND

Le traitement de fond de la maladie goutteuse a pour but de prévenir le retour des crises et de pallier les conséquences de l'hyperuricémie chronique, en faisant baisser l'uricémie. Il repose sur les inhibiteurs de la synthèse de l'acide urique, dont l'**allopurinol** ou le **fébuxostat**.

• Il existe pendant les premiers mois de sa prescription un risque accru de voir survenir des crises de goutte, qui peuvent être prévenues ou traitées par la colchicine. C'est pour cela qu'on ne commence habituellement pas sa prescription en même temps qu'une crise de goutte (dont, de surcroît, il n'est pas le traitement).

ALIMENTATION

Le régime ne peut que rarement prétendre, à lui seul, normaliser l'uricémie. C'est cependant un complément utile qui comprend :

• une restriction calorique globale en cas d'obésité ;

• une restriction des aliments générateurs d'hyperuricémie : abats, viandes grasses, gibiers, sardines, anchois, crustacés, caviar, champignons, légumes secs ; l'apport lipidique doit également être réduit ; la suppression de l'alcool est indispensable. Certains aliments ou boissons, même lorsqu'ils sont pris de façon épisodique, sont susceptibles de déclencher une crise de goutte ; le goutteux doit apprendre à les reconnaître et les éviter.

• une diurèse abondante par ingestion d'un ou deux litres par jour d'eau ordinaire ou minérale, et pour partie alcaline (Vichy, Vals) pour élever le pH urinaire et limiter la formation de lithiase urinaire.

CERTAINS MÉDICAMENTS PEUVENT FAVORISER UNE CRISE DE GOUTTE

Certains diurétiques, la vitamine B12 ; certains antibiotiques : pénicilline, érythromycine, certains anticoagulants.

PRONOSTIC

Dans certains cas, la maladie se résume à des accès goutteux aigus limités à une seule jointure ou touchant d'autres articulations, avec une fréquence variable, imprévisible.

Chez d'autres patients, en plus des accès articulaires, vont apparaître au fil des années des complications sérieuses. On parle alors de « goutte chronique » dont les manifestations sont les suivantes :

• Tophus, qui sont des tuméfactions blanchâtres, dures, de volume variable, bien visibles et palpables au niveau du bord libre de l'oreille, en arrière du coude, en avant de la rotule, sur le dos des mains. Ils contiennent une matière blanche, crayeuse, faite de cristaux d'acide urique.

• Arthropathies goutteuses (ou arthropathies uratiques), qui sont dues aux dépôts d'acide urique à l'intérieur des articulations (pieds, genoux, etc.) et à leur voisinage immédiat. Elles déforment et enraidissent les articulations ; les radiographies montrent des lacunes osseuses à l'emporte-pièce assez caractéristiques avec, parfois, destruction plus importante des épiphyses.

• Complications rénales : la lithiase uratique se manifeste par des crises de colique néphrétique et nécessite une urographie intraveineuse pour être visualisée, car elle est « radiotransparente ». La néphropathie interstitielle se manifeste par une protéinurie (albuminurie) qui peut être isolée, mais aussi s'accompagner d'une insuffisance rénale avec ou sans hypertension artérielle.

Actuellement, le pronostic est habituellement favorable, car la goutte est une des rares affections rhumatismales dont le traitement, très efficace, permet quand il est bien conduit et bien compris par le malade, d'éviter le renouvellement des crises.

HYPERURICÉMIE ISOLÉE SANS MANIFESTATION ARTICULAIRE GOUTTEUSE

Au cours des hémopathies malignes, le traitement par **allopurinol** doit être préventif et institué avant la mise en route des agents cytolytiques. Si le malade a un antécédent d'accès articulaire goutteux on y adjoindra 1 cp./j de **colchicine**.

Devant une hyperuricémie découverte fortuitement, certains auteurs préconisent, pour prévenir l'apparition d'une éventuelle néphro-pathie goutteuse, un traitement médicamenteux systématique par l'allopurinol. Il semble suffisant de ne le faire que lorsque l'uricémie reste supérieure à 480 pmol/L (80 mg/L) après régime et cure de diurèse alcaline efficaces.

FICHE INFIRMIÈRE

EXAMENS

Le taux sanguin normal de l'uricémie est de 300 à 420 pmol/L (50 à 70 mg/L) ; il est plus élevé chez l'homme que chez la femme et il peut y avoir des variations sur 24 h. L'uraturie est normalement de 200 à 600 mg/j.

On étudie aussi :

• la fonction rénale, qui peut être perturbée à cause de la goutte ou, à l'opposé, l'avoir favorisée : dosages de la créatininémie, de l'urée, éventuellement clairance de la créatininémie, protéinurie des 24 h ;

• glycémie, cholestérol, triglycérides, car il y a assez souvent plusieurs troubles métaboliques associés ;

• hémogramme et bilan hépatique, pour la surveillance du traitement.

SURVEILLANCE DU TRAITEMENT

SOINS – TRAITEMENTS

Repos au lit pendant la phase aiguë. Protection de la jointure enflammée par un cerceau pour éviter le poids des draps. Boissons abondantes : 2 à 3 L/j.

Suppression formelle de toute boisson alcoolisée.

EFFICACITÉ DU TRAITEMENT

Guérison de l'accès goutteux.

Normalisation de l'uricémie.

EFFETS INDÉSIRABLES

Pour la colchicine :

• Troubles digestifs : diarrhée, nausées, vomissements. Ce sont les premiers signes d'un surdosage ; il faut réduire les doses ou arrêter le traitement.

• Urticaire et éruptions morbilliformes.

• Troubles hématologiques exceptionnels : leucopénie, neutropénie, thrombopénie.
Pour l'allopurinol :
• Crises de goutte, surtout en début de traitement (associer la colchicine).
• Épigastralgies, nausées, diarrhée, rarement importantes.
• Réactions cutanées rares : éruptions prurigineuses, papulo-érythémateuses ou eczématiformes, devant faire arrêter le traitement. La réintroduction du traitement est parfois possible après désensibilisation.
• Manifestations hépatiques rares et hématologiques exceptionnelles, mais justifiant la surveillance de l'hémogramme et du bilan hépatique.

ÉDUCATION ET CONSEILS

Il faut expliquer que le traitement de la crise aiguë et celui de la maladie goutteuse ont des objectifs différents : ils se complètent.

Le traitement de la crise aiguë repose sur la colchicine et/ou les anti-inflammatoires non stéroïdiens. Il ne faut jamais prendre 2 cp. à la fois car elle entraîne souvent des troubles digestifs, notamment une diarrhée. *Le traitement de fond,* qui repose sur l'**allopurinol**, permet d'éviter le retour des accès aigus et empêche, s'il est correctement suivi par le patient, l'apparition des complications. Son arrêt intempestif est suivi d'une remontée rapide, en quelques jours, de l'uricémie. *Dans tous les cas, le patient doit être averti* :
• qu'une uricémie normale ne le met pas à l'abri d'une crise de goutte, même si elle en diminue considérablement la fréquence ;
• que certaines circonstances sont susceptibles de déclencher une crise : interventions chirurgicales, voyages, traumatismes, certains aliments spécifiques à un malade, d'où l'utilité, parfois, d'administrer préventivement de la colchicine ;
• qu'il ne doit pas interrompre ses médicaments sans avis médical, même en cas de crise de goutte intercurrente qui doit être traitée par la colchicine.

FICHE PHARMACOLOGIE

ANTIGOUTTEUX - COLCHICINE SEULE OU ASSOCIÉE

■ Colchicine

COLCHICINE OPOCALCIUM					
Accès aigu de goutte : – J1 : 3 mg en 3 prises – J2 et J3 : 2 mg en 2 prises – J4 et après : 1 mg le soir Prophylaxie des accès de goutte :1 mg le soir	15 cp. 1 mg 20 cp. 1 mg	1,96 2,51	I I	65 % 65 %	0,13 0,13

Propriétés

Antigoutteux, anti-inflammatoire, par diminution de l'afflux leucocytaire, inhibition de la phagocytose des microcristaux.

Indications

Accès aigu de goutte, de chondrocalcinose, et de rhumatismes à hydroxyapatite.
Prévention des accès goutteux.
Maladie périodique, maladie de Behçet.

Contre-indications

Grossesse et **allaitement** : en cas de grossesse le traitement peut être poursuivi jusqu'à la fin de la grossesse si la pathologie le justifie.
Insuffisance rénale grave.
Insuffisance hépatique sévère.

Précautions d'emploi

Surveillance attentive des patients en cas d'insuffisance rénale ou hépatique.
En cas de traitement au long cours : surveillance de l'hémogramme.
Garder le produit hors de portée, en raison de sa grande toxicité.

Intoxication

Il s'agit habituellement d'intoxications volontaires. La dose toxique est atteinte dès 10 mg et mortelle au-delà de 40 mg. Il n'existe pas d'antidote. Le traitement est uniquement symptomatique, en milieu hospitalier, après lavage d'estomac puis aspiration duodénale.

Effets indésirables

Troubles digestifs : diarrhée, nausées, vomissements. Ce sont les premiers signes d'un surdosage ; il faut réduire les doses ou arrêter le traitement. Éventuellement remplacer par *COLCHIMAX*, ou ajouter un **antidiarrhéique**.
Urticaire et éruptions morbilliformes.
Troubles hématologiques exceptionnels : leucopénie, neutropénie, thrombopénie.
Azoospermie.
Troubles neuromyopathiques, réversibles à l'arrêt du traitement.

Interactions médicamenteuses

Aucune.

■ Tiémonium + opium + colchicine

COLCHIMAX					
Idem *COLCHICINE OPOCALCIUM*	15 cp. séc. 1 mg	2,96	I	65 %	0,20
	20 cp. séc. 1 mg	3,83	I	65 %	0,19

Propriétés

Celles de la **colchicine**.
Le tiémonium et la poudre d'opium sont destinés à limiter l'apparition des phénomènes diarrhéiques dus à la **colchicine**.

Contre-indications

Celles de la **colchicine**, plus :
- glaucome à angle fermé ;
- hypertrophie prostatique.

Allaitement : contre-indication, en raison du risque d'effets atropiniques chez l'enfant.

Précautions d'emploi

Grossesse : le traitement peut être poursuivi jusqu'à la fin de la grossesse si la pathologie le justifie.
Précautions d'emploi de la **colchicine**, plus celles liées au tiémonium : hypertrophie prostatique (risque de rétention urinaire) ; insuffisance coronarienne, troubles du rythme ; hyperthyroïdie ; bronchite chronique ; iléus paralytique, atonie intestinale chez le sujet âgé, mégacôlon toxique.

Effets indésirables

Ceux de la **colchicine**, plus ceux liés au tiémonium : sécheresse buccale, épaississement des sécrétions bronchiques, diminution de la sécrétion lacrymale, troubles de l'accommodation, tachycardie, palpitations, constipation, rétention urinaire, excitabilité, irritabilité, confusion mentale chez les personnes âgées.

Interactions médicamenteuses

Atropine et substances atropiniques (**antidépresseurs imipraminiques, antihistaminiques H1, sédatifs, antiparkinsoniens, anticholinergiques**).

HYPO-URICÉMIANTS

Inhibiteurs de l'uricosynthèse

■ Allopurinol ©

ZYLORIC					
Traitement de l'hyperuricémie symptomatique, de la goutte Posologie variable : 100 à 300 mg/j	28 cp. 100 mg	1,25	I	65 %	0,04
	100 cp. 100 mg	HOP	I		
	28 cp. 200 mg	1,80	I	65 %	0,06
	100 cp. 200 mg	HOP	I		
	28 cp. 300 mg	2,22	I	65 %	0,08
	100 cp. 300 mg	HOP	I		

Propriétés

Hypo-uricémiant rapide par inhibition de l'uricosynthèse ; diminue l'uricémie et l'uraturie.

Indications

Hyperuricémies symptomatiques, primitives ou secondaires.

Goutte, goutte tophacée, arthropathies uratiques.

Hyperuricuries et hyperuraturies ; lithiase urique.

Contre-indications

Grossesse : prescription déconseillée.

Allaitement : prescription déconseillée.

Hypersensibilité à l'**allopurinol**.

Précautions d'emploi

Ne jamais commencer un traitement pendant une crise de goutte, ni pendant le mois suivant.

Associer la colchicine pendant les 2 à 3 premiers mois du traitement.

Attention particulière en cas d'insuffisance rénale ou hépatique sévère.

Prendre les comprimés de préférence après le repas.

Effets indésirables

Crises de goutte, surtout en début de traitement (associer la **colchicine**).

Épigastralgies, nausées, diarrhée, rarement importantes.

Réactions cutanées rares : éruptions prurigineuses, papulo-érythémateuses ou eczématiformes, devant faire arrêter le traitement. La réintroduction du traitement est parfois possible après désensibilisation.

Hypersensibilité généralisée (en particulier en cas d'insuffisance rénale) : arrêt immédiat et définitif.

Très rarement : cytopénies voire aplasie médullaire (en particulier en cas d'insuffisance rénale), céphalées, vertiges, neuropathies, gynécomastie, hépatite granulomateuse.

Interactions médicamenteuses

Association déconseillée avec les **pénicillines du groupe A** (risque accru de réactions cutanées).

Précautions d'emploi avec : anticoagulants oraux(potentialisation, contrôler plus souvent TP et INR), **cytostatiques – antimétabolites** (**azathioprine** et **mercaptopurine,** diminuer leur dose), **théophylline** (augmentation de la théophyllinémie pour de très fortes doses d'**allopurinol** : 600 mg/j).

■ Fébuxostat ©

ADENURIC					
80 à 120 mg en 1 prise/j	28 cp. 80 mg	15,89	I	65 %	0,57
	28 cp. 120 mg	15,89	I	65 %	0,57

Propriétés

Inhibiteur de la xanthine-oxydase, enzyme permettant la transformation de la xanthine en acide urique.

Indications

Traitement de l'hyperuricémie chronique dans les cas où un dépôt d'urate s'est déjà produit (incluant des antécédents ou la présence de tophus et/ou d'arthrite goutteuse).

Contre-indications

Hypersensibilité à la substance active ou à l'un des excipients et chez les patients de moins de 18 ans.

Précautions d'emploi

Risque de crise de goutte en début de traitement : ne pas interrompre le traitement, traiter la crise.
Surveillance clinique étroite et bilans recommandés en cas d'atteinte hépatique, rénale ou thyroïdienne.

Effets indésirables

Fréquents : œdèmes, céphalées, éruptions cutanées, nausées, diarrhées, anomalies du bilan hépatique, crises de goutte.

Interactions médicamenteuses

- Interactions liées à son mécanisme d'action :
  – **mercaptopurine/azathioprine**. L'administration concomitante de **fébuxostat** n'est pas recommandée car peut entraîner une augmentation des concentrations plasmatiques de ces médicaments et provoquer une toxicité. Cependant, aucune étude n'a été menée ;
  – **théophylline**. Aucune étude d'interaction n'a été menée avec le **fébuxostat**, mais l'inhibition de la xanthine-oxydase peut induire une élévation de la théophyllinémie. Il est recommandé d'être prudent en cas d'administration concomitante de ces deux principes actifs, et de surveiller la théophyllinémie en début de traitement par **fébuxostat**.
- Interactions dues à son métabolisme : les inducteurs puissants de la glycuronidation peuvent accroître le métabolisme et diminuer l'efficacité du **fébuxostat**. Un contrôle de l'uricémie est donc recommandé 1 à 2 sem. après le début d'un traitement par un inducteur puissant de la glycuronidation. À l'inverse, l'arrêt du traitement par un inducteur pourrait se traduire par une augmentation de la concentration plasmatique du **fébuxostat**.

Uricosurique

■ Probénécide

PROBENECIDE BIOKANOL					
Traitement de fond des hyperuricémies : 1 cp./j en association avec la **colchicine** pdt 1 sem. puis 2 à 3 cp./j en entretien	30 cp. 500 mg		II	NR	

Propriétés

Hypo-uricémiant par effet uricosurique puissant.

Indications

Devenues exceptionnelles, limitées aux impossibilités d'utiliser les **inhibiteurs de l'uricosynthèse**, dans les formes sévères de goutte, nécessitant absolument d'abaisser l'uricémie, et sous réserve des conditions suivantes :
- absence d'insuffisance rénale ;
- uraturie < 600 mg/24 h.

Contre-indications

Grossesse et **allaitement** : prescription à éviter.
Hypersensibilité à la **probénécide**.
Insuffisance rénale modérée ou sévère.

Antécédent de lithiase rénale.
Uricurie ≥ 700 mg/24 h.
Goutte secondaire aux hémopathies.
Intolérance au gluten.
Certaines associations médicamenteuses.

Précautions d'emploi

Association contre-indiquée avec le **méthotrexate**.
Éviter la coprescription de médications hépatotoxiques et de **salicylés**.
Ne jamais commencer un traitement pendant une crise de goutte, ni pendant le mois suivant.
Associer la **colchicine** pendant les 2 à 3 premiers mois du traitement.
Vérifier l'uricémie et l'uraturie des 24 h régulièrement.
Associer une cure de diurèse et un alcalinisant.

Effets indésirables

Crises de goutte, surtout en début de traitement (associer la **colchicine**).
Nausées, diarrhée, céphalée, anorexie.
Miction fréquente, colique néphrétique et lithiase rénale.
Hypersensibilité généralisée, fièvre, urticaire, prurit, dermite allergique.
Nécrose hépatique.
Anémie aplastique, anémie hémolytique en cas de déficit en G6PD.

Interactions médicamenteuses

Salicylés : diminution de l'effet uricosurique.
Augmentation des taux de **zidovudine**.

POLYARTHRITE RHUMATOÏDE

FICHE MALADIE

DÉFINITION

La polyarthrite rhumatoïde est la plus fréquente des polyarthrites chroniques, touchant environ 0,8 % de la population en France, surtout les femmes (6 fois sur 10) autour de 50 ans.

Elle se caractérise par une atteinte inflammatoire chronique de plusieurs articulations, en particulier les petites articulations, mains et pieds, relativement symétrique, évoluant par poussées vers la déformation et la destruction des articulations intéressées. Elle entraîne un handicap fonctionnel qui peut être considérable et va grever lourdement la vie des malades.

CAUSES ET MÉCANISMES

Son origine est encore inconnue ; des mécanismes auto-immunitaires entrent en jeu, mais d'autres facteurs de risque existent, familiaux ou hormonaux.

DIAGNOSTIC

SIGNES CLINIQUES

La polyarthrite se caractérise par des douleurs et une raideur de plusieurs articulations, évocatrices par :

- leur siège aux petites articulations des mains (interphalangiennes proximales, ou IPP, et métacarpophalangiennes, ou MCP) des 2e et 3e doigts, mais aussi des pieds (IPP et MTP des orteils). D'autres articulations peuvent être atteintes : poignets, genoux ou, plus rarement au début, épaules et coudes.
- leur topographie, en général bilatérale et grossièrement symétrique.
- le caractère franchement inflammatoire des douleurs et de la raideur, avec recrudescence nocturne et le matin au réveil ; elles ont tendance à diminuer d'intensité dans la journée. Il en résulte une grande impotence fonctionnelle.

Les articulations sont gonflées, chaudes, rouges, avec des aspects évocateurs : gonflement de la face dorsale du poignet et des MCP, déformation en fuseau des IPP, et épanchements dans les grosses articulations. Selon l'intensité de la poussée, s'y associent parfois : fébricule, fatigue, amaigrissement, ganglions axillaires, nodosités rhumatoïdes.

À une phase plus évoluée, on peut voir d'importantes déformations et destructions articulaires (mains en « coup de vent » cubital).

EXAMENS COMPLÉMENTAIRES

▶ Signes biologiques

Positivité rhumatoïde et des anticorps antipeptides citrullinés (anti-CPP).

La vitesse de sédimentation globulaire est généralement accélérée et cet examen non spécifique est un élément utile de surveillance, de même que le chiffre de l'hémoglobine : une anémie (dite « inflammatoire ») est en effet fréquemment retrouvée.

▶ Signes radiologiques

Ils sont discrets au début : déminéralisation osseuse et augmentation de l'opacité des parties molles adjacentes.

Ensuite apparaîtront les signes caractéristiques de l'arthrite, pincement de l'interligne articulaire, microgéodes osseuses, l'aboutissement des lésions étant la destruction articulaire et, au niveau des os du carpe, une ankylose caractéristique (carpite fusionnante).

TRAITEMENT

L'étiologie de la maladie étant inconnue, il ne peut s'adresser qu'aux symptômes. Il doit être constamment révisé en fonction du stade évolutif de la maladie et des articulations atteintes. Une véritable *stratégie de traitement* doit être établie, faisant appel aux éléments suivants.

TRAITEMENT SYMPTOMATIQUE

Il vise au soulagement immédiat des symptômes et comporte : le repos, des médications antalgiques, des anti-inflammatoires non stéroïdiens, voire des corticoïdes à dose modérée.

ANCIENS TRAITEMENTS « DE FOND » OU D'ACTION LENTE

Ils visent à freiner l'évolution de la maladie à long terme, ont une action lente (en général au-delà de 2 mois), et sont prescrits de façon prolongée, tant qu'ils restent efficaces :

- **méthotrexate** (*MÉTHOTREXATE, NOVATREX*), léflunomide (*ARAVA*), sulfasalazyne (*SALAZOPYRINE*), antipaludéens de synthèse (*PLAQUÉNIL*) ;
- dans les formes graves, immunosuppresseurs, voire ciclosporine ou « bolus » de corticoïdes en perfusion.

Les sels d'or (*ALLOCHRYSINE*) et les dérivés *thiolés* (*TROLOVOL, ACADIONE*), qui ne sont pratiquement plus prescrits, ne seront pas envisagés ici.

ANTI-INFLAMMATOIRES – TRAITEMENTS DE FOND

Parfois, regroupés sous le nom de « biothérapie » ou bDMARD (*biological disease-modifying antitheumatic drugs*), les traitements de fond, qu'on utilise souvent en première intention, sont des immunosuppresseurs sélectifs. On utilise principalement les inhibiteurs du TNF (anti-TNF) car le TNF est au centre du mécanisme de l'inflammation. Ils diminuent la réaction inflammatoire synoviale et les destructions cartilagineuses. Les autres biothérapies sont les antagonistes de l'interleukine (IL)-1, de l'IL-6, les anticorps anti-CD20 (schématiquement antilymphocytes B), les anticorps anti-IL6 ou les inhibiteurs de l'activation des lymphocytes T.

Ces produits, dont l'action est habituellement plus rapide que celle des autres traitements de fond n'ont cependant qu'une action « suspensive ». Ils peuvent être prescrits seuls (pour certains et sous certaines conditions) ou être associés à la prescription de **méthotrexate**.

Ils imposent des conditions d'initiation et une surveillance rigoureuse. Le réveil d'une tuberculose est possible (elle doit être systématiquement recherchée et traitée avant de commencer), ainsi que la survenue de maladies opportunistes ou de poussées de maladies démyélinisantes (sclérose en plaques, qui est une contre-indication). Le risque de survenue d'un cancer ou d'une maladie lymphoproliférative, bien qu'il semble faible, reste mal évalué.

On les utilise dans les formes sévères, réfractaires aux autres traitements de fond de la polyarthrite rhumatoïde, ou aux formes graves d'emblée. Ils sont encore réservés à la prescription hospitalière ou par certains spécialistes.

On dispose, parmi les anti-TNF, de l'**etanercept** (*ENBREL*), de l'**infliximab** (*REMICADE*), de l'**adalimumab** (*HUMIRA*) On peut également utiliser les inhibiteurs du récepteur de l'interleukine IL-1 de l'**anakinra** (*KINERET*) et les inhibiteurs de l'IL-6 du **tocilizumab** (*ROACTEMRA*). On dispose également d'anticorps anti-lymphocyte B, **rituximab** (*MABTHERA*), d'anti-interleukines ou d'inhibiteurs de l'activation des lymphocytes T, ou encore d'anti-inflammatoires oraux comme les inhibiteurs de Janus kinase (anti-JAK).

TRAITEMENTS LOCAUX

- Injections intra-articulaires de dérivés corticoïdes (strictement aseptiques).
- Synoviorthèse médicamenteuse par injection dans l'articulation d'isotopes radioactifs ou d'acide osmique, visant à la modification ou à la destruction de la synoviale pathologique.

MESURES ORTHOPÉDIQUES

Cf. Fiche infirmière, ci-dessous.

INTERVENTIONS CHIRURGICALES

- Exérèse chirurgicale de la synoviale pathologique (synovectomie) pour protéger des tendons menacés de rupture.
- Prothèses totales de la hanche, du genou, voire d'autres articulations détruites : coude, doigts, etc.
- Corrections de certaines déformations du pied.

FICHE INFIRMIÈRE

EXAMENS

Les examens prescrits sont variables selon les médications utilisées chez un malade donné ; il existe souvent des protocoles thérapeutiques et de surveillance.

SURVEILLANCE DU TRAITEMENT

SOINS – TRAITEMENTS

Expliquer les grandes lignes du traitement : « symptomatique » et « de fond », le délai d'action habituel, les modalités de réalisation (perfusions, injections SC que la patiente peut faire elle-même, *cf.* Fiche technique, p. 1639), la surveillance nécessaire et son rythme.

Expliquer les gestes thérapeutiques locaux : ponctions articulaires, injections de corticoïdes, synoviorthèses, etc.

EFFICACITÉ DU TRAITEMENT

Elle s'apprécie, cliniquement, sur l'amélioration du nombre de réveils nocturnes, de la raideur matinale, de la fatigue, du gonflement articulaire et du nombre d'articulations touchées, et globalement sur l'amélioration de l'impotence fonctionnelle ; biologiquement, sur la diminution du syndrome inflammatoire (VS, CRP, anémie).

EFFETS INDÉSIRABLES

Recherche des symptômes traduisant des effets indésirables connus, surveillance des modifications biologiques selon les produits utilisés.

ÉDUCATION ET CONSEILS

RASSURER ET INFORMER

Il est important de rassurer la patiente quant à l'avenir : toutes les polyarthrites rhumatoïdes ne sont pas des formes graves et la prise en charge attentive contribue à améliorer le pronostic fonctionnel et à préserver l'autonomie.

L'infirmier(e) peut rappeler que :

- des rémissions parfois durables sont toujours possibles, que les progrès thérapeutiques liés à la recherche sont constants ;
- des assistances sont possibles : prise en charge à 100 % des formes graves, qui sont inscrites sur la liste des affections de longue durée (ALD30), carte d'invalidité, carte station

debout pénible ou macaron GIC ; aménagement du logement ; matériel adapté au handicap ;

• il existe des brochures éditées par certains services hospitaliers et par les associations de patients (*cf.* encadré, ci-après).

MESURES ORTHOPÉDIQUES

• Règles d'hygiène posturale : coucher sur un lit assez dur, n'utiliser qu'un oreiller mince, garder les genoux en extension, éventuellement mettre un cerceau au pied du lit.

• Exercices de posture quotidiens : pour les membres supérieurs, mettre les épaules en abduction, les coudes en flexion, les poignets en extension, les doigts en demi-flexion, les pouces en abduction ; pour les membres inférieurs, les hanches en extension, les genoux en extension, les pieds en flexion dorsale.

• Attelles, orthèses, qui s'opposent aux attitudes vicieuses et aux déformations articulaires, et qui peuvent être portées pendant la nuit.

ADRESSES DES DIFFÉRENTES ASSOCIATIONS

APF : Association des paralysés de France
13, place de Rungis – 75013 Paris
Tél. : 01 53 80 92 97. Fax : 01 53 80 92 98. Site Internet : www.apf.asso.fr

AFLAR : Association française de lutte antirhumatismale
Hôpital de la Roseraie
55, rue Henri Barbusse – 93300 Aubervilliers
Tél. : 01 48 39 40 91. Site Internet : http://aflar.unice.fr

AFP : Association française des polyarthritiques
153, rue de Charonne – 75011 Paris
Tél. : 01 40 09 06 66. Fax : 01 40 09 03 25

ANDAR : Association nationale de défense contre l'arthrite rhumatoïde (section nationale)
BP 7207 – 34086 Montpellier Cedex 4
Tél. : 04 67 47 61 76. Fax : 04 67 47 61 76

ANDAR : Section Paris Ile-de-France
Service de rhumatologie, hôpital Saint-Antoine
184, rue du Faubourg-Saint-Antoine – 75012 Paris
Tél. : 01 48 57 80 16 et 01 46 28 08 63

ARP : Association de recherche sur la polyarthrite
4, rue Berteaux-Dumas – 92200 Neuilly-sur-Seine
Tél. : 01 46 41 41 00. Fax : 01 40 88 37 80

AFS : Association française des spondylarthritiques, ACSAC : Association contre la spondylarthrite ankylosante et ses conséquences
16, bd de Bulgarie – BP 56129 – 35056 Rennes cedex 2
Tél. : 02 99 64 73 84. e-mail : afs@fr.st. Site Internet : www-afs.ujf-grenoble.fr/

Spondylis (ex-section Paris Ile-de-France de l'ACSAC)
Service de rhumatologie, hôpital Henri-Mondor
51, av. du Maréchal-de-Lattre-de-Tassigny – 94010 Créteil
Tél. et Fax : 01 49 81 97 01

Kourir : association pour les enfants atteints d'arthrite chronique
7, rue des Chaufourniers – 75019 Paris
Tél. et Fax : 01 42 00 40 43. e-mail : kourir@wanadoo.fr
http://www.france-asso.com/kourir/kourir.htm

VACCINATIONS ET RHUMATISMES INFLAMMATOIRES

Si des manifestations articulaires, souvent fugaces, peuvent survenir après de nombreuses vaccinations, des cas de polyarthrite ont été décrits après vaccination contre la rubéole, la grippe, l'hépatite B, mais ces cas restent très rares et la relation avec le vaccin n'est pas prouvée.

D'une façon générale :

- Il est préférable de ne pas vacciner des sujets ayant des antécédents allergiques à l'un des vaccins.
- Il faut éviter les vaccinations lors des poussées inflammatoires ou des phases évolutives, et les vaccinations rapprochées.
- Il n'y a pas de contre-indication aux vaccins tués et aux vaccins reconstitués par génie génétique.
- En cas de vaccins vivants atténués :
  - contre-indication si l'immunodépression du sujet est notable ;
  - dans les formes stables de polyarthrite rhumatoïde ou de lupus, la tolérance du vaccin antigrippal est bonne ;
  - le risque de complications sévères existe en cas d'immunodépression (corticothérapie, 20 mg/j de prednisone) pour les vaccins contre la typhoïde, la rougeole, les oreillons, la rubéole, la fièvre jaune et pour le BCG. Le risque doit donc être évalué pour chaque patient.

FICHE TECHNIQUE

INJECTION *D'ENBREL* (ÉTANERCEPT)

Le protocole de l'injection est détaillé ici pour l'expliquer à une patiente qui souhaite la faire elle-même.

Avant l'injection

Se laver les mains avant toute manipulation du matériel.

Préparation

- Sortir le kit de reconstitution du réfrigérateur. Sortir le matériel de l'emballage et l'étaler sur un plan de travail propre.
- Ôter le capuchon en plastique du flacon. Nettoyer le bouchon gris avec l'un des tampons imbibés d'alcool, et ne plus toucher ce bouchon avec les doigts. Poser le flacon verticalement. Retirer le papier protecteur de l'emballage de l'adaptateur et, sans le retirer de son emballage, placer l'adaptateur sur le flacon. Fixer l'adaptateur en appuyant vers le bas : il pénètre dans le bouchon. Retirer l'emballage plastique de l'adaptateur.
- Prendre la seringue par la partie en verre, horizontalement, et plier l'embout protecteur jusqu'à ce qu'il se casse. Fixer verticalement la seringue à l'adaptateur, visser la bague blanche dans le sens des aiguilles d'une montre. En maintenant le flacon à la verticale, enfoncer lentement le piston (pour éviter la formation de mousse) jusqu'à ce que la totalité du liquide de la seringue soit passée dans le flacon. Le piston peut remonter de lui-même : ceci n'est pas une anomalie.

• Avec la seringue encore attachée, faire tourner doucement le flacon afin de dissoudre la poudre. Attendre que la poudre soit totalement dissoute (généralement moins de 10 min). Ne pas secouer : la solution doit être limpide et incolore. Ne pas utiliser le produit si toute la poudre ne s'est pas dissoute dans les 10 min.
• Vérifier que le piston est bien enfoncé. Retourner le flacon en maintenant la seringue attachée et aspirer la totalité du liquide en tirant doucement le piston.
• Dévisser la seringue de l'adaptateur en tournant le flacon dans le sens contraire des aiguilles d'une montre, poser la seringue. Plier l'embout protecteur de l'aiguille jusqu'à ce qu'il se casse. Prendre la seringue (par la partie en verre) et fixer l'aiguille avec son capuchon en plastique, en tournant dans le sens des aiguilles d'une montre.

Injection sous-cutanée

Elle se réalise soit dans la paroi abdominale à distance de l'ombilic, soit dans la face antérieure de la cuisse, à au moins 3 cm du site d'une injection antérieure, et jamais dans les régions où la peau est sensible, contusionnée, rouge ou indurée.
• Après s'être de nouveau lavé les mains, frotter la peau avec un tampon imbibé d'alcool ; ne plus toucher cette zone.
• Ôter le capuchon protecteur de l'aiguille et évacuer les éventuelles bulles d'air : tenir la seringue à la verticale, pousser doucement le piston jusqu'à faire perler une goutte de produit.
• Pincer la peau pour former un pli ; piquer le pli cutané selon un angle de 45° avec la surface de la peau, lâcher la peau, injecter la totalité du produit, lentement. Attendre quelques secondes (< 5) et retirer doucement l'aiguille.
• Presser, sans frotter, la peau pendant 2 secondes avec un tampon de coton sec.

Après l'injection

Éliminer la totalité du matériel d'injection dans la boîte à aiguilles prévue à cet effet, et se relaver les mains.

Conditions de conservation

ENBREL 25 mg est présenté en boîte de 4 flacons de poudre et 4 seringues préremplies d'eau, pour reconstitution. L'ensemble doit être conservé entre + 2 °C et + 8 °C dans l'emballage extérieur d'origine, au réfrigérateur ; il existe des boîtes isothermes pour les déplacements des patientes. Le produit ne doit pas être congelé.
Après reconstitution, la solution préparée doit être injectée le plus rapidement possible, en tout cas dans les 6 h si elle est conservée entre + 2 °C et + 8 °C.

FICHE PHARMACOLOGIE

MÉTHOTREXATE

■ Méthotrexate ©

NOVATREX					
Polyarthrite rhumatoïde : 7,5 à 15 mg/sem. Max 20 mg/sem.	12 cp. 2,5 mg	2,66	I	65 %	0,22

METOJECT					
Idem *NOVATREX*	1 ser. prér. 7,5 mg/0,15 mL 1 ser. prér. 10 mg/0,2 mL 1 ser. prér. 15 mg/0,3 mL 1 ser. prér. 20 mg/0,4 mL 1 ser. prér. 25 mg/0,5 mL 1 stylo 7,5 mg/0,15 mL 1 stylo 10 mg/0,20 mL 1 stylo 12,5 mg/0,25 mL 1 stylo 15 mg/0,30 mL 1 stylo 17,5 mg/0,35 mL 1 stylo 20 mg/0,40 mL 1 stylo 22,5 mg/0,45 mL 1 stylo 25 mg/0,50 mL 1 stylo 27,5 mg/0,55 mL 1 stylo 30 mg/0,60 mL	13,44 14,38 16,54 18,41 21,46 13,44 14,38 14,38 16,54 16,54 18,41 18,41 21,46 21,46 21,46	I I I I I I I I I I I I I I I	65 % 65 % 65 % 65 % 65 % 65 % 65 % 65 % 65 % 65 % 65 % 65 % 65 % 65 % 65 %	13,44 14,38 16,54 18,41 21,46 13,44 14,38 14,38 16,54 16,54 18,41 18,41 21,46 21,46 21,46
LEDERTREXATE					
Idem *NOVATREX*	1 inj. 5 mg/2 mL 1 inj. 25 mg/1 mL	2,66 7,33	I I	100 % 100 %	2,66 7,33
IMETH					
Idem *NOVATREX*	10 cp. 10 mg 4 ser. prér. 7,5 mg/0,3 mL 4 ser. prér. 10 mg/0,4 mL 4 ser. prér. 12,5 mg/0,5 mL 4 ser. prér. 15 mg/0,6 mL 4 ser. prér. 17,5 mg/0,7 mL 4 ser. prér. 20 mg/0,8 mL 4 ser. prér. 22,5 mg/0,9 mL 4 ser. prér. 25 mg/mL	8,15 48,07 51,42 51,42 59,12 59,12 65,81 65,81 76,65	I I I I I I I I I	65 % 65 % 65 % 65 % 65 % 65 % 65 % 65 % 65 %	0,81 12,02 12,85 12,85 14,78 14,78 16,45 16,45 19,16

Propriétés

Antinéoplasique cytostatique du groupe des antifoliques, agissant comme antimétabolite des acides nucléiques.

Indications

AMM : polyarthrite rhumatoïde, psoriasis.
Également prescrit en milieu spécialisé dans certaines formes sévères de spondylarthropathies et de rhumatisme psoriasique.

Contre-indications

Grossesse et absence de contraception efficace : contre-indication formelle.

Allaitement : contre-indication.
Autres contre-indications absolues :

- insuffisance respiratoire chronique, insuffisance rénale chronique, atteinte hépatique évolutive et alcoolisme chronique sévère ;
- leucopénie, thrombopénie, anémie ;
- infection aiguë ou chronique, en particulier aux virus VIH ;
- cancer, hémopathie associée.

Contre-indications relatives :

- tabagisme, obésité ; antécédents d'affection hépatique, pulmonaire, rénale ou hématopoïétique ;

• diabète insulinodépendant, ulcère gastro-duodénal évolutif.

Précautions d'emploi

À utiliser avec précaution chez la femme jeune, en âge de procréer et en cas de tabagisme et d'antécédents pulmonaires.
Recherche préalable et en cours de traitement de foyers infectieux, à traiter.
Surveillance hépatique et rénale mensuelle.
Surveillance de l'hémogramme toutes les 2 sem. pendant les 2 premiers mois, puis tous les mois.

Effets indésirables

Cf. Polyarthrite rhumatoïde (5).

Interactions médicamenteuses

Certaines associations sont contre-indiquées, même aux doses rhumatologiques : **probénécide**, **sulfaméthoxazole-triméthoprime**, triméthoprime.
Certaines associations doivent faire prendre des précautions :
• **AINS**, bien que la prescription soit possible si méthotrexate < 15 mg/sem. ;
• pour le **kétoprofène**, respecter un délai de 12 h par rapport à la prise de **MTX** ;
• **ciclosporine**, **sulfamides antibactériens**, **phénytoïne**, **phénobarbital**, du fait d'une augmentation de la toxicité hématologique ;
• vaccins vivants atténués.

ACIDE FOLIQUE

■ Acide folique ©

SPÉCIAFOLDINE					
En complément du **méthotrexate** en rhumatologie : 10 à 20 mg/sem.	28 cp. 0,4 mg 20 cp. 5 mg	2,70 1,43		65 % 65 %	0,10 0,07

Propriétés

Acide folique antianémique.

Indications

Compensation des carences en acide folique.
Prévention ou traitement de certains effets indésirables du **méthotrexate** (MTX).

Contre-indications

Allergie à l'un des constituants.

Précautions d'emploi

Prendre l'**acide folique** le lendemain de la prise du **MTX** ou réparti sur les jours sans **MTX**.

Effets indésirables

Très rares cas de réactions cutanées allergiques.
Possibilité de troubles gastro-intestinaux.

Interactions médicamenteuses

Phénobarbital, **phénytoïne**, **primidone** : diminution du taux des **anticonvulsivants**.

IMMUNOSUPPRESSEUR SÉLECTIF

Léflunomide ©

ARAVA					
100 mg/j les 3 premiers j	30 cp. 10 mg	28,79	I	65 %	0,96
Puis 10 à 20 mg/j	30 cp. 20 mg	28,79	I	65 %	0,96

Propriétés

Immunosuppresseur sélectif dont le métabolite actif a une action antiproliferatrice.

Indications

Traitement de fond de la polyarthrite rhumatoïde active de l'adulte.

Contre-indications

Hypersensibilité au **léflunomide** (notamment antécédent de syndrome de Stevens-Johnson, syndrome de Lyell ou érythème polymorphe).
Insuffisance hépatique.
Patients ayant un état d'immunodéficience grave, par exemple les patients atteints du sida.
Dysfonction médullaire grave, ou anémie, leucopénie, neutropénie, ou thrombopénie profonde d'origine autre que la polyarthrite rhumatoïde ou infections graves.
Insuffisance rénale modérée à sévère, hypoprotéinémie sévère.
Femmes enceintes ou en âge de procréer n'utilisant pas de méthode contraceptive fiable pendant le traitement par le **léflunomide**. L'existence d'une grossesse doit être exclue avant l'instauration du traitement. Les femmes ne doivent pas allaiter.
Les patients masculins doivent être prévenus d'une possible toxicité fœtale transmise par le père. Il convient d'assurer une contraception efficace pendant le traitement avec le **léflunomide**.
Déconseillé chez les patients de moins de 18 ans.

Précautions d'emploi

Le médicament ne doit être prescrit que par des médecins spécialistes ayant une bonne expérience dans le traitement des maladies rhumatoïdes. Un traitement récent ou concomitant avec un autre traitement de fond hépatotoxique ou hématotoxique (ex : **méthotrexate**) peut entraîner un risque accru d'effets indésirables.

> **PROCÉDURE DE *WASH-OUT***
> • Soit par administration de 8 g de **colestyramine**, x 3/j.
> • Soit par administration de 50 g de charbon activé en poudre, x 4/j.
> La durée d'une procédure de wash-out complète est habituellement de 11 j. Cette durée peut être modifiée en fonction des éléments cliniques ou des paramètres biologiques

Ceux-ci peuvent être graves et survenir même après l'arrêt du **léflunomide**, qui peut persister longtemps dans l'organisme, justifiant alors une procédure de *wash-out*, en particulier :

- si le taux des ALAT s'élève après adaptation de la posologie, si des anomalies hématologiques apparaissent ;
- en cas de syndrome de Stevens-Johnson ou de Lyell (une stomatite ulcéreuse doit faire arrêter le traitement) ;
- en cas d'infection sévère non contrôlée. Les patients ayant une réaction positive à la tuberculine doivent être étroitement surveillés en raison du risque de réactivation d'une tuberculose ;
- en cas de remplacement par un autre traitement de fond.

Effets indésirables

APPAREIL CARDIOVASCULAIRE

Augmentation modérée de la pression artérielle, rarement HTA sévère.

SYSTÈME GASTRO-INTESTINAL, FOIE

• Fréquents : diarrhée, nausées, vomissements, anorexie, lésions de la muqueuse buccale, douleurs abdominales, élévation des paramètres hépatiques (transaminases en particulier ALAT, plus rarement GGT, phosphatases alcalines, ou bilirubine).

• Rares : hépatite, ictère/cholestase et très rarement, atteintes hépatiques sévères, pancréatites.

INFECTIONS

Très rares : infections sévères, septicémies ; le **léflunomide** peut augmenter la sensibilité aux infections (notamment les rhinites, bronchites et pneumonies), y compris aux infections opportunistes.

TROUBLES DU MÉTABOLISME ET DE LA NUTRITION

Amaigrissement, hypokaliémie.

SYSTÈME NERVEUX

Céphalées, étourdissements, asthénie, paresthésies ; perturbations du goût, anxiété.

SYSTÈME MUSCULAIRE ET OSSEUX

• Fréquents : ténosynovite.

• Peu fréquents : rupture tendineuse.

PEAU ET ANNEXES

• Fréquents : accentuation de la chute naturelle des cheveux, eczéma, sécheresse cutanée.

• Très rares : syndrome de Stevens-Johnson, syndrome de Lyell, érythème polymorphe.

ALLERGIE

• Fréquents : réactions allergiques modérées, éruption (notamment éruption maculopapulaire), prurit.

• Peu fréquents : urticaire. Très rares : réactions anaphylactiques.

TROUBLES RESPIRATOIRES

Très rares : pneumopathie interstitielle.

SYSTÈMES HÉMATOLOGIQUE ET LYMPHATIQUE

• Fréquents : leucopénie (avec leucocytes > 2 G/L).

• Peu fréquents : anémie, thrombopénie modérée.

• Rares : éosinophilie, leucopénie < 2 G/L, pancytopénie.

• Très rarement : agranulocytose.

Interactions médicamenteuses

Une augmentation des effets indésirables peut survenir en cas d'administration récente ou concomitante de produits hépatotoxiques ou hématotoxiques, ou lorsqu'un traitement par le **léflunomide** est instauré après l'administration de ces produits sans qu'il y ait eu entre-temps de période de *wash-out*. Par conséquent, une surveillance attentive des paramètres hépatiques et hématologiques est recommandée au début du traitement de relais par le **léflunomide**.

Éviter de prendre de la **colestyramine** ou du charbon activé en poudre, ces produits entraînant une baisse rapide et significative des taux plasmatiques, et de consommer de l'alcool.

Aucune donnée clinique sur l'efficacité et la sécurité des vaccinations au cours d'un traitement par le **léflunomide** n'est disponible. Cependant, les vaccinations avec un vaccin vivant atténué ne sont pas recommandées.

ANTI-TNF-ALPHA

▪ Étanercept ©

ENBREL					
Polyarthrite rhumatoïde 4-17 ans : 0,4 mg/kg, avec un intervalle de 3 à 4 j entre 2 inj. SC A. 25 mg x 2/sem. *Psoriasis* A. 25 mg x 2/sem. ou 50 mg x 1/sem. jusqu'à rémission pdt 24 sem. max (max : 50 mg x 2/sem. pdt 12 sem.) E. 0,8 mg/kg (50 mg max) x 1/sem. jusqu'à rémission pdt 24 sem. max	4 fl. 10 mg (E.) 4 ser. prér. 25 mg/0,5 mL 4 ser. prér. 50 mg/1 mL 4 stylos prér. 50 mg	127,15 268,58 268,58 535,34	I I I I	65 % 65 % 65 % 65 %	31,79 67,14 67,14 133,84
BENEPALI					
Biosimilaire Idem *ENBREL*	4 ser. prér. 25 mg/0,51 mL 4 ser. prér. 50 mg/0,98 mL 4 stylos prér. 50 mg	263,37 524,95 524,95	I I I	65 % 65 % 65 %	
NEPEXTO					
Biosimilaire Idem *ENBREL*	4 ser. prér. 25 mg 4 ser. prér. 50 mg 4 stylos prér. 50 mg	263,37 524,95 524,95	I I I	65 % 65 % 65 %	65,84 131,24 131,24

Propriétés

Par inhibition compétitive de la liaison du TNF à ses récepteurs, il diminue la réaction inflammatoire synoviale et les destructions ostéo-cartilagineuses.

Indications

ÉTANERCEPT 25 ET 50 mg

• *Polyarthrite rhumatoïde :*

– en association au **méthotrexate** pour le traitement de la polyarthrite rhumatoïde modérément à sévèrement active de l'adulte en cas de réponse inadéquate aux traitements de fond, y compris le **méthotrexate** (sauf contre-indication) ;

– en monothérapie en cas d'intolérance au **méthotrexate** ou lorsque la poursuite du traitement avec le **méthotrexate** est inadaptée ;

– dans le traitement de la polyarthrite rhumatoïde sévère, active et évolutive de l'adulte non précédemment traitée par le **méthotrexate**.

Il a été montré que l'**étanercept**, seul ou en association avec le **méthotrexate**, ralentit la progression des dommages structuraux articulaires tels que mesurés par la radiographie et améliore les capacités fonctionnelles.

• *Rhumatisme psoriasique* actif et évolutif de l'adulte en cas de réponse inadéquate au traitement de fond antérieur.

• *Spondylarthrite ankylosante* sévère et active de l'adulte en cas de réponse inadéquate au traitement conventionnel.

• *Psoriasis en plaques* modéré à sévère de l'adulte en cas d'échec, ou de contre-indication, ou d'intolérance aux autres traitements systémiques.

ÉTANERCEPT 25 mg

Arthrite juvénile idiopathique polyarticulaire active de l'enfant et l'adolescent âgés de 4 à 17 ans en cas de réponse inadéquate ou d'intolérance avérée au **méthotrexate**.

Contre-indications

Hypersensibilité à la substance active ou à l'un de ses excipients. Septicémie ou risque.

Éviter en cas d'infection évolutive, chronique ou localisée. Éviter en cas de maladie démyélinisante ou de risque.
Grossesse et **allaitement** : déconseillé.

Précautions d'emploi

Écarter une infection évolutive, dont la tuberculose, avant de commencer le traitement. L'arrêter en cas d'infection grave, de varicelle, de réaction allergique, de pancytopénie.
Prudence en cas d'insuffisance cardiaque congestive (risque d'aggravation).
Les vaccins vivants ne doivent pas être administrés pendant le traitement.

Effets indésirables

Très fréquemment, réactions au site d'injection (érythème, démangeaison, douleur, gonflement), ne nécessitant en général pas de traitement, et, fréquemment : fièvre.
Infections fréquentes : voies aériennes supérieures, bronchites, cystites, infections cutanées.
Infections graves, peu fréquentes : septicémies, pneumonies, cellulites, arthrites septiques. Tuberculose, infection fongique.
Hématologie : thrombocytopénie, anémie, leucopénie, pancytopénie et très rarement aplasie.
Réactions allergiques cutanées et sous-cutanées fréquentes (prurit, et plus rarement urticaire, angio-œdème). Rares réactions allergiques/anaphylactiques graves.
Formation d'autoanticorps.
Rarement : convulsions, épisodes de démyélinisation du type SEP ou localisée (névrite optique, myélite transverse).

Interactions médicamenteuses

On ne dispose pas d'études particulières. Dans les essais cliniques, aucune interaction n'a été observée avec les **glucocorticoïdes**, les **salicylés**, les **AINS**, les **analgésiques** ou le **méthotrexate**.

■ Infliximab

REMICADE					
PR de l'adulte en cas de réponse inadéquate aux traitements de fond, y compris le **méthotrexate** Formes sévères de spondylarthrite ankylosante Maladie de Crohn et rectocolite hémorragique active et sévère Adulte : 3 mg/kg en perf. IV, d'une durée de 2 h, suivie de perfusions supplémentaires les 2, puis 6, puis 8 sem. suivantes, en association au **méthotrexate** Psoriasis : 5 mg/kg aux sem. 1, 2 et 6 puis toutes les 8 sem.	1 amp. 100 mg	HOP	I		
INFLECTRA					
Biosimilaire Idem *REMICADE*	1 fl. 100 mg	HOP	I		
REMSIMA					
Biosimilaire Idem *REMICADE*	1 fl. 100 mg	HOP	I		
FLIXABI					
Biosimilaire Idem *REMICADE*	1 fl. 100 mg	HOP	I		

Propriétés

Anticorps monoclonal chimérique humain/souris qui se lie aux formes solubles et transmembranaires du TNF-alpha (*Tumor Necrosis Factor*).

Indications

• *Polyarthrite rhumatoïde* : en association avec le **méthotrexate**. Réduction des signes et symptômes, mais aussi amélioration des capacités fonctionnelles, chez :
  – les patients ayant une maladie active lorsque la réponse aux traitements de fond, dont le **méthotrexate**, a été inappropriée ;
  – les patients ayant une maladie active, sévère et évolutive, non traitée auparavant par le **méthotrexate** ni les autres DMARD (*Disease Modifying Antirheumatic Drugs*).

• *Spondylarthrite ankylosante* chez les patients qui ont des signes axiaux sévères, des marqueurs sérologiques de l'activité inflammatoire élevés et qui n'ont pas répondu de manière adéquate à un traitement conventionnel.

• *Rhumatisme psoriasique* actif et évolutif chez les patients qui n'ont pas répondu de manière adéquate aux DMARD :
  – en association avec le **méthotrexate** ;
  – ou seul chez les patients qui ont montré une intolérance au **méthotrexate** ou chez lesquels il est contre-indiqué.

• Maladie de Crohn active, de forme modérée à sévère.

• Rectocolite hémorragique active, de forme modérée à sévère.

• Psoriasis en plaques modéré à sévère des patients adultes en cas d'échec, ou de contre-indication, ou d'intolérance aux autres traitements systémiques.

Contre-indications

Hypersensibilité.
Septicémie, infection évolutive.
Insuffisance cardiaque modérée à sévère.
Grossesse et **allaitement** déconseillés (contraception durant le traitement et pendant 6 mois au moins après la dernière administration).

Précautions d'emploi

Réaction aiguë à la perfusion : au cours de la 1re ou 2e perfusion ou dans les 2 h qui les suivent. Ralentir voire interrompre la perfusion jusqu'à régression des symptômes et reprendre à une vitesse plus faible. Une prémédication par **paracétamol** ou **antihistaminique H1** peut être pratiquée. Risque de réaction allergique sévère en cas d'apparition d'anticorps anti-infliximab.
Hypersensibilité retardée : elle s'observe en cas de retraitement après une période sans traitement de 2 à 4 ans.
Écarter une infection évolutive, dont la tuberculose, avant de commencer le traitement (test Quantiféron). L'arrêter en cas d'infection grave, de varicelle, de réaction allergique, de pancytopénie.

Effets indésirables

Très fréquemment, réactions liées à la perfusion (*cf.* supra) : fatigue, douleur thoracique, fièvre ou frissons, prurit ou urticaire, bouffées de chaleur, hypo ou hypertension, dyspnée, beaucoup plus rarement réactions anaphylactiques. Ces signes peuvent survenir également quelques jours après la perfusion (hypersensibilité retardée).
Réactions cutanées (fréquentes) : rash, prurit, urticaire, sudation augmentée, sécheresse cutanée, apparition de psoriasis.
Infections : grippe, herpès, infection des voies respiratoires, infection urinaire, conjonctivite (fréquentes), sepsis, cellulite, infections opportunistes graves (peu fréquentes).
Hématologie : anémie, leucopénie, lymphadénopathie, lymphocytose, lymphopénie, neutropénie, thrombocytopénie.
Dépression, insomnie, céphalées, vertiges, paresthésie.
Tachycardie, palpitations, hypo ou hypertension, bouffées vasomotrices.
Douleurs abdominales, nausée, fonction hépatique anormale.
Arthralgie, myalgie.
Formation d'anticorps anti-infliximab, d'autoanticorps et exceptionnellement apparition d'un syndrome lupique.

Apparition d'anticorps antichimériques humains : risque augmenté d'effets indésirables.

■ Adalimumab ©

HUMIRA					
Polyarthrite rhumatoïde : 1 dose unique de 40 mg toutes les 2 sem. par voie SC, en association avec le **méthotrexate** Psoriasis : A. 80 mg la 1re sem. puis 40 mg (0,8 mL) la 2e puis toutes les 2 sem. E. et adolescent : 0,8 mg/kg (max 40 mg) (0,8 mL)/sem. les 2 premières sem. puis toutes les 2 sem. Hidrosadénite suppurée : 160 mg à J1 (répartis sur 1 ou 2 j) puis 80 mg à J15 puis 40 mg/sem. à partir de J29	2 ser. prér. 20 mg/ 0,2 mL 2 ser. prér. 40 mg/ 0,4 mL 1 ser. prér. 80 mg/ 0,8 mL 2 stylo 40 mg/0,4 mL 1 stylo 80 mg/0,8 mL 3 stylos 80 mg/0,8 mL	279,77 503,47 503,47 503,47 503,47 1 446,75	I I I I I I	65 % 65 % 65 % 65 % 65 % 65 %	139,88 251,74 503,47 251,74 503,47 482,25
HULIO					
Biosimilaire Idem *HUMIRA*	2 ser. 20 mg 6 ser. 40 mg 2 ser. 40 mg 2 stylos 40 mg 6 stylos 40 mg	234,83 1 218,38 422,32 422,32 1 218,38	I I I I I	65 % 65 % 65 % 65 % 65 %	117,42 203,06 211,16 211,16 203,06

Propriétés

L'**adalimumab** se combine avec, et bloque, les récepteurs du TNF ; il diminue ainsi la réaction inflammatoire synoviale et les destructions ostéo-cartilagineuses.

Indications

• Traitement de la maladie de Crohn active, sévère, chez les patients qui n'ont pas répondu malgré un traitement approprié et bien conduit par un corticoïde et/ou un immunosuppresseur ou chez lesquels ce traitement est contre-indiqué ou mal toléré. Pour le traitement d'induction, *HUMIRA* doit être administré en association avec des corticoïdes. *HUMIRA* peut être administré en monothérapie en cas d'intolérance aux corticoïdes ou lorsque la poursuite du traitement corticoïde n'est pas appropriée.

• Psoriasis en plaques, modéré à sévère, chez les patients adultes qui ne répondent pas à d'autres traitements systémiques ou chez lesquels ces traitements sont contre-indiqués ou mal tolérés.

• Hidrosadénite suppurée active, modérée à sévère, chez les patients adultes en cas de réponse insuffisante au traitement systémique conventionnel.

En association au **méthotrexate** :

• *Polyarthrite rhumatoïde* :

– forme modérément à sévèrement active de l'adulte, lorsque la réponse aux traitements de fond, y compris le **méthotrexate**, est inadéquate ;

Interactions médicamenteuses

Les vaccins vivants ne doivent pas être administrés pendant le traitement.

Aucune interaction avec les **glucocorticoïdes**, les **salicylés**, les **AINS**, les **analgésiques** ou le **méthotrexate**.

– forme sévère, active et évolutive chez les adultes non précédemment traités par le **méthotrexate**.

• *Rhumatisme psoriasique* actif et évolutif chez l'adulte lorsque la réponse à un traitement de fond antérieur a été inadéquate.

• *Spondylarthrite ankylosante* sévère et active chez l'adulte ayant eu une réponse inadéquate au traitement conventionnel.

Contre-indications

• Hypersensibilité au principe actif ou à l'un des excipients.

• Tuberculose évolutive ou autres infections sévères telles que sepsis et infections opportunistes.

• Insuffisance cardiaque modérée à sévère (NYHA classes III/IV).

Grossesse : l'administration d'**adalimumab** n'est pas recommandée pendant la grossesse. Les femmes en mesure de procréer doivent utiliser une méthode de contraception appropriée et la poursuivre pendant 5 mois au moins après la dernière administration d'*HUMIRA*.

Allaitement : comme les immunoglobulines humaines passent dans le lait maternel, les femmes ne doivent pas allaiter pendant au moins 5 mois après la dernière administration d'*HUMIRA*.

Précautions d'emploi

L'administration de **méthotrexate** doit être continuée pendant le traitement par *HUMIRA*.

Le traitement par *HUMIRA* doit être instauré et supervisé par un médecin spécialiste qualifié en matière de diagnostic et de traitement de la polyarthrite rhumatoïde, du rhumatisme psoriasique ou de la spondylarthrite ankylosante (sur une ordonnance de « médicament d'exception »). Une carte spéciale de surveillance sera remise aux patients traités par *HUMIRA*.

Après une formation correcte à la technique d'injection, les patients peuvent s'auto-injecter *HUMIRA*, sous le couvert d'un suivi médical approprié. La réponse clinique est habituellement obtenue en 12 sem. de traitement. La poursuite du traitement devra être reconsidérée chez un patient n'ayant pas répondu dans ces délais.

• *Infections*

– Dépister des infections (y compris la tuberculose, voir encadré) avant, pendant et après le traitement par *HUMIRA*.

– Ne pas commencer le traitement tant que les infections évolutives, y compris les infections chroniques ou localisées, ne sont pas contrôlées.

– En cas d'apparition d'une infection grave, l'administration d'*HUMIRA* doit être interrompue jusqu'à ce que l'infection soit contrôlée.

• *Événements neurologiques*

La prudence est recommandée avant de traiter avec *HUMIRA* les patients atteints d'une maladie démyélinisante du système nerveux central, préexistante ou de survenue récente.

• *Réactions allergiques*

En cas de survenue d'une réaction anaphylactique ou d'une autre réaction allergique grave, l'administration d'*HUMIRA* doit être immédiatement interrompue et un traitement approprié mis en œuvre.

• *Tumeurs malignes et troubles lymphoprolifératifs*

Dans l'état actuel des connaissances, la possibilité d'un risque de développer des lymphomes ou autres maladies malignes chez les patients traités par **anti-TNF** ne peut être exclue.

Une prudence accrue devra être observée lorsqu'on envisage un traitement des patients avec antécédents de tumeurs malignes par *HUMIRA*.

• *Réactions hématologiques*

Des effets indésirables du système sanguin comprenant des cytopénies médicalement significatives ont été peu souvent observés avec *HUMIRA*. Il doit être conseillé à tous les patients de demander immédiatement un avis médical s'ils ont des signes ou des symptômes suggérant des troubles sanguins (par exemple : fièvre persistante, ecchymoses, saignements, pâleur) sous *HUMIRA*. L'arrêt du traitement par *HUMIRA* devra être envisagé pour les patients chez qui des anomalies sanguines significatives seront confirmées.

• *Vaccinations*

Chez la plupart des patients recevant *HUMIRA* est apparue une réponse immunitaire efficace aux vaccins utilisant des polysaccharides pneumococciques.

Compte tenu du manque de données, il est recommandé d'éviter d'associer des vaccins vivants et *HUMIRA*.

• *Insuffisance cardiaque congestive*

Le traitement par *HUMIRA* doit être arrêté chez les patients présentant de nouveaux symptômes ou une aggravation de leurs symptômes d'insuffisance cardiaque congestive.

• *Processus auto-immuns*

Le traitement par *HUMIRA* peut entraîner la formation d'anticorps auto-immuns. L'impact d'un traitement à long terme par *HUMIRA* sur le développement de maladies auto-immunes est inconnu.

• *Chirurgie*

La longue demi-vie de l'**adalimumab** doit être prise en compte si une intervention chirurgicale est prévue. Un patient traité par *HUMIRA* nécessitant une intervention chirurgicale doit être attentivement surveillé afin de dépister des infections et des actions appropriées doivent être entreprises.

Effets indésirables

Les réactions au point d'injection (érythème et/ou prurit, saignement, douleur ou tuméfaction) sont fréquentes mais ne conduisent généralement pas à l'arrêt du médicament.

Les infections sont assez fréquentes, en particulier celles des voies respiratoires supérieures. Certaines peuvent être graves, et sont redoutées : tuberculose, infections opportunistes.

Moins fréquentes : infections des voies respiratoires basses, urinaires, à virus herpès, grippe, mycoses superficielles ; parfois infection articulaire, infections des plaies, abcès, infection de la peau (cellulite et impétigo), infections pileuses (furoncles, anthrax), périonyxis, éruption pustuleuse, infection dentaire et du parodonte, otite, gastroentérite, candidose oropharyngée, infection vaginale.

Troubles sanguins et du système lymphatique : lymphopénie, anémie, et moins souvent, leucopénie, leucocytose, lymphadénopathie, neutropénie, thrombocytopénie.

Troubles du système nerveux et psychiatriques : céphalées, sensations vertigineuses, paresthésies.

Troubles visuels, conjonctivite, inflammation oculaire (y compris œdème, douleur, rougeur), œdème palpébral, glaucome, blépharite, sécheresse oculaire.

Hypertension artérielle.

Toux, douleur nasopharyngée, congestion nasale.

Troubles gastro-intestinaux :

• fréquents : nausée, douleur abdominale, diarrhée, dyspepsie, ulcération buccale ;

• peu fréquents : vomissements, ballonnements, constipation, reflux gastro-œsophagien, gastrite, colite, saignements hémorroïdaux, hémorroïdes, œdème buccal, douleurs dentaires, sécheresse de la bouche, gingivite, ulcération de la langue, dysphagie, stomatite (y compris stomatite aphteuse).

Troubles cutanés et des tissus sous-cutanés :

• fréquents : rash, prurit, rash érythémateux, rash prurigineux, perte des cheveux ;

• peu fréquents : rash maculeux ou papuleux, peau sèche, eczéma, dermatite, hyperhidrose, psoriasis, lésion cutanée, urticaire, ecchymoses et contusions accrues, purpura, acné, ulcération de la peau, angio-œdème, réaction cutanée, anomalie unguéale, sueurs nocturnes, réactions de photosensibilité, exfoliation cutanée.

Troubles rénaux et urinaires peu fréquents : hématurie, dysurie, énurésie nocturne, pollakiurie, douleur rénale.

Fatigue (incluant asthénie et malaise), syndrome grippal.

Anomalies biologiques :

• fréquente : augmentation des enzymes hépatiques ;

• peu fréquents : augmentation des triglycérides, allongement du temps de céphaline activé partiel, augmentation des phosphatases alcalines, de la CPK, de la LDH ; diminution du potassium sanguin ; neutropénie ; augmentation de l'urée sanguine, de la créatinine sanguine, albumine urinaire ; anticorps ADN positif, anticorps antinucléaire positif.

Interactions médicamenteuses

L'administration d'*HUMIRA* sans **méthotrexate** a entraîné une augmentation de la formation d'anticorps et une augmentation de la clairance de l'**adalimumab**.

L'administration simultanée d'**anti-TNF-alpha** et d'**anakinra** n'est pas recommandée (majoration du risque infectieux).

▪ Golimumab

SIMPONI					
Voie SC Polyarthrite rhumatoïde, rhumatisme psoriasique, spondylarthrite : 50 mg x 1/mois Rectocolite hémorragique : dose initiale de 200 mg puis 100 mg à la sem. 2 puis : – 50 mg toutes les 4 sem. si < 80 kg – 100 mg toutes les 4 sem. si ≥ 80 kg	1 ser. prér. 50 mg/ 0,5 mL	699,67	I	65 %	699,67
	1 ser. prér. 100 mg/ 1 mL	699,67	I	65 %	699,67
	1 stylo prér. 50 mg/ 0,5 mL	699,67	I	65 %	699,67
	1 stylo prér. 100 mg/ 1 mL	699,67	I	65 %	699,67

Propriétés

Anticorps monoclonal humain qui forme des complexes stables à forte affinité avec les deux formes bioactives transmembranaire et soluble du TNF-alpha humain, ce qui empêche la liaison du TNF-alpha à ses récepteurs.

Indications

En association avec le **méthotrexate** dans le traitement de la polyarthrite rhumatoïde et du rhumatisme psoriasique en cas d'échec aux autres traitements.

Traitement de la spondylarthrite ankylosante et de la rectocolite hémorragique en cas d'échec aux traitements conventionnels.

Contre-indications

- Allaitement, hypersensibilité à la substance active ou à l'un des excipients.
- Tuberculose active ou autres infections sévères, telles que sepsis, et infections opportunistes.
- Insuffisance cardiaque modérée ou sévère (de classe III/IV dans la classification NYHA).

Précautions d'emploi

Bilan immunitaire et recherche de tuberculose avant traitement.

Pendant le traitement, une surveillance cardiaque et hématologique est recommandée.

Effets indésirables

Troubles du système immunitaire, risque infectieux.

Troubles cardiovascualires : bouffées, vasomotrices, hypertension artérielle, thrombose artérielle et veineuse, ischémie.

Réaction locale au point d'injection, prurit, urticaire, dermatite, asthénie, douleur, dépression, insomnie, fièvre, troubles gastro-intestinaux, troubles respiratoires.

Anémie, leucopénie, pancytopénie, augmentation des transaminases, perturbation du bilan thyroïdien, hyperglycémie, hyperlipidémie.

Interactions médicamenteuses

L'association de **golimumab** avec d'autres biothérapies utilisées pour traiter les mêmes affections, dont l'**anakinra** et l'**abatacept**, n'est pas recommandée. Les vaccins vivants ne doivent pas être administrés de façon concomitante avec le **golimumab**.

Certolizumab

CIMZIA					
Voie SC, 1 inj./2 sem. Posologie initiale : 400 mg à S1, S3 et S5 Posologie d'entretien : 200 mg/2 sem.	2 ser. prér. 200 mg/mL 2 stylos prér. 200 mg	637,03 637,03	I I	65 % 65 %	318,52 318,52

Propriétés

Le TNF-alpha est une cytokine pro-inflammatoire clé qui joue un rôle central dans les processus inflammatoires. Ce médicament neutralise de manière sélective le TNF-alpha.

Indications

En association au **méthotrexate** : traitement de la polyarthrite rhumatoïde active, modérée à sévère, de l'adulte, lorsque la réponse aux traitements de fond est inadéquate. Peut être administré en monothérapie en cas d'intolérance au **méthotrexate** ou lorsque la poursuite du traitement par le **méthotrexate** est inadaptée.

Contre-indications

Allaitement, hypersensibilité à la substance active ou à l'un des excipients.
Tuberculose active ou autres infections sévères, telles que sepsis, et infections opportunistes. Insuffisance cardiaque modérée ou sévère (classification NYHA III/IV).

Précautions d'emploi

Bilan immunitaire et recherche de tuberculose avant traitement.
Pendant le traitement, une surveillance cardiaque et hématologique est recommandée.

> **Anti-TNF-alpha** et tuberculose
> Avant l'instauration du traitement par **anti-TNF-alpha**, tous les patients doivent faire l'objet d'une recherche d'infection tuberculeuse active ou non (latente).

En cas de diagnostic d'une tuberculose active, le traitement par **anti-TNF-alpha** ne doit pas être instauré.
En cas de diagnostic d'une tuberculose latente, une prophylaxie antituberculeuse appropriée, conforme aux recommandations locales, doit être mise en œuvre avant de commencer le traitement. Dans un tel cas, il convient de bien peser les bénéfices et les risques du traitement par **anti-TNF-alpha**.
Les patients devront être informés qu'il leur faudra consulter leur médecin en cas de survenue de signes ou symptômes (p. ex. toux persistante, cachexie/amaigrissement, fébricule), évocateurs d'une infection tuberculeuse, pendant ou après le traitement.

Effets indésirables

Fréquents :
• troubles de l'état général : pyrexie, douleur, asthénie, prurit, réactions au site d'injection ;
• troubles du système nerveux : céphalées, anomalies sensorielles ;
• éruption cutanée, nausées ;
• troubles du système immunitaire pouvant entraîner l'apparition d'infections (virales, bactériennes, parasitaires ou fongiques) ou la prolifération de cellules cancéreuses ;
• troubles hématologies : leucopénie ;
• troubles cardiovasculaires : hypertension, cardiomyopathie, arythmie, palpitations.

Interactions médicamenteuses

L'association avec l'**anakinra** ou l'**abatacept** n'est pas recommandée.

INHIBITEURS D'INTERLEUKINES – ANTI-IL-1

Anakinra

KINERET					
A. 100 mg x 1/j, en inj. SC Alterner les sites d'injection	7 ser. prér. 100 mg/ 0,67 mL	221,41	I	65 %	31,63

Propriétés

Forme recombinante de l'antagoniste spécifique du récepteur de l'IL-1 humaine (IL-1 Ra), agent immunosuppresseur, il diminue la réaction inflammatoire synoviale et les destructions ostéo-cartilagineuses.

Indications

Traitement de la PR de l'adulte, en association au **méthotrexate**, en cas de réponse inadéquate au **méthotrexate** seul.

Contre-indications

Hypersensibilité à la substance active, à l'un de ses excipients ou à des protéines provenant ou dérivant d'*E. coli*.
Insuffisance rénale sévère.
Grossesse et **allaitement** : déconseillé.

Précautions d'emploi

Écarter une infection évolutive, dont la tuberculose, avant de commencer le traitement. L'arrêter en cas d'infection grave, de varicelle, de réaction allergique, de neutropénie.
Les vaccins vivants ne doivent pas être administrés pendant le traitement.

Effets indésirables

Très fréquemment, réactions au site d'injection (érythème, ecchymoses, inflammation, douleur), généralement pendant les premières semaines du traitement seulement.
Très fréquemment : céphalées.
Dans les études cliniques, le risque d'infection grave a été plus élevé chez les patients ayant un antécédent d'asthme.
Hématologie : neutropénie.
Réactions allergiques rares : éruptions maculopapuleuses ou urticariennes.

Interactions médicamenteuses

On ne dispose pas d'études particulières. Dans les essais cliniques, aucune interaction n'a été observée avec les **glucocorticoïdes**, les **salicylés**, les **AINS**, les **analgésiques** ou le **méthotrexate**.

Canakimumab

ILARIS					
Posologie initiale : 1 adm. 150 mg/8 sem. Posologie d'entretien : 1 adm. 150 à 600 mg/8 sem.	1 fl. 150 mg/1 mL	11 364,5	I	65 %	

Propriétés

Anticorps monoclonal humain dirigé contre l'interleukine-1 β qui neutralise son activité biologique en inhibant son interaction avec les récepteurs à l'IL-1, empêchant ainsi l'activation génique induite par l'IL-1 β et la synthèse de médiateurs inflammatoires.

Indications

Traitement symptomatique des patients adultes présentant des crises fréquentes d'arthrite goutteuse (au moins 3 crises au cours des 12 mois précédents) chez qui les **anti-inflammatoires non stéroïdiens** et la **colchicine** sont contre-indiqués, mal tolérés ou n'entraînent pas de réponse suffisante et chez qui des cures répétées de **corticoïdes** ne sont pas appropriées.

Contre-indications

Infections sévères évolutives.

Précautions d'emploi

Avant de débuter le traitement :
- recherche de tuberculose active ou latente,
- numération formule sanguine,
- dosage des transaminases hépatiques.

Effets indésirables

Fatigue, vertiges, arthralgie, douleurs musculo-squelettiques, douleur abdominale.
Infections du tractus respiratoire, infection de l'oreille, cellulite, gastro-entérite, infection urinaire, candidose vulvovaginale.

ANTI-IL-6

■ Tocilizumab

ROACTEMRA

Voie IV, en perf. de 1 h A. 4-8 mg/kg toutes les 4 sem. (sans dépasser 800 mg/adm.) Formes systémiques de la polyarthrite juvénile E. > 30 kg : 8 mg/kg toutes les 2 sem. E. < 30 kg : 12 mg/kg toutes les 2 sem. Forme polyarticulaire de la polyarthrite juvénile E. > 30 kg : 8 mg/kg toutes les 4 sem. E. < 30 kg : 10 mg/kg toutes les 4 sem.	1 fl. 20 mg/mL (4 mL) 1 fl. 20 mg/mL (10 mL) 1 fl. 20 mg/mL (20 mL)	HOP HOP HOP	I I I		
Voie SC : 1 inj. 162 mg x 1/sem.	4 ser. prér. 162 mg/0,9 mL	825,26	I	65 %	206,32

■ Sarilumab

KEVZARA

A. 200 mg/adm. toutes les 2 sem. En cas d'intolérance : 150 mg/adm. toutes les 2 sem.	2 ser. prér. 150 mg/1,14 mL	803,66	I	65 %	
	2 ser. prér. 200 mg/1,14 mL	803,66	I	65 %	
	2 stylos prér. 150 mg/1,14 mL	803,66	I	65 %	
	2 stylos prér. 200 mg/1,14 mL	803,66	I	65 %	

Propriétés

L'IL-6 est une cytokine pro-inflammatoire pléiotrope produite par un grand nombre de types cellulaires notamment les lymphocytes T et B, les monocytes et les fibroblastes.
Le rôle de l'IL-6 a été mis en évidence dans la pathogenèse d'un certain nombre de maladies, notamment les affections inflammatoires, l'ostéoporose et les néoplasies.
Le **tocilizumab et le sarilumab** se lient de manière spécifique aux récepteurs solubles et membranaires de l'IL-6, empêchant la transmission du signal de l'inflammation.

Indications

Traitement de la polyarthrite rhumatoïde active, modérée à sévère, chez les patients adultes qui ont présenté une réponse inadéquate ou une intolérance à un précédent traitement par un ou plusieurs traitements de fond. Chez ces patients, ce médicament peut être utilisé en monothérapie en cas d'intolérance au **méthotrexate (MTX)**, ou lorsque la poursuite du traitement par **MTX** est inadaptée.
Le **Tocilizumab** est également indiqué dans le traitement de l'arthrite juvénile idiopathique systémique ou polyarticulaire active chez les patients âgés de 2 ans et plus, qui ont présenté une réponse inadéquate à un précédent traitement par **AINS** et **corticoïdes** systémiques. Ce médicament peut être utilisé en monothérapie (en cas d'intolérance au **MTX** ou lorsque le traitement par **MTX** est inadapté) ou en association au **MTX**.

Contre-indications

Hypersensibilité à la substance active ou à l'un des excipients. Infections sévères ou actives, troubles sévères du système immunitaire (neutropénie, agranulocytose).

Précautions d'emploi

Comme pour les **anti-TNF-alpha**, une recherche de tuberculose active doit être effectuée avant le traitement.
Une surveillance clinique, hématologique, neurologique, hépatique, cardiaque est recommandée pendant le traitement.
Tocilizumab : Perf. IV dans 50 mL (enfants < 30 kg) ou 100 mL de chlorure de sodium 0,9 %.

Effets indésirables

Fréquents :
- œdèmes périphériques, réaction cutanée, céphalées, conjonctivite, prise de poids ;
- troubles du système nerveux : céphalées, sensations vertigineuses ;
- troubles du système immunitaire : infections des voies respiratoires supérieures, herpès, zona ;
- troubles gastro-intestinaux : douleurs abdominales, nausées, diarrhées, gastrites, ulcérations buccales ;
- hypercholestérolémie ;
- hypertension artérielle ;
- troubles respiratoires : dyspnée, toux.
- Sarilumab : réactions fréquentes au site d'injection de type érythème ou prurit.

Interactions médicamenteuses

L'expression des isoenzymes hépatiques du cytochrome 450 (CYP) est supprimée par des cytokines, comme l'IL-6. Par conséquent, l'expression des isoenzymes du CYP peut être restaurée lors de la mise en place d'un traitement entraînant une inhibition puissante des cytokines, comme ce médicament.
Lors de l'instauration ou lors de l'interruption d'un traitement par un anti IL-6 les patients recevant des médicaments qui sont métabolisés par les isoenzymes CYP nécessitant des ajustements individuels, doivent être contrôlés dans la mesure où la posologie peut devoir être augmentée afin de maintenir l'effet thérapeutique.
Les anti-IL6 peuvent être utilisés en association avec le **MTX**, les **anti-inflammatoires non stéroïdiens** ou les **corticoïdes**.

ANTI-IL-12/IL-23

■ Ustékinumab

STELARA					
Rhumatisme psoriasique : 1 inj. à J0, puis J30, puis toutes les 12 sem. A. 45 mg/inj., si > 100 kg 90 mg/inj. possible	1 fl. 45 mg 1 ser. prér. 45 mg 1 ser. prér. 90 mg	2 175,61 2 175,61 2 175,61	I I I	65 % 65 % 65 %	2 175,61 2 175,61 2 175,61

La pharmacologie de l'**ustékinumab** est présentée en Gastro-entérologie – Hépatologie.

RHUMATOLOGIE

BIOTHÉRAPIES ANTI-INTERACTIONS CELLULAIRES

Abatacept

ORENCIA					
Polyarthrite rhumatoïde et arthrite juvénile : 1 inj. IVL en 30 min > 60 kg : 500 mg 60-100 kg : 750 mg > 100 kg : 1 000 mg 2 et 3ᵉ inj. les 2ᵉ et 4ᵉ sem. puis 1 inj. toutes les 4 sem. ou 1 inj. 125 mg SC toutes les sem. pour la polyarthrite rhumatoïde, avec dose de charge IV ou non	1 fl. pdre 250 mg IV 4 ser. prér. 50 mg SC 4 ser. prér. 87,5 mg SC 4 ser. prér. 125 mg SC 4 stylos prér. 125 mg SC	HOP 338,79 588,18 825,26 825,26	I I I I I	 65 % 65 % 65 % 65 %	 84,70 147,04 206,32 206,32

Propriétés

L'**abatacept** diminue l'activation des lymphocytes T et la production spécifique du TNF alpha, de l'IFN (interféron) gamma et de l'IL-2 (interleukine 2) par les lymphocytes T ; il diminue ainsi la réaction inflammatoire synoviale et les destructions ostéo-cartilagineuses.

Indications

En association au **méthotrexate** : polyarthrite rhumatoïde et arthrite juvénile idiopathique polyarticulaire, forme modérément à sévèrement active de l'adulte, lorsque la réponse aux traitements de fond incluant au moins un **anti-TNF**, est insuffisante.

Contre-indications

• Hypersensibilité au principe actif ou à l'un des excipients.

• Tuberculose évolutive ou autres infections sévères telles que sepsis et infections opportunistes.

• **Grossesse**.

• **Allaitement** : comme les immunoglobulines humaines passent dans le lait maternel, les femmes ne doivent pas allaiter pendant au moins 14 sem. après la dernière administration d'*ORENCIA*.

Précautions d'emploi

Le traitement par *ORENCIA* doit être instauré et supervisé par un médecin spécialiste qualifié en matière de diagnostic et de traitement de la polyarthrite rhumatoïde, du rhumatisme psoriasique ou de la spondylarthrite ankylosante (sur une ordonnance de « médicament d'exception »).

• *Infections*

– dépister des infections (y compris la tuberculose) avant, pendant et après le traitement par *ORENCIA* ;

– ne pas commencer le traitement tant que les infections évolutives, y compris les infections chroniques ou localisées, ne sont pas contrôlées ;

– en cas d'apparition d'une infection grave, l'administration d'*ORENCIA* doit être interrompue jusqu'à ce que l'infection soit contrôlée.

• *Événements neurologiques*

La prudence est recommandée avant de traiter avec *ORENCIA* les patients atteints d'une maladie démyélinisante du système nerveux central, préexistante ou de survenue récente.

• *Réactions allergiques*

En cas de survenue d'une réaction anaphylactique ou d'une autre réaction allergique grave, l'administration d'*ORENCIA* doit être immédiatement interrompue et un traitement approprié mis en œuvre.

• *Tumeurs malignes et troubles lymphoprolifératifs*

Dans l'état actuel des connaissances, la possibilité d'un risque de développer des lymphomes ou autres maladies malignes chez les patients traités par **anti-TNF** ne peut être exclue. Une prudence accrue devra être observée lorsqu'on envisage un traitement des patients avec antécédents.

Sécukinumab

COSENTYX					
E. ≥ 6 ans et < 50 kg : Initiation : 75 mg/sem. pdt 1 mois Entretien : 75 mg/mois A. : Initiation : 150 à 300 mg/sem. pdt 1 mois Entretien : 150 à 300 mg/mois	1 ser. prér. 75 mg 1 ser. prér. 150 mg 2 ser. prér. 150 mg 1 ser. prér. 300 mg 1 stylo prér. 150 mg 2 stylos prér. 150 mg 1 stylo prér. 300 mg 1 fl. pdre 150 mg	245,20 488,58 948,23 948,23 488,58 948,23 948,23 488,58	I I I I I I I I	65 % 65 % 65 % 65 % 65 % 65 % 65 % 65 %	245,20 488,58 474,11 948,23 488,58 474,11 948,23 488,58

Propriétés

Anticorps monoclonal IgG1/kappa entièrement humain qui se lie de façon sélective à l'IL-17A, une cytokine pro-inflammatoire, et la neutralise. Il inhibe la libération de cytokines pro-inflammatoires, de chémokines et de médiateurs des lésions tissulaires, réduisant les effets induits par l'IL-17A dans les maladies auto-immunes et inflammatoires.

Indications

- Psoriasis en plaques chroniques sévères de l'adulte en cas d'échec, de contre-indication ou d'intolérance à au moins deux traitements systémiques conventionnels parmi le **méthotrexate**, l'**acitrétine**, la **ciclosporine** et la **photothérapie**.
- Rhumatisme psoriasique actif chez l'adulte, seul ou en association au **méthotrexate**, lorsque la réponse aux traitements de fond antirhumatismaux antérieurs a été inadéquate.
- Spondylarthrite ankylosante active chez l'adulte en cas de réponse inadéquate au traitement conventionnel.

Contre-indications

Infection évolutive/chronique, tuberculose active, vaccin vivant, hypersensibilité.

Précautions d'emploi

Autre traitement immunosuppresseur, maladie de Crohn, insuffisance hépatique, insuffisance rénale chronique, femme en âge de procréer.

Effets indésirables

Infections, neutropénie, cancers.

Prescription

Médicament à prescription initiale hospitalière annuelle.
Prescription initiale et renouvellement réservés aux spécialistes en dermatologie, rhumatologie ou médecine interne.

ANTILYMPHOCYTE B CD20

Rituximab ©

MABTHERA					
Polyarthrite rhumatoïde : 2 perf. IV de 1 000 mg à 2 sem. d'intervalle. Évaluation de la réponse à la 16e sem. Retraitement à partir de la 24e sem. chez les sujets initialement répondeurs	2 fl. 100 mg 1 fl. 500 mg	HOP HOP	I I		
RIXATHON					
Biosimilaire Idem *MABTHERA*	2 fl. 100 mg 1 fl. 500 mg	HOP HOP	I I		

Propriétés

Anticorps monoclonal chimérique anti-CD20 qui, en inhibant l'antigène CD20 des lymphocytes B, diminue la réaction inflammatoire synoviale et les destructions ostéo-cartilagineuses.

Indications

En association au **méthotrexate** : traitement de la polyarthrite rhumatoïde active, sévère, chez les patients adultes qui ont présenté une réponse inadéquate ou une intolérance aux traitements de fond, dont au moins un **anti-TNF-alpha**.

Contre-indications

Hypogammaglobulinémie, infections sévères actives et insuffisance cardiaque sévère.

Grossesse et allaitement : comme les IgG passent la barrière placentaire et dans le lait, l'utilisation de **rituximab** ne devra être envisagée au cours de la grossesse que si le bénéfice attendu paraît supérieur au risque potentiel ; l'allaitement est contre-indiqué.

Les femmes en âge de procréer devront utiliser des mesures contraceptives efficaces tout au long du traitement et pendant 12 mois après son arrêt.

Précautions d'emploi

Les patients doivent recevoir 100 mg de **méthylpred-nisolone** par voie IV pendant 30 min avant le **rituximab** pour diminuer la fréquence et la sévérité des réactions lors des perfusions.

La présence d'anticorps humains antichimériques peut être associée à une aggravation des réactions liées à la perfusion ou à des réactions allergiques suivant la 2e perfusion des traitements ultérieurs.

Toutes les vaccinations devront être terminées au moins 4 sem. avant la 1re administration de **rituximab**. Les vaccins vivants sont déconseillés en cas de déplétion en lymphocytes B.

Une réactivation virale est possible. En cas de portage chronique de l'Ag HBs, un traitement préventif de réactivation virale B devra être prescrit (**entécavir**, **ténofovir**).

Effets indésirables

- Réactions lors des perfusions dans 30 à 35 % des cas (1re perfusion) : HTA ou hypotension, nausées, fièvre, rash, prurit, urticaire, rhinite.
- Certains patients ont développé des anticorps humains antichimériques.
- Légère augmentation des infections sévères, mais on n'a pas constaté sous **rituximab** d'infections opportunistes. Réactivation virale B (*cf.* Précautions d'emploi).
- La survenue d'une neutropénie en règle tardive a été constatée dans 8 % des cas.
- Arthralgies, douleurs ostéomusculaires.
- Beaucoup plus rares : asthénie, troubles digestifs, neurologiques.
- Il n'y a pas à l'heure actuelle d'élément en faveur d'une augmentation possible du risque d'affection néoplasique.

Interactions médicamenteuses

Peu documentées, elles n'ont pas été relevées pour l'utilisation du **méthotrexate** et autres traitements de fond « classiques », des **AINS**, de la corticothérapie.

INHIBITEUR DE PHOPHODIESTÉRASE 4

■ Aprémilast

OTEZLA					
30 mg x 2/j après un schéma d'initiation : J1 : 10 mg/prise x 1/j J2 : 10 mg/prise x 2/j J3 : 10 à 20 mg/prise x 2/j J4 : 20 mg/prise x 2/j J5 : 20 à 30 mg/prise x 2/j ≥ J6 : 30 mg x 2/j	27 cp. 10 mg/20 mg/30 mg 56 cp. 30 mg	238,15 492,66	I I	30 % 30 %	8,82 8,80

Propriétés

Immunosuppresseur spécifique, inhibiteur de la phosphodiestérase 4 (PDE4), qui agit au niveau intracellulaire pour moduler un réseau de médiateurs pro-inflammatoires et anti-inflammatoires. L'inhibition de la PDE4 augmente les taux intracellulaires d'AMPc, ce qui à son tour diminue la réponse inflammatoire en modulant l'expression du TNF-α, de l'IL-23, de l'IL-17 et d'autres cytokines inflammatoires.

Indications

Rhumatisme psoriasique : seul ou en association avec un traitement de fond antirhumatismal, chez les patients adultes ayant présenté une réponse insuffisante ou une intolérance à un traitement de fond antérieur.

Psoriasis en plaques chronique modéré à sévère : chez les adultes en cas d'échec, ou de contre-indication, ou d'intolérance aux autres traitements systémiques dont la **ciclosporine**, le **méthotrexate** ou la **photothérapie UVA + psoralène (PUVAthérapie)**.

Contre-indications

Hypersensibilité, grossesse et allaitement.

Précautions d'emploi

Troubles psychiatriques (susceptibles de provoquer des symptômes psychiatriques).
Insuffisance rénale sévère (30 mg/j).

Effets indésirables

Troubles gastro-intestinaux, dépression, infections des voies respiratoires hautes.

Interactions médicamenteuses

Inducteurs puissants du CYP3A4, notamment la **rifam-picine**.

Prescription

Réservée aux spécialistes en dermatologie, médecine interne et rhumatologie.

ANTI-JAK

■ Baricitinib

OLUMIANT					
2 à 4 mg x 1/j	28 cp. 2 mg 28 cp. 4 mg	593,60 593,60	I I	65 % 65 %	21,20 21,20

■ Tofacitinib

XELJANZ					
5 mg x 2/j	56 cp. 5 mg 56 cp. 10 mg 28 cp. LP 11 mg	672,55 1 310,74 672,55	I I I	65 % 65 % 65 %	12,01 23,41

■ Filgotinib

JYSELECA					
A. 18-75 ans : 200 mg/j chez le sujet normorénal et 100 mg/j si ClCr 15-60 mL/min	30 cp. 100 mg 30 cp. 200 mg	624,71 624,71	I I	65 % 65 %	20,82 20,82

■ Upadacitinib

RINVOQ					
30 mg/j en une prise 15 mg/j en une prise en cas d'insuffisance rénale ou hépatique légère ou modérée	28 cp. LP 15 mg 28 cp. LP 30 mg	626,48 1 218,61	I I	65 % 65 %	22,37 43,52

Propriétés

Inhibiteurs sélectifs et compétitifs des enzymes de la famille des JAK.

Le **bactrinib** inhibe spécifiquement JAK1 et JAK2.

Le **tofacitinib** inhibe spécifiquement JAK1 et JAK3.

Indications

Polyarthrite rhumatoïde et active modérée à sévère chez l'adulte avec réponse inadéquate ou une intolérance à un ou plusieurs traitements de fond antirhumatismaux. En monothérapie ou en association avec le **méthotrexate**.

Rhumatisme psoriasique, mêmes indications que pour la polyarthrite rhumatoïde : **tofacitinib** et **upadacitinib**.

Spondylarthrite axiale avec signes inflammatoires et réponse inadéquate aux **AINS** : **upadacitinib**.

Spondylarthrite ankylosante en 2e intention après échec du traitement conventionnel : **tofacitinib** et **upadacitinib**.

Dermatite atopique nécessitant un traitement systémique : **bactrinib** et **upadacitinib**.

Rectocolite hémorragique en 2e intention après échec du traitement biologique : **tofacitinib, filgotinib** et **upadacitinib**.

Maladie de Crohn en 2e intention après échec du traitement biologique : **upadacitinib**.

Contre-indications

- Hypersensibilité.
- Tuberculose active, infections graves telles qu'une septicémie ou des infections opportunistes.
- Insuffisance hépatique sévère.
- Grossesse et allaitement.
- Insufisance rénale sévère pour **bactrinib** et **filgotinib**.

Précautions d'emploi

Adaptation posologique en cas d'insuffisance rénale, d'insuffisance hépatique ou chez le sujet âgé.

Surveillance lipidique 12 sem. après l'instauration du traitement, puis régulièrement.

Surveillance des transaminases.

Le traitement doit être interrompu si un patient développe une infection grave jusqu'à son contrôle.

Le traitement peut être interrompu afin de contrôler les anomalies biologiques dose-dépendantes, incluant la lymphopénie, la neutropénie et l'anémie.

Ne pas instaurer le traitement en cas de lymphopénie, neutropénie ou anémie.

Ne pas utiliser de vaccins vivants atténués pendant ou immédiatement avant un traitement anti-JAK.

Effets indésirables

- Infections graves (pneumonie, cellulite, zona, infections des voies urinaires, diverticulite et appendicite).
- Infections opportunistes (infections mycobactériennes, cryptococcose, histoplasmose, candidose œsophagienne, zona multimétamérique, cytomégalovirus, infections au virus BK et listériose).
- Infections des voies respiratoires supérieures et rhinopharyngite.
- Augmentations du risque de tumeurs malignes, y compris de lymphome.
- Toux.
- Nausées/vomissements.
- Douleur abdominale.
- Acné/urticaire
- Vertiges.
- Dyslipidémie.
- Prise pondérale.
- Neutropénie.
- Hypercréatinémie.
- Élévation des enzymes hépatiques.

Interactions médicamenteuses

L'**upadacitinib** est métabolisé par le CYP3A4, et par conséquent peut être affecté par les médicaments inhibant ou induisant fortement le CYP3A4.

Réduire de moitié la dose quotidienne totale de **tofacitinib** chez les patients recevant des inhibiteurs puissants du CYP3A4 ou des inhibiteurs modérés de CYP3A4 en association à des puissants inhibiteurs du CYP2C19.

DÉRIVÉS THIOLÉS

Pénicillamine

TROLOVOL					
Posologie progressive, 300 mg puis 600 mg/j Max 900 mg/j	30 cp. séc. 300 mg	19,04	I	65 %	0,63

Tiopronine

CAPTIMER					
Dose efficace : 1 g/j Max 1,5 g/j	100 cp. 250 mg		I	NR	

Propriétés

Antirhumatismaux d'action lente.

Indications

Traitement de fond de la polyarthrite rhumatoïde.
Pénicillamine : maladie de Wilson.

Contre-indications

Grossesse : interrompre le traitement, et ne pas le prescrire chez une femme susceptible d'être enceinte.
Allaitement : interrompre l'allaitement.
Néphropathies hématurique et protéinurique.
Altérations hématologiques importantes.
Dermatoses sévères.
Maladie lupique, myasthénie.
Allergie aux **pénicillines** et **céphalosporines**.
Antécédents d'accident grave avec des **dérivés thiolés** : aplasie, pemphigus, myasthénie.

Précautions d'emploi

Prudence en cas d'association avec un médicament pouvant provoquer une aplasie.
Surveillance clinique et biologique régulière : hémogramme, créatininémie, recherche de protéinurie, voire d'hématurie.
Une fièvre ou un état infectieux doivent faire pratiquer un hémogramme.
En cas de dyspnée inexpliquée, cesser le traitement et faire un bilan radiographique et fonctionnel respiratoire.
Attendre 6 mois pour commencer le traitement s'il est prescrit après l'arrêt d'une chrysothérapie pour effets indésirables.

Effets indésirables

Troubles cutanés et muqueux : prurit, érythème ; plus rarement, mais imposant l'arrêt du traitement : toxidermie, pemphigus, stomatite, gingivite, lésion aphtoïde.
Nausées, vomissements, anorexie, perte du goût (agueusie).
Protéinurie isolée, à rechercher systématiquement tous les 15 j au moins. Certains auteurs n'interrompent la **pénicillamine** que si la protéinurie est > 1 g/24 h. D'autres préfèrent l'arrêter plus tôt car elle expose à la survenue d'un syndrome néphrotique, lentement régressif après l'arrêt du traitement.
Pneumopathie interstitielle ou bronchiolite oblitérante.
Troubles hématologiques : thrombopénie, leucopénie, voire agranulocytose.
Troubles dysimmunitaires : apparition de facteurs antinucléaires ; lupus induit, myasthénie, dermatomyosite, thyroïdite, anémie hémolytique, pemphigus, nécessitant l'arrêt du traitement.

Interactions médicamenteuses

Ne pas associer aux pyrazolés en raison du risque hématologique.
Les **sels de fer**, les topiques intestinaux doivent être pris à distance de la **pénicillamine**, dont l'absorption serait diminuée.

RHUMATOLOGIE

RHUMATISME PSORIASIQUE

FICHE MALADIE

DÉFINITION

On dénomme « rhumatisme psoriasique » les arthropathies qui accompagnent – mais parfois précèdent – le psoriasis, maladie cutanée très fréquente.

CAUSES ET MÉCANISMES

Le rhumatisme psoriasique fait partie des rhumatismes inflammatoires chroniques, mais la raison de sa survenue est encore inconnue.

DIAGNOSTIC

Rattacher une monoarthrite, ou une polyarthrite séronégative (c'est-à-dire que les réactions de Waaler-Rose et du latex sont négatives) à un psoriasis n'est pas toujours facile, faute d'évoquer ce diagnostic et de rechercher systématiquement les lésions cutanées (plaques rouges recouvertes de squames blanc nacré) en leurs sièges de prédilection : cuir chevelu, coudes et genoux, ongles et région périunguéale.

En général, le psoriasis et l'atteinte articulaire ont une évolution parallèle ; ce fait n'est cependant pas constant, et le rhumatisme peut même précéder le psoriasis.

L'évolution est très capricieuse et, d'une façon schématique, le rhumatisme psoriasique évolue :

- soit, et souvent, sous une forme mono- ou oligoarticulaire peu invalidante ;
- soit comme une polyarthrite rhumatoïde particulière par son atteinte asymétrique et la localisation aux articulations interphalangiennes distales (IPD) ;
- soit comme une spondylarthrite (rhumatisme axial) ;
- soit sous une forme à la fois périphérique et axiale.

TRAITEMENT

Le traitement est fonction de l'intensité des symptômes, des modalités évolutives, périphérique ou axiale (*cf.* Polyarthrite rhumatoïde, p. 1635 *et* Spondylarthrite ankylosante, p. 1664), avec quelques particularités.

FORMES MINEURES

On prescrit un traitement AINS, à dose suffisante, associé à des antalgiques à base de **paracétamol**, et, éventuellement, un traitement local (infiltration de corticoïdes, en évitant de piquer une lésion cutanée ; synoviorthèse, etc.).

Les formes installées relèvent souvent d'un traitement de fond comme dans la polyarthrite rhumatoïde, avec certaines précautions. Parmi les produits les plus utilisés, certains ont fait preuve d'efficacité et d'une tolérance acceptable :

- la **sulfasalazine**, dans les formes de moyenne gravité ;
- le **méthotrexate**, par voie parentérale dans les formes sévères qui peuvent justifier son utilisation rapide (avec les précautions d'usage, en particulier chez le sujet jeune).

On peut rappeler que le **méthotrexate** a souvent aussi un effet bénéfique sur le psoriasis. D'autres médicaments peuvent être utilisés, mais leur efficacité semble moindre et ils imposent des précautions liées au psoriasis :

- Les corticoïdes par voie générale sont déconseillés, car ils risquent de déstabiliser le psoriasis ; leur emploi doit rester exceptionnel.
- Les antipaludéens sont contre-indiqués de façon habituelle car ils peuvent aggraver le psoriasis, et être responsables d'une érythrodermie.
- Les salicylés doivent être utilisés avec réserve car ils risquent d'aggraver les psoriasis pustuleux.
- Les rétinoïdes (médicaments utilisés dans le traitement des lésions cutanées) sont peu utilisés, car d'action lente et s'accompagnant d'effets indésirables.

FORMES GRAVES

Les formes graves sont les formes ayant échappé aux thérapeutiques précédentes.

Elles peuvent justifier la prescription d'autres immunosuppresseurs (**azathioprine**), et des traitements employés dans la polyarthrite rhumatoïde (anti-TNF et autres biothérapies, *cf.* Polyarthrite rhumatoïde, p. 1635).

PRONOSTIC

Le pronostic est très difficile à prévoir, lié surtout à la gravité du tableau clinique et à l'importance des destructions articulaires. Les formes graves semblent pouvoir bénéficier des nouveaux traitements.

FICHE INFIRMIÈRE

La pratique infirmière est voisine de celle suivie dans la Polyarthrite rhumatoïde, p. 1664 et la Spondylarthrite ankylosante, p. 1664.

SYNDROME DE FIESSINGER-LEROY-REITER

FICHE MALADIE

DÉFINITION

Le syndrome de Fiessinger-Leroy-Reiter (FLR) est un syndrome survenant plus souvent chez l'homme jeune, qui associe, après une diarrhée inconstante (contexte épidémique possible), une urétrite (non gonococcique), une conjonctivite et un rhumatisme inflammatoire d'évolution subaiguë, atteignant principalement les genoux et les chevilles (syndrome urétro-conjonctivo-synovial).

CAUSES ET MÉCANISMES

L'arthrite du syndrome de FLR est l'exemple caractéristique des arthrites dites réactionnelles. Le syndrome est en effet fréquemment secondaire à une infection par *Chlamydia trachomatis,* mais d'autres germes peuvent être en cause. L'infection déclenche une réaction inflammatoire qui évolue pour son propre compte, mais n'entraîne pas de tableau septique (le germe n'est classiquement pas mis en évidence dans les articulations touchées, par les méthodes habituelles du moins).

DIAGNOSTIC

SIGNES CLINIQUES

Essentiellement clinique, le diagnostic repose sur la constatation des symptômes qui le définissent : syndrome urétro-conjonctivo-synovial, survenue éventuelle après un épisode de diarrhée.

EXAMENS COMPLÉMENTAIRES

Un prélèvement génital ou un sérodiagnostic des *Chlamydiae* est utile pour préciser cette étiologie.

TRAITEMENT

À LA PHASEAIGUË

Le repos est souvent nécessaire.

Les AINS représentent le traitement essentiel, à dose suffisante pour être efficace au début ; ensuite une posologie inférieure sera prescrite chaque fois que possible, jusqu'à la fin de la poussée (recherche de la dose minimale active). Les antalgiques, en complément, sont utiles.

L'antibiothérapie ne constitue pas, classiquement, le traitement de la poussée du syndrome de FLR, mais celui d'une éventuelle infection génitale, en particulier à *Chlamydiae*. Dans ce cas, on prescrira la **tétracycline** ou la **doxycycline**, sans omettre de traiter le partenaire.

Certains, toutefois, estiment justifié de traiter par antibiotiques, pendant 3 mois, toutes les arthrites réactionnelles dont le germe est identifié, en particulier *Chlamydiae*.

En cas de récidive d'une urétrite, l'antibiothérapie précoce semble très utile car elle diminuerait la fréquence des rechutes articulaires.

TRAITEMENT DE LA POUSSÉE DURABLE, INSTALLÉE

On peut être conduit à prescrire un traitement de fond comme dans la polyarthrite rhumatoïde, en particulier la *SALAZOPYRINE*.

En cas d'évolution vers une spondylarthrite, le traitement rejoint celui de cette affection.

MESURES GÉNÉRALES

Le malade pourra encore bénéficier :

- des mesures de protection orthopédique pour éviter les attitudes vicieuses ;
- de la rééducation précoce et active ;
- de synoviorthèses si l'atteinte d'une articulation a tendance à évoluer vers la chronicité.

La place des infiltrations locales de cortisoniques est discutée, en raison de la mise en évidence d'un agent septique dans les prélèvements faits au cours de certaines arthrites réactionnelles. Elles sont néanmoins possibles et souvent utiles, et peuvent être encadrées par une antibiothérapie.

PRONOSTIC

Il est très variable, le syndrome étant parfois limité à la poussée initiale, évoluant ailleurs vers des poussées successives d'arthrites périphériques, voire vers un tableau de spondylarthrite ; dans ce cas, l'antigène tissulaire HLA B27 est souvent présent (70 % des cas).

FICHE INFIRMIÈRE

La pratique infirmière est voisine de celle suivie dans la Spondylarthrite ankylosante, p. 1666.

SPONDYLARTHRITE ANKYLOSANTE

FICHE MALADIE

DÉFINITION

La spondylarthrite ankylosante, ou pelvispondylite rhumatismale, est un rhumatisme inflammatoire chronique qui survient avant tout chez les hommes (80 %), jeunes, et qui atteint électivement les articulations sacro-iliaques, la colonne vertébrale et les enthèses, qui sont les zones d'attache des tendons et des ligaments sur le squelette, au niveau des articulations.

Les lésions inflammatoires de la maladie évoluent par poussées, se caractérisent par leur évolution ossifiante et ont tendance à aboutir à une ankylose osseuse.

Un certain nombred'autres rhumatismes inflammatoires évoluent selon un mode et un tableau voisins de la spondylarthrite ankylosante ; on parle alors du groupe des spondylarthropathies, qui comporte le syndrome de Fiessinger-Leroy-Reiter, le rhumatisme psoriasique, le rhumatisme des entéro-colopathies (rectocolite hémorragique, maladie de Crohn, maladie de Whipple), le syndrome SAPHO (Synovite, Acné, Pustulose, Hyperostose par Ostéite).

CAUSES ET MÉCANISMES

Bien que sa cause soit inconnue, il existe une prédisposition génétique à la maladie : plus de 90 % des sujets atteints sont porteurs de l'antigène tissulaire HLA B27. Cetantigène, qui existe chez 6 % de la population en France, est un facteur prédisposant mais ni nécessaire ni suffisant pour que la maladie apparaisse.

DIAGNOSTIC

Le début de la maladie se fait habituellement chez un homme jeune, entre 15 et 30 ans, par des douleurs d'abord intermittentes et qui s'aggravent et s'étendent progressivement.

SIGNES CLINIQUES

Les douleurs sont caractéristiques par leur siège : région lombaire et sacrée, partie supérieure des fesses avec irradiation à la face postérieure des cuisses, sans dépasser le genou (elles sont bilatérales ou à bascule, pseudosciatiques), horaire inflammatoire : elles ont une recrudescence nocturne et réveillent le malade dans la deuxième partie de la nuit.

Il existe une raideur de la colonne vertébrale, particulièrement nette le matin au réveil, c'est un signe essentiel ; elleatendance à diminuer au cours de la journée.

Il peut exister aussi des douleurs thoraciques inférieures, en particulier lors de l'inspiration profonde, des douleurs dorsales ou cervicales de type inflammatoire ou des douleurs des talons (talalgies).

L'examen clinique du malade peut être pauvre s'il est fait en fin de journée, alors que le signe objectif que constitue la raideur a diminué.

EXAMENS COMPLÉMENTAIRES

Les signes radiographiques caractéristiques siègent au bassin et à la colonne vertébrale :

- Arthrite sacro-iliaque bilatérale avec, au début, flou de l'interligne, condensation des berges de l'articulation, et géodes finissant par donner à l'interligne un aspect dentelé en « timbre-poste ». Ultérieurement, il y aura fusion osseuse des articulations sacro-iliaques.
- Syndesmophytes vertébraux, c'est-à-dire des bandes d'ossification verticales reliant les vertèbres entre elles, prédominant au niveau des vertèbres dorsales inférieures et lombaires hautes, et qui aboutiront à une ankylose des corps vertébraux (« colonne bambou »).

Les réactions sérologiques de la polyarthrite rhumatoïde sont négatives. L'antigène HLA B27 est fréquemment retrouvé dans la spondylarthrite ankylosante (plus de 90 % des cas). L'augmentation de la vitesse de sédimentation traduit le degré d'inflammation.

PRONOSTIC

La maladie évolue par poussées inflammatoires, séparées par des rémissions de durée très variable. Elles touchent au début les articulations sacro-iliaques et la colonne vertébrale lombaire ; puis la colonne dorsale et les articulations costo-vertébrales et sternocostales, enfin la colonne cervicale.

Les articulations des membres inférieurs sont très fréquemment atteintes : chevilles et genoux, entravant la marche et la station debout ; hanches dont l'atteinte est un élément de gravité majeur car, contrairement aux autres articulations des membres, elle a une tendance à l'ankylose osseuse.

Au cours de la maladie, des manifestations extra-articulaires sont parfois associées et il faut signaler l'atteinte oculaire (iritis), relativement fréquente, et l'atteinte cardiaque (insuffisance aortique), beaucoup plus rare.

Sous l'influence des traitements anti-inflammatoires, la tendance classique à l'ankylose semble actuellement atténuée et retardée. Le retentissement fonctionnel de l'atteinte du rachis est, néanmoins, parfois considérable chez les hommes jeunes, entravant leur activité sociale et professionnelle.

TRAITEMENT

Essentiellement symptomatique, il fait appel aux éléments suivants.

TRAITEMENT MÉDICAMENTEUX ANTI-INFLAMMATOIRE

Les anti-inflammatoires non stéroïdiens (AINS) sont prescrits lors des poussées de la maladie, en fonction de leur intensité. La posologie doit être adaptée : à dose d'emblée suffisante, poursuivie jusqu'au contrôle de la poussée, puis diminution progressive, à la recherche de la dose minimale active, jusqu'à la fin de la poussée. L'*ASPIRINE* à dose suffisante peut être utile pour des douleurs modérées.

Ces traitements exposent à des effets indésirables et à des complications justifiant une surveillance rigoureuse du patient, sur le plan digestif en particulier (gastrites, ulcères gastroduodénaux), mais aussi cutané, hématologique et rénal.

TRAITEMENT DE FOND, PARFOIS

Dans les formes prolongées de la maladie, il est parfois indiqué de proposer un traitement de fond à action lente, comme dans la polyarthrite rhumatoïde, qui fait appel à la **sulfasalazyne** ou au **méthotrexate** (*cf.* Polyarthrite rhumatoïde, p. 1635).

Dans les formes graves, on utilise les anti-TNFα (biothérapies, *cf.* Polyarthrite rhumatoïde, p. 1635) qui ont souvent une grande efficacité : *ENBREL* (**étanercept**) par voie SC, *REMICADE* (infliximab) en perfusion à un rythme variable (*cf.* Fiche technique, ci-après), au cours d'une hospitalisation.

INDICATIONS PARTICULIÈRES

Les arthrites des membres peu sensibles au traitement général, peuvent bénéficier d'infiltrations intra-articulaires de corticoïdes (avec l'asepsie de rigueur), ou même, dans certaines formes évoluant sur un mode chronique, d'une synoviorthèse comme dans la polyarthrite rhumatoïde.

Certaines poussées très invalidantes et rebelles d'arthrite sacro-iliaque peuvent aussi bénéficier de l'injection intra-articulaire, sous contrôle radiologique, d'un dérivé corticoïde.

TRAITEMENT ORTHOPÉDIQUE

Il est essentiel dans les intervalles des poussées : coucher sur un plan assez dur, n'utiliser qu'un oreiller mince, corriger la tendance à la cyphose dorsale, gymnastique respiratoire. Arthroplastie en cas de coxite sévère. Immobilisation plâtrée ou en matériau thermoplastique, en cas de fracture sur une « colonne bambou ».

MESURES SOCIOPROFESSIONNELLES

Il est souvent utile d'envisager très tôt une formation et une orientation professionnelles adaptées, visant à éviter les métiers qui comportent des contraintes mécaniques importantes ou répétées chez les sujets jeunes, voire un reclassement professionnel.

Les formes graves de la maladie sont inscrites sur la liste des affections de longue durée (ALD 30) donnant droit à la prise en charge à 100 % des frais médicaux par la sécurité sociale.

Les malades peuvent aussi bénéficier de l'aide fournie par des associations (*cf.* encadré, *chapitre* Polyarthrite rhumatoïde, p. 1638).

FICHE INFIRMIÈRE

EXAMENS

Les examens prescrits sont variables selon les médications utilisées chez un patient donné ; il existe souvent des protocoles thérapeutiques et de surveillance.

SURVEILLANCE DU TRAITEMENT

SOINS – TRAITEMENTS

Expliquer les grandes lignes du traitement : anti-inflammatoire, « symptomatique » et « de fond », le délai d'action habituel, les modalités de réalisation (injections SC que le patient peut faire lui-même, perfusions), la surveillance nécessaire et son rythme.

Expliquer les gestes thérapeutiques locaux : ponctions articulaires, injections de corticoïdes, synoviorthèses, etc.

EFFICACITÉ DU TRAITEMENT

Elle s'apprécie surtout cliniquement, sur l'amélioration du nombre de réveils nocturnes, de la raideur matinale, de la fatigue, du gonflement articulaire et du nombre d'articulations touchées, et globalement de l'impotence fonctionnelle.

Des mensurations simples permettent aussi de l'apprécier : amélioration de la distance doigts-sol et de l'indice de Schober, de la distance entre l'occiput et un mur, de la distance menton-sternum et de l'expansion respiratoire thoracique.

EFFETS INDÉSIRABLES

Recherche des symptômes traduisant des effets indésirables connus ; surveillance des modifications biologiques selon les produits utilisés.

ÉDUCATION ET CONSEILS

Il est important de rassurer le patient quant à l'avenir : toutes les spondylarthrites ne sont pas des formes graves, ni graves en permanence, et la prise en charge attentive contribue à améliorer le pronostic fonctionnel et à préserver l'autonomie.

L'infirmier(e) peut rappeler que :

- des rémissions parfois durables sont toujours possibles, que les progrès thérapeutiques liés à la recherche sont constants ;
- des assistances sont possibles : prise en charge à 100 %, carte d'invalidité, carte Station debout pénible ou macaron GIC ; aménagement du logement ; matériel adapté au handicap ;
- il existe des brochures éditées par certains services hospitaliers et par les associations de patients (*cf.* encadré, *chapitre* Polyarthrite rhumatoïde, p. 1638).

FICHE TECHNIQUE

PERFUSION DE *REMICADE* (INFLIXIMAB)

Présentation et conservation

Poudre pour solution à diluer pour perfusion contenant 100 mg d'infliximab dans un flacon de 20 mL, pour reconstitution dans 10 mL d'eau pour préparations injectables. Les flacons doivent être conservés à 2-8 °C et à l'abri de la lumière. Une fois le produit prêt à l'administration, il n'est pas nécessaire de le protéger de la lumière.

Préparation de la solution

Calculer la dose et le nombre de flacons de *REMICADE* nécessaires.

Utiliser une seringue équipée d'une aiguille de diamètre 21 G ou inférieur. Diriger le jet d'eau vers la paroi en verre du flacon.

Mélanger doucement la solution par rotation du flacon pour dissoudre la poudre lyophilisée. NE PAS AGITER, NE PAS SECOUER. Laisser reposer pendant 5 min. Vérifier que la solution est incolore et faiblement jaune, opalescente. Ne pas utiliser en cas dejaunissement ou de présence de particules opaques ou étrangères (des particules fines et translucides sont possibles).

Diluer le volume total de la solution reconstituée de *REMICADE* jusqu'à 250 mL à l'aide d'une solution pour perfusion de chlorure de sodium à 0,9 % m/v, en flacon de verre, en retirant auparavant un volume équivalent à celui de la solution reconstituée de *REMICADE*. Injecter doucement celle-ci et mélanger doucement.

Il existe souvent dans le service un protocole d'administration, à suivre.

Administration de la perfusion

Utiliser uniquement une tubulure de perfusion en polyéthylène munie d'un filtre en ligne stérile, apyrogène, à faible liaison aux protéines. Les poches et tubulures en PVC sont contre-indiquées.

La perfusion doit débuter dès que possible et dans les 3 h qui suivent la reconstitution et la dilution (il n'y a aucun conservateur dans la solution).

Administrer la perfusion sur une période d'au moins 2 h (2 mL/min au maximum).

Surveillance

Prise de la pression artérielle, du pouls et de la température avant le début de la perfusion, puis toutes les 30 min dans les 2 h suivant la fin de la perfusion.

Noter les éventuels événements indésirables et les signaler à l'équipe médicale.

Si la perfusion a été bien tolérée, le patient peut rentrer chez lui 2 h après la fin de la perfusion. Dans le cas contraire, après traitement approprié, la surveillance sera prolongée jusqu'à régression et accord médical.

Effets indésirables

Pendant la perfusion ou les 2 h qui la suivent :

- Mineurs : rash cutané, urticaire, démangeaisons.
- Plus sévères : douleur dans la poitrine, dyspnée, variations tensionnelles (hypo-ou hypertension).

Un médecin doit assurer la surveillance pendant les 10 premières minutes.

Effet d'hypersensibilité retardé, dans les 3 à 12 jours suivant la perfusion : myalgies et/ou arthralgies, fièvre, rash, voire prurit, œdème facial, de la main ou de la lèvre, dysphagie, gorge douloureuse, céphalées.

Ces effets indésirables sont le fait de tous les médicaments qui contiennent des protéines.

Mesures à appliquer en cas de réaction pendant la perfusion

En cas de symptômes mineurs, on appliquera successivement les mesures suivantes :

- Ralentir la vitesse de perfusion.
- Arrêter la perfusion.
- Administrer 1 g de **paracétamol** et 1/2 amp. d'*ATARAX* 100 mg, par voie IM ou IVL.
- Reprendre la perfusion 30 min plus tard, à débit progressivement augmenté.

Si les symptômes sont plus sévères, il faut dans tous les cas :

- Arrêter la perfusion, prévenir l'équipe médicale.
- Administrer par voie parentérale 1 mg/kg d'équivalent prednisone en 30 min.
- Surveiller l'évolution du patient : la sédation complète permet de reprendre la perfusion 30 min après, éventuellement à débit progressivement augmenté.

Si l'état du patient reste préoccupant :

- Prévenir le service de réanimation.
- Donner de l'oxygène par voie nasale.
- Administrer du **salbutamol** en spray, pour lever un éventuel bronchospasme.
- Envisager l'administration d'**adrénaline** (qu'il faut avoir à disposition).

Prévention des réactions, chez les patients en ayant déjà eues

- Administration par voie parentérale de 1 mg/kg d'équivalent prednisone 1 h avant le *REMICADE*, à perfuser en 30 min.
- Débit de la perfusion progressivement augmenté, sur une durée totale de 2 h au moins : 10 mL/h, puis 20, puis 40, puis 80, toutes les 15 min, puis 150 mL/h pendant 30 min et 250 mL/h les 30 dernières minutes.
- Surveillance plus rapprochée du patient (pouls et pression artérielle notamment).

Voir aussi la fiche pharmacologie de l'infliximab.

RHUMATISME POST-ANGINEUX

FICHE MALADIE

DÉFINITION

Il s'agit d'un cadre, nosologiquement encore mal défini et relativement rare par rapport aux autres rhumatismes. Il n'est envisagé ici qu'en raison des incidences thérapeutiques qui lui sont propres : la nécessité d'un traitement antibiotique par la pénicilline.

CAUSES ET MÉCANISMES

Comme dans le rhumatisme articulaire aigu (dû au streptocoque b-hémolytique et qui a pratiquement disparu en France), l'agent infectieux, en général un streptocoque d'un autre groupe, induit une réaction immunologique à l'origine des signes articulaires de la maladie.

DIAGNOSTIC

On envisage ce cadre nosologique lorsque l'atteinte articulaire, généralement subaiguë, a été précédée d'une angine ou d'un état infectieux, ou lorsqu'on découvre une ascension significative du taux des antistreptodornases ou des antistreptokinases, plus spécifique que l'élévation des antistreptolysines O.

TRAITEMENT

Le traitement anti-inflammatoire repose surtout sur l'**acide acétylsalicylique**, *ASPIRINE*, à la dose de 3 g/j, voire 4 g/j (qui sera réduite progressivement après la 6e semaine pour éviter un rebond), plus que sur les AINS.

La corticothérapie n'est employée que dans les rares formes évoluant comme un rhumatisme aigu articulaire.

La pénicillinothérapie transforme l'évolution, par voie IM (*PÉNICILLINE G*) au début, ou par voie orale (**ampicilline** ou **amoxicilline**). Puis, traitement d'entretien pour éviter les rechutes, pendant 3 à 6 mois : soit par *EXTENCILLINE*, en injection IM profonde toutes les 2 à 4 semaines, soit par voie orale quotidienne avec *ORACILLINE*, 1 cp./j.

Lorsque le rhumatisme est guéri (2 à 3 mois), il faut envisager, sous pénicillinothérapie, la cure des éventuels foyers streptococciques : amygdaliens, dentaires, sinusiens, etc.

En cas d'allergie à la **pénicilline** on utilisera l'**érythromycine**.

PRONOSTIC

Il est habituellement favorable. Si le tableau est proche de celui du rhumatisme articulaire aigu, surtout chez l'adulte jeune ou l'adolescent, il semble préférable de le traiter comme tel.

FICHE INFIRMIÈRE

SURVEILLANCE DU TRAITEMENT

Effets indésirables de l'*ASPIRINE* et des AINS, de la pénicillinothérapie (allergies).

ÉDUCATION ET CONSEILS

Dans les tableaux habituels, l'infirmier(e) rassurera l'enfant et ses parents quant au pronostic, et rappellera la nécessité de soins dentaires encadrés.

ARTÉRITE TEMPORALE (MALADIE DE HORTON)

FICHE MALADIE

DÉFINITION

L'artérite temporale est une maladie du sujet âgé, d'origine inconnue, qui se définit cliniquement par une altération de l'état général avec fièvre et amaigrissement, des douleurs diffuses et surtout des céphalées, et, histologiquement, par une atteinte inflammatoire des artères temporales.

CAUSES ET MÉCANISMES

D'origine inconnue, on la classe souvent dans le groupe des maladies de système (connectivites ou collagénoses).

DIAGNOSTIC

SIGNES CLINIQUES

Le diagnostic repose sur l'association, souvent incomplète, de :

- une altération de l'état général avec fièvre et amaigrissement ;
- des douleurs diffuses, et surtout des céphalées très particulières par leur intensité, leur caractère latéralisé (uni-ou bilatérales) dans la région temporale avec hyperesthésie douloureuse au contact ;
- une claudication douloureuse de la mâchoire, très évocatrice ;
- des douleurs et une raideur des ceintures, comme dans la pseusopolyarthrite rhizomélique (PPR), qui peuvent lui être associées.

D'autres symptômes peuvent exister, s'agissant d'une maladie de système.

L'artère temporale peut être palpée sous forme d'un cordon induré et inflammatoire ou d'un cordon indolore ne battant plus.

EXAMENS COMPLÉMENTAIRES

La biopsie de l'artère temporale montre une lésion caractéristique : artérite « à cellules géantes ».

Il existe un syndrome biologique inflammatoire très important : la vitesse de sédimentation est presque toujours supérieure à 100 mm à la première heure et les protéines de l'inflammation sont très augmentées.

PRONOSTIC

La gravité de cette maladie tient au risque, rare mais imprévisible et redoutable, d'une cécité définitive par atteinte de l'artère ophtalmique ; c'est pourquoi, au cours de l'évolution, le malade et son entourage doivent être attentifs à la survenue éventuelle de troubles, même transitoires, de la vision et alors consulter d'urgence.

TRAITEMENT

Le traitement médical, qui repose presque exclusivement sur les corticoïdes, est extrêmement urgent ; il est généralement très efficace, mais doit être poursuivi longtemps (plusieurs années souvent), à une posologie adaptée pour contrôler les symptômes cliniques et le syndrome inflammatoire biologique. On utilise le prednisone (*CORTANCYL*)

Régime sans sel et apport de potassium sont habituels.

Dans les formes nécessitant de très fortes doses de *CORTANCYL*, on peut associer des médications qui permettent une « épargne » en corticoïdes (**méthotrexate**, comme dans la polyarthrite rhumatoïde).

Le risque de complications liées à la corticothérapie prolongée, à des doses parfois élevées, n'est pas négligeable. L'aggravation de l'ostéoporose sénile, avec tassements vertébraux douloureux, est de loin le risque le plus fréquent, qui incite à réduire, par paliers et dès que possible, la posologie à la dose minimale active ; une prévention par la prescription de calcium et biphosphonates est indiquée habituellement.

D'autres précautions particulières doivent être envisagées en fonction des pathologies associées, fréquentes chez le sujet âgé : diabète, hypertension artérielle, ulcère digestif ou hernie hiatale, antécédent de tuberculose.

FICHE INFIRMIÈRE

EXAMENS

Surveillance des témoins biologiques de l'inflammation, VS et CRP, de la glycémie et de la glycosurie, de la kaliémie.

SURVEILLANCE DU TRAITEMENT

SOINS – TRAITEMENTS

Au cours d'une éventuelle hospitalisation, assistance au patient, souvent très asthénique.

Les précautions liées à la corticothérapie sont d'autant plus impératives qu'il s'agit de sujets âgés ; citons les plus importantes :

- Régime sans sel et surveillance tensionnelle ; apport de potassium.
- Prévention de l'aggravation prévisible de l'ostéoporose du sujet âgé (*cf.* Fiche maladie, p. 1670).
- Détection et équilibration éventuelle d'un diabète.
- Surveillance de la tolérance gastrique, en général bonne, et intestinale.
- Surveillance pulmonaire par des clichés thoraciques réguliers pour déceler la survenue ou le réveil d'une tuberculose chez le sujet âgé.

EFFICACITÉ DU TRAITEMENT

Elle s'apprécie sur la disparition, très rapide dans les formes qui réagissent favorablement, des symptômes cliniques, et sur la diminution de la VS et de la CRP.

EFFETS INDÉSIRABLES

Ce sont ceux de la corticothérapie prolongée chez un sujet âgé.

ÉDUCATION ET CONSEILS

Rappeler au patient que la corticothérapie sera prolongée (2 à 3 ans en moyenne, *cf.* Corticothérapie par voie générale, p. 1576), avec une posologie adaptée progressivement en recherchant la dose minimale active, et qu'il ne doit absolument pas l'interrompre, sous peine de rebond très rapide.

Rappeler au malade et à son entourage qu'ils doivent être attentifs à la survenue éventuelle de troubles, même transitoires, de la vision et alors consulter d'urgence. Ce risque, même s'il semble diminuer au cours de l'évolution, est néanmoins présent.

> Il ne faut absolument pas interrompre la cort icothérap ie, même en cas de pathologie intercurrente.

LUPUS ÉRYTHÉMATEUX DISSÉMINÉ (MALADIE LUPIQUE)

FICHE MALADIE

DÉFINITION

Le lupus érythémateux disséminé (LED) est une « maladie de système » (collagénose, connectivite) qui survient en règle générale chez la femme jeune (20 à 30 ans) et peut réaliser plusieurs tableaux cliniques, tantôt riches en symptômes et de diagnostic facile, tantôt moins, risquant d'égarer le diagnostic. L'existence de désordres immunologiques communs (anticorps dirigés contre les noyaux cellulaires ou leurs constituants) permet de regrouper les différentes présentations cliniques.

CAUSES ET MÉCANISMES

Sa cause est encore inconnue et, si l'intervention de complexes antigènes-anticorps paraît certaine (théorie immunologique), l'intervention d'autres facteurs étiologiques est possible.

Le problème se complique par la survenue d'authentiques lupus induits, iatrogènes, c'est-à-dire favorisés par une agression médicamenteuse : on invoque alors un terrain prédisposé.

DIAGNOSTIC

Le problème essentiel est d'évoquer le diagnostic, que le lupus se présente :

• sous une forme aiguë : maladie évolutive avec signes généraux graves et localisations multiples ;

• ou sous une forme subaiguë ou monosymptomatique (pleurésie, monoarthrite, syndrome néphrotique).

On a défini des critères diagnostiques du lupus, dont l'aide est importante : *cf.* encadré, ci-après.

CRITÈRES DIAGNOSTIQUES DU LUPUS

• Éruption du visage en « aile de papillon ». Le nom de « lupus » est dû à l'éruption du visage qui a la forme d'un masque (loup de carnaval) autour des yeux.

• Lupus discoïde.

• Photosensibilité : les manifestations cutanées, fréquentes, apparaissent favorisées par une exposition solaire ; elles siègent en effet électivement sur les zones découvertes.

• Ulcérations buccales ou nasopharyngées.

• Polyarthrite non érosive.

• Pleurésie ou péricardite.

• Atteinte rénale : protéinurie > 0,50 g/j ou cylindres urinaires.

• Atteinte neurologique : convulsions ou psychose.

• Atteinte hématologique : anémie hémolytique avec hyperréticulocytose, ou leucopénie < 4 000/mm^3 ou lymphopénie < 1 500/mm^3, ou thrombocytopénie < 100 000/mm^3.

• Désordres immunologiques : présence de cellules LE ou d'anticorps anti-ADN natif, ou d'anti-Sm ou d'une fausse sérologie syphilitique.

• Présence d'un titre anormal d'anticorps antinucléaires en l'absence de médicaments pouvant en susciter.

La présence de 4 critères sur les 11 permet de retenir le diagnostic de LED avec une très grande sensibilité et spécificité.

Les médicaments susceptibles d'induire un syndrome proche du LED sont : *RIMIFON, TROLOVOL, LARGACTIL, DI-HYDAN, TÉGRÉTOL, ZARONTIN,* SECTRAL, TRANDATE, *VISKEN, ALDOMET,* etc. Leurinterruption est habituellement suivie de la régression des symptômes.

TRAITEMENT

MESURES GÉNÉRALES

Un certain nombre de mesures générales doivent être appliquées :

• Se reposer pendant les poussées.

• Éviter la lumière solaire en cas de photosensibilité.

• Éviter les produits allergisants.

Les vaccinations sont toutefois possibles.

TRAITEMENT MÉDICAMENTEUX

Le traitement médicamenteux est difficile à codifier.

Il est essentiellement symptomatique et, de ce fait, bien différent dans les formes mineures (formes articulaires ou cutanées), dans les formes « moyennes », et dans les formes graves qui mettent en jeu le pronostic vital.

Il n'est pas possible defixer une durée au traitement symptomatique ; il ne doit pas être arrêté brusquement mais progressivement en fonction de l'évolution clinique et biologique. Il doit être constamment ajusté au cours de l'évolution, de façon à n'utiliser que la dose minimale nécessaire pour être efficace et pour limiter les effets indésirables.

▶ Formes mineures

Par exemple, devant une polyarthrite modérément invalidante, une pleurésie ou péricardite discrètes, l'*ASPIRINE* ou les AINS peuvent suffire pour atténuer les symptômes.

Lorsqu'une polyarthrite tend à devenir chronique, il est possible, si elle est modérément invalidante, de prescrire comme traitement de fond un antipaludéen de synthèse.

On prescrit le plus souvent : **hydroxychloroquine** (*PLAQUENIL*). Ce traitement au long cours a une toxicité oculaire potentielle et nécessite une surveillance régulière, avant traitement, puis tous les 6 à 12 mois par l'ophtalmologiste. D'autres effets indésirables sont possibles.

La fièvre est souvent favorablement influencée par l'*ASPIRINE*.

▶ Formes plus sévères, ou échappant aux mesures précédentes

La corticothérapie est indispensable : habituellement **prednisone**, *CORTANCYL*, mais d'autres produits sont possibles, à des doses variables selon la localisation et la gravité, mais en moyenne élevées.

La prescription associée de *PLAQUENIL* en traitement de fond peut aider à atteindre la dose minimale efficace.

▶ Formes graves

Dans les formes qui mettent en jeu le pronostic vital immédiat, ou celles qui échappent aux traitements précédents, mais parfois aussi systématiquement pour certains, des traitements plus agressifs sont envisagés. Il s'agit :

- des immunosuppresseurs : **azathioprine** (*IMUREL*), ou **cyclophosphamide** (*ENDOXAN*), ou **chlorambucil** (*CHLORAMINOPHÈNE*) ou **méthotrexate**, nécessitant une surveillance hématologique et hépatique, une contraception efficace et une posologie constamment ajustée ; ils peuvent être associés à la corticothérapie ou la relayer ;
- des plasmaphérèses, dans les vascularites graves et certaines glomérulonéphrites prolifératives diffuses ;
- des assauts cortisoniques (bolus) : par exemple et à titre simplement indicatif, **méthylprednisolone** (*SOLUMÉDROL*) à très forte dose.

▶ Cas particuliers

Les phlébites relèvent des anticoagulants.

L'hypertension artérielle, l'épilepsie justifient un traitement propre ; il n'y a pas de contre-indication à utiliser si nécessaire les médications susceptibles de favoriser un lupus induit. Une insuffisance rénale avancée peut nécessiter l'hémodialyse ; la transplantation rénale a pu être effectuée.

CONTRACEPTION ET LED

La contraception par les œstrogènes est contre-indiquée en cas d'antécédent de thrombose, d'anticoagulant circulant ou de fausse sérologie syphilitique positive, mais elle est possible avec les progestatifs.

Le stérilet comporte un risque infectieux.

GROSSESSE ET LED

La grossesse est contre-indiquée pendant une poussée.

Elle peut être envisagée après 6 à 12 mois de rémission, et en l'absence d'atteinte cardiaque ou rénale.

En cas de présence d'anticoagulant circulant, il y a un risque accru d'avortement.

En cas d'anticorps anti-SSA, il y a un risque de bloc cardiaque congénital chez le fœtus.

Pendant une grossesse, celle-ci sera surveillée comme une grossesse à « haut risque ». Si la patiente est déjà sous corticothérapie, celle-ci sera augmentée en fin de grossesse ; dans le cas contraire, elle sera commencée au cours du dernier trimestre.

Après la grossesse, il faut déconseiller l'allaitement et attendre plusieurs mois avant d'envisager la diminution de la posologie.

PRONOSTIC

Le pronostic de la maladie semble dépendre essentiellement des troubles nerveux et psychiques et, surtout, d'une éventuelle atteinte rénale (glomérulonéphrite, syndrome néphrotique). C'est pour tenter de dépister une atteinte rénale histologique infraclinique que l'on pratique parfois une biopsie rénale dont les résultats influencent la thérapeutique.

FICHE INFIRMIÈRE

La pratique infirmière est essentiellement guidée par la forme clinique de maladie lupique dont une patiente donnée est atteinte.

Bolus de corticoïdes : *cf.* Fiche technique, *chapitre* Corticothérapie par voie générale, p. 1579.

ÉDUCATION ET CONSEILS

Rassurer les patientes.

Les formes graves sont prises en charge à 100 %.

> La présentation clinique est d'une très grande variabilité et conditionne le pronostic.

PSEUDOPOLYARTHRITE RHIZOMÉLIQUE

FICHE MALADIE

DÉFINITION

La pseudo-polyarthrite rhizomélique (PPR), ou maladie de Forestier, est une affection de nature inconnue, qui atteint le sujet âgé et se caractérise par une raideur douloureuse des ceintures (d'où le nom de rhizomélique), généralement sans lésions connues des structures articulaires (d'où le nom de pseudo-polyarthrite).

CAUSES ET MÉCANISMES

D'origine inconnue, on la classe souvent dans le groupe des maladies de système (connectivites ou collagénoses). Elle est voisine de l'artérite temporale, à laquelle elle peut être associée, et dont elle partage alors le pronostic.

DIAGNOSTIC

Le diagnostic de pseudo-polyarthrite rhizomélique est clinique.

SIGNES CLINIQUES, EXAMENS COMPLÉMENTAIRES

La raideur douloureuse des ceintures (épaules et rachis cervical, bassin et hanches) chez un sujet de plus de 60 ans est d'autant plus évocatrice qu'elle est plus importante au réveil, qu'elle s'accompagne d'une altération de l'état général avec fébricule et amaigrissement, d'une augmentation de la VS et d'une anémie de type inflammatoire.

L'indication d'une biopsie de l'artère temporale ne paraît pas devoir être systématique, mais réservée aux cas où il existe quelques céphalées. S'il y a des signes histologiques d'artérite giganto-cellulaire, le patient sera traité comme pour une maladie de Horton (*cf.* Artérite temporale, p. 1670).

DIAGNOSTIC DIFFÉRENTIEL

Le diagnostic différentiel avec une polyarthrite rhumatoïde est parfois difficile : soit que la pseudo-polyarthrite rhizomélique s'accompagne de manifestations articulaires périphériques en plus de l'atteinte des ceintures, soit qu'elle s'accompagne d'une sérologie rhumatoïde positive (assez souvent positive chez des sujets âgés, en dehors de la maladie rhumatoïde) : l'évolution tranchera en règle.

TRAITEMENT

La corticothérapie au long cours résume le traitement, comme dans l'artérite temporale, mais la posologie initiale nécessaire est moindre.

L'efficacité se juge sur la clinique et sur la normalisation de la VS, habituellement retardée par rapport à l'amélioration clinique (quelques jours, en général).

Le traitement d'entretien sera poursuivi à la dose minimale active, diminuée milligramme par milligramme jusqu'à extinction de la maladie, qui peut durer plusieurs années.

En cas de rechute des signes cliniques ou d'augmentation significative de la VS, on reviendra à la posologie précédente.
Les précautions liées à la corticothérapie sont les mêmes que pour l'artérite temporale (cf. traitement, *chapitre* Artérite temporale, p. 1671), mais les tassements vertébraux ostéoporotiques sont heureusement beaucoup moins fréquents aux doses utilisées dans la pseudo-polyarthrite rhizomélique.

PRONOSTIC

L'évolution est longue, 18 à 24 mois et plus, mais elle est très favorablement influencée par la corticothérapie, à faible dose, qui en a transformé le pronostic.

FICHE INFIRMIÈRE

On se référera à la Fiche infirmière du *chapitre* Artérite temporale, p. 1652.

L'ajustement thérapeutique bénéficie d'une participation éclairée du patient.

PÉRIARTÉRITE NOUEUSE

FICHE MALADIE

DÉFINITION

La périartérite noueuse (PAN) est une « maladie de système » (connectivité vascularite) dont les tableaux cliniques sont multiples, mais qui est caractérisée anatomiquement par des altérations en foyer des artères de petit calibre, entourées d'un nodule inflammatoire.

CAUSES ET MÉCANISMES

Si le mécanisme de ces lésions paraît pouvoir être d'ordre immunologique, la cause initiale reste encore inconnue ; le rôle de l'hépatite B est retrouvé dans certaines formes de périartérite noueuse.

DIAGNOSTIC

Cliniquement, la périartérite noueuse est une maladie déroutante en raison de la diversité de ses symptômes, mais l'atteinte de l'état général avec fièvre et fatigue, est presque constante.
Tous les autres signes sont variables, les plus fréquents et évocateurs étant :

- l'atteinte douloureuse des nerfs périphériques : multinévrites, fréquemment révélatrices ;
- les signes cutanés : œdèmes, nodules sur le trajet des artères ;
- les arthrites ;
- l'atteinte rénale ;
- l'hypertension artérielle ;
- un syndrome biologique inflammatoire, non spécifique.

Le diagnostic est difficile et repose essentiellement sur l'association des symptômes et l'aspect histologique caractéristique sur la biopsie d'un nodule, quand il existe, ou sur la biopsie d'un nerf ou d'un fragment d'un muscle, voire sur la biopsie rénale.

TRAITEMENT

Le traitement de la périartérite noueuse reste un traitement symptomatique, nécessairement adapté à l'expression clinique de la maladie, très diverse dans le regroupement des symptômes, ses modalités évolutives et surtout dans sa gravité.
Dans les formes sans infection par le virus de l'hépatite B, la corticothérapie représente le traitement principal qui a permis une augmentation nette des survies à 5 ans – encore faut-il tenir compte de l'évolution spontanée parfois

lente et bien tolérée de certaines périartérites noueuses.

FORMES DE GRAVITÉ MOYENNE

La corticothérapie orale peut suffire (**prednisone,** *CORTANCYL*).

FORMES CLINIQUEMENT SÉVERES

Les assauts cortisoniques (bolus IV) à très forte dose semblent justifiés pour une courte période :

- formes avec altération de l'état général, pouvant mettre en jeu le pronostic vital ;
- multinévrites sévères ;
- insuffisance rénale rapidement progressive.

La prescription de **cyclophosphamide** (*ENDOXAN*), est parfois associée.

Ils seront souvent relayés par l'association corticothérapie et cyclophosphamide par voie orale.

PROBLÈMES PARTICULIERS

Les plasmaphérèses en milieu spécialisé ont donné de bons résultats dans les formes graves, seules ou associées aux autres traitements.

L'association corticothérapie courte, médicaments antiviraux et échanges plasmatiques semble être efficace en cas de périartérite noueuse associée à une hépatite chronique B.

En cas d'hypertension artérielle, l'indication des corticoïdes ne doit pas être systématiquement écartée.

La corticothérapie prolongée expose à des effets indésirables connus ; les risques detassements vertébraux ostéoporotiques et de tuberculose sont les plus à craindre. Un traitement préventif associé peut se justifier.

PRONOSTIC

L'évolution de la périartérite noueuse est très variable. Elle est parfois lente avec des poussées espacées et régressives. Le plus souvent elle est sévère, entraînant une insuffisance rénale, une hypertension artérielle, une cachexie. La corticothérapie et les immunosuppresseurs sont susceptibles de freiner l'évolution.

FICHE INFIRMIÈRE

SURVEILLANCE DU TRAITEMENT

On se référera à la Fiche infirmière du *chapitre* Corticothérapie par voie générale, p. 1561, et à la reconnaissance des effets indésirables des médications utilisées (surveillance de l'hématurie sous *ENDOXAN*, par exemple).

ÉDUCATION ET CONSEILS

Dans cette affection chronique, il est utile de rappeler au patient qu'il doit signaler toute manifestation clinique nouvelle au médecin.

POLYMYOSITE-DERMATOMYOSITE

FICHE MALADIE

DÉFINITION

La polymyosite est une affection rare, rattachée aux « maladies de système » (collagénose, connectivite), caractérisée cliniquement par une atrophie musculaire douloureuse et une altération profonde de l'état général. Elle porte de nom de dermatomyosite quand s'y associent des signes cutanés.

CAUSES ET MÉCANISMES

Sa cause reste inconnue.

Parfois, des dermatomyosites sont associées à des tumeurs malignes, à une infection par le VIH, qu'il faut rechercher.

DIAGNOSTIC

SIGNES CLINIQUES

L'atteinte musculaire frappe surtout de façon symétrique les racines des membres et comporte d'abord de vives douleurs, une diminution de la force musculaire et, ensuite, une atrophie des muscles avec rétraction. L'atteinte cutanée est faite d'un érythème accompagné d'un œdème du visage, des mains, des membres supérieurs.

L'état général est profondément altéré.

EXAMENS COMPLÉMENTAIRES

Le diagnostic repose sur l'aspect histologique caractéristique d'une biopsie musculaire (dégénérescence des fibres musculaires striées, réaction inflammatoire interstitielle).

Il existe un syndrome inflammatoire biologique non spécifique ; les enzymes musculaires (aldolase, créatine kinase) sont souvent augmentées.

TRAITEMENT

Faute de traitement étiologique, la corticothérapie est la base du traitement.

Elle est instituée, par voie orale, à forte dose dans les poussées : **prednisone** (*CORTANCYL*), pendant plusieurs semaines, avant d'envisager une diminution progressive lorsqu'elle a été efficace sur plusieurs mois en général, le traitement pouvant être indéfiniment prolongé. Dans les formes cliniquement sévères, la corticothérapie par bolus IV pour une courte période semble justifiée, en particulier en cas d'atteinte respiratoire.

Des traitements complémentaires peuvent être institués, en général après échec ou insuffisance de la corticothérapie, mais parfois d'emblée. On utilise avant tout le **méthotrexate** (surveillance du mêmetypeque dans la polyarthrite rhumatoïde), parfois l'**azathioprine** ou la **cyclophosphamid**e, la **ciclosporine,** etc. Dans certains cas, on peut utiliser des injections IV d'immunoglobulines humaines ou des échanges plasmatiques, dont l'indication relèved'unedécision en milieu spécialisé.

PRONOSTIC

L'évolution est variable, mais souvent grave. Parfois, la corticothérapie à forte dose et les immunosuppresseurs entraînent des améliorations spectaculaires ou même des guérisons.

> L'atteinte de la musculature pharyngo-laryngée est un signe de gravité.

Parfois, le pronostic dépend des tumeurs malignes associées qu'ilfauttoujours rechercher.

FICHE INFIRMIÈRE

SURVEILLANCE DU TRAITEMENT

On se référera à la Fiche infirmière du *chapitre* Corticothérapie par voie générale, p. 1561, et à la reconnaissance des effets indésirables des médications utilisées, par exemple ceux du méthotrexate (surveillance du même type que dans la polyarthrite rhumatoïde), ou la cyclophosphamide (hématurie).

ÉDUCATION ET CONSEILS

Dans cette affection chronique, il est utile de rappeler au patient qu'il doit signaler toute manifestation clinique nouvelle au médecin, en particulier une gêne à la déglutition ou des fausses routes alimentaires.

SCLÉRODERMIE

FICHE MALADIE

DÉFINITION

La sclérodermie est une « maladie de système » (collagénose, connectivite) caractérisée cliniquement par un durcissement du tissu conjonctif ; les manifestations de la maladie peuvent être extrêmement diffuses, mais prédominent sur la peau qui se sclérose. Elle atteint surtout l'adulte et plus souvent lafemme.

CAUSES ET MÉCANISMES

La cause de la maladie reste inconnue.

DIAGNOSTIC

SIGNES CLINIQUES

Le début se fait habituellement au niveau des doigts par des accès de cyanose, puis un syndrome de Raynaud s'installe.

Puis la peau se durcit, s'amincit, les doigts deviennent effilés et enraidis (sclérodactylie). Progressivement, la sclérose va gagner les membres, le thorax, la face, donnant à la malade un faciès de momie. Les mouvements deviennent difficiles, les articulations étant comme bridées par la sclérose de la peau.

Les organes profonds peuvent être atteints, notamment l'œsophage, cause de gêne à la déglutition, le poumon avec fibrose pulmonaire des bases, lereinetlecœur ; l'hypertension artérielle pulmonaire est un facteurde gravité.

Le syndrome de Raynaud peut se compliquer de gangrène de l'extrémité des doigts.

EXAMENS COMPLÉMENTAIRES

Un syndrome inflammatoire biologique modéré est fréquent ; des anomalies immunologiques non spécifiques peuvent être associées (anticorps anti-nucléaires, anti-topo-isomérase Sel70).

TRAITEMENT

Les possibilités thérapeutiques sont limitées au traitement symptomatique des diverses manifestations et aux tentatives de traitement de fond.

Les traitements symptomatiques sont très utiles et doivent être adaptés aux manifestations cliniques ; seules les principales d'entre elles sont citées :

- Le syndrome de Raynaud pourra bénéficier de la prescription de **nifédipine** (ADALATE) ou d'autres inhibiteurs des canaux calciques et, parfois, de perfusions de prostacycline dans les cas graves.
- L'atteinte œsophagienne justifie un traitement du reflux et de l'œsophagite.
- L'atteinte rénale et l'hypertension artérielle relèvent au début des inhibiteurs de l'enzyme de conversion.
- L'hypertension artérielle pulmonaire peut bénéficier de l'introduction du **bosentan** (anti-endothéline), ainsi que la prévention des ulcérations digitales.

Les essais de traitement de fond de cette maladie très sévère se sont adressés à : **pénicillamine**, interféron gamma, **ciclosporine**, anti-TNFα, etc.

PRONOSTIC

On peut schématiquement opposer deux formes de pronostic différent :

- une forme cutanée limitée, de bon pronostic ;
- une forme cutanée diffuse, plus grave car souvent rapidement compliquée.

FICHE INFIRMIÈRE

SURVEILLANCE DU TRAITEMENT

Reconnaissance des effets indésirables des médications utilisées, par exemple ceux de l'*ADALATE* (œdèmes des membres inférieurs).

ÉDUCATION ET CONSEILS

Dans cette affection chronique, il est utile de rappeler au patient qu'il doit signaler toute manifestation clinique nouvelle au médecin, en particulier une gêne à la déglutition.

TENDINITES ET TENDINOPATHIES

FICHE MALADIE

GÉNÉRALITÉS

DÉFINITION

Ce sont les manifestations dégénératives ou inflammatoires qui frappent les tendons. Les tendinopathies d'insertion atteignent le tendon dans sa partie terminale, dans la zone où ses fibres s'insèrent sur l'os ; les ténosynovites se caractérisent par l'atteinte d'une partie allongée d'un tendon et de la gaine synoviale qui l'entoure et en facilite le glissement.

CAUSES ET MECANISMES

Les tendinopathies d'insertion sont d'origine avant tout dégénérative, microtraumatique reconnue ou non, mais parfois le fait de précipitations calcaires (hydroxyapatite), voire de certains rhumatismes inflammatoires.

Ces tendinopathies d'insertion peuvent être associées à des bursites de voisinage (ténobursites), à une réaction périostée (ténopériostite). Au cours des ténosynovites, la tendinite est associée à une réaction inflammatoire de la gaine du tendon, qui peut elle aussi être d'origine microtraumatique ou, parfois, infectieuse. Elles s'intègrent volontiers dans un tableau de rhumatisme inflammatoire, en général évident.

DIAGNOSTIC

Les symptômes sont envisagés dans les paragraphes ci-dessous correspondant aux diverses localisations de tendinopathies. D'une façon générale, il s'agit de douleurs survenant à la mise en action du tendon et à son étirement.

TRAITEMENT

Le traitement des formes douloureuses de tendinopathies est assez univoque :

- Mise au repos du tendon affecté, adapté à l'activité préalable du sujet, mais il concerne plus particulièrement la suspension des mouvements itératifs qui ont favorisé et entretiennent la réaction inflammatoire. Dans certaines formes, une immobilisation par attelle ou orthèse est utile.
- Les gels anti-inflammatoires locaux peuvent être utiles dans les formes très superficielles de tendinopathie, en général d'intensité symptomatique modérée, à condition d'être appliqués régulièrement 2 à 3 fois/j et pendant une durée prolongée, plusieurs semaines habituellement (avec risque d'irritation cutanée).
- Pour les anti-inflammatoires non stéroïdiens, qui représentent, avec les injections

locales de corticoïdes, l'un des deux traitements habituellement efficaces des tendinopathies, il est important de respecter leurs contre-indications et précautions d'emploi, d'autant que la prescription doit souvent être prolongée quelques semaines pour éviter un rebond à leur arrêt.

• Les injections locales de corticoïdes représentent l'autre traitement habituellement efficace des tendinopathies, à condition de respecter quelques règles :

– ne pas répéter le geste s'il n'a pas fait preuve d'efficacité après la 2e injection ;

– efficacité ayant duré au moins une quinzaine de jours ;

– espacer d'au moins 10 à 20 jours les 2 premières injections, et en général plus les suivantes ;

– ne pas dépasser 4 injections pour une série et, d'une façon générale, 6 injections pour une période de 12 mois consécutifs (arbitraire) ;

– asepsie rigoureuse et technique bien maîtrisée.

• Les médications antalgiques peuvent constituer un appoint, en particulier dans les formes réellement hyperalgiques (rares), mais aussi lorsque le traitement AINS est contre-indiqué.

PRONOSTIC

Il est très variable selon la localisation de la tendinopathie et le degré des lésions, la durée d'évolution allant de quelques jours, dans les formes simples, à plusieurs mois dans les formes qui ont tendance à se chroniciser.

TENDINITES DE L'ÉPAULE (PÉRIARTHRITE SCAPULO-HUMÉRALE)

La dénomination « périarthrite scapulo-humérale » (PASH), de moins en moins utilisée, concerne l'ensemble des manifestations périarticulaires de l'épaule. Il est préférable d'envisager séparément : la tendinite du sus-épineux, la ténosynovite de la longue portion du biceps, les tendinites et bursites calcaires, les ruptures tendineuses ; la rétraction capsulaire est traitée ailleurs (*cf.* Rétraction capsulaire de l'épaule (capsulite rétractile), p. 1693).

TENDINITE DU SUS-ÉPINEUX

DIAGNOSTIC

SIGNES CLINIQUES

La douleur est ressentie d'une façon diffuse à toute l'épaule et à la face externe du moignon ou du bras ; son intensité est variable, mais ses circonstances de survenue sont caractéristiques : lors des mouvements de l'épaule, en particulier pour se coiffer, se déshabiller ; il existe souvent une recrudescence nocturne réveillant le patient s'il fait un mouvement involontaire ou s'il s'endort sur l'épaule en cause. La mobilité de l'épaule est habituellement conservée, lorsqu'elle est étudiée avec douceur. À l'examen, on retrouve une douleur qui apparaît pour un certain angle d'abduction de l'épaule. Enfin, l'étude des mouvements extrêmes et contrariés de l'épaule (abduction et rotation externe) réveille une vive douleur.

EXAMENS COMPLÉMENTAIRES

L'examen radiologique comparatif peut montrer :

• une image normale, ce qui n'exclut nullement le diagnostic ;

• une calcification du tendon sus-épineux ;

• des signes indirects de détérioration tendineuse.

TRAITEMENT

Il consiste surtout en des infiltrations de dérivés de la cortisone au contact du tendon, ou en anti-inflammatoires non stéroïdiens prescrits par voie générale.

Dans les formes très prolongées, quand il est manifeste que l'accrochage tendineux est responsable de la gêne fonctionnelle, on peut envisager un geste chirurgical après bilan radiologique complémentaire (arthroscanner, IRM).

Lorsque la gêne est liée à une calcification, on peut envisager l'aspiration de la calcification sous contrôle radiologique et anesthésie locale. D'une façon générale, la rééducation n'est pas utile en phase douloureuse. Sa meilleure indication concerne les formes chroniques. Elle consiste alors à apprendre au patient comment mobiliser l'épaule pour éviter l'accrochage du tendon : 15 séances de rééducation avec exercices de décoaptation.

PRONOSTIC

L'évolution est en règle favorable en quelques semaines ou mois, parfois spontanément ou après traitement.

L'évolution à long terme est plus difficile à prévoir ; si la « crise » peut rester isolée, elle peut aussi récidiveràdes intervalles variables, voire se bilatéraliser, ou même se compliquer de lésions de rupture tendineuse.

RUPTURE DE LA COIFFE DES ROTATEURS

DÉFINITION

La coiffe des rotateurs est constituée par la terminaison sur l'humérus des tendons des muscles petit rond, sous-épineux, sus-épineux et sous-scapulaire ; ces tendons accolés forment un ensemble aplati, qui adhère à la capsule de l'articulation de l'épaule. Elle est le siège de fréquentes lésions dégénératives qui, selon leur importance (de la petite perforation à la rupture complète), entraînent ou non des signes cliniques et un handicap fonctionnel variable selon les sujets.

DIAGNOSTIC ET PRONOSTIC

Dans les formes « parlantes », elle entraîne une perte de l'abduction active de l'épaule alors que l'abduction passive est conservée ; elle s'accompagne d'une image radiologique d'ascension de latête humérale. Elle peut être mise en évidence par une échographie, un arthro-scanner ou une IRM de l'épaule.

La rupture évolue souvent vers une récupération fonctionnelle suffisante pour la majorité des sujets, et ces examens ne seront pas demandés. En pratique, des lésions de rupture, même importantes, sont très fréquemment retrouvées chez des sujets âgés qui n'ont eu aucune manifestation clinique.

TRAITEMENT

Dans les formes mineures, c'est celui des tendinites simples, une rééducation pouvant le compléter.

Dans les formes sévères, chez des sujets encore actifs et dont la bonne qualité des muscles de l'épaule a été vérifiée par l'imagerie, des gestes chirurgicaux peuvent être envisagés.

TÉNOSYNOVITE DE LA LONGUE PORTION DU BICEPS

DEFINITION

Cette portion du tendon du biceps passe à l'intérieur même de la cavité articulaire de l'épaule, où elle est entourée d'une gaine synoviale.

DIAGNOSTIC

Les douleurs ne sont pas toujours évocatrices, mais siègent plus volontiers à la face antérieure de l'épaule et lors de la flexion contrariée du coude.

PRONOSTIC

Le pronostic est habituellement favorable, mais parfois compliqué par une rupture de cette portion tendineuse ; dans ce cas, on peut voir et palper à la face antérieure du bras une tuméfaction qui correspond au corps musculaire rétracté. La tolérance de cette rupture étant habituellement satisfaisante, il est exceptionnel d'envisager sa correction chirurgicale.

TENDINITE OU BURSITE CALCAIRE DE L'ÉPAULE

DIAGNOSTIC

SIGNES CLINIQUES

Les précipitations calcaires dans un tendon ou dans la bourse sous-acromiale peuvent entraîner une poussée aiguë avec une douleur extrême, intolérable, insomniante, qui irradie souvent à distance et avec une très grande impotence.

EXAMENS COMPLÉMENTAIRES

Les radiographies, avec des rayons de pénétration suffisante pour explorer les tissus mous, montrent la calcification.

PRONOSTIC

Il faut préciser que ces calcifications sont parfois découvertes fortuitement sans qu'aucun signe clinique ne les ait annoncées, et que, le plus fréquemment, l'évolution se confond avec celle d'une tendinite simple.

Dans des cas précis, mais rares, on peut procéder à l'aspiration de la calcification sous contrôle radiologique.

TENDINITES DU COUDE (ÉPICONDYLITE, *TENNIS-ELBOW*)

DEFINITION

Il s'agit des tableaux cliniques atteignant les tendons qui s'insèrent sur le coude, surtout ceux des muscles supinateurs qui s'insèrent sur l'épicondyle (épicondylite), et ceux des muscles pronateurs qui s'insèrent sur l'épitrochlée (épitrochléite).

CAUSES ET MÉCANISMES

L'épicondylite survient fréquemment, mais pas exclusivement, chez les joueurs de tennis (*tennis-elbow*), les représentants et voyageurs de commerce et chez les sujets exposés à la répétition de mouvements d'extension et de pronosupination de l'avant-bras.

Parmi les facteurs favorisants au tennis, il faut retenir :

- le changement trop rapide de modèle de raquette ;
- certaines raquettes lourdes en tête, trop tendues, avec un tamis trop petit ;
- un manche trop fin ;
- certains mouvements : lift de revers, arrêt trop brusque du geste lors de la frappe ;
- une frappe de balle décentrée, en particulier vers le haut ;
- les balles trop dures.

Il en résulte un excès de vibrations nocives, ce qui déclenche un réflexe de serrage et de préhension violente du manche, d'autant plus fort et plus durable que le grip est petit, et entraîne de ce fait une contracture des muscles épicondyliens et épitrochléens.

DIAGNOSTIC

SIGNES CLINIQUES

La douleur siège au coude sur l'épicondyle, et est reproduite par la pression de cette région ; elle irradie souvent à l'avant-bras et au bras. Elle apparaît lors des mouvements d'extension et de pronosupination de l'avant-bras, et entrave des gestes usuels tels que porter une valise, décapsuler une bouteille, tourner une poignée de porte ou même une clé. Elle diminue ou disparaît au repos, mais peut avoir une recrudescence au réveil.

EXAMENS COMPLÉMENTAIRES

L'examen radiographique est le plus souvent normal.

TRAITEMENT

Dans les formes mineures, avec gêne modérée, on peut essayer pendant quelques semaines le repos relatif (éviter les mouvements de pronosupination, le port de charges coude fléchi), l'application locale 2 à 3 fois/j d'un gel AINS. Le port d'une coudière, d'un bracelet voire d'une orthèse « anti-épicondylite » semble utile à certains patients.

Dans les formes habituelles, invalidantes, le traitement comporte, en plus du repos (arrêt de l'activité sportive déclenchante, modification du matériel ou du geste), soituntraitement AINS par voie générale, souvent pendant plusieurs semaines, s'il s'avère efficace ce qui n'est pas constant, soit, et plus volontiers, un traitement local par infiltration de corticoïdes, à condition d'obtenirun résultat favorable.

Dans les formes chroniques et invalidantes, un traitement chirurgical peut être envisagé, après analyse attentive du cas et appréciation de la gêne réelle, et bilan complémentaire (IRM). Le geste consiste en général en la désinsertion des muscles épicondyliens.

PRONOSTIC

En pratique, l'intervention chirurgicale est exceptionnellement indiquée, même si l'évolution, volontiers intermittente, peut être très longue (6 mois à 2 ans).

TENDINITE DE LA HANCHE (PÉRIARTHRITE DE LA HANCHE)

DÉFINITION

Il s'agit des tableaux cliniques atteignant les tendons qui s'insèrent sur le grand trochanter, et qui sont souvent associés à une réaction inflammatoire des bourses de glissement des tendons. La plus fréquente est la tendinite (ou tendino-bursite) du moyen fessier.

CAUSES ET MÉCANISMES

Plus fréquente chez la femme, elle est favorisée par un surmenage tendineux (marche prolongée, inhabituelle, etc.).

DIAGNOSTIC

SIGNES CLINIQUES

La dou leur siège à la face externe de la hanche, dans la région du grand trochanter ; elle irradie à lacuisseetmêmeà la jambe. Elle est provoquée ou augmentée par la marche et est calmée par le décubitus ; elle peut subir une recrudescence nocturne, en particulier lorsque la malade se couche surlecôté.

L'examen retrouve unedouleur localisée à l'angle postéro-supérieur du trochanter et une douleur à l'abduction contrariée de la cuisse. La mobilité de l'articulation de la hanche est normale.

EXAMENS COMPLÉMENTAIRES

La radiographie de la hanche peut montrer une calcification au contact du grand trochanter, l'échographie une image de bursite.

TRAITEMENT

Il reposesurleménagementtendineux, les injections locales de dérivés de lacortisone ou untraitement anti-inflammatoire non stéroïdien.

PRONOSTIC

L'évolution, souvent chronique en l'absence de traitement, est favorable sous l'influence du repos et du traitement ; les récidives ne sont pas rares.

TENDINITES ACHILLÉENNES

DÉFINITION

On distingue les tendinites d'insertion, juste à l'insertion du tendon d'Achille sur le calcanéum, et les tendinites de la terminaison du tendon, quelques centimètres au-dessus de l'insertion. Une bursite leur est souvent associée.

CAUSES ET MÉCANISMES

Elles sont souvent favorisées par le surmenage tendineux (sportifs) ou le frottement du tendon d'Achille sur une chaussure mal adaptée. Elles sont parfois d'origine inflammatoire : enthésite au cours d'une spondylarthropathie, maladie goutteuse. Chez le sujet âgé, elles peuvent être secondaires à la prise d'un antibiotique (fluoroquinolone) qui doit être arrêtée.

DIAGNOSTIC ET TRAITEMENT

La radiographie peut être normale, mais l'échographie peut montrer l'épaississement du tendon et une image de bursite au niveau des bourses séreuses qui entourent le tendon d'Achille.

TENDINITES ACHILLÉENNES D'INSERTION

Elles se traduisent par une douleur et un empâtement du tendon à sa terminaison. Le traitement associe le repos (le port de bottillons, d'une petite talonnette peut être utile), les antalgiques et AINS selon les modalités habituelles. Les récidives ne sont pas exceptionnelles. Il est préférable d'éviter les infiltrations de corticoïdes au contact du tendon, qui peuvent avoir un effet favorable, mais qui ont été accusées par certains auteurs de favoriser les ruptures tendineuses.

Chez le sportif

On conseille :

- une ration hydrique importante (2 L au minimum), la réduction de l'apport protidique ;
- semelle thermoformée ;
- ultrasons ;
- strapping puis rééducation avec massage transverse profond, étirements du tendon, stretching et réentraînement, etc.

TENDINITES ACHILLÉENNES NODULAIRES

Elles représentent une variété particulière où existe, au-dessus et à plus de 2 cm de l'insertion, un nodule palpable, douloureux, qui constitue le foyer cicatriciel d'une rupture partielle limitée.

> Les infiltrations sont formellement contre-indiquées, car il existe un risque de rupture complète du tendon.

Le traitement reste classique par ailleurs. Dans les formes rebelles et invalidantes, il est possible d'immobiliser le tendon dans une botte de marche en résine, pendant 6 semaines.

TÉNOBURSITES PRÉ-ACHILLÉENNES

Elles surviennent plus souvent dans les rhumatismes inflammatoires et peuvent être révélatrices (spondylarthropathies plus que maladie rhumatoïde). Le traitement est celui du rhumatisme en cause, mais un traitement local peut être utilement associé.

TÉNOBURSITES SUPERFICIELLES RÉTRO-ACHILLÉENNES

Elles sont dues au frottement du contrefort des chaussures et justifient un repos, le port de chaussures bien adaptées, un gel AINS localement, et plus rarement un bref traitement AINS ou 1 à 2 infiltrations de corticoïdes au contact. Parfois, il existe en plus une déformation de la tubérosité postérieure du calcanéum (maladie de Haglund) qui peut nécessiter une résection chirurgicale.

PRONOSTIC

L'évolution est fréquemment longue, mais plus ou moins invalidante.

FICHE INFIRMIÈRE

EXAMENS

Dans ces pathologies, essentiellement ambulatoires, l'infirmier(e) pourra recueillir l'imagerie qui aura pu être prescrite : radiographies standards, échographie et, très rarement en pratique, IRM ou arthro-scanner.

SURVEILLANCE DU TRAITEMENT

SOINS – TRAITEMENTS

Préparation du matériel pour une injection locale de corticoïdes : *cf.* Fiche technique, *chapitre* Corticothérapie locale, p. 1583.

EFFETS INDÉSIRABLES

La surveillance porte essentiellement sur la reconnaissance des effets indésirables des anti-inflammatoires et sur les éventuelles complications des injections locales de corticoïdes.

ÉDUCATION ET CONSEILS

Il est toujours utile de rappeler au patient que la mise au repos, au moins partielle, du tendon est bénéfique.

TALALGIE PLANTAIRE OU MYOAPONÉVROSITE PLANTAIRE (ÉPINE CALCANÉENNE)

FICHE MALADIE

DÉFINITION

La myoaponévrosite plantaire, ou talalgie plantaire (ou épine calcanéenne, talonnade), est caractérisée cliniquement par une douleur plantaire sous-calcanéenne, survenant lors de la mise en charge.

La réaction inflammatoire de l'aponévrose plantaire ou des tendons plantaires au niveau de l'insertion sur le calcanéum est responsable, lorsqu'elle se prolonge, d'une ossification qui porte le nom d'épine calcanéenne ; ce terme est en fait une « image », car si sur des radiographies de profil du calcanéum l'aspect peut évoquer une épine, en réalité, anatomiquement et vue du haut ou du bas, l'ossification est large et étalée.

> L'« épine » n'est pas responsable directement de la douleur ; elle n'est que la conséquence de la réaction inflammatoire. Il est fréquent de découvrir une image d'épine calcanéenne totalement asymptomatique.

CAUSES ET MÉCANISMES

Elle est le plus souvent d'origine microtraumatique par sollicitation excessive, mais parfois en relation avec une spondylarthropathie.

DIAGNOSTIC

SIGNES CLINIQUES

La douleur siège à la face inférieure du talon, survient dès l'appui sur le sol, au réveil, pouvant s'atténuer après quelque temps, puis réapparaît et augmente avec la marche. On retrouve à l'examen un point douloureux à la pression de la face inférieure du talon ou de la face interne.

EXAMENS COMPLÉMENTAIRES

L'échographie renseigne utilement en mettant en évidence la réaction inflammatoire locale et la présence éventuelle d'une bursite associée. La radiographie peut montrer l'image d'une « épine calcanéenne ».

TRAITEMENT

Il associe, différemment, selon l'intensité des symptômes :

- un repos relatif ;
- le port d'une talonnette amortissante, ou d'une simple talonnette mousse évidée au contact du point le plus douloureux ;
- un traitement AINS classique ;
- ou une série de 1à3 injections locales d'un corticoïde au contact. On repère le point le plus douloureux par pression de la face plantaire etde la face interne ; l'aiguille est enfoncée au point douloureux interne, perpendiculairement à la peau, en direction du point douloureux plantaire.

PRONOSTIC

Il n'est pas rare que les symptômes soient rebelles au traitement ; dans ce cas, il faut éviter de multiplier les infiltrations, prescrire les médications à la dose minimale active, insister sur le port d'une talonnette, et patienter.

FICHE INFIRMIÈRE

ÉDUCATION ET CONSEILS

Lorsqu'il existe une « épine calcanéenne » sur les radiographies, il faut expliquer au patient qu'elle n'est nullement la cause des douleurs, mais la conséquence des sollicitations myotendineuses et de la réaction inflammatoire. De ce fait, l'exérèse chirurgicale de l'épine est bien entendu à proscrire dans l'immense majorité des cas.

TÉNOSYNOVITES

FICHE MALADIE

DÉFINITION, CAUSES ET MÉCANISMES

Les ténosynovites sont des atteintes inflammatoires des tendons et de leurs gaines synoviales, qui peuvent être d'origine inflammatoire, microtraumatique ou, parfois, infectieuse (par porte d'entrée locale, infection génitale, voire tuberculose) ; les formes infectieuses doivent être systématiquement écartées et ne sont pas envisagées ici.

Quand elles s'intègrent dans un tableau de rhumatisme inflammatoire, ce qui est relativement fréquent, le diagnostic étiologique est en général évident.

DIAGNOSTIC ET TRAITEMENT

TÉNOSYNOVITE STÉNOSANTE DE QUERVAIN

Elle intéresse les tendons jumelés du long abducteur et du court extenseur du pouce : à la face externe du poignet le long de la styloïde radiale où l'on palpe une zone douloureuse et parfois une tuméfaction dure qui paraît collée à l'os.

Son traitement est d'abord médical :

- soit injection locale d'un dérivé corticoïde le long ou, si possible, dans la gaine (1 à 3 injections à 10-15 jours d'intervalle pour une série) ;
- soit AINS par voie générale et locale en gel.

Il est associé à l'immobilisation du pouce par un simple bandage, voire par une orthèse en matériau thermoplastique, laissant libre l'interphalangienne du pouce.

Dans les formes rebelles, on peut avoir recours à la chirurgie : résection de la gaine des tendons.

TÉNOSYNOVITE NODULAIRE DES DOIGTS

Elle est également dénommée « doigt à ressaut » ou « à ressort ».

Sur le tendon du fléchisseur profond d'un doigt, au niveau de la métacarpophalangienne surtout, peut se développer un nodule. Celui-ci, pendant son passage dans la coulisse ostéofibreuse, entraîne lors de l'extension du doigt un ressaut douloureux ou un blocage en position de flexion ; le patient doit alors s'aider de l'autre main pour étendre son doigt. Volontiers d'origine microtraumatique, on le rencontre aussi au cours des rhumatismes inflammatoires.

L'utilisation d'un gel AINS est rarement suffisante, en dehors des formes mineures et récentes ; 1 à 2 injections locales d'une petite dose d'un dérivé corticoïde (de 0,5 à 1 mL) donnent habituellement un bon résultat.

En cas d'échec et de gêne fonctionnelle importante, ce qui est rare, ou de récidives trop fréquentes, le traitement chirurgical est simple et efficace : section de la gaine fibreuse.

AUTRES TÉNOSYNOVITES

Elles atteignent :

- les extenseurs à la face dorsale du carpe ;
- les radiaux : « aï crépitant » au tiers inférieur de la face dorsale de l'avant-bras ;
- les fléchisseurs des doigts, avec ou sans syndrome du canal carpien (*cf.* Syndrome du canal carpien, ci-après) ;
- les péroniers latéraux, du jambier antérieur, des extenseurs des orteils.

Les ténosynovites réagissent habituellement à la mise au repos, à un traitement AINS par voie générale. Dans les cas rebelles, ou en cas de contre-indication des AINS, une série de 1 à 3 infiltrations de corticoïdes est justifiée et efficace.

FICHE INFIRMIÈRE

EXAMENS

Dans cette pathologie essentiellement ambulatoire, l'infirmier(e) pourra recueillir :

- l'imagerie qui aura pu être prescrite : radiographies standards, échographie ;
- la biologie usuelle ou rhumatismale (latex et Waaler-Rose).

SURVEILLANCE DU TRAITEMENT

SOINS – TRAITEMENTS

Préparation du matériel pour une injection locale de corticoïdes : *cf.* Fiche technique, *chapitre* Corticothérapie locale, p. 1583.

EFFETS INDÉSIRABLES

Elle porte essentiellement sur la reconnaissance des effets indésirables des anti-inflammatoires et sur les éventuelles complications des injections locales de corticoïdes.

ÉDUCATION ET CONSEILS

Il est toujours utile de rappeler au patient que la mise au repos, au moins partielle, du tendon est bénéfique.

SYNDROME DU CANAL CARPIEN

FICHE MALADIE

DÉFINITION

On désigne sous ce terme des manifestations, très fréquentes chez la femme, liées à la souffrance du nerf médian dans son trajet au niveau du poignet, où il passe dans un canal formé en arrière par la gouttière des os du carpe et en avant par le ligament annulaire du carpe.

CAUSES ET MÉCANISMES

Les étiologies de ce syndrome sont nombreuses, et utiles à définir pour certaines formes qui peuvent bénéficier d'un traitement spécifique.

Très souvent, il survient pendant ou après la ménopause sans que l'on ne décèle d'autres facteurs favorisants.

Chez la femme jeune, il peut être dû à une polyarthrite rhumatoïde ou une ténosynovite non spécifique des fléchisseurs des doigts.

Il se voit aussi au cours ou au décours de la grossesse, dans l'hypothyroïdie, dans l'amylose (primitive ou du myélome ou de l'insuffisant rénal chronique en hémodialyse) ou après des traumatismes du poignet ayant modifié l'anatomie osseuse du canal carpien.

Chez l'homme, il peut être d'origine professionnelle, microtraumatique (surmenage des fléchisseurs, justifiant leur mise au repos).

DIAGNOSTIC

SIGNES CLINIQUES

Essentiellement clinique, il repose sur les signes suivants :

• Accès de paresthésies et d'engourdissement des doigts (respectant en général le 5e doigt), accompagnés de douleurs très vives pouvant irradier à l'avant-bras, voire au bras.

• Manifestations souvent bilatérales avec recrudescence nocturne, fréquemment génératrice d'insomnie, et au réveil, avec impression de gonflement des doigts, et lors de la répétition de certains travaux (couture, tricot, repassage, en tenant un livre, etc.).

• Diminution de la sensibilité superficielle dans le territoire du nerf médian (face antérieure des 3 premiers doigts et moitié du 4e, face postérieure de l'extrémité des 2e et 3e doigts et moitié du 4e) ; réveil des symptômes par la percussion de la face antérieure du poignet (signe de Tinel).

Il est important pour le traitement de s'assurer de l'absence de déficit moteur du court abducteur et de l'opposant du pouce. Dans les formes prolongées, on peut constater une atrophie des muscles de la partie supéro-externe de l'éminence thénar, rarement réversible.

EXAMENS COMPLÉMENTAIRES

Il est exceptionnellement nécessaire en pratique courante de demander un EMG pour confirmer le diagnostic, si ce n'est, éventuellement, en préopératoire.

TRAITEMENT

TRAITEMENT SYMPTOMATIQUE

Il n'ya pas de traitement médicamenteux efficace par voie générale, sauf parfois les AINS, en particulier en cas de ténosynovite.

▶ Dans les formes mineures ou simplement paresthésiantes

L'abstention est possible.

▶ Dans les formes douloureuses habituelles

Le traitement le plus efficace consiste en une série de 1 à 3 infiltrations de corticoïdes dans le canal carpien, à 2 semaines ou plus d'intervalle, au moment d'une poussée douloureuse. L'injection doit se faire sans résistance.

Dans la forme bilatérale, on injectera le produit soit du côté le plus douloureux en appréciant le résultat sur les 2 côtés à la consultation suivante, soit des 2 côtés, en fractionnant la dose en 2.

Ce traitement peut être renouvelé 1 ou 2 fois dans l'année, en se fixant une limite, arbitraire : pas plus de 6 doses pour 12 mois consécutifs. Au-delà, il est préférable de choisir une solution chirurgicale.

TRAITEMENT ÉTIOLOGIQUE

Seul, il est rarement suffisant : mise au repos dans les formes microtraumatiques, correction d'une hypothyroïdie, etc.

TRAITEMENT CHIRURGICAL

Il n'est qu'exceptionnellement indiqué (5 % des cas environ), sauf cas particuliers : en cas d'échec des infiltrations ou de récidives trop fréquentes, en cas de déficit moteur décelé cliniquement et, de préférence, avant l'apparition d'une amyotrophie.

Dans ces cas, une confirmation électrique (EMG) est souvent demandée par le chirurgien, dans un but médico-légal. Le geste chirurgical consiste en une section du ligament annulaire du carpe, qui libère le nerf médian. C'est un geste simple, qui peut se faire par abord chirurgical classique ou, surtout, par voie endoscopique, par un chirurgien entraîné à ces techniques pour ne pas léser le rameau thénarien du médian.

Il peut se faire en ambulatoire sous anesthésie locorégionale ; les suites sont courtes et les résultats sont habituellement très favorables.

PRONOSTIC

Il est toujours favorable quand il n'y a pas d'atteinte motrice, mais l'évolution est souvent longue, 1 an ou beaucoup plus ; elle se fait habituellement par ondes évolutives et les symptômes sont intermittents et d'intensité très variable.

FICHE INFIRMIÈRE

SURVEILLANCE DU TRAITEMENT

Injection intra-ou périarticulaire d'un dérivé corticoïde : *cf.* Fiche technique, *chapitre* Corticothérapie locale, p. 1583.

ÉDUCATION ET CONSEILS

L'infirmier(e) rassurera le patient quant au pronostic.

SYNDROME DU TUNNEL MÉTATARSIEN MALADIE DE MORTON

FICHE MALADIE

DÉFINITION

Les symptômes qui caractérisent le syndrome du tunnel métatarsien sont la traduction de la compression du nerf digital dans le tunnel métatarsien, entre la tête des métatarsiens des 2e ou 3e espaces interdigitaux.

CAUSES ET MÉCANISMES

Les étiologies sont essentiellement microtraumatiques, favorisées par le port de chaussures trop serrées ou de talons trop hauts, conditions qu'il faudra corriger pour éviter les récidives.

L'irritation prolongée du nerf peut aboutir à la constitution d'un névrome (maladie de Morton).

DIAGNOSTIC

SIGNES CLINIQUES

Il repose sur la constatation des signes suivants :

• douleur aiguë, en « coup de poignard », ou douleurs lancinantes, de siège plantaire

antérieur, survenant à la marche et à l'appui antérieur ;
- paresthésies et, parfois, à l'examen, hypoesthésie en « feuillets de livre » ;
- réveil de la douleur par la pression dorsale de l'espace intermétatarsien ou la flexion dorsale d'un orteil.

Il est assez souvent bilatéral.

EXAMENS COMPLÉMENTAIRES

Une échographie peut visualiser, éventuellement, un névrome, une bursite. L'IRM, exceptionnellement nécessaire, montre également ces images.

TRAITEMENT

TRAITEMENT ORTHOPÉDIQUE

Il est toujours utile et parfois suffisant :
- correction de l'appui défectueux ou traumatisant ;
- port d'une semelle de décharge avec appui rétrocapital (c'est-à-dire en arrière de la tête des métatarsiens) mousse.

TRAITEMENT SYMPTOMATIQUE

Essentiellement infiltration de corticoïde dans l'espace intercapitométatarsien douloureux, par voie dorsale, comme pour les autres syndromes canalaires (*cf.* Syndrome du canal carpien, p. 1688).

On peut ajouter 1 mL de **lidocaine** (*XYLOCAÏNE* 1 %) dans l'ampoule-seringue de corticoïde, pour une plus grande diffusion locale du produit.

TRAITEMENT CHIRURGICAL

Il est en pratique courante très rarement indiqué, essentiellement en cas d'échec des méthodes précédentes.

On réalise, de préférence après confirmation du diagnostic par une imagerie, une neurolyse du névrome.

PRONOSTIC

Il est habituellement favorable. Même si l'évolution est souvent longue, 1 an ou beaucoup plus, elle se fait habituellement par ondes évolutives et les symptômes sont intermittents et d'intensité très variable.

FICHE INFIRMIÈRE

SURVEILLANCE DU TRAITEMENT

Injection intra-ou périarticulaire d'un dérivé corticoïde : *cf.* Fiche technique, *chapitre* Corticothérapie locale, p. 1583.

ÉDUCATION ET CONSEILS

L'infirmier(e) rassurera le patient quant au pronostic, et lui rappellera l'utilité de porter régulièrement les semelles prescrites.

Toutes les maladies de Morton ne doivent pas être opérées.

BURSITES ET HYGROMAS

FICHE MALADIE

DÉFINITION

On dénomme bursite l'inflammation d'une bourse séreuse, généralement située autour d'une articulation. L'hygroma est une variété de bursite, en général superficielle, caractérisée par son enkystement.

CAUSES ET MÉCANISMES

L'inflammation peut être :
- d'origine traumatique ou microtraumatique locale ;
- d'origine rhumatismale (goutte, dépôts calcaires, rhumatismes inflammatoires) ;

• parfois d'origine infectieuse : cette hypothèse doit toujours être évoquée.

DIAGNOSTIC

LOCALISATIONS LES PLUS FRÉQUENTES

Les localisations les plus fréquentes sont :
• le coude (bursite rétro-olécrânienne) ;
• le genou (hygroma prérotulien) ;
• puis le talon : bursite rétro-achilléenne par frottement et bursite pré-achilléenne au cours des rhumatismes inflammatoires (*cf.* Tendinite achilléenne, p. 1683) ;
• la hanche : bursite du psoas, ténobursite trochantérienne (*cf.* Tendinite de la hanche, p. 1683) ;
• l'épaule : bursite sous-acromiodeltoïdienne (*cf.* Tendinite ou bursite calcaire de l'épaule, p. 1682).

HYGROMA DU COUDE, HYGROMA PRÉROTULIEN

L'hygroma du coude et l'hygroma prérotulien entraînent une douleur vive, augmentée par l'appui et la pression locale :
• Il existe des signes inflammatoires locaux importants : rougeur, chaleur, augmentation de volume.
• Sous l'influence du traitement anti-inflammatoire (AINS, ou injection locale de corticoïde, en l'absence d'infection), laguérison est rapide.
• La goutte peut se manifester par un hygroma.
• Dans certains cas, l'origine est infectieuse (staphylocoque doré) et l'évacuation chirurgicale peut s'imposer en plus du traitement antibiotique.
• Parfois, l'hygroma a une évolution chronique favorisée par des microtraumatismes professionnels et conduit à l'exérèse chirurgicale.

TRAITEMENT

Il est avant tout médical et local :
• Ponction des bursites superficielles avec analyse du liquide, s'il n'est pas clair, pour écarter une origine infectieuse (culture).
• Injection locale d'un dérivé corticoïde comme pour une infiltration articulaire : 1 amp. de **bétaméthasone** (*DIPROSTÈNE*) ou de **cortivazol** (*AUIM*), etc., qui pourra être renouvelée 10 à 20 jours après.
• Ou cure courte d'un AINS.

> Lorsqu'on a un doute sur une éventuelle infection, il faut s'abstenir d'injecter un corticoïde et, en attendant le résultat de la culture du liquide, prescrire un AINS.

En cas d'infection, on prescrira une antibiothérapie adaptée au germe, parfois suivie d'exérèse chirurgicale.
L'exérèse chirurgicale peut être nécessaire en cas d'échec du traitement médical, de récidives fréquentes ou de gêne fonctionnelle après guérison de l'inflammation locale.

PRONOSTIC

Il est habituellement favorable.

FICHE INFIRMIÈRE

EXAMENS

Préparation du matériel en cas de ponction évacuatrice (*cf.* Fiche technique, *chapitre* Monoarthrites inaugurales, p. 1623) ou d'injection locale de corticoïde (*cf.* Fiche technique, *chapitre* Corticothérapie locale, p. 1583).

KYSTES SYNOVIAUX

FICHE MALADIE

DÉFINITION

Un kyste synovial est une cavité autonome pathologique dont la paroi interne est faite de tissu synovial, en général juxta-articulaire et communiquant avec la cavité articulaire, rempli de liquide synovial ou d'une gelée translucide.

CAUSES ET MÉCANISMES

Les kystes synoviaux sont le plus souvent l'expression d'une pathologie articulaire sousjacente (dégénérative ou inflammatoire) dont le traitement ne doit pas être négligé.

Une hyperpression intra-articulaire prolongée peut être responsable de leur développement.

Ils peuvent entraîner des symptômes par compression des structures voisines.

DIAGNOSTIC ET TRAITEMENT

Ils siègent le plus souvent au genou (kyste poplité), au poignet, au dos du pied, à l'épaule ou à la hanche.

KYSTE POPLITÉ

Le kyste poplité siège à la face postérieure du genou, et il peut être palpé lorsqu'il est volumineux. Il est habituellement secondaire à une gonarthrose, à une arthrite en particulier rhumatoïde, ou à une autre pathologie articulaire, dont le traitement parallèle est important.

Cliniquement, en plus de la gêne douloureuse postérieure qu'il peut entraîner, il faut connaître les tableaux aigus, simulant une thrombophlébite par compression veineuse ou par rupture du kyste.

Son diagnostic est facilité par une échographie de qualité, avec Doppler, qui écarte une lésion vasculaire.

Lorsque le kyste communique manifestement avec la cavité articulaire, gonflée par l'épanchement provoqué par une gonarthrose ou une arthrite, l'injection d'un corticoïde dans la cavité articulaire après ponction évacuatrice, peut suffire à guérir la poussée douloureuse due au kyste.

▶ Formes peu invalidantes

Le repos, la prescription d'une cure courte d'un AINS, comme dans la gonarthrose, peuvent suffire.

▶ Formes plus invalidantes

L'évacuation du kyste, par un opérateur entraîné, se justifie, avec une aiguille de calibre 18 G si l'on pense que son contenu est gélatineux, ou une aiguille plus fine (21 G) si l'on pense que le contenu est fluide.

Ce geste est suivi de l'injection d'un dérivé cortisonique dans le kyste : 1 ampoule-seringue de **cortivazol** (*ALIIM*), ou de **bétaméthasone** (*DIPROSTÈNE*), etc. Ce geste pourra être renouvelé 1 à 2 fois après un intervalle de 2 à 4 semaines, si le résultat est insuffisant ou en cas de récidive plus tardive.

▶ Formes récidivantes

Le traitement de la pathologie articulaire sous-jacente est nécessaire. Une synoviorthèse (avec de l'acide osmique ou un produit radioactif) peut être discutée et réalisée en milieu spécialisé.

Le traitement chirurgical est exceptionnellement indiqué car les traitements précédents sont habituellement suffisants.

KYSTE SYNOVIAL DU POIGNET

Le kyste siège habituel lement à la face dorsaledu poignet ; son volume est très variable. Certains peuvent régresser spontanément mais, lorsqu'ils entraînent une gêne fonctionnelle ou esthétique, i ls relèvent des traitements suivants.

▶ Ponction-aspiration

Elle représente le geste thérapeutique le plus simple :

• ponction avec une aiguille de calibre 18 G, et aspiration de la gelée translucide qui le remplit ;

• suivie d'une compression forte pendant quelques minutes et d'un pansement compressif pendant quelques jours.

En cas de récidive on peut renouveler le geste, et y associer l'injection d'une petite quantité d'un dérivé corticoïde : **cortivazol** (*AITIM*) ou **prednisolone** (*HYDROCORTANCYL*), etc.

▶ **Exérèse chirurgicale**

En cas de récidives trop fréquentes et de gêne réelle, il est préférable de recourir à l'exérèse chirurgicale qui se fait sous anesthésie locorégionale.

Elle nécessite l'excision complète du kyste et de sa base d'implantation et d'une partie de la capsule articulaire, ce qui peut laisser une cicatrice importante ; il faut en tenir compte dans la décision.

PRONOSTIC

Il est habituellement favorable, même si certains kystes synoviaux ont tendance à récidiver.

FICHE INFIRMIÈRE

SURVEILLANCE DU TRAITEMENT

Injection intra-ou périarticulaire d'un dérivé corticoïde : *ci.* Fiche technique, *chapitre* Corticothérapie locale, p. 1566.

ÉDUCATION ET CONSEILS

L'infirmier(e) rassurera le patient quant au pronostic.

RÉTRACTION CAPSULAIRE DE L'ÉPAULE (CAPSULITE RÉTRACTILE)

FICHE MALADIE

DÉFINITION

Ce tableau clinique est très particulier : l'épaule est presque totalement bloquée par rétraction de la capsule articulaire ; on lui donne souvent le nom de capsulite rétractile ou d'épaule gelée. Il peut survenir, moins souvent, à d'autres articulations, en particulier à la hanche, au genou.

CAUSES ET MÉCANISMES

La rétraction capsulaire de l'épaule, qui ne fait que très rarement partie d'un « syndrome épaule-main », est le plus souvent idiopathique, parfois post-traumatique ou iatrogène (barbituriques, **isoniazide**, antirétroviraux, antiprotéases, etc.), mais peut quelquefois être associée à une affection cardiovasculaire (insuffisance coronaire), neurologique (hémiplégie) ou pulmonaire. Un terrain psychologique fait d'anxiété n'est pas rare.

DIAGNOSTIC

SIGNES CLINIQUES

Le tableau clinique, très particulier, évolue en deux temps :

• d'abord une phase douloureuse, pseudoinflammatoire, avec une douleur qui peut avoir une recrudescence nocturne, en particulier dans le décubitus homolatéral, qui dure 4 à 6 mois ; l'affection ayant un début progressif, elle est souvent confondue au début avec une tendinite simple ;

• puis une phase de raideur : c'est la constatation d'une raideur trop importante et touchant tous les mouvements de l'épaule qui fait redresser le diagnostic. Pendant cette phase, la raideur prédomine sur la douleur, qui n'apparaît le plus souvent qu'aux mouvements extrêmes et brusques.

EXAMENS COMPLÉMENTAIRES

Les clichés radiologiques simples de l'épaule montrent l'apparition progressive d'une décalcification diffuse et non homogène de la tête humérale.
Il est exceptionnel de demander confirmation par arthrographie.

PRONOSTIC

L'évolution est habituellement totalement réversible, mais encore toujours longue : plusieurs mois (jusqu'à 12 ou 18 mois), qu'elle soit aidée par les différents traitements ou spontanée. La bilatéralisation peut survenir dans un nombre important de cas, mais rarement à court terme.

TRAITEMENT

À LA PHASE DOULOUREUSE INITIALE

Le traitement comporte les antalgiques, les AINS, en particulier au début, avec les précautions d'usage, ou les injections locales de corticoïdes, qui donnent de bons résultats sur la douleur, sans raccourcir la durée de la maladie. La masso-kinésithérapie, systématique et prudente pour certains, semble ne pas être utile à ce stade. Elle ne raccourcit pas l'évolution et est trop souvent source de douleurs. Certains pratiquent une distension synoviale de l'épaule après arthrographie, injection locale d'anesthésique et de corticoïde, et estiment raccourcir l'évolution.

À LA PHASE DE RAIDEUR

Le traitement médicamenteux peut être allégé : antalgiques à dose suffisante. La rééducation, douce et progressive, peut être entreprise, mais le sujet peut la réaliser luimême activement.

> L'évolution est toujours très longue, mais se fait, même spontanément, vers une récupération pratiquement complète.

FICHE INFIRMIÈRE

SURVEILLANCE DU TRAITEMENT

Injection intra-ou périarticulaire d'un dérivé corticoïde : *cf.* Fiche technique, *chapitre* Corticothérapie locale, p. 1583.

ÉDUCATION ET CONSEILS

L'infirmier(e) rassurera le patient quant au pronostic, toujours favorable, puisque la guérison est pratiquement totale dans la majorité des cas, malgré une évolution longue. Il lui rappellera que la rééducation, au moment où elle est prescrite, ne doit pas augmenter les douleurs.

FIBROMYALGIE

FICHE MALADIE

DÉFINITION

La fibromyalgie, ou syndrome polyalgique idiopathique diffus (SPID), ou fibrosite, correspond à un syndrome, exclusivement clinique, fait de douleurs chroniques diffuses particulières par leur siège, et d'une fatigue musculaire, survenant habituellement chez des femmes jeunes.

CAUSES ET MÉCANISMES

Son étiologie n'est pas connue et sa pathogénie, encore incertaine, fait essentiellement référence à une perturbation psychologique car on retrouve souvent un état anxiodépressif et des conditions de stress psychologique.
De nombreux travaux de recherche mettent en évidence des anomalies biologiques auxquelles

on cherche à attribuer un rôle dans la survenue des symptômes (sérotonine, en particulier).

DIAGNOSTIC

Il repose sur l'association aux symptômes douloureux diffus décrits par la patiente, d'une fatigue chronique, de points douloureux à la pression de nombreuses insertions musculo-tendineuses (bilatérales et symétriques) : coudes, omoplates, rachis cervical, crêtes iliaques, trochanters, etc., sans qu'une cause apparente puisse les expliquer.

Il n'y a pas de syndrome inflammatoire biologique et les explorations échographiques ou radiologiques sont normales ou ne montrent que des images « banales » d'arthrose.

TRAITEMENT

PSYCHOTHÉRAPIE ÉLÉMENTAIRE

Elle commence par une écoute attentive et patiente de la plainte et de ses facteurs de survenue et d'entretien. Elle est très importante dans la prise en charge des patientes, qu'il faut rassurer sur la « bénignité » de leur cas.

ACTIVITÉ PHYSIQUE

L'activité physique n'est nullement contreindiquée, mais doit être fractionnée pour ne pas aggraver les douleurs. Des exercices de relaxation sont souvent bénéfiques.

TRAITEMENTS MÉDICAMENTEUX

- Les antalgiques usuels sont toujours utiles : **paracétamol** ou *ASPIRINE*, à dose suffisante, alors que les AINS sont inefficaces et source d'effets indésirables.
- Les anxiolytiques et myorelaxants sont parfois utiles et justifiés, quoique peu actifs sur l'élément douloureux, à condition qu'ils n'aggravent pas l'asthénie et la fatigabilité musculaire.
- Certains antidépresseurs tricycliques ont fait preuve d'efficacité et agissent en général après 2 à 4 semaines de prescription : **amitriptyline** (*LAROXYL*). La prescription doit être poursuivie plusieurs mois, à la dose minimale efficace, avant d'envisager une diminution.

PRONOSTIC

Bien que ne traduisant pas des lésions organiques connues, et qu'il n'y ait ni risque fonctionnel ni risque vital, ce syndrome est très invalidant, par sa chronicité et par le vécu intense des douleurs.

FICHE INFIRMIÈRE

SURVEILLANCE DU TRAITEMENT

Effets indésirables des médications prescrites : antalgiques, anxiolytiques.

ÉDUCATION ET CONSEILS

L'infirmier(e) peut utilement rassurer la patiente quant au pronostic, l'assurer que sa plainte est bien entendue par l'équipe médicale, et participer de la sorte à la prise en charge psychologique du cas particulier.

COCCYGODYNIE

FICHE MALADIE

DÉFINITION

On désigne habituellement sous ce terme des douleurs de la région sacrococcygienne survenant presque exclusivement en position assise et ayant comme caractéristique leur évolution souvent prolongée et rebelle.

CAUSES ET MÉCANISMES

Un traumatisme préalable est fréquemment invoqué, mais les formes chroniques paraissent toucher des sujets psychologiquement « fragiles » ou névrosés, qu'il importede rassurer sur la bénignité de l'affection.

Une luxation sacrococcygienne peut être retrouvée parfois à l'origine des douleurs.

Il n'en demeure pas moins qu'il faut écarter par un examen rigoureux des causes exceptionnelles : radiculaires par kyste intrasacré, voire lésion de la « queue de cheval » ; tumeur rectale ou sacrococcygienne, qui relèvent d'un traitement spécifique.

DIAGNOSTIC

Il repose sur l'écoute attentive de la plainte, le siège et les circonstances d'apparition des douleurs, un examen clinique rigoureux (toucher rectal et examen neurologique) et des clichés de bonne qualité, qui sont indispensables, mais qui ne seront répétés ou complétés par une exploration plus poussée (IRM, etc.) qu'en cas de forte suspicion d'organicité.

TRAITEMENT

Les méthodes médicales sont le plus souvent utilisées et peuvent se compléter.

DANS TOUS LES CAS

- Antalgiques à dose suffisante.
- Parfois, AINS par cures relativement courtes, de 2 à 4 semaines, pour éviter des prescriptions trop prolongées dans une pathologie volontiers chronique.
- Utilisation d'un coussin, ou d'un coussin avec zone centrale évidée, pour diminuer l'appui sur la zone douloureuse.

DANS DE NOMBREUX DE CAS

Un traitement anxiolytique, voire une psychothérapie ou un traitement antidépresseur sont utiles.

DANS CERTAINS CAS

Traitements locaux :

- Infiltrations dans le tissu précoccygien d'anesthésique ou de corticoïdes ou des deux à la fois.
- Infiltrations épidurales, comme pour une lombosciatique discale, en cas d'origine radiculaire.
- Injection intradiscale d'*HYDROCORTANCYL*, en cas de luxation sacrococcygienne mise en évidence par le toucher rectal et une discographie.
- Manipulations sacrococcygiennes par un opérateur averti.

TRÈS RAREMENT

En cas d'échec de ces moyens thérapeutiques, certains ont proposé une intervention chirurgicale :

- soit résection coccygienne et du disque sacrococcygien ;
- soit résection du nerf coccygien et des cinquièmes racines sacrées.

> Le recours à la chirurgie est une solution extrême qui ne semble qu'exceptionnellement justifiée, car le terrain névrosé expose souvent à un échec thérapeutique.

PRONOSTIC

Il est marqué par le risque de chronicité dès qu'il existe des facteurs psychologiques associés, qu'ils soient déclenchants, favorisants ou secondaires au symptôme.

FICHE INFIRMIÈRE

SURVEILLANCE DU TRAITEMENT

Injection intra-ou périarticulaire d'un dérivé corticoïde : *cf.* Fiche technique, *chapitre* Corticothérapie locale, p. 1583.

ÉDUCATION ET CONSEILS

L'infirmier(e) rassurera le patient quant au pronostic de cette affection, souvent chronique mais en général sans gravité organique.

FICHE PHARMACOLOGIE

ANTIDÉPRESSEUR TRICYCLIQUE

Amitriptyline

LAROXYL					
Épisodes dépressifs caractérisés y compris les épisodes sévères hospitalisés : 75 à 150 mg/j Algies rebelles : 75 à 150 mg/j Énurésie de l'enfant : 10 à 50 mg/j	60 cp. 25 mg 100 cp. 25 mg 20 cp. 50 mg 1 fl. sol. buv. 40 mg/mL 800 gttes (1 mg = 20 gttes) 12 amp. inj. 50 mg/2 mL	3,39 HOP 2,66 4,66 10,55	I I I I I	65 % 65 % 65 % 65 %	0,06 0,13 4,66 0,85

Propriétés

Antidépresseur dit imipraminique, utilisé ici pour son effet antalgique.

Indications

Épisodes dépressifs majeurs.

Dans des indications non psychiatriques : algies rebelles.

Contre-indications

Hypersensibilité à l'amitriptyline ; risque de glaucome par fermeture d'angle ; risque de rétention urinaire lié à des troubles urétroprostatiques ; infarctus du myocarde récent ; IMAO.

Précautions d'emploi

Grossesse et allaitement : à éviter.

Prudence en cas d'épilepsie, d'insuffisance hépatique et rénale.

Chez le sujet âgé : risque d'hypotension orthostatique, d'effet sédatif, de constipation, d'hypertrophie prostatique.

Prudence dans certaines affections cardiovasculaires en raison des effets quinidiniques, tachycardisants et hypotenseurs.

Ce médicament peut affaiblir les facultés mentales et physiques nécessaires à l'exécution de certaines tâches dangereuses, telles que la manipulation d'appareils ou la conduite de véhicules à moteur.

Effets indésirables

Liés aux effets périphériques de la molécule, habituellement bénins et cédant le plus souvent à la poursuite du traitement ou à une réduction de la posologie :

- effet anticholinergique : sécheresse de la bouche, constipation, troubles de l'accommodation, tachycardie, sueurs, troubles de la miction et éventuellement rétention urinaire ;
- effet adrénolytique : hypotension orthostatique, impuissance.

Liés aux effets centraux :

- fréquemment observés : somnolence ou sédation, plus marquée en début de traitement ;
- beaucoup plus rares : tremblements, crises convulsives sur terrain prédisposé, états confusionnels transitoires, syndrome sérotoninergique (en association).

En cas de maladie dépressive : levée de l'inhibition psychomotrice, avec risque suicidaire ; inversion de l'humeur avec apparition d'épisodes maniaques ; réactivation d'un délire chez les sujets psychotiques.

Autres effets : prise de poids, troubles de la conduction ou du rythme (avec des doses élevées), troubles endocriniens : hypertrophie mammaire, galactorrhée, bouffées de chaleur ; réactions cutanées allergiques ; dysarthrie ; hépatites cytolytiques ou cholestatiques exceptionnelles ; troubles hématologiques : hyperéosinophilie, leucopénie, agranulocytose, thrombopénie ; syncope.

Interactions médicamenteuses

ASSOCIATIONS CONTRE-INDIQUÉES

- **IMAO** : risque d'apparition d'un syndrome sérotoninergique.

• **Sultopride** : risque majoré de troubles du rythme ventriculaire, notamment de torsades de pointes, par addition des effets électrophysiologiques.

ASSOCIATIONS DÉCONSEILLÉES

• **Adrénaline, noradrénaline (sympathomimétiques alpha** et **bêta)**.

• Alcool : majoration par l'alcool de l'effet sédatif de l'**antidépresseur**.

• **Clonidine** et apparentés : inhibition de l'effet antihypertenseur.

ASSOCIATIONS NÉCESSITANT DES PRÉCAUTIONS D'EMPLOI

• **Anticonvulsivants, carbamazépine, fluoxétine** : risque de survenue de crises convulsives généralisées.

• **Fluvoxamine.**

ASSOCIATIONS À PRENDRE EN COMPTE

• **Antihypertenseurs**, autres dépresseurs du système nerveux central, atropine et autres substances atropiniques.

• **Baclofène** : risque d'augmentation de l'hypotonie musculaire.

INFECTIONS OSTÉOARTICULAIRES

GÉNÉRALITÉS – RÈGLES DE L'ANTIBIOTHÉRAPIE

FICHE MALADIE

DÉFINITION

Il s'agit des tableaux cliniques touchant soit un os, soit une articulation, soit les deux, dont l'origine est une infection habituellement bactérienne, parfois mycosique.

Les agents infectieux bactériens ont la particularité d'entraîner des lésions ostéoarticulaires qui peuvent évoluer très rapidement vers la destruction, et de pouvoir comporter un risque vital.

Le siège de l'infection peut être l'os, l'articulation, le corps vertébral, le disque intervertébral et les vertèbres adjacentes.

▶ **Os**

On parle alors d'ostéite (ostéite septique, par opposition aux très rares ostéites aseptiques d'origine inflammatoire) ou d'ostéomyélite quand la moelle osseuse est aussi atteinte. Son risque principal est le passage à la chronicité.

▶ **Articulation**

On parle d'arthrite septique, dont le risque est la perte de la fonction articulaire c'est-à-dire la raideur voire l'ankylose. Le germe est ici présent dans l'articulation, par opposition aux arthrites dites « réactionnelles ».

▶ **Corps vertébral**

On parle de spondylite, mais cette atteinte est rarement isolée.

▶ **Disque intervertébral et vertèbres adjacentes**

On parle de spondylodiscite, dont le risque est l'extension au contenu du canal rachidien, réalisant alors une épidurite infectieuse menaçant les racines nerveuses et la moelle épinière.

CAUSES ET MÉCANISMES

L'agent de l'infection peut être :

• un germe dit banal (pyogène), le plus souvent un staphylocoque doré à partir d'une infection cutanée, parfois un colibacille ou un gonocoque à partir d'une infection urinaire ou génitale ;

• le bacille de Koch, (*Mycobacterium tuberculosis*) agent de la tuberculose ; la spondylodiscite tuberculeuse porte le nom de mal de Pott. Les sujets ont souvent, dans leurs antécédents, une autre localisation de la tuberculose (pulmonaire, pleurale, génitale), parfois encore évolutive, ou sont des « transplantés »

c'est-à-dire des sujets venant de l'étranger, en général non vaccinés par le BCG, ou des sujets immunodéprimés (sida, traitements immunomodulateurs ou par biothérapies) ;
- moins souvent, des germes dits opportunistes comme ceux rencontrés au cours du sida, ou des champignons ;
- les virus, comme on peut en voir au cours des arthrites de la phase initiale de l'hépatite B, de l'infection à parvovirus, etc., mais ils ne détruisent pas l'articulation et ne font pas partie des arthrites septiques.

> La mise en évidence des agents infectieux est fondamentale pour adapter au mieux le traitement et ainsi limiter le risque de séquelles, mais elle est parfois très difficile.

À titre d'exemple, les mécanismes de l'infection articulaire peuvent être schématisés :
- L'infection de l'articulation peut résulter d'une inoculation microbienne directe par plaie articulaire ou à l'occasion d'une opération ou de l'injection intra-articulaire de corticoïdes, parfois malgré les précautions d'asepsie nécessaires.
- Plus rarement, elle se fait par propagation à partir d'un foyer infectieux osseux voisin (ostéomyélite) ou cutané.
- L'infection peut se faire par voie hématogène et ne toucher qu'une seule articulation (comme dans les cas précédents), mais les bactéries peuvent aussi infecter simultanément plusieurs jointures, c'est ce qu'on observe parfois au cours des septicémies (à staphylocoques, par exemple).
- La porte d'entrée, enfin, peut être vénérienne (arthrites gonococciques) ou urinaire (colibacille, etc.).

DIAGNOSTIC

Trois tableaux cliniques seront envisagés : arthrites septiques, spondylodiscites, ostéomyélite aiguë.

Tous ces tableaux sont des urgences thérapeutiques.

Il est de bonne règle de rechercher des facteurs favorisants, locaux ou généraux, témoins d'une diminution des défenses de l'organisme.

TRAITEMENT

Il repose sur une antibiothérapie rapidement instituée et de préférence adaptée au germe en cause (*cf.* tableau « Infections ostéoarticulaires : schémas thérapeutiques possibles lorsque le germe est identifié », ci-après).

RÈGLES GÉNÉRALES DE L'ANTIBIOTHÉRAPIE

▶ Principes

La gravité potentielle des infections ostéoarticulaires, tant dans le domaine fonctionnel que parfois vital, fait que l'antibiothérapie doit obéir à plusieurs principes :
- être adaptée au germe en cause, ce qui suppose sa mise en évidence, ou, dans le cas contraire, être orientée par le contexte clinique ;
- avoir une bonne pénétration tissulaire, en particulier pour l'os ;
- être active sur le germe, ce qui peut être vérifié si l'on dispose d'un antibiogramme, mais parfois seulement cliniquement ;
- assurer une concentration bactéricide.

▶ Voie d'administration

Il convient en général de commencer le traitement par voie parentérale le plus souvent (sauf pour la tuberculose et certains antibiotiques), pendant environ 15 j, avant de prendre le relais par la voie orale, qui sera poursuivie plusieurs semaines.

En outre, il est indispensable de prendre en considération les problèmes de la voie d'abord veineuse, les risques propres à l'immobilisation prolongée, le confort du malade.

▶ Associations

Il faut utiliser des associations synergiques d'antibiotiques et donner des doses initialement élevées, en fonction du poids du malade et de sa fonction rénale.

CHOIX DE L'ANTIBIOTIQUE

▶ Quand le germe a été isolé

À titre très schématique et pour le traitement initial : *cf.* tableau, ci-après.

▶ Lorsque le germe n'a pas été mis en évidence

Le contexte peut orienter :

• infection cutanée, infiltration de corticoïdes, prothèse articulaire : staphylocoque doré ;

• infection urinaire ou digestive : bacilles Gram⁻ ;

• infection dentaire ou ORL : streptocoque ;

• infection génitale, sujet jeune (et ténosynovite) : gonocoque ;

• pneumopathie : pneumocoque ;

• *toxicomanie : staphylocoque doré, Pseudomonas aeruginosa, Serratia, Candida ;*

• sujets immunodéprimés, hémopathies : pneumocoque, mycoses.

En l'absence d'orientation : une fois la tuberculose exclue, on prescrit une antibiothérapie à large spectre couvrant à la fois les staphylocoques et les bacilles Gram⁻, par exemple : *KEFLIN + GENTALLINE.* Cette association sera éventuellement modifiée si elle s'avère inefficace, ou si un germe est ultérieurement mis en évidence, ou en fonction d'un antibiogramme.

MODALITÉS PARTICULIÈRES

Certaines sont propres à une étiologie ou à une localisation :

• arthrites septiques à germe banal ;

• arthrite à gonocoque ;

• spondylodiscites infectieuses ;

• tuberculoses ostéoarticulaires.

PRONOSTIC

Il est fonction de la précocité du diagnostic, des difficultés de mise en évidence de l'agent infectieux, de la rapidité de mise en route d'une antibiothérapie adaptée.

Les séquelles fonctionnelles peuvent être sévères et, dans certains cas, le pronostic vital peut être engagé.

Infections ostéoarticulaires : schémas thérapeutiques possibles lorsque le germe est identifié

Staphylocoque doré ou à coagulase négative, méthi-sensible	• **Pénicilline** + aminoside, par exemple : *BRISTOPEN + GENTALLINE* • Ou **céfazoline** + aminoside, par exemple : *CÉFACIDAL + GENTALLINE* • Ou **pénicilline M + rifampicine**, par exemple : *BRISTOPEN + RIFADINE* • Ou fluoroquinolone + **rifampicine**
Staphylocoque doré ou à coagulase négative, méthi-résistant	• **Vancomycine + acide** fusidique, par exemple : *VANCOCINE + FUCIDINE* • Ou **céfotaxime + fosfomycine**, par exemple : *CLAFORAN + FOSFOCINE*
Entérocoque	• **Amoxicilline** + aminoside, par exemple : *CLAMOXYL + GENTALLINE*
Streptocoque, pneumocoque	• **Amoxicilline** (*CLAMOXYL* ou *AMOXICILLINE*)
Bacilles Gram (sauf *Pseudomona*)	• Céphalosporine de 3ᵉ génération + aminoside, par exemple : *ROCÉPHINE + GENTALLINE* • Ou céphalosporine de 3ᵉ génération + fluoroquinolone
Pseudomonas aeruginosa	• **Ceftazidime** (*FORTUM*) + **tobramycine** (*NEBCINE, TOBREX*) • Ou **ticarcilline** (*TICARPEN*) + **tobramycine**

Gonocoque	• **Pénicilline G** en IV, ou **amoxicilline**
Borrelia burgdorferi	• Soit **doxycycline** (*VIBRAMYCINE N*) (200 mg/j), ou **amoxicilline** (*CLAMOXYL*) (2 g/j), pendant 4 semaines • Soit **pénicilline G** par voie veineuse (20 millions u/j), ou **ceftriaxone** (*ROCÉPHINE*) (2 g/j), pendant 2 semaines
Brucellose	• Cycline de 2e génération + **rifampicine**, par exemple :*VIBRAVEINEUSE + RIFADINE*
Tuberculose	• Les 2 premiers mois triple (ou quadruple) association de **pyrazinamide** (*PIRILÈNE*) + **isoniazide** (*RIMIFON*) + **rifampicine** (*RIFADINE*) ± éthambutol (*MYAMBUTOL* ou *DEXAMBUTOL*) • Puis bithérapie (en général **isoniazide + rifampicine**), pendant 9 mois au total, parfois jusqu'à 12 mois, en fonction de l'antibiogramme éventuel et de l'évolution
Candida	• **Amphotéricine B** (*FUNGIZONE*) et/ou **5-flucytosine** (*ANCOTIL*) • **Fluconazole** (*TRIFLUCAN*).

ARTHRITES SEPTIQUES À GERMES BANALS

FICHE MALADIE

DÉFINITION

Ce sont les infections d'une articulation par un germe dit « banal » – le plus souvent un staphylocoque doré, parfois un colibacille ou un gonocoque – par opposition aux autres agents infectieux (bacille de Koch, champignons, etc.).

Le germe est ici présent dans l'articulation, par opposition aux arthrites dites « réactionnelles ».

CAUSES ET MÉCANISMES

• L'infection de l'articulation peut résulter d'une inoculation microbienne directe par plaie articulaire ou à l'occasion de l'injection intra-articulaire de corticoïdes, parfois malgré les précautions d'asepsie nécessaires.

• Plus rarement, elle se fait par propagation à partir d'un foyer infectieux osseux voisin (ostéomyélite) ou cutané.

• L'infection peut se faire par voie hématogène et ne toucher qu'une seule articulation (comme dans les cas précédents), mais les bactéries peuvent aussi infecter simultanément plusieurs jointures, c'est ce qu'on observe parfois au cours des septicémies (à staphylocoques, par exemple).

• La porte d'entrée, enfin, peut être vénérienne (arthrites gonococciques) ou urinaire (colibacille, etc.).

DIAGNOSTIC

FORMES AIGUËS TYPIQUES

Dans les formes aiguës, le tableau est caractéristique : l'articulation atteinte est très douloureuse, gonflée, rouge et chaude à la palpation. Une fièvre élevée s'associe habituellement à ces signes et conduit à pratiquer d'urgence des hémocultures et une ponction articulaire (geste essentiel), pour isoler le germe avant tout traitement.

Biologiquement, il existe une augmentation des polynucléaires neutrophiles, de la vitesse de sédimentation et de la CRP.

L'IRM peut apporter des arguments diagnostiques plus précocement que les radiographies.

LE DIAGNOSTIC EST PARFOIS PLUS DIFFICILE

Lorsqu'il se discute :

- après une infiltration de corticoïdes (genou, épaule), car les signes en sont intriqués avec ceux de la maladie sous-jacente ;
- lorsqu'on ne retrouve pas de porte d'entrée ;
- devant une arthrite inflammatoire dont l'étiologie rhumatismale n'est pas évidente, voire au cours d'une polyarthrite rhumatoïde qui peut s'infecter.

MISE EN ÉVIDENCE DU GERME

La mise en évidence du germe est fondamentale et repose sur :

- la recherche d'une porte d'entrée ;
- la ponction articulaire, qui ramène un liquide purulent très riche en polynucléaires et contenant un germe qui doit être mis en culture en vue d'antibiogramme ; mais le liquide peut n'être que trouble et sa mise en culture s'impose aussi ;
- des hémocultures, urocultures, prélèvements génitaux, prélèvements locaux.

> Le traitement ne doit pas être retardé si les arguments cliniques et biologiques sont suffisamment évocateurs, car parfois la mise en évidence du germe est en défaut.

TRAITEMENT

ANTIBIOTHÉRAPIE ADAPTÉE

- Elle doit être commencée dès que la ponction articulaire a été réalisée.
- Choix de l'antibiothérapie : *Cf.* Généralités
- Règles de l'antibiothérapie, p. 1699.
- Des doses élevées sont nécessaires pour assurer une concentration bactéricide.
- L'antibiothérapie sera prolongée par voie IV pendant au moins 15 j, avec relais possible par voie orale en cas d'efficacité démontrée et si la biodisponibilité est bonne.
- La durée de l'antibiothérapie est difficile à fixer, en général 6 à 8 semaines, l'arrêt pouvant être envisagé 1 mois après apyrexie et normalisation de la VS et de la CRP. Dans l'arthrite gonococcique, si le traitement est rapidement efficace, le traitement pourra éventuellement être plus court (10 j).

TRAITEMENTS COMPLÉMENTAIRES

- Antalgiques.
- Immobilisation de la jointure, en position de fonction, par une gouttière ou un plâtre bivalve pour le genou (voire par traction pour la hanche) ; elle est également utile dans les premiers temps de la maladie, mais pas de façon prolongée pour éviter une source de raideur supplémentaire.
- Évacuation de l'épanchement articulaire : elle permet de débarrasser l'articulation des substances toxiques qu'elle contient et permet aussi de vérifier l'efficacité du traitement en analysant le liquide qui se stérilise et devient de plus en plus clair. Elle est réalisée par ponction simple ou ponction-lavage articulaire régulièrement répétées, voire par arthroscopie ou même arthrotomie, en cas d'échec des ponctions ou de persistance du germe, ou parfois d'emblée quand les signes inflammatoires locaux sont particulièrement intenses.
- Synovectomie chirurgicale, dans les formes traînantes malgré le traitement médical. Dans certains cas, elle peut être remplacée par une synoviorthèse à l'acide osmique.

PRONOSTIC

Les agents infectieux bactériens ont la particularité d'entraîner des lésions ostéoarticulaires qui peuvent évoluer très rapidement vers la destruction, et de pouvoir comporter un risque vital.

Le pronostic d'une arthrite septique est donc influencé par la précocité du diagnostic et la rapidité de mise en œuvre de l'antibiothérapie efficace.

FICHE INFIRMIÈRE

EXAMENS

Préparation du matériel pour une ponction articulaire (examen bactériologique fondamental). Hémocultures à répéter, en particulier au moment d'un accès fébrile.

ECBU.

• Ponction articulaire : *cf.* Fiche technique, *chapitre* Monoarthrites inaugurales, p. 1623.

SURVEILLANCE DU TRAITEMENT

SOINS – TRAITEMENTS

• Assistance au patient, car les arthrites septiques entraînent une impotence parfois sévère.

• Une attention particulière doit être portée à la voie d'abord veineuse.

EFFICACITÉ DU TRAITEMENT

Elle s'apprécie en particulier sur la normalisation de la température, la diminution de la douleur et de l'impotence, l'amélioration des signes locaux articulaires, la stérilisation du liquide prélevé lors des ponctions articulaires de contrôle, la normalisation de la VS et de la CRP.

EFFETS INDÉSIRABLES

Surtout ceux des antibiotiques, en particulier les allergies.

SPONDYLODISCITES INFECTIEUSES

FICHE MALADIE

DÉFINITION

Les spondylodiscites dites à germe banal sont les infections du disque et des vertèbres adjacentes par un pyogène. Lorsque l'infection ne touche que la vertèbre, ce qui est plus rare, on parle de spondylite infectieuse. La spondylodiscite tuberculeuse porte le nom de mal de Pott.

Il existe de très rares cas de spondylodiscites inflammatoires (au cours de la spondylarthrite), non infectieuses, qui ne sont pas envisagées ici.

CAUSES ET MÉCANISMES

Il est parfois très difficile de reconnaître le germe en cause ; si le staphylocoque doré est le plus fréquent, il peut aussi s'agir d'un streptocoque, d'un bacille Gram⁻, ou, en milieu rural exposé, d'une *Brucella*. Le bacille de Koch (myobacterium tuberculosis) est responsable de la spondylodiscite tuberculeuse ; d'autres mycobactéries voisines peuvent être retrouvées (certaines ont provoqué une épidémie par contamination iatrogène).

L'infection se fait surtout par voie hématogène, beaucoup plus rarement par inoculation directe à l'occasion d'une opération sur le rachis ou une injection épidurale de corticoïde, malgré les précautions d'asepsie habituelles. La porte d'entrée peut être cutanée (staphylocoque doré) ou urinaire (colibacille, etc.), voire intestinale ou dentaire.

> Il est de bonne règle de rechercher des facteurs favorisants, locaux ou généraux, témoins d'une diminution des défenses de l'organisme.

DIAGNOSTIC

Les spondylodiscites entraînent une raideur douloureuse du segment rachidien atteint, de la fièvre, parfois des signes neurologiques traduisant une épidurite, un syndrome biologique infectieux.

Les signes radiologiques sont très en retard par rapport aux symptômes cliniques. Le scanner et surtout l'IRM peuvent montrer des signes beaucoup plus précocement, en particulier l'image d'un abcès.

Le diagnostic de spondylodiscite, pour peu qu'on l'évoque, est plus facile à porter actuellement que celui de son origine.

Il est fréquent, jusqu'à 30 % des cas, que l'agent responsable de la spondylodiscite ne soit pas mis en évidence quelle que soit l'importance des moyens mis en œuvre :

- hémocultures, urocultures, prélèvements génitaux, prélèvements locaux ;
- sérodiagnostics de brucellose, de salmonellose ;
- intradermoréaction à la tuberculine, recherche d'autres localisations tuberculeuses ;
- ponction à l'aiguille ou au trocart en milieu spécialisé, avec cultures et examen histologique ;
- voire intervention chirurgicale à visée diagnostique (et à la fois élément du traitement).

TRAITEMENT

DIFFICULTÉS THÉRAPEUTIQUES

On conçoit ainsi les difficultés thérapeutiques qui peuvent surgir :

- tantôt un diagnostic est affirmé : tuberculose, brucellose, salmonellose, ou isolement d'un pyogène : staphylocoque, entérocoque ; le traitement adapté peut être entrepris sans retard ;
- ailleurs, les étiologies précédentes, en particulier la tuberculose, n'ont pas été prouvées, aucune hémoculture n'a poussé et aucun germe n'a été isolé (parfois du fait d'une antibiothérapie préalable à doses insuffisantes). Il faudra s'adresser à une association d'antibiotiques au pouvoir bactéricide puissant.

CHOIX DE L'ANTIBIOTHÉRAPIE

Cf. Généralités – Règles de l'antibiothérapie, p. 1699.

Des doses élevées sont nécessaires pour assurer une concentration bactéricide.

L'antibiothérapie sera prolongée par voie IV pendant au moins 15 j, avec relais possible par voie orale en cas d'efficacité démontrée et si la biodisponibilité est bonne.

La durée de l'antibiothérapie est difficile à fixer, en général 3 à 4 mois (plus en cas de tuberculose), l'arrêt pouvant être envisagé, après disparition des douleurs et appréciation de la stabilité radiologique, et 1 mois après apyrexie et normalisation de la VS et de la CRP.

TRAITEMENTS COMPLÉMENTAIRES

- Prescription d'antalgiques.
- Le repos au lit est indispensable au début.
- Immobilisation, par une gouttière plâtrée ou un appareil en matériau thermoplastique (rachis dorsal ou lombaire). Elle n'est pas toujours nécessaire, décidée surtout en fonction de l'importance des lésions vertébrales et de leur instabilité. Le port d'une minerve est plus souvent justifié pour le rachis cervical.

La surveillance doit être attentive : recherche d'abcès, de complications neurologiques, de la tolérance du traitement.

Les indications chirurgicales sont assez rares dans l'ensemble, et se posent en cas d'abcès volumineux et compressifs, non contrôlés par une antibiothérapie efficace et non ponctionnables, ou d'échec du traitement médical.

PRONOSTIC

Comme pour une arthrite infectieuse le pronostic est influencé par la précocité du diagnostic et la rapidité de mise en œuvre de l'antibiothérapie efficace.

Le risque est l'extension au contenu du canal rachidien, réalisant alors une épidurite infectieuse menaçant les racines nerveuses et la moelle épinière.

FICHE INFIRMIÈRE

EXAMENS

- Hémocultures à répéter, en particulier au moment d'un accès fébrile.
- ECBU.
- Intradermoréaction à la tuberculine.

SURVEILLANCE DU TRAITEMENT

SOINS – TRAITEMENTS

- Assistance au patient, car les spondylodiscites entraînent une impotence sévère.
- Attention particulière portée à la voie d'abord veineuse.

EFFICACITÉ DU TRAITEMENT

Elle s'apprécie en particulier sur la normalisation de la température, la diminution de la douleur et de l'impotence, l'amélioration de la raideur rachidienne, la normalisation de la VS et de la CRP.

EFFETS INDÉSIRABLES

Surtout ceux des antibiotiques, en particulier les allergies.

> La mise en évidence du germe en cause est difficile, ce qui a des conséquences d'ordre pronostique.

OSTÉOMYÉLITE AIGUË

FICHE MALADIE

DÉFINITION

L'ostéomyélite est une infection de l'os et de la moelle osseuse, habituellement par un staphylocoque doré, qui survient surtout de 5 à 15 ans et plus souvent chez les garçons.

CAUSES ET MÉCANISMES

L'infection se fait presque toujours à partir d'une infection cutanée (furoncle, panaris) à staphylocoque doré, qui est le point de départ de la diffusion des germes par voie sanguine (hématogène). D'autres germes sont plus rarement en cause.

> Il est de bonne règle de rechercher les facteurs favorisants (drépanocytose pour les infections à salmonelles, immunodéficience, diabète, etc.).

DIAGNOSTIC

SIGNES CLINIQUES

Elle siège au niveau de la métaphyse d'un os long, surtout le fémur et le tibia, qui sont touchés avec prédilection. Près de la moitié des ostéomyélites siègent au voisinage du genou. La symptomatologie s'installe de manière très brutale et comporte : un syndrome infectieux aigu, une douleur osseuse localisée, violente, d'apparition subite, exacerbée par le moindre mouvement, siégeant au niveau de la métaphyse de l'os atteint.

L'ensemble de ces signes chez un enfant suffit à évoquer le diagnostic.

EXAMENS COMPLÉMENTAIRES

Biologiquement, il existe une augmentation des polynucléaires neutrophiles, de la vitesse de sédimentation et de la CRP.

Tout doit être mis en œuvre pour isoler le germe (hémocultures, recherche des portes d'entrée possibles, ponction d'un abcès sous-périosté, voire ponction métaphysaire).

Si l'on peut disposer en urgence d'une IRM, elle apportera une confirmation diagnostique précieuse. Mais on ne saurait attendre cet examen car le traitement de l'ostéomyélite doit être entrepris de toute urgence et le diagnostic doit alors être essentiellement clinique.

TRAITEMENT

ANTIBIOTHÉRAPIE ADAPTÉE

Comme pour les infections ostéoarticulaires (*Cf.* Généralités - Règles de l'antibiothérapie, p. 1699) :

- association de deux antibiotiques à forte pénétration osseuse ;
- à visée antistaphylococcique initialement ;
- à forte posologie et par voie parentérale les 8 à 10 premiers jours ;
- avec relais par voie orale en cas d'efficacité démontrée et si la biodisponibilité est bonne, pendant plusieurs semaines ;
- l'arrêt du traitement antibiotique pouvant être envisagé après guérison clinique et normalisation durable de la VS et de la CRP.

IMMOBILISATION STRICTE DU MEMBRE ET DES ARTICULATIONS SUS- ET SOUS-JACENTES

Dans un plâtre fenêtré ou en bivalve, de durée aussi courte que possible, en fonction de l'amélioration clinique.

TRAITEMENT CHIRURGICAL

Le traitement chirurgical n'a qu'une place restreinte :

- évacuation par ponction d'une collection sous-périostée ;
- et, en tout cas, sur un os en pleine croissance, il doit toujours être limité.

PRONOSTIC

Il s'agit d'une urgence diagnostique et thérapeutique, qui doit permettre d'éviter l'extension aux articulations de voisinage, grave, et l'évolution vers l'ostéite chronique, désespérante.

FICHE INFIRMIÈRE

EXAMENS

L'infirmier(e) assurera les prélèvements prescrits et le recueil des résultats : hémogramme, VS et CRP, hémocultures, ECBU.

SURVEILLANCE DU TRAITEMENT

Surveillance du pouls et de la température du membre immobilisé, de la voied'abordveineuse.

Surveillance des effets indésirables des médications prescrites (risque allergique sous antibiothérapie).

> Devant ce tableau aigu, de diagnostic clinique, il y a extrême urgence thérapeutique.

ALGODYSTROPHIE RÉFLEXE

FICHE MALADIE

DÉFINITION

L'algodystrophie réflexe (ADR), ou ostéoporose douloureuse post-traumatique ou syndrome algodystrophique, est un syndrome d'origine mal connue, qui associe des douleurs osseuses, des troubles vasomoteurs et un aspect radiologique de déminéralisation, juxta-articulaires.

CAUSES ET MÉCANISMES

Il s'agit d'un syndrome de mécanisme complexe, qui relève de nombreuses et diverses étiologies ou circonstances de survenue :

- traumatisme ou agression d'un membre, avec ou sans fracture ;
- affection neurologique (hémiplégie), cardiaque (coronarite, infarctus du myocarde), pleuropulmonaire, etc. ;

• traitement médicamenteux (isoniazide, phénobarbital) ;
• parfois pendant la grossesse, à la hanche ;

Toutefois, dans un nombre important de cas, aucun facteur étiologique n'est retrouvé, hormis un terrain fait d'anxiété et d'hyperémotivité.

DIAGNOSTIC

SIGNES CLINIQUES

Son siège est unilatéral, au membre supérieur ou au membre inférieur. Les articulations le plus souvent atteintes sont la main, l'épaule (et l'extension peut se faire de l'une à l'autre), le pied, parfois le genou, la hanche.

Les symptômes ont habituellement une évolution cyclique s'étendant sur plusieurs mois :

• À la phase « chaude », il existe des signes vasomoteurs d'allure inflammatoire avec une impotence douloureuse importante.
• À la phase « froide », ce sont les troubles trophiques qui dominent, avec raideur articulaire.

EXAMENS COMPLÉMENTAIRES

Biologiquement, il n'y a pas de signes spécifiques ; la VS, le bilan phosphocalcique sont normaux.

Les signes radiologiques sont un élément très important du diagnostic : sous forme d'une ostéoporose, tantôt homogène, tantôt (et alors très caractéristique) pommelée, donnant un aspect vermoulu à l'os. Cependant, les signes radiologiques sont d'apparition retardée par rapport aux signes cliniques. Dans ces cas, la scintigraphie osseuse qui montre un foyer d'hyperfixation peut permettre d'évoquer le diagnostic plus rapidement, ainsi que l'IRM.

TRAITEMENT

Le traitement des algodystrophies réflexes est surtout fonction du stade évolutif de la maladie et de son intensité, parfois de l'étiologie qui a pu être mise en évidence.

FORMES HABITUELLES

La mise au repos relatif, sans appareil plâtré, est nécessaire au début, pendant la période douloureuse.

Les antalgiques, à dose suffisante, représentent un complément utile : *ASPIRINE* ou paracétamol ou associations antalgiques.

Les anti-inflammatoires non stéroïdiens sont rarement indiqués, malgré l'allure pseudo-inflammatoire des manifestations.

La calcitonine est actuellement le traitement qui semble le plus utile à la phase chaude. On dispose de plusieurs formes de calcitonine, qui se prescrit par voie IM ou SC. Il n'y a pas de schéma de prescription définie.

> Le bénéfice sur la douleur se fait souvent sentir à partir de la 6e injection ; en cas d'inefficacité après cette première cure, il est légitime dans les formes sévères d'envisager un autre traitement. Si elle a été efficace sur la douleur, on pourra la poursuivre pendant 1ou2 mois, à un rythme plus espacé encore.

Les effets indésirables de la **calcitonine** ne sont pas négligeables (20 à 30 %) ; ils peuvent n'être que transitoires et n'obligent que rarement à interrompre le traitement :

• nausées, vomissements, qui peuvent éventuellement être atténués en faisant les injections le soir, à distance du repas, sur un sujet allongé, ou, pour la voie IM, en ajoutant 1 amp. de *PRIMPÉRAN* (ou en remplaçant l'ampoule du solvant) ;
• bouffées vasomotrices, céphalées, etc

FORCES MINEURES

Les autres traitements médicamenteux sont moins souvent utilisés, ou peuvent l'être dans les formes mineures :

• β-bloquants, surtout, en l'absence de contre-indication : **propranolol** (*AVLOCARDYL*) ;
• vasodilatateurs *per os*, très rarement ;
• des sédatifs peuvent être utiles.

TRAITEMENTS COMPLÉMENTAIRES

Par voie locale, l'infiltration de corticoïdes peut aider à passer un cap douloureux ; cela ne constitue qu'un traitement d'appoint.

La masso-kinésithérapie ne doit pas être entreprise avant la fin de la période algique et œdémateuse, ou du moins respecter la règle de la non-douleur.

Elle représente l'essentiel de la thérapeutique à la deuxième phase, lorsqu'il y a une tendance à des rétractions tendineuses et capsulaires.

Très prudente au début, pour éviter une reprise évolutive, elle doit être modulée selon les réactions du malade et sous contrôle médical attentif, ne devenir active que lorsqu'on peut commencer à diminuer les doses de médicaments.

On peut y associer les moyens de la médecine dite physique (ultrasons, ionisations calciques, diathermie, etc.).

La psychothérapie élémentaire est très importante chez les malades anxieux et qui souffrent réellement. Il faut les rassurer, les encourager.

EN CAS DE SYNDROME ALGODYSTROPHIQUE IATROGÈNE

La poursuite du traitement par *GARDÉNAL*, lorsque son remplacement n'est pas possible, n'empêche pas l'évolution d'être favorable.

Il en est de même pour l'isoniazide ; cependant l'éthionamide associée à l'isoniazide doit être supprimée.

FORMES REBELLES OU SÉVÈRES

On peut s'adresser, en milieu spécialisé :

- soit à la pratique de « blocs postganglionnaires » à la guanéthidine ou au buflomédil ;
- soit à la prescription de biphosphonates en perfusion ;
- voire, pour les membres inférieurs, à des perfusions intra-artérielles de buflomédil.

PRONOSTIC

Le pronostic est généralement favorable, mais très lentement, en l'espace de plusieurs mois (jusqu'à 12 ou 18 mois) et le malade doit être averti de ce long délai ; l'évolution n'est pas exempte d'extension au reste du membre, ni de récidive.

Des séquelles sous forme de raideur et de douleurs sont possibles.

FICHE INFIRMIÈRE

SURVEILLANCE DU TRAITEMENT

SOINS – TRAITEMENTS

Pour les injections IM ou SC de calcitonine, il peut être utile de faire les injections le soir, à distance du repas, sur un sujet allongé, et, pour la voie IM, d'ajouter 1 amp. de *PRIMPÉRAN* (ou en remplaçant l'ampoule du solvant), pour diminuer l'importance des nausées ou vomissements.

Se souvenir que le membre atteint est souvent très douloureux, avec une grande impotence.

EFFICACITÉ DU TRAITEMENT

Elle s'apprécie sur la diminution des douleurs, des troubles vasomoteurs et de l'impotence ; les signes radiologiques s'estompent beaucoup plus lentement encore.

EFFETS INDÉSIRABLES

Surtout ceux de la calcitonine, qui sont fréquents, mais peuvent n'être que transitoires et n'obligent que rarement à interrompre le traitement :

- nausées, vomissements ;
- bouffées vasomotrices, céphalées, suivant de près l'injection.

ÉDUCATION ET CONSEILS

Rassurer et encourager les patients, souvent anxieux.

MALADIE DE PAGET

FICHE MALADIE

DÉFINITION

La maladie de Paget est une maladie osseuse très fréquente qui s'observe dans les deux sexes à partir de 40 ans. Très souvent asymptomatique, elle se caractérise par des modifications de la structure et de l'architecture osseuse qui permettent facilement son diagnostic radiologique. Sa fréquence est en diminution.

CAUSES ET MÉCANISMES

L'étiopathogénie de la maladie de Paget semble multifactorielle et pourrait impliquer le terrain génétique (il existe des formes familiales) et l'intervention d'un virus de la famille des paramyxovirus, en particulier le virus de la rougeole.

La baisse de l'incidence et de la prévalence de la maladie de Paget se confirme. On peut évoquer diverses hypothèses : des formes moins graves donc moins diagnostiquées, le rôle de la vaccination contre la maladie de Carré chez le chien et contre la rougeole chez l'homme.

DIAGNOSTIC

Cliniquement, elle est le plus souvent silencieuse et est habituellement une découverte radiologique fortuite.

Elle se traduit volontiers par une déformation des os : augmentation de volume du crâne, épaississement et incurvation des os longs (tibia en « lame de sabre ») ; la chaleur locale peut être augmentée à l'occasion d'une poussée évolutive.

Très rarement, elle entraîne des douleurs, des fractures spontanées, des troubles sensoriels (surdité) et nerveux, et, exceptionnellement, dégénérescence sarcomateuse.

Elle est très caractéristique sur les radiographies, tant par l'aspect des lésions (épaississement des os et modification de la trame osseuse qui a un aspect filamenteux, fibrillaire, anarchique) que par la localisation disséminée (et non généralisée), prédominant sur les vertèbres, le bassin, le crâne, les tibias et les fémurs.

Biologiquement, l'augmentation des phosphatases alcalines sans modification de la calcémie et de la phosphorémie est fréquente. L'hydroxyprolinurie peut être élevée.

TRAITEMENT

En raison de la très grande fréquence des formes asymptomatiques de cette dystrophie osseuse bénigne d'origine inconnue, le médecin doit se poser les trois questions suivantes :

- Quelles sont les formes qui justifient un traitement ?
- Comment apprécier l'efficacité du traitement ?
- Quel produit employer ?

QUELLES SONT LES FORMES QUI JUSTIFIENT UN TRAITEMENT ?

Certaines formes constituent une indication formelle :

- manifestations neurologiques : céphalées, surdité, compression médullaire lente ;
- douleurs osseuses indiscutablement liées à une poussée évolutive, avec douleur exquise, augmentation de la chaleur locale et léger gonflement, sur le tibia ou le fémur ;
- fissures pagétiques au sommet de l'incurvation d'un os long.

D'autres ne justifient pas de traitement freinateur :

- formes asymptomatiques de découverte fortuite ;
- formes paucisegmentaires ;
- formes biologiquement peu actives.

Entre ces deux catégories, il existe des formes où le traitement est utile ou possible, en raison des risques que font encourir certaines conditions. Ces risques et le bénéfice escompté doivent être appréciés au cas par cas. Il s'agit :

- d'une localisation osseuse particulière : atteinte du rocher (surdité), impression basilaire,

rachis dorsal (compression neurologique), incurvations diaphysaires ;
• d'une grande extension squelettique, appréciée par scintigraphie osseuse, et/ou une forte évolutivité biologique : des chiffres de phosphatases alcalines supérieurs à 4 fois la normale en constituent des indices suffisants pour justifier un traitement freinateur ;
• des manifestations cardiovasculaires formellement rattachées à la maladie, ce qui est rare ;
• d'une immobilisation prolongée, qui expose à une hypercalcémie.

COMMENT APPRÉCIER L'EFFICACITÉ DU TRAITEMENT ?

• Par l'analyse clinique : diminution des douleurs authentiquement pagétiques, à bien différencier des douleurs arthrosiques associées ; régression de signes neurologiques parfois.
• Par la radiographie : surveillance des lésions ostéolytiques qui se recalcifient. Mais les clichés ne doivent pas être répétés avant plusieurs mois. La scintigraphie ne constitue pas un élément de surveillance.
• Par la biologie : dosage des phosphatases alcalines, essentiellement, et par le même laboratoire.

> L'objectif du traitement est de normaliser les phosphatases alcalines.

BIPHOSPHONATES

On utilise les **biphosphonates** idéalement en prise unique par voie IV.

▶ Contre-indications des biphosphonates

Fractures traumatiques, fissures sur os pagétique, ostéotomies.

▶ Administration

En cas d'administration orale, celle-ci se fait :
• à distance des repas et de toute ingestion d'aliment lacté ou de médicament antiacide ou riche en calcium, pour améliorer l'absorption digestive ;
• en prise unique vers 10 h 00 (2 h avant le repas) avec de l'eau ou du jus de fruit.

▶ Effets indésirables

Ils sont bénins : nausées, diarrhée, résolutives spontanément ou après fractionnement de la prise (1re prise à 10 h 00 et 2e à 17 h 00).

▶ Suivi du traitement

La réponse biologique est variable et peut être longue à se manifester. Habituellement, elle persiste plusieurs mois (3 à 6 mois) après l'arrêt du traitement. Une 2e cure IV peut être envisagée, en général au moment de la réascension des phosphatases alcalines, mais toujours après un intervalle libre de durée variable selon les produits, en fonction de leur effet rémanent et de sa durée.

CALCITONINE

▶ Présentation

Les indications, actuellement limitées, sont :
• les contre-indications des **biphosphonates** : fracture traumatique, fissures pagétiques ;
• le complément d'un traitement chirurgical orthopédique : ostéotomie de correction, prothèse articulaire, qui peuvent être encadrées par une cure de calcitonine ;
• la recherche d'un effet antalgique rapide.

MÉDICATIONS COMPLÉMENTAIRES

Les antalgiques usuels ou les anti-inflammatoiresnon stéroïdiens en cure courte peuvent apporter un soulagement suffisant et rapide dans certaines formes douloureuses.

Calcium, vitamine D sont rarement utiles.

TABLEAUX PARTICULIERS

• La coxopathie pagétique et l'arthrose du genou sur os pagétique doivent être traitées comme une arthrose banale, par traitement antalgique et/ou anti-inflammatoire. Pour certains, une localisation pagétique autour de l'articulation coxofémorale constitue une indication au traitement antiostéoclastique.
• Les fractures des os des membres consolident facilement et parfois même rapidement. Le matériel d'ostéosynthèse n'est pas contreindiqué. Les **biphosphonates** doivent être suspendus, mais la **calcitonine** peut être utilement prescrite.

• Les fissures ou fractures incomplètes sont justiciables du repos et d'une cure de calcitonine (les bisphosphonates sont contreindiqués).
• Les déformations diaphysaires, lorsqu'elles retentissent sur les articulations sus-ou sousjacentes, peuvent bénéficier d'une ostéotomie correctrice.
• En cas de dégénérescence sarcomateuse : radiothérapie, amputation, chimiothérapie, restent d'efficacité très modeste.

PRONOSTIC

Le pronostic de cette maladie le plus souvent asymptomatique est favorable.
Certaines localisations osseuses particulières – atteinte du rocher (surdité), impression basilaire, rachis dorsal (compression neurologique) – ont une gravité propre.
La dégénérescence sarcomateuse, très rare, est très grave.

FICHE INFIRMIÈRE

EXAMENS

L'infirmier(e) assurera les prélèvements prescrits : phosphatases alcalines, calcémie, phosphorémie et, éventuellement, hydroxyprolinurie des 24 h.

SURVEILLANCE DU TRAITEMENT

Vérifier que les modalités d'administration orale des biphosphonates sont satisfaisantes, ainsi que leur tolérance.
En cas de perfusion de biphosphonate : *cf.* Fiche technique « Perfusion de *Zometa* », *chapitre* Hypercalcémie, p. 1743.

FICHE PHARMACOLOGIE

BIPHOSPHONATES

Pamidronate de sodium ©

PAMIDRONATE DE SODIUM					
Maladie de Paget : 120-180 mg/j pdt 2 à 3 j consécutifs Possibilité de 2e cure 6 mois après la 1re hypercalcémie : perf. IV unique (ou plusieurs perf. réparties sur 3-4 j) ; posologie à adapter à la calcémie : < 3 mmol/L : 15-30 mg/cure 3-3,5 mmol/L : 30-60 mg/cure 3, 5-4 mmol/L : 60-90 mg/cure > 4 mmol/L : 90 mg/cure À répéter en l'absence d'amorce de réduction de la calcémie dans les 48 h suivant le début du traitement	1 fl. 3 mg/mL 5 fl. 3 mg/mL 1 fl. 6 mg/mL 1 fl. 9 mg/mL	HOP HOP HOP HOP	I I I I		

Acide zolédronique ©

ACLASTA					
Maladie de Paget : 1 inj. IV en 15 min Apport de calcium préalable	1 fl. 5 mg	189,26	I	65 %	189,26
ZOMETA					
Hypercalcémie maligne : perf. IV unique de 4 mg administrée en 15 min	1 fl. 4 mg/100 mL	98,27	I	65 %	98,27

Alendronate monosodique ©

FOSAMAX					
Ostéoporose postménopausique : 70 mg x 1/sem.	4 cp. 70 mg 12 cp. 70 mg	8,84 26,42	I I	65 % 65 %	2,21 2,20
FOSAVANCE					
Ostéoporose postménopausique chez les patientes à risque d'insuffisance en vitamine D : 1 cp./sem.	4 cp. 70 mg + 70 µg vit. D3 colécalciférol (2 800 UI)	5,85	I	65 %	1,46
	12 cp. 70 mg + 70 µg vit. D3 colécalciférol (2 800 UI)	15,75	I	65 %	1,31
	4 cp. 70 mg + 140 µg vit. D3 colécalciférol (5 600 UI)	5,85	I	65 %	1,46
	12 cp. 70 mg + 140 µg vit. D3 colécalciférol (5 600 UI)	15,75	I	65 %	1,31
STEOVESS					
Idem *FOSAMAX*	4 cp. efferv. 70 mg 12 cp. efferv. 70 mg	11,84 33,71	I I	65 % 65 %	2,96 2,81

■ Risédronate monosodique ©

ACTONEL					
Traitement ou prévention de l'ostéoporose postménopausique chez les femmes à risque élevé Prévention de la perte osseuse en cas de corticothérapie prolongée (> 3 mois) avec équivalent prednisone > 7,5 mg/j : 5 mg/j Maladie de Paget : 1 cp. 30 mg/j pdt 2 mois	28 cp. pell. 5 mg	15,04	I	65 %	0,54
Traitement ou prévention de l'ostéoporose postménopausique chez les femmes à risque élevé Prévention de la perte osseuse en cas de corticothérapie prolongée (> 3 mois) avec équivalent prednisone > 7,5 mg/j : 5 mg/j 2e cure si nécessaire au moins 2 mois après l'arrêt de la 1re	28 cp. 30 mg	188,49	I	65 %	6,73
Traitement de l'ostéoporose postménopausique pour réduire le risque de fractures vertébrales, ou de l'ostéoporose avérée pour diminuer le risque de fracture de la hanche : 35 mg/sem.	4 cp. pell. 35 mg 12 cp. pell. 35 mg	15,03 44,72	I I	65 % 65 %	3,76 3,73
Traitement de l'ostéoporose postménopausique chez les femmes à risque élevé de fractures : 1 cp./j pdt 2 j consécutifs par mois à débuter toujours le même jour du mois	2 cp. pell. 75 mg 6 cp. pell. 75 mg	16,03 47,69	I I	65 % 65 %	8,02 7,95
ACTONELCOMBI					
Traitement de l'ostéoporose postménopausique chez les patientes à risque d'insuffisance en vitamine D : 1 cp./sem. puis 1 sach./j les 6 j suivants Risédronate monosodique 35 mg (cp.) + calcium 1 000 mg + cholécalciférol 880 UI (sach.)	4 cp./sach. 12 cp./sach.	20,95 62,26	I I	65 % 65 %	5,24 5,19

■ Ibandronate monosodique ©

BONVIVA					
Ostéoporose postménopausique chez la femme à risque augmenté de fractures : 1 cp. x 1/mois Ostéoporose postménopausique chez la femme à risque augmenté de fractures : 1 inj. IV en 30 s tous les 3 mois	1 cp. 150 mg 3 cp. 150 mg 1 ser. prér. 3 mg/3 mL		I I I	NR NR NR	

RHUMATOLOGIE

■ Clodronate disodique

CLASTOBAN					
Ostéolyse maligne sans hypercalcémie : 1 600 mg x 1/j Ostéolyse maligne avec hypercalcémie ou hypercalcémie maligne : 2 400 à 3 200 mg/j en plusieurs prises	60 cp. 800 mg	214,88	I	65 %	3,58

■ Ibandronate de sodium ©

BONDRONAT					
Hypercalcémie : perf. IV unique de 4 mg dans 500 mL de NaCl 9 ‰ si calcémie > 3 mmol/L	1 fl. 2 mg/2 mL 1 fl. 6 mg/6 mL	HOP 278,13	I I	 65 %	 278,13

Propriétés

Les **biphosphonates** sont de puissants inhibiteurs de la résorption osseuse ostéoclastique. En inhibant l'activité des ostéoclastes, ils semblent retarder ou prévenir les complications cliniques du myélome et des métastases osseuses (fractures, tassements vertébraux, etc.) et normalisent une hypercalcémie maligne. Ils ont également un effet antalgique sur la douleur pagétique.

Indications

Traitement de l'ostéoporose postménopausique.
Traitement de la maladie osseuse de Paget de l'adulte.
Hypercalcémie maligne.
Ostéolyse maligne avec ou sans hypercalcémie

Contre-indications

Maladie de Paget juvénile.
Hypersensibilité à la substance active ou à l'un de ses excipients.
Hypocalcémie.
Insuffisance rénale sévère (ClCr < 30 mL/min).
Maladies de l'œsophage qui ralentissent le transit œsophagien : sténose, achalasie.
Grossesse et **allaitement**.
Fractures traumatiques, fissures pagétiques, ostéotomies.

Précautions d'emploi

Les patients doivent bénéficier d'un apport suffisant en **calcium** et en **vitamine D**. Les troubles du métabolisme calcique (hypocalcémie, déficit en vitamine D) doivent être contrôlés avant de commencer le traitement.
Le mode d'administration des **biphosphonates** est important : les comprimés doivent être avalés entiers, sans être croqués, à distance d'aliments, en position assise ou debout, avec un grand verre d'eau plate faiblement minéralisée en calcium et en magnésium. Les patients ne doivent pas s'allonger au cours des 30 min qui suivent la prise d'un comprimé. Selon les produits, la prise peut avoir lieu :
- soit au moins 30 min avant la première prise alimentaire ou la première boisson (autre que de l'eau) de la journée ;
- soit à tout autre moment de la journée, à au moins 2 h de distance de toute prise d'aliments ou de boissons, et au moins 30 min avant d'aller se coucher.

Prévenir les patientes d'arrêter le **biphosphonate** et de consulter en cas de dysphagie, de déglutition douloureuse ou de douleur rétrosternale.
Prudence chez les patientes ayant une affection gastro-intestinale haute évolutive, telle que : dysphagie, pathologie œsophagienne symptomatique, gastrite, duodénite ou ulcère, ainsi que chez les malades prenant des **AINS** ou de l'**aspirine**.

En cas de fracture, il est recommandé d'interrompre le traitement, jusqu'à complète consolidation.

Les **biphosphonates** par voie IV ne doivent pas être dilués dans des solutions contenant du **calcium**.

Les patients doivent être correctement hydratés avant l'administration d' *ACLASTA* ; en particulier ceux recevant un traitement diurétique et il est également conseillé d'administrer des suppléments de calcium (500 mg x 2/j) pendant au moins 10 j suivant son administration.

Clodronate : réduire la posologie en cas d'insuffisance rénale : doses maximales PO : 1 600 mg/j en cas d'insuffisance rénale légère, 1 200 mg/j si modérée, 800 mg/j si insuffisance rénale sévère.

Effets indésirables

Ils sont généralement modérés et transitoires :

- généraux : fièvre transitoire, syndrome pseudo-grippal, céphalées ;
- réaction au point d'injection : prurit, érythème, phlébite, induration ;
- douleurs osseuses transitoires, myalgies, arthralgies, douleurs diffuses, crampes musculaires, hypocalcémie symptomatique ou non, hypophosphatémie ;
- nausées, vomissements, anorexie, diarrhée, constipation, douleurs abdominales ;
- conjonctivite, etc. Un antécédent d'uvéite peut constituer une contre-indication ;
- anémie, leucopénie, thrombopénie transitoires ;
- troubles tensionnels, insuffisance cardiaque congestive par surcharge hydrique ;
- dyskaliémie, perturbation transitoire de la fonction hépatique.

Au cours du traitement, ces patients doivent dans la mesure du possible éviter toute intervention dentaire invasive.

Avec la voie IV, un syndrome pseudo-grippal accompagné de fièvre, malaise, rigidité, asthénie et réactions vasomotrices, peut survenir pendant ou après une perfusion ; il peut être prévenu et disparaît en moins de 4 j.

- De très rares cas d'ostéonécrose (principalement de la mâchoire) ont été rapportés chez les patients traités par des **biphosphonates**.

BIPHOSPHONATES ET OSTÉONÉCROSE DE LA MÂCHOIRE

Un examen dentaire avec des soins dentaires préventifs appropriés devra être pris en considération avant l'instauration d'un traitement par **biphosphonates** chez des patients présentant des facteurs de risque associés (p. ex. cancer, chimiothérapie, **corticoïdes** ou mauvaise hygiène buccale).

Interactions médicamenteuses

Les patientes doivent attendre au moins ½ h après la prise, avant de prendre tout autre médicament.

Les **biphosphonates** doivent être avalés à distance des **sels de calcium**, du magnésium, du **fer** ou de l'aluminium, ou de **topiques gastro-intestinaux, antiacides**, qui en diminuent l'absorption digestive.

L'association des **biphosphonates** avec des produits susceptibles d'entraîner des troubles de la minéralisation doit être évitée.

CALCITONINE

■ Calcitonine ©

CALCITONINE					
Au coucher Prévention de perte osseuse (SC ou IM) : 100 UI/j ou 50 UI x 2/j jusqu'à remobilisation, max 4 sem. Maladie de Paget (SC ou IM) : entre 50 UI x 3/sem. et 100 UI/j suivant la réponse clinique et biochimique, max 3 mois Hypercalcémie maligne (SC, IM ou IV) : 100 UI/6-8 h, augmentée à 400 UI/6-8 h si pas d'amélioration au bout de 1 ou 2 j, max 10 UI/kg en IV si urgence toutes les 6 h	5 amp. 50 UI/1 ml 5 amp. 100 UI/1 mL		II II	NR NR	

Propriétés

Hormone synthétique de saumon, inhibant la résorption osseuse, la libération de calcium de l'os et sa réabsorption rénale.

Indications

Prévention de la perte osseuse liée à l'immobilisation (fracture ostéoporotique).
Maladie de Paget.
Hypercalcémie d'origine maligne.

Contre-indications

Hypocalcémie.

Précautions d'emploi

Réhydratation nécessaire avant administration IV.
Tests cutanés avant traitement si sensibilité suspectée.

Effets indésirables

Nausées avec ou sans vomissements (10 % des patients) en particulier en début de traitement : administration le soir, association à un antiémétique, réduction de dose.
Bouffées vasomotrices 10 à 20 min après administration (mécanisme non allergique).
Cancer fréquent si utilisation au long cours.

Interactions médicamenteuses

Hypocalcémiants : **digitaliques, inhibiteurs calciques.**

OSTÉOPOROSE

FICHE MALADIE

DÉFINITION

L'ostéoporose est la plus fréquente des décalcifications (ou déminéralisations) diffuses du squelette. Elle est inégalement répartie dans la population et prédomine chez la femme, après la ménopause.
Il est utile de faire la distinction entre plusieurs degrés et tableaux d'ostéoporose :

• L'ostéopénie physiologique exprime le vieillissement normal du squelette et s'observe chez tous les sujets.

• L'ostéoporose « commune », très fréquente, se définit anatomiquement par une diminution un peu plus importante de la masse osseuse. Elle ne serait que l'aggravation pathologique de l'ostéopénie physiologique. Toutefois, cette perte osseuse est cliniquement très souvent latente.

• L'ostéoporose « maladie » se définit anatomiquement par une diminution franchement plus importante de la masse osseuse (en densitométrie osseuse, le « seuil fracturaire » est souvent atteint) et, surtout, par la survenue de complications : tassements vertébraux à l'origine de douleurs et de déformations du rachis et fractures des os longs.

CAUSES ET MÉCANISMES

Chez le sujet normal, le capital osseux se constitue jusqu'à l'âge de 30 ans, puis commence une diminution progressive ; cette perte s'accentue chez la femme après la ménopause du fait du déficit physiologique en œstrogènes. La femme perd jusqu'à 40 % de son capital osseux entre 20 et 80 ans.

L'ostéoporose se caractérise par une rupture de l'équilibre dynamique physiologique entre la résorption et la formation osseuse du fait d'une insuffisance d'édification de la trame organique ou d'un excès de résorption. À cette diminution quantitative est associée une diminution qualitative de l'architecture osseuse.

OSTÉOPOROSE PRIMITIVE

L'ostéoporose commune est la plus fréquente. Elle atteint essentiellement la femme après la ménopause et elle est liée à la carence œstrogénique ; on en rapproche l'ostéoporose précoce après castration thérapeutique. Elle est aussi dénommée ostéoporose de la sénescence quand elle se manifeste après 65 ans. L'ostéoporose idiopathique de l'homme jeune, entre 40 et 45 ans, est une forme rare.

OSTÉOPOROSES SECONDAIRES

Elles peuvent être d'origine endocrinienne, au cours de l'hypercorticisme surrénalien (maladie de Cushing et surtout corticothérapie au long cours), l'hyperthyroïdie, l'acromégalie, l'hypogonadisme.

Elles peuvent aussi s'observer au cours d'affections diverses : hémochromatose, rhumatismes inflammatoires chroniques, alcoolisme et cirrhose hépatique, mastocytose, intoxication par métaux lourds (bismuth), traitements prolongés par l'héparine.

Elles peuvent être d'origine neurotrophique : hémiplégie, maladie de Parkinson, etc. ; ostéoporose d'immobilisation (sujets plâtrés, paralysés, astronautes).

Elles peuvent être enfin d'origine génétique : ostéogenèse imparfaite (maladie de Lobstein).

DIAGNOSTIC

SIGNES CLINIQUES

Très fréquemment, il n'existe aucun signe fonctionnel, aucune douleur, et l'ostéoporose commune est latente, de découverte fortuite sur un examen radiologique ou sur une densitométrie osseuse demandée au moment de la ménopause.

Parfois, cependant, il existe des douleurs vertébrales modérées, de type mécanique : accentuées par l'effort et la station debout, plus importantes en fin de journée, calmées par le repos et le décubitus ; de siège dorsal ou lombaire (et non cervical). Ces douleurs, qui ne sont pas permanentes au cours de l'évolution, sont d'intensité modérée et fréquemment intriquées avec des douleurs liées à des troubles statiques ou à une arthrose du rachis. La gêne fonctionnelle qui en résulte est discrète.

▶ Douleurs liées à des fractures : ostéoporose « maladie »

Fractures de l'extrémité inférieure de l'avant-bras, des côtes, du col du fémur, à l'occasion d'un traumatisme ou d'un effort minime, voire parfois presque spontanément.

Douleurs des tassements vertébraux :

• Elles sont d'intensité variable mais généralement assez forte pendant 2 à 3 semaines, rendant nécessaire le repos ou l'alitement ; elles s'estompent progressivement, la crise douloureuse liée à un tassement pouvant durer 4 à 8 semaines.

• Elles siègent dans la région de la vertèbre atteinte, rachis dorsal ou rachis lombaire (mais jamais le rachis cervical), ne s'accompagnent qu'exceptionnellement d'irradiations en ceinture.

• Elles sont aggravées par les mouvements, par la toux et par l'éternuement ; elles sont calmées par le repos et le décubitus ; elles peuvent réveiller le patient pendant la nuit à l'occasion d'un mouvement brusque.

Il est essentiel de rappeler que les tassements vertébraux sont des fractures vertébrales, mais que beaucoup se font sans douleurs et sont de découverte radiologique fortuite.

L'état général n'est pas modifié par l'ostéoporose, hormis la fatigue qui peut accompagner les poussées douloureuses.

Déformations du rachis

Elles ne sont pas constantes et se produisent en cas de tassements vertébraux multiples ; elles s'installent progressivement au fil des années ou s'accentuent parfois brusquement au moment d'un tassement vertébral.

Il y a aggravation de la cyphose dorsale haute, exagération de la lordose lombaire avec tassement du tronc, les côtes inférieures venant au contact des crêtes iliaques.

La diminution de la taille du sujet est très caractéristique ; elle est la conséquence des tassements vertébraux et de l'insuffisance de la musculature.

La mobilisation du rachis est modérément limitée et indolore le plus souvent, ou globalement limitée et franchement douloureuse dans le segment intéressé quand le tassement vertébral est récent.

On peut parfois noter la saillie de l'épineuse d'une vertèbre, plus ou moins douloureuse selon que le tassement est récent ou ancien.

EXAMENS COMPLÉMENTAIRES

Signes radiologiques

L'augmentation diffuse de la transparence osseuse est le signe fondamental. Celle-ci siège principalement au niveau du rachis et se traduit par un aspect clair des vertèbres dont le contour reste cependant bien dessiné.

Du fait des tassements vertébraux fréquents, certaines vertèbres sont aplaties, surtout en avant (vertèbres cunéiformes), d'autres ont des plateaux concaves (« vertèbres de poisson »). Dans tous les cas, les disques intervertébraux demeurent normaux, sauf en cas d'arthrose associée.

La déminéralisation n'est pas limitée au rachis : l'augmentation de la transparence osseuse s'observe également au niveau du bassin et des os des membres dont la corticale est amincie.

Le scanner, et surtout l'IRM, ont peu d'indications dans l'ostéoporose, hormis les cas où l'on évoque une déminéralisation de nature cancéreuse.

Densitométrie osseuse (DMO)

Les méthodes modernes d'appréciation de la densité osseuse, densitométrie osseuse ou ostéodensitométrie par tomodensitométrie ou par absorptiométrie biphotonique, sont des méthodes d'approche non invasives, permettant d'évaluer les facteurs de risque de tassement vertébral d'un sujet donné par rapport aux sujets de la même tranche d'âge et du même sexe. Elles n'ont pas d'intérêt diagnostique et, à elles seules, ne permettent pas de décider d'un traitement.

Dans l'ostéoporose, la densitométrie osseuse donne des chiffres abaissés par rapport à la normale ; on calcule deux scores, par rapport à des séries témoin :

- Le T-score, qui se réfère aux valeurs théoriques de la densité osseuse présumée maximale enregistrée chez l'adulte jeune entre 20 et 25 ans, est abaissé pour l'ostéoporose de 2,5 DS (déviation standard) et, pour l'ostéopénie, se situe entre –1,5 et – 2,5 DS.
- Le Z-score, qui se réfère à la valeur moyenne des sujets de même sexe et de même âge, diminue normalement avec l'âge. Dans l'ostéoporose, il est abaissé de 2 DS.

Le seuil fracturaire est une valeur théorique, calculée dans une population souffrant d'une ostéoporose compliquée de fracture, au-dessous de laquelle le risque de fracture est considéré comme plus important. Il ne signifie pas que la survenue d'une fracture soit inéluctable.

Signes biologiques

Calcium, phosphore et phosphatases alcalines sont normaux ou subnormaux dans le sang et généralement dans les urines. Les phosphatases alcalines peuvent être augmentées dans les suites proches d'un tassement vertébral. Certaines ostéoporoses s'accompagnent d'hypercalciurie.

TRAITEMENT

OBJECTIFS DU TRAITEMENT

Chez le sujet jeune et à la ménopause, le traitement vise à augmenter la masse osseuse ou au moins à freiner sa diminution physiologique, ou excessive. Il s'agit d'une prévention. Au stade d'ostéoporose constituée, l'objectif principal est de diminuer le risque de fractures par les médications susceptibles d'augmenter la masse osseuse (cet objectif est nécessairement modeste à l'heure actuelle), mais aussi par toutes les méthodes permettant de limiter les chutes, source principale de fracture.

Au moment des complications, l'objectif du traitement est, en plus, symptomatique :

- atténuation des douleurs en relation directe avec l'ostéoporose, c'est-à-dire essrentiellement les douleurs qui accompagnent un tassement vertébral ;
- traitement des fractures.

PRÉVENTION

▶ Prévention chez le sujet jeune

Elle est réalisée :

- par des apports protidiques, calciques et vitaminiques D réguliers et suffisants ;
- par une activité physique en charge, mais qui ne doit pas être excessive (ostéoporose des sportives de compétition aménorrhéiques) ;
- pour assurer un capital osseux initial satisfaisant.

▶ Prévention à la ménopause

Elle est assurée par un traitement hormonal substitutif (THS) :

- qui a fait preuve de son efficacité sur l'amélioration de la masse osseuse ;
- Compte tenu des réserves liées à un risque augmenté de cancer du sein, ce traitement est réservé aux femmes ayant un risque d'ostéoporose plus important : ménopause précoce, patiente maigre, tabagisme, antécédents familiaux d'ostéoporose-maladie, valeurs densitométriques déjà abaissées.

L'institution d'un THS pour prévenir l'ostéoporose conduit à faire quelques remarques.

Il ne doit pas y avoir de contre-indication, le traitement doit être bien « accepté » et toléré, et la patiente doit se soumettre à une surveillance gynécologique régulière. En effet, la survenue de cancers du sein et de complications cardiovasculaires après hormonothérapie prolongée constitue un frein à son utilisation.

La durée de l'hormonothérapie substitutive ne fait pas l'unanimité. On pense qu'elle doit durer au moins 7 ans, mais s'il semblait logique de la poursuivre le plus longtemps possible, lorsqu'elle restait bien tolérée, actuellement il est prudent de l'interrompre après 10 ans.

Certains proposent de commencer le THS à partir de 60 ans et de le poursuivre 10 ans, pour être « efficace » à l'âge où les fractures sont plus fréquentes.

Enfin, le choix des produits et la posologie doivent être adaptés à chaque cas particulier : œstradiol seul ou association œstroprogestatif.

> Il faut toujours garder à l'esprit que l'objectif final est de diminuer le risque de fractures, et que ce risque n'est pas inéluctable.

▶ Prévention après la ménopause

Un traitement par le **raloxifène** (*EVISTA, OPTRUMA*) peut être envisagé en « prévention des fractures vertébrales non traumatiques chez les femmes ménopausées à risque accru d'ostéoporose » (AMM).

Ce modulateur sélectif de l'activation des récepteurs œstrogènes (SERM) a un effet agoniste sur l'os et partiellement sur le cholestérol, mais n'a pas d'effet sur l'hypothalamus, l'utérus ou le sein.

Il peut être envisagé chez les femmes ayant un risque de cancer du sein, ou abandonnant le traitement hormonal substitutif.

La durée préconisée pour ce traitement est de 3 ans. La surveillance gynécologique est celle de toute femme après la ménopause. Des bouffées de chaleur sont possibles au cours des 6 premiers mois.

Le traitement est contre-indiqué en cas d'antécédent thromboembolique, d'insuffisance hépatique ou rénale sévère, de saignement génital inexpliqué et, pour l'instant, chez les femmes ayant un cancer de l'endomètre ou du sein.

▶ En cas de corticothérapie au long cours

La prévention commence par la prescription de la dose de corticoïdes la plus faible possible.

Un traitement médicamenteux peut être nécessaire : calcithérapie, vitamine D, biphosphonates éventuellement.

TRAITEMENT MÉDICAMENTEUX

Le traitement médicamenteux de l'ostéoporose est indiqué lorsque l'ostéoporose s'accompagne d'une fracture ou lorsqu'elle est définie par un « T »-score < 2,5 DS (toutefois, tous les produits n'ont pas nécessairement l'AMM pour cette situation isolée).

Il n'est pas possible de définir des schémas thérapeutiques : différentes méthodes sont présentées.

▶ Calcithérapie au long cours

Elle reste la médication de base, seule parfois, ou en association avec les médications envisagées ultérieurement.

Les apports alimentaires peuvent être calculés et éventuellement corrigés mais, habituellement chez le sujet âgé et même chez le sujet jeune, ils atteignent rarement les valeurs conseillées de 1,2 g/j chez l'adulte et 0,8 g/j chez l'enfant et le sujet âgé.

C'est pourquoi une supplémentation médicamenteuse est utile ou indispensable avec d'autres médications ; elle se situe entre 500 mg et 1,2 g/j de calcium-élément.

• Les produits disponibles sont très nombreux et se présentent soit en comprimés à avaler ou à sucer, soit en poudre ou en sachets, soit en ampoules buvables, ce qui permet de personnaliser la prescription.

• Beaucoup d'entre eux sont aussi commercialisés sous forme d'association **calciumélément + vitamine D3.**

▶ Vitaminothérapie D

C'est un traitement complémentaire qui peut être utilisé chez le sujet âgé, habituellement carencé, et qui nécessite une surveillance attentive pour éviter une hypercalcémie.

À la dose 800 UI/j de **vitamine D2** ou **vitamine D3,** on peut prescrire :

• *STÉROGYL* gouttes, 2 gttes/j, soit 800 UI/j ;

• *STÉROGYL* 15 mg (600 000 UI/amp.), soit STÉROGYL *15 « A »,* 1 amp. buvable, soit *STÉROGYL 15 « H »,* 1 amp. inj. en IM ; 1 à 2 fois/an. Pour éviter des surdosages accidentels, liés à des coprescriptions de **calcium** associé à de la **vitamine D3,** il semble préférable d'éviter actuellement cette médication pourtant toujours valable et moins coûteuse ;

• *DÉDROGYL* (sol. buv. de **25-OH vitamine D3**) : 4 gttes/j soit 800 UI.

Actuellement, il paraît plus simple lorsque l'on décide d'ajouter une vitaminothérapie D, d'utiliser une spécialité associant **calcium + vitamine D3.**

▶ Biphosphonates

C'est actuellement le traitement médicamenteux non hormonal qui semble le plus efficace et le mieux toléré, et qui est toujours prescrit en parallèle avec du **calcium.**

On dispose de :

• **l'alendronate monosodique** : *FOSAMAX* ;

• le **risedronate monosodique** : *ACTONEL* 5 mg, en prise quotidienne ; *ACTONEL* 35 mg, en prise unique 1 j par semaine.

Le remboursement par la sécurité sociale est limité à certaines indications : ostéoporose post-ménopausique avec au moins une fracture ostéoporotique, et, pour les dosages faibles, prévention de l'ostéoporose cortisonique.

La durée de la prescription est certainement prolongée, 2 à 3ans au moins ; au-delà, il est légitime de s'assurer par mesure de la densitométrie osseuse, que le traitement choisi reste actif.

La prise orale de ces biphosphonates se fait à jeun avec un grand verre d'eau, 1/2 h avant le petit déjeuner, et sans s'allonger dans cet intervalle pour éviter un reflux, ou à au moins de 2 h de toute prise d'aliments ou de boisson et au moins 30 min avant de se coucher. En cas de dysphagie, de douleur rétrosternale, le produit doit être arrêté. Il est contre-indiqué en cas de pathologie œsophagienne, d'hypocalcémie et d'insuffisance rénale sévère.

On lui associe **calcium ou calcium + vitamine D3.**

▶ Tériparatide

Le tériparatide est un agent ostéoformateur dérivé de la parathormone, utilisé dans les ostéoporoses sévères avec antécédent de fractures. Il s'administre par voie parentérale.

▶ Ranélate de strontium

Le **ranélate de strontium** est un produit dont le mécanisme d'action est double, ostéoformateur et freinateur de la résorption, qui est actif dans la prévention des fractures ostéoporotiques.
Il est peu présent.

▶ Desonumab

C'est un anticorps qui s'oppose à l'activation des ostéoclastes, cellules responsables de la déminéralisation osseuse. Il est indiqué dans les ostéoporoses sévères de la femme après la ménopause ou chez l'homme avec un cancer de la prostate à risque élevé de fracture.

TRAITEMENT DES DOULEURS D'UN TASSEMENT VERTÉBRAL RÉCENT

▶ Rappel clinique

Les douleurs sont d'intensité variable mais généralement assez fortes pendant les 2 à 3 premières semaines ; puis, elles s'estompent progressivement, la crise douloureuse liée à un tassement pouvant durer 4 à 8 semaines.
L'immobilisation au lit éventuellement, puis rapidement au fauteuil, est indispensable quand le tassement est récent et quand la douleur est forte ; il s'agit d'une fracture et ce sont les mouvements qui sont douloureux.

▶ Traitement médicamenteux

Les antalgiques usuels sont toujours utiles : **paracétamol,** seul ou associé, à dose suffisante. Ils peuvent représenter le seul traitement dans les formes moyennement douloureuses.
La **calcitonine** peut avoir un intérêt en tant qu'antalgique, dans la mesure où elle est bien tolérée, pendant les 2 à 3 semaines qui suivent le tassement vertébral, alors que les douleurs y sont les plus importantes. Mais ses effets indésirables ne sont pas négligeables et peuvent conduire à interrompre le traitement ou à préférer une perfusion d'un biphosphonate (hors AMM).

> La prévention des phlébites et des escarres est indispensable chez ces sujets âgés.

FRACTURE DU SACRUM

Dans le cadre de l'ostéoporose, cette fracture n'est pas exceptionnelle et peut survenirquasi spontanément, ou à la suite d'une chute.
La douleur pouvant n'apparaître que quelques jours après, il en résulte souvent un retard au diagnostic, d'autant plus que les radiographies sont rarement « parlantes ». Le recours à une scintigraphie osseuse (fixation en « H » caractéristique), voire à un scanner ou une IRM est utile, dans les cas difficiles.
Le traitement comprend :

- la mise en décharge relative : fauteuil, cannes-béquilles, ce qui peut raccourcir l'évolution spontanée marquée par l'impotence douloureuse qui peut durer 2à3 mois ;
- la prescription d'antalgiques usuels et de **calcitonine** comme pour un tassement vertébral.

PRONOSTIC

Il dépend essentiellement de la survenue des fractures qui, en dehors du handicap fonctionnel transitoire, peut être obérée par le risque vital.
Après unefracture du col du fémur, 15 à 20 % des patients décéderont l'année suivante (les causes du décès étant liées à l'état clinique préfracturaire) et 50 % d'entre eux seront handicapés.
On conçoit donc l'importance de la prévention naturelle de l'ostéoporose, qui commence dès le jeune âge.

FICHE INFIRMIÈRE

EXAMENS

Dosages éventuels de la calcémie, des phosphatases alcalines, du taux de protides sériques, parfois de la vitamine D3, et recueil des urines des 24 h, dans le cadre d'un bilan phosphocalcique.

SURVEILLANCE DU TRAITEMENT

SOINS – TRAITEMENTS

• Assistance d'une patiente hospitalisée à l'occasion d'unefracturedu col ou d'un tassement vertébral, toujours handicapée.

• Prévention des complications de décubitus, importante.

EFFICACITÉ DU TRAITEMENT

Elle se juge, en dehors de l'amélioration des douleurs liées à un tassement vertébral, essentiellement sur le seul examen complémentaire dont on dispose, la densitométrie osseuse. Pour apprécier correctement cette amélioration, il faut qu'il y ait un intervalle d'au moins 2 ans entre deux mesures, et qu'elles aient été réalisées avec le même appareil.

EFFETS INDÉSIRABLES

Propres à chaque classe médicamenteuse, ils ont été évoqués précédemment.

ÉDUCATION ET CONSEILS

À l'occasion d'un tassement vertébral, alors que bien souvent la patiente immobilisée est inquiète de son avenir, l'infirmier(e) doit lui expliquer :

• que le traitement du tassement relève du repos : il s'agit d'une fracture (faire la comparaison avec les fractures des membres inférieurs), qui doit consolider dans un délai connu (4 à 8 semaines), et que l'impotence est habituelle pendant 2 à 3 semaines ;

• que des antalgiques sont prescrits pour calmer la douleur, qui est très dépendante des mouvements qu'elle effectue et des changements de position ;

• que parfois des injections de **calcitonine** sont faites, dans un but antalgique à ce stade ;

• que le traitement « de fond » de l'ostéoporose-maladie sera commencé après cet épisode ;

• qu'une aide pour sa toilette, son alimentation sera nécessaire au début ;

• que la mise au fauteuil dès que possible est bénéfique pour limiter le risque de complications.

PRÉVENTION DES CHUTES

C'est un élément tout aussi important, si ce n'est plus, chez les sujets âgés :

• éviter les somnifères et benzodiazépines à effet prolongé ;

• améliorer les troubles de la vue et de l'équilibre ;

• améliorer la force musculaire des membres inférieurs et la marche ;

• aménager l'environnement : éliminer tapis qui glissent, meubles mal placés, etc.

FICHE PHARMACOLOGIE

CALCIUM

Calcium ©

CACIT					
Calcithérapie à forte dose : 500 à 1 200 mg/j (calcium-élément)	60 cp. efferv. 500 mg 30 cp. efferv. 1 g	5,29 5,29		65 % 65 %	0,09 0,18
CALCIFORTE					
Idem *CACIT*	30 amp. buv. 500 mg	4,01		65 %	0,13
CALCIDOSE					
Idem *CACIT*	60 sach. pdre 500 mg	5,29		65 %	0,09
CALCIPRAT					
Idem *CACIT*	60 cp. 500 mg 60 cp. 750 mg 30 cp. 1 000 g	5,29 5,29 5,29		65 % 65 % 65 %	0,09 0,09 0,18
CALPEROS					
Idem *CACIT*	60 cp. séc. à sucer 500 mg	5,29		65 %	0,09
CALTRATE					
Idem *CACIT*	60 cp. séc. 600 mg	5,29		65 %	0,09
CALCIDIA					
2 à 3 sach./j	20 sach. glé 1,54 g	4,43		65 %	0,22

Propriétés

Apport calcique.

Indications

Carences calciques en période de croissance, de grossesse et d'allaitement.

Traitement d'appoint des ostéoporoses.

Contre-indications

Hypersensibilité à l'un des constituants.

Hypercalcémie, hypercalciuries avec lithiase calcique, calcifications tissulaires (néphrocalcinoses).

Immobilisations prolongées s'accompagnant d'hypercalcémie et/ou d'hypercalciurie : le traitement calcique ne doit être utilisé qu'à la reprise de la mobilisation.

Précautions d'emploi

En cas d'insuffisance rénale contrôler régulièrement la calcémie et la calciurie et éviter l'administration de fortes doses.

En cas de traitement de longue durée et/ou d'insuffisance rénale, il est nécessaire de contrôler la calciurie et de réduire ou d'interrompre momentanément le traitement si celle-ci dépasse 7,5 mmol/24 h (300 mg/24 h), chez l'adulte.

En cas de traitement associé à base de **digitaliques**, tétracyclines, **vitamine D**, **fluorure de sodium** (*cf.* Interactions médicamenteuses).

En raison de la présence d'aspartam dans certains produits, l'administration devra alors être évitée en cas de phénylcétonurie.

Effets indésirables

Constipation, flatulence, éructations, nausées ; une sensation de bouche sèche a été signalée au moment de la prise des comprimés.

Hypercalciurie, hypercalcémie en cas de traitement prolongé à fortes doses, ou d'association à la **vitamine D**.

Risque d'hypophosphatémie.

Interactions médicamenteuses

Digitaliques : l'administration orale de **calcium**, surtout si elle est associée à la **vitamine D**, risquant d'augmenter la toxicité des **digitaliques**, nécessite une stricte surveillance clinique et électrocardiographique.

Tétracyclines par voie orale : il est recommandé de décaler d'au moins 3 h la prise de **calcium** (interférence possible de l'absorption des **tétracyclines**).

Vitamine D à fortes doses : un contrôle hebdomadaire de la calciurie et de la calcémie est indispensable en raison du risque d'hypercalcémie.

En cas de traitement à base de **fluorure de sodium** ou par **biphosphonates**, il est conseillé de prendre le **calcium** à distance de ces produits (respecter un délai minimal de 2 h avant de prendre du **calcium**).

Diurétiques thiazidiques : risque d'hypercalcémie par suite de la réduction de l'élimination urinaire du calcium.

MODULATEUR SÉLECTIF DE L'ACTIVATION DES RÉCEPTEURS AUX ŒSTROGÈNES (SERM)

■ Raloxifène ©

EVISTA					
1 cp./j	28 cp. pell. 60 mg 84 cp. pell. 60 mg	12,03 34,08	I I	65 % 65 %	0,43 0,41

Propriétés

Modulateur sélectif de l'activation des récepteurs aux œstrogènes.

Indications

Strictement réservé à la prévention des fractures vertébrales non traumatiques chez les femmes ménopausées à risque accru d'ostéoporose.

Il n'y a pas de données sur les fractures extravertébrales.

Lors de la décision du choix par rapport aux œstrogènes (traitement hormonal substitutif : THM) pour une femme ménopausée, il conviendra de prendre en compte les symptômes de la ménopause (le **raloxifène** n'a pas d'effet sur les bouffées de chaleur et les autres symptômes de la ménopause liés au déficit en œstrogènes), les effets sur le sein, et les risques et bénéfices cardiovasculaires.

Les études cliniques ont montré que le **raloxifène** à 60 mg/j réduit significativement le cholestérol total et le LDL-cholestérol. Les concentrations de HDL-cholestérol et de triglycérides ne sont pas modifiées. Par rapport aux œstrogènes aucune donnée n'est encore disponible pour démontrer un bénéfice du **raloxifène** sur la maladie cardiovasculaire athéromateuse.

Dans les essais cliniques le **raloxifène** n'a pas stimulé l'endomètre postménopausique, ni le tissu mammaire. À 3 ans, il n'a pas augmenté le risque de cancer de l'endomètre, et le risque relatif de cancer du sein nouvellement diagnostiqué était significativement plus faible chez les femmes ménopausées traitées par **raloxifène** que chez les femmes ménopausées sous placebo.

Contre-indications

Femme en âge de procréer : le **raloxifène** ne doit être utilisé que chez les femmes ménopausées.

Épisode actuel ou antécédent d'accidents thromboemboliques veineux, incluant la thrombose veineuse profonde, l'embolie pulmonaire et la thrombose veineuse rétinienne.

Hypersensibilité au **raloxifène** ou aux autres constituants du comprimé.

Insuffisance hépatique, y compris la cholestase.

Insuffisance rénale sévère.

Saignement génital inexpliqué.

Patiente ayant un cancer de l'endomètre ou du sein, la sécurité d'emploi dans ce groupe de patientes n'ayant pas été prouvée.

Précautions d'emploi

Le **raloxifène** est associé à un risque accru d'accident thromboembolique veineux qui semble identique à celui rapporté avec le THM. Il doit être interrompu dès que possible en cas de maladie ou de situation entraînant une immobilisation prolongée, et 3 j avant une immobilisation programmée.

Effets indésirables

Accidents thromboemboliques veineux : thrombose veineuse profonde, embolie pulmonaire et thrombose veineuse rétinienne.
Thrombophlébite superficielle.
Bouffées de chaleur.
Crampes des jambes.
Œdème périphérique.
Faible diminution du nombre de plaquettes.
Rares cas d'augmentation modérée des transaminases.
L'incidence des symptômes mammaires et des saignements d'origine utérine s'est avérée moins forte chez les patientes sous **raloxifène** par rapport aux patientes sous traitement hormonal substitutif.

Interactions médicamenteuses

Dans l'éventualité d'une administration simultanée du **raloxifène** avec de la **warfarine** ou d'autres dérivés de la **coumarine**, le taux de prothrombine doit être surveillé.
Le **raloxifène** ne doit pas être administré en association avec la **colestyramine**, qui réduit l'absorption et le cycle entérohépatique du **raloxifène**.

CALCIUM + VITAMINE D3

■ Calcium + colécalciférol ©

CACIT VITAMINE D3					
Ostéoporose : 1 sach./j Ca-élément 1 000 mg + vit. D3 880 UI	30 sach. 90 sach.	5,29 14,98		65 % 65 %	0,18 0,17
Ostéoporose : 2 cp./j Ca-élément 500 mg + vit. D3 440 UI	60 cp. à croquer et à sucer	5,29		65 %	0,09
CALCIDOSE VITAMINE D3					
Ostéoporose : 2 sach./j Ca-élément 500 mg + vit. D3 400 UI	60 sach.	5,29		65 %	0,09
CALPEROS D3					
Ostéoporose : 2 cp./j Ca-élément 500 mg + vit. D3 400 UI	60 cp. à sucer	5,29		65 %	0,09
CALTRATE VITAMINE D3					
Ostéoporose : 2 cp./j ou 2 sach./j Ca-élément 600 mg + vit. D3 400 UI	60 cp. pell. 180 cp. pell.	5,29 14,98		65 % 65 %	0,09 0,08
DENSICAL VITAMINE D3					
Ostéoporose : 2 cp./j Ca-élément 500 mg + vit. D3 400 UI	60 cp. à croquer et à sucer	5,29		65 %	0,09

EPTAVIT					
Ostéoporose : 1 cp./j Ca-élément 1 g + vit. D3 880 UI	30 cp efferv.	5,29		65 %	0,18
FIXICAL VITAMINE D3					
Ostéoporose : cp./j Ca-élément 1 g + vit. D3 800 UI Ostéoporose : 1 cp. matin et soir Ca-élément 500 mg + vit. D3 400 UI	30 cp. à sucer 90 cp. à sucer 60 cp. à croquer et à sucer 180 cp. à croquer et à sucer	5,29 14,98 5,29 14,98		65 % 65 % 65 % 65 %	0,18 0,17 0,09 0,08

Indications

Correction des carences vitamino-calciques chez les sujets âgés. Apport vitamino-calcique associé aux traitements spécifiques de l'ostéoporose, chez les patients carencés ou à haut risque de carence vitamino D-calcique.

Contre-indications

Celles de la calcithérapie et celles liées à la **vitamine D.**

Tenir compte de la dose de **vitamine D** par unité de prise et d'une éventuelle autre prescription de **vitamine D.**

Le produit doit être prescrit avec précaution chez les patients atteints de sarcoïdose en raison d'une augmentation possible du métabolisme de la **vitamine D** en sa forme active. Chez ces patients, il faut surveiller la calcémie et la calciurie.

Précautions d'emploi

Cf. Contre-indications.

Effets indésirables

Ceux de la calcithérapie, plus les risques de surdosage en **vitamine D** : hypercalcémie et hypercalciurie, avec nausées, vomissements, polydipsie, polyurie, constipation, etc.

Interactions médicamenteuses

Celles de la calcithérapie, plus :

- **phénytoïne, barbituriques** : diminution possible de l'effet de la **vitamine D3** par inhibition de son métabolisme ;
- **glucocorticoïdes** : diminution possible de l'effet de la **vitamine D3.**

Interaction possible avec des aliments contenant : acide oxalique, phosphates, acide phytique.

PHOSPHORE

■ Phosphore

PHOSPHONEUROS					
150 à 200 gttes/j (soit 1,2 à 1,6 mg de phosphore-élément) en fractionnant les prises	1 fl. 120 mL 10 gttes = 78,8 mg	3,97	II	65 %	3,97
PHOCYTAN					
Apport IV de phosphore principalement au cours des alimentations parentérales	1 fl. 100 mL 0,33 mmol/mL	HOP	I		
	10 amp. 10 mL 0,66 mmol/mL	32,70	I	65 %	3,27
	50 amp. 10 mL 0,66 mmol/mL	HOP	I		

Propriétés

Le phosphore par voie orale a pour objectif de faire diminuer la calciurie en formant dans l'intestin un complexe de phosphate tricalcique peu assimilable. Il est absorbé par le tube digestif et éliminé par le rein. La diminution de la résorption calcique entraîne une diminution parallèle de la calciurie et de la magnésurie.

L'action osseuse du phosphore est indirecte : la diminution de l'absorption calcique provoque une hyperparathyroïdie réactionnelle et une stimulation de l'activité ostéoblastique.

L'action hypocalcémiante n'est plus utilisée du fait du risque majeur de calcifications diffuses métastatiques.

Indications

Hypercalciurie idiopathique avec ou sans lithiase.

Diabète phosphaté et tubulopathies avec pertes de phosphore.

Traitement associé au cours des ostéoporoses ou de la corticothérapie au long cours, soit avec une calcithérapie (traitement alterné : **calcium** pendant 3 sem., puis **phosphore** pendant 10 j), soit administré en continu avec la **calcitonine**.

Apport phosphoré en nutrition parentérale (formes injectables).

Contre-Indications

Hyperkaliémie.

Hypocalcémie.

Insuffisance rénale chronique.

Précautions d'emploi

L'administration de **phosphore** est rarement isolée. Elle implique une surveillance régulière du bilan phospho-calcique : calcémie, calciurie, phosphorémie, créatininémie.

Effets indésirables

Les effets indésirables les plus fréquents sont digestifs : intolérance digestive avec douleurs épigastriques, nausées, vomissements, diarrhée.

Précipitations calciques tissulaires (reins, muscles) en cas d'hypercalcémie et de doses dépassant 2 g/j.

Interactions médicamenteuses

Médications susceptibles de ralentir ou bloquer l'absorption du produit : **sucralfate, hydroxydes d'aluminium et de magnésium**, gels de phosphate d'alumine.

HORMONE PARATHYROÏDIENNE (OSTÉOPOROSE)

■ Tériparatide ©

FORSTEO					
20 µg/j en inj. SC Durée : 18 mois Supplémentation vitamino-calcique associée si apports insuffisants	1 stylo 3 mL 20 µg/80 µL	225,53	I	65 %	225,53
MOVYMIA					
Biosimilaire	1 cartouche 20 µg/ 80 µL	199,22	I	65 %	
	1 cartouche 20 µg/ 80 µL + stylo	220,6	I	65 %	

Propriétés

Parathormone de synthèse, favorise la formation osseuse en augmentant l'activité ostéoblastique au profit de l'activité ostéoclastique.

Indications

Traitement de l'ostéoporose postménopausique avérée des femmes présentant au moins 2 fractures vertébrales et selon la procédure des médicaments d'exception.

Contre-indications

Hypersensibilité au **tériparatide**.
Hypercalcémie.
Maladie métabolique osseuse en dehors de l'ostéoporose primitive.
Hyperparathyroïdie, maladie de Paget.
Élévation inexpliquée des phosphatases alcalines.
Insuffisance rénale sévère (ClCr < 30 mL/min).
Grossesse et **allaitement** : sans objet chez la femme ménopausée.

Précautions d'emploi

Augmentation possible, transitoire, de la calcémie en début de traitement sans nécessité de surveillance.
Hypercalciurie avec risque de lithiase urinaire chez les patientes prédisposées (antécédent de lithiase urinaire).
Hypotension orthostatique parfois observée.
Association avec prudence des **digitaliques**.

Effets indésirables

Douleurs des membres musculo-squelettiques.
Affections hématologiques : anémie.
Hypercalcémie.
Asthénie, dépression.
Céphalées, vertiges, sciatique.
Palpitations, hypotension, dyspnée.
Nausées, vomissements, hernie hiatale, RGO.
Réaction au point d'injection.

Interactions médicamenteuses

L'hypercalcémie peut prédisposer au surdosage en **digitaliques** imposant la surveillance de la calcémie chez les patients sous **digitaliques**.

ANTICORPS MONOCLONAL ANTI-RANKL (OSTÉOPOROSE)

■ Dénosumab

PROLIA					
Voie SC 1 inj. tous les 6 mois	1 ser. prér. 60 mg/mL	176,21	I	65 %	176,21

Propriétés

Anticorps monoclonal (IgG2) humain qui cible le RANKL, ligand du récepteur RANK. Le **dénosumab** se lie de façon spécifique au RANKL avec une forte affinité, empêchant l'activation du récepteur RANK situé à la surface des ostéoclastes et de leurs précurseurs. Le blocage de l'interaction RANK/RANKL inhibe la formation, la fonction et la survie des ostéoclastes et diminue ainsi la résorption osseuse dans l'os cortical et trabéculaire.

Indications

Traitement de l'ostéoporose postménopausique chez les femmes à risque élevé de fractures. Ce médicament réduit significativement le risque de fractures vertébrales, non vertébrales et de la hanche.

Contre-indications

Patientes de moins de 18 ans, grossesse, allaitement, hypersensibilité au produit.
Hypocalcémie.

Précautions d'emploi

Bilan bucco-dentaire avant le traitement
Supplémentation en **calcium et vitamine D.** Il est important pour toutes les patientes d'avoir un apport adéquat de calcium et de vitamine D.

Effets indésirables

Fréquents :
- troubles du système nerveux : sciatique ;
- troubles musculo-squelettiques : douleurs des membres ;
- diarrhées ;

- extraction dentaire ;
- dyspnée.

Interactions médicamenteuses

Aucune interaction médicamenteuse notable n'a été recensée.

D'après les études, il n'influerait pas sur les médicaments métabolisés par le CYP3A4 et peut être administré de manière concomitante avec des **œstrogénothérapie substitutive orale** ou des **biphosphonates**.

OSTÉOMALACIE

FICHE MALADIE

DÉFINITION

L'ostéomalacie, maladie de l'adulte, se définit histologiquement par un défaut de la minéralisation du tissu ostéoïde, qui se trouve en excès sur la biopsie osseuse, quand cet examen est nécessaire. Chez l'enfant, il y a en plus une anomalie de la maturation des cartilages de conjugaison et on parle de rachitisme.

Elle est beaucoup moins fréquente que l'ostéoporose.

CAUSES ET MÉCANISMES

Les ostéomalacies résultent :

- le plus souvent d'une carence d'absorption en vitamine D (malabsorption intestinale par maladie cœliaque de l'adulte surtout, par résection du grêle, par gastrectomie, etc.) ou d'une carence d'apport ;
- parfois d'une carence en phosphore (nutrition parentérale, pertes tubulaires rénales) ;
- d'un déficit de la synthèse de la 1,25-$(OH)_2$ vit. D (au cours de certains traitements par barbituriques et hydantoïnes) ;
- d'une résistance à l'action de la 1,25-$(OH)_2$ vit. D3, (rachitisme décelé à l'âge adulte, très rare) ;
- d'un trouble local de la minéralisation (hypophosphatasie, intoxication par l'aluminium ou par le fluor, traitement par les biphosphonates).

Citons aussi l'ostéomalacie « tumorale » au cours de certaines tumeurs du tissu conjonctif et de très rares cas de cancer de la prostate métastasé.

Le traitement n'est donc pas nécessairement univoque : il faut non seulement compenser la carence mais aussi, chaque fois que c'est possible, agir sur sa cause.

DIAGNOSTIC

SIGNES CLINIQUES

Les douleurs commencent habituellement aux os de la ceinture pelvienne (région du pli de l'aine). Elles sont aggravées par la station debout et par la marche, calmées parla position couchée. Elles sonttrès intenses, responsables d'une impotence à la marche qui est lente, précautionneuse, parfois dandinante. Plus tardivement, les douleurs gagnent le thorax, le rachis et parfois la ceinture scapulaire. Des fractures peuvent survenir, pour un traumatisme minime.

Enfin, par opposition à l'ostéoporose, l'état général du patient est souvent déficient : l'amaigrissement est habituel, la pâleur fréquente, l'asthénie constante.

SIGNES RADIOLOGIQUES

Ils sont caractéristiques dans la majorité des cas :

- Augmentation de la transparence osseuse : les os ont un aspect flou, délavé, mais les contours osseux sont moins nets que dans l'ostéoporose.
- Fissures ou stries osseuses de Looser-Milkman : très fréquentes et caractéristiques de l'ostéomalacie, on les observe surtout sur les os du bassin (branches ischio-pubiennes, extrémité supérieure du fémur), mais aussi

aux os de la ceinture scapulaire. Ce sont des stries ou des bandes claires de quelques millimètres de large, traversant l'os en totalité ou en partie.

• Déformations du squelette : bien que tardives, elles ne sont pas exceptionnelles ; déformations du thorax « en cloche », du bassin en « cœur de carte à jouer », incurvation des fémurs.

SIGNES BIOLOGIQUES

• La calcémie est habituellement diminuée de façon modérée. La phosphorémie est presque toujours diminuée.

• Les phosphatases alcalines sanguines sont discrètement élevées.

• Le taux de vitamine D est effondré.

• La calciurie des 24 h est presque constamment abaissée (sauf dans les ostéomalacies d'élimination).

TRAITEMENT

VITAMINE D2, VITAMINE D3

La correction de la carence vitaminique D repose essentiellement sur la **vitamine D2** (**ergocalciférol**) ou la **vitamine D3** (**colécalciférol**), jusqu'à disparition des douleurs et correction de l'hypocalcémie et de l'hypophosphorémie, et normalisation des phosphatases alcalines, en réduisant la posologie en cas d'élévation de la calciurie et en s'assurant de l'absence d'hypercalcémie.

AUTRES FORMES DE VITAMINE D

• **Calcifédiol** (*DÉDROGYL*) (sol. buv. de 25-OH vit. D3 ; 1 gtte = 400 UI), lorsque l'ostéomalacie est secondaire à une affection hépatique ou à un traitement barbiturique ou anticonvulsivant : 4 à 10 gttes/j.

• **Calcitriol** (*KOCALTROL*) (1,25-$(OH)_2$ vit. D3 ; capsules dosées à 0,25 mg) en cas d'ostéomalacie vitaminorésistante : 2 à 4 caps./j.

Dans tous les cas, avec la même surveillance qu'avec la vitaminothérapie D2 ou D3.

CAS PARTICULIERS

Une calcithérapie est parfois nécessaire en cas de grande hypocalcémie, sous stricte surveillance biologique également.

Un apport de phosphore est parfois nécessaire en cas d'hypophosphorémie (diabète phosphoré), par voie orale et en fractionnant les prises pour diminuer les troubles digestifs possibles.

En cas de maladie cœliaque, un régime sans gluten est nécessaire.

Dans les ostéomalacies tumorales, l'exérèse de la tumeur peut faire régresser l'ostéomalacie.

> Un traitement par la vitamine D, quel que soit le produit employé, nécessite une surveillance régulière de la phosphorémie et de la calciurie, dont la normalisation précède toujours celle de la calcémie.
> L'hypercalcémie, avec ses complications, est en effet le risque thérapeutique majeur, mais peut être facilement évitée grâce à cette surveillance.

PRONOSTIC

L'efficacité de ces traitements est remarquable. La disparition des douleurs est particulièrement rapide et constitue un véritable test diagnostique.

FICHE INFIRMIÈRE

EXAMENS

L'infirmier(e) assurera les prélèvements prescrits : calcémie, phosphorémie, phosphatases alcalines, vitamine D et métabolites, et, après recueil des urines des 24 h, calciurie.

SURVEILLANCE DU TRAITEMENT

Assistance à la patiente, souvent fatiguée et souffrante.

Vérifier que les prises médicamenteuses sont correctes.

FICHE PHARMACOLOGIE

VITAMINE D

Ergocalciférol (ou vitamine D2)

STÉROGYL					
Ostéoporose : 2 gttes/j Ostéomalacie : 10 à 50 gttes/j au début du traitement, puis 2 à 5 gttes/j	1 fl. 20 mL (gtte = 0,01 mg ou 400 UI)	1,89		65 %	1,89
STÉROGYL 15A					
Ostéoporose : ½ à 1 amp./an Ostéomalacie : 1 amp./sem. ou 2 sem., jusqu'à guérison	1 amp. buv. (600 000 UI = 15 mg)	1,42	II	65 %	1,42
STÉROGYL 15H					
Ostéoporose : ½ à 1 amp./an Ostéomalacie : 1 amp./sem. ou 2 sem., jusqu'à guérison	1 amp. buv. ou inj. en IM (600 000 UI = 15 mg)	1,51	II	65 %	1,51

Colécalciférol (ou vitamine D3) ©

VITAMINE D3 BON					
Ostéoporose : ½ à 1 amp./an Ostéomalacie : 1 amp./sem. ou 2 sem., jusqu'à guérison	1 amp. buv. ou inj. en IM (200 000 UI = 5 mg)	1,33	II	65 %	1,33
ZYMAD					
Ostéoporose : 2 à 3 gttes/j A. max : 600 000 UI/an E. amp. 80 000 UI *Préventif :* 0-5 ans : – avec lait enrichi en vitamine D : 1 amp./6 mois – sans lait enrichi en vitamine D : 1 amp./2-3 mois > 5 ans : 1 amp./2-3 mois *Curatif :* 2 amp./6 mois	1 fl. sol. buv. 10 mL (10 000 UI)	1,89	II	65 %	1,89
	1 amp. buv. 2 mL (50 000 UI)	1,24	II	65 %	1,24
	2 amp. buv. 2 mL (50 000 UI)	2,17	II	65 %	1,09
	1 amp. buv. 2 mL (80 000 UI)	1,24	II	65 %	1,24
	1 amp. buv. 2 mL (200 000 UI)	1,24	II	65 %	1,24
	4 amp. buv. (50 000 UI)	3,99	II	65 %	1,00
ADRIGYL					
Carence en vit. D Préventif : 2 à 6 gttes/j Curatif : 6 à 60 gttes/j Max 600 000 UI/an	1 fl. sol. buv. 10 mL	1,65		65 %	1,65

UVÉDOSE					
Carence en vit. D Préventif : 1 amp./3 mois Curatif : 1 à 2 amp./mois	1 amp. buv. 2 mL (50 000 UI) 1 amp. buv. 2 mL (100 000 UI)	1,24 1,33	II II	65 % 65 %	1,24 1,33
Préventif : 1 caps./mois Curatif : 1 à 2 caps./mois selon l'intensité de la carence	2 caps. 50 000 UI 4 caps. 50 000 UI	2,17 3,99	II II	65 % 65 %	
KIPOS					
Préventif : 1 caps./3 mois Curatif : 1 à 2 caps./mois selon l'intensité de la carence Max 600 000 UI/an	1 caps. 100 000 UI 2 caps 100 000 UI	1,09 1,88	II II	65 % 65 %	1,09 0,94

Propriétés

La **vitamine D** augmente l'absorption intestinale du **calcium** et des phosphates et favorise la minéralisation osseuse.

Indications

Traitement et/ou prophylaxie des états de carence en vitamine D (rachitisme, ostéomalacie).

Contre-indications

Hypersensibilité à l'un des constituants.
Hypercalcémie, hypercalciurie, lithiase calcique.

Précautions d'emploi

Grossesse et **allaitement** : ne pas utiliser le *STÉROGYL 15A*.
Le *STÉROGYL* 15 mg contient une dose très élevée en **vitamine D**. Pour éviter tout surdosage, ne pas administrer plus d'une fois/an et éviter l'association à d'autres traitements contenant cette vitamine.
Surveiller la calciurie et la calcémie et arrêter les apports de **vitamine D** si la calcémie dépasse 105 mg/mL (2,62 mmol/L) ou si la calciurie dépasse 4 mg/kg/j chez l'adulte.
STÉROGYL 15A : tenir compte de la présence d'alcool dans ce médicament.

Effets indésirables

Liés au surdosage en **vitamine D** : hypercalcémie et hypercalciurie, avec nausées, vomissements, polydipsie, polyurie, constipation.

Interactions médicamenteuses

Diurétiques thiazidiques : en raison du risque d'hypercalcémie, utiliser la posologie la plus faible recommandée et renforcer la surveillance de la calcémie.
Tenir compte de la présence d'alcool dans le *STÉROGYL 15A*.

MÉTABOLITES

■ Calcifédiol (ou 25-OH vitamine D3) ©

DÉDROGYL					
Ostéomalacie : 4 à 10 gttes/j	1 fl. 10 mL (1 gtte = 400 UI)	6,22	II	30 %	6,22

Propriétés

Métabolite de la vitamine D déjà hydroxylé en 25 et court-circuitant ainsi la phase hépatique de métabolisation de la vitamine D.

Indications

Ostéomalacie.
Traitement de la carence en vitamine D.
Prévention des troubles calciques de la corticothérapie et des anticonvulsivants.

Prévention de la carence en vitamine D dans l'insuffisance rénale (voir aussi Hypoparathyroïdie).

Contre-indications

Hypersensibilité à l'un des constituants.
Hypercalcémie, hypercalciurie, lithiase calcique.

Précautions d'emploi

Grossesse : possible, ne pas dépasser 2 à 3 gttes/j.
Allaitement : possible ; tenir compte du passage dans le lait.

Surveiller la calciurie et la calcémie et arrêter les apports de **vitamine D** si la calcémie dépasse 105 mg/mL (2,62 mmol/L) ou si la calciurie dépasse 4 mg/kg/j chez l'adulte.

Effets indésirables

Liés au surdosage en **vitamine D** : hypercalcémie et hypercalciurie, avec nausées, vomissements, polydipsie, polyurie, constipation, etc.

Interactions médicamenteuses

Diurétiques thiazidiques : en raison du risque d'hypercalcémie, utiliser la posologie la plus faible recommandée et renforcer la surveillance de la calcémie.

■ Alfacalcidol ©

UN-ALFA					
Ostéomalacie, hypoparathyroïdie : 1 à 6 mg/kg/j Ostéomalacie rénale : 1 à 2 mg/j E. 0,05 mg/g/j	30 caps. 0,25 µg	4,75	I	65 %	0,16
	30 caps. 0,5 µg	7,68	I	65 %	0,26
	30 caps. 1 µg	10,64	I	65 %	0,35
	1 fl. sol. buv. 2 µg/ 1 mL (10 mL)	7,03	I	65 %	7,03
	10 fl. sol. inj. IV 1 µg/0,5 mL	HOP	I		
	10 fl. sol. inj. IV 2 µg/mL	HOP	I		

Propriétés

Précurseur de synthèse du métabolite actif de la vitamine D déjà hydroxylé en 1-α et court-circuitant ainsi la phase rénale de métabolisation de la vitamine D. Ses propriétés sont celles du 1,25-$(OH)_2$-colécalciférol (**calcitriol**). Sa conversion est complète en 12 h et sa demi-vie d'élimination plasmatique de 24 h.

Indications

Ostéomalacie.
Traitement de la carence en vitamine D.
Prévention des troubles calciques de la corticothérapie et des **anticonvulsivants**.
Prévention de la carence en vitamine D dans l'insuffisance rénale (*cf.* aussi Hypoparathyroïdie).

Contre-indications

Grossesse : possible, ne pas dépasser 2 à 3 gttes/j.
Allaitement : possible ; tenir compte du passage dans le lait.

Précautions d'emploi

Cf. DÉDROGYL.

Effets indésirables

Cf. DÉDROGYL.

Interactions médicamenteuses

Cf. DÉDROGYL.

■ Calcitriol (ou 1,25-$(OH)_2$ vitamine D3)

ROCALTROL					
Ostéomalacie vitamino-résistante : 2 à 4 caps./j	30 caps. 0,25 µg	6,78	I	65 %	0,23

Propriétés

Métabolite actif naturel de la vitamine D. Au niveau de l'intestin, augmente l'absorption du calcium et du phosphore.

Au niveau de l'os, augmente la résorption ostéoclastique, conjointement à la parathormone, permettant la minéralisation du tissu ostéoïde.

Au niveau du rein, augmente la réabsorption tubulaire du phosphore, et peut-être du calcium.

Indications

Ostéomalacies vitamino-résistantes (et rachitismes).
Ostéodystrophie rénale.
Hypoparathyroïdie.
Pseudo-hypoparathyroïdie.

Contre-indications

Grossesse et **allaitement**.
Lithiase calcique avec hypercalciurie.
Hyperparathyroïdie primaire.
États connus d'hypersensibilité à la **vitamine D**.
Hypercalcémies.

Précautions d'emploi

Surveillance régulière de la calcémie et de la phosphorémie, hebdomadaire en début de traitement ; et de la calciurie en l'absence d'insuffisance rénale.

Dosage mensuel de la créatinine, du magnésium, des phosphatases alcalines sériques.

Effets indésirables

Risque d'hypercalcémie, d'hyperphosphorémie entraînant des précipitations calciques dans les tissus mous.

Interactions médicamenteuses

Cf. DÉDROGYL, plus :
- magnésium : risque d'hypermagnésémie ;
- **digoxine** : risque d'arythmie ;
- **colestyramine** : risque de diminution de l'absorption intestinale du **calcitriol**.

ÉPIPHYSITES, APOPHYSITES DE CROISSANCE – MALADIES DE SCHEUERMANN ET D'OSGOOD-SCHLATTER

FICHE MALADIE

DÉFINITION

On dénomme épiphysite une dystrophie de croissance touchant l'épiphyse d'un os ; celle-ci est située à l'extrémité de la diaphyse, dont elle est séparée, pendant la croissance osseuse, par le cartilage de conjugaison. La maladie de Scheuermann est une épiphysite vertébrale de croissance.

Les apophysites touchent une saillie osseuse encore en période de croissance, alors qu'elle n'est pas encore soudée au reste de l'os. La maladie d'Osgood-Schlatter est une apophysite de l'apophyse tibiale antérieure.

On utilise aussi, d'une façon plus générale, les termes : ostéochondrose, ostéochondrite de croissance.

Il existe de nombreuses autres localisations, dont :
- la tête fémorale (ostéochondrite primitive ou maladie de Legg-Perthes-Calvé) ;
- un condyle fémoral (ostéochondrite disséquante ou maladie de König) ;
- la tête du 2e métatarsien (maladie de Freiberg) ;
- le scaphoïde tarsien (maladie de Kohler) ;
- l'apophyse postérieure du calcanéum (maladie de Sever), pour ne citer que les plus courantes.

CAUSES ET MÉCANISMES

Les mécanismes de la dystrophie sont probablement multiples, associant une ostéonécrose localisée d'origine vasculaire ou des microtraumatismes avec arrachement osseux.

MALADIE DE SCHEUERMANN

Cette affection, très fréquente à l'adolescence, touche surtout le garçon et s'installe habituellement sans douleur, et cesse d'évoluer, la croissance terminée. Elle touche surtout le rachis dorsal et le rachis lombaire. Son pronostic est favorable.

On la dénomme aussi : ostéochondrose vertébrale de croissance, épiphysite vertébrale de croissance, cyphose douloureuse de l'adolescent.

Son diagnostic est radiologique : aspect feuilleté des plateaux vertébraux, hernies intraspongieuses ou rétromarginales antérieures. La hernie intraspongieuse correspond à la pénétration d'un fragment discal dans le corps vertébral. Certaines images doivent être connues pour ne pas orienter à tort vers d'autres diagnostics, source d'anxiété :

- aspect cunéiforme des vertèbres responsable de la cyphose dorsale, à distinguer d'un tassement vertébral traumatique ;
- image d'épiphyse libre (aux coins antérieurs de la vertèbre) à ne pas confondre avec une fracture ;
- pincement discal en regard d'une hernie intraspongieuse à distinguer d'une spondylodiscite.

À L'ADOLESCENCE

Le traitement concerne les rares formes avec manifestations douloureuses, mais aussi les formes avec tendance à l'aggravation de la cyphose dorsale, et comporte des conseils d'hygiène du rachis (*cf.* encadré, ci-dessous). La kinésithérapie cherche à corriger les anomalies posturales : 1 seule série de 10 à 15 séances de rééducation avec correction de la tendance à la cyphose dorsale et renforcement de la musculature lombo-abdominale.

Toutes ces prescriptions, avec parfois quelques antalgiques banals, ne seront guère prolongées plus de 6 à 9 mois, c'est-à-dire pendant la phase douloureuse.

Par la suite, il conviendra cependant de ménager, « simplement », la colonne vertébrale. Le port d'un corset ne se conçoit qu'en cas, rare, de cyphose pathologique s'aggravant avant la fin de la maturation osseuse.

> **CONSEILS D'HYGIÈNE DU RACHIS**
>
> Dormir sur un lit dur, la tête à plat, sans oreiller.
>
> Limiter le port de charges (cartables trop lourds).
>
> Éviter les efforts physiques et les sports comportant une réception brutale sur le sol. La natation peut être conseillée, ainsi que le basket et le volley-ball (sports d'extension).
>
> Il est parfois utile de prescrire un repos en décubitus dorsal au milieu de la journée.

A L'AGEADULTE

Des lombalgies ou des dorsalgies peuvent se manifester lorsque des lésions d'arthrose secondaire se sont développées, mais les manifestations douloureuses surviennent en général chez des sujets anxieux, neurotoniques. Il est fondamental de s'assurer de la responsabilité réelle de ces lésions radiologiques, banales en elles-mêmes, dans le tableau clinique.

La prescription comporte, pendant la poussée douloureuse : le repos relatif, la prescription d'antalgiques banals à dose suffisante, *ASPIRINE*, **paracétamol**, 10 à 15 séances de rééducation vertébrale avec renforcement de la musculature, correction de la tendance à la cyphose, associée à des massages, rarement un anxiolytique.

MALADIE D'OSGOOD-SCHLATTER

Il s'agit d'une dystrophie de croissance de l'adolescent, un garçon en général, qui touche l'apophyse tibiale antérieure, près du genou. Une affection voisine touche la pointe de la rotule (maladie de Sinding-Larsen-Johansson).

On trouve à l'examen une tuméfaction douloureuse à l'extrémité supérieure du tibia et, parfois, un épaississement du tendon rotulien. Les radiographies comparatives des genoux de profil montrent une hypertrophie des parties molles et de l'apophyse tibiale antérieure atteinte, qui a un aspect anormalement fragmenté.

Les formes douloureuses sont justiciables :

• du repos relatif, réduisant la marche et les escaliers, supprimant la pratique des sauts ;

• de l'application d'un gel anti-inflammatoire pendant plusieurs semaines, ou d'une cryothérapie ;

• d'une éventuelle contention élastique adhésive ;

• parfois d'un traitement médicamenteux classique : antalgique à dose suffisante, voire AINS en cure très brève, mais il faut proscrire les infiltrations de corticoïdes ;

• chez les sportifs une rééducation spécialisée peut être utile.

Le pronostic en est favorable.

FICHE INFIRMIÈRE

SURVEILLANCE DU TRAITEMENT

Effets indésirables des médications éventuellement prescrites : antalgiques, anti-inflammatoires non stéroïdiens.

ÉDUCATION ET CONSEILS

Pour la maladie de Scheuermann, l'infirmier(e) peut utilement rassurer le patient et sa famille quant au pronostic, et rappeler les conseils d'hygiène du rachis.

TUMEURS OSSEUSES BÉNIGNES

FICHE MALADIE

Le traitement des tumeurs osseuses bénignes dépend de leurs modalités évolutives.

DIAGNOSTIC RADIOLOGIQUE

On constate une zone radiotransparente, homogène, bien limitée, assez souvent bordée d'une zone de condensation.

Lorsque la tumeur est très volumineuse, elle paraît dilater l'os intéressé qui reste en tout cas entouré par une coque osseuse. Les tumeurs bénignes de ce type sont représentées par le kyste anévrismal de l'os ou encore le kyste essentiel.

Certaines tumeurs bénignes donnent un aspect radiologique différent, fortement radioopaque. Elles sont constituées partiellement (comme l'ostéochondrome) ou entièrement de tissu osseux, comme l'ostéome ostéoïde.

TUMEURS ASYMPTOMATIQUES

Elles sont de découverte fortuite, à l'âge adulte, sur une radiographie demandée pour une autre raison :

• enchondromes des doigts ;

• lacune corticale métaphysaire bénigne (ou fibrome non ossifiant, ou *cortical defect*), qui peut régresser spontanément ;

• kyste solitaire vieilli ;

• exostose ostéogénique ossifiée.

Dans ces cas, l'abstention est la règle si le diagnostic radioclinique est certain.

TUMEURS SYMPTOMATIQUES

▶ Ostéome ostéoïde

Il est responsable d'une douleur nocturne ou de décubitus prolongé, calmée par l'*ASPIRINE*, et qui a sur les radiographies un aspect en cocarde : condensé en périphérie, autour d'une zone claire dans laquelle on voit parfois le « nidus » qui caractérise la tumeur.

Son traitement consiste en l'exérèse de la lésion, soit chirurgicale, soit par abord au trocart dans certaines formes accessibles.

Tumeurs actives

Elles ont tendance sur les clichés successifs à augmenter de taille ; bien qu'elles puissent souffler la corticale osseuse, elles restent bien limitées. De trop gros volume, elles peuvent fragiliser l'os et devenir alors symptomatiques. Certaines sont de diagnostic facile par l'imagerie, du fait de leur localisation et de leur aspect, d'autres le sont moins et demandent une discussion en milieu spécialisé, avant d'envisager une biopsie ou un traitement.
Parmi ces tumeurs qui peuvent devenir actives, citons : certains enchondromes, le fibrome chondromyxoïde, le kyste solitaire jeune, le kyste anévrismal et la tumeur à cellules géantes.

Tumeurs agressives

Elles ont un aspect ostéolytique et un contour mal délimité, elles augmentent rapidement de volume et vont franchir les barrières naturelles osseuses. Elles auront tendance à récidiver si le traitement n'en est pas radical.

Parmi ces tumeurs agressives ; certains kystes anévrismaux, certaines tumeurs à cellules géantes, certains chondroblastomes et certains granulomes éosinophiles.

TRAITEMENT CHIRURGICAL

Il doit viser à éviter une récidive, mais ne pas fragiliser l'os ou menacer une structure anatomique adjacente noble, en particulier chez l'enfant.

TUMEURS NON AGRESSIVES

Il peut s'agir de la résection d'une tumeur périphérique ou du curetage suivi de comblement pour les lésions centrales.
Certains kystes solitaires jeunes ont pu bénéficier de l'injection intrakystique de corticoïdes.

TUMEURS AGRESSIVES

Dans ces cas, le curetage doit être complet, avec traitement des parois, suivi de comblement ; parfois, une résection suivie de reconstruction osseuse s'avère nécessaire.

PRONOSTIC

Il est très variable selon le type de la tumeur et sa tendance extensive.

FICHE INFIRMIÈRE

ÉDUCATION ET CONSEILS

Expliquer au patient et à son entourage que certains diagnostics sont possibles grâce à la confrontation radioclinique, et que d'autres nécessitent un examen anatomopathologique, donc une biopsie. La formulation d'un pronostic en dépend.

Toute biopsie, tout traitement devraient être planifiés en milieu spécialisé pour les cas difficiles.

PATHOLOGIE MUSCULAIRE DU SPORTIF

FICHE MALADIE

ÉLONGATION MUSCULAIRE

L'élongation musculaire se caractérise par une douleur soudaine au cours de l'effort, mais elle est modérée et permet habituellement la poursuite de l'activité à un rythme ralenti ; le muscle est contracturé, douloureux à la palpation, mais il n'y a pas d'ecchymose. Le traitement comporte :

- le refroidissement immédiat avec une vessie de glace ou une poche réfrigérée type *PHYSIOPACK* ou *COLDHOT*, s'il est possible, puis discontinu ;
- le repos strict pendant 3 j, puis relatif pendant 5 à 10 j, pour éviter un risque de rupture secondaire ;
- des soins locaux avec application de chaleur locale et massages à partir du 3e j ;
- parfois, au début, un antalgique et/ou un *AINS*.

La reprise du sport ne se fera qu'au 15e j environ, précédée de séances d'échauffement progressif et en évitant les accélérations brutales.

DÉCHIRURE MUSCULAIRE

La déchirure musculaire s'accompagne d'une douleur plus violente, parfois syncopale, qui persiste au repos. L'impotence est majeure d'emblée.

À la contracture et à la douleur élective à la pression s'associent une ecchymose, parfois une encoche palpable ou une tuméfaction nodulaire ; l'hématome a tendance à être déclive et peut s'extérioriser à distance.

Le traitement comporte :

- le repos complet ;
- le refroidissement immédiat comme pour l'élongation ;
- antalgiques et AINS, éventuellement myorelaxants, pendant 2 semaines environ ;
- l'évacuation éventuelle d'un volumineux hématome (> 30 mL) par ponction sous échographie.

Les massages et les injections locales de corticoïdes sont contre-indiqués au début, mais sont parfois envisagés secondairement pour faciliter la fonte d'un noyau fibreux cicatriciel. La reprise du sport sera très progressive, après 1 à 2 mois au moins d'interruption, et avec les mêmes précautions que pour l'élongation.

RUPTURE MUSCULAIRE

La rupture musculaire se traduit par une douleur violente et une impotence majeure, la palpation d'une encoche si le sujet est vu très tôt et la rétraction du corps musculaire. L'échographie est très utile pour le bilan des lésions.

Les indications thérapeutiques dépendent du stade évolutif et du niveau sportif :

- Vue tôt, chez un sportif de haut niveau, la rupture doit être confiée au chirurgien, pour suture (bout à bout ou sur une aponévrose) après évacuation de l'hématome. Après 5 semaines d'immobilisation, une rééducation sera entreprise ; l'interruption de l'activité sportive se chiffre en mois (4 à 8 mois).
- Vue tardivement, au stade de rétraction et de fibrose, le résultat de la chirurgie est incertain. La rééducation, les antalgiques apportent une certaine aide.

OSTÉOME MUSCULAIRE

L'ostéome musculaire est la complication tardive d'une fracture ou, chez le sportif (footballeur), d'un arrachement de l'insertion ou d'une lésion du droit antérieur, ou bien d'une lésion musculaire négligée ou traitée par des massages intempestifs, qui relève d'un traitement AINS pour le « refroidir » et limiter le risque d'ossification.

L'exérèse ne se conçoit qu'en cas de gêne fonctionnelle importante et effectivement en rapport avec l'ostéome, dont la surveillance (radiographies et scintigraphie) aura montré l'absence d'évolution.

SYNDROME DE LOGE

Le syndrome de loge est un syndrome ischémique dû à l'augmentation de la pression à l'intérieur d'un compartiment inextensible comme la loge antéro-externe de la jambe.

Le traitement commence par une limitation de l'activité sportive et son adaptation aux besoins, mais il peut être chirurgical : aponévrotomie de décompression, après confirmation du diagnostic par imagerie.

FICHE INFIRMIÈRE

SURVEILLANCE DU TRAITEMENT

Les soins sont variables selon le tableau considéré.

Lors de l'encadrement d'un événement sportif, il sera utile de disposer de matériel pour le refroidissement immédiat, avec une vessie de glace ou une poche réfrigérée.

PUBALGIES, TENDINOPATHIE DES ADDUCTEURS

FICHE MALADIE

DÉFINITION

Le symptôme « pubalgie » concerne les douleurs de la région pubienne et celles des régions ilio-et ischio-pubiennes, survenant surtout chez les sportifs, mais pas exclusivement.

CAUSES ET MÉCANISMES

Le mécanisme de la pubalgie peut être :
• une tendinopathie des adducteurs ;
• une ostéoarthropathie pubienne, microtraumatique ;
• une pathologie pariétale abdominale. Certaines affections associées peuvent être révélées ou aggravées par le sport. Il faut donc écarter et traiter ces affections :
• coxopathie, dysplasie de hanche ;
• pathologie pariétale ou viscérale, abdominale, crurale ou inguino-scrotale ;
• affections rhumatismales : symphysite ou enthésopathie au cours d'une spondylarthropathie inflammatoire ;
• infection de la symphyse pubienne.

TRAITEMENT

TRAITEMENT INITIAL

Le traitement initial comporte :
• le repos, qui doit avoir une durée suffisante : 1 à 3 mois au moins ;
• les AINS à dose efficace et prolongée, en l'absence de contre-indication ;
• éventuellement un traitement local, en fonction de chaque cas : physiothérapie, gel AINS en application 2 à 3 fois/j, infiltrations de corticoïdes.

INFILTRATIONS LOCALES DE CORTICOÏDES

Elles sont utiles quand il s'agit d'une tendinite d'insertion, et que le diagnostic ne fait pas de doute.

Elles sont contre-indiquées dans les ostéoarthropathies pubiennes et les formes nodulaires des tendinites.

KINÉSITHÉRAPIE

Elle est souvent utile :

• étirement progressif et assouplissement de la jonction ostéo-tendino-musculaire des adducteurs ;
• rééducation musculaire prolongée dans les formes pariéto-abdominales.

CHIRURGIE

C'est un geste exceptionnel, réservé aux lésions majeures pariétales ou à certaines tendinites chroniques, chez des sujets jeunes pratiquant le sport à un haut niveau.

PRONOSTIC

Le pronostic peut être grevé par des récidives ou une évolution prolongée, très souvent du fait d'une mise au repos insuffisamment prolongée, ou d'une analyse insuffisante des circonstances de déclenchement et de leur non-correction.

FICHE INFIRMIÈRE

ÉDUCATION ET CONSEILS

Conseiller un repos prolongé.

Expliquer qu'un repos trop bref ou une analyse insuffisante des facteurs déclenchants peut entraîner une évolution prolongée.

HYDARTHROSE POST-TRAUMATIQUE

FICHE MALADIE

DÉFINITION

Sera envisagé ici l'épanchement de synovie (hydarthrose) qui est consécutif à un traumatisme du genou, et qui peut être la traduction de lésions différentes.

CAUSES ET MÉCANISMES

L'hydarthrose peut être la conséquence « simple » du traumatisme direct, mais elle peut être la conséquence d'une lésion méniscale ou ligamentaire traumatique.

Elle peut aussi être la conséquence du « réveil » par letraumatisme d'une lésion préexistante parfois méconnue du genou, comme une arthrose.

DIAGNOSTIC

Devant un gros genou traumatique, deux questions se posent initialement :

• S'agit-il bien d'un épanchement exclusivement traumatique ? Car rares sont les cas où cette interprétation n'est pas retenue par le blessé.
• Ne s'agit-il pas d'une hémarthrose et quelle est la gravité des lésions ? Ce qui n'est pas toujours appréciable au premier examen. L'interrogatoire doit faire préciser :
• la date de l'accident invoqué ;
• sa nature, traumatisme franc ou microtraumatisme ;
• ses circonstances de survenue : choc direct, mouvement de torsion en charge, etc. ;
• le mode évolutif ; en l'absence de lésion grave, une hydarthrose traumatique simple ne dure en général pas plus de 4 semaines.

TRAITEMENT

TRAUMATISME BÉNIN

Dans un premier temps, vont permettre la guérison :

• le refroidissement par de la glace dans une poche imperméable ou avec une poche

réfrigérée type *PHYSIOPACK* ou *COLDHOT*, qui est utile au tout début ;
- l'évacuation ne s'impose pas d'emblée ;
- le repos avec immobilisation relative ;
- un antalgique et/ou un AINS éventuellement.

Si l'épanchement persiste :
- Une ponction évacuatrice, qui doit s'entourer de précautions d'asepsie rigoureuses, soulagera le blessé et permettra d'analyser le liquide, qui est macroscopiquement clair, pauvre en éléments cellulaires et stérile.
- La prescription d'un AINS se justifie, pour une durée de 2 semaines environ, avec les précautions habituelles.
- Ou une injection intra-articulaire de 1 ampoule-seringue de **cortivazol** (*AUIM*) ou de **bétaméthasone** (*dippsténe*).

La persistance de l'épanchement doit faire rechercher une cause traumatique (entorse grave, lésion méniscale, fracture parcellaire méconnue, etc.) ou rhumatismale (réveil d'une arthrose associée, rhumatisme inflammatoire).

TRAUMATISME IMPORTANT

La ponction évacuatrice fait partie du bilan lésionnel, tout comme les radiographies, pour écarter une hémarthrose qui évoquerait alors une lésion d'un ligament croisé.

Lorsqu'il se confirme que le liquide est clair, dans un premier temps le traitement est le même que précédemment, et l'examen clinique sera repris sur un genou asséché pour écarter une lésion méniscale ou ligamentaire nécessitant un traitement propre.

HYDARTHROSE AYANT TENDANCE À PERSISTER OU À RÉCIDIVER

La recherche étiologique doit être reprise, mais en s'aidant de l'imagerie (arthrographie, arthro-scanner ou IRM, selon le contexte clinique), voire d'une arthroscopie.

PRONOSTIC

Habituellement très favorable lorsque le traumatisme est minime, il doit être réservé s'il traduit une lésion méniscale ou une lésion ligamentaire grave.

FICHE INFIRMIÈRE

SURVEILLANCE DU TRAITEMENT

SOINS – TRAITEMENTS

Ponction évacuatrice du genou : *cf.* Fiche technique, *chapitre* Monoarthrite inaugurale, p. 1625.

Injection intra-articulaire de corticoïdes : *cf.* Fiche technique, *chapitre* Corticothérapie locale, p. 1583.

EFFETS INDÉSIRABLES

Effets indésirables des médications éventuellement prescrites, et des suites d'une infiltration.

HYPERCALCÉMIE

FICHE MALADIE

DÉFINITION

L'hypercalcémie est un symptôme biologique défini par une valeur de calcémie supérieure à la valeur normale, qui est de 2,37 à 2,62 mmol/L (95 à 105 mg/L) chez l'adulte.

Ne sont envisagées ici que les hypercalcémies menaçantes pour un patient, qui relèvent d'un traitement spécifique symptomatique, indépendamment du traitement étiologique éventuellement associé.

CAUSES ET MÉCANISMES

Le plus fréquemment, l'ostéolyse en est à l'origine :

- surtout par métastase osseuse d'un cancer ostéolytique : sein (parfois lors de l'institution d'une hormonothérapie), poumon, rein, thyroïde, etc., ou myélome multiple ;
- assez souvent par hyperparathyroïdie primitive ;
- plus rarement, hyperthyroïdie, immobilisation prolongée, etc.

Certaines hypercalcémies sont liées à une augmentation de l'absorption intestinale du calcium : sarcoïdose et autres granulomatoses, intoxication par la vitamine D.

DIAGNOSTIC

On apprécie la gravité de l'hypercalcémie :

- soit sur l'existence de signes cliniques « menaçants » (troubles de la conscience voire coma, soif, polyurie, nausées, vomissements, douleurs abdominales, quelle que soit la valeur de la calcémie) ;
- soit devant une calcémie élevée, > 3,25 mmol/L ou >130 mg/L, ou augmentant progressivement et rapidement, *a fortiori* avec insuffisance rénale.

> Dans les formes menaçantes, le traitement symptomatique doit être appliqué d'extrême urgence, en milieu spécialisé.

Ailleurs, en particulier pour des calcémies < 2,75 mmol/L, il n'y a pas d'urgence thérapeutique. Certaines hypercalcémies bien tolérées (hyperparathyroïdie) peuvent se passer de traitement symptomatique en attendant le traitement étiologique.

TRAITEMENT

HYPERCALCÉMIE GRAVE, MENAÇANTE

Dans ces formes, avec insuffisance rénale, le traitement urgent doit être appliqué de préférence en unité de soins intensifs. Il comporte, schématiquement :

- réhydratation et équilibration électrolytique ;
- perfusion de **furosémide**, *LASILIX* ;
- voire épuration extrarénale par hémodialyse ou dialyse péritonéale.

Traitement anti-ostéoclastique

Par biphosphonates par voie IV, avec surveillance quotidienne de la calcémie.

- **Acide zolédronique** (*ZOMETA*), 4 mg/j en perfusion IV d'au moins 15 min (*cf.* Fiche technique, p. 1743). En cas d'efficacité, le relais par un biphosphonate par voie orale est à envisager.

HYPERCALCÉMIE ÉLEVÉE, SANS SIGNE CLINIQUE DE GRAVITÉ

Le traitement doit commencer par une réhydratation avec correction des anomalies électrolytiques, ce qui peut déjà abaisser la calcémie. Puis on s'adresse aux biphosphonates dont la dose et la durée doit être adaptée à l'état de la fonction rénale, la tolérance des produits, le degré de tolérance de l'hypercalcémie et les possibilités de traitement étiologique.

PRONOSTIC

Le pronostic du « symptôme » hypercalcémie peut être vital, indépendamment de la gravité de la maladie qui en est la cause. C'est pourquoi son traitement est indispensable et urgent.

FICHE INFIRMIÈRE

EXAMENS

Ionogramme, calcémie, créatininémie.

SURVEILLANCE DU TRAITEMENT

Être attentif aux signes cliniques « menaçants » : troubles de la conscience voire coma, soif, polyurie, nausées, vomissements, douleurs abdominales.

Porter une attention particulière à la voie d'abord veineuse.

Perfusion de *ZOMETA* : *cf.* Fiche technique, p. 1743.

FICHE TECHNIQUE

PERFUSION DE *ZOMETA*

Indication

Traitement de l'hypercalcémie d'origine tumorale, en perfusion unique.

Précautions d'emploi

- Surveiller le degré d'hydratation avant et après la perfusion.
- Doser calcémie, phosphatémie, magnésémie, créatininémie, ionogramme, avant et après perfusion.
- Utilisation possible en cas d'insuffisance rénale modérée, mais contre-indication en cas d'insuffisance rénale sévère.
- Chez les patients présentant un risque d'insuffisance cardiaque, l'hyperhydratation doit être évitée.
- Il n'y a pas d'interaction cliniquement significative avec les anticancéreux, les diurétiques, les analgésiques et les antibiotiques couramment utilisés ; avec les aminosides, un effet additif est possible, entraînant une baisse plus importante de la calcémie.

Préparation du produit

Injecter le contenu de l'ampoule de 5 mL d'eau pour préparation injectable dans le flacon contenant les 4 mg de poudre de *ZOMETA*. Agiter doucement pour obtenir une solution homogène.

Diluer le mélange obtenu dans une solution sans calcium (50 à 100 mL de solution de NaCl à 0,9 % m/v, ou de sérum glucosé à 5 % m/v).

Il est préférable d'utiliser immédiatement le produit reconstitué et dilué ; en attente d'administration, la solution doit être conservée entre 2 °C et 8 °C et utilisée dans les 24 h.

Perfusion

Ramener préalablement la solution à température ambiante si elle a été conservée au froid.

La durée de la perfusion doit être de 15 min au moins.

La solution reconstituée est compatible avec les flacons en verre, poches et tubulures en PVC, PEC et PPC.

Effets indésirables possibles

- Syndrome pseudo-grippal avec fièvre, frissons, douleurs osseuses, fatigue.
- Nausées, vomissements.
- Réactions locales au point d'injection : rougeur, œdème et/ou douleurs.
- Éruption cutanée, prurit, rarement.
- Conjonctivite.

L'altération de la fonction rénale après *ZOMETA* est possible. Il a été décrit des ostéonécroses de la mâchoire après prise de *ZOMETA*.

FICHE PHARMACOLOGIE

BIPHOSPHONATES (HYPERCALCÉMIE)

■ Pamidronate de sodium

PAMIDRONATE DE SODIUM					
Perf. IV unique (ou plusieurs perf. réparties sur 3-4 j) ; posologie à adapter à la calcémie < 3 mmol/L : 15-30 mg/cure 3-3,5 mmol/L : 30-60 mg/cure 3, 5-4 mmol/ 60-90 mg/cure > 4 mmol/L : 90 mg/cure À répéter en l'absence d'amorce de réduction de la calcémie dans les 48 h suivant le début du traitement	1 fl. 3 mg/mL 5 fl. 3 mg/mL 1 fl. 6 mg/mL 1 fl. 9 mg/mL	HOP HOP HOP HOP	I I I I		

■ Ibandronate de sodium

BONDRONAT					
Perf. IV unique de 4 mg dans 500 mL de NaCl 9 ‰ si calcémie > 3 mmol/L	1 fl. 2 mg/2 mL 1 fl. 6 mg/6 mL	HOP 280,39	I I	 65 %	 280,39

■ Acide zolédronique

ZOMETA					
Perf. IV unique de 4 mg administrée en 15 min	1 inj. 4 mg/100 mL	99,65	I	65 %	99,65

D'autres biphosphonates sont en regard des maladies : Ostéoporose et Maladie de Paget.

Propriétés

Les **biphosphonates** sont de puissants inhibiteurs de la résorption osseuse ostéoclastique. En inhibant l'activité des ostéoclastes, ils semblent retarder ou prévenir les complications cliniques du myélome et des métastases osseuses (fractures, tassements vertébraux, etc.) et normalisent une hypercalcémie maligne.

Indications

Forme IV : hypercalcémie maligne.
Forme orale : relais de la forme IV ; traitement palliatif des ostéolyses malignes sans ou avec hypercalcémie.

Contre-indications

Grossesse et allaitement : passage placentaire et dans le lait ; à éviter sauf mise en jeu du pronostic vital.

Ne pas administrer chez l'enfant.

Précautions d'emploi

- Nécessité d'une bonne hydratation avant de débuter le traitement.
- Voie orale : fractionner la dose en plusieurs prises ; administrer en dehors des repas.
- Réduire la posologie en cas d'insuffisance rénale.
- De très rares cas d'ostéonécrose (principalement de la mâchoire) ont été rapportés chez les patients traités par des **biphosphonates**.

> **BIPHOSPHONATES ET OSTÉONÉCROSE DE LA MÂCHOIRE**
>
> Un examen dentaire avec des soins dentaires préventifs appropriés devra être pris en considération avant l'instauration d'un traitement par **biphosphonates** chez des patients présentant des facteurs de risque associés (par exemple : cancer, chimiothérapie, corticoïdes ou mauvaise hygiène buccale).
>
> Au cours du traitement, ces patients devront éviter dans la mesure du possible toute intervention dentaire invasive.

Effets indésirables

Ils sont généralement modérés et transitoires :

- généraux : fièvre transitoire ; syndrome pseudo-grippal, céphalées ;
- réaction au point d'injection : prurit, érythème, phlébite, induration ;
- douleurs osseuses transitoires, myalgies, arthralgies, douleurs diffuses, crampes musculaires ; hypocalcémie symptomatique ou non, hypophosphatémie ;
- nausées, vomissements, anorexie, diarrhée, constipation, douleurs abdominales ;
- conjonctivite, etc. Un antécédent d'uvéite peut constituer une contre-indication ;
- anémie, leucopénie, thrombopénie transitoires ;
- troubles tensionnels, insuffisance cardiaque congestive par surcharge hydrique ;
- dyskaliémie, perturbation transitoire de la fonction hépatique.

Interactions médicamenteuses

Administrer les **antiacides** à distance des **biphosphonates** (2 h).

Diminution de l'absorption des **biphosphonates** en cas de prise concomitante de **sels de fer**, d'aluminium (ou de **calcium** !).

MÉTASTASES OSSEUSES DES CANCERS

GÉNÉRALITÉS

FICHE MALADIE

RECHERCHE DU CANCER PRIMITIF

La recherche du cancer primitif est indispensable car elle peut orienter le choix du traitement. Elle ne doit pas faire retarder le traitement des métastases lorsque le cancer n'est pas connu ou qu'il n'est pas découvert d'emblée par la palpation des seins (métastases ostéolytiques ou condensantes ou mixtes), par le toucher rectal (métastases condensantes plus souvent qu'ostéolytiques des cancers de la prostate) ou par la radiographie des poumons (métastases ostéolytiques). L'exploration rénale et thyroïdienne se fera ensuite.

DÉCOUVERTE DES MÉTASTASES OSSEUSES

Elle ne doit pas faire écarter systématiquement la cure du cancer primitif lorsqu'elle est possible, tout particulièrement si la métastase est unique et elle-même accessible à un traitement local.

Le bilan d'extension du cancer et du retentissement des métastases osseuses doit être fait rapidement :

- scintigraphie osseuse à la recherche de localisations multiples ;
- complétée par des radiographies, un scanner ou une IRM en cas de localisations menaçantes par leur siège ;
- bilan biologique avec marqueurs tumoraux chaque fois que possible.

Trois cancers seront particulièrement recherchés et traités ici en raison de leur fréquente hormonodépendance et hormonosensibilité (sein, prostate, thyroïde) ; mais, dans tous les cas, certaines mesures communes peuvent s'imposer, envisagées ci-après.

TRAITEMENTS COMMUNS COMPLÉMENTAIRES

Quelle que soit l'origine des métastases, le traitement à visée spécifique peut être complété par les traitements suivants.

Radiothérapie locale osseuse

- Soit conventionnelle, sur une métastase osseuse unique, non accessible à une exérèse chirurgicale.
- Soit « flash antalgique » souvent très utile et bien toléré.

Chirurgie

- À titre palliatif antalgique, voire curateur en cas de métastase unique accessible.
- Enclouage d'une métastase diaphysaire douloureuse et exposée à une fracture pathologique.
- Mise en place d'une prothèse : métastase cervico-céphalique du fémur.
- Injection de ciment dans une vertèbre douloureuse.
- Laminectomie en cas de menace ou d'installation d'une paraplégie.

Traitement médicamenteux antalgique

- Faisant appel à des antalgiques puissants, éventuellement morphiniques.
- Prescrits de façon continue pour couvrir le nycthémère dans les cas graves.

Médication antiostéoclastique

Dans les formes ostéolytiques :

- **acide clodronique** (*CLASTOBAN*) ;
- *ZOMETA,* en perfusion IV ;
- à titre palliatif, pendant plusieurs mois, et sous surveillance de la calcémie et de la fonction rénale.

Corticothérapie

La **prednisone** (*CORTANCYL*), à forte dose, peut avoir un effet antalgique pendant un certain temps.

> Si l'ensemble de ces méthodes n'aboutit qu'exceptionnellement à la guérison, les rémissions sont néanmoins fréquentes, quelquefois durables, et souvent de qualité satisfaisante pour permettre un confort de vie suffisant, qui doit être l'un des objectifs essentiels du médecin.

FICHE INFIRMIÈRE

EXAMENS

Réaliser les examens prescrits par le médecin (dont les dosages de la calcémie et de la créatininémie).

SURVEILLANCE DU TRAITEMENT

Perfusion de *ZOMETA* : *cf.* Fiche technique, *chapitre* Hypercalcémie, p. 1743.

MÉTASTASES OSSEUSES DES CANCERS DE LA PROSTATE

FICHE MALADIE

CAUSES ET MÉCANISMES

Un nombre important de métastases osseuses des cancers de la prostate se caractérisent par leur hormonodépendance.

La suppression de la sécrétion d'androgènes, ou son blocage, est réalisée dans le traitement par plusieurs méthodes :

- castration chirurgicale ;
- castration « médicale » ;
- antiandrogènes non stéroïdiens ;
- œstrogénothérapie, qui a été la première méthode utilisée ;
- progestatif de synthèse.

TRAITEMENT

CASTRATION CHIRURGICALE

La castration par pulpectomie (à distinguer de l'orchidectomie) a le même effet que les œstrogènes sans en avoir les effets indésirables thrombotiques sur les vaisseaux.

En quelques jours, les douleurs osseuses s'estompent, ce qui permet de se faire très rapidement une idée de l'efficacité du traitement. Ultérieurement l'antigène spécifique prostatique (PSA) peut se normaliser et constitue de ce fait l'examen biologique utile de surveillance.

CASTRATION MÉDICALE

Elle est effectuée par les analogues de la LH-RH.

> Les analogues de la LH-RH entraînent souvent, au début de la prescription, une recrudescence douloureuse et, en cas de localisation rachidienne, peuvent aggraver une compression médullaire qui représente une contre-indication.

Pour éviter la recrudescence douloureuse, on fait précéder leur prescription par celle d'un antiandrogène, qui sera poursuivi 4 semaines.

- **Triptoréline** (*décapeptyl*) et *décapeptyl* LP.
- **Buséréline** :
  - *SUPREFACT* ;
  - *BIGONIST.*
- **Leuproréline** :
  - *LUCRIN* ;
  - *ENANTONE* LP.
- Goséréline (*zoladex*).

ANTIANDROGÈNES NON STÉROÏDIENS

Ils nécessitent une castration préalable, mais si certains ne les donnent qu'en cas d'échec de la castration, d'autres les prescrivent d'emblée après la castration pour obtenir un blocage androgénique total.

- **Nilutamide** (*anandron*): outre un effet antabuse et des troubles de l'accommodation visuelle réversibles, il expose à un syndrome pulmonaire interstitiel et à une hépatite cytolytique.
- **Flutamide** (*eulexine*) : il expose à des troubles digestifs, une perturbation transitoire des tests hépatiques.
- **Bicalutamide** (*casodex*) ; il aurait moins d'effets indésirables.

EN CAS D'ÉCHAPPEMENT

▶ **Œstrogénothérapie**

- Malgré ses effets indésirables : accidents thromboemboliques, nausées et anorexie, surtout.
- D'abord à faibles doses (< 5 mg/j de **diéthylstilbestrol** (*DISTILBÈNE*), cp. à 1 mg).
- Puis à plus fortes doses en cas d'absence de réponse ou en cas d'échappement : **fosfestrol** (ST-52). Il permet l'utilisation de la voie veineuse, qui doit être stricte, dans certaines formes rebelles.

▶ **Un progestatif de synthèse : le cyprotérone acétate (*ANDROCUR*)**

▶ **Autres possibilités**

Elles sont décevantes :

- **aminogluthétimide** (*ORIMÉTÈNE*) : impérativement associé à l'hydrocortisone 30 à 40 mg/j ;
- **kétoconazole** (*NIZORAL*) : antifongique qui agit à forte dose en inhibant la sécrétion des androgènes testiculaires et surrénaliens ;
- chimiothérapie, enfin.

PRONOSTIC

Il existe de nombreux cas de métastases osseuses du cancer de la prostate pour lesquels l'espérance de vie est très prolongée et, hormis des complications liées au siège de certaines métastases (compressions médullaires), la qualité de vie peut être appréciable.

FICHE INFIRMIÈRE

EXAMENS

Dosage du PSA : *cf.* Cancer de la prostate.

SURVEILLANCE DU TRAITEMENT

EFFICACITÉ DU TRAITEMENT

Elle se juge sur l'atténuation des douleurs essentiellement et sur l'antigène spécifique prostatique (PSA) qui peut se normaliser, et constitue de ce fait l'examen biologique utile de surveillance.

EFFETS INDÉSIRABLES

Variables selon les médications prescrites.

ÉDUCATION ET CONSEILS

Expliquer le traitement.

MÉTASTASES OSSEUSES DES CANCERS DU SEIN ET DE LA THYROÏDE

FICHE MALADIE

CANCER DU SEIN

Un nombre important de métastases osseuses des cancers du sein se caractérisent par leur hormonodépendance.

La suppression de la sécrétion d'œstrogènes, ou son blocage, est réalisée dans le traitement par plusieurs méthodes :

- castration, par ovariectomie chirurgicale ou radiothérapie ovarienne ;
- anti-œstrogènes ;
- inhibiteurs de l'aromatase ;
- progestatifs ;
- voire, en dernier ressort, androgènes.

Le traitement repose sur l'hormonothérapie et la chimiothérapie, seules, successives ou associées. La chimiothérapie n'est pas envisagée ici.

TRAITEMENT INITIAL

L'hormonothérapie semble le traitement initial préférentiel en cas :

- de présence de récepteurs hormonaux ;
- d'évolution lente, avec délai d'apparition des métastases osseuses tardif ;
- de petit nombre de localisations métastatiques osseuses ;
- d'absence de localisations viscérales graves.

> L'association hormonothérapie et chimiothérapie semble préférable dans les autres cas, en particulier chez la femme jeune.

Les résultats du traitement seront appréciés sur la régression des douleurs osseuses avant tout, sur l'absence d'extension voire la réparation éventuelle des lésions osseuses.

▸ Castration

Par ovariectomie chirurgicale ou radiothérapie ovarienne, c'est un geste thérapeutique souhaitable chez la femme non ménopausée, qui donne de bons résultats ; elle est cependant presque toujours associée à une hormonothérapie médicamenteuse.

▸ Anti-œstrogènes

Habituellement prescrits en première intention, ils ont souvent un effet antalgique pendant quelques mois et peuvent induire une rémission.

On prescrit du **tamoxifène** (*NOLVADEX*).

Une poussée douloureuse initiale est possible, parfois avec une hypercalcémie, qui peut être prévenue par du *CORTANCYL*.

EN SECONDE INTENTION

Après échec ou échappement des antiœstrogènes, on peut prescrire :

- soit un inhibiteur de l'aromatase qui bloque uniquement la biosynthèse des œstrogènes : **anastrozole** (*ARIMIDEX*), ou **létrozole** (*FÉMARA*) 2,5 mg, 1 cp./j ;
- soit un inhibiteur stéroïdien de l'aromatase : **exemestane** (*AROMASINE*), voire **aminogluthétimide** (*ORIMÉTÈNE*), lui associant systématiquement de l'**hydrocortisone**. Les malades doivent être pris en charge comme des insuffisants surrénaliens. Les effets indésirables sont : somnolence, ataxie ébrieuse, éruption allergique ;
- les progestatifs : **acétate de médroxyprogestérone**, ou **acétate de mégestrol** (*MEGACE*) ;
- les androgènes, qui soulagent rapidement les douleurs mais donnent peu de rémissions et ont des effets indésirables virilisants et gênants.

CANCER DE LA THYROÏDE

Lorsque les métastases osseuses, après thyroïdectomie chirurgicale totale, fixent l'iode radioactif à la scintigraphie osseuse, elles relèvent d'une administration thérapeutique d'iode 131, qui peut être renouvelée.

Certaines métastases peuvent en outre bénéficier d'une irradiation externe, voire d'un traitement chirurgical curateur, après embolisation en raison du caractère vasculaire de ces métastases.

La surveillance par scintigraphie et dosage de la thyroglobuline doit être très régulière.

FICHE INFIRMIÈRE

EXAMENS

Calcémie, créatininémie et, pour la thyroïde, dosage de la thyroglobuline.

SURVEILLANCE DU TRAITEMENT

SOINS – TRAITEMENTS

Il faut demeurer prudent lors des soins infirmiers en cas de métastases ostéolytiques menaçant de fracture ou de compression médullaire.

EFFICACITÉ DU TRAITEMENT

Elle se juge sur l'atténuation des douleurs essentiellement, puis sur l'éventuelle régression des images radiographiques.

EFFETS INDÉSIRABLES

Ils ont été envisagés dans la Fiche maladie.

ÉDUCATION ET CONSEILS

Expliquer les objectifs du traitement.

FICHE PHARMACOLOGIE

ANTIŒSTROGENES

■ **Tamoxifène** ©

NOLVADEX					
À heure fixe pdt ou en dehors du repas En 1 ou 2 prises/j Adjuvant : 20 mg/j Métastatique : 20 à 40 mg/j	30 cp. 10 mg 30 cp. 20 mg	3,74 7,51	I I	100 % 100 %	0,12 0,25

■ **Fulvestrant** ©

FASLODEX					
Voie IM 500 mg (1 inj. dans chaque fesse) à J1, J15, J30 puis x 1/mois	1 ser. 250 mg/5 mL	184,67	I	100 %	184,67

■ **Torémifène** ©

FARESTON					
À heure fixe pdt ou en dehors du repas 60 mg x 1/j	30 cp. 60 mg	24,80	I	100 %	0,83

Propriétés

Antiœstrogènes par inhibition compétitive sur le récepteur aux oestrogènes. Action œstrogénique faible pour le **tamoxifène** et le **torémifène**.

Indications

Cancer du sein hormono-sensible.
FARESTON indiqué seulement chez la femme ménopausée.

Contre-indications

Grossesse et allaitement. Hypersensibilité.
FASLODEX et FARESTON : insuffisance hépatique sévère.
FARESTON : hyperplasie de l'endomètre, allongement du QT, trouble hydroélectrolytique, bradycardie, diminution de FEVG, antécédents de troubles du rythme ou de troubles thromboemboliques sévères.

Précautions d'emploi

NFS, plaquettes et suivi hépatique réguliers (+ suivi lipidique et pancréatique pour *NOLVADEX*).
NOLVADEX et *FARESTON* : suivi gynécologique.
FASLODEX : association à un traitement par des agonistes de la LHRH pour les femmes en pré/périménopause.
Contraception efficace obligatoire pendant traitement (et 2 mois après pour *NOLVADEX*).
Prudence en cas d'insuffisance hépatique.

Effets indésirables

Perturbation de la NFS, bouffées de chaleur, saignement vaginal, thromboembolie veineuse, AVC, augmentation des enzymes hépatiques, nausée, vomissements, diarrhée, arthralgie.
NOLVADEX et *FARESTON* : anomalie endométriale, alopécie.

NOLVADEX : hypertriglicéridémie, pancréatite, trouble visuel, paresthésie, neuropathie périphérique.
FASLODEX : neuropathie périphérique ou sciatique (due au site d'injection).

Interactions médicamenteuses

NOLVADEX : inhibiteurs du CYP2D6 (ou patient métaboliseur lent du CYP2D6) avec risque d'échec thérapeutique, inducteurs ou inhibiteurs du CYP3A4, **AVK** (suivi renforcé de l'INR).
FARESTON : médicaments allongeant l'intervalle QT (contre-indiqués), inducteurs ou inhibiteurs du CYP3A4, **AVK** (suivi renforcé de l'INR).
FASLODEX : aucune à signaler.

INHIBITEURS DE L'AROMATASE

■ Anastrozole ©

ARIMIDEX					
1 cp./j	30 cp. 1 mg 90 cp. 1 mg	30,36 85,74	I I	100 % 100 %	1,01 0,95

■ Létrozole ©

FÉMARA					
1 cp./j	30 cp. 2,5 mg	40,45	I	100 %	1,35

■ Exémestane ©

AROMASINE					
1 cp. x 1/j, de préférence après un repas	30 cp. 25 mg	45,85		100 %	1,53

Propriétés

Inhibition de l'aromatase. Inhibition de la biosynthèse des œstrogènes. Diminution des taux d'œstradiol et des androgènes. Pas de retentissement sur la stéroïdogenèse surrénalienne.

Indications

Cancer du sein.

Contre-indications

Grossesse et **allaitement**.

Précautions d'emploi

Insuffisance hépatique ou rénale sévère.

Effets indésirables

Prurit, douleur au point d'injection, ou tuméfaction ou granulome, éruption cutanée, alopécie, somnolence, céphalées, vertiges, bouffées de chaleur, phlébite, troubles digestifs, spotting, crampes.

PROGESTATIF (CANCÉROLOGIE)

■ Mégestrol

MEGACE					
160 mg/j en une prise orale	30 cp. 160 mg	75,65	I	100 %	2,52

Propriétés

Progestatifs de synthèse. Blocage de l'axe hypophyso-ovarien et surrénalien. Diminution des taux d'œstradiol et des androgènes. Diminution de l'activité de l'œstradiol sur les cellules tumorales en se fixant sur les récepteurs à la progestérone.

Indications

Cancers du sein et de l'endomètre.

Contre-indications

HTA sévère, antécédents de thrombophlébite, anomalies biologiques hépatiques, grossesse et allaitement.

Effets indésirables

Prise de poids, aménorrhée, métrorragies, phlébite, embolie pulmonaire, sueurs, tremblements, prurit.

PARTIE 17

UROLOGIE

INFECTIONS URINAIRES

CYSTITE – INFECTION URINAIRE BASSE

FICHE MALADIE

DÉFINITION

Il s'agit d'une infection bactérienne ou d'une mycose du bas appareil urinaire :
- affirmée par l'ECBU ;
- sans fièvre.

On distingue deux grandes entités :
- infection urinaire basse non compliquée : cystite aiguë simple de la femme entre 15 et 65 ans, sans antécédent urologique (lithiase, tumeur), sans diabète, sans immunosuppression, sans grossesse ;
- infection urinaire basse compliquée : chez l'homme, en postopératoire, chez la femme de plus de 65 ans, en présence d'une immunodépression, d'un diabète, chez la femme enceinte.

Un nombre de cystites > 4/an définit la cystite récidivante.

CAUSES ET MÉCANISMES

▶ Bactériologie

Escherichia coli (80 %), entérocoque, staphylocoque, *Pseudomonas*.

▶ Facteurs étiologiques principaux

Obstacle et stase, corps étranger, altération des capacités de défense de l'organisme.

▶ Voie de contamination préférentielle

Voie ascendante à partir du périnée (réservoir de germes digestifs).

▶ Moyens de défense

Longueur de l'urètre, flux permanent, mictions fréquentes, intégrité de la muqueuse vésicale, pH urinaire acide.

Chez l'enfant, l'infection urinaire basse est souvent le témoin d'une pathologie malformative.

DIAGNOSTIC

SIGNES CLINIQUES

- Signes irritatifs : pollakiurie, impériosités mictionnelles.
- Brûlures mictionnelles, pesanteurs pelviennes, douleurs hypogastriques augmentant avec le besoin, urines troubles avec, parfois, hématurie.
- En cas de fièvre : il existe une atteinte parenchymateuse (prostate, rein) et il ne s'agit plus d'une infection urinaire basse.

EXAMEN CLINIQUE

▶ Infection urinaire basse non compliquée

L'examen recherche une complication, un diagnostic différentiel.

▶ Infection urinaire basse compliquée ou cystite récidivante

L'examen clinique recherche une anomalie anatomique, une complication.

EXAMENS COMPLÉMENTAIRES

▶ Infection urinaire basse non compliquée

Pas d'examen ou bandelette urinaire.

▶ Infection urinaire basse compliquée ou cystite récidivante

ECBU systématique à chaque épisode infectieux, échographie rénale et vésicale avec mesure du résidu post-mictionnel, examen clinique avec cystoscopie, autres examens selon l'orientation diagnostique (uroscanner, cystographie rétrograde, débitmétrie).

ECBU : interprétation.

	LEUCOCYTES/ML	BACTÉRIES/ML	CULTURE
Urine normale	≤ 10 000	≤ 10 000	Stérile
Infection	> 10 000	> 100 000*	Positive
Leucocyturie aseptique	> 10 000	≤ 10 000	Stérile
Souillure digestive	≤ 10 000	> 10 000	Positive
À contrôler	> 10 000	≤ 10 000	Positive

* 10^3 = 1 000/mL pour les cystites aiguës à *E. coli* et autres entérobactéries, notamment *Proteus spp* et *Klebsiella* spp, et pour *S. saprophyticus.*

COMPLICATIONS

- Infection parenchymateuse : prostatite, orchi-épididymite, pyélonéphrite.
- Hématurie.
- Cystites aiguës récidivantes.

TRAITEMENT

INFECTION URINAIRE BASSE NON COMPLIQUÉE

- Traitement antibiotique monodose (une dose unique) **fosfomycine-trométamol** (*MONURIL*).
- On peut proposer en deuxième intention Pivmecillinam 400 mg x 2/j pendant 5 jours.
- On évite les quinolones du fait du risque d'émergence de résistances.
- Un ECBU de contrôle ne sera demandé que devant la persistance des signes urinaires, l'apparition de signes généraux, ou la récidive des troubles à l'arrêt du traitement.
- Pas de suivi nécessaire.
- Mesures hygiéno-diététiques à rappeler (*cf.* Fiche infirmière, ci-après).

INFECTION URINAIRE BASSE COMPLIQUÉE

- Traitement de la phase aiguë, adapté à l'ECBU pour une durée de 7à 10 jours (traitement classique).
- Mesures hygiéno-diététiques.
- Si possible, traiter le facteur de risque.
- Chez la femme enceinte : utilisation des pénicillines ; l'ECBU avec antibiogramme est obligatoire.

CYSTITE RÉCIDIVANTE

- Traitement de la phase aiguë (comme une infection urinaire basse compliquée), puis recherche d'une cause à traiter : anomalie anatomique, comportement à corriger (*cf.* Fiche infirmière, ci-après). Un traitement prophylactique peut être ensuite proposé : *FURADANTINE* ou *BACTRIM* 1 cp./j pendant 6 à 12 mois.
- Alternative au traitement antibiotique au long cours : extraits de canneberge (cranberries d'Amérique du Nord) en jus de fruits, ou *GYNDELTA* 1 gél./j pendant deux mois, renouvelable après une période d'arrêt.
- Chez les femmes ménopausées : un traitement hormonal substitutif est conseillé, ou un traitement hormonal local (*COLPOTROPHINE* crème), visant àfavoriser la trophicité vulvaire et à restaurer une flore vaginale.

AUTRES

▶ Cystite à *Schistosoma haematobium* (bilharziose urinaire)

Praziquantel (*BILTRICIDE*). Puis suivi régulier à la recherche de complications (sténose, tumeur).

▶ Infection urinaire basse à levures (dès 10^3 levures/mL)

Changer de sonde vésicale et refaire un ECBU 3 jours après. En cas de persistance des levures : traitement antifongique.

FICHE INFIRMIÈRE

EXAMENS

Réaliser bandelette et ECBU : *cf.* Fiches techniques, ci-après.

ÉDUCATION ET CONSEILS

Conseiller les mesures hygiéno-diététiques suivantes :

- Boissons abondantes (2 L /j), bien réparties sur 24 h.
- Mictions régulières toutes les 3 h (de qualité satisfaisante et confortable).
- Éviter de retenir la miction en cas d'envie.
- Uriner après les rapports sexuels.
- Après mictions : toilette d'avant en arrière, éviter les savons intimes irritants, éviter les toilettes intimes trop fréquentes.
- Favoriser les sous-vêtements en coton (éviter les sous-vêtements en nylon, les pantalons trop serrés).
- Lutter contre la constipation.

FICHE TECHNIQUE

BANDELETTE URINAIRE (BU)

Sa valeur prédictive négative est de 98 % : en cas de normalité, on peut quasiment éliminer une infection urinaire.

Elle permet une détection rapide des leucocytes-nitrites.

En cas de positivité ou de résultat imparfait, il est nécessaire de réaliser un ECBU de confirmation.

FICHE TECHNIQUE

EXAMEN CYTOBACTÉRIOLOGIQUE DES URINES (ECBU)

Réalisation dans des conditions parfaites de recueil, après toilette périnéale.

Sauf prescription particulière, le recueil doit être fait dans un pot stérile, en milieu de jet.

L'analyse au laboratoire doit être immédiate ; sinon les urines doivent être conservées à + 4 °C, pendant au maximum 12 h.

Dans un contexte d'infection urinaire, la *cytologie* recherche une *leucocyturie* (plus de 10 éléments/mm^3 = 10^4/mL) ; la présence de globules rouges est habituelle.

L'*examen direct* et la culture recherchent une bactérie.

PYÉLONÉPHRITE

FICHE MALADIE

DÉFINITION

La pyélonéphrite est une inflammation aiguë de l'épithélium urinaire et du parenchyme rénal.

PYÉLONÉPHRITE AIGUE SIMPLE

Femme de 15 à 65 ans, sans anomalie organique ou fonctionnelle de l'appareil urinaire, en l'absence de grossesse et de pathologie associée (diabète, immunosuppression).

PYÉLONÉPHRITE AIGUË COMPLIQUÉE

Homme ou femme de plus de 65 ans, enfant de moins de 15 ans, femme enceinte, en cas d'antécédent uro-néphrologique (reflux vésico-urétéral, syndrome de la jonction pyélourétérale, autre anomalie anatomique, insuffisance rénale, rein unique, polykystose), contexte postopératoire, obstacle sur la voie excrétrice (calcul, tumeur : pyélonéphrite obstructive), pathologie associée (diabète, immunosuppression).

CAUSES ET MÉCANISMES

La pyélonéphrite aiguë concerne essentiellement la femme.

Elle est la conséquence de la présence d'urines infectées dans le haut appareil.

L'infection se fait en général par voie rétrograde ascendante.

Les atteintes parenchymateuses sont à l'origine de lésions cicatricielles pouvant aboutir à une destruction du parenchyme rénal en cas de récidives multiples.

DIAGNOSTIC

> Un obstacle sur la voie excrétrice doit être systématiquement recherché, nécessitant un drainage en urgence.
> Le pronostic vital est en jeu en raison du risque de choc septique.

SIGNES CLINIQUES

Fièvre > 38,5 °C, frissons, lombalgies, début brutal ou parfois précédé de troubles mictionnels (infection urinaire basse).

EXAMENS COMPLÉMENTAIRES

- NFS, VS, CRP : syndrome inflammatoire.
- Bandelette urinaire positive confirmée par un ECBU, hémocultures.
- Bilan préopératoire en cas de pyélonéphrite sur obstacle.
- Réalisation d'examens radiologiques dans le but d'éliminer une anomalie de la voie excrétrice : échographie rénale et vésicale, en cas de douleur importante ou d'évolution défavorable.

En cas de persistance de la fièvre après 3 jours de traitement antibiotique adapté, ou en cas de doute diagnostique, l'uroscanner confirme la pyélonéphrite, recherche une causedefacteurdegravité (calcul avec pyélonéphrite sur obstacle), recherche une complication (abcès).

Voir tableau ECBU : interprétation, p. 1736.

COMPLICATIONS

- Septicémie, choc septique.
- Abcès rénal, pyonéphrose, phlegmon périnéphrétique.
- Destruction rénale progressive, insuffisance rénale.

TRAITEMENT

PYÉLONÉPHRITE AIGUË SIMPLE

Le traitement peut être pratiqué en ambulatoire :

- Antibiothérapie par fluoroquinolone orale (*OFLOCET, CIFLOX*) ou céphalosporine de 3e génération parentérale (*ROCÉPHINE*) ; une monothérapie de 7 jours est en général suffisante.
- Repos.
- Antalgiques.

PYÉLONÉPHRITE AIGUË COMPLIQUÉE

- Hospitalisation.
- Bi-antibiothérapie par céphalosporine de 3e génération associée à un aminoside (*GENTALLINE, AMIKLIN*). Cette association est maintenue jusqu'à l'apyrexie, relayée ensuite par un traitement adapté à l'antibiogramme pour une durée de 10 à 14 jours.
- Repos.
- Antalgiques.

EN CAS DE PYÉLONÉPHRITE SUR OBSTACLE

Il s'agit d'une indication de drainage en urgence, par montée d'une sonde urétérale ou par mise en place d'une néphrostomie au bloc opératoire, en plus de la prise en charge de la pyélonéphrite aiguë compliquée. Le traitement de la cause de l'obstacle (calcul, tumeur) sera envisagé à distance de l'épisode infectieux.

FICHE INFIRMIÈRE

SURVEILLANCE DU TRAITEMENT

SOINS – TRAITEMENT

En cas de pyélonéphrite aiguë compliquée

- Mise en place d'une voie veineuse périphérique.
- Début de l'antibiothérapie après prélèvements biologiques et bactériologiques.
- Surveillance régulière des constantes et de la diurèse.

En cas de pyélonéphrite sur obstacle drainée par une sonde urétérale droite

Le patient doit rester alité afin d'empêcher la migration de la sonde. Vérifier régulièrement la perméabilité des sondes et quantifier la diurèse. La sonde urétérale droite est en général changée en sonde « double J » au bloc opératoire après obtention de l'apyrexie et d'urines correctes.

EFFICACITÉ DU TRAITEMENT

- Obtention de l'apyrexie, diminution des douleurs, amélioration de l'état général.
- En cas de persistance de la fièvre après 3 jours de traitement antibiotique adapté : uroscanner à la recherche d'un abcès, d'un obstacle.
- Un mois après : échographie, bilan biologique et bactériologique de contrôle.

EFFETS INDÉSIRABLES

Ce sont ceux des antibiotiques.

ÉDUCATION ET CONSEILS

- Éviter l'exposition au soleil en cas de prescription de fluoroquinolones.
- En cas de pyélonéphrite par voie ascendante, donner les mesures hygiénodiététiques (*ci* Fiche infirmière – Cystite, p. 1737).
- En cas de pyélonéphrite à répétition, un bilan s'impose comme pour les cystites récidivantes.

PROSTATITE

FICHE MALADIE

DÉFINITION

La prostatite est une inflammation de la glande prostatique.

La prostatite aiguë est en rapport avec une infection bactérienne active.

CAUSES ET MÉCANISMES

La prostatite aiguë correspond à une infection bactérienne du parenchyme prostatique.

Les germes classiques sont le plus souvent en cause (*Escherichia coli, Enterobacter*) ; d'autres origines sont possibles : germes d'IST (mycoplasme, *Chlamydiae*), tuberculose, bilharziose.

La contamination a lieu par voie ascendante habituellement ; les causes possibles peuvent être un obstacle à la miction, un acte chirurgical ou d'exploration (cystoscopie). La contamination par voie hématogène est possible. Les conséquences sont : augmentation du volume de la prostate, élévation du PSA, dysurie, fièvre.

DIAGNOSTIC

SIGNES CLINIQUES

- Fièvre > 38,5 °C, parfois survenant après un syndrome pseudogrippal (frissons, céphalées, arthralgies).
- Dysurie, pollakiurie, impériosités, brûlures.

L'examen clinique recherche un globe vésical, une orchi-épididymite associée, et doit comporter un toucher rectal, trouvant en général une prostate très douloureuse et augmentée de volume.

EXAMENS COMPLÉMENTAIRES

- ECBU : indispensable, il confirme en général l'infection urinaire.
- Hémocultures en cas de signes généraux marqués.
- Un syndrome inflammatoire est en général retrouvé à la NFS, VS, CRP.
- Le PSA est en général très élevé et ne doit pas être demandé en période aiguë.
- Le résidu post-mictionnel doit être apprécié par une échographie sus-pubienne.
- L'échographie post-mictionnelle permet la mesure du résidu (apparei l échographique portatif de type *BLADDERSCAN* ou *BARDSCAN*).

COMPLICATIONS

- Rétention aiguë d'urine.
- Abcès prostatique.
- Septicémie, choc septique.
- Orchi-épididymite.
- Évolution vers la prostatite chronique.

TRAITEMENT

L'hospitalisation est nécessaire en cas de signes cliniques marqués ou de retentissement sévère sur l'état général.

ANTIBIOTHÉRAPIE

Fluoroquinolone orale (*OFLOCET*) en monothérapie de 4 à 6 semaines si la prostatite n'est pas sévère.

Bi-antibiothérapie en hospitalisation (fluoroquinolone ou céphalosporine de 3e génération et aminoside) si la prostatite est sévère. La monothérapie adaptée est poursuivie pendant 4 à 6 semaines en relais après obtention de l'apyrexie.

TRAITEMENT COMPLÉMENTAIRE

Alphabloquant (*XATRAL*, *OMIX*) pour lutter contre la dysurie, anti-inflammatoires pendant 10 jours (en cas de dysurie sévère), repos.

Un contrôle à un mois est nécessaire pour juger de l'efficacité du traitement et chercher une étiologie.

EN CAS DE RÉTENTION URINAIRE

Il y a contre-indication à la pose d'une sonde vésicale. La mise en place d'un cathéter sus-pubien est la règle, sauf en cas de contre-indication absolue (*cf.* Rétention d'urine, p. 1775).

FICHE INFIRMIÈRE

SURVEILLANCE DU TRAITEMENT

SOINS – TRAITEMENT

Mise en place d'une voie veineuse périphérique.

EFFICACITÉ DU TRAITEMENT

- Obtention de l'apyrexie, diminution des douleurs, amélioration de l'état général.
- En cas de persistance de la fièvre après 3 jours de traitement antibiotique adapté : uroscanner à la recherche d'un abcès, d'un obstacle.
- Un mois après : échographie, bilan biologique et bactériologique de contrôle, débitmétrie (*cf.* Fiche technique, *chapitre* Hypertrophie bénigne de prostate, p. 1781).

EFFETS INDÉSIRABLES

- Surveillance de la pression artérielle chez les patients traités par alphabloquants.
- Effets indésirables des antibiotiques.
- Surveillance régulière des constantes et de la diurèse.
- Soins d'un cathéter sus-pubien mis en place pour rétention d'urine.

ÉDUCATION ET CONSEILS

- Éviter l'exposition au soleil en cas de prescription de fluoroquinolones.
- Boissons : 2 L /j, répartis régulièrement sur la journée.
- Mictions régulières (toutes les 3 h).
- Conseils de gestion d'un cathéter suspubien mis en place pour rétention d'urine :
  - Soins locaux toutes les 48 h ;
  - Vérifier l'absence de coude au niveau du cathéter ;
  - Garder la poche déclive.
- Souligner l'importance du bilan un mois après.

ORCHITE, ÉPIDIDYMITE

FICHE MALADIE

DÉFINITION

On distingue l'orchite (infection aiguë du parenchyme testiculaire), l'épididymite (inflammation en général d'origine bactérienne de l'épididyme) et l'orchi-épididymite (orchite associée à une épididymite).

CAUSES ET MÉCANISMES

Les germes classiques sont le plus souvent en cause (*Escherichia coli, Enterobacter*) ; d'autres origines sont possibles : germes d'IST (*Chlamydiae*, gonocoque) volontiers chez l'homme jeune, tuberculose, bilharziose, virus des oreillons (orchite ourlienne).

La contamination a lieu par voie ascendante habituellement ; les causes possibles peuvent être un obstacle à la miction, un acte chirurgical ou d'exploration (cystoscopie). La contamination par voie hématogène est possible.

DIAGNOSTIC

SIGNES CLINIQUES

Souvent de début brutal, ils associent des douleurs testiculaires unilatérales, irradiant le long du cordon, à une fièvre élevée (> 38,5 °C) et des frissons.

Il faut rechercher un contexte : urétrite dans les jours qui précèdent, origine iatrogène. L'examen clinique retrouve un scrotum épaissi et inflammatoire avec une grosse bourse douloureuse ; il doit comporter un toucher rectal à la recherche d'une prostatite.

EXAMENS COMPLÉMENTAIRES

- ECBU : indispensable, il confirme en général l'infection urinaire.
- Hémocultures en cas de signes généraux marqués.
- Un syndrome inflammatoire est en général retrouvé à la NFS, VS, CRP.
- L'échographie scrotale avec Doppler recherche des signes d'épididymite ou d'abcès.

DIAGNOSTICS DIFFÉRENTIELS

Torsion du cordon spermatique, traumatisme scrotal, cancer du testicule avec signes subaigus, hernie inguino-scrotale.

COMPLICATIONS

- Abcès.
- Récidive précoce.
- Chronicisation.
- Hypofertilité, stérilité secondaire par la lésion du canal déférent ou de l'épididyme.

TRAITEMENT

L'hospitalisation est nécessaire en cas de signes cliniques marqués ou de retentissement sévère sur l'état général.

ANTIBIOTHÉRAPIE

Fluoroquinolone orale (*OFLOCET* 200, 1 cp. 2 fois/j) en monothérapie de 3 semaines ou de 6 semaines en cas de prostatite associée, ou céphalosporine de 3e génération parentérale (*ROCÉPHINE*).

Bi-antibiothérapie en hospitalisation (fluoroquinolone et aminoside) si le tableau est sévère. La monothérapie adaptée est poursuivie pendant 4 à 6 semaines en relais après obtention de l'apyrexie.

TRAITEMENT COMPLÉMENTAIRE

Anti-inflammatoires éventuels, si les signes sont marqués, débutés 48 h après les antibiotiques ; antalgiques ; repos ; port d'un slip ou d'un suspensoir.

Penser à la vérification des sérologies VIH, syphilis, hépatite dans un contexte d'IST.

Un contrôle à 1 mois est nécessaire pour juger de l'efficacité du traitement et chercher une étiologie.

EN CAS D'ABCÉDATION

Drainage chirurgical.

ÉPIDIDYMITE CHRONIQUE

Une épididymectomie est à discuter.

FICHE INFIRMIÈRE

SURVEILLANCE DU TRAITEMENT

SOINS – TRAITEMENT

Mise en place d'une voie veineuse périphérique.

EFFICACITÉ DU TRAITEMENT

- Obtention de l'apyrexie, diminution des douleurs, amélioration de l'état général.
- En cas de persistance de la fièvre après 3 jours de traitement antibiotique adapté : échographie scrotale à la recherche d'un abcès.
- Un mois après : échographie réno-vésico-prostatique et scrotale, bilan biologique et bactériologique de contrôle, débitmétrie (*cf.* Fiche technique, p. 1781).

EFFETS INDÉSIRABLES

Ce sont ceux des antibiotiques.

On surveille régulièrement les constantes.

ÉDUCATION ET CONSEILS

- Éviter l'exposition au soleil en cas de prescription de fluoroquinolones.
- Boissons : 2 L/j, réparties régulièrement sur la journée.
- Mictions régulières (toutes les 3 h).
- Port d'un slip (éviter les caleçons lâches).
- Éviter les rapports sexuels durant la phase de traitement.
- Traitement du ou des partenaires en cas d'IST.
- Souligner l'importance du bilan 1 mois après.

FICHE PHARMACOLOGIE

ANTIBACTÉRIEN URINAIRE

■ **Nitrofurantoïne**

FURADANTINE						
100 mg x 3/j pdt 5 à 7 j	21	gél. 50 mg	2,89	I	65%	0,14

Propriétés

Antibiotique bactériostatique à forte élimination urinaire, actif sur de nombreuses souches d'*E. coli* et autres entérobactéries, ainsi que certains streptocoques.

Indications

Cystites aiguës non compliquées de la femme, due à des germes sensibles.

Contre-indications

Grossesse : au 9e mois (hémolyse possible si déficit en G6PD du nouveau-né).

Allaitement : déconseillé (seulement si E. > 1 mois et absence de déficit en G6PD).

Insuffisance rénale avec ClCr < 40 mL/min.

Déficit en G6PD.

Allergie aux furanes.

Précautions d'emploi

Prendre pendant les repas (améliore la tolérance digestive).

Éviter la prise associée d'alcool (effet antabuse).

Efficacité modeste à pH urinaire alcalin (pour certains, acidification urinaire associée).

Ne pas utiliser en probabiliste.

Effets indésirables

Nausées et vomissements fréquents.

Effet antabuse avec l'alcool.

Réactions immuno-allergiques générales, cutanées, pulmonaires.

Neuropathies optiques et périphériques.

Hypertension intracrânienne.

Hémolyse aiguë (si déficit en G6PD).

Interactions médicamenteuses

Résorption limitée par les **antiacides**.

Antagonisme avec les **quinolones**.

POLYSULFATE DE PENTOSANE

Polysulfate de pentosane

ELMIRON						
A. 1 gél. x 3/j	90	gél. 100 mg	515,44	I	15 %	5,73

Propriétés

Le **polysulfate de pentosane** exerce un effet local dans la vessie et est éliminé dans l'urine, ce qui entraîne :

- une réduction de l'adhérence bactérienne à la surface interne de la vessie (réduction de l'incidence des infections),
- une fonction protectrice potentielle du **polysulfate de pentosane** comblant la muqueuse urothéliale défectueuse,
- une action anti-inflammatoire.

Indications

Traitement initial et d'entretien de la cystite interstitielle : traitement du syndrome de la vessie douloureuse caractérisé par des glomérulations ou bien des ulcères de Hunner chez les adultes souffrant de douleurs modérées à fortes, de miction impérieuse et de mictions fréquentes.

Contre-indications

- Terrain hémorragique ou hémorragies en cours.
- Grossesse et allaitement.

Précautions d'emploi

POLYSULFATE DE PENTOSANE ET RISQUE HÉMORRAGIQUE

Le **polysulfate de pentosane** exerce un léger effet anticoagulant.

Les patients chez qui une intervention chirurgicale est prévue ou à risque hémorragique (traitement par anticoagulants, héparine, **thrombolytiques** ou **antiplaquettaires**) doivent être évalués.

Les patients aux antécédents de thrombocytopénie induite par l'héparine ou par le **polysulfate de pentosane** doivent faire l'objet d'une surveillance étroite lorsqu'ils sont traités par polysulfate de pentosane sodique.

Surveillance clinique et biologique étroite chez les patients insuffisants hépatiques ou rénaux.

Effets indésirables

- Maculopathies pigmentaires (examen ophtalmologique après 6 mois d'utilisation, puis tous les ans).
- Céphalées et étourdissements.
- Manifestations gastro-intestinales : diarrhée, nausées, douleur abdominale et saignements rectaux.

Interactions médicamenteuses

Aucune donnée.

COLIQUE NÉPHRÉTIQUE AIGUË

FICHE MALADIE

DÉFINITION

La colique néphrétique aiguë est une manifestation clinique algique en rapport avec la distension aiguë du haut appareil urinaire.

CAUSES ET MÉCANISMES

La cause de la distension est un obstacle aigu, d'étiologie variable (calcul, caillots, compression). Un calcul est le plus souvent à l'origine d'une colique néphrétique, mais le contexte clinique est important.

Il n'y a pas de corrélation entre la taille d'un calcul et son retentissement. La colique néphrétique aiguë traduit l'engagement du calcul issu d'un fond de calice où il s'est formé dans la voie excrétrice d'aval. La douleur est le résultat de la mise en tension brutale de la voie excrétrice et de la capsule rénale.

La dilatation n'a pas forcément le temps de se produire ce qui explique l'absence de dilatation échographique dans les premières heures de colique néphrétique aiguë.

Une rupture spontanée de la voie excrétrice peut survenirau niveau de lajonction voieexcrétricecalice : rupture defornix, entraînant une extravasation d'urines dans l'espace péri-rénal.

DIAGNOSTIC

SIGNES CLINIQUES

La crise de colique néphrétique est de début brutal ; la douleur, typique, est de siège lombaire, unilatérale, irradiant de haut en bas et vers l'avant, descendant vers les organes génitaux externes. L'évolutionsefait parcrises. Iln'existepas de position antalgique. Des signes digestifs sont souvent associés : nausées de vomissements, arrêt du transit. La présence de signes urinaires, comme une pollakiurie, des impériosités, évoque un calcul de localisation basse, à proximité de lavessie. L'examen clinique retrouve en général une fosse lombaire douloureuse et permet de rechercher des signes de gravité : fièvre supérieure à 38,5 °C, anurie, signes de choc.

EXAMENS COMPLÉMENTAIRES

- Bandelette urinaire : pH urinaire, recherche d'une hématurie microscopique.
- ECBU (infection urinaire, cristaux).
- Créatininémie (fonction rénale).
- Échographie rénovésicale et radiographie d'abdomen sans préparation : elles permettent de déceler des calculs, de visualiser une dilatation, de déterminer le caractère radioopaque ou radiotransparent d'un calcul.
- Scanner spiralé sans injection ou uro-scanner injecté : en première intention à la place du couple échographie-radiographie d'abdomen sans préparation, ou en cas de non-visualisation de calcul sur les examens précédents.
- Urographie intraveineuse : elle a une place privilégiée pour le bilan morphologique, sans urgence.

COMPLICATIONS

- Colique néphrétique aiguë fébrile (pyélonéphrite sur obstacle).
- Insuffisance rénale aiguë obstructive (colique néphrétique sur rein unique).
- Colique néphrétique hyperalgique (résistant au traitement bien conduit de la crise).
- Terrain fragile : femmes enceintes (dilatation physiologique du côté droit), hématurie sur traitement par antivitamines K, patients âgés, rein unique fonctionnel.

TRAITEMENT

COLIQUE NÉPHRÉTIQUE NON COMPLIQUÉE

L'objectif principal est de soulager le patient. La restriction hydrique n'est plus la règle.

Le calcul sera traité secondairement, en sachant que 80 % des calculs de 6 mm s'éliminent spontanément.

Le traitement médical consiste en :

- anti-inflammatoires non stéroïdiens : *PROFÉNID* 100 mg 3 fois/j, IV ou en suppositoire ;
- antispasmodique : *SPASFON* 6 amp. IV par jour, ou 6 dragées *per os* par jour ; avec *SPASFON LYOC* si besoin ;
- antalgique : **chlorhydrate de morphine.**

On parle de crise hyperalgique en cas de résistance à l'association anti-inflammatoire/morphinique.

COLIQUE NÉPHRÉTIQUE COMPLIQUÉE

▶ Colique néphrétique fébrile

Urgence : drainage chirurgical des urines par pose d'une sonde urétérale associé à une antibiothérapie par voie veineuse.

▶ Insuffisance rénale obstructive

Urgence : drainage chirurgical des urines par pose d'une sonde urétérale.

▶ Colique néphrétique hyperalgique

Drainage chirurgical des urines par pose d'une sonde urétérale.

▶ **Femmes enceintes**

Décubitus latéral gauche, antispasmodique, **paracétamol**. En cas de calcul confirmé et de non-amélioration clinique, un drainage chirurgical des urines par pose d'une sonde urétérale est nécessaire.

FICHE INFIRMIÈRE

EXAMENS

- Température, constantes.
- Pratiquer une bandelette urinaire en notant : pH, hématurie, mais aussi leucocyturie et nitrites.
- Prélèvement d'un ECBU.
- Examens prescrits par le médecin.

SURVEILLANCE DU TRAITEMENT

SOINS – TRAITEMENT

▶ **Pour le traitement médical**

Perfusion.

▶ **Pour le traitement chirurgical**

Vérifier la stérilité des urines avant chirurgie et l'arrêt de tout traitement anticoagulant ou antiagrégant plaquettaire.

En postopératoire :

- soins de sonde vésicale ;
- en cas de sonde urétérale droite solidarisée à une sonde vésicale, le patient ne doit pas se lever en raison du risque de déplacement de cette dernière. Vérifier sa perméabilité.

EFFICACITÉ DU TRAITEMENT

- Évaluation de la douleur, surveillance des constantes (température).
- Perméabilité des sondes.
- Tamisage des urines (*cf.* Fiche technique, ci-après) avec récupération éventuelle des calculs qui seront analysés au mieux par examen spectrophotométrique.
- Radiographie d'abdomen sans préparation après chirurgie.

SURVEILLANCE

- Surveillance des douleurs et de la diurèse.
- Survenue d'une complication : hyperthermie, anurie.
- Surtout, en cas d'insuffisance rénale aiguë obstructive : survenue d'un syndrome de la levée d'obstacle se manifestant par une hyperdiurèse qui devra être comptabilisée et compensée par voie IV.

EFFETS INDÉSIRABLES

Ulcère sous traitement anti-inflammatoire.

EDUCATION ET CONSEILS

Le patient doit être revu en consultation entre 15 jours et 1 mois après.

Une activité physique régulière est recommandée, avec diurèse de 2 L/j.

Les eaux conseillées dépendent de la nature du calcul. Seule l'eau plate (Évian, Volvic) la plus neutre possible peut être recommandée à cette phase, en dehors du cadre du calcul d'acide urique qui relève d'une alcalinisation par Vichy-Célestins (une bouteille par jour en plus des autres apports).

Le tamisage des urines est essentiel afin de récupérer les calculs pour les analyser.

Le patient doit reconsulter en urgence en cas d'apparition de fièvre supérieure à 38,5 °C ou en cas de survenue d'une nouvelle colique néphrétique résistant au traitement anti-inflammatoire. En postopératoire, les patients porteurs d'une sonde « double J » doivent uriner souvent, sans pousser. Il s'agit d'un matériel étranger qui peut être irritant sur le plan mictionnel, avec comme manifestations : besoins urgents ou fréquents d'uriner, sang dans les urines. La présence de cette sonde supprime le mécanisme antireflux de l'arrivée de l'uretère dans la vessie, permettant ainsi aux urines de remonter de la vessie vers le rein, ce qui peut se traduire par des lombalgies. En cas de mauvaise tolérance à la sonde ou de manifestations anormales d'apparition récente (douleur), ou encoreen cas de fièvre, les patients doivent demander l'avis du médecin.

FICHE TECHNIQUE

TAMISAGE DES URINES

Toutes les mictions doivent être recueillies dans un bassin ou dans un urinal puis versées dans des flacons transparents de grande contenance dont l'ouverture est recouverte par une compresse maintenue tendue par un élastique ou un sparadrap. Les urines sont ainsi comptabilisées et un éventuel calcul recueilli sur la compresse. Les fragments de calculs doivent être récupérés et adressés en totalité pour examen spectrophotométrique.

FICHE PHARMACOLOGIE

ALCALINISANTS URINAIRES

Bicarbonate de sodium

EAUX DE VICHY				
Célestin 1 L = 3 g de HCO_3Na	1 bouteille 1 L			NR
St-Yorre 1 L = 4 g de HCO_3Na	1 bouteille 1 L			NR

Sels de citrate

CITRATE DE POTASSIUM				
2 à 8 g/j (diluer dans 1 L d'eau)	pdre			NR
FONCITRIL				
Citrate de sodium, de potassium et acide citrique 2 à 4 sach./j	30 sach.			NR

Trométamol (ou THAM) + citrates de sodium et de potassium

ALCAPHOR				
2 à 4 càs/j	1 fl. 250 mL (2,3 g ou 10 mmol de THAM/càs)		I	NR

Citrate de potassium + zinc

LITHOSOLV				
2 cp./j	100 cp. LP			NR

Propriétés

L'alcalinisation favorise la solubilisation des cristaux d'acide urique et de cystine.

Indications

Lithiase urique (prévention, traitement).
Lithiase cystinique.
Acidoses tubulaires distales.

Contre-indications

Alcalose. pH urinaire = 7.
Lithiase infectieuse.
Surcharge hydrosodée (sauf pour le **trométamol** et *LITHOSOLV* qui ne contiennent pas de sel).
Hypermagnésémie (*LITHOSOLV*).
Hyperkaliémie (pour le citrate de potassium).

Précautions d'emploi

Risque d'alcalose métabolique en cas de fortes doses, de prédispositions à l'hyperkaliémie, l'hypermagnésémie telles que l'insuffisance rénale avancée ou le diabète sucré non contrôlé.

Prudence chez l'insuffisant cardiaque (sauf **trométamol** et *LITHOSOLV*).

Effets indésirables

Diarrhée, gastralgies.

Surcharge hydrosodée (sauf **trométamol** et *LITHOSOLV*).

Hyperkaliémie (citrate de potassium).

Interactions médicamenteuses

Quinidine.

CANCER DE LA PROSTATE

FICHE MALADIE

DÉFINITION

Il s'agit dans plus de 95 % des cas d'un adénocarcinome.

Il se développe au niveau de la zone périphérique dans 70 % des cas et dans la zone de transition dans 30 % des cas.

Le cancer de prostate est fréquemment multifocal.

CAUSES ET MÉCANISMES

Le cancer de prostate est hormonodépendant. L'androgène biologiquement actif sur la prostate est la DHT (dihydrotestostérone) qui résulte de la conversion de la testostérone sous l'effet de la 5-a-réductase.

Les facteurs favorisant sont l'âge, l'hérédité (antécédents familiaux), l'alimentation (incidence plus faible au Japon), l'origine ethnique (Noirs plus exposés).

DIAGNOSTIC

STADE LOCAL

Au stade local, le cancer de prostate n'entraîne aucun signe fonctionnel.

Le diagnostic se fait sur un faisceau d'arguments comportant le *toucher rectal* et non seulement la valeur mais aussi l'évolution du dosage du *PSA* sérique.

Un dépistage individuel est proposé aux patients entre 50 et 75 ans. En cas de patients à risque (origine africaine, antécédents familiaux), le dépistage est proposé à partir de 45 ans.

Toute anomalie du toucher rectal ou toute augmentation progressive isolée du PSA (> 4 ng/mL) doit conduire à la réalisation de biopsies de prostate.

Le diagnostic est porté uniquement surpreuve histologique, obtenue en général après réalisation de biopsies de prostate échoguidées. La topographie et le type de cancer sont décrits (adénocarcinome, en général), avec le score (somme de deux grades) de Gleason correspondant au degré de.dédifférenciation de la tumeur.

Dans certains cas, le cancer de prostate est découvert suite à une intervention pour hypertrophie bénigne de prostate.

PSA

L'antigène spécifique de la prostate (PSA) est une enzyme de liquéfaction du sperme, présent dans le liquide prostatique (qui contribue à la constitution du sperme). Une partie du PSA est retrouvée au niveau sanguin, dont le taux peut être augmenté en cas de toucher rectal, de traumatisme (sonde, résection trans-urétrale de prostate), d'infection (prostatite), d'hypertrophie bénigne de prostate, mais aussi de cancer de prostate.

Le suivi du PSA doit être réalisé dans le même laboratoire avec la même technique de dosage.

Le dosage de la fraction libre du PSA dans le sang avec réalisation du rapport libre sur total, est intéressant en cas de PSA total compris entre 4 et 10 :

- si le rapport est supérieur à 25 %, la probabilité de cancer est faible ;
- s'il est inférieur à 10 %, la probabilité de cancer est forte.

Examens complémentaires

- IRM endorectale : selon les équipes, en préopératoire.
- En cas d'éléments pronostiques péjoratifs (grade de Gleason 4 ou plus, PSA > 10 ng/ mL, T3 au toucher rectal) : scanner abdominopelvien, scintigraphie osseuse, échographie rénale.

STADE ÉVOLUÉ (ATTEINTE GANGLIONNAIRE, MÉTASTASES)

La symptomatologie est liée aux différentes atteintes :

- Extension locorégionale : dysurie, rétention, envahissement urétéral avec hydronéphrose puis insuffisance rénale, atteinte du sphincter avec incontinence, envahissement de la paroi avec douleurs, envahissement du rectum avec rectorragies.
- Extension ganglionnaire : lymphœdème pelvien et des membres inférieurs, compression urétérale.
- Extension métastatique : douleur en rapport avec une dissémination osseuse.

Examens complémentaires

PSA, scanner abdominopelvien, scintigraphie osseuse, échographie rénale.

TRAITEMENT

Il est discuté en réunion de concertation pluridisciplinaire (RCP).

POUR UN CANCER LOCALISÉ

Un traitement curateur sera proposé en fonction de l'âge, de l'espérance de vie, du stade du cancer (clinique, PSA, Gleason).

Traitements validés

- Chirurgie : prostatectomie radicale avec curage ganglionnaire ilio-obturateur bilatéral (à ciel ouvert ou laparoscopique).
- Radiothérapie externe.

Autres

- Surveillance simple : elle peut être proposée chez un homme asymptomatique, avec un cancer peu évolutif et, surtout, d'espérance de vie inférieure à 10 ans.
- Curiethérapie : implants radioactifs disposés dans la prostate.
- Ultrasons focalisés de haute intensité délivrés par voie endorectale.

STADE LOCALEMENT AVANCÉ (≥ T3)

En plus de la chirurgie, on associe une radiothérapie externe à une hormonothérapie.

STADE MÉTASTATIQUE : HORMONOTHÉRAPIE

L'hormonothérapie vise à bloquer la stimulation hormonale du cancer et à stopper son évolution. Le développement d'une hormonorésistance est la règle (*cf.* ci-après) ; le délai de survenue est variable selon le degré de différenciation du cancer.

Castration chirurgicale

Pulpectomie.

Castration chimique

- Schémas classiques :
  - blocage androgénique simple par analogue de la LH-RH (*ZOLADEX, ENANTONE, DÉCAPEPTYL*, etc.) par voie SC ou IM ;
  - blocage androgénique complet par association d'un analogue de la LH-RH (*ZOLADEX, ENANTONE, DÉCAPEPTYL,* etc.) par voie SC ou IM à un antiandrogène (*CASODEX, ANANDRON) per os.*
- Traitement hormonal de nouvelle génération : il cible le récepteur cytoplasmique aux androgènes.

Autre traitements

Des traitements particuliers peuvent être proposés en cas d'altérations génétiques telles que la mutation *BRCA1/2*.

Traitement symptomatique

Traitement des douleurs osseuses par biphosphonates, morphiniques, irradiation métabolique (strontium).

FICHE INFIRMIÈRE

EXAMENS

Assister le médecin dans la réalisation des biopsies de prostate : *cf.* Fiche technique, ci-après.

SURVEILLANCE DU TRAITEMENT

SOINS – TRAITEMENT

▶ Pour le traitement chirurgical

• Vérifier la stérilité des urines avant chirurgie et l'arrêt de tout traitement anticoagulant ou antiagrégant plaquettaire.

• Vérifier la perméabilité de la sonde en postopératoire, qui est laissée environ une semaine.

• Une incontinence urinaire est classique en postopératoire. Celle-ci pourra relever d'une rééducation.

• Le port de bas de contention et la prescription d'une isocoagulation préventive (*LOVENOX* 20 mg ou 40, *FRAXIPARINE* 0,3 mL, *FRAGMINE* 2 500-5 000 UI une injection SC quotidienne) sont recommandés.

▶ Pour la radiothérapie

Traitement des complications : rectite, diarrhée, rectorragies, cystite, hématurie.

▶ Pour le traitement médical (hormonothérapie)

Les antiandrogènes sont prescrits *per os* alors que les analogues de la LH-RH sont administrés en injectable. La voie SC est la plus fréquente (sauf pour le *DÉCAPEPTYL* qui s'administre en IM). Les implants sous-cutanés (*ZOLADEX, BIGONIST*) sont insérés à l'aide d'une aiguille plus volumineuse, bien tolérée par les patients. Une compression du point de ponction peut être nécessaire en cas de saignement. Pour le *ZOLADEX*, le dispositif d'injection comporte comme sécurité une aiguille rétractable (*Safe system*). Les injections d'analogue de la LH-RH se font en général au rythme de tous les 3 mois par un/une IDE.

EFFICACITÉ DU TRAITEMENT

▶ Après traitement curateur (chirurgie, radiothérapie)

Consultation de contrôle à 1 mois, puis 3 mois, puis tous les 6 mois avec dosage du PSA total et examen clinique.

▶ Après hormonothérapie

Suivi du PSA total à 3 mois puis tous les 6 mois. Recherche de complications en rapport avec l'évolution de la maladie.

La testostéronémie peut être suivie pour juger de l'action de castration de l'analogue de la LH-RH.

EFFETS INDÉSIRABLES, RISQUES CHIRURGICAUX

▶ Chirurgie

Incontinence urinaire, dysfonction érectile, sténose anastomotique.

▶ Radiothérapie

Rectite, rectorragies, hémorroïdes, diarrhée, cystite, impériosités, hématurie, dysfonction érectile.

▶ Hormonothérapie

<u>*Analogue de la LH-RH*</u>

Bouffées de chaleur, céphalées, disparition de la libido, dysfonction érectile, prise de poids, myalgies, œdème, peau grasse, nausées, syndrome dépressif, asthénie.

<u>*Antiandrogènes*</u>

Bouffées de chaleur, gynécomastie, asthénie, élévation des transaminases.

• Surveillance de la fonction hépatique.

• Pour la forme *CASODEX* 150 en monothérapie : radiothérapie mammaire ou *TAMOXIFÈNE per os* en prévention du risque de gynécomastie et de mastodynie.

• Antiandrogène stéroïdien (*ANDROCUR*) : risque de thrombose veineuse accru, dysfonction érectile.
• Surveillance clinique : poids, pression artérielle, examen des seins.
• Surveillance biologique par bilan hépatique, glycémie, lipides.

ÉDUCATION ET CONSEILS

Prise en charge précoce de la dysfonction érectile par injections intracaverneuses (remboursées dans ce contexte) (*cf.* Dysfonction érectile, p. 1797).

FICHE TECHNIQUE

BIOPSIES DE PROSTATE

Elles sont réalisées en général sous contrôle échographique. Au moins 6 biopsies doivent être pratiquées. Les biopsies sont réalisées à travers la paroi rectale et peuvent entraîner une rectorragie, une uréthrorragie, une hématurie et une hémospermie. Devant le risque infectieux, une antibioprophylaxie est recommandée (fluoroquinolones).

FICHE PHARMACOLOGIE

ANTIANDROGÈNES (ANTIRÉCEPTEURS)

■ **Nilutamide**

ANANDRON					
300 mg/j pdt 4 sem. puis 150 mg/j	90 cp. 50 mg 30 cp. 150 mg	128,58 119,84	I I	100 % 100 %	1,43 3,99

■ **Bicalutamide ©**

CASODEX					
1 cp./j en continu	30 cp. 50 mg	37,34	I	100 %	1,24

■ **Cyprotérone ©**

ANDROCUR					
4 à 6 cp./j	20 cp. 50 mg	8,48	I	30 %	0,42

■ **Enzalutamide**

XTANDI					
160 mg en 1 prise/j	112 cp. 40 mg	2 963,10	I	100 %	26,46

■ **Apalutamide**

ERLEADA					
240 mg en 1 prise/j	120 cp. 60 mg	2 798,92	I	100 %	23,32

■ **Darolutamide**

NUBEQA					
1 200 mg en 2 prises/j (600 mg/prise)	112 cp. 300 mg	3 665,54	I	100 %	32,73

Propriétés

Antiandrogènes non stéroïdiens bloquant les récepteurs des androgènes ou la liaison androgène-récepteur, sans autre activité hormonale.

Indications

Nilutamide, **bicalutamide** : cancer de la prostate, en prescription simultanée avec une castration chirurgicale ou médicale par **agonistes de la LH-RH.**

Cyprotérone : traitement palliatif antiandrogénique du cancer de la prostate.

Enzalutamide : cancer de la prostate métastatique résistant à la castration ayant progressé après au moins une chimiothérapie préalable contenant du **docétaxel** et pour lesquel il n'existe pas d'alternative thérapeutique disponible appropriée.

Contre-indications

Insuffisance hépatique.

Nilutamide : insuffisance respiratoire (risque de pneumopathie interstitielle).

Précautions d'emploi

Surveiller les transaminases, l'état respiratoire, la vision. Interrompre le traitement en cas d'élévation des transaminases, de dyspnée, de troubles de l'accommodation et de la vision des couleurs.

Le traitement par suppression androgénique est susceptible d'allonger l'espace QT.

Pour **l'enzalutamide**, une surveillance cardiovasculaire et neurologique est recommandée.

Effets indésirables

Troubles de l'érection.

Bouffées de chaleur.

Troubles de l'accommodation à l'obscurité et de la vision des couleurs.

Effet antabuse et hépatite.

Troubles digestifs, nausées, vomissements, diarrhée.

Aplasie médullaire.

Pour **l'enzalutamide**, il faut également noter des troubles neurologiques (céphalées, troubles de mémoire ou cognitifs) et un risque d'hypertension artérielle.

Interactions médicamenteuses

Le **nilutamide** peut perturber le métabolisme des **antivitamines K**, **phénytoïne**, **propranolol**, **chlordiazépoxyde**, **diazépam** et **théophylline.**

En cas de traitement anticoagulant : contrôler l'INR et réduire si nécessaire la posologie des **AVK.**

> **L'enzalutamide** est métabolisé par le CYP2C8 : il convient donc d'éviter une association avec un inducteur (**rifampicine**) ou un inhibiteur (**gemfibrozil**) de ce CYP. C'est par ailleurs un inducteur puissant du CYP3A4, d'où une interaction importante avec certaines molécules : **praziquantel**, **télaprévir**, **voriconazole**, **inhibiteurs de protéases** boostés par **ritonavir** sont contre-indiqués.

AGONISTES DE LA LH-RH

▪ Triptoréline

DÉCAPEPTYL					
0,1 mg pdt 7 j puis relais par la forme LP	7 amp. inj. SC 1 mL = 0,1 mg + 7 fl. pdre	33,57	I	100 %	4,80
DÉCAPEPTYL LP					
1 IM/4 sem. 1 IM/3 mois 1 IM/6 mois	1 inj. 3 mg 1 inj. 11,25 mg 1 inj. 22,5 mg	101,65 309,73 613,26	I I I	65 % 65 % 100 %	101,65 309,73 613,26
GONAPEPTYL					
1 IM ou SC/4 sem.	1 ser. 3,75 mg	102,30	I	65 %	102,30

Leuproréline

ELIGARD					
1 SC/mois 1 SC/3 mois 1 SC/6 mois	1 amp. 7,5 mg 1 amp. 22,5 mg 1 amp. 45 mg	105,74 292,89 581,10	I I I	100 % 100 % 100 %	105,74 292,89 581,10
ENANTONE LP					
1 IM/4 sem. 1 IM/12 sem. 1 SC/26 sem. (6 mois)	1 ser. prér. 3,75 mg 1 ser. prér. 11,25 mg 1 ser. prér. 30 mg	95,55 271,68 541,87	I I I	65 % 65 % 100 %	95,55 271,68 541,87
LEPTOPROL					
5 mg tous les 3 mois	1 implant 5 mg	251,45	I	100 %	251,45

Goséréline

ZOLADEX					
1 implant SC/4 sem. 1 implant SC/12 sem.	1 implant inj. 3,6 mg 1 implant inj. 10,8 mg	95,55 285,05	I I	100 % 100 %	95,55 285,05

Propriétés

Les **agonistes de la LH-RH** sont des décapeptides de synthèse qui provoquent l'arrêt de la sécrétion de LH hypophysaire. Ils se fixent en effet sur les récepteurs de la LH-RH et empêchent l'action de cette hormone. Ils suppriment ainsi la fonction testiculaire et entraînent une réduction des taux de la testostérone sérique équivalents à ceux d'une castration.

Lors de l'instauration du traitement, il existe une stimulation initiale du taux de LH (effet *flare up*) qui provoque une élévation transitoire de la testostérone et un risque de poussée évolutive d'un cancer. Il convient à ce stade d'associer un **antiandrogène** périphérique, pendant 1 mois environ.

Indications

Cancer de prostate métastasé.

Cancer de prostate extracapsulaire et cancer localisé évolutif non justiciable d'un traitement curatif.

Cancer de prostate localisé à risque intermédiaire ou élevé, en association avec la radiothérapie.

Cancer avancé de la prostate hormonosensible (à visée palliative) (*LEPTOPROL*).

Contre-indications

Hypersensibilité aux composants.

Précautions d'emploi

Vérification de l'effet biologique et du PSA tous les 6 mois (et de la testostéronémie en cas de doute sur l'observance).

Indépendance hormonale confirmée du cancer.

Effets indésirables

Poussée évolutive lors du début du traitement évitée par l'adjonction systématique d'**antiandrogènes** périphériques.

Manifestations de la castration : bouffées de chaleur, troubles de l'érection, gynécomastie.

Rarement : fièvre, nausées, vomissements, constipation ou diarrhée, arthralgies.

Manifestations cardiovasculaires : hypertension artérielle, tachycardie, palpitations.

Troubles neurologiques et psychiatriques (troubles de la vue, syndrome dépressif, somnolence), chute des cheveux qui doivent faire changer de produit ou interrompre le traitement.

Interactions médicamenteuses

Médicaments allongeant l'intervalle QT : surveillance de l'intervalle QT.

ŒSTROGÈNE ANTIANDROGÉNIQUE

■ Estramustine

ESTRACYT					
2 gél. midi et soir à la fin des repas Augmentation des doses possible jusqu'à 6 gél./j	40 gél. 140 mg 100 gél. 140 mg	83,52 208,02	I I	100 % 100 %	2,09 2,08

Propriétés

Double action œstrogénique et chimiothérapeutique.

Indications

Cancer prostatique métastatique en échappement hormonal.

Contre-indications

Celles des **œstrogènes** : ne doit pas être utilisé en 1re intention du cancer prostatique.

Précautions d'emploi

Surveillance de l'hémogramme et des tests hépatiques.

En cas de risque thromboembolique un traitement anticoagulant est justifié.

Effets indésirables

Nausées, vomissements (associer un traitement antiémétique), accidents thromboemboliques.

Interactions médicamenteuses

Éviter les produits lactés et les médicaments contenant du **calcium**.

Adapter le traitement des diabétiques (effet hyperglycémiant).

ANTAGONISTE DE LA LH-RH

■ Dégarélix

FIRMAGON					
Initiation : 240 mg en 2 inj. SC Entretien mensuel : 80 mg en 1 inj. SC	1 fl. 80 mg pdre et solv. pour sol. inj.	108,89	I	100 %	108,89
	2 fl. 120 mg pdre et solv. pour sol. inj.	197,78	I	100 %	98,89

Propriétés

Antagoniste sélectif des récepteurs de la LH-RH. Il implique une diminution de la sécrétion de la LH, de la FSH et donc de la testostérone. Les taux de DHT circulante sont corrélés à la diminution de sécrétion de testostérone qui est maintenue sous le seuil de castration médicale.
Temps de demi-vie : 28 j pour la dose d'entretien, expliqué par la libération très lente du composé à partir du dépôt formé au site d'injection.

Indications

Traitement du cancer hormonodépendant avancé de la prostate.

Contre-indications

Hypersensibilité au **dégarélix**.

Précautions d'emploi

Administrer exclusivement par voie SC et non par voie IV.
La diminution prolongée des taux d'androgènes peut conduire à un allongement de l'intervalle QT.

Diminution de la tolérance au glucose et aggravation d'un diabète préexistant possibles.

Effets indésirables

Les réactions au site d'injection sont fréquentes à l'initiation du traitement mais sont transitoires et de sévérité faible. Elles se caractérisent par une douleur, un érythème local et parfois un gonflement qui peut être induré.

Les effets observés sont pour la plupart directement liés à la suppression de la sécrétion de testostérone : bouffées de chaleur, prise de poids, anémie, hyperhidrose, gynécomastie, atrophie testiculaire, dysfonction érectile et fatigue.

D'autres effets indésirables sont observés : insomnies, céphalées, nausées, vomissements ainsi qu'augmentation des transaminases hépatiques.

Interactions médicamenteuses

Utiliser avec précaution les médicaments connus pour allonger l'intervalle QT : **antiarythmiques de classe IA (quinidine**, etc.) et **III (amiodarone**, etc.), **antipsychotiques**, certains **antidépresseurs**, **fluoroquinolones**, **macrolides**, **imidazolés** et **triazolés**.

INHIBITEUR DE LA SYNTHÈSE DES ANDROGÈNES

■ Abiratérone acétate ©

ZYTIGA					
1 000 mg en une prise quotidienne Ne doit pas être pris avec de la nourriture	60 cp. 500 mg	1 761,99	I	100 %	29,37

Propriétés

Inhibiteur de la synthèse des androgènes par inhibition sélective du CYP17.

Indications

Cancer métastatique de la prostate résistant à la castration, progressant durant/après une chimiothérapie comportant du **docétaxel**. En association avec la **prednisone/prednisolone**.

Contre-indications

Hypersensibilité à **l'abiratérone** et ses prodrogues. Chez la femme en âge de procréer (à avoir en tête bien que la population cible soit masculine).

Précautions d'emploi

L'inhibition du CYP17 conduit à une hausse du taux de minéralocorticoïdes pouvant causer une HTA, une hypokaliémie et une rétention hydrique. Cela justifie la co-administration de **corticoïdes** qui agissent par rétrocontrôle négatif sur la production d'ACTH. Ainsi, la pression artérielle, la kaliémie et la rétention hydrique doivent être surveillées avant et tout au long du traitement.

On peut observer une accentuation de la diminution de la densité osseuse souvent préexistante dans ce type de pathologie.

Une surveillance des transaminases est nécessaire :

- si ALAT > 5N : arrêt du traitement puis réintroduction à 500 mg/j lors du retour aux valeurs normales ;
- si ALAT > 20N : arrêt définitif du traitement ;
- si des valeurs anormales sont réobservées après réintroduction du traitement à 500 mg/j, le traitement doit être arrêté définitivement.

Effets indésirables

Les plus fréquents sont : HTA, hypokaliémie, œdèmes périphériques, infections urinaires.

Fréquemment : élévation des ALAT, insuffisance cardiaque, angine de poitrine, fibrillation atriale, tachycardie.

Interactions médicamenteuses

La prise alimentaire lors de l'administration augmente l'absorption de **l'acétate d'abiratérone.**

> Les inhibiteurs/inducteurs puissants du CYP3A4 doivent être évités car **l'abiratérone** en est un substrat.
> Les substrats du CYP2D6 à marge thérapeutique étroite doivent être associés avec précaution (certains **β-bloquants, antidépresseurs tricycliques, antipsychotiques** tels que **l'halopéridol** ou la **rispéridone** ainsi que des **dérivés de la codéine/morphine**).

RÉTENTION D'URINE

FICHE MALADIE

DÉFINITIONS

▶ Rétention aiguë d'urine (rétention vésicale complète)

Impossibilité totale d'uriner malgré un besoin pressant.

> La rétention aiguë d'urine est à différencier de l'anurie (aucune envie d'uriner et vessie vide).

▶ Rétention chronique d'urine (rétention vésicale incomplète)

Persistance d'urine dans la vessie après la miction. Il s'agit d'une décompensation vésicale.

CAUSES ET MÉCANISMES

La rétention d'urine peut être liée à un obstacle sur la voie excrétrice (hypertrophie bénigne de la prostate, sténose urétrale, poussée de prostatite, cancer de prostate, calcul endovésical, caillotage vésical) mais aussi à une absence ou une insuffisance de contraction du muscle détrusorien : morphiniques, anticholinergiques, vessie neurologique périphérique, vessie claquée (épuisement du muscle vésical).

DIAGNOSTIC

SIGNES CLINIQUES

▶ Rétention aiguë d'urine

Impériosité mictionnelle, douleur sus-pubienne, impossibilité d'uriner.

L'examen retrouve un globe vésical (matité sus-pubienne douloureuse à convexité supérieure).

▶ Rétention chronique d'urine

Le globe est en général moins marqué compte tenu du caractère « flasque » de la vessie, mais de grande capacité. Des fuites peuvent être paradoxalement observées, correspondant à des mictions par regorgement.

EXAMENS COMPLÉMENTAIRES

L'échographie ou le bladderscan peut confirmer le diagnostic en cas de doute.

Bilan biologique :

- NFS, plaquettes, CRP, TP/TCA (si suspicion de prostatite) ;
- ionogramme sanguin avec fonction rénale (vérification de l'absence d'insuffisance rénale).

TRAITEMENT

Drainage vésical en urgence.

SONDAGE VÉSICAL

C'est le mode de drainage habituel.

Contre-indications :

- rétention urinaire fébrile (prostatite), sténose urétrale, suspicion de traumatisme de l'urètre ;
- contre-indication relative : matériel spécifique en place (sphincter artificiel).

CATHÉTÉRISME SUS-PUBIEN

Il correspond à la mise en place d'un cathéter dans la vessie par voie percutanée dans la région sus-pubienne.

Contre-indications :

• absence de globe vésical (risque de perforation d'une anse intestinale), anticoagulation efficace ou troubles de l'hémostase, caillotage vésical, tumeur de vessie, pontage vasculaire fémoro-fémoral croisé, éventration pelvienne ;

• contre-indication relative : antécédents chirurgicaux pelviens.

Conditions techniques : asepsie rigoureuse, anesthésie locale cutanée et sous-cutanée à la *XYLOCAÏNE*, mise en place du cathéter dans la vessie à l'aide d'un trocart en percutané, suture du cathéter à la peau et pansement.

Une fois le drainage assuré, c'est le traitement étiologique qui devra être envisagé.

PRONOSTIC

Il dépend de l'étiologie de la rétention et de l'état du muscle vésical.

Une rétention peut survenir même après suppression de l'obstacle en cas de vessie neurologique ou claquée sous-jacente.

FICHE INFIRMIÈRE

EXAMENS

Devant une rétention d'urine, il faut rechercher des éléments orientant vers des étiologies qui contre-indiquent un mode de drainage plutôt qu'un autre :

• fièvre, dysurie, brûlures, évocateurs de prostatite (contre-indique la sonde vésicale) ;

• hématurie, caillots, évocateurs de caillotage vésical (contre-indique le cathétérisme suspubien) ;

• traitement anticoagulant (contre-indique le cathétérisme sus-pubien).

En cas d'émission d'urines : réalisation d'une bandelette urinaire et d'un ECBU.

Prise des constantes et de la température. Réaliser les examens prescrits par le médecin.

SURVEILLANCE DU TRAITEMENT

SOINS – TRAITEMENT

Ils reposent sur le sondage vésical (*cf.* Fiche technique, p. 1779).

Le cathétérisme sus-pubien est un acte médical.

Après drainage des urines dans le cadre d'une rétention :

• Réaliser un ECBU.

• Clamper le drainage à 500 cm^3 pendant 15 min afin de limiter le risque de survenue d'une hématurie *a vacuo*.

• Comptabiliser le globe après déclampage ; ceci représente un indice pronostique de l'état du muscle vésical et est à noter dans le dossier.

• Surveillance de la diurèse (se méfier d'un syndrome de levée d'obstacle, pour lequel une compensation des pertes est nécessaire).

• Surveillance de la température et des constantes.

• Pansement toutes les 24-48 h au niveau du pansement du cathéter sus-pubien.

SURVEILLANCE

En cas de mictions autour de la sonde, il faut en vérifier la perméabilité. Si la sonde n'est pas bouchée, il s'agit de mictions par contractions réflexes vésicales (« poussées sur sonde ») qui peuvent être traitées par antispasmodiques, 2 *SPASFON* 3 fois/j, et/ou anticholinergiques, *DITROPAN* (**oxybutynine**) ½ cp. 3-4 fois/j, en l'absence de contre-indication.

Le port d'une sonde fait courir un risque de survenue d'infections : prostatite, épididymite, orchite. La surveillance est la règle et tout syndrome septique doit être pris en compte.

Sur le plan local, la verge doit être calottée ; sinon, un paraphimosis (rétraction circulaire du prépuce responsable d'un étranglement du gland) peut survenir.

À long terme, un sondage traumatique peut être responsable d'une sténose de l'urètre.

Le port prolongé d'une sonde est responsable d'une contamination des urines par des germes. Le délai de contamination est variable selon le matériau de la sonde. Une analyse d'urines (ECBU) pratiquée sur une sonde portée depuis plusieurs jours retrouvera alors classiquement des leucocytes, des hématies et des germes.

Cela ne signifie pas qu'il y a infection.

Un traitement antibiotique adapté à l'antibiogramme de l'ECBU ne devra être envisagé qu'en cas :

- d'infection avérée (fièvre, symptômes urinaires, rougeur et douleur des testicules) ;
- d'intervention chirurgicale urogynécologique programmée ;
- d'exploration ou de tentative d'ablation de sonde.

(Pour les deux dernières situations et devant le risque septique, l'antibiothérapie adaptée doit être débutée dans les 48 h avant le geste.)

ÉDUCATION ET CONSEILS

Chez l'homme, garder si possible la verge plaquée sur le ventre (vers le haut), bien calottée.

Attacher la sonde à la cuisse par un sparadrap, sans tension.

Laisser toujours la poche collectrice d'urine déclive (à un niveau plus bas que celui de la vessie pour en assurer une bonne vidange) et la vider régulièrement.

Boire régulièrement au moins 1,5 L d'eau par jour.

Les soins de sonde ne nécessitent pas de désinfection mais un simple lavage à l'eau savonneuse (savon de Marseille). L'utilisation d'antiseptiques peut être source d'irritation locale.

En cas de prescription de poches de cuisse, les changements doivent être effectués toutes les 48 h environ.

Une sonde peut être gardée environ un mois en place, et doit être changée au-delà (l'absence de changement de sonde peut être responsable d'infection urinaire, d'obstruction de la sonde par des dépôts, voire d'incrustation de la sonde par des calcifications).

FICHE TECHNIQUE

BLADDERSCAN OU BARDSCAN

Définition

Le Bladderscan ou Bardscan (*bladder* veut dire vessie en anglais) est un échographe vésical qui permet de mesurer de façon non invasive, par ultrasons, le volume vésical ou le résidu post-mictionnel d'un patient.

Il se présente sous la forme d'un appareil portable, composé d'une unité centrale et d'une sonde à l'ultrason. Sur l'unité de base, un écran digital permet de visualiser le volume d'urine contenu dans la vessie.

C'est un examen à visée diagnostique qui détermine une rétention urinaire si le volume mesuré est supérieur à 150 mL. Selon le résultat obtenu, le médecin peut prescrire de façon très adaptée un sondage urinaire évacuateur à demeure ou intermittentàvisée thérapeutique.

Cette mesure préalable permet ainsi d'éviter des sondages itératifs, invasifs, parfois douloureux et qui majorent les risques d'infections nosocomiales.

L'infirmière est habilitée à réaliser cet examen, sur prescription médicale et sous réserve d'avoir suivi une formation spécifique à l'utilisation du Bladderscan ou du Bardscan.

Indications

Le Bladerscann ou Bardscan s'applique essentiellement en gériatrie, en chirurgie, en urologie et en neurologie, pour :

- déterminer une rétention urinaire, après une intervention chirurgicale ou dans un contexte de maladie neurologique centrale ou périphérique ;
- évaluer le volume résiduel post-mictionnel, notamment chez la personne âgée, et dans le cadre des maladies neurologiques ;
- dépister un globe vésical, notamment lorsque l'examen clinique est difficile à faire ;
- réaliser un bilan urologique.

Intérêts

- examen non invasif et non douloureux ;
- évite le risque d'infection nosocomiale liée au sondage vésical ;
- évite les risques de traumatismes liés au sondage.

Technique

- Informer le patient du déroulement de l'examen, insister sur le fait qu'il est indolore, non invasif et rapide.
- Décontaminer la sonde avec une lingette pré-imprégnée d'antiseptique adapté au matériel utilisé.
- S'assurer que la peau du patient est propre.
- Appliquer un gel conducteur d'ultrasons au niveau de la zone sus-pubienne après avoir informé le patient (le gel est généralement frais, il est important de prévenir le patient juste avant de l'appliquer pour un meilleur confort de l'examen).
- Placer la sonde sur l'abdomen en l'orientant vers la vessie.
- L'unité centrale de l'appareil guide le soignant qui réalise l'examen et lui permet de placer précisément la sonde afin d'en garantir la mesure. L'écran de visualisation montre un cercle de repérage sur l'image de la vessie qu'il est indispensable d'atteindre en mobilisant la sonde sur l'abdomen du patient.
- Lorsque la sonde est placée au niveau de la zone délimitée par le cercle-guide, l'échographe mesure le volume vésical et l'affiche sur l'écran de l'unité centrale en exprimant le volume en mL.
- Le résultat est imprimé instantanément par l'échographe. On le conserve dans le dossier de soins du patient avec la feuille de surveillance.
- Le soignant transmet le résultat obtenu au médecin pour qu'il oriente son diagnostic et détermine l'utilité de poser ou non une sonde urinaire.
- On élimine le gel conducteur appliqué à la peau avec un linge de toilette (à usage unique).
- L'infirmière aide, si nécessaire, le patient à s'installer confortablement et se rhabiller.
- La sonde est décontaminée avec une nouvelle lingette pré-imprégnée d'antiseptique.
- On replace la sonde dans son support d'origine.

Recommandations

- S'assurer que le patient n'est pas allergique au gel conducteur
- Être vigilant chez un patient incontinent : la pression exercée par la sonde lors de l'examen peut être inconfortable
- Les résultats peuvent être erronés dans certains contextes comme une grossesse, une obésité, la présence de kystes ovariens, etc.
- Attention : la sonde à ultrasons est très fragile, elle doit donc être utilisée et entretenue selon les recommandations du fabriquant.
- S'assurer que la batterie de l'unité de base est préalablement chargée (sur secteur).

FICHE TECHNIQUE

SONDAGE VÉSICAL

Asepsie rigoureuse (gants stériles, champ troué, système clos).

La sonde la plus couramment utilisée est la sonde de Foley (simple courant ou deux voies) :

• Choix du matériau :
– latex : contamination précoce (en cas de sondage de courte durée) ;
– silicone ou composite : contamination plus tardive, meilleure tolérance locale (en cas de sondage prolongé, ou d'allergie au latex [silicone]).

• Choix de la taille : habituellement 16 CH chez la femme et 18 CH chez l'homme.

• Choix du type de sonde : en cas d'hématurie avec caillotage vésical, une sonde « double courant » (trois voies) est conseillée afin de pouvoir débuter après décaillotage à la seringue gros embout, un lavage vésical.

Réalisation d'une toilette intime suivie d'une toilette antiseptique (*DAKIN*).

Le sondage clos est la règle. Soit la sonde est déjà connectée à la poche en système clos, soit il faut monter la sonde au collecteur d'urines dans les conditions stériles avant le sondage.

Lubrification de la sonde au mieux avec du gel de *XYLOCAÏNE* (anesthésique) ou un gel lubrifiant avant d'insérer la sonde par le méat urinaire.

Chez l'homme, en raison du caractère sinueux de l'urètre, il faut tracter sur la verge en tenant les corps caverneux en arrière du gland tout en laissant l'urètre libre, et enfoncer la sonde jusqu'à la garde.

Le ballonnet doit être rempli avec de l'eau stérile et non pas du sérum (risque de cristallisation et de dégonflage impossible du ballonnet) et selon le volume recommandé pour chaque modèle de sonde.

Tirer ensuite sur la sonde jusqu'à ce que le ballonnet bute sur le col de la vessie.

Vérification du bon écoulement des urines.

Attention ! Il faut clamper le système à 500 cm^3 pendant environ 15 min pour éviter une hématurie puis déclamper et comptabiliser le volume du globe à la fin de la vidange.

HYPERTROPHIE BÉNIGNE DE LA PROSTATE

FICHE MALADIE

DÉFINITION

Adénomyofibrome correspondant à une hypertrophie bénigne développée des glandes de la zone de transition péri-urétrale.

CAUSES ET MÉCANISMES

Les facteurs sont hormonaux (androgènes), environnementaux, ethniques et dus au vieillissement (après 50 ans).

L'adénome forme un obstacle sur la voie urinaire immédiatement sous la vessie. Il entraîne ainsi une faiblesse du jet avec un retentissement sur la vessie au fil du temps : vessie de lutte, résidu post-mictionnel.

DIAGNOSTIC

SIGNES CLINIQUES

Il n'y a pas de parallélisme entre les signes urinaires et le volume prostatique.

La sémiologie comporte :

• des signes obstructifs : dysurie, faiblesse du jet, mauvaise vidange ;

• des signes irritatifs (vessie de lutte) : pollakiurie, impériosités mictionnelles.

L'examen clinique recherche un globe vésical et doit comporter un toucher rectal afin de palper la prostate.

EXAMENS COMPLÉMENTAIRES

On pratique généralement :

- une échographie réno-vésico-prostatique avec mesure du résidu post-mictionnel ;
- une débitmétrie (*cf.* Fiche technique, ci-après) ;
- un ECBU, une créatininémie ;
- un dosage du PSA (antigène spécifique de la prostate), en fonction de l'âge.

COMPLICATIONS

Les complications qui peuvent survenir sont principalement l'apparition d'un résidu postmictionnel, des infections urinaires (cystite, prostatite, orchi-épididymite), un retentissement rénal avec une insuffisance rénale, une rétention aiguë d'urine et une altération de la vessie avec apparition de diverticules.

TRAITEMENT

EN CAS DE FORME NON COMPLIQUÉE

On peut proposer une abstention thérapeutique s'il n'y a que peu de symptômes, ainsi que des conseils hygiéno-diététiques : mictions régulières, éviter la consommation d'alcool et d'épices, éviter la station assise prolongée et la constipation.

Traitement médical :

- Traitement à visée décongestionnante. Son efficacité apparaît après 3 à 6 mois de traitement ; on utilise :
  - de la phytothérapie (extraits de plantes) : *PERMIXON, TADENAN* ;
  - ou, si la taille de la prostate est importante, des inhibiteurs de la 5-a-réductase (bloquant la stimulation hormonale) : *CHIBRO-PROSCAR, AVODART.*
- Traitement visant à relâcher le tonus des fibres musculaires (trigone vésical, urètre, prostate), d'efficacité plus rapide : α-bloquants (*XATRAL, URION, OMIX, JOSIR, ZOXAN, DYSALFA, HYTRINE*).

EN CAS DE FORME COMPLIQUÉE OU DE GÊNE FONCTIONNELLE RÉSISTANT AU TRAITEMENT MÉDICAL

On réalise un traitement chirurgical, l'adénomectomie :

- soit par voie endoscopique (résection transurétrale de prostate, RTUP) ;
- soit à ciel ouvert (adénomectomie par voie haute), si la prostate est très volumineuse.

Le traitement chirurgical vise à supprimer l'obstacle. Les signes urinaires irritatifs ne peuvent être améliorés que très tardivement.

FICHE INFIRMIÈRE

SURVEILLANCE DU TRAITEMENT

SOINS – TRAITEMENT

▶ Pour le traitement médical

Traitement essentiellement *per os.*

▶ Pour le traitement chirurgical

- Vérifier la stérilité des urines avant chirurgie et l'arrêt de tout traitement anticoagulant ou antiagrégant plaquettaire.
- Vérifier et comptabiliser les entrées et sorties par les sondes « doubles courants » en post-opératoire.
- Vérifier la perméabilité de la sonde.
- Surveiller la reprise des mictions après désondage (tenir un calendrier avec le volume des mictions et, si possible, la mesure des résidus post-mictionnels par appareil échographique portatif).

La prise de tout traitement anticoagulant ou antiagrégant plaquettaire doit être différée de 3 semaines environ, délai possible de survenue d'une chute d'escarre.

Une hématurie est classique durant le premier mois et des signes irritatifs sont communs durant les 2 premiers mois.

Une leucocyturie et une hématurie microscopique sont fréquentes durant la phase de cicatrisation d'environ 3 mois.

Une hyperdiurèse est conseillée pour limiter l'hématurie et la formation de caillots.

EFFICACITÉ DU TRAITEMENT

On pratique en général à 3 mois : débitmétrie, mesure du résidu post-mictionnel.

EFFETS INDÉSIRABLES

Surveillance de la tension chez les patients traités par alphabloquants.

Les inhibiteurs de la 5-a-réductase, bloquant la stimulation hormonale, font diminuer le PSA. Les troubles de la fonction sexuelle sont classiques avec ce type de médicaments.

Surveillance de la qualité du jet après chirurgie : une altération du jet doit faire chercher une sclérose de la loge de résection ou une sténose de l'urètre.

ÉDUCATION ET CONSEILS

Le traitement chirurgical de l'hypertrophie bénigne de prostate ne dispense pas les patients d'un suivi dans le cadre d'un dépistage du cancer de prostate, car seul l'adénome a été retiré et non pas la prostate en totalité.

Après traitement chirurgical, il existe une diminution voire une disparition de l'éjaculation, qui se fait de la prostate vers la vessie (éjaculation rétrograde).

FICHE TECHNIQUE

DÉBITMÉTRIE

Le patient doit uriner au calme dans un débitmètre, qui ressemble à une cuvette. L'appareil est pourvu d'un système de mesure du jet et permet l'obtention d'une courbe sur papier retraçant la forme du jet, mais aussi la mesure du débit (mL/s) et le volume mictionnel. Pour être interprétable, la miction doit excéder 150 cm^3. C'est pourquoi on recommande aux patients de boire avant l'examen. Une envie trop retenue et un volume trop important peuvent aussi fausser le résultat, la vessie perdant de sa puissance contractile.

FICHE PHARMACOLOGIE

INHIBITEURS DE LA 5-α RÉDUCTASE

■ **Finastéride ©**

CHIBRO-PROSCAR					
1 cp./j	28 cp. 5 mg	10,92	I	30 %	0,39

■ **Dutastéride ©**

AVODART					
1 cp./j	30 caps. 0,5 mg	16,58	I	30 %	0,55

Propriétés

Inhibiteurs spécifiques de la 5 α-réductase (enzyme convertissant la testostérone en dihydrotestostérone).

Diminue progressivement le volume de la prostate (20 %) et améliore les symptômes liés à un adénome dans un certain nombre de cas après 6 mois de traitement.

Indications

Proposés dans l'hypertrophie bénigne de prostate : provoquant des manifestations fonctionnelles gênantes avec des symptômes congestifs et irritatifs prédominants.

Précautions d'emploi

Surveillance urologique indispensable, afin de dépister :
- une indication au traitement chirurgical ;
- un cancer de prostate associé.

Le **finastéride** réduit le taux des PSA (jusqu'à 50 %), ce qui rend son interprétation délicate.

Effets indésirables

Possibles : troubles de l'érection, diminution de la libido, diminution du volume de l'éjaculat.

Exceptionnellement : gynécomastie, hypersensibilité (gonflement des lèvres, éruption cutanée).

EXTRAITS DE PLANTES

■ Produits extraits de plantes

PERMIXON					
1 gél. x 2/j au cours des repas durant 3 mois	60 gél. 160 mg 180 gél. 160 mg	15,25 45,41		30 % 30 %	0,25 0,25

Propriétés

Extrait de *Serenoa repens* ou palmier de Floride.

Indications

Proposé dans l'hypertrophie bénigne de prostate : provoquant des manifestations fonctionnelles gênantes avec des symptômes congestifs et irritatifs prédominants.

Contre-indications

Aucune.

Précautions d'emploi

Surveillance urologique indispensable, afin de dépister :
- une indication au traitement chirurgical ;
- un cancer de prostate associé.

Effets indésirables

Rarement : nausées, constipation ou diarrhée.

Interactions médicamenteuses

Aucune connue à ce jour.

ALPHABLOQUANTS (PROSTATE)

■ Alfuzosine ©

XATRAL					
2,5 mg x 2 à 3/j (débuter par 5 mg le soir sans dépasser 10 mg/j)	30 cp. 2,5 mg 90 cp. 2,5 mg	8,00 HOP	I I	30 %	0,27
XATRAL LP					
10 mg x 1/j	30 cp. 10 mg	11,47	I	30 %	0,38

■ Tamsulosine ©

MECIR LP					
0,4 mg x 1/j à la fin du petit-déjeuner	30 cp. LP 0,4 mg	6,49	I	30 %	0,22

■ Térazosine ©

DYSALFA					
Posologie progressive 1 mg/j, puis 2 mg/j à J2, puis 5 mg/j à J9 le soir	15 cp. 1 mg 28 cp. 5 mg	6,46 12,06	I I	30 % 30 %	0,43 0,43

■ Doxazosine ©

DOXAZOSINE LP					
4 mg/j et en fonction de la réponse 8 mg/j en une prise	28 cp. LP 4 mg 28 cp. LP 8 mg	5,69 5,69	I I	30 % 30 %	0,20 0,20

■ Silodosine ©

UROREC					
8 mg/j en 1 prise Posologie initiale de 4 mg/j recommandée en cas d'insuffisance rénale modérée	30 gél. 4 mg 30 gél. 8 mg	6,99 6,99	I I	30 % 30 %	0,23 0,23

Propriétés

Alphabloquant des récepteurs α_1-postsynaptiques, ayant un tropisme particulier pour les récepteurs urinaires (trigone vésical, urètre et prostate), améliorant les symptômes liés à l'hypertrophie bénigne de la prostate dans plus de 50 % des cas. Ces produits ont aussi un effet systémique vasculaire : vasodilatation artérielle et veineuse, pouvant induire une baisse de la pression artérielle (en particulier en orthostatisme), et parfois une tachycardie réflexe.

Indications

Traitement symptomatique de l'hypertrophie bénigne de prostate : manifestations fonctionnelles gênantes, notamment avec des signes obstructifs, en dehors des indications chirurgicales.

Contre-indications

Hypotension orthostatique.
Hypersensibilité connue aux quinazolines (**alfuzosine**).
Association aux autres α_1-**bloquants**.

Précautions d'emploi

Surveillance urologique indispensable, afin de dépister :
- une indication au traitement chirurgical ;
- un cancer de prostate associé.

Rechercher une hypotension orthostatique (clinique et/ou manométrique) ; préconiser un passage progressif en orthostatisme, et une mise en décubitus en cas de symptômes lipothymiques (vertiges, sueurs, fatigue).

Débuter à dose faible, le soir, progressive et avec prudence chez les sujets âgés, les conducteurs et utilisateurs de machines (risque d'hypotension orthostatique), et les coronariens (effet tachycardisant possible avec risque d'angor fonctionnel, efficacement prévenu par un traitement β-bloquant).
La **silodosine** n'a pas fait l'objet d'études cliniques chez les insuffisants hépatiques et insuffisants rénaux sévères.

Effets indésirables

Hypotension orthostatique dose-dépendante, parfois syncopale (à traiter par mise en décubitus, puis réduction des doses ou interruption du traitement).
Troubles digestifs : nausées, gastralgies, diarrhée.
Rarement : palpitations, tachycardie, angor fonctionnel (à prévenir par un traitement β-bloquant), asthénie, somnolence, céphalées, bouche sèche, prurit, éruptions cutanées, flush, œdèmes.

Interactions médicamenteuses

Associations contre-indiquées : autres α_1-**bloquants** (**alfuzosine, moxisylyte, urapidil**).
Associations déconseillées : certains **antihypertenseurs vasodilatateurs** (**dihydralazine, minoxidil**).
Associations à manier avec précaution :
- **anticalciques** ;
- **antidépresseurs** ;
- **antipsychotiques** ;
- **anesthésiques généraux**.

INCONTINENCE URINAIRE

FICHE MALADIE

DÉFINITION

Perte involontaire d'urine par l'urètre :

- Incontinence urinaire d'effort : fuites involontaires lors d'efforts (toux, course à pied, port de poids).
- Incontinence urinaire par impériosités : fuite involontaire suite à une contraction vésicale non contrôlée (besoin impérieux).
- Incontinence mixte : fuites à l'effort associées à des fuites par impériosité.
- Incontinence par insuffisance sphinctérienne : incontinence urinaire au moindre effort.

CAUSES ET MÉCANISMES

- Insuffisance sphinctérienne.
- Hypermobilité urétrale ou cervicocystoptose (correspondant à une altération du support de l'urètre et du col vésical, faisant partie intégrante d'un trouble de la « statique » pelvienne).
- Hyperactivité vésicale (contractions vésicales désinhibées) responsable d'incontinence par impériosité. Les causes d'instabilité vésicale peuvent être neurologique, infectieuse, tumorale, irritative par corps étranger, idiopathique.

DIAGNOSTICS DIFFÉRENTIELS

- Mictions et fuites par regorgement : par obstacle sous-vésical responsable d'une rétention urinaire chronique.
- Fistules vésico- ou urétéro-vaginales (perte d'urine permanente, mais par une autre voie que l'urètre).

DIAGNOSTIC

SIGNES CLINIQUES

▶ Interrogatoire

L'interrogatoire doit rechercher :

- les facteurs de risque : traumatismes obstétricaux, antécédent d'énurésie tardive, antécédents chirurgicaux ;
- des facteurs d'aggravation : toux chronique, constipation.

Il doit aussi estimer la gêne et l'altération de la qualité de vie, évaluer le statut mictionnel mais aussi toute la statique pelvienne (versants gynécologique et rectal) à la recherche d'un prolapsus associé, d'une incontinence anale.

▶ Examen clinique

- Estimer le résidu post-mictionnel.
- Cystoscopie, pour éliminer une pathologie organique vésicale (tumeur, calcul).
- Évaluer les composants d'un éventuel prolapsus et l'état gynécologique, confirmer les fuites lors de la toux en cas d'incontinence d'effort avec réalisation de manœuvres correctrices : manœuvre de Bonney (simulant la colpopexie rétro-pubienne [Burch]), manœuvre d'Ulmsten, ou TVT, ou test de soutènement urétral distal (simulant la pose d'une bandelette sous-urétrale).

EXAMENS COMPLÉMENTAIRES

En cas d'incontinence par impériosité, rechercher une cause organique :

- ECBU (infection, hématurie) ;
- échographie rénovésicale et pelvienne.

TRAITEMENT

INCONTINENCE URINAIRE D'EFFORT

▶ Rééducation périnéo-sphinctérienne

Le premier traitement est une rééducation périnéo-sphinctérienne, avec éventuel traitement d'une carence hormonale par hormonothérapie locale.

En cas d'échec, un bilan urodynamique préopératoire est réalisé (*cf.* Fiche technique, p. 1786). En fonction de la pression de clôture (tonus sphinctérien) et en fonction du résultat des manœuvres correctrices (Bonney, Ulmsten), une intervention sera proposée.

▶ Traitement chirurgical

Le traitement chirurgical de référence actuel est l'implantation d'une bandelette sous-surétrale rétro-pubienne (TVT, SPARC) ou trans-obturatrice (TVT-O, Uratape, Obtryx).

Autres interventions : colpopexie rétropubienne (Burch) par soutènement du col vésical indirectement en suspendant le vagin de part et d'autre de ce dernier au ligament de Cooper (situé sur le pubis) ; bandelettes péricervicales.

INCONTINENCE URINAIRE PAR IMPÉRIOSITÉS

▶ En cas de cause organique

Le traitement est celui de la cause (infection, tumeur de vessie).

▶ En l'absence de cause organique identifiable

Le traitement comporte le traitement d'une carence hormonale par hormonothérapie locale, une rééducation périnéosphinctérienne, mais aussi un traitement médical visant à limiter les contractions vésicales par des anticholinergiques (*DITROPAN, CÉRIS, VESICARE, DRIPTANE, DETRUSITOL*).

En cas d'échec du traitement médical, la pratique d'une neuromodulation sacrée peut être discutée. Elle se débute en général par un test de neuro-stimulation S3 (implantation d'une électrode au niveau du 3e trou sacré, reliée à un boîtier de neuro-stimulation) qui, s'il apporte une amélioration, peut conduire à l'implantation d'un système définitif.

INCONTINENCE URINAIRE PAR INSUFFISANCE SPHINCTÉRIENNE

Après prise en charge médicale première et en cas de gêne majeure, l'implantation d'un sphincter artificiel peut être envisagée (si l'état général et intellectuel du patient est compatible).

D'autres procédés sont à l'essai : ballons périurétraux en particulier.

EN CAS DE PROLAPSUS ASSOCIÉ

Un geste chirurgical combiné sur le prolapsus mais aussi sur l'incontinence sera réalisé, après expertise complète par examen clinique, bilan urodynamique (BUD), ECBU, échographie.

Les traitements chirurgicaux des prolapsus ne visent pas à traiter une incontinence, mais à corriger un problème anatomique. Une incontinence est souvent masquée par la saillie du prolapsus et doit donc être dépistée afin d'y associer un traitement et de ne pas rendre une patiente incontinente après correction de la saillie.

Les traitements du prolapsus sont :

- chirurgicaux :
  - voie haute : promontofixation (cœlioscopique ou à ciel ouvert) consistant à interposer un treillis prothétique (bandelette) entre l'organe concerné et le vagin, amarré au promontoire. Deux bandelettes sont en général nécessaires : une antérieure pour la vessie et l'utérus, une postérieure pour le rectum ;
  - voie basse : cure de prolapsus par voie vaginale ;
- conservateurs : pessaires (dispositifs intravaginaux, amovibles en général, en forme d'anneau), réservés aux patientes inopérables ou ne souhaitant pas de geste chirurgical.

FICHE INFIRMIÈRE

EXAMENS

- Débitmétrie (*cf.* Fiche technique, *chapitre* Hypertrophie bénigne de prostate, p. 1781).
- Échographie post-mictionnelle pour mesure du résidu (appareil échographique portatif de type *BLADDERSCAN* ou *BARDSCAN* ; *cf.* Fiche technique).
- Participation à la réalisation du bilan urodynamique (*cf.* Fiche technique, ci-après) ou de l'examen endoscopique.

SURVEILLANCE DU TRAITEMENT

SOINS – TRAITEMENT

▶ En cas de traitement médical

S'assurer de l'absence de contre-indication : glaucome à angle fermé, dysurie, occlusion intestinale, myasthénie, grossesse et allaitement.

▶ En cas de chirurgie

Soins préopératoires

Irrigation vaginale préopératoire (solution antiseptique et sérum physiologique) ; celle-ci est réalisée à l'aide d'une sonde insérée dans le vagin.

Soins postopératoires

Ablation de la mèche vaginale avant l'ablation de la sonde vésicale.

Tenue d'un calendrier mictionnel où doivent figurer les horaires, les volumes de mictions ainsi que les résidus post-mictionnels mesurés par appareil échographique portatif ou par hétéro-sondages.

En cas d'absence de reprise de mictions de qualité correcte, apprentissage de la réalisation d'auto-sondages (*cf.* Fiche technique, p. 1781).

EFFICACITÉ DU TRAITEMENT

- Évaluation de l'évolution des fuites.
- Questionnaire de qualité de vie.

SURVEILLANCE

Après chirurgie :

- *Évaluation* de la qualité de mictions par débitmétrie, mesure du résidu post-mictionnel.
- Recherche d'une pollakiurie ou d'une impériosité *de novo*.
- Examen clinique avec recherche d'une érosion vaginale.
- ECBU régulier.

EFFETS INDÉSIRABLES

Survenue d'effets indésirables du traitement médical : bouche sèche, constipation, glaucome aigu, trouble de l'accommodation.

ÉDUCATION ET CONSEILS

Uriner régulièrement et sans pousser.

Après chirurgie

Ne pas faire d'effort (port de poids) pendant 1 mois.

Ne pas avoir de rapport sexuel pendant le mois qui suit une chirurgie vaginale.

En cas de fuites par impériosités

Limiter la consommation de café.

Importance du calendrier mictionnel.

FICHE TECHNIQUE

BILAN URODYNAMIQUE

Le bilan urodynamique (BUD) est pratiqué à l'aide d'une sonde munie de plusieurs capteurs de pression. Un monitorage des pressions au niveau de la vessie et au niveau de l'urètre va permettre leur étude.

- La *cystomanométrie* étudie le comportement vésical lors de son remplissage : capacité vésicale, compliance, sensibilité, survenue de contractions désinhibées (instabilité) vésicales.
- La *profdométrie urétrale* suit la pression urétrale lors du retrait de la sonde, permettant de déterminer la pression de clôture (PCl), reflet du tonus sphinctérien, mais aussi la longueur urétrale. La pression de clôture doit être mesurée prolapsus refoulé.
- La *débitmétrie* décrit le jet lors de la miction (forme, puissance).

Parfois, il peut être utile de compléter ce BUD standard par une mesure de la courbe pression-débit (cystomanométrie combinée à la débitmétrie), cherchant à mettre en évidence un obstacle, ou par un bilan électrophysiologique à la recherche d'une dénervation.

FICHE TECHNIQUE

AUTO-SONDAGES

Les auto-sondages ont pour but d'assurer la vidange complète et régulière de la vessie, permettant ainsi d'éviter la survenue d'infections et de rétention vésicale. Leur réalisation, lorsqu'elle est faite régulièrement c'est-à-dire au rythme de *cinq auto-sondages par jour,* ne nécessite pas de désinfection locale mais un simple nettoyage des mains au savon. Un

rythme plus faible d'auto-sondages par jour fait courir un risque infectieux plus important et nécessiterait dans ce cas une désinfection locale.
Les sondes utilisées actuellement sont en général prélubrifiées et il en existe des modèles « femme » (courts) ou des modèles « homme » (plus longs). Certaines peuvent comporter une poche collectrice intégrée.
L'apprentissage chez la femme doit être aidé dans un premier temps par l'utilisation d'un miroir.

FICHE PHARMACOLOGIE

ANTISPASMODIQUES URINAIRES – ANTICHOLINERGIQUES

■ Oxybutynine ©

DITROPAN					
½ à 1 cp. x 3/j	60 cp. 5 mg	2,94	II	30 %	0,05

■ Flavoxate

URISPAS					
1 cp. x 3/j	42 cp. 200 mg	4,96	II	30 %	0,12

■ Toltérodine

DÉTRUSITOL					
2 mg x 2/j Insuffisance hépatique ou rénale grave : 1 mg x 2/j	28 cp. 2 mg		II	NR	

■ Solifénacine ©

VESICARE					
5 mg en 1 prise/j, 10 mg/j max si nécessaire	30 cp. 5 mg 30 cp. 10 mg 150 mL (1 mg/mL)	12,30 12,30	II II II	30 % 30 % NR	0,41 0,41

■ Trospium ©

CERIS					
1 cp. x 2/j soit 40 mg/j 1 cp./j si insuffisance rénale	30 cp. 20 mg	3,90	I	30 %	0,13

■ Fésotérodine ©

TOVIAZ					
Posologie usuelle : 4 mg x 1/j Effet optimal après 2 à 8 sem.	30 cp. 4 mg LP 30 cp. 8 mg LP	6,70 6,70	II II	30 % 30 %	0,22 0,22

Propriétés

Anticholinergiques antispasmodiques. Diminuent la contractilité du détrusor.

Indications

Incontinence urinaire, impériosité et pollakiurie chez les patients souffrant d'hyperactivité vésicale.

Contre-indications

Hypersensibilité.
Rétention urinaire.
Rétention gastrique, occlusion intestinale.
Glaucome à angle fermé.
Myasthénie grave.
Rectocolite hémorragique grave, colite ulcéreuse, mégacôlon toxique.
VESICARE et *TOVIAZ* : insuffisance hépatique sévère.

Effets indésirables

Effets atropiniques : agitation, insomnie, sensations vertigineuses, céphalées, sécheresse des muqueuses, dysurie, douleur abdominale, dyspepsie, constipation, vision floue.

Interactions médicamenteuses

Médicaments à activité anticholinergique : **amantadine, antidépresseurs tricycliques,** certains **antipsychotiques.**
Trospium : augmentation de l'effet tachycardisant des bêtasympathomimétiques.
TOVIAZ et *VESICARE* : inhibiteurs du CYP3A4, contre-indiqués si insuffisance rénale ou hépatique modérée à sévère (**antifongiques azolés, inhibiteurs de protéases**, certains **macrolides**, etc.), inducteurs du CYP3A4 (**carbamazépine, rifampicine, phénitoïne, phénobarbital, éfavirenz**, etc.).
TOVIAZ : inhibiteurs puissants du CYP2D6 (**fluoxétine**).

AGONISTE BÊTA-3-ADRÉNERGIQUE

■ Mirabégron

BETMIGA				
50 mg x 1/j Insuffisances rénale ou hépatique : *cf.* Précautions d'emploi	30 cp. 25 mg 30 cp. 50 mg		I I	NR NR

Propriétés

Il agit en se fixant aux récepteurs bêta-3, dans les cellules musculaires de la vessie, ce qui provoque le relâchement des muscles de la vessie.
Non anticholinergique donc sans effet atropinique.

Indications

Traitement du syndrome d'hyperactivité vésicale présent dans les troubles suivants : impériosité, pollakiurie, incontinence urinaire par impériosité.

Contre-indications

Hypertension sévère non contrôlée.
Allaitement.
Non recommandé pendant la grossesse.
Non recommandé si insuffisance rénale terminale ou hépatique sévère.

Précautions d'emploi

Cas du flacon : utilisable 6 mois après ouverture.

Posologies journalières recommandées en cas d'insuffisance rénale ou hépatique

Type d'insuffisance	Stade	Inhibiteur puissant du CYP3A4	
		Sans inhibiteur	Avec inhibiteur
Insuffisance rénale	Légère	50 mg	25 mg
	Modérée	50 mg	25 mg
	Sévère	25 mg	Non recommandé
Insuffisance hépatique	Légère	50 mg	25 mg
	Modérée	25 mg	Non recommandé

Effets indésirables

Tachycardie, trouble du rythme.
Infections urinaires, vaginales.
Nausées.
Éruption cutanée.

Interactions médicamenteuses

Inhibiteurs puissants du CYP3A4.
Prudence : **dabigatran, digoxine, antiarythmiques de classe 1C, antidépresseurs tricycliques.**

TUMEURS DE VESSIE

FICHE MALADIE

DÉFINITION

Il s'agit de tumeurs développées à partir des cellules de la muqueuse des voies urinaires dans la majorité des cas : ce sont donc des tumeurs urothéliales.
On distingue les :
- tumeurs superficielles, restant limitées à la muqueuse vésicale : « polypes », carcinome *in situ* (ou Cis, néoplasie intraépithéliale avec membrane basale non franchie) ;
- tumeurs infiltrantes, atteignant le muscle vésical.

CAUSES ET MÉCANISMES

FACTEURS DE RISQUE

Le tabagisme est le principal facteur de risque. Les autres facteurs sont les produits chimiques industriels (amines aromatiques, hydrocarbures), certains médicaments (**ciclophosphamide, phénacétine**), une irradiation, la bilharziose urinaire (carcinome épidermoïde), une irritation vésicale chronique.

HISTOIRE NATURELLE

La tendance est à la progression et à la récidive. Extension tumorale en surface et en profondeur (une tumeur superficielle négligée peut devenir infiltrante et peut alors métastaser). Il s'agit de plus d'une *maladie diffuse de tout l'urothéiium,* expliquant des récidives à distance dans la vessie mais aussi au niveau du haut appareil (bassinet, uretère) ou de l'urètre.

DIAGNOSTIC

SIGNES CLINIQUES

L'hématurie (macroscopique, terminale) est le signe principal.
Des signes d'irritation vésicale (pollakiurie, impériosités) peuvent alerter.
Des signes tardifs (douleurs, altération de l'état général, insuffisance rénale, complication de métastases) peuvent être liés à une extension tumorale locorégionale ou à distance.
L'examen clinique recherche au toucher rectal une infiltration.

EXAMENS COMPLÉMENTAIRES

Les examens à pratiquer sont :
- un ECBU (hématurie microscopique) ;
- un examen cytologique urinaire ;
- une échographie rénale, vésicale ;
- une cystoscopie, examen de référence qui permet de visualiser la lésion, de rechercher d'autres localisations ou un carcinome *in situ* (non visible à l'échographie) ;
- une urographie intraveineuse (UIV) ;
- un bilan d'extension en cas de tumeur infiltrante : scanner thoraco-abdomino-pelvien.

COMPLICATIONS

En l'absence de traitement, l'évolution est inéluctable. Peuvent apparaître :
- une hématurie pouvant aboutir à une rétention par caillotage ;
- une extension du cancer locorégionale ou à distance.

TRAITEMENT

Supprimer le facteur favorisant : tabac, par exemple.

PREMIER TEMPS

La résection endoscopique de tumeur de vessie (RETV) au bloc opératoire permet le bilan exact vésical et la réalisation soit de biopsies, soit de l'exérèse tumorale en copeaux de résection.

Le matériel prélevé est alors analysé en anatomopathologie : type de tumeur, grade cytologique, stade pTNM.

Le diagnostic de tumeur superficielle ou infiltrante est alors posé, et les éléments pronostiques déterminés.

Les éléments pronostiques (en dehors du caractère superficiel ou infiltrant) sont : degré d'atteinte en profondeur, caractère uni-ou multifocal, topographie, grade cytologique (I, II, III), présence de carcinome *in situ* (Cis), récidive précoce (< 6 mois).

SECOND TEMPS

▶ Tumeurs superficielles

La thérapeutique dépend de la présence ou non d'éléments de mauvais pronostic :

- si le risque évolutif est faible : surveillance (cystoscopie, échographie, ECBU, éventuelle cytologie urinaire) ;
- si le risque est intermédiaire/haut, et devant un carcinome *in situ* : instillations endovésicales (BCG [bacille de Calmette et Guerin], chimiothérapie) et surveillance.

▶ Tumeurs infiltrantes (pT2) ou tumeurs superficielles à haut risque récidivant malgré le traitement approprié

Si le bilan d'extension est négatif

On pratique une cysto-prostatectomie chez l'homme, avec curage ganglionnaire, et une pelvectomie antérieure avec curage ganglionnaire chez la femme.

Les urines (chez l'homme et la femme) sont dérivées par :

- entérocystoplastie (néovessie intestinale) ;
- ou Bricker (stomie unique avec interposition d'un segment intestinal) ;
- ou urétérostomies cutanées (une ou deux stomies, nécessitant un appareillage avec sondes d'urétérostomie à changer régulièrement).

La dérivation dépend de l'atteinte locorégionale et de l'état général du patient.

La radiochimiothérapie est, dans certains cas, une alternative à la chirurgie (pour des cas sélectionnés : tumeur infiltrante peu volumineuse et unique).

En cas de métastases ou de maladie localement avancée

- Chimiothérapie.
- Immunothérapie ciblant PD1
- Cystectomie et dérivation urinaire de confort si besoin.

FICHE INFIRMIÈRE

EXAMENS

L'infirmière de consultation participe directement à la réalisation des endoscopies (*cf.* Fiche technique, p. 1792) et des instillations endovésicales (*cf.* Fiche technique, p. 1792).

La réalisation d'un ECBU doit toujours être vérifiée, de même que l'instauration d'une antibiothérapie adaptée en cas d'infection urinaire (*cf.* Infections urinaires, p. 1755).

SURVEILLANCE DU TRAITEMENT

SOINS – TRAITEMENT

▶ Traitement médical

Instillations endovésicales, réalisées par l'urologue ou par une infirmière sous contrôle médical (*cf.* Fiche technique, p. 1792). Elles consistent à insérer une sonde « une voie » lubrifiée, de manière atraumatique (+++) dans la vessie, vider la vessie et injecter le produit actif. La sonde doit être retirée avec précaution.

▶ Traitement chirurgical

Résection endoscopique de tumeur de vessie (RETV)

- Vérifier la stérilité des urines avant chirurgie, et l'arrêt de tout traitement anticoagulant ou antiagrégant plaquettaire.
- Vérifier et comptabiliser les entrées et sorties par les sondes « doubles courants » en postopératoire.
- Vérifier la perméabilité de la sonde.

• Surveiller la reprise des mictions après désondage (tenir un calendrier avec le volume des mictions et, si possible, la mesure des résidus post-mictionnels par appareil échographique portatif).

La prise de tout traitement anticoagulant ou antiagrégant plaquettaire doit être différée de 3 semaines environ, délai possible de survenue d'une chute d'escarre.

Une hématurie est classique durant le premier mois et des signes irritatifs sont communs durant les 2 premiers mois.

Une leucocyturie et une hématurie microscopique sont fréquentes durant la phase de cicatrisation.

Une hyperdiurèse est conseillée pour limiter l'hématurie et la formation de caillots.

Cystectomie

• Vérifier la stérilité des urines avant chirurgie.

• Repérer les sites possibles de stomie (poches tests) même en cas de néovessie (dans le cas où celle-ci s'avérerait contre-indiquée ou techniquement impossible). Certaines équipes réalisent une préparation digestive, d'autres se contentent d'un régime sans résidu.

En postopératoire : soins locaux, vérifier l'aspect « rose » d'une stomie, nursing, surveiller la diurèse par les sondes (quantification), réaliser un lavage doux au sérum physiologique par la sonde vésicale en cas de néovessie (mucus) en général une fois par équipe, surveillance des constantes et de la reprise du transit.

L'ablation des sondes ne se fait pas le même jour.

EFFICACITÉ DU TRAITEMENT

Tumeurs superficielles

Échographie, cytologie urinaire, cystoscopie, UIV régulières.

Tumeurs infiltrantes

Consultation de contrôle à 1 mois puis suivi par cytologie urinaire, radiographie thoracique, uro-scanner, fibroscopie d'un urètre restant, créatininémie.

EFFETS INDÉSIRABLES, RISQUES CHIRURGICAUX

Instillations endovésicales

Liés au geste

Infection urinaire basse ou parenchymateuse (prostatite, orchi-épididymite).

BCG

Irritation vésicale, fièvre modérée < 48 h ; mais aussi réactions locales graves au BCG (prostatite granulomateuse, orchi-épididymite à BCG, abcès caséeux) et réactions systémiques au BCG (fièvre modérée > 48 h, fièvre > 39,5 °C pendant plus de 12 h, hépatite, miliaire, septicémie).

Mitomycine C

Toxicité hématologique, irritation vésicale.

Chirurgie

Résection endoscopique de tumeur de vessie (RETV)

Perforation vésicale (douleur abdominale, anomalie de la comptabilité poches passées/lavage et urines récupérées), hématurie avec caillotage, obstruction de la sonde urinaire mise en place.

Cystectomie et dérivation

Excès de mucus dans les urines, fistule vésicocutanée (pour les néovessies), fistule digestive avec péritonite (en cas de prélèvement d'un segment intestinal), sténose des anastomoses urétérales avec urétéro-hydronéphrose, voire insuffisance rénale, pyélonéphrite.

Autres

Phlébite.

ÉDUCATION ET CONSEILS

Les suites d'une néovessie doivent imposer des mictions fréquentes (toutes les 3 h au maximum pendant les 3 premiers mois), afin d'éviter une distension vésicale, une accumulation de mucus et une réabsorption des urines.

On insistera sur la nécessité de l'arrêt du facteur favorisant (tabac) et du suivi poussé devant le risque de progression mais aussi de récidive

Les consignes de surveillance (température, symptomatologie, ECBU) sont à respecter à chaque instillation de BCG.

FICHE TECHNIQUE

CYTOLOGIE URINAIRE

C'est un examen anatomopathologique réalisé sur un prélèvement d'urines visant à étudier les cellules urothéliales desquamées.
Elle est anormale en cas de tumeur de haut grade ou de carcinome *in situ*. Il existe de nombreux faux positifs.
Indications :
- suivi de patients aux antécédents de tumeurs de vessie ;
- patient avec risque professionnel ;
- exploration d'une pollakiurie persistante inexpliquée.

FICHE TECHNIQUE

CYSTOSCOPIE

Il s'agit d'une endoscopie vésicale, réalisée le plus souvent en consultation sous anesthésie locale (gel de *XYLOCAINE*), à l'aide soit d'un urétrocystoscope rigide, soit d'un fibroscope. Les urines doivent être stériles ou traitées efficacement depuis 24-48 h (ECBU +++).
La fibroscopie vésicale nécessite de vidanger la vessie avant l'examen.
La vision peut s'avérer insuffisante en cas d'hématurie majeure, faisant différer l'examen.
Le patient est en position gynécologique (ou à plat pour une fibroscopie).
Le matériel comprend, en dehors du cystoscope : une source de lumière, une irrigation de sérum physiologique et éventuellement une caméra.
L'examen se déroule sous mesures d'asepsie rigoureuses.
Cet examen fait cependant courir le risque de survenue d'une infection urinaire ou d'une infection parenchymateuse (prostatite, orchi-épididymite).

FICHE TECHNIQUE

INSTILLATIONS ENDOVÉSICALES

BCG (*IMMUCYST*)

Instillation réalisée 3 semaines après une résection endoscopique de tumeur de vessie (RETV), au rythme d'une instillation par semaine pendant 6 semaines.
Un ECBU est systématique 3 jours avant chaque instillation (reporter l'instillation en cas d'infection urinaire).
Un traitement d'entretien peut être utile (une instillation par semaine pendant 3 semaines tous les 6 mois pendant 36 mois).
Contre-indication à la réalisation de l'instillation : hématurie macroscopique, sondage traumatique (reporter l'instillation de 15 jours), réaction systémique au BCG, infection urinaire. *Réalisation* : sondage atraumatique (sonde d'hétéro-sondage) avec mesures d'asepsie, vidange vésicale puis instillation lente du flacon de 81 mg dilué dans 50 mL de sérum physiologique ; la sonde doit être retirée lentement. Le patient doit rester allongé puis retenir ses urines pendant 2 h, en changeant régulièrement de position.

Mitomycine C (*AMÉTYCINE*) (*cf.* Fiche infirmière, p. 1790)

Il s'agit d'une chimiothérapie locale.

Elle peut être réalisée immédiatement après une RETV (traitement immédiat, une dose) ; en général, elle est réalisée 3 semaines après une RETV, au rythme d'une instillation par semaine pendant 8 semaines.

Un traitement d'entretien peut être utile (une instillation toutes les 2 semaines pendant 6 mois puis une instillation par mois pendant 1 an).

Un ECBU est systématique 3 jours avant chaque instillation (reporter l'instillation en cas d'infection urinaire).

Alcalinisation par Vichy-Célestins avant chaque instillation (le produit est instable en milieu acide).

Réalisation : sondage atraumatique (sonde d'hétéro-sondage) avec mesures d'asepsie, vidange vésicale puis instillation lente du flacon à 40 mg ; la sonde doit être retirée lentement. Le patient doit rester allongé puis retenir ses urines pendant 2 h, en changeant régulièrement de position.

De l'eau de Javel doit être mise dans les toilettes.

CANCER DU REIN

FICHE MALADIE

DÉFINITION

Tumeur maligne primitive du rein.

CARCINOME À CELLULES CLAIRES

Il représente 75 % des tumeurs, en général unique ; parfois, dans un contexte de maladie génétique (maladie de von Hippel-Lindau), bilatéral et multifocal.

CARCINOME TUBULO-PAPILLAIRE

Il représente 10 % des tumeurs.

Ils sont souvent multiples et bilatéraux.

AUTRES

Carcinome à cellules chromophobes, carcinome de Bellini.

DIAGNOSTIC DIFFÉRENTIEL

Tumeurs solides bénignes :

- oncocytomes ;
- angiomyolipomes (risque hémorragique si > 3 cm).

CAUSES ET MÉCANISMES

Facteurs de risque :

- Hémodialysé avec dysplasie multikystique acquise (après 3 ans) : carcinome tubulopapillaire.
- Maladie de von Hippel-Lindau, génétique, autosomique dominante, qui touche de nombreux organes (multifocal), notamment les reins dans 25 à 45 % des cas sous forme de kyste et cancer : carcinome à cellules claires (multifocal, bilatéral).
- Obésité, apport calorique riche, HTA.
- Milieu professionnel (sidérurgie, amiante, cadmium, solvants).
- Imprégnation œstrogénique.

DIAGNOSTIC

SIGNES CLINIQUES

▶ Signes (en général tardifs)

Hématurie, douleur, masse lombaire, varicocèle (varice intrascrotale) d'apparition récente, altération de l'état général, circulation collatérale.

▶ Syndromes paranéoplasiques (5 % cas)

Anémie, HTA, hypercalcémie, fièvre, syndrome de Stauffer (dysfonctionnement hépatique sans métastase hépatique), polyglobulie, amylose.

EXAMENS COMPLÉMENTAIRES

La tumeur est asymptomatique dans 40 % des cas ; la découverte est fortuite, en général à l'échographie.

▶ Bilan locorégional

• Échographie rénale (masse solide).

• Scanner abdominal, voire IRM s'il y a doute diagnostique ou bilan d'un thrombus cave.

▶ Bilan à distance

• Scanner thoracique.

• Scintigraphie osseuse et scanner cérébral s'il y a des signes d'appel ou des métastases viscérales.

▶ Biologie

• Fonction rénale (urémie, créatininémie).

• Recherche d'un syndrome paranéoplasique : bilan hépatique, VS, NFS, calcémie.

▶ Place de la biopsie guidée sous scanner

La technique a été révisée (gaine protectrice pour éviter l'ensemencement).

Indications :

• patient âgé avec lourde comorbidité ;

• doute diagnostique : oncocytome, histologie pouvant induire une modification de stratégie chirurgicale.

COMPLICATIONS

Hématurie, douleurs, thrombus cave, complications des métastases (fracture pathologique).

PRONOSTIC

Il dépend de :

• âge du patient et état général ;

• stade de la maladie (TNM) ;

• atteinte ganglionnaire ;

• présence de métastases ;

• type histologique et grade nucléaire de Führman.

TRAITEMENT

CANCER LOCALISÉ

Le traitement est chirurgical.

▶ Tumeur < 4 cm accessible, ou rein unique, ou tumeur bilatérale

Néphrectomie partielle (consistant à retirer seulement la tumeur en passant en tissu sain).

▶ Tumeur volumineuse ou peu accessible

Néphrectomie élargie par cœlioscopie, lombotomie ou voie antérieure (consistant à retirer le rein en totalité après clampage successif de l'artère puis de la veine, avec toute l'atmosphère cellulograisseuse de la loge rénale).

▶ En cas de thrombus cave

Néphrectomie élargie et cavotomie ; avec circulation extracorporelle si le niveau supérieur du thrombus remonte au-dessus des veines sus-hépatiques (chirurgie cardiaque).

MÉTASTASES

La survie à 2 ans est de 50 %.

▶ Immunothérapie

On utilise dans le cancer du rein, à un stade avancé, une immunothérapie associant un anti-PD1 à un anti-CTLA4.

▶ Chimiothérapie

Elle est inefficace.

▶ Thérapies ciblées

On utilise les agents anti-angiogéniques type **sunitinib** (*SUIENT*) ou **sorafénib** (*NEXAVAR*) qui peuvent donner une réponse tumorale.

▶ Néphrectomie, embolisation rénale, gestes sur les métastases

Ils sont discutés en fonction de la qualité de vie.

▶ Nouvelles thérapies à l'essai

Elles reposent sur l'immunothérapie.

FICHE INFIRMIÈRE

SURVEILLANCE DU TRAITEMENT

SOINS – TRAITEMENT

Pour le traitement chirurgical :

- Vérifier la stérilité des urines avant chirurgie (faire un ECBU de contrôle) et l'arrêt de tout traitement anticoagulant ou antiagrégant plaquettaire.
- En postopératoire :
  - éviter l'hyperdiurèse et les diurétiques chez les patients qui ont eu une néphrectomie partielle ;
  - bas de contention et isocoagulation préventive (*LOVENOX* 0,2 ou 0,4 mL, ou *FRAXIPARINE* 0,3 mL) ;
  - NFS, plaquettes et créatininémie à J1 et J3.

Réaliser la surveillance postopératoire du patient : douleur, pansement, hémodynamique, reprise de diurèse, surveillance des risques hémorragiques.

EFFICACITÉ DU TRAITEMENT

- Suivi de l'éventuelle disparition d'un syndrome paranéoplasique.
- On pratique, en général à 1 mois, un bilan biologique et une évaluation clinique.
- Puis suivi régulier par clinique, biologie et scanner tous les 6 mois environ.

EFFETS INDÉSIRABLES, RISQUES CHIRURGICAUX

- Fistule urinaire après néphrectomie partielle (écoulement d'urines dans le redon ou par la lame de drainage), hématome, hémorragie.
- Brèche pleurale avec pneumothorax et atélectasie (après lombotomie).
- Éventration.
- Atteinte pancréatique en cas de chirurgie du rein gauche.
- Insuffisance rénale en cas de chirurgie sur rein unique fonctionnel.
- Autres : phlébite.

ÉDUCATION ET CONSEILS

Nécessité d'un suivi à long terme, régulier.

CANCER DU TESTICULE

FICHE MALADIE

DÉFINITION

La tumeur maligne primitive du testicule est rare, touchant préférentiellement l'adulte jeune :

- 15-35 ans pour les tumeurs germinales non séminomateuses ;
- 25-55 ans pour les tumeurs germinales séminomateuses.

CAUSES ET MÉCANISMES

Seule la cryptorchidie (testicule non descendu) est clairement identifiée comme facteur de risque, les autres étant plus discutables : atrophietesticulaire, traumatisme.

Les tumeurs du testicule sont réparties en deux groupes :

- Tumeurs germinales (cellules tumorales issues des cellules dont la maturation aboutit aux spermatozoïdes) : les plus fréquentes, aussi réparties en deux groupes :
  - tumeur germinale séminomateuse ;
  - tumeurs germinales non séminomateuses (carcinome embryonnaire, choriocarcinome).
- Autres tumeurs : lymphome, sarcome.

DIAGNOSTIC

Le diagnostic est en général évoqué devant certains symptômes révélateurs, amenant le patient à consulter.

SIGNES CLINIQUES

▶ Locaux

Le testicule est indolore, augmenté de taille, en général dur à la palpation. Parfois, il existe une pesanteur scrotale ou une douleur hypogastrique. Un tableau de douleur du testicule peut survenir de manière aiguë, par exemple en cas d'hémorragie.

▶ Généraux

Syndromes paranéoplasiques (gynécomastie), altération de l'état général ou signes en rapport avec des localisations métastatiques.

Les cancers du testicule métastasent par voie lymphatique (lombo-aortique +++) et hématogène (poumon +++, foie, cerveau).

▶ Examen clinique

Palpation du testicule tumoral et de son cordon, palpation du testicule controlatéral, des aires ganglionnaires et recherche d'une gynécomastie.

EXAMENS COMPLÉMENTAIRES

▶ Bilan locorégional

L'échographie scrotale précise les caractères de la tumeur et vérifie le testicule controlatéral.

▶ Bilan à distance

Le scanner thoraco-abdomino-pelvien recherche des adénopathies et des métastases viscérales.

Le scanner cérébral est réalisé en cas de métastases viscérales ou de signes d'appel.

▶ Biologie

Marqueurs tumoraux : dosage sérique préopératoire d'AFP (alpha-fœtoprotéine), ß-HCG, LDH.

> Tout nodule testiculaire peut être considéré comme suspect et entraîner une exploration chirurgicale après dosage des marqueurs sériques et conservation du sperme.

TRAITEMENT

La conservation du sperme est proposée systématiquement avant l'intervention (CECOS).

Le reste du bilan d'extension ne doit pas retarder l'exploration chirurgicale.

PREMIER TEMPS THÉRAPEUTIQUE

Il consiste en une orchidectomie élargie par voie inguinale avec ligature première du cordon au niveau de l'orifice inguinal profond. L'implantation d'une prothèse testiculaire peut être discutée.

C'est l'examen anatomopathologique de la pièce opératoire qui pose le diagnostic, le type de tumeur, ainsi que l'atteinte locale de la classification pTNM.

SECOND TEMPS THÉRAPEUTIQUE

Il dépend du type de tumeur et du bilan d'extension :

▶ Tumeur germinale séminomateuse

- Sans métastase viscérale : radiothérapie lombo-aortique et iliaque homolatérale.
- Avec métastase viscérale : chimiothérapie combinant **cisplatine, étoposide, bléomycine, ifosfamide**.

▶ Tumeur germinale non séminomateuse

- Sans métastase viscérale :
  - au stade I (atteinte exclusive du testicule avec normalisation des marqueurs postopératoires) : abstention-surveillance ou curage ganglionnaire rétropéritonéal ;
  - en cas de facteur de gravité : chimiothérapie.
- Avec métastase viscérale : chimiothérapie combinant **cisplatine**, **étoposide**, **bléomycine** (BEP), ou **cisplatine** et VP16 en cas de masse tumorale métastatique faible.

FICHE INFIRMIÈRE

SURVEILLANCE DU TRAITEMENT

SOINS – TRAITEMENT

Pour le traitement chirurgical :

• Soins préopératoires avec préparation cutanée.

• Les suites opératoires ressemblent à celles des cures de hernie par voie inguinale.

• Soins locaux, antalgiques, surveillance de la survenue d'un hématome dans la bourse.

• Surveillance de la température et de l'aspect local en cas d'implantation d'une prothèse testiculaire.

EFFETS INDÉSIRABLES, RISQUES CHIRURGICAUX

• Complications de la chirurgie :

– hématome, abcès, infection d'une éventuelle prothèse testiculaire ;

– autres : phlébite.

• Complications de la radiothérapie : surveillance cutanée, douleur.

• Complications de la chimiothérapie : surveillance digestive, nausée, vomissement, douleur, appétit, signes de fatigue, d'épuisement, aide et soutien psychologique.

ÉDUCATION ET CONSEILS

Apprentissage de la surveillance par autopalpation du testicule controlatéral. Rendez-vous 1 mois après avec bilan biologique et marqueurs.

DYSFONCTION ÉRECTILE

FICHE MALADIE

DÉFINITION

Altération de la fonction érectile, entraînant une modification de la qualité des rapports sexuels.

Toutefois, il n'y a pas de norme en matière de sexualité : la prise en charge d'une dysfonction érectile doit se faire en cas de *plainte* du patient et *d'altération de sa qualité de vie.* La sexualité doit être un élément d'épanouissement dans un couple ; si celui-ci n'en éprouve pas le besoin, il n'y a pas de soin à proposer.

Il ne faut surtout pas comparer la sexualité du patient à sa propre sexualité.

CAUSES ET MÉCANISMES

Des phénomènes complexes et multiples interviennent dans la physiologie de l'érection : psychogènes, végétatifs, réflexes, hormonaux, médiateurs (prostaglandines, monoxyde d'azote [NO]).

PHYSIOLOGIE

Une imprégnation hormonale androgénique est nécessaire lors des différentes séquences de l'érection :

• *Étatfaccide :* contraction des muscles lisses (vasculaires, tissulaires) des corps caverneux, sous un tonus sympathique.

• Sous une *stimulation* réflexe (sensitive), psychogène (corticale), relaxation des muscles lisses responsable d'un afflux de sang artériel dans les espaces caverneux, aboutissant à une tumescence puis à l'érection avec mise en tension de l'albuginée (paroi des corps caverneux) et écrasement des veines émissaires (diminuant le retour veineux).

• *Éjaculation,* dépendant d'un phénomène adrénergique, responsable de la vasoconstriction des artères péniennes puis de la *détumescence.*

• *Période réfractaire,* au cours de laquelle la stimulation n'aboutit pas à l'érection.

PHYSIOPATHOLOGIE

Un trouble intervenant sur une des séquences peut altérer le bon déroulement de l'érection.

ÉTIOLOGIE

▶ Psychogène

Par l'intervention d'un stress qui induit une diminution de la stimulation (désir), une stimulation adrénergique (pouvant induire une éjaculation précoce ou une détumescence).

▶ Organique

- Vasculaire : anévrysme de l'aorte, artérite, tabagisme.
- Urologique : maladie de Lapeyronie, traumatisme.
- Neurologique.
- Métabolique : diabète, carences.
- Hormonale : hypogonadisme hypogonadique ou hypogonadotrope, adénome à prolactine, tumeurs, andropause.
- Traumatique : rachis, urètre.
- Postopératoire : rachis, aorte, urologique (prostatectomie radicale).
- Toxique : alcoolisme, drogues, médicaments (β-bloquants, agonistes de la LH-RH, etc.).
- Psychologique : dépression, névrose, psychose.
- Post-radiothérapie.

DIAGNOSTIC

SIGNES CLINIQUES

Interrogatoire :

- Évaluer le contexte conjugal, socio-professionnel.
- Répertorier les antécédents (traumatisme, chirurgie, traitements).
- Mode de début, phénomène déclenchant, évolution.
- Libido.
- Vérifier la présence d'érections et leur qualité, érections nocturnes.
- Estimer la fréquence des rapports, leurs types.
- Déterminer le vécu du trouble par la partenaire et la plainte du patient.
- Recherche de contre-indications à une activité sexuelle (infarctus récent, angor instable, insuffisance cardiaque) et à certaines médications (cancer de prostate, consommation de dérivés nitrés).

Examen clinique : pilosité, organes génitaux (verge, testicules (trophicité)), toucher rectal.

EXAMENS COMPLÉMENTAIRES

En fonction de l'orientation de l'examen clinique :

- suspicion neurologique : explorations neurologiques (EMG) ;
- suspicion hormonale: bilan biologique (testostéronémie totale ou biodisponible, PSA, prolactinémie, glycémie, NFS).

AU TOTAL

On évoquera une cause :

- *psychogène* : devant un début brutal, une évolution par accès, ne survenant pas avec tous les partenaires, avec des érections conservées (matinales) et, parfois, soit un contexte psychologique, soit un événement déclenchant responsable d'un stress ;
- *organique* : devant une installation progressive, une disparition des érections (mêmes matinales), un trouble marqué de la libido, un examen clinique anormal, un contexte médical évocateur (diabète, artérite, chirurgie à risque).

TRAITEMENT

ORIGINE PSYCHOGÈNE

La prise en charge psychologique va de la simple réassurance à la prise en charge sexologique d'une véritable rééducation comportementale de la sexualité du couple.

Un traitement médical d'appoint par Inhibiteur des phosphodiestérases (*cf.* encadré, ci-après) peut aider la prise en charge (*VIAGRA* (**sildénafil citrate**), injection intracaverneuse) mais fait courir le risque d'engendrer une dépendance psychologique à l'égard de la médication.

ORIGINE ORGANIQUE

On traite la cause.

Si le résultat est insuffisant : traitement médical d'appoint (*cf.* encadré, p. 1779).

En cas d'échec, même des injections intracaverneuses : réaliser un écho-Doppler pénien et discuter éventuellement l'indication d'une intervention chirurgicale (pontage vasculaire, voire mise en place d'implants prothétiques intracaverneux).

TRAITEMENTS MÉDICAUX

Traitement conditionneur (de fond, en prise continue) : **yohimbine**, hormonothérapie (*TESTOSTÉRONE*), antiasthénique (**SARGENOR**).
Traitement facilitateur (nécessite une stimulation pour obtenir une érection) : inhibiteurs de la PDE5 (*VIAGRA*, *LEVITRA*, *CIALIS*).
Traitement inducteur (ne nécessite pas de stimulation) : **papavérine**, prostaglandine PGE1 intracaverneux (**EDEX**, *CAVERJECT*) ou intra-urétral (*MUSE*), **apomorphine** (*UPRIMA*).
Autre : *VACUUM* (système mécanique de pompe à dépression, créant un appel de sang dans la verge, retenu par un garrot placé à la racine de la verge, laissé en place 30 min au maximum). Contre-indication : prise d'anticoagulants. Inconvénients : difficultés de manipulation, blocage de l'éjaculation, verge froide, manque de rigidité.

FICHE INFIRMIÈRE

SURVEILLANCE DU TRAITEMENT

SOINS – TRAITEMENT

Rechercher les contre-indications à une activité sexuelle (infarctus récent, angor instable, insuffisance cardiaque) et à certaines médications (cancer de prostate, consommation de dérivés nitrés).

Rappeler le rythme maximal d'administration des médications :
- 2 injections intracaverneuses par semaine.
- 7 doses par semaine pour le *MUSE*.
- 2 prises à 8 h d'intervalle pour l'apomorphine.
- 1 prise par jour pour les inhibiteurs de la PDE5.

EFFICACITÉ DU TRAITEMENT

La surveillance est clinique :
- recherche d'une amélioration des érections à l'interrogatoire ;
- testostéronémie lors du traitement hormonal.

EFFETS INDÉSIRABLES

- Sous traitement hormonal, un suivi de la prostate est capital par toucher rectal et PSA afin de dépister l'apparition d'un cancer de prostate qui serait alors stimulé. On suivra également l'hématocrite.
- Surveillance de la tension artérielle sous inhibiteurs de la PDE5.
- Tolérance générale des différentes médications.

ÉDUCATION ET CONSEILS

L'apprentissage des injections intracaverneuses est en général réalisé par le médecin. L'injection est réalisée perpendiculairement à la zone médiane latérale d'un des deux corps caverneux, avec des mesures d'asepsie.

FICHE PHARMACOLOGIE

INHIBITEURS DES PHOSPHODIESTÉRASES

■ Sildénafil ©

VIAGRA					
1 cp. 30 min à 1 h avant l'activité sexuelle	4 cp. 25 mg		I	NR	
	8 cp. 25 mg		I	NR	
	4 cp. 50 mg		I	NR	
	8 cp. 50 mg		I	NR	
	12 cp. 50 mg		I	NR	
	4 cp. 100 mg		I	NR	
	8 cp. 100 mg		I	NR	
	12 cp. 100 mg		I	NR	
XYBILUN					
1 cp. 30 min à 1 h avant l'activité sexuelle (25 à 100 mg/prise)	12 films orod. 50 mg			NR	
	12 films orod. 75 mg			NR	
	12 films orod. 100 mg			NR	

■ Tadalafil ©

CIALIS					
Dysfonction érectile : idem *VIAGRA* Hypertrophie bénigne de la prostate : 5 mg/j	28 cp. 2,5 mg		I	NR	
	28 cp. 5 mg		I	NR	
	84 cp. 5 mg		I	NR	
	4 cp. 10 mg		I	NR	
	4 cp. 20 mg		I	NR	
	8 cp. 20 mg		I	NR	

■ Vardénafil ©

VARDENAFIL					
Idem *VIAGRA*	4 cp. 5 mg		I	NR	
	4 cp. 10 mg		I	NR	
	8 cp. 10 mg		I	NR	
	4 cp. 20 mg		I	NR	
	8 cp. 20 mg		I	NR	
	12 cp. 20 mg		I	NR	
	20 cp. 20 mg		I	NR	

■ Avanafil

SPEDRA					
1 cp. 15 à 30 min avant l'activité sexuelle	4 cp. 50 mg		I	NR	
	8 cp. 50 mg		I	NR	
	2 cp. 100 mg		I	NR	
	4 cp. 100 mg		I	NR	
	8 cp. 100 mg		I	NR	
	12 cp. 100 mg		I	NR	
	4 cp. 200 mg		I	NR	
	8 cp. 200 mg		I	NR	
	12 cp. 200 mg		I	NR	

Propriétés

L'afflux sanguin dans les corps caverneux est dû à un relâchement des muscles lisses qui à l'état normal sont contractés autour des artérioles des corps caverneux. Ce relâchement est lié à l'action de la guanosine-monophosphate cyclique (GMPc) dont la concentration augmente sous l'effet d'une enzyme (la guanylate-cyclase) activée par le monoxyde d'azote libéré par la stimulation sexuelle.

Les **inhibiteurs des phosphodiestérases** empêchent la dégradation de la GMPc en inhibant sélectivement l'enzyme responsable, la phosphodiestérase de type 5 (PDE5). L'érection est ainsi amplifiée et maintenue plus longtemps s'il y a stimulation sexuelle.

Indications

Traitement des troubles de l'érection (incapacité à obtenir ou maintenir une érection suffisante pour une activité sexuelle satisfaisante).

CIALIS 5 mg : symptômes de l'hypertrophie bénigne de la prostate.

Contre-indications

Patients chez qui l'activité sexuelle accroît le risque cardiaque : antécédent récent d'infarctus du myocarde ou d'accident vasculaire cérébral, angor instable, insuffisance cardiaque grave, hypotension ou hypertension non contrôlées.

Neuropathie optique ischémique antérieure non artéritique (NOIAN).

Insuffisance hépatique ou rénale sévère.

Précautions d'emploi

Les **inhibiteurs des phosphodiestérases** ne doivent être prescrits qu'après avoir recherché une cause sous-jacente aux troubles de l'érection (neurologique, hormonale, diabète).

Prudence chez les patients présentant des pathologies comportant un risque de priapisme.

La prise concomitante d'aliments peut retarder l'activité du médicament.

Effets indésirables

Céphalées, sensations vertigineuses, bouffées vasomotrices, rougeur, congestion nasale, nausée, dyspepsie, hypotension artérielle.

Prévenir le patient qu'il doit demander immédiatement une aide médicale en cas d'érection de 4 h ou plus (priapisme), trouble de la vision ou de l'audition.

Interactions médicamenteuses

Dérivés nitrés et poppers (contre-indiqués).

Inhibiteurs du CYP3A4 (augmentation des effets indésirables) : **antifongiques azolés** (**kétoconazole**, **voriconazole**, **itraconazole**), **inhibiteurs de protéase** (**ritonavir**, **atazanavir**), **macrolides** (**érythromycine**, **télithromycine**, **clarithromicine**), jus de pamplemousse, etc.

Inducteurs du CYP3A4 (diminution de l'activité) : **carbamazépine**, **éfavirenz**, **phénobarbital**, **phénitoïne**, **rifampicine**, etc.

Antihypertenseurs dont **alphabloquants**.

Alcool (hypotension).

ALPHABLOQUANTS (DYSFONCTION ÉRECTILE)

■ Yohimbine

YOCORAL					
3 à 4 cp./j en 3 prises Max 4/j	50 cp. 5 mg 100 cp. 5 mg		I I	NR NR	

Propriétés

Sympathicolytique α-bloquant.

Indications

Traitement d'appoint de la dysfonction érectile.

Contre-indications

- Insuffisance hépatique et rénale.
- Traitement par médicaments α-mimétiques (*CATAPRESSAN* et analogues).

UROLOGIE

- Cardiopathies (notamment maladies coronariennes, tachyarythmie).
- Hypertension, hypotension.
- Troubles psychiatriques, en particulier trouble affectif et trouble panique.
- Ulcère gastro-intestinal.
- Glaucome.
- Utilisation concomitante de produits agissant sur le système nerveux central (ex : médicaments traitant les troubles psychiatriques ou neurologiques, certains antihypertenseurs, alcool).

Effets indésirables

Nervosité, insomnie, tremblements, vertiges, migraines.
Nausées, vomissements, diarrhée.
Hypotension orthostatique, tachycardie.
Priapisme.

■ Moxisylyte

CARLYTÈNE					
1 cp. x 3/j	32 cp. 30 mg		II	NR	

Propriétés

Alphabloquant entraînant une vasodilatation artérielle dans certains territoires.

Indications

Dysfonction érectile.

Effets indésirables

Nausées.
Hépatite cytolytique.

Précautions d'emploi

Surveiller les transaminases.

TRAITEMENT LOCAL DE LA DYSFONCTION ÉRECTILE

■ Alprostadil

VITAROS					
1 unidose/appl. 5 à 30 min. avant l'activité sexuelle Max 1 appl./24 h et 3 appl./sem.	4 unidoses 300 µg	33,94	I	15 %	8,48

Propriétés

Prostaglandine entraînant une relaxation des corps caverneux.
Autres propriétés : vasodilatation, inhibition de l'agrégation plaquettaire, stimulation des muscles lisses de l'intestin.

Contre-indications

Partenaire enceinte ou susceptible de l'être.
Hypersensibilité.
Prédisposition au priapisme (drépanocytose, leucémie, myélome multiple).
Risque cardiovasculaire à l'effort : angor instable, insuffisance cardiaque grave, antécédent récent d'infarctus du myocarde.
Inflammation ou infection du gland.
Prédisposition aux thromboses veineuses.

Précautions d'emploi

Première application pratiquée au cabinet du médecin.
Prévenir le patient que la durée de l'érection ne doit en aucun cas dépasser 4 h.
Produit à conserver au réfrigérateur. Les sachets non entamés peuvent supporter 3 j à température ambiante avant utilisation.
Utiliser un préservatif pour éviter tout effet indésirable chez la partenaire.

Effets indésirables

Localement : éruption cutanée, douleur, picotement, sensation de brûlure.
Démangeaison ou brûlure vaginale de la partenaire si préservatif non utilisé.
Sensations vertigineuses, hypotension.

Interactions médicamenteuses

Anticoagulants, vasodilatateurs, antihypertenseurs.

INJECTIONS INTRACAVERNEUSES

Alprostadil

CAVERJECT					
Inj. intracaverneuse Dose d'essai initiale comprise entre 5 et 20 µg Dose à ajuster pour atteindre l'érection complète 5 à 10 minutes après l'inj. (augmentation par paliers de 5 µg) Dose maximale par inj. : 20 µg 1 inj./j et 2 inj./sem. max (intervalle min de 24 h entre 2 inj.)	1 amp. 10 µg/mL 1 amp. 20 µg/mL	8,83 8,83	I I	30 % 30 %	8,83 8,83
EDEX					
Idem CAVERJECT	2 fl. 10 µg/mL 2 fl. 20 µg/mL	17,60 17,60	I I	30 % 30 %	8,80 8,80

Propriétés

Vasodilatateur entraînant une rigidité du tissu érectile.

Indications

Troubles de l'érection.

Contre-indications

Hypotension artérielle.
Accident cardiovasculaire récent.
Hypersensibilité aux prostaglandines.
Risque de priapisme : drépanocytose, myélome, leucémies.
Partenaire enceinte.
Déformation anatomique du pénis.
Port d'un implant pénien.
Autres médicaments de la dysfonction érectile.

Précautions d'emploi

Traitement anticoagulant.
Maladie de La Peyronie avec coudure.
L'érection ne doit pas durer plus de 1 h.
La 1re inj. doit obligatoirement être effectuée en milieu médical, les auto-injections dans le corps caverneux ne sont effectuées par le patient qu'au terme d'un apprentissage de la technique d'injection et après détermination de la dose efficace.
Il convient d'interdire au patient d'augmenter sa dose individuelle de son propre chef.

Effets indésirables

Douleur au point d'injection.
Hématome.
Priapisme.
Érythème et douleur testiculaire ou périanale, hypotension, arythmie, vertiges, céphalées, choc vagal et collapsus.
Fibrose des corps caverneux.
Dépôts d'hémosidérine dans le pénis.

Interactions médicamenteuses

L'alprostadil peut augmenter les effets des antihypertenseurs, des **vasodilatateurs**, des anticoagulants et des **antiagrégants plaquettaires.**
Les produits sympathomimétiques peuvent diminuer l'effet de **l'aprostadil.**

INHIBITEUR SÉLECTIF DE LA RECAPTURE DE LA SÉROTONINE

■ Dapoxétine

PRILIGY					
Posologie initiale : 30 mg/prise Posologie d'entretien : 30 à 60 mg/prise selon la réponse clinique et la survenue éventuelle d'effets indésirables À prendre 1 à 3 h avant l'activité sexuelle, à la demande, max x 1/j Arrêt progressif du traitement (syndrome de sevrage)	3 cp. 30 mg 6 cp. 30 mg 3 cp. 60 mg 6 cp. 60 mg		I I I I	NR NR NR NR	

Propriétés

Puissant inhibiteur sélectif de la recapture de la sérotonine (ISRS), potentialisant l'action du neurotransmetteur au niveau du système nerveux sympathique.

Indications

Traitement de l'éjaculation précoce (EP) chez les hommes adultes âgés de 18 à 64 ans présentant **tous** les critères suivants :

• temps de latence d'éjaculation intravaginale (IELT) < 2 min ;

• *et* éjaculation survenant, de façon permanente ou récurrente, avec une stimulation sexuelle minimale, avant, pendant ou peu de temps après la pénétration et avant que le patient ne le souhaite ;

• *et* souffrance personnelle importante ou difficultés interpersonnelles consécutives à l'EP ;

• *et* mauvais contrôle de l'éjaculation ;

• ET antécédents d'EP dans la majorité des rapports sexuels au cours des 6 derniers mois.

Contre-indications

Pathologie cardiaque : insuffisance cardiaque (NYHA II-IV), trouble de la conduction, cardiopathie ischémique, valvulopathie, antécédent de syncope.

Antécédent de manie ou de dépression sévère.

Insuffisance hépatique modérée ou sévère.

Épilepsie non contrôlée.

Précautions d'emploi

Prudence dans ces situations :

• insuffisance rénale chronique (si sévère, traitement déconseillé) ;

• antécédent d'hypotension orthostatique (test orthostatique avant traitement) ;

• hypertension oculaire, glaucome à angle fermé ;

• facteurs de risque cardiovasculaires (bilan cardiovasculaire avant traitement) ;

• syndrome hémorragique ;

• épilepsie contrôlée.

Le patient doit être averti des symptômes précurseurs des syncopes et éviter en conséquence les situations dangereuses (utilisation de machines, conduite).

Contient du lactose.

Effets indésirables

Très fréquents : hypotension orthostatique, sensations vertigineuses, céphalées, nausées.

Fréquents : anxiété, insomnie, somnolence, diarrhée, fatigue, trouble de la vision.

Peu fréquents : syncope, dépression, tachycardie ou bradycardie, mydriase.

Interactions médicamenteuses

Contre-indications absolues :

• alcool (augmentation des effets indésirables) ;

• **inhibiteurs de la monoamine-oxydase**, autres **ISRS**, **inhibiteurs de recapture de la sérotonine et de la noradrénaline**, **antidépresseurs tricycliques** (augmentation de l'activité sérotoninergique) ;

• L-tryptophane, **triptans**, **tramadol**, **linézolide**, **lithium**, **millepertuis** (augmentation de l'activité sérotoninergique) ;

La **dapoxétine** peut être instaurée 14 j après arrêt du traitement par les médicaments ci-dessus. Le traitement peut reprendre 7 j après arrêt de prise de **dapoxétine**.

- inhibiteurs puissants du CYP3A4 : **kétoconazole**, **itraconazole**, **ritonavir**, **atazanavir**, **télithromycine**, etc. (inhibition du métabolisme de la **dapoxétine**) ;
- **inhibiteurs de phosphodiestérase 5 (PDE5)** : **sildénafil**, **tadanafil**, **vardénafil** ;
- kétamine, LSD, MDMA (augmentation de l'activité sérotoninergique).

Prudence avec les médicaments actifs sur le SNC, aux propriétés vasodilatatrices, métabolisés par les CYP3A4, 2D6, 2C9 ou 2C19, inhibiteurs modérés du CYP3A4, inhibiteurs puissants du CYP2D6, **anticoagulants**, **antiagrégants plaquettaires**, **AINS**, **tamsulosine**.

PRIAPISME

FICHE MALADIE

DÉFINITION

« Érection prolongée » (plus de 4 h), douloureuse et irréductible (corps spongieux et gland non concernés).

CAUSES

Priapisme de stase (sang veineux)

Injections intracaverneuses (papavérine), pathologies générales (hématologie, néoplasie, neurologique, toxique).

Priapisme à haut débit (sang artériel)

Par fistule artérielle traumatique.

COMPLICATION

Ischémie des tissus (à partir de 6 h) aboutissant à une fibrose.

TRAITEMENTS

Il s'agit d'une *urgence*.

DÈS 3 HEURES

- Petits moyens (eau froide, jogging).
- Si échec : injection intracaverneuse de drogues alpha-stimulantes : **étiléfrine** (*EFFORTIL*) 4 mg (a et ß+, contre-indiquée chez le patient coronarien) ou **phényléphrine** (*NÉOSYNÉPHRINE*) (a+), avec surveillance PA, scope. Recommencer 20 minutes plus tard si échec.
- Si échec : *cf.* dès 6 heures, ci-après.

DÈS 6 HEURES

Ponction-évacuation et lavage au sérum physiologique des corps caverneux en transglandulaire (seringues et aiguille pompeuse).

Priapisme de stase (sang noirâtre)

- Si échec : injection intracaverneuse d'**étiléfrine** (*EFFORTIL*) 4 mg (a et ß+, contre-indiquée chez le patient coronarien) ou de **phényléphrine** (*NÉOSYNÉPHRINE*) (α+). Répéter 20 minutes plus tard si nécessaire. Surveillance : PA, scope et évolution de la détumescence et de la douleur.
- Si échec : réaliser un shunt caverno-spongieux chirurgical, anastomose saphéno-caverneuse.

Priapisme à haut débit (sang rouge)

- Artériographie-embolisation de la fistule artérielle.
- Ligature chirurgicale en cas d'échec d'embolisation.

Constantes biologiques usuelles

Constantes biologiques	Origine	Unités conventionnelles	Facteurs de conversion	Unités SI
ACE	voir Antigène carcinoembryonnaire			
Acétone	voir Corps cétoniques			
Acide ascorbique	sang	4-15 mg/L	× 5,68 → ← 0,176 ×	23-85 µmol/24 h
	urine	20-40 mg/24 h		115-230 µmol/24 h
Acides biliaires	sang	0-3,3 mg/L	× 2,54 → ← 0,39 ×	0-8,4 µmol/L
	urine	2,5-4,3 mg/24 h		6,4-11 µmol/24 h
Acide delta-aminolévulinique (ALA)	urine	< 5 mg/24 h	× 7,63 → ← 0,131 ×	< 38 µmol/24 h
Acide folique (folates)	sérum	4-15 µg/L	× 2,26 → ← 0,441 ×	9-41 nmol/L
	érythrocytes	> 250 µg/L		> 560 nmol/L
Acides gras Ubres (FEA)	sang	0,05-0,20 g/L	× 3,52 → ← 0,284 ×	0,18-0,70 mmol/L
Acide homovanillique (HVA)	urine	2-7 mg/24 h	× 5,49 → ← 0,182 ×	11-38 µmol/24 h
Acide 5-hydroxy-indol-acétique (5-HIAA)	urine	3-8 mg/24 h	× 5,24 → ← 0,191 ×	14-42 µmol/24 h
Acide lactique (lactates)	sang	90-160 mg/L	× 0,011 → ← 90 ×	1-1,8 mmol/L
	LCR	108-190 mg/L		1,2-2,1 mmol/L

Constantes biologiques	Origine	Unités conventionnelles	Facteurs de conversion	Unités SI
Acide oxalique	sang	1,8-2,8 mg/L	× 11,06 → / ← 0,09 ×	20-31 µmol/L
	urine	15-36 mg/24 h		1 60-400 µmol/24 h
Acide pyruvique (pyruvates)	sang	3-10 mg/L	× 11,36 → / ← 0,088 ×	30-114 µmol/L
Acide urique • homme • femme • enfant	sang	40-70 mg/L 35-60 mg/L 15-40 mg/L	× 5,95 → / ← 0,168 ×	238-420 µmol/L 208-360 µmol/L 90-240 µmol/L
	urine	250-700 mg/24 h	× 0,006 → / ← 168 ×	1,5-4,2 mmol/24 h
Acide vanylmandélique (VMA)	urine	1-6 pg/24 h	× 5,04 → / ← 0,198 ×	5-30 µmol/L/24 h
ACTH	sang	< 80 pg/L	× 0,22 → / ← 4,54 ×	<17,6 pmol/L
ADH	plasma	1,85-4,80 pmol/L (en absence de restriction hydrique)		
Adrénaline	voir Catécholamines			
ALAT	voir Transaminases			
Albumine	sérum	38-50 g/L	× 14,5 → / ← 0,069 ×	550-730 µmol/L
Alcool éthylique	sang	seuil légal < 0,50 g/L	× 21,7 → / ← 0,046 ×	seuil légal < 10,85 mmol/L
	air	seuil légal < 0,25 mg/L		
Aldolase	sang	< 3,1 U/L à 37 °C		<50 nmol/s/L

Constantes biologiques	Origine	Unités conventionnelles	Facteurs de conversion	Unités SI
Aldostérone • couché • debout	sang	20-120 ng/L 110-300 ng/L	× 2,77 → ← 0,36 ×	55-335 pmol/L 300-830 pmol/L
	urine (pH1)	2-10 µg/24 h		5,5-28 nmol/24 h
Alpha-1-antitrypsine	sang	2,0-4,0 g/L		
Alpha-fœtoprotéine (AFP)	sang	adulte < 6 ng/mL (grossesse < 500 ng/mL)		
17-alpha-hydroxyprogestérone (17-OHP) • homme • femme phase folliculaire • femme phase iutéaie	sang	 0,5-2,5 µg/L 0,7-1,5 µg/L 2,2-3,5 µg/L	× 3,03 → ← 0,33 ×	 1.5-7,5 nmol/L 2,1-4,5 nmol/L 6.6-10,5 nmol/L
Aluminium	sang	2-6,5 µg/L	× 0,037 → ← 27 ×	0,08-0,25 µmol/L
	urine	< 20 µg/24 h		< 0,75 µmol/24 h
Ammoniaque	sang artériel veineux	 < 0,1 mg/L < 0,3 mg/L	× 58,72 → ← 0,017 ×	 < 6 µmol/L < 18 µmol/L
	urine	0,35-1,2 g/24 h		20-70 mmol/24 h
AMP-cyclique	sang	1,6-6,6 µg/L	× 3,038 → ← 0,329 ×	5-20 nmol/L
	urine	0,7-3,3 mg/24 h		2-10 µmol/24 h
Amylase	sang	30-160 UI/L		
	urine	36-152 UI/L		

Constantes biologiques	Origine	Unités conventionnelles	Facteurs de conversion	Unités SI
Androgènes plasmatiques	plasma			
– Androstènedione				
• homme		0,8-2,3 µg/L	× 3,49 → / ← 0,29 ×	3-8 nmol/L
• femme		1-22 µg/L		3,75-7,6 nmol/L
– Déhydroépiandrostérone (DHEA)				
• homme		1,8-33 µg/L	× 3,46 → / ← 0,29 ×	4,9-9,0 µmol/L
• femme		0,9-2,8 µg/L		2,5-7,6 µmol/L
– Dihydrotestérone (DHT)				
• homme		0,4-0,9 µg/L	× 3,46 → / ← 0,29 ×	1,4-3,1 nmol/L
• femme		0,2-0,4 µg/L		0,7-1,4 nmol/L
– Testostérone				
• homme		4-10 µg/L	× 3,47 → / ← 0,288 ×	14-35 nmol/L
• femme		0,2-0,6 µg/L		0,7-3,5 nmol/L
Androgènes urinaires	urine			
– Androstérone				
• homme		1,8-7,7 mg/24 h	× 3,46 → / ← 0,29 ×	6-26 µmol/24 h
• femme		0,3-6 mg/24 h		1-20 µmol/24 h
– 17-cétostéroïdes	urine			
• homme		12-20 mg/24 h	× 3,47 → / ← 0,288 ×	41-70 µmol/24 h
• femme		6-12 mg/24 h		20-41 µmol/24 h
• enfant		< 10 mg/24 h		< 35 µmol/24 h

Constantes biologiques	Origine	Unités conventionnelles	Facteurs de conversion	Unités SI
Androgènes urinaires – 11-oxy-l 7-céto stéroïdes • homme • femme	urine	1,5-6,2 mg/24 h 1,3-6 mg/24 h	× 3,46 → ← 0,29 ×	5-21 µmol/24 h 4,5-20 µmol/24 h
– Déhydroépiandrostérone (DHEA) • homme • femme		1-2 mg/24 h 0,5-1,5 mg/24 h	× 3,46 → ← 0,29 ×	3,4-7 µmol/24 h 1,7-5,2 µmol/24 h
– Étiocholanolone • homme • femme		1,3-9 mg/24 h 0,6-6 mg/24 h	× 3,45 → ← 0,29 ×	4,5-31 µmol/24 h 2-20 µmol/24 h
Androstènedione	voir Androgènes plasmatiques			
Androstérone	voir Androgènes urinaires			
Anticorps antistreptococciques	sang	Antistreptolysines 0 ou ASLO < 100 U/mL AntiStreptokinase ou ASK < 80 U/mL Antistreptodornase ou ADB < 240 U/mL		
Antigène carcinoembryonnaire (ACE)	sang	< 2,5 ng/mL		< 2,5 µg/L
Antigène prostatique spécifique (PSA)	sang	< 5 ng/mL		< 5 µg/L
Antithrombine III	sang	75-100 %		0,75-1,00
Apolipoprotéines – A I – A II – B	sang	1,10-1,30 g/L 0,35-0,45 g/L 0,50-1,40 g/L		

Constantes biologiques	Origine	Unités conventionnelles	Facteurs de conversion	Unités SI
ASAT	voir Transaminases			
β-HCG	sang	Femme non enceinte : non détectable Grossesse 12e semaine : 20 000-100 000 UI/L		
	urine	Grossesse 15e jour : 150 UI/L 16e jour : 250 UI/L 25e jour : 1 500 UI/L 30e jour : 10 000-50 000 UI/L 12e semaine : 10 000-50 000 UI/L 2e trimestre : 2 000-5 000 UI/L 3e trimestre : 1 000-5 000 UI/L		
Bêta-2-microglobuline	sang	0,8-2,4 mg/L		68-204 nmol/L
	urine	< 0,25 mg/24 h	× 84,75 → ← 0,0118 ×	< 21 nmol/24 h
Bicarbonates	plasma	23-27 mEq/L		23-27 mmol/L
Bilirubine – totale – conjuguée	sang	3-10 mg/L < 2,4 mg/L	× 1,71 → ← 0,584 ×	5-17 mol/L < 4 mol/L
BNP	plasma	< 100 ng/L		
– NT-proBNP	plasma	< 300 ng/L		
CA 125 (Antigène)	sang	< 35 U/mL		
CA 15-3 (Antigène)	sang	< 30 U/mL		
CA 19-9 (Antigène)	sang	< 37 U/mL		
Calcitonine	sang	< 80 ng/L		
Calcium – ionisé	plasma	90-105 mg/L 45-55 mg/L	× 0,025 → ← 40,1 ×	2,25-2,6 mmol/L 1,12-1,38 mmol/L
	urine	50-300 mg/24 h		1,25-7,5 mmol/24 h
Calprotectine fécale	selles	< 50 g/g		

Constantes biologiques	Origine	Unités conventionnelles	Facteurs de conversion	Unités SI
Catecholamines				
– Adrénaline	sang	< 400 ng/L	× 0,005 → / ← 183 ×	< 2,2 nmol/L
	urine	1-7 g/24 h		5-38 nmol/24 h
– Noradrenaline	sang	< 600 ng/L	× 0,006 → / ← 169 ×	<3,5 nmol/L
– Métanéphrines	urine	12-50 g/24 h		70-300 nmol/24 h
• Métanéphrine	urine	< 100 g/24 h	× 12 → / ← 0,083 ×	1 200 mmol/24 h
• Métanéphrine libre	plasma	< 0,50 mmol/L		
• Normétanéphrine	urine	< 100 g/24 h	× 12 → / ← 0,083 ×	1 200 mmol/24 h
• Normétanéphrine libre	plasma	< 0,90 mmol/L		
CDT	voir Transferrine carboxydéficiente			
Céruléoplasmine	sang	280-400 mg/L	× 6,5 → / ← 0,16 ×	1,8-2,5 mol/L
17-cétostéroïdes urinaires	voir Androgènes urinaires			
Chlore	plasma	97-105 mEq/L		97-105 mmol/L
	urine	100-250 mEq/24 h		100-250 mmol/L
Cholestérol – HDL – LDL – VLDL	sang	1,5-2,5 g/L 0,35-0,60 g/L 1,2-1,7 g/L 0,05-0,12 g/L	× 2,58 → / ← 0,387 ×	3,8-6,5 mmol/L 0,9-1,5 mmol/L 3,1-4,4 mmol/L 0,15-0,31 mmol/L
Cholinestérase	sang	3 000-9 3000 UI à 25 C		
Chromogranine A	sérum	< 100 ng/L		
CO_2 total	sang	49-65 vol %	× 0,448 → / ← 2,23 ×	22-29 mmol/L
Complément – C3 – C4	sang	70-130 mg/100 mL 20-50 mg/100 mL	× 0,01 → / ← 100 ×	0,70-1,30 g/L 0,20-0,50 g/L

Constantes biologiques	Origine	Unités conventionnelles	Facteurs de conversion	Unités SI
Coproporphyrines 1 et III	érythrocytes	37-62,6 µg/L	× 1,53 → / ← 0,654 ×	56-96 nmol/24 h
	urine	34-234 µg/24 h		58-358 nmol/24 h
Corps cétoniques	sang	10-50 mg/L	× 0,172 → / ← 58,1 ×	0,17-0,85 mmol/L
	urine	0 (< 125 mg/24h)		0 (< 2,15 mmol/24 h)
Corticosterone	sang	2-15 µg/L	× 2,89 → / ← 0,35 ×	6-44 nmol/L
Cortisol	plasma	8 heures : 70-230 µg/L 20 heures : 25-100 µg/L	× 2,76 → / ← 0,362 ×	8 heures : 140-690 nmol/L 20 heures : 55-275 nmol/L
	urine	12-50 µg/24h (< 100)		33-138 nmol/24 h (< 276)
Créatine-phosphokinase fraction MB	sang	5-50 UI/L à 37 °C < 3%		0,08-0,58 pmol/s/L < 3%
Créatinine • femme • homme	plasma	5-12 mg/L 7-13,5 mg/L	× 8,85 → / ← 0,113 ×	45-106 µmol/L 60-120 µmol/L
	urine	14-26 mg/kg/24 h		124-230 mmol/kg/24 h
– clairance		90-140 mL/min		1,5-2,35 mL/s
C-Reactive Protein (CRP)	voir Protéine C-réactive			
Cuivre	sang	0,8-1,5 mg/L	× 15,75 → / ← 0,0635 ×	12-24 µmol/L
	urine	< 120 µg/24 h	× 0,016 → / ← 63,5 ×	< 1,9 µmol/24 h
Cystine	urine	6-23 mg/24 h	× 4,17 → / ← 0,24 ×	25-95 µmol/24 h

Constantes biologiques	Origine	Unités conventionnelles	Facteurs de conversion	Unités SI
Déhydroépiandrostérone (DHA)	voir Androgènes plasmatiques et urinaires			
Densité urinaire	urine	1 005-1 030		
11-désoxycorticostérone (DOC)	sang	< 0,1 µg/L	× 3,03 → / ← 0,33 ×	< 0,3 nmol/L
11-désoxycorticol (Composé S)	sang	5-20 µg/L	× 2,89 → / ← 0,35 ×	14-58 nmol/L (< 230)
Dihydrotestérone	voir Androgènes plasmatiques			
D-xylose (test au) – excrétion urinaire 5 h après absorption de 25 g de xylose – xylosémie 2 h après	sang	 5-8 g/5 h > 0,4 g/L	× 6,67 → / ← 0,15 ×	33-53 mmol/L
Élastase	selles	> 200 µg/g		
Énolase neuro-spécifique (NSE)	sang	6-8 ng/mL		
Enzyme de conversion de l'angiotensine	sang			22-35 nmol/min/mL
Estradiol	voir Œstradiol			
Estriol	voir Œstriol			
Etiocholanolone	voir Androgènes urinaires			
Facteurs de coagulation – I = Fibrinogène – II = Prothrombine – V = Proaccélérine – VII + X = Proconverti ne + Stuart – VIII = Antihémophilique A – IX = Antihémophilique B – XI = Rosenthal PTA – XII = Hageman	sang	 voir Fibrinogène 60-140 % 60-140 % 70-130 % 50-200 % 60-140 % 60-140 % 60-140 %		 0,60-1,40 0,60-1,40 0,70-1,30 0,50-2,00 0,60-1,40 0,60-1,40 0,60-1,40

Constantes biologiques	Origine	Unités conventionnelles	Facteurs de conversion	Unités SI
Fer – Capacite totale de fixation – Coefficient de saturation	sang	0,6-1,9 mg/L 0,25-0,40 mg/L 23-43 %	× 17,9 → ← 0,056 ×	13-25 µmol/L 0,25-0,40 mg/L 0,23-0,43
Ferritine • homme • femme • enfant • nouveau-né	sang	30-300 ng/mL 15-200 ng/mL 15-80 ng/mL 50-250 ng/mL		30-300 µg/L 15-200 µg/L 15-80 µg/L 50-250 µg/L
Fibrinogène	sang	2-4 g/L	× 3 → ← 0,33 ×	6-12 µmol/L
Fluor	sang	< 50 pg/L	× 52,6 → ← 0,019 ×	< 2 500 nmol/L
	urine	< 0,40 pg/24 h		< 21 nmol/24 h
Fructosamine	sang	1-2,5 mmol/L		
FSH (Folliculostimuline)	sang	Phase folliculaire : 1,3-4,4 UI/L Pic ovulatoire : 6-10 UI/L Phase lutéale : 1-3 UI/L Post-ménopause : 15-40 UI/L Homme : 1-5 UI/L Enfant impubère : < 3 UI/L		
	urine	Phase folliculaire : 5-25 UI/24 h Pic ovulatoire : 10-30 UI/24 h Phase lutéale : 1-15 UI/24 h Post-ménopause : > 45 UI/24 h Homme : 5-22 UI/24 h Enfant impubère : < 3 UI/24 h		

Constantes biologiques	Origine	Unités conventionnelles	Facteurs de conversion	Unités SI
Gamma-GT (gamma-glutamyl-transférase)	sang	< 28 UI/L à 37 °C		
Gastrine	sang	<100 pg/mL		< 100 ng/L
Caz du sang artériel	sang artériel			
– PH			7,38-7,42	
– PaO_2		75-100 mmHg	× 0,133 ⇄ 7,5 ×	10-13,3 kPa
– $PaCO_2$		35-45 mmHg	× 0,133 ⇄ 7,5 ×	4,7-6,1 kPa
– HCCV			23-27 mmol/L	
– CO_{2T}			24-30 mM	
– SaO_2			95-98 %	
Caz du sang veineux	sang veineux			
– PH			7,34-7,42	
– PvO_2		40 mmHg	× 0,133 ⇄ 7,5 ×	5,3 kPa
– $PvCO_2$		45 mmHg	× 0,133 ⇄ 7,5 ×	6,1 kPa
– CO_{2T}			24-34 mM	
– SVO_2			70-75 %	

Constantes biologiques	Origine	Unités conventionnelles	Facteurs de conversion	Unités SI
GH (*Growth Hormone*)	voir STH			
Glucose	sang	à jeun : 0,7-1 g/L 60 min : < 1,6 g/L 90 min : < 1,4 g/L 120 min : < 1,2 g/L diabète : > 1,26 g/L (à jeun)		à jeun : 3,9-5,5 mmol/L 60 min : < 9 mmol/L 90 min : < 8 mmol/L 120 min : < 7 mmol/L diabète : > 7 mmol/L (à jeun)
	LCS	0,50-0,70 g/L	× 5,56 → ← 0,18 ×	2,8-3,9 mmol/L
G6PD (glucose 6-phosphate-déshydrogénase)	érythrocytes	8-13 U/g d'hémoglobine à 37 °C		
Glutathion	sérum	0,24-0,36 g/L	× 3,25 → ← 0,307 ×	0,78-1,18 mmol/L
Haptoglobine	sang	1-3 g/L	× 15,5 → ← 0,0645 ×	15,5-46,5 µnol/L
Hématocrite	voir Numération globulaire			

Constantes biologiques	Orìgine	Unités conventionnelles	Facteurs de conversion	Unités SI
Hémoglobine • homme • femme	sang	voir aussi Numération globulaire 13-18 g/100 mL 12-16 g/100 mL	→ × 0,62 ← 1,61×	8-11,6 mmol/L 7,44-9,92 mmol/L
Hémoglobine glyquée – HbA1 totale – HbAlc	sang	5,5-7,5 % 4-6 %		
Histamine • plasma • sang total	sang			0,1-0,5 µg/L 42-88 µg/L
Hormone somatotrope (GH)	voir STH			
Hormones thyroïdiennes	voir Thyroïde (exploration de la)			
17-hydroxycorticostéroïde (17-OH) • homme • femme • enfant	urine	3-9 mg/24 h 3-6,5 mg/24 h 1-3 mg/24 h	→ × 2,76 ← 0,362 ×	8-25 µmol/24 h 8-18 µmol/24 h 3-8 µmol/24 h
Hydroxyproline – totale – libre	urine	10-35 mg/24 h 0,3-2,3 mg/24 h	→ × 7,63 ← 0,131×	76-267 µmol/24 hj 2,37-17,5 µmol/24 h
IGF_1	Voir Somatomédine C			

Constantes biologiques	Origine	Unités conventionnelles	Facteurs de conversion	Unités SI
Immunoglobulines	sang			
– IgA				
– IgD		100-350 mg/100 mL		1-3,5 g/L
– IgE		< 0,150 mg/100 mL		< 0,15 g/L
• adulte		250 UI/mL		
• enfant > 10 ans		250 UI/mL		
• enfant de 10 ans		200 UI/mL		
• enfant de 6 ans		120 UI/mL		
• enfant de 4 ans		80 UI/mL		
• enfant de 2 ans		40 UI/mL		
• enfant de 1 an		20 UI/mL		
• nouveau-né		2 UI/mL		
– IgG		800-1 500 mg/100 mL		8-15 g/L
– IgM		60-250 mg/100 mL		0,60-2,5 g/L
Inhibiteur de la C1 estérase	sang			0,15-0,35 g/L
Insuline	sang	10-20 mU/L	× 7,175 → ← 0,14 ×	43-187 pmol/L
Iode total	sérum	33-104 µg/L	× 7,87 → ← 0,127 ×	260-820 nmol/L
	urine	100-300 µg/24 h		800-2 400 nmol/24 h
Lactates	voir Acide lactique			
Lacticodéshydrogénase (LDH)	sang	< 240 U/L à 15 °C		
– LDH 1		17-27 %		
– LDH 2		28-38 %		
– LDH 3		19-27 %		
– LDH 4		5-16 %		
– LDH 5		5-16 %		

Constantes biologiques	Origine	Unités conventionnelles	Facteurs de conversion	Unités SI
LASA (acide sialique lié aux lipoprotéines)	sang			113-171 mg/L
LDH	voir Lacticodéshydrogénase			
Leucine arylamidase (LAP)	sang	< 22 U/L à. 25 °C		
LH (hormone lutéinisante)	sang	Phase folliculaire : 0,5-6 UI/L Pic ovulatoire : 0,5-5 UI/L Phase lutéale : 10-22 UI/24 h Post-ménopause : > 10 UI/L Homme : 1-5 UI/L Enfant impubère : > 3 UI/L		
	urine	Phase folliculaire : 10-35 UI/24 h Pic ovulatoire : 30-80 UI/24 h Phase lutéale : 10-22 UI/24 h Post-ménopause : > 45 UI/24 h Homme : 10-40 UI/24 h Enfant impubère : < 10 UI/24 h		
Lipase	sang	0-166 UI/L		
Lipides	sang	5-8 g/L		
Lipoprotéines – Pré-alpha-lipoprotéines – Alpha-lipoprotéines – Pré-bêta-lipoprotéines – Bêta-lipoprotéines	sang	 4-13 % 20-30 % 3-9 % 55-75 %		 0,04-0,13 g/L 0,20-0,30 g/L 0,03-0,09 g/L 0,55-0,75 g/L
LPH (hormone lipotrophine)	sang			< 200 ng/L

Constantes biologiques	Origine	Unités conventionnelles	Facteurs de conversion	Unités SI
Lysozyme	urine	1-15 µg/mL	$\underset{\times 1}{\overset{\times 1}{\rightleftarrows}}$	1-15 mg/L
Magnésium	plasma	18-24 mg/L	$\underset{24{,}3\times}{\overset{\times 0{,}41}{\rightleftarrows}}$	0,74-1 mmol/L
	érythrocytes	45-60 mg/L		1,85-2,50 mmol/L
	urine	60-200 mg/24 h	$\underset{24{,}3\times}{\overset{\times 0{,}041}{\rightleftarrows}}$	2,5-8,2 mmol/24 h
Mélatonine (à. 8 h)	sang	15 ng/L	$\underset{232\times}{\overset{\times 0{,}0043}{\rightleftarrows}}$	0,06 nmol/L
Métanéphrînes	voir Catécholamines			
Méthémoglobine	sang	< 1 %		
Myoglobine	urine	< 150 µg/24 h	$\underset{17\times}{\overset{\times 0{,}06}{\rightleftarrows}}$	< 9 µmol/24 h
Néoptérine	urine	Néoptérine urinaire/Créatinine urinaire < 200		
Noradrénaline	voir Catécholamines			
NSE	Voir Énolase neuro-spécifique (NSE)			
5′-nucléotidase	sang	< 17 UL à 37 °C		< 290 nmol/s/L

Constantes biologiques	Origine	Unités conventionnelles	Facteurs de conversion	Unités SI
Numération globulaire	sang			
– hématocrite homme		40-52 %		0,40-0,52
– hématocrite femme		35-47 %		0,35-0,47
– hémoglobine homme		13,5-17 g/100 mL	× 0,62 → ← 1,612 ×	8.3– 10,6 mmol/L
– hémoglobine femme		12-15 g/100 mL		7,4– 9,6 mmol/L
– érythrocytes hommes		4,2-5,5 × 10 millions/mm^3		4,2-5,5 × 1012/L
– érythrocytes femme		3,7-5 × 10 millions/mm^3		3,7-5 × 1012/L
– VGM		83-98 µ^3		83-98 × 1015 fL
– TCMH		27-32 pg		17-20 × 1015 fL
– CCMH		32-38 g/100 mL	× 0,62 → ← 1,612 ×	19,0-22,8 mmol/L
– leucocytes		4 000-10 000/mm^3		4-10 × 10^9/L
• polynucléaires neutrophiles		52-68 %		0,52-0,68
• polynucléaires éosinophiles		1-3 %		0,01-0,03
• polynucléaires basophiles		< 1		< 0,01
• lymphocytes		25-40 %		0,25-0,40
• monocytes		3-8 %		0,03-0,08
Œstradiol	sang	Homme : 15-30 ng/L		0,05-0,11 nmol/L
		Pic ovulatoire : 30-205 ng/L		0,11-0,75 nmol/L
		Phase lutéale : 300-800 ng/L		1,10-3,00 nmol/L
		Post-ménopause : < 30 ng/L	× 0,0037 → ← 272,4 ×	< 0,11 nmol/L
		Grossesse :		
		0-4 sem, : 550 ng/L		2 nmol/L
		20 sem. : 7 000 ng/L		25 nmol/L
		36-40 sem. : 19 000 ng/L		70 nmol/L

Constantes biologiques	Origine	Unités conventionnelles	Facteurs de conversion	Unités SI
Œstriol pendant la grossesse	sang	20e semaine : 30 µg/L 24e semaine : 42 µg/L 30e semaine : 75 µg/L 34e semaine : 150 µg/L 38e semaine : 215 µg/L 40e semaine : 240 µg/L	× 3,46 → ← 0,28 ×	100 nmol/L 140 nmol/L 250 nmol/L 505 nmol/L 724 nmol/L 800 nmol/L
	urine	20e semaine : 4 mg/24 h 24e semaine : 6 mg/24 h 30e semaine : 13 mg/24 h 34e semaine : 13 mg/24 h 38e semaine : 18 mg/24 h 40e semaine : 20 mg/24 h		13 µmol/24 h 20 µmol/24 h 33 µmol/24 h 44 µmol/24 h 60 µmol/24 h 68 µmol/24 h
Ornithine-carbamoyl-transférase	sang			< 15 UI/L
Orosomucoïde	sang			0,50-1,20 g/L
Osmolalité	plasma	280-300 mOsm/kg d'eau		
	urine	500-1 000 mOsm/kg d'eau		
Ostéocalcine	sang	6,02-6,38 µg/L		
Oxalates	voir Acide oxalique			
11-oxy-17-cétostéroïdes	voir Androgènes urinaires			
Oxyde de carbone	sang	< 0,5 mL CO/100 mL	× 0,448 → ← 2,23 ×	< 0,22 mmol/L
Oxygène (saturation en)	sang artériel	95-100 %		0,95-1,00

Constantes biologiques	Origine	Unités conventionnelles	Facteurs de conversion	Unités SI
Parathormone	sang	20-80 µg/mL		20-80 ng/L
PCO_2	sang	35-45 mmHg	→ × 0,133 ← 7,5 ×	4,7-6 kPa
Peptide C	sang	1-5 mg/L post-prandial : < 7 µg/L après glucagon = taux de base × 2,3 µg × 0,2 = ng	→ × 0,2 ← 5 ×	0,2-1 nmol/L ≤ 1,4 nmol/L
	urine			60-100 tng/24 h
pH	sang artériel sang veineux	7,38-7,42 7,34-7,42		
	urine	4,6-7,8		
Phenylalanine	sang	10-30 mg/L	→ × 0,0605 ← 16,5 ×	0,6-1,8 mmol/L
Phosphatases acides – totales – prostatiques	sang	< 11 U/L à 37 °C < 4 UI/L à 37 °C		
Phosphatases alcalines • adulte • enfant • nourrisson	sang	20-80 UI/L 40-280 UI/L 70-320 UI/L		36-150 µmol/s/L 70-520 µmol/s/L 130-600 µmol/s/L
Phospholipides	sang	1,5-2,5 g/L	→ × 1,29 ← 0,774 ×	1,9-3,2 mmol/L

Constantes biologiques	Origine	Unités conventionnelles	Facteurs de conversion	Unités SI
Phosphore	sang	25-42	× 0,032 → / ← 31×	0,8-1,35 mmol/L
– Inorganique	urine	0,6-1,2 g/24 h	× 32,29 → / ← 0,031×	20-40 mmol/24 h
Plomb	sang	< 0,6 mg/L	× 4,826 → / ← 0,207 ×	< 2,9 µmol/L
	urine	< 0,1 mg/24 h		< 0,48 gmol/24 h
PO_2	sang	75-100 mmHg	× 0,133 → / ← 7,5 ×	10,0-13,3 kPa
Porphobilinogène	urine	< 2 mg/24 h	× 4,42 → / ← 0,226 ×	< 9 µmol/24 h
Porphyrines	érythrocytes urine	voir Proto porphyrines, uro porphyrin es et corproporphyrines		
Potassium	sang	3,5-4,5 mEq/L		3,5-4,5 mmol/L
	urine	40-100 mEq/L		40-100 mmol/24 h
Préalbumine	sang	0,25-0,46 g/L		0,25-0,46 g/L
Pregnandiol • En dehors de la grossesse	urine	– phase folliculaire < 1 mg/24 h – phase lutéale : 3-9 mg/24 h – post-ménopause : 1 mg/24 h – homme ≤ 1,4 mg/24 h – enfant ≤ 0,1 mg/24 h	× 3,1 → / ← 0,32 ×	< 3,1 µmol/24 h 9-28 µmol/24 h 3,1 µmol/24 h ≤ 4,3 µmol/24 h < 0,3 µmol/24 h

Constantes biologiques	Origine	Unités conventionnelles	Facteurs de conversion	Unités SI
Prégnandiol • Pendant la grossesse		– 4e semaine : 5 mg/24 h – 10e semaine : 7 mg/24 h – 14e semaine : 11 mg/24 h – 18e semaine : 17 mg/24 h – 22e semaine : 28 mg/24 h – 26e semaine : 32 mg/24 h – 30e semaine : 40 mg/24 h – 34e semaine : 50 mg/24 h – 38e semaine : 60 mg/24 h	× 3,12 → ← 0,32 ×	15 µmol/24 h 22 µmol/24 h 34 µmol/24 h 53 µmol/24 h 87 µmol/24 h 100 µmol/24 h 125 µmol/24 h 156 µmol/24 h 187 µmol/24 h
Prégnanetriol • femme • homme • enfant	urine	< 2 mg/24 h < 1 mg/24 h < 0,5 mg/24 h	× 2,972 → ← 0,336 ×	< 6 µmol/24 h < 3 µmol/24 h < 1,5 µmol/24 h
Procalcitonine	plasma ou sérum	< 0,5 µg/L 0,5-2,0 µg/L : infection bactérienne possible 2,0-10,0 µg/L : infection bactérienne systémique possible > 10 µg/L : sepsis bactérien sévère		
Produit de dégradation de la fibrine (PDF)	sang	0,5-5 ng/mL (< 10 g/mL)		
Progestérone • En dehors de la grossesse	sang	– phase folliculaire < 1 µg/L – phase lutéale > 10 µg/L – post-ménopause : 1 µg/L – homme < 1 µg/L	× 3,1 → ← 0,32 ×	< 3,1 mmol/L ≥ 31 mmol/L 3,1 mmol/L < 3,1 mmol/L

Constantes biologiques	Origine	Unités conventionnelles	Facteurs de conversion	Unités SI
Progestérone • Pendant la grossesse		– 4e semaine : 20 µg/L – 10e semaine : 30 µg/L – 14e semaine : 40 µg/L – 18e semaine : 45 µg/L – 22e semaine : 50 µg/L – 26e semaine : 60 µg/L – 30e semaine : 80 µg/L – 34e semaine : 100 µg/L – 38e semaine : 120 µg/L – 40e semaine : 160 µg/L	× 3,12 → ← 0,32 ×	63 mmol/L 95 mmol/L 127 mmol/L 143 mmol/L 159 mmol/L 190 mmol/L 254 mmol/L 318 mmol/L 381 mmol/L 508 mmol/L
Prolactine	sang	2-20 µg/L	× 0,04 → ← 25 ×	0,08-0,8 nmol/L
Prostaglandine E	sang	250-1 300 ng/L		60-84 g/L
Protéines – électrophorèse	sérum	protéines totales : 60-84 g/L albumine : 35-50 g/L globulines : 20-35 g/L – alpha 1-globulines : 1,6-3,4 g/L – alpha 2-globullnes : 4,5-8,5 g/L – bêta-globulines : 5,3-10 g.k – gamma-globulines : 9,1-17 g/L		60-80 % 35-50 % 38-42 % 3-6 % 7-12 % 7-17 % 14-20 %
– électrophorèse	LCR	albumine : 60 % alpha-1 globulines : 6 % alpha-2 globulines : 10 % bêta-glo bull nés : 15 % gamma-globulines : 9 %		0,60 g/L 0,06 g/L 0,10 g/L 0,15 g/L 0,09 g/L
	urine	100 mg/24 h	× 0,014 → ← 71 ×	0 (< 1,44 µmol/24 h)

Constantes biologiques	Origine	Unités conventionnelles	Facteurs de conversion	Unités SI
Protéine C	sang	70-130 %		0,7-1,3 g/L
Protéine C-réactive	sang	< 12 mg/L		
Protéine S	sang	70-130 %		0,7-13 g/L
Prothrombine	voir Taux de prothrombine			
Protopo rphyrines	érythrocytes	275-585 µg/L	× 1,78 → / ← 0,563 ×	489-1 039 nmol/L
Pyruvate-kinase	érythrocytes	15 UI/g d'hémoglobine		
Rénine – couché – débout	sang	0,5-1,5 ng/mL/h 2,3-3,3 ng/mL/h	× 4,69 → / ← 0,213 ×	0,10-0,30 pmol/L/s 0,50-0,70 pmol/L/s
Réserve alcaline	voir CO_2 total			
Réticulocytes	sang	0,15-1,5 % G.R.		0,15-1,5 × 10-2 G.R.
Saturation en oxygène	sang artériel	95-98 %		0,95-0,98 mol/moL
Sérotonine	sang	100-300 µg/L	× 0,057 → / ← 176 ×	0,57-1,71 nmol/L
SGOT, SGPT	voir Transaminases			
Sidérophiline	voir Transferrine			
Sodium	sang	138-142 mEq/L		138-142 mmol/L
	urine	100-300 mEq/24 h	× 1 → / ← 1 ×	100-300 mmol/24 h
Somatomédine C (IGF_1) • 2 mois-6 ans • 6 ans-9 ans • 9 ans-12 ans • 12 ans-16 ans • 16 ans-26 ans • > 26 ans	sang	♂ (ng/mL) / ♀ (ng/mL) 17-248 / 17-248 88-474 / 88-474 120-565 / 117-771 202-957 / 261-1096 182-780 / 182-780 123-463 / 123-403		
Sous-unité α • < 40 ans • 40 à 60 ans • > 60 ans	sang	♂ (UI/L) / ♀ (UI/L) activité génitale / ménopausée 0,2-1,2 / 0,2-0,8 / 0,2-1,2 1,1-2 / 0,2-1 / 1,1-2		

Constantes biologiques	Origine	Unités conventionnelles	Facteurs de conversion	Unités SI
STH (hormone de croissance) • adulte • enfant	sang	< 5 µUI/mL < 20 µUI/mL	× 45,4 → ← 0,022 ×	< 233 pmol/L < 900 pmol/L
Sulfates	sang	30-35 mg/L	× 10,4 → ← 0,096 ×	0,30-0,36 mmol/L
	urine	2-3,5 g/24 h		21-36 mmol/24 h
Taux de prothrombine – Temps de Quick – Complexe prothrombine	Sang	12-14 s 80-100 %		12-14 s 0,8-1,00
Temps de céphaline-kaolin	Sang	30-25 s		30-25 s
Temps de coagulation	sang	6-12 min		360-720 s
Temps de Howell	sang	1,30-2,30 min		78-138 s
Temps de saignement – Duke – Ivy	sang	1,30-4 min < 10 min		78-240 s < 600 s
Temps de thrombine	sang	18-22 s		18-22 s
Testostérone	voir Androgènes plasmatiques			
Tests de floculation – Closs – Gros – Hanger – Kunkel zinc – Mac Lagan – Red colloïdal	sang	4 (–) à 2 mL 0 à 1 < 35 U Vernes < 10 U Vernes 0-1		
Tétrahydroaldostérone (THA)	urine	20-50 µg/24 h	× 2,75 → ← 0,364 ×	55-140 nmol/24 h

Constantes biologiques	Origine	Unités conventionnelles	Facteurs de conversion	Unités SI
Thyroïde (exploration de la)	sang			
– T3 = triiodothyronine T3 totale		1-1,8 µg/L	× 1,536 → ← 0,651 ×	1,5-2,8 nmol/L
T 3 libre		2,0-5,8 ng/L	× 1,5 → ← 0,66 ×	3-9 pmol/L
– T4 = thyroxine T4 totale		40-130 µg/L	× 1,29 → ← 0,78 ×	51-168 nmol/L
T4 libre		7-23 ng/L	× 1,29 → ← 0,78 ×	9-29 pmol/L
– Thyroglobuline – Thyréostimuline (TSH ultrasensible)		< 30 ng/L de 1 à 60 ans : 0,25-6 µU/mL après 70 ans : 0,25-9 µU/mL		64-154 nmol/L
– Thyrocalcitonine (TCT)		< 200 ng/L		
Transaminases (amino-transferases) – ASAT = SGOT – ALAT = SGPT	sang	≤ 30 UI/L à 37 °C ≤ 30 UI/L à 37 °C		≤ 0,24 µmol/s/L ≤ 0,24 µmol/s/L
Transferrine	sang	dosage immunologique direct – 2,4-3,8 g/L capacité de fixation du fer CFT = transferrine (g/L) × 25 coefficient de saturation en fer : fer sérique/CFT = 0,15-0,40		
Triglycérides	sang	0,40-1,30 g/L (≤ 1,50)	× 1,14 → ← 0,875 ×	0,46-1,48 mmol/L (≤ 1,71)
Troponine	sang	• < 0,2 µg/L • doute sur une ischémie myocardique entre 0,2 et 1,6 • > 1,6 µg/L infarctus du myocarde		
Thyroglobuline	voir Thyroïde (exploration de la)			
Thyrostimuline	voir Thyroïde (exploration de la)			
Thyroxine	Voir Thyroïde (exploration de la)			
Transferrine carboxydéficiente ou désialyiée (CDT)	sérum	< 2,6 % (chromatographie échangeuse d'ions) < 1,3 % (életrophorèse capillaire)		

Constantes biologiques	Origine	Unités conventionnelles	Facteurs de conversion	Unités SI
Triiodothyronine	voir Thyroïde (exploration de la)			
Urée	sang	0,1-0,5 g/L	→ × 16,65 / ← 0,06 ×	1,6-8,25 mmol/L
	clairance	60-84 mL/min	→ × 16,65 / ← 0,06 ×	1,0-1,4 mL/s
	urine	10-40 g/24 h	→ × 16,65 / ← 0,06 ×	166-666 mmol/24 h
Urobiline totale	urine	2-3 mg/24 h		
Urobilinogène	urine	0,05-4 mg/24 h	→ × 0,591 / ← 1,692 ×	0,08-7 µmol/24 h
Uroporphyrines I et III	érythrocytes	traces (≤ 2 nmol/L)		
	urine	14-56 µg/24 h	→ × 1,2 / ← 0,831 ×	17-67 nmol/24 h
VIP (peptide vasoactif intestinal)	sang			< 75 pmol/L
Vitamine A (rétinol) • adulte • nourrison	sang	200-300 µg/L 400-800 µg/L	→ × 0,0035 / ← 286 ×	0,7-1,05 µmol/L 1,4-2,8 µmol/L
Vitamine B1 (thiamine)	sang	5-15 µg/L	→ × 3,77 / ← 0.265 ×	15-45 nmol/L
Vitamine B12 (cyanocobalamine)	sang	150-950 ng/L	→ × 0,738 / ← 1,355 ×	110-700 nmol/L
Vitamine C (acide ascorbique)	sang	2-20 mg/L	→ × 5,68 / ← 0,176 ×	11-114 µmol/L

Constantes biologiques	Origine	Unités conventionnelles	Facteurs de conversion	Unités SI
Vitamine D (25-OH-cholécalciférol)	sang	18-36 µg/L	× 2,496 → / ← 0,401 ×	45-90 nmol/L
Vitamine E (alpha-tocophérol)	sang	5-10 mg/L	× 2,4 → / ← 0,416 ×	14-24 µmol/L
Vitesse de sédimentation • homme • femme	sang	1re heure : < 15 mm 2e heure : < 25 mm		< 15 mm < 25 mm
Vitesse de sédimentation globulaire	sang	1re heure : 3-5 mm 2e heure : 8-12 mm		3-5 mm 8-12 mm
Volume globulaire moyen (VGM)	voir Numération globulaire			
Volume plasmatique total	sang	4-5 % du poids corporel		40-50 mL/kg
Volume sanguin	sang	8,5-9 % du poids corporel		80-85 mL/kg
Volume urinaire • adulte • nourrisson	urine	1-1,4 L/24 h 60 à 80 mL/kg/24 h		
Zinc	sang	1,1-1,3 mg/L	× 15,4 → / ← 0,065 ×	16-20 µmol/L
	urine	4,57 mg/24 h	× 15,4 → / ← 0,065 ×	70 µmol/24 h

SURFACE CORPORELLE DU NOUVEAU-NE ET DE L' ENFANT

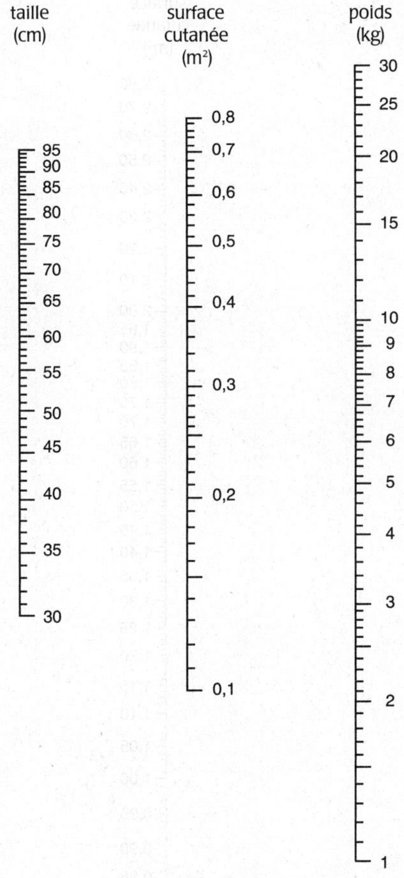

Nouveau-né – Enfant

SURFACE CORPORELLE DE L'ENFANT ET DE L'ADULTE

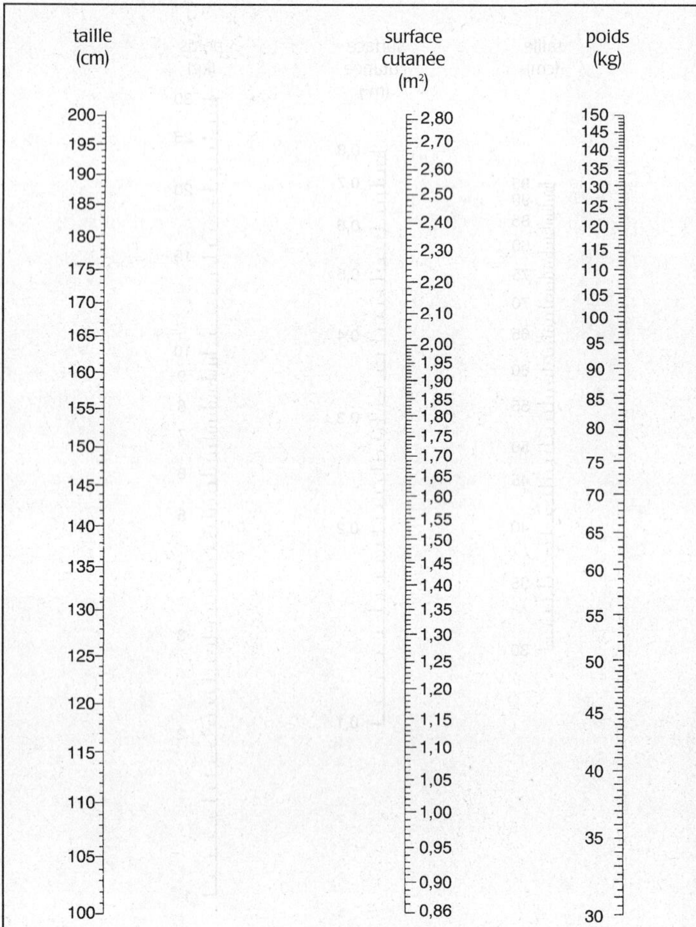

Enfant – Adulte

Courbes de croissance

Croissance

des filles et des garçons de la naissance à 3 ans

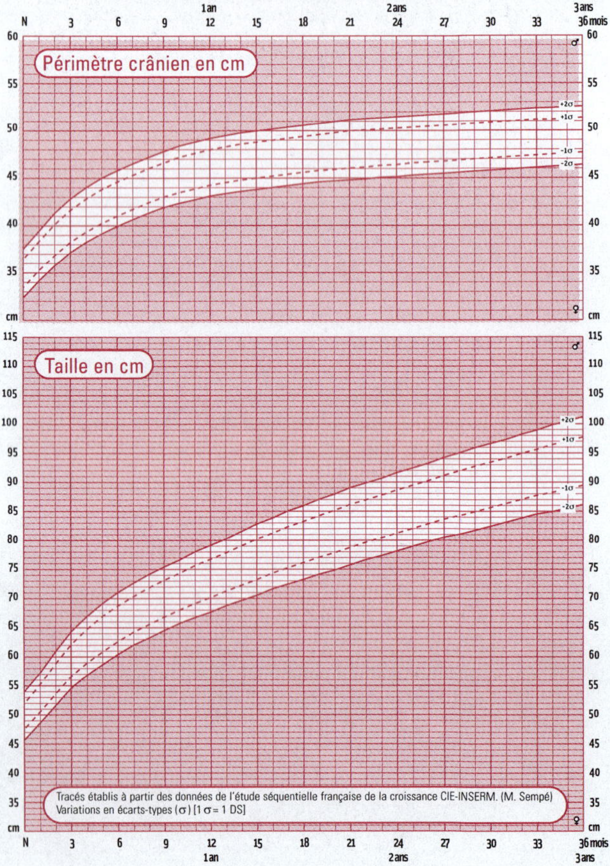

Croissance

des filles et des garçons de la naissance à 3 ans

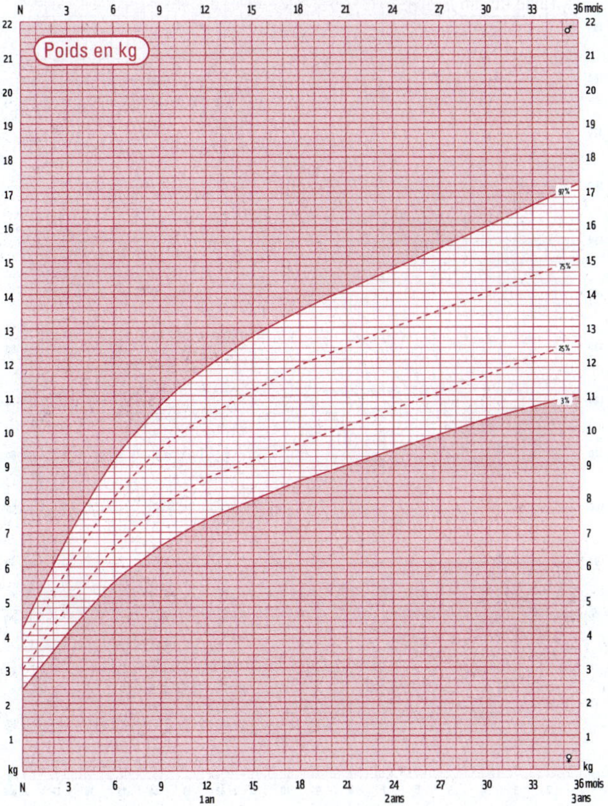

Tracés établis à partir des données de l'étude séquentielle française de la croissance CIE-INSERM. (M. Sempé)
Variations en centiles

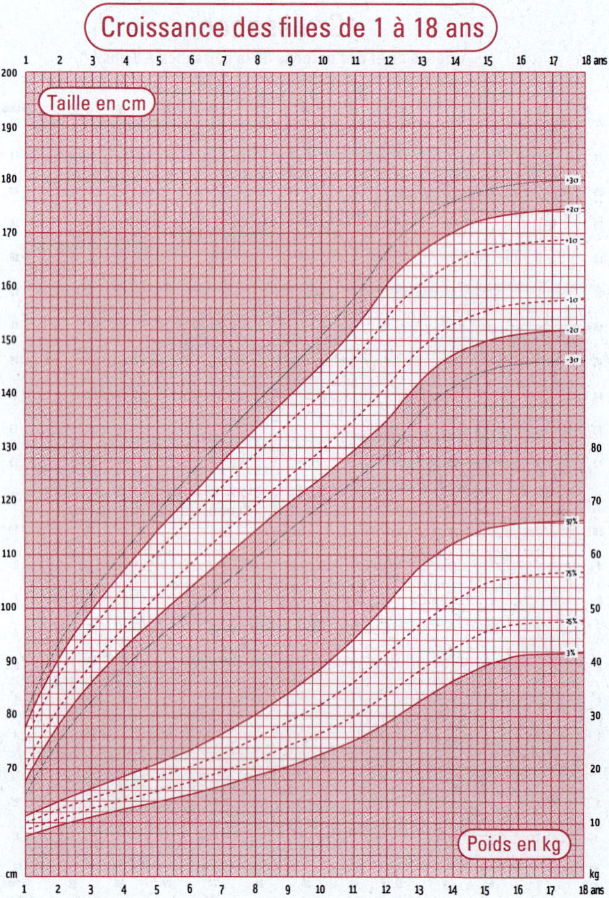

Tracés établis à partir des données de l'étude séquentielle française de la croissance CIE-INSERM. (M. Sempé)
Variations en écarts-types (σ) [1 σ = 1 DS] pour la taille, en centiles pour le poids

Évolution de la corpulence des filles de la naissance à 18 ans

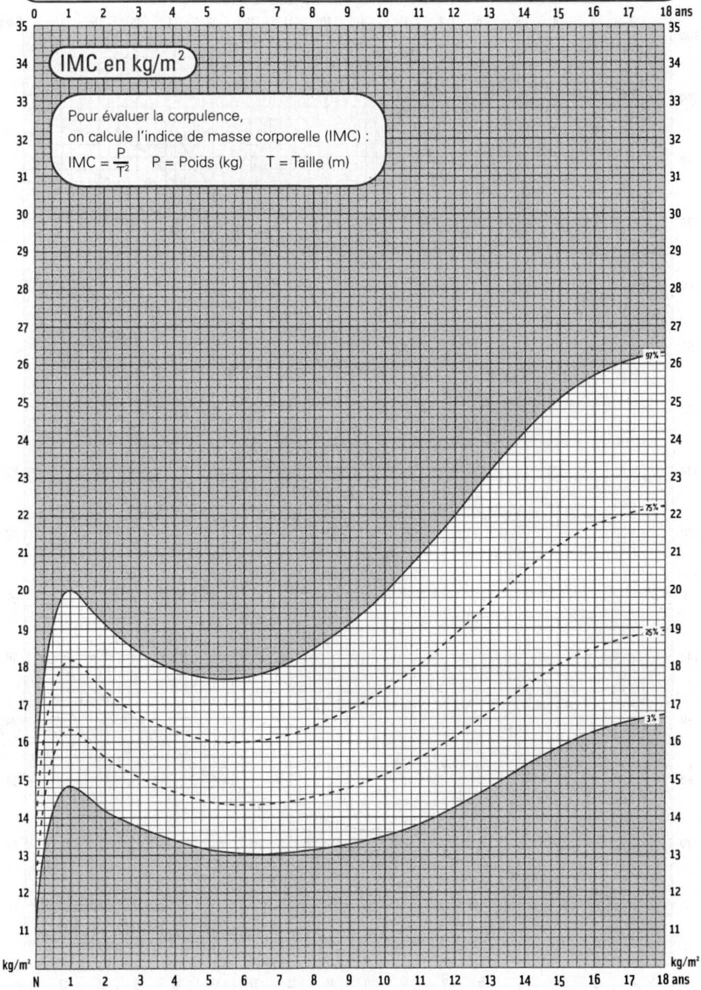

Tracés établis à partir des données de l'étude séquentielle française de la croissance CIE-INSERM. (M.F. Rolland-Cachera – M. Sempé). Variations en centiles.

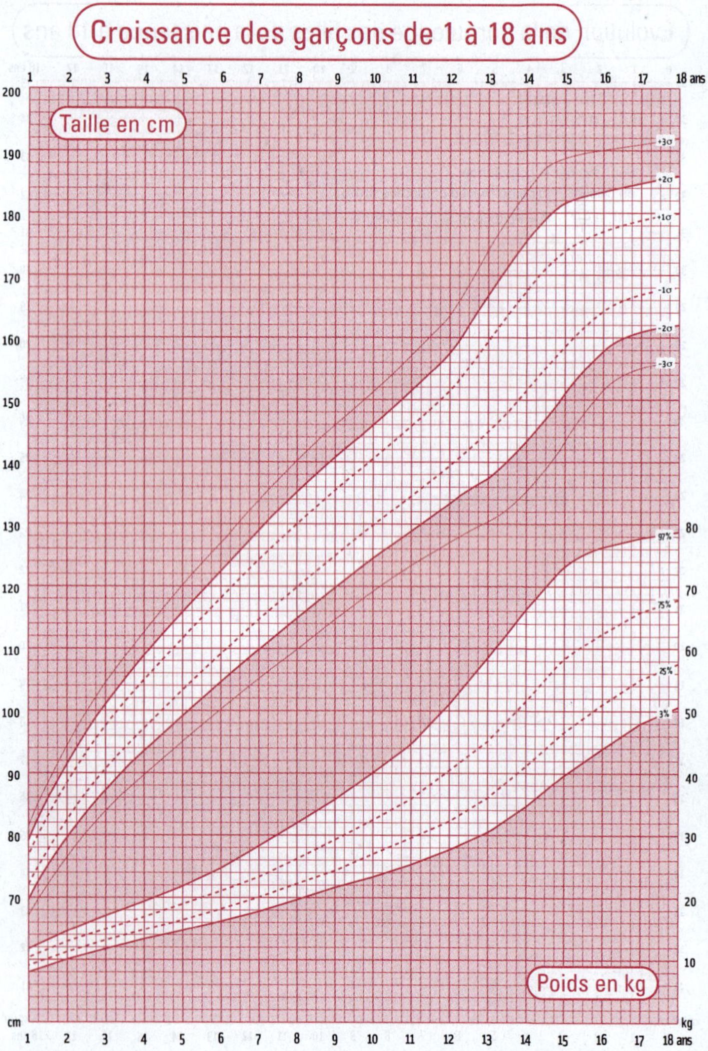

Tracés établis à partir des données de l'étude séquentielle française de la croissance CIE-INSERM. (M. Sempé)
Variations en écarts-types (σ) [1 σ = 1 DS] pour la taille, en centiles pour le poids

Évolution de la corpulence des garçons de la naissance à 18 ans

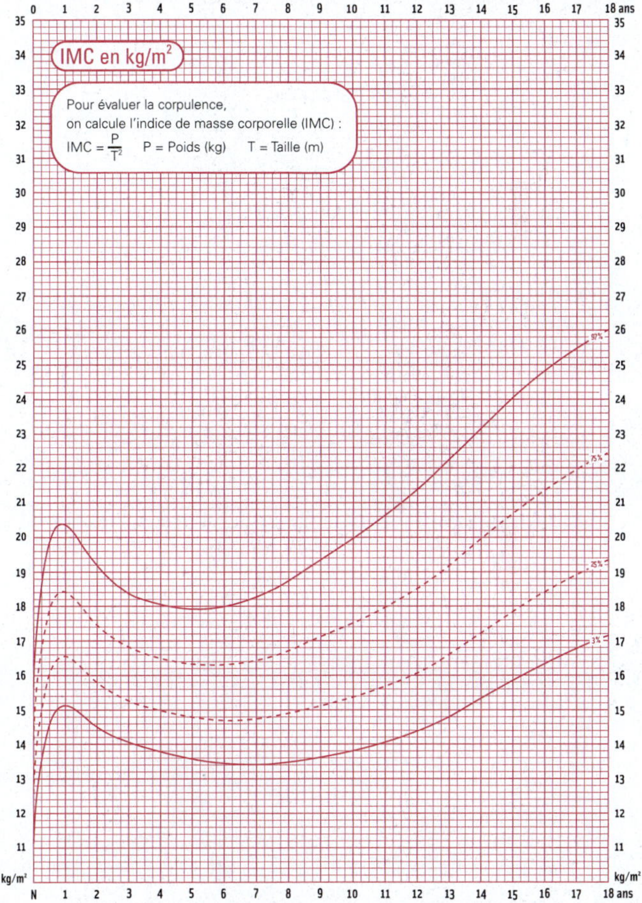

Tracés établis à partir des données de l'étude séquentielle française de la croissance CIE-INSERM.
(M.F. Rolland-Cachera – M. Sempé). Variations en centiles.

Index

La typographie de l'index est établie d'après le modèle suivant :
- les classes de médicaments ;
- *les dénominations communes internationales (DCI)* ;
- *LES NOMS COMMERCIAUX* ;
- **les pathologies et leurs formes cliniques ;**
- les autres entrées.

FT : fiche technique.

B

E

J

K

M

N

S

T

U

V

Notes

Notes

Notes

Notes